Band 1

Rausch und Realität

Drogen im Kulturvergleich

Herausgegeben von
Gisela Völger und Karin von Welck
Mit einem Vorwort von
René König

Rowohlt

Materialienbände zu einer Ausstellung des
Rautenstrauch-Joest-Museums für Völkerkunde der Stadt Köln
7. August bis 11. Oktober 1981 in Köln; 12. Dezember 1981
bis 30. Juni 1982 im Museum voor Land- en Volkenkunde
in Rotterdam.
Ein Teil der Originalauflage erschien als Band 9
der Schriftenreihe «Ethnologica», herausgegeben
von der Gesellschaft für Völkerkunde,
Verein zur Förderung des Rautenstrauch-Joest-Museums.

Veröffentlicht im Rowohlt Taschenbuch Verlag GmbH,
Reinbek bei Hamburg, September 1982

Papier: Scheufelen, Oberlenningen
Satz: Times, LibroSatz, Kriftel
Gesamtherstellung: Clausen & Bosse, Leck
Printed in Germany
4800 – ISBN 3 499 34006 2

Schirmherrschaft

Gerhart Rudolf Baum,
Bundesminister des Innern

Antje Huber,
Bundesminister für Jugend,
Familie und Gesundheit

Die Materialienbände

Herausgeber
Gisela Völger und Karin von Welck

Herausgeberische Mitarbeit
Aldo Legnaro

Redaktion
Hans-Josef Burbaum, Aldo Legnaro, Karl Georg Scheffer, Gisela Völger, Klaus Volprecht, Elisabeth Walther, Karin von Welck

An der Lektoratsarbeit wirkten außerdem mit
Reiner Dieckhoff, Kathrin Kuls, Ulrich Lammel, Bernd Wellhausen, Maria Wellershoff

Übersetzungen
Imke Commichau, Beatrix von Engelhardt, Catherine Flemming, Uwe Griep, Ursula Großkopf, Eva Havenith, Marie-Luise Heimann-Könen, Sybille von Heimendahl, Uwe Kievelitz, Viola König, Kathrin Kuls, Barbara Lehmann, Brigitte Majlis, Ingeborg Maurer, Monika Pawlik, Marion von Rautenstrauch, Bettina Richter, Elisabeth Schmieding, Edda Schulte-Hermann, Sylvia Servaes, Marcel Seyppel, Eva-Maria Siegmund, Elisabeth Walther, Margit Weiler, Antje Zimmermann

Redaktion für den Verlag
Wolfgang Müller

Typographie und Layout
Hermann Knauel und Jan Enns

Umschlagzeichnungen
Hannes Jähn

Umschlaggestaltung
Manfred Waller

Photographische Aufnahmen
siehe Bildnachweis

Die Ausstellung

Konzept und Gesamtleitung
Gisela Völger

Stellvertretende Gesamtleitung
Karin von Welck

Wissenschaftliche Mitarbeiter
Karl-Georg Scheffer,
Elisabeth Walther

Ausstellungsdidaktik
Viola König, Uwe Westfehling

Arbeitsgruppen von Studenten am Institut für Völkerkunde der Universität Köln im Rahmen eines zweisemestrigen Seminars unter Leitung von Gisela Völger und Karin von Welck

Miriam Kapp *(Opium)*,
Edda Schulte-Hermann *(Kaffee)*,
Sylvia Servaes *(Tee)*

Hexen
Uwe Griep, Eva Havenith, Uwe Kievelitz, Sigrid Pietsch, Eva Maria Siegmund

Drogen in Südamerika
Barbara Behr-Heyder, Herbert Jardner, Michael Meurer, Renate Raddau, Rolf Schaubode, Margit Wolf, U. Koch

Haschisch
Ali Küper, Marcel Seyppel

Schamanismus
Catherine Flemming, Bettina Richter

Tabak in Europa
Sabine Köhler, Maria Helmig, Antje Zimmermann

Drogen bei uns
Imke Commichau, Carol Das, Jürgen Kisters, Ali Küper, Norbert Münning, Klaus Schneider

Pädagogik
Heiner Deutmann, Barbara Lehmann

Studenten der Fachhochschule für Kunst und Design Köln unter der Leitung von Daniel Spoerri für die Abteilung «Stätten des Drogenkonsums in der Kölner Südstadt»
Thomas Fischer, Ingo Hamacher, Gergi Kocabas, Dorle Köhl, Bernhard Peters, Jürgen Raap, Sabine Schall, Barbara Swiezinski

Realisation Projekt Südstadt
Andrea Kaiser, Ursula Renzenbrinck

Plakat und Ausstellungsgraphik Köln
Hannes Jähn

Kartographie
Hannelore Dantschke, Gerhard Dantschke, Günter Ewinger

Architektonische Gestaltung und Ausstellungsdesign
Wilhelm Müller

Ausstellungsaufbau
Karl Blunck, Wolfgang Dorfschäfer, Herbert Falk, Ralf Feckler, Heinrich Mades, Andreas Neunzig, Ernst Regler

Verwaltung
Reinhard Tränkner

Sekretariat
Lilo Wagner

Werbung und Presse
Karin Bolenius

Wanderausstellung
Michael Schröder, Galerie 70, Berlin

Leihgeber

Amsterdam
Tropenmuseum

Antwerpen
Koffie F. Rombouts n. v.

Berlin
Ägyptisches Museum, Museum für Völkerkunde

Bonn
Akademisches Kunstmuseum;
Deutscher Brauer-Bund;
Andreas Proksch, Dietrich Schäfer

Bremen
Bremer Landesmuseum für Kunst- und Kulturgeschichte, Übersee-Museum, HAG-Aktionsgesellschaft, Fa. Paul Schrader & Co.

Bünde/Westfalen
Deutsches Tabak- und Zigarrenmuseum

Düsseldorf
Landeskriminalamt Nordrhein-Westfalen

Einbeck
Städtisches Museum

Frankfurt
Frobenius-Institut der J.-W.-Goethe-Universität

Freiburg
Gerhard Göttler

Hamburg
Museum für Völkerkunde; STERN, Gruner + Jahr AG & Co.

Hannover
Niedersächsisches Landesmuseum

Heidelberg
Institut für systematische Botanik und Pflanzengeographie der Univer-

sität Heidelberg, Deutsches Apotheken-Museum

Hildesheim
Roemer-Pelizaeus-Museum

Ingolstadt
Deutsches Medizinhistorisches Museum

Karlsruhe
Badisches Landesmuseum

Kassel
Staatliche Kunstsammlungen – Antikenabteilung

Köln
Botanischer Garten, Dr. Hortense und Schams Anwari, Dr. Aparna Rao-Casimir und Dr. Michael Casimir, Dr. Erika Moser-Schmitt, Römisch-Germanisches Museum, Kunstgewerbemuseum, Museum für Ostasiatische Kunst, Stadtmuseum, Alfred Steeger

Krefeld
Museumszentrum Burg Linn

München
Staatliches Museum für Völkerkunde, Staatliche Sammlung Ägyptischer Kunst

Nürnberg
Germanisches Nationalmuseum

Offenbach
Deutsches Ledermuseum

Paris
Musée de l'Homme, Musée du Tabac, Bibliothèque Historique de la Ville

San Diego
San Diego Museum of Man

San Francisco
The Fitz Hugh Ludlow Memorial Library

Zürich
Eidgenössische Technische Hochschule – Pharmazeutisches Institut; Museum Rietberg; Hannes Läng

Rat und Hilfe gewährten

Dr. Michael R. Aldrich, San Francisco
Dr. Hans Becher, Hannover
Hermann Bischoff, Köln
Prof. Dr. Hugo Borger, Köln
Dr. Barbara Bott, Nürnberg
Dr. Günther Bräutigam, Nürnberg
Heinrich Breuer, Köln
Dr. Ute Canaris, Köln
Dr. Volker Canaris, Köln
Dr. Michael Casimir, Köln
Dr. Dominique Champault, Paris
Marianne Claes, Köln
Dr. Alana Cordy-Collins, San Diego
Diana von Cranach, Haarhof
Gabriele van Dahlen, Köln
Prof. Dr. Bernd Dahm, Kiel
Dr. Werner Daum, Paris
Dr. Florian Deltgen, Ahaus
Dr. Gisela Dombrowski, Berlin
Gerd Dörner, Darmstadt
Jean Edelmann, Paris
Dr. Arne Eggebrecht, Hildesheim
Dr. Dieter Eisleb, Berlin
Dr. Eberhard Fischer, Zürich
Dr. Beatrice Flad-Schnorrenberg, Frankfurt
Dr. Sabine Flemming, Köln
Dieter Flimm, Köln
Jürgen Flimm, Köln
Anna W. P. A. Fluyter, Amsterdam
Prof. Dr. Manfred Franke, Bonn

Dr. Peter Gercke, Kassel
Gerhard Göttler, Freiburg
Dr. Christiane Grünwald, Bonn
Prof. Dr. Eike Haberland, Frankfurt
Dr. Wolfgang Haberland, Hamburg
Dr. Christa Habrich, Ingolstadt
Hans-Werner Hamacher, Düsseldorf
Dr. Friedrich W. Hamdorf, München
Dr. Günther Hartmann, Berlin
Dr. Hansgerd Hellenkemper, Köln
Dr. Horst Hartmann, Berlin
Franz Hellwig, Köln
Prof. Dr. Karl H. Henking, Zürich
Dr. Alexander von Hesler, Frankfurt
Adolf Hüsgen, Düsseldorf
Prof. Dr. Ulla Johansen, Köln
Dr. Rüdiger Joppien, Köln
Dr. Rudolf Kerscher, Köln
Dr. Ernst Kläy, Bern
Dr. Gerd Koch, Berlin
Prof. Dr. Kurt Krieger, Berlin
Prof Dr. Caspar Kulenkampff
Dr. Rudolf Kuper, Köln
Dr. Hartmut Lang, Köln
Hannes Läng, Zürich
Dr. Dan Lettieri, Rockville
Winfried Liebertz, Leverkusen
Walter von Lom, Köln
Dr. Werner Luckenbach, Heidelberg
Brigitte Majlis, M. A., Hamburg
Prof. Dr. Wolfgang Marschall, Bern
Karl-Herbert Mayer, Graz
Prof. Dr. Alfred W. McCoy, Kensington, N. S. W. Australien
Dr. Ulrich Mehler, Köln
Ernest G. Mittelberger, San Francisco
Eugen Moll, Köln
Dr. Traugott Molter, Bremen
Joy Moser, Genf
Margarete Nilson-Giebel, Köln
Manfred Öttler, Düsseldorf
Dr. Eberhard Pannkoke, Bünde
Beate Pickartz, Leverkusen
Dr. Renate Pirling, Krefeld
Dr. Marie-Luise von Plessen, Berlin
Andreas Proksch, Bonn
Dr. Aparna Rao-Casimir, Köln
Prof. Dr. Werner Rauh, Heidelberg
Dr. Karl-Heinz Reuband, Köln
Dr. Jürgen Rohmeder, Köln
Louis Rombouts, Antwerpen
Dr. Robin Room, Berkeley
Dr. Angelika Rumpf, Berlin
Brigitte Sander, Hamburg
Dr. Dietrich Schäfer, Bonn
Wolfgang Scheiblich, Köln
Michael Schneider, Köln
Monika Schneider, Leverkusen
Dr. Daniel Schoepf, Genf
Paul Schrader, Bremen
Michaela Schreiber, Bonn
Dr. Margarete Schweizer, Köln
Dr. Thomas Schweizer, Köln
Prof. Dr. Jürgen Settgast, Berlin
Dr. Siegfried Seyfarth, Frankfurt
Dr. Douglas Sharon, San Diego
Dr. Masako Shono
Dr. Mireille Simoni-Abbat, Paris
Norbert Sperlich, Santa Fé
Prof. Daniel Spoerri, Köln
Alfred Steeger, Köln
Prof. Dr. Otto Sticher, Zürich
Dr. Dagmar Stutzinger, Düsseldorf
Prof. Dr. Thomas S. Szasz, Syracuse
Dr. Peter Thiele, Berlin
Prof. Dr. Solange Thierry, Paris
Dr. Jürgen Thimme, Karlsruhe
Reinhard Tränkner, Köln
Prof. Dr. Peter Tschohl, Köln
Jay Ullal, Hamburg
Dr. Rüdiger Vossen, Hamburg
Karl Weber, Köln
Wolfgang Wegener, Köln
Matthias Weiß, Köln
Dr. Uwe Westfehling, Köln
Dr. Ji-Hyun Whang, Köln
Dr. Ulrich Wiesner, Köln
Prof. Dr. Johannes Wilbert, Los Angeles
Dr. Leonie von Wilckens, Nürnberg
Prof. Dr. Dietrich Wildung, München
Dr. Johannes Willers, Nürnberg
Prof. Dr. Otto Zerries, München
Die Mitglieder des Rates der Stadt Köln

Zum Geleit

Antje Huber

Unser Zeitalter ist durch eine große Mobilität gekennzeichnet. Reisen ist für zahlreiche Bürger eine wichtige Freizeitbeschäftigung; selbst Fernreisen sind häufiger auch für Jugendliche finanziell erschwinglich. Durch die technischen Errungenschaften im Flugverkehr, durch den Bau von Fernstraßen sind die Menschen dieser Erde einander näher gerückt. Darüber hinaus informieren die Massenmedien kontinuierlich über die verschiedensten Völker, ihre Probleme, ihre Lebensgewohnheiten. Wir wissen heute sehr viel mehr über andere Nationen als unsere Großeltern. Die fremden Gewohnheiten faszinieren und reizen zur Nachahmung. So ist es nicht verwunderlich, daß auch die Drogen fremder Völker wie Haschisch, Marihuana, Meskalin, Kokain und Opium das Interesse junger Bürger erregten. Herausgenommen aus den traditionellen Konsummustern galten diese Drogen einer ganzen Bewegung als Protestmittel gegen Kleinbürgertum und Bürokratie.

Mit dieser Ausstellung soll versucht werden, die teilweise jahrhundertealte Tradition bestimmter Drogen bei verschiedenen Völkern darzustellen. Die Regeln und damit die Beschränkungen für den Gebrauch auf dem Hintergrund ihrer gesellschaftlichen Funktion werden ebenso verdeutlicht wie die Gefahr des Mißbrauchs. Es geht aber nicht nur um ein kulturhistorisches Verständnis und um die Erkenntnis gesellschaftlicher Zusammenhänge für Ge- und Mißbrauch von Drogen. An die Ausstellung knüpft sich auch die Erwartung, daß insbesondere Jugendliche erkennen, daß die Übernahme einer kuturfremden Droge schon allein durch das Herausnehmen aus dem spezifischen Zusammenhang viele Probleme auslösen kann. Eine jahrhundertelange Tradition läßt sich nicht durch einigen Drogenkonsum, durch die Übernahme bestimmter zum Ritual gehörender Utensilien und durch die Schaffung eines bestimmten Stils erreichen. Ein traditioneller Gebrauch ist über Generationen hinweg überliefert worden, ist eingegangen in den Gesamtkomplex von Erziehung und Sozialisation.

Durch diesen Bezug erhält die Ausstellung einen präventiven Aspekt. Die moderne Aufklärung über Drogen befaßt sich nicht mehr allein mit den Wirkungen und Risiken von Drogen; oft hat diese Art der Aufklärung Neugier geweckt und Nachahmung ausgelöst. Sie versucht vielmehr, Drogenkonsum in Beziehung zu bestimmten Lebenssituationen zu setzen, als riskante Lösungsversuche für spezifische Problemsituationen. Es sind also die Lebensbedingungen, die wir aufzeigen und durch andere Mittel als Drogen zu verändern versuchen müssen. Eine solche Ausstellung kann dazu beitragen, auch an Hand von Beispielen aus anderen Kulturen, diesen Aufklärungsansatz zu bestätigen und zu ergänzen.

Die Faszination durch kulturfremde Drogen hat auch oft das öffentliche Interesse und die Berichterstattung der Medien hinsichtlich der Drogenproblematik bestimmt. Die in unserer Gesellschaft überlieferten Drogen, insbesondere der Alkohol, sind dadurch in den Hintergrund getreten. Vom Umfang der Problematik stellt der Alkohol im Vergleich zu den illegalen Drogen aber das wesentlich größere gesundheits- und sozialpolitische Problem dar. Alkohol wird von nahezu 90 % unserer Erwachsenen getrunken; seine Wirkungen sind den meisten aus eigener Erfahrung bekannt. Diese Kenntnis bedeutet jedoch auch für die meisten Menschen ein Stück Beherrschung der Droge. Der Gebrauch von Alkohol unterliegt bestimmten gesellschaftlichen Regeln, die einen Mißbrauch verhindern. So sind z. B. die unterschiedlich großen Gläser für Weiß-, Rot- und Südwein, für Bier und Spirituosen so beschaffen, daß sie den unterschiedlich hohen Alkoholgehalt dieser Getränke erkennen lassen und damit auch auf den Konsum einwirken. Die wachsenden Alkoholprobleme zeigen jedoch, daß zumindest bei einem Teil unserer Bevölkerung diese Regeln nicht beachtet werden. Anders als bei den illegalen Drogen betrifft der Alkoholmißbrauch nicht nur junge Menschen, sondern im besonderen die Erwachsenen und die Elterngeneration. Die lange Tradition einer Droge in einer Gesellschaft schützt allein nicht vor ihrem Mißbrauch. Im Gegenteil, das Vorhandensein von Drogen in einer Gesellschaft beinhaltet immer auch die Gefahr des Mißbrauchs. Ganz besonders verstärkt sich die Mißbrauchsgefahr, wenn sich gesellschaftliche Bedingungen so verändern, daß Drogen eine Ersatzfunktion für vermeintlich oder tatsächlich nicht mehr anders zu befriedigende Bedürfnisse erhalten.

Gerade in letzter Zeit hat die Propaganda für den Cannabis-Konsum und damit für die Liberalisierung in der Gesetzgebung wieder zugenommen. Ein Argument dieser Lobby ist stets der Hinweis auf den legalen Alkohol. Neben einer Reihe von medizinischen und anderen Verschiedenheiten zwischen beiden Substanzen läßt sich gerade hier der kulturhistorische Unterschied am besten verdeutlichen.

Der Umgang mit Alkohol wird in unserer Gesellschaft gelernt, von den Eltern den Kindern im Erziehungsprozeß überliefert. Für den Umgang mit Haschisch gibt es keine gesellschaftliche Tradition, keine allgemeinverbindlichen Rituale und damit verbundene soziale Kontrollen, keine Integration in den Sozialisationsprozeß.

Alkohol ist gesellschaftlich integriert. Cannabis ist die Droge einer Minderheit. Eine gesellschaftliche Integration von Cannabis könnte ganz neue Konsumentenkreise erschließen, die bisher keine Suchtstoffe konsumieren.

Wie erwähnt, ist der «kontrollierte» Umgang mit Alkohol häufig so brüchig geworden, daß bereits seit einigen Jahren eine Aufklärungskampagne für den vernünftigen und kontrollierten Konsum alkoholischer Getränke durchgeführt werden muß. Warum also eine weitere Droge zulassen, die mit Sicherheit Gesundheitsschäden, psychische und soziale Probleme hervorruft?

Ich hoffe, daß die Ausstellung und auch der Materialienband durch die Darstellung aller Rauschmittel die Auseinandersetzung zwischen den Generationen in dem wichtigen Bereich des Mißbrauchsverhaltens neu beleben kann, daß nicht nur das Exotische konsumiert wird, sondern durch das Kennenlernen anderer Kulturen auch der Bezug zu den eigenen gesellschaftlichen Bedingungen besser verstanden und akzeptiert wird.

Zum Geleit

GERHART RUDOLF BAUM

Der Gebrauch von Rauschmitteln ist wohl so alt wie die Menschheit selbst, wie uns gerade diese Ausstellung des Museums für Völkerkunde in Köln in so eindrucksvoller Weise vor Augen führt.

In seiner unmittelbaren Verbundenheit mit der Natur ist der Mensch – zunächst auf der Suche nach Nahrungsmitteln –, von seiner Neugierde und seinem unstillbaren Wissensdrang getrieben, mehr oder minder durch Zufall auf die durchweg der Pflanzenwelt entstammenden Drogen gestoßen. Es bedarf dabei keiner besonderen Vorstellungsgabe, nachzuempfinden, was das Erleben eines derartigen Rauschzustandes für einen Menschen im Zeitalter archaischer Religionen, die von dem Glauben an Dämonen und Geister beherrscht waren, bedeutet haben mag und welche Faszinationen, aber auch erschreckenden seelischen Eindrücke von diesem schier unbegreiflichen Zustande ausgegangen sein müssen.

Der Berauschte fühlte sich den Geistern oder Göttern nähergebracht, ja er glaubte, mit ihnen sprechen, sie beschwören oder besänftigen zu können, und betrachtete sich am Ende gar als Vermittler zwischen der Geisterwelt und den übrigen Menschen. Es ist deshalb nicht verwunderlich, daß die Rauschdrogen aus diesen Gründen bei den verschiedensten Völkern eine erhebliche Bedeutung bei rituellen Gebräuchen und kulturellen Handlungen gespielt haben. Es kann hier dahingestellt bleiben, ob die Rauschdrogen nun Ausgangspunkt oder aber der Anfang vom Ende der archaischen Religionen gewesen sind.

Augenfällig ist jedoch, daß sich fast alle Völker und Rassen – entsprechend ihren Lebensbedingungen und in Abhängigkeit von den in ihren Lebensbereichen verfügbaren Rauschdrogen – ganz bestimmte Rauschmittel angeeignet haben. Dabei erkannten sie aber allzu bald auch die dämonische Kraft von Rauschdrogen, den Körper und Geist bleibend zu verändern, ja selbst den Tod herbeiführen zu können. Diese, den Giften eigene Wirkung, führte letztlich zu der Erkenntnis, daß Rausch- und Giftwirkung eng miteinander verbunden sind, weshalb die Bezeichnung «Rauschgift» nicht zu Unrecht an die Stelle des Ausdrucks «Rauschdrogen» gesetzt wird.

In jahrtausendelangem Gebrauch versuchten die Menschen, die

Wirkungen der Drogen zu beherrschen und die Rauschmittel in ihren Lebensablauf einzugliedern, indem sie zwischen Ge- und Mißbrauch unterschieden. So haben sich im Laufe der Entwicklungsgeschichte die «Mescalin-Indianer» das Mescalin und die «Koka-Indianer» das Kokain, die Asiaten das Opium, die Orientalen das Haschisch und die Europäer – oder die weiße Rasse schlechthin – den Alkohol zu eigen gemacht, um nur einige Beispiele zu nennen.

Es gibt aber auch Belege dafür, daß die ursprüngliche Integration einer Droge außer Kontrolle geraten kann. Als Beispiel seien die zu den südamerikanischen Waldland-Indianern gehörenden Waiká genannt: Die halluzinogene Droge ‹Epéna› wird von den Männern gewöhnlich nur bei Besuchen, bei Festen und als unerläßliches Hilfsmittel bei Krankenheilungen durch den Schamanen geschnupft. Von einigen Waiká-Gruppen, die in der Nähe von Zivilisationspunkten leben, wird nun berichtet, daß es zum täglichen Genuß von ‹Epéna› kommt. Die Indianer können hier ausreichend Rohmaterial zur Herstellung dieser Droge eintauschen, so daß es zur Rauschsucht kommt.

Eine weitere grundlegende Erkenntnis: Die Sehnsucht nach Zufriedenheit und Glück ist Teil unseres Lebens. Wir suchen Anerkennung, Erfolg und Liebe. Solange diese Güter aus eigenem Antrieb mit innerer Teilnahme gesucht werden, besteht keine Gefahr, selbst wenn man sich vor Augen hält, daß auch Begeisterung, Rausch, ja selbst Ekstase dem Menschen nicht fremd sind. Erst wenn diese Suche jedoch nicht mehr selbständig, aus eigenem Antrieb erfolgt, wird daraus ein Problem. Das ist bei den Rauschdrogen der Fall. Sie verführen dazu, die Realität zu «verschönern», zu korrigieren, zu verdrängen, zu vergessen. Sie eröffnen ein anderes «Leben»: die Welt der Surrogate.

Man vertraut sich diesem Medium an, liefert sich ihm nach und nach bedingungslos aus und verkennt das Risiko der unheilbaren Sucht.

Beim Erkennen der tatsächlichen Schwäche eigener Gegenkräfte ist es dann oft zu spät. Die unheilvolle Drogenkarriere beginnt: Häufig, leider nur zu häufig, führen die Drogen direkt in Krankheit, in soziales Siechtum und schließlich in vielen Fällen sogar zum Tod; die Zahlen der Rauschgifttoten der letzten Jahre in der Bundesrepublik sind dafür ein trauriger Beweis.

Für den verantwortlichen Politiker gilt es, daraus die notwendigen Konsequenzen zu ziehen: Neben den bisher schon unternommenen Anstrengungen zur Eindämmung des Angebots von Rauschdrogen muß unser verstärktes Bemühen der Verringerung der Nachfrage gelten. Dies kann nur durch Aufklärung und Vorbeugung geschehen: Aufklärung der Bevölkerung, insbesondere aber unserer Jugend, über Wirkungsweise und Gefahren von Rauschdrogen aller Art ist der erste Schritt auf diesem Wege. Hierzu zähle ich sehr wohl auch den Alkoholkonsum in seiner Entartungsform, dem Alkoholismus, den Nikotinmißbrauch und vor allem auch den beängstigend um sich greifenden Mißbrauch von Schlaf- und Beruhigungsmitteln sowie Weckaminen.

Der zweite, noch wichtigere Schritt, besteht in einer wirkungsvollen Vorbeugung, die über eine sachliche Aufklärung weit hinausgeht. Denn der Umstand, daß auch sogenannte «intakte» Familien von dem Rauschgiftphänomen betroffen werden, fordert ein Eingehen auf allgemeine Probleme des menschlichen Zusammenlebens in unserer Gesellschaft. Wir müssen versuchen, echte Probleme bewußt zu machen, sie deutlich von nur herangetragenen zu trennen, den Generationskonflikt zu entschärfen, den jungen Menschen Selbstwertgefühl und letztlich Leitbilder zu vermitteln und zum Leben in Freiheit, d. h. zur Bewältigung von Problemen und Konflikten zu befähigen.

Jedoch birgt jede Freiheit die Gefahr des Mißbrauchs in sich. Die Grenze verläuft dort, wo die Freiheiten anderer eingeschränkt werden. Daher gilt es, zum Leben in der Freiheit Anleitung zu geben und ihren rechten Gebrauch zu üben. Jeder freiheitlichen Gesellschaftsordnung ist damit aber auch die Verpflichtung auferlegt, den an der Freiheit Gescheiterten zu helfen und Alternativen aufzuzeigen. In bezug auf den heutigen Drogenmißbrauch heißt es beispielsweise, daß das in Beratung befindliche Betäubungsmittelgesetz dem Drogenabhängigen – in weitaus größerem Maße als bisher möglich – die Chance einräumt, durch eine Therapie aus dem Teufelskreis zwischen Drogeneinnahme und Straffälligkeit auszubrechen, und solange den staatlichen Straf- bzw. Vollstreckungsanspruch in den Hintergrund treten läßt. Ich sehe darin einen hoffnungsvollen Ansatz, dem Rauschgiftmißbrauch auch von dieser Seite her wirkungsvoll entgegenzutreten.

Ich bin zuversichtlich, daß die Sonderausstellung «Rausch und Realität» des Museums für Völkerkunde in Köln sowie dieser Materialienband in hohem Maße dazu beitragen werden, ein bisher offenbar allgemein vorhandenes Informationsdefizit über Drogen abzubauen und darüber hinaus jedem Mitbürger notwendige Entscheidungshilfen an die Hand zu geben.

Mein Wunsch geht dahin, daß die Veranstaltung eine starke Beachtung in der Öffentlichkeit findet und daß möglichst viele Menschen die Sonderausstellung besuchen werden.

Inhaltsverzeichnis

Mit der Gliederung der Materialienbände nach inhaltlichen, zeitlichen und regionalen Aspekten möchten die Herausgeber den Benutzern des Bandes das Auffinden der interessierenden Aufsätze erleichtern.

Diese Gruppierung der Arbeiten ist so angelegt, daß der Leser inhaltlich zusammengehörige Aufsätze möglichst in einem Kapitel findet. Jedem Aufsatz wurde eine kurze Zusammenfassung des Inhalts vorangestellt, um den Lesern den Einstieg zu erleichtern. Aus dem gleichen Grund sind Zwischenüberschriften in die Texte eingefügt. Die meisten Autoren haben diese Zusammenfassung und die Zwischenüberschriften für ihre Aufsätze selbst verfaßt. War dies nicht der Fall, wurden sie von der Redaktion erarbeitet. Da im Gesamtrahmen des Projekts «Rausch und Realität» der interkulturelle Vergleich des Gebrauchs von Alkohol und Tabak besonders wichtig erscheint, wurden diesen Drogen eigene Kapitel zugestanden. Wenn in Aufsätzen, die anderen Kapiteln zugeordnet wurden, ebenfalls auf Aspekte des Alkohol- bzw. Tabakkonsums eingegangen wird, finden sich die «Suchzahlen» dieser Aufsätze als Querverweise am Schluß der Kapitelgliederung (Beispiel: Der Aufsatz mit der Suchnummer *35* «Wein im Urteil der Römer» von Gert Preiser wurde dem Kapitel «Drogen in den frühen Hochkulturen» zugeordnet, beim Kapitel «Die weltweit verbreitete Droge Alkohol» findet sich der Hinweis: siehe auch *35*). Solche Querverweise werden bei allen Kapiteln angegeben. Um die Fülle des hier versammelten Materials übersichtlicher zu machen und dem Materialienband eine handbuchartige Benutzbarkeit zu geben, werden im Kopf jeder Seite die Nummern des Beitrags sowie ein Kurztitel des Kapitels und des Aufsatzes angegeben.

Zu dem umfangreichsten Kapitel des Buches «Drogen in den westlichen Industrieländern» noch ein paar Erläuterungen: Den Beginn bilden Aufsätze mit Fakten zu Entstehung, Verbreitung und Bekämpfung des Drogengebrauchs, wobei die Bundesrepublik Deutschland im Mittelpunkt steht (*74* bis *78*). Die beiden folgenden Beiträge (*79* bis *80*) beschreiben die Drogenerfahrung als eine Erlebniswelt, deren Andersartigkeit eine ich-transzendierende, regressive, bei angstvoll entspannter Wahrnehmung lustvolle Qualität trägt. Diese Eigenschaften der

Drogenerfahrung bilden den Ansatz ihrer therapeutischen Verwendbarkeit (*80*). Die Unterschiede in der Gesetzgebung und vor allem in der Handhabung der Gesetze in den westlichen Staaten zeigen die Aufsätze *81* bis *84*. Mehrere Aufsätze gelten dann der Droge, die als die gefährlichste von allen betrachtet wird: dem Heroin (*76, 85* bis *87*). Daß die meisten Konsumenten von Drogen Therapie in irgendeiner Form brauchen, um zu einem Lebensstil zu finden, mit dem sie sozial überlebensfähig sind, wird in allen Aufsätzen deutlich. Möglichkeiten und vorhandene Konzepte dazu beschreibt Bühringer (*88*). Daß sich auf Grund uneres heutigen Wissensstandes kein eindeutiges Fazit unserer Position gegenüber den Drogen ziehen läßt, verdeutlicht der Aufsatz von Salber (*89*). Den Abschluß des Kapitels bilden die konträren Aufsätze von Siegel (*90*) und Linder (*91*).

Die Begründung für den Abschnitt «Zur Drogendiskussion» (*92* bis *97*) gibt Gisela Völger in ihrem Vorwort. Die Aufsätze zu medizinischen Forschungsergebnissen nicht den einzelnen Kapiteln zuzuordnen erschien wegen der besseren Übersichtlichkeit angebracht.

Phonetische Zeichen wurden nur eingefügt, wenn sie vom Autor vorgesehen waren. So erklärt es sich, daß in dem Aufsatz von Schopen (*60*) die arabischen Ausdrücke mit phonetischen Zeichen versehen sind, während sie im Aufsatz von Kennedy (*61*) zum gleichen Thema fehlen.

Band 1

Band 2

Drogen in den frühen Hochkulturen

Drogen in der Kulturgeschichte Europas seit dem Mittelalter

Regionale Aspekte des Drogenkonsums – Indianisches Amerika

Regionale Aspekte des Drogenkonsums – Vorderer Orient und Afrika

Regionale Aspekte des Drogenkonsums – Asien und Ozeanien

Zur Drogendiskussion

Medizinische Forschungsergebnisse

* Dieser Aufsatz wurde bereits an anderer Stelle veröffentlicht

Über einige ethno-soziologische Aspekte des Drogenkonsums in der Alten und der Neuen Welt

René König

Ein deutscher Philosoph hat einmal den Satz geprägt: «Leben ist immer Mehr-Leben und Mehr-als-Leben.» Er meinte es zunächst im Sinne der Bewegung, der Entwicklung und der kreativen Spontaneität einerseits und im Sinne der Ausbildung von eher beharrenden Formen, Strukturen, Objektivationen wie Kunstwerken, Werkzeugen, Artefakten aller Art andererseits. Aber man kann (und muß wohl) den zweiten Teil des Satzes auch anders interpretieren: Dann ist Leben auch Mehr-als-Leben im Sinne der Erreichung höherer Bewußtseinszustände als die des routinehaften Alltags, also von Ahnungen, Träumen, Geschichten, Visionen, Ekstasen, Entwürfen in ein nie geschautes Jenseits, wie es z. B. die Religionen eröffnen, und die demzufolge schon früh die Ethnologen und Soziologen interessiert haben. Durch Analyse dieser Zustände wurde sogar eine alte und primitive Theorie der Entstehung von Religionen als «Priestertrug» ad absurdum geführt und gleichzeitig eine neue Logik entdeckt, die in gleicher Weise das menschliche Denken bestimmt wie die aristotelische resp. klassische Logik. Diese neue Logik war keine bloße «Abweichung» von der Alltagslogik, sondern eine andere Logik, in der z. B. der «Satz vom ausgeschlossenen Dritten» keine Geltung hat, wie Lucien Lévy-Bruhl schon in den zwanziger Jahren klarmachte.

In diesem Sinne haben die Religionen in aller Welt jeweils verschiedene Formen «anderer» Wirklichkeiten eröffnet, die nicht immer und nicht unter allen Umständen resp. bedingungslos zugänglich sind, sondern deren Ergreifung besondere Veranstaltungen erfordert. Emile Durkheim und seine Schule drückten das schon seit ca. 1900 in der Weise aus, daß dem «profanen» Lebensbereich ein «sakraler» gegenübersteht, in den der Adept «übertreten» muß, wenn er der religiösen Erfahrung teilhaftig werden will. Seit jener Zeit ist diese Frage von vielen Seiten aufgenommen und verschieden beantwortet worden, aber eines ist geblieben: die Vorstellung besonderer Bewußtseinszustände, die erst durch eigene Initiationsriten erreicht werden können, verbunden mit der zusätzlichen Vorstellung einer weitgehenden (wenn nicht völligen) Disparatheit beider Ebenen.

Mit der Initiation sind jeweils Komplexe von Riten verbunden, mit deren Hilfe der Übergang «vermittelt» wird. Dieser ist zumeist ein mehrgliedriger und gestufter Vorgang, im Laufe dessen der Übergang aus der einen Dimension in die andere realisiert wird; der «Rückweg» erfolgt in ähnlicher Weise, indem die aufgenommenen neuen Kräfte langsam abgebaut und der Adept wieder profaniert wird. Das Ziel ist «Partizipation» an der neuen Bewußtseinsebene, die sich dem trivialen Alltag gegenüber «exklusiv» verhält. So muß ein «vorsichtiges Verhalten» entwickelt werden, charakterisiert durch vielerlei Formen von «Meidungen» (Tabus), die durch beständige «Orakel», «Opfer» und «Reinigungsriten» gesichert werden. Die Zahl der zu diesem Zweck entwickelten «Techniken» ist unübersehbar, aber es gibt wiederkehrende Stationen in diesem Prozeß, die man als Seklusion (Absonderung des Adepten), Fasten, Askese, sexuelle Enthaltung, Reinigung, Tod und Auferstehung bezeichnen kann. Das Ziel ist also Erreichung der Partizipation am Heiligen, die dem Adepten wie ein «Rausch» (und oft genug auch als «Rausch»), als eine echte Enthebung in einen anderen Bewußtseinszustand erscheint, aus dem dieser auch nicht unmittelbar, sondern wiederum nur unter Einsatz zumeist «spiegelbildlicher» Riten entlassen werden kann, im Verlauf derer der «andere» Bewußtseinszustand langsam wieder abgebaut wird. Langsam, weil jeder «Übergang» Gefahr bedeutet; wer die andere Welt gesehen hat, zerbricht allzu oft an der Rückkehr in die profane Welt.

Hier erhebt sich die legitime Frage, was das alles mit dem Drogenproblem zu tun haben soll? Die Antwort lautet: sehr viel sogar; denn bei vielen Religionen, z. B. schamanistischer Art, wird der Übergang von der Alltagsrealität in die Dimension eines neuen Bewußtseinszustandes durch halluzinogene Drogen vermittelt, die oft genug als Gott verehrt werden. Das bedeutet natürlich keineswegs, daß religiöse Visionen und durch psychoaktive Drogen erzeugte Bewußtseinszustände identisch wären, wohl aber, daß sie sich unter gewissen Umständen mindestens teilweise zu überdecken vermögen. Insbesondere muß man sich aber darüber klar sein, daß es Erreichung anderer Bewußtseinszustände auch ohne Mitwirkung von Drogen gibt. Diese Techniken und Rituale sind dann funktionale Äquivalente der letzteren. Ihre Mittel sind etwa Meditation, Askese, Fasten, wochenlange Isolierung (Anachoretismus) u. ä.; sie spielen in vielen archaischen Hochreligionen bis heute eine bedeutende Rolle. Es kann auch eine kulturell besondere Situation des Adepten wirksam werden; nach dem Urteil Nietzsches: Jugend ist Trunkenheit ohne Wein, dementsprechend erreicht sie auch veränderte Bewußtseinszustände spontaner, ohne Hilfsmittel und ohne Umwege, vor allem auch unter Anwendung nichthalluzinogener Mittel, wie Räucherstäbe, Wacholder, Weihrauch, die ebenfalls eine Bewußtseinserweiterung zur Folge haben, ohne daß sie süchtig machen.

Für den Ethno-Soziologen bleibt aber noch die zusätzliche Frage offen, ob Kulturen mit halluzinogenen Drogen eigentlich als spontane Bräuche oder als Ergebnis von Kulturverlust, Ausbeutung, Versklavung zu beurteilen sind; dies betrifft z. B. mindestens teilweise die *Native American Church* und einen Teil der sogenannten Peyote-Kulte, aber auch die Geistertänze des 19. Jh. in Nordamerika oder die gleichzeitigen Besessenheits- und Tanzepidemien in Afrika und manche mit halluzinogenen Drogen verbundene afro-brasilianische Kulte. Diese Frage ließe sich erst durch weitreichende historische Forschung klären. Parallel damit könnten studiert werden die Entstehung und Entwicklung gewisser europäischer Suchtbewegungen bei Arbeitern, wie z. B. der Alkoholismus im 19. Jh. Damit verschiebt sich der Betrachtungspunkt: Es geht nicht mehr nur um individuelle Sucht oder kulturell bedingte Zeremoniale, sondern um soziale «Lagen», die größere Menschenmengen zu gleichermaßen abweichendem Verhalten determinieren. Die Schwierigkeit liegt hier in der Unterscheidung zwischen hochkulturellen Verhaltenssystemen oder Reaktionen verfallener oder unterdrückter Gesellschaften (Eric J. Hobsbawm, Vittorio Lanternari).

Angesichts solcher schwerwiegender Probleme und offener Fragen scheint es mir im Zusammenhang mit einer weltweit verbreiteten Drogenwelle ein bemerkenswertes Verdienst, weil einem dringenden Informationsbedürfnis entsprechend, wenn man sich bemüht, die weitere Öffentlichkeit potentiell bedrohter Menschen über die historischen, kulturellen, ökonomischen, ethnologischen, psychologischen, soziologischen und politischen Hintergründe dieses Phänomenbereichs aufzuklären, wie es der vorliegende Band unternimmt. Die daraus resultierenden Erkenntnisse sind vielfältiger Art, so daß jeweils verschiedene Facetten des Hauptproblems sichtbar werden. Vor allem springt das außerordentliche Alter von als Massenbewegungen auftretenden, durch psychoaktive Drogen vermittelten Kulten ins Auge. Es trifft einfach nicht zu, daß es sich dabei um ein wesentlich «modernes» Phänomen handelte, wenn es auch Kulturen ohne allen Drogengebrauch selbst in sonst stark drogenorientierten Regionen gibt. Das bezieht sich unter anderem in besonderem Maße auf Südamerika, wo manche schamanistische Kulturen stärkstens mit verschiedenen halluzinogenen Mitteln arbeiten, während bei anderen dieser Brauch unbekannt war. Hier nimmt man an, daß diese Kulte über das Mesolithikum bis zum Paläolithikum zurückreichen, wobei wahrscheinlich wird, daß die ostasiatischen Jäger- und Sammlerkulturen, die nach Südamerika einwanderten, noch wesentlich älter waren.

Die dionysischen Weinkulte, die wahrscheinlich aus dem Hochland von Afghanistan, wo seit jeher die besten Weinreben wuchsen, nach Griechenland wanderten, gehen zweifellos auf vor-dorische Zeiten zurück. Ähnlich wie ein von Karl Jettmar in diesem Bande herangezogener Bericht von Herodot (5.–4. Jh. v. Chr.) beweist, stand es mit dem Totenkult der asiatischen Skythen, bei dem die Angehörigen des Toten Haschisch rauchten oder einatmeten. Wie die Archäologie beweist, waren die Rauchinstrumente in vielen *kourganen* (Siedlungen) erhalten, so darf man wohl sagen, daß der Kult nicht nur beim Totenmahl oder bei Reinigungszeremonien geübt wurde, «sondern auch im allgemeinen Leben», wie der russische Forscher S. I. Rudenko schließt. Jettmar selbst neigt der Meinung zu, daß der kultische Hanfgebrauch auf China zurückgeht. Entscheidend erscheint mir aber die doppelte Übung des Kults als religiöses Ritual und als profaner Drogenkonsum. Das wird darum zum Problem, weil es einen unmittelbaren Bezug zur Sucht hat, indem der große Schamane die Sucht meistert, die in einen Zyklus von Riten eingebunden ist, was beim privaten Konsumenten nicht notwendig der Fall ist. Allerdings kann man annehmen, daß der Traditionszusammenhang als solcher neben gewissen Orgien, die unter Umständen gestattet sind, mit ritueller Übertretung vieler sonst strengstens beachteter Verhaltensregeln, selbst solcher sexueller Natur (Inzest), eine Art von kontrollierendem Einfluß übt.

Unangesehen dessen scheint aber in der Antike im Mittelmeerbecken weder Opium noch Cannabis konsumiert worden zu sein, obwohl wir es seit dem 11. oder 12. Jh. westlich von Indien und Persien bis nach Ägypten finden. Entscheidender aber war (vgl. dazu in diesem Bande Brian M. du Toit über Cannabis in Afrika), daß die Archäologen Spuren des Gebrauchs von Cannabis (meist Pfeifen) den Sambesi hinauf bis Zambia gefunden haben, wohin es durch arabische Händler gelangt war, die sich schon seit Beginn der Zeitenwende am Horn von Afrika niedergelassen hatten und den Handel mit Indien beherrschten. Das europäische Altertum und Mittelalter beschränkte sich in seinem Drogenkonsum auf Wein und Bier, wie es in dem Beitrag von Gregory Austin dargestellt wird. Zahlreiche Dokumente bestätigen, daß das Trinken in der Antike besonders bei den Ober- und Mittelklassen weit verbreitet war. Eine neue Welle des Alkoholismus entwickelte sich in den germanischen Ländern nördlich der Alpen, wo insbesondere Luther gegen die allgemeine Sauflust wetterte. Vorläufig hielt man sich auch hier an Wein und Bier. Dazu kam aber bald der Genuß von destilliertem Alkohol, wie Austin beschreibt, was den Alkoholgehalt der Getränke um ein Vielfaches erhöhte (von höchstens 14 %, meist aber weniger, da der Wein mit Wasser gemischt wurde, bis auf 50 %). Solche Getränke, die seit dem 13. Jh. aus der islamischen Welt nach Europa eindrangen (das Wort «Alkohol» ist arabischen Ursprung, das klassische arabische Destillat ist «Arrack»), wurden erst von Mönchen und Apothekern in beschränktem Maße zu medizinischen Zwecken und überdies zu teuren Preisen hergestellt. So erleben wir in Europa ab Ende des 15. und Anfang des 16. Jh. eine neuerliche Ausbreitung der Droge Alkohol, diesmal auch mit «harten» Getränken; Trinken war eine der wichtigsten Freizeitbeschäftigungen, und keine Ermahnung, kein Verbot konnte den Konsum ernsthaft vermindern. Damit begegnen wir einer Gesetzmäßigkeit, die für alle Drogen typisch ist, nämlich eine gegenüber anderen Innovationen außerordentlich beschleunigte Diffusion, insbesondere wenn man die damaligen primitiven Verkehrs- und Transportmöglichkeiten bedenkt. Das ist gewissermaßen der klassische Fall für die Diffusionstheorie, während sich andere Kulturprodukte, Artefakte und Techniken nur sehr langsam verbreiten und dann häufig noch unter beträchtlichen Modifikationen, wie etwa in der primitiven archaischen Welt der Bogen als Schießinstrument, als Aderlasser oder als Musikinstrument übernommen wird. Der beträchtlich erhöhten Nachfrage nach hoch alkoholhaltigen Getränken folgt natürlich sofort die mehr und mehr kommerzialisierte Produktion. Dabei kommt es nicht darauf an, ob eine Kultur mehr traditional oder mehr progressiv ist, um solche Innovationen schnell aufzunehmen. Bei Genußgütern, die die Phantasie anregen und die darum leicht einen ausgesprochenen modischen Charakter annehmen, erfolgt die Übernahme geradezu blitzartig selbst über große Distanzen, und das trotz aller Verbote und trotz der Notwendigkeit, diese Güter eventuell von weit her zu importieren, was sich als schwere Belastung der internationalen Handelsbilanz auswirkt, und zwar sowohl früher wie heute in der Dritten Welt.

Das bewahrheitete sich insbesondere bei der Verbreitung von Tabak und Kaffee zwischen dem Ende des 16. und der Mitte des 17. Jh. In der islamischen Welt (Jemen, Äthiopien) wurde der Kaffee zu einem Ersatz für den Alkohol, der durch den Koran verboten war; der Tabak wurde ebenfalls als psychoaktive Substanz übernommen. Hierbei wurde ein anderer Zug des Drogengenusses sichtbar, der bis heute verfolgt werden kann, daß er nämlich – wie übrigens auch der Alkoholgenuß (wie Thomas Schweizer in diesem Bande sehr differenziert dargestellt hat) – einen symbolischen Wert annimmt, der bestimmten politischen, künstlerischen, intellektuellen Gruppen als Integrationsmittel dient. Die Kaffeehäuser und Raucherzirkel galten seit jeher als Versammlungslokale für Abweichler und Radikale, wie heute die Haschjünger. Der Kaffee wurde einmal als «das radikalste Getränk der Welt» bezeichnet, und sein Weg war geradezu identisch mit dem Aufstieg von Liberalismus und Demokratie.

Das führte allmählich zu einem Wandel der öffentlichen Reaktion gegenüber bestimmten Drogen, nachdem mehrere Staaten gleichzeitig erkannten, daß man aus der Drogensucht des Menschen ein Geschäft machen kann. Da die Versuche zur Eindämmung der Suchten immer wieder gescheitert sind, versuchten sowohl die Könige Jakob I. und sein Sohn Karl I. von England, die als Tabakgegner berühmt waren, als auch Kardinal Richelieu und König Ludwig XIV. von Frankreich, auf dem Besteuerungswege aus dieser Situation Kapital zu schlagen. Im gleichen Jahr 1604, als er seine Kampfschrift gegen den Tabak veröffentlichte, erhöhte Jakob I. die Importsteuer um 4000 %. Das hinderte das Rauchvergnügen keineswegs; im Gegenteil: Der Import stieg, der illegale Schmuggel auch, und die Zahl der Tabakläden in London nahm ständig zu. Auch die Kaffeeschnüffler Friedrichs des Großen vermochten den Konsum von Kaffee im alten Preußen nicht einzudämmen. Schließlich wuchs daraus ein einträgliches Monopol der Krone, was wieder einmal bewies, wie der Staat aus den Lastern der Menschen ein Geschäft machen kann. Ganz ähnlich verliefen die Dinge in Frankreich, wo Ludwig XIV., der selber den Tabakgenuß haßte, schließlich seine Kriege unter anderem mit dem Tabakmonopol finanzierte (vgl. zu alledem in diesem Bande Gregory Austin). So wird schließlich, mit einem Wort, der Drogenkonsum stabilisiert durch jene Instanzen, die ihn unter Kontrolle bekommen wollten. Im übrigen war die Diskussion über Alkohol, Kaffee und Tabakgenuß, wenig später über Tee und Kakao, damals in keiner Weise schwächer als heute angesichts anderer psychoaktiver Drogen (wie Opium, Morphium, Heroin, Kokain und LSD).

Der verblüffendste Fall einer solchermaßen verursachten Drogenkrise ist aber Australien (darüber Alfred W. McCoy in diesem Bande), wo der Drogenmißbrauch buchstäblich durch Ärzte und Apotheker gefördert wurde, ohne daß die Behörden jemals eingegriffen hätten, als es noch Zeit war. Da bei den Einwanderern das Vorurteil bestand, daß das australische Klima außerordentlich ungesund sei, fanden seit dem letzten Drittel des 19. Jh. sogenannten «Patentmedizinen», die zu einem großen Teil aus Alkohol bestanden, reißenden Absatz. So lag in der Kolonie der Konsum an Medikamenten dieser Art statistisch hoch über dem im Mutterland. Der koloniale Medikamentenhandel erwies sich somit als entscheidendes Mittel in der Erzeugung einer drogensüchtigen Bevölkerung, speziell nachdem man allgemein begonnen hatte, aus Opium Morphium zu gewinnen und um 1850 die Injektionsspritze erfunden worden war. Die deutsche Firma *E. Merck* in Darmstadt begann 1827 mit der Massenproduktion von Morphium, die Firma *Bayer* von Elberfeld 1858 mit der von Diacetyl Morphium unter dem Namen Heroin. Kokain hatte seine eigene Geschichte, bis wiederum 1862 die Firma *Merck* mit der Massenproduktion begann. Alle diese Drogen wurden nun in Australien unter den verschiedensten Markennamen und mit Hilfe größter Werbekampagnen, zusätzlich mit ärztlichen Empfehlungen als Patentmedizinen angepriesen. So war eine allgemeine Drogensucht in Australien in den Jahren vor dem Ersten Weltkrieg eine echte Volkskrankheit geworden, die von den oberen über die mittleren zu den unteren Klassen schließlich bis zu den Prostituierten von Sydney und Melbourne absank und auch die Slums ergriff. Zugleich wird als neues Moment hier sichtbar, daß aus der Weiterverarbeitung «natürlicher» Stoffe Drogen von ungleich viel härterer und suchterzeugender Wirkung entstanden, die bald – zusammen mit der Injektionsspritze – eine verhängnisvolle und nachhaltige Diffusion erfahren sollten. Als die australische Regierung schließlich Abhilfe schaffen wollte, ging der Drogenhandel auf die internationalen Verbrechersyndikate über. Das hinderte aber nicht, daß die großen pharmazeutischen Firmen der Welt mit immer neuen suchtverursachenden Präparaten wie Schlafmitteln, Tranquilizern (Librium und Valium) und Aufputschmitteln aller Art auftraten, die später die deutsche Heeresleitung im Zweiten Weltkrieg als Weckamine in riesigen Mengen an die kämpfende Truppe verteilte. Leider fehlt im vorliegenden Bande eine Darstellung dieser Problematik, deren Nachwirkung sich seither bei bestimmten Bevölkerungsgruppen wie Lehrlingen, Studenten und Schülern verfolgen läßt.

So kann man sagen, daß zur langen Vorbereitungsgeschichte des Drogenkonsums auch wirtschaftliche, fiskalische und politische Kräfte gehören (letztere insbesondere in den chinesischen Opiumkriegen), ganz abgesehen von den großen internationalen Verbrechersyndikaten. Aber ich muß doch gestehen, daß ich einigermaßen beunruhigt war, als ich 1957 im Libanon auf dem Wege nach Baalbek in der Bekaa und auch in Syrien Quadratkilometer große Felder mit Mohn bepflanzt sah, die vor den Augen der Behörden den Rohstoff für manche dieser neuen Drogen zur Reife brachten. Ein interessanter Aufsatz zeigt die Entwicklung der illegalen Opiumproduktion heute im sog. «goldenen Dreieck» des Hochlandes von Burma, Thailand und Laos an der chinesischen Grenze, von dem 1975 Laos in kommunistische Hände fiel. Die Träger dieses Handels sind vorwiegend Chinesen, die sich sogar Privatarmeen leisten können, um ihre Bauern zu «schützen» (Alfred W. McCoy, Beitrag *76*). Das *vested interest* dieser Gruppen und Syndikate hat bisher allen Versuchen widerstanden, durch Eingriff von außen einen Stillstand der Produktion zu erreichen. Diese ganz neuartigen Chancen für einen Teil der Dritten Welt, die auch zahlreiche relativ «primitive» Kulturen berühren (z. B. in den an China angrenzenden Teilen Südostasiens), haben heute geradezu einen neuen Zweig der Ethnographie ins Leben gerufen, die «Ethnobotanik», die sich u. a. mit dem Studium der verschiedenen Pflanzen befaßt, die sich zur Gewinnung psychoaktiver Substanzen eignen resp. bereits in Nutzung sind. Bezeichnend für die neuartige Bedeutung dieser Probleme ist die enorme Aufmerksamkeit, die seit 1968 die verschiedenen Publikationen von Carlos Castaneda in der Welt fanden. Bis 1977 brachte er nicht weniger als fünf Bände heraus, die – wohl zum ersten Male in der Geschichte dieser Wissenschaft – zu Bestsellern der Kulturanthropologie wurden, und zwar in der ganzen Welt. Der Erfolg dieser Bücher ist wohl ein deutliches Zeichen für eine allgemein veränderte Bewußtseinlage heute gegenüber dem Drogenproblem, wie selbstverständlich auch die Ausstellung des Rautenstrauch-Joest-Museums über Drogen. Viele sehen natürlich darin nach wie vor nur aufregende und ungeahnte Sensationen versprechende Erfahrungen; man darf auch nicht unterschätzen, daß Drogen aller Art als «Ersatz» für Abenteuer in einer phantasielosen Welt wirken. Mehr und mehr beginnen zu verstehen, daß die alltägliche Bewußtseinslage der Menschen zweifellos eine grenzenlose Verarmung gegenüber dem möglichen Reichtum «veränderter» Bewußtseinszustände bedeutet. Im Grunde ist die Situation ähnlich wie bei dem französischen Dichter Marcel Proust, als er sich auf die Suche nach der «verlorenen Zeit» machte und dabei erfuhr, daß in seinem Alltagsleben ganze Dimensionen seines Daseins dem Gedächtnis einfach entschwunden waren. Die Wiedererweckung des Gewesenen (*revival*) erfuhr er in der zufälligen «Analogie» eines gegenwärtigen Moments zu einem vergangenen und begab sich von dieser Stunde ab auf die Suche nach der verlorenen Zeit, die reich belohnt wurde, wie es sein Werk beweist. Damit ist natürlich auch gesagt, daß die Entfaltung veränderter Bewußtseinszustände auch *ohne* psychoaktive Drogen vermittelt werden kann. Die Kunst produziert immerfort Bilder, Klänge, Formen und Farben, die bisher Ungesehenes oder Vergessenes wieder aufleben lassen. Dementsprechend kommt es auch nicht darauf an zu kontrollieren, ob Castanedas Erzählungen auf «Wahrheit» beruhen; hier muß man vielmehr fragen, um «welche» Wahrheit es sich handelt. Wenn im vorliegenden Bande Ronald K. Siegel feststellt, daß Castanedas «Apotheke» insofern nicht stimmt, als die von ihm beschriebenen Mixturen keine entsprechenden Visionen erzeugen können, wie er sie beschreibt, so trifft er das Problem genauso wenig wie die vielen Fragen von Castanedas Helden an den Yaqui-Indianer Don Juan. Das Problem liegt ganz woanders. Dem veränderten Bewußtseinszustand entspricht insofern eine «eigene Realität» (*a separate reality*), als man sie in ihrer Logik einzig dann erfahren kann, wenn man diese Logik teilt. Im Anschluß an Hans Peter Duerr läßt sich die Frage «Können Hexen fliegen?» ganz einfach beantworten. Für wen es «Hexen» gibt, für den können sie auch «fliegen», denn das entspricht ihrer «Natur». In diesem Falle handelt es sich im Sinne Kants um ein «synthetisches Urteil *a priori*». Für alle anderen fliegen dagegen Hexen nicht; und wenn ein Nicht-Initiierter einmal Hexen nachzuahmen versucht, dann droht ihm bestenfalls ein tödlicher Absturz. Der Erfolg von Castanedas Büchern ist also nicht vom Inhalt her zu fassen, sondern nur als «Symptom» für die wachsende Unsicherheit immer größerer Menschenmengen in unserer Welt über die Haltfestigkeit und Echtheit unseres alltäglichen Bewußtseins. In unseren Tagen ist der beispiellose Erfolg des phantastischen Romans von Michael Ende «Die unendliche Geschichte» ein einziges Beispiel für die Wahrheit dieser Bemerkung. Wieder hat Kunst einen wesentlichen Beitrag zur surrogatfreien Integration des kulturellen Bewußtseins geleistet.

Wenn man nach einer allgemeineren Beurteilung dieser Phänomene fragt, dann gelangt man leicht zu dem Schluß, daß es nicht so sehr darauf ankommt, *was* konsumiert wird, sondern vielmehr *wie* das geschieht. Bei Alkohol hat z. B. das soziale Trinken als Stimulanz der Geselligkeit eine ganz andere Note als der «stille Suff». In dieser Hinsicht hat sich das Trinken auch mehr oder weniger stabilisiert, und manche Formen der Abweichung (z. B. Betrunkenheit) sind domestiziert. Bei Verlust dieser Barrieren in der nicht-industriellen Welt kommt es leicht zur Entartung rituell und kultisch traditioneller Trinksitten zu «rein karnevalsähnlichen Festen und Vergnügungen» (in diesem Band G. Hartmann), was bei Primitiven nur zu oft die Auflösung der Ethnien zur Folge hatte. Diese in heutigen Industriekulturen praktisch bei vielen Genußgütern Allgemeingut gewordene Einstellung der Domestikation hat durchaus ihre Vorbilder und Analogien im Grunde in der Alten Welt und in den archaischen und primitiven Kulturen von heute. Neuerdings kommt aber ein unerwarteter Störfaktor hinzu, nämlich der *snob-appeal* vieler Genußgüter, wie ich es nennen möchte, darunter insbesondere bei psychoaktiven Drogen. Das zeigt sich schon im 19. Jh., wo ein Dichter wie Charles Baudelaire zuerst die Botschaft der Drogen in Kunst übersetzte; im Anschluß an ihn der Brite Aldous Huxley und ein anderer Franzose, Jean Cocteau, die eine ausgesprochene Signalwirkung für bestimmte gesellschaftliche Gruppen hatten, wie teils gleichzeitig, teils später im deutschen Sprachbereich Georg Trakl, Gottfried Benn und Ernst Jünger. Andere Namen erübrigen sich, sie sind Legion. Deren Wirkung ist ähnlich der eines «großen Schamanen», der jedoch in Wahrheit gar keiner ist, und trotzdem als kulturelle Führerfigur angesehen wird. Daß dies nicht nur eine billige Metapher ist, wird auch dadurch bewiesen, daß sich der Maler Joseph Beuys selber als Schamane bezeichnet. In Wahrheit besteht aber hier der Schamanismus nicht in einer religiösen Funktion, sondern genau umgekehrt einzig in einer Unbestimmbarkeit der Funktion auf Grund der Alltagsenthobenheit der betreffenden Person, verbunden mit dem Drang zur autistischen Selbstdarstellung. Bei diesen Figuren gibt es keine Analogie zum «stillen Suff», sondern ihre Botschaft geht an die mehr oder weniger großen Mengen von Adepten einer Dichter- oder Künstlergemeinde.

Dagegen gibt es ernster zu nehmende Gruppenbildungen um den Konsum halluzinogener Drogen, die sich heute zumeist als «subkulturelle Strömungen und Institutionen» darstellen (dazu in diesem Bande A. Linder), womit die starre Trennung zwischen Industriegesellschaften und vor-industriellen (d. h. im wesentlichen archaischen und primitiven) Gesellschaften etwas relativiert wird. Und zwar geschieht das gewissermaßen in doppelter Weise: Einerseits gibt es – wie vorher schon erwähnt – in an sich halluzinogenen Drogen gegenüber aufgeschlossenen Kulturarealen auch Enklaven, die den Drogenkonsum strikt ablehnen; das gilt für Süd- und Nordamerika und in anderen Breiten. Andererseits gib es auch nicht-indianische Peyote-Kulte in den Vereinigten Staaten und sogar in Mitteleuropa verschiedene entsprechende Pilzkulte (vorwiegend mit dem Fliegenpilz, der auch in Sibirien als Droge benutzt wird). Allerdings darf man diesen an sich richtigen Ansatz nicht allzusehr pressen, denn dann erweist er sich als falsch. Die Drogenkulte der Indianer sind in der Regel nicht als «Subkultur», sondern ganz im Gegenteil gesamtkulturell und entsprechend gesamtgesellschaftlich integriert, was in den genannten Gruppen der Industriekulturen typischerweise nicht der Fall ist. Der gegebene theoretische Ansatz entspricht also in Wahrheit nicht analytischem, sondern nur Rechtfertigungsdenken, speziell bei den nicht-indianischen Peyotekulten in den USA. Hier haben wir es mit einer Situation ähnlich wie beim geschilderten *snob-appeal* zu tun, nämlich mit Anthropologen, die sich der Indianerkultur anschlossen im Sinne des *going native* (allerdings zumeist nicht, um dabei zu bleiben, sondern – und das macht sie um so unaufrichtiger – unter dem Vorbehalt der Rückkehr). In anderen Fällen geht es um grundsätzlich als «experimentell» bezeichnete Situationen, die man also ethno-soziologisch als ausgesprochene Randerscheinungen ansprechen muß, strikt limitiert und kontrolliert. Schließlich muß man auch einräumen, daß es sich dabei nicht im strengen Sinne um religiöse Kulte handelt, sondern bestenfalls um para- oder quasi-religiöse Kulte, die eben gerade nicht gesamtgesellschaftlich relevant sind, sondern bestenfalls als Symbol für eine sektiererische Subkultur fungieren (wie typisch etwa bei Timothy Leary, dem Apostel von LSD). Bei den Hippie-Kulturen findet der Genuß von halluzinogenen Drogen ebenfalls zumeist in Gruppen statt, was eine gewisse Kontrolle und damit Domestikation erreicht; aber der einsame Doper ist hier in der gleichen Lage wie der nicht-initiierte Hexenmeister, der beim Fliegen einfach abstürzt. Drogenkonsum stellt sich somit zumeist als Umweg zum Suizid dar. Wieder anders liegt die Sache bei einigen von *Anglos* im Staate New Mexico gegründeten «Kirchen», die von der in diesem Staat mit seiner zahlreichen Indianerbevölkerung gehandhabten Großzügigkeit in der Legalisierung des Kultsakraments, eben dem rituellen Peyote-Genuß (der nicht süchtig macht und auch sonst keine Folgeerscheinungen hat), Gebrauch machen. Das Ganze läuft aber zurück (was nicht bekannt zu sein pflegt) auf eine Künstlergruppe, die sich im Norden New Mexicos in Santa Fé und im Städtchen Taos neben dem unweiten Pueblo de Taos seit den achtziger Jahren des vorigen Jahrhunderts niedergelassen hatte, und die sich mehrheitlich aus Zivilisationsflüchtlingen («Aussteigern», wie man heute sagen würde) rekrutierte. Das allein charakterisiert das Ganze als typisch für quasi-religiöse oder para-religiöse Erscheinungen, die die Indianer selber nur mit Lächeln oder Kopfschütteln zur Kenntnis nehmen. Hingegen spielt der Peyote-Kult, der sich noch immer auszubreiten scheint, eine wesentliche Rolle in der kulturellen Identitätssicherung der Indianer, in deren Dienst auch ein neuer Schultyp wirkt, ohne darum gegen die dominante Kultur gerichtet zu sein, wie der beste Kenner dieser Probleme, Weston La Barre, bemerkt, der einen Beitrag zu diesem Bande geleistet hat. Der Kult hat also eine durchaus positive Funktion, was selbstverständlich gegen seine Kriminalisierung spricht.

Schließlich vermögen auch die von der Volkskunde aus Europa berichteten Fälle von Kulten, die sich um gemeinsamen Drogengenuß (Pilze) gebildet haben, an dieser Relativierung von Quasi-Religionen nichts zu ändern; denn hier handelt es sich ganz eindeutig um Überlebsel (*survivals*) aus alten Hexenkulten, die man selbstverständlich ernst und zur Kenntnis nehmen muß. Im übrigen spielt der Drogengebrauch in beiden Fällen eine eminente Rolle in der Volksmedizin, für die sich in der Ethnomedizin ein mit Recht wachsendes Interesse zeigt, das sich unter anderem auf psychosomatische Phänomene erstreckt. Ein besonders wichtiges Ritual hat sich gerade in dieser Hinsicht als Antwort auf die Verbreitung «weißer» medizinischer Dienste bei nordamerikanischen Indianern aufgebaut, z. B. bei den Navajo, indem man immer deutlicher erkennt, daß nach Abschluß einer Behandlung im Krankenhaus eine «Rückführung» des Patienten in seine eigene Psycho-Kultur erfolgen muß, um die Effizienz der Behandlung auch dort zu sichern. Das aber vermögen einzig traditionelle Reinigungsriten und auch «psychosomatische» Behandlungen eigener Natur. So darf man abschließend sagen, daß die eingeborenen Rituale religiöser und magischer Natur nicht nur Relikte aus einer fernen Vergangenheit, sondern nach wie vor in Bewegung sind und auf neue Reize auch neue Antworten geben, was ein wesentliches Zeichen für ihre auch unter sich wandelnden Lebensbedingungen anhaltende Funktionalität darstellt.

Zum Materialienband und zur Ausstellung

Gisela Völger

Das Verständnis für außereuropäische Kulturen war in Europa von jeher außerordentlich gering. Die seit der Neuzeit immer stärker werdende explorations- und innovationsfreudige Extrovertiertheit der europäischen Kultur spricht nur scheinbar gegen diese Feststellung. Unser Zusammentreffen mit anderen Völkern hatte zwar Auswirkungen auf unsere materielle Kultur und Ökonomie, veränderte aber weder unser Bewußtsein, noch vertiefte es unser Verständnis und unsere Kenntnis der Ursprungskulturen, so sehr auch unsere Gewohnheiten dadurch beeinflußt wurden. So lernten wir Kakao (Mittelamerika), Kaffee (Arabien) und Tee (China) trinken und wir lernten, Tabak in der verschiedensten Weise aufzunehmen. Dies alles und vieles andere mehr verleibten wir bedenkenlos und ohne Nachdenken unserer Kultur ein, ohne nach der Entstehungsgeschichte, dem Sinn, der Funktion – bei Festen und Ritualen – und dem Stellenwert dieser Kulturelemente in den Gesellschaften der Herkunftsgebiete zu fragen. Bei all unserer innovationsfreudigen Extrovertiertheit blieben wir so ethnozentrisch wie etwa die Inuit (Eskimo) oder Khoi-Khoin (Hottentotten), deren Namen, mit denen sie sich selbst bezeichnen, nichts anderes bedeuten als einfach «Menschen» oder «richtige Menschen». Ist es Zufall, daß das griechische Wort für Fremde, *barbaroi,* das heißt «Stammler», eingedeutscht wurde und noch immer – wenngleich mit abgeschwächter Bedeutung – gebraucht wird?

An dieser Dichotomie, daß wir uns einerseits selektiv, wenngleich oberflächlich, fremde Kulturzüge aneignen, andererseits den außereuropäischen Kulturen gegenüber im großen und ganzen unsere zutiefst verständnislose und überhebliche Grundhaltung beibehalten, hat sich bis heute wenig geändert. Auch die Existenz von Völkerkundemuseen, deren Arbeit seit ihrem Entstehen am Ende des 19. Jahrhunderts vom Selbstverständnis, ja von der erklärten Absicht getragen wurde, über die Vielschichtigkeit außereuropäischer Kulturen aufzuklären, dem Eurozentrismus entgegenzuwirken und Vorurteile abzubauen, hat bisher wenig an dieser Grundhaltung ändern können. Das lag daran, daß die Völkerkundemuseen mit ihren Ausstellungen bisher gegen ihren eigenen Willen und sozusagen durch die Hintertür dem Eurozentrismus und der jeder Kultur anhaftenden Überheblichkeit Vorschub leisteten, indem sie außereuropäische Kulturzüge oder auch Kulturen zu Fallbeispielen vereinzelten, ohne sie in einen vergleichenden Zusammenhang mit unserer eigenen Kultur zu stellen. Gerade das aber beabsichtigen die Ausstellung «Rausch und Realität – Drogen im Kulturvergleich» und der vorliegende Materialienband. Mit Absicht wurde das Thema weit gefaßt, damit eine breite Basis für die Verwirklichung des kulturvergleichenden Ansatzes gewährleistet ist. So wie es sich inzwischen in der einschlägigen Drogenliteratur eingebürgert hat (vgl. Brecher 1972), schließen auch wir die herkömmlich als Genußmittel und nicht als Drogen aufgefaßten Substanzen Tee, Kaffee, Tabak und Alkohol in die Betrachtung ein, wohl wissend, daß den wenigsten Menschen der Drogencharakter dieser Stoffe klar ist. Daß unsere Alltagsdrogen uns nicht als solche bewußt sind, zeigt einmal mehr den Ethnozentrismus unserer Weltanschauung.

Das Thema – Arbeitsdefinition Droge

Im Rahmen des Projekts «Rausch und Realität – Drogen im Kulturvergleich» definieren wir Droge als Substanz, die eingenommen wird und die die Befindlichkeit, die Stimmung, das Bewußtsein oder die Wahrnehmung verändert. Keine Berücksichtigung dagegen finden in der Ausstellung Rausch, Sucht und Abhängigkeit, die ohne Einnahme einer Substanz entstehen, beispielsweise durch rhythmische Musik und Bewegung, wie sie bei schamanistischen *Séancen,* aber auch in unseren Diskotheken vorkommen, ekstatische Ergriffenheit im Rahmen von Sekten, Massenhysterie bei Hitler-Reden oder auf dem Fußballplatz, Visionssuche durch Fasten, wie sie bei nordamerikanischen Indianern üblich war, oder Meditation, wie sie der Buddhismus kennt, aber auch Arbeitssucht, wie sie in Industriegesellschaften häufig vorkommt. So künstlich uns diese Grenzziehung auch erscheint, so notwendig ist sie angesichts der ohnehin kaum zu bewältigenden, dem Thema inhärenten Fülle von Aspekten. Daß Veränderungen im oben genannten Sinne ohne Einnahme von Substanzen zum Thema gehören würden, wird im Aufsatz von Dittrich (*3*) dargelegt.

Mit Absicht haben wir unser Thema nicht auf halluzinogene (bewußtseinsverändernde) Drogen eingeschränkt. Da die meisten der halluzinogenen Drogen in außereuropäischen Bereichen eine Rolle spielen, hätte sonst wiederum der oben beschriebene Effekt der Selbstbestätigung der europäischen Kultur durch Ausgrenzung des Exotischen und Fremden eingesetzt. Bei der in unserem Kulturzusammenhang entstandenen halluzinogenen Droge LSD hätte eine Einschränkung auf Halluzinogene zudem noch die unerwünschte, unglückliche

Nebenwirkung der Ausgrenzung der europäischen Subkultur aus der europäischen Gesamtkultur gehabt. Außerdem ist der Begriff Halluzinogen zu unscharf für eine eigene Behandlung in einer Ausstellung. Vielfach entscheidet lediglich die Dosis, die Form und die Art der Einnahme, ob eine Pflanzendroge ein Halluzinogen oder «nur» ein Genußmittel ist, wie z. B. Tabak, der von südamerikanischen Indianern in schamanistischen Riten in einer Weise benutzt wird, daß er halluzinogene Wirkung hervorruft (vgl. Hartmann *26* in diesem Band).

Vieles spricht dafür, die in unserer Kultur inzwischen selbstverständlich gewordenen Pflanzendrogen Nikotin und Koffein, das auch im Tee enthalten ist, in unseren Überblick einzubeziehen. Schließlich stammen sowohl Nikotin wie Koffein aus überseeischen Drogenpflanzen, deren Einführung in Europa in Form von Kaffee und Tabak wegen ihrer gesundheitsschädigenden Wirkung heftige Kontroversen ausgelöst hat – mit Recht, wie neuere pharmakologische und medizinische Untersuchungen zeigen. Weiterhin spricht der historische Zusammenhang von Tee und Opium für die Einbeziehung des Koffeins in unsere Betrachtung. Opium war ein von den Engländern den Chinesen aufgezwungenes Zahlungsmittel für Tee. Mit dem illegalen Heroinimport in westliche Länder schließt sich der Kreis in weltgeschichtlicher Ironie. McCoy (*76*) führt in diesem Band diese Problematik aus, die der französische Pater Huc, der zu Beginn des 19. Jahrhunderts China bereiste, prophezeite: «Es wäre seltsam und lehrreich zugleich, wenn die Engländer einst genötigt wären, Opium in den chinesischen Häfen zu kaufen. Wenn man dann ihre Schiffe aus dem himmlischen Reiche mit diesem verderblichen Artikel heimkehren sähe, um England zu vergiften, könnte man wohl mit Recht ausrufen: Lasset Gott Gerechtigkeit ausüben!» (Huc 1856; diese Angabe verdanke ich Miriam Kapp).

Droge als kulturbedingtes Phänomen

Ein wichtiger Ansatz für unser Projekt ist die Tatsache, daß viele Pflanzendrogen aus dem außereuropäischen Bereich stammen und dort in einem organisch gewachsenen Funktionszusammenhang stehen bzw. bis vor kurzem standen, der für diese Drogen in unserer Kultur nicht existieren kann. Als Ethnologen fühlen wir uns herausgefordert zu versuchen, Einsichten über solche Funktionszusammenhänge zu vermitteln, Einsichten aber auch über die Fragwürdigkeit der Übertragung solcher außereuropäischer Drogen durch den Versuch (Beiträge von Linder *91* und Josuttis *92* in diesem Band), die Riten des ursprünglichen Funktionszusammenhangs in unserer Kultur nachzuahmen. Ob dieser bisher noch schwach ausgeprägte Trend sich in Zukunft verstärken wird, ob wir es hier mit einer kurzlebigen, vergänglichen Mode oder mit einem tatsächlichen Kulturwandel zu tun haben, bleibt abzuwarten. Da unsere handlungs- und tatorientierte Kultur traditionell traumfeindlich ist und ihre Halluzinationen ins Märchen verbannt hat (vgl. Golowin 1973 und Carroll 1865, 1871, 1876; außerdem Dieckhoff *51* in diesem Band), ist ein Kulturwandel in dieser Richtung fraglich.

Jede Kultur, jedes Zeitalter hat «die» Droge, die zu ihm paßt. In diesem Sinne begründet zum Beispiel der Botaniker Hui-Lin Li (1975: 57–62) das Ende des Gebrauchs von Cannabis als Halluzinogen in China im Zeitalter des Konfuzius, dessen Schule das Extremen und Exzessen abholde, scham- und mäßigkeitsorientierte Persönlichkeitsideal schuf. Die nicht zu kontrollierende Auswirkung des Gebrauchs von Cannabis, vor allem die durch die Droge verursachten unmotivierten Lachanfälle, wurden gefürchtet und abgelehnt, weil sie den sozialen Normen zuwiderliefen und Schande bringen konnten. Der Genuß von Opium mit seiner sedierenden Wirkung war hingegen frei von dieser Gefahr und wurde seit seiner Einführung aus Indien im 8. Jahrhundert in China entsprechend akzeptiert (eine ausführliche Darlegung dieser Argumentation bei Hsü 1949 und Eberhard 1967). Allerdings wurde Opium erst im 19. Jahrhundert unter dem militärischen Druck europäischer Mächte eine Volksdroge in China (vgl. Johnson *81* und McCoy *76* in diesem Band). Drogen als kulturspezifische Phänomene – das vorstellbar und begreiflich zu machen, ist das Hauptanliegen dieser Ausstellung und dieses Materialienbandes. Daß wir trotz unserer ethnologischen Interpretation der Drogen ihren medizinischen und juristischen Aspekt ernst nehmen, zeigt sich einmal in unserer Ausstellung, aber vor allem in den zahlreichen Aufsätzen dieses Materialienbandes über den Forschungsstand zur Gefährlichkeit der Drogen.

Zur Forschungssituation

Ein weiterer Grund für unser Unternehmen ist leider noch immer und sogar in verstärktem Maß derselbe, den einer der mittelbaren Anreger des Projektes, Peter T. Furst (vgl. *40* und *55* in diesem Band), in seiner 1972 erschienenen Anthologie über Halluzinogene (*Flesh of the Gods*) geltend machte: In Deutschland wie in den Vereinigten Staaten beeinträchtigt die Drogengesetzgebung die Forschung in einem bedauerlichen und bedenklichen Maße, ohne damit auf das unkontrollierte Experimentieren durch die «Szene» mit verbotenen Drogen eine andere Wirkung als die der Preiserhöhung zu erzielen. Eine ebenso abträgliche Auswirkung ist die Einschränkung der Diskussion auf juristische und medizinische Argumente, die mit dem Gehabe absoluter, unverrückbarer und unwiderlegbarer Tatsachen einherkommen und dennoch aus ethnosoziologischer Sicht nur ein Teilaspekt der Drogen – legaler wie illegaler – sind und die gegenwärtige Situation erst zu dem «Drogenproblem-Problem» (Nowlis, zitiert bei Brecher 1972: 521) machen, wie es heute von der Öffentlichkeit gesehen und vom Gesetzgeber behandelt wird. Wie wirklich problematisch die eingeengte legalistisch-medizinische Argumentation gegenüber den Drogen ist, zeigt das Verstummen der Diskussion über Drogenkonsum zwischen Schülern und drogenbeauftragten Lehrern, zwischen Eltern und Kindern. Die augenblickliche Strategie vieler Beteiligter ist die des Totschweigens und Verdrängens.

Daß die Trennung in legale und illegale Drogen nach ausschließlich medizinischen und legalistischen Gesichtspunkten unlogisch ist, das sollte – so meinen wir – den Lesern dieses Materialienbandes und den Besuchern der Ausstellung «Rausch und Realität – Drogen im Kulturvergleich» deutlich werden.

Die Ausstellung und der Materialienband wären ohne den Aufschwung der ethnobotanischen Forschung, deren Zentrum das *Harvard Botanical Museum* mit seinem Leiter Richard E. Schultes ist, in den vergangenen Jahrzehnten nicht denkbar. Mitverursacht und intensiviert wurde dieser Aufschwung durch das Interesse der westlichen Subkulturen an Halluzinogenen. Eine neue Sichtweise auch in der Ethnologie war die Folge. Die Erforschung des Medizinmannwesens, der Divination, der Initiation und der Besessenheit erhielt eine völlig neue Dimension, als man die Möglichkeit drogeninduzierter veränderter Bewußtseinszustände erkannt hatte. Als Beispiel sei auf den Aufsatz von Sharon in diesem Materialienband verwiesen (*54*). Mit dem, was Evans-Pritchard (1937: 172) von den *witch-doctors* der Azande schrieb (*they take medicines which give them power to see the unseen and to enable them to resist fatigue*), würde sich heute kein Feldforscher mehr zufrieden geben (zitiert bei Bourgignon 1977: 9). So wäre vorstellbar, daß der große zahlenmäßige Unterschied in der Verwendung von Pflanzen als Halluzinogene zwischen der Neuen (130 Arten) und der Alten Welt (20 Arten) eher auf eine Forschungslücke als auf eine Verschiedenheit der traditionellen Kulturen der beiden Hemisphären zurückzuführen ist (vgl. Schultes 1977: 261; Schultes und Hofmann 1980: 30).

Vorläufer und Anreger dieser Ausstellung und dieses Materialienbandes sind die Veröffentlichungen zweier Symposien. Das erste fand 1970 an der Universität von Kalifornien in Los Angeles statt und wurde von Peter T. Furst zwei Jahre später als Buch veröffentlicht.

Das zweite Symposion wurde von der Gesellschaft für Angewandte Völkerkunde (*Society for Applied Anthropology*) 1975 anläßlich einer Tagung in Amsterdam veranstaltet. Es wurde 1977 von Brian M. du Toit herausgegeben. Letzterer war für uns insofern beispielgebend, als er den Drogengebrauch von Industriegesellschaften in die Betrachtung einbezog.

Interdisziplinäre Zusammenarbeit

Wir haben uns mit unserem Thema auf ein weites wissenschaftliches Feld begeben. Das allein von der Ethnologie abzudecken ist unmöglich. Um dem Vorhaben die angemessene und erforderliche breite wissenschaftliche Basis zu geben, wie sie die ernsthafte Behandlung des Themas verlangt, haben wir führende Wissenschaftler vieler Disziplinen, die sich mit Drogen und Drogenkonsum beschäftigen, in unserem Materialienband zu Wort kommen lassen und um eine Zusammenfassung ihrer Forschungsergebnisse in einem kurzen Aufsatz gebeten. Es erfüllt uns mit Freude, daß kaum einer dieser Bitte nicht entsprochen hat, ja die meisten haben darüber hinaus unaufgefordert und spontan wertvolle Hilfe und Rat gegeben. Dennoch mußten einige Lücken bleiben. In einem solchen Vorhaben erscheinen sie uns unvermeidlich. Die Biographien am Ende des Buches geben Aufschluß über das Wissenschaftsspektrum, das das Buch abdeckt. Wie ebenfalls aus den Biographien ersichtlich, sind viele englischsprachige Autoren darunter. Um auch deren Aufsätze allen Benutzern des Materialienbandes zugänglich zu machen, wurden diese ins Deutsche übersetzt – trotz der Problematik, die die Übersetzung von Fachaufsätzen in sich birgt.

Wie am Materialienband, so haben auch an der Ausstellungsvorbereitung viele Nicht-Ethnologen mitgearbeitet. Wir haben das Gespräch gesucht mit Soziologen und Psychologen, mit Lehrern und Drogenberatern, mit Politikern und vom Drogenproblem betroffenen Eltern, mit Jugendlichen und Kindern. Voller Engagement haben Studenten im Rahmen eines museologischen Seminars zwei Semester lang weit über das geforderte Maß hinaus an der Ausstellung mitgewirkt. In der Diskussion mit Drogenexperten des Landes und des Bundes, mit drogenbeauftragten Lehrern und mit Fachkräften des Außenreferates der Stadt Köln wurden die Lernziele der Ausstellung formuliert.

Ausstellung und Materialienband sollen jedoch nicht nur eine Zusammenfassung des gegenwärtigen Forschungsstandes, sondern gleichzeitig ein Spektrum der Meinungen, ein Zustandsbild unserer Gesellschaft sein. Im Rahmen der Ausstellung kommt das Meinungsspektrum vor allem im Begleitprogramm zum Tragen, im Materialienband in dem Abschnitt «Zur Drogendiskussion». Hier wurden auch

Nichtwissenschaftler um Beiträge gebeten. Daß dort vielleicht eine liberale Meinung überwiegt, hat nur bedingt mit dem Selbstverständnis der Herausgeber zu tun. Ganz sicher kommen die Strömungen unserer Zeit im Meinungsspektrum «Zur Drogendiskussion» klarer, deutlicher und verständlicher zum Ausdruck als im wissenschaftlichen Teil des Bandes. Dennoch bedingen die beiden Teile einander. Bewußt greifen wir eine Gegenwartsfrage unserer Gesellschaft auf, weil wir darin eine wichtige Aufgabe der Bildungs- und Aufklärungsarbeit eines Völkerkundemuseums sehen. Da wir jedoch meinen, daß der Bildungsauftrag auch verlangt, die kulturhistorische Bedingtheit eines Themas aufzuzeigen, haben wir in Materialienband und Ausstellung Wert darauf gelegt, deutlich zu machen, wie sehr der Rausch seit jeher ein allgemein menschliches Phänomen ist. So erklären sich die Exkurse zu den Sumerern, Ägyptern, Skythen, Griechen und Römern.

Ethnologie und Soziologie im Vergleich

In dem Teil unseres Materialienbandes, der sich mit den außereuropäischen traditionellen Gesellschaften befaßt, überwiegen die Beiträge der Ethnologen; in dem Teil, der den Industriegesellschaften gewidmet ist, sind Soziologen am stärksten vertreten. Eine solche Vergleichsmöglichkeit beider Wissenschaften durch die Vereinigung und Gegenüberstellung in einem Band macht die Schwerpunkte, aber auch die Forschungsdefizite beider Disziplinen deutlich. Während – verkürzt gesagt – in der Ethnologie noch die Datensammlung und deskriptive Darstellung vorherrschen und ein übergeordneter analytischer Zugang nur in Ausnahmen zu verzeichnen ist, hat die Soziologie die Phase der Bestandsaufnahme in vielen Fällen gerade bei den hier angesprochenen Themen offenbar übersprungen und ist gleich in die Analyse eingetreten. So befaßt sich die Soziologie mit dem Drogenmißbrauch, beispielsweise mit dem Alkoholismus, ohne über Daten zu verfügen über die Einbettung des Alkoholkonsums in das Alltagsleben, in die Alltagsriten und in das Alltagsbrauchtum. Eine soziologische Bestandsaufnahme der unterschiedlichen Trinkkulturen in Deutschland (Weinkultur, Bierkultur, Schnapskultur) gibt es nicht einmal ansatzweise, wenn man von Fahrenkrugs theoriebefrachteter Studie über das Trinkverhalten von Studenten absieht (1980). Es ist also reine Verlegenheit, daß wir den nicht mehr ganz aktuellen Aufsatz von Per Hage (*15*) über das Biertrinken in München einschließen, um deutlich zu machen, wie der kulturvergleichende Ansatz im Materialienband aussehen sollte.

Im internationalen Vergleich stehen Ethnologie und Soziologie der Bundesrepublik allerdings in gleich ungünstiger Position. Ethnosoziologen aus den Vereinigten Staaten müssen uns zeigen, was gegenwartsbezogene Forschung auf diesem Gebiet ist (Nurge 1977; Spindler 1973). Von den über vierzig ausländischen Beiträgen des Materialienbandes überwiegen die amerikanischen mit mehr als zwei Dritteln. Das spiegelt die ungleich höhere Forschungsintensität der Vereinigten Staaten auf diesem Sektor wider. Wie vernachlässigt dieses Gebiet in Deutschland ist, geht unter anderem daraus hervor, daß ein vom *National Institute of Drug Abuse,* einer amerikanischen Bundesbehörde, gefördertes Forschungsprojekt über Fixer in Deutschland von einem Amerikaner durchgeführt wird (ISHI 1981).

Der unterschiedliche Stand von Theorie und Praxis der beiden Wissenschaften Soziologie und Ethnologie verwässert im Materialienband etwas die Einsichtigkeit des Kulturvergleichs, wie er in der Ausstellung durch die diversen Environments des Drogenkonsums sinnfällig wird.

Um in der Ausstellung den alltäglichen Drogenkonsum in unserer Gesellschaft deutlich und erlebbar zu machen, hat Daniel Spoerri zusammen mit seinen Studenten der Kölner Fachhochschule für Kunst und Design ein *Environment* «Stätten des Drogenkonsums in der Kölner Südstadt» für uns konzipiert. Wir glauben, daß ein Künstler Alltagsverhalten und Alltagssituationen des Drogenkonsums mit einem besseren Sensorium für das Typische unserer Zeit zum Ausdruck bringen kann als die Museumswissenschaftler. Daß die «Spurensicherer», zumindest so weit sie sich mit der Dritten Welt befassen, auch für die Rezeption der Ethnologie in der Öffentlichkeit arbeiten und auf jeden Fall im Völkerkundemuseum vertreten sein sollten, sei hier nur am Rande angemerkt.

Zielvorstellung – nicht permissiv, aber rational

Noch ein letztes Wort zur Ausstellung. Da wir im obengenannten Sinne das Thema so weit fassen, wird jeder einzelne Aspekt auf wenige Teilaspekte reduziert. Dabei ist fast jeder der Teilaspekte so vielschichtig, daß er einer Aufarbeitung in einer eigenen Ausstellung bedürfte. Es geht uns also nicht darum, ausführliche oder gar lückenlose Grundlageninformationen zu den einzelnen Bereichen zu liefern, sondern es soll der Facettenreichtum des Drogenverhaltens des Menschen aufgezeigt werden. Die Verkürzungen, die mit einer solchen Vorgehensweise zwangsläufig verbunden sind, sind uns bewußt. In Anbetracht unserer Zielvorstellung nehmen wir sie in Kauf. Die Ausstellung will mit ihrem kulturvergleichenden Ansatz kein permissiveres, sondern ein rationaleres und damit sachlicheres Verhältnis zu Drogen und Drogenkonsum hervorrufen.

Grundfragen und Voraussetzungen

Einführung in die Botanik der wichtigsten pflanzlichen Drogen

Richard Evans Schultes

Auf der ganzen Welt und in allen kulturellen Stadien hat der Mensch Pflanzen als Spender von Freude und Entspannung und als Mittel zur Flucht «aus der unerträglichen Wirklichkeit» benutzt. Es gelang ihm immer, in der ihn umgebenden Vegetation die Pflanzenarten mit psychoaktiven Eigenschaften zu finden, die er als Stimulanzien oder Narkotika verwenden konnte. Archäologische Funde belegen den Gebrauch von Drogenpflanzen schon in prähistorischer Zeit auf eigentlich allen Kontinenten. Drogenpflanzen gehören so eng zum menschlichen Leben, daß ihre Entstehung in den Ursprungsmythen fast aller Völker erwähnt wird.

Alle diese Pflanzendrogen – in «primitiven» Gesellschaften entdeckt – wurden fast immer im Zusammenhang von magisch-religiösen Riten gebraucht. Heute finden wir diese Sinngebung nur noch in traditionellen Kulturen, doch einige dieser Stimulantien sind zu integrierten Bestandteilen unserer modernen Zivilisation geworden.

Verschiedene Klassifikationen psychoaktiver Pflanzen sind vorgestellt worden, und keine ist völlig zufriedenstellend. Der deutsche Toxikologe Louis Lewin ordnete sie in fünf Kategorien: Inebriantia, Exitantia, Euphorica, Hypnotica und Phantastica. So breit angelegt und verallgemeinernd es auch ist, stellt Lewins System dennoch eine der nützlichsten Klassifikationen der Vielzahl von Pflanzen dar, die man auf Grund ihrer Wirkung auf das zentrale Nervensystem verwendet.

Inebriantia

Die *Inebriantia* bewirken eine vorübergehende Stimulierung des zentralen Nervensystems, der eine depressive Phase, mitunter bei eingeschränkter geistiger Tätigkeit, folgt.

Saccharomycetaceen

Saccharomyces cerevisiae Meyen *ex* Hansen. (Hefepilze).

Eine Anzahl niederer Pflanzenformen wird zur Herstellung von Alkohol (Äthanol), dem unzweifelhaft am weitesten verbreiteten psychoaktiven Mittel, verwendet. Kaum eine Kultur – sei sie primitiv oder fortgeschritten – unterschätzt seine ungewöhnlichen Eigenschaften.

Der Mensch ist durch Alkohol in starkem Maße beeinflußt worden. Sein Gebrauch ist alt – vielleicht der älteste Gebrauch von Pflanzen nach dem der Nahrungspflanzen. Wie beim Feuer reicht seine Bedeutung in die Vorgeschichte zurück. Die menschliche Nutzung alkoholischer Getränke in größerem Umfang kann jedoch kaum vor der Erfindung von Behältern stattgefunden haben, das heißt von Keramik, die in Amerika vor ungefähr 6000 Jahren auftauchte, in der Alten Welt etwas früher.

Alkohol ist ein Produkt der Fermentierung durch Hefepilze, Schimmelpilze und Bakterien auf der Basis von Zucker. Viele Arten von Hefepilzen können beteiligt sein, die wichtigsten jedoch sind Unterarten der *Saccharomyces cerevisiae.*

Zur einfachen Fermentierung bedarf es des Zuckers und eines Hefepilzes, die zusammen ein Enzym produzieren, das komplexen in einfachen Zucker umwandeln kann. Andere Enzyme verwandeln Stärke in einfachen oder komplexen Zucker: Diastase aus keimendem Getreide, besonders Gerste; Ptyalin aus menschlichem Speichel; Pilz-Amylase. Alle wirken an der Entstehung einer schwach-alkoholischen Flüssigkeit mit, denn Alkohol stoppt die Weiterentwicklung der Hefepilze. Jahrhundertelang waren alkoholische Getränke beschränkt auf Weine und Biere, Flüssigkeiten, die auf einfache Weise fermentieren.

Dann entdeckte man die Destillierung, entweder in Indien oder Kleinasien. Sie erlaubte die Konzentrierung des Alkoholgehalts in Getränken. Heute hat fast jedes fermentierte Getränk seine destillierte Entsprechung. In der Neuen Welt war die Destillierung natürlich bis zum Jahre 1492 unbekannt.

Es gibt also drei Methoden, um Stärke in Zucker umzuwandeln. Die älteste, die Keimung, wird auch heute noch beim Brauen angewandt. Sie war im alten Ägypten üblich. Sobald die Diastase die Stärke in Zucker verwandelt, beginnen die Hefepilze zu arbeiten. Bestimmte Hefestämme gehören zu unseren ältesten Nutz- und Zuchtpflanzen. Die Keimung ist fast weltweit verbreitet, in Asien ist sie allerdings erst seit jüngerer Zeit bekannt. Das Einspeicheln ist ebenfalls eine alte Methode, besonders in Asien, auf dem amerikanischen Kontinent wurde es ausgiebig bei der Herstellung von verschiedenen *chichas*-Arten praktiziert.

Man glaubt, daß Getränke auf Stärke-Basis den Weinen, die unmittelbar aus Früchten gewonnen wurden, zeitlich vorausgingen, da Getreide früher domestiziert wurde als Weinreben. Jedoch ist die Weinherstellung ein viel einfacherer Prozeß als das Bierbrauen. Daher scheint es, daß das erstgenannte älter ist. Indessen ist die Bierherstellung eine alte Kunst, die vermutlich im Nahen Osten entwickelt wurde,

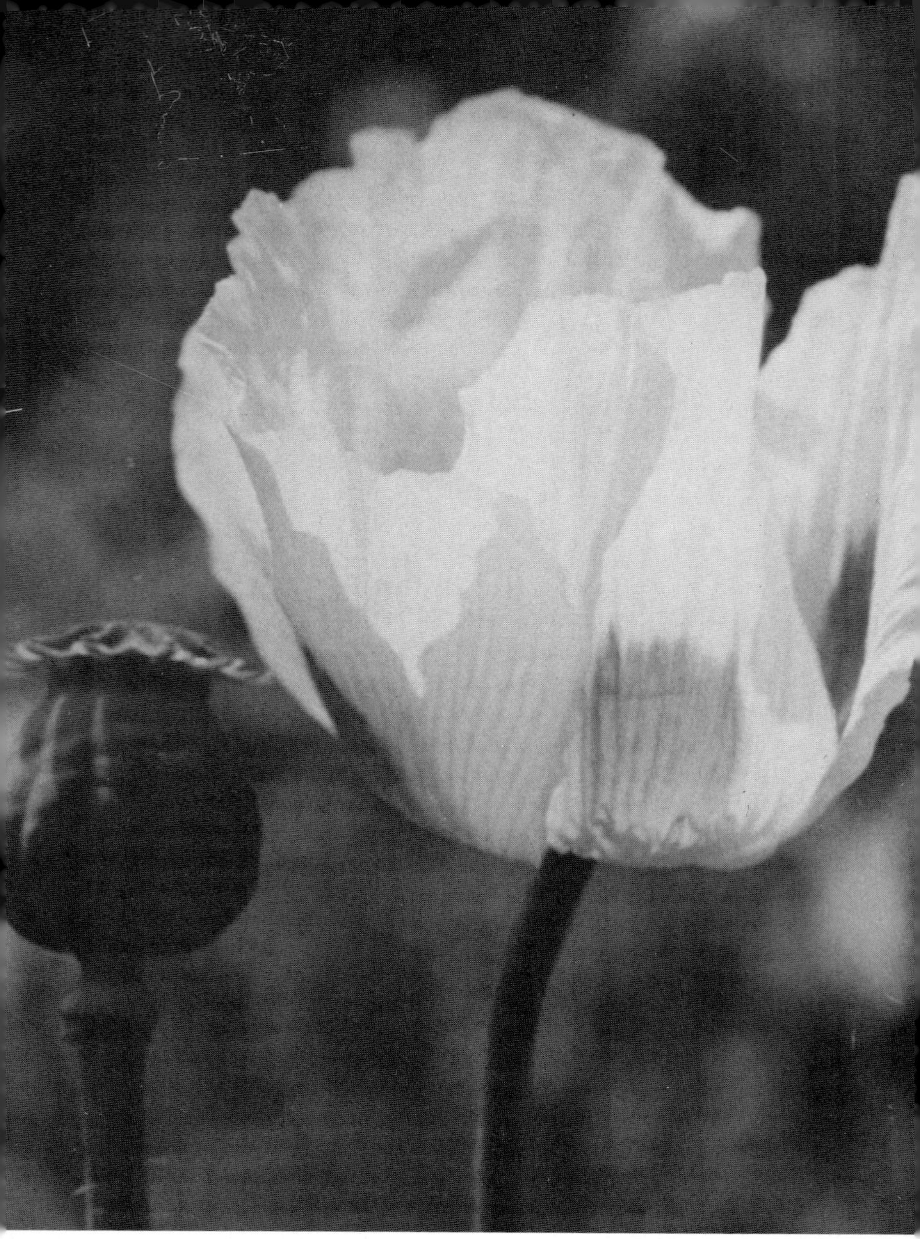

Mohn – Papaver somniferum – wurde bereits von Homer in der Odyssee als Droge beschrieben, die «alle Angst und Schmerzen einschläfern und Sorgen vergessen lassen kann.»

wo die Gerste – das für die Brauerei am besten geeignete Getreide – gezüchtet wurde. Altägyptische Reliefs belegen, daß Brauen bekannt und gebräuchlich war. Eigenartigerweise wird – im Gegensatz zur Weinherstellung – das Bierbrauen in der Bibel offenbar nicht erwähnt.

In verschiedenen Religionen hat Wein eine wichtige Funktion, und es steht fest, daß in vielen Regionen der Welt der Genuß von fermentierten Getränken der Gesundheit zuträglicher ist als das Trinken von Wasser.

Exitantia

Die *Exitantia* sind Pflanzen, die eine geistige Stimulierung verursachen, der gewöhnlich aber nicht immer eine depressive Verfassung folgt. Die koffeinhaltigen Arten stellen die wichtigste Gruppe dar. Die xanthinen Protoalkaloide Koffein, Theobromin und Theophyllin sind im Pflanzenreich weit verbreitet, aber nur in einigen wenigen Arten hoch genug konzentriert, um dem Menschen als geistiges und körperliches Stimulans zu dienen.

Aquifoliaceen

Ilex guayusa Loessener. (*Guayusa*).

Die Indianer der östlichen Andenregion in Ecuador, besonders die Jivaro, benutzen seit Jahrhunderten *guayusa* als Stimulans und zeremonielles Brechmittel. Die Jesuiten unterhielten einen lebhaften Handel damit. Sie kultivierten den Baum als Quelle für eine wirtschaftlich wertvolle «Medizin» gegen eine Vielzahl von Krankheiten und verkauften seine Blätter in die Städte. In der jüngsten Vergangenheit gab ein archäologischer Fund in Bolivien aus der Zeit um 500 n. Chr. Hinweise darauf, daß die Blätter von *guayusa* zum Schnupfmittel verarbeitet wurden und möglicherweise auch als Basis für ein rektal verabreichtes Präparat dienten. Dies legt die Vermutung nahe, daß der Gebrauch von *Ilex guayusa* früher über ein bedeutend größeres Gebiet verbreitet war als in der Gegenwart. Es ist im übrigen der erste Fall einer nasalen Anwendung eines koffeinhaltigen Pflanzenprodukts.

Ilex paraguariensis St. Hilaire. (*Yerba maté*).

Im südlichen Südamerika heimisch und heute in Südbrasilien, Argentinien und Paraguay angebaut, ist *Ilex paraguariensis* das wichtige koffeinhaltige Getränk Argentiniens.

Die Guarani-Indianer verwenden die *maté*-Blätter schon seit Jahrhunderten; die zartesten jungen Blätter werden zur Zubereitung eines stimulierenden Tees geröstet. Zur Herstellung des Getränkes gießt man sehr heißes Wasser über die Blätter in einer Kürbisflasche. Der Tee wird durch ein Röhrchen oder eine *bombilla* gesogen.

Yerba maté enthält etwa 0,5 % Koffein, ein ätherisches Öl und einen geringen Anteil Tannin.

Ilex vomitoria Aiton. (*Yaupon*).

Indianergruppen im Südosten der Vereinigten Staaten schätzten in der Vergangenheit die Blätter von *Yaupon* oder *Ilex vomitoria* wegen ihrer stimulierenden und emetischen Wirkung. Sie nahmen ein Konzentrat, das sogenannte «schwarze Getränk», ein, um sich durch Erbrechen zu reinigen, bevor Stammesversammlungen stattfanden. Während des Bürgerkrieges und der Blockade verwendeten Amerikaner im Süden die *Yaupon*-Blätter als Ersatz für Tee. *Yaupon* ist die einzige in Nordamerika heimische koffeinhaltige Pflanze und könnte den amerikanischen Bedarf an Koffein decken.

Celastraceen

Catha edulis Forskal. (Qāt).

Der Zierstrauch oder kleine Baum, *Catha edulis,* ist in Äthiopien heimisch, wo er eine alte Tradition als stimulierendes Kaumittel besitzt. Seine Verwendung hat sich in letzter Zeit weit über Nordafrika und Arabien verbreitet. Die getrockneten Blätter und Zweige werden gekaut oder als Tee zubereitet, manchmal wird Honig zugesetzt. Der Anbau und Gebrauch von Qāt scheinen sich auszuweiten, obwohl die Regierungen die Verwendung einzudämmen suchen. Ganze Hügel werden dem terrassenförmigen Anbau von Qāt überlassen. Sein Gebrauch, eine gemeinschaftliche Beschäftigung, führt angeblich zu Gewöhnung und zum Verlust von Antriebskraft und Gesundheit bei Millionen von Konsumenten.

Hinsichtlich des alkaloiden Gehalts der Blätter herrscht wenig Übereinstimmung, doch die jungen Blätter scheinen die höchste Konzentration zu besitzen. Auch über den Alkali-Gehalt gibt es keinen Konsens. Moderne Forschungen legen den Schluß nahe, daß die Pflanze amphetamin-ähnliche Alkaloide enthält.

Palmen

Areca catechu Linné. (Betelnuß).

Mit mehr als 450 Millionen Konsumenten in Südostasien, Indonesien, Ozeanien und Teilen Ostafrikas ist die Betelnuß das meistgebrauchte stimulierende Kaumittel. Sie wurde bereits von Herodot im Jahre 340 v. Chr. erwähnt.

Die Nuß der Betelpalme, *Areca catechu,* wird in dünne Scheiben geschnitten. Diese werden in die aromatischen Blätter des Betelpfeffers, *Piper betle,* welche mit Kalk und zuweilen dem Harz derselben Palme belegt sind, gewickelt. Viele andere Ingredienzien können als Würze hinzugefügt werden: Tamarinde, geraspelte Kokosnuß, Nelke oder Muskat, Rosenöl und sogar Tabak können mit eingewickelt werden. Jeder Landstrich hat seine charakteristische Art, das Blatt des Betelpfeffers zu falten.

Beim Kauen verstärkt Betel den Speichelfluß und färbt den Speichel hellrot. Das Kauen der harten Nüsse nutzt allmählich die Zähne ab, und kontinuierlicher Genuß von Betel führt zur Ablagerung von Kalziumkarbonat, «Zahnstein», welche so extrem sein kann, daß sie zwischen den Lippen vorschaut.

Die Betelnuß enthält einige pyridine Alkaloide in einer Konzentration von 0,5 %. Das aktivste, Arekolin, wurde trotz seiner Giftigkeit medizinisch als Wurmmittel verwendet.

Die Wirkung des Betelkauens ist stimulierend und euphorisierend. Im allgemeinen ist es wohl nicht sehr gesundheitsschädigend, da der Kalk ein wertvoller Nährstoff ist, die Alkaloide das Vorkommen von Leberegeln reduzieren und der hohe Gehalt an Tannin der Ruhr entgegenwirkt.

Rubiaceen

Coffea arabica Linné; *Coffea canephora* Pierre; *Coffea liberica* Bull. (Kaffee).

Drei der vierzig *Coffea*-Arten produzieren den Weltbedarf an Kaffee, den größten Anteil liefert *Coffea arabica*. Diese Art, im Hochland von Äthiopien heimisch, wo sie erst in der jüngsten Vergangenheit als Wildpflanze entdeckt wurde, wird inzwischen in der Neuen Welt angebaut, besonders in Brasilien und Kolumbien. Denn eine Pilzkrankheit, *Hemileia,* hat sich über die meisten Kaffeeanbaugebiete der Alten Welt ausgebreitet, wo die resistenteren Arten *Coffea canephora* (auch als *Coffea robusta* bekannt) und *Coffea liberica* angebaut werden. Von diesen beiden Arten unterscheidet sich *Coffea arabica* hinsichtlich seines autogamen und allopolyploiden Charakters.

Ursprünglich verwendete man Kaffee als fermentiertes Getränk, das aus dem um die Samen liegenden zuckerreichen Fruchtfleisch bereitet wurde – ein berauschendes Getränk, das im 13. Jahrhundert bei den Arabern eingeführt wurde. Die Perser entwickelten die Zubereitung des stimulierenden Getränks aus gerösteten Bohnen (vgl. Haberland in diesem Band, der die Erfindung des Röstens den Jemeniten zuschreibt). Diese Art Kaffee war im Kleinasien des 14.Jahrhunderts weit verbreitet. Im 16. Jahrhundert gelangte sie nach Europa und wurde – wie der Tee – zuerst als Medizin hochgeschätzt. Ihr Genuß als Stimulans hat sich immer weiter verbreitet. Heute überschreitet die Weltproduktion viertausend Millionen Tonnen im Jahr; mehr als 50 % kommen aus Südamerika.

Noch immer gibte es örtliche Unterschiede in Gebrauch von Kaffee:

In der Türkei z. B. wird Kaffeesatz mit Zucker versetzt gegessen; in Sumatra bereitet man ein Getränk durch Aufbrühen der Blätter. Die stimulierende Wirkung des Kaffees wird durch den Koffeingehalt von 0,75 bis 1,5 % verursacht, aber für die feinen Geschmacksunterschiede der verschiedenen Sorten ist das Kaffeeöl, das während des Röstprozesses entsteht, verantwortlich.

Sapindaceen

Paullinia cupana Humboldt, Bonpland *et* Kunth. (*Guaraná*).

Eine im zentralen Amazonas-Gebiet heimische Waldliane, *Paullinia cupana,* wird gegenwärtig wegen ihrer Samen angebaut, die 3 bis 5 % Koffein und 5 % Tannin enthalten. Die Samen werden gemahlen und, vermischt mit Cassava-Mehl, zu einer bräunlichen Substanz verarbeitet, die zu wurstförmigen Gebilden geformt wird. Eine kleine Portion davon in Wasser gerieben, bildet ein starkes stimulierendes Getränk, das die Einheimischen auf langen Jagdzügen gegen Müdigkeit und Hunger einnehmen. Ein großer Teil der Produktion aus modernen Pflanzungen ist für die Herstellung eines kohlensäurehaltigen Getränkes bestimmt, das häufig im Amazonas-Gebiet von Brasilien genossen wird. *Guaraná*-Pulver findet auch in der brasilianischen Pharmazie Verwendung.

Paullinia yoco R. E. Schultes *et* Killip. (*Yoco*).

Die einzige koffeinhaltige Pflanze, deren Rinde verwendet wird, ist Yoco, eine Dschungelliane im westlichen Amazonasgebiet Kolumbiens, Ecuadors und Perus. Die Pflanze wächst so langsam, daß sie von den Indianern nicht angebaut wird: Wenn die wildwachsenden Vorkommen erschöpft sind, wandern sie einfach in ein neues Gebiet weiter. Frisch geschnittene Teile des Stammes werden in kaltes Wasser gerieben. Die Kofán, Siona und andere Indianergruppen nehmen gewöhnlich morgens nur einen Schluck *yoco* zu sich; auf Jagdzügen führen sie keine Nahrung mit sich, sondern nur ein oder zwei Stücke des *yoco*-Stengels. Der Gebrauch von *yoco* verdeutlicht, wie wichtig psychoaktive Mittel für die Menschen sind, denn *yoco* ist kein angenehmes warmes aromatisches Getränk, sondern eine sehr bittere Flüssigkeit, die ausschließlich wegen ihrer stimulierenden Wirkung genossen wird. Die Rinde von *yoco* enthält 3% Koffein.

Solanaceen

Nicotiana spp. (Tabak).

Tabak ist zweifellos die Pflanze, deren Verwendung am weitesten verbreitet ist. Ihre Ausbreitung vollzog sich nach der Entdeckung Amerikas erstaunlich schnell. Auch der Brauch des Rauchens verbreitete sich zusammen mit dem Tabak auf die Alte Welt und wurde später auf Opium und Cannabis übertragen. Wenige Pflanzen haben in der jüngeren Vergangenheit das menschliche Dasein so nachhaltig beeinflußt.

Es werden etwa sieben der 45 amerikanischen Arten von Nicotiana geraucht, aber nur zwei angebaut: *Nicotiana tabacum* und *Nicotiana rustica*. Der Gebrauch von Tabak reicht in die amerikanische Prähistorie zurück. Überall wurde Tabak als heilige Gabe der Götter, oft als uranfängliche Gabe, aufgefaßt. Azteken und Maya verehrten ihn. Die alten magisch-religiösen Verwendungen haben sich in Südamerika erhalten: Bei den Warao in Venezuela z. B. steht der Tabak mit allen Lebensabschnitten und auch dem Tode in Verbindung. Dort wird er zur Trance-Erzeugung bei Reinigungs- und Heilungsriten geraucht und geschnupft.

Die amerikanischen Indianer kannten jede Methode des Tabakgebrauchs: Er wurde geraucht als Zigarre, Zigarette und in Pfeifen, getrunken, gekaut, als dickflüssiger Sirup auf die Zunge und das Zahnfleisch aufgetragen, geschnupft und sogar als Klistier verabreicht. Die amerikanischen Indianer gebrauchten den Tabak nicht hedonistisch im alltäglichen Leben, sondern ausschließlich in geheiligten, medizinisch-religiösen oder magischen Zusammenhängen.

Nicotiana tabacum wurde in Süd- und Mittelamerika und Mexiko benutzt; östlich der Rocky Mountains in Nordamerika war nur *Nicotiana rustica* bekannt. Beide Arten sind kultivierte polymorphe Tetraploide, die nicht wild vorkommen.

In der Alten Welt gelangte Tabak zuerst nach Spanien im Jahre 1558 und nach England im Jahre 1565 für den medizinischen Gebrauch. Der französische Arzt Jean Nicot führte ihn 1579 nach Frankreich ein. Seit 1612 bauten die Briten *Nicotiana tabacum* in Virginia für den Handel an.

Tabakblätter enthalten verschiedene toxische pyridine Alkaloide: 0,6 bis 9 % Nikotin und geringere Anteile Nornikotin. Der aromatische Wirkstoff Nikotianin ist für den Geschmack der Tabakblätter verantwortlich. Die Wurzeln von *Nicotiana* können bis zu acht Alkaloide enthalten. Die Wirkungen von Tabak auf den Körper und das zentrale Nervensystem variieren entsprechend der Methode des Gebrauchs: Rauchen, Schnupfen und Kauen. Die aktiven und toxischen Elemente im Tabakrauch sind sehr vielfältig, und es herrscht keine Übereinstimmung darüber, welche für die euphorische Wirkung verantwortlicher zu machen sind und welche die weithin erkannten Gefahren erzeugen.

Die meisten Pflanzen der Neuen Welt wurden in Europa nur langsam angenommen. Tabak jedoch war eine Ausnahme. Die Bevölke-

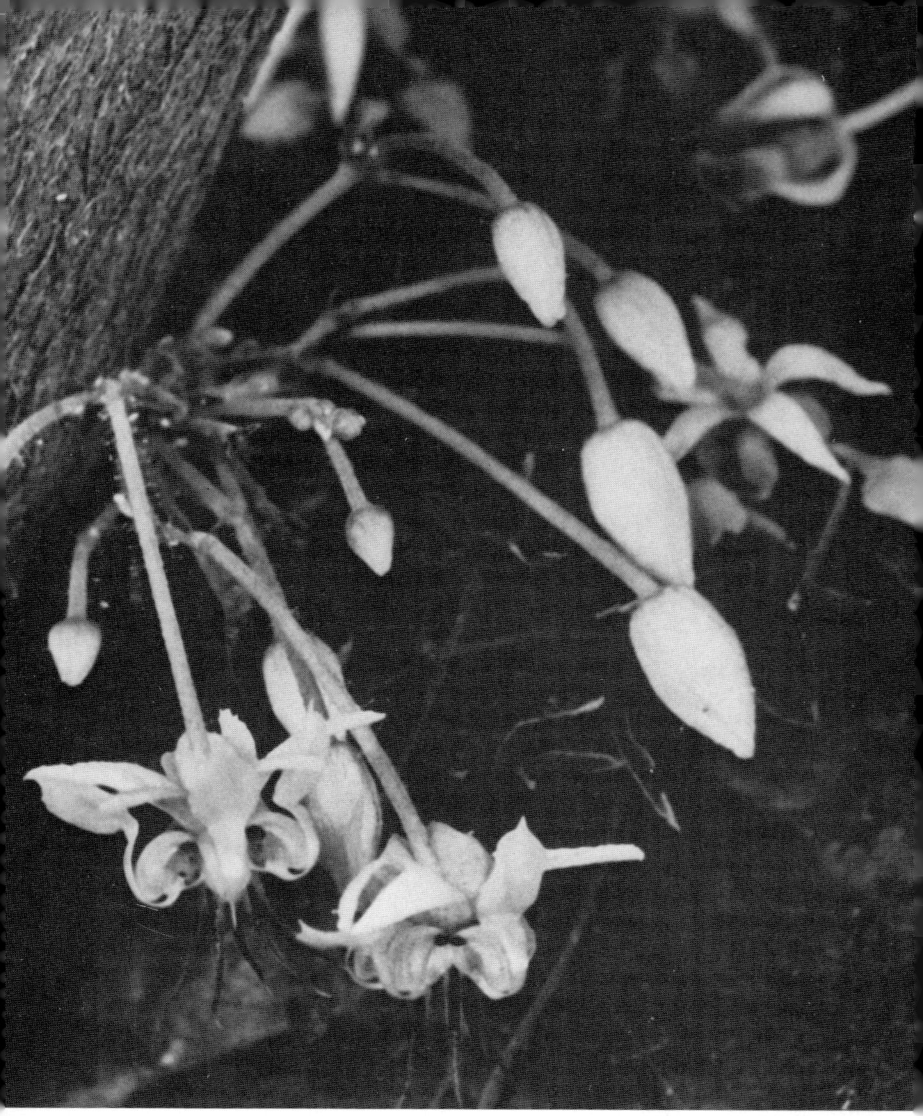

Kakao – Theobroma cacao – bereits von den Azteken als «chocolatl» getrunken, enthält Theobromin, das in der Wirkung dem Koffein vergleichbar ist. – Besondere Bedeutung hatte das Kakaogetränk als ein Symbol der Eleganz des Rokoko. Es wurde als Statusgetränk der Höflinge empfunden – im Gegensatz zum Kaffee, der als Stimulans der bürgerlichen Aufmüpfigkeit galt. «Kindergetränk» wurde der Kakao, nachdem van Houten ein Verfahren entdeckt hatte, wie man Kakaobohnen den größten Teil ihres Öls entziehen und sie damit leichter verträglich machen kann.

rung jedoch teilte sich bald in Freunde und Gegner des Tabaks: Nur wenige Pflanzen haben jemals so außerordentliches Lob und verdammende Kritik hervorgerufen. Dieser Gegensatz bleibt bestehen, obwohl die moderne medizinische Forschung verläßliche Statistiken verfügbar gemacht hat, auf Grund derer logische Entscheidungen möglich wären.

Sterculiaceen

Cola nitida (Vent.) A. Chevalier. (Kola).

Die Samen des Kola-Baumes, *Cola nitida,* haben seit langer Zeit in Teilen des tropischen Afrikas im gesellschaftlichen und religiösen Leben eine Funktion als stimulierendes Kaumittel. Heute werden sie in der Herstellung verschiedener beliebter kohlensäurehaltiger Kola-Getränke verwendet.

Für die psychotropen Eigenschaften ist vorwiegend der 2 %ige Gehalt an Koffein und Theobromin verantwortlich, aber die Samen enthalten auch ein Glykosid, Kolanin und ätherische Öle.

Theobroma cacao Linné. (Kakao).

Die einzige koffeinhaltige Pflanze der Neuen Welt, die heute weltweit verwendet wird, ist *Theobroma cacao.* Dieser Baum spendet drei verschiedene Produkte: Schokolade (das vollständige Produkt der Samen); Kakaobutter (das aus den Samen extrahierte Fett); und Kakao (Schokolade ohne Fett). Vermutlich eine Kulturpflanze hybriden Ursprungs, gilt als ihr Herkunftsgebiet die westliche Amazonasregion Kolumbiens und Ecuadors.

Keine der dreißig wild vorkommenden Arten im tropischen Amerika gleicht *Theobroma cacao,* einem kleinen bis zu sechs Meter hohen Baum. Es existieren zwei Typen dieser Art, die von manchen Botanikern als Unterarten bezeichnet werden.

Die dreißig bis fünfzig in süßes Fruchtfleisch eingebetteten Samen der großen kapselförmigen Früchte enthalten ein fettiges Öl, ätherische Öle, bis zu 3 % Theobromin und geringe Anteile Koffein (= methyliertes Theobromin).

Obwohl als seine Heimat Kolumbien und Ecuador vermutet werden, war der Kakao auch den alten Azteken in Mexiko bekannt. Diese schätzten ihn so sehr, daß seine Samen als Zahlungsmittel dienten.

Die Azteken bereiten aus den gerösteten und gemahlenen Samen, mit Wasser, Maismehl, Chili-Pfeffer und mitunter Honig und Vanille vermischt, ein Getränk namens *chocolatl.* Früh nach Spanien eingeführt, wurde es dort zunächst nicht volkstümlich, bis sich schließlich die Bereitung eines Getränkes ohne Chili-Pfeffer und Mais durchsetzte. 80 % der Weltproduktion an Kako kommt heute aus dem tropischen Amerika.

Theaceen

Camellia sinensis Linné, O. Kuntze. (Tee).

Heutzutage ist Tee, der in seiner Heimat Südostchina noch wild vorkommt, das meistgetrunkene koffeinhaltige Getränk. Obwohl sein medizinischer Gebrauch eine lange Geschichte hat, wird der Tee in der chinesischen Literatur erst um 600 n. Chr. mit Beginn seiner Verwendung als angenehmes Stimulans erwähnt. Der Anbau der Teepflanze in China wurde zuerst um 780 n. Chr. in der Literatur erwähnt. Nach Japan wurde der Tee um 1000 n. Chr. eingeführt. Erst während des 16. Jh. gelangte er nach Europa, wo er während des 17. Jh. zu einem beliebten Getränk wurde.

Tee enthält 2 bis 5 % Koffein, ein ätherisches Öl und etwa 18 % Tannin. Die Konzentration von Karbolsäuren und ätherischen Ölen schwankt mit der Art der Zubereitung der Blätter – entweder als schwarzer (vor dem Trocknen fermentierter) oder grüner (unmittelbar getrockneter) Tee. Der Koffeingehalt wird davon nicht berührt.

Euphorica

Die *Euporica* rufen ein Gefühl der Ruhe und des Wohlbefindens hervor. Sie dämpfen die geistige Aktivität. Die beiden Abhängigkeit erzeugenden pflanzlichen Narkotika – Opium (und seine Derivate) und Kokain – sind die Basis für Schmerzmittel, die auch in der modernen Medizin noch verwendet werden.

Erythroxylaceen

Erythroxylon coca Lamarck. (*Coca*).

Coca-Blätter sind die Quelle für Kokain – die einzige Quelle. Ebenso liefern sie Millionen Indiandern im Anden- und westlichen Amazonasgebiet ein Kaumittel. Sein Gebrauch reicht in vorgeschichtliche Zeiten zurück: Coca-Blätter gehören zu den häufigsten pflanzlichen Rückständen, die man in Peru in bis zu 2500 Jahren alten archäologischen Fundstätten entdeckt hat.

Die bedeutendste Art des andinen Coca ist *Erythroxylon coca*. Die Coca-Pflanze der westlichen Amazonas-Niederungen ist eine Varietät, nämlich *Erythroxylon coca* var. Ipadu. In den Anden kommen anderen weniger wichtige Arten und Unterarten vor: *Erythroxylon novogranatense* und *Erythroxylon novogranatense truxillense*. Man nimmt an, daß *Erythroxylon coca* zuerst in Ecuador domestiziert wurde, jedoch ist es eine so alte Kulturpflanze, daß sie nicht mehr in der Wildform zu finden ist. Zur Zeit der *Conquista* wurde Coca, das vorher im Hochland von Peru nur den Adligen zustand, allgemein genossen. Coca erscheint in der Mythologie und Religion aller südamerikanischen Stämme, in denen es als Narkotikum geschätzt wurde. Berichte, daß Coca-Blätter als Schmerzmittel Patienten vor der sehr schmerzhaften Schädel-Trepanation auferlegt wurde, müßten jedoch noch bestätigt werden.

Im Hochland werden die Blätter geröstet und als mit Kalk oder der alkalischer Asche verschiedener Pflanzen versetzter Kaubissen im Mund behalten; der Speichel, der damit durchtränkt wird, wird heruntergeschluckt. Es wurde nachgewiesen, daß dieser Brauch positive Auswirkungen durch die Versorgung der Konsumenten mit Mineralien und Vitaminen hat.

Die im Amazonasgebiet lebenden Stämme mahlen die Blätter und vermischen das entstehende grüne Pulver mit der Asche von den Zweigen verschiedener Bäume (*Cecropia* spp. oder *Pourouma cecropiaefolia*). Das Pulver wird im Mund auf das Zahnfleisch verteilt, mit Speichel angefeuchtet und dringt so allmählich in den Magen ein.

Während das Coca-Kauen bei den südamerikanischen Indianern eindeutig nicht abhängig macht, führt der Gebrauch von Kokain unter Umständen zur Abhängigkeit. Coca-Blätter enthalten drei Arten von Alkaloiden, das bedeutendste ist das Ecgonin-Derivat Kokain.

Papaveraceen

Papaver somniferum Linné. (Opium).

Opium stellt möglicherweise das älteste bekannte Narkotikum dar. Mohnsamen wurden in archöologischen Funden in der Schweiz nachgewiesen. Die Sumerer nannten den Mohn die «Pflanze der Freude» und benutzten ihn vor circa 4000 Jahren als Schmerzmittel. Die Ägypter verwendeten ihn medizinisch und auch Homer erwähnt ihn. In Indien glaubt man, daß Buddha sich die Augenlider abschnitt, um den Schlaf fernzuhalten. Aus seinen Lidern sproß die Pflanze, die dem Menschen Schlaf schenken kann. Merkwürdigerweise wird in der Bibel Opium nicht erwähnt. Paracelsus führte Opium im 16. Jh. in die Heilkunde Europas ein und erfand das *Laudanum.*

Papaver somniferum ist eine Kulturpflanze, deren Wildform nicht existiert, die aber vermutlich von *Papaver setigerum,* einer in Kleinasien vorkommenden wilden Art, abstammt.

Opium ist eine zähe formlose Masse, die aus dem an der Luft getrockneten Saft der unreifen Mohnkapseln gewonnen wird. Es enthält 25 Alkaloide, einschließlich des Schmerzmittels Morphin. Ein moderner Arzt hat das Morphin als «Gottes Medizin» charakterisiert, und ein Arzt des 17. Jh. stellte fest: «Von den Heilmitteln, die der allmächtige Gott den Menschen gegen ihre Leiden geschenkt hat, ist keines so universell und wirkungsvoll wie das Opium.» Ursprünglich wurde Opium gegessen oder getrunken. Als die Sitte des Rauchens mit dem Tabak aus der Neuen Welt eingeführt wurde, wurde auch das Rauchen von Opium in Pfeifen populär.

Der Saft von *Papaver somniferum* enthält einige für die Medizin wichtige Alkaloide. Von diesen finden Morphin, Kodein und Papaverin in der modernen Medizin Verwendung. Heroin, ein Opium-Derivat, kommt nicht im pflanzlichen Gewebe vor.

In der Chemie ist Opium seit der Isolierung des ersten Alkaloides, des Morphins, im Jahre 1806, von Bedeutung. Es wurde nach dem griechischen Gott des Schlafes, Morpheus, benannt. Jedoch wurde Morphin erst 1952 erfolgreich synthetisiert.

Hypnotica

Die einen somnambulen Rauschzustand bewirkenden Drogen werden als *Hypnotica* bezeichnet.

Bignoniaceen

Tanaecium nocturnum (Barb.-Rodr.) Bureau *et* K. Schumann (*Koribo*).

Von den Blättern dieser Liane bereiten die Paumaris im Amazonas-Gebiet von Brasilien eine psychoaktive Schnupfdroge. Die Blätter, die den Duft von Mandeln verströmen, werden pulverisiert und mit Tabak vermischt, um eine Droge, die *koribo* genannt wird, herzustellen. Sie wird vornehmlich bei Pubertätsriten der Mädchen eingesetzt. Die Frauen trinken einen Tee aus der Baumrinde. Dieser Tee erzeugt Schläfrigkeit, Unfähigkeit zur Konzentration und Bewußtseinstrübung. Der Tee scheint mehr somnambulistische als stimulierende oder halluzinogene Wirkungen zu haben. Die frischen Blätter enthalten augenscheinlich eine hohe Konzentration an Hydrozyanid.

Piperaceen

Piper methysticum Forster (*Kawakawa*).

Die korkartigen Wurzeln der *kawakawa*-Pflanze, die überall in Ozeanien verbreitet ist, werden zu einem Getränk verarbeitet, das angenehme Sinneseindrücke und einen traumähnlichen Zustand hervorruft: Es wirkt als Schlafmittel, Sedativum und Hypnotikum. Ursprünglich heimisch auf den Fidschi-Inseln, wird der buschige Strauch, der bis zu drei Meter hoch wächst und hocharomatische Blätter hat, heute auch auf Malaysia – also bis weit in den Westen hinein – angebaut.

Die Wurzel muß ein Alter von ungefähr vier Jahren haben, bevor sie zur Herstellung des Trankes verwandt werden kann. In Stücke geschnitten und zerkleinert wird sie nur in Wasser eingeweicht; oder sie kann nach dem Einweichen gekaut und die zerkaute Substanz dann fermentiert werden (vgl. den Aufsatz von Koch *70* in diesem Band). Das erfrischende Getränk schmeckt ein wenig nach Pfeffer: Das Wort *kawa* bedeutet im Polynesischen «scharf». Das eng mit dem gesellschaftlichen, religiösen und politischen Leben der Polynesier verbundene Getränk ist oft zentraler Bestandteil von komplexen Zeremonien der Oberschicht. Heute wird es auch manchmal im normalen täglichen Leben verwendet. Mißbrauch dieser Droge soll zu Dermatitis und Schwächung der Sehkraft führen. Missionare haben erbittert und oftmals ungerechtfertigt den Gebrauch von *kawakawa* bekämpft. Wo diese Bemühungen Erfolg hatten, gaben sich viele Polynesier in der Folge häufig exzessivem Alkoholgenuß hin. Die chemische Zusammensetzung von *Piper methysticum* wird noch erforscht, aber es scheint so, daß die hauptsächlich wirksamen Bestandteile die harzhaltigen Substanzen Dihydrokawain und Dihydromethystizin sind.

Phantastica

Bekannt unter verschiedenen Bezeichnungen wie Halluzinogene, Psychotogene, Psychotomimetika, Schizogene, Dysleptika, Mystikomimetika, Psychogene, Psychedelika, Entheogene, sind diese Pflanzenarten, die Formen von Halluzinationen oder andere psychotische Zustände hervorrufen, Phantastika genannt worden.

Hypocreaceen

Claviceps purpurea (Fr.) Tulasne (Mutterkorn).

In Europa spielte dieser Parasitenpilz, der auf Roggen und anderen Gräsern gedeiht, lange Zeit als Medizin wie als Gift eine Rolle. Hebammen benutzten das harte schwarze Sklerotium bei schweren Geburten, um die Wehen einzuleiten und die Nachgeburtsblutungen zu vermindern – Anwendungen, die noch heute für einige der chemischen Bestandteile des Mutterkorns gebräuchlich sind. Ganze Städte litten von Zeit zu Zeit unter Epidemien von Massenvergiftungen durch Ergotaminüberdosierung, wenn das Sklerotium versehentlich in das Mehl gemahlen und mit dem Brot verbacken wurde, bevor man im 17. Jh. endlich den Grund für die Vergiftung herausfand. Zwei Ausprägungen des Ergotaminismus sind beschrieben worden: *Ergotaminismus gangrenosus* und *Ergotaminismus convulsivus*. Die erstgenannte – bekannt unter dem Namen «St. Antonius-Feuer» – verursacht brandige Fäulnis und schließlich Verlust der Extremitäten; symptomatisch für die zweite Form sind epilepsieähnliche Anfälle, Delirium und Halluzinationen.

Obwohl die gezielte Einnahme von Mutterkorn zur Erzeugung von

Halluzinationen unbekannt ist, ist kürzlich vermutet worden, daß angeblich psychoaktive Getränke für die Mysterien von Eleusis im antiken Griechenland von entscheidender Bedeutung waren. Einige der zahlreichen Alkaloide des Mutterkorns sind stark psychoaktiv und in ihrer chemischen Struktur dem halbsynthetischen Lysergsäurediaethylamid (LSD) verwandt. Einige der Alkaloide sind auch in den geheiligten Trichterwinden enthalten, deren Samen mexikanische Indianer lange Zeit als Halluzinogen benutzten.

Amanitaceen

Amanitamuscaria Linné *ex* Fuchs; Persoon *ex* W. J. Hooker (Fliegenpilz).

Dieser hübsche Pilz mit seiner blutroten oder orangenen Haube, die mit weißen Flecken bedeckt ist, kommt in den nördlichen gemäßigten Zonen beider Hemisphären vor. In einigen Teilen Sibiriens verwenden verschiedene finno-ugrische Völker und die Tschuktschen, die Koryaken und die Kamtschadalen den Pilz in einer orgiastischen Zeremonie, um mit der Geisterwelt Kontakt aufzunehmen. Der getrocknete Pilz wird angefeuchtet und geschluckt oder mit Rentiermilch oder Beerensaft eingenommen. Die Wirkungen sind unterschiedlich, aber eine Intoxikation zeigt sich gewöhnlich in Schwindelgefühl, Gliederzuckungen, Halluzinationen verbunden mit Makropsie, Taubheit der Füße, willkürlichen Worten und Handlungen und gelegentlich gewalttätigem Verhalten; jedesmal folgt dem Rausch ein tiefer Schlaf.

Der Pilz enthält Ibotensäure, die – nachdem der Pilz getrocknet ist – wiederum in zwei Bestandteile zerfällt, deren eine, Muscimol, die hauptsächlich wirksame Konstituente ist. Muscimol passiert den Körper unverarbeitet, ein in der Biologie ungewöhnliches Charakteristikum, das zu der merkwürdigen Sitte, den Urin eines berauschten Menschen zu trinken, Anlaß gegeben hat.

Soma, das rätselhafte Narkotikum der altindischen Götter, ist kürzlich als *Amanita muscaria* identifiziert worden. Wertvolles Zeugnis für die Richtigkeit dieser Identifikation legt eine Anspielung auf das zeremonielle Urin-Trinken in den Rigweda-Hymnen ab. Der Gebrauch von Soma, der mindestens 3500 Jahre zurückgeht, verschwand vor mehreren hundert Jahren, und die Kenntnis über seine Wirkung ging verloren. Erst in den letzten Jahren ist die rituelle Verwendung von *Amanita muscaria* durch die Ojibwa-Indianer in den Vereinigten Staaten entdeckt worden. Man hat vermutet, daß die früheste Vorstellung von einer Gottheit durch Erfahrungen mit den überirdisch anmutenden physischen und psychischen Wirkungen des *Amanita muscaria* entstanden ist.

Balbitaceen

Conocybe siligineoides Heim.

Coprinaceen

Paneolus sphinctrinus (Fr.) Quélet.

Strophariaceen

Psilocybe spp.; *Stropharia cubensis* Earle (*Nanacate; Teonanacatl*).

In den Zeiten vor der *Conquista* machten mexikanische Indianer extensiven Gebrauch von berauschenden Pilzen in magisch-religiösen Riten. Die Pilze wurden *teonanacatl* («Fleisch der Götter») genannt. Die Spanier versuchten erfolglos, diesen Brauch zu zerstören, aber die religiöse Verwendung von mindestens zwei Dutzend Pilzsorten hat sich in Zeremonien, die nun christliche Anklänge hatten, bei zumindest neun Stämmen im Süden Mexikos erhalten. Es gibt vier Familien dieser Pilze, deren artenreichste *Psilocybe* ist, von dem mehr als zwei Dutzend Untergruppen benutzt werden. Bedeutende Arten sind *Psilocybe mexicana, Psilocybe caerulescens, Psilocybe hoogshagenii* und *Stropharia cubensis*. Alle diese Pilze enthalten dieselben rauscherzeugenden Substanzen, die Indol-Alkaloide Psilocybin und Psilocin. Psilocybin ist in der Chemie einzigartig, weil es ein Phosphor-Hydroxyl-Radikal besitzt.

Der Pilzkult hat sehr alte Wurzeln in den Traditionen der einheimischen Bevölkerung. Siebzehnhundert Jahre alte mexikanische Fresken zeigen diese Pilze schon. Stein-Artefakte der Maya, pilzähnliche Figuren mit menschlichen oder tierischen Gesichtern auf dem Schaft, deuten auf heilige Bilder, die mit dem Pilzkult in Verbindung standen; sie werden auf ungefähr 500 v. Chr. datiert. Viele Chronisten der *Conquista* schrieben ausführlich über die Verwendung berauschender Pilze bei den Azteken.

Erst vor ungefähr fünfzig Jahren identifizierte man Arten von geheiligten Pilzen, die in rituellen Zusammenhängen verwendet werden. Intensive Untersuchungen führten anschließend zu einem umfassenden Wissen über die Verwendung und Bedeutung dieser Pilze in der mexikanischen Kultur; botanische, chemische, anthropologische, psychologische, historische, linguistische, musikwissenschaftliche und soziologische Aspekte dieser Pilze wurden ausgiebig erforscht.

Symptomatisch für Psilocybin-Intoxikation sind Muskelerschlaffung, Schwächegefühl und Pupillenerweiterung, verbunden mit Stimmungsschwankungen, Hochgefühl und Konzentrationsschwierigkeiten, denen visuelle und auditive Halluzinationen folgen. Charakteristisch sind gelegentliche Müdigkeit und mentale wie physische Depression, verbunden mit deutlicher Verschiebung der Wahrnehmung von

Zeit und Raum. Das Individuum ist von der Welt isoliert: Ohne das Bewußtsein zu verlieren, wird es seiner Umwelt gegenüber völlig gleichgültig, die ihm im gleichen Maße unwirklich, wie andererseits der traumartige Zustand die Realität zu sein scheint.

Lycoperdaceen

Lycoperdon marginatum Vittadini; *Lycoperdon mixtecorum* Heim (*Gi-l-sa-wa; Gi-i-wa*).

In Oaxaca nehmen die Mixteken zwei Bovistarten ein, um einen Halbschlaf zu erzeugen, in dem sie Stimmen und Echos hören und Antworten auf ihre Fragen erhalten. *Lycoperdon mixtecorum* wird als «Stäubling erster Qualität» bezeichnet und ist stärker; *Lycoperdon marginatum,* der «Stäubling zweiter Qualität», hat den Geruch von Exkrementen. Bei den Tarahumara in Chihuahua in Mexiko ist ein Bovist «bei Hexen in Gebrauch». Obwohl in der medizinischen Literatur beschrieben wurde, daß Boviste Hörstörungen verursachen, ist die chemische Grundlage dieser toxischen Wirkung unbekannt.

Cannabaceen

Cannabis indica Lamarck; *Cannabis sativa* Linné (Hanf, Haschisch, Marihuana).

Cannabis ist eines der ältesten und heute am weitesten verbreiteten Halluzinogene. Von den drei Cannabis-Arten, die alle aktive Wirkstoffe enthalten, werden nur *Cannabis indica* und *Cannabis sativa* als psychoaktive Mittel verwendet. Die dritte Art, *Cannabis ruderalis,* ist zu klein, um als Droge genutzt zu werden.

Die am weitesten verbreitete Art ist *Cannabis sativa,* die ohne Zweifel eine der ältesten Kulurpflanzen ist. Sie wird auf fünf verschiedene Arten genutzt: als Fasermaterial, als Volksmedizin, als eßbare Frucht (Achäne), als Industrieöl und als Narkotikum.

Als Narkotikum werden die Blätter und weiblichen Blütenstände geraucht, oder es kann das Pflanzenharz, als Haschisch zubereitet, gegessen oder geraucht werden. Eigentlich heimisch in Zentralasien, hat sich Cannabis als psychoaktives Mittel neuerdings in alarmierenden Ausmaßen in der westlichen Welt verbreitet; in Gebieten Asiens, besonders in Indien, hat es eine lange Geschichte als Narkotikum, und sein Gebrauch hatte häufig tief religiöse Gründe.

Cannabis wurde gegessen, getrunken und geraucht. In Afrika ist die Pflanze in vielen Gebieten Bestandteil von Religion und Magie. Vor der Entdeckung der Neuen Welt wurden Cannabiszubereitungen nicht geraucht. Heute ist die Wasserpfeife die in vielen islamischen Gebieten bevorzugte Art, Marihuana oder Haschisch zu rauchen. Gelegentlich werden andere psychoaktive Ingredienzien mit Cannabis gemischt:

z. B. Samen von *Datura metel*. In Indien besteht *bhang* aus der getrockneten grünen Pflanze, die pulverisiert und mit Milch zu einem Getränk oder mit Gewürzen zu einer Süßigkeit bereitet wird. *Ganga*, oft mit Tabak geraucht oder gegessen oder als Aufguß getrunken, enthält die getrockneten weiblichen Pflanzenspitzen, denen vorsichtig das abgesonderte Harz entzogen wurde. *Charas* ist das reine Harz aus den Blättern besonders starker Varietäten von *Cannabis sativa* (vgl. den Aufsatz von Moser-Schmitt *66* in diesem Band). Es gibt mehr als fünfzig cannabinolische Substanzen, die dem Typ nach bekannt sind. Der wichtigste aktive Bestandteil ist Tetra-1-Tetrahydrocannabinol. Außer den deutlichen morphologischen Unterschieden zwischen *Cannabis sativa* und *Cannabis indica* vermutet man größere chemische Unterschiede, weil man bei *Cannabis indica* grundsätzlich eine stärkere narkotische Wirkung feststellte.

Myristicaceen

Myristica fragans Houttuyn (Muskatnuß).

Die Muskatnuß kann in hohen Dosen halluzinogen wirken. Obwohl sie in Randgruppen der modernen westlichen Gesellschaft als Rauschmittel benutzt wird, gibt es noch immer keinen sicheren Beweis, daß sie in Südostasien wegen ihrer psychoaktiven Eigenschaften benutzt worden ist, obwohl sie in alten indischen ayurwedischen Texten *madashaunda* («narkotisierende Frucht») genannt wurde. Die berauschende Wirkung ist sehr unterschiedlich und kaum angenehm. Der Gebrauch führt sehr schnell zu Leberschäden. Die genaue Natur des halluzinogenen Prinzips ist noch nicht bekannt, aber es handelt sich zweifellos um eine Komponente des ätherischen Öls, möglicherweise um Myristicin, obwohl andere aromatische Bestandteile wie Safrol und Elemicin synergistisch wirken könnten.

Virola calophylla Warburg; *Virola calophylloida* Markgraf; *Virola elongata* (Spr. *ex* Bth.) Warburg; *Virola theiodora* (Spr. *ex* Bth.) Warburg (*Ebena, Nyakwana, Yaki, Yatu*).

Einige der fünfzig oder mehr tropischen amerikanischen Arten von *Virola* sind Ausgangsmaterial für Halluzinogene im Nordost-Amazonasgebiet von Brasilien, Kolumbien und Peru und am Orinoco-Oberlauf in Venezuela. Die wichtigste Art scheint *Virola theiodora* zu sein. Viele Indianerstämme benutzen sie, aber besonders erwähnenswert wegen ihres exzessiven Gebrauchs des Narkotikums sind die Waika in Süd-Venezuela und Nordost-Brasilien.

Eine blutrote, harzähnliche Substanz von der inneren Oberfläche der Rinde wird zu einem Schnupfmittel verarbeitet, der häufigsten Gebrauchsform des Narkotikums. Die Schnupfdroge wird auf verschiedene Arten zubereitet: Eine gebräuchliche Methode ist es, das

Harz von der Rinde zu schaben und zu einem Sirup zu kochen, der in der Sonne getrocknet und dann pulverisiert und gesiebt wird; normalerweise wird alkalische Asche beigemischt. Gelegentlich mögen alle pulverisierten, aromatischen Blätter von *Justicia pectoralis* var. *stenophylla* zugegeben werden.

Einige Indianerstämme in Kolumbien und Peru, die Uitoto und Bora, essen das Narkotikum. Nach dem Ausschaben und Kochen der weichen inneren Rinde stellen sie von der entstandenen braunen, harzigen Masse kleine Pillen her. Die primitiven Makú kratzen das Harz lediglich mit den Fingern von der Rinde und legen es unbehandelt auf die Zunge. Die Schnupfdroge aus *Virola theidora* enthält bis zu 11 % Tryptamine, hauptsächlich 5-Methoxydimethyltryptamin und Beta-Karbolinalkaloid.

Die Wirkung des Rausches ist unterschiedlich, gewöhnlich zeigen sich Reizbarkeit, Taubheit der Glieder, Koordinationsstörungen der Muskeln, Übelkeit, auffälliger Speichelfluß, visuelle Halluzinationen und tiefer Schlaf. Makropsie tritt auf und spielt bei den Waika eine große Rolle, weil sie dabei die Großen Geister sehen.

Leguminosen

Anadenanthera peregrina Linné; Spegazzini (*Yopo; Cohoba*).

Dieser kleine Baum, auch bekannt als *Piptadenia peregrina,* liefert das Ausgangsmaterial für ein starkes halluzinogenes Schnupfpulver, das aus seinen gerösteten, pulverisierten und mit alkalischer Asche gemischten Bohnen hergestellt wird. Heute wird es hauptsächlich im Orinoco-Becken von Venezuela und Kolumbien und in angrenzenden Gebieten Brasiliens benutzt und *Yopo* genannt; in vorkolumbischer Zeit war es auch auf den westindischen Inseln weit verbreitet und hieß bei den Einwohnern *Cohoba.* Frühe Berichte überliefern, daß die Taino in Hispaniola dieses Pulver schnupften, um mit dem Übernatürlichen in Kontakt zu treten. Das Pulver war «so stark, daß . . . sie das Bewußtsein verlieren . . . ihre Arme und Beine schlaff werden und die Köpfe herunterfallen, und . . . sie glauben, das Zimmer umgekehrt zu sehen und auf den Händen abwärts zu gehen». Makropsie ist einer der von heutigen Konsumenten beschriebenen Haupteffekte. Eine verwandte Art, *Anadenanthera colubrina,* in Peru und Bolivien als *vilca* und in Argentinien als *cebil* bekannt, wurde Berichten zufolge zur Zeit der Eroberung benutzt. Ihr moderner Gebrauch in Nordargentinien wurde kürzlich entdeckt.

Diese Arten enthalten verschiedene Tryptamine und Beta-Karboline. Der halluzinogene Effekt stammt indes hauptsächlich vom N, N-Dimethyltryptamin und vom 5-Methoxydimethyltryptamin.

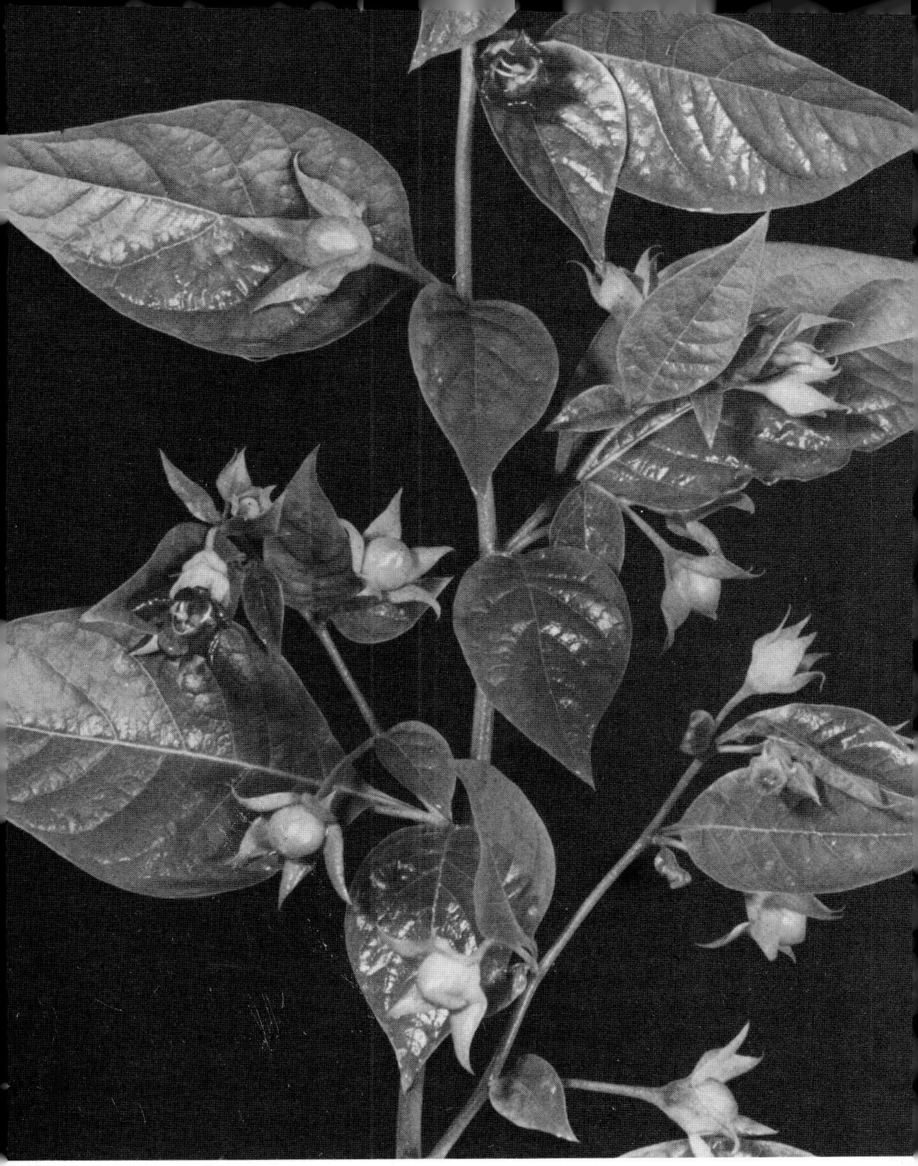

Die Tollkirsche war ehemals als Beigabe zur «Flugsalbe» der «Hexen» von Bedeutung. Die in der Pflanze enthaltenen Alkaloide werden heute für medizinische Heilmittel verwendet. Die lateinischen Namen bekam die Tollkirsche nach Atropa, der Schicksalsgöttin, und der Bezeichnung für schöne Frau, «bella donna», da sich früher die «feine Dame» mit dem Pflanzensaft der Tollkirsche die Pupillen erweiterte, um noch schönere Blicke werfen zu können.

Mimosa hostilis (Mart.) Bentham. (*Vinho de Jurema*).

Die Wurzeln des stacheligen Strauches aus den Trockengebieten Ostbrasiliens, *Mimosa hostilis,* werden zu einem Getränk – *Vinho de Jurema* – verarbeitet. Heute nicht mehr in Gebrauch, war es einst für sieben oder acht Stämme, besonders die Pankaruru, wichtig. Die kultische Verwendung war offenbar uralt. Wie der lateinische Name besagt, ging es bei diesem Kult um Krieg, und dem Getränk wurde nachgesagt, daß es die Tapferkeit erhöhe: Priester, Krieger und Jugendliche empfingen es kniend, mit gebeugten Häuptern. Sie bekamen «glorreiche Visionen aus der Geisterwelt . . . sahen berstende Felsen, die die Seelen der ihr Ziel suchenden Toten zerstören, oder den Donnervogel, wie er Blitze aus einem hohen Büschel auf seinem Kopf schießt und beim Umherlaufen Donnerschläge erzeugt».

Das Indol-Alkaloid N, N-Dimethyltryptamin wurde aus den Wurzeln isoliert.

Sophora secundiflora (Ort.) Lagasca *ex* DeCandolle. (Meskalbohne; Rote Bohne).

Vor der weitverbreiteten Übernahme des Peyotekultes unter den Indianern der Vereinigten Staaten existierte bei mindestens einem Dutzend Stämmen im Südwesten ein Kult, der Visionen anstrebte und unter dem Namen Meskalbohnen- oder Rote Bohnen-Tanz bekannt wurde. Der rote Samen des Strauches *Sophora secundiflora* wurde gegessen und bewirkte neben anderen ungewöhnlichen Begleitumständen visuelle Halluzinationen. Der Gebrauch dieser Bohnen ist sehr alt, wie archäologische Funde in Texas und Mexiko zeigen, die in einem Zusammenhang gefunden wurden, der den rituellen Gebrauch nahelegt. Die Proben sind auf 1500 v. Chr. und 200 n. Chr. datiert worden.

Der Meskalbohnen-Tanz ist ausgestorben, aber der Leiter einer modernen Peyote-Zeremonie trägt gewöhnlich ein Halsband aus diesen Samen als Überbleibsel der einst für heilig gehaltenen Pflanze. Der ungefährlichere Peyote hat offensichtlich die Meskalbohne verdrängt, obwohl es Beweise gibt, daß sie in frühen Zeiten des Peyote-Kultes gelegentlich zusammen benutzt wurden.

Malpighiaceen

Banisteriopsis caapi (Spr. *ex* Griseb.) Morton. *Banisteriopsis inebrians* Morton. (*Ayahuasca; Caapi Natema; Yaje*).

Zahlreiche Indianerstämme in den westlichen Gebieten des Amazonasbeckens und der dem Pazifik zugewandten Hänge der Anden in Ecuador und Kolumbien schätzen die Rinde dieser beiden *Banisteriopsis*-Arten für die Zubereitung eines starken halluzinogenen Getränks. Man kann einen konzentrierten Trank herstellen, indem man die Rinde kocht, in den meisten Gebieten, wo sie verwendet wird, läßt man die Rinde jedoch lediglich in kaltem Wasser ziehen. Beide Zubereitungen schmecken äußerst bitter. Sie werden gelegentlich noch durch Zusätze von Blättern der *Psychotria viridis* oder der *Diplopterys cabrerana* (früher *Banisteriopsis rusbyana* genannt) verstärkt. Man hat bisher mehr als zwei Dutzend solcher pflanzlicher Zusätze identifiziert. Die wirksamen Bestandteile von *Banisteriopsis caapi* und *Banisteriopsis inebrians* sind Beta-Karbol-Alkaloide. Werden *Psychotria viridis* und *Diplopterys cabrerana* verwendet, werden dem Getränk Tryptamine hinzugefügt. Gelegentlich wird der Trank auch durch *Brugmansia*-Blätter ergänzt, die Tropan-Alkaloide enthalten. Sogar der nikotinhaltige Tabak wird manchmal hinzugegeben.

Das Quechua-Wort *ayahuasca* bedeutet «Wein der Seele». Die Indianer glauben, daß während des Rausches die Seele den Körper verläßt und weit weg zu ihren Vorfahren wandert. Diese Droge wird zu sehr verschiedenen Zwecken verwendet: für die Diagnose und Heilung von Krankheiten, in religiösen Zeremonien, bei denen man sich vorstellt, die Rückkehr zum kosmischen Uterus zu erleben. Die Kofán und Jivaro in Ecuador reden mit Geistern. Die Tukano in Kolumbien meinen, daß man durch den Genuß von *caapi* den Tod erfahren kann. Dieses Narkotikum geht in jede Lebensphase ein, und man sagt von ihm, es reiche in das Leben vor der Geburt und in das Leben nach dem Tode. Kein anderes Halluzinogen der Neuen Welt – außer dem Peyote – verändert das Bewußtsein auf eine Weise, die so kompliziert erklärt wird.

In Kolumbien und Brasilien gibt es zwei Arten der zur Familie der Malphigiaceen gehörenden Gattung *Tetrapteris* – *Tetrapteris methystica* und *Tetrapteris mucronata* – die ähnlich wie *caapi* zubereitet werden. Ihre chemische Zusammensetzung ist noch nicht geklärt.

Kakteen

Lophophora williamsii (Lem.) Coulter. (Peyote).

Das bedeutendste der für heilig gehaltenen Halluzinogene, die die Spanier bei der Eroberung von Mexiko in Gebrauch fanden, war Peyote, ein kleiner, stachelloser, graugrüner, genoppter Kaktus. Sein zeremonieller Gebrauch ist alt: Getrocknete Kaktusköpfe, die etwa 7000 Jahre alt sind, wurden bei archäologischen Grabungen in Texas gefunden, und Abbildungen der Pflanze existieren auf einer 2000 Jahre alten Graburne. Einer der Chronisten schrieb, daß «diejenigen, die davon essen, entweder furchterregende oder komische Visionen haben» und daß «es sie wach hält und ihnen Mut zum Kampf gibt und sie weder Furcht noch Durst noch Hunger spüren und sie sagen, daß es sie vor aller Gefahr schützt».

Peyote wächst in den Wüstengebieten von Zentralmexiko bis nach

Texas. Im heutigen Mexiko wird er bei den Cora, den Huichol und den Tarahumara benutzt. Vor etwa hundert Jahren zog er die Aufmerksamkeit der Indianer der Vereinigten Staaten auf sich, die eine neue synkretistische Zeremonie entwickelten. Sie breitete sich trotz heftiger Opposition der Missionare aus. Als der Kult sich schließlich in der *Native American Church* organisierte, hatte er angeblich 250 000 Anhänger in den Vereinigten Staaten und Kanada. Die Indianer dürfen die getrockneten Peyoteköpfe für den zeremoniellen Gebrauch per Post einführen. Die unglaubliche Ausbreitung der Peyote-Religion läßt sich darauf zurückführen, daß sie eine für göttlich gehaltene Pflanze zu ihrem Mittelpunkt machte, die Visionen hervorruft und als geheiligtes Wundermittel galt zu einer Zeit, als die indianischen Kulturen rapid zerfielen.

Man ißt gewöhnlich die getrockneten Köpfe des Kaktus – bis zu dreißig Stück in einer die ganze Nacht über dauernden Zeremonie. Die Pflanze enthält dreiunddreißig Alkaloide, hauptsächlich Phenyläthylamine und Isochinoline, von denen eins – Meskalin – unbeschreiblich leuchtende, farbenreiche visuelle Halluzinationen in ständig wechselnden Bewegungen hervorruft. Die Visionen können von akustischen sowie Tast-, Geschmacks- und Geruchshalluzinationen begleitet werden. Gefühle der Schwerelosigkeit, der Depersonalisierung, Änderung im Erleben der Zeit, Makropsie und andere anomale Effekte sind üblich.

Trichocereus pachanoi Britton *et* Rose. (*Aguacolla;* San Pedro-Kaktus).

Dieser säulenförmige Kaktus wird allein oder gemischt mit verschiedenen anderen Pflanzen für die Zubereitung eines halluzinogenen Getränks gebraucht, das *cimora* genannt wird. Es wird in der San Pedro-Zeremonie in Peru für die Diagnose und Weissagung verwendet und um sich eine andere Identität zu verschaffen.

Der wirksame Grundbestandteil in *Trichocereus pachanoi* ist Meskalin.

Lythraceen

Heimia salicifolia (HBK.) Link *et* Otto. (*Sinicuichi*).

Im Hochland von Mexiko werden die verwelkten Blätter von *Heimia salicifolia,* bekannt unter dem Namen *sinicuichi,* in Wasser zerstampft und dann zur Gärung gebracht. Dieses Getränk ruft Schwindelgefühle, Taubheit, Schläfrigkeit und akustische Halluzinationen hervor und läßt die Umgebung dunkel und geschrumpft erscheinen. Die Indianer behaupten, daß diese Droge sie in die Lage versetze, sich an Ereignisse der Vergangenheit, sogar aus der Zeit vor der Geburt, zu erinnern.

Sechs Chinolizidin-Alkaloide hat man bei dieser Pflanze isoliert. Eins davon – Cryogenin – scheint das wirksamste zu sein.

Desfontainiaceen

Desfontainia spinosa Ruiz *et* Pavón. (*Borrachero de Páramo; Taique; Michae Blanco; Trautrau*).

Über dieses Halluzinogen ist wenig bekannt, außer daß es in den kolumbianischen Anden und in Chile als magisches Rauschmittel verwendet wird. Man bereitet einen Aufguß aus den Blättern, wenn der Medizinmann «einen Traum» oder «Visionen» für die Diagnose einer Krankheit wünscht. Es gilt als sehr wirkkräftig. Der chemisch wirksame Bestandteil ist nicht bekannt.

Apocynaceen

Tabernanthe iboga Baillon. (*Iboga*).

Die gelbliche Wurzel eines kleinen Strauches, *Tabernanthe iboga,* bildet die Grundlage für eine Anzahl von regionalen Kulten im Kongo und in Gabun. Der wichtigste ist der *bwiti*-Kult, in dem Zauberer die Geisterwelt zu Rate ziehen und die Gläubigen Reisen zu ihren Vorfahren unternehmen: Niemand darf an dem Kult teilnehmen, wenn er nicht *bwiti* mit Hilfe von *iboga* gesehen hat. Dieser Kult ist ein Bollwerk gegen die Ausbreitung von Christentum und Islam, da er einst gegeneinander kriegführende Stämme in ihrem Widerstand gegen Neuerungen von außen vereint.

Die Wurzeln enthalten mindestens ein Dutzend Indol-Alkaloide, von denen das wichtigste Ibogain ist – ein Cholinesterase-Hemmstoff, der das Hauptstimulans bildet und, in hohen Dosen, zu Krämpfen, Lähmung, Atemlähmung, Visionen und anderen Halluzinationen führt. Die Anhänger des Kultes versichern, daß es Muskelkraft und Ausdauer verdoppele und aphrodisiatische Eigenschaften habe.

Mindestens zehn andere Pflanzen werden gelegentlich als Beimischung zu *iboga* verwendet, aber nur wenige sind bisher sicher identifiziert worden.

Convolvulaceen

Ipomoea violacea Linné; *Turbina corymbosa* Linné, Rafinesque. (*Ololiuqui; Tlitlitzin; Badoh negro; Semilla de la Virgen*).

Frühe spanische Chronisten in Mexiko haben berichtet, daß die Azteken den Samen einer Schlingpflanze, genannt *coaxihuitl* («Schlangenpflanze»), als heiliges Rauschmittel benutzen. Abbildungen zeigen die Purpurwinde. In neuerer Zeit wurde die Verwendung der Samen dieser Pflanzengruppe als Rauschmittel nicht mehr beobachtet. Die auf die Psyche wirkenden Bestandteile der Convolvulaceen sind nicht bekannt. *Ololiuqui* wurde fälschlich der Gattung *Datura* zugeordnet. Erst in den letzten fünfzig Jahren wurde eine richtige Einordnung auf der Grundlage botanischer Sammlungen vorgenommen, und der Gebrauch dieser narkotischen Spezies in Oaxaca unter den Chinanteken, Mazateken, Zapoteken und anderen wiederentdeckt.

Die Samen der *Turbina corymbosa* (bekannter unter dem Namen *Rivea corymbosa*) sind linsenförmig rund und braun; die von *Ipomoea violacea* sind eiförmig und schwarz. Sie werden als Pulver eingenommen und rufen schnell visuelle Halluzinationen und Schwindelgefühl hervor, gefolgt von Mattigkeit, Schläfrigkeit und einer allgemeinen Euphorie. Der Rauschzustand kann mehrere Stunden andauern.

Die chemisch wirksamen Bestandteile dieser beiden Samenarten wurden erst in den sechziger Jahren geklärt, als Ergolin-Alkaloide und Derivate der Lysergsäure nachgewiesen wurden. Diese Alkaloide sind ihrer Struktur nach mit dem LSD verwandt und finden sich außerdem im Mutterkorn. In beiden Gattungen treten die gleichen Bestandteile auf, allerdings in unterschiedlichen Konzentrationen: Die stärkere findet sich in *Ipomoea violacea.*

Labiateen

Salvia divinorum Epling *et* Játiva-M. (Hierba de la Pastora; Hierba de la Virgen).

Die Mazateken von Oaxaca in Mexiko nehmen die zerstoßenen Blätter der etwa ein Meter hohen *Salvia* zu Weissagungsriten ein, wenn sie ihre halluzinogenen Pilze und Purpurwinden-Samen nicht bekommen können. *Salvia divinorum,* deren wildwachsende Form nicht bekannt ist, wird auf versteckten Feldern im Wald angebaut. Die Pflanze vermehrt sich auf ungeschlechtlichem Wege. Die Verbreitung des Gebrauchs dieser Pflanze ist nicht bekannt. Man glaubt, in ihr den Pipiltzintzintli der alten Azteken gefunden zu haben. Forscher haben ihre psychoaktive Wirkung festgestellt, aber der chemische Aufbau, der diese Wirkung auslöst, ist immer noch unbekannt.

Solanaceen

Atropa belladonna Linné; *Hyoscyamus niger* Linné; *Mandragora officinarum* Linné. (Tollkirsche; Bilsenkraut; Mandragora).

Seit Jahrhunderten als giftige Pflanzen bekannt, wurden die europäischen Halluzinogene für die Herstellung von Hexengebräu während des Mittelalters benutzt. Sie wurden ebenfalls in der Volksmedizin geschätzt. Von den drei Pflanzen war die Mandragora zweifellos am meisten gefürchtet und lange Zeit mit dem größten Aberglauben verbunden.

Die Wirkstoffe sind tropane Alkaloide, hauptsächlich Hyoscamin und Scopolamin. Mandragora enthält ein weiteres aktives Alkaloid, das Mandragorin.

Brugmansia ssp. (*Borrachero; Campanilla; Chamico; Floripondio; Huacacachu; Huanto; Maikoa; Tonga; Toa*).

Alle fünf oder sechs Sorten von *Brugmansia,* heimisch in Südamerika, besonders in der Andenregion, werden als Halluzinogene benutzt. Von besonderer Bedeutung sind *Brugmansia arborea; Brugmansia aurea; Brugmansia sanguinea; Brugmansia suaveolens; Brugmansia versicolor; Brugmansia vulcanicola.*

Gewöhnlich werden sie alleine benutzt, aber gelegentlich werden sie psychoaktiven Präparaten aus anderen Halluzinogenen hinzugefügt.

Die zerriebenen Samen und Blätter werden zur Herstellung eines Getränks benutzt. Die alten Chibcha aus Kolumbien tranken einen aus *Brugmansia sanguinea* und *Brugmanisa aurea* hergestellten Tee im Sonnentempel von Sogamosa. *Brugmanisa sanguinea* wurde in Peru *Huacacachu* («Grabespflanze») genannt, da man glaubte, daß sie vergrabene Schätze enthüllt. In Nord-Kolumbien wurde der Tee Kindern gegeben, um ihnen die Fähigkeit zu verleihen, Gold zu finden. *Brugmansia* gehört auf intimste Weise zu jeder Phase des Lebens und des Todes bei den Jivaro in Ecuador. Die Einnahme von *Brugmansia* hilft sogar sechs Jahre alten Kindern *arutam,* eine zusätzliche Seele, zu empfangen.

Im Tal von Sibundoy in Kolumbien kultivieren die Kamsá-Indianer sogenannte *klone,* sieben oder acht verkümmerte Arten von *Brugmansia aurea,* als Halluzinogene für medizinische und magische Verwendung.

Brunfelsia chiricaspi Plowman; *Brunfelsia grandiflora* D. Don subsp. Schultesii Plowman. (*Chiricaspi, Borrachero*).

Verschiedene Sorten dieser Sträucher hatten Funktionen im Bereich der Volksmedizin und als Halluzinogene bei verschiedenen Stämmen der Amazonas-Indianer, besonders bei den Kofán, Inga, Siona und Jivaro in Kolumbien und Ecuador. Im Amazonasgebiet von Peru werden sie als Zusätze zu *ayahuasca* benutzt, einem betäubenden Getränk aus *Banisteriopsis.*

Verschiedene chemische Versuchsreihen konnten den halluzinogenen Wirkstoff bisher nicht feststellen, dennoch ist ausreichend bewiesen, daß die Pflanze stark psychoaktiv wirkt.

Datura seratocaula Ortega. (*Tornaloco*).

Diese im Wasser lebende Art – eine fleischige Pflanze mit dicken, sich gabelnden Stämmen, gänzlich verschieden von anderen Arten dieser Gattung – wird in Mexico als heilig betrachtet. Die alten Azteken bezeichneten sie als «Schwester von *Ololiuqui*». Ihre besonderen halluzinogenen Eigenschaften verdankt sie einer hohen Konzentration von tropanen Alkaloiden. Der moderne Name *tornaloco* bezieht sich auf ihre intensive psychoaktive Wirkung.

Datura metel Linné; *Datura fastuosa* Linné. (*Jouz-mathel*).

Seit Jahrhunderten werden diese beiden Arten der *Datura* in Afrika und Asien verehrt. *Datura metel* wurde in den frühesten Sanskrit- und chinesischen Schriften erwähnt. In China gilt die Pflanze als heilig, denn man glaubte, daß, als Buddha betete, der Himmel die Pflanze mit Tau oder Regen besprengte. In Indien und Indochina werden die Samen gelegentlich mit Cannabis geraucht oder von Dieben mit bösen Absichten benutzt.

Die Wirkstoffe dieser stark berauschenden Arten sind tropane Alkaloide, vor allem Scopolamin.

Datura inoxia Miller; *Datura stramonium* Linné. (*Toloache; Jimson Weed;* Stechapfel).

In Nordamerika haben Indianer eine Anzahl von Arten der *Datura* – besonders *Datura inoxia* (häufiger bekannt als *Datura meteloides*) und *Datura stramonium* – auf verschiedene Weise wegen iher bewußtseinsverändernden Eigenschaften verwendet.

Es scheint, daß im östlichen Nordamerika die am meisten benutzte Art *Datura stramonium* war, vermutlich als Hauptbestandteil eines starken Getränks – von den Algonkin in Virginia *wysoccan* genannt –, das als betäubende Droge bei Initiationsriten benutzt wurde. Im nordamerikanischen Süd-Westen und in Mexiko ist die am häufigsten verwendete Art die *Datura inoxia,* obwohl verschiedene andere Arten örtlich benutzt werden. Alle sind als *toloache* bekannt. Die Yuman benutzen sie, um geheime Kräfte durch die Träume, die sie hervorrufen, zu erlangen. Die Yokut nehmen die Samen nur einmal im Leben, aber angehende Schamanen benutzen sie einmal im Jahr. Regenpriester der Zuni unterhalten sich nachts mit Vögeln, nachdem sie sich pulverisierte Wurzeln in die Augen gestäubt haben. Auch kauen sie die Wurzel, um Fürbitte einzulegen bei den Regengeistern. Viele Indianer benutzen *Datura,* um in die Zukunft zu schauen. Heutige mexikanische Indianer fügen wie ihre Vorfahren oft *toloache* dem *tesguino,* einem gegorenen Maisgetränk, zu. Die Tarahumara glauben, daß *Datura inoxia* von einem bösen Geist beherrscht ist, ganz im Gegensatz zum guten Geist des Peyote. Tropane Alkaloide sind die berauschenden Wirkstoffe in allen Arten.

Duboisia hopwoodii F. v. Mueller. (*Pituri*).

Die australischen Wildbeuter verwenden die Blätter von *pituri* als Priem. Die Pflanze enthält reichlich Scopolamin.

Die Blätter werden ausgekaut, häufig auch geschluckt, gewöhnlich zusammen mit alkalischer Holzkohle; manchmal werden sie heutzutage auch geraucht. Hunger und Müdigkeit werden reduziert; im

Übermaß genommen, ruft *pituri* jedoch geistige Verwirrung und ungewöhnliche visuelle Halluzinationen hervor. Die Benutzer verlieren gelegentlich ihren Ortssinn und kennen weder Wohnstätte noch Menschen wieder.

Iochroma fuchsioidis (HBK.) Miers; (*Arbol de Campanilla; Borrachero; Guatillo; Nacadero; Paguando; Totubjansush*).

Im südlichen Andengebiet Kolumbiens trinken die Medizinmänner der Kamsá einen Tee aus den Blättern und der Rinde zur Diagnose von Krankheiten und zur Wahrsagerei durch Halluzinationen. Nur wenig ist über diese Droge bekannt. Es scheint aber, daß die Pflanze alkaloidhaltig ist; bis heute wurde kein halluzinogenes Element isoliert.

Latua pubiflora (Griseb.) Baillon. (*Arbol de los Brujos; Latue*).

Dieser seltene kleine Baum in Chile, *Latua pubiflora,* wurde früher von Medizinmännern der Mapuche in böser Absicht als kräftiges Halluzinogen eingesetzt; sie kannten ihn unter dem Namen *latue* oder *arbol de los brujos* («Baum der Hexen»). Sein Genuß verursachte Delirien und häufig geistige Verwirrung. Es war kein Kult oder Ritus mit seinem Gebrauch verbunden.

Analysen haben hohe Anteile an Hyoscamin und Scopolamin in den Blättern festgestellt.

Methysticodendron amesianum R. E. Schultes, (*Culebra Borrachero; Mitskway Borrachero*).

Ein Aufguß der Blätter wird von den Medizinmännern der Kamsá und Inga in den Anden Südkolumbiens bei sehr schwierigen Fällen von Weissagung, Diagnose und Vorhersage benutzt.

Die Pflanze wird als eigenständige Gattung beschrieben, ist aber der *Brugmansia* nahe verwandt und könnte ein stark betäubendes Mitglied dieser Gattung sein. Sie ist weitaus stärker in ihren betäubenden Wirkungen als alle anderen Sorten der *Brugmansia.* 80 % ihrer tropanen Alkaloide stellt Scopolamin.

Suchterscheinungen bei Tieren

Ronald K. Siegel

Die traditionelle Vermutung, daß der Homo sapiens die einzige Spezies ist, die sich psychoaktive Drogen selbst verabreicht, wird im Licht neuerer ethologischer, anthropologischer und im Labor gewonnener Erkenntnisse überprüft. Einige Beispiele von Tieren, die psychoaktive Drogenpflanzen in natürlicher Umgebung fressen, werden hinsichtlich Rausch und Sucht diskutiert. Es wird vermutet, daß Tiere von Pflanzendrogen abhängig werden können, um Streß und Erregung zu regulieren.

Drogensuchendes und drogenvermeidendes Tierverhalten

«Die Ursache des weltweiten Konsums von Haschisch, Opium, Wein und Tabak», schrieb Leo Tolstoi (1890/1975), «liegt weder im Geschmack noch im Genuß, weder in Entspannung noch Heiterkeit, sondern einfach im Bedürfnis des Menschen, vor sich selbst die Ansprüche des Bewußtseins zu verbergen ... denn der Mensch ist sowohl ein spirituelles als auch ein animalisches Wesen». Man spricht bei solch einem Verhalten von Intoxikation, und es ist ein weit verbreiteter Glaube, daß der Mensch die einzige Spezies ist, die sich durch die Einnahme psychoaktiver Drogen berauscht. Folgende Definition des Wortes (das vom lateinischen *intoxicatio* kommt, d. h. Vergiftung oder Rausch), obwohl keineswegs präzise, wird in der Pharmakologie und der Medizin allgemein akzeptiert: «durch chemische Agentien herbeigeführter abnormer Zustand ... Erregung oder Heiterkeit jenseits der Selbstkontrolle» (*Webster's Third International Dictionary*).

Nach dieser Definition ist es wahrscheinlich, daß viele Tiere durch den Verzehr von Pflanzentoxinen und ähnlichen Verbindungen berauscht worden sind. Weidende Rinder, Pferde und Schafe in den Präriegebieten Nordamerikas fressen manchmal das Narrenkraut (*Astragulus* spp.) und werden ungewöhnlich erregt und «betrunken» auf Grund des in der Pflanze enthaltenen Minerals Selen. Elefanten in Afrika und Asien fressen regelmäßig vergorene Früchte und werden desorientiert, ataktisch und aggressiv. Einige Mitglieder der Katzenfamilie fressen echte Katzenminze (*Nepeta cataria,* die halluzinogene nepetalactone Öle enthält) und scheinen mit imaginären Schmetterlingen und Mäusen zu spielen. Wasserbüffel und Vieh in vielen Teilen der Welt fressen die Kapseln von Mohn, was sie erregt und desorientiert macht. Umgekehrt vermeiden viele Tiere aktiv die Aufnahme pflanzlicher Drogen wie Bilsenkraut (*Hyoscyamus niger*, das Atropin und Skopolamin enthält), die einen ekelerregenden Geruch und Geschmack oder andere abschreckende Eigenschaften haben.

Haben die drogensuchenden und drogenvermeidenden Verhaltensweisen von Tieren etwas mit denen des Menschen gemeinsam? Im Neuropsychiatrischen Institut der Universität von Kalifornien in Los Angeles und bei Feldstudien in der ganzen Welt haben meine Studenten und ich versucht, diese Frage durch Beobachtung und Experiment zu beantworten. Wir fanden heraus, daß Menschen und Tiere hinsichtlich des Umgangs mit psychoaktiven Pflanzen in natürlicher Umwelt sehr viel gemeinsam haben. Darüber hinaus legen unsere Untersuchungen nahe, daß der Mensch viel von seinem Wissen über pflanzliche Drogen und Naturheilkunde durch Beobachtung und Nachahmung tierischer Verhaltensweisen gelernt hat. In diesem Sinne ist der Mensch seiner «animalischen Existenz» viel näher.

Evolutionsgeschichtliche Aspekte

Die Vorstellung, daß Tiere in natürlicher Umgebung Drogen zu sich nehmen, ist nicht neu. Die Ursprünge für den Drogengebrauch der Tiere liegen tief in der Evolutionsgeschichte. Zu Beginn des Mesozoikums, vor etwa 225 Millionen Jahren, verschwand die Kohlen-Sumpf-Flora und -Fauna, während die Angiospermen und Reptilien ihren evolutionären Vormarsch begannen. Die Angiospermen, zu denen der größte Teil der Blütenpflanzen gehört, wurden schnell im Pflanzenreich dominant auf Grund ihrer überlegenen Fortpflanzungsmechanismen und wegen ihrer großen Anpassungsfähigkeit. Während dieser Zeit kam es zu zwei wichtigen Veränderungen in ihrer chemischen Beschaffenheit. Erstens begannen die Angiospermen wasserlösliche Tannine zu produzieren. Man weiß wenig über die Rolle von Tanninen in Pflanzen, aber diese Substanzen wirken als Anti-Pilz-Agentien und schmecken Tieren bitter; sie verhindern die Verdauung von Proteinen und die Enzym-Aktivität und verursachen Leberschäden, wenn sie im Übermaß genommen werden. Zweitens begannen die Angiospermen aromatische, auf Aminosäuren basierende Alkaloide zu produzieren, Substanzen, die die größten Gruppen psychoaktiver Drogen konstituieren. Im allgemeinen kennt man die Funktion der Alkaloide in Pflanzen nicht und weiß auch nicht wirklich, warum Pflanzen sie produzieren. Alkaloide schmecken jedoch bitter wie Tannine, haben aber eine größere physiologische Wirkung, einschließlich psychischer, tetragener und toxischer Effekte.

Sie wirken extrem abschreckend auf die Tiere, und es wurde angenommen, daß viele der natürlich vorkommenden Pflanzendrogen eine evolutionäre Bedeutung im Hinblick auf die Pflanzenfresser hatten, die sich ihren Wirkungen nicht anpassen konnten (Bever 1970; Eisner/Halpern 1971). Tatsächlich hat der britische Botaniker Tony Swain (1974) festgestellt, daß diese großen Veränderungen in der chemischen Beschaffenheit der Pflanzen mit dem plötzlichen Aussterben der Dinosaurier zusammenfielen. Diese gigantischen Reptilien versagten, anders als die Vögel und Säugetiere, die ihnen folgten, darin, Mechanismen zu entwickeln, um diese Alkaloide wahrnehmen und/oder entgiften zu können. Folglich kam es zu Veränderungen in der Dicke der Eierschalen der Dinosaurier und zum Anwachsen ihres Hypothalamus (Hinweis auf Streß). Ihre Fossilien sind in verzerrten Positionen, die auf Alkaloid-Vergiftung hindeuten, gefunden worden.

Heute, etwa 65 Millionen Jahre später, sind die Veterinäre mit den verzerrten Körpern grasender Pferde, Rinder und anderer Tiere vertraut, die unbeabsichtigt tödliche Mengen von hochtoxischen alkaloiden Pflanzen, wie Arten von *Senecio, Datura* und *Nicotiana,* gefressen haben. Diese Unfälle können vorkommen, wenn beliebtere und schmackhaftere Futterarten nicht erreichbar sind. Vergleichbare Unfälle sind auch Menschen passiert. Zum Beispiel aß eine Gruppe Soldaten, die 1676 nach Jamestown geschickt worden war, um die Rebellion Bacons niederzuschlagen, die jungen Schoten der *Datura* als «Grünzeug» und war für einige Tage ernsthaft (und erheiternd) berauscht. *Datura* (das Skopolamine und Atropine enthält) ist seitdem unter dem Namen *Jamestown* oder *Jimson*-Gras bekannt. Periodische Ausbrüche von Ergotismus, die auf unbeabsichtigten Verzehr des Roggenpilzes *Claviceps purpurea* zurückzuführen sind, waren im Mittelalter und sogar noch in diesem Jahrhundert üblich. 944 n. Chr. starben 40 000 Menschen an der Vergiftung.

Pflanzennamen und Tierverhalten

Nicht alle Begegnungen des Menschen mit natürlichen Drogen waren unbeabsichtigt oder tödlich. Rituelle, magische, religiöse und medizinische Anwendungen von Drogen lassen sich bis in die frühe Geschichte von Völkern der Alten und Neuen Welt zurückdatieren (La Barre 1975). Tatsächlich hat man die Nutzung pflanzlicher Drogen durch den Menschen bis auf eine Zeit von 40 000 bis 10 000 v. Chr. zurückdatieren wollen. Jäger und Sammler konnten jederzeit auf diese Pflanzen stoßen; und nach den frühesten schriftlichen Quellen über Kräuter und Heilmittel entnahm der Mensch viele Grundkenntnisse der Beobachtung von Pflanzen und Tieren.

Die Namen, die der frühe Mensch solchen Pflanzen gab und in den Kräuterbüchern aufzeichnete, vermitteln Aufschluß über diese Beobachtungen. Viele Pflanzen wurden nach ihren offensichtlichen negativen Eigenschaften benannt. Das Bilsenkraut (engl. *henbane*) erhielt seinen Namen offenbar auf Grund der verderblichen Wirkungen, die seine Samen auf das Geflügel ausübten. Wenn es vom Menschen gegessen wird, wirkt das Bilsenkraut ermüdend und einschläfernd, und so erwarb es den alternativen Namen *Insana*. Ähnlich verursachte *Leopard's Bane* (*Doronicum pardalianches*) den Tod der Leoparden, die es fraßen; *Sheep's Bane* (*Hydrocotyle vulgaris*) vergiftete Schafe; *Swine Bane* (*Chenopodium rubrum*) tötete Schweine; der Fliegenpilz (*Amanita muscaria*) tötete die Fliegen, die sich auf ihn setzten; Wermut (*Absinthium* spp. oder Absinth) vertrieb Insekten und Insektenlarven; *Flea Bane* (Ringelblume) stieß Flöhe und andere Insekten ab; und *Cow Bane* (*Cicuta virosa*, oder Wasserschierling) tötete Rinder und andere Weidetiere. Tatsächlich beobachteten die Irokesen die Wirkungen und wandten daher Schierling bei ihren häufigen Selbstmorden an.

Andere Pflanzen wurden nach den Tieren benannt, auf die sie eine Anziehungskraft ausübten. Katzenminze zog Katzen an, die sie begierig fraßen, und sie wurde vom Menschen als Halluzinogen benutzt; Hasenlattich (*Lactuca* spp.) wurde angeblich von Kaninchen zur Stimulanz und wegen seiner medizinischen Kraft gefressen und von den alten Chinesen als ein Opium-Ersatz verwendet. *Dog Grass* (*Triticum caninum*), *Swine Grass* (*Polygonum aviculare*), *Pigeon Grass* (*Vervain*) und *Goose Grass* (*Galium aparine*) zogen alle ihre entsprechenden Namensgeber an. *Pigeon Candy* ist ein alter Volksname für Hanfsamen (*Cannabis* spp.), abgeleitet von den stimulierenden Effekten auf Tauben und «wegen seiner großen Hilfe beim Zähmen und Abrichten von Vögeln für Schauzwecke, da alle Ängste aus dem Weg geräumt zu sein schienen, wenn sie wußten, daß sie mit Hanfsamen belohnt würden» (Levi 1959: 499).

Lernen von den Tieren

Folklore, Mythologie und Anthropologie sind voller Beispiele über die Entdeckung von mindestens 47 Drogen durch den Menschen an Hand solcher Beobachtungen und Nachahmungen tierischen Verhaltens (Siegel 1979). Die legendäre Entdeckung des Kaffees geschah angeblich um 900 n. Chr. durch einen Abessinier, der seine Ziegenherde hütete. Der Hirte bemerkte, daß seine Tiere ungewöhnlich «munter» wurden, nachdem sie die leuchtend roten Früchte eines Baumes gefressen hatten, der später als Kaffee identifiziert wurde. Im Jemen entdeckte ein Hirte, daß eine seiner Ziegen an einer bestimmten Stelle die

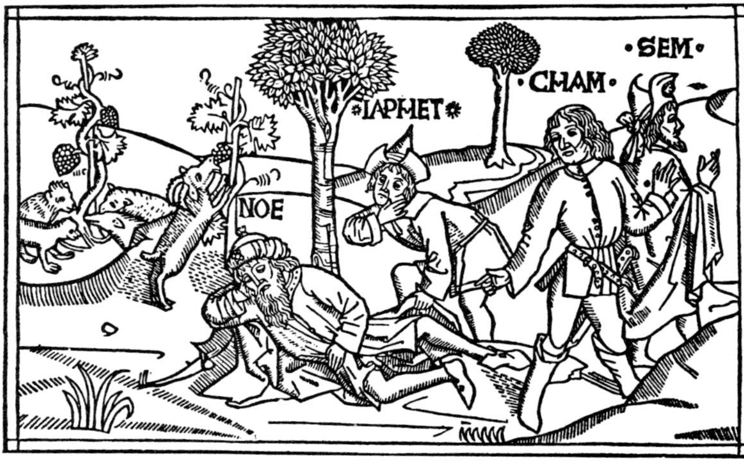

Ein Ziegenbock lehrte Noah, den Wein zu lieben: Eine Kölner Bibel illustriert die Legende, nach der Noah der erste Weinbauer wurde, nachdem er Ziegen beobachtet hatte, die die Trauben der *labrusca* fraßen und davon betrunken und lustig wurden (Kölner Bibel des Heinrich Quentell, 1479).

Herde zu verlassen pflegte, um einige Blätter zu fressen, wonach sie sehr schnell lief und Zeichen außergewöhnlicher Stimulation zeigte. Der Hirte versuchte die Blätter und stellte fest, daß sie sehr stimulierend und belebend nach der Tagesarbeit waren. Seit dieser Zeit ist der Genuß dieser Blätter (*Catha edulis* oder *qat*) im ganzen Land verbreitet. Belege für diese Geschichte wurden während einer Feldexpedition im Jahre 1975 nach Sana'a, der Hauptstadt des Jemen, gesammelt. Dort wurden Esel, Schafe und Ziegen beobachtet, die Qat-Blätter fraßen. In einigen Fällen wurden die Ziegen ungewöhnlich aggressiv, griffen ohne Provokation an, stießen sich gegenseitig und attackierten sogar Menschen in ihrer Nähe.

Die Eingeborenen in Australien kannten Blätter, die, wenn sie in Wasserlöcher fielen, sowohl Fische als auch Emus in dem Gebiet töteten. Jahrhundertelang aßen die Eingeborenen diese Tiere ohne Krankheitserscheinungen. Spätere Expeditionen in dieses Gebiet enthüllten, daß die Blätter (*Duboisia*) die Alkaloide Atropin und Skopolamin enthalten. Auf ähnliche Weise entdeckten und benutzten Eingeborene Ostindiens *Anamirta cocculus*-Beeren (die Pikrotoxin enthalten), um Fische zu betäuben und zum leichteren Fang an die Oberfläche zu bringen. Die australische Folklore behauptet, daß der Koala-Bär ein «Drogenabhängiger» ist, der sich nur vom Eukalyptus ernährt, welcher einen «narkotischen Effekt» hat und lange Schlafperioden verursacht. Obwohl solche Verhaltensweisen leichter mit dem Stoffwechsel und dem biologischen Rhythmus des Koala-Bären erklärt werden können, nahmen die australischen Eingeborenen die Gewohnheit an, die Eukalyptusblätter zur Schmerzlinderung und Heilung ihrer Wunden zu verwenden. Spätere Analysen der Blätter ergaben eine hohe Konzentration von Ölen mit sowohl anästhetischer als auch keimtötender Wirkungen. Die Blätter können auch tödliche Mengen bitterschmeckender Blausäure enthalten. Der Koala gewöhnt sich durch kleine Kostproben halbverdauten Eukalyptus-Breis daran, den er von seiner Mutter bekommt, während er in ihrem Beutel lebt. Durch diese Kostproben entsteht beim Koala die notwendige Darmflora und -fauna, um Nährstoffe aus den Blättern zu gewinnen. Dieser Ernährungseffekt macht die bitteren Blätter leichter verdaulich, und der erwachsene Koala zeigt eine ausschließliche «Abhängigkeit».

Das Symbol der Schlange als Emblem der Medizin spielte eine wichtige Rolle in der Heilkunst der Ägypter und Babylonier und wird auf 4000 v. Chr. zurückdatiert. Viele Heil- und Zaubermittel basierten auf dem Verhalten gegenüber Schlangen. In Nordamerika lernten die Cherokee Schlangenbisse und Fieber durch kalte Bäder zu behandeln, nachdem sie beobachtet hatten, daß Rotwild kalte Flüsse aufsuchte, nachdem es von giftigen Schlangen gebissen worden war. In Indien behauptet die Folklore, daß die Mungos, wenn sie von einer Kobra gebissen wurden, sich in den Urwald zurückziehen, um nach einer Pflanze zu suchen, die bekannt ist als Mungo-Wurzel (*Ophiorrhiza mungos*), welche sie als Gegengift fressen. Von den Mungos wird auch berichtet, daß sie die Wurzel über infizierte Körperteile reiben. Die einheimische Bevölkerung Nordrhodesiens beobachtete Kobras beim Fressen der Rinde einer gewöhnlichen Kletterpflanze. Es ist verständlich, daß daraus ebenso wie aus der Mungo-Wurzel ein Zaubermittel gegen Schlangenbisse wurde. Während mit einem Tee aus den Wurzeln beider Pflanzen Gonorrhöe und Schorf behandelt wurde, gibt es keinen Beweis dafür, daß er auch eine Wirkung gegen Schlangengift hat.

Andere Beobachtungen tierischen Verhaltens führten zur effizienteren Anwendung von Pflanzen durch den Menschen. Nach Geschichten, die in Peru erzählt werden, wurde zum Beispiel Coca zuerst von Packtieren in den Bergen gefressen, wo sie nicht ihr normales Futter fanden. Die Coca-Blätter erhielten die Tiere am Leben, und die Menschen übernahmen schnell die Gewohnheit, Coca zu kauen. Neuere Nahrungsmittelanalysen von Coca (Duke/Aulik/Plowman 1975) ergaben, daß 100 Gramm Blätter 305 Kalorien enthalten, 18,9 Gramm Protein, 46,2 Gramm Kohlehydrate und die empfohlene Menge Kalzium, Eisen, Phosphor sowie die Vitamine A, B_2 und E. Die Coca-Pflanze, die auch das Stimulans Kokain enthält, ermöglichte das

Überleben Reisender in Peru, die unregelmäßig aßen, eine ungeeignete Ernährung hatten und in großen Höhen mit minimalem Sauerstoffgehalt der Luft schwer arbeiteten.

Wieder andere Beobachtungen tierischen Verhaltens führten zur Entdeckung und Nutzung von Halluzinogenen (siehe Siegel 1973). *Tabernanthe iboga,* die das halluzinogene Ibogain enthält, wurde möglicherweise durch Eber, Stachelschweine und Gorillas in den Urwäldern von Gabun und dem Kongo entdeckt, da verschiedene anthropologische Berichte erwähnen, daß die Einheimischen Eber sahen, die die Wurzeln der Pflanze ausgruben und fraßen, «um rasch in eine wilde Raserei zu verfallen, umherzuspringen, vielleicht auf der Flucht vor erschreckenden Visionen» (Pope 1969: 174). Dieses Verhalten wurde von Pygmäen-Jägern nachgeahmt und dann von den Bantu übernommen, die die Pflanze als Halluzinogen in einem Ritual benutzten, das Visionen von verstorbenen Vorfahren herbeiführen sollte. Andere durch Halluzinogene hervorgerufene tierische Verhaltensweisen mögen die Glaubensvorstellungen des Menschen beeinflußt haben. Zum Beispiel frißt das Rentier der asiatischen Wald- und Tundraregionen gelegentlich Fliegenpilze (die die Halluzinogene Muscimol- und Iboten-Säure enthalten) und erscheint daraufhin «betrunken», «berauscht», «aggressiv», «wild» und «wahnsinnig». Ein ähnliches Verhalten ist bei Rentieren zu beobachten, die von Fliegen in ihren Nüstern geplagt werden. Die Schamanen der Tschuktschen und Koryaken, die die Pilze ebenfalls benutzen, um Visionen herbeizuführen, kamen zu dem Glauben, daß psychische Verwirrungen durch Insekten im Kopf verursacht werden, und sie behandeln ihre Patienten mit Ritualen, die darauf basieren, diese Schädlinge auszutreiben.

Selbst das älteste und größte Drogenproblem des Menschen, der Alkohol, könnte seine Ursprünge in der frühen Vorgeschichte haben. Da es relativ leicht ist, die Gärung bei normaler Lagerung von Lebensmitteln zu entdecken, wundert es nicht, daß Alkohol die erste Droge war, die vom Menschen benutzt und entwickelt wurde. Nach einer alten chinesischen Legende pickte einst ein Schwarm Sperlinge einige Reiskörner auf, um sie für den Winter in einem Bambusrohr aufzubewahren. Die Herbstregen kamen, füllten das Rohr mit Wasser und verursachten die Gärung von Reis zu Wein. Dieser wurde zufällig von den Vögeln und den Menschen getrunken. Selbst heute besteht das chinesische Schriftzeichen für *samshu* (Reiswein) aus den Schriftzeichen für Vögel und Wasser. Eine andere Legende erzählt, daß «Noah der erste Weinbauer wurde, nachdem er einen Ziegenbock beobachtet hatte, der die Trauben der *labrusca* fraß und als Folge davon betrunken und lustig wurde». Interessanterweise wurden Ziegen im alten Griechenland Dionysos geopfert – als Strafe für die Beschädigung des

Weins. Nach einer anderen Version beobachtete Adam im Garten Eden Affen, die vergorene Früchte aßen und ahmte deren Verhalten nach. Und der griechische Historiker Timotheus erwähnt, daß Affen von Dionysos geschätzt wurden, da sie bei ihrer Suche nach vergorenen Trauben die Rebstöcke nicht beschädigten.

Tierisches Fehlverhalten

Einige Alkohol-Geschichten spiegeln Fehlinterpretationen tierischer Verhaltensweisen wider. Eine zeitgenössische Geschichte in Kalifornien erzählt, daß Rotkehlchen und Seidenschwänze sich mit Feuerdorn-Beeren berauschen und «betrunken» und «desorientiert» werden, «vor Autos laufen und in Autos und Fenster hineinfliegen». In einer Reihe von Feldstudien (Siegel 1979) fanden wir heraus, daß dieses ungewöhnliche Verhalten nicht in Beziehung zu vergorenen Beeren oder ihren Alkaloiden stand. Vielmehr plünderten die Vögel die Büsche in der Nähe von Häusern und Landstraßen und überfraßen sich auf Grund des in großen Vogelschwärmen herrschenden Futterneides. Wenn sie von Autos geblendet wurden, flogen sie – vollgestopft und schwer von Beeren wie sie waren – desorientiert in geringer Höhe in Autos und Fenster. Dieses Verhalten ist charakteristisch für viele Vögel wie Stare, Drosseln und graue Eichelhäher, die sich von verschiedenen saisonalen Früchten ernähren.

Alkohol kann jedoch ein wahres Problem für Elefanten sein. Es ist wohl bekannt, daß Elefanten die unterschiedlichsten Drogenpflanzen fressen. Einige Drogen, wie Tabak, werden zufällig abgegrast, während andere, wie *Sansevieria*-Blätter, wahrscheinlich wegen ihrer Feuchtigkeit und nicht wegen ihrer kathartischen Wirkungen gefressen werden. Doch haben einige Biologen und Ethologen festgestellt, daß Elefanten eine starke Vorliebe für Alkohol in Form von fermentierten Früchten haben, und ihre Untersuchungen haben den Bericht von Carrington (1959: 68) aus der Zeit um die Jahrhundertwende bestätigt, wonach Elefanten «ziemlich angeheitert werden, umhertaumeln, riesige Sprünge machen und so laut trompeten, daß sie meilenweit zu hören sind und nicht selten furchtbare Kämpfe ausfechten». In Tansania fressen Elefanten gern die wilde Frucht des Mgongo-Baums und werden, wenn sie vergoren ist, davon manchmal berauscht. In anderen Gebieten Südostafrikas ist ein ähnliches Verhalten nach dem Verzehr von Dum-Palmen- und Marula-Früchten festgestellt worden. Manchmal überfallen Elefanten afrikanische Dörfer und sogar Destillerien in der Stadt auf der Suche nach vergorenem Korn oder sonstigen alkoholhaltigen Stoffen. Elefantenhändler und Menschen, die sich mit der Abrichtung dieser Tiere beschäftigten, verwenden gerne Bier und andere alkoholische Getränke als «Belohnung» für die Tiere. Bevorzugen Elefanten die Substanzen wegen des Geschmacks, Geruchs, der Kalorien oder der psychoaktiven Wirkung? Wir untersuchten dieses Phänomen bei einer Herde afrikanischer Elefanten in einem Wildgehege in Südkalifornien (Siegel/Brodie 1980). In einer Versuchsreihe stellten wir fest, daß diese Tiere gern Alkohollösungen in Konzentrationen bis zu 7 % (aber nicht höher) trinken, unabhängig von Geschmack, Geruch oder Kaloriengehalt. Überdies nahmen die Tiere die 7 %-Lösungen (die dem Gehalt einiger fermentierter Früchte entsprechen) in ausreichenden Mengen zu sich, um Verhaltensänderungen herbeizuführen, einschließlich Bewegungsstörungen und Aggressivität. In Tests, bei denen die Dichte der Herde vergrößert oder das Weidegebiet verkleinert wurde, nahm der Konsum von Alkohol signifikant zu.

Die sozialen Konsequenzen dieser Rauschzustände scheinen bei Tieren und Menschen ähnlich. Betrunkene Elefanten, Tiere, die unter der «Narrenkraut-Krankheit» leiden, oder Rentiere, die durch Fliegenpilze berauscht sind, neigen alle dazu, sich von anderen zu isolieren. Ähnliche Beobachtungen sind bei berauschten Elenantilopen und Kudus gemacht worden, bei kranken Rentieren und zahlreichen verwundeten Tieren. In nahezu allen solchen Fällen verhielten sich die kranken und berauschten Tiere ungewöhnlich und sozial unangemessen und verließen entweder die Herde oder wurden von ihr ausgestoßen. In Labor- oder Feldstudien mit sozialen Gruppierungen von Fischen, Vögeln, Mäusen und Menschen haben wir herausgefunden, daß Halluzinogene die berauschten Tiere veranlaßten, sich von der Gruppe zu isolieren, sich jedoch mit anderen berauschten Tieren zusammenzutun (Siegel 1971). Wenn ganze Populationen von Tieren berauscht waren, neigten die Individuen dazu, aktiv soziale Gruppierungen zu vermeiden, indem sie sich untereinander zerstreuten.

Vergleich von Drogenwirkungen im Verhalten von Mensch und Tier

Wir können diese Resultate mit Gruppen des *Homo sapiens* vergleichen. In den Hochländern Neuguineas berauschen sich die Komugl periodisch mit halluzinogenen Pilzen zum sogenannten «Pilz-Wahnsinn». Die Menschen rennen wild herum, fliehen oder meiden andere, bis sie schließlich von der Gruppe fortlaufen und alleine bleiben. Sowohl die berauschten Tiere als auch die Komugl reagieren überempfindlich auf soziale Stimulation und isolieren sich, um eine weitere sensorische Beeinflussung zu vermeiden. Sie schließen sich nur mit Individuen zusammen, deren Verhalten sich nicht gegenseitig beeinflußt, und dies sind die anderen unter Drogen stehenden Individuen.

Auch heute neigen die Menschen, die Drogen zu ihrer Entspannung nehmen, insbesondere diejenigen, die Halluzinogene verwenden, dazu, sich zu isolieren und sich von nicht unter Drogeneinfluß Stehenden fernzuhalten. Mehr als ein Sozialtheoretiker hat behauptet, daß Drogenkonsumenten auch dann soziale Interaktionen vermeiden, wenn sie die Gruppe nicht verlassen, indem sie Haltungen und Ideologien entwickeln, die weniger institutionalisierten Zielen und Regeln verpflichtet sind. Auf der Ebene der Gesellschaft kann dies zur Bildung besonderer Subkulturen führen. Das Phänomen gleicht unseren Tierstudien, bei denen Gruppen berauschter Mäuse sich inmitten von normalen, nicht unter Drogen stehenden Kolonien zu anderen berauschten Mäusen zu gesellen pflegten. Suchen Tiere diese berauschenden Pflanzen aus denselben Gründen wie Menschen? Natürlich genießen viele Tiere Pflanzendrogen und kommen kaum, wenn überhaupt, in einen Rauschzustand. Es gäbe keine Pflanzenfresser, wenn Tiere nicht über Mechanismen verfügten, mit den chemischen Wirkstoffen der Pflanzen fertig zu werden. Viele Tiere, wie einige Säugetiere und Insekten, verfügen über komplexe biochemische Mechanismen, mit denen sie pflanzliche Toxine entgiften und in nützliche Nährstoffe umwandeln. Andere haben allgemeine Futterstrategien entwickelt, um die giftigen Wirkungen durch Auswahl kleiner Mengen vieler verschiedener Futterpflanzen zu mindern. Wieder andere haben gelernt, den Verzehr von Drogenpflanzen wegen deren unerfreulichen psychoaktiven Wirkungen zu vermeiden. Laborstudien über das Erlernen der Meidung von Futterpflanzen haben gezeigt, daß die meisten psychoaktiven Drogenpflanzen auf Grund des Geschmacks und der toxischen Effekte auf die Eingeweide nicht verzehrt werden (Cappell/Le Blanc 1977). Dennoch gewöhnen sich einige Tiere (wie einige Menschen) an diese negativen Wirkungen und suchen diese Pflanzen. Ein eindrucksvolles Beispiel ist der Tabak, der von den meisten Tieren in ihrer natürlichen Umgebung gemieden wird. Jedoch nehmen in Gefangenschaft viele Tiere (z. B. Geflügel, Pferde, Kaninchen, Affen) Tabak in Mengen bis zur Berauschung und sogar Vergiftung zu sich. Nach vielen Naturforschern einschließlich Darwin entwickeln einige Primaten eine starke Abhängigkeit von Tabak. Einige, wie Paviane, fressen die Pflanze selten in der Wildnis (sie ziehen es vor, nur an den Blüten zu saugen), aber konsumieren sie gerne in Gefangenschaft. Der Ethologe Eugène Marais (1936), der unter tabakliebenden Pavianen in Afrika lebte, stellte die Hypothese auf, daß viele gefangene Tiere solche Intoxikationen aus denselben Gründen wie der Mensch suchen: um Streß oder Depression zu lindern.

Tatsächlich wissen wir aus Laborexperimenten, daß Ratten, Katzen und Affen veranlaßt werden können, Alkohol zu trinken, wenn sie Streß ausgesetzt sind und dadurch eine teilweise Linderung der Angst und anderer neurotischer Symptome erfahren (Masserman 1957; Ellison 1977). Erholen sich alkoholsuchende Elefanten in der afrikanischen Savanne von Streß, der durch Veränderungen im ökologischen Gleichgewicht verursacht wird? Die Häufung solcher Berichte in den letzten zehn Jahren, wobei inzwischen auch andere Tiere eingeschlossen sind (z. B. Zebras und Paviane), macht solche Fragen einer Betrachtung wert. Wenn Labortiere depressiv gemacht werden oder von ihnen verlangt wird, schwierige Aufgaben durchzuführen, nehmen ihr Alkoholkonsum und der Gebrauch von Stimulanzien wie Kokain zu. Sie scheinen ihre inneren Zustände von Erregung den äußeren anzupassen. Ähnliche Prozesse mögen in der Wildnis vorgehen. Unsere eigenen Forschungen in Viehfarmen auf den Hawaii-Inseln legen es nahe, daß in demselben Maße, wie die Dichte der Herden auf den Weiden anwächst, auch die Fälle von Intoxikation durch *Jimson*-Gras, Tabak und andere normalerweise nicht gern gefressene psychoaktive Pflanzen und Pilze stark ansteigt (Siegel 1979).

Da die Intoxikation sowohl durch Erregung infolge von *Jimson*-Gras als auch durch Beruhigung infolge von Alkohol gekennzeichnet sein kann, mag spekuliert werden, daß die Tiere lediglich eine Veränderung ihres Erregungszustandes suchen – eine subjektive Erfahrung des Sich-anders-Fühlens. So mag die qualitative Veränderung, die negative Wirkungen einschließen kann, sehr viel weniger bedeutsam sein als die einfache quantitative Veränderung des «Sich-anders-Fühlens» oder «In-einem-veränderten-Zustand-Sein». Vor kurzem haben Experimentalpsychologen demonstriert, daß viele Tiere sich Stimuli mit negativen Folgen zuführen (Mello 1978). Unter bestimmten Bedingungen geben sich viele Tiere selbst schmerzhafte Elektroschocks. Morphiumabhängige Affen führen sich Nalorphin zu, obwohl es kontrahierende Effekte wie Erbrechen, Husten, Speichelfluß, Krämpfe und Reizbarkeit verursacht. Grasende Tiere entwickeln Abhängigkeiten von zahlreichen Pflanzenalkaloiden trotz des fortschreitenden neurologischen Schadens, den sie sich zufügen. Der Mensch selbst pflegt Halluzinogene zu sich zu nehmen, deren Wirkung von Streßsteigerung bis hin zu Streßreduzierung reicht. Die bemerkenswerteste Erklärung ist die, daß alle diese Lebewesen durch Intoxikation einen Wandel im Zustand suchen, gleich in welcher Richtung. Während dieses Suchen nach einem Stimulus nur eine Manifestation grundlegender Motivierungsantriebe ist, legt der Konsum von natürlich vorkommenden Drogenpflanzen bei einer solchen Suche nahe, daß Intoxikation eine natürliche biologische Antwort auf Umweltstimuli darstellt. Wie sein Gegenpart in der Natur wird der drogensuchende Mensch eine optimale Balance zwischen internem und externem Milieu suchen. Auf natürliche Weise.

Gemeinsamkeiten von Halluzinogenen und psychologischen Verfahren zur Auslösung von veränderten Wachbewußtseinszuständen

ADOLF DITTRICH

Halluzinogene haben, trotz teilweise sehr unterschiedlicher chemischer Struktur sowie verschiedenartiger physiologischer Effekte und Wirkungsverläufe, ähnliche psychische Wirkungen. Ebenfalls ist ihnen gemeinsam, daß ihr Gebrauch in vielen außereuropäischen Kulturen im religiösen Kontext institutionalisiert war oder ist, während die durch Halluzinogene erzeugten veränderten Wachbewußtseinszustände (VWB) den traditionellen Wertvorstellungen der westlichen Kultur widersprechen. Diese Gemeinsamkeit teilen die Halluzinogene weitgehend mit den psychologischen Verfahren, die ebenfalls VWB auslösen können. Die vorliegende Arbeit will auf solche umfassenderen Zusammenhänge hinweisen, die in diesem Materialienband nicht näher dargestellt werden können. Es wird zunächst eine Übersicht über wichtigere psychologische Verfahren zur Auslösung von VWB gegeben, wobei ethnologische und kulturhistorische Aspekte angedeutet werden. Abschließend wird eine Serie von Experimenten referiert, die den gemeinsamen Kern der psychischen Wirkung von Halluzinogenen und psychologisch ausgelösten VWB untersuchte. Dieses Gemeinsame hat drei Teilaspekte, die charakterisiert werden können als 1. «Mystisches Erleben», 2. «Angst vor Verlust der Selbstkontrolle» und 3. «Veränderte optische Wahrnehmung».

Gegenstand und Ziel der Arbeit

Viele der in diesem Materialienband besprochenen Substanzen werden unter dem Oberbegriff «Halluzinogene» («Psychotomimetika» oder «Psychedelika») zusammengefaßt, wobei nach Leuner (1962, 1981) zwischen Halluzinogenen I. und II. Ordnung zu unterscheiden ist. Zu den Halluzinogenen I. Ordnung gehören Verbindungen wie Meskalin, d-Lysergsäurediäthylamid (LSD), Psilocybin, N,N-Dimethyltryptamin (DMT) und auch (-) $\triangle^9$ - trans-Tetrahydrocannabinol. Als Halluzinogene II. Ordnung gelten z. B. Scopolamin, Muscimol, Lysergsäureamid oder auch das Lachgas (Stickoxydul).

Die Zusammenfassung solcher Substanzen unter einem Oberbegriff läßt sich trotz ihrer teilweise großen Unterschiede in der chemischen Struktur sowie in physiologischen Effekten und Wirkungsverläufen unter psychologischen Gesichtspunkten rechtfertigen (vgl. Dittrich/Bickel/Schoepf/Zimmer 1976), weil sie in bestimmten Dosierungsrelationen ähnliche veränderte Wachbewußtseinszustände hervorrufen (VWB; *altered states of consciousness* (ASC); Tart 1969; Ludwig 1966). Dabei unterscheiden sich die Halluzinogene I. Ordnung von denen II. Ordnung psychologisch im wesentlichen dadurch, daß die letztgenannten in der Regel mit einer «Bewußtseinstrübung» einhergehen und seltener zu strukturierten optischen «Halluzinationen» bzw. «Visionen» führen. Unter ethnologischen Aspekten haben – wie von verschiedenen Mitarbeitern dieses Materialienbandes betont – die natürlich vorkommenden Halluzinogene die Gemeinsamkeit, daß ihr Gebrauch in vielen außereuropäischen Kulturen in dem meist zusammengehörigen Komplex von Heilbehandlung, Divination und Religion institutionalisiert war oder ist (vgl. Blum 1970). Schließlich ist den Halluzinogenen ebenfalls gemeinsam, daß die durch sie hervorgerufenen veränderten Wachbewußtseinszustände (VWB) mit Idealen der westlichen Kultur in Konflikt stehen. Die traditionellen sozial-moralischen Leitlinien, um die es dabei vor allem geht, wurden von Max Weber (1920) in seiner Arbeit über die protestantisch-puritanische Ethik und den Geist des Frühkapitalismus herausgearbeitet. Wenn auch manches, was Weber beschreibt, nur noch historisch von Interesse ist, so ist doch die von ihm geschilderte Geisteshaltung in säkularisierter Form erhalten geblieben und hat die Gesetzgebung der westlichen Nationen mitbestimmt. Danach gehören Leistungsstreben, Askese, Privatbesitz, Profitmaximierung und die Ansicht, daß sich soziale Probleme durch Fortschritte der Naturwissenschaften lösen lassen, zu den Grundwerten der westlichen Kultur. Sie sind – wie alle Normsysteme – höchstens partiell erfüllbar und haben als ihre Kehrseite zwangsläufig abweichendes, d. h. subkulturelles Verhalten in einem mehr oder weniger großen Ausmaß zur Folge.

In den vergangenen zwanzig Jahren hat in der westlichen Kultur die Suche nach VWB, als eine bestimmte Form abweichenden Verhaltens, stark zugenommen. Solche VWB gelten nach den traditionellen westlichen Wertmaßstäben als Hemmnisse der klaren «Rationalität» und werden aus dieser Sicht meist mißbilligend als «irrational», «abnorm», «regressiv» oder «psychopathologisch» bezeichnet, während sie für die entsprechenden Subkulturen mit positiv getönten Begriffen wie «Bewußtseinserweiterung» in Verbindung stehen.

Die erwähnten Gemeinsamkeiten der Halluzinogene, nämlich 1. eine ähnliche psychische Wirkung, 2. eine Verwendung in außereuropäischen Kulturen im Kontext von Heilbehandlung, Divination und Religion sowie 3. ihre Stellung als Fremdkörper im traditionellen Wertsystem der westlichen Kultur, teilen diese Substanzen weitgehend auch mit verschiedenen psychologischen Verfahren zur Auslösung von VWB. Dabei besteht im übrigen zwischen der pharmakologischen und der psychologischen Auslösung von VWB keine Dichotomie, da auch psychologische Stimuli nach den heute üblichen Betrachtungsweisen des Leib-Seele-Problems mit somatischen, d. h. biochemischen Veränderungen des Organismus einhergehen.

Das Ziel dieses Aufsatzes besteht darin, auf solche umfassenderen Zusammenhänge hinzuweisen, die im Rahmen dieses Materialienbandes nicht ausführlicher dargestellt werden können.

Das Folgende gliedert sich in zwei Teile:

Zunächst werden wichtigere psychologische Stimuli zur Auslösung von VWB kurz erwähnt. Dann werden experimentelle Untersuchungen referiert, die das Ziel hatten, den gemeinsamen Kern der psychischen Effekte hier diskutierter Auslöser von VWB zu ermitteln.

Psychologische Verfahren zur Auslösung von VWB

Eine befriedigende Systematik der psychologischen Verfahren zur Auslösung von VWB gibt es bisher nicht. Ansätze lieferte Südfeld (1980), auf denen wir in unserer Darstellung basieren. Wie auf Seite 88 dargestellt, lassen sich solche psychologischen Verfahren (unter Vernachlässigung sicherlich bedeutender Aspekte) in einer zweidimensionalen Taxonomie wenigstens vorläufig ordnen.

Die beiden Koordinaten sind unter allen Vorbehalten wie folgt zu charakterisieren: Unter der Dimension «Intensität des Wahrnehmungsfeldes (I)» wird die Gesamtheit der Empfindungsintensitäten von Helligkeit, Lautstärke, Geruch, Geschmack, Schmerz, Kälte oder Druck verstanden. Die zweite Dimension «Variabilität des Wahrnehmungsfeldes (V)» beinhaltet die Anzahl unterschiedlicher «Figuren» pro Zeiteinheit, die von einem «Grund» als abgehoben erlebt werden. Die VWB auslösenden Stimuli, die an Extrempunkten des dargestellten Koordinatensystems liegen, lassen sich folgendermaßen beschreiben:

Sensorische Deprivation im weiteren Sinne

Hierher gehören die sensorische Deprivation i. e. S. (1) und die perzeptive Deprivation (2), die unter der Bezeichnung «sensorische Deprivation» i. w. S. (*sensory deprivation*) zusammengefaßt werden. Unter (1) wird eine möglichst weitgehende Reduktion der Intensität von Umweltreizen verstanden. Bei einer Herabsetzung oder Eliminierung des Sinngehaltes von Reizen, d. h. bei monotonen Stimuli von leicht herabgesetzter oder normaler Intensität, wird von (2) gesprochen.

Die experimentelle Reizentzugsforschung zeigte, daß weniger als

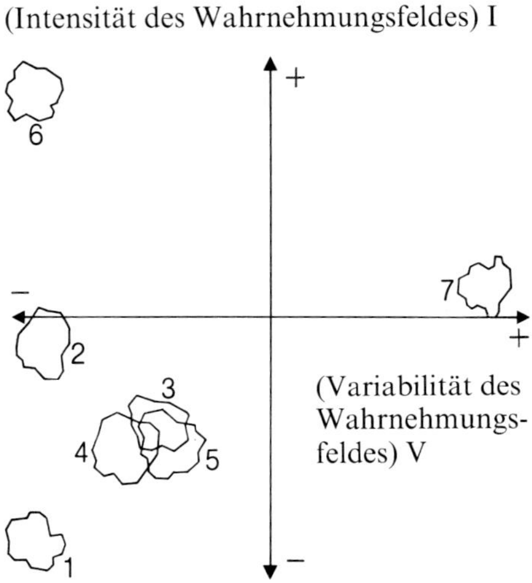

Zweidimensionale Taxonomie von psychologischen Verfahren zur Auslösung von VWB (in Anlehnung an Südfeld 1980: 12).

1. sensorische Deprivation
2. perzeptive Deprivation
3. hypnagoge und hypnopompe Zustände
4. heterohypnotische Verfahren
5. autohypnotische Verfahren wie Meditation
6. Reizüberflutung durch rhythmische Stimulation
7. Reizüberflutung durch erhöhte Variabilität

drei Stunden unter solchen Bedingungen bei vielen Menschen ausreichen, um VWB einschließlich «Visionen» zu erzeugen (Zubek 1969; Südfeld 1980). Die kulturhistorische und religionsethnologische Bedeutung des Reizentzugs ist groß. Es können hier nur das christliche Einsiedlertum des europäischen Mittelalters (Benz 1969), das Aufsuchen der Einsamkeit bei Initiationsriten mancher nordamerikanischer Indianerkulturen, z. B. den Gross Ventre (= Atsina) und Pawnee (Cooper 1956; Fortune 1932; Murle 1914) oder das heutige, von Henney (1973) beschriebene Beispiel des religiös motivierten Reizentzugs bei den *Shakern* auf der karibischen Insel St. Vincent genannt werden.

Weniger intensive, aber ähnliche Zustände von Reizentzug kann man beim Einschlafen oder Aufwachen erleben, wo «hypnagoge» bzw. «hypnopompe» Phänomene (3) auftreten (Maury 1857; Leaning 1925).

In den vergangenen Jahren findet sich in den westlichen Ländern – analog zum Halluzinogenkonsum – eine zunehmende subkulturelle Verwendung des Reizentzugs zur Erzeugung von VWB. Dazu geeignete «Isolationstanks» sind bereits kommerziell erhältlich (Bernstein 1976; Osterfeld 1979).

Hetero- und autohypnotische Techniken

Die hier zu erwähnenden Verfahren gehen in der Regel mit einem Reizentzug einher (Gill/Brenman 1959). Dies wird bei den heterohypnotischen Techniken (4) durch die verschiedenen Arten der Hypnoseinduktion erreicht (Stokvis 1965), indem der Proband sich in einem passiv-immobilen Zustand z. B. auf die monotone Stimme des Hypnotiseurs oder auf einen visuellen Fixationspunkt so konzentriert, daß die Wahrnehmung der sonstigen Außenwelt herabgesetzt ist. Während eines solchen «Monoideismus» (Braid 1843) werden Suggestionen zur Strukturierung dieses ungewohnten Zustandes leicht aufgegriffen und führen zu den bekannten hypnotischen Phänomenen. Auch spontan treten VWB während der Hypnose auf, die denen des Reizentzugs ähneln. Eine quantitative experimentelle Untersuchung über hypnotische Effekte führten z. B. Ludwig/Levine (1965) durch.

Es wird allgemein angenommen, daß jede Hypnose im Grunde eine Autohypnose ist. Zu den eigentlichen autohypnotischen Techniken (5) gehören die verschiedenen Meditationsformen (vgl. Scharfetter 1979; Naranjo/Ornstein 1976) und auch das Autogene Training (Schultz 1970) sowie verwandte Verfahren. Von wenigen Ausnahmen abgesehen scheint das Gemeinsame solcher Verfahren darin zu bestehen, daß der Meditierende lernt, bewegungslos in einer reizarmen Umgebung seine Gedanken auf einen einzigen Gegenstand zu konzentrieren. Dies entspricht dem «Anjochen der Gedanken», über das Patañjali, der Autor der klassischen Merksprüche des Yoga (2. Jh. v. oder 4. bis 5. Jh. n. Chr.), in Sûtra 2 des ersten Buches schreibt (1976: 21): «Yoga ist jener innere Zustand, in dem die seelisch-geistigen Vorgänge zur Ruhe kommen.» Der Gegenstand der Meditation ist dabei oft ein Mantra wie *om,* ein Bild, der eigene Atem usw.

Bedeutende experimentelle Untersuchungen über den Prozeß des Einübens der Meditation wurden von Deikman (1963, 1966) durchgeführt, der in einer Laborsituation über eine blaue Vase meditieren ließ. Innerhalb weniger Sitzungen traten ausgeprägte VWB von visionsartigem Charakter und mit Vorstufen zu mystischen Verschmelzungserlebnissen auf. Die hier besprochenen Techniken sind uralt und lassen sich weltweit nachweisen. Speziell die Meditationsverfahren haben die Kulturen des gesamten asiatischen Raumes mitgeprägt und spielen im Hinduismus, Buddhismus und Taoismus eine kaum zu überschätzende Rolle.

Auch im Christentum finden sich Meditationsformen, wie die Exerzitien des Ignatius von Loyola (1959) aus dem Jahre 1534 zeigen.

Die Beurteilung der während der Meditation auftretenden VWB, speziell der Visionen, hängt stark vom religiösen Kontext ab. Während im Christentum solche Erscheinungen oft positiv betrachtet wurden – soweit nicht der Teufel als Ursache angenommen wurde –, gelten Visionen z. B. im Zen-Buddhismus als *makyo,* d. h. als eher unerwünschte Ablenkung auf dem Wege zur Einswerdung von Ich und Sein (Schüttler 1974).

In den westlichen Ländern haben östliche Meditationstechniken in den vergangenen Jahren mit größtenteils profaner Zielsetzung z. B. als Entspannungsmethoden eine weite Verbreitung gefunden. Werden sie zur Erzeugung von VWB verwendet, bleiben Warnungen vor möglichen Gefahren nicht aus (American Psychiatric Association 1977).

Reizüberflutung

Von den verschiedenen Arten der Reizüberflutung (*sensory overload*) sind hier zwei von Bedeutung (Ludwig 1975). Die erste Art besteht in einer intensiven rhythmischen Stimulation verschiedener Sinneskanäle (6). Durch mehrere experimentelle Untersuchungen an freiwilligen Probanden konnte nachgewiesen werden, daß dieses Verfahren innerhalb kurzer Zeit zu VWB führt (vgl. Kahn 1954; Freedman/Marks 1965). Eine derartige rhythmische Stimulation durch Trommeln und ritualisierte Tänze scheint in außereuropäischen Kulturen ein weit verbreitetes Mittel zur Auslösung von VWB zu sein (Lewis 1975). Bekannte Beispiele sind der *Voodoo* (*Vodun*)-Kult auf Haiti (Ravencroft 1975), dessen Wirkung sich manchmal auch westliche Zuschauer nicht entziehen können (Deren 1953), der Tanz der Derwische im Islam (Inayat Khan 1962) oder der Heiltanz der Kung in der Kalahari-Wüste Afrikas (Katz 1977; Marshall 1976).

«Subkulturelle» Verwendungen dieser Art von Reizüberflutung finden sich in den westlichen Ländern paradoxerweise im Zusammenhang mit dem Leistungssport. So treten VWB durch die rhythmischen Bewegungen beim Langstreckenschwimmen (Anonymous 1975; Goher 1977) und vor allem beim Langstreckenlauf auf (Morgan 1978; Morgan/Costill 1972). Die «Einsamkeit des Langstreckenläufers» ist oft ein «psychedelischer Trip», der Anlaß zur übermäßigen Ausübung dieser Sportart werden kann.

Die zweite Art der Reizüberflutung (7) besteht in einer stark gesteigerten Variabilität des Wahrnehmungsfeldes in verschiedenen Sinnesbereichen bei leicht erhöhter oder normaler Intensität. Nach verschiedenen experimentellen Untersuchungen zeigen etwa ein Viertel der freiwilligen Probanden innerhalb weniger Stunden unter solchen Bedingungen VWB (vgl. Ludwig 1972; Haer 1971). Hinweise für die außereuropäische Verwendung dieser Art von Reizüberflutung finden sich bei Sargant (1957).

Diese Art der Reizüberflutung wurde zuerst an der Westküste der USA kommerzialisiert. Durch gleichzeitige Darbietung von verschiedenen Filmen, einer Vielzahl von Dias und stroboskopischem Licht sowie entsprechender «psychedelischer» Musik wurden halluzinogenartige Erfahrungen erzeugt (Albert/Cohen/Schiller 1966).

Ätiologie-unabhängige Dimensionen von VWB

Schon früh wurde die Vermutung geäußert, daß VWB unabhängig von der Art ihrer Auslösung, also durch Halluzinogene oder psychologische Verfahren, etwas Invariantes gemeinsam haben, das sie gleichzeitig vom normalen Wachbewußtsein unterscheidet. Erste Andeutungen zu dieser Hypothese finden sich bereits bei Patañjali in Sûtra 1 des 4. Buches (1976: 163). In der westlichen Literatur wird diese Anschauung seit Moreau de Tours (1845) diskutiert (Ludwig 1966). Diese Hypothese läßt sich so formulieren, daß VWB unabhängig von ihrer Auslösung und Intensität gemeinsame Dimensionen haben. Damit sind ätiologie-spezifische Aspekte natürlich nicht ausgeschlossen.

Zur Überprüfung dieser Hypothese diente eine Serie von Experimenten an insgesamt 393 gesunden freiwilligen Probanden. Untersucht wurden die folgenden Bedingungen: (-) $\triangle^9$-trans-Tetrahydrocannabinol (N = 27; Dittrich 1975a; Koukkou/Lehmann 1977), N, N-Dimethyltryptamin (N = 41; Bickel/Dittrich/Schoepf 1976; Koukkou 1980), Psilocybin (N = 14; Koukkou/Lehmann 1977), Stickoxydul (N = 38; Probst/Stephan 1975), Reizentzug (N = 22; Dittrich 1974), Hypnose und Autogenes Training (N = 28; Würmle 1977), Weckreize im Einschlafstadium (N = 29; Koukkou/Dittrich/Lehmann 1975) und drei Formen der Reizüberflutung durch erhöhte Variabilität (N = 60; Hürlimann/Malzacher/Merz/Simmen 1975). Die Kontrollgruppen umfassen insgesamt N = 134 Probanden. Zur Erfassung der durch die obigen Bedingungen ausgelösten VWB diente der standardisierte Fragebogen APZ (Dittrich 1975b).

Mittels dimensionsanalytischer Verfahren und solchen der klassischen Testtheorie wurden eine übergeordnete und drei primäre Skalen gefunden, die sich hypothesengemäß als ätiologieunabhängig erwiesen.

Die übergeordnete Skala, die die gemeinsamen Aspekte von VWB gesamthaft beschreibt, ist charakterisiert durch Merkmale, die vor allem hinweisen auf eine Veränderung des Denkens, ein verändertes Zeiterleben, Angst vor Verlust der Selbstkontrolle, intensive Emotionen, Körperschemaveränderungen, optische «Sinnestäuschungen» wie Halluzinationen, Illusionen und Synästhesien sowie ein verändertes Bedeutungserleben.

Die drei primären Skalen lassen sich inhaltlich wie folgt benennen: 1. «Mystisches Erleben»; diese Bezeichnung wird dadurch nahegelegt, daß diese Skala einige Aspekte fundamentaler Charakteristika mystischer Erfahrungen enthält, die als kultur- und religionsunabhängig gelten (Stace 1960). Aussagen, die in dieser Skala zusammengefaßt werden, sind z. B.: «Die Grenze zwischen mir selbst und meiner Umgebung schien sich zu verwischen.» Hier deutet sich ein Einswerden mit der Umgebung an. Eine mystisch erlebte Einheit der Realität jenseits aller Widersprüche findet sich in der Aussage: «Es schien mir, als gäbe es in der Welt keinerlei Widerspruch und Gegensätze mehr.» Auf die Transzendenz der Zeit weist die Aussage hin: «Vergangenheit, Gegenwart und Zukunft erlebte ich als eine Einheit.» Eine tief empfundene positive Stimmung spiegelt sich in der folgenden Aussage wider: «Ich fühlte mich ohne besonderen Anlaß sehr glücklich und zufrieden.» Schließlich umfaßt diese Dimension noch subjektive Levitationsphänomene: «Ich fühlte mich, als ob ich schweben würde», sowie ein Gefühl der Körperlosigkeit: «Es schien mir, als hätte ich keinen Körper mehr.»

Die zweite Skala «Angst vor Verlust der Selbstkontrolle» umfaßt Merkmale, die einen unangenehmen Zustand beschreiben, der von Halluzinogenkonsumenten oft als *bad trip* bezeichnet wird. Merkmale, die zu dieser Skala gehören, sind z. B.: «Ich fühlte mich gequält, ohne genau zu wissen, warum.» – «Ich fühlte mich wie gelähmt.» – «Es kam mir vor, als sei zwischen mir und meiner Umgebung eine unsichtbare Wand.»

Die dritte primäre Skala wurde benannt als «Veränderte optische Wahrnehmung». Die Merkmale dieser Skala beziehen sich auf optische (Pseudo)-Halluzinationen bzw. «Visionen», Illusionen und Synästhesien. Hinzu kommen Aussagen, die auf ein verändertes Erleben der Bedeutung von Gegenständen in der Umwelt hinweisen. Beispiele für solche Merkmale sind: «Ich habe bei völliger Dunkelheit oder mit geschlossenen Augen Helligkeit oder Lichtblitze gesehen.» – «Ich sah in völliger Dunkelheit oder mit geschlossenen Augen Farben vor mir.» – «Ich sah in völliger Dunkelheit oder mit geschlossenen Augen ganze Szenen wie einen Film ablaufen.» – «Töne schienen das, was ich sah, zu beeinflussen.»

In Anlehnung an Huxley (1959) könnte man also formulieren, daß die drei primären, ätiologie-unabhängigen Aspekte veränderter Wachbewußtseinszustände dem «Himmel», der «Hölle» und den «Visionen» entsprechen.

Diese Ergebnisse unserer experimentellen Untersuchungen (Dittrich 1977, 1981 a, 1981 b) wurden durch Felduntersuchungen reproduziert (Dittrich/Staub/von Arx 1980). Sie können zur Erklärung beitragen, warum Halluzinogene und die hier diskutierten psychologischen Techniken zur Auslösung von VWB häufig in einem sehr ähnlichen Kontext Verwendung finden.

Ansätze zu einer Soziologie des Rausches – zur Sozialgeschichte von Rausch und Ekstase in Europa

Aldo Legnaro

Drogeninduzierte veränderte Bewußtseinszustände werden phänomenologisch dargestellt und die gegenüber Rausch und Ekstase vorherrschenden Einstellungen in einer sozialhistorischen Skizze beschrieben. Der historische Rahmen reicht vom Judentum des Alten Testaments über Griechen, Römer und das frühe Christentum bis zur Moderne. Dabei läßt sich feststellen, daß mit einer Entwicklung zu immer stringenterer Ich-Rationalität hin der Erkenntniswert von Rausch und Ekstase schrumpft und schließlich ganz bestritten wird. Dem entspricht eine Rationalisierung der Weltsicht, die darin mündet, einzig dem Wach-Bewußtsein Wirklichkeitscharakter zuzuschreiben. Erst in neuerer Zeit lassen sich hier gegenläufige Tendenzen ausmachen.

Rausch und Ekstase sind universelle Phänomene – zu allen Zeiten und in allen Kulturen haben Menschen solche Zustände des Erlebens ersehnt, gesucht oder gefürchtet, ihnen jedenfalls eine über das Alltägliche hinausgehende Bedeutung zugemessen. Es ist dies wohl der allgemeinste Nenner, auf den sich historisch und interkulturell alle jeweils gegenüber Rausch und Ekstase vorherrschenden Einstellungen bringen lassen: Wer sie erfährt, macht eine nicht-alltägliche, «andere» Erfahrung, erlebt eine Entgrenzung ichverhafteter Gebundenheit, er ist damit auch ein «anderer». Welche Vorstellungen man sich von ihm macht und welchen Status man ihm zuschreibt, wie seine Erfahrungen bewertet und in den kulturellen Kosmos eingeordnet werden, dies alles freilich gestaltet sich in verschiedenen Kulturen höchst unterschiedlich und wirft ein charakteristisches Licht auf ihre Konzeption von Welt und Leben. Die wechselnde Bedeutung von Rausch und Ekstase in der Kulturgeschichte Europas herauszuarbeiten ist das Ziel dieses Beitrags. Vorab allerdings sind beide Phänomene als Bewußtseinszustände zu beschreiben, und es ist zu zeigen, welche Rolle Drogen in diesem Zusammenhang spielen.

Rausch und Ekstase als Sonderzustände des Bewußtseins

Mit Traum, Trance, Meditation und Hypnose zählen Rausch und Ekstase zu den *altered states of consciousness*[1], den veränderten Bewußtseinszuständen. Dieser Begriff schon enthält eine Prämisse, die in der kulturellen Tradition Europas nicht selbstverständlich ist: Wenn auch diese Formen des Erlebens Zustände des Bewußtseins sind, dann gewinnen sie hiermit einen Status von Wirklichkeit, der ihnen anderenfalls versagt bleibt (siehe unten). Im Begriff der Sonderzustände des Bewußtseins verbirgt sich die Anerkennung der Tatsache, daß Bewußtsein nicht ausschließlich eine Ichleistung darstellt und die Wirklichkeit von Erfahrungen nicht nach ihrem Ichanteil gemessen werden kann. Es ist dies eine Voraussetzung, die erst eine positive Würdigung solcher Sonderzustände erlaubt.

Sind auch die erwähnten veränderten Bewußtseinszustände untereinander zu differenzieren, so weisen sie doch gegenüber dem Wachbewußtsein eine spezifisch andere Qualität auf. Gemeinsam ist ihnen, nicht primär Icherfahrung zu sein, und in allen ist die alltäglich herrschende Dominanz des Ich abgeschwächt. Der Zusammenhang untereinander läßt sich bildlich «entlang einem Kontinuum zunehmender zentral-nervöser (ergotroper) Erregung» (Fischer 1970) darstellen. «Diese Erregungsstufen können auf ‹natürliche› Weise verrücken, oder aber auch durch ... Drogen ... induziert werden. Der schöpferische Zustand ist durch einen proportionalen Anstieg an Datengehalt und Datenverarbeitung charakterisiert, während in der noch weiter gesteigerten akuten schizophrenen Erregungsphase die Datenverarbeitung mit angestiegenem Datengehalt ... nicht mehr Schritt halten kann ... In der höchsten, ekstatischen Erregung wird der psychotische Zustand durchbrochen, und das nun grenzenlos überströmende ‹Ich-und-alles› ... wird als intensivste Bedeutung erlebt. Währenddem die Seele, in den Worten des Heiligen Augustinus, *se ipsum per se ipsum videt,* wird ihre eigene Bedeutung zum höchsten Erlebnis; in der Ekstase reflektiert sich das Ich im eigenen Programm» (Fischer 1970). So lassen sich die verschiedenen Bewußtseinszustände halbkreisförmig anordnen; unser tägliches Wachbewußtsein steht im Zenit dieses Halbkreises, während die linke Peripherie als ein «Wahrnehmungs-Halluzinations-Kontinuum» schizophrene Zustände und, nach der steigenden Erregung über sie hinausgehend, die mystische Ekstase ordnet. Auf der rechten Peripherie, einem «Wahrnehmungs-Meditations-Kontinuum», folgen nach dem gleichen Prinzip Entspannung, *zen-satori* und *yoga-samadhi* aufeinander. Sowohl die mystische Ekstase wie das *yoga-samadhi* verwirklichen im kosmischen Bewußtsein (Bucke 1972) einen Zustand von *eternal delight* (William Blake), während das Wachbewußtsein von beiden gleich weit entfernt den Normalzustand zentral-nervöser Erregung repräsentiert.

Mit diesem gedanklichen Modell ist die hergebrachte Einteilung von Bewußtseinszuständen in dichotome kulturell definierte Kategorien wie pathologisch versus normal bzw. nicht-pathologisch überwunden: Bewußtseinsformen erscheinen nicht mehr als «wahnhaft» oder «psychisch gesund», sondern als verschiedene Ausprägungen zentralnervöser Erregung, zugänglich also für jeden in bestimmten Situationen.[2] Für eine ‹ichbewußte› Kultur, wie sie die westliche Industriegesellschaft darstellt, ist das ein relativ neuer Gedanke, und es ist nicht verwunderlich, daß die wissenschaftliche Diskussion solcher Phänomene erst neuerdings und zögernd in Gang kommt. Die Prämisse, daß jede Form von Bewußtsein an die psychische Instanz des Ich gebunden sei, wird damit nämlich aufgegeben – eine Prämisse übrigens, die in anderen Kulturen durchaus auf Unverständnis stößt. Sie ist ersetzt durch einen «neurophysiologischen Relativismus», dem alle Erregungszustände als gleichberechtigt gelten. Dieser Auffassung korrespondiert aber gleichzeitig die Erkenntnis, daß bestimmte schöpferische Prozesse nur in vom Normal-Wachbewußtsein verschiedenen Zuständen stattfinden können. Gleiches gilt auch für alle Erfahrungen abweichender Wirklichkeit: Sie sind mit von dem normalen Wachbewußtsein verschiedenen Erregungszuständen verknüpft. Ermöglichen aber die kategorialen Modelle eine Pathologisierung solcher Phänomene, dann ist der Weg durch die Darstellung als Kontinuum frei, sie positiv zu würdigen.

Obgleich die inhaltliche Ausgestaltung veränderter Bewußtseinszustände außerordentlich vielfältig ist (wenn auch in bestimmten Mustern geordnet werden kann), so sind die auslösenden Faktoren solcher Zustände doch immer auf gleiche Prinzipien zurückzuführen: Sie treten dann auf, wenn die Flut sensorischer Reize, die wir dauernd sinnlich erfassen, unter oder über dem Normalpegel liegt (Ludwig 1969). Fallen in die erste Kategorie alle Formen sinnlicher Deprivation, so in die zweite alle Formen von Trance, Berserkertum und Zustände von Besessenheit. Weiterhin läßt sich die völlige Konzentration auf einen Stimulus unterscheiden; spiegelbildlich dazu ist der Versuch, zielgerichtetes Denken zu minimieren, wie das in der Meditation und im freien assoziativen Denken (sowohl bei der Suche nach einer Problemlösung wie auch beim Assoziieren des Analysanden auf der Couch) versucht wird. Schließlich sind als Möglichkeiten noch zu nennen jene Bewußtseinszustände, die durch neurophysiologische und biochemische körperliche Veränderungen hervorgerufen werden: durch Schlafentzug, einen überhöhten Sauerstoffgehalt im Blut, oder Drogen.

Auf eines oder mehrere der angeführten Prinzipien sind alle Formen veränderter Bewußtseinszustände zurückzuführen. Neben ihren Ursachen teilen sie jedoch auch bestimmte Charakteristika des Erlebens. Arnold Ludwig hat hier ebenfalls eine zusammenfassende Darstellung gegeben. Er beschreibt *alterations of thinking,* eine Verlagerung des Denkens auf als archaisch begriffene Primärprozesse, einen veränderten Zeitsinn, Veränderung der emotionalen Stimmungslage, Veränderung des emotionalen Ausdrucks, ein vom Gewöhnlichen verschiedenes Körpergefühl, Veränderungen der sensorischen Wahrnehmung, die Zuschreibung von Bedeutung bei Objekten und Situationen, die sonst nicht erfolgen würde, mehr oder weniger ausgeprägt die Unmöglichkeit, die Erfahrung adäquat zu kommunizieren, ein Gefühl von Wiedergeburt oder neuer Weltsicht und Hypersuggestibilität.

Solche Beschreibungen geben einen Begriff von der Natur dieser Sonderzustände des Bewußtseins. Sie machen gleichzeitig deutlich, auf welche Schwierigkeiten Versuche einer exakten Definition stoßen. So stellt Th. Spoerri fest, «unsere Epoche und die in ihr gründende Art und Sprache der Wissenschaft (sei) ekstase-fern; unsere Definitionen sind daher häufig negativ, indem die Phänomene gerade dort beginnen, wo unsere raum-, zeit- und kausalitätsgebundenen Kategorien ihre Grenzen haben» (Spoerri 1968). Schon hier klingt ein kulturspezifisches Nicht-Verständnis an: Zwar gehört, wie auch Spoerri betont, die Ekstase zu den menschlichen Grunderfahrungen, aber die in unserer Kultur entwickelte Philosophie von Welt und Wirklichkeit und die daraus abgeleitete Terminologie akzentuieren weitaus eher eine intersubjektive Empirie des Wachbewußtseins als Bewußtseinszustände, deren Erlebniswelt nur schwer zu kommunizieren ist. Nicht ohne wertende Wortwahl definiert denn auch ein älteres Lexikon, Ekstase sei «ein höherer Grad von Begeisterung, in welchem sich der Mensch einem Gefühl so unumschränkt überläßt, daß die Klarheit des Verstandes verdunkelt und die Freiheit des Willens beschränkt wird».[3] Heutige Autoren sind vorsichtiger; so wird Ekstase umschrieben als ein Zustand des «Außersichseins», des «Nichtbeisichseins», der einhergeht mit der Entfremdung der äußeren Wirklichkeit, mit intensiven Affekten, einer Bewußtseinsveränderung mit einem Erlöschen des Ichbewußtseins und mit Übermächtigwerden eines transzendenten Numinosen (Spoerri 1968). Ein Bewußtseinszustand also, der sakrale, kaum noch benennbare Sphären tangiert. Dies beleuchtet schon vorweg einen der Gründe, warum diese Kultur zur Ekstase ein eher fernes Verhältnis hat.

Der Rausch ist säkularer. Zwar läßt er sich phänomenologisch als eine Vorstufe der Ekstase betrachten; seine «Umnebelung der Sinne» hat aber nicht im gleichen Ausmaße existentielle Qualitäten und ist zumindest in der Form des Alkoholrausches weitaus vertrauter, wenn auch keineswegs ein Bewußtseinszustand der Alltäglichkeit.

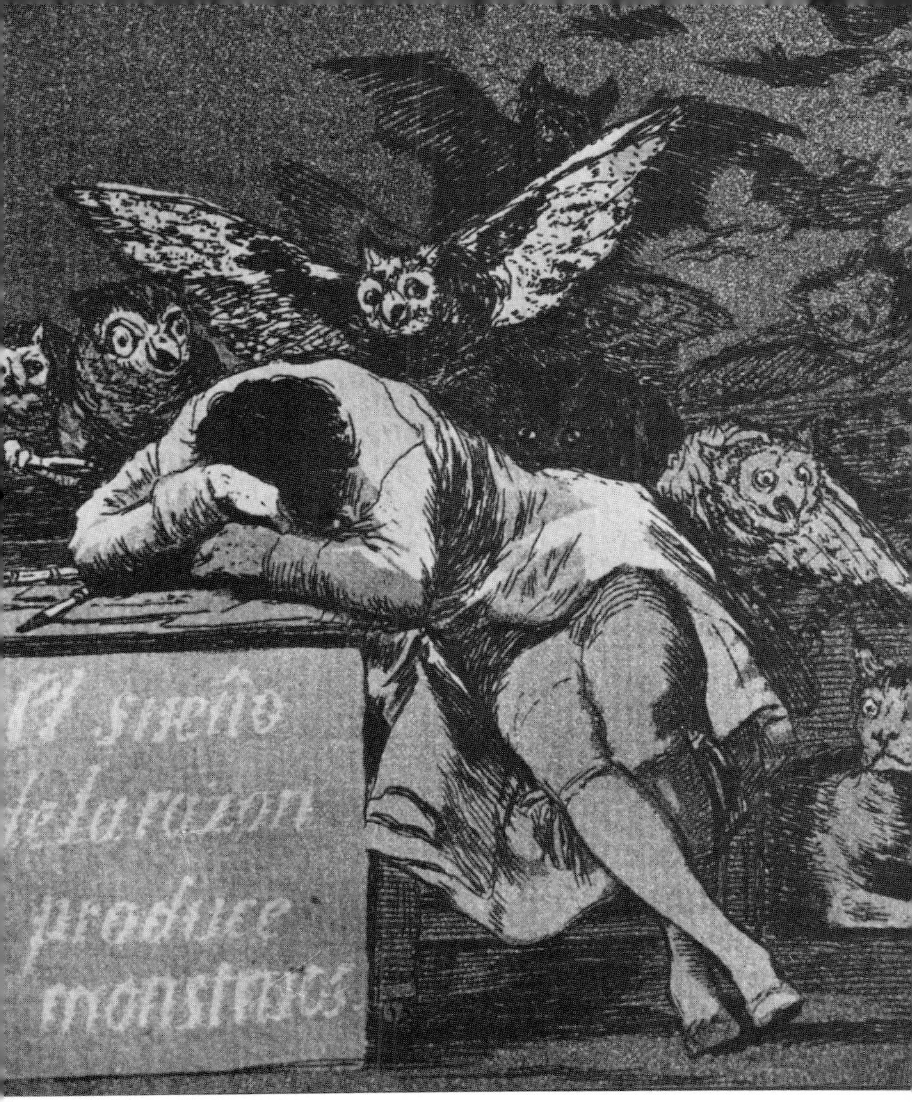

In der absolutistischen Gesellschaft Spaniens am Ausgang des 18. Jahrhunderts ist Francisco de Goya Hofmaler Carlos IV. Goyas Bilder sind politisch, ob er die Königsfamilie porträtiert oder die Caprichos zeichnet, aus denen dies Blatt «El sueno de la razon produce monstros» («Der Traum der Vernunft gebiert Monstren») stammt. In einer früheren Fassung tragen die Monstren Goyas eigenes Gesicht. So symbolisieren sie – sieht man beide Fassungen zusammen – sowohl die Angst vor den gesellschaftlichen Mächten wie die Angst vor dem eigenen Selbst. Fast 200 Jahre nach der Entstehung der Caprichos sind uns beide Ängste noch vertraut.

Drogen und Rausch: Zur Phänomenologie der nicht-alltäglichen Wirklichkeit

In den meisten uns bekannten Kulturen werden Drogen zur Erreichung von veränderten Bewußtseinszuständen in einer sozial integrierten Weise verwendet; tatsächlich müssen drogenfreie Kulturen, sofern es sie überhaupt gibt, zu den Ausnahmen gezählt werden.[4] Auch in der europäischen Kultur verwendet man Drogen in vielfältigen Ritualisierungen: in kultischem Rahmen den Wein, in säkularem Rahmen alle Alkoholika, den Tabak, eine breite Palette von Tabletten (diese freilich mit minimaler Ritualisierung und vor allem mit medizinischer Begründung), neuerdings auch die Opiate. Das Rauschpotential dieser Drogen ist unterschiedlich; daß sich mit einer von ihnen Ekstase erreichen ließe, kann kaum behauptet werden. Für eine Phänomenologie der nicht-alltäglichen Wirklichkeit scheinen mir deswegen vor allem Haschisch, Marihuana, Meskalin und LSD bedeutsame Drogen zu sein. Die Erfahrungen unter dem Einfluß dieser Drogen unterscheiden sich zwar in der Intensität, aber nicht in der Qualität; vom Wirkungsspektrum her bilden sie eine deutlich sowohl gegen die Alkoholika wie die Opiate abgesetzte Gruppe. Die durch diese Drogen vermittelte Erfahrungswelt ist außerordentlich variabel, vor allem deswegen, weil die subjektive Wahrnehmung durch pharmakologische Eigenheiten einer Droge zwar gerichtet, aber nicht völlig bestimmt wird. Ausschlaggebende Bedeutung hierfür haben zum einen individuelle Persönlichkeitszüge (*set*), zum anderen die aktuelle Situation der Drogeneinnahme (*setting*), dies sowohl nach ihrem sozialen Bezug als auch nach der momentanen psychischen Verfassung. Dennoch lassen sich gewisse Grundstrukturen der Drogenerfahrung ausmachen, die ich im folgenden beschreibe.

Die Zeit ist das Jetzt

Immer wiederkehrend in Berichten über Drogenerfahrungen ist die Beobachtung der Relativität der Zeit. Wird unser Alltag strukturiert von einer physikalischen Zeit, die sich außerhalb unserer Bedürfnisse als soziale Zeit objektiviert, so spielt sich die Drogenerfahrung in ihrer eigenen Zeit – oder Zeitlosigkeit – ab. Alan Watts schreibt (1972: 42): «Zunächst einmal hat diese Welt eine andere Zeit. Es ist die Zeit des biologischen Rhythmus, nicht die der Uhr und allem, was damit zusammenhängt. Es gibt keine Eile. Unser Zeitsinn ist bekanntlich subjektiv, daher abhängig von der Beschaffenheit unserer Aufmerksamkeit ... Hier genügt die Gegenwart sich selbst, aber es ist keine statische Gegenwart. Es ist eine tanzende Gegenwart – die Entfaltung eines Musters, das kein bestimmtes Ziel in der Zukunft, sondern einfach seinen eigenen Sinn hat. Sie verschwindet und kommt gleichzeitig an; der Same ist ebenso ein Ziel wie die Blume.» Erleben verwandelt sich in eine Offenbarung des Hier und Jetzt, in einen Fluß von Augenblicken, deren ineinander verschlungene Gestalt Gedanken an Zukunft, an noch nicht Gelebtes, bannt. Denn erfahrbar ist nur die Gegenwart, auch wenn uns die vorgebliche Notwendigkeit, gedanklich vorzuplanen, solche Erfahrungen ganz selten ahnen läßt.

«Versailles ist dem, der Haschisch gegessen hat, nicht zu groß, und die Ewigkeit dauert ihm nicht zu lange. Und auf dem Hintergrund dieser riesigen Dimensionen des inneren Erlebens, der absoluten Dauer und der unermeßlichen Raumwelt, verweilt mit jenem seligen Lächeln ein wundervoller Humor desto lieber bei der grenzenlosen Fragwürdigkeit alles Seienden» (Walter Benjamin 1972: 39).

Wird alles Seiende des Fragens würdig, so sind die Antworten, die sich dem Bewußtsein unter Drogeneinfluß einstellen, von anderer Natur als im Zustand rationalen Kalküls. Daß unsere Fragen nur Scheinprobleme, den Wunsch nach einer Ordnung darstellen, die zu sehen uns erst Drogen wieder die Augen öffnen, mag dabei ins Licht treten. «Ich betrachte das, was ich normalerweise als ein Durcheinander von Sträuchern bezeichnen würde – ein Knäuel aus Pflanzen und Unkraut, Ästen und Blättern, die in jedwede Richtung gehen. Aber jetzt . . . sehe ich, daß das, was durcheinander ist, nicht die Sträucher sind, sondern meine plumpe Methode des Denkens. Jeder Zweig ist am richtigen Platz, und die Verschlingung ist zu einer Arabeske geworden, feiner angeordnet als das sagenhafte Gekritzel auf den Rändern keltischer Handschriften. Im gleichen Bewußtseinszustand habe ich eine Waldlandschaft im Herbst gesehen, . . . nicht als ein Durcheinander, sondern als Spitzenarbeit, oder die Linienarbeit eines zauberhaften Juweliers. Ein morscher Baumstamm mit pilzartigen Gewächsen und Moosflecken wurde so kostbar wie irgendein Werk von Cellini – eine innerlich leuchtende Konstruktion aus Jett, Bernstein, Jade und Elfenbein» (Watts 1972: 70).

Solche Versenkung in die Welt kann dem Außenstehenden als Apathie oder gar als Autismus erscheinen, während der Erfahrende in einer Konzentration befangen ist, die keine außengerichtete Aktivität mehr beinhaltet, obgleich sie ein höchst intensives Leben bedeutet. Henri Michaux (1971: 66) merkt an: «Ich spreche zuviel, aber es ist nur, um G. zu beruhigen, die sichtlich besorgt ist (später hat sie mir gesagt, ich hätte die wächserne Gesichtshaut eines Sterbenden gehabt). Dies nötigt mich, von meinem Überzustand abwesend zu sein. Was sie nachher die Augenblicke meiner Gegenwärtigkeit nennen wird (also der äußeren Aufmerksamkeit), das würde ich gerade meine Abwesenheit nennen. Darum erinnere ich mich beinahe an nichts, weil ich mich mitgeteilt habe, weil die heikelsten Umwandlungen, die mir im Schweigen nicht entgangen wären, wenn ich allein auf das Meskalin-Phänomen achtgegeben hätte, der Ablenkung zum Opfer fielen, durch die Handhabung der Sprache und durch das soziale Element des Gesprächs.» Was die *zen*-Tradition *wu-wei* nennt, Handeln im Nichthandeln, das Verweilen in entspannter Spannung, Konzentration ohne Ziel, ist in dieser anderen Zeit der Drogenerfahrung angelegt.[5]

Ernst Jünger (1968) hält dies für das konstituierende Element aller Drogenerfahrungen: «Das Wagnis, das wir mit der Droge eingehen, besteht darin, daß wir an einer Grundmacht des Daseins rütteln, nämlich an der Zeit ... Der Strom fließt ruhiger; die Ufer treten zurück. Mit der beginnenden Betäubung treibt das Bewußtsein wie in einem Boot auf einem See, dessen Grenzen es nicht mehr erblickt. Die Zeit wird uferlos; sie wird zum Meer.»

Die Erotisierung des Wirklichen

Havelock Ellis (1898) schildert seine Meskalin-Erfahrung als eine *orgy of vision*, und Alfred Serko (1914) berichtet: «Szenen kommen zur Entwicklung, die reichste Phantasien in Schatten stellen; wunderbare Landschaften, Prachtbauten, Kathedralen, Gärten, Parkanlagen, Jahrmarktsbuden usw. wachsen auf und verschwinden wieder, gehen ineinander über, wandeln sich in ununterbrochenem Entstehen und Vergehen. Aus einer Szene entwickelt sich, man könnte sagen, fast organisch, die nächstfolgende, aus dieser wiederum die nächste und so fort in fließenden Übergängen ... Es liegt System in diesem Auf und Nieder von Gesichten, das einleuchtet, es wirkt ein produktiver Geist in diesem Wandel, der befriedigt. Ein Beispiel wird das illustrieren. Ein herrliches Tapetenmuster wirbelt sich zusammen und wird zu einem tiefen Trichter. Die Rhomben, die im Muster dominieren, dehnen sich in ihren Ecken, wachsen aus, verbreitern sich nach oben, splittern sich in Äste, nehmen eine grüne Farbe an und werden so zu Bäumen, die in langer, tiefer Reihe eine Allee bilden ... Doch der Prozeß geht unaufhörlich weiter: Kaum gebildet, beginnt sich die Allee zu destruieren, die Bäume schrumpfen ein, werden dicker, massiger und kürzer, rücken dichter aneinander, der blaue Himmel senkt sich tief und tiefer, vermischt sich mit den Baumkronen über einer Mauerwölbung, die Straße pflastert sich mit bunten Fliesen, und man sieht in aller Deutlichkeit, in allen Einzelheiten einen langen Klostergang. Nur kurze Augenblicke, dann wandelt sich das Bild: Die Marmorsäulen schrumpfen ein, beginnen sich zu drehen, werden so zu Schnörkeln und Verzierungen, während eine unter ihnen zu einer grinsenden Theatermaske wird: Der Klostergang hat sich in eine Theaterloge umgewandelt. Doch schon beginnt die Logenbrüstung zu zerfließen, die

Maske rollt sich auf, zersplittert sich in Schnitzereien, Fassaden tauchen auf, und man sieht ein gotisches Portal, mit ins allerfeinste, minuziöseste Detail ausgearbeiteten Holzschnitzereien von wunderbarer Kompliziertheit und Exaktheit der Ausführung.»

In einem solchen Bericht kommt deutlich zum Ausdruck, wie die alltägliche Wahrnehmung umgeschaffen ist in eine erotische Beziehung des Empfindenden zur äußeren Welt, wobei die Grenzziehung zwischen beiden oft als höchst konstruiert erfahren wird. Eine sinnliche Wahrheit der Wirklichkeit wird augenfällig: «‹This is how one ought to see›, I kept saying as I looked down at my trousers, or glanced at the jewelled books in the shelves, at the legs of my infinitely more than Van-Goghian chair. ‹This is how one ought to see, how things really are›» (Huxley 1954: 30).

Und wenn Walter Benjamin feststellt, «im Haschisch (seien) wir genießende Prosawesen höchster Potenz» (1972: 51), dann meint er solche Erfahrungsweisen, zu deren Umschreibung, Aldous Huxley einen Begriff des Meister Ekkehard heranzog: Istigkeit, Sein ohne Kategorien, Wahrnehmung ohne Gedanken. Der innere Zusammenhang der Welt wird zum sinnlichen Erlebnis:

«Und mit dem Sehen setzte ein starkes, packendes Erleben ein, in jeder Pflanze glaubte ich das Leben selbst zu erleben, wenn nicht zu sehen, das geistige Vorbild, nach dem sie sich entfalten müßten, der Rhythmus des Wachsens, ihre Urform. Und je weiter ich in die Wiese sah, um so klarer wurde mir der geistige Plan eines jeden Gewächses, die große Harmonie der ganzen Wiese. Ich hatte nicht das geringste ästhetische Lustempfinden, nicht das Gefühl, daß mir gerade etwas Angenehmes geschehe, ich sah nur, wußte und erlebte: das vitale Leben. Und wieder war die Atmosphäre voller Heiterkeit, Dankbarkeit und Gegenwartsfreude, aus allem erstrahlte der unerhörte Jubel einer klaren, starken Harmonie» (Beringer 1927/1969: 212).

Das umgestaltete Denken

Unter Drogeneinfluß gewinnt nicht nur die Welt einen «eigenartig zauberhaften, mystisch-märchenhaften Anstrich» (Serko 1914); auch das eigene Denken verwandelt sich in symbolisch-archetypische Konfigurationen. Gedanken verlieren ihre logische Gestalt und verstricken sich assoziativ ineinander, so daß Henri Michaux von einem «zerebralen Orgasmus» sprach. Walter Benjamin gibt in seinen Aufzeichnungen eine Fülle von Gedanken, die ihrer überraschenden gedanklichen Verbindungen wegen die Herkunft aus Haschischträumen erraten lassen. «Wenn Freud eine Psychoanalyse der Schöpfung machen würde, dann würden die Fjorde nicht gut wegkommen» (Benjamin 1972: 120). Analoges Denken wird bestimmend, assoziativ und phantasievoll springend; aristotelische Logik scheint außer Kraft gesetzt; paläologisches Denken dominiert (vgl. Arieti 1956). Es scheint, als werde unter Drogeneinfluß die rechte Gehirnhälfte aktiviert[6] und mit ihr ein intuitives Denken, das keinem bestimmten Faden mehr folgt und eben deswegen schöpferische Leistungen zu erspielen vermag. Ein solcher Modus der Erfahrungen läßt sich als «De-Automatisierung» beschreiben, nämlich als «De-Automatisierung der psychologischen Strukturen, die Wahrnehmungen ordnen, begrenzen, auswählen und interpretieren» (Deikman 1969).[7] Sozial vermittelte Raster der Wahrnehmung werden aufgelöst und auf andere, unter günstigen Umständen auf schöpferische Weise neu organisiert. Es ist darum nicht verwunderlich, daß Experimente zur Kreativität unter Drogeneinfluß eine positive Beziehung aufzeigen (Hariman 1969; Krippner 1969), wobei *set* und *setting* freilich eine große Rolle spielen.

Unio mystica: Die Einheit der Welt

«Auf meinen Wunsch wird das Zimmer hell von der Sonne beleuchtet. Nach einer halben Stunde, durch religiöse Musik induziert, befinde ich mich plötzlich auf einem Dachgarten mit einem schönen Panorama in herrlichen Farben. Ich . . . steige dann weit hinauf, die Geschiedenheit löst sich, und ich fühle mich aufgenommen in eine Atmosphäre von klarstem Licht in einer Umgebung von himmlischer Schönheit. Als ich hinunterblicke, sehe ich weit unter mir auf der Erde alle unsere kleinen Kompartimente, womit wir Menschen uns bestätigen, unsere Auffassungen, Theorien, Definitionen, Lebensanschauungen, Religionen, die uns scheiden und das Wesen des Lebens unsichtbar machen. Dann verschwindet auch die Erde und zugleich das Erlebnis von Raum und Zeit . . . Solange ich mich diesem Zustand völlig hingab und mit tiefer Wonne erlebte, war ich in einer herrlichen reinen Atmosphäre; aber als in einem Moment der Gedanke auftauchte, daß dieser Zustand ein Wunder aller Wunder bedeutete, das ich unbedingt festlegen wollte . . . dann erschien plötzlich ein kleines Wölkchen» und der Himmel bedeckte sich. Der Erfahrende fällt hinunter: «Da dachte ich, wenn ich durch meine eigene Habgier, mein ich-betontes Eingreifen mich in dieses Gefängnis gebracht habe, so müßte es auch möglich sein, mich aus diesem Selbst wieder zu lösen. Ich konzentrierte mich deshalb auf dieselbe geistig eingestellte Hingabe und Auflösung, die ich zuvor erlebt hatte, und tatsächlich öffnete sich der Himmel wieder, und ich stieg wieder hinaus . . . Dann kam ein ängstlicher Gedanke, nämlich: Wo ist das Böse? . . . Kaum war mir das eingefallen, da sah ich wieder ein kleines Wölkchen . . . Und wieder stürzte ich hinunter und befand mich dann in einer engen, gräßlichen Umgebung mit verzerrten Formen und häßlichen Gestalten.» Aus dem Erkennen, daß wiederum die eigene Einstellung den Sturz verursacht hatte, wächst dann «die Einsicht, daß ich innerlich teilhabe am göttlichen Bewußtsein, daß also die Quelle sich ebenso in mir befindet ... Plötzlich wurde es mir klar, ganz selbstverständlich und einfach: Das Geheimnis war ‹Sein›, das heißt ‹Sein in diesem universellen Kraftfeld› ... Das Ich-Gefühl verschwand völlig in ein großes Aufgenommensein, wobei das Gefühl eigener Identität nicht verloren war» (Arendsen Hein 1972).[8]

Bei einer solchen Erfahrung schwindet die Trennung zwischen Erfahrendem und dem Erfahrenen, und die All-Einheit der Welt verifiziert sich im Akt des Erfahrens. Subjekt und Objekt verschmelzen. Ich und Du enthüllen sich als verschiedene Aspekte der gleichen Wirklichkeit. Das ist, so berichten diejenigen, die solche *peak-experiences* (Maslow 1970) gemacht haben, immer wieder, eine Erfahrung ekstatischer Glückseligkeit, die ihren Sinn in sich selbst trägt, die Bedeutung der Welt offenbart, alles in ein Licht rückt, von dem der Erfahrende intuitiv weiß, daß es die «Soheit»[9] der Welt erhellt. Demjenigen, der sich gegen solche Erfahrungen nicht wehrt, können Inhalte bewußt werden, die lange nachhallen: «Nun begann eines der ernsthaftesten und erschütterndsten Erlebnisse meines Lebens. Ich trat meinem Charakterbild in stundenlanger eindringlicher Zwiesprache gegenüber.» Es begannen sich «Beziehungen zu meinem bisherigen Leben zu offenbaren, als sinnvolle Formeln, die mit erschütternder Klarheit auf Grundkräfte meines Daseins wiesen ... Die Endstimmung war die einer triumphalen Desillusion und grandios nüchternen Klarheit. Das Ereignis hat noch heute seinen gültigen Wert. Ich würde nie wagen, den Wert seiner Aufschlüsse zu vergessen ... Mir, einem kultisch Entwurzelten, skeptischen, rational trainierten Menschen des 20. Jahrhunderts hat das Gift einen unerhörten Blick in mein Inneres gestattet» (Beringer 1927/1969: 217).

Überblickt man diese phänomenologische Darstellung der möglichen Drogenerfahrung, so lassen sich als gemeinsamer Nenner des vermittelten Erlebensspektrums verschiedene Strukturen ausmachen: Schwächung des ich-zentrierten Bewußtseins, Einbuße an oder Verlust der Selbstkontrolle, nachlassende rational-analytische Fähigkeiten zugunsten intuitiver Denkmuster. Es sind, denke ich, gerade diese Strukturen der Erfahrung, die die Einstellung der anglo-europäischen Kultur zur Drogenerfahrung und damit zu Rausch und Ekstase bedingen.

Formbildende Elemente kultureller Anschauungen Europas

Die Einstellungen gegenüber Rausch und Ekstase im allgemeinen und gegenüber Drogen im besonderen werden nur verständlich, sieht man sie auf dem Hintergrund der generellen Prämissen, die die spezifische

Weltsicht, die «Weltanschauung», einer Kultur ausmachen. Auf Grund dieser Prämissen, die als «kulturelle Axiome» anzusehen sind, also einen Konsens über die Inhalte eines symbolischen und wahren Universums bilden, werden Erfahrungen als wirklich oder nicht bewertet. Das ist eine Aussage über ihren ontologischen Status: Wirklichkeit ist eine gesellschaftliche Konstruktion. Die dominante Alltagswirklichkeit der anglo-europäischen Industriegesellschaften ist unekstatisch und nüchtern konstruiert; wenn diese Kultur die Drogenerfahrung tendenziell als eine Erfahrung der wahnhaften Unwirklichkeit abzutun sucht, dann spiegelt dies eine kulturelle Abwehr, die ihren Grund gerade in den beschriebenen Inhalten solcher Erfahrung findet. Die historische Genese dieses Einstellungsmusters soll im folgenden kursorisch dargestellt werden.

Das Judentum des Alten Testaments

Als erste Quelle dieser kulturellen Axiome Europas haben wohl die Juden zu gelten, deren Kultur ihrerseits ohne die abgrenzende Auseinandersetzung mit den altorientalischen Kulturen nicht denkbar ist (zu deren Drogengebrauch vgl. den Beitrag von Farber 32).

Ekstase ist den Juden als Medium des Wahrsagens bekannt, wie die prophetischen Bücher belegen. Das ist eine Gottestrunkenheit, die keinen Wein braucht: «Werdet trunken, doch nicht vom Wein, taumelt, doch nicht von starkem Getränk», spricht Jesaja (29,9).

Daß der Wein jedoch das Herz des Menschen erfreut, stellt Psalm 104 fest; dabei kann, zumindest allegorisch, die Trunkenheit eine Rolle spielen: «Esset, meine Lieben, und trinket, meine Freunde, und werdet trunken» (Hohe Lied Salomo 5,1), eine Aufforderung, der beim Opfermahl durchaus auch Priester folgten. Es schwingen hier die verglichen mit dem Jahve-Glauben rauschhaft-ungezügelten Konzeptionen der kulturellen Umgebung Isarels mit (vgl. Schmidt 1926), gegen die die Propheten immer wieder ihre Stimme erheben. Vergorenes zu trinken, fördert ihnen nicht die Gotteserkenntnis, die den Juden von eminenter Bedeutung ist, doch «Der Wein erquickt den Menschen das Leben, so man ihn mäßig trinkt» (Sirach 31,32). «Aber, so man zuviel trinkt, bringt er Herzeleid, dieweil man sich reizt und sich widereinander streitet.» Und: «Die Trunkenheit macht einen tollen Narren noch toller» (Sirach 31,35/37). «Hurerei, Wein und Most machen toll», stellt auch Hosea fest (4,11); nach Hiob macht der Wein irre (12,25). Jesaja bringt die Trunkenheit mit dem Zorn Gottes in Verbindung (63,6). An diesen Stellen wird das negativ bestimmte Verhältnis der Juden zum Rausch deutlich. Sie scheuen daran den Verlust der Selbstkontrolle; im Rausch ist der Mensch außer sich, ohne in Gott zu sein. Die Geschichte vom trunkenen Noah, der sich selbst entblößte (1. Mose, 9), führt diese

Scheu geradezu paradigmatisch vor. Eindringlich warnt Habakuk: «Weh Dir, der Du Deinem Nächsten einschenkst und mischest Deinen Grimm darunter und ihn trunken machst, daß Du seine Blöße sehest» (Habakuk 2,15). Solche Entblößung weckt den Juden tiefliegende Ängste der Entwürdigung, und diese bestimmen ihren Umgang mit Drogen bis in die Gegenwart hinein. Noch heute lassen sich bei ihnen vergleichsweise niedrige Alkoholismusraten feststellen (Bales 1946; Room 1968; Glassner und Berg 1980).

Insgesamt hat die jüdische Kultur zur Drogenerfahrung eine eher negative Beziehung, da rationale Selbstverantwortung ein zu hohes Gewicht besitzt (vgl. auch den Beitrag von Chatelain).

Griechenland und Rom

Vom griechischen Alkoholkonsum haben wir detaillierte, wenn auch teilweise widersprüchliche Kenntnis (vgl. den Beitrag von Preiser). Der – in der Regel mit Wasser verdünnt genossene – Wein ist wohl die wichtigste Droge der griechischen Antike. Er wird zu einer Vielzahl von Gelegenheiten getrunken und nimmt offensichtlich eine Stellung als Alltagsdroge ein. Das läßt sich von den Drogen, die möglicherweise bei den Eleusinischen Mysterien benutzt wurden (Ranke-Graves 1974; vom Scheidt 1972), nicht behaupten. Wenn wirklich bei diesen Mysterien der Fliegenpilz eine Rolle als kultische Droge spielte, dann wäre dies ein deutliches Indiz dafür, daß der solcherart hervorgerufene Rausch den Griechen durchaus als Medium der Erkenntnis galt. Dies läßt sich zweifelsfrei von der Ekstase behaupten, die zu erlangen Drogen wohl nicht verwendet worden sind. Platon erkennt sie als Weg der Wahrheitsfindung an: In ihr überwindet der Mensch die Beengung durch alles Rationale und Diskursive und wird erst zu einer Erfahrung der *unio mystica* fähig (vgl. Ziegler und Sontheimer 1979). Dies gilt ebenso für den Plotinos (ca. 205–270), den Begründer des Neu-Platonismus: Das höchste Eine ist nicht diskursiv denkbar, sondern nur erfahrbar. Mehrere solcher Einungserlebnisse der *unio mystica* sind uns aus seinem Leben überliefert.

Neben ekstatisch geprägten Erfahrungsmustern stehen jedoch jene, die das Apollinisch-Maßvolle betonen. So ist *logos,* die Rede, das Wort, aber viel umfassender schließlich «das durch Prüfung als wahr Erwiesene», eine Darstellung der Wahrheit in geordneter, gegliederter, überlegter Form, gefiltert von augenblicklichen Stimmungen, «ein zentraler Wertbegriff, in welchem sich die Rationalität der Griechen den ihr adäquaten Ausdruck geschaffen hat» (Ziegler und Sontheimer 1979). Der als *logos* bezeichnete vernunftbetonte Diskurs bildet also den Gegenpol zu den ekstatisch-rauschhaften Zügen des griechischen Erkenntnisstrebens: Beide stehen in einer ausbalancierten Spannung zueinander, und beide sind im Griechenland der Antike kulturell legitimiert.

Es scheint bezeichnend, daß die obige Umschreibung für *logos* schon nicht auskommt ohne die Verwendung des lateinischen Wortes *ratio,* dessen vielfache Ableitungen Schlüsselbegriffe der neuzeitlichen europäischen Zivilisation darstellen. *Ratio* hat im Lateinischen umfassende Bedeutung: Errechnung, Rechenschaft, Vorteil, Erwägung, Vernunft unter anderem[10], ein Spektrum, das sich im Mittellateinischen dann verengt zum Sinn des berechneten Anteils an Mundvorrat (das ist die Ration in der heute erhaltenen Bedeutung). Diese Begriffsgeschichte zeigt die Entwicklung römischer Rechenhaftigkeit geradezu *in nuce;* daran wird nur zu deutlich, daß der *logos* der Griechen «rationalisiert» worden ist, philosophische Wahrheitssuche auf kalkulierende Vernunft geschrumpft ist. Dies, die imperiale Ausrichtung Roms und eine entwickelte Geldwirtschaft machen den teilweise neuzeitlichen Charakter dieser Kultur aus. Hinzu kommt die ausgebildete technologische Zivilisation der Zeit, die ebenfalls eine spezifische Art von zweckbezogener Rationalität erbringt und fördert.[11] Der diesbezügliche Unterschied zwischen Griechen und Lateinern läßt sich an der Auffassung der Naturwissenschaften vielleicht besonders gut beschreiben: Sind sie für die Griechen ein Weg der Erkenntnis der Natur, so pflegen die Römer die angewandte Ingenieurkunst.

Im ganzen erscheint Rom als ein kulturelles System, das ich «antike Neuzeit» nennen möchte. Dem entspricht das Trinkverhalten auf bezeichnende Weise (vgl. den Beitrag von Preiser; Rolleston 1927). Die Etikette des Trinkens übernehmen die Römer von den Griechen, übertreffen diese in ihrer Unmäßigkeit aber anscheinend bei weitem. Getrunken wird bei ihnen oft bis zur Besinnungslosigkeit, die geradezu das Ziel des Rausches zu sein scheint, so daß Cicero ein Bankett mit der Schlacht von Cannae vergleicht. Ich vermute dabei einen neuzeitlich gestimmten Ton der Motivation und der Bewußtseinslage, die diesem Trinken unterliegen (siehe unten). Seine Formen sind freilich weder griechisch noch neuzeitlich, sondern durch und durch römisch; die Angewohnheit, sich mit einer Flamingofeder zum Übergeben zu reizen, um weitertrinken und -essen zu können, zeugt von einer Zivilisation, deren Affektverfassung solche Äußerungen der Körperlichkeit nicht mit Ekel besetzt, wie das im Europa der Neuzeit geschieht.

Mit ähnlichen Brechungen als neuzeitlich erscheint auch die in der römischen Kultur vorherrschende Form von Ekstase. *Panem et circenses* sind öffentliche Schaustellunngen, die ihr Äquivalent durchaus in modernen *spectacula* finden, zu denen Fußballspiele ebenso wie Staatsbesuche gehören können. Es sind dies säkulare Formen der Massenverzückung, die alle Kennzeichen der Ekstase tragen, funktionalisierte Ekstasen gewissermaßen, die unabweisbar Herrschaftszwecken dienen.[12]

Frühes Christentum

Während Hebe den Göttern des Olymp Nektar kredenzt (und nicht Wein) und die Götter Roms im Kult Milch erhalten, gewinnt der Wein im Christentum als Blut Christi eine ganz neue Bedeutung und symbolische Überhöhung. Er ist damit so eindeutig Sakraldroge, daß sich seine Verwendung als Alltagsgetränk geradezu verbietet. Paulus drückt das in seinem ersten Brief an die Korinther deutlich aus: «Der Mensch prüfe aber sich selbst, und also esse er von diesem Brot und trinke von diesem Kelch. Denn welcher unwürdig isset und trinket, der isset und trinket sich selber zum Gericht, damit, daß er nicht unterscheidet den Leib des Herrn» (1. Korinther 11,28/29). Es wundert nicht, wenn er Nüchternheit empfiehlt und den «alten Weibern rät», nicht Weinsäuferinnen zu sein (Titus 2,2/3). Zwar billigt er eine maßvolle medizinische Verwendung («brauche ein wenig Wein um deines Magens willen», 1. Timotheus 5,23), stellt aber auch kategorisch fest: «Saufen, Fressen und dergleichen, von welchen ich habe Euch zuvor gesagt und sage noch zuvor, daß, die solches tun, werden das Reich Gottes nicht erben» (Galater 5,21). So trägt das frühe Christentum bei Paulus entschieden rauschablehnende Züge. Es stößt dabei in Nord- und Mitteleuropa auf eine gänzlich entgegengesetzte Vorstellungswelt, die geprägt ist durch die rauschhafte Freude bei sakralem Gelage: Der Met ist heilig, weil in ihm das Heil wohnt und die Droge eine zwischen der Gottheit und der Kultgemeinschaft mittelnde Erfahrung schafft (vgl. Ostheeren 1964). Spuren dieser Anschauungen in Verbindung mit den Bemühungen der Kirche, vorchristliche Rituale christlich zu überformen, stellen noch die im mittelalterlichen England verbreiteten *glutton masses* dar (vgl. hierzu meinen Beitrag «Alkoholkonsum und Verhaltenskontrolle»).

Zur Ekstase nimmt Paulus jedoch eine ganz andere Stellung ein; so berichtet er den Korinthern: «Ich kenne einen Menschen in Christo; vor 14 Jahren (ist er in dem Leibe gewesen, so weiß ich's nicht; oder ist er außer dem Leibe gewesen, so weiß ich's auch nicht; Gott weiß es) ward derselbe entzückt bis in den dritten Himmel. Und ich kenne denselben Menschen (ob er in dem Leibe oder aus dem Leibe gewesen ist, weiß ich nicht; Gott weiß es); der ward entzückt in das Paradies und hörte unaussprechliche Worte, welche kein Mensch sagen kann» (2. Korinther 12,2–4). Solche Enthebung aus der ichgebundenen Wirklichkeit als Urform religiöser Erfahrung bleibt für das Christentum noch lange Zeit eine akzeptierte Form der Erkenntnis.

Vom Mittelalter zur Neuzeit

Das Mittelalter, in dessen Verlauf sich ja überhaupt erst eine europäische Kultur formt, ist ein Erbe vielfältiger Traditionen. Das testamentarische Judentum, der Neuplatonismus, römische Zivilisation, griechisches Schrifttum auf dem Umweg über die Araber, Christen- und vorchristliches Germanen- und Keltentum mischen sich zu einem Amalgam, das einen nicht uniformen, aber einheitlichen europäischen kulturellen Kosmos ausmacht.

In diesem Kosmos hat ekstatische Erkenntnis durchaus noch eine Bedeutung. Ein Blick in die Schriften der Mystiker jener Zeit genügt, dies zu belegen; es seien nur der Meister Eckehart, Hildegard von Bingen oder Jan van Ruysbroeck, der geradezu *doctor exstaticus* genannt wurde, erwähnt. Sie repräsentieren freilich eine Erfahrung, die in der um politische Suprematie kämpfenden Kirche nur wenig Widerhall, manchmal auch entschiedenen Widerstand findet. «Die Kirche war auf der Hut, sobald sich die schwärmerischen Verzückungen der Mystik in formulierte Überzeugungen umsetzten oder Anwendungen auf das gesellschaftliche Leben fanden. Solange es nur bei leidenschaftlichen Vorstellungen symbolischer Art blieb, ließ sie auch die überschwenglichsten zu» (Huizinga 1924/1969: 208). Es ist solche Ablehnung aber eindeutig keine erkenntnistheoretische, sondern eine politische: Ekstatische Visionen und Erlebniszustände werden nicht als solche aus der Wirklichkeit ausgegrenzt, sie spielen sich innerhalb des wirklichen Universums ab, können aber eben deswegen auch Wirkungen haben, die im Rahmen des Herrschaftsgefüges Sprengkraft entwickeln und aus diesem Grund bekämpft werden.

Die Welt der Wirklichkeit ist im Mittelalter gewissermaßen noch durchlässiger für Erfahrungen anderer Bewußtseinszustände; noch ist die Wendung auf ein völliges «In-der-Welt-Sein» nicht vollzogen. Transzendente Erfahrung, ob mit oder ohne Drogen zustande gekommen, besitzt eine Relevanz für Verhalten und Denken, wird freilich nicht wertfrei akzeptiert, sondern unter theologischen Kriterien als «gut» oder «böse» beurteilt, ein kirchlicher Herrschaftsanspruch, der universell gilt und die Etikettierung von Häretikern und Hexen erlaubt.

Die Wendung auf ein Leben innerweltlicher Rationalität, jene «Entzauberung der Welt», von der Max Weber spricht, vollzieht sich kontinuierlich in einem «Prozeß der Zivilisation» (Norbert Elias) zwischen etwa dem 14. und dem 16. Jahrhundert: Hier wird eine Rationalisierung faßbar, die sich auf den gesamten Kosmos der Welterfahrung auswirkt und deren Beginn eben auch den Beginn der «Neuzeit» bezeichnet. Die eintretenden Veränderungen sind an einer Fülle von sozialen Phänomenen abzulesen. Politische Herrschaft zentralisiert sich, es entsteht ein Gewaltmonopol des Herrschers; Feudalherrschaft verliert an Bedeutung gegenüber geldorientierter Unternehmenswirtschaft; der «individualistische Geist des frühkapitalistischen Bürgertums löst den genossenschaftlichen Geist mittelalterlichen Bürgertums in der Herrschaft ab» (von Martin 1932/1974: 26). Geld und Zeit gewinnen eine im Mittelalter ganz unerahnte Bedeutung: Mit beiden ist kalkulatorisch umzugehen, ein Nutzen zu maximieren. «Diese Art, die Welt in rechnerische Beziehungen aufzulösen, sie – unabhängig von den naturgegebenen Lebensabhängigkeiten, denen man sich überlegen fühlt – ‹als ein großes Rechenexempel› anzusehen, wo alle Werte unpersönlich, abstrakt, vertauschbar und meßbar sind –, diese Art steht in einem ganz entsprechenden Gegensatz zu dem mehr impulsiven, gefühlsmäßigen Wesen des Mittelalters» (von Martin 1932/1974: 43).

Einer solchen zunehmend rationalisierter werdenden Art des Umgangs mit der Welt entspricht eine ebenfalls rationalisierter werdende Art der Anschauung von der Welt. In dieser Zeit werden die Grundlagen der modernen Naturwissenschaft gelegt (vgl. Merton 1968). Ein langsamer Austausch der dominanten Kosmologien findet statt; der theologisch-kirchlich bestimmten Konzeption einer universalen Heilsordnung tritt die messende und vergleichende Beobachtung der intersubjektiv erfahrbaren Phänomene der «realen» und damit der physischen Welt an die Seite; die metaphysische Welt wird zum Residuum. Pointiert: Seit dem Beginn der Neuzeit wird nicht mehr die Erkenntnis der Ganzheit der Welt angestrebt, sondern das Funktionieren ihrer Teile untersucht, ein Gegensatz, der in Goethes Anschauung von der Welt, an Plato anknüpfend, noch erscheint (vgl. von Weizsächer 1971), in der modernen Ablehnung teleologischer Sinnentwicklung, wie manche Biologen sie vertreten (vgl. Monod 1971), aber ganz verschüttet worden ist. Damit entrückt die Ekstase – der Inbegriff einer individuellen Erfahrung von Subjekt-Objekt-Verschmelzung, nicht intersubjektiv, nicht beliebig wiederholbar, nicht falsifizierbar eben, ein Phänomen, das sich, wie Spoerri mit Recht bemerkt, heutigen wissenschaftlichen Definitonen weitgehend entzieht – als ein Weg der Erkenntnis.

Eine bedeutsame Bruchstelle in dieser Entwicklung stellt die Reformation dar. Ist die katholische Kirche gegen die neuzeitlichen Anschauungen der Naturwissenschaft eine *ecclesia militans,* eine kämpfende Kirche, so betont die Religion der Reformatoren die «Vernunft» und trägt dadurch zur «Entzauberung» der Welt wesentlich bei. Folgerichtig steht der Protestantismus dem Rausch im alttestamentarischer Strenge und der Ekstase mit eher hilflosem Unverständnis gegenüber.[13] Am Ende dieses Prozesses von Verwissenschaftlichung, in dessen Verlauf das Deutungsmonopol für die Realität von der Kirche auf Träger säkularer Rationalität übergeht, wird der Ekstase ihr Status als «wirkliche» Erfahrung bestritten, dies freilich nicht mehr ohne Widerspruch. Es ist schon ein Teil dieses Widerspruchs, wenn, wie eingangs skizziert, Ekstase heute ohne negative Wertung definiert, sozusagen «ernst», das heißt für wirklich genommen wird. Solcher Wandel der erkenntnistheoretischen Auffassungen ist Indiz umfassender gesellschaftlicher Wandlungen, damals wie heute.

Der Gebrauch von Drogen (und gleichzeitig als Umkehrung die Definition ihres Gebrauchs als «Problem») ist ein bedeutsamer Indikator für den gesellschaftlichen Wertekosmos. Da Drogen veränderte Bewußtseinszustände herbeiführen, geht in der Beurteilung ihrer Wirkung die jeweils dominante gesellschaftliche Definition von Bewußtsein ein: Welche Bedeutung eine Kultur dem Ichbewußtsein beimißt, läßt sich ablesen an ihrer Bewertung rauschhafter und ekstatischer Erfahrungen, die eben jenes Ichbewußtsein transzendieren. Eng damit zusammen hängt der jeweils gültige Begriff von Wirklichkeit: Kulturen mit ausgeprägter Ichdominanz werden Erfahrungen der «nichtalltäglichen Wirklichkeit» (Castaneda) als unwirklich und wahnhaft aus ihrer Vorstellungswelt auszugrenzen suchen, weil Wirklichkeit als ontologischer Status nur Erfahrungen des Bewußtseins zukommt, *per definitionem* also Erfahrungen, die das Ich relativieren, keine wirklichen sein können.

Die Entwicklung vom Mittelalter zur Neuzeit Europas erscheint als ein kontinuierlicher Prozeß zu größerer Ichgebundenheit hin. An den sich wandelnden Einstellungen zu Rausch und Ekstase und dem gleichzeitig sich verändernden Drogengebrauch läßt sich dies deutlich erkennen. Im Mittelalter ist der Rausch, erzeugt durch die alltäglichen Genußmittel Bier und Wein, eine weitgehend nicht negativ sanktionierte Erfahrung. Es dürfte dies zusammenhängen mit der noch nicht so ausgeprägt wie heute vorhandenen Individuation des Einzelwesens: Ein sozial erst gering entwickeltes Ichkonzept bedingt bei größerer Spannbreite des Affektverhaltens eine nur geringe Affekthemmung, so daß eine rauschhafte Einbuße der Ichkontrolle weder Angst- noch Schuldgefühle und auch kaum soziale Reaktion provoziert. Dies verändert sich an der Wende zur Neuzeit; jetzt gewinnt der Rausch eine Ambivalenz, die er vorher nicht besaß. Einerseits steigt seine Bedeutung zur temporären Lösung von affektuellen Hemmungen, andererseits wird rauschhafter psychischer und motorischer Kontrollverlust nun weitaus eher negativ betrachtet (vgl. hierzu die detaillierte Darstellung dieser These in meinem Beitrag «Alkoholkonsum und Verhaltenskontrolle»). Rationale Bewältigung der Wirklichkeit gewinnt einen vorher ungeahnten Primat und löst rauschhafte Freude und ekstatisches Einheitsgefühl als Medien der Erkenntnis ab; neuzeitliche Welterfahrung, wie sie uns heute vertraut ist, nimmt Gestalt an.

Im Verlauf dieses Prozesses der Zivilisation verändern sich ebenfalls die Modi der Selbstentäußerung, jene sozialen Situationen, in denen manche Normen des Alltags aufgehoben sind und temporär entkräftigt werden (solche Situationen lassen sich als die soziale Institution des *Time out* verstehen, zum Begriff vgl. McAndrew und Edgerton 1969). Vom heutigen Stand des gesellschaftlichen Prozesses aus, der einen (vorläufigen) Höhepunkt von Rationalisierung darstellt, läßt sich dies am ehesten beleuchten: Diese Kultur ist nicht ohne rauschhafte Züge, aber sozial akzeptierte Versatzstücke von Rausch sind technologischer (z. B. der «Geschwindigkeitsrausch») oder materiellstatussymbolischer Natur (z. B. der «Konsumrausch»). Auch ekstatische Züge kennen die heutigen hochindustrialisierten Gesellschaften: Fußballspiele und die Massen-Ekstatik um manche Personen[14] sind ein Beleg hierfür. Solcher Rausch und solche Ekstase teilen einen Grundzug: Sie sind nicht Medien der Erkenntnis, sondern Medien des Konkurrierens und eines außengeleiteten Erfahrens. 500 Jahre nach der gesellschaftlichen Entwicklung der *rinascita* gibt ihnen dies ihr neuzeitliches oder, wie Alfred Andersch gesagt haben würde, ihr spätantikes Gepräge.

Der gebilligte und der nicht gebilligte Umgang mit der Droge Alkohol entspricht der Ambivalenz, die dem Rausch entgegengebracht wird. Gebilligt, ja oft geradezu gefordert wird der Genuß von Alkohol in einer Vielfalt sozialer Situationen, wobei das weite Spektrum der Alkoholsorten große Differenzierungen erlaubt. Mit den verschiedenen alkoholischen Getränken verbinden sich ja ganz unterschiedliche kulturelle Situationsmuster – zwischen einem Sektfrühstück und einem Biergelage liegen soziale Welten. Für solche spezifischen Situationen gelten auch jeweils spezifische Rauschnormen. Besteht der Rausch beim Sektfrühstück eher aus einer prickelnd-eleganten Beschwingtheit, so beim Biergelage eher aus einem prostenden Lärmen, in dem der Charakter der Konkurrenz («Mithalten» und «Übertrumpfen») viel deutlicher zum Ausdruck kommt. Immer jedoch ist der Rausch normativ verbunden mit Selbstdisziplin, die ihn in Zucht hält; wer seinen Rausch und damit sich selbst nicht zügeln kann, so daß das Geschäft der Alltagswirklichkeit in Mitleidenschaft gezogen wird, der verfällt einer tiefen sozialen Ächtung.[15] Die rauschhafte Entlastung auf Zeit ist einem jeden zugebilligt, aber die Berechenbarkeit der Person und damit auch die Berechenbarkeit der sozialen Wirklichkeit muß gewahrt bleiben; man muß mit dem Rausch umgehen können. Selbstkontrolle, so läßt sich sagen, ist in der Neuzeit Europas für die psychische Verfassung erste Bürgerpflicht.

Während der Gebrauch von Alkohol im Sinne einer gesellschaftlichen Kosten-Nutzen-Analyse ökonomisch und für die psychische Aufrechterhaltung der gegebenen Verhältnisse sowohl funktional wie dysfunktional ist, der Nutzen jedoch überwiegt[16], scheint diese Frage für die illegalen Drogen schon durch ihren rechtlichen Status normativ vorentschieden. Ihr Gebrauch ist, nach herrschender Anschauung, eine Gefahr – für denjenigen, der sie gebraucht, und für den integrativen gesellschaftlichen Zusammenhang. Diese Bewertung läßt sich nicht aus der gesicherten Faktenlage, sondern nur dann verstehen, wenn man sie auf dem Hintergrund des gültigen kulturellen Wertekosmos betrachtet. Die Erfahrungen unter Haschisch[17] und vor allem unter LSD und Meskalin sind potentiell ich-transzendierender Natur[18] und gefährden den gesellschaftlichen Konsens über Wirklichkeit damit auf eine nachhaltige Weise (vgl. zum Zusammenhang zwischen Drogenkonsum und Wertstruktur Legnaro 1980 a). Es ist die Drogenerfahrung selbst, die Angst erweckt, und ihre gesellschaftliche Bewertung spiegelt weitaus eher Abwehr als unbefangene Prüfung dessen, was geschieht. Im Nachbericht einer LSD-Sitzung wird das besonders deutlich: «Im allgemeinen herrscht nachträglich das Gefühl des Peinlichen, des Demütigenden vor. Man hat die Kontrolle über sich verloren, war sich dessen zwar schon während des Rausches bewußt, konnte aber ... nur sehr begrenzt dagegen ankämpfen, so krampfhaft man sich auch darum bemühte. Beachtlicherweise waren es aber nicht nur die läppisch-euphorischen Phasen während des Rausches, die ‹katamnestisch› das erwähnte beschämende Gefühl zurückließen; selbst die Momente des beglückten Gehobenseins, jene Stimmungen, die während des Rausches durchaus als Bereicherung empfunden wurden, verloren nachträglich ihr positives Werturteil. Der Wechsel der Reaktionen dauerte bis spät in die Nachphase des Rausches hinein und verlieh dem ganzen Geschehen eine bewegte, an Intensität schwankende hebephrene Note. Die zentrale Stellung des Ichs wurde bis in die stärkste Rauschphase hinein, ja gerade dann, wenn sie verloren zu gehen schien, beibehalten und geradezu überkompensatorisch immer wieder betont. Wäre die Möglichkeit und der Wille zum Versinken vorhanden gewesen, so hätte wohl auch der Rausch seinen beschämenden Zug verloren» (Matefi 1952). In diesen Zeilen steckt eine «erkenntnistheoretische Angst»: War die erlebte Erfahrung Wahn oder Wirklichkeit? Im Einklang mit den kulturellen Prämissen, die auch den normativen Unterbau des Lehrgebäudes Psychiatrie darstellen, beantwortet Matefi die Frage eindeutig.

Daneben spielt jedoch auch eine «soziale Angst» eine nicht gering zu schätzende Rolle, die Befürchtung nämlich, zunehmend mehr Menschen könnten gewissermaßen auswandern in andere kulturelle Sinnwelten. Solange solche alternativen Sinnwelten nicht kommerzialisiert und damit eingefangen, als Mode vermarktet sind, mögen sie durchaus als politische Bedrohung wahrgenommen werden. Insofern ist die These plausibel, daß der gültigen Drogengesetzgebung auch der Charakter politischer Repression gegen gesellschaftliche Gruppierungen zukommt, die über dieses eine Verhalten, den Drogenkonsum, kriminalisierbar gemacht werden (vgl. Meudt 1979), auch wenn diese Motivation nicht bewußt ist. Noch – so läßt sich an der gegenwärtigen Fassung des Betäubungsmittelgesetzes ablesen – überwiegen in der Abwägung die Kosten den Nutzen der psychedelischen Drogen; ein Tatbestand, der in den USA angesichts eines auch in Mittel- und Oberschicht verbreiteten Haschischgenusses teilweise schon anders beurteilt wird. Die *moral entrepreneurs,* die «moralischen Unternehmer» einer Gesellschaft (der Begriff stammt von Becker 1963) sind konservativ und zögern oft, gesellschaftliche Entwicklungen zur Kenntnis zu nehmen; gesetzliche Kodifizierungen finden deswegen oft mit Verspätung statt. Zumindest hypothetisch aber läßt sich behaupten, daß seit den siebziger Jahren sozio-kulturelle Wandlungen sichtbar geworden sind, die den zentralen Prämissen der letzten Jahrhunderte – Fortschritt, Wachstum, «Rationalisierung» in allen ihren psychologischen und sozialen Aspekten – eine andere Wertstruktur an die Seite stellen und dabei auch den Rausch und die Ekstase neu betrachten.

Anmerkungen

1 Diese Bezeichnung, abgekürzt ASC, hat sich inzwischen in der englischsprachigen Diskussion eingebürgert.

2 Ganz ähnlich auch Horst Figge (1973), der die «potentiellen Inhalte des Erlebens» als «zerebrale Erregungsmuster» versteht.

3 Meyers Konversations-Lexikon, Leipzig 1884–1890, Stichwort «Ekstase».

4 Für 247 Gesellschaften hat Richard Blum (1970) aus den *Human Relation Area Files* Daten zur Verwendung von bewußtseinsverändernden Substanzen dargestellt.

5 Zu Vorkommen und Bewertung einer Erfahrung von verlangsamter Zeit oder Zeitlosigkeit vgl. auch das entsprechende Kapitel bei Charles Tart (1971: 89–98). Vgl. außerdem Anonymus *Effects of Marihuana on Consciousness,* (ebenda 1969: 348). Der Verfasser ist ein amerikanischer Sozialwissenschaftler, der der gültigen Gesetze wegen ungenannt bleiben will.

6 Neuere neurophysiologische Untersuchungen legen den Schluß nahe, daß abstrakte logische Denkweisen eine Funktion der linken, poetische und musikalische, «ganzheitliche» Denkweisen eine Funktion der rechten Gehirnhälfte sind. Diese Funktionen sind propositional bzw. appositional genannt worden (vgl. Tenhouten und Kaplan 1973; Bever 1974).

7 Diese Interpretation deutet auf plausible Weise unser (geringes) neurologisches Wissen zur Wirkweise von Drogen (vgl. Black 1969; DeLong 1972).

8 Zu erwähnen sind hier die Experimente, planvoll mystische Erfahrungen durch Drogeneinfluß hervorzurufen; hier muß besonders das berühmt gewordene Karfreitags-Experiment angeführt werden. Vgl. Pahnke (1970), in deutscher Übersetzung in Josuttis und Leuner (1972); weiterhin Pahnke und Richards (1969).

9 Soheit (*tathata*) ist ein zentraler Begriff des mit Begriffen so sparsamen *zen*-Buddhismus. Es ist die Soheit der Welt, die nur erfahren werden kann, sich aber nicht auf Begrifflichkeit abziehen läßt.

10 Duden Etymologie, Mannheim 1963, Stichworte «Rate», «Ration».

11 Nebenbei: Das älteste Denkmal römischer Ingenieurkunst ist die im sechsten Jahrhundert v. u. Z. erbaute *cloaca maxima*, ein Abzugskanal von solch stabiler Konstruktion und vor allem derart großzügigen Abmessungen, daß er noch im heutigen Rom in Gebrauch ist (Mumford 1979: 252). Ist es zu weit hergeholt, wenn man bei einer so dimensionierten Kloake an die psychoanalytischen Beziehungen zwischen Geld/Gold und Kot denkt? (vgl. dazu Borneman 1977).

12 Beleg aus jüngster Zeit sind die Nationalsozialisten. Ihre öffentlichen Inszenierungen sind geradezu darauf angelegt, Massenverzückung hervorzubringen; die nazistische Ideologie ist darüber hinaus eine Art von politischer Mystik, und es soll im Dritten Reich tatsächlich Geheimgesellschaften gegeben haben, die Initiation in transzendente Erfahrungen übten. Erwähnenswert ist in diesem Zusammenhang die Rolle, die für Hitler «die Vorsehung» gespielt hat. Auf lebhafte Weise schildert Robert Musil in seinem Roman «Der Mann ohne Eigenschaften» ebenfalls die hier erwähnte Form von Ekstatik als eine Stimmungslage in der ersten Hälfte des Jahres 1914 (Erstes Buch: 120 «Die Parallelaktion erregt Aufruhr»).

13 Sehr illustrativ hierzu Rolffs und Schmidt 1926. Ihr Band versammelt Predigten und Reden, die teilweise auf Tagungen des «Vereins abstinenter Pastoren» gehalten worden sind. Zur katholischen Beurteilung der Ekstase (vgl. Frei 1968).

14 Ob es sich dabei um Hitler, die Beatles oder den Papst handelt, scheint mir strukturell keinen Unterschied auszumachen.

15 Das läßt sich am Heterostereotyp des Alkoholikers deutlich ablesen; vgl. hierzu Wieser 1973. Der Alkoholiker selbst reagiert auf diese Verachtung mit einer Fülle von Rationalisierungsstrategien (vgl. Legnaro 1980 b).

16 Diese Formulierung mag wie zynisches Soziologen-Deutsch klingen, scheint mir aber nicht zynischer als andere Vokabeln, die unwidersprochen «öffentliches Deutsch» darstellen (wie etwa das «Freisetzen» als Formel für ökonomische Rationalisierung). In solcher Sprache spiegelt sich ein Wertekosmos, in dessen Rahmen Menschen als «Produktionsfaktoren» (ein volkswirtschaftlicher Begriff) oder als «Patientengut» (ein medizinischer Begriff) angesehen werden können: Immer liegt die ökonomische Bewertung mit einer Abwägung von Kosten und Nutzen zugrunde. Die «Kosten» des Alkoholkonsums sind durchaus schon thematisiert worden (Arbeitsausfälle, Verkehrsunfälle, Kosten im Gesundheitssystem, Kosten von Frühberentung z. B.), von seiner integrativen Bedeutung, dem «Nutzen», wird seltener gehandelt.

17 Diese Droge hat eine lange Geschichte in Europa, als Heil- und auch als Genußmittel. Zum Problem wird ihr Gebrauch erst in den letzten zwanzig Jahren stilisiert (vgl. Berger und Legnaro 1980).

18 Hier liegt das psychische Hindernis, sich solchen Erfahrungen hinzugeben. Abraham Maslow (1970) legt diese Beziehungen deutlich dar.

Die europäische Drogenkrise des 16. und 17. Jahrhunderts

Gregory Austin

Untersucht werden Hauptentwicklungen der Geschichte von Alkohol, Tabak und Kaffee während des 16. und 17. Jahrhunderts in Europa, um darzustellen, daß dies eine der unruhigsten Perioden und ein Einschnitt in der westlichen Drogengeschichte war. Nach Jahrhunderten, in denen Bier und Wein die einzigen Genuß- und Rauschmittel waren und Trunksucht ein relativ begrenztes oder auf bestimmte Gelegenheiten beschränktes Problem darstellte, wurden Tabak und Kaffee eingeführt; Branntwein, das erste destillierte alkoholischen Getränk, begann in großem Umfang konsumiert zu werden. Eine kommerzielle Alkoholindustrie entwickelte sich, und die Besorgnis über Trunksucht nahm deutlich zu. Zu dieser Zeit riefen alle drei Drogen nicht weniger schwerwiegende Kontroversen hervor als der gegen die Gesetze verstoßende Drogenmißbrauch heute. Die Hintergründe und Folgen dieser Kontroversen werden diskutiert. Es wird gezeigt, daß die ursprüngliche Ablehnung von Tabak und Kaffee weitgehend in politischen, sozialen und vor allem ökonomischen Problemen ihre Wurzeln hatte. Weiterhin, daß die aus der anwachsenden Drogenindustrie erzielbaren ökonomischen Vorteile in der Legitimierung und Verbreitung ihres Konsums eine wesentliche Rolle spielten. *Die diesem Aufsatz zugrunde liegende Studie wurde durch das U. S. National Institute of Drug Abuse gefördert.*

Der Genuß von Drogen ist seit langer Zeit ein vielschichtiges, häufig schwer greifbares soziales Problem gewesen. Zu einer der unruhigsten Perioden in der Geschichte des Genusses von Drogen vor unserer Zeit kam es im 16. und 17. Jahrhundert in Europa, als das Tabakrauchen und das Kaffeetrinken aus der Neuen Welt bzw. Arabien eingeführt wurden und die Beunruhigung über exzessiven Alkoholkonsum erheblich zunahm. Ein Rückblick auf einige Hauptentwicklungen dieser Zeit zeigt, daß der Konsum von Alkohol, Tabak und Kaffee, obwohl heute weit verbreitet und akzeptiert, zu jener Zeit Kontroversen hervorrief, die der heutigen Diskussion um den gesetzwidrigen Drogenmißbrauch an Heftigkeit in nichts nachstehen. Als Ganzes genommen stellten diese Auseinandersetzungen die größte Drogenkrise dar, die die westliche Zivilisation bis dahin erlebt hatte, und markieren einen

Einschnitt zwischen alten und neuen Gewohnheiten im Drogengebrauch. Außerdem wird deutlich, daß diese Kontroversen oft stärker mit politischen, sozialen und vor allem ökonomischen Problemen verknüpft waren als mit Besorgnis über die nachteiligen pharmakologischen Wirkungen dieser drei Drogen.

Der Genuß von Drogen in der Antike und im Mittelalter

Bis zum 16. Jahrhundert blieben die verschiedenen Gewohnheiten einzelner Völker in der Verwendung von Drogen auf Grund ihrer geographischen Isolation erhalten, und Drogenmißbrauch wurde gewöhnlich durch soziale und religiöse Kontrolle in Grenzen gehalten. Im klassischen Altertum wurden Cannabis und Opium zu medizinischen Zwecken verwendet, und die Cannabispflanze des Fasertyps (die wesentlich weniger psychoaktiv als die des Drogentyps ist) wurde zur Herstellung von Segeln, Tauen und Kleidungsstücken benutzt. Auf jeden Fall gibt es keine Hinweise auf einen bedeutsamen Konsum von Cannabis und Opium als Genuß- und Rauschmittel im Mittelmeerraum (Brunner 1973; Emboden 1972; Schultes 1973; Nahas 1973; Blum et al. 1969; Hess 1971; Sonnedecker 1962; Africa 1961; Kritikos/Papadaki 1967; Hayter 1968). Die einzige Droge, die soziale Probleme verursachte, war Alkohol. Zweifellos geht das Trinken von Bier und Wein bis in prähistorische Zeiten zurück. Alkohol ist ein natürliches Produkt, und Gärung tritt bei einer Anzahl von Substanzen überall in der Welt auf; alkoholische Getränke sind relativ einfach und preiswert in beträchtlichen Mengen zu produzieren. Zeugnisse, die die gesundheitsschädlichen Wirkungen von Bier und Wein sowie die Bemühungen, ihren Genuß zu kontrollieren, diskutieren, reichen bis in das alte Ägypten und Mesopotamien zurück. Das klassische griechisch-römische Schrifttum ist angefüllt mit kritischen Schilderungen von Trinkexzessen und voller Lob der Tugend der Mäßigkeit. Hinweise in der Literatur lassen auf das Vorkommen chronischer Trunksucht schließen, und zahlreiche Textstellen warnen vor den nachteiligen Folgen des exzessiven Trinkens für die Gesundheit des Individuums und das Wohlergehen der Gesellschaft; Geisteskrankheit, Verbrechen und Armut werden mit der Trunksucht in Verbindung gebracht. Die Einführung ekstatischer bacchischer oder dionysischer Riten, mit denen häufig ausschweifende Trinkgelage einhergingen, nach Griechenland im 7. Jahrhundert und Italien im 2. Jahrhundert v. Chr. riefen bedeutende Auseinandersetzungen hervor. Die Zeit zwischen dem 1. Jahrhundert v. Chr. und dem 1. Jahrhundert n. Chr. war eine Phase des weitverbreiteten Trinkens sowohl im römischen Adel als auch in den gehobenen und mittleren Schichten. Abgesehen von einigen Ausnahmen scheinen die Behörden über den Alkoholkonsum indessen nicht übermäßig beunruhigt gewesen zu sein. Auffällig ist das Fehlen einer gegen Trunkenheit gerichteten Gesetzgebung. Der Grund war wahrscheinlich, daß Wein, das wichtigste alkoholische Getränk, gewöhnlich nur verdünnt genossen wurde; Trunkenheit war hauptsächlich auf Feste und Feiern beschränkt und chronische Trunksucht fast ausschließlich in den oberen Schichten anzutreffen (Rolleston 1927; Jellinek 1976 a; McKinlay 1947, 1949, 1951; Leibowitz 1967. Vgl. den Beitrag von Preiser in diesem Band).

Dieses Muster des Drogengebrauchs setzte sich größtenteils im Mittelalter fort. Rolleston (1933: 46–47) vermutet, daß die Trunksucht in der Gesellschaft zwar weiter um sich griff, daß aber Bier und Wein die einzigen allgemein konsumierten Drogen blieben und ihre Produktion beschränkt und lokal begrenzt war. Obwohl der Konsum von Alkohol in fast jeden Lebensbereich integriert war, bestand das zentrale Problem in der gelegentlichen und noch nicht in der chronischen Trunkenheit. Sowohl kirchliche als auch weltliche Autoritäten versuchten von Zeit zu Zeit, den Alkoholmißbrauch einzuschränken. Im 10. Jahrhundert bemühte König Edgar von England sich erfolglos darum, den Alkoholkonsum zu mäßigen, indem er bestimmte, daß an den Innenseiten der Trinkgefäße in regelmäßigen Abständen Markierungen (*pegs*) anzubringen wären und ein Trinker bei einem Zug die jeweils nächste Markierung nicht überschreiten dürfte. Das Dekret brachte lediglich einen neuen Wettbewerb hervor, das sogenannte *peg drinking*. Aber Trunkenheit unter Laien wurde nicht als ein Verbrechen betrachtet. Eines der wenigen Beispiele von Gesetzgebung gegen das Trinken ist ein Dekret des Erzbischofs Theodor von Canterbury aus dem 7. Jahrhundert, wonach ein christlicher Laie, der unmäßig trank, fünfzehn Tage lang Buße tun mußte (Longmate 1968: 3; Rolleston 1933: 39; Baird 1943: 545, 549; Monckton 1966: 33).

Trunksucht in Deutschland im 16. Jahrhundert

Während des 16. Jahrhunderts nahm in Europa die Sorge um die grassierende Trunksucht erheblich zu, besonders in Deutschland. Diese Epoche wurde als das Jahrhundert der Trinkerei und Völlerei, zumindest in den germanischen Ländern, bezeichnet (Blanke 1963: 175); es war eine der markantesten Phasen in der Geschichte des Rausches, eine von unvorstellbaren, kaum je annähernd von irgendeiner anderen Nation erreichten Ausschweifungen gekennzeichnete Periode (Jellinek 1945: 648). Zum erstenmal wurden ganze Bücher dem Thema des Trinkens gewidmet, sei es zu seinem Lob oder zu seiner Verdammung, und Trunkenheit wurde als ein medizinisches Problem betrachtet, zum Teil, weil man glaubte, daß unmäßiges Trinken und Essen für eine Zunahme von Krankheiten und frühen Tod verantwortlich wären (Diethelm 1965; Janssen 1910). Dennoch lehnte niemand außer den radikalen protestantischen Anabaptisten und Hutterern Alkohol und mäßiges Trinken grundsätzlich ab. Aber fast alle Führer der Reformation griffen das Übel der weitverbreiteten Trunksucht in Deutschland an und forderten ein größeres Maß an Zurückhaltung (Horsch 1931: 139; Bainton 1945: 52). Darüber hinaus betonen fast alle Kommentatoren wiederholt, daß diese Form der Trunksucht ein neues Phänomen war (Jellinek 1945; Blanke 1953). Die Trunksucht nahm gegenüber der Antike erheblich zu; sie soll alle Klassen, Geschlechter und Staaten, Protestanten wie Katholiken erfaßt haben. Martin Luther stellte fest, die Trunksucht habe so sehr überhand genommen, daß es in Deutschland keine wahren Christen mehr gäbe. Er erklärte, daß Völlerei und Trunksucht wie ein Sturm und eine Flut über Deutschland fegten und warnte die «betrunkenen Schweine», daß sie das Reich Gottes nicht zu sehen bekämen (Luther 1539: 291–274; Luther 1520: 108). Sowohl Luther als auch Sebastian Franck (Jellinek 1941) sahen in der Trunksucht ein Zeichen für das Nahen der letzten Tage, eine Ansicht, die von zahlreichen Zeitgenossen geteilt wurde (vgl. Janssen 1910: 423).

Trotz der Bestrebungen kirchlicher und weltlicher Autoritäten setzten sich die Klagen über Trunksucht durch das Jahrhundert fort. Luther (1520) kam zu dem Schluß, daß dem Laster der Trunksucht mit dem Wort Gottes nicht beizukommen sei und daß möglicherweise die weltliche Macht einschreiten müsse. 1531 klagte Sebastian Franck, daß sämtliche Maßnahmen im Kampf gegen die Seuche der Trunksucht versagt hätten (Jellinek 1941). Beinhaus beobachtete 1617, daß Trinker sowohl die dem Trinken ablehnend gegenüberstehenden Traktate als auch die das Trinken positiv beschreibende Literatur begrüßten (Janssen 1910: 221). Im frommen Genf hatte auch die weltliche Macht der Calvinisten nur wenig Erfolg. Die calvinistischen Richter verhängten strenge Strafen über diejenigen, die die Gesetze der Stadt verletzten. Eine ihrer Maßnahmen war die Schließung von Schenken im Jahre 1546 zugunsten von Herbergen, wo nur die bewirtet wurden, die vor und nach dem Trinken ein Tischgebet sprechen konnten. Die Genfer Gesetze legten weiterhin fest, daß in Wirtshäusern an Sonntagen, während der Gottesdienstzeiten in der Woche und nach einundzwanzig Uhr kein Wein verkauft werden durfte (Bainton 1945). Nur drei Monate nach Schließung der Kneipen wurde ihr Betrieb wieder aufgenommen (Blanke 1953: 181). Das Land Hessen erließ in den Jahren 1524, 1559 und 1579 eine Serie erfolgloser Bestimmungen gegen den Branntwein.

Noch immer sind die Ursachen dieser Krise nicht vollkommen geklärt, auch nicht, warum sie im frühen 17. Jahrhundert ein Ende gefunden zu haben scheint. Unsicher bleibt weiterhin, um wieviel der Alkoholkonsum tatsächlich stieg und ob die Verhältnisse in Deutschland ungünstiger als anderswo waren. Ähnliche Klagen wurden in England laut, wo Trunkenheit 1606 erstmalig zu einem Verbrechen erklärt wurde (Longmate 1968; Monckton 1966). Diese Sorge mag sowohl in der tatsächlichen Zunahme der Trunksucht als auch in der Veränderung der Einstellung ihr gegenüber begründet sein. Die religiöse Atmosphäre jener Zeit erhöhte die Erwartungen auf ein strengeres und asketischeres Verhalten der Menschen. Vielleicht war auch die zunehmende Verstädterung der Lebensformen Ursache für die neue Besorgnis über den Alkoholkonsum (vgl. den Beitrag von Legnaro in diesem Band). Der Umstand, daß so viele Bücher über das Trinken geschrieben wurden, ist möglicherweise nur die Folge der Erfindung beweglicher Drucktypen, die die Veröffentlichung von Büchern einfacher und preiswerter machte. Wenn dies zutrifft, mag das 16. Jahrhundert als ein Beispiel gelten, wie eine Drogenkrise erzeugt werden kann, ohne daß wesentliche Änderungen in den Mustern des Konsumverhaltens vorliegen.

Nichtsdestoweniger bezeugt die Literatur eindeutig, daß die Trunksucht in Deutschland zunahm, und liefert einige Erklärungen für die Ursachen. In früheren Diskussionen ging man davon aus, daß Trunksucht größtenteils eine Reaktion auf das politische, soziale, ökonomische und religiöse Chaos der Reformationszeit in Deutschland war (Jellinek 1945: 648). Diese Hypothese scheint einige Berechtigung zu haben, sie ist aber nicht vollkommen überzeugend. Das Problem besteht darin, daß sie Vergleichsdaten über Alkoholkonsum und politische Unsicherheit für Deutschland und andere europäische Länder verlangt. Auch wird mit dieser These nicht erklärt, warum die Klagen über Trunksucht im frühen 17. Jahrhundert offenbar nachlassen, obwohl das Leben in Deutschland nach wie vor unsicher blieb. Wahrscheinlich war das Problem weitgehend ein Resultat der zunehmend leichteren Verfügbarkeit von Branntwein. Die Destillation ermöglichte eine Steigerung des Alkoholgehalts um 400 % bis 500 % (von 14 % auf 50 %); man war nicht mehr länger abhängig von den Weinbaugegenden und den Transportschwierigkeiten bei Wein und Bier. Es war nun viel leichter, einen Rausch zu bekommen, und so führte die Destillation zu einer erheblichen Verschärfung des Alkoholproblems (Keller 1976: 14). Die Kenntnis der Destillation verbreitete sich im 13. Jahrhundert von der islamischen Welt aus nach Westeuropa, aber bis zum Ende des 15. Jahrhunderts wurden Destillate nur in begrenzten Mengen von Klöstern und Apotheken hergestellt; sie waren sehr teuer und wurden nur in der Medizin verwendet. In höchsten Tönen als Allheilmittel gepriesen, wurde der «Geist» des Alkohols als Lebenselixier oder Lebenswasser (*aqua vitae*) bezeichnet und ihm die Fähigkeit zugeschrieben, Jugendfrische und ewige Gesundheit zu sichern (Lucia 1969: 104; Roueche 1963).

Obwohl die Geschichte der Destillation noch nicht vollständig erforscht ist, besteht allgemeine Übereinstimmung, daß während des 16. Jahrhunderts die Destillation als kommerzielle Industrie in Europa etabliert und das Trinken von Schnaps allgemein üblich wurde. In Deutschland wurden zahlreiche Gesetze speziell gegen Branntwein erlassen, in Hessen etwa drei Antibranntwein-Gesetze in nur fünfzig Jahren. Schon um 1493 beschreibt ein Gedicht die Übel des Branntweintrinkens, und 1496 schränkt in Nürnberg eine Verordnung den Verkauf von Branntwein ein, weil sein Konsum täglich schlimmes Fehlverhalten und Unordnung hervorrufe. Verschiedene Dokumente schreiben dem Branntwein die Hauptschuld an der Immoralität und Verderbtheit jener Zeit zu (Janssen 1910: 417–420).

Das Ausmaß des Branntweintrinkens ist noch immer etwas unsicher, und obwohl Branntwein mit Sicherheit besondere Besorgnis hervorgerufen hat, machen andere für das Zunehmen der Trunksucht Wein und Bier verantwortlich. Sebastian Franck zum Beispiel bezieht sich lediglich auf Wein (Jellinek 1945, 1976 b). Offensichtlich wurde zu dieser Zeit die Herstellung aller alkoholischen Getränke in größerem Maße kommerzialisiert. Berichte weisen auf eine weite Verbreitung kommerzieller Brauereien, Destillerien und Weinkellereien im Deutschland des 16. Jahrhunderts hin. Dies war zum Teil ein Ergebnis des Trends zur Geld- und Markt-Wirtschaft des späten Mittelalters. Die Möglichkeit des Gewinns, der mit Alkohol erzielt werden konnte, interessierte besonders den Adel, der dringend neue Einkommensquellen suchte. Allem Anschein nach besteht ein direkter Zusammenhang zwischen dem Grad der Trunksucht einer Gegend, der Entwicklung der Alkoholindustrie und der Beteiligung des Adels und Inhaber öffentlicher Ämter an Alkoholgeschäften, sei es direkt an der Produktion oder an den Schankbetrieben oder indirekt durch Steuern und Abgaben. Weitere Begünstigung fand die Kommerzialisierung durch die Entwicklung der städtischen Absatzmärkte und durch Verbesserungen im Transportwesen. Die Einführung von Hopfen in die Bierverarbeitung führte zu einer größeren kommerziellen Brautätigkeit, weil dadurch der Geschmack des Bieres verbessert und es haltbarer und leichter transportierbar wurde (Diethelm 1965; Jellinek 1945: 65; Mathias 1959: 4–5). Als ein Ergebnis dieser Entwicklungen wurden stärkere und angenehmer schmeckende alkoholische Getränke zu niedrigeren Preisen in größerem Maße verfügbar. Ferner erhöhte sich die Zahl der Wirtschaften und Kneipen. Bevor jedoch diese Hypothese angenommen werden kann, ist eine ausführlichere Untersuchung über die Veränderungen der Kosten, der Verfügbarkeit und des Konsums von Alkohol notwendig. Weitere Nachforschungen müßten sich mit der Frage auseinandersetzen, warum die Trunksucht im 17. Jahrhundert zurückgegangen ist oder zumindest nicht länger als wichtiges soziales Problem angesehen wurde.

Tabak und Kaffee

Eingeführt in Europa gegen Ende des 16. und um die Mitte des 17. Jahrhunderts, waren Tabak und Kaffee nach Alkohol die ersten psychoaktiven Substanzen, die in Europa in erheblichem Umfang konsumiert wurden. Deswegen warfen sie Probleme neuer Art auf und führten in einigen Fällen zu noch heftigeren Kontroversen als Alkohol. Der Konsum beider Drogen verbreitete sich sehr schnell in allen europäischen Ländern. Die Technik, Kaffeebohnen zu rösten und zu mahlen und dann aus ihnen ein stimulierendes heißes Getränk zuzubereiten, wurde zuerst im 14. Jahrhundert, wahrscheinlich in Jemen oder Äthiopien, wo die Kaffeepflanze heimisch ist, entdeckt. Zunächst wurde sie hauptsächlich zu medizinischen Zwecken verwendet. Bei Moslems war Kaffee ein beliebtes Hilfsmittel, um die Ermüdung während der langen Stunden des Gebets zu überwinden. Als sich zu Beginn des 16. Jahrhunderts die Kenntnis der Kaffeezubereitung in der gesamten islamischen Welt verbreitete, wurde dieser ein volkstümliches Getränk als Alternative zu Wein, der nach dem Koran verboten war, und weltliche Kaffeehäuser entstanden. In England, wo der Kaffee als Genußmittel, Medikament und Heilmittel gegen die weitverbreitete Trunksucht eingeführt wurde, errichtete man 1650 das erste Kaffeehaus (vgl. die Beiträge von Müller und Gilbert in diesem Band).

Das Tabakrauchen wurde von den ersten Entdeckungsreisenden aus der Neuen Welt nach Europa eingeführt und anschließend von englischen, portugiesischen und spanischen Seeleuten in die ganze Welt verbreitet. Die ungewöhnlich rasche, weltweite Verbreitung des Tabakrauchens im frühen 17. Jahrhundert war in der Tat die größte Drogenepidemie der Geschichte, was deutlich macht, daß gewisse Formen des Drogenkonsums nahezu für alle attraktiv sein können (Blum et al. 1969: 94–95). Das Tabakrauchen wurde 1573 von Sir Francis Drake nach England gebracht, und kurz danach wurde es durch Sir Walter Raleigh zu einer Mode am englischen Hof. Der Botschafter Frankreichs in Portugal, Jean Nicot, machte Königin Katharina von Medici und den französischen Hof 1559 mit dem Tabak bekannt. Ihm zu Ehren wurde die Pflanze *Nicotiana* genannt.

Zahlreiche ähnliche Entwicklungen förderten auch anderenorts die Verbreitung des Konsums dieser beiden Drogen als Genußmittel. Sowohl Tabak als auch Kaffee hatten den Ruf eines Allheilmittels gegen fast jedes vorstellbare Übel; beide waren anfänglich kostspielige Genußmittel, die zuerst vom Adel und den Wohlhabenden konsumiert wurden, bei denen sie der letzte Schrei waren. Sowohl als heilsam wie auch als schick geltend, verbreitete sich ihr Genuß schnell in allen Schichten, als sie leichter verfügbar und weniger kostspielig wurden. Mit dem Übergang zur frühen Neuzeit erfuhr die europäische Gesellschaft wesentliche Veränderungen. Die westliche Welt wurde zunehmend säkularisiert, in vielfältiger Weise umgestaltet und verstädtert. Frühere soziale und religiöse Verhaltenskontrollen lockerten sich und erleichterten das Vordringen neuer Verhaltensweisen. Kulturen, die in hohem Maße an Traditionen und Rituale gebunden sind, übernehmen nicht so leicht Neuerungen ohne äußeren Druck. Je komplexer, weltlicher und freier eine Gesellschaft andererseits ist, um so größer ist die Wahrscheinlichkeit, daß mehr Drogen auf unterschiedliche Weisen Verwendung finden (Blum et al. 1969: 11). Wie beim Alkohol ermöglichten es die Verstädterung und Fortschritte im Transportwesen, daß die neuen Verhaltensweisen des Drogenkonsums rasch bei weiten Bevölkerungskreisen Eingang fanden.

Mit dem zunehmenden Genuß verstärkte sich zugleich der Widerstand gegen diese Drogen. König Jakob I. von England (1603–1625) führte in seinem Kampf gegen Tabak eine der bedeutendsten Antidrogenkampagnen der Geschichte. In Rußland, der Türkei, China und Japan wurden, um das Rauchen zu unterbinden, Gefängnis, Folter und Todesstrafe eingesetzt. Sogar eine päpstliche Bulle wurde erlassen, um den Klerus vom Rauchen abzuhalten. In der islamischen Welt behaupteten zahlreiche muslimische Gelehrte, daß Kaffee ein berauschendes Gift oder gesundheitsgefährdendes Holzkohleprodukt und daher vom Koran verboten sei (Ukers 1935: 16). In der Türkei stand im 17. Jahrhundert auf den Besitz oder Besuch eines Kaffeehauses die Todesstrafe. In England waren die Strafen zwar weniger streng, aber die Kontroverse um die Kaffeehäuser nicht weniger heftig. Ein großer Teil der Gegnerschaft hob die gesundheitsschädigenden Wirkungen dieser Droge hervor und bestritt ihren medizinischen Nutzen; aber tatsächlich waren andere Interessen, in erster Linie wirtschaftlicher Art, häufig wichtiger.

Der vielleicht heftigste Konflikt um Tabak fand im frühen 17. Jahrhundert in England statt. Ein Hauptthema dieser Kontroverse war, daß Tabak die moralischen und finanziellen Kräfte des Landes aushöhlen würde. Anfänglich war Tabak so teuer, daß sein Gewicht in Silber aufgewogen wurde. Dieser hohe Preis schreckte jedoch die

Wohlhabenden nicht ab, sich Tabak zu beschaffen; er scheint sogar den Reiz des Tabaks bei jungen Dandies gefördert zu haben, die einen wahren Kult darum entwickelten (einschließlich des kostspieligen und aufwendigen Rauchzubehörs) und die ein besonderes Wissen der besten Tabakmischungen und der besten Methoden der Handhabung für sich in Anspruch nahmen. Darüber hinaus hielt Spanien, damals Englands Hauptfeind, das absolute Monopol des Tabakimports aus der Neuen Welt. Die Leute verschwendeten also nicht nur ihr Geld an diesen Luxus, es floß außerdem in die Kassen der Spanier. Den Dandies wurde deshalb vorgeworfen, ihr Leben und Geld zu vergeuden und die Werte und Ressourcen Englands zu schwächen. König Jakob I. selbst schrieb eine der berühmtesten und giftigsten Streitschriften gegen Tabak, *The Counterblast to Tobacco* (1604). Er bezeichnete das Tabakrauchen als «einen Brauch, der den Augen verhaßt, der Nase unangenehm, dem Gehirn schädlich und der Lunge gefährlich» sei. Er bekämpfte es auf der Ebene des Rassen- und Nationalstolzes, bestritt seine medizinische Wirksamkeit und tadelte es als eine Sünde (als «lebendiges Beispiel und Muster der Hölle») und Verderb des nationalen Wohlstandes. In der Präambel zu dem Tabakgesetz von 1604 drückt er seine Sorge darüber aus, daß das Tabakrauchen nicht länger mehr nur ein Brauch der «besseren Kreise» sei; die Sitte werde nun auch von «niederen, nichtsnutzigen Personen aufgegriffen, die einen großen Teil ihrer Zeit in Müßiggang» verbrächten und zur Zerstörung ihrer Familien und des Landes ihren Lohn dafür verschwendeten. Weiter würde das Tabakrauchen Krankheit hervorrufen und arbeitsunfähig machen. Das Ergebnis sei, daß «ein großer Teil der Schätze unseres Landes nur für diese Droge verschwendet» würde. Sogar Verfasser, die mäßiges Rauchen als Heilmittel verteidigten, verurteilten Rauchen zu Genußzwecken, weil das Vermögen zahlreicher junger Adeliger sich buchstäblich in Rauch auflöste (Gardiner 1610; Austin 1978: 1–8; Laufer 1924; Inglis 1975: 37–48; Corti 1931: 67–96; Arents 1938; Dickson 1954; Bewley 1973; Kowskowski 1955; Halliday 1975).

In anderen Fällen beeinflußte die Sorge über finanzielle Verluste die negativen Reaktionen auf Tabak oder Kaffee. Da Kaffee und Tabak anfangs importiert wurden und so populär und kostspielig waren, erregte ihr Handel Ärger bei Kaufleuten und Regierung. Er lag außerhalb ihrer Kontrolle und brachte die einheimische Ökonomie in Unordnung, denn er führte zu einer ungünstigen Handelsbilanz und bedrohte andere wichtige Einnahmen. In Preußen förderte Friedrich der Große das Kaffeetrinken, bis er entdeckte, daß es seine Einkünfte aus dem Biermonopol schmälerte und, wie er in seinem 1771 erlassenen Kaffeemanifest feststellte, dazu führte, daß ein «abscheulich» hoher Geldbetrag außer Landes ging. Der Widerstand der Bierhändler spielte eine wichtige Rolle in der Opposition der englischen Regierung gegen Kaffee (Austin 1978: 56–66; Ukers 1935: 41–43; Jacob 1935: 89–95). Die Japaner waren darüber beunruhigt, daß der Anbau von Tabak den Reisanbau verdrängen könnte (Satow 1878). In der Türkei und in Rußland wuchsen die Befürchtungen, daß die alte Landordnung und damit das Gesellschaftssystem umgestürzt werden könnten, da Leibeigene ungehindert den reiche Ernte bringenden Tabak anbauen durften (Ortiz 1947: 226–228).

Hinzu kam, daß Kaffee und Tabak symbolische Rollen in sozialen Konflikten um fundamentale Probleme zwischen Konsumenten und Nicht-Konsumenten erhielten. In Osteuropa und Asien beruhte ein großer Teil des Widerstandes gegen Tabak auf seiner Assoziation mit dem Westen, von woher er eingeführt worden war. Regierende in Rußland, der Türkei, China und Japan erhoben zum Teil deswegen Einwände gegen Tabak, weil sie in ihm ein Zeichen drohender ausländischer Einmischung sahen. In Rußland wurde Tabak im 17. Jahrhundert ein Symbol im Konflikt um Modernisierung, Verwestlichung und Säkularisation. Hohe Persönlichkeiten der konservativen orthodoxen Kirche führten Kampagnen gegen das Tabakrauchen, weil es in ihren Augen ein Beispiel für gefährliche ausländische und moderne Einflüsse war; der Hof hingegen übernahm die Sitte des Rauchens als ein Symbol seiner Unabhängigkeit vom Klerus (Corti 1931: 139–143, 174–178; Price 1961; MacInnes 1926: 171–176; Austin 1978: 21–25). Eine Attacke auf Tabak 1633 in der Türkei hatte zur Folge, daß sich politische Dissidenten in Tabakhäusern versammelten. Der Sultan befahl sofort, die Häuser dem Erdboden gleichzumachen, und verhängte über den Genuß von Tabak die Todesstrafe. In Japan wurde Tabak im Jahre 1603 verboten, nachdem Mitglieder eines Raucherclubs den Herrscher verärgert hatten (Corti 1931: 134–139; Satow 1878).

Die besonderen Eigenschaften der Verbraucher und die Begleitumstände des Genusses spielten eine wichtige Rolle im frühen Widerstand gegen Kaffee (Austin 1978: 50–62). In den islamischen Ländern Arabiens und in der Türkei wie auch in England waren die Angriffe auf Kaffee in Wirklichkeit häufig Angriffe gegen die Kaffeehäuser, die als Zentren freien Denkens und politischer Unruhe galten. 1523 kritisierte ein islamischer Beamter, daß Kaffee ein «nicht geringes Maß an Aufruhr» verursache. In Mekka wurden 1524, nachdem Unruhen ausgebrochen waren, die Kaffeehäuser geschlossen; 1624 bezeichnete der Großwesir der Türkei Kaffeehäuser als Brutstätten des Aufstandes. Karl II. von England, bemüht, Herr der turbulenten politischen Lage zur Zeit der Restauration zu bleiben, versuchte 1675, die Kaffeehäuser abzuschaffen, da es Orte wären, «wo sich die Unzufriedenen treffen und über das Verhalten Seiner Majestät und seiner Minister Skandalberichte verbreiten». Diese Beschuldigungen waren nicht unbegründet. Kaffeehäuser waren die ersten Einrichtungen, in denen nichtalkoholische Getränke ausgeschenkt wurden und das Volk zusammenkommen konnte. Studenten und Intellektuelle versammelten sich dort, um den stimulierenden Effekt des Kaffees zu genießen und lange Stunden im Gespräch zu verbringen, häufig soziale und politische Zustände kritisierend. In England hießen die Kaffeehäuser *penny universities,* in Konstantinopel «Schulen der Weisheit». Tatsächlich wurde Kaffee als das «radikalste Getränk der Welt» bezeichnet, weil er den Verstand schärfe, und als «Getränk der Demokratie» wegen der Rolle, die die Kaffeehäuser als Versammlungsstätten politischer Agitatoren spielten (Ukers 1935: 69; Jacob 1935: 144). Die Angriffe gegen Kaffee dürften von daher nur zum Teil als eine Antwort auf seine stimulierenden Eigenschaften betrachtet werden; mehr noch war Kaffee ein willkommener Anlaß, gegen Dissidenten vorzugehen, deren Potential gefürchtet wurde und die in den Kaffeehäusern zusammenkamen. Dieses wird durch das Beispiel Frankreichs bestätigt. Dort wurde Kaffee zwar häufig als gesundheitsschädigend kritisiert, da die Kaffeehäuser aber nicht mit politischer Dissidenz assoziiert wurden, kam es dort nie zu solchen Kontroversen.

Das Versagen von Kontrollbestrebungen

Selbst eine flüchtige Untersuchung der Geschichte des Drogengenusses zeigt, daß Kontrollbestrebungen wesentlich häufiger scheiterten als erfolgreich waren. Das Versagen sämtlicher religiöser, politischer und medizinischer Warnungen, Verbote und Strafen, die den Genuß von Alkohol, Kaffee und Tabak in dieser Periode einschränken sollten, liefert ein instruktives Beispiel für die Grenzen, die menschlichen Bemühungen im Umgang mit einer verbreiteten Droge gesetzt sind. Entscheidend ist die Frage, warum diese Kontrollbemühungen versagten. Bei den hier einer Prüfung unterzogenen Fällen wird deutlich, daß die Kontrollbemühungen zum großen Teil gescheitert sind wegen der prohibitiver Gesetzgebung innewohnenden Grenzen – angesichts des weitverbreiteten Verlangens nach diesen Mitteln – und wegen des ökonomischen Profits, der aus Alkohol, Tabak und Kaffee geschlagen werden konnte.

In Deutschland gaben im 16. Jahrhundert viele zeitgenössische Beobachter dem schlechten Beispiel der Wohlhabenden und Adeligen und deren Beteiligung an der Kommerzialisierung der Alkoholherstellung die Schuld für die Verbreitung der Trunkenheit und für das

Versagen sämtlicher Kontrollbestrebungen. Während viele Adelige die Reformationsprediger unterstützten und Verordnungen zur Einschränkung des Konsums erließen, besaßen genauso viele ein echtes Interesse daran, zum Trinken zu ermutigen. So schrieb ein Prediger 1573:

«Wenn ich mir über die Trunksucht und die maßlose Trinkerei Gedanken mache ..., ich bin gezwungen, auch vielen Herren und Regierenden Vorwürfe zu machen und festzustellen, daß sie selbst in nicht geringem Maße die Ursache all dieses Übels sind. Und dies nicht nur, weil sie dem Volk in dieser Hinsicht ein schlechtes Beispiel geben, sondern auch, weil sie durch das Errichten von Brauereien, Destillerien und Kneipen wirklich zum Trinken ermutigen ... Zur gleichen Zeit benehmen sich die Herren sehr ehrenhaft und erlassen Gesetze und Bestimmungen, die viel Trinken, Trinksprüche und ausschweifende Gastfreundschaft verbieten. Aber was soll damit Gutes erreicht werden? Die Leute lachen darüber und halten es für einen feinen Witz! Man hört sie sagen: Die Regierenden selbst liegen krank im Bett, und sie wollen andere heilen! Sollen sie doch erst einmal selbst bei sich beginnen!»

Martin Bucer stellte fest, daß der Alkoholismus in Marburg deshalb so schlimm war, weil die Autoritäten der Stadt Weinhändler waren; ein anderer Prediger klagte: «Da es den Herren nun Geld bringt, wenn getrunken wird, ist kein Exzeß so groß ..., als daß er nicht stillschweigend geduldet würde.» Scharf kritisiert wurde der Adel, weil er Brauereien, Branntweinbrennereien und Kneipen errichtete und zum Trinken ermunterte, um an den Alkoholabgaben und -steuern zu verdienen. Zu dieser Zeit begann die Alkoholherstellung auch eine wichtige Rolle für die Regierungsfinanzen zu spielen (Janssen 1910: 410–411).

Wie bei Tabak und Kaffee war eine der grundlegenden Schwächen der Kontrollbemühungen der Widerspruch, der zwischen den Handlungen oder Privilegien der Elite und den Beschränkungen, die die Regierung der Gesellschaft auferlegen wollte, bestand. Mitglieder des Adels und der gehobenen Kreise benutzten Genußmittel als erste und machten sie zur Mode. Erst nachdem die Preise fielen und ihr Genuß sich auch in unteren Kreisen verbreitete, griff die Regierung ein. Wie König Jakob in der Präambel seiner Tabakverordnung von 1604 feststellte, war er besonders besorgt darüber, daß das Tabakrauchen nicht länger nur eine Gewohnheit «besserer Leute» sei. In nahezu allen Fällen wurden *de facto* oder *de jure* für die Adligen und die Reichen Ausnahmen gemacht, sogar in der Kirche. Als Papst Urban VIII. 1642 eine Bulle erließ, die rauchende Kleriker mit sofortiger Exkommunikation bedrohte, befreite eine spezielle Klausel bestimmte hohe Persönlichkeiten. Als Friedrich der Große 1771 mit seinem Kaffeemanifest den Kaffeekonsum einzuschränken versuchte, erlaubte er ihn als Luxus für Leute von Rang, wenngleich er ihn auch für sie mit hohen Abgaben belastete. Der fortgesetzte Genuß von Tabak und Kaffee bei der Elite, während die Regierung gleichzeitig ihren Konsum im gemeinen Volk zu reduzieren versuchte, führte nur zur allgemeinen Mißachtung der Gesetze.

In allen europäischen Ländern fand der anfängliche Widerstand der Regierungen gegen Tabak dann ein Ende, wenn deutlich wurde, daß sie wirtschaftlichen Nutzen aus seinem Genuß ziehen konnten. In Anbetracht des Scheiterns der Verbote, versuchten die europäischen Nationen, den Konsum durch Preiskontrollen in Grenzen zu halten. Diese Strategie besaß den zusätzlichen Reiz, daß sie neue Einkünfte brachte. Die Absicht war, auf diese Weise den Genuß zu minimieren, den Ertrag dagegen zu maximieren. Als die Regierungen sich auf diese Einkünfte einrichteten, verlor die Absicht, den Konsum auf ein Minimum zurückzuführen, ihren Vorrang, während das Bedürfnis nach direkten oder indirekten Einkünften als Stimulus auf die Verbreitung des Genusses wirkte. Trotz ihrer persönlichen Abneigung gegenüber dem Tabakrauchen akzeptierten König Jakob I. und Karl I. von England und Kardinal Richelieu und König Ludwig XVI. von Frankreich den Tabak, da die Solvenz des Staates auf Steuereinkünfte angewiesen war.

Das Scheitern der Antitabak-Kampagne König Jakobs I. veranschaulicht gut die Grenzen von Regierungsbestrebungen, den Genuß einer populären Droge zu reduzieren, wie auch die Bedeutung, die ökonomische Überlegungen im Wandel der Regierungspolitik von Widerstand zu Zustimmung einnahmen. 1604, im selben Jahr, in dem er seine Streitschrift *The Counterblaste to Tobacco* veröffentlichte, hob er die Importzölle auf Tabak um 4000 % in der Absicht, von seinem Genuß abzuhalten, ihn aber zu medizinischen Zwecken zu erlauben. Dieses Vorgehen wurde als erster Versuch bezeichnet, einer Droge in Form eines indirekten Verbotes beizukommen (Inglis 1975: 41). Das Ergebnis war ein vollkommener Fehlschlag. Kraft der parlamentarischen Opposition wurde das Gesetz nie voll rechtskräftig, und der Genuß von Tabak dauerte ungehindert fort (Corti 1931: 83). Was es bewirkte, war eine Zunahme des Schmuggels und entgegen den Erwartungen ein Rückgang der medizinischen Verwendung. Diejenigen, die zu ihrem Vergnügen rauchten, waren, um ihrer modischen Gewohnheit weiter nachgehen zu können, bereit zu zahlen, was es auch immer kostete. Der hohe Preis machte die Sache noch exklusiver und förderte nur Schmuggel, Bestechung und Korruption. Verbraucher aus dem Bereich der Medizin dagegen waren nicht bereit, den höheren Preis zu bezahlen und gingen auf andere Kräutermittel über.

In den ersten Dekaden des Jahrhunderts kam es jedoch zu zwei Ereignissen, die möglicherweise die feindliche Haltung des Königs änderten. Erstens wollte Jakob 1608 den Schmuggel beenden und notwendige Einkünfte durch Errichtung eines Tabakmonopols und Lockerung des Zolltarifs erzielen. Dies führte zu einem solchen Anstieg der Importe, daß es 1614 viertausend Tabakgeschäfte in London gab. 1615 verkaufte Jakob das Recht, die Tabakabgabe einzukassieren, zu einem höheren Preis mit dem Ziel, den Preis hoch genug zu halten, um vom Genuß abzuschrecken, aber nicht hoch genug, um zum Schmuggel zu ermutigen (Inglis 1975: 43). So kam es, daß die englische Regierung sich nun zunehmend auf Tabakeinkünfte einrichtete. Zum zweiten traf 1604 die erste Schiffsladung mit Virginiatabak ein, der das wichtigste Anbauprodukt der britischen Kolonien wurde. Auf diese Weise wurde nicht nur die lästige spanische Konkurrenz ausgeschaltet, sondern es band nun auch die finanziellen Solven Englands und seiner Kolonien an den Tabak (Halliday 1975: 331). Somit begann Jakob 1619, den Tabakhandel zu protegieren, indem er eine Überprüfung des Tabakeinzelhandels anordnete, um Anbau und Einkommensverluste unter Kontrolle zu halten; außerdem belegte er die heimischen Anbaugebiete mit Restriktionen, um den gewinnträchtigen Kolonialhandel zu fördern. 1620 wurden von Konzessionären, die den König für dieses Privileg hoch bezahlen mußten, 40 000 Pfund Virginiatabak importiert; im selben Jahr ordnete Jakob an, daß sämtlicher Tabak den Regierungsstempel tragen müsse (Corti 1931: 93; Brooks 1952: 86). 1624 wurde auf den Tabak das königliche Monopol erlassen und nur noch Tabak aus Virginia zugelassen.

Gegen Ende seiner Herrschaft im Jahre 1625 hatte Jakob eingesehen, daß die Kontrolle des Tabakhandels und die Förderung des Kolonialhandels seinen Interessen am besten entsprachen (Laufer 1924: 35; MacInnes 1926: 81). Der Kern der Debatte um die Tabakpolitik hatte sich von der Frage, wie der Konsum am besten einzuengen sei, dahin verlegt, wie der Tabakhandel und das Einbringen der Tabakabgaben am einträglichsten zu steuern seien. Obwohl Karl I., Sohn und Nachfolger Jakobs, das Rauchen ebenfalls mißbilligte, veranlaßte ihn sein Bedarf nach Einnahmen, das königliche Monopol zu stärken, den Kolonialhandel zu fördern, die ausländischen (nichtkolonialen) Importe einzuschränken und den einheimischen Anbau zu untersagen. Nicht länger mehr ein teurer spanischer Import, wurde Tabak preiswerter und leichter erhältlich, und der Genuß des Tabakrauchens etablierte sich fest in der Gesellschaft. In den dreißiger Jahren des 17. Jahrhunderts hatte die Tabakkontroverse ein Ende gefunden, und die Beurteilungen in der Literatur wurden positiv. Im späten 17. Jahrhundert war England ständig darum bemüht, dem Virginiatabak neue Märkte zu öffnen, es war zum wichtigsten Tabaklieferanten Europas geworden (MacInnes 1926; Price 1961: 20–22).

In ähnlicher Weise erhob Kardinal Richelieu, prominentester Minister unter Ludwig XIII. von Frankreich, 1629 eine hohe Tabaksteuer, da direkte Verbote versagt hatten und er glaubte, eine hohe Steuer würde sowohl wirksam vom Genuß abhalten als auch profitabel sein. Innerhalb von zehn Jahren gewann die Beschaffung von Einkünften den Vorrang über die Einschränkung des Konsums. 1635 wurden weitere Verkaufsrestriktionen eingeführt, die den Erwerb von Tabak nur auf ärztliche Anordnung genehmigten. Der Konsum ging zurück, aber das gleiche geschah mit den Einkünften; folglich wurden die Restriktionen schnell wieder aufgehoben, ein Hinweis darauf, daß die Beschaffung von Einnahmen bereits die wichtigste Überlegung war. Ludwig XIV. förderte den Tabakumsatz wegen der für die Durchführung seiner Kriege notwendigen Einnahmen, obwohl er persönlich die Angewohnheit verabscheute und den Angehörigen seines Hofes nicht erlaubte, in seiner Umgebung zu rauchen. Im Jahre 1674 reservierte sich der König das Privileg für Tabakverarbeitung und -verkauf, welches er dann für vier Millionen französische Pfund an Unternehmer veräußerte (Corti 1931: 169, 200; Austin 1978: 13–16).

Wie es bereits vorher in England geschehen war, führte die Errichtung des französischen Tabakmonopols zu zwei Veränderungen. Erstens wurde die öffentliche Tabakdebatte beendet; gegen Ende des Jahrhunderts wandelte sich die von vielen Schriftstellern um die Mitte des Jahrhunderts vorgebrachte Feindschaft zu «Lobreden und Preisungen wie in den glücklichen Tagen, als man Tabak für ein Allheilmittel hielt» (Corti 1931: 165–166). Zweitens ging es in den Kontroversen um Tabak nun auch um den Preis und die Wirkung des Monopols, während der Überlegung einer Konsumeinschränkung nur noch wenig Aufmerksamkeit gewidmet wurde.

In seinen Aktionen folgte Ludwig einfach den herrschenden Systemen in Westeuropa. Wie er in der Präambel der Akte von 1674 zur Errichtung des Tabakmonopols feststellte, handelte er nach dem Vorbild anderer Herrscher, die Tabak zur Hauptquelle ihres Einkommens gemacht hatten. Das Monopol selbst war eine Imitation des *Appalto-Systems,* das in den späten fünfziger Jahren des 17. Jahrhunderts in Italien entstanden war: Es vergab das ausschließliche Recht, Tabak zu importieren, zu verarbeiten oder damit Handel zu treiben, gegen Geld an Privatunternehmen. Dieses einträgliche System wurde bald in den meisten europäischen Ländern nachgeahmt (Corti 1931: 151). Sogar das Pontifikat errichtete, entgegen seinen vorherigen Erklärungen gegen Tabak, 1660 in Bologna ein *Appalto-System,* und 1725 widerrief Papst Benedict XIII., der selbst rauchte und schnupfte, die früheren

Bullen, die sich gegen den Genuß im Klerus gewandt hatten, und gestattete das Schnupfen. Dieser Widerruf wurde in ganz Europa als eine allgemeine Billigung des Tabaks aufgefaßt (Corti 1931: 199–200).

Rußland entwickelte nie eine konsequente Politik der Tabakkontrolle, sondern schwankte zwischen dem Erlassen strikter Verbote und dem Bestreben, alle nur möglichen ökonomischen Vorteile aus dem Handel abzuleiten (Austin 1978: 21–25). Während des Dreißigjährigen Krieges (1618–1648) von den Armeen in Zentral- und Osteuropa verbreitet, wurde das Tabakrauchen von Zar Michael Romanov (1613–1645) als ein Greuel und eine gefährliche Ursache von Bränden angegriffen, deren Zahl nach Einführung des Rauchens in Moskau stark angestiegen war. Der Klerus, der die Kampagne zur Verbannung von Tabak anführte, erklärte 1630 den Genuß dieses «Teufelskrautes» zu einer Todsünde. 1634 wurde Tabak gemeinsam mit Branntwein und Bier unter Androhung von Exil und Folter verboten. Finanzielle Probleme veranlaßten jedoch den Zar, 1643 den Bann vorübergehend aufzuheben, ein Monopol auf das «gottverhaßte und gottlose Kraut» zu vergeben und es so teuer wie Gold zu verkaufen (Price 1961: 18). Im Jahre 1649 wurde sein Genuß wiederum eingeschränkt und 1655 unter Todesstrafe gestellt. Zar Theodor III. (1676–1689) lockerte die Gesetze und erlaubte Ausländern zu rauchen. Die Sitte verbreitete sich am Hof, und die Engländer nahmen 1681 diplomatische Gespräche über die Öffnung des russichen Marktes für Virginiatabak auf. Dies provozierte erneut den Widerstand des Klerus, geführt vom Patriarchen der russischen Kirche, der Tabak als ein Symbol für das Übergreifen verhaßter westlicher Einflüsse sah. Schließlich fand das Hin und Her unter Zar Peter dem Großen (1648–1725) ein Ende. Peter rauchte selbst, hob alle Verbote auf (1697) und errichtete mit den Briten ein Handelsmonopol (1698), wofür er als Gegenleistung von einer beteiligten britischen Handelskompanie für das Exklusivrecht, Tabak nach Rußland einzuführen, eine ziemlich große Anleihe erhielt; die Briten errichteten in Rußland außerdem Betriebe zur Weiterverarbeitung des Tabaks. Das Übereinkommen wurde im Zusammenhang mit Auseinandersetzungen über Bestrebungen, Tabak in Rußland zu kultivieren, aufgehoben. 1725 untersagte der Zar jeglichen Import von Tabak, um die heimische Industrie zu fördern.

Zusammenfassung und Folgerung

Obwohl es seit Beginn der Geschichte Klagen über Trunkenheit gibt, waren in der europäischen Antike und im Mittelalter Bier und Wein die einzigen zum Genuß konsumierten Drogen, zudem blieben die Muster des Drogengebrauchs bemerkenswert stabil. Trunkenheit war im Grunde ein auf bestimmte Anlässe und zudem auf die Wohlhabenden beschränktes Problem. Während des 16. und 17. Jahrhunderts zerfiel diese Stabilität in Europa, und in der Geschichte des Drogengenusses wurde ein wichtiger Wendepunkt erreicht. Es entstand zu dieser Zeit ein erkennbar modernes, weltliches Muster vielfältigen Drogengenusses, und die durch die Art des Genusses gestellten Probleme nahmen eine wesentlich größere Bedeutung als vorher ein. Das Tabakrauchen und Kaffeetrinken wurde eingeführt; technische Entwicklungen und Kommerzialisierung erhöhten die Verfügbarkeit von Alkohol im allgemeinen und von Branntwein im besonderen. Wobei vor allem der Branntwein eine neue, potentere Quelle der Berauschung lieferte. Zur gleichen Zeit erhöhten wichtige soziokulturelle Veränderungen die Bereitschaft der westlichen Welt, neue Formen des Drogengenusses anzunehmen. Aus dem Mittelalter trat eine stärker weltlich, städtisch und modern ausgerichtete Gesellschaft hervor, und frühere soziale und religiöse Verhaltenskontrollen lockerten sich. Verstädterung und Verbesserungen im Transportwesen begünstigten die schnelle Verbreitung von Verhaltensweisen des Drogengenusses in größeren Bevölkerungskreisen. Schließlich ließ der Trend zur Geldwirtschaft Drogen zu einer lukrativen Einkommensquelle und damit zu dringend benötigten Einkünften der neuen weltlichen Staaten werden.

Die Drogenkrise des frühen modernen Europa scheint viel weniger ernst gewesen zu sein als unsere eigene. Der Genuß gebrannter Alkoholika entwickelte sich gerade erst zu einem Problem, und die möglichen nachteiligen Wirkungen von Kaffee und Tabak sowohl auf das Individuum als auch auf die Gesellschaft waren sehr viel weniger gravierend als die der meisten illegalen Drogen von heute. Das Angebot der Rauschmittel war noch relativ begrenzt, und die Neuerungen im Drogengenuß breiteten sich mit sehr viel geringerer Geschwindigkeit aus, als dies heute geschieht. Nichtsdestoweniger erschienen im 16. und 17. Jahrhundert vielen die durch Tabak, Kaffee und Alkohol aufgeworfenen Probleme nicht weniger gravierend als uns heute der Drogenmißbrauch. Darüber hinaus geben uns diese Erfahrungen der Vergangenheit, trotz ihrer Unterschiede zur Gegenwart, einige wichtige Lektionen für das Verständnis und einen angemesseneren Umgang mit dem Drogengenuß. Die Geschichte von Tabak und Kaffee zeigt, daß Kontroversen um jegliche neue psychoaktive Substanz nahezu unvermeidlich sind, aber sie zeigt auch, daß diese Kontroversen durch zahlreiche ökonomische, soziale und politische Faktoren beeinflußt werden können. Es ist offensichtlich, daß die Reaktionen der Öffentlichkeit auf eine Droge (ihre Annehmbar- oder Unannehmbarkeit) häufig weniger mit ihren pharmakologischen Eigenschaften und

Risiken für die Gesundheit zu tun haben als mit der Bedrohung, die sie für die moralische, soziale oder ökonomische Ordnung darzustellen scheint. Die Reaktionen hängen aber auch mit den wirtschaftlichen Interessen zusammen, die bei der Produktion und Verteilung der Drogen entstehen (Josephson 1974; Blum et al. 1969: 11). Das hier vorgelegte Material stützt einmal mehr die oft wiederholte Warnung, daß eine verbietende Gesetzgebung und harte Strafen weder den Drogenkonsum wirklich ändern noch ihn ausmerzen können. Wenn der Genuß weit verbreitet ist, bleibt das Verlangen nach ihm bestehen, und verbriefte Rechte entstehen um ihn herum. Die Kontrollbestrebungen gegen Alkohol, Tabak und Kaffee scheiterten zum Teil an dem Widerspruch zwischen dem bei hochgestellten Personen weit verbreiteten Konsum und der restriktiven Gesetzgebung. Noch bedeutender war der Reiz ökonomischer Vorteile, die aus dem Drogengenuß gezogen werden konnten. Wirtschaftliche Umstände waren für einen großen Teil des anfänglichen offiziellen Widerstandes gegen Tabak ebenso wie für seine Bejahung verantwortlich, als sich die Bedingungen verändert hatten. Zu einem ähnlichen Phänomen kam es in Preußen im Zusammenhang mit Kaffee. Die Gewinne, die aus der Kommerzialisierung der Alkoholherstellung zu erzielen waren, trugen zur Ausbreitung des Alkoholismus im 16. Jahrhundert in Deutschland und der Aushöhlung der dagegen gerichteten Kontrollbestrebungen bei. Schließlich zeigen uns die Bestrebungen jener Zeit, den Genußmittelgebrauch zu regeln und zur gleichen Zeit Profit mit ihm zu machen, daß dies zwei grundsätzlich unvereinbare Ziele sind (Archibald 1970; Popham/Schmidt 1976). Jede Politik, die die Regierung an der Steuerung des Drogenhandels finanziell beteiligt, schafft die Voraussetzungen dafür, daß politische Entscheidungen durch ökonomische Interessen kontrolliert werden, die um die Produktion, Distribution und den Konsum von Drogen entstehen.

Die weltweit verbreitete Droge Alkohol

Alkoholkonsum im interkulturellen Vergleich

THOMAS SCHWEIZER

(1) Alkohol ist in unserer Kultur und auch weltweit eine der verbreitetsten Drogen. (2) Vier voneinander unabhängige Dimensionen des Gebrauchs von Alkohol haben sich interkulturell als wichtig erwiesen: die kulturelle Integriertheit des Alkoholkonsums; Betrunkensein als Folge des Alkoholgenusses; Aggressivität während des Trinkens; Quantität des Alkoholkonsums (einschließlich Alkoholabhängigkeit). (3) Wenn Alkohol in einer Kultur vorkommt, unterliegt sein Gebrauch meist Regeln und Normen. Ein erster Ansatz zur Beschreibung des Alkoholkonsums versucht diese Regeln explizit zu machen. Ein zweiter Ansatz möchte darüber hinaus die symbolischen Bezüge zu anderen kulturellen Bereichen bestimmen, die im Alkoholkonsum sichtbar werden (z. B. Rang und Status von Personen sowie Ereignissen, Zugehörigkeit zu Gruppen und zu sozialen Netzwerken). (4) Angst, soziale Disorganisation, Kindheitsfrustrationen und Machtlosigkeit sind einige der Gründe für den exzessiven Gebrauch von Alkohol in einer Kultur. Ohne Berücksichtigung des kulturellen Hintergrunds kann man weder den «normalen» noch den «exzessiven» Alkoholkonsum verstehen.

Verbreitung des Alkoholkonsums

Neben Tabak, Tee und Kaffee ist Alkohol, genauer: sind Getränke, die Äthanolalkohol als Bestandteil aufweisen, die Droge in unserer Gesellschaft, die die weiteste Verbreitung, die größte Akzeptanz, die stärkste geistige Aufmerksamkeit – im Alltagsdenken, in den Medien, bei öffentlichen Institutionen, in der Wissenschaft – von allen Drogen genießt, und der Alkoholmißbrauch stellt ein schwerwiegendes soziales Problem für unsere Gesellschaft dar.

Nach einer repräsentativen Umfrage tranken die Bundesbürger im Jahre 1977 (1969) pro Kopf durchschnittlich 148,7 (139,1) Liter Bier, 23,40 (15,9) Liter Wein und 2,91 (2,75) Liter Spirituosen (Produkschap voor Gedistilleerde Dranken 1978 bzw. Reuband 1980: 32). Der Konsum alkoholischer Getränke, gemessen in reinem Alkohol (100 % Äthanol), betrug im Jahre 1976 für jeden Bundesbürger im Mittel 12,5 Liter (WHO 1979: 51).

Die Anlässe und die Variationen im Konsum alkoholischer Getränke in unserer Kultur[1] sind vielfältig: Feste begehen wir mit Wein und Sekt. Nach dem Essen gibt es Kognak. Vor dem Essen oder am Nachmittag trinken wir Sherry, Portwein oder Cocktails. Bier und Wein zu den Mahlzeiten oder bei einem gemütlichen Zusammensein steigern das Wohlbefinden und die Geselligkeit. Zu bzw. nach einem schweren Essen trinkt man Schnaps. Bier gehört zum Fernsehen wie Salzstangen und Chips. Wenn wir nicht wissen, was wir zum Geburtstag oder Jubiläum schenken sollen, wenn uns die Gastgeber nicht näher bekannt sind, bringen wir Blumen oder eine Flasche Wein mit. Eckkneipe, Brauhaus und Weinlokal sind altehrwürdige, von allen Schichten frequentierte Institutionen. – All dies ist uns selbstverständlich, und Alkohol in Maßen halten wir kaum für verwerflich. Selbst wenn einer einmal «etwas über den Durst» trinkt, finden 73 % der Bundesbürger nichts dabei, wenn dies bei festlichen Anlässen wie Geburtstag, Hochzeit, Silvester geschieht: 51 % halten einen Schwips in größerer (Party, Feiern), 47 % Angetrunkensein in kleinerer Gesellschaft (Stammtisch, Stammlokal, Skat) noch für tolerabel (Umfrage 1975, Reuband 1980: 48).

Unsere Kultur liefert uns Regeln und Alltagswissen über den Umgang, die Verwendung und die Wirkung von Alkoholika: Welcher Wein paßt zu welchem Essen und zu welcher Gelegenheit? Welches Getränk paßt zu wem? – Ältere Damen trinken Likör, der weibliche Teil der Bevölkerung zieht «süße» Alkoholika herberen vor. Das Nicht-Durcheinander-Trinken verschiedener Sorten von Alkohol vermeidet den Kater am nächsten Morgen («Bier auf Wein, das laß sein . . .»)! Nach einer Zechtour am Morgen dasselbe Getränk trinken, um den «schweren Kopf» zu bekämpfen! Ein elementares Wissen über die wichtigsten Weinanbaugebiete, -lagen und Jahrgänge, die Kenntnis der gängigen Biersorten und -marken gehört in manchen Regionen, Kreisen und Schichten Deutschlands zum guten Ton und Standardwissen.

In den Medien werben Anzeigen und Spots für Alkoholika der verschiedensten Art. Die Behörden und andere Einrichtungen warnen regelmäßig vor Alkoholmißbrauch. Im Straßenverkehr wird der Alkoholkonsum kontrolliert und reglementiert.

Diese Beispiele sollen nun nicht suggerieren, alle Bundesbürger hätten Probleme mit dem Alkohol oder der Alkoholkonsum aller Bundesbürger sei gleichförmig. Die Beispiele sollen jedoch ungeachtet individueller und regionaler Abweichungen im Alkoholgenuß deutlich machen, daß der Konsum alkoholischer Getränke eine wichtige Rolle in unserem Alltagsleben und in unserer Kultur spielt, sei es der Genuß selbst, seien es das Wissen und die Normen um und über diesen Genuß.

Über den Alltagskonsum hinausgehend gibt es allerdings in unserer Kultur auch das Problem des Alkoholmißbrauchs. So starben nach einer Statistik der Weltgesundheitsbehörde (WHO 1979: 73) im Jahre 1974 27 von 100 000 Bundesbürgern an Leberzirrhose – bedingt durch Alkoholexzeß –, was 2,3 % aller Todesursachen in der Bundesrepublik ausmacht.

Wenn wir nun fragen: wie kommt es, daß der Alkohol eine solch wichtige Rolle in unserer Kultur spielt? was sind die Gründe für diesen Konsum und auch den Exzeß? so mag es hilfreich sein, einen Blick auf den Gebrauch von Alkohol in anderen Kulturen zu werfen. Im Kontrast kann man herausfinden, welche Gemeinsamkeiten und Unterschiede die Verwendung der Droge Alkohol bestimmen, um so mehr über den Alkoholkonsum zu erfahren und letztlich unser eigenes Verhalten dem Alkohol gegenüber besser verstehen zu können.

Zuerst ein Blick nach Europa. Tabelle 1 zeigt die Verteilung des Pro-Kopf-Verbrauchs in verschiedenen westeuropäischen Ländern. Die Bundesrepublik gehört zur Spitzengruppe im Bier-, nicht jedoch im Weinkonsum. Die europäischen Länder zerfallen deutlich in eine Weintrinker- und Biertrinkergruppe und in Länder mit gemischtem Bier- und Weinkonsum (Reuband 1980: 30–34).

Tabelle 2 enthält Angaben über den Pro-Kopf-Verbrauch der Erwachsenen aus verschiedenen, vorwiegend europäischen Ländern, gemessen in reinem Äthanol. Die traditionellen Weinländer haben den höchsten Verbrauch.

Die soziologische, psychologische und medizinische Forschung (Berger, Legnaro/Reuband 1980; Ahlström-Laasko 1976) analysiert den Alkoholkonsum und -exzeß in diesen Ländern im einzelnen. So fand man z. B. heraus, daß in den südlichen Weinländern Alkoholkonsum vor allem als Teil der Mahlzeit stattfindet und Betrunkensein als soziales Problem selten auftritt, während in den nördlichen Ländern wie beispielsweise Finnland der Alkoholkonsum absolut gesehen gering ist (vgl. Tabelle 1 und 2), aber Alkoholmißbrauch als soziales Problem häufig vorkommt.

Ich bleibe bei diesen europäischen Beispielen nicht stehen, weil sie letztlich, trotz gewichtiger Unterschiede, alle nur Variationen desselben Themas darstellen, nämlich des europäischen Verhaltens- und Normenkomplexes gegenüber dem Alkohol. Ich erweitere die Betrachtungsweise, indem ich zu außereuropäischen Beispielen des Gebrauchs der Droge Alkohol übergehe. Dies ist die Sichtweise der aus der Ethnologie stammenden interkulturell vergleichenden Forschung über Alkohol (Pittman/Snyder 1962: Abschnitt 1; Mandelbaum 1965; Everett/Waddell/Heath 1976; Marshall 1979 a). Die Betrachtung

Tabelle 1: Pro-Kopf-Verbrauch von Bier, Wein und Spirituosen (in Litern) in Westeuropa, 1977

Land	Bier	Wein	Spirit.
BRD	148,7	23,40	2,91
Belgien	140,0	17,50	2,10
Luxemburg	127,0	49,30	4,70
Irland	126,2	4,30	2,16
Großbritannien	119,5	5,41	1,42
Dänemark	116,0	11,67	1,80
Österreich	103,1	36,10	1,70
Niederlande	83,9	11,73	2,91
Schweiz	68,3	44,90	1,88
Finnland	55,3	8,60	2,97
Schweden	53,6	9,50	2,97
Spanien	46,9	65,00	3,00
Frankreich	46,2	100,91	2,50
Norwegen	45,5	3,35	1,90
Portugal	27,0	97,00	1,00
Italien	14,0	93,50	2,00

Quelle: Verbrauchsstatistiken der jeweiligen Länder, zitiert aus Produkschap voor Gedistilleerde Dranken (1978): Hoeveel alcoholhoudende dranken worden er in de wereld gedronken? Schiedam.

außereuropäischer Beispiele geschieht nicht um des Exotismus willen, sondern um menschliches Verhalten – hier: gegenüber dem Alkohol – in allen seinen Varianten kennenzulernen, und um so die enge Blickrichtung eines möglichen europäischen Ethnozentrismus überwinden zu können. Der Alkoholkonsum in unserer eigenen Kultur ist dann nur ein Beispiel unter vielen.

Die Fülle der Beispiele für Alkoholkonsum in anderen Kulturen läßt den Schluß zu, daß die Droge Alkohol nicht nur in unserer eigenen und den europäischen Kulturen einen hohen Rang einnimmt, sondern auch weltweit zu den Drogen mit der größten Verbreitung zählt.

Beginnen wir mit einem Beispiel, dem Alkoholkonsum der Camba-Indianer Ost-Boliviens (Heath 1962). Die Camba sind eine Gruppe von Mestizen, die ein stabiles, wenngleich geringes Einkommen als Ackerbauern auf eigenem oder gepachtetem Land erzielen. Ihre regionale Mobilität ist hoch. Verwandtschaftsgruppierungen außerhalb der Kernfamilie haben keine Bedeutung. Die Familien leben sozial isoliert, und die Familienbeziehungen sind brüchig sowie von kurzer Dauer. Freundschaft als soziale Institution existiert nicht, ebensowenig an-

Tabelle 2: Pro-Kopf-Verbrauch von Alkohol (in Litern, 100% Äthanol) in 25 Ländern, 1976
(Personen ab einschl. 15 Jahre)

Land	Pro-Kopf-Verbrauch; Liter 100% Äthanol, 1976
Frankreich	21,3
Portugal	19,4
Spanien	19,3
Luxemburg	16,8
Italien	16,8
BRD	15,8
Österreich	14,6
Neuseeland	13,7
Ungarn	13,4
Australien	13,3
Schweiz	13,2
Belgien	13,2
Irland	12,6
Jugoslawien	12,0
Tschechoslowakei	11,9
Dänemark	11,8
Kanada	11,7
Niederlande	11,1
Großbritannien	11,0
Polen	10,8
USA	10,7
DDR	10,5
Finnland	8,1
Schweden	7,4
Norwegen	5,6

Quelle: WHO 1979:52.

dere soziale Vereinigungen. Die häufig stattfindenden, meist mehrtägigen Feste und die Wochenenden bieten eine Abwechslung in diesem lose geknüpften Sozialsystem. Dies liefert etwa zweimal im Monat Gelegenheit für gemeinsamen Alkoholkonsum im Kreise von Nachbarn und Zufallsbekanntschaften. An solchen Trinkergruppen von drei bis sechzehn Teilnehmern partizipieren die erwachsenen Männer, auch alleine, und die Frauen, aber nur in Gegenwart ihrer Männer. Betrunkensein ist ein explizites Ziel der Zusammenkunft. Man trinkt dreißig- bis vierzig-prozentigen gekauften Zuckerrohrschnaps, der auch nach Meinung der Camba-Indianer «brennt» und dessen Geschmack man in Kauf nimmt, um den gewünschten Rauschzustand zu erreichen. Der Gastgeber spendiert die erste Flasche. Er verteilt den Schnaps mit einem Glas, das er selbst zur Hälfte austrinkt und dabei einem der Anwesenden zuprostet. Dieser leert das Glas und kredenzt es dann, neuerlich gefüllt, nach demselben Schema einem weiteren Gast. Im Verlauf von vier bis sechs Stunden läßt die Trinkgeschwindigkeit nach, das Betrunkenwerden nimmt zu, einige Teilnehmer fallen in Schlaf. Etwa alle sechs Stunden beginnt ein neuer Trinkzyklus. Die Gäste beteiligen sich am Kauf weiterer Flaschen. Solch ein Trinkgelage dauert im Extrem zwei bis maximal drei Tage.

Einige Merkmale dieses Trinkverhaltens – seine Häufigkeit und Länge, Betrunkensein als Motiv und Faktum des Alkoholkonsums – und der übrigen Kultur – die «strukturlosen» Sozialbeziehungen als Analogie zu den zerrütteten Familienverhältnissen, aus denen sich unsere Problemtrinker rekrutieren – legen die Erwartung nahe, in der Kultur der Camba-Indianer werde Problemtrinken institutionalisiert, d. h., der Alkoholkonsum ruiniere die Familien, es komme zum Ausbruch von Gewalttätigkeiten und zu Alkoholabhängigkeit. Diese Vermutungen sind sämtlich falsch. Die Ausgaben für den Alkoholkonsum beeinträchtigen keineswegs den Lebensunterhalt – nach den Normen der Camba. Während des Trinkgelages kommt es in der Anfangsphase zu entspanntem Schwatzen, schließlich «wird die Zunge schwer», und auch die Bewegungsabläufe werden unkoordinierter. Aber aggressives oder schlüpfriges Reden, gar Gewalttätigkeiten treten nicht auf, ebensowenig werden die Camba-Trinker sentimental oder angeberisch. Kater und Halluzinationen am nächsten Tag scheint es nicht zu geben. Trinken ist mit keinerlei Schuldgefühlen verbunden. Alkoholkonsum außerhalb des sozialen Kontexts – in der sozialen Gruppe, bei festlichen Gelegenheiten, im beschriebenen Ablaufmuster –, etwa als (heimliches) Trinken einzelner, kommt nicht vor. Der Alkoholkonsum der Camba-Indianer ist zwar exzessiv (gemessen an unseren Normen), aber er ist sozial kontrolliert und integriert. Problemtrinken als abweichendes Verhalten gibt es nicht.

Das Beispiel zeigt, daß man sich vor vorschnellen Kategorisierungen hüten sollte. Was in unserer Kultur als «normal» bzw. abweichend-problematisch gilt, muß in anderen Kulturen noch lange nicht so empfunden werden. Unser «normaler» Alkoholkonsum gilt bei Abstinenzlern und in Kulturen ohne Alkoholkonsum sicher als extrem, während der nach unserem Standard extreme Alkoholkonsum der Camba für diese alltäglich-normal ist. Weiterhin: Was in unserer Kultur an Merkmalen zusammentrifft – exzessiver Konsum und Abhängigkeit von Alkohol –, muß anderswo, wie z. B. bei den Camba, aber auch in anderen Fällen (Sangree 1962; Netting 1964), nicht zusammengehen.

Konsequenterweise möchte ich mich im nächsten Abschnitt mit den Aspekten der Droge Alkohol beschäftigen, die in der interkulturell vergleichenden Alkoholforschung auf empirischem Wege und auf breiter Datenbasis als wichtig erkannt wurden.

Dimensionen des Alkoholkonsums

Bacon, Child und Barry geben die ausführlichste interkulturell vergleichende Klassifikation des Alkoholkonsums (Bacon u. a. 1965; Child/Bacon/Barry 1965; Bacon 1976). Sie untersuchten die Aspekte des Alkoholkonsums in 139 nicht-industrialisierten Gesellschaften. Ihre Datensammlung ist die bislang vollständigste interkulturell vergleichende Zusammenstellung.

Eine Beschreibung des Alkoholkonsums in einer Kultur sollte demnach – ich habe eine Auswahl der in dieser Studie erfaßten Aspekte des Alkoholkonsums getroffen – minimal die folgenden Merkmale (= Einzelaspekte) erfassen:

1) Die Verfügbarkeit alkoholischer Getränke
2) Die Art der alkoholischen Getränke
3) Das Ausmaß der Verbreitung des Alkoholkonsums: nach Alter, Geschlecht und Prozentsatz der Bevölkerung, die konsumiert
4) Ritualisierung des Alkoholkonsums: Restriktionen in der Zeit, im Ort und in der Art des Trinkens
5) Häufigkeit des Alkoholkonsums: täglich, wöchentlich, monatlich
6) Menge des pro Trinkepisode konsumierten Alkohols
7) Dauer der Trinkepisode
8) Kontext des Alkoholkonsums: als Teil religiöser Rituale? als Teil von Festen? als Teil der Mahlzeit? als Zeichen von Gastlichkeit? bei informellen Parties? als heimliches Trinken in Subgruppen? als Individualtrinken?
9) Verhalten, das mit Alkoholkonsum auftritt: Soziabilität, Angeberei, Exhibitionismus, Feindseligkeit, Stupor, Erbrechen, Kater, Blackout, Schuldgefühle etc.
10) Einstellungen zum Alkoholkonsum und zum Betrunkensein: Ablehnung, Zustimmung, Zuschreibung verminderter Zurechnungsfähigkeit als Entschuldigungsgrund
11) Probleme, die durch (exzessiven) Alkoholkonsum entstehen: wirtschaftlich, medizinisch, sozial, moralisch (nach den Normen der untersuchten Kultur).

Hat man nun viele solcher Kulturbeschreibungen des Alkoholgebrauchs gesammelt – wie dies im vorigen Abschnitt an einem Beispiel, dem Alkoholkonsum der Camba-Indianer, geschah –, so stellt sich im nächsten Schritt die Frage: Wie kann man diese Informationen über die einzelnen Aspekte des Alkoholkonsums empirisch begründet zu höhergeordneten Begriffen (= Dimensionen) zusammenfassen? Vor diesem Problem standen auch Child/Bacon/Barry (1965). Sie verwendeten das statistische Verfahren der Faktorenanalyse, um eine zusammenfassende Klassifikation ihrer Daten zu erzielen. Ihre Daten konnten mit diesem Verfahren auf vier voneinander unabhängige Dimensionen (= Faktoren) reduziert werden. Dieses Ergebnis besagt, daß der Alkoholkonsum ein komplexes, mehrdimensionales Phänomen ist, dessen kompakte Beschreibung diese vier Dimensionen berücksichtigen sollte. Diese Dimensionen sind:

1. Dimension: Integriertheit des Alkoholkonsums (*Integrated Drinking*)

Unter diese Dimension fallen die folgenden Aspekte: Alkohol wird vornehmlich als Teil religiöser Rituale und bei Festen konsumiert. Der Konsum ist stark ritualisiert. Nur bei diesen Gelegenheiten trinkt man Alkohol in größeren Mengen. Alkoholkonsum ist weit verbreitet. Es besteht eine positive Einstellung zum Trinken von Alkohol. In etwas schwächerem Zusammenhang zu dieser Dimension stehen die positive Einstellung zum Betrunkensein und ein generell hohes Ausmaß des Alkoholkonsums.

– Diese Dimension fragt nach der kulturellen Einbettung des Gebrauchs von Alkoholika.

2. Dimension: Trunkenheit durch Alkoholkonsum (*Inebriety*)

Diese Dimension umfaßt die Merkmale: Pro Trinkepisode wird viel Alkohol konsumiert, und die Trinkepisoden sind von langer Dauer. Betrunkensein als Folge des Alkoholkonsums ist weit verbreitet, und Betrunkensein wird positiv bewertet. Mit dem Trinken tritt Angeberei als Verhalten auf.

– Diese Dimension fragt nach dem Rauschzustand, der auf starken Alkoholkonsum pro Trinkepisode zurückgeht.

3. Dimension: Feindseligkeit (*Hostility*)

Zu dieser Dimension gehören aggressive Verhaltensweisen aller Art wie Schlägereien, Streit u. ä., die während des Alkoholkonsums ausbrechen. Ein schwächerer Zusammenhang besteht zum Merkmal Angeberei.

– Diese Dimension fragt nach der aggressiven Komponente des Alkoholkonsums.

4. Dimension: Quantität des Alkoholkonsums (*Quantity*)

Hierunter fallen ein insgesamt hoher und häufiger Alkoholkonsum, zusätzlich der hohe Aufwand für den Alkoholkonsum (hinsichtlich Vorbereitungszeit und Geld) und das Auftreten von Problemen, die durch den exzessiven Konsum bedingt werden, wie z. B. die Vernachlässigung der wirtschaftlichen Aufgaben insgesamt.

– Diese Dimension repräsentiert den exzessiven Alkoholkonsum und einige seiner Folgeprobleme.

Kurz zusammengefaßt, legt dieses Untersuchungsergebnis nahe, auf die folgenden Dimensionen zu achten, wenn man Alkoholkonsum beschreibt: 1. in welchem Maße ist der Konsum in die Gesamtaktivitäten der Kultur *integriert?* 2. In welchem Maße kommt es zu *Betrunkensein?* 3. Wie hoch ist das Ausmaß der *Feindseligkeit* beim Alkoholgenuß? 4. Wie *hoch* ist der Alkoholkonsum generell? Eine wichtige Erkenntnis dieser Studie ist die *Unabhängigkeit* dieser vier Dimensionen. Die kulturelle Integriertheit des Konsums besagt nichts darüber, ob während des Konsums Trunkenheit angestrebt und erreicht wird, ob Feindseligkeiten ausbrechen und wieviel getrunken wird. Betrunkensein als Merkmal des Alkoholkonsums hat nicht automatisch Feindseligkeiten und exzessiven Konsum zur Folge. Das Ausbrechen von Feindseligkeiten scheint in keiner Beziehung zu stehen zur Quantität des Trinkens und damit verbundenen Problemen.

Mit diesen Dimensionen kann man nun den Alkoholkonsum in einer Kultur kompakt beschreiben. Dem Alkoholkonsum der Camba würde man z. B. hohe Werte für die Dimensionen Integriertheit und Trunkenheit geben, einen niedrigen Wert für Feindseligkeit und einen mittleren für die Quantitätsdimension, weil dort zwar viel getrunken wird, aber Problemverhalten auf Grund von Alkohol nicht vorkommt.

Die medizinisch-soziologisch-psychologische Forschungstradition hat diese vierte Quantitätsdimension weiter analysiert. Es geht hier um die Begriffsfamilie Alkoholkonsum – Problemtrinken – Alkoholmißbrauch und Alkoholabhängigkeit. Ursprünglich verwendete man hier reine Quantitätsdefinitionen, doch erwies sich später, daß man ohne kulturelle Merkmale diese Phänomene nicht adäquat charakterisieren konnte. Nach einer gebräuchlichen Definition versteht man unter *Alkoholabhängigkeit,* dem heute wichtigsten Begriff aus dieser Gruppe, «. . . den veränderten Verhaltenszustand eines Individuums, der, neben einer Veränderung im sichtbaren Trinkverhalten, eine Fortsetzung des Trinkens auf eine Art einschließt, die in seiner Kultur nicht gutgeheißen wird; und dies trotz schmerzlicher direkter Konsequenzen wie physischer Krankheit, Zurückweisung durch die Familie, Geldverlegenheit und Strafsanktionen.» (WHO 1980: 72).

Der Begriff enthält eine interkulturell an Krankheiten wie z. B. Leberzirrhose gut meßbare physikalisch-medizinische Komponente und eine kulturspezifische, die den Kontrollverlust gegenüber dem «normalen» Alkoholtrinken und dadurch bedingte Sozialprobleme anspricht. Diese Komponente ist nicht kulturfrei meßbar. Daraus folgt, daß man das Phänomen der Alkoholabhängigkeit generell nur recht vage charakterisieren kann. Das pure Ausmaß des Trinkens und die Verbreitung alkoholbedingter Krankheiten lassen noch keinen Rückschluß auf diese kulturell definierte Komponente der Alkoholabhängigkeit zu. Beide Komponenten muß man analytisch trennen, damit keine Mißverständnisse auftreten.

Die Zusammensetzung der Quantitätsdimension aus der Faktorenanalyse und eine weitere Studie (Whitehead/Harvey 1974) legen allerdings die Schlußfolgerung nahe, daß bei sehr hohem Alkoholkonsum in einer Kultur neben den medizinischen auch die alkoholbedingten Sozialprobleme häufiger werden.

Ethnologische Studien, meist in erster Linie an Gruppenverhalten interessiert, haben bislang stärker den «normalen» Alkoholkonsum beschrieben, zu dem im Einzelfall durchaus die Phänomene des Betrunkenseins und des exzessiven Konsums gehören, sofern dies kulturell erwartete Handlungen sind. Die Untersuchung der Alkoholabhängigkeit, des abweichenden Individualverhaltens, stand bisher eher am Rande des Interesses, und man hat dies i. allg. unter dem Stichwort «(exzessiver) Alkoholkonsum» behandelt.

Analysen des Alkoholkonsums

Ich möchte nun einige zusammenfassende Befunde aus der kulturvergleichenden Alkoholforschung referieren. Danach sollen die theoretischen Ansätze vermittelt werden, mit denen Ethnologen Alkoholkonsum beschreiben und interpretieren.

Zusammenfassende Befunde

(1) Eine grundlegende Erkenntnis aller ethnologischen Alkoholstudien lautet: «Wo Alkohol bekannt ist, werden Regeln für seinen Gebrauch und für Abstinenz vorgeschrieben, gewöhnlich in genauen Details. Es gibt sehr wenige Gesellschaften, wenn überhaupt, deren Mitglieder den Gebrauch von Alkohol kennen und ihm dennoch wenig Aufmerksamkeit schenken. Alkohol mag tabuisiert werden; er wird nicht ignoriert» (Mandelbaum 1965: 281).

(2) Ein weiteres Ergebnis ist: Wenn in einer Kultur geschlechtsspezifische Restriktionen des Alkoholgebrauchs bestehen, dann werden eher die Frauen als die Männer ausgeschlossen (Bacon 1976: 29–30).

(3) Eine dritte Erkenntnis ist schließlich, daß Wandel in der Wirtschaft, in der Sozialstruktur, in der materiellen Kultur und in den Einstellungen sich häufig auch im Wandel der Trinksitten niederschlägt. Ein gutes Beispiel dafür liefert der Alkoholkonsum in Afrika. Traditionellerweise wird in einigen afrikanischen Kulturen ein schwach alkoholisches Hirsebier getrunken (eine Auswahl von Beispielen: Sangree 1962; Netting 1964; Richards 1939: 76–81). Trinken geschieht nur sozial und sehr ritualisiert. Es verstärkt die bestehenden religiösen, wirtschaftlichen und sozialen Beziehungen, und das Bier hat obendrein einen hohen Nährwert. Milde Trunkenheit kommt vor, ist aber kein Trinkziel. Feindseligkeiten fehlen. Die Koppelung des Konsums an die jahreszeitlich schwankende Subsistenzproduktion von Hirse begrenzt die Quantität des Alkoholkonsums. In neuerer Zeit ist hier ein Wandel eingetreten (Robbins/Pollnac 1969; bereits Richards 1939: 79, 81): Man trinkt importiertes Bier, in informellen Gruppen, auch alleine, zuweilen heimlich. Das Trinken verläuft weniger ritualisiert. Betrunkensein ist anzutreffen und wird z. T. angestrebt. Die Quantität des Alkoholkonsums nimmt zu; Feindseligkeit und Alkoholabhängigkeit werden beobachtet.

1. Ansatz: Alkoholkonsum als geregeltes Verhalten

Ein erster Ansatz zur Beschreibung des Alkoholkonsums versucht, in Anlehnung an den Befund (1) die Regeln explizit zu machen, denen der Gebrauch von Alkohol in einer (fremden) Kultur unterliegt. Bei diesen Regeln handelt es sich einmal um die den Akteuren bewußten Handlungsanweisungen, Normen und Wissensinhalte sowie zum anderen um ihnen unbewußte Verhaltensabläufe. Ein Beispiel für den bewußten Teil der Regeln ist die Klassifikation der Biersorten, ihrer Wirkungen und der Gelegenheiten, bei denen man sie trinkt, in der Meinung der «Eingeborenen» Münchens (Hage 1972). Bei der Erhebung des nicht bewußten Teils der Regeln über den Alkoholgebrauch orientieren sich die Beobachter meist an der Liste der Aspekte und Dimensionen, die ich oben nannte, und reichern diese durch kulturspezifische Merkmale an. So beschreibt z. B. Wilson (1973: 25–27) geregelte Variationen im Alkoholkonsum anläßlich von Festen der Tzotzil-Indianer (Chamula/Mexiko) als Folge von 1) Zusammensetzung der Teilnehmer, 2) der Bereitstellung von Alkohol, 3) der Austeilung der Getränke, 4) der Reihenfolge im Trinken und 5) der verteilten Geschenke.

Die fruchtbarsten Studien kombinieren die Perspektive der Teilnehmer und die Sichtweise des Außenstehenden. Ein Beispiel ist Frakes Versuch (1964; ähnlich Topper 1976), durch die Herausarbeitung der eingeborenen Trinkkategorien und Erwartungen und die genaue

Schilderung des Ablaufs einer Trinkepisode klarzumachen, wie man bei den Subanun (Süd-Philippinen) in kulturell angemesser Weise «einen Drink bestellt»: Die Subanun trinken Reisbier nur bei Festen. «Feste» sind ein Verhaltenskomplex, bei dem (1) ein auslösendes Ereignis vorherging, (2) mehrere Familien teilnehmen, (3) ein Fleischgericht serviert und (4) Bier getrunken wird. Das Bier trinken die Männer, einer nach dem anderen, mit einem Strohhalm aus einem großen Krug, in den man immer wieder Wasser nachfüllt. Die Trinkepisode zerfällt in drei Phasen: (1) Das Probieren – Der Gastgeber bittet den ranghöchsten Gast zu beginnen, und dieser wiederum bestimmt die Reihenfolge der nächsten Probierer. Einladung und Erlaubnis zum Trinken sind die Gesprächsthemen. Jeder trinkt kurz und ohne formelle Beachtung der getrunkenen Menge. Dieses Stadium geht in die Phase (2) des Wetttrinkens über: Die Trinker kommentieren die Qualität des Getränks. Schlagfertige Trinker werden als Reaktion auf ihre Kennerschaft von den Umstehenden zu weiterem Trinken ermuntert. Sie verweilen am Trinktopf, während die weniger Redegewandten ausscheiden. Schließlich trinken nur noch sozial anerkannte, statushohe Männer. Das Trinkgespräch wendet sich dann ernsten Themen zu: Man spricht über den neuesten Klatsch und versucht, Strategien für die Schlichtung von aktuellen Streitfällen auszuhandeln. In der Phase (3), dem «Vergnügungstrinken», werden keine ernsthaften Themen mehr diskutiert. Man verwendet nur noch sprachliche Formen und kombiniert diese zu kunstreichen Gesängen. Mit diesem *establishment of euphoria* klingt das Fest aus.

2. Ansatz: Alkoholkonsum als symbolisches Verhalten

In diesem Beispiel konnte man bereits erkennen, daß sich im Alkoholkonsum noch mehr zeigt als nur ein geregelter Ablauf im Genuß von Alkoholika. Viele Ethnologen, so auch die zitierten Frake (1964) und Wilson (1973), begnügen sich nicht damit, den Alkoholkonsum in einer fremden Kultur nur als geregelten, normierten Verhaltensablauf zu beschreiben. Sie interpretieren den Alkoholismus darüber hinaus als sichtbaren Ausdruck, d. h. als Symbol für andere, oft schwer erkennbare, aber grundlegende Merkmale der Kultur. Die Suche nach Sinn und Verbindung zwischen den Merkmalen einer Kultur ist ein generelles Prinzip ethnologischer Kulturanalyse. Die Konsumtheorie von Douglas/Isherwood (1979: 64–66) versucht, diese Maxime stringent zu formulieren: Die Welt um uns herum befindet sich in stetem Fluß. Wir versuchen, ihr einen stabilen Sinn zu geben, indem wir unsere Sozialbeziehungen und unsere Orientierung in ihr festigen. Hierzu hat man Rituale. «Rituale dienen dazu, die Strömung der Bedeutungen zu unterbinden ... effektivere Rituale benutzen materielle Dinge. Güter sind, in dieser Perspektive, rituelle Beigaben; Konsum ist ein ritueller Vorgang, dessen Hauptfunktion darin liegt, dem in der Entwicklung begriffenen Fluß der Ereignisse Sinn zu verleihen» (Douglas/Isherwood 1979: 65). Konsumgüter «. . . liefern Markierungszeichen innerhalb des Rahmens von Raum und Zeit».

«Die Qualitätsunterschiede zwischen den Gütern sind Markierungszeichen des Rangs sowohl von Ereignissen als auch von Personen» (116).

Wie wird aber nun durch den Alkoholkonsum «markiert» und was wird symbolisiert?

(1) Das Subanun-Beispiel weist auf eine erste Symbolisierung hin: Trinkverhalten als Ausdruck von *sozialem Status und Rang*. So ist bei den Subanun die Reihenfolge und Dauer des Trinkens ein Testfall für das Ansehen, das der betreffende Trinker genießt. Auch bei den Tzotzil-Indianern gibt die relative Reihenfolge des Trinkens einen Hinweis auf die soziale Stellung der Trinker (Wilson 1973: 121; Kay/Metzger 1973: 31). Bei den den Tzotzil benachbarten Mestizen symbolisiert nicht die Reihenfolge des Trinkens, die spontan verläuft, sondern die Art der Getränke den sozialen Status, und zwar gibt die Art des Getränks nur Aufschluß über den Gastgeber. Auch bei den ausgedehnten Trinkgelagen australischer Eingeborener in der Alice Springs Region spiegelt sich in der Sorte der angebotenen Alkoholika der Status des Gastgebers. Es gibt eine feste Prestigehierarchie von Alkoholika: Rum, als Connaisseur-Getränke auch Ouzo, an höchster Stelle über Bier an zweiter, Portwein sowie Sherry an dritter und schließlich methylalkoholhaltigen Getränken an letzter Stelle (Collmann 1979: 217). Neben der Sorte spielt auch die Ausgabenhöhe eine Rolle. Der Alkoholkonsum gibt unmittelbar Auskunft über die individuellen Lebensumstände des Gastgebers – sein Prestige und seine aktuelle Einkommenslage (Collmann 1979: 215–218).

(2) Eine zweite latente Funktion des Alkoholkonsums ist die Symbolisierung der Bedeutung von Ereignissen, also die Markierung von *Zeitabschnitten*. Dies wird oft, so auch in unserer Kultur, durch die Erlesenheit und Seltenheit der verzehrten Güter einschließlich der Alkoholika, durch die Größe der Teilnehmerschar am Konsum und durch die Höhe der Ausgaben repräsentiert. Man denke bei uns an Feste wie Weihnachten oder Hochzeit; der abendliche Cocktail in manchen Familien markiert die Trennung der Bürozeit von der Freizeit.

(3) Die dritte, sehr wichtige Funktion des Alkoholkonsums ist die Signalisierung von *Gruppenzugehörigkeit*. Die Gruppenzugehörigkeit

kann von Situation zu Situation verschieden sein. Ein bestimmtes Muster des Alkoholkonsums ist sehr oft ein Indiz der Gruppenzugehörigkeit. Diese Zugehörigkeit kann einmal durch die Sorte des Alkohols angedeutet werden. In afrikanischen Beispielen symbolisiert das Trinken von Hirsebier die Zugehörigkeit zu den traditionellen Elementen der Kultur; wer hingegen modern erscheinen möchte, trinkt Flaschenbier europäischer Provenienz (Robbins/Pollnac 1969). Auch im erwähnten australischen Beispiel zeigt die Alkoholsorte an, zu welcher Einkommensgruppe man zählt. Neben der Sorte ist aber auch der gesamte mit dem Alkoholtrinken verbundene Verhaltenskomplex Signal der Gruppenzugehörigkeit: So drückt eine bestimmte Art des exzessiven Trinkens bei den australischen Aborigines die Zugehörigkeit zur Gruppe der Eingeborenen aus, ein Trinkverhalten, das die weißen Australier als unverantwortliches Problemtrinken stigmatisieren (Collmann 1979: 208–10). – Wenn ein junger Truk-Insulaner (Mikronesien) plötzlich exzessiv zu trinken anfängt, hat er den Übergang vom Status des Kindes zur Gruppe der jungen Männer vollzogen. Stellt er diesen Alkoholkonsum mit Mitte 30 ein, weiß man, daß er den Status eines verantwortlichen, erwachsenen Mannes einzunehmen gedenkt (Marshall 1979: 65–66). Auch bei deutschen Studentenverbindungen schafft (neben Mützen und Mensur) starker Alkoholkonsum Gruppenzugehörigkeit.

Raffinesse in der Auswahl der Getränke signalisiert nicht nur bei uns (Weinsorten), sondern auch bei den australischen Eingeborenen (Ouzo), daß der Betreffende ein kultivierter Mensch, ein Connaisseur ist (Collmann 1979: 218). – In einem Weinbauerndorf der französischen Schweiz dient ein bestimmtes Muster des Alkoholkonsums als Abgrenzungsmechanismus gegen die Touristen und markiert sichtbar die Gruppenidentität (Gibson/Weinberg 1980). Dieses Verhalten findet in der Öffentlichkeit in einem der Cafés statt. Die Fremden bestellen aus der Fülle der angebotenen Alkoholika das, was ihnen gefällt. Außerdem nehmen sie dort Essen zu sich. Touristinnen verhalten sich ebenso. Anders jedoch die Dorfbewohner: Sie gehen niemals in ein Café, um zu essen. Es kommen auch vorwiegend nur die Männer ins Café. Sie trinken lokale Weinsorten, und zwar ausschließlich eine bestimmte Sorte Weißwein – Rotwein taugt nicht für gestandene Männer, sondern ist ein Getränk für Alte und Gebrechliche – und nur aus Karaffen, niemals aus Flaschen. Einheimische brauchen in ihrem Stammcafé nicht einmal mehr zu bestellen, weil Art und Menge des Alkohols bereits festliegen. Wenn Dorffrauen im Café anzutreffen sind, was selten geschieht, so nur in Gegenwart ihrer Männer. Sie trinken auch keine Alkoholika. Die Touristen, die diese Regeln nicht kennen und auch nicht beachten wollen, unterscheiden sich also durch ihr Trinkverhalten fundamental von den Dorfbewohnern, die so ihre Gruppenidentität verdeutlichen. Auch Alkoholabstinenz ist als Zeichen der Gruppenzugehörigkeit interpretierbar. In Kulturen, in denen der Konsum von Alkohol eine wichtige Rolle spielt, ist Abstinenz ein dramatisches Zeichen der Abkehr von der traditionellen Kultur und der Zuwendung zu einer neuen Gruppenidentität. Abstinenz trifft oft in Zeiten starken Kulturwandels, besonders in Verbindung mit religiösem Konvertismus auf. So wird dieses Verhalten z. B. berichtet von der christlichen Minderheit der Camba-Indianer (Heath 1962: 33) und den Christen in einer ostafrikanischen Ethnie (Sangree 1962: 9, 18–19).

(4) Eine vierte Markierung, die durch den Alkoholkonsum erfolgt, ist die *Stabilisierung sozialer Netzwerke*. Nicht nur bei uns, auch in anderen Kulturen aktiviert man Verwandte, Freunde, Nachbarn o. ä. soziale Kategorien, in gewissen Abständen, zu bestimmten Anlässen, zu gemeinsamen Aktivitäten, indem man sie zu Festen einlädt und so die alten Verbindungen vor dem Vergessenwerden bewahrt. Alkohol ist oft in solche Konsumrituale integriert. Durch die Einladung hebt man die Personen heraus, die einem nahe stehen und deren Hilfe man später u. U. einmal braucht. Die australischen Aborigines von Alice Springs sind hier wieder ein interessantes Beispiel (Collmann 1972): Die Einkommen dieser Menschen sind sehr instabil, und Kredit spielt innerhalb des Camps eine große Rolle. Wenn man nun über Geld verfügt, so bringt man früheren und potentiellen Kreditgebern Alkoholika als Geschenk mit und lädt diese zu einem Trinkgelage ein. Entsprechend hat man sie sich auch zu künftiger Hilfe verpflichtet. Dieses Motiv ist sehr explizit. Gibt jemand eine Party, der einem früher nicht half oder der sich auf diese Weise potentiellen Kredit zu verschaffen hofft, den er niemals «zurückzahlen» wird, so schlägt man die Einladung dieser als *rubbish* (minderwertig) angesehenen Person aus (1972: 213–14). Alkohol ist als Medium hervorragend geeignet, solche Beziehungen zu symbolisieren, weil man die Menge, die man verschenkt oder eingießt, variieren kann: «Entsprechend kann ein Mann sehr subtile Unterscheidungen zwischen Menschen machen, einfach indem er die Menge des Alkohols variiert, die er mit ihnen teilt . . . Die Einheit Alkohol kann so gewählt werden, daß sie zu der Gelegenheit paßt und sorgfältig die Art der Beziehungen zwischen Geber und Empfänger sowie ihr relatives Prestige anzeigt» (Collmann 1972: 216).

Vier latente Funktionen des Alkoholkonsums habe ich herausgehoben: (1) Das Trinken drückt Status- und Prestigeunterschiede aus. (2) Der Alkoholkonsum markiert Zeitintervalle und bedeutungsvolle Ereignisse. (3) Im gemeinsamen Trinkverhalten dokumentiert sich Gruppenzugehörigkeit. (4) In Trinkritualen werden soziale Netzwerke stabilisiert. – Diese Liste läßt sich erweitern. Charakteristisch ist, daß diese symbolischen Funktionen des Alkoholkonsums nicht scharf voneinander abzugrenzen sind. Im konkreten Fall kann der Alkoholkonsum mal die eine, mal die andere oder mehrere Symbolisierungen gleichzeitig erfüllen. Der Gebrauch von Alkohol hat daher multiple und diffuse Funktionen, d. h., beim Trinken von Alkohol werden in verschleierter Form viele Prinzipien einer Kultur angesprochen und unterstützt. Sicherlich können auch andere Verhaltensweisen als nur der Konsum von Alkohol eine solche sinnschaffende Stabilisierungswirkung ausüben. Aber in den Kulturen, in denen Alkoholkonsum vorkommt, hat er sich allem Wandel in äußerlichen Trinksitten und Getränkesorten zum Trotz als ausgesprochen widerstandsfähiges und schwer abschaffbares Kulturelement erwiesen. Der Grund liegt darin, daß er auf äußerst vielfältige und schwer durchschaubare Weise mit den übrigen Teilen einer Kultur zusammenhängt, die man nicht aufgeben möchte. Das Scheitern vieler Anti-Alkohol-Kampagnen ist in der Nicht-Beachtung dieser symbolischen Bezüge zu suchen.

Zusammengefaßt: Der 1. Ansatz – Alkoholkonsum als geregeltes Verhalten – verweist auf die kulturabhängige und kulturspezifische Ausformung des Trinkens. Der 2. Ansatz – Alkoholkonsum als symbolisches Verhalten – behandelt die im Trinken sichtbaren, aber über es hinausweisenden Beziehungen zu fundamentalen Prinzipien einer Kultur. Beide Perspektiven sind notwendig.

Erklärungen des exzessiven Alkoholkonsums

Als letztes Thema sei die Frage angesprochen: Warum wird in manchen Kulturen exzessiv getrunken? – Man beachte, daß dies nicht unbedingt Alkoholabhängigkeit (im kulturellen Sinn) darzustellen braucht, wenn hoher Konsum in einer Kultur als normal gilt. Ethnologen haben eine Reihe von Gründen formuliert, die als Ursachen für exzessiven Konsum in Frage kommen.

(1) Horton gab eine erste Antwort mit seiner *Angsthypothese:* «. . . die primäre Funktion von alkoholischen Getränken in allen Gesellschaften ist die Reduktion von Angst» (Horton 1943: 223). Er dachte dabei vor allem an wirtschaftliche Unsicherheit und an Ängste, die aus rapidem Kulturwandel resultieren, und glaubte, dies seien die Ursachen für exzessiven, insbesondere rauschbezogenen Konsum von Alkohol.

(2) Field (1962) unterzog Hortons interkulturell vergleichende Daten einer erneuten Analyse und entwickelte als Alternative seine *Hypothese der sozialen Desorganisation.* Sie besagt, daß exzessiver, rausch-

hafter Alkoholkonsum eher in Kulturen auftritt, die einen geringen Grad politischer Organisation, kaum soziale Hierarchien und keine komplexen Verwandtschaftsinstitutionen aufweisen. In solchen eher egalitären und wenig differenzierten Gesellschaften gäbe es keine Kontrollmechanismen für informelles, aggressives und schwach strukturiertes Trinkverhalten.

(3) In der ethnopsychologischen *Dependenzkonflikthypothese* (Bacon 1976; Barry 1976; Bacon u. a. 1965) soll ein schon in der Kindheit durch inkonsequentes Belohnungsverhalten hervorgerufener Konflikt zwischen Abhängigkeit und Selbstvertrauen der Auslöser für exzessiven Alkoholkonsum sein. Ein Wechsel von extremer Zuwendung (= Abhängigkeit) und Vernachlässigung (= Selbstvertrauen) frustriert die Kinder, die dann als Erwachsene periodisch trinken, um sich in den Zustand der Abhängigkeit zu versetzen, vor allem dann, wenn sie als Erwachsene sehr unabhängig (= selbstvertrauend) sein und ihren Abhängigkeitswunsch unterdrücken müssen.

(4) Die *Machtlosigkeitshypothese* (Boyatzis 1976) behauptet, daß exzessives Trinken vor allem dort anzutreffen sei, wo große wirtschaftliche Unsicherheit bzw. Unsicherheit über soziale Positionen herrsche. Letzteres sei der Fall in wenig differenzierten Gesellschaften. Der Alkoholkonsum sei dann exzessiv, weil er den Trinkern das Gefühl gebe, stark und mächtig zu sein. In solchen durch Machtlosigkeit charakterisierten Kulturen komme es gleichfalls zu aggressiven Handlungen während des Alkoholkonsums.

Für alle diese Hypothesen gibt es bestätigende Fälle – das Beispiel der Camba paßt etwa zur Hypothse (2) der sozialen Desorganisation. Jede dieser Hypothesen erklärt aber nur eine Teilmenge aller Fälle von Alkoholexzeß, und jede wird außerdem durch einige Fälle widerlegt. Überdies schließen sich diese Ein-Faktor-Hypothesen gar nicht aus. – In neueren Forschungen (Schaefer 1976; Marshall 1979 b) geht man daher dazu über, alle diese Faktoren in eine gemeinsame Erklärung einzubringen und ihnen jeweils ein Körnchen Wahrheit zuzubilligen. Offene Probleme bleiben dennoch bestehen, so z. B. eine Erklärung des aggressiven Verhaltens während des Alkoholkonsums. Die Kombination der Faktoren Machtlosigkeit und soziale Desorganisation (Fehlen von Kontrollinstanzen) ist hier nur eine erste Vermutung.

Ein letztes Beispiel – der Alkoholkonsum der Truk-Insulaner (Marshall 1979 b) – veranschaulicht die Notwendigkeit einer Mehr-Faktor-Erklärung des Alkoholexzesses. In einer faszinierenden Studie berichtet Marshall (1979 b: 40), daß der Konsum (importierter) alkoholischer Getränke auf diesem Südsee-Atoll in starkem Maße zunahm, nachdem die deutsche Kolonialverwaltung der kriegerischen Tradition dieser Insulaner Anfang dieses Jahrhunderts ein Ende setzte. Seitdem sind es bis heute die jungen Männer, die in ihrer Freizeit in exzessivem Ausmaß Alkohol trinken. Dies ist die Altersgruppe, der früher das Kriegführen oblag. Der insgesamt hohe Konsum führt neben häufigem Betrunkensein regelmäßig zu schweren Feindseligkeiten. Abstinenz gilt in dieser Altersgruppe als anomal. Mit Mitte dreißig wandeln sich die Truk-Männer zu braven Familienvätern, die nur noch sehr kontrolliert Alkohol trinken. Nun die Erklärung für den Alkoholexzeß (Marshall: 1979 b: 128–30): (1) *Angst*, in der Männerrolle zu versagen, nicht jedoch wirtschaftliche Unsicherheit spielt eine gewisse Rolle. (2) Institutionen, die die Aggressionen im Rauschzustand hemmen könnten, gibt es nicht – ein Fall von *sozialer Desorganisation.* (3) Der *Dependenzkonflikt* durch frustrierte Zuwendung im Kindheitsalter, verschärft in der Forderung einer «harten» Männerrolle, ist gegeben. (4) Die jungen Männer sind tatsächlich durch *Machtlosigkeit* charakterisiert. Ihre Tätigkeit als Krieger ist durch die Pazifizierung entfallen; andere Aktivitäten als Trinken füllen dieses Vakuum nicht aus. Diese vier Faktoren sind nach Marshall (1979: 130) noch nicht hinreichend für eine Erklärung des exzessiven Trinkverhaltens und bedürfen der Ergänzung durch (5) *kulturspezifische Faktoren.* Dies betrifft einmal die Werte und Normen der Truk-Kultur wie z. B. die Akzentuierung von Mut u. ä. Eigenschaften, als typischen Merkmalen für Männer; sodann die Meinung, die jungen Männer seien in einem Altersstadium, in dem sie für ihr Tun nicht verantwortlich seien und sich amüsieren sollten; schließlich die durch Erziehung geformten Erwachsenen-Persönlichkeiten: Truk-Frauen sind selbstsicher und selbstvertrauend, während bei den Männern größere Unsicherheit herrscht. Mit diesen fünf Faktoren läßt sich nun erklären, daß das exzessive Trinkverhalten der «Wochenend-Krieger» eine kulturell akzeptierte, partielle Lösung ihrer Unsicherheiten darstellt und daß sie mit diesem Verhalten die vorgeschriebenen Erwartungen an die Männerrolle erfüllen.

Abschließend ist der Hinweis angebracht, daß exzessiver Konsum von Alkohol, auch Alkoholprobleme und alkoholbedingte Aggressionen, in manchen nicht-westlichen Kulturen bereits vor der Beeinflussung durch westliche Gesellschaften anzutreffen sind (Daten bei Bacon u. a. 1965). Solche Verhaltensweisen sind nicht sämtlich importiert worden. Keineswegs in allen nicht-industrialisierten Gesellschaften war der Konsum von Alkoholika – auch einheimischen – integriert, mäßig und nicht-aggressiv. Allerdings haben die Ursachen für exzessiven Konsum – Angst und Unsicherheit durch rapiden Kulturwandel, Machtlosigkeit, Zusammenbruch traditioneller Sozialorganisation und traditioneller Werte – ebenso wie die Verfügbarkeit von Alkohol in der Moderne bei uns wie auch in anderen Kulturen eher zugenommen. Die interkulturell vergleichende Forschung über den Alkoholkonsum hat erwiesen, daß man den exzessiven Konsum ebenso wie den Alkoholkonsum im allgemeinen nicht verstehen kann, ohne den kulturellen Hintergrund dieser Phänomene zu beachten.

Anmerkung

1 Der hier verwendete Kulturbegriff umfaßt die Wirtschaft, Technik, Erziehung, Sinnsysteme, Kunst, Sozial- und Verwandtschaftsorganisation, politische Organisation sowie Gesundheitsfürsorge einer (menschlichen) Population (leicht modifiziert nach Rudolph u. Tschohl 1977: 207–10). Dieser weitgefaßte Kulturbegriff hat sich in der Ethnologie und besonders in der vergleichenden Forschung (Schweizer 1978: 7–19) als zweckmäßig erwiesen. «Kultur» in diesem Sinne ist nicht identisch mit dem engeren Kulturbegriff der deutschen Alltagssprache, der nur die schönen Künste beinhaltet, also die Dimensionen Kunst und (teilweise) Sinnsysteme. Auch der sozialwissenschaftliche Gesellschaftsbegriff ist enger als der ethnologische Kulturbegriff, weil er sich vorwiegend auf die soziale und politische Organisation bezieht, die anderen Kulturdimensionen aber weitgehend außer acht läßt.

Alkoholkonsum und Verhaltenskontrolle – Bedeutungswandel zwischen Mittelalter und Neuzeit in Europa

ALDO LEGNARO

Der Aufsatz untersucht die Frage, wie sich zwischen dem 10. und 17. Jahrhundert in Europa Verhaltensmuster im Umgang mit Alkohol und Einstellungen zum Alkoholrausch verändert haben. Im Einklang mit den allgemeinen Veränderungen des sozialen Systems und der Wertvorstellungen, wie sie als Prozeß der Zivilisation gekennzeichnet worden sind, macht die eher ungehemmte Einstellung zum Alkoholrausch im Mittelalter einer gebrochen ambivalenten Einstellung in der Neuzeit Platz. Sich zu betrinken gewinnt jetzt eine andere funktionale Bedeutung für Individuen, die ihre Verhaltensäußerungen zu zügeln gelernt haben.

Die Erfahrung der Trunkenheit ist so alt wie die Kenntnis der Herstellung alkoholischer Getränke, und Versuche, den Genuß von Alkohol einzuschränken, haben eine ebensolange Geschichte. Auf den ersten Blick mag dies den Eindruck erwecken, als handele es sich bei Alkoholproblemen um eine historische Konstante. Aber wenn auch die Berauschung mit Alkohol im Mittelalter wie in der Neuzeit Europas eine verbreitete Verhaltensweise ist, so verändert sie – dies als erste grobe Umschreibung meiner These – doch ihre Bedeutung und ihre Struktur in dem Zeitraum zwischen dem 10. und 17. Jahrhundert. Diese Veränderungen stehen im Zusammenhang mit den allgemeinen gesellschaftlichen Wandlungen, die Norbert Elias als Prozeß der Zivilisation gekennzeichnet hat. Es ist hier nicht mein Ziel, die Gründe für solche Wandlungen – Zunahme der Geldwirtschaft, Zentralisierung der politischen Macht, Verlängerung der Interdependenzketten führt Elias an (Elias 1939/1976) – zu untersuchen: Ich unterstelle den Ausgangszustand und die neuzeitliche Entwicklung als gegeben. Meine Frage ist vielmehr, wie sich dieser Prozeß auswirkt auf den Umgang mit der Droge Alkohol. Diese Annahme schließt nicht unbedingt ein, daß sich die Quantität des Alkoholkonsums verändert haben müßte; es steht aber zu vermuten, daß sich die dem Betrunkensein und die dem Rausch zugeschriebenen Bedeutungen gewandelt haben und entsprechend auch die Wunschvorstellungen, die die Menschen mit solchen anderen Bewußtseinszuständen verbinden.

Der trinkt sicher, der sein Bett nahe hat.
((F. Seiler 1922/1967: 78)

«Als die Welt noch ein halbes Jahrtausend jünger war, hatten alle Geschehnisse im Leben der Menschen viel schärfer umrissene Formen als heute. Zwischen Leid und Freude, zwischen Unheil und Glück schien der Abstand größer als für uns; alles, was man erlebte, hatte noch jenen Grad von Unmittelbarkeit und Ausschließlichkeit, den die Freude und das Leid im Gemüt der Kinder heute noch besitzen.»[1] (Huizinga 1924/1969: 1) Diese Kindlichkeit des mittelalterlichen Menschen hängt zusammen mit einer anderen Tatsache: Er erscheint uns nicht als eine scharf umrissene individuelle Persönlichkeit, und er erscheint sich auch selbst nicht so. «Nicht der Teil, sondern das Ganze, nicht die Individualität, sondern die Universitas tritt in den Vordergrund. ‹Individuum est ineffabile›, ‹das Individuelle ist nicht ausdrückbar› – dieses Bekenntnis der mittelalterlichen Philosophen zeigt die allgemeine Einstellung der Epoche zur Demonstration in erster Linie des Typischen, Allgemeinen und Überindividuellen» (Gurjewitsch 1978: 346). Affektverhalten und Persönlichkeit sind gewissermaßen noch nicht individuiert, und in der Gestimmtheit des mittelalterlichen Lebensgefühls scheinen die Spannbreite dieses Affektverhaltens und der unvermittelt-plötzliche Übergang von einer Stimmung zu einer anderen den besonderen Unterschied zu heutigen Gefühls- und Verhaltensweisen auszumachen. «Das Leben zu jener Zeit hatte offenbar noch schneidendere Kontraste: hellere Glanzlichter und tiefere Schlagschatten, frischere und sattere Komplementärfarben, während unser Dasein dafür wieder perspektivischer, reicher an Halbtönen, gebrochener und nuancierter verläuft» (Friedell 1927–1931/1976: 83).

Die Menschen des Mittelalters leben, um Max Webers Ausdruck zu paraphrasieren, in einer noch verzauberten Welt, in der – bei relativ statischer sozialer Ordnung – im Vergleich zu heute Leidenschaften ungezügelter ausgetragen, Gefühle ungehemmter ausgedrückt werden. Es fehlte «jene unsichtbare Mauer von Affekten, die sich gegenwärtig zwischen Körper und Körper der Menschen, zurückdrängend und trennend, zu erheben scheint . . .», schreibt Norbert Elias, dem wir die präziseste Beschreibung der mit der Neuzeit einsetzenden Veränderungen in den Verhaltensstandards verdanken[2] (Elias 1976: 89). Er belegt das an den aufkommenden neuartigen sozialen Regulierungen für universelle menschliche Verhaltensweisen, dem Essen, dem Schneuzen, dem Spucken. Die mittelalterlichen Regulierungen dieser Verhaltensweisen erscheinen, von heute aus gesehen, sehr viel unmittelbarer, direkter, ungehemmter; gleiches Verhalten heute wirkt peinlich, als ein faux pas der Etikette, als ein Benehmen, das nur Kindern,

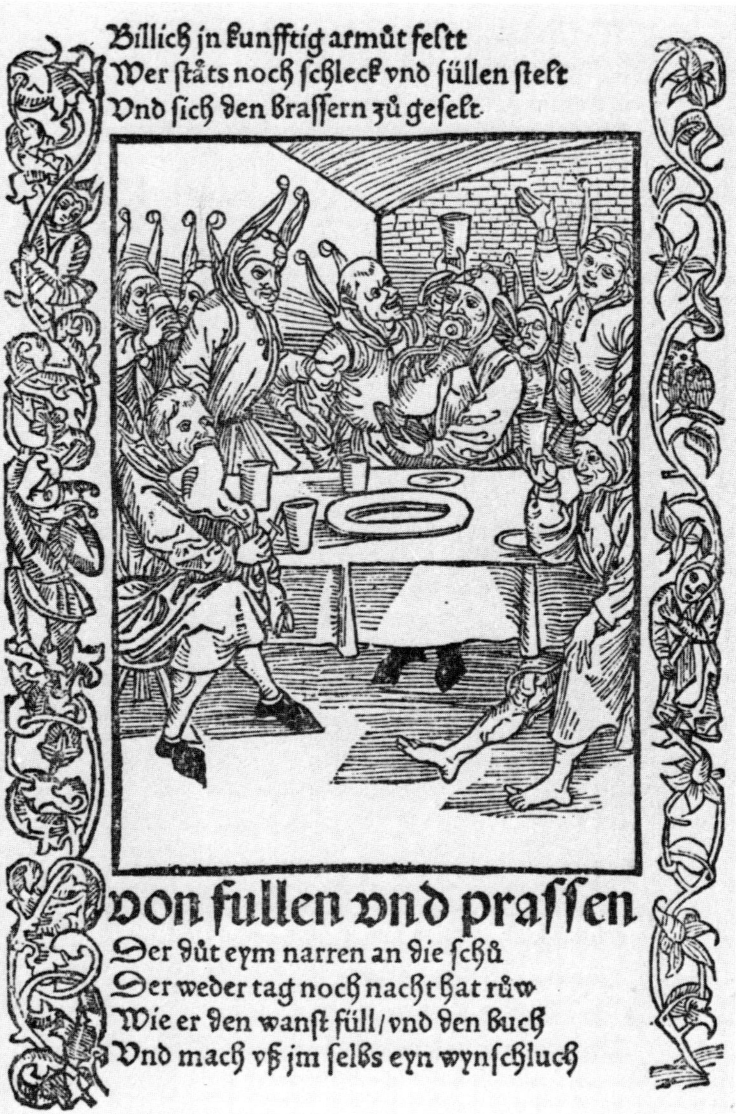
Billich jn kunfftig armůt fellt
Wer ſtäts noch ſchleck vnd füllen ſtelt
Vnd ſich den braſſern zů geſelt.

von fullen vnd praſſen

Der důt eym narren an die ſchů
Der weder tag noch nacht hat růw
Wie er den wanſt füll / vnd den buch
Vnd mach vß jm ſelbs eyn wynſchluch

Aufklärerisch geißelt Sebastian Brant (1457/58–1521) in seiner volkstümlichen Schrift «Das Narrenschiff» (1494) die menschlichen Torheiten – auch das Völlen und Prassen. In maßloser Gier beißt der Narr links am Tisch in eine ganze Keule, während die anderen «aus sich selbst einen Weinschlauch machen» – und so Körper und Geist verderben.

die die Regeln noch nicht kennen, erlaubt ist. Ein weitgehendes Fehlen von Affektbarrieren, wie es sich aus den mittelalterlichen Regulierungen erschließen läßt, sollte auch einen bestimmten Verhaltensstandard für den Umgang mit Alkohol hervorgebracht haben. Trunkenheit und Rausch müßten für eine psychische Verfassung, in der Aufrechterhaltung affektiver Kontrolle noch nicht solche Bedeutung wie heute erlangt hat, auch einen anderen Stellenwert besessen haben.

In diesem Zusammenhang liefert schon die Semantik des Begriffs ‹Rausch› erste Anhaltspunkte. Das Substantiv ist rückgebildet aus einem Verb mittelhochdeutsch *rūschen,* mittelniederdeutsch *rūschen,* niederländisch *ruischen,* englisch *to rush;* das Wort malt lautnachahmend eine stürmische Bewegung, anscheinend vor allem die physische Bewegung von Lebewesen und Dingen. Diese Bedeutung von ‹Rauschen, rauschende Bewegung, Ansturm› ist im mittelhochdeutschen *rūsch* noch erhalten; mit dem 16. Jahrhundert wandelt sie sich dann zur Bedeutung ‹Umnebelung der Sinne, Trunkenheit, Erregungszustand›.[3] Deutlich wird die Akzentverschiebung, die mit dieser Übertragung auf psychische Phänomene einhergeht; hier kündigt sich schon eine tendenziell negative Konnotation an, die bis heute vorherrschend geblieben ist.

Die mittelalterliche Wortbedeutung vor Augen, mag man sich vorstellen, daß sich die Menschen beim Trinken ‹rauschender› verhielten. Sie trinken ungehemmt von und ohne Angst vor Sanktionen, und ihre Trinkmuster folgen der Spannbreite des Affektverhaltens. Nimmt man an, daß im Mittelalter, im Gegensatz zu den letzten Jahrhunderten, eine ‹Schamkultur› vorherrscht, also soziales Verhalten durch Scham reguliert wird (vgl. Moller 1964), dann ist die Trunkenheit ein Verhalten, dessen man sich nicht zu schämen braucht.

Diese These beschreibt das mittelalterliche Verhalten notgedrungen in idealtypischer Abstraktion. Es ist nicht einfach, die damalige Wirklichkeit aus dem vorhandenen Datenmaterial zu erschließen. Insgesamt ist die Datenbasis zum Trink- und Alkoholverhalten im Mittelalter nämlich schmal; heutige Darstellungen zu diesem Themenkreis sind ebenfalls selten und kursorisch, und ich kann bei der Auswahl der mittelalterlichen Originalliteratur keinen Anspruch auf Vollständigkeit erheben.

Was bei einer Betrachtung des Alkohols im Mittelalter zuerst ins Auge fällt, das ist seine breitgefächerte medizinische Verwendung. Der arabische Arzt Avicenna (980–1037) empfiehlt sowohl täglichen Weingenuß wie auch ein bis zwei Räusche pro Monat (Eis 1961), und Arnau de Villanova (1238?–1311) beschreibt in seinen medizinischen Schriften eine Fülle von Indikationen, die von der Bekämpfung von Darmwürmern bis zur Verhinderung von Seekrankheit reichen (Poznanski 1959). Besonders der Branntwein, dessen Destillation etwa seit dem

10. Jahrhundert bekannt ist[4], gilt als nahezu universelles Therapeutikum, eben als *aqua vitae.*[5] Eine solche überragende Bedeutung wird ihm im bedeutendsten Branntweintraktat des Mittelalters, den zu Beginn des 14. Jahrhunderts verfaßten *Consilia* des Taddeo Alderotti (1233–1303) ebenso zugeschrieben[6], wie auch in der Vielzahl von Schriften, die Alderottis Werk übersetzen, bearbeiten und exzerpieren. Die älteste dieser Schriften stammt von 1321 und stellt zu Beginn fest: *«Swer hat gebrenneten win, der ist gut fur alle die siechtage die de mensche angant innewendig imme libe unde uzzewendik»*[7], und ein mitteldeutscher Traktat aus der zweiten Hälfte des 15. Jahrhunderts kennt immer noch eine breite Palette von Anwendungsmöglichkeiten: *«Auch ist her gut vor eynen sichtum, der heysit Cancer, das yn deutsche heyst der Crebis ... Auch ist her gut vor dy fistula und vor dy musilsucht, zo man en trinket und sich domethe bestreicht. Her kreftiget den magen und machit en, das her wol dewet. Ouch wer en alle morgen nuchtyrn trinket, gemischt mit eyne claaren trunke weyns, der wird nich sych, wenne zcu dem tod alleyne ...»* (Keil 1960).

Dominiert in den ersten Jahrhunderten nach seiner Entdeckung für den Branntwein jedoch tatsächlich die medizinische Verwendung, so stellen Bier und Wein als Alltagsgenußmittel die wichtigsten alkoholischen Getränke des Mittelalters dar.

Betrachtet man die Örtlichkeiten dieses Konsums, so ist, neben den zahlreich vorhandenen und wie heute auch nach sozialen Schichten differenzierten Gaststätten, *ale houses* und Wirtschaften (vgl. Popham 1978) wohl das interessanteste Konsumsetting ein für heutige Verhältnisse höchst ungewöhnliches: die Kirche. Im England des Mittelalters zählt das *church ale* zu den regelmäßigen Gelegenheiten, bei denen auf konviviale Weise gemeinsam Alkohol getrunken wird. Schon diese Sitte läßt von den heutigen ganz verschiedene Trinkmuster ahnen. Gemeinsame Betrunkenheit hat einen geradezu sakralen Charakter, ist ein rauschhaftes Erlebnis von Gemeinschaft. Noch deutlicher wird das an den fünfmal jährlich abgehaltenen *glutton masses,* den Schlemmeressen: Des Morgens versammelt sich die Gemeinde in der Kirche, bringt Essen und Trinken mit, hört die Messe an und feiert im Anschluß ein Fest, das offensichtlich in der völligen Betrunkenheit aller Beteiligten (auch der Priester) endet. Zwischen den Angehörigen verschiedener Gemeinden gibt es dabei regelrechte Wettbewerbe, wer zu Ehren der Heiligen Jungfrau am meisten Fleisch vertilgen und am meisten Alkohol trinken kann (Rolleston 1933). Dies ins Kultische gewendete Trinkgelage mag, wie vermutet wird, aus sächsischen und skandinavischen vorchristlichen Ritualen stammen (vgl. hierzu Ostheeren 1964: 25–68). Für die Öffentlichkeit mittelalterlichen Affektverhaltens, das noch nicht im heutigen Ausmaß privat verpanzert werden muß, scheinen mir diese Glutton Masses bezeichnend; selbst wenn man berücksichtigt, daß die mittelalterliche Gemeinde (der *parish*) einen höheren Intimitätsgrad aufweist als heutige Gemeinden und überhaupt als soziale Ordnung eine ganz andere Bedeutung hat, so belegt solch rituelles Trinken doch die große Spannbreite des ‹Normalverhaltens›, das heißt des sozial akzeptierten Verhaltens. Freilich bedeutet das nicht, daß dauernde Trunkenheit, vor allem ein Alkoholkonsum, der außerhalb der rituellen Regelungen stattfindet, ohne jegliche negative Bemerkung bliebe. Illustrativ für die zeitgenössische Einstellung scheint mir eine Verserzählung von dem Stricker (um 1200 – um 1250), betitelt: «Der unbelehrbare Zecher»/im Original: *Ditz ist von einem win slunt Der ver trank manich pfunt* (a – die Buchstaben beziehen sich auf die in Anmerkung 8 gegebenen Übersetzungen). Eingangs ist der Zecher beschrieben:

Ez was hie vor ein wînes slunt,
der waere niht umbe ein pfunt
einen tac âne wîn gewesen (*b*).

Ein Freund besucht ihn morgens, *dô er von slafe ûfstuont* (c) und macht ihm Vorhaltungen:

ez ist aller dîner vriunde klage,
daz du die naht zuo dem tage
niemer nüehter enwirst
und niemer trinken verbirst,
die wîle unz dich der slâf lât.
daz dich der wîn gescheiden hât
von aller dîner werdikeit,
daz ist uns allen samt leit. (*d*)

und er schließt seine Ermahnungen:

du hâst gar gewâget
durch dînen meister, den wîn,
die sêle und ouch den lîp dîn. (*e*)

Der weinselige Zecher formuliert in seiner Antwort eine ganze Weltsicht. Sie zu ändern, lehnt er gleich zu Beginn ab:

iedoch enmac ich mîn leben
durch juwern rât niht ûfgegeben. (*f*)

Und dann erläutert er seine Gründe. *Ez kürzet mir die stunde* (g), das Trinken nämlich. Habe er doch keine Jagdhunde, kein Federspiel, keine Frau, kein gutes Gewand, nichts also, was zu einem adligen Leben gehört. *Ich hân niht himelrîches mê / wan trinken unde trunkenheit* (h), und: *mir ist der wîn vor allen dingen* (i). Es folgt ein Lob des Weines:

swenne er mich rüeret an den munt,
des wirt mîn vröude sô grôz,
daz ein künic mîn genôz
an vröuden gerne möhte wesen. (*j*)
alle werden gotinne,
die gewaltic sint der minne,
die enbraehten mit ir güete
mîn herze und mîn gemüete
sô hôhe niemer sô der wîn. (*k*)

Und der «unbelehrbare Zecher» schließt mit der Aufforderung, es ihm gleichzutun:

wil du dem wîne volgen
und mînem râte, sô lêre ich dich,
daz du mir schiere wirst gelich. (*l*)

Man sieht, er schätzt sein Leben nicht gering und fühlt sich als Adept eines mächtigen Meisters. Sein Freund, der bis jetzt sprachlos zugehört hat, ist freilich anderer Meinung:

er sprach: ‹dîn rât und dîn lêre
sint von mir unversuochet.
dîn êre sî vervluochet! (*m*)
... ...
ich will dich und den wîn
bî ein ander lâzen sîn;
ichn achte niht mêre ûf dich.›
alsô schieden si sich. (*n*)[8]

Hier streiten sich tatsächlich die Vertreter zweier Weltanschauungen, der müßig Schwelgende und der Nüchterne, das Dionysische und das Apollinische (Benedict 1961: 78 f.). Bezeichnend scheint mir die Neutralität der Darstellung zu sein: Es wird in diesem Text nicht entschieden, wer von beiden die richtige Anschauung formuliert. Sie stehen gleichberechtigt nebeneinander, und geschildert ist geradezu ein Tausch der Argumente, der es dem Leser überläßt, eine Entscheidung zu treffen. Nicht von vornherein ist das Apollinische zur herrschenden Weltanschauung deklariert, das Dionysische als dysfunktional ausgesondert. In dieser Berechtigung beider liegt das spezifisch Mittelalterliche des Textes.

Läßt der Stricker in seiner Erzählung eine Polarität zwischen zwei Verhaltensmaximen aufklingen, so preist Oswald von Wolkenstein (um 1377–1445) den ‹Fürsten Wein› in seinem Gedicht *Wolauff, wir wellen slaffen* ohne jede Einschränkung. Die zweite Strophe lautet:

Heb auff und lass uns trinken,
das wir also nicht schaiden
von disem gueten wein.
und lähmt er uns die schinken,
so muess er doch herein.
her kopf[9]*, nu lat euch winken!*
ob wir zu pette hinken,
das ist ain klainer pein.[10]

Ganz ähnliche Einstellungen zur Trunkenheit verraten Lieder aus den im späten 13. Jahrhundert entstandenen *Carmina Burana*. Heute noch bekannt ist die Zeile: *Meum est propositum/in taberna mori* (Mein Begehr und Wille ist: in der Kneipe sterben). In einem anderen Lied heißt es:

In taberna quando sumus,
non curamus, quid sit humus,
sed ad ludum properamus,
cui semper insudamus.
. . .
. . .
. . .

Parum sescentae nummatae
durant, cum immoderate
bibunt omnes sine meta,
quamvis bibant mente laeta.
sic nos rodunt omnes gentes,
et sic erimus egentes.
qui nos rodunt, confundantur
‹et cum iustis non scribantur›.

(So wir sitzen in der Schenken, / darf uns Erdennot nicht kränken; / nein, da gilt es Kurzweil treiben, / also war's und soll es bleiben. / . . .
. . . / Wie soll da das Geldlein reichen, / wenn in Zügen sondergleichen / alles ohne Maß und Ziel trinkt, / ob auch schon mit Hochgefühl trinkt? / Da will uns die Welt bekritteln: / ei das hilft uns nicht zu Mitteln. / Jeder Krittler soll verflucht sein, / nie im Himmelsbuch gebucht sein!) (Brost 1974).

Neben den genannten Beispielen entsteht von der Mitte des 13. Jahrhunderts an eine Zecher- und Schlemmerliteratur, die motivisch eine Antithese zwischen Trunkenheit und dem höfischen Leben, im besonderen der höfischen Konzeption der Minne, zeichnet, also gerade Entwicklungen eines courtoisen, zivilisierten Verhaltens parodistisch umwertet und ihnen eine rauschhafte Konzeption gegenüberstellt. Eckhard Grunewald, der einen umfassenden Überblick dieser Gattung vorgelegt hat, sieht diese Literatur als «Gegenpol zur zunehmenden Normierung des gesellschaftlichen Lebens» und deutet, sie erfülle «neben der Unterhaltungs- zugleich eine Ventilfunktion, indem sie auf literarisch fiktiver Ebene aus der Enge von Etikette und Stilisierung herausführt und einen imaginären Freiraum schafft, ohne die gültigen Normen und Konventionen ernsthaft in Frage zu stellen» (Grunewald 1976: 144 f.). Dies scheint Indiz für die Ambivalenz, mit der auch jene sozialen Gruppierungen, die die neuzeitliche Entwicklung der Restringierung von Verhaltensäußerungen tragen, dieselbe betrachten; ihre Internalisierungen überlagern erst ältere Verhaltensweisen und Bewertungen.

Insgesamt läßt sich im Mittelalter eine Einstellung zur Trunkenheit annehmen, die ungezwungen und von psychisch internalisierten Hemmungen nicht belastet den Rausch schätzt und um seiner selbst willen sucht. Die relativ geringe Affektkontrolle, die den Individuen auferlegt ist, bewirkt eine ebenfalls geringe Rauschkontrolle. Es gilt entsprechend für das Trinkverhalten, daß es als gemeinsame Handlung nur wenigen Alltagsregelungen unterliegt. Das wird besonders deutlich an Versuchen, solche Regelungen, die der common sense nicht bereitstellt, legislativ durchzusetzen. So verfügt im 10. Jahrhundert der angelsächsische König Edgar, an den Trinkgefäßen sollten Eichmarkierungen angebracht und jeder bestraft werden, der in einem Schluck über die Markierungen hinaus trinke[11] (Popham 1978: 256). Diese eher kuriose Regelung der Trinkgeschwindigkeit zeigt, daß im alltäglichen Verhalten selbst – wie auch in den Affektäußerungen – nur wenig individuelle Kontrolle angelegt ist. Der Wunsch nach solcher Kontrolle entsteht vor allem in jener schmalen Gesellschaftsschicht, die bereits in höfischen Verhaltensweisen geübt ist bzw. sie zu antizipieren sucht. So gehen die Versuche, das Trinken der englischen Geistlichkeit in Grenzen zu halten, hauptsächlich vom höheren Klerus aus, während der niedere Klerus offensichtlich nichts dabei findet, betrunken etwas die Amtshandlung der Taufe zu vollziehen. Zahlreich sind aber die Ermahnungen der höheren Geistlichkeit, die Priesterschaft solle nicht ‹immoderately›, unmäßig, trinken, und auch nicht Weinhäuser aufsuchen (vgl. Rolleston 1933). Auf gleicher Linie liegt eine Predigt des Franziskaners Berthold von Regensburg aus der Mitte des 13. Jahrhunderts. Berthold predigt «Über fünf schädliche Sünden», wozu er auch die Völlerei in Essen und Trinken zählt. «Während der Mann das Schwert vertrinkt, hat sie Ring und Kopftuch vertrunken. Und so haben sich beide, Mann und Frau, um die Ehre gebracht und um Seele, Leib, Leben, Gesundheit und hohes Alter» (nach Borst 1973: 183 ff.). Auch die weltliche Gewalt versucht, mit gesetzlichen

Maßnahmen – Preiskontrollen, Auflagen zur Zahl der Wirtshäuser und bezüglich ihrer Öffnungszeiten etc. – regulierend das Trinkverhalten zu beeinflussen[12]. Aus solchen Fakten scheint sich jedoch hauptsächlich zu ergeben, daß das Mittelalter nicht schon individuell vermittelte Verhaltensweisen kennt, die auf eine Selbststeuerung des Trinkverhaltens hinauslaufen, der Exzeß nicht schon mit internalisierter Scheu belegt ist und deswegen eine besondere Begründung braucht. Der Rausch ist noch ein selbstverständlicher Bewußtseinszustand. Das ändert sich mit dem 15. und 16. Jahrhundert.

Trunken gesündigt, nüchtern gebüßt
(F. Seiler 1922/1967: 330)

Das Ende des 15. und der Beginn des 16. Jahrhunderts sind, seit den Schriften Max Webers, in der kultursoziologischen Analyse europäischer Geschichte für einen Wendepunkt von Verhaltensweisen und Wertstrukturen gehalten worden. Auch wenn sich dieser soziale Wandel schon früher ankündigt (Egon Friedell etwa setzte die ‹Konzeption› der Neuzeit mit den Jahren der großen Pest 1348–1350 an) und im strikten Sinne natürlich nicht von einem ‹Punkt› gesprochen werden kann, so wird der Wandel doch in diesem Zeitraum besonders augenfällig. Das gilt nicht nur retrospektiv: Auch im Bewußtsein der damaligen Zeitgenossen hatte ‹die Neuzeit› begonnen, und das Mittelalter, dessen angebliche Dunkelheit damals erfunden wurde, war endgültig abgeschlossen.

Als das Neue der Neuzeit erscheint in allen einschlägigen Analysen eine «Rationalisierung der Lebensführung» (Max Weber), die nun gegenüber dem Mittelalter herausragende Bedeutung gewinnt. Die Renaissance erlebt die Soziogenese des Ich, dem im mittelalterlichen Universalismus noch kaum ein Platz zukam. Ein kontinuierlicher historischer Prozeß wird in diesem Zeitraum am ehesten faßbar und macht sich als Umbruch in mannigfaltigen Lebensverhältnissen bemerkbar, wovon die Reformation eines der sichtbarsten Zeichen ist.

Der Prozeß der Rationalisierung, der für die nächsten Jahrhunderte europäischer Geschichte konstitutiv wird, setzt sich im Individuum als eine weitgehende Internalisierung bisher von außen bestimmter Verhaltensmaximen um. Die *shame culture* wird von der *guilt culture* abgelöst.

«Diese nun in höherem Maße einsetzende Verwandlung zwischenmenschlicher Fremdzwänge in einzelmenschliche Selbstzwänge führt dazu, daß viele Affektimpulse weniger spontan auslebbar sind. Die derart im Zusammenleben erzeugten selbsttätigen, individuellen Selbstkontrollen, etwa das ‹rationale Denken› oder das ‹moralische Gewissen›, schieben sich nun stärker und fester gebaut als je zuvor zwischen Trieb- und Gefühlsimpulse auf der einen Seite, die Skelettmuskeln auf der anderen Seite ein und hindern die ersteren mit größerer Strenge daran, die letzteren, das Handeln, direkt, also ohne Zulassung durch diese Kontrollapparaturen, zu steuern.»[13] Kontrolle der eigenen Gefühle und des eigenen Lebens gewinnen zunehmend an Bedeutung, planende Berechnung erscheint nun als die herrschende Leitlinie: «Bleiben wir also stets bei der Überzeugung, die, glaube ich, auch die eure ist, da ihr ja alle verständig und weise seid, daß in bürgerlichen Angelegenheiten und im Menschenleben überhaupt die Vernunft gewiß mehr vermag als das Glück, die Klugheit mehr als irgendein Zufall», sagt Leon Battista Alberti in seinen 1434–1441 geschriebenen Büchern *Della Famiglia*[14].

Für das individualisierte Verhalten wird Selbstbeherrschung zur Kunst; Baltasar Gracián (1601–1658), spanischer Jesuit und Moralist, formuliert diese Maxime außerordentlich beredt: «Keine höhere Herrschaft, als die über sich selbst und über seine Affekte, sie wird zum Triumph des freien Willens», schreibt er, und an anderer Stelle nennt er Affekte rundheraus: «krankhafte Säfte der Seele»[15] – deutliches Zeugnis für die Rigorosität, mit der das 17. Jahrhundert, das die Blüte der höfischen Gesellschaft erlebt, individuelles Affektverhalten betrachtet (vgl. Elias 1969; auch Burckhardt 1976).

Der zunehmende Zwang zur Affektkontrolle und zur beherrschten Präsentation des Selbst gegenüber der Welt kann nicht ohne Auswirkungen bleiben auf Verhaltensweisen und Erfahrungsmodi, die gerade diese Kontrolle tendenziell außer Kraft setzen. Hierzu zählen alle grenzüberschreitenden Bewußtseinserfahrungen im weitesten Sinne. So kommt es nicht von ungefähr, daß eine sich wandelnde Anschauung von der Welt, ihrer neu gesteckten Grenzen noch nicht recht gewiß und daher um so mehr bereit, sie zu bekräftigen, einhergeht mit der Verfolgung derjenigen, die diese Grenzen in Frage stellen. Eklatant läßt sich das an den Hexenverfolgungen ablesen, die jetzt zwar nicht erstmals vorkommen, aber doch eine neue Qualität und Intensität gewinnen.[16]

Bewirkt der Rationalisierungsdruck auf die Individuen ein selbstgesteuertes, ‹zivilisiertes› Verhalten, so kann dies auch nicht ohne Folgen bleiben für den Konsum von Alkohol und für die Bewertung von Trunkenheit und Rausch als veränderten Bewußtseinszuständen. Hypothetisch werden hier zwei gegenläufige Tendenzen wirksam: Zum einen gilt, unter dem erwachten Sinn für eine rational gebundene und von daher apollinisch definierte Wirklichkeit, Trunkenheit nun als ein Mangel an Selbstbeherrschung, als ein Verlust der Kontrolle über sich selbst, als dysfunktional für die innerweltliche Tätigkeit des aufkommenden Berufsmenschen. Die Welt ist nüchterner geworden. Solche Ausgrenzungen einer nun eher störenden denn integrierten Erfahrungswelt[17] steht jedoch eine andere Tendenz zur Seite, die zusammenhängt mit den jetzt zu verinnerlichenden psychischen Selbstzwängen: «Eine spezifische Form von Ängsten allerdings wächst mit der zunehmenden Zivilisation selbst. Das sind die ‹inneren›, die halb unbewußten Ängste, die Ängste vor der Durchbrechung der Restriktionen, die dem zivilisierten Menschen auferlegt sind» (Elias 1976: I/332). Elias kennzeichnet diese Entwicklung bündig mit der Formel, «das Bewußtsein (werde) weniger triebdurchlässig und die Triebe (würden) weniger bewußtseinsdurchlässig» (Elias 1976: II/390). Für die Bewältigung der hieraus resultierenden intrapsychischen Spannungen hat nun Alkohol eine spezifische Funktion der Lockerung: Er erlaubt auf Zeit ein sonst gesellschaftlich vermiedenes Affektverhalten, löscht die damit verbundenen Ängste und kann gleichzeitig als Entschuldigungsgrund für solch ein Verhalten dienen. Trinkt man also – um die Hypothese durch einen Vergleich zu charakterisieren – im Mittelalter, weil die Affekte ungehemmt sind, so in der Neuzeit, um sie zu enthemmen.

Der Rationalisierungsschub, dem menschliches Verhalten unterworfen ist, hätte demnach ganz ambivalente Auswirkungen auf die Einstellungen zu Trinken, Trunkenheit und Rausch. Werden sie einerseits entschieden negativ gefärbt und ist der Rausch mit innerweltlicher Askese weitgehend unvereinbar, so gewinnt er andererseits eine Funktion psychischer Entlastung, die zuvor bei relativ ungehemmtem Affektspiel noch gar nicht vorhanden war.

Erinnert man sich an die eingangs vorgeführten Bedeutungswandlungen, die der Begriff ‹Rausch› durchgemacht hat, so gewinnt der Hypothese erster Teil historische Plausibilität. Im 16. Jahrhundert wird die vordem konnotativ neutrale Lautmalerei des Wortes ins Psychische gewendet (ganz im Einklang mit der Psychologisierung von Verhalten, das die Neuzeit auszeichnet, wie wiederum Norbert Elias gezeigt hat) und mit einer Bedeutung versehen, die als ‹Umnebelung der Sinne› oder als ‹Erregungszustand› Angst vor dem Verlust der Selbstkontrolle deutlich spiegelt. Der Rausch ist nicht (mehr) die Gewinnung einer dionysischen, sondern die mißlungene Beherrschung einer als rational konzipierten Welt. Dementsprechend wird gerade im 16. Jahrhundert verstärkt der Versuch unternommen, mäßiges, das heißt also beherrschtes, Trinken zu fördern: eine Rationalisierung des Trinkverhaltens durchzusetzen, die den Exzeß meidet und den Rausch zu kontrollieren sucht. So gründet ein Sigismund von Dietrichstein 1517 den ersten Mäßigkeitsverein überhaupt, den St. Christophsorden[18], und 1524 bildet sich in Heidelberg ein Fürstenbund gegen das Zutrinken, der Orden vom goldenen Ring; dies nur zwei von mehreren Gesellschaften mit dem Ziel, mäßiges Trinkverhalten zu fördern (Steinhausen 1913: II/231). Das Zutrinken als besonders verbreitete

Trinksitte der Zeit wird in rascher Folge zwischen 1495 und 1518 mehrfach durch Reichstage verboten (Steinhausen 1913: II/92 f.).

Der bereits erwähnte Baltasar Gracián überhöht das Prinzip der Mäßigkeit zu einer Lebensregel: «Sogar bei dem leiblichen Durst ist es eine Feinheit, ihn zu beschwichtigen, aber nicht ganz zu löschen.» In Sebastian Brants 1494 veröffentlichtem «Narrenschiff» handelt das sechzehnte Kapitel *«von fullen und prassen»;* wer sich so verhält, der macht *«uß im selbs eyn wynschluch»,* und für ihn gilt, daß er *«Billich in kunfftig armut fellt»,* eine in ihrem säkularen Charakter für die Neuzeit bezeichnende Sanktionsdrohung. Und Hans Sachs (1494–1576) stellt in seinem Gedicht «Der große Fresser» (Nagel 1965) diesen als eine lächerliche Figur hin: Übermäßiges Essen und Trinken erregt Spott, weil es eben ein sehr unfeines Verhalten ist. Im Mittelalter Selbstverständliches erweckt nun Peinlichkeit oder gar Abscheu; über die oben geschilderten Glutton Masses etwa schreibt der Puritaner Philip Stubbes im Jahre 1585: *«In this kind of practis they continue six weekes, a quarter of a yeer, yea half a yeer togither, swilling und gulling night and daie, till they be drunke as rattes and as blockishe as beastes»*[19] (Rolleston 1933).

Gerade solche Zwänge aber sind es gleichzeitig, die dem Trinken eine neue Dimension verleihen: Wer gehalten ist, seine Affekte zu kontrollieren, braucht legitimierte Gelegenheiten, diese Panzerung zu durchbrechen, er muß sich in einen Bewußtseinszustand versetzen können, der den Affektausbruch möglich macht und diesem gleichzeitig eine Erklärung unterlegt. Das Sprichwort «Trunken gesündigt, nüchtern gebüßt» droht zwar für die Zeit nach dem Rausch die Strafe an, aber der Trunkene denkt nicht unbedingt daran, auch wieder nüchtern zu werden, zögert dies vielleicht durch Weitertrinken halb bewußt so weit wie möglich hinaus. Steht das Rauscherlebnis immer unter der Androhung von Sanktionen, so mag dies eher den Versuch begünstigen, den Rausch zu verlängern, der als Mittel der Affektbalance gerade dann an Bedeutung gewinnt, wenn die Individuen ihre Verhaltensäußerungen moderieren sollen.

Ein Indikator hierfür ist die allgemeine Zunahme des Alkoholkonsums im 16. Jahrhundert, die unabhängig voneinander moderne Autoren konstatieren (Steinhausen 1913: II/226 f.; Braudel 1974: 165). Solche Aussagen lassen sich freilich schwer belegen und haben einen eher dubiosen Beweiswert. Ausschlaggebend erscheint mir die in dieser Zeit zu beobachtende Veränderung der Konsumgewohnheiten selbst zu sein. Die Alkoholika verlieren nämlich ihre bis dahin gewahrte Stellung als therapeutische Drogen. Der Verfasser einer Gesundheitslehre des 16. Jahrhunderts etwa lehnt nachdrücklich Avicennas Ansichten zum Rausch ab, denn *«starcke drunkenheit ist schendlich guten syten und der natur»* (Eis 1961: 269). Diese Relativierung der medizinischen Bedeutung trifft besonders auf den Branntwein zu, der vordem hauptsächlich therapeutisch verwendet wurde. Sind im Mittelalter Bier, Ale und Cider schon des Preises wegen die üblichen Volksgetränke, während der Wein vorrangig ein Getränk der Oberschicht darstellt, so wird jetzt auch der Branntwein ‹hedonisiert›[20], das heißt alltäglich und keineswegs aus medizinischen Gründen getrunken (Steinhausen 1913: II/90; Braudel 1974: 171). Diese Verlagerung in der Beliebtheit der Alkoholika reflektiert meines Erachtens die veränderte Bewertung der Trunkenheit: Die Bedeutung des Branntweins ist seine Wirkung, nämlich einen raschen Rausch zu erzeugen. In der Schnelligkeit, mit der er zur Berauschung führt, kontrastiert Branntwein mit anderen Alkoholsorten ebenso wie in der Qualität des hervorgerufenen Rausches, der sich als eher dumpf und betäubend charakterisieren läßt.[21] Diese Eigenheiten, die aufkommende Schuldgefühle geradezu im Keim abtöten, machen ihn für die vermutete Funktion der psychischen Entlastung und der Affektäußerung besonders geeignet. Insofern steht die Veralltäglichung des Branntweins in einem inneren Zusammenhang mit dem Beginn der Neuzeit.

Die geschilderte Zivilisierung des Trinkverhaltens mit ihren bezeichnenden Ambivalenzen entwickelt sich freilich geographisch und sozial durchaus unterschiedlich und steckt nur die allgemeine Tendenz der Verhaltensentwicklung ab. Jener Unbekannte, der zu Beginn des 16. Jahrhunderts singt:

Die liebste Buhle, die ich han,
Die liegt beim Wirt im Keller,
Sie hat ein hölzern Röcklein an
Und heißt der Muskateller.

Sie hat mich nächten trunken gemacht
Und fröhlich mir den Tag vollbracht,
Drum wünsch ich ihr ein gute Nacht.[22]

scheint noch ganz von mittelalterlicher Trinklust erfüllt. In welche normativen Bindungen aber die Neuzeit diese Trinklust einfügt, läßt sich am Beispiel der neuenglischen Puritaner ersehen. Ihre Ethik, nach Max Weber in einem Verhältnis der «Wahlverwandtschaft» zum aufkommenden rationalen Kapitalismus stehend, erhebt die gewissenhafte Selbstkontrolle zu einem hervorragenden Wert; entsprechend eindeutig formuliert Increase Mathers 1673 die puritanische Theorie zum Alkoholkonsum: *«Drink is in it self a good creature of God and to be received with thankfulness but the abuse of drink is from Satan; the wine is from God, but the Drunkard is from the Devil»*[23] (Lender 1973). Die Heiligen tranken nichtsdestoweniger, manche von ihnen sogar recht viel; sie suchen solches Verhalten jedoch durch eine Fülle von gesetzlichen Maßnahmen zu kanalisieren. Diese reichen von detaillierten Regulierungen der Trinkgeschwindigkeit und der Trinkmenge bis zum Zwang für einen verurteilten Trinker, ein rotes «D» auf der Kleidung zu tragen (Lender 1973). Andererseits läßt sich aber auch oft beobachten, daß reuige Trinksünder wieder in die Gemeinschaft aufgenommen werden. Wenn es damit, wie Mark Lender feststellt, keine konsistente puritanische Verhaltensweise dem Trinker gegenüber gibt, so steht doch der sündhafte Charakter des rauschhaften Kontrollverlustes fest und erscheint als etwas durchaus Neuzeitliches. Die jetzt herrschenden Affektregulierungen erlauben zum Rausch kein ungehemmt-spontanes Verhalten mehr, sondern drängen tendenziell die Individuen in eine Ambivalenz zwischen erwünschter Ich-Transzendierung und der sozial gebotenen Selbst-Kontrolle.

Bacchus Germanos vexat sed femina Gallos;
Dic mihi, quid gravius vulva vel urna nocet. (*1695*)[24]
(Seiler 1922/1967: 295)

Die arbeitsteilige Industriegesellschaft, die sich in den folgenden Jahrhunderten in Europa herausbildet, führt die beschriebene Zivilisationskurve bis ins 20 Jahrhundert fort. Wenn es auch mannigfache Tendenzen der Aufweichung gibt – ablesbar am Import anderer Weltanschauungen, der Suche nach veränderten Lebensstilen[25], nicht zuletzt auch dem Konsum in Europa bislang nicht integrierter Drogen –, so gilt doch für die dominante Kultur weiterhin, daß die Kontrolle eigenen Verhaltens im Sinne nüchterner Berechenbarkeit einen für das gesellschaftliche System funktionalen Wert darstellen muß. Damit verharrt der Rausch in jener mit dem Beginn der Neuzeit geprägten Ambivalenz, die ihn als verbotene Frucht erscheinen läßt: Mag auch das Naschen erlaubt und sogar notwendig sein, um den stringenten Zwang zur Affektbeherrschung auf Zeit zu lockern, so darf dies doch nur mit dem Bewußtsein der engen lokalen und zeitlichen Begrenzung geschehen: Wer Berauschung zu oft, zu lange und zu intensiv sucht, verfällt einer Ausgrenzung, die nur durch die öffentliche Reue und eine nachfolgende Buße mit dem Versprechen, sich zu bessern, aufgehoben werden kann.[26] Eben weil affektiver und motorischer Kontrollverlust an kulturell definierte Grenzen rührt, unterliegt er sozialer Kontrolle: Durch diese wird auch der Rausch rationalisiert.

Exemplarisch singt von dieser Ambivalenz ein 1794 entstandenes Lied:

Wer niemals einen Rausch gehabt,
Der ist kein braver Mann.
Wer seinen Durst mit Achteln labt,

Fang lieber gar nicht an.
Da dreht sich alles um und um
In unserm Kapitolium.

Soweit ließe sich ja noch vermuten, hier wurde das rauschhafte Erleben, ein ungezügeltes Bacchantentum, um seiner selbst willen gefeiert. Aber schon die zweite Strophe belehrt über die einzuhaltenden Grenzen:

Doch zu viel trinken ist nicht gut,
Drei Quart sind eben recht;
Da steht auf einem Ohr der Hut,
Ist nur der Wein auch echt.
Trinkt unsereiner zu viel Wein,
Find't er sich nicht zum Haus hinein.

So weiß man denn, wann Schluß sein muß, nämlich dann, wenn man sich ein «kleines Räuschchen» (Strophe 4) angetrunken hat. Singt der Zecher jetzt noch die fünfte Strophe, lernt er auch seine Motive kennen:

Ein jeder Trinker lebe hoch,
Der bei dem vollen Glas
Schon oft der Arbeit hartes Joch,
Des Lebens Müh vergaß.
Wer dich verschmäht, du edler Wein,
Der ist nicht wert, ein Mensch zu sein.[27]

Womit ein ganzes Einstellungssyndrom beisammen wäre: die Verachtung desjenigen, der gar nicht trinkt, die sehr deutlich ausgedrückte Warnung davor, zuviel zu trinken, und die Begründung, warum man überhaupt trinkt. Man sieht: Der den Rausch sucht, der wandelt auf einem schmalen Grat.

Dieser Grat scheint sich, analog zur sozial vermittelten, im Prozeß der Zivilisation zunehmenden Affekthemmung, immer weiter verengt zu haben. Die dionysische Lebens- und Trinklust, die das Mittelalter – wenn auch nicht völlig unwidersprochen – bestimmt, ist weitgehend abgelöst durch Trinkmotive anderer Art. Zwar hätte der Vagant des 13. Jahrhunderts, der da in der Taverne sterben wollte, vielleicht der Feststellung eines Kölner Karnevalsliedes: «Der schönste Platz ist immer an der Theke» beigepflichtet.[28] Dem neuzeitlichen Trinker aber ist die Wirtschaft der soziale Ort eines kommunikativunverbindlichen Geselligkeitsverhaltens[29], für den gilt, mit den Worten eines Rheinliedes: «Trink, trink, Brüderlein, trink, laß doch die Sorgen zuhaus». In dieser Zeile ist der Gegensatz beider Örtlichkeiten klar ausgedrückt:

Eine alltäglich als sorgenvoll erlebte Welt, die Affekte, soll heißen Zorn, Ärger und Enttäuschung, zwar stimuliert, sie aber nicht auszuleben erlaubt, soll ausgesperrt bleiben, während die Wirtschaft eine Stätte der Affektlösung darstellt.

Freilich ist auch das Trinken in der Wirtschaft öffentliches Trinken und demgemäß jenen Regeln über den partiellen Verlust der Selbstkontrolle unterworfen, die ich schon skizziert habe. Als Spezifikum der Neuzeit kann daher gelten, daß der exzessive Alkoholkonsum privatisiert wird, also in der intimen Primärgruppe, vor allem der Familie, eher zugelassen ist[30]. Deren Intimität selbst ist eine neuzeitliche Entwicklung, und sie scheint in besonderem Maße die Funktion übernommen zu haben, Ventilstätte des Affektverhaltens zu sein.[31]

In idealtypischer Abstraktion läßt sich die Veränderung des Trinkverhaltens also beschreiben als Verlagerung eines durch internalisierte Verhaltensvorgaben nur wenig gezügelten Lust-Trinkens im Mittelalter auf ein neuzeitliches psychisches Entspannungs-Trinken, das zudem noch der (dem Mittelalter kaum bewußten) Ambivalenz unterliegt, den Rausch, das angestrebte Ziel des Trinkens, angstvoll zu bewerten.[32]

Empirisch ist solchen neuzeitlich dominanten Motiven des Trinkens nun auf mehrere Arten näherzukommen. Die Überprüfung auf der makrosozialen Ebene bietet eine Möglichkeit: Wenn es richtig ist, daß das Trinken von Alkohol die Auflösung psychischer Spannungen bewirkt, dann müßten Zusammenhänge zwischen dem Konsumniveau und dem jeweiligen gesellschaftlichen Angstniveau aufzudecken sein. In solche Richtung gingen die Gedanken von Donald Horton, der die früheste, heute allerdings nicht mehr unumstrittene, interkulturelle Untersuchung zu dieser Frage vorlegte (Horton 1943). Auch eine neuere Untersuchung, methodisch anders angelegt, kommt jedoch zu vergleichbaren Ergebnissen: Danach besteht ein signifikanter Zusammenhang zwischen dem jeweiligen Angstniveau einer Gesellschaft (untersucht wurden hier industriell entwickelte Gesellschaften Europas, die USA und Japan) und den aus den Ursachen Alkoholismus und Leberzirrhose zusammengesetzten Sterblichkeitsquoten[33] (Lynn und Hampson 1970). Die außerordentlich großen Probleme eines interkulturellen statistischen Vergleichs wie auch die Schwierigkeit der Operationalisierung von Angst lassen jedoch solche Ergebnisse nur als einen ersten Anhaltspunkt erscheinen.

Die gleiche Fragestellung auf der mikrosozialen Ebene vermeidet einige der sonst auftauchenden Schwierigkeiten. Hier bietet es sich an, nach den einmal erlebten und den, zumindest manchmal, gesuchten Wirkungen des Alkohols zu fragen. Eine solche Untersuchung der allgemeinen Bevölkerung hat Wolfgang Schulz unternommen, wobei auf die Frage, welche der schriftlich vorgegebenen Alkoholwirkungen man aus eigener Erfahrung kenne, die folgenden Feststellungen die höchste Zustimmung erhielten:

- Alkohol bewirkt, daß man sich in Gesellschaft eher wohl fühlt (87 %)
- Alkohol erleichtert den Kontakt mit Leuten, die man noch nicht kennt (77 %)
- Durch Alkohol ist man humorvoller, einfallsreicher, witziger (73 %)[34]

Diese drei Fragestellungen rangieren auch in der Spitzengruppe der Motive, die den Befragten zuweilen aktuelle Trinkgründe abgeben: Man kennt diese Wirkung also nicht nur von höchst seltenen Gelegenheiten, sondern sucht sie mitunter ganz bewußt. Schulz hält sie für individuelle Motive, die «sozial maskiert» erscheinen, also gewissermaßen unter der Tarnung allgemeiner sozialer Situationen eigene Trinkgründe durchschimmern lassen. In ihnen wird der subjektiv gemeinte Sinn des Alkoholtrinkens ganz deutlich: Die genannten und gesuchten Wirkungen (wie übrigens die Mehrzahl der nach dieser Untersuchung in der Bevölkerung bekannten Wirkungen) zielen alle auf eine Senkung der affektuellen Barriere zwischen den Menschen,[35] was sich auch in dem Trinken korrelativen anderen Verhaltensweisen kundtut.

Aufschlußreich hierfür ist die vermehrte nonverbale Interaktion zwischen Trinkenden, wozu sich etwa verringerter physischer Abstand zwischen den miteinander Redenden, gegenseitiges Berühren und vergleichbare Verhaltensweisen zählen lassen. Hier erleichtert das Trinken im Wortsinne «den Kontakt» mit Leuten, die man noch nicht kennt. Und mit dieser Erleichterung und der empfundenen Steigerung eigener kommunikativer Kompetenz stellt sich auch ein gemeinschaftliches Wohlbefinden ein, das sich bis zu jenem rauschhaften Massengefühl erheben kann, wie es Thomas Wolfe mit beklemmender Eindringlichkeit vom Münchener Oktoberfest zeichnete.[36]

An den solcherart umschriebenen Alkoholwirkungen wird übrigens auch die Spannungsbalance deutlich, die sie zwischen dem ungehemmten Rausch und un-affektierter Nüchternheit wahren. Innerhalb dieser Balance spielt sich die Mehrheit allen Alkoholkonsums ab. Für ihn gilt, was Ernst Jünger aus seiner Jugendzeit berichtet: «Das Kneipen soll ja auch nicht zum Rausch führen, sondern zur Erhöhung und Temperierung der Gemütlichkeit» (Jünger 1970: 117).

Diese ‹Gemütlichkeits-Funktion›, eine aus Erhöhung der Gruppenkohäsion, Verdrängung von bedrückenden Alltagssituationen und Freisetzung sonst zurückzuhaltender Affekte gemischte Wirkungsbedeutung, rechtfertigt, auf der mikrosozialen Ebene im Alkoholkonsum einen gesellschaftlichen Integrationsmechanismus zu sehen. Wie ich zu sagen versucht habe, verändern sich nämlich im gesellschaftlichen Wandel zur Neuzeit hin die Anforderungen an das individuelle Rollenspiel auf eine Weise, die durch den Zwang zu kontrollierter Bewußtheit einer Droge mit affektlösender Wirkung systemfunktionale Bedeutung verleiht. Es ist diese gesellschaftliche Bedeutung, die die Verbreitung von alltäglichem Alkoholkonsum in seiner Selbstverständlichkeit erklärt.

Anmerkungen

1 Dazu bemerkt Barbara Tuchman: «*The childishness noticeable in medieval behavior, with its marked inability to restrain any kind of impulse, may have been simply due to the fact that so large a proportion of active society was actually very young in years. About half the population, it has been estimated, was under twenty-one, and about one third under fourteen*» (1979: 52). Hält man sich zum Vergleich aber heutige Verhaltensweisen von Jugendlichen vor Augen, so wird deutlich, daß das Alter der mittelalterlichen Bevölkerung nicht ausschlaggebend gewesen sein kann für ihr Affektverhalten. Es spiegelt vielmehr einen soziokulturellen Persönlichkeitstypus wider. Dieser dürfte in Zusammenhang stehen mit den Erfahrungen frühkindlicher Sozialisation, über die wir zwar nur ansatzweise Bescheid wissen, die sich aber anscheinend durch ambivalente Beziehungen zu den Eltern auszeichnete. Das ist nicht verwunderlich in einer Zeit, in der das Überleben höchst ungewiß ist. Vgl. hierzu McLaughlin 1977.

2 Wieviel ich selbst diesem Buch verdanke, wird an der Terminologie und der These dieses Aufsatzes deutlich sein.

3 Alle Angaben zur Etymologie des Wortes ‹Rausch› nach dem Duden. Band 7, Etymologie (1963: 553), Stichwort ‹rauschen›.

4 Der genaue Zeitpunkt ist umstritten. Vgl. Richard Blum (1970: 32).

5 Diese Einschätzung teilen die Alkoholika mit Haschisch und Opium, denen ebenfalls große medizinische Bedeutung beigemessen wurde. Vgl. Berger/Legnaro (1979).

6 Vgl. Lippmann (1914) und weitere dort angegebene Literatur.

7 Keil (1960). Keil erarbeitet auch die Beziehung zwischen den verschiedenen Traktaten an Hand von Quellenuntersuchungen.

8 Hanns Fischer (1967). Für den aufmerksamen Leser ist der mittelhochdeutsche Text zwar verständlich; um Mißverständnisse auszuschließen, gebe ich aber hier eine (Interlinear-)Übersetzung, für die ich Herrn U. Mehler, Köln, danke:

(a) Diese Geschichte handelt von einem Zecher, der manches Pfund (= viel Geld) vertrank

(b) Es gab vor Zeiten einen Zecher, der hätte nicht für viel Geld auch nur einen Tag auf den Wein verzichtet.

(c) als er vom Schlafe sich erhob

(d) Alle deine Freunde klagen darüber,
daß du über Nacht bis zum frühen Morgen

nicht mehr nüchtern wirst
und niemals das Trinken unterläßt
in der Zeit, in der du nicht (gerade) schläfst.
Daß dich der Wein
um deine ganze Würde gebracht hat,
das stimmt uns alle traurig.

(e) Du hast für deinen Herrn, den Wein, dein Seelenheil und deine Gesundheit ganz und gar aufs Spiel gesetzt.

(f) aber ich mag meine Lebensführung (auch) auf Grund euren Rates nicht aufgeben.

(g) es vertreibt mir die Zeit

(h) ich habe kein anderes Himmelreich / als das Trinken und den Zustand der Trunkenheit

(i) mir geht der Wein allem anderen vor

(j) wenn er meinen Mund anrührt,
dann wird meine Freude darüber so groß, daß (sogar) ein König gerne Teilhaber
meiner Freuden sein möchte.

(k) (selbst) alle hohen Göttinnen,
die über die Minne (Liebe) Macht haben,
würden mit ihrer freundlichen Zuwendung
mein Herz und mein Gemüt
nicht in eine solche Hochstimmung versetzen wie der Wein.

(l) wenn du dem Wein
und meinem Rate folgen willst, dann unterweise ich dich so,
daß du mir in kurzer Frist gleich sein wirst.

(m) er sprach: ‹Auf deinen Rat und deine Lehre
werde ich verzichten.
Deine Ehre soll verflucht sein!
. . . . . .

(n) ich Will dich und den Wein
beieinander lassen;
ich schenke dir keine Beachtung mehr.›
So schieden sie voneinander.

9 Becher.

10 Burghart Wachinger (1967). Vergleichbar auch ‹Der Weinschwelg› von einem unbekannten Autor des frühen 13. Jahrhunderts. Der Orient kennt sogar als eine besondere lyrische Gattung Weinpoesien, von denen Rudolf Gelpke (o. J.) einige zitiert.

11 Versuche, den Alkoholkonsum zu steuern, unternahm übrigens auch Karl der Große. So ordnet er unter anderem an, kein Graf solle zu Gericht sitzen, «außer nüchtern», und verbietet Trunkenen, vor Gericht zu klagen oder Zeugnis abzulegen. Diese und andere Beispiele finden sich in der Untersuchung von Johann Wilhelm Petersen (1782/1979), der eine Fülle von heute schwer zugänglichen Quellen in farbenprächtiger Weise verarbeitet.

12 Vgl. Popham (1978) und dort angeführte Literatur. Popham belegt, daß hierbei nicht nur die Kontrolle des Alkoholkonsums eine Rolle spielt,

sondern auch die Kontrolle über den sozialen Ort der Wirtschaft als eines Treffpunktes krimineller und politischer Konspiration.

13 Norbert Elias (1939/1976: Bd. I, LXI). Besonders bemerkenswert an diesen Sätzen scheint mir, daß Elias auch die organische Komponente, die Psychophysiologie des sozialen Verhaltens also, nennt. Das erinnert an die zu gleicher Zeit und nicht viel später entstandenen Arbeiten von Wilhelm Reich. Beider Gedanken zusammengenommen, ergäben sich hier theoretische Ansätze einer historisch-epidemiologischen Soziogenese bestimmter Krankheits- bzw. Verhaltensmuster. Derlei ist erst vereinzelt versucht worden; einziges mir bekanntes Beispiel ist die Arbeit von Wolf Lepenies (1969), in der freilich sozial vermittelte organische Syndrome keine Rolle spielen.

14 Leon Battista Alberti, Vom Hauswesen, hrsg. von Walter Rüegg (1962: 11).

15 Baltasar Gracián, Handorakel und Kunst der Weltklugheit, hrsg. von Karl Vossler (1973): 3 und 22.

16 Allgemein zum Zusammenhang zwischen kultureller Grenzüberschreitung und Hexenwesen vgl. Hans Peter Duerr (1978). Besonders deutlich zeigt Kai Erikson (1978) diesen Zusammenhang an der geschlossenen Gesellschaft der neuenglischen Puritaner im 17. Jahrhundert.

17 Die Ausgrenzung gilt nicht nur für Trunkenheit, sondern für eine Vielzahl jetzt als abweichend geltender Erfahrensmodi. Dafür zeugt, neben den bereits erwähnten Hexenverfolgungen, die Tatsache, daß in dieser Zeit die Psychiatrie ihren sozialen Ursprung hat, wie Klaus Dörner (1969) gezeigt hat.

18 Meyers Konversations-Lexikon (1881 ff.), Stichwort ‹Mäßigkeitsvereine›. Über solche Vereine und deren Statuten berichtet ausführlich Petersen (1782/1979). Wie Mäßigkeit aufgefaßt wurde, macht seine Zusammenfassung der Regeln eines 1600 gegründeten hessischen Ordens deutlich: Die Mitglieder verpflichteten sich auf zwei Jahre, täglich nicht mehr als vierzehn Ordensbecher (heute nicht mehr bekannter Größe) zu trinken, wobei unter anderem Hamburger Bier und welsche sowie gebrannte Weine ganz verboten waren. Verstöße konnten mit einem völligen Weinverbot für die gesamte Frist geahndet werden, Abstinenz stellte also nur die Bestrafung für Unmäßigkeit dar.

19 «Solch ein Benehmen treiben sie sechs Wochen, ein viertel Jahr, ja sogar ein halbes Jahr zusammen; sie saufen und übertölpeln sich Tag und Nacht, bis sie betrunken wie die Ratten und unflätig wie die Tiere sind.»

20 Er nimmt damit um einige Jahrhunderte einen Verlauf vorweg, der auch für Haschisch und Opium zutrifft. Vgl. Berger/Legnaro (1979).

21 Spricht man heute mit Alkoholikern, so wird man oft hören, daß sie den Wechsel von Bier auf Schnäpse für einen entscheidenden Wendepunkt ihrer Karriere halten: Die Wirkungen sind physisch wie psychisch entschieden ruinöser. – Wolfang Schivelbusch (1980: 164) betont ebenfalls die Bedeutung des schnell zu erzielenden Rausches, den Branntwein hervorbringt, und zieht eine schichtspezifische Analogie zwischen Kaffee und Branntwein; letzterer sei die pharmakologische und soziale Inversion des Kaffees und schaffe «in dem Maße neue Qualitäten des Alkoholrauschs, wie der Kaffee neue Qualitäten der Nüchternheit schafft». Diesen beiden Drogenwirkungen komme im Prozeß der Zivilisation für das Proletariat bzw. das Bürgertum jeweils eine spezifische funktionale Bedeutung zu.

22 Des Knaben Wunderhorn. Gesammelt von L. Achim von Arnim und Clemens Brentano. München o. J.: 601.

23 «Das Trinken ist an sich eine gute Schöpfung Gottes und muß mit Dankbarkeit empfangen werden, doch der Mißbrauch des Trinkens ist von Satan; der Wein ist von Gott, doch der Trinker ist des Teufels.» – Gleiche neuzeitliche Ambivalenzen lassen sich überaus deutlich aus dem Tagebuch des Thomas Turner ablesen, eines Händlers aus Sussex, dessen zwischen 1754 und 1765 entstandene Aufzeichnungen ein farbiges Bild seiner Zeit geben. Besäufnisse und die Reue danach spielen in diesem Tagebuch eine dominierende Rolle. So notiert Turner 1756: *«Sunday 28th I went down to Jones, where we drank one bowl of punch and two muggs of bumboo;»* (gewürzter kalter Punsch aus Brandy) *«and I came home again in liquor. Oh! with what horrors does it fill my heart, to think I should be guilty of doing so, and on a Sunday too! Let me once more endeavour never, no never to be guilty of the same again.»* (Thomas Tuner 1979).

24 «Bacchus sucht die Germanen, doch die Frau die Gallier heim; sag mir, ob Scheide oder Krug schädlicher ist.»

25 Auch diese Entwicklungen lassen sich in den Prozeß der Zivilisation eingefügt betrachten, wie Cas Wouters (1979) gezeigt hat.

26 Ich formuliere hier bewußt in Termini, die an die Puritaner erinnern: Die Tatsache, daß Reue heute als Krankheitseinsicht, das Besserungsversprechen als die Bereitwilligkeit zur Teilnahme an therapeutischen Programmen umschrieben wird, zeigt ja nur die Psychiatrisierung ehemals religiös gefaßter Sachverhalte. Die strukturelle Betrachtungsweise hat sich dagegen kaum verändert.

27 Anonymer Hrsg., Kleines Kommersbuch, Leipzig 1897: 94 f.

28 Überhaupt ist der Karneval von dionysischen Zügen geprägt, die seine Herkunft aus Katholizismus und mittelalterlichem Fastnachtstreiben heute noch greifbar erscheinen lassen. Er stellt eine Zeit zwischen den Zeiten dar – eine Phase des *time out* (zum Begriff vgl. Craig MacAndrew und Robert Edgerton 1969); jetzt sind die Ausschweifungen und das Gebot, sie zu tolerieren, zum Programm erhoben, und die Verantwortungslosigkeit regiert für einige Tage. Die Institutionalisierung des Karnevals belegt, daß Rausch und Exzeß ihrer Triebhaftigkeit wegen ansonsten eben keine Freistatt haben: Was sich nicht völlig ausschalten läßt, ist vielleicht durch die Lizenz auf Zeit zu kanalisieren.

29 Vgl. die Verhaltensanalyse der «Kommunikation an der Theke» von Laermann (1978).

30 Vgl. Stefan Wieser (1973: 127 f.). An erster Stelle jener Gelegenheiten, bei denen übermäßiger Alkoholkonsum als zulässig betrachtet wird, steht demnach eine Geburtstagsfeier in der Familie, an der zweiten Stelle Hochzeit, Taufe, Konfirmation, Kommunion (beide Rangplätze sind für Männer und Frauen identisch). Feste des kirchlichen Kalenders spielen immer noch eine Rolle, wie man sieht. Es scheint eine Ironie neuzeitlicher Säkularisierung, daß daran die protestantischen Feste den gleichen Anteil haben.

31 Das gilt auch für andere Verhaltensweisen: Nicht nur die meisten Kindesmißhandlungen, auch die meisten Totschläge finden im Bereich der Familie statt, dito wohl auch die meisten sexuellen Erlebnisse.

32 Bewertungen des Rausches und anderer Sonderzustände des Bewußtseins in der Moderne sind recht wenig untersucht. Ein Ansatz dazu findet sich bei Aldo Legnaro (1979).

33 Gleicher Meinung ist auch Klausner (1964).

34 Wolfgang Schulz (1976: 87–105; 1977: 354 ff.). Stellt man klinisch definierten Alkoholikern die gleiche Frage nach den Alkoholwirkungen, die sie aus eigener Erfahrung kennen, ergeben sich zwei charakteristische Unterschiede (vgl. Forschungsbericht I «Alkoholismus als Karriere» an den Minister für Arbeit, Gesundheit und Soziales des Landes NRW, Köln 1978). Zum einen liegt ihre Zustimmungsquote bei fast allen Fragen (wir haben nach den zehn Wirkungsfeststellungen gefragt, die in der allgemeinen Bevölkerung fünfzig und mehr Prozent Zustimmung erhielten) erheblich niedriger. Das läßt sich interpretieren als der Versuch, ein dominantes Verhalten und seine Bedeutung unter dem Etikettierungsdruck herunterzuspielen; dabei kommt es dann zu einer gewissen Untertreibung, die zu einer niedrigeren Zustimmung als in der Bevölkerung führt. Zum anderen ergibt sich auch eine andere Reihenfolge, sortiert man die Feststellungen nach der Quote der Bejahungen. Zwar nimmt den ersten Platz die gleiche Feststellung ein wie bei der allgemeinen Bevölkerung, aber schon auf dem dritten rangiert der Satz «Wenn man etwas getrunken hat, fällt es einem leichter, anderen die Meinung zu sagen». Alkohol erhöht also den Alkoholikern ihre soziale Durchsetzungsfähigkeit, eine Wirkung, die gleichrangig neben der Affektlösung steht. Hier geht es um eine Stärkung des Ich, was der allgemeinen Bevölkerung bei weitem nicht so bedeutsam ist. So nimmt bezeichnenderweise die Feststellung «Alkohol erhöht das Selbstvertrauen» bei Alkoholikern nicht nur einen höheren Rangplatz ein als bei der Bevölkerung, sondern sie ist auch die einzige, deren Bejahungsquote bei ihnen höher liegt. Es läßt sich also vermuten, daß der Alkoholiker ein mangelndes Vertrauen zum Selbst mit Alkohol kompensiert. – Zu einem ähnlichen Schluß kommen auch MacAndrew und Harold Garfinkel (1962). Die Interpretation des eigenen Zustandes als Betrunken-Sein gäbe, nach den Befunden dieser kleineren Untersuchung an Alkoholikern, sowohl Erklärung wie Entschuldigung für das dann ausagierte Verhalten ab. Dieses Muster dürfte für eine Vielzahl von Trinksituationen überhaupt zutreffen, nämlich immer dann, wenn ein Akteur, der sich und anderen seinen Zustand als Trunkenheit definiert, Verhaltensweisen ausagiert, von denen er am nächsten Tag wieder abrücken möchte.

35 Ähnlich auch Interpretationen von Hermann Fahrenkrug (1980). S. Klausner (1964) geht so weit, das Trinken bei heutigen Cocktail-Parties für ein funktionales Äquivalent religiöser Opferrituale zu halten. Alkohol vertrete dabei die Stelle des Blutes: Opfer wie säkulares Alkoholtrinken haben nach Klausner eine «integrative and guilt-ridding function».

36 Thomas Wolfe, Geweb und Fels. Kapitel XLVII, «Auf der Wies'n».

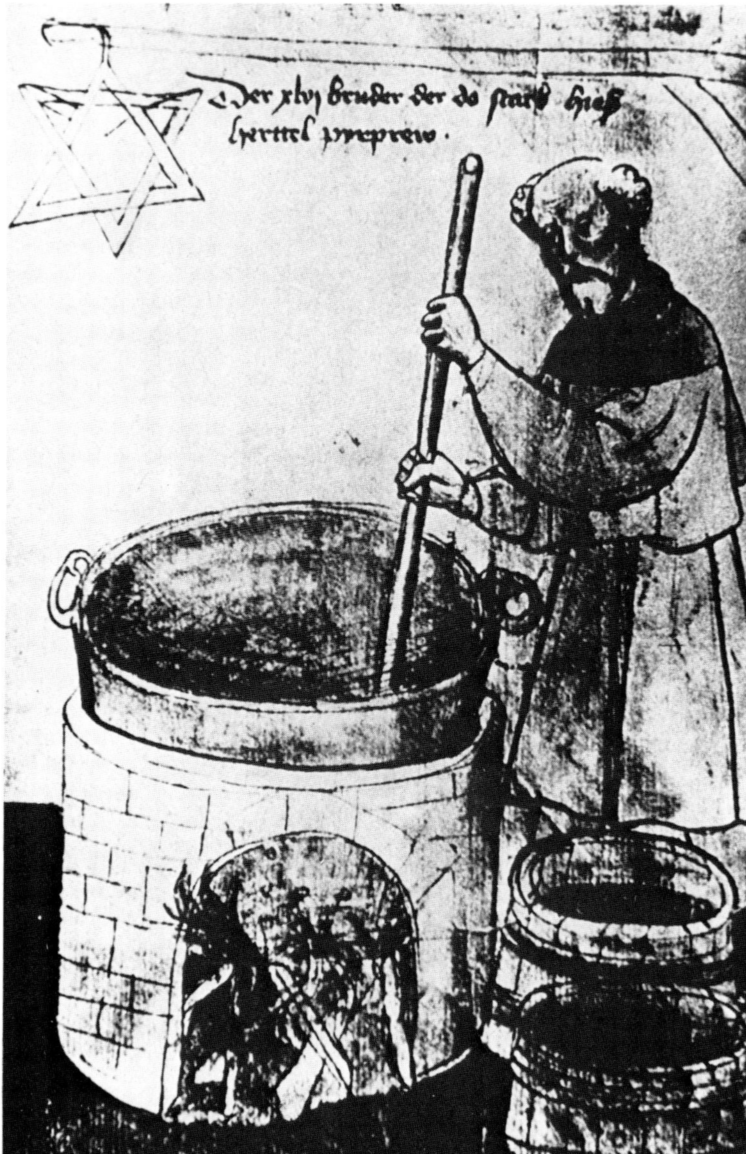

Ein Mönch braut Bier. Über dieser ältesten Darstellung eines Bierbrauers in Deutschland schwebt der sechszackige Stern, seit alters her Sinnbild der Durchdringung der sichtbaren und unsichtbaren Welt. Er ist das älteste Zunftzeichen der Brauer, das auf alten Wirtshausschildern noch manchmal anzutreffen ist.

«Von dem grewlichen Laster der Trunckenheit» – Trinkverbote im 16. und 17. Jahrhundert

Michael Stolleis

Der folgende Beitrag behandelt die obrigkeitliche Bekämpfung des Alkoholverbrauchs (des «Vollsaufens» und «Zutrinkens») in der frühen Neuzeit. Die unablässigen Verbote der Obrigkeiten werden in den breiteren Zusammenhang der Luxusverbote gestellt und ihre unterschiedlichen Motive skizziert. Es folgt eine Auswahl von Rechtsvorschriften des Reichs und der Territorien (Polizeiordnungen) samt Hinweisen auf die Behandlung der Alkoholfrage in Straf- und Zivilrecht. Schließlich werden die Gründe für die Veränderung der Problemlage nach dem Dreißigjährigen Krieg angegeben und auf das Dilemma des modernen Rechts- und Sozialstaats im Umgang mit dem Alkoholismus hingewiesen.

Motive der Trinkverbote

Der Übergang von den mittelalterlichen zu den neuzeitlichen Lebensformen wird häufig als Austauschvorgang verschiedener Rationalitätskriterien gedeutet. Man spricht, wie etwa Aldo Legnaro in diesem Band, von einem «Rationalisierungsschub» und zieht aus den angenommenen Veränderungen der gesamten geistigen und psychischen Disposition dann Rückschlüsse auf eine Veränderung der Trinksitten und der Bewertung des Alkoholrausches. Der Rausch erscheint im Kontext der neuen Rationalität als «mißlungene Beherrschung einer rational konzipierten Welt». Da in der frühen Neuzeit zugleich der Staat auf den Plan tritt, erscheint es plausibel, daß ihm die Aufgabe zugewachsen ist, Sanktionen auszusprechen, um ähnliches Mißlingen künftig zu verhüten.

Man könnte vermuten, daß alkoholische Berauschung in einer Atmosphäre gesteigerter Rationalität rückläufig gewesen sei. Das Gegenteil war jedoch der Fall. Gerade das 16. Jahrhundert, das jenen «Rationalitätsschub» am deutlichsten zu zeigen scheint, gilt zugleich als die «Haupt-Zechperiode des deutschen Volkes» (Bassermann-Jordan II, 1174). Deshalb müssen Hilfsargumente, wie ein erhöhtes «gesellschaftliches Angstniveau» als Folge des Zerbrechens alter Ordnungen und das Bedürfnis nach «Betäubung» der daraus entstandenen Irritationen, herangezogen werden. Die im 16. Jahrhundert sich steigernden Anstrengungen zur Eindämmung des Trinkens erscheinen dann als Versuche, «Rationalität» der Herrschaftsausübung durch Sozialdisziplinierung herzustellen; Trinkverbote sind ein Teilstück im «Prozeß der Zivilisation» (N. Elias), innerhalb dessen Triebunterdrückung und Veränderung der Herrschaftsformen in ein gegenseitiges Abhängigkeitsverhältnis gesetzt werden.

Diese Erklärungen haben eine gewisse suggestive Überzeugungskraft. Konfrontiert mit den historischen Realien verlieren sie jedoch diese teilweise wieder. Trinkverbote lassen sich keineswegs über den einfachen Leisten der Triebunterdrückung schlagen. Hinter ihrer relativen äußeren Gleichförmigkeit verbergen sich religiöse, wirtschaftliche, standespolitische und «polizeiliche» Motive. So wie getrunken wird, einer Quelle des 17. Jahrhunderts zufolge,

«von Lust wegen, von Liebe wegen, von Freundschafft wegen, von Kundschafft wegen, von Gewohnheit wegen, Gebrauchs wegen, Ehren wegen, Gesellschafft wegen, Wolgeschmacks wegen, Fürwitz wegen, Gehorsams wegen, Übermuths wegen, Rühmens wegen und Kurtzweils wegen, Langerweil und Müßiggangs wegen, von Muthwillen und Unmuthes wegen, von Vortheils, Weinkauffs und Landschafft wegen ... Handwercks, Kunst, Geschencks wegen, schöner Frauen, Hochzeit, Kindttauffen, Gespielschafft wegen» (Bassermann-Jordan II, 1186),

so vielfältig sind auch die Trinkverbote. Sie stehen in dem breiteren Zusammenhang der Luxusverbote (*leges sumptuariae, lois somptuaires, sumptuaray laws, Aufwandgesetze*), die sich in der antiken Welt ebenso wie in der neueren Rechtsgeschichte Europas finden. Zu ihnen zählen Kleiderordnungen, Maßhaltegebote für Turniere und öffentliche Aufzüge, für Gastmähler, Kindbettbesuche, Taufen, Hochzeiten und Begräbnisse, Verbote von bestimmtem Schmuck, bestimmten Spielen, teuren Schlitten und Kutschen, Spiegeln, Glaswaren, vergoldeten Möbeln usw.

Diese Luxusverbote sind trotz einiger frühmittelalterlicher Vorläufer (Gareis) mit dem Aufstieg der Städte verknüpft. Sie beginnen in der Mitte des 13. Jahrhunderts, gewinnen eine gewisse Breite und Dichte aber erst von der Mitte des 14. Jahrhunderts an. Vom 15. bis 18. Jahrhundert treten dann die Territorien neben die Städte und erlassen unzählige weitere «Gebote» (Willoweit). Im 16. Jahrhundert wird sogar das Reich in den Reichspolizeiordnungen und später über den sog. «Reichsmerkantilismus» aktiv.

Die Luxusverbote enden in England im frühen, in Frankreich im späten 17. Jahrhundert, in Deutschland im letzten Drittel des 18. Jahrhunderts, so daß der gesamte Komplex einen Zeitraum von etwa vierhundert Jahren umschließt. Es liegt auf der Hand, daß die gesetzgeberischen Motive für «Luxusverbote» innerhalb eines so großen, von permanenten Veränderungen betroffenen Zeitraums bei den verschiedenen Obrigkeiten nicht konstant bleiben konnten. Religiöse, stadtpolizeiliche, ständische und ökonomische Begründungen lösten einander ab und schoben sich teilweise ineinander. Keineswegs immer, wie das Wort «Luxusverbote» nahelegen könnte, standen die materiellen Gesichtspunkte im Vordergrund.

Letzteres zeigt sich deutlich bei denjenigen Trinkverboten, die sich an den Klerus richten. Buß- und Reformationsbewegungen haben häufige Askese gepredigt und, zusammen mit anderen irdischen Genüssen, auch berauschende Getränke abgelehnt. Bis in die Gegenwart bedingen sich religiöse Strenge und Abstinenz gegenseitig. Immer wieder finden sich Mahnungen der Konzile, der Päpste und der Bischöfe an den Klerus, das Trinken zu unterlassen oder zu mäßigen (Material bei Hinschius, V, 899; Bassermann-Jordan, a. a. O.). In den religiösen Auseinandersetzungen von Reformation und Gegenreformation werden die Hinweise auf das «leidige Vollsaufen» der Geistlichen heftiger. Erinnerungen an die alten Mahnungen der Kirchenväter scheinen angebracht:

Aurelius Augustinus, Von Zusauffen und Trunckenheit, sampt jiren schönen früchten, Drey Christliche Predige S. Aurelii Augustini, verteutscht durch Melchior Ambach, Franckfurt am Mayn 1543; Basilius Magnus, Homilia contra ebrios, ed. Simon Stenius, 1594.

Auch das Kirchenvolk selbst ist zeitweise von religiös motivierten Abstinenzbewegungen erfaßt worden, so etwa durch die franziskanischen Bußpredigten des Spätmittelalters (Johannes Capistranus) gegen Hoffart, Wollust, Völlerei, Spiel und Trunksucht, aber auch im protestantischen Pietismus oder in den Temperenzlervereinigungen Englands und Amerikas im 19. Jahrhundert.

Ein zweiter Motivkomplex, der zu Trinkverboten führte, war die Sorge der städtischen Obrigkeiten um Sitte und ökonomische Stabilität. In der engen Gemeinschaft der mittelalterlichen und frühneuzeitlichen Städte ist die Überschreitung gewisser Grenzen der Normalität auch beim Alkoholkonsum keine Privatangelegenheit. Destabilisierung der Sitten und eventuelle Zusammenbrüche von Vermögen tangieren das öffentliche Interesse. Der Sozialverband beruht darauf, daß sich seine Mitglieder im großen und ganzen in die «gute Ordnung» einfügen. Dazu gehört die Respektierung von Grenzen, die in den kleineren und größeren Gemeinschaften als «Trinksitten» (Bode, Geyer), «Trinkkunst» oder gar ironisiert als «Zechrecht» überliefert wurden:

Vincentius Opsopeus, De arte bibendi libri tres, 2. Aufl. 1537 (Von der Kunst zu trinken . . . 1537), zuletzt 1690 m. Anm. v. W. Th. Wendel.

Leonhard Schertlin, Künstlich trincken. Eyn Dialogus von Künst-

lichem und höflichem, auch vihischem und unzüchtigem trincken, Straßburg 1538.

Blasius Multibibus (= Richard Brathwait), Jus potandi oder Zech Recht, darinnen von Vrsprung, Gebräuchen vnd Solennitäten ... des Zechens und Zutrinckens ... sehr lustig discuriert wird, 1616, 1669, 1688, 1697 u. ö.

Wo die städtischen Obrigkeiten mit Verboten und Strafen eingriffen, wird man vermuten dürfen, daß derartige gesellschaftliche Regeln durch häufigere Mißachtung brüchig geworden waren oder daß das Problem den Rahmen bisheriger Normalität überstieg und wirtschaftlich schädlich wurde. In den Städten ist auch früher als anderswo das Argument gebraucht worden, der einzelne dürfe sich nicht durch Trunksucht ruinieren, weil die städtische Gemeinschaft dann für ihn und seine Familie aufzukommen habe. 1488 will man beispielsweise in Frankfurt *«Vmb die schenke, brutlauff, dracht, Kintbette vnd anders furderlich ratßlagen, damit daz folcke nit verarme»*. Mit der Entstehung eines auf Besitz gegründeten «bürgerlichen» Bewußtseins entsteht so die Vorstellung, selbstverschuldete Armut eines Mitbürgers sei ein Verstoß gegen die öffentliche Ordnung. In der Tat ist ja auch die politische Bedeutung der Städte mit der ungestörten Erhaltung großer Vermögen engstens verknüpft.

Die Wahrung öffentlicher Ordnung – im Sprachgebrauch der Zeit die *‹gute policey›* (H. Maier, G. K. Schmelzeisen) – wurde mit der Entstehung des modernen Staates in Deutschland Schritt für Schritt von den Territorien übernommen und dort zentralisiert. Dem wirtschaftlichen und machtpolitischen Niedergang der Städte am Ende des 16. Jahrhunderts stand die Machtkonzentration des neuzeitlichen Fürstenstaates gegenüber. Ein wachsender Beamtenapparat produzierte ein immer dichter werdendes normatives Netz landesherrlicher Gebote und Verbote, vor allem im Strafrecht, Gewerberecht, Wirtschafts- und Finanzrecht, unter denen die Luxusverbote und mit ihnen die Regulierung des Trinkens einen bedeutenden Platz einnahmen. Diese Normen richteten sich, wie es in einem bayerischen Mandat von 1596 hieß, gegen die *«Laster, sonderlich das Fluchen, Schelten und Schweren, dann auch das ärgerlich Concubinat / Ehebruch vnd Vnzucht / wie nit weniger das spielen vnd volltrincken»*. Sie wurden unterstützt von Schriften, in denen die Trunksucht (*ebrietas*) und ihre zerstörerischen Folgen angeprangert wurden:

Ebrietas «accelerat mortem, florem vitiatque Juventae, enervat corpum, marcida membra facit. Ingenium frangit, visum perstringit & aufert ...» (*Chr. Hegendorf, Encomium Ebrietatis, Leipzig 1519*).

Unterstützt wird diese Entwicklung durch eine generelle Verschiebung des Ideals der rechten Lebensführung im 16. Jahrhundert. Seit

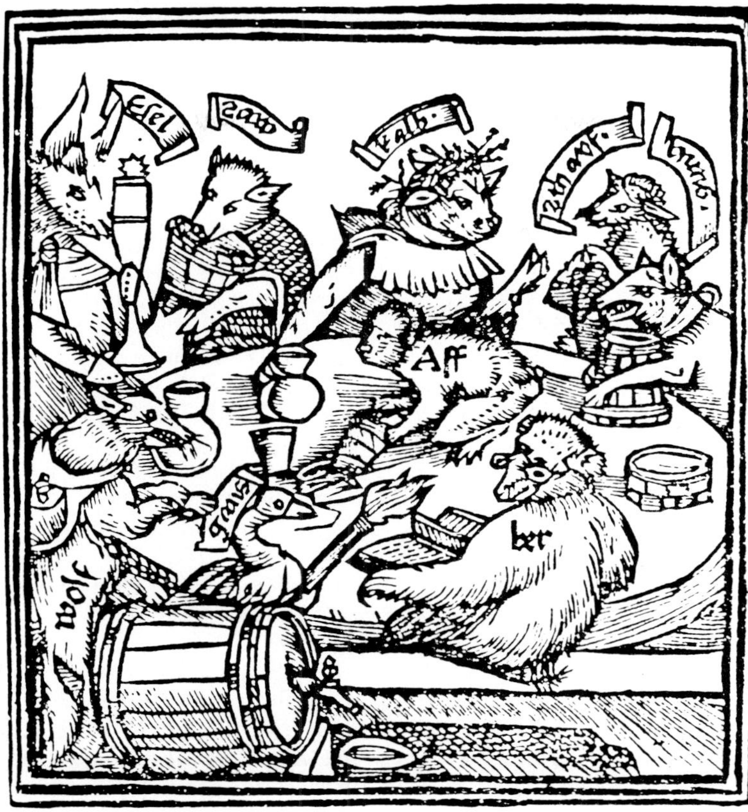

Mit Trinkverboten wollte die Obrigkeit im 16. und 17. Jahrhundert in Anwendung der Ideale der Neuzeit den «Rausch als mißlungene Beherrschung einer rational konzipierten Welt» unterdrücken. Im 16. Jahrhundert avancierte der Branntwein vom Heilmittel zum verbreiteten Rauschmittel und löste eine bis dahin unbekannte Trunkenheitswelle aus. Als flankierende Maßnahme zu den obrigkeitlichen Trinkverboten erschienen auf Flugblättern Karikaturen, die ausschweifende Zecher als Tiere verspotteten. Jodokus Willisch: *De generibus ebriosorum et ebrietate vitanda*. Erfurt 1515.

den dreißiger Jahren erlebten die aristotelische Ethik und ihr Ziel des «mittleren Weges» einen durch Melanchthon initiierten Aufstieg. Die Maxime, die Extreme zu meiden und auch im Genuß maßvoll zu bleiben, erlangte kanonischen Rang. Gleichzeitig breitete sich über den italienisch-niederländischen Humanismus der Neostoizismus aus und lehrte neben der politischen Tugend der Klugheit (*prudentia*), die alle Wechselfälle des Lebens abzuwägen weiß, vor allem die Standhaftigkeit (*constantia*) gegenüber Schwierigkeiten und Versuchungen. Damit wurde ein «nüchternes» Tapferkeitsideal herrschend, mit dem sich hemmungslose Hingabe an den Rausch auf keinen Fall vertrug.

Öffentliche Ermahnungen

Die genannten Motive wirkten im 15. bis 17. Jahrhundert auf komplizierte Weise ineinander, stützten sich gegenseitig, verstärkten sich oder lösten einander ab. Welchen Rang das Problem des sogenannten Vollsaufens im öffentlichen Bewußtsein gerade des 16. Jahrhunderts einnahm, zeigen die literarischen Debatten auf allen Ebenen. Theologen, Juristen, Humanisten und Dichter haben hierzu Stellung genommen (Geiler von Kaisersberg, Sebastian Franck, Ulrich Tengler, Thomas Murner, Friedrich Dedekind, Hans Sachs, Jörg Wickram u. a.). Dem praktizierten ungeheuren Weinkonsum im 16. Jahrhundert und einigen mehr oder weniger scherzhaften Befürwortern der Trunkenheit

V. Cybeleius, Opusculum de Laudibus & Vituperio vini & aquae, Hagenau 1517.

G. Bucoldianus, Pro ebrietate oratio Coloniae dicta . . . Köln 1529.

A. Boselli, De ebrietate vinique laude et pernicie, 1688.

Anonym, L'éloge de l'ivresse, Leyden 1715.

samt den Schilderungen säuferischer Heldentaten bei Rabelais und Fischart stehen zahllose Geißelungen des unmäßigen Saufens gegenüber. Schon die plastischen Titel dieser Schriften zeigen die Intention:

Hieron. Emser, Dialogismus de origine propinandi vulgo compotandi et an sit toleranda compotatio in rep. bene instituta nec ne, Lipsiae 1505.

J. v. Schwarzenberg, Der Zudrincker vnd Prasser, Gesatze, Ordenung und Instruction, Oppenheym 1512.

De generibus Ebriosorum et ebrietate vitanda, Erfurt 1515.

H. Sachs, Dreyerley schäden der Trunckenheit wider das Zutrincken, Nürnberg o. J.; ders. Ein Kampff-Gesprech zwischen Wasser und Weyn, Nürnberg o. J.

Vom zutrincken, laster unnd mißbrauch die schentlichen darauß erfolgen, Darmit yetzt die gantze Teutsch Nation befleckt ist, 1524.

Handlung eynes Ersamen weysen Rats zu Nürnberg, Von dem grossen laster der Gotschwür und zutrinckens, verpotten, Nürnberg 1526.

Seb. Franck, Von dem grewlichen laster der trunckenheit, so in disen letsten zeiten erst schier mit den Frantzosen auffkommen / was füllerey / sauffen vnd zutrincken / für jamer / vnrath / schaden der seel vnd des leibs / auch armut vnd schedlich not anricht / vnd mit sich bringt . . . 1528 (1531, 1539, 1542, 1550, 1559).

Hieron. Bock, Der vollen brüder orden. Diß Büchlein zeygt an, was der wein würcke inn denen so jhn mißbrauchen, o. O., o. J.

Eberh. Weydensehe, Ein Sermon von dem grausamen und unmenschlichen laster des vollsauffens, und wie es Gott mit ewiger und zeitlicher plage, auch durch den Türcken, zu straffen drawet, Magdeburg 1540.

Veit Nuber, Ein kurtze und nützliche warnung, des grewlichen lasters des zutrinckens, Nürnberg 1545.

Ein wahrhafftig geschicht ... welchs allen seuffern eine warnung sein sol, das sie von jrer grossen mord und tod sünde abstehen unnd ein nüchtern leben füren ... Wittenberg 1551.

Matth. Friderich, Wider den Sauffteuffel. Etliche wichtige ursachen, Warumb alle Menschen sich für dem Sauffen hüten sollen, o. O. 1552 (erw. Aufl. Frankfurt/O. 1557 u. ö.).

Hieron. Osius, Elegia de vitanda ebrietate, cum praef. Ph. Melanchthonis, Wittenberg 1553.

Jörg Wickram, Ein schöner und nützlicher Dialogus, in welchem angezogen wirt, das mechtig hauptlaster der Trunckenheit, durch vil und mancherley Biblische ... Historien anzeigt, Straßburg 1555.

Justus Moyß, Von dem schweren Mißbrauch des Weins, Assmannshausen 1581.

Wie man sich vor dem Schandtlichen Laster der Trunckenheit hüten soll, drey Predigten ... darinnen gar ernstliche und ainem jeden Christen, insonderheit aber in denen Landen, da die Teufflische gewonheit des uberschwencklichen zutrinkens uberhand genomen, notwendige ermanungen begriffen, Dillingen o. J. (ca. 1600).

Moses Pflacher, Weinthewre, oder Bericht auß Gottes Wort, woher vnd auß was Ursachen dise jetzige Weinthewerung entstanden, 1589.

Aegidius Albertinus, De conviviis et compotationibus, 1598.

J. Cornarius, Theologia vitis viniferae, 1614.

J. Aldenberger, Wein-Spiegel, 1615.

J. Möller, Bachus, das ist der Fraaß und Quaaß Götze, und der tollen Weltkinder Abgott, 1619.

Joh. Elias Keßler, De immoderata adbibendi consuetudine. Vom über mäßigen Zutrincken, Jena 1668.

Ahasver Fritsch, Eine Christliche Societät und Gesellschafft, Wieder die leider! allzugemeine drey Laster des Fluchens, Vollsaufens, und Hohen Spielens ... Nordhausen 1700.

Die klassische Zusammenfassung der hier durchgängigen Stimmung gibt Luther in seiner Auslegung des 101. Psalms von 1534 (WA 51, 257):

«Es muß ein jeglich Land seinen eigenen Teufel haben, unser deutscher Teufel wird ein guter Weinschlauch sein und muß Sauf heißen, daß er so dürstig und hellig ist, der mit so großem Saufen Weins und Biers nicht

kann gekühlet werden. Und wird solch ewiger Durst und Deutschlands Plage bleiben ... bis an den jüngsten Tag.»

Und an anderer Stelle (Wider Hans Worst, 1541, WA 51, 548) sagt er:

«Es ist leider ... ganz Deutschland mit Saufen geplagt. Wir predigen ... und schreien daruber, es hilft aber leider nicht viel. Es ist ein alt böses Herkommen in deutschen Landen, wie der Römer Cornelius (Tacitus) schreibt, hat zugenommen und nimmt noch zu. Da sollten Kaiser, Könige, Fürsten, Adel zutun, dass ihm gesteuert würde.»

In der Tat hatte Tacitus in seiner *Germania* mehrfach die Neigung der Germanen zu unmäßigem Trinken hervorgehoben (Kap. 23), hatte ihre Festigkeit gegen Kälte und Hunger, aber auch ihre Schwäche gegenüber Durst und Hitze betont und gesagt, es sei unter den Germanen keine Schande, Tag und Nacht durchzuzechen (Kap. 22). Möglicherweise hatte er damit nur einen völkerkundlichen Topos der Antike übernommen; denn die «barbarischen» Völker am Rande der griechisch-römischen Kultur galten durchweg als Säufer (Bassermann-Jordan II, 1156 m. w. Nachw.). Doch begründete er damit eine feste Tradition, die in der Trunksucht ein *«in Teutschland ... durchgehendes und fast unüberwindliches Laster»* sah (V. L. v. Seckendorff, Christen-Staat, 1685). Mit der Wiederentdeckung des Tacitus in der Renaissance und der besonderen Beachtung der *Germania* in Deutschland entwickelte sich eine breite Diskussion über jenes National-Laster (Petersen, Hartung, Bauer). Oft entschuldigte man es unter Hinweis darauf, auch andere kriegerische Völker neigten zum Trunk, bezeichnete es aber gleichzeitig als

«pestis pestissima ... atque damnum damnosissimum. obnubilat enim mentem & debilitat corpus. Quaenam est voluptas ebriulari perpetim, vivumque sese orbare mentis regimine, quod maximum est humanae naturae bonum?» (Hermann Conring, *Diss. de republica, antiqua veterum Germanorum,* 1654, Kap. XIII).

Der hier von Conring betonte Gedanke, daß Trunkenheit die Herrschaft der Sinne und die Verstandesklarheit beeinträchtige, beherrscht auch die politische Literatur, wo sie sich mit den Eigenschaften des Fürsten und seiner Räte befaßt. In allen Fürstenspiegeln und Regimentstraktaten erscheint der dem Trunk ergebene Fürst als eines der schlimmsten Übel, das dem Gemeinwesen zustoßen kann. Nicht nur die Staatsführung gerät ins Schwanken, der lasterhafte Hof bildet durch sein Vorbild auch die Quelle neuen Elends für das ganze Land. So hat beispielsweise der Jesuit Adam Contzen in seiner Staatslehre von 1620 ausgeführt, die Trunksucht fordere mehr Opfer als die Kriege, sie störe das Denken, schwäche das Gedächtnis und die Urteilsfähigkeit, hebe menschliche Bindungen auf, verderbe schließlich das ganze Land. Wer dem Trunk verfallen sei, dürfe sich nicht mehr am Hofe aufhalten und kein Amt mehr innehaben. Strenge Verordnungen seien dagegen angezeigt (*Politicorum libri decem,* 1620).

Verbote und Strafen

Solche Verordnungen gab es freilich schon seit längerem, und ihre relative Wirkungslosigkeit war bekannt, ohne daß dies der Zuversicht der Obrigkeiten, den *‹Sauf-Teuffel›* durch Verbote bannen zu können, wesentlich Abbruch getan hätte. Die Reihe der Vorschriften auf Reichsebene beginnt mit dem Reichsabschied von Worms 1495, wo es heißt, *«dass die Königl. Maj. gepite . . . das Trinken zu gleichen, vollen u. halben nut zu gestatten sundern das ernstlich zu strafen»*. Die Reichsabschiede von Lindau (1497) und Freiburg (1498) untersagen nochmals das Zutrinken, die Reichstage von Augsburg (1500), von Trier und Köln (1512) wiederholen es, übrigens schon mit dem Zusatz, es sei *«bisher wenig gehalten . . . worden»* Auch die auf den Reichstagen von 1530, 1548 und 1577 verabschiedeten und fortgeschriebenen Reichspolizeiordnungen sind immer wieder gegen das *«übermäßige Trink- und Zutrinken»* vorgegangen, obschon Karl V. sich geweigert haben soll, derartige unnütze Gebote zu erlassen (Bassermann-Jordan II, 1175).

Da es eine in den Territorien effektive Reichsexekutive nicht gab, mußte die Untersagung des übermäßigen Trinkens in Landesrecht umgesetzt werden. Dies geschah praktisch überall, wenn auch verschieden intensiv, da viele kleine Herrschaften gar nicht in der Lage waren, einen wirksamen Kontrollapparat aufzubauen. So verbot etwa eine badische Landverordnung von 1495 das Zutrinken, eine hessische Polizeiordnung von 1524 ging gegen Trunksucht und Völlerei vor, und ein bayerisches Mandat von 1526 (erneuert 1546) sagte unter der Überschrift *«Verpot des Zutrinckens»* folgendes:

«Unnd wiewol Zuetrinckhen/auf mergehalltnen Reichßtägen/auch schwärlichen verpoten/so ist doch/solich verpot/an ettlichen ortten/wenig gehallten/volzogen/oder gehandthabt worden. Dieweyl dann/aus dem laster des zuetrinckhens/trunckenhait/vnd aus trunckenhait Gotzlösstering/Todschleg/vnnd anndere vnmenschliche lasster vnd übel enntsten. Vnd sonderlich/das sich die Zuetrinckher/dardurch jrer vernunfft berauben/vnd in färlichait jrer Sele/Eern/leybs vnd guets begeben. Hyerauf so gepieten wir Hertzog Wilhelm/vnnd Hertzog Ludwig gebrueder/aus Lanndßfürstlicher obrigkait. Allen vnnd yeden vnnsern Ambtleuten/ Lanndleuten/Unnderthanen/vnnd Inwonern vnnsers Fürstenthumbs/ Geistlichen vnnd Weltlichen-/was wirden oder stanndts die seyen-/das nun füran nyemandt mehr. Er sey wer er wöll/bey vermeydung der pen

vnd straff/in obuermelltem Artigkl/der Gotzlössterung halb/begriffen/mer zuetrinckhen/oder yemanndt darzue bewegen/raytzen oder hallten thue/weder wenig noch vil/in kain weyse/wie die erdacht oder fürgenummen werden möcht/sonnder das alle vnnsere Ambtleut/auch Hofmarch vnd anndere Gerichtzherrn verfuegen/vnnd mit ganntzem ernnst/darob hallten/das dem also nachgeuolgt/die vberfarer vnnd verprecher/dits gepots/dermassen wieurosteet/vnnachläßlich gestrafft/vnnd nyemanndts in solhem vbersehen noch verschonet werde/als lieb ainem yeden sey/züuorab/die vngnad gottes/vnnd obbestymbte straff vnd pen züuermeyden. Daran thüet ain yeder gegen Got vnd der wellt/ain billich/haylsam werck/vnd unser ernnstlich hayssen vnd maynung.»

Unter der Überschrift *«Von Straff vnzymlicher Trunckenhait»* fährt diese Ordnung dann fort:

«Nachdem auch Trunckenhait/ain sonnder lasster ist/dardurch ainem/sein vernunfft enntweycht/vnnd des guets halb verarmbt/auch Todtschleg vnnd anndere übel/mermals darauß entsteen. Darauf ordnen vnnd wöllen wir/wölicher mennsch in trunckenhait/auf der gassen/mit offenlicher vnzucht betreten/oder täglich darmit beladen wirdet/das der durch die Schergen oder Pütl desselben orts/von stundan/in die Keychen gelegt/vnnd nit außgelassen werde/bis er wol nuechter wirdet. Ob er auch in sollicher Trunckenhait aynicherlai Fräuel begieng/darumb sol er weytter/nach gestallt seiner verhanndlung/gestrafft werden.»

Ebenso wurden im Bambergischen 1516 die «Zutrinker» und die das Zutrinken duldenden Wirte mit drei rheinischen Gulden, ersatzweise mit drei Tagen bei Wasser und Brot bestraft, im Wiederholungsfall mit dem Doppelten. In Konstanz verbot man 1531 das Schwören, Zutrinken und Zechen, Völlerei, Spiel, Wucher, Zauberei, Unzucht, Ehebruch, Scheidung und Kuppelei. Vergleichbare Regelungen finden sich in Preußen (Landesordnung des Herzogtums Preußen von 1577, Art. 5 *«Von unmeßiger Seuferei»*), Württemberg (Landesordnung 1621, Tit. 99, 128 *«Volltrinken»*), Sachsen-Gotha (Landesordnung 1666, II, 3, 8 und 4, 13 *«Von Bestrafung des Voll-, Zu- und Gleichsaufens»*), Hohenzollern (Landesordnung 1698, Tit. 71) und anderswo. Spezielle Vorschriften zur Sicherung des Sonntags und ungestörten Gottesdienstes verboten den Ausschank zur Kirchzeit, wie etwa die württembergische Landesordnung von 1621, die sich gegen *«überflüssig und ohnmäßig zechen, auch under den Predigen an Sonn-Feirtagen oder abends über die verbottne Zeit seinen Gästen und Zechgesellen Wein auftragen oder geben oder unordentliche, verbottne Spil»* wendet (ebenso die baier. Landesordnung 1553, IV, 3, 9; die preußische Landesordnung 1577, Art. 5; die kursächs. Resolution von 1713 *«wegen des üppigen tanzens und sauffens an Sonn- und Festtägen»*).

Viele deratige Ordnungen nahmen speziell auf den Branntwein Bezug, seitdem dieser vom Heilmittel zum verbreiteten Rauschmittel avanciert war. Er führe, so hieß es, noch schneller als Wein und Bier zu Geldverlust, zu Hunger von Weib und Kindern und bringe *«vilen Personen tödliche Krankhait und Verkürzung ires Lebens»*, ebenso wie durch *«unordenlichen, unmäßigen Überfluß des Essens dem Menschen vilerlai Sucht und Krankhaitn»* sowie Teuerung entstünden (baier. Landesordnung 1553, IV, 3, 5 und 5, 1; ebenso hessen-casselsche Verordnungen gegen das Branntweinsaufen 1656–1754, bei Hofmann, § 40). Allen Obrigkeiten erschien es selbstverständliche Verpflichtung, dafür zu sorgen, daß *«die Unsern des Iren mit Zeren, Spielen, Bulerei, durch Müßiggehen oder in andere Wege üppiglich oder unnotturftiglich nit abkomen»* (Landesordnung der Markgrafschaft Baden 1495, § 10). Diese Begründung blieb bis zum Ende des 18. Jahrhunderts die tragende. Wir finden sie etwa in der preußischen Landesordnung von 1577, wo es in Art. 28 heißt:

«Nach dem etliche Pauren irer Wolfart vergessen, im Markt und andern Tagen so hoch auf das Saufen geflissen, daß sie Tag und Nacht auch lenger und one Unterlaß beim Bier ligen, ire Pferde auf dem Markte, Weib und Kind daheim hungern lassen, die Arbeit verseumen und grundlich verderben, hierauf befehlen wir, daß jedermeniglich bei Sonnenschein sich aus den Stedten heimwart machen und begeben.»

Aus dem gleichen Grund schreitet die sachsen-gothaische Ordnung 1666 ein, weil *«etliche Leute ihnen selbst, auch ihren Weib und Kindern zu Verderbung ihre und deroselben Hab und Güter böslich und unnützlich mit Spielen, Fressen, Saufen und Schwelgen anwenden»*, und sie meint beobachten zu können, daß *«sonderlich auf den Dörfern es sich zuzutragen pflegt, daß ein oder andern Orts etliche Nachbarn öfters in den Schenken liegen und das Ihrige versaufen, verspielen und verfaulenzen»* (ähnlich die Stapelholmer Ordnung im Herzogtum Schleswig von 1623, Tit. 17 und noch die hessen-casselsche Verordnung gegen das übermäßige Branntweintrinken von 1799 sowie die Fürstl. Löwenstein'sche Regierungsverordnung, das leichtsinnige Zeche-Borgen und Trinkschulden betr. von 1803).

Die Bekämpfung des Alkoholismus setzte rechtstechnisch auf mehreren Gebieten und mit unterschiedlichen Mitteln an. Der zu erreichende Zweck stand im Vordergrund. Ihn zu erreichen, dienten neben den vielfältigen Ermahnungen durch die Amtleute der Städte oder des Landesherrn eine Fülle polizeilicher Gebote und Verbote. Man versuchte den Ausschank bestimmter Getränke ganz zu unterbinden oder wenigstens zeitliche Grenzen einzuführen (Polizeistunde, Verbot des Sonntagsausschanks). Reste hiervon haben sich bis heute in den §§ 17, 19 Gaststättengesetz 1970 erhalten. Daneben konnten die Konzessionen zeitlich befristet werden («Straußwirtschaften», §§ 14, 18 GaststG), und man konnte sie unter Berufung auf Gefahren für die Allgemeinheit stets entziehen. Diese Drohung, das Gewerbe durch hoheitlichen Befehl einzustellen, schwebte über Wirten, die zu großzügig Kredit gaben, die Alkoholiker ausnützten oder selbst zu ihnen zählten. Auch diese Regelung hat sich bis in die Gegenwart erhalten (§§ 4, 20 GaststG).

Neben dem Polizeirecht schien vor allem das Strafrecht geeignetes Mittel, den Übelständen zu begegnen. Ausnüchterung bei Wasser und Brot («Saufgulden»), Einweisung in Zucht- und Arbeitshäuser sowie Abschiebung über die Landesgrenze waren die bevorzugten Strafen. Bei Rauschtaten sollte durchweg *«die Trunckenheit . . . nicht entschuldigen, sondern die Straffe vermehren»* (preuß. Edikt gegen das Vollsaufen von 1718). Wir wissen allerdings wenig darüber, ob die angedrohten Strafen auch wirklich mit voller Härte vollzogen wurden, ob es landschaftliche und vor allem standesbezogene Unterschiede der Strafpraxis gab und wie das Verfahren funktionierte. Auch wie die uns heute brutal erscheinende Praxis sich in das Lebensgefühl insgesamt einfügte und von ihm geformt wurde, ist unter den Bedingungen des entwickelten Rechts- und Sozialstaates der Gegenwart nur noch schwer nachvollziehbar.

Auf dem Gebiet des Zivilrechts dienten und dienen die auf die Trunkenheit bezogenen Vorschriften einerseits dem Schutz des Trunkenen selbst, wie etwa die Nichtigkeit der von einem Volltrunkenen abgegebenen Willenserklärung (heute § 105 II BGB) und die Möglichkeit der Entmündigung des Trunksüchtigen (heute §§ 6, 114 BGB). Andererseits schützten solche Vorschriften auch die Sicherheit des Rechtsverkehrs oder gaben dem Ehepartner die Möglichkeit, sich vom Trunksüchtigen zu lösen (z. B. preuß. Allg. Landrecht von 1794, II, 1, 708–710). Schließlich konnte das Zivilrecht Druck auf Dritte ausüben, etwa auf den Wirt, der sein Geld verlor, wenn er einem Volltrunkenen weitere Getränke verabreichte – so erhielt im Braunschweigischen der einem Branntweintrinker borgende Wirt von seiner Forderung nur einen Taler – oder auf den Pfandhausbesitzer, der von einem Mann, dessen Frau ohne sein Wissen *«Rock, Mantel, Schleier, Bettgewand»* vertrunken hatte, nur 12 Pfennige erhalten sollte (Bassermann-Jordan II, 1178).

Bei allen diesen Vorschriften ist zu bedenken, daß sie Hoch und Niedrig in unterschiedlicher Weise betrafen. Fürst und adelige Hofgesellschaft waren, wie bei Luxusverboten durchweg, von den Maßhaltevorschriften ausgenommen, selten ausdrücklich, meist aber *de facto*. Aus allen Quellen über die Bankette bei den Reichstagen und bei Fürstenhochzeiten, aus Tagebüchern und Reisebeschreibungen tritt hervor, welche riesigen Mengen an Wein und Bier bei solchen Gelegenheiten verbraucht wurden (Schultze; Bassermann-Jordan II, 1174 bis 1177), wie *«große Potentaten, Fuersten, Grafen, Adelspersonen usw. sich selbst mit dem gemeinen Laster des Vollsauffens umb jhr junges Leben haben bringen oder in trunckener weiß vom Schlag geruehret worden und gehling dahin sterben»* (J. Aldenberger, Wein-Spiegel, 1615). Viele deutsche Fürsten des 16. Jahrhunderts waren als Trinker berüchtigt, Besuche an ihren Höfen sogar von ihren Standesgenossen gefürchtet (Hartung, Bode). Wir finden hier die im Absolutismus nicht ungewöhnliche Parallelität von strengster Reglementierung der Untertanen bei gleichzeitiger Unmäßigkeit und Prachtenfaltung der Oberschicht. Dies wurde in der ständisch gegliederten Gesellschaft des 16. und 17. Jahrhunderts durchaus nicht als Widerspruch empfunden. Die lebhafte Hofkritik dieser Zeit (Borinski, Kiesel) geißelte zwar die Mißstände und beklagte die schlechte Wirkung auf die Untertanen, ließ aber die Teilung der Welt in «oben» und «unten» prinzipiell unangetastet. Erst in der Aufklärung erhielt der Gleichheitssatz als «Naturrecht» politische Kraft, höhlte die innere Legitimität unterschiedlicher Mäßigkeitsvorschriften aus und gab sie der Kritik preis.

Verlagerung des Problems nach 1648

Schon zuvor waren allerdings andere Ursachen eingetreten, die dazu führten, daß jene «Haupt-Zechperiode» Deutschlands von der Mitte des 17. Jahrhunderts an zu Ende ging. Der Dreißigjährige Krieg hatte die Landschaften entvölkert und die Weinbaukultur zusammenbrechen lassen. Weite Flächen Nord-, Ost- und Mitteldeutschlands, aber auch Bayerns, die vorher als Weinbaugebiete gelten konnten, fielen nun für immer aus. Auch in den klassischen Anbaugebieten waren Produktion und Konsum drastisch gesunken; der Weinhandel regenerierte sich nur mühsam. Die Energien des absolutistischen Staates wandten sich wichtigeren Dingen als der Unterdrückung des Zutrinkens zu. Die Verordnungen und Mandate betrafen die Bevölkerungsvermehrung, das Manufakturwesen (u. a. zur Produktion von Luxuswaren!) und die Landwirtschaft. Soweit es noch um die Unterdrückung von Rauschmitteln ging, erschienen die neuen Stoffe Tabak, Tee und Kaffee wichtiger. Schließlich hatte man gerade beim Weinkonsum die relative Ineffektivität der Verbote eingesehen und begann zunehmend das «Laster als Steuerquelle» zu schätzen. Ob der in Württemberg verlangte «Saufgulden» Strafcharakter hatte oder schon als Vorform einer öffentlichrechtlichen Gebühr/Steuer angesehen werden kann (zweifelnd G. H. v. Berg 1802 II, 235; Zielenziger, 185), müßte noch untersucht werden.

Den Zeitgenossen war bewußt, daß das Problem des «Vollsauffens» seinen Charakter geändert hatte. J. G. Keyssler konnte 1731 in seinen Reisen durch Deutschland feststellen:

«Die abscheulichen Willkommenhumpen und das viele Gesöff sind nun in Deutschland sehr abgeschafft und würden uns die auswärtigen Völker nicht wenig Unrecht thun, wenn sie uns itzt nach den Sitten unserer Vorfahren auch in diesem Stücke beurtheilen wollten u. giebt es in neueren Zeiten fremde Nationen, welche im hässlichen Gesöffe es den Deutschen voriger Zeiten vollkommen gleich, wo nicht gar zuvor thun» und an anderer Stelle sagt er, daß etwa am Hofe zu Stuttgart *«das starke Trinken ... nicht mehr wie ehemals im Schwange geht. Wer indessen Lust und Vergnügen hat, daß ihm mit einem Rausche nach alter Gewohnheit eine Ehre angethan werde, findet hier allezeit Leute, die bereit sind, ihn zu bedienen»* (nach Bassermann-Jordan II, 1188).

Zu den genannten Gründen, die das Problem in neuer Beleuchtung erscheinen ließen, gehört also auch die Veränderung der Sitten. Unter dem Einfluß der höfischen, von Frankreich geprägten Kultur hatte sich das Ideal des *honnête homme* (*gentilhomme*) durchgesetzt und wirkte weit in das am Adel orientierte Bürgertum hinein (Christian Weise, Christian Thomasius). Dieser Wandel fand Ausdruck in den Tischsitten, in der Kleidung, in Briefstil und Sprache. Der ältere «Grobianismus» war nun verpönt und mit ihm auch die Rohheit und Unmäßigkeit im Essen und Trinken. Zierlichkeit im Benehmen und Ausdruck, Selbstbeherrschung (*conduite*) und die Kontrolle der Affekte durch die Vernunft bildeten die neue Richtschnur und unterstützten die ohnehin aus wirtschaftlichen Gründen nahegelegte Mäßigkeit.

Trinkverbote heute?

Das «Zutrinken» als Gegenstand der Rechtsetzung und der polizeilichen Unterdrückung erscheint uns heute sehr fernliegend. Der freiheitliche Rechtsstaat hat nicht die Aufgabe, seine Bürger zu bessern, wie das Bundesverfassungsgericht ausdrücklich festgestellt hat (BVerfGE 23, 180, 219 f.). Andererseits ist aber der moderne Sozialstaat verpflichtet, «ein menschenwürdiges Dasein für alle zu sichern, Wohlstandsunterschiede auszugleichen und ökonomisch bedingte Abhängigkeitsverhältnisse aufzuheben oder zu kontrollieren» (H. F. Zacher). Gebietet der Rechtsstaat strenge Gesetzesbindung, Respekt vor der Integrität des einzelnen und möglichste Vermeidung von Eingriffen in die Freiheitssphäre, so gebietet der Sozialstaat vorbeugenden Schutz vor Gefahren und helfende Einflußnahme auf das Individuum. Wie eng oder weit diesen helfenden Aktivitäten Grenzen des Rechtsstaats gezogen sind, ist ein Grundsatzproblem, das gerade im Vorfeld «abweichenden Verhaltens» immer größere Bedeutung gewinnt. Dies ist unvermeidlich auch ein Problem im Umgang mit Rauschmitteln. Soll der Staat in Respektierung der individuellen Entfaltungsfreiheit mit verschränkten Armen zusehen, wie sich der einzelne schädigt, oder soll er sich fürsorglich schon derer annehmen, die vermutlich in Gefahr sind, einem Rauschmittel zu erliegen? Angesichts der Tatsache, daß rd. 1,6 Millionen Bundesbürger alkoholkrank und mehr als 1500 000 Kinder und Jugendliche alkoholabhängig sein sollen, sind dies wahrlich keine akademischen Fragen.

Gegenwärtig versucht man sich sowohl von einem dogmatischen Liberalismus wie von einem unbegrenzten sozialfürsorgerischen Zugriffsdenken fernzuhalten. Rechts- und Sozialstaat sollen miteinander in der Weise vermittelt werden, daß sowohl die Individualfreiheit als auch das Sozialstaatsgebot sich möglichst effektiv entfalten können. Das Schlüsselwort der Sozialarbeit hierfür ist das des «freiwilligen Angebots».

Mit diesen abschließenden Andeutungen der gegenwärtigen Problematik ging es nicht um «Aktualisierung» des historischen Phänomens, sondern lediglich um die Herstellung des richtigen Abstandes. Das Problem ist zweifellos konstant geblieben, aber doch nur bei oberflächlicher Betrachtung. Die Bedingungen der technisierten Welt, des modernen Rechts- und Sozialstaats sind grundlegend verschieden von denen des 16. und 17. Jahrhunderts, die Eß- und Trinkgewohnheiten sind umgeformt, die religiösen Motivationen zur Beobachtung «christlicher Nüchternheit» weitgehend erloschen. Doch läßt sich der Beschäftigung mit den früheren Problemen und Lösungsversuchen immerhin entnehmen, daß eine rein auf Repression angelegte Richtung kaum mehr als Symptome vertuschen kann, ja daß sie das Übel durch ihre Maßnahmen möglicherweise noch zu vermehren hilft.

Beer Street – Gin Lane – Aspekte des Trinkens im 18. Jahrhundert*

Timothy G. Coffey

Der Aufsatz beschreibt die Geschichte der britischen Gesetzgebung zur Kontrolle des Gin-Verbrauchs. Im 18. Jahrhundert ist Gin unter der Londoner Bevölkerung das am weitesten verbreitete alkoholische Getränk; William Hogarth schildert in seinen Stichen «Beer Street» und «Gin Lane» den Umgang mit Gin auf lebhafte Weise. Nicht zuletzt diesen Stichen ist es zuzuschreiben, daß das britische Parlament Maßnahmen ergriff, die den Alkoholkonsum der Bevölkerung steuern sollten. Sie bewirkten tatsächlich einen Rückgang des Alkoholverbrauchs; außerdem verbreitete sich langsam das Trinken von Kaffee und Tee, das den Gin teilweise ersetzte.

Im Jahre 1751 verabschiedete die britische Regierung widerstrebend ein Gesetz zur Besteuerung und Kontrolle des Kleinhandels mit Gin. Diese Maßnahmen verringerten innerhalb weniger Jahre Englands jährlichen Verbrauch an Gin von über elf Millionen auf weniger als zwei Millionen Gallonen.[1] Die Regierung machte die Auflagen als Antwort auf einen Strom von Eingaben von Ärzten, Beamten, Komitees der Gemeindeverwaltung, Geistlichen und Privatleuten, aber die vielleicht wirkungsvollsten Petitionen waren die Arbeiten zweier sehr bekannter Engländer: William Hogarths Stiche *Beer Street* und *Gin Lane* (Abb.) und Henry Fieldings[2] Abhandlung «Eine Untersuchung der Gründe für den kürzlichen Zuwachs von Raub», die beide 1751 veröffentlicht wurden. Solche klaren Absagen an Gin waren nicht vom Geist einer Mäßigkeitsbewegung vorbereitet worden, denn Trunksucht galt im England des achtzehnten Jahrhunderts wohl kaum als Laster. Sie waren eher in der Sorge um den Verfall der Londoner Bevölkerung begründet, wie George (1925: 34–35) es formuliert hat: «Daß ein landbesitzendes Parlament den heimischen Konsum britischer Spirituosen zu einer Zeit zu unterdrücken versuchte, zu der die Getreidepreise noch niedrig waren, läßt uns etwas von jener unglaublichen Situation erahnen, in der Gin das Volk zu zerstören drohte.»

Für die meisten Engländer war das frühe achtzehnte Jahrhundert eine Zeit des steigenden Lebensstandards; der Handel expandierte, Nahrungsmittel waren reichlich und billig verfügbar, und im gesamten

Land erlebten Haus- und Straßenbau eine Hochkonjunktur. Obwohl große Teile des Plans von Christopher Wren zum Wiederaufbau Londons nach dem verheerenden Brand im Jahre 1666 privaten Interessen zum Opfer gefallen waren, entstanden doch, überragt von den Türmen der neuen Kirchen Wrens, neue vornehme Plätze und Parkanlagen. Die neuen Stadtteile wurden vom prosperierenden Mittelstand bevölkert, der neue Maßstäbe für Komfort und Eleganz verlangte und aus dem Stadtkern fortzog. Auch die arbeitenden Schichten hatten Anteil am Wohlstand; George (1925: 26) schreibt, daß diese Zeit «im Hinblick auf den Wohlstand der Arbeiterklasse zu einer der führenden» gehört habe.

Während die arbeitenden Schichten gediehen und der Mittelstand sich in den neuen Wohngebieten ansiedelte, mangelte es den Armen, so schrieb Fielding (1752), «selbst an den kleinsten Notwendigkeiten des Lebens; sie litten unter Hunger, Kälte, Nacktheit, Dreck und Krankheiten, die die sichere Folge solcher Umstände (sind)». Die Londoner Massen boten ein erschreckendes Bild der Trunksucht und der Gesetzlosigkeit. Die Welle der Gewalttätigkeit, die schon in den vorangegangenen zehn Jahren angestiegen war, erreichte 1749 ihren Höhepunkt, als eine Bande von Desperados das Gatehouse-Gefängnis erstürmte. «Man ist gezwungen, sogar mittags so auszugehen, als ob man sich auf dem Weg in eine Schlacht befände», meinte Horace Walpole 1751 dazu.

Gin

Ein Großteil der Armut und der Kriminalität jener Tage wurden den steigenden Mengen von Gin zur Last gelegt, die die Armen tranken. Henry Fielding (1751) erklärte, daß unter den Hauptursachen für Armut und, daraus folgend, für Kriminalität «jenes Gift, das Gin genannt wird», zu suchen sei, «von dem ich gute Gründe habe anzunehmen, daß es die vornehmliche Ernährung ... von mehr als hunderttausend Menschen in dieser Metropole ist. Viele dieser armen Wichte gibt es, die innerhalb von vierundzwanzig Stunden (ganze) Pints[3] von diesem Gift trinken». Ein Komitee der Tagung von Middlesex berichtete 1736 (George 1925: 34):

«Personen in untergeordneten Berufen ... trinken ganz ungehemmt (Gin) ..., so daß ihnen am Wochenende kein Geld übrig bleibt, das sie nach Hause zu ihren Familien bringen könnten, die natürlich verhungern, oder der Gemeinde aufgebürdet werden müssen ... Im Hinblick auf das weibliche Geschlecht stellen wir fest, daß sich sogar unter ihm die Verseuchung ausgebreitet hat ... Unglückliche Mütter gewöhnen sich daran ... Kinder werden schwach und kränklich geboren und sehen oft so eingefallen und alt aus, als ob ihr Alter schon viele Jahre zählte. Andere wiederum geben es täglich ihren Kindern . . ., auf daß sie kosten und an diesem sicheren Vernichter Gefallen finden mögen.»

Das Komitee erklärte weiter, daß viele Akte der Gewaltkriminalität Gintrinkern zuzuschreiben wären, die sich «zu maßloser Raserei hinreißen» ließen, und beschrieb vernachlässigte Kinder, die «ausgehungert und nackt zu Hause (gelassen würden und so) . . . entweder eine Last ihrer Gemeinde werden oder . . . sogar während ihrer Kindheit gezwungen sind zu betteln und mit dem Älterwerden lernen, zu stibitzen und zu stehlen».

Die Schrecken der Zeit in den finsteren Gassen Londons wurden wortreich in den zahlreichen Eingaben an das Parlament beschrieben und mit *Gin Lane* von Hogarth auch bildlich festgehalten. George (1925: 42) bescheinigt dem Stich Genauigkeit: «*Gin Lane* ist ein historisches Dokument, dessen essentielle Wahrheit durch zahllose Details, die zufällig in die Sitzungsprotokolle des *Old Bailey* aufgenommen wurden, bestätigt wird.»

Verbrauch an Gin

Der Gin-Konsum in England stieg von anfänglich 527 000 Gallonen im Jahre 1685 auf 2 000 000 Gallonen im Jahre 1714. Bis 1727 erreichte er 3 601 000 Gallonen, und 1735 belief er sich auf 5 394 000 Gallonen. Wegen steigender Steuern fiel der Verbrauch 1737 noch einmal für kurze Zeit auf 3 600 000 Gallonen, doch schon 1742 war er wieder auf 7 160 000 Gallonen geklettert, und 1750 ging er sogar über 11 000 000 Gallonen hinaus. Nach 1751 sank der Konsum gleichmäßig auf weniger als 2 000 000 Gallonen, und bis zum Jahre 1790 war er auf ungefähr 1 000 000 Gallonen zurückgegangen (Williams 1962: 134). Offensichtlich war der entschieden überwiegende Anteil am Verbrauch den Armen Londons zuzurechnen (George 1925).

Die Zu- und Abnahme des Gin-Trinkens steht im direkten Verhältnis zu Besteuerung und Gesetzgebung.

Gin wurde von britischen Soldaten, die aus den Kriegen in den Niederlanden im frühen siebzehnten Jahrhundert heimkehrten, in England eingeführt. Dort, so hatten sie festgestellt, hatte er ihnen «Holländischen Mut» eingeflößt und sie die langwierigen und bedrückenden Zeiten des Krieges besser überstehen lassen. Die englischen Brauer lernten schnell, diesen Schnaps, größtenteils aus englischem Getreide, selbst zu brennen. Da die Stuarts aber Frankreich in ihrer Wirtschaftspolitik sehr begünstigten, konnte Gin zunächst neben den weiterhin aus Frankreich importierten Weinen und Weinbränden kaum Fuß fassen. Dies änderte sich schlagartig, als der Katholik

Jakob II. 1688 abgesetzt und William III. v. Oranien auf den englischen Thron berufen wurde: Schon 1689 kam ein Gesetz heraus, das die Einfuhr französischer Spirituosen verbot.

1729 verabschiedete das Parlament ein Gesetz, das Kleinhändler verpflichten sollte, sich für zwanzig Pfund eine Konzession ausstellen zu lassen, und besteuerte außerdem Gin mit fünf Shillingen[4] pro Gallone. Das einzige Ergebnis dieser Maßnahme war, daß die Produktion guten Gins unterdrückt, dagegen jedoch die Destillation eines hochgiftigen Alkohols, «Parlaments-Branntwein» genannt, gefördert wurde. 1733 trat das Parlament also erneut zusammen, um – wie es hieß – «weitere Möglichkeiten zur Anregung der Produktion und der Ausfuhr heimischer Spirituosen (zu) erwägen», und hob kurzerhand das Gesetz wieder auf, da es «für die Destillation von Spirituosen abschreckend gewirkt habe» (George 1925: 33). Das Ergebnis, schrieben die Webbs (Webb/Webb 1903: 22), «war eine absolute Hölle der Trunksucht, an der der überwiegende Teil der Bevölkerung beteiligt gewesen zu sein scheint ... Billiger Gin wurde Arbeitern von ihren Dienstherrn anstelle eines Lohns gegeben, von Barbieren und Tabakhändlern verkauft, von Männern und Frauen auf den Straßen verhökert, an jedem Marktstand offen feilgeboten, den Hausmädchen und anderen Kunden wurde er beim Krämer aufgenötigt. Die Fährleute auf der Themse vertrieben ihn, die Hausierer handelten damit in den Vorortgäßchen, und in jedem übelbeleumundeten Haus wurde er ohne Scham ausgeschenkt, bis es soweit kam, daß, wie ein zeitgenössischer Autor (1733) es formuliert hat, ‹die eine Hälfte der Stadt nur dazu da (gewesen) zu sein scheint, die andere mit Gift zu versorgen›.»

Es dauerte aber noch viele Jahre, bis sich das Gewissen der Öffentlichkeit, teils durch Henry Fieldings «Untersuchung» (1751), mehr noch durch Hogarths *Gin Lane* beeinflußt, 1751 so sehr regte, daß das Parlament gezwungen war, Maßnahmen zu ergreifen, trotz der erbitterten Gegnerschaft all derer, die sich im Besitz verbriefter Rechte sahen. Destillateuren wurde untersagt, selbst Alkoholika zu vertreiben oder an Kleinhändler zu verkaufen, die nicht im Besitz einer Lizenz waren; für Spirituosen eingegangene Schulden, die sich auf nicht mehr als zwanzig Shillinge beliefen, durften nicht mehr eingetrieben werden, Kleinhandelskonzessionen wurden nicht mehr so oft ausgegeben und die Strafen für nichtlizenzierten Verkauf heraufgesetzt. Diese Regelungen – obwohl sie nicht so strikt waren wie das Gesetz von 1736[5] – «erwiesen sich als wesentlich erfolgreicher und bieten ein überzeugendes Beispiel von den Möglichkeiten, die eine Gesetzgebung, sofern sie nicht überzogen oder zeitlich unklug eingesetzt wird, haben kann, die Moral der Menschen zu heben» (Lecky 1887: 521)[6].

Das Gesetz von 1751 verringerte tatsächlich den Gin-Konsum, und

1757 schreibt Burrington: «In den letzten Jahren haben die Menschen wesentlich zurückhaltender geistige Getränke zu sich genommen ... Wir sehen nicht einmal mehr den hundertsten Teil der armen Lumpen betrunken in den Straßen.» Trotzdem waren diese Verbesserungen nur relativ; Doktor Willan schrieb noch 1801 (1801: 394): «Ich bin überzeugt, daß mehr als ein Achtel aller Menschen, die älter als zwanzig Jahre sind, ihren vorzeitigen Tod dem exzessiven Alkoholgenuß verdanken.»

Langsam traten Kaffee und Tee an die Stelle des Alkohols. Um das Jahr 1765 herum wurde geschätzt, daß von 100 Familien 90 zweimal am Tag Tee tränken (Marshall 1962). Dies verursachte nun seinerseits einige Unruhe und wurde jetzt für die moralische Verwahrlosung der Armen verantwortlich gemacht: «Der enorme Verbrauch und die schädlichen Auswirkungen des Tees schienen nun, wie einst Gin, das Leben der Menschen zu bedrohen.»[7] Nur gut, daß kein Sozialreformer von dem Format und Einfluß eines Henry Fielding oder eines William Hogarth auf dem Plan erschien, um den Tee zu bekämpfen.

Bier

Das Biertrinken galt im England des achtzehnten Jahrhunderts als eine besondere Tugend. Gleichbleibend wurde John Bull mit einem Maßkrug voll schäumenden Porters dargestellt und schmeichelnd mit den schwächlichen weintrinkenden Papisten auf der anderen Seite des Kanals verglichen. Selbst der heilige Georg wurde in einem Volkslied irgendwie von einem levantinischen Märtyrer des ersten Jahrhunderts in einen «wahren» Engländer umgedichtet:

Behold your Saint with Glorious English Fare
Noble Sirloin, Rich Pudding and Strong Beer
For you my Hearts of Oak for your Regale
Here's good old English Stingo Mild and Stale.

Bier wurde in enormen Mengen getrunken: 1722, so berichtet Mathias (1959: 375), seien sechs Millionen Barrel[8] getrunken worden, und das von einer Bevölkerung, die kaum mehr als sechs Millionen Leute zählte; das ergibt einen Pro-Kopf-Verbrauch von ungefähr 36 britische Gallonen jährlich. Bier wurde von Sozialreformern, Geistlichen (sogar John Wesley) und Politikern leidenschaftlich – erst gegenüber Gin, später auch gegenüber Tee und Kaffee – verteidigt. Doch auch der Biergenuß hatte seine Kritiker.

Im achtzehnten Jahrhundert kam den Gaststätten eine nützliche und wohltätige Aufgabe zu, denn oft waren sie der einzige Ort, an dem die Menschen Entspannung und Ausgleich finden konnten. Sie waren außerdem anerkanntermaßen Stellenvermittlungsagenturen für Berufe aller Sparten, wobei jeder Beruf seine eigene «Zentrale» hatte. Campbell berichtete im Jahre 1747 (1747: 192–193) über eine solche «Zentrale» von Schneidern: «Sie nimmt ihnen all ihren Verdienst weg und hält sie ständig in Armut und Schulden . . . Die Zentrale gibt ihnen Kredit für Lebensmittel und Getränke, solange sie arbeitslos sind; dies verpflichtet die Arbeiter auf der anderen Seite, ihr ganzes Geld, das sie verdienen, nur in dieser Gaststätte allein auszugeben . . . und auf diesem Wege bindet der Wirt die arme Seele an sein Haus, die sich verknechten läßt, nur um die Reichtümer des Wirtes zu mehren.»

Wein und Weinbrand

Beer Street und *Gin Lane* veranschaulichen, wie sich die Armen Londons zum Trinken stellen. Auf anderen Gemälden zeigte Hogarth aber auch, daß die exzessive Trinkerei beileibe nicht auf die Armen beschränkt war. Trunksucht war im achtzehnten Jahrhundert ein allgemein akzeptiertes Laster aller Engländer und aller Schichten, obwohl Frauen, ausgenommen die armen, nicht in diesem Zusammenhang genannt wurden. Unter der arbeitenden Bevölkerung genoß Bier den Vorrang, wohingegen die Oberschicht sich an Wein und Weinbrand berauschte. Trevelyan hat gesagt (1944: 21): «Es ist schwer zu sagen, welche die größeren Säufer sind – die Männer von Welt oder die Landadligen. Aber vielleicht half dem Edelmann die viele körperliche Betätigung an der frischen Luft – Fuchsjagden, Sport und die Bewirtschaftung des Landes – eher, sein allnächtliches Quantum aufzunehmen . . ., als es dem Spieler und dem Politiker vom St. James Square möglich war, die endlosen Nächte voller Toast auf die Whigs (mit Portwein) und Trinksprüchen auf die Torys (mit französischem Claret oder Champagner) zu überstehen.»

Die oberen sozialen Schichten tranken kaum irgendwelchen anderen Alkohol als Wein oder Weinbrand, sehr oft – kombiniert mit Früchten – als Punsch. James Boswell, der intensiv alle Freuden, die das Londoner und das Edinburgher Leben zu bieten hatte, erlebt und auch genauestens beschrieben hat, erwähnt nur zwei Gelegenheiten, zu denen er und seine Freunde Gin getrunken hätten. Obgleich er Schotte war, fand er keinen Gefallen an Whisky; nur einmal trank er ihn morgens in Edinburgh, als «Kur» gegen einen fürchterlichen Kater. In der Beschreibung seiner Reise nach den Hebriden mit Samuel Johnson im Jahre 1773 bemerkt er indigniert von einigen Gasthäusern, daß er dort gezwungen gewesen sei, Whisky zu trinken, weil französischer Weinbrand oder Claret nicht vorhanden gewesen seien.

«Ein modernes Gespräch um Mitternacht» und die Tafel 3 des «Werdegang eines Lebemanns» sind Darstellungen des Londoner

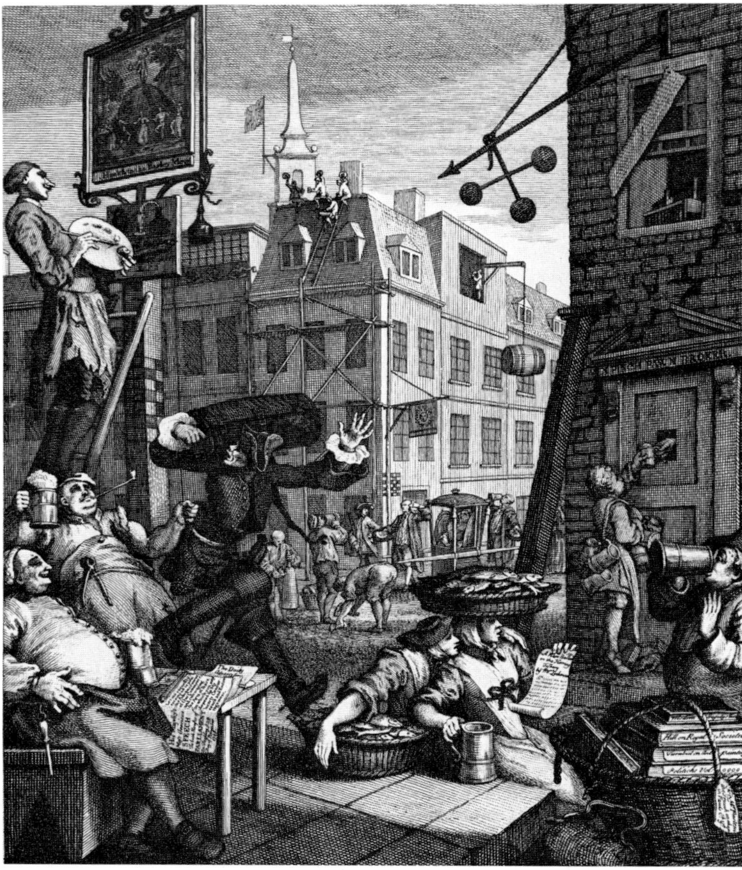

Wohl selten sind zwei Bilder so berühmt geworden wie die Blätter *Beer Street* und *Gin Lane*, die William Hogarth 1751 als moralische Lektionen gegen das «Gift, das Gin genannt wird» gezeichnet hat. Die Schrecken, die in den Armenvierteln Londons herrschten und als deren Hauptursache Hogarth den Gin ansah, werden eindrücklich geschildert. Im Gegensatz dazu steht die Idylle derer, die das Volksnahrungsmittel Bier trinken. Nicht zuletzt durch diese Bilder wurden die Politiker wachgerüttelt und fingen an, sich gegen das unmäßige Gintrinken einzusetzen.

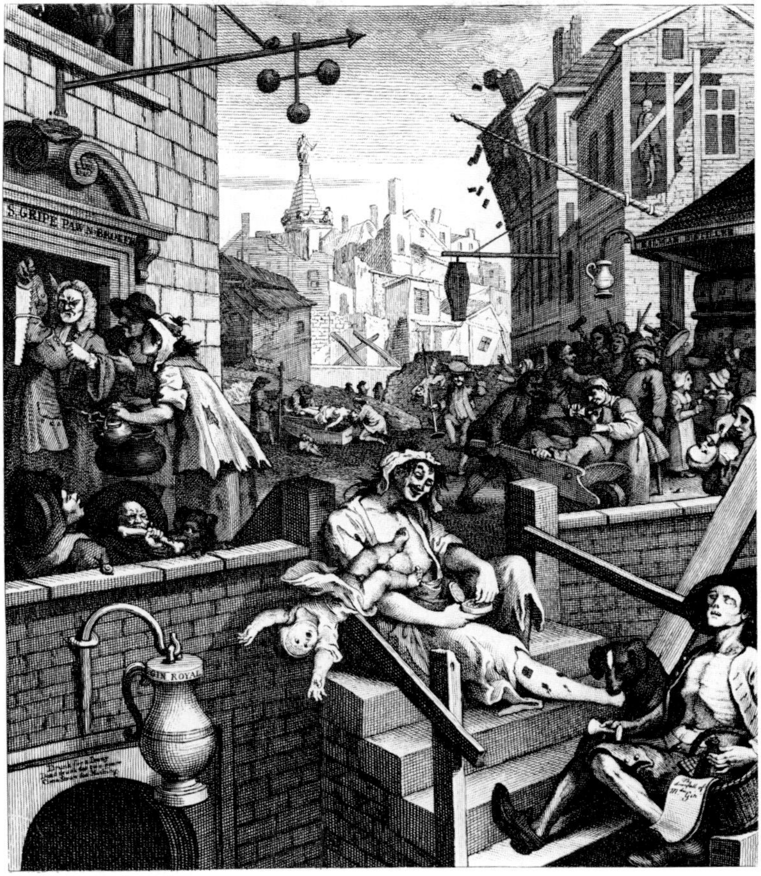

Lebens, die den Lesern der Memoiren und Romane des achtzehnten Jahrhunderts von Fielding, Defoe, Smollet und Sterne geläufig waren. «Der Wahlzyklus» ist eines der wenigen Werke Hogarths, in dem er sich nicht London, sondern das Landleben zum Thema gewählt hat.

Beschreibung der Bilder

Beer Street (vgl. Abbildung)

Ein Schlachter und ein Schmied sitzen an einem Tisch unter dem Wirtshausschild *The Barley Mow;* auf dem Tisch liegen die Tageszeitungen. Ein Bierkutscher poussiert mit einer Magd, während vor ihnen zwei Fischweiber «Eine neue Ballade auf den Heringsfischer» singen.

Ein Träger hat einen Korb voll Altpapier abgestellt, den er offensichtlich zum Matratzenmacher bringen will; der Korb enthält, was Hogarth wohl für wertlose Literatur gehalten hat: «Lob auf Milton», «Politik, Band 9999», «Moderne Tragödien», «Hill über königliche Akademien» und «Turnbull über alte Malerei». Der Maler auf der Leiter ist angeblich John Liotard, der «nichts, außer, was er direkt vor seinen Augen hatte», malen konnte; aus diesem Grund hängt ihm die Flasche dicht vor den Augen. Das einzige Gebäude, das keinen Eindruck von Wohlstand macht, ist das von Pinch, dem Pfandleiher, dem eine halbe Pinte Gin durch die Tür gereicht wird. Im Hintergrund sind zwei hochgestellte Herren, drei Seeleute in einem Dachkammerfenster, zwei Fliesenleger und vier Maurer zu erkennen, die alle Porter aus Maßkrügen trinken.

Gin Lane (vgl. Abbildung)

Der stumpfsinnige Balladenverkäufer war, so berichtet Hogarth, dem Leben völlig entfremdet. Sein Ruf ertönte: «Kauft meine Balladen, und ich gebe euch ein Glas Gin umsonst dazu!» Eine betrunkene Frau sitzt auf den Treppenstufen und nimmt gerade eine Prise Schnupftabak, während ihr Kind auf die darunterliegende Straße fällt. Unterhalb der Stufen befindet sich ein Gin-Geschäft, angezeigt durch ein Zinnmaß. Über der Ladentür steht der – damals gut bekannte – Satz: «Angetrunken für einen Penny, volltrunken für zwei Pennies und reines Stroh für nichts.» George (1925) schreibt, daß dies niemals das Zeichen eines Gin-Geschäftes, sondern eine Ausgeburt des beißenden Cockney-Witzes gewesen sei. Ein Zimmermann und eine Hausfrau bringen ihr Hab und Gut in die Pfandleihe (eine populäre Bezeichnung für Gin war auch «Zieh mich aus»). Das Leihhaus, das Anwesen von *Kilman Distiller* und das Haus des Bestattungsunternehmers, gekennzeichnet durch den Sarg, sind die einzigen Gebäude, die noch nicht dem Verfall überlassen worden sind. Eine alte Frau wird in einem Schubkarren geschoben und währenddessen mit Gin gestärkt. Eine Mutter gibt ihrem Kind gerade etwas Gin zu trinken. Inmitten der Menge vor der Schnapsbrennerei stehen zwei Waisenmädchen in ihren Almosenkleidern, die sich ein Glas Gin teilen, und zwei kämpfende Bettler. Ein Barbier hat sich in seiner Dachkammer erhängt, und eine Frau wird eben in ihren Sarg gelegt. Ein Mann, durch Gin verrückt geworden, hat ein Kind auf einen Stab aufgespießt. Im Hintergrund sieht man den Kirchturm von St. George, der 1730 von Nicholas Hawksmoor vollendet wurde.

Anmerkungen

* Übersetzter Abdruck mit freundlicher Genehmigung des Journal of Studies on Alcohol des Center of Alcohol Studies, Rutgers University, Piscataway, New Jersey aus: (1966) Quarterly Journal of Studies on Alcohol, (27: 4) 664–692. Die Arbeit wurde ermöglicht durch den US-Public Health Service, Grant No. MH-05655.

1 1 Gallone; brit. G. = 4,54 l/am. G. = 3,78 l (Anm. d. Ü.).

2 Henry Fielding (1707–1754), Lebemann, Dramatiker, Satiriker, Sozialreformer und später Friedensrichter, war, gemeinsam mit seinem Halbbruder John, der sein Nachfolger im Amt des Friedensrichters wurde, maßgeblich an der schließlich erreichten Kontrolle über die Kriminalität in London beteiligt. Als Dramatiker spielte er die Rolle eines literarischen Hogarth.

3 1 Pint = ⅛ Gallone; brit. P. = 0,568 l/am. P. = 0,473 l.

4 Pfund, Shilling; britische Währungseinheiten; seit 1971 ist der Shilling nicht in Gebrauch; 12 Shillings entsprachen seinerzeit einem Pfund (Anm. d. Ü.).

5 An anderer Stelle erläutert der Verfasser das Gesetz: «Im Mai des Jahres 1736 mußte Sir Robert Walpole, sich lautgewordenen Forderungen der Öffentlichkeit beugend, widerwillig einem Gesetz zustimmen, das Alkoholika mit der enormen Summe von zwanzig Shillingen pro Gallone besteuerte und jedem untersagte, Spirituosen in Mengen unter zwei Gallonen zu verkaufen, ohne eine Lizenz dafür, die ihrerseits fünfzig Pfund im Jahr kosten sollte, zu besitzen.»

6 Lecky verwendet nur sechs Seiten seiner achtbändigen «Geschichte Englands im achtzehnten Jahrhundert» auf das Thema Gin, trotzdem vermutete er: «Wenn auch der Raum klein ist, den dieser Sachverhalt in der englischen Geschichte einnimmt, so war er doch, wenn wir alle Konsequenzen bedenken, die sich daraus ergaben, der wahrscheinlich bedeutsamste in der Geschichte des achtzehnten Jahrhunderts – unvergleichlich wesentlicher als jegliches Ereignis in den rein politischen oder militärischen Annalen unseres Landes.»

7 Jonas Hanway im Jahre 1777, zit. bei Marshall 1962: 15.

8 1 Barrel = 36 brit. G. oder 31½ am. G.; s. Anm. 1 (Anm. d. Ü.).

Alkoholkonsum, Industrialisierung und Klassenkonflikte

IRMGARD VOGT

In einem kurzen Abriß wird gezeigt, wie sich die Produktion alkoholischer Getränke im 19. Jahrhundert entfaltet und verändert hat. Mit dem ständig wachsenden Angebot vor allem von Branntwein am Markt stellte sich die Frage nach den Abnehmern in neuer Weise. Mit Hilfe des Trucksystems wurden neue Konsumenten gewonnen, vornehmlich Arbeiter. Mit der zunehmenden Verschärfung der Klassenkonflikte in der 2. Hälfte des 19. Jahrhunderts wurde die Trunksucht der Arbeiter zum Politikum, an der u. a. deren vermeintliche Minderwertigkeit festgemacht wurde. In Deutschland wurde und wird Alkoholkonsum nach dem jeweiligen sozialen Status des Konsumenten moralisch unterschiedlich bewertet, im Gegensatz etwa zur Interpretation im amerikanischen Temperance Movement.

Die Problemlage

Es gehört zu den populären Vorstellungen, übermäßigen Alkoholkonsum als eine unmittelbare Folge der Industrialisierung zu betrachten. Es wird dabei unterstellt, daß die gesellschaftlichen Umwälzungen, die den Prozeß der Industrialisierung im 19. Jahrhundert begleitet haben, die Bereitschaft großer Bevölkerungsmassen zum Konsum von alkoholischen Getränken erst geweckt haben. Nach gängiger Meinung sind es die Arbeiter, die von dieser Entwicklung besonders betroffen waren, weil sie, die als Tagelöhner und Handwerksgehilfen auf dem Lande keine Arbeit mehr fanden, in die neugegründeten Fabriken strömten und daher von den gesellschaftlichen Veränderungen in der Tat am härtesten gebeutelt wurden; von ihnen nimmt man denn auch an, daß sie den Verführungen, die vom Alkoholkonsum ausgingen, besonders leicht erlagen. Alkoholkonsum heißt hier zunächst einmal Branntweinkonsum. Bier, Wein und Liköre, zu denen auch der Kognak gezählt wurde, sind die Getränke der Mittel- und Oberschicht, die für die Arbeiter noch bis in die 2. Hälfte des 19. Jahrhunderts unerschwinglich teuer waren und für die sie, wie alle zeitgenössischen Dokumente belegen, für lange Zeit nicht anfällig waren.

Im historischen Rückblick zeigt sich, daß die landläufigen Vorstellungen über den Zusammenhang zwischen Industrialisierung und Trunksucht der Arbeiter noch einmal die verzerrten Wahrnehmungen der bürgerlichen Zeitgenossen wiederholen, die wesentlich dazu beigetragen haben, auch heute noch Trunksucht und Alkoholismus als ein Stigma der unteren sozialen Schichten zu sehen, wobei die Verwicklungen der besitzenden Klassen in diesen Prozeß ausgeblendet werden.

Alkoholproduktion und Industrialisierung

Bier und Wein gehören zu den Getränken, die seit Jahrhunderten einen festen Platz in deutschen Speiseplänen haben (Schivelbusch 1980; Teuteberg/Wiegelmann 1972). Beispielsweise erreichte die Weinproduktion im 16. Jahrhundert einen Höhepunkt, und die Berichte über ausgedehnte Saufgelage von Feudalherren und Bauern gleichermaßen häufen sich in dieser Zeit, was Luther 1534 (zitiert nach Christoffel 1957) zum Anlaß nahm, zu wettern:

«Es muß ein jeglich Land seinen eigenen Teufel haben ... unser deutscher Teufel wird ein guter Weinschlauch sein und muß Sauf heißen ...»

In den Wirren des Dreißigjährigen Krieges wurden nicht nur die Weinberge verwüstet, auch die bis dahin üblichen Trinksitten verfielen, und der Branntwein, der seit der Mitte des 16. Jahrhunderts in größeren Mengen produziert wurde, etablierte sich als das beliebteste alkoholische Getränk bei den Soldaten. Bis zum Ende des 18. Jahrhunderts jedoch war die Alkoholmenge, die zum Konsum zur Verfügung stand, deutlich abhängig von dem Ernteertrag der Rohwaren, aus denen die verschiedenen Getränke hergestellt wurden. Dies änderte sich erst, als man im ausgehenden 18. Jahrhundert begann, auch Kartoffeln zur Schnapsherstellung zu verwenden. Da Kartoffeln reichlich zur Verfügung standen und die Schnapsproduktion aus dieser Rohware nicht in Konkurrenz stand mit der Deckung des Nahrungsmittelbedarfs durch Kartoffeln, stieg die Produktion von Kartoffelschnaps seit etwa 1780 steil an. Der Branntwein wird schon in der Zeit der Vor- und Frühindustrialisierung zum gebräuchlichen Getränk, jedoch trinken die einfachen Leute den ungereinigten Kartoffelschnaps mit einem hohen Anteil an Fuselölen (deren negative Auswirkungen Engels 1876 sowie Baer/Laquer 1907 beschreiben), während die Wohlhabenden und die Reichen sich den verfeinerten Likören zuwenden.

Parallel mit der fortschreitenden Industrialisierung wurde im Verlauf des 19. Jahrhunderts auch die Schnapsproduktion durch eine Reihe von Erfindungen verbessert und verfeinert. Die technischen Neuerungen führten dazu, daß mit immer weniger Arbeitern immer mehr Branntwein in immer kürzerer Zeit produziert wurde. Aus den ursprünglichen Klein- und Nebengewerben entstanden Mittel- und Großbetriebe, die Schnaps- und Spritfabriken. Diese Entwicklung trug wesentlich dazu bei, die ohnehin eher niedrigen Steuersätze, die auf der Branntweinproduktion lagen (Wassermann 1909), zu unterlaufen. Das Branntweinangebot am Markt nahm ständig zu, die Preise sanken, und die gesamte Spritindustrie kam um 1885 in eine erste Krise (Briefs 1912). Mit dem Branntweinsteuergesetz von 1887, das erstmals für das gesamte Gebiet des Deutschen Reiches eine einheitliche Besteuerung herbeiführte, reagierte der Staat auf die «Notlage des Gewerbes» (Denkschrift 1885). Die Neuordnung der Steuersätze führte dazu, daß der Inlandsverbrauch leicht gedrosselt wurde (Vogt 1981). Zugleich wurde durch eine Exportprämie dafür gesorgt, daß das Überangebot von Schnaps mit Gewinn im Ausland (Engels 1876), vor allem in einigen afrikanischen Ländern, abgesetzt werden konnte (Bade 1975). In der Rückschau auf den Produktions- und Besteuerungsverlauf im gesamten 19. Jahrhundert kommt Wassermann zu folgender Einschätzung (1907: 60):

«Wir sehen also, daß die Gesetzgebung in jeder Weise versucht hat, das für unsere Landwirtschaft so wichtige Spiritusgewerbe durch Steuer- und Zollmaßregeln zu fördern.»

Technische Neuerungen haben aber auch dazu beigetragen, die Bierproduktion zu vereinfachen und zu verbessern. Mit der Erfindung der Kältemaschine (1870/71 von K. v. Linde) waren die Voraussetzungen gegeben, Bier unabhängig von den jahreszeitlichen Verhältnissen in großem Umfang zu produzieren und zu lagern. Damit war der Übergang vom Kleingewerbe zur Großindustrie erreicht. Im Gegensatz zu den Schnapsfabriken war es für die Bierbrauer jedoch rentabler, sich in unmittelbarer Nachbarschaft ihrer Kundschaft anzusiedeln. Sie folgten somit dem Troß der Fabrikarbeiter in die neuen Industriezentren wie z. B. des Ruhrgebiets, wo es etwa im Vergleich mit Bayern bis zur Industrialisierung keine Tradition der Bierbrauerei gegeben hatte (Körner 1865). Großbrauereien entstanden, die in Absprache mit den lokalen Wirten alsbald den Markt beherrschten (Back 1920; Eckerle 1933; Grundmann 1921; Herzog 1929; Struve 1902).

Selbstverständlich wurden auch Weinbau und Weinverarbeitung von den technischen Neuerungen des 19. Jahrhunderts beeinflußt, jedoch konnte sich die Weinproduktion nicht in demselben Maß aus der Abhängigkeit des jährlichen Ernteertrags lösen wie die Bier- und Schnapsproduktion. Daher schwanken die jährlichen Produktions- und Konsumraten ständig (Hoffmann 1965), und eine Ausweitung des Marktes weit über die ursprünglichen Grenzen hinaus fand nur in geringem Umfang statt.

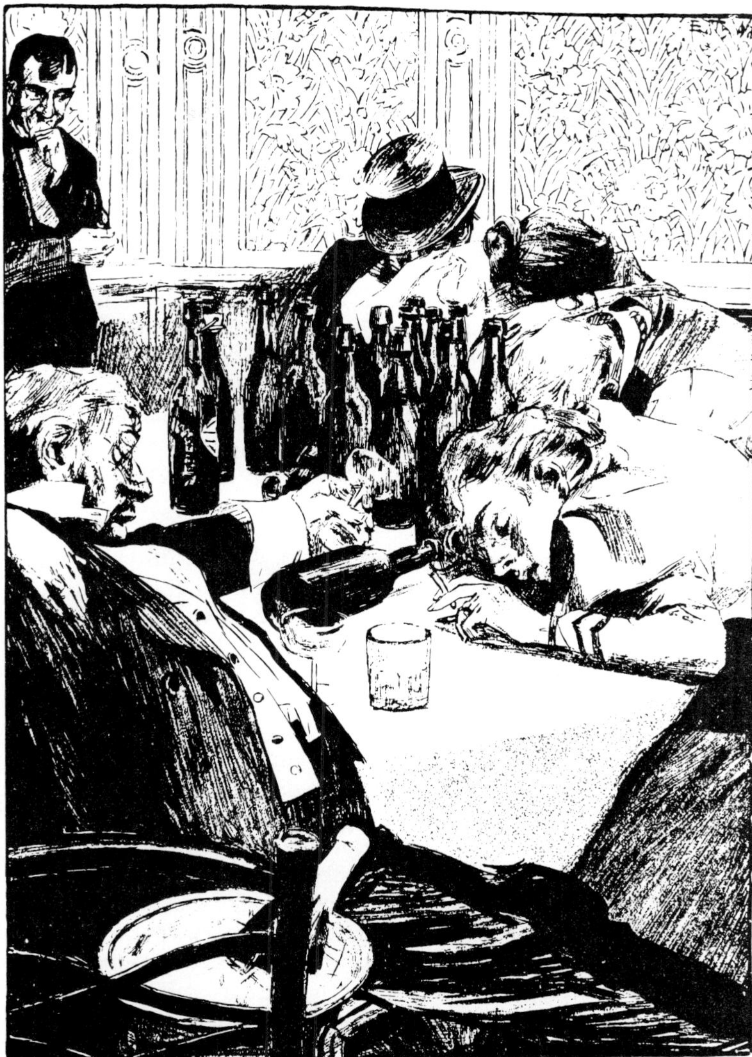

Der Oberkellner als Moralphilosoph: Im Suff sind seine Gäste eingeschlafen, er sinniert: «Wenn ich zeichnen könnte!» Simplizissimus, 1897.

Die Entwicklung der Alkoholindustrie, das zeigen diese Ausführungen, ist der Industrialisierung in Deutschland nicht hinterhergehinkt, sie geht ihr vielmehr voraus. Dies gilt in jedem Fall für die Schnapsproduktion. Sie entwickelt sich auch nicht deshalb, weil Arbeiter ein unstillbares Bedürfnis nach alkoholischen Getränken haben. Vielmehr ist es umgekehrt so, daß die Produzenten Abnehmer suchen, und diese finden sie auch unter den Arbeitern.

Alkoholkonsum und Klassenkonflikte

Alkoholische Getränke gehören zu denjenigen Konsumgütern, die wegen ihrer vielseitigen und zumeist als angenehm erlebten Wirkungen stets Abnehmer finden, sofern sie neben der zur Lebenserhaltung notwendigen Nahrungsbeschaffung eben noch erschwinglich sind. Da die Produktion von alkoholischen Getränken in früheren Jahrhunderten fast immer recht begrenzt war, ergaben sich kaum Absatzschwierigkeiten. Gab es aber tatsächlich etwa Wein im Überfluß, dann konnte sich ein Edelmann folgendermaßen helfen:

«Er trommelte seine hörigen Bauern zusammen und ließ sie den nicht abzusetzenden Herrschaftswein in der Fron austrinken. Das setzte freilich heiße Köpfe und dann Händel und Schlägereien ab, trug aber dem Schlauberger, der ja auch Gerichtsherr war, mehr an Bußgeldern ein, als er an Kaufpreis für seinen Wein hätte erwarten können» (Christoffel 1957: 226).

Kurz, derjenige, der über alkoholische Getränke verfügte, kam immer auf seine Kosten.

Mit dem Aufschwung der Schnapsproduktion, zu Beginn des 19. Jahrhunderts stellte sich die Frage nach den Abnehmern erneut und in anderer Weise, zumal die wirtschaftlichen Verhältnisse mit dem Beginn des Industriezeitalters insgesamt im Umbruch waren. Da der Absatz bei den Besitzenden und bei den Bürgern schon deshalb begrenzt war, weil diese nur eine Minorität der Gesellschaft ausmachten, mußten neue Wege gefunden werden, die sich langsam herausbildende Klasse der Industrie- und Landarbeiter in den Konsumprozeß mit einzubeziehen. Hier erwies sich das Trucksystem als überaus erfolgreich, d. h., Fabrikanten und Gutsbesitzer gingen dazu über, den Lohn zumindest zu einem Teil in Waren auszuzahlen (bzw. mit im betriebseigenen Laden gemachten Schulden zu verrechnen), und zwar auch in Form von Schnaps, der im günstigsten Fall in der eigenen Fabrik oder auf dem Gut hergestellt worden war (Herkner 1896; Körner 1865). Stehr schreibt dazu:

«Diese Methode, einen Teil des Lohnes in Branntwein zu verabreichen, verbreitete sich rasch, bald nahmen sie Transport- und Bau-

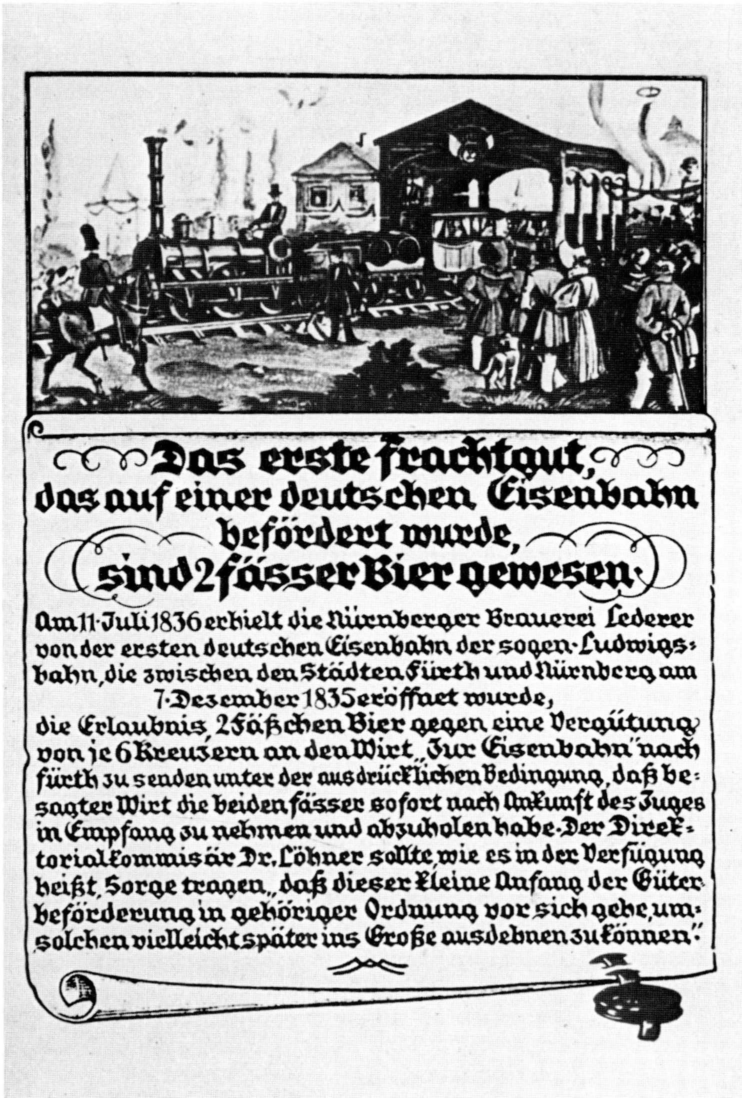
Das erste Frachtgut,
das auf einer deutschen Eisenbahn
befördert wurde,
sind 2 Fässer Bier gewesen.
Am 11. Juli 1836 erhielt die Nürnberger Brauerei Lederer
von der ersten deutschen Eisenbahn der sogen. Ludwigs-
bahn, die zwischen den Städten Fürth und Nürnberg am
7. Dezember 1835 eröffnet wurde,
die Erlaubnis, 2 Fäßchen Bier gegen eine Vergütung
von je 6 Kreuzern an den Wirt „Zur Eisenbahn" nach
Fürth zu senden unter der ausdrücklichen Bedingung, daß be-
sagter Wirt die beiden Fässer sofort nach Ankunft des Zuges
in Empfang zu nehmen und abzuholen habe. Der Direk-
torialkommisär Dr. Löhner sollte, wie es in der Verfügung
heißt, Sorge tragen, „daß dieser kleine Anfang der Güter-
beförderung in gehöriger Ordnung vor sich gehe, um
solchen vielleicht später ins Große ausdehnen zu können."

Von der Eisenbahn bis zur Kältemaschine – technische Neuerungen waren die Voraussetzung dafür, daß alkoholische Getränke in großem Umfang produziert, gelagert und befördert werden konnten.

unternehmer, die Besitzer von Kohlen- und Eisenbergwerken, wie von Ziegeleien . . . auch in Deutschland auf . . . Es ist ein auffälliger Zusammenhang, daß in Deutschland das Branntweintrinken am frühesten sich unter den Bergarbeitern ausbreitete und daß auch hier die ersten Truckverbote vorkommen. Im Jahr 1843 war es in gewissen Teilen der Rheinlande so schlimm, daß der rheinische Provinziallandtag die Regierung ersuchte, Unternehmern und deren Angestellten das Halten von Schankstätten zu untersagen» (1904: 70, 72).

Das Trucksystem hat zweifellos wesentlich dazu beigetragen, den Schnapskonsum bei Fabrik- und Landarbeitern einzuführen und zur Gewohnheit werden zu lassen, während es den Produzenten eine willkommene zusätzliche Geldquelle eröffnete. Allerdings sind es noch eine Reihe weiterer Faktoren, die die Arbeiter, nachdem sie erst einmal mit dem «Schnapsen» begonnen hatten, für die Verführungen des Alkohols anfällig machten. Wie bekannt, waren die Lebensbedingungen der Arbeiter im gesamten 19. Jahrhundert katastrophal (Ritter/Kocka 1974). Ihre Wohnungen bestanden meistens aus einem oder vielleicht auch zwei Zimmern, die häufig nur dürftig eingerichtet waren und in denen sich die ganze Familie zusammendrängte. Zudem wurden die Schlafstätten vielfach noch an Schlafgänger stundenweise vermietet (Brüggemeier/Niethammer 1978), so daß der enge Wohnraum auch noch mit den sogenannten Aftermietern geteilt wurde. Die Arbeitszeiten dagegen waren extrem lang und betrugen pro Woche häufig 90 oder mehr Stunden (Herkner 1921; Henning 1978), Sonntagsarbeit war üblich, Ferien gab es nicht. Die Arbeit selbst war trotz der Verwendung von Maschinen schwer.

In vielen Fabriken wurde den Arbeitern während des 12- bis 16stündigen Arbeitstages kostenlos Schnaps geboten, damit sie die Arbeitsbelastung überhaupt durchhielten. Rehbein (1911) berichtete Entsprechendes über die Tagelöhner in der Landwirtschaft. Zudem waren die Arbeitslöhne extrem niedrig und reichten kaum aus, das Lebensnotwendigste zu beschaffen (Engelsing 1973; Köllmann 1978). Mit Blick auf die schlechten Lebensbedingungen hat Engels (1845) die Trunksucht der Arbeiter als Folge dieser Notlage interpretiert:

«Alle Lockungen, alle möglichen Versuchungen vereinigen sich, um die Arbeiter zur Trunksucht zu bringen. Der Branntwein ist ihnen fast die einzige Freudenquelle . . . Und abgesehen von den mehr physischen Einflüssen, die den Arbeiter zum Trunk antreiben, wirkt . . . die Gewißheit, im Rausch wenigstens für ein paar Stunden die Not und den Druck des Lebens zu vergessen, und hundert andere Umstände, so stark, daß man den Arbeitern ihre Vorliebe für den Branntwein wahrlich nicht verdenken kann. Die Trunksucht hat hier aufgehört, ein Laster zu sein, für das man den Lasterhaften verantwortlich machen kann, sie wird ein Phänomen, die notwendige, unvermeidliche Folge gewisser Bedingungen auf ein, wenigstens diesen Bedingungen gegenüber, willenloses Objekt» (MEW, Bd. 1: 331 f.).

Nach Engels ist es also vornehmlich die Not, die die Arbeiter in die Trunksucht treibt. Das Trucksystem, in dem man durchaus eine systematische Anleitung zum Branntweinkonsum sehen kann, wird von ihm nicht weiter erwähnt.

Es dauerte bis weit in die Zeit der Hochindustrialisierung (zur Periodisierung: Wehler 1974), bevor das Trucksystem und der Freischnaps in den Fabriken (jedoch nicht in der Landwirtschaft) in Verruf gerieten (Böhmert 1885). Mit der fortschreitenden Industrialisierung und mit der zunehmenden Komplexität der Maschinen zeigte sich, daß «die Leistungsfähigkeit des zum Trunke neigenden Arbeiters unter die Norm sinkt» (Stehr 1904), und gerade dies lag nicht im Interesse der Unternehmer. Folglich häuften sich die Klagen über die Trunksucht der Industriearbeiter seit der Mitte des 19. Jahrhunderts. Zugleich nahm aber die Auseinandersetzung über die Trinkgewohnheiten der Arbeiter eine neue Qualität an, zumal sich die Lebensformen dieser Arbeiter nach und nach stabilisierten (Braun 1979) und sich eine vom Bürgertum deutlich abgehobene Arbeiterkultur herauskristallisierte, die allerdings auch Anspruch anmeldete auf die Privilegien des Bürgertums. In derselben Zeit wurde die Trunksucht als chronische Vergiftung zum Gegenstand der Psychiatrie, und sie wurde in der Tradition der Entartungslehre als erworbene und vererbte Krankheit interpretiert. Die Psychiatrie hat erheblich zur Durchsetzung der damit angeblich wissenschaftlich begründeten Meinung beigetragen, daß der Alkoholismus als sichtbarer Ausdruck von Minderwertigkeit ein Erbübel des Proletariats sei (Kraepelin 1910; Vogt 1980; Wlassak 1929). Als ein Argument im «Klassenkampf», also in der Auseinandersetzung zwischen Bürgern und Industriearbeitern um Partizipations- und Distributionschancen (Blasius 1979), hat der Vorwurf der Trunksucht politische Bedeutung, die er im übrigen bis in die heutige Zeit behalten hat.

Mäßigkeitsbestrebungen

Es scheint eine Besonderheit der deutschen Entwicklung zu sein, Trunksucht als eine typische Arbeiterkrankheit, ja als das Erbübel des Proletariats zu verstehen, von dem Beamte und Bürger ebenso wie Großgrundbesitzer und Unternehmer verschont sind. Zweifellos waren Arbeiter, die sich schnell an exzessiven Branntweinkonsum gewöhnten, von den negativen Begleiterscheinungen des Genußmittels ungleich härter betroffen als die Wohlhabenderen, zumal die physio-

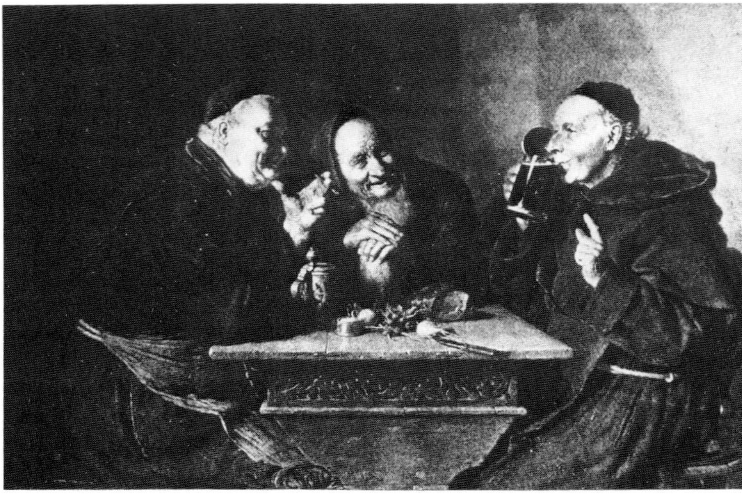

Biertrinkende Mönche sind ein beliebtes Motiv der Genremalerei. Seit dem frühen Mittelalter nehmen sich die Klöster des Bierbrauens an. Bier war als nahrhaftes und wohlschmeckendes Getränk vor allem während der Fastenzeit beliebt. Mit der Zeit entwickelten sich die Klosterbrauereien zu lukrativen Wirtschaftsbetrieben, die auf Grund der steuerlichen Vergünstigung, die sie vielfach genossen, billiger als andere Brauereien Bier abgeben konnten. Viele Landesfürsten verboten daher den öffentlichen Verkauf von Klosterbier.

logischen Auswirkungen bei den Arbeitern schon deshalb viel offensichtlicher waren, weil sie unter chronischer Unterernährung litten (Grotjahn 1923). Daraus läßt sich allerdings nicht automatisch der Schluß ziehen, daß Arbeiter mehr getrunken haben als diejenigen, die sich zu den Bürgern und Besitzenden rechneten (Göhre 1891). Blocher konstatiert denn auch 1895:

«Wir finden den Alkoholismus in allen Schichten der Gesellschaft und in allen Berufskreisen, wir finden ihn in den ökonomisch entwickelten und den ökonomisch zurückgebliebenen Gegenden, in den sicheren und ruhigen wie in den unsicheren und bedrohten Sphären des Lebens, bei den Mitgliedern der Gesellschaft, die eine soziale Funktion zu erfüllen haben und bei den überflüssigen Schmarotzern, bei Reichen und Armen, Proletariern und Kapitalisten» (S. 10).

Diese Sichtweise der Alkoholfrage hat sich nicht durchsetzen können, ganz im Gegenteil verschärften sich die Gegensätze durch die zunehmende Politisierung des Problems. Es ist denkbar, daß die unterschiedliche moralische Wertung des Konsums von alkoholischen Getränken von Arbeitern und Bürgern dazu beigetragen hat, daß die Mäßigkeitsbewegungen in Deutschland eher von marginaler und sektoraler Bedeutung waren.

Ganz anders verlief dagegen die Entwicklung in denjenigen Ländern, in denen sich starke Bewegungen gegen den Alkoholkonsum formierten, wie etwa in den USA. Dort hat sich nämlich im 19. Jahrhundert der Gedanke durchgesetzt, daß der Alkohol selbst ein suchtbildendes Potential darstellt, das mehr oder weniger unabhängig von der Persönlichkeit des Konsumenten seine Wirkung entfalten kann. Jede Person, die sich dem exzessiven Alkoholkonsum hingibt, kann folglich auf Grund der Wirkung des Getränks vollständig aus ihrer Rolle fallen, sich auffällig, aggressiv und gänzlich unpassend verhalten, ja zu einem völlig degenerierten Trinker werden. Da aber auch der mäßige Trinker, wie die Erfahrung lehrt, sich der Gefahr aussetzt, immer mehr in den Bann des Alkohols zu geraten und immer größere Mengen zu konsumieren, kann ihm dasselbe Schicksal drohen wie dem Maßlosen. Kurz, jeder, der alkoholische Getränke konsumiert, spielt mit seiner persönlichen Integrität und liefert sich dem Alkoholteufel aus (Levine 1977; Panel on Alternative Policies 1980).

Hier ist nicht der Platz, auf die sehr verschiedenen Strömungen einzugehen, die die Geschichte des Temperance Movement durchlaufen hat (Gusfield 1963; Hofstaedter 1944; 1955; Krout 1925; Levine 1978; vgl. auch den Beitrag von Levine in diesem Band). Der Ansatz, die Gefahr, die von alkoholischen Getränken ausgeht, in erster Linie in der Substanz und nicht im Konsumenten und schon gar nicht in dessen sozialer Stellung zu sehen, hat jedoch nicht nur zur Prohibition des Alkohols zwischen 1919 und 1932 geführt, er hat auch bewirkt, daß bis heute ein öffentliches Interesse besteht, Probleme, die sich aus dem Konsum von alkoholischen Getränken ergeben, wissenschaftlich zu erforschen und zu diskutieren. Eine entsprechende an Alkoholproblemen interessierte Öffentlichkeit findet man in Deutschland bislang nicht.

Die Entdeckung der Sucht – Wandel der Vorstellungen über Trunkenheit in Nordamerika*

Harry Gene Levine

Obwohl im 17. und 18. Jahrhundert in Nordamerika sehr viel Alkohol getrunken wurde und es zweifellos alkoholsüchtige Individuen gegeben hat, blieb unerkannt, daß es sich hierbei um eine Krankheit handelt. Die Zwanghaftigkeit des Alkoholkonsums wurde nicht gesehen. Gewohnheitsmäßiges Trinken wurde als natürlich und normal betrachtet, als eine freie Entscheidung zugunsten des Vergnügens. Benjamin Rush (1772; 1810) war der erste, der die Zwanghaftigkeit im Verhalten des Trinkers erkannte, und als Krankheit, wenngleich als selbst zugefügte, definierte, die nur durch vollständige Abstinenz geheilt werden kann. Er war der Begründer einer bereits in der ersten Hälfte des 19. Jahrhunderts sehr erfolgreichen Mäßigkeitsbewegung, die in der Prohibition ihren Endpunkt erreichte. Allerdings war während dieser ganzen Zeit der Krankheitsbegriff des Alkoholismus nicht richtig definiert. Erst in den dreißiger und vierziger Jahren dieses Jahrhunderts fand man heraus, daß der Ursprung der Sucht im Körper des Individuums und nicht in der Droge selbst liege – eine Erkenntnis, die zur Formierung der Anonymen Alkoholiker führte. Der Autor stellt die Entwicklung des Suchtmodells in die Geschichte des sozialen Wandels im 19. und 20. Jahrhundert.

«Die europäische Kultur hat in den letzten Jahren des 18. Jahrhunderts eine Struktur hervorgebracht, die noch nicht entflochten ist; man beginnt gerade erst, einige ihrer Fäden herauszulösen, die uns so unbekannt sind, daß wir sie leicht für wunderbar und absolut archaisch halten, während sie doch seit nicht weniger, aber auch nicht viel mehr als zwei Jahrhunderten das dunkle, aber solide Gewebe unserer Erfahrung bilden» (Michel Foucault 1981: 210).

Die Grundzüge der heutigen amerikanischen Vorstellung von Alkoholismus nach der Prohibition entstanden an der Wende des 18. und 19. Jahrhunderts. In dieser Epoche entstand ein neues Paradigma (vgl. Kuhn 1970). Nach Foucault entwickelte sich damals aus der simplen Beobachtung eine neue Philosophie der Wahrnehmung. Dieses neue Paradigma oder Modell definierte Sucht als ein zentrales Problem des Drogengebrauchs und diagnostizierte sie als Krankheit Krankheit oder wie eine Krankheit. Die Vorstellung, daß Alkoholismus eine fortschreitende Krankheit sei, deren Hauptsymptom der Kontrollverlust über das Trinkverhalten und deren einziges Heilmittel die absolute Abstinenz von alkoholischen Getränken ist, ist nur etwa 175 oder 200 Jahre alt.

Dieses neue Paradigma stellte einen radikalen Bruch mit den traditionellen Auffassungen zu Problemen dar, die mit Alkoholgenuß verbunden sind. Während des 17. und des größten Teils des 18. Jahrhunderts galt die Ansicht, daß die Menschen tranken und sich berauschten, weil sie es *wollten* und nicht, weil sie es *mußten*. Nach den amerikanischen Vorstellungen der Kolonialzeit schwächte Alkohol den Willen nicht auf Dauer; führe er nicht zur Sucht, und gewohnheitsmäßige Trunksucht wurde nicht als Krankheit angesehen. Von wenigen Ausnahmen abgesehen, verbanden die Amerikaner der Kolonialzeit keinerlei Zwanghaftigkeit mit alkoholischen Getränken.

Ende des 18. und zu Beginn des 19. Jahrhunderts berichteten zum ersten Mal Amerikaner, daß sie alkoholsüchtig seien: Sie sagten, daß sie überwältigendes und unwiderstehliches Verlangen nach Alkohol verspürten. Laien und Ärzte, die mit den neugegründeten Organisationen für Mäßigkeit zusammenarbeiteten, entwickelten Theorien über Sucht und schufen durch ihre Öffentlichkeitsarbeit ein Problembewußtsein.

Während des ganzen 19. Jahrhundert kämpften Anhänger der Mäßigkeitsbewegung dafür, daß Rausch, Trunksucht oder gewohnheitsmäßiges Trinken als Krankheit und natürliche Konsequenz auch des maßvollen Alkoholgenusses zu gelten hatten. Tatsächlich wurde die Idee, daß Drogen inhärent Sucht erzeugen, zuerst für Alkohol entwickelt und dann auf andere Substanzen übertragen. Lange Zeit bevor Opium von der Allgemeinheit als Suchtmittel erkannt wurde, ist Alkohol schon als ein solches betrachtet worden (vgl. Hayter 1970; Musto 1973; Coleman 1976; Hesse 1971; Duster 1970; Lindesmith 1968).

Entgegen der in der gängigen Literatur herrschenden Meinung über Alkohol (vgl. Jellinek 1960) vertrete ich die Ansicht, daß die heutigen Vorstellungen (über den progressiven Charakter des Alkoholismus, die Erfahrung des Alkoholikers, einschließlich des Kontrollverlusts über das Trinkverhalten, und die Notwendigkeit der Abstinenz) viele Parallelen in den Kerngedanken des 19. Jahrhunderts, eben der Ideologie der Mäßigungsbewegung, haben. Der bedeutendste Unterschied zwischen den Auffassungen über Mäßigkeit und dem «neuen Krankheitsbegriff» (Jellinek 1960) besteht in der Lokalisierung der Suchtquelle. Die Mäßigkeitsbewegung suchte den Ursprung der Sucht im Körper des Individuums. Nur einige Menschen, so wurde angenommen, werden aus noch nicht bekannten Gründen alkoholsüchtig. Obwohl dieser Wandel eine bedeutende Entwicklung in den Vorstellungen über Sucht darstellt, bewegen sich die heutigen Anschauungen noch immer im Rahmen des Paradigmas, das zuerst von der Mäßigkeitsbewegung etabliert wurde. Solange Anonyme Alkoholiker und Verfechter der Mäßigkeit dieselbe Vorstellung von Sucht haben und Abstinenz als die einzige Lösung für das betroffene Individuum empfehlen, verharren ihre Differenzen im Rahmen dieses Paradigmas.

Traditionelle Anschauungen: Die Welt ohne Sucht

Im 17. und besonders im 18. Jahrhundert war Amerika für die Menge der konsumierten alkoholischen Getränke bekannt, für ihren allgemeinen Gebrauch und ihre hohe Wertschätzung. Alkohol, insbesondere Rum, wurde als Nahrungsmittel, Medizin und soziale Kontakthilfe verwendet, und sogar ein puritanischer Geistlicher wie Cotton Mather nannte ihn ein «gutes Geschöpf Gottes». Der Pro-Kopf-Verbrauch war vermutlich höher als im 19. und 20. Jahrhundert. Die Amerikaner der Kolonialzeit tranken zu Hause, bei der Arbeit und während der Reise; sie tranken Tag und Nacht. Und sie wurden betrunken (vgl. Rorabaugh 1979).

Während der Kolonialzeit war den meisten Menschen Trunksucht kein Problem. Sie galt weder als eine besonders unangenehme noch stigmatisierende Verhaltensweise. Sogar der junge Benjamin Rush, der 1772 nach wie vor Mäßigung propagierte, schilderte, wie verbreitet und akzeptiert Trunkenheit war. «Wozu all dies Aufsehen um Wein und starkes Getränk», schrieb er, der Kritik seiner Leser vorgreifend, «haben wir nicht Hunderte gesehen, die sich beinahe jeden Tag, dreißig oder vierzig Jahre hindurch, betranken? Daß auch der, der nicht widerstand, ein hohes Alter erreichte und sich der gleichen guten Gesundheit erfreute wie diejenigen, die den strikten Regeln der Mäßigkeit gefolgt sind?» Rush gab bereitwillig zu, daß es solche Fälle gab. Eine kürzlich durchgeführte sorgfältige Studie über frühe amerikanische Trinkgewohnheiten gelangt zu dem Schluß, daß «für die meisten amerikanischen Kolonisten Trunkenheit ohne besondere Bedeutung war». Für die meisten Amerikaner dieser Zeit «war der Rausch eine natürliche, harmlose Konsequenz des Trinkens» (Rorabaugh 1979: Kapitel 2).

Manchmal sonderten die Kolonisten Individuen aus, die gelegentlich oder häufig betrunken waren; sie nannten solche Leute Trunkenbolde oder Gewohnheitstrinker. Städte ließen Listen mit Gewohnheitstrinkern zirkulieren, und Gastwirte, die ihnen Alkohol verkauften, konnten mit einer Geldstrafe oder Lizenzentzug bestraft werden. Manchmal wurden ein paar Trinker ernsthaft bestraft, andere freundlich behandelt, und einige besserten sich. Im allgemeinen jedoch waren die Trinker als eine Gruppe von Abweichlern für die amerikanischen Kolonisten nicht besonders problematisch. Wenn sie Vermögen besaßen oder in der Lage waren, ihren Lebensunterhalt selbst zu verdienen, wurden sie ebenso behandelt wie alle anderen ihrer Schicht. Und jene, die sich nicht selbst versorgen konnten, wurden in jeder Gemeinde zu den sonstwie Abhängigen gezählt (vgl. Lender 1973; Rothman 1970).

Vom Standpunkt des äußerlichen Verhaltens her gesehen, gibt es nur geringe Unterschiede zwischen der zeitgenössischen Idee von Alkoholismus oder Trunksucht und dem traditionellen kolonialen Bild des Trinkers. Der moderne Leser überträgt die Verhaltensbeschreibung des Gewohnheitstrinkers in moderne Begriffe, d. h. in den vom Alkoholiker. Aber unser Verständnis vom Trinker ist nicht identisch mit der Auffassung des 17. und 18. Jahrhunderts. Der Hauptunterschied liegt nicht so sehr in der äußerlichen Form als in den Vermutungen über die seelische Erfahrung und Verfassung des Trinkers. Seit Beginn des 19. Jahrhunderts wurden Begriffe wie «erdrückend», «überwältigend» und «unwiderstehlich» benutzt, um das Verlangen des Trinkers nach Alkohol zu beschreiben. In der Kolonialzeit jedoch wurden diese Worte fast nie verwendet. Statt dessen waren die am häufigsten benutzten Worte Liebe und Zuneigung. Wendungen, die im 19. und 20. Jahrhundert selten gebraucht wurden. Nach der modernen Definition von Alkoholismus ist das Problem nicht, daß Alkoholiker sich gerne betrinken, sondern daß sie nicht anders können, d. h., sie können sich nicht selbst kontrollieren. Sie mögen sogar wirklich hassen, sich zu betrinken, sie wollen nur maßvoll oder gesellschaftsfähig trinken. In der traditionellen Anschauung bestand jedoch die Sünde des Trinkers in der Liebe zum unmäßigen Trinken bis zum Rausch. So unterschied Increase Mather zwischen jemandem, der «nur gelegentlich betrunken» ist und einem Trinker: «Derjenige, der die Sünde der Trunkenheit verachtet, mag trotzdem von ihr überwältigt und betrunken werden; aber diese eine Tat genügt nicht, um ihn als Trinker zu bezeichnen. Aber wer es liebt, bis zum Exzeß Wein zu trinken, obwohl er selten davon überwältigt wird, ist einer von jenen Trinkern.» (Increase Mather 1673; vgl. Rorabaugh 1979 und Krout 1925) Dies ist ein bedeutendes Charakteristikum kolonialer Sichtweise, das diese radikal von modernen Ideen trennt: Insofern als die traditionelle Denkweise die Frage nach der Erfahrung und den Gefühlen des Trinkers erhebt, beschreibt sie den Trinker als jemanden, der bis zum Exzeß trinkt, weil er es liebt, zu trinken und sich zu berauschen: «Salomo beschreibt den Trinker als einen Liebhaber des Weins (Spr. 21.17). Dieser ist ein Gewohnheitstrinker; wer jedoch seiner unmäßigen Neigung nachgibt, ist ein richtiger Trinker» (Mather 1673: 5). Weiterhin wurde das Trinken letztlich als etwas angesehen, über das das Individuum im Endeffekt Kontrolle hatte, weil nach traditioneller Vorstellung weder dem Individuum noch der Substanz etwas inhärent war, das jemanden davon abhielt, maßvoll zu trinken. Trunkenheit lag in der Entscheidung des Individuums, war eine bewußt begangene Sünde.

Vielleicht wurde die klarste Aussage über den traditionellen Standpunkt im Meisterwerk des puritanischen Theologen Jonathan Edwards *Freedom of the Will* (1754) gegeben. Das Werk Edwards, das mit einer Kritik John Lockers beginnt, stellt einen der spätesten und detailliertesten Versuche dar, das traditionelle Weltbild gegen das neue zu verteidigen, welches im 19. Jahrhundert dominieren sollte. Edwards warf die Frage auf, ob die Worte «unmöglich», «unwiderstehlich» oder «unfähig» tatsächlich im Zusammenhang mit moralischer Entscheidungen gebraucht werden können, und er nahm den Trinker als Beispiel für seine Argumente. Edwards verwarf die Idee, daß ein Trinker durch Appetit oder Verlangen gezwungen werden könnte, etwas gegen den eigenen Willen zu tun.

Zusammengefaßt enthielten die Ansichten der Amerikaner über gewohnheitsmäßiges Trinken im 17. und 18. Jahrhundert keine Definition der Trunkenheit als krankhaften Zustand jenseits der Willenskontrolle. Ob als Sünde oder Segen, Trinken wurde als natürlich und normal betrachtet, als freie Entscheidung für das Vergnügen.

Die Entdeckung der Sucht und die Ideologie der Abstinenzbewegung

Während des 18. Jahrhunderts gab es Vorwegnahmen der modernen Anschauung über den Trinker. 1774 schrieb der reformistische Quäker Anthony Benezet das erste amerikanische Pamphlet, in dem er auf totale Abstinenz von destilliertem Alkohol drängte. Im Werk von Dr. Benjamin Rush finden wir die erste klar entwickelte moderne Konzeption zur Alkoholabhängigkeit. Einige seiner Beobachtungen wurden auch von anderen gemacht, aber nur er brachte die Erkenntnisse der Medizin und die allgemeinen Vorstellungen seiner Zeit in ein neues Paradigma. Laut Rush wurden Trinker nach destilliertem Alkohol süchtig, sie wurden stufenweise und fortschreitend abhängig:

«Zur Entstehung von Trunksucht gilt es zu bemerken, daß ihre Ausbrüche wie die Paroxysmen vieler Krankheiten verlaufen, zu bestimmten Zeiten und mit längeren oder kürzeren Intervallen. Sie beginnen oft in jährlichen Zeitabständen und steigen allmählich in ihrer Häufigkeit, bis sie in vierteljährlichen, monatlichen, wöchentlichen und täglichen Perioden auftreten» (1934: 192).

Die «Paroxysmen» sind Anfälle von Trunkenheit, die durch die Unfähigkeit, sich des Trinkens zu enthalten, gekennzeichnet sind. «Der Brauch, viel zu trinken, ist zunächst eine freie Entscheidung des Willens. Von der Gewohnheit wird er zur Notwendigkeit.» Diesen Zustand bezeichnete Rush als eine «Krankheit des Willens» und gab ein großartiges Beispiel von dem, was heute «Unfähigkeit, sich zu enthalten» oder «Verlust der Kontrolle» genannt wird:

«Als ein Gewohnheitstrinker von einem seiner Freunde gedrängt wurde, die Trinkerei aufzugeben, sagte dieser: Wäre ein Fäßchen mit Rum in der Ecke des Raumes und würde ein Geschütz ununterbrochen Kugeln zwischen ihm und mir abfeuern, könnte ich mich nicht zurückhalten und würde versuchen, an dem Geschütz vorbeizukommen, um an den Rum zu gelangen» (1810: 266).

Nachdem er die Krankheit diagnostiziert hat, stellt er schließlich die Heilmethode vor:

«Meine Beobachtungen erlauben mir zu sagen, daß Alkoholsüchtige unverzüglich und gänzlich auf Alkohol verzichten sollten. ‹Probiere nicht, nimm es nicht in die Hand, berühre es nicht› sollte auf jedes Gefäß, das Alkohol enthält, im Haus eines Mannes, der von der Trunkenheit kuriert werden möchte, geschrieben werden» (1934: 221).

Rushs Beitrag zu einem neuen Modell der Trunksucht war vielfältig: Erstens identifizierte er die verursachende Kraft – Alkohol; zweitens beschreibt er den Zustand des Trinkers als Kontrollverlust über das Trinkverhalten – als Zwangshandlung; drittens erklärte er diesen Zustand zur Krankheit; und viertens empfahl er die vollständige Abstinenz als einzige Möglichkeit, den Trinker zu heilen.

Dabei war es keineswegs Rushs Hauptinteresse, den Zustand des Trinkers zu diagnostizieren und Therapien zu verschreiben. Es war vielmehr sein Ziel, den Amerikanern einen umfassenden Katalog der schädlichen Wirkungen, die aus dem Konsum destillierten Alkohols resultieren, ins Bewußtsein zu rufen, insbesondere Krankheit, Armut, Kriminalität, Geisteskrankheit und zerstörtes Familienleben. Jedoch blieb die Erkenntnis, daß der Trinker ein Opfer des weitverbreiteten und sozial anerkannten Brauchs war, eine suchterzeugende Substanz zu trinken, zentral für Rushs Anklage gegen Alkohol.

Die Mäßigkeitsbewegung berief sich mit Recht auf Benjamin Rush als ihren Begründer. So erklärte 1891 ein Historiker, ein Befürworter der Mäßigkeitsbewegung: «Dr. Rush entwarf nahezu alle fundamentalen Argumentationsrichtlinien, an die die heutige Mäßigkeitsbewegung gebunden ist» (zitiert bei Ashbury 1950: 27). Zu Beginn des 19. Jahrhunderts wuchs die Mäßigkeitsbewegung nur langsam, aber Mitte der dreißiger Jahre hatte sich eine halbe Million Menschen geschworen, keinen Alkohol zu trinken. Die Mäßigkeitsbewegung hat seither die vollständige Enthaltsamkeit auf ihr Banner geschrieben (Krout 1925: 129).

Die Bereitwilligkeit vieler Menschen, den Gedanken, daß Alkohol eine suchterzeugende Substanz sei, zu akzeptieren, wurde möglicherweise durch die steigende Zahl von Gewohnheitstrinkern beeinflußt, die öffentlich ihre Unfähigkeit zugaben, den Drang zum Trinken kontrollieren zu können. Das erste öffentliche Eingeständnis von Kontrollverlust, das Befürworter der Abstinenzbewegung fanden, stammte von einem Mann, der 1795 eine eidesstattliche Erklärung veröffentlichte, in der er bat, daß niemand ihm Alkohol verkaufe. Er sagte, daß «die schädliche Angewohnheit zu trinken seinem Vermögen und seiner Person schweren Schaden zugefügt hat» und daß «es keine Möglichkeit gibt, besagte Gewohnheit aufzugeben außer durch die Unmöglichkeit, Alkohol zu bekommen» (vgl. Cherrington 1920: 56). Seit dieser Zeit wurden solche Erklärungen alltäglich, und im 19. Jahrhundert wurden Berichte über zwanghaftes Trinken volkstümlich. Besonders seit den vierziger Jahren des 19. Jahrhunderts wurden die Schilderungen bekehrter Trinker von ihren Versuchungen und schweren Prüfungen und gelegentlichen Siegen über das Verlangen nach Alkohol zu einer wichtigen Arbeitsmethode der Bewegung. In ihren Autobiographien schrieben Alkoholiker über ihre Kämpfe. Die Verfasser von Unterhaltungsliteratur nahmen das Ringen des Trinkers in ihre Werke auf, und eine vielfältige Mäßigungsliteratur blühte auf. Ich möchte damit nicht andeuten, daß eine neue Mode des Trinkens auftauchte, die vorher nicht existiert hat und die dann als Sucht bezeichnet wurde. Die Kolonialgesellschaft kannte genauso vielfältige Arten des gewohnheitsmäßigen Trinkens wie das 19. Jahrhundert. Was neu war im 19. Jahrhundert, war die Legitimität, die Erfahrung und das Verhalten der Trinker auf besondere Weise zu interpretieren. In der Kolonialgesellschaft mag es Individuen gegeben haben, die ihrem Verlangen nach Alkohol verfielen, aber es gab kein gesellschaftlich legitimiertes Vokabular, um die Erfahrung in Worte zu kleiden: Es blieb eine sehr persönliche Erfahrung. Im 19. Jahrhundert dagegen war das Erleben des Trinkers so alltäglich, daß es zu einem Stereotyp wurde. Um die Mitte der dreißiger Jahre des 19. Jahrhunderts wurden gewisse Vermutungen über die innere Verfassung des Alkoholikers zum Zentralthema der Mäßigkeitsbewegung. Das Bedürfnis nach Alkohol wurde als «überwältigend» angesehen und häufig als Krankheit klassifiziert.

Im Jahre 1838 publizierte Samuel B. Woodward, Superintendent der bekannten Irrenanstalt in Worcester, Massachusetts, und zu dieser Zeit wahrscheinlich der führende amerikanischer Arzt in der Auseinandersetzung um geistige Gesundheit, eine Serie von Artikeln, in denen er Alkoholsucht als «physische Krankheit» beschreibt:

«Das Verlangen ist gänzlich physisch bedingt . . . und übersteigt alle normalen Beweggründe der Abstinenz. Das Leiden ist immens, und der Wunsch nach sofortiger Linderung ist so völlig unkontrollierbar, daß es fraglich ist, ob die moralische Kraft der Opfer ausreicht, seinem gebieterischen Begehren zu widerstehen.» (1838: 2; vgl. Cass 1833: 144, der eine ähnliche Schilderung gibt).

Viele Beobachtungen, die von Fürsprechern der Mäßigkeitsbewegung gemacht wurden, unterscheiden sich nicht signifikant von denjenigen, die zeitgenössische Forscher des Alkoholismus wahrnahmen. Beispielsweise beschrieb ein Verfasser der Mäßigkeitsbewegung einen Fall, bei dem der Kontrollverlust nach einem Getränk einsetzte:

«Alle haben derartige Fälle gesehen, in denen nach einer längeren oder kürzeren Periode totaler Abstinenz ein Anfall tödlicher Schwäche folgt ... In ihren nüchternen Phasen urteilen sie ehrlich über ihre eigene Situation und ihre Gefahr: Sie wissen, daß es für sie kein maßvolles Trinken gibt. Sie beschließen, sich gemeinsam zu enthalten und so der Versuchung aus dem Wege zu gehen, der zu widerstehen sie zu schwach sind. Nach und nach gewinnen sie an Selbstvertrauen, werden sich ihrer eigenen Widerstandskraft sicher und probieren einen Schluck Wein. Von diesem Augenblick an wird das gerade erreichte Gleichgewicht der Selbstkontrolle gestört, der Dämon kehrt zurück an die Macht, die Vernunft wird vertrieben, und der Mensch wird ruiniert» (Scott 1833: 4 f.).

In seinem Werk *The Disease Concept of Alcoholism* behauptet Jellinek, Befürworter der Mäßigkeit meinten, daß «die Einstufung der Trunksucht als Krankheit die Basis der Mäßigkeits-Ideologie schwächte» (1960: 6). In dieser Abhandlung behaupte ich das genaue Gegenteil. Obgleich nicht jeder Autor der Mäßigkeitsbewegung Trunksucht als Krankheit bezeichnete, taten es doch viele. Und viel wichtiger, der Kern des Krankheitskonzepts – die Vorstellung, daß Gewohnheitstrinker Alkoholsüchtige sind, Menschen, die die Kontrolle über ihr Trinkverhalten verloren haben und die sich völlig des Alkohols enthalten müssen – war seit Rush der zentrale Gedanke der Mäßigkeits-Ideologie im 19. Jahrhundert.

Wandel des Paradigmas

Ungefähr seit 1890 begann sich die Ideologie der Mäßigkeitsbewegung von der deutlich reformistischen Orientierung auf die Auseinandersetzung mit der Prohibition zu verlagern. Ein Aspekt dieses Wandels war, daß die Sucht eine weniger zentrale Rolle in der Ideologie der Bewegung einnahm. Natürlich verschwand der Begriff der Sucht nicht aus dem amerikanischen Leben. Während des 19. Jahrhunderts wurde zunehmend Opium als inhärent suchterzeugend angesehen. Jedoch hatten im frühen 20. Jahrhundert die ursprünglichen moralischen Kämpfer gegen die Alkoholsucht, d. h. die Mäßigkeitsbewegung, im wesentlichen ihr Interesse an der Weiterentwicklung der Idee verloren. In Gusfields Worten «besaß» niemand ein Suchtmodell von Alkoholismus (1975). Obgleich zu dieser Zeit eine allgemeine Bereitschaft in psychiatrischen und sozialen Arbeitskreisen vorhanden zu sein schien, einen Krankheitsbegriff des Alkoholismus zu akzeptieren, wurden seine Spezifika und Charakteristika noch nicht klar ausgearbeitet. Weiterhin mußte, um einen für die Massen des 20. Jahrhunderts akzeptablen Krankheitsbegriff zu finden, der Gedanke, Alkohol sei eine inhärent Sucht erzeugende Substanz, aufgegeben werden.

Die «Wiederentdeckung» des Alkoholismus als eine Sucht und eine Krankheit in den dreißiger und vierziger Jahren des 20. Jahrhunderts durch die Anonymen Alkoholiker und das Yale-Zentrum für Alkoholstudien stellte in der Tat einen bedeutenden Wandel dar im Verständnis dessen, was Abhängigkeit sei. Jetzt konnte Alkohol als eine gesellschaftlich akzeptable, «domestizierte» Droge verstanden werden, die nur bei einigen Personen aus unbekannten Gründen Sucht hervorrief. So wurde Alkoholismus die einzige allgemein und wissenschaftlich anerkannte personenspezifische Drogensucht. Zum erstenmal liegt der Ursprung der Sucht im Körper des Individuums und nicht in der Droge selbst. Das Resultat war ein «reineres» medizinisches Modell – was bedeutet, daß man nun weniger dazu tendiert, Sucht als eine selbst zugefügte Krankheit zu sehen. Dieses «neue Krankheitskonzept» von Alkoholismus war zwar neuartig, basierte jedoch auf einer hundertfünfzig Jahre alten volkstümlichen Vorstellung von gewohnheitsmäßigem Trinken. Die Auffassungen nach der Prohibition, also die gegenwärtigen Ansichten weisen mehr Parallelen mit dem Gedankengut der Mäßigkeitsbewegung des 19. Jahrhunderts auf als mit den Denkweisen, die zeitlich vor der Mäßigkeitsbewegung existierten oder gegen die Bewegung angeführt wurden. Außer dem Glauben an die Notwendigkeit der Abstinenz bestand die wesentliche Gemeinsamkeit zwischen der heutigen Sichtweise der Abstinenzbewegung und der des 19. Jahrhunderts in der Bedeutung, die der Interpretation sowie dem seelischen Erleben des Alkoholikers beigemessen wird. Schließlich weiß man nur eines sicher: Ein starker Trinker hat die Grenze zur Alkoholsucht überschritten, wenn er sein unwiderstehliches Verlangen nach der Substanz eingesteht, d. h., wenn, in Jellineks Worten, ein Kontrollverlust vorliegt. Von dieser Definition des Problems als ein Verhalten jenseits der Willenskontrolle stammt das Potential für eine mitfühlende Haltung gegenüber dem Alkoholiker und die Tendenz, gewohnheitsmäßiges Trinken als Krankheit zu sehen.

Ich behaupte nicht, daß ein Suchtmodell unveränderlich in Krankheitsbegriffen abgefaßt oder immer mit einer mitfühlenden Haltung gegenüber dem Süchtigen verbunden ist. Ich meine, daß die erste moderne Konzeption von Sucht (Rush) die Krankheitssprache benutzte, daß viele Anhänger der Abstinenz Krankheitsbegriffe verwenden und daß im allgemeinen Befürworter der Abstinenz Mitgefühl für die Probleme von Trinkern zeigten.

Der soziale Kontext der Sucht

Eine ausführliche Diskussion über die Frage, auf welche Weise und zu welchem Zeitpunkt der Begriff der Sucht entstand, muß spekulativ bleiben und ist an dieser Stelle nicht möglich. Jedoch würde ich gerne einen Überblick über den wissenssoziologischen Ansatz geben.

In den letzten zweihundert Jahren wurden Definitionen über gewohnheitsmäßiges Trinken im Zuge der zunehmenden gedanklichen Auseinandersetzung mit Devianz im allgemeinen und Geisteskrankheiten im besonderen formuliert. Benjamin Rush zum Beispiel ist heute am bekanntesten durch sein Werk über Geisteskrankheit und seine Rekonstruktion der Verrücktheit als Krankheit.

In letzter Zeit haben eine Reihe von Autoren, besonders Foucault, Szasz und Rothman, zu verstehen gegeben, daß das medizinische Modell der Geisteskrankheit, das Ende des 18. Jahrhunderts in Europa und Amerika erstmalig formuliert wurde, tatsächlich ein medizinisches Modell von Devianz im allgemeinen war und den amerikanischen Anschauungen des Mittelstandes entsprach. Der französische Arzt Phillippe Pinel, der britische Kaufmann William Tuke sowie auch Benjamin Rush haben fast gleichzeitig behauptet, daß in der Irrenanstalt der Geisteskranke von seinen Fesseln befreit und ihm gelehrt werden könnte, sich selbst zu bezwingen.

Die Therapie wurde «moralische Behandlung» genannt und ersetzte Fesseln, das traditionelle Mittel der sozialen Kontrolle, durch Angst und Schuld. Von Geisteskranken wurde nun Selbstbeherrschung erwartet (Foucault 1973; Szasz 1970; Rothman 1971; Dain 1964).

Foucault behauptet, daß die neue Denkweise über Geisteskrankheit durch ökonomische und politische Emanzipation des Bürgertums ermöglicht wurde. Begründet in der optimistischen Weltanschauung der Aufklärung, hielt die Mittelschicht soziale Probleme für lösbar oder heilbar. Jedoch erforderten die Bedingungen für eine «freie Gesellschaft», d. h. die individuelle Freiheit, seine persönlichen Interessen auf dem Markt zu verfolgen, die Verlagerung der sozialen Kontrolle auf die individuelle Ebene. Die soziale Ordnung hing von der Selbstkontrolle ab. «Der Geisteskranke als ursprünglich mit Vernunft ausgestattetes menschliches Wesen war nicht länger an seiner Geisteskrankheit schuld, aber der Geisteskranke als Geisteskranker mußte sich in der Krankheit selbst – an der er ihn keine Schuld trifft – nun für alles moralisch verantwortlich fühlen, womit er Moral und Gesellschaft stören konnte.» (Foucault 1975: 245) Geisteskrankheit wurde zu einer heilbaren Krankheit, deren Hauptsymptom der Verlust der Selbstkontrolle war. Die Irrenanstalt war zum Ort geworden, an dem denjenigen die Kraft zur Selbstdisziplin wiedergegeben werden sollte, die sie, auf welche Weise auch immer, eingebüßt hatten. Wie die Befürworter von Irrenanstalten waren auch Vertreter der Mäßigkeitsbewegung daran interessiert, Menschen bei der Entwicklung und Bewahrung von Selbstkontrolle über Verhalten und Handlungen zu unterstützen. Die Anhänger der Mäßigkeitsbewegung glaubten jedoch, sie hätten im Alkohol die Quelle der meisten sozialen Probleme lokalisiert. Die Mäßigkeitsbewegung, daran sollte man sich erinnern, war die dauerhafteste Massenbewegung im Amerika des 19. Jahrhunderts. Sie wurde hauptsächlich von der Mittelklasse getragen. Die Mäßigkeitsorganisation zog so viele Menschen an, weil es eine «Realität des Lebens» geworden war, daß jemand die Kontrolle über sein Verhalten verlieren konnte. Auch der Gebrauch des Wortes «Mäßigkeit» für eine Abstinenzbewegung ist einleuchtend, wenn wir uns vergegenwärtigen, daß das Hauptinteresse der Anhänger der Mäßigkeit sowie der Mittelklasse und des Kleinbürgertums generell der Selbstbeschränkung galt. Alkohol war ein Übel, ein Dämon, weil seine Kurz- und Langzeitwirkung darin bestand, daß er Trinker hinderte, ein bescheidenes, beherrschtes und gemäßigtes Leben zu führen. In den Worten der Anonymen Alkoholiker: Durch ihn konnten sie ihr Leben nicht «bewältigen».

Der neue Suchtbegriff im 19. Jahrhundert war Teil einer umfassenderen Neuinterpretation der Macht und der Rolle des Begehrens. Die Idee der Sucht war nicht nur für Trinker plausibel, die sich selbst nunmehr als Individuen mit überwältigendem Verlangen verstanden, das sie nicht unter Kontrolle halten konnten – sondern ebenso für viele Männer und Frauen der Mittelschicht, die ständig darum kämpften, ihre Begehren in Schach zu halten, Begehren, die manchmal unwiderstehlich zu sein schienen. Nachdem die strukturellen Voraussetzungen für ein Alltagsleben voller Selbstvertrauen und Eigeninitiative bei Unternehmern und ihren Familien und ebenso für die individualistische Weltanschauung des Kleinbürgertums gegeben sind, scheint der Gedanke völlig verständlich, daß Alkohol als eine Substanz, von der geglaubt wurde, daß sie im Falle des Konsums Schranken einriß (*Rausch*), ebensogut Menschen auf Dauer der Fähigkeit berauben könnte, ihr Verhalten zu kontrollieren (*Sucht*) (vgl. Levine 1980).

Riesman und andere charakterisierten die begüterte Mittelschicht als «innengeleitet», womit sie sowohl die besondere Art und Weise, Konformität zu sichern, meinten als auch die Auseinandersetzung mit der Integrität und dem Seelenleben des Individuums.

So machte die für den Mittelstand charakteristische Literaturform, der Roman, die Untersuchung des Alltagslebens und der seelischen Erfahrungen zu ihrem Gegenstand. Aus diesem Grunde wurde der Roman zu einer wichtigen Form, in der der seelische Kampf des Trinkers geschildert wurde. Der Aufstieg der Mittelklasse war die

Vorbedingung für eine Literatur, die auf dem alltäglichen Leben und alltäglichen Erfahrungen basierte, und für die neue Einstellung gegenüber dem Trinker (Riesman et al. 1953; Watt 1957; McCormick 1969).

Die Erfindung eines Konzepts von Sucht oder die Entdeckung des Phänomens der Sucht Ende des 18. und Anfang des 19. Jahrhunderts kann nicht als eine eigenständige medizinische oder wissenschaftliche Entwicklung gesehen werden, sondern als Teil eines Wandels im sozialen Denken, der in fundamentalen Änderungen des Soziallebens und der Gesellschaftsstruktur begründet ist. Für diejenigen, die an Kritik und Verbesserung des Suchtmodells von Drogengebrauch interessiert sind, ist es wichtig zu begreifen, daß das medizinische Modell tiefere Wurzeln hat, als gemeinhin angenommen wurde.

Die Formulierungen von Anonymen Alkoholikern, von Jellinek und Keller und andere medizinische Beurteilungen sind nur die jüngsten Äußerungen wesentlich älterer Ideen. Schließlich bestanden im 20. Jahrhundert die strukturellen und ideologischen Gegebenheiten fort, die den Begriff der Sucht im 19. Jahrhundert als «sinnvolle» Erklärung für Verhalten einsetzten: Noch heute sehen sich viele Menschen dem Problem gegenübergestellt, ihr «zwanghaftes» Verhalten zu kontrollieren. Die steigende Zahl von anonymen Gruppen, basierend auf dem Werk der Anonymen Alkoholiker und anderen Methoden der Selbsthilfe-Behandlung, ist ein Zeugnis für die anhaltende Effektivität dieser Arbeitsweise, Menschen darin zu untertsützen, sich selbst zu kontrollieren. In allen Fällen liegt der Schwerpunkt auf der Interaktion zwischen dem Individuum und dem abweichenden Verhalten (Trinken, Essen, Rauchen, Spielen) und auf der Hilfestellung für das Individuum, das das Dasein des Abweichlers aufgeben soll.

Andererseits gibt es einen neuen Ansatzpunkt, den ich als Erscheinen eines «Nach-Sucht»-Modells von Drogenproblemen bezeichnen würde. Er begründet sich in der aufkommenden Kritik am medizinischen Modell von Devianz im allgemeinen. Eine Neuformulierung der Drogenprobleme konzentriert sich nicht in erster Linie auf das Verhältnis zwischen Individuum und Droge, sondern auf die Beziehung zwischen Individuum und sozialem Milieu. Devianz wird infolgedessen nicht einfach als ein Problem individueller Kontrolle und Verantwortlichkeit definiert, sondern als ein sozialer und struktureller Prozeß aufgefaßt. Tatsächlich kann in Frage gestellt werden, wer oder was genau abweichend ist. Die verschiedenen Gegebenheiten, mit denen die Menschen des 20. Jahrhunderts konfrontiert werden, besonders die Präsenz riesiger Organisationen wie Staat und Unternehmen und des Grades menschlicher Interdependenz, ermöglichen es zunehmend, den «sozialen» Charakter dessen zu sehen, was früher als «individuelles» Problem galt. So liegt der Ursprung einer neuen populären und wissenschaftlichen Wahrnehmung wie bei der alten in Änderungen der Organisation des Alltagslebens.

Ich habe meine Diskussion über die Entwicklung der Idee der Sucht auf die Vereinigten Staaten beschränkt. Es sollte jedoch angemerkt werden, daß ein großer Teil des hier beschriebenen Prozesses ebenso für Europa zutrifft. Das heißt, daß es auch dort vor Ende des 18. Jahrhunderts kein populäres oder medizinisches Konzept der Sucht gab. Im 18. Jahrhundert erlebte England eine «Gin-Epidemie», und der Grad öffentlicher Betrunkenheit unter der mittellosen Stadtbevölkerung rief Bestrebungen hervor, den Ginkonsum zu reduzieren. Trotzdem entwickelte England kein Suchtmodell und hatte bis zum 19. Jahrhundert keine Mäßigkeitsbewegung (vgl. den Aufsatz von Coffey, *9,* und Jellinek 1941). Die Mäßigkeitsbewegung wurde zuerst in den Vereinigten Staaten gegründet. Ihre Argumente, Literatur und Organisationsformen wurden in Europa übernommen, besonders in England und Skandinavien (Harrison 1971; Cherrington 1925–1930, Bd. 6).

Schnapskonsum ist ein bedeutendes Unterscheidungskriterium der Länder, in denen es anhaltende Kämpfe der Mäßigkeitsbewegung gab, Länder, in denen Schnaps einen beträchtlichen Anteil des konsumierten Alkohols ausmachte und wo die Trinksitten zu Zecherei und Trinkgelage tendierten. Es scheint, daß erst das Auftreten von betrunkenen Individuen im Alltag «Material» für den Beweis lieferte, daß Alkohol ein großes Übel darstellt.

Der mäßige, aber regelmäßige Konsum in Ländern wie Frankreich oder Italien veränderte die Menschen nicht so sehr, daß sie als typisches Resultat von Alkoholgenuß ein Gegenbeispiel für die Moral der Mittelschicht abgeben könnten. Obwohl die Franzosen oder Italiener einen viel höheren Pro-Kopf-Verbrauch haben als die Engländer oder Skandinavier, hatten letztere eine Mäßigkeitsbewegung und führen öffentliche Debatten über ihre «Alkoholprobleme». Neben den Vereinigten Staaten gab es in Skandinavien sowie in Großbritannien und seinen Kolonien (Kanada, Australien, Neuseeland) starke Mäßigkeitsbewegungen. Weder in Rußland noch in Osteuropa, Deutschland, Frankreich, Spanien, Italien und Griechenland gab es nennenswerte Mäßigkeitsbewegungen.

* Das Original dieses redigierten und aus dem Englischen übersetzten Aufsatzes erschien in *Journal of Studies on Alcohol,* Band 39, Nr. 1, S. 143–174, Januar 1978.

Bereits 3000 v. Chr. besaßen ägyptische Könige eigene Weingüter, da Wein – insbesondere Rotwein – sehr beliebt war. Die berühmten Fresken aus dem Grab des Nacht belegen die Ernte, die Kelter und das Abfüllen des Fruchtsaftes in Gärkrüge.

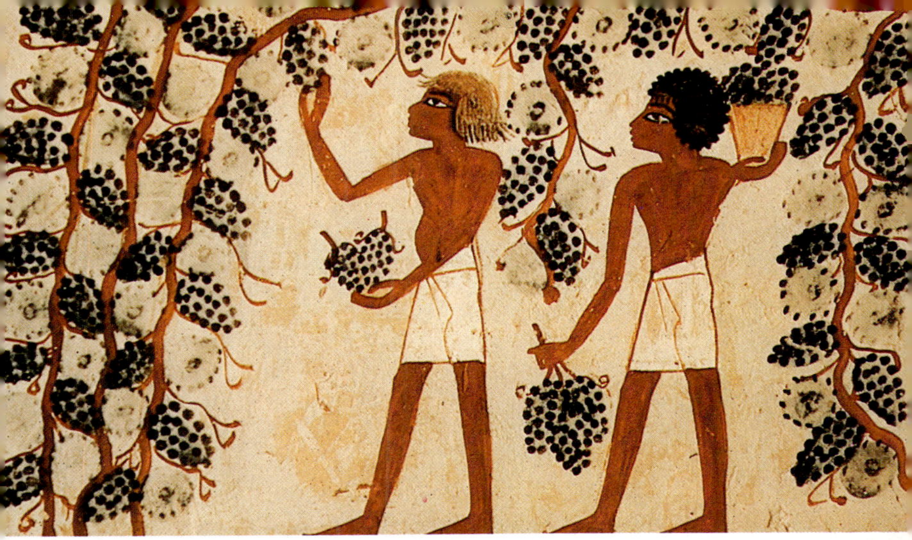

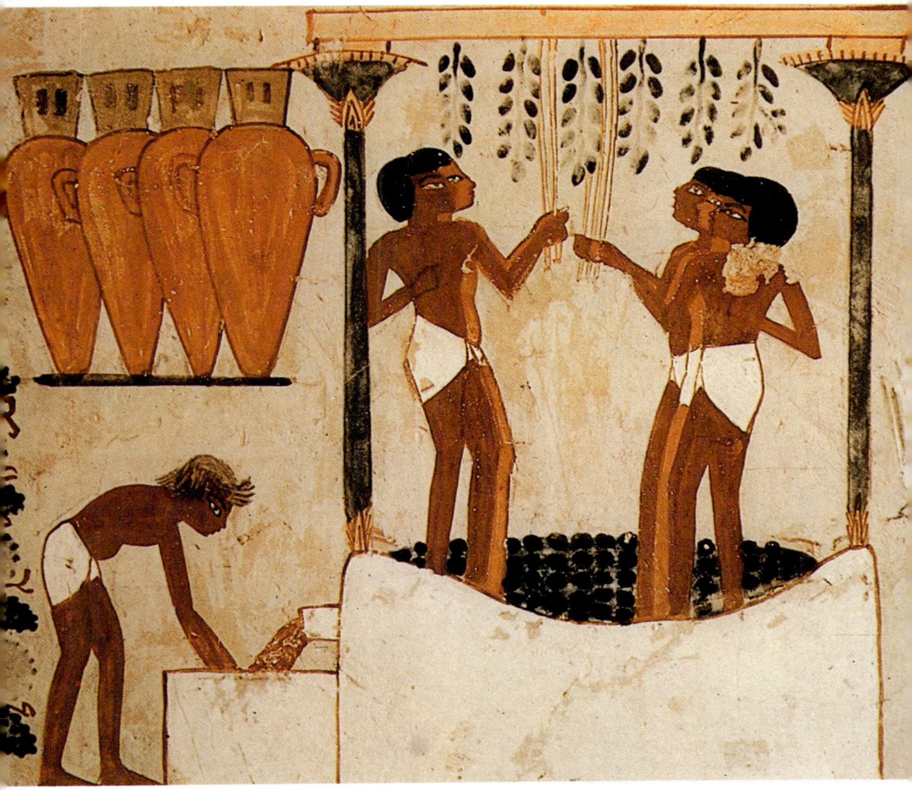

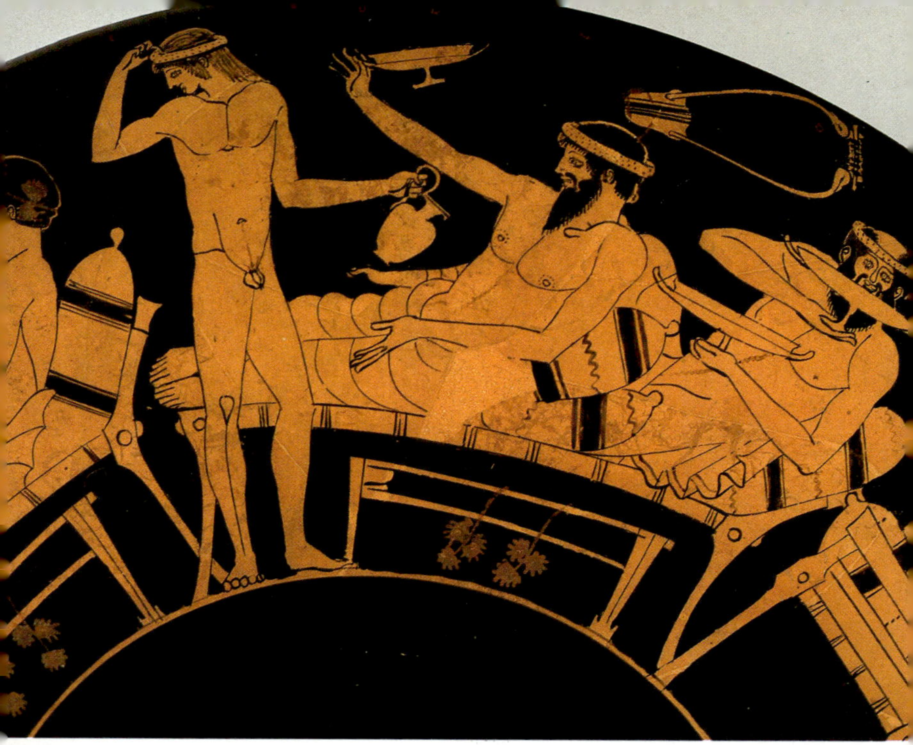

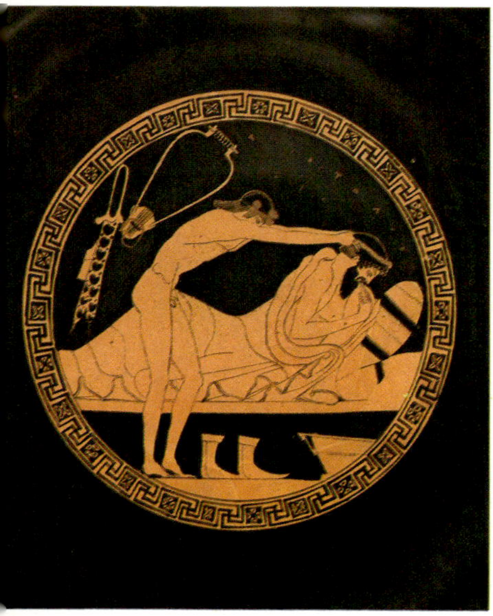

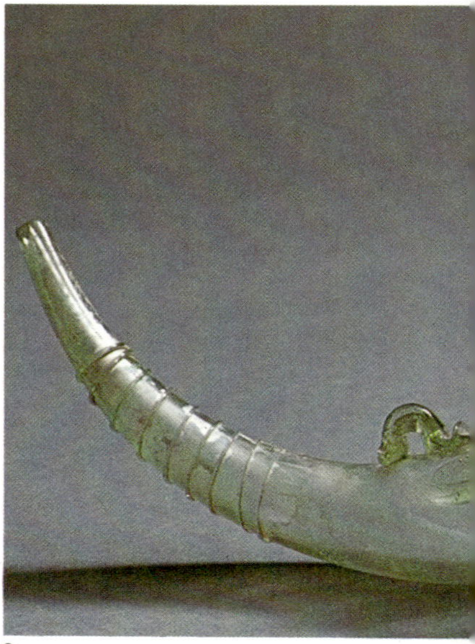

2

Die bedeutende Rolle des Weins bei den alten Griechen und Römern zeigt u. a. die Tatsache, daß die schönsten ihrer Gefäße mit Symposiumsszenen geschmückt sind. Hier lagern vergnügte Zecher, wobei der glatzköpfige schon eine zweite Schale in Reserve hält. Der «Symposiast», der mit dem Kottabos-Spiel beschäftigt ist – bei dem man den Weinrest so wegschleudern muß, daß er das Scheppern eines Bronzeständers auslöst –, leidet im Innenbild der Schale an den Folgen des überreichen Weingenusses.
Von der Entwicklung der Trinkgewohnheiten und -kulturen profitieren heute nicht zuletzt die reichhaltigen Glassammlungen der Museen. Hier drei Gläser, die sämtlich nur «in einem Zug» geleert werden konnten. Abb. 1: Römischer Konchylienbecher, 4. Jh.; Abb. 2: Trinkhorn mit Nuppen, 4. Jh.; Abb. 3: Tummler, Sturzbecher, 6. Jh. Alle Gefäße aus dem Römisch-Germanischen Museum, Köln.

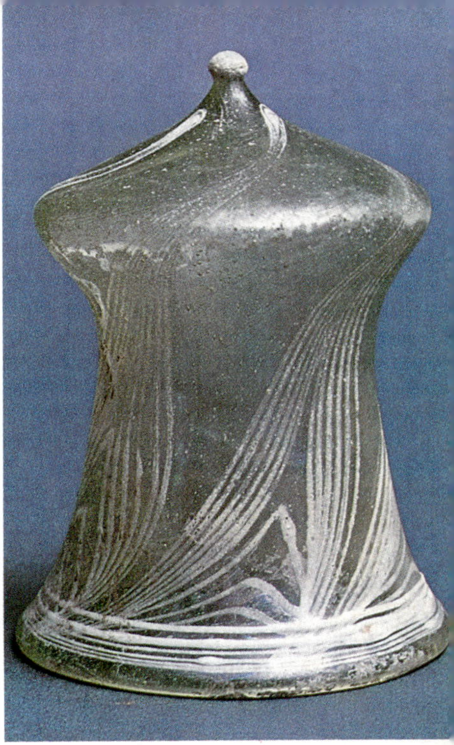

3

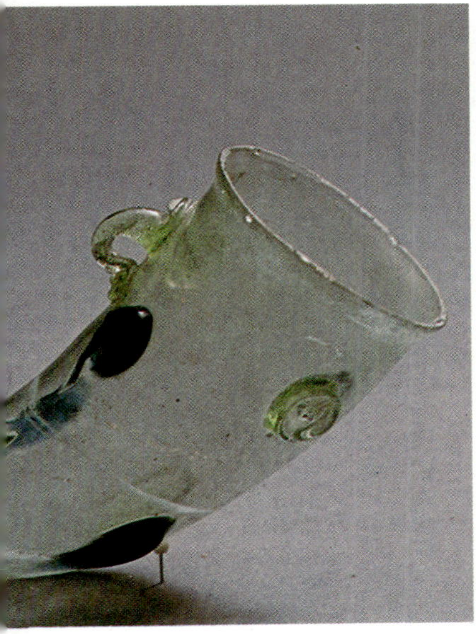

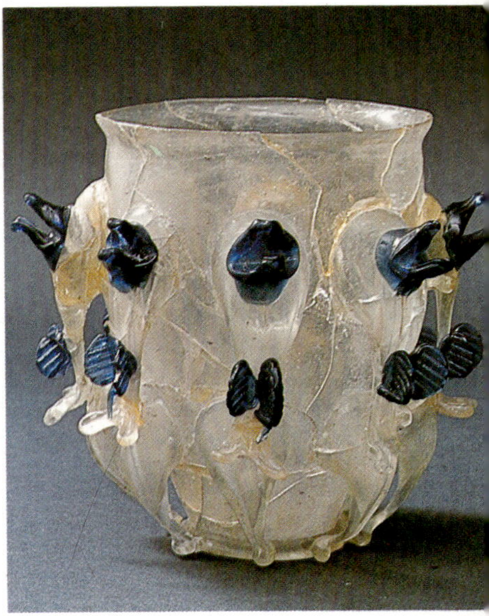

1

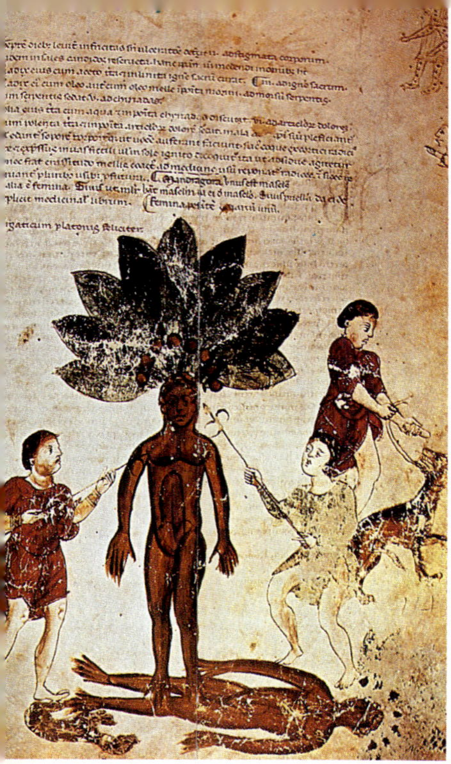

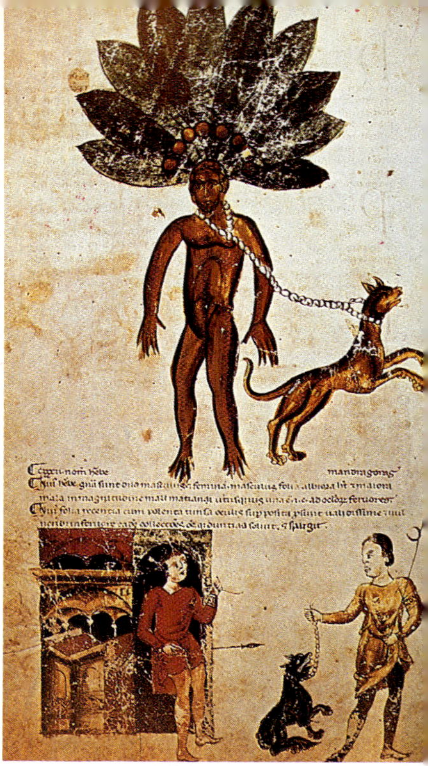

Die der menschlichen Gestalt ähnliche Alraunenwurzel war bereits im alten Ägypten als «Zauberwurzel» bekannt und beflügelte – insbesondere im Mittelalter – die Phantasie ihrer Benutzer. Man war der Annahme, daß sie besonders gut unter dem Galgen gedeihe, möglichst von Hunden aus dem Erdreich gezogen werden müsse und ihrem Besitzer Reichtum und Glück verschaffe. In der Volksmedizin wurde die Alraunenwurzel als Mittel gegen Elefantiasis, «schwärzliche Hautinfektion» und Kopfschmerzen verwendet. Ihre Wirkung bezieht sie vor allem aus den in ihr enthaltenen Alkaloiden Hyoscyamin (löst eine Verstärkung der Herzfrequenz aus), Atropin (ruft in größeren Dosen genommen Atemlähmung hervor und ist ein Mittel gegen Drüsensekretion) und Scopolamin (wirkt in geringen Dosen beruhigend, in größeren Dosen lähmend).

Tollkirsche, Eisenhut und gemeiner Wermuth (S. 229–232 oben) waren bereits bei den «Hexen» beliebte psychoaktive Ingredienzien von Heiltränken und Salben. Wenn z. B. der Eisenhut als Bestandteil der «Flugsalbe» auf die Haut aufgetragen wurde, konnte durch das danach entstehende «Kribbeln» die Vorstellung aufkommen, der Benutzer trage ein Feder- oder Fellkleid.

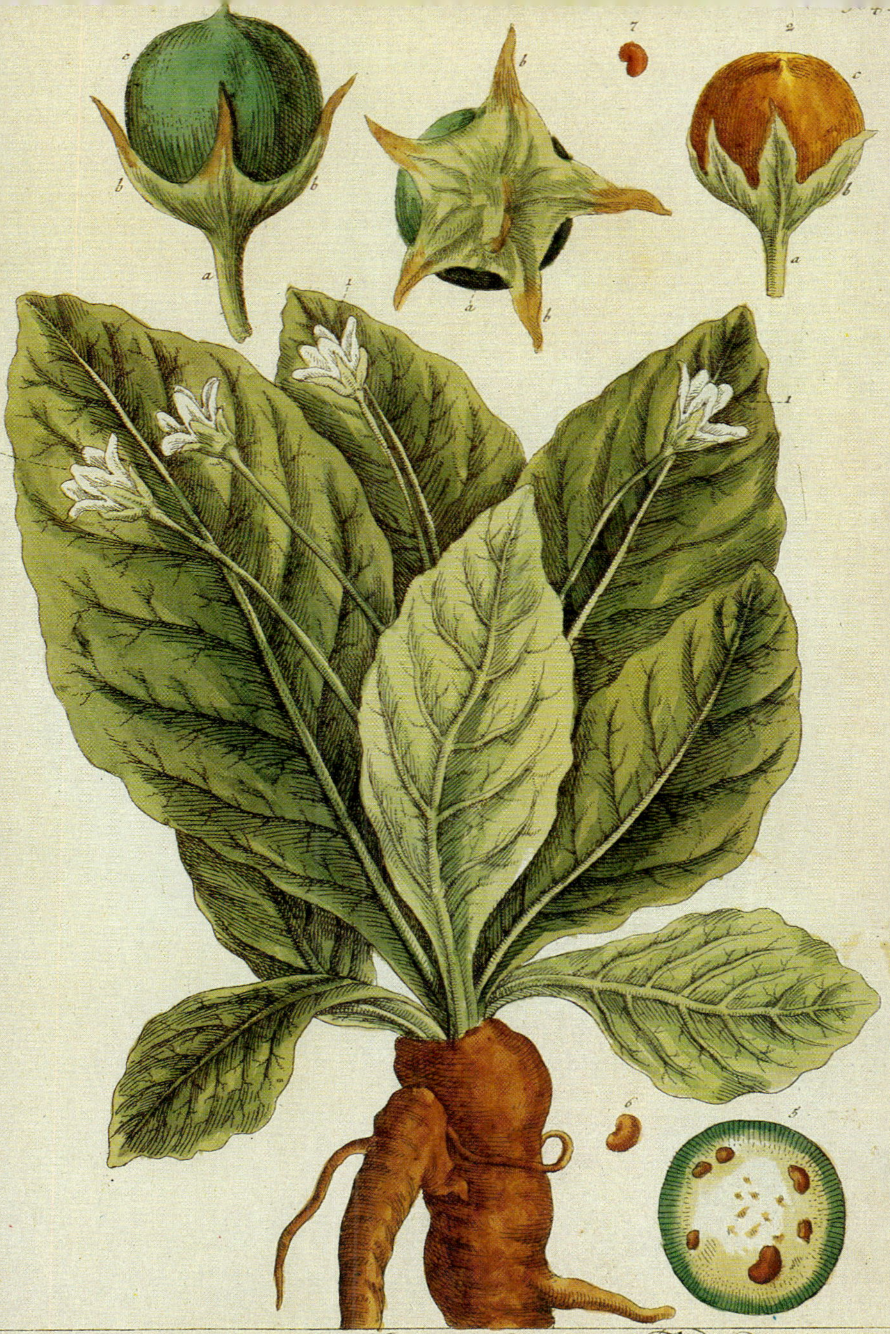

Mandragora.

1. Blüthe
2–5. Frücht
6. 7. Saame

Alraun
Alraun.

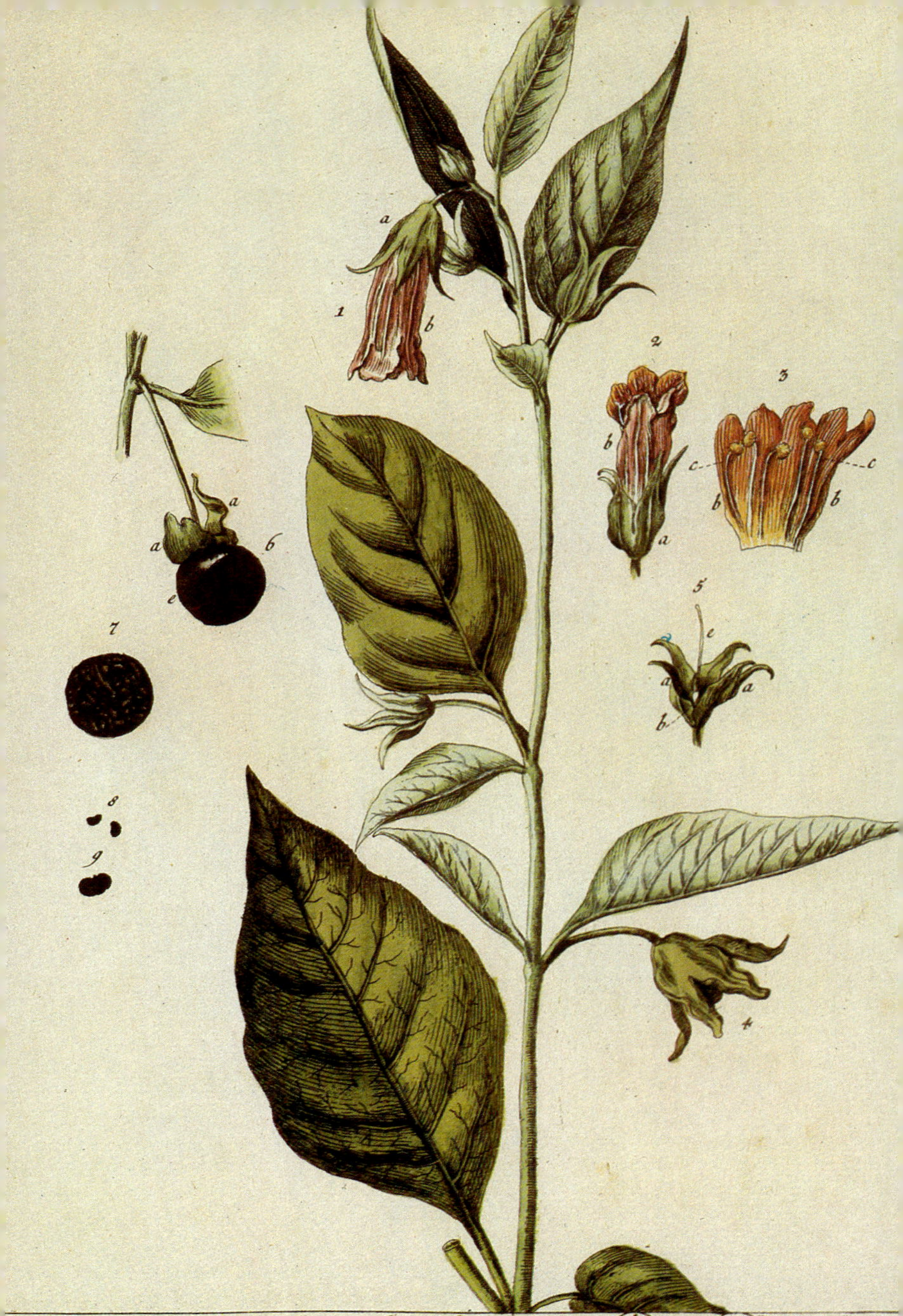

Belladonna.

1–5. Blüthe
6.7. Frucht
8.9. Saame

Toll-Kirschen
Wuth-Beer.

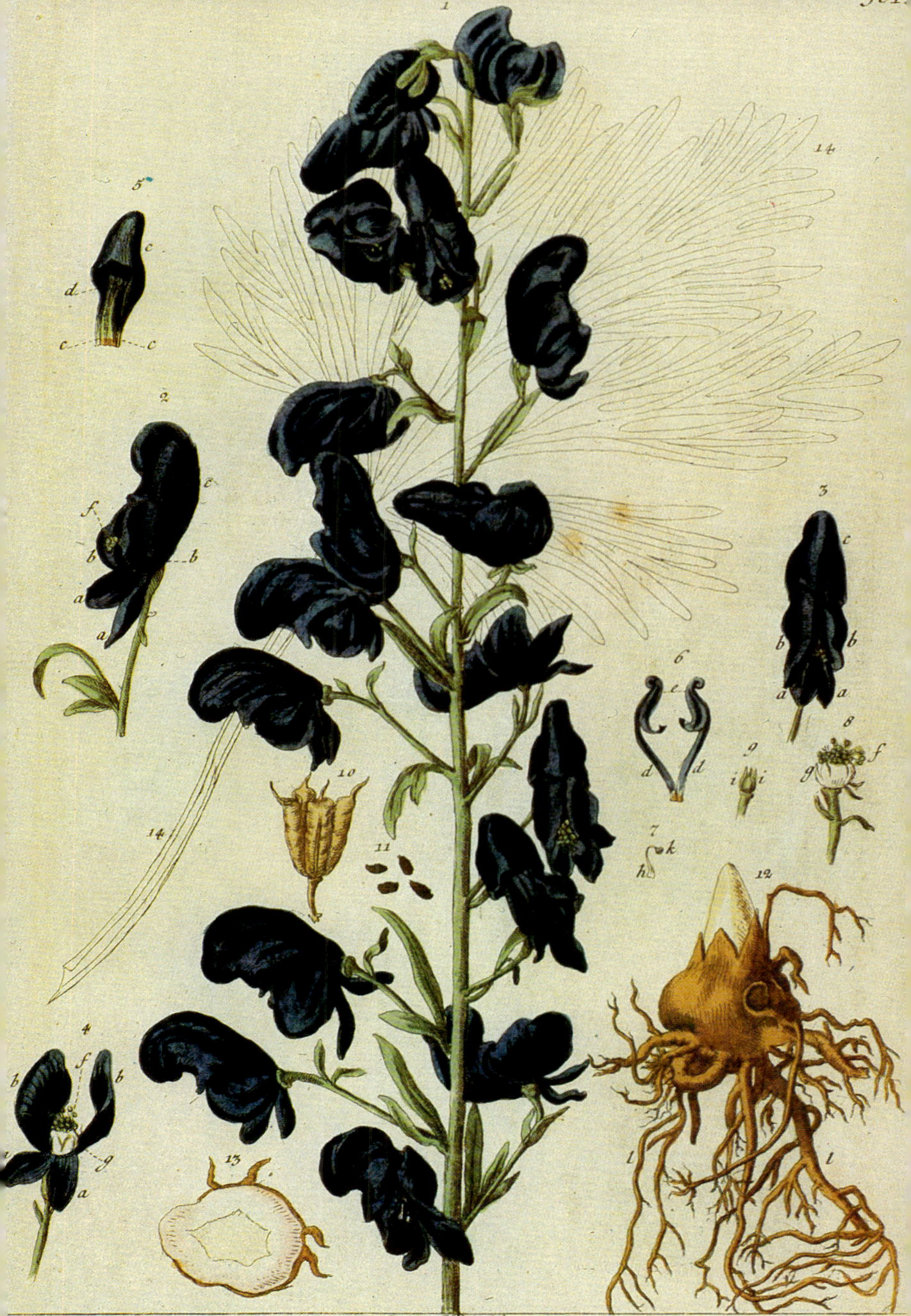

Aconitum magnum f. Napellus.

1–9. Blüthe
10. Frucht
11. Saame
12. 13. Würtzel
14. Blat.

Eisenhüthlein.

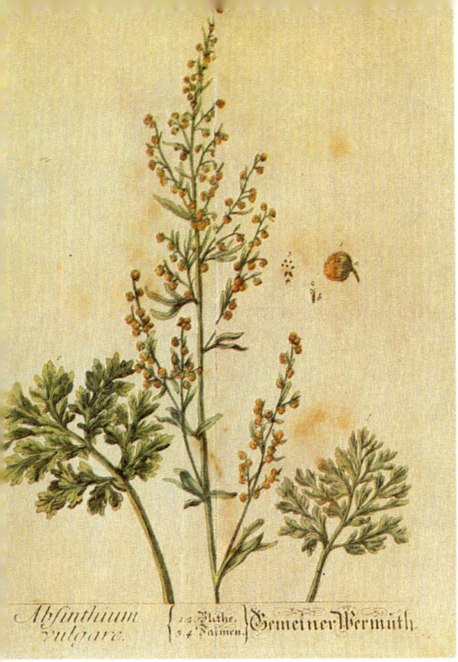

In den mittelalterlichen Illustrationen der «tacuni sanitatis», d. h. der Gesundheitsbücher, wird ein lebendiger Eindruck des Alltagslebens vermittelt. Die Apotheke wird als Verkaufsort für die «Fertigarznei» Theriak geschildert, die bis zum 18. Jahrhundert das Allheilmittel schlechthin darstellte und deren Hauptbestandteil Opium war.

Immer prunkvollere Apothekeneinrichtungen, hier ist es die der ehemaligen Hirsch-Apotheke in Öhringen, zeugen vom Reichtum, den sich die Apotheker mit ihren oft aus fernen Ländern eingehandelten Drogen erwerben konnten.

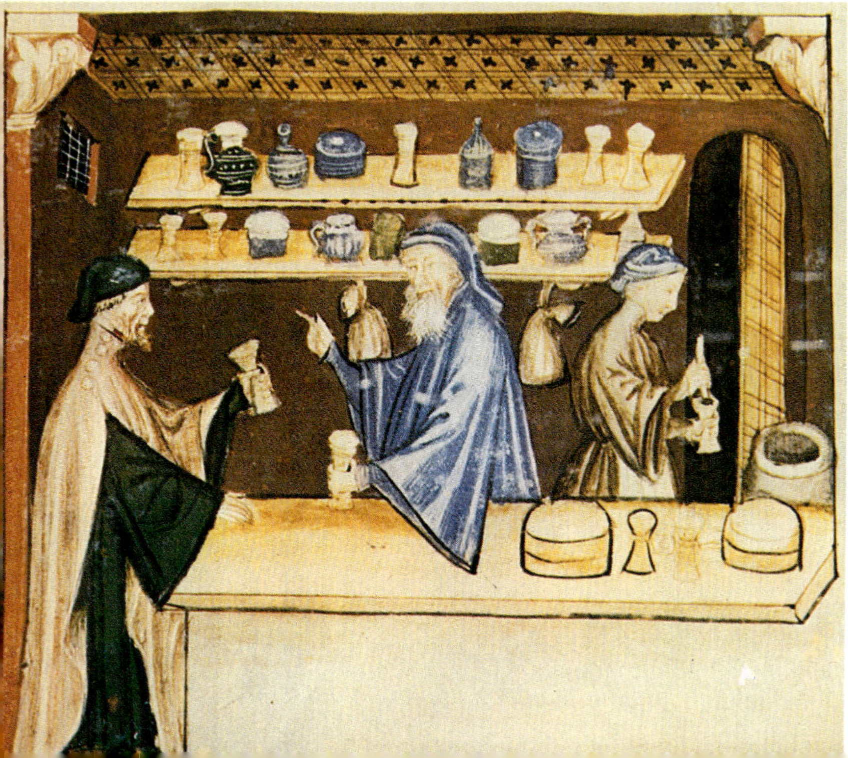

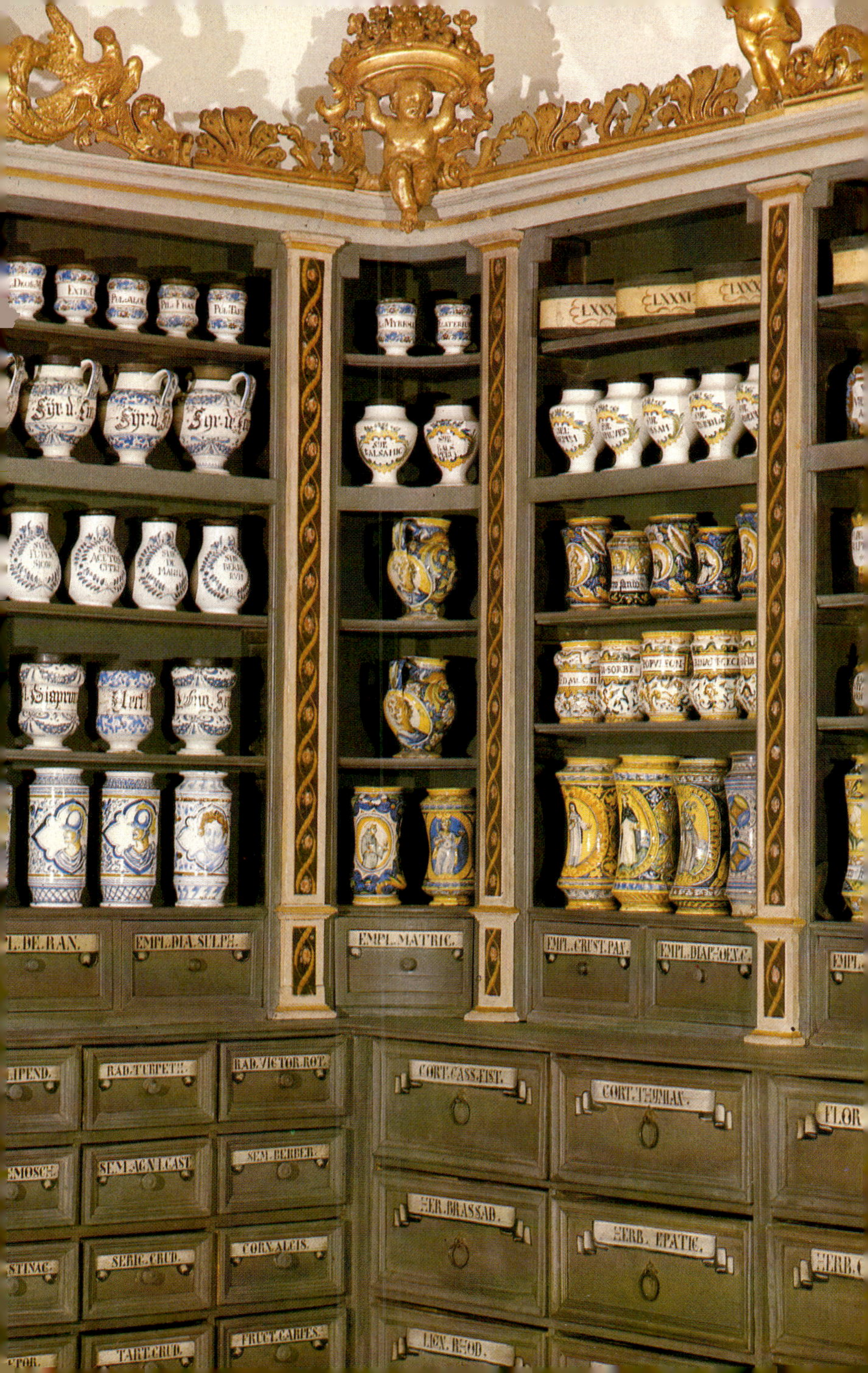
EMPL. DIA. SULPH.
EMPL. MATRIC.
EMPL. CRUST. PAN.
RAD. TURPETH.
RAD. VICTOR. ROT.
CORT. CASS. FIST.
SEM. AGNI. CAST.
SEM. BERBER.
HERB. BRASSAD.
HERB. EPATIC.
TART. CRUD.
LIGN. RHOD.

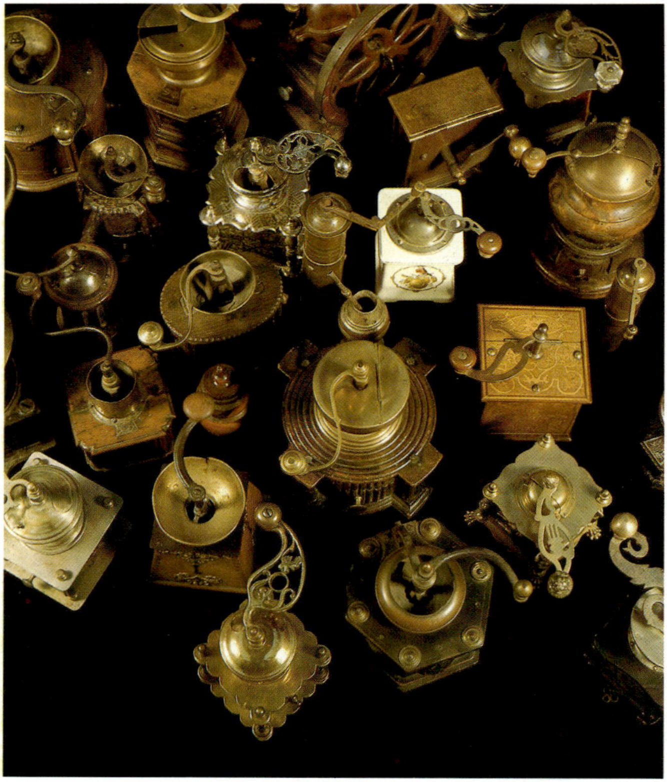

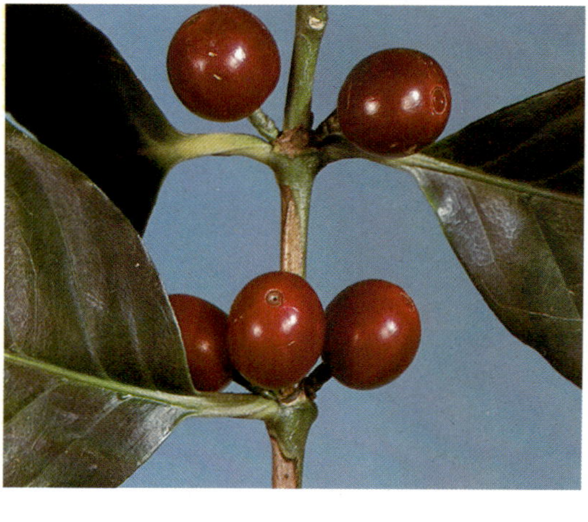

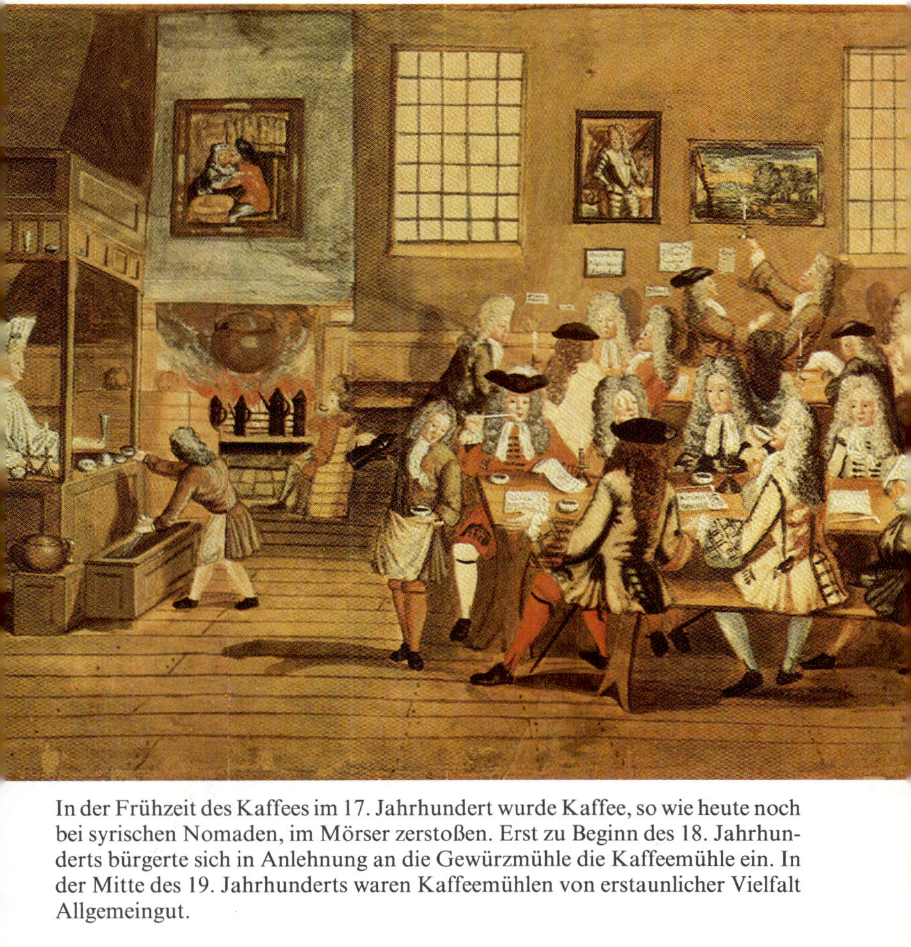

In der Frühzeit des Kaffees im 17. Jahrhundert wurde Kaffee, so wie heute noch bei syrischen Nomaden, im Mörser zerstoßen. Erst zu Beginn des 18. Jahrhunderts bürgerte sich in Anlehnung an die Gewürzmühle die Kaffeemühle ein. In der Mitte des 19. Jahrhunderts waren Kaffeemühlen von erstaunlicher Vielfalt Allgemeingut.

Dieses Londoner Kaffeehaus von 1705 ist genau sechzig Jahre jünger als das erste Kaffeehaus auf europäischem Boden, das – in Nachahmung arabischer Kaffeehäuser – 1645 in Venedig eröffnet wurde. Der Kaffee hat sich schnell beim Adel und bei den wohlhabenden Schichten eingebürgert, die jedoch seine steigende Beliebtheit bei den einfachen Bürgern argwöhnisch beobachteten. Kaffeehäuser, in denen heftig debattiert wurde (in England hießen sie *penny universities*), galten als revolutionäre Zellen – kein Wunder also, daß man von staatlicher Seite mit Vehemenz gegen sie und gegen den Kaffee als «Getränk der Demokratie» zu Felde zog.

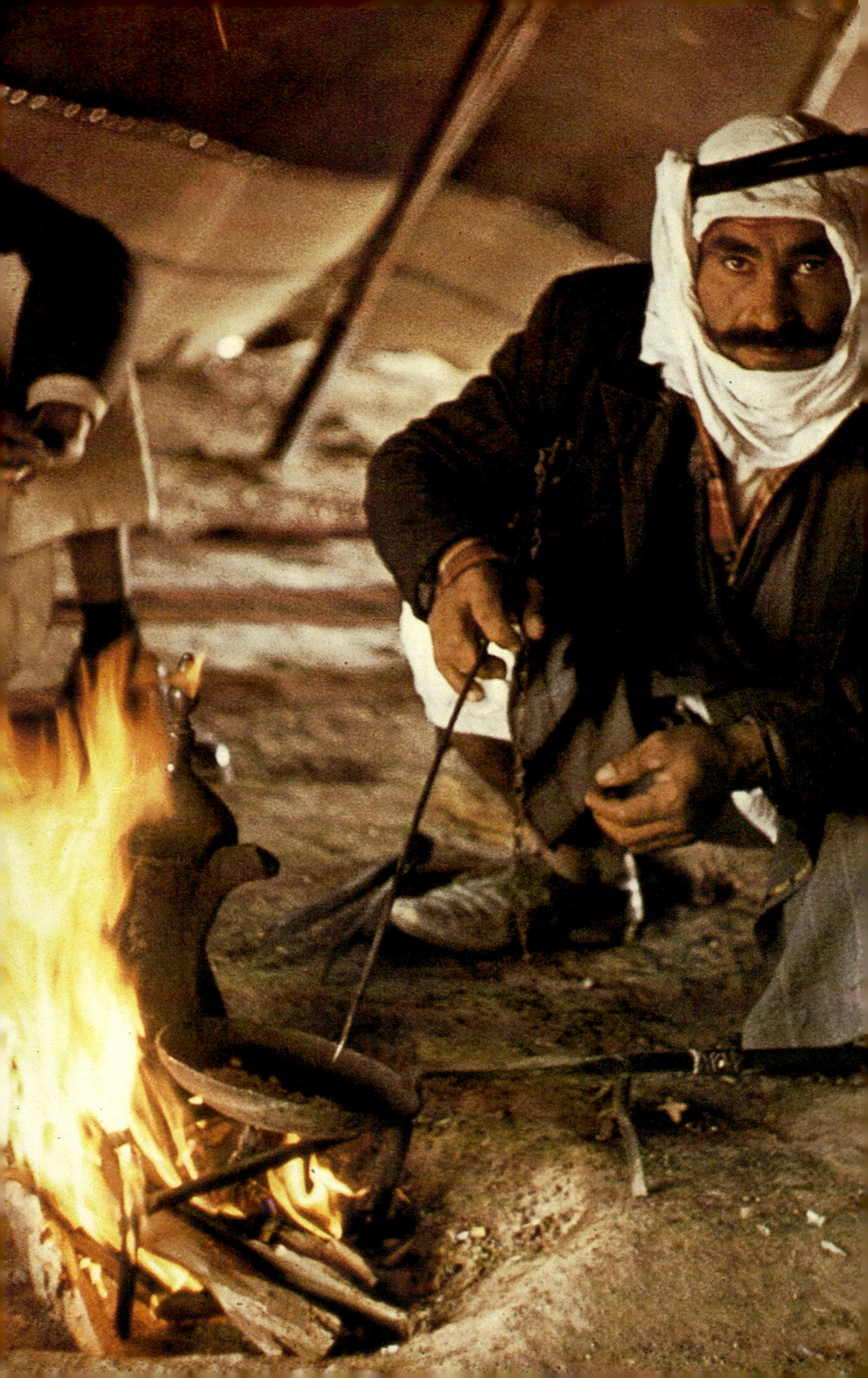

Zur Vorbereitung eines Kaffeeklatsches unter Männern in einem Nomadenzelt in der Negevwüste werden die Kaffeebohnen frisch geröstet. Aus ihrer Urheimat Äthiopien wurde die Kaffeepflanze durch arabische Kaufleute nach Jemen gebracht, wo die heute übliche Zubereitungsart – Rösten, Stampfen (Mahlen) und Kochen der reifen Bohnen – erst im 15. Jahrhundert «entdeckt» wurde. Vorher wurden die Kaffeekirschen ungeröstet zu medizinischen Zwecken verwendet.

Über Holland und England hat der aus China stammende Tee im 17. Jahrhundert seinen Siegeszug durch Europa angetreten. Die Nomaden der Sahara lernten den Tee erst im späten 19. Jahrhundert kennen. In kürzester Zeit entwickelten sie ein ausgefeiltes Trinkritual. Erst wenn ein Gast drei Gläser des jedesmal wieder frisch aufgekochten, mit Gewürzen zubereiteten und in hohem Bogen schäumend eingegossenen klebrigsüßen Tees getrunken hat, darf er sich verabschieden.

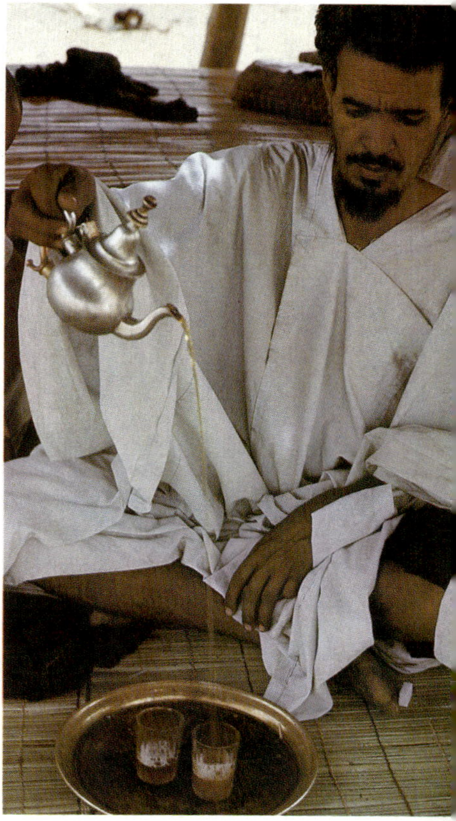

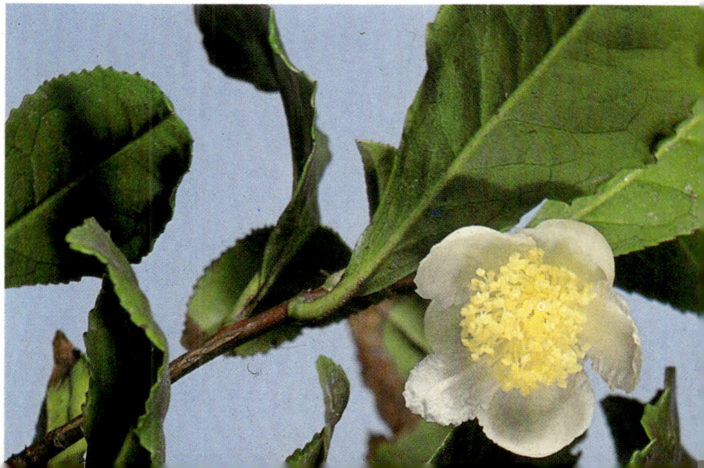

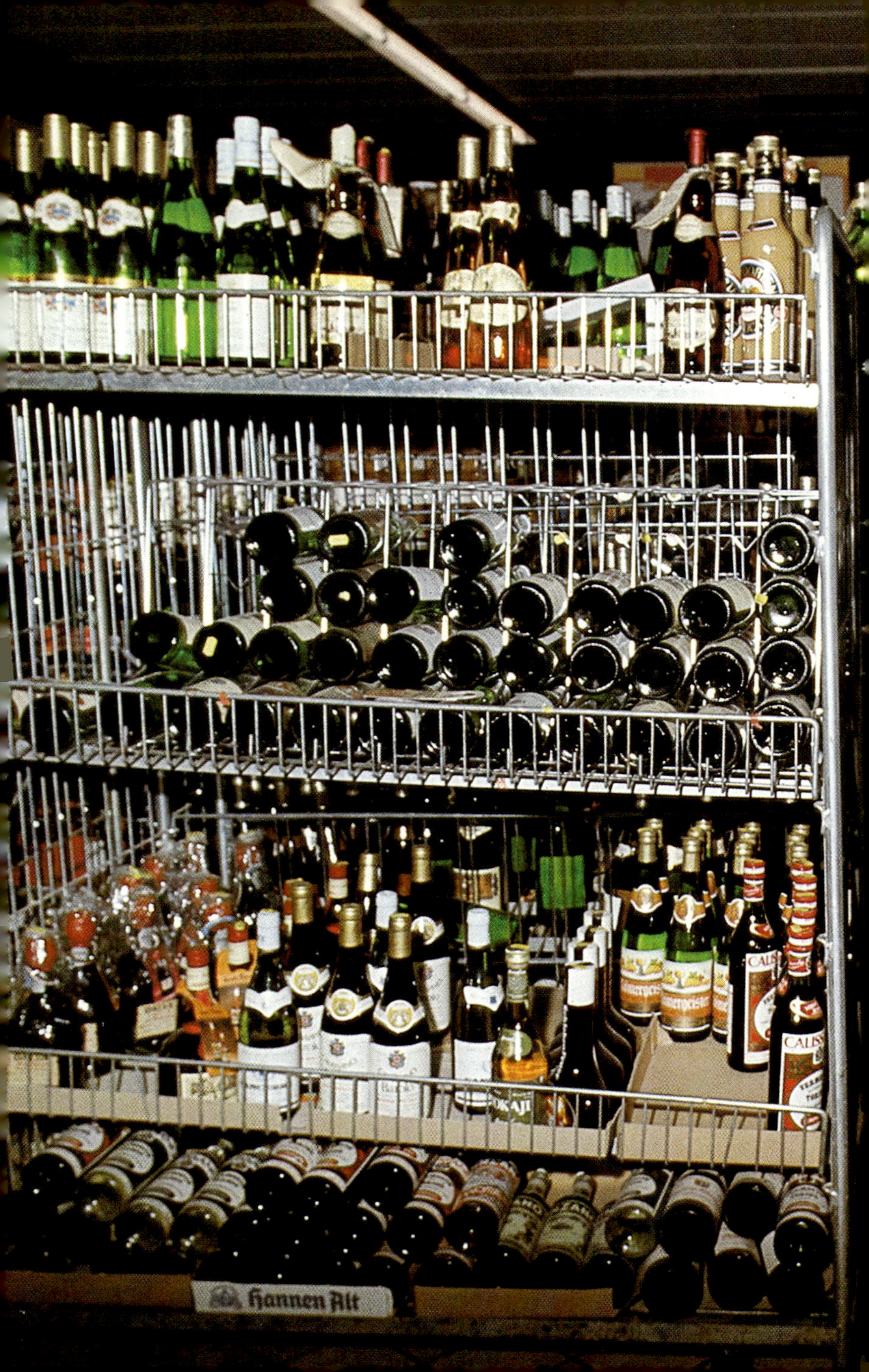
Hannen Alt

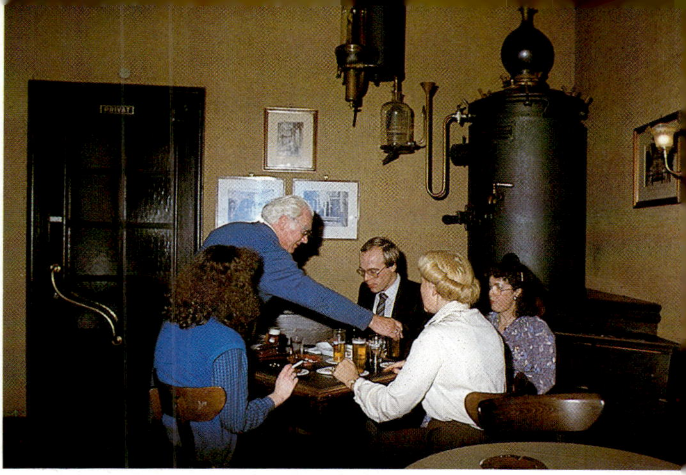

Das üppige, vielfältige Alkoholangebot der Supermärkte – unpersönlich und anonym angeboten – brachte eine Kosmopolitisierung der überkommenen Trinkgewohnheiten.

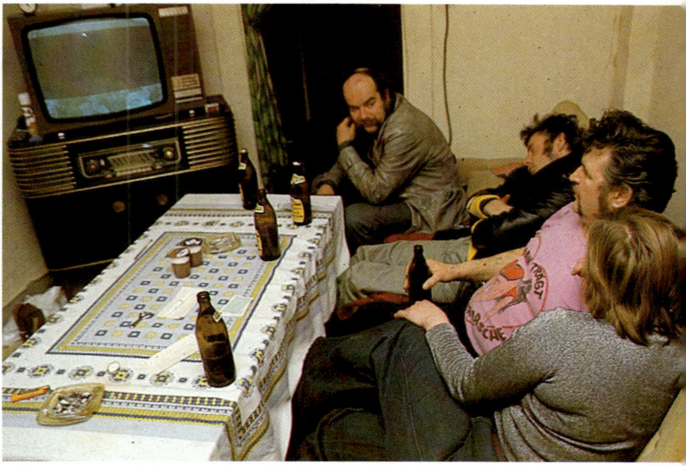

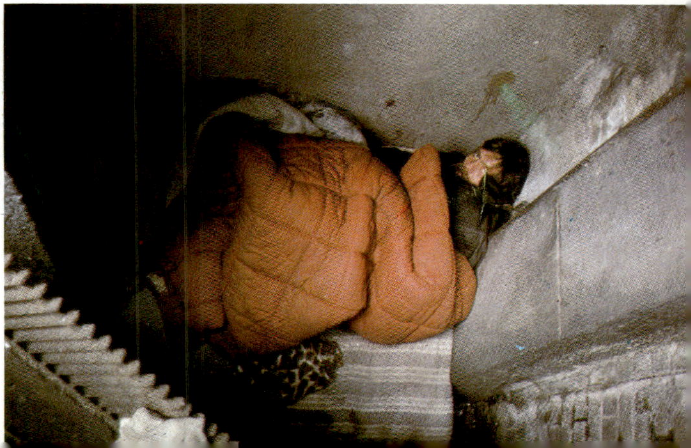

Für manche werden vor allem die Billigangebote eine unwiderstehliche Verführung zum stillen Suff und damit zum gesellschaftlichen Fallstrick – sie werden «Penner» ohne Wohnung, hausen auf der «Platte», einem geschützten Schlafplatz im Freien. Das von Ritualen begleitete Trinken in Gesellschaft, die oft den Konsum forciert, ist kein sicherer Schutz gegen Abhängigkeit.

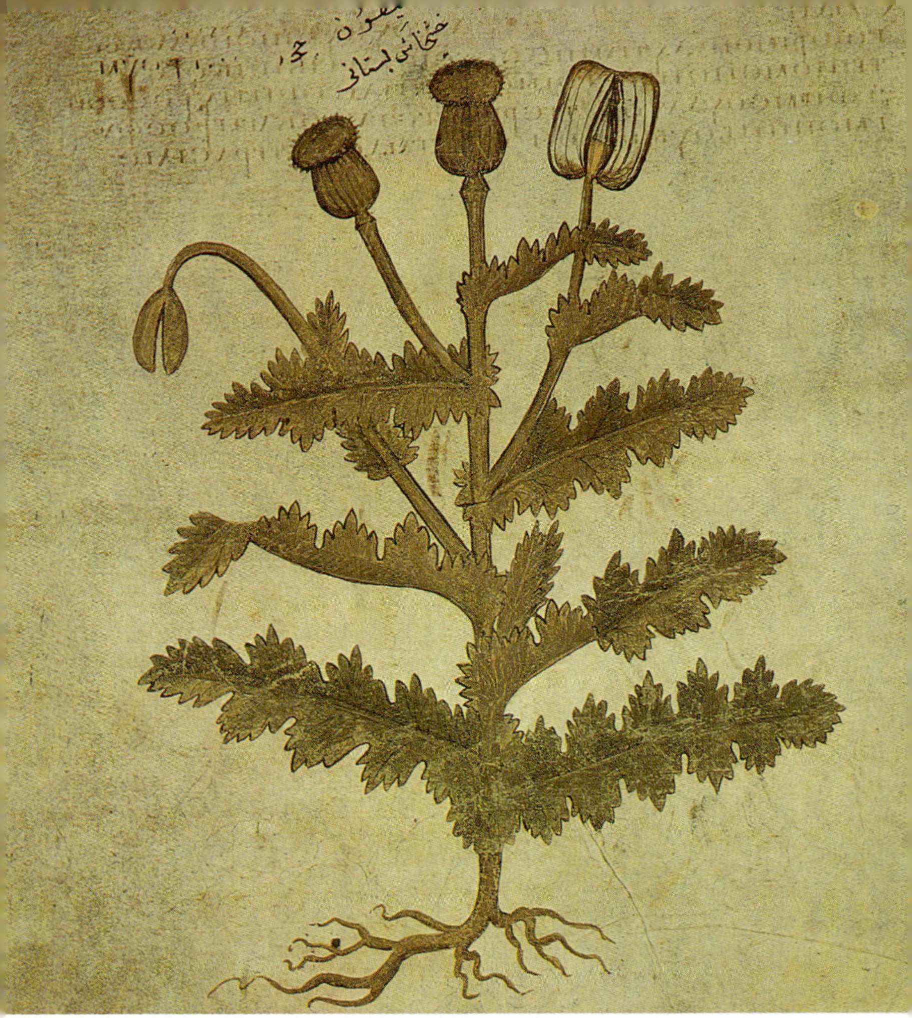

Bild des Schlafmohns (Papaver somniferum) aus Dioscorides: Materia medica, Codex «Julia Anicia» Konstantinopel, vor 512 n. Chr.

Mäßigkeitsbewegung und Prohibition in den USA

Harry Gene Levine

Die Ideologie der Mäßigkeitsbewegung, die in den USA des 19. Jahrhunderts aufkam, zeichnete sich von Beginn an durch ein simplifiziertes Weltbild aus, in dem dem Alkohol die Funktion eines Sündenbockes für alle möglichen Verhaltensweisen zugewiesen wurde, die der Mittelschicht als unmoralisch und sozial schädlich erschienen. Dennoch wurde die Prohibition erst im 20. Jahrhundert durch die massiven Kampagnen der Anti-Saloon-League gesetzlich verankert. Die Motive der Mäßigkeitbewegung entsprangen der sozialen Lage eines verängstigten Mittelstandes, der sich durch die entstehenden Großkonzerne ebenso wie durch die Arbeiterbewegung in seiner Existenz gefährdet fühlte. Die Aufhebung der Prohibition läßt sich als ein Werk der Industrie ansehen, die sich zum einen Gewinne aus der legalen Alkoholproduktion, zum anderen eine Senkung der Einkommensteuer versprach, wenn erst wieder eine Alkoholbesteuerung möglich wäre. Das Leitmotiv, in den Alkohol alle sozialen Unzuträglichkeiten zu projizieren, bleibt in beiden Jahrhunderten das gleiche und läßt sich auch in der modernen Alkoholforschung oft wiederfinden.

Im 17. und 18. Jahrhundert nahmen alkoholische Getränke in Amerika einen hochgeschätzten Rang ein. Besonders Rum wurde selbst von Puritanern als «Gottes gutes Geschöpf» bezeichnet und als Medizin, Stimulans und Entspannungsmittel betrachtet. Männer und Frauen jeden Alters tranken es zu allen Tages- und Nachtzeiten. Um 1830 begann sich jedoch eine Mäßigkeitsbewegung zu entwickeln, die sich für die totale Abstinenz einsetzte und zur größten bürgerlichen Bewegung des 19. Jahrhunderts heranwuchs. Der Unterschied der Einstellungen zu den Trinkgewohnheiten zwischen der Kolonialzeit und dem 19. Jahrhundert ist häufig untersucht worden (Rorabaugh [1979]; Krout [1925]; Dorchester [1884]; Lender [1973]; Levine [1978, 1981]).

Die Ideologie der Mäßigkeitsbewegung

Von Anfang an war die Ideologie der Mäßigung mit erheblichem Wunschdenken verbunden. Sie bot eine fast völlige Erklärung für alle sozialen Probleme. Sie half, den immer deutlicher werdenden Widerspruch zwischen den Erwartungen des amerikanischen Mittelstandes und der Wirklichkeit des Lebens in der sich industrialisierenden kapitalistischen Gesellschaft aufzudecken. Tief verankert in der bürgerlichen Weltanschauung, die das Unternehmertum als Grundlage des allgemeinen Wohlstands und Glücks ansah, bot die Mäßigkeitsideologie eine umfassende Begründung (die teuflische Substanz) und eine totale Lösung (Abstinenz) für sehr reale soziale und ökonomische Probleme an.

Diese Ideologie entstand am Ende des 18. und zu Beginn des 19. Jahrhunderts in den USA. Unter ihren ersten und wichtigsten Befürwortern waren Ärzte. Sie verwendeten medizinische und physiologische Begriffe, um den schädlichen Einfluß des Alkohols aufzuzeigen. Von ihren ersten Äußerungen an hatten die Befürworter der Bewegung eine Massenbewegung vor Augen, sie veröffentlichten Aufrufe und suchten Pfarrer und ähnliche Persönlichkeiten zu ermutigen, sich in dem Kampf gegen den Alkoholgenuß zu ihnen zu gesellen. Die Mäßigkeitsideologie richtete sich an die Masse der Wählerschaft, die sie organisieren wollte.

In den vierzig Jahren nach 1785, als Dr. Benjamin Rush ein Heft zur Bekämpfung des Alkohols herausgebracht hatte, wurden Mäßigkeitsgesellschaften in vielen Teilen Amerikas von Ärzten, Pfarrern, Geschäftsleuten und Landwirten gegründet. In dieser Zeit war die Bewegung eine Angelegenheit der sozialen und politischen Elite. Die Oberschicht war besorgt über das Trinken in der Mittel- und Unterschicht. Es gab noch keine durchorganisierte Bewegung und gewiß keine Massenwählerschaft. Selbst der Begriff Mäßigkeit war vieldeutig. Manche verstanden darunter Mäßigung bei allen alkoholischen Getränken, andere, die auf Rush hörten, Abstinenz von destillierten Alkoholika und Mäßigung bei Bier und Wein.

Zwischen 1825 und etwa 1836 wurde aus den elitären Anfängen eine Massenbewegung breiter Schichten des amerikanischen Mittelstandes: Kaufleute, kleine Geschäftsinhaber, Handwerker, Büroangestellte, Fabrikanten, Landwirte, Politiker, Anwälte, Richter, Ärzte, Lehrer, Pfarrer sowie deren Frauen, Mütter, Schwestern und Töchter. Im Verlauf des 19. und im 20. Jahrhundert waren Mäßigung und Prohibition zeitweise ausschließlich und immer überwiegend ein Anliegen des Mittelstandes.

Die wichtigsten Gedanken der Mäßigung waren 1830 bereits formuliert und blieben die grundlegenden Richtlinien während des ganzen Jahrhunderts:

1. Alkohol sei an sich eine süchtig machende Substanz. Obwohl zunächst harmlos, nähme das Verlangen bis zur völligen Abhängigkeit

zu. Gewohnheitstrinken und Alkoholsucht sei die normale Folge von regelmäßigem Alkoholgenuß.

2. Die unmittelbare Wirkung von Alkohol liege in der Schwächung der für das moralische Bewußtsein zuständigen Bereiche des Hirns und reduziere die Kontrolle des Trinkers über sein Verhalten. Alkohol löse tierische Leidenschaften und natürlich Gewalttätigkeiten aus. Ein bedeutender Teil von Armut und Kriminalität (etwa drei Viertel) sei auf die moralische Zerrüttung infolge Alkohols zurückzuführen.

3. Alkohol sei ein Gift und schwäche die gesamte körperliche Konstitution, die geistigen und moralischen Fähigkeiten, verursache viele Krankheiten unmittelbar und mache den Körper für viele andere aufnahmebereit.

Armut, Kriminalität, Slums, verlassene Frauen und Kinder, geschäftliche Mißerfolge und persönlicher Ruin waren im Denken der Mäßigkeitsbewegung keine Folge struktureller oder organisatorischer Art der Fehlentwicklung von Wirtschaft und Gesellschaft, sondern von Alkohol. Alkohol war der Sündenbock im klassischen Sinn des Wortes: Ein Opfer, das gerichtet werden mußte, um die Gesellschaft von ihren Hauptleiden und Problemen zu befreien. Amerika würde gesund sein, wenn die Nation nur völlig abstinent wäre.

Während des ganzen 19. Jahrhunderts sahen die Anhänger der Bewegung zur Einschränkung des Alkoholgenusses ihre Aufgabe darin, die Menschen auf die zerstörerische Wirkung des Alkohols hinzuweisen und alle zu ermahnen, das Trinken gänzlich aufzugeben. Flugblätter, Reden, Umzüge, Romane, Gedichte, Theaterstücke, Predigten, Zeichnungen, Kurzgeschichten, biographische und autobiographische Artikel wurden als Träger dieser Botschaft benutzt. Organisationen zur Bekämpfung des Alkoholgenusses nahmen viele Formen an: örtliche Vereine, Landesorganisationen, Gruppen bekehrter Trinker, kirchliche Gruppen, Dachorganisationen für die Durchführung von Konferenzen und zur Koordinierung der Aktivitäten, rassisch und ethnisch getrennte wie integrierte Gruppen, Bruderschaften mit geheimen Riten und Gebräuchen, Männervereine, gemischte Verbindungen und alle Frauenorganisationen (vgl. dazu: Krout [1925]; Tyrrell [1979]; Dorchester [1884]; Gusfield [1963] und Clark [1976]).

Um 1850 waren immer zahlreichere Befürworter der Mäßigkeitsbewegung zu dem Schluß gekommen, daß ein Alkoholverbot wünschenswert sei. Eine erste Welle von Verbotsfeldzügen startete 1850, und eine Anzahl von Staaten verabschiedeten Prohibitionsgesetze. Nahezu alle wurden nach ein paar Jahren widerrufen. Eine zweite Welle staatlicher Prohibitionsbestrebungen, fand um 1880 statt; auch diesmal wurden die meisten diesbezüglichen Gesetze bald widerrufen.

Die Bedeutung des Alkoholverbotes für die Mäßigkeitsbewegung des 19. Jahrhunderts ist ein kompliziertes Problem, bei dem viel Verwirrung gestiftet wurde. Es gab, wie es Joseph Gusfield ausdrückte, «assimilative» und «zwingende» Richtungen, die ersten basierten auf der Vorstellung, die Menschen zu überreden, den Alkohol aufzugeben, letztere wollten sie dazu zwingen. Die längste Zeit des 19. Jahrhunderts war die «assimilative» Reform die vorherrschende Tendenz. Die *Prohibition Party,* 1869 gegründet, war die wichtigste Organisation für das Verbot, und ihrer Ansicht nach ließe sich die Prohibition durchsetzen, wenn genügend Mitglieder der Partei in wichtigen Staatsstellen säßen. Sie kritisierte, daß das bloße Drängen auf Alkoholverbot, ohne nachfolgende Durchsetzung des Gesetzes, die Prohibition in Mißkredit brächte. Die Mäßigkeitsbewegung sah im allgemeinen die Prohibition als Teil einer breit angelegten moralischen Reform der amerikanischen Gesellschaft und nicht nur als Resultat des Durchsetzens einer spezifischen Gesetzgebung.

Von Anfang an kamen Führer und finanzielle Unterstützung aus den Kreisen wohlhabender Industrieller, Grundbesitzer und Kaufleute. Die Oberschicht tendierte vermutlich immer mehr zu einschüchternden Maßnahmen als die Mittelschicht, aber beinahe während des ganzen 19. Jahrhunderts drängte sie nicht auf ein gesetzliches Alkoholverbot. Grund dafür war das Engagement der meisten wohlhabenden Geschäftsleute in der republikanischen Partei, die in wirtschaftlicher Hinsicht konservativer war als die Prohibitions-Partei: Außerdem mag die Oberschicht gedacht haben, daß andere Maßnahmen zur Sicherung der Ordnung und Kontrolle der Arbeiterklasse wirksamer sein würden. Was immer der Grund war, es gab im 19. Jahrhundert weder in der Mittelklasse noch bei der Oberschicht genügend Unterstützung für ein striktes Alkoholverbot. Leider fehlt bis heute eine gründliche Untersuchung der Mäßigkeitsbewegung nach dem Bürgerkrieg (vgl. Gusfield [1963]; Clark [1976]; Dorchester [1884]; Levine [1980]; Epstein [1980]; Blocker [1976]).

Prohibition im 20. Jahrhundert

Die Kampagne für das Alkoholverbot unterschied sich im 20. Jahrhundert von der des 19. Jahrhunderts sowohl in der Ideologie als auch in der Organisation, betrieb aber weiterhin eine Politik des Allheilmittels und des Sündenbockes, die allerdings auf die neuen Bedingungen des Jahrhunderts abgestellt war. Der auffallendste Unterschied war, daß nur eine Organisation, die *Anti-Saloon-League* (Anti-Kneipen-Liga), diese Periode beherrschte. Organisation und Ziel der ASL waren sehr verschieden von den Gruppen des 19. Jahrhunderts. Sie sah sich selbst als eine streng überparteiliche Organisation, entwickelte teilweise die moderne Form des Lobbyismus und übte politischen Druck aus.

Sie hatte einen großen Stab bezahlter Mitarbeiter und Anwälte, die sorgfältig formulierte Gesetzesanträge schrieben, denen die der ASL nahestehenden Abgeordneten Nachdruck zu verleihen hatten. Für die Wahlen in Bund, Ländern, Gemeinden und im Kongreß prüfte die ASL, welcher Kandidat welcher Partei die besten Chancen hatte zu gewinnen. Sie trat dann an den betreffenden Kandidaten heran und bot ihm ihre erhebliche Wahlunterstützung an, wenn er sich verpflichtete, im Sinne der von ihr gewünschten Alkoholgesetzgebung zu stimmen. In allen anderen Fragen könnte er abstimmen, wie er wollte. Man brauchte nicht einmal selbst ein Abstinenzler zu sein, um die Unterstützung der Liga zu bekommen. Wenn der führende Politiker nicht dazu bereit war, trat man an den zweitstärksten Kandidaten mit dem gleichen Angebot heran. Bei den meisten Wahlen war die Wahlhilfe der ASL wahlentscheidend. Die Strategie war äußerst wirkungsvoll, und in der ersten Dekade dieses Jahrhunderts wurden nach und nach viele Städte, Gemeinden und Staaten «trocken». 1913 erklärte die ASL, die bis dahin nur auf der Ebene der Gemeinden und Bundestaaten gearbeitet hatte, daß sie für eine Änderung der amerikanischen Verfassung im Sinne ihrer Bewegung eintreten wolle.

Der ideologische Wandel vom 19. zum 20. Jahrhundert war unauffälliger als der organisatorische, aber nicht weniger tiefgreifend. Die traditionellen Ziele der Mäßigkeitsbewegung, nämlich die mittelständische Familie zu schützen, Frauen und Kinder zu verteidigen, zu persönlichem Erfolg und Gesundheit beizutragen sowie Kriminalität und Armut zu verringern, wurden nicht aufgegeben. Neben diesen klassischen Zielen aber wurden neue Wertvorstellungen und Anliegen formuliert. Der Feldzug für die Prohibition wurde mit den Notwendigkeiten einer neuen, komplexen, vielschichtigen, klassenspezifischen, erfolgsorientierten Industriegesellschaft des 20. Jahrhunderts begründet. Die neue Ideologie betonte, daß zwei besonders verwerfliche Institutionen unbedingt verschwinden müßten: die Schnapsindustrie, die als eine eminent mächtige und korrupte Kraft bezeichnet wurde, und die Kneipen, besonders in den Städten, wo Arbeiterklasse und Immigranten zum Trinken zusammenkämen (vgl. dazu: Blocker [1980]; Odegard [1928] sowie Timberlake [1970]).

Im 19. Jahrhundert hielt sich die Mittelschicht für führend und die Mäßigkeitsbewegung sollte die Unterschicht und Außenseiter in die Mittelklassenkultur integrieren. Im 20. Jahrhundert jedoch fühlte sich die Mittelschicht der kleinen Geschäftsleute und Unternehmer in zunehmendem Maße durch die immer größer werdenden Konzerne der

Industriegesellschaft überwältigt. Die Großkonzerne, *trusts,* schienen Amerika immer mehr unter ihre Kontrolle zu bringen. Die unbestreitbare Tatsache, daß es noch immer ein Industrieproletariat gab, zerschlug außerdem den amerikanischen Traum, daß jedermann in das Bürgertum aufsteigen könne. Die neue industrielle Wirtschaftsordnung ging davon aus, daß die Gesellschaft primär nicht aus kleinen Geschäftsleuten und Bauern bestehe, sondern aus Arbeitern. Die alte Mittelschicht der kleinen Geschäftsleute und die neue Mittelschicht der Freiberuflichen, der Techniker und der leitenden Angestellten der Betriebe hatten das gemeinsame Interesse, neue Wege für eine soziale, politische und ökonomische Ordnung zu finden. Die zunehmende Unterstützung des Mittelstandes der gesetzlichen und verfassungsrechtlichen Verankerung des Alkoholverbotes sollte, so paradox es klingt, sowohl als Angriff auf die Symbole der kapitalistischen Industriegesellschaft als auch als Teil einer breiteren Tendenz verstanden werden, die ein Historiker zu Beginn des 20. Jahrhunderts *«the search for order»* (die Suche nach Ordnung) genannt hat (vgl. Wiebe [1967]; Kolko [1980]).

Der bedeutendste symbolische Angriff auf die Arbeiterklasse und damit ein in gewissem Ausmaß echter Angriff auf ihre Kultur und ihre politischen Interessen wurde in dem Namen der Organisation der Alkoholgegner deutlich: *Anti-Saloon-League* (ASL), d. h. Anti-Kneipen-Liga. Zu der alten Furcht des 19. Jahrhunderts vor der Bar als Ort der Unmoral und des persönlichen Ruins kam nun noch die totale Identifizierung der Bar als artfremd und subversiv hinzu. Die Kneipe war unbürgerlich und unamerikanisch. Kneipen galten nun nicht nur als unmoralisch, sie waren auch ein politisches Übel, ein Ort, wo Gewerkschaften organisiert wurden, wo die Parteiapparate der Großstadt auf Stimmenfang ausgingen und wo Kommunisten und Anarchisten ihre Anhänger fanden. Die Vernichtung der Kneipen, so wurde behauptet, war die Voraussetzung für die Regierbarkeit Amerikas im 20. Jahrhundert. Die Anti-Kneipen-Kampagne war so erfolgreich, daß sich auch 1933, als das Alkoholverbot aufgehoben wurde, noch immer niemand zum Fürsprecher der Kneipen machte. Sie blieben ein absolut schmutziges Wort, und vielerorts ist es auch heute noch unmöglich, eine Schankwirtschaft als Kneipe (*saloon*) zu bezeichnen. Es ist eine Ironie der Gedankenverwirrung um den Alkohol, daß der «Schnaps» zwar besiegt und gebändigt werden konnte, nicht aber der *saloon.* Trotz des erstaunlichen «Stimmenfangapparates» der ASL, trotz der protestantischen Kirchen, die Geld sammelten und entsprechende Bibelauslegungen verbreiteten und trotz der ideologischen Attraktivität für die Wähler des Mittelstandes wäre das verfassungsmäßige Alkoholverbot nicht möglich gewesen, wenn nicht die entscheidende Unterstützung durch Großkapitalisten dazugekommen wäre. Wenn es von dieser Seite genügend Opposition gegeben hätte – wie im 19. Jahrhundert –, wäre die Prohibition nie erfolgt. Statt dessen gab es jetzt keinen Widerstand mehr durch die Konzerne, und 1915 war die Untertsützung durch die Geschäftswelt bereits so stark geworden, daß die ASL eine Resolution durchsetzen konnte, durch die neue, mächtige Verbündete für die Reform gewonnen wurden. John D. Rockefeller und dessen Sohn waren die bekanntesten, aber keineswegs einzigen Kapitalisten, die das Anliegen der Alkoholgegner unterstützten und finanzierten.

Vertreter der wirtschaftlichen Elite unterstützten das Alkoholverbot vor allem deshalb, weil sie überzeugt waren, daß sie damit wesentliche wirtschaftliche Vorteile erringen könnten: Nüchterne und enthaltsame Arbeiter würden größere Effizienz und Produktivität bedeuten; weniger Unfälle am Arbeitsplatz würden weniger Geld für die Unfallversicherung und gerichtliche Vergleiche bedeuten; die Arbeiter würden mehr Geld für andere Konsumartikel ausgeben können; es würden weniger Streiks und geringere Lohnforderungen geben, weil die Arbeiter ihren Lohn nicht mehr vertrinken würden; die Kneipen stünden nicht mehr als Versammlungsraum für Gewerkschaften und sozialistische Organisationen zur Verfügung; es würde weniger Kriminalität, Armut, Krankheiten, städtische Unordnung geben und deshalb weniger Steuerausgaben für Gefängnisse, Irrenanstalten, Polizei etc. Außerdem konnten die Konzerne, die von vielen als habsüchtig und unmoralisch angesehen wurden, durch die Unterstützung des Alkoholverbotes von sich selbst ablenken und ihre Sorge um die Probleme der amerikanischen Gesellschaft unter Beweis stellen. So stellte der Historiker Andrew Sinclair (1965: 107) fest: «Die Prohibition wurde zur moralischen Maske für das *big business*.» Man konnte soziales und moralisches Gewissen zeigen, ohne die eigene Verantwortung für die Probleme anerkennen zu müssen (vgl. Timberlake [1970]; Odegard [1928]; Sinclair [1965]).

Ich will damit nicht sagen, daß das Alkoholverbot ein Komplott der Reichen war. Einige zeigten sogar gewisse Bedenken, bis die Anti-Kneipen-Liga zu einer beachtlichen Organisation herangewachsen war und einige Staaten schon ihre eigenen Alkoholgesetze verabschiedet hatten. Ich behaupte, daß die Großindustrie besonders nach 1913 entscheidenden Einfluß ausübte. James Timberlake (1970: 80) schreibt: «Ohne ihre Unterstützung hätte das bundesweite Alkoholverbot nie die Macht und die Tragweite gehabt.» Pfarrer Harry Emerson Fosdick meint: «Die Kirchen, Sozialreformer, Gewerkschafter und die Anti-Kneipen-Liga hätten das Gesetz nie durchbringen können, wenn nicht die wirtschaftliche Motivation hinzugekommen wäre.

Grundlegend notwendig für das Verständnis der Prohibitionskampagne war, daß die amerikanische Industrie es für unmöglich hielt, die modernen Maschinen von Menschen bedienen zu lassen, deren Köpfe von Alkohol benebelt waren. Das schlaue, geschäftstüchtige Amerika wußte, daß das ein gutes Geschäft sein würde» (Timberlake 1970: 80).

Die Ära der Prohibition

In der Zeit des Alkoholverbotes zwischen 1919 und 1933 gab es bezeichnende Veränderungen der Trinkgewohnheiten und weitreichende soziale und wirtschaftliche Veränderungen. Man neigte dazu, alles, was in den zwanziger Jahren geschah, dem Alkoholverbot zuzuschreiben.

Es gab in der Tat wichtige Änderungen der Trinkgewohnheiten während der Ära der Prohibition. Erstens ging der Alkoholkonsum in der Arbeiterklasse erheblich zurück; das Alkoholverbot ließ die Alkoholpreise ansteigen, so daß die breite Masse sich nicht mehr leisten konnte, viel zu trinken; zweitens wurden die Produktion und der Vertrieb von Bier und Wein unter den Verbotsgesetzen erschwert, so daß destillierter Alkohol, der leichter zu produzieren und zu transportieren war, das allgemein gebräuchliche Getränk wurde. Drittens war eine Zunahme des Trinkens beim Mittelstand und bei Jugendlichen und Frauen der Mittel- und Oberklasse festzustellen. Viertens entstand die neue Form der *night clubs* für die Mittel- und Oberschicht, wo Speisen und Getränke zu Jazzmusik und Tanz serviert wurden. Die Prohibition hatte mit den letztgenannten beiden Entwicklungen wahrscheinlich weniger zu tun als vielmehr die allgemeine Veränderung der wirtschaftlichen und sozialen Verhältnisse. Das gleiche spielte sich nämlich zu derselben Zeit in den europäischen Ländern ab, wo es keine Prohibition gab. Die Prohibition wird häufig mit weitergehenden gesellschaftlichen Entwicklungen und Veränderungen, besonders der Mittelschicht, in den zwanziger Jahren in Zusammenhang und durcheinandergebracht. Das viktorianische Zeitalter ging in diesem Jahrzehnt zu Ende, und es entstand eine neue, mittelständische Kultur und Lebensart.

Zu den Erscheinungen, die oft mit dem Alkoholverbot assoziiert wurden, gehören etwa: rauchende Frauen; die Romane von F. Scott Fitzgerald; Koedukation der College-Jugend und deren sichtbare Aktivitäten; Veränderungen der Frauenmode zu einem bequemeren, dem Körper angepaßten Stil; die Übernahme von Jazzmusik und -tanz bei den weißen Jugendlichen; das schnelle Vordringen des Automobils, das die Lebensgewohnheiten der Familie und die Ausgehgewohnheiten änderte; die Akzeptierung von weniger repressiven sexuellen Grundsätzen seitens des Mittelstandes; das Wachstum der Filmindustrie mit ihren Idolen. Das Alkoholverbot war für diese Veränderungen ebensowenig verantwortlich wie für die Tatsache, daß der Mittelstand den Alkohol mehr und mehr akzeptierte. Diese Veränderungen wurzelten in dem Erscheinen einer neuen bürokratischen, professionellen und technisch ausgebildeten Mittelschicht, die in der Industriegesellschaft arbeitete. So wurde der Alkohol, wie bereits im 19. Jahrhundert, zum leicht angenommenen Symbol von Kultur und Lebensstil. Für den Mittelstand war er Kennzeichen, nicht Ursache der breitgefächerten Veränderungen.

Eine berühmte und wichtige Folge der Prohibition war die Entwicklung einer Untergrundorganisation für die Produktion und den Vertrieb von Alkohol. Importierter Alkohol, besonders der von Kanada hereingeschmuggelte, wurde von denen bevorzugt, die sich das leisten konnten. Eine Reihe kanadischer Whiskyfirmen wurde reich in den zwanziger Jahren. Die lange, unbewachbare Grenze nach Kanada machte es leicht, im Auto oder Lastwagen Alkohol über die Grenze zu bringen. Für größere Mengen übernahmen Boote dieses Geschäft. Viele kleine Whisky-Destillerien schossen in den USA aus dem Boden und bildeten eine weitere wichtige Quelle. *Bathtub gin* (Badewannen-Gin) war die euphemistische Bezeichnung für diesen Alkohol. In fast allen Teilen der Vereinigten Staaten, mit Ausnahme einiger weniger Städte, war die Schnapsherstellung, der Schmuggel und der Vertrieb Sache einzelner Unternehmer und kleiner (illegaler) Geschäfte. Das Bild der Gangsterbanden und riesigen organisierten Verbrechersyndikate war eine Erfindung von Film und Literatur späterer Jahre (vgl. Gusfield [1968]; Warburton [1932]; Clark [1976]; Sinclair [1965]; Metz [1931]).

Aufhebung der Prohibition

Der Prozeß, der zur Aufhebung des Alkoholverbots führte, ist die Seite der Geschichte der Prohibition, die am häufigsten mißverstanden wird. Gewöhnlich ist die Aufhebung eines Gesetzes die Folge einer breiten Empörung der Bevölkerung, die begriffen hat, daß es sich um ein zwar «ehrenwertes», aber gescheitertes Experiment gehandelt hat. Tatsächlich gab es bis 1926 so gut wie keine organisierte Opposition gegen das Alkoholverbot, bis sich eine Gruppe – die *Association Against the Prohibition Amendmend* (AAPA), d. h. Vereinigung gegen das Alkoholverbot – dieses Anliegens annahm. So wie die *Anti-Saloon-League* die Durchsetzung des nationalen Alkoholverbotes beherrscht hatte, wurde die AAPA nun maßgeblich für seine Aufhebung. Die wenigsten wissen, daß die AAPA von den reichsten und konservativsten Männern Amerikas organisiert, geführt und finanziert wurde. Unter der Führung von Pierre Du Pont von *Dupont Chemicals* und

John J. Raskob von *General Motors* bestand der Verwaltungsrat der AAPA aus Präsidenten und Generaldirektoren vieler großer Konzerne, wie zum Beispiel: *American Telephone and Telegraph, Southern Pacific Railroad, Goodrich Rubber, Anaconda Copper, United States Steel, General Electric, Phillips, Richfield Oil, Boeing, Marshall Field* und viele andere. Die AAPA beschränkte die Zahl ihrer Mitglieder, hauptsächlich schwerreiche Männer mit Verbindungen zu den Großkonzernen, Banken und Industriewerken aus allen Sparten der Wirtschaft gehörten ihr an. Einer der wenigen Verteidiger der Prohibition, Henry M. Leland von *Cadillac* und *Lincoln Motors,* sagte von der AAPA und ihrer Kampagne für die Aufhebung (Gordon 1943: 87): «Sie hatten mehr Reichtum hinter sich als alle Propaganda-Feldzüge, die jemals geführt wurden.»

Wieso organisierten und führten diese Männer die Kampagne zur Aufhebung der Prohibition? Es gab dafür mehrere Gründe. Der ursprüngliche und vielleicht wichtigste war wirtschaftlicher Art: Sie glaubten, daß durch die Wiedereinführung der Getränkesteuer ihre persönlichen und geschäftlichen Einkommenssteuern gesenkt werden könnten. Weil der Etat des Bundes zu einem erheblichen Teil von der Alkoholsteuer gespeist worden war, war die Einführung einer Bundeseinkommensteuer die Voraussetzung für die Prohibition im Jahre 1913 gewesen. Pierre Du Pont war Mitte der zwanziger Jahre davon überzeugt, daß er durch die Wiedereinführung der Alkoholsteuer Millionen weniger an Steuern zahlen müßte. Es gibt Beweise dafür, daß viele der anderen schwerreichen Männer davon nach und nach ebenso überzeugt waren. Ein weiterer wichtiger Grund war die Angst vor der allgemein um sich greifenden Mißachtung der Gesetze, ausgelöst durch die Mißachtung des Alkoholverbotes. *Lawlessness* (Gesetzlosigkeit) war das Schlüsselwort der Klagen über die Prohibition. Gesetzlosigkeit bedeutete nicht Gangstertum oder organisierte Kriminalität, sondern den Verlust der Legitimität jeglichen Rechtes. Nach 1929, als die große Depression die Nation erschütterte, wurden die Folgen der Mißachtung der Gesetze durch die Armen und Arbeitslosen für die Reichen zunehmend bedrohlich. Das Schicksal des Alkoholverbotes wurde 1932, im schlimmsten Jahr der Depression, besiegelt, als John D. Rockefeller jr., langjähriger Anhänger der Prohibition, sich dagegen wandte, weil er davon überzeugt war, daß der Respekt vor jeglichem Recht dadurch unterminiert würde. Schließlich kam die Unterstützung für die Aufhebung der Prohibition von seiten derjenigen, die durch Wiederbelebung der Alkoholindustrie die Schaffung neuer Arbeitsplätze mit zusätzlichen Einnahmen für Länder und Gemeinden erwarteten. So wie man sich einst von der Einführung des Alkoholverbotes eine Ära neuer Produktivität und Wohlstand versprochen hatte, so versprach man sich nun von der Aufhebung genau das gleiche (Kyvig [1979]. Vgl. dazu: Dobyns [1974]; Gordon [1943]).

Die Zeit nach der Aufhebung der Prohibition

Nach der Aufhebung der Prohibition wurde die Produktion von alkoholischen Getränken schnell von einer kleinen Zahl von Großkonzernen übernommen. Ein raffinierter regulativer Apparat zur Kontrolle und zum Vertrieb wurde in jedem Land geschaffen. Viele Länder schränkten den Verbrauch noch örtlich ein, und einige behielten die Prohibition noch etliche Jahre bei. Einige Jahre nach der Aufhebung war die Alkoholkontrolle keine kontroverse politische Angelegenheit mehr, und mit wenigen Ausnahmen ist das bis heute so geblieben. Seit der Gründung der «Anonymen Alkoholiker» Ende der dreißiger Jahre ist es dieser Bewegung gelungen, die Anerkennung von gewohnheitsmäßigem Trinken als Krankheit durchzusetzen. In den fünfziger Jahren etablierten sich verschiedene Alkoholismusorganisationen, und 1970 hat die Bundesregierung eine Behörde gegen den Mißbrauch von Alkohol und den Alkoholismus ins Leben gerufen. Leider ist bis heute die Forschungssituation zum Aufkommen der «Alkoholkontrolle» als Alternative zur Prohibition unzureichend geblieben (vgl. Harrison/Laine [1939]).

Seit den dreißiger Jahren gibt es eine beträchtliche und weiter anwachsende Literatur über Alkoholprobleme, geschrieben von Experten der Medizin, Sozialwissenschaft, Psychiatrie und Physiologie. Diese neue Diskussion hat vieles mit den Ideen der Mäßigkeitsbewegung und der Prohibition im 19. Jahrhundert gemeinsam. Alkohol, so wird gesagt, verursacht persönliches Scheitern, Armut und Kriminalität; er zerstört das Familienleben; er vermindert wirtschaftliche Produktivität und Effizienz.

Wie im 19. Jahrhundert werden die Fragen nach dem sozialen Kontext, in dem Alkoholprobleme entstehen, nur selten aufgeworfen. Trinken ist mit etwas Bösem verbunden – Gewalttätigkeit in der Familie, beruflichem Mißerfolg, persönlichem Versagen, Jugendkriminalität – und wird oft für ursächlich gehalten. Man behauptet, wenn man nicht oder weniger tränke, dann würden solche Verhaltensweisen gar nicht oder weniger oft vorkommen. Wie im 19. Jahrhundert wird in den Diskussionen über das Alkoholproblem viel phantasiert und ein Sündenbock gesucht. Alle größeren sozialen, ökonomischen und politischen Anliegen werden auf persönliche, medizinische und administrative Probleme reduziert – sie werden als reiner «Suchtstoff-Mißbrauch» interpretiert.

Projekt der Weltgesundheitsorganisation zur Reaktion der Gesellschaft auf Alkoholprobleme

Irving Rootman

Dieser Artikel gibt eine kurze Beschreibung des 1976 begonnenen Projekts der Weltgesundheitsorganisation (WHO), das sich mit den Reaktionen der Gesellschaft auf alkoholbezogene Probleme beschäftigt. Dieses Projekt wird derzeit in Mexiko, Schottland und Zambia in Zusammenarbeit mit den staatlichen Institutionen dieser Länder durchgeführt. Im speziellen werden die Methoden, die heutigen Aktivitäten und die zukünftigen Pläne beschrieben. Das Projekt soll das Wissen und Bewußtsein über Ausmaß und Wesen der alkoholbezogenen Probleme vergrößern und die Reaktionen der Gesellschaft sowie bestimmer Institutionen auf sie erfassen. Es soll die Entwicklung angemessener Reaktionen auf diese Probleme sowohl auf nationaler als auch auf lokaler Ebene fördern. Des weiteren sollen im Rahmen des Projekts Methoden für eine koordinierte wissenschaftliche Erforschung alkoholbezogener Probleme und der Reaktionen auf sie entwickelt werden, die auch in anderen Ländern und Gesellschaften Anwendung finden können.

Das grundlegende Ziel in der ersten Phase des Projekts war die Entwicklung von Plänen für effektivere Reaktionen auf alkoholbezogene Probleme in Gesellschaften, die nach verschiedenen soziokulturellen Kriterien und Entwicklungsstadien ausgewählt wurden. Zur Unterstützung der Entwicklung dieser Pläne erforderte das Projekt die Ausarbeitung und Durchführung einer Reihe von miteinander verknüpften Studien in den einzelnen Gesellschaften.

Diese Studien sind nun abgeschlossen, die Mitarbeiter fassen gerade ihre abschließenden Berichte ab, und ein internationaler Bericht wird zur Zeit fertiggestellt. Dieser kurze Artikel will die angewandten Methoden, die bis heute durchgeführten Tätigkeiten und die zukünftigen Pläne erläutern. Detailliertere Informationen werden in Kürze auf Anfrage beim Hauptsitz der WHO in Genf erhältlich sein.

Methoden

Die in der ersten Phase des Projektes angewandten Methoden wurden in Arbeitsgruppen von Mitarbeitern der drei Länder, Beratern und dem WHO-Stab entwickelt; diese trafen sich durchschnittlich alle sechs Monate. Die wichtigsten Bestandteile der Forschung bzw. die einzelnen Teilstudien waren folgende:

- Zusammenstellung von Hintergrundinformationen;
- Stichprobenübersicht über die allgemeinen Bevölkerungsverhältnisse;
- Übersicht über Institutionen und Mitarbeiter;
- Studien zu Personen mit alkoholbezogenen Problemen;
- Beobachtende und andere Studien.

Zusammenstellung von Hintergrundinformationen

Die Hauptabsicht der Untersuchungen war, einen Hintergrund zu schaffen, gegen den die durch andere Studien erhaltenen Informationen gesehen werden können, und kommunale Probleme in eine nationale Perspektive zu setzen. Beabsichtigt wurde damit auch, Gesellschaften selber in das Projekt miteinzubeziehen. Die Untersuchung bestand aus dem Vergleich und der Analyse einer großen Zahl schon verfügbarer allgemeiner und alkoholspezifischer Informationen aus ausgewählten ländlichen und städtischen Gemeinden und dem Land als Ganzem. Die allgemeine Information beinhaltete demographische, soziopolitische, ökonomische und gesetzliche Elemente. Die alkoholspezifische Information beinhaltete Daten über Verfügbarkeit, Kontrolle und Konsum des Alkohols sowie Konsequenzen des Alkoholgebrauchs.

Für die Mitarbeiter wurden Richtlinien erarbeitet, um ihnen auch in dieser Hinsicht zu helfen.

Allgemeine Bevölkerungsstudie

Man beabsichtigte mit dem allgemeinen Bevölkerungsüberblick die Erfassung der Trinkgewohnheiten, Verhaltensweisen, Probleme sowie gesellschaftlicher Reaktionen der Gesamtbevölkerung. Dazu waren intensive Interviews mit einem repräsentativen Teil der zu untersuchenden Gemeinde nötig. Das Interview schloß Fragen über Alkoholgebrauch, über die Haltung dazu, über alkoholbezogene Probleme und über die Reaktion der Gesellschaft auf diese Probleme ein. In den drei Ländern wurden die Interviews in ausgewählten ländlichen und städtischen Gemeinden durchgeführt, wobei Fragebögen in der jeweiligen Landessprache benutzt wurden.

Richtlinien für die Zusammenstellung, Analyse und Aufzeichnung der Daten wurden entwickelt und von den Mitarbeitern verwendet.

Übersicht über die Institutionen und Mitarbeiter

Der Überblick über die Institutionen und deren Mitarbeiter wurde zur Erfassung der Haltung und Arbeitsweise dieser Institutionen gegenüber Personen, die mit Alkoholproblemen zu ihnen kamen, angelegt.

Damit wollte man auch die Institutionen und ihre Mitarbeiter in das Projekt miteinbeziehen. Teilweise wurden offene Interviews von den Mitarbeitern entworfen, um von den Personen und Institutionen Informationen zu erhalten, die mit Personen in Kontakt stehen, die Alkoholprobleme haben.

Ein Formular wurde bei ausgewählten Institutionen verwendet, die Personen mit Alkoholproblemen besondere Leistungen anbieten, ein anderes bei nicht spezialisierten Institutionen. Mit dem Formular wurde eine Themenvielfalt abgedeckt, einschließlich institutioneller Praktiken und persönlicher Haltung und Verhaltensweisen erkennbaren Trinkern gegenüber. Auch hierfür wurden Richtlinien für die Zusammenstellung, Analyse und den Bericht erstellt und von den Mitarbeitern verwendet.

Personenstudien

Diese Studien wurden erstellt, um Ausmaß und Wesen der alkoholspezifischen Probleme, die öffentlichen Stellen bekannt wurden, zu bestimmen und Charakteristika der Personen, die diesbezügliche Probleme haben, zu erfassen. Drei Instrumentarien wurden für diese Studie erstellt:

- ein Fallberichtvordruck für Polizeidienststellen;
- ein Fallberichtvordruck für andere Institutionen;
- ein Interviewvordruck für die betroffenen Personen.

Mit diesen Vordrucken wollte man eine Vielzahl von Informationen über die Charakteristika der entsprechenden Personen mit und ohne Alkoholproblemen erhalten. Diese Instrumentarien wurden bei ausgewählten Gruppen verwendet, die eine Anzahl von öffentlichen Stellen aufsuchen. Richtlinien zum Sammeln, Analysieren und Niederschreiben von Daten wurden entwickelt.

Beobachtende und andere Studien

Es war beabsichtigt, daß Mitarbeiter beobachtende und andere Studien ergänzend durchführen sollten, und Richtlinien wurden zu diesem Zweck entwickelt. Tatsächlich wurden einige beobachtende Studien vervollständigt, ebenso wie einige spezielle Studien, wie zum Beispiel: eine Studie über den Alkoholgebrauch unter Studenten und eine Studie über das Gamma-GT-Niveau bei ausgesuchten psychiatrischen Patienten.

Tätigkeiten bis heute

Die Berichte für die einzelnen Länder und der internationale Bericht sollen bis Mitte 1981 fertiggestellt sein. Deshalb ist es noch nicht möglich, detaillierte Ergebnisse hier darzustellen.

Trotzdem kann man zumindest festhalten, daß, obschon viele Gemeinsamkeiten existieren, ebenso herausragende Unterschiede zwischen den einzelnen erforschten Tatbeständen bei tatsächlich allen untersuchten Dimensionen bestehen – einschließlich der Trinkgewohnheiten, Einstellungen gegenüber dem Konsum von Alkohol, alkoholspezifischer Probleme und Reaktionen der Gesellschaft auf solche Probleme. Solch ein Ergebnis hat wichtige Folgerungen für die Handlungsweisen in den teilnehmenden Ländern. Es impliziert, daß jede Antwort auf alkoholspezifische Probleme den spezifischen Gegebenheiten gemäß zugeschnitten werden muß. Eine in Schottland erarbeitete Lösung, die in der dortigen Situation sehr erfolgreich sein mag, kann vollkommen irrelevant, wenn nicht zerstörend in Mexiko, Zambia oder anderen Ländern sein. Ebenso mag eine für eine hochverdichtete Stadtregion erstellte Lösung nicht für eine extrem zerstreute Landgemeinde hilfreich sein. Das bedeutet, daß Planer und Politiker in den teilnehmenden und anderen Ländern eine schwierige Aufgabe vor sich haben – sie müssen Antworten finden, die ihren Gegebenheiten entsprechen. Man vermutet, daß ein solches Projekt ein effektiveres Handeln möglich machen wird.

In der Tat ist offensichtlich, daß die Ergebnisse des Projektes in den drei teilnehmenden Ländern in diesem Sinne genutzt werden, denn Pläne für bessere Antworten auf alkoholbezogene Probleme auf lokaler, intermediärer und nationaler Ebene wurden entwickelt. Das Ausmaß, mit dem diese Pläne oder deren Abwandlungen durchgeführt werden, wird der Test für den Erfolg dieses Projektes sein.

Geplantes weiteres Vorgehen

Eine zweite Phase des Projektes, die momentan durchgeführt wird, hat als eines ihrer Hauptziele die Erfassung von Veränderungen, die als Ergebnis der während der ersten Phase vollzogenen Maßnahmen auftreten. Weiterhin will man mit Hilfe der bis heute gemachten Erfahrungen eine Reihe von Richtlinien aufstellen, die von anderen Ländern übernommen und auf ähnliche Projekte nach Bedarf angewandt werden können. Diese Richtlinien werden im Moment entworfen.

Die drei an der ersten Phase beteiligten Länder haben bereits eine Reihe von lokalen wie nationalen Treffen abgehalten, um die Folgerungen aus den Forschungsergebnissen für die zukünftigen Maßnahmen zu erörtern. Sie werden solche Treffen auch in Zukunft abhalten.

Es ist vorgesehen, Teilnehmer von benachbarten Ländern zu den nationalen Treffen einzuladen und damit einen ersten Schritt auf dem Wege zum Ausbau regionaler Netze für die Durchführung ähnlicher Projektarten in interessierten Ländern zu gehen, wobei man die zuerst beteiligten Länder als Zentrum in einem solchen Netz benutzen will.

Die Kosmopolitisierung und Kommerzialisierung des Alkoholgebrauchs – die neuen sozialen Bedeutungen des Alkohols

PEKKA SULKUNEN

Es wird nach einer Erklärung für Steigerung und Internationalisierung des Alkoholverbrauchs in den Industrieländern nach dem Zweiten Weltkrieg gesucht. Von pharmakologischen und psychischen Aspekten absehend, differenziert der Autor die soziale Bedeutung des Alkohols nach einer mythischen und einer instrumentalen Funktion; diese gewinnt gegenüber jener infolge sozialer Umschichtungen und eines gewandelten sozialen Umfeldes an Relevanz. Die darin liegende Veränderung allgemeiner Lebensbedingungen bietet die zentrale Erklärungskomponente zum gestellten Problem. Der generelle Trend wird exemplifiziert an Finnland, in dem veränderter Alkoholkonsum sogar generationsmäßig fixierbar ist.

Der Alkoholverbrauch ist in den meisten Industrieländern nach dem Zweiten Weltkrieg gestiegen. Außerdem haben sich die relativ großen Unterschiede zwischen den einzelnen Ländern verringert: Es ist heute schwieriger, Wein-, Branntwein- und Bierländer voneinander zu unterscheiden. Die Trinkgewohnheiten haben sich einander angeglichen, sie sind kosmopolitischer geworden und haben sich verkommerzialisiert (Sulkunen 1976). Wie ist eine solche gleichartige Entwicklung in verschiedenen Alkoholkulturen zu erklären und welchen Bedeutungsinhalt haben die neuen kosmopolitischen Trinkgewohnheiten?

Eine Erklärung für den gestiegenen Konsum ist das starke wirtschaftliche Wachstum aller entwickelten Länder, ebenso daß die Freizeit zugenommen und die Gesellschaftsstruktur sich verstädtert hat. Als eine zweite Erklärung ist vorgebracht worden, daß die Alkoholrestriktionen in fast allen Ländern gelindert worden sind und daß der leichtere Zugang zu einem gestiegenen Verbrauch geführt hat.

Diese Erklärungen sind jedoch problematisch. Eine genauere Analyse zeigt, daß die Wachstumsgeschwindigkeit des Alkoholverbrauchs sich kaum an das allgemeine Tempo des wirtschaftlichen Wachstums in den verschiedenen Ländern gehalten hat (Partanen 1979). Der Verbrauch ist auch nicht direkt von dem Urbanisierungsgrad abhängig. Die Entwicklung des Realeinkommens der Bürger stimmt ebenso mit der Entwicklung des Alkoholkonsums überein.

Das gleiche gilt für die Bedeutung, die den Beschaffungsmöglichkeiten von Alkohol beigemessen wird. Der Verbrauch ist auch in denjenigen Ländern gestiegen, wo die Preise hoch geblieben sind (Irland, England), und andererseits ist er in solchen Ländern gesunken, wo das Angebot stark gestiegen ist (Frankreich) (Sulkunen 1978).

Neue Gebrauchswerte

Genau wie die meisten anderen Konsumwaren kann der Alkohol recht verschiedene Bedürfnisse befriedigen. Neue Konsummodelle weisen darauf hin, daß neue Bedürfnisse entstanden sind, die mit Alkohol zufriedengestellt werden können. Aber es ist auch möglich, daß Alkohol heutzutage zur Befriedigung solcher Bedürfnisse angewandt wird, für die man früher andere Mittel benutzte.

Die Herausbildung der Gebrauchswerte wird nicht nur durch die Bedürfnisgrundlage bestimmt. Angebot und Beschaffungsmöglichkeit müssen auch Voraussetzungen für einen gestiegenen Alkoholverbrauch bilden. Dies ist auch in den meisten westlichen Industrieländern geschehen. Die Einschränkungen zur Beschaffung von Alkohol sind gemildert worden. Die Internationalisierung der Produktion von alkoholischen Getränken und die Zunahme des internationalen Handels haben gerade das Angebot von neuartigen kommerziellen und internationalen alkoholischen Getränken gesteigert. Deren gestiegener Verbrauch ist ein wesentlicher Zug des Alkoholkonsumanstiegs (Sulkunen 1980). Keinesfalls kann jedoch die Schlußfolgerung gezogen werden, daß das gestiegene Angebot eine hinreichende Erklärung für die Zunahme des Konsums wäre. Es müssen außerdem die Veränderungen in den Lebensbedingungen berücksichtigt werden.

Die andere Wirklichkeit

Den Gebrauchswert einer Ware kann man nicht nur mit ihren materiellen Eigenschaften verknüpfen: Das Modische einer Bekleidung befriedigt ein anderes Bedürfnis als ein Kleidungsstück als Körperbedeckung, aber jenes ist dennoch kein geringerer wirklicher Gebrauchswert (Lindner 1977).

Auch reicht es nicht aus, die Gebrauchswerte des Alkohols nur mit seinen pharmakologischen (in erster Linie berauschenden) Eigenschaften oder lediglich mit seinen psychischen Wirkungen zu verbinden. Gerade bei der Alkoholforschung ist es wichtig, nicht zu vergessen, daß von seinen Gebrauchswerten die sozialen Bedeutungen sogar beherrschender sein können als psychophysische, insbesondere pharmakologische Wirkungen.

Soziale Bedeutungen sind genauso real und objektiv wie die materiellen Eigenschaften einer Ware. Aber sie unterliegen kulturellen Veränderungen und sind gerade dann wichtig, wenn man bestrebt ist, die Veränderung bei den Gebrauchswerten des Alkohols und deren Zusammenhang mit der Konsumentwicklung zu verstehen.

Die sozialen Bedeutungen des Alkohols können in zwei Hauptgruppen eingeteilt werden. Er hat zunächst mythische Bedeutungen, solche, durch die Bedeutungen des Alltagslebens in eine «andere Wirklichkeit» verlagert werden (Lotman/Uspenski 1977). Um einen mythischen Gebrauch von Alkohol handelt es sich z. B. dann, wenn man einander zu duzen anfängt, sich nur mit dem Vornamen anredet und alle Mitglieder derselben Zechgruppe sind. In einem mythischen Rausch löst man sich vom Alltag, Tabus werden gebrochen, und die Rollenanforderungen werden vergessen.

Um einen anderen Typus der sozialen Bedeutungen handelt es sich, wenn die Bedeutung des Alltagslebens nicht in eine andere Dimension verlagert, sondern nur betont wird. Solche instrumentalen Bedeutungen sind Bedeutungen, die die eigene Rolle den anderen gegenüber bzw. sich selbst gegenüber hervorheben oder die zwischenmenschliche Kommunikation erleichtern und fördern. Wenn der Gastgeber seinen Gästen teuren Qualitätswein anbietet, vermittelt er gleichzeitig ein bestimmtes Bild von sich selbst. Die Whiskyflasche im Bücherregal kann – auch wenn sie schon leer ist – behilflich sein, mit einer bestimmten Gesellschaftsschicht oder Lebensart identifiziert zu werden.

Eine die Kommunikation erleichternde, integrierende Bedeutung hat der Alkohol dann, wenn er den Rahmen für ein Zusammensein z. B. im Restaurant oder auf Cocktailparties bildet.

Die Veränderungen der Lebensbedingungen

Es kann angenommen werden, daß die Veränderungen in den Lebensbedingungen die Bedürfnisse der Bevölkerung in der Art verändert haben, daß die instrumentalen, zweckgebundenen Bedeutungen sich immer mehr akzentuiert haben.

Die Nachkriegsentwicklung in den meisten westeuropäischen Ländern hat ein Abnehmen der landwirtschaftlichen Kleinproduzenten und entsprechend eine Zunahme der Lohnarbeiter bedeutet. Diese neue Situation als Lohnarbeiter verändert an sich von Grund auf die Lebensgewohnheiten und das Konsumverhalten eines Menschen.

Sie läßt den Unterschied zwischen Arbeits- und Freizeit schroffer erscheinen und wirkt sich auf die zwischenmenschlichen Beziehungen aus.

Eine zweite wichtige Veränderung bestand darin, daß der Anteil der Dienstleistungsberufe gestiegen ist. Wenn ein Industriearbeiter Rohstoffe bearbeitet, um aus ihnen Gebrauchsgegenstände herzustellen, behandelt wiederum einer, der im Büro oder Dienstleistungsgewerbe arbeitet, Menschen, Symbole und Zeichen. Dies setzt, außer Wissen und Können, die Fähigkeit zu unpersönlichen, instrumentalen Menschenbeziehungen voraus (Lindner 1977: 137–143; Meyer 1977: 70 bis 95).

Die Entwicklung hat sich in den Alkoholgebrauchsgewohnheiten widergespiegelt. Einige Untersuchungen und auch die Alltagserfahrung weisen darauf hin, daß der Rausch eines Arbeiters und eines Bauern stark mythische Elemente, ein sich Loslösen aus dem Alltag und ein Vergessen der von der Umgebung gestellten Anforderungen enthält (Falk/Sulkunen 1980; Allardt 1957; Bruun 1959; Kuusi 1957; Edwards et al. 1972). Im allgemeinen konzentriert sich der Alkoholgenuß der Arbeiterschaft und der Bauern auf seltene, aber intensive Zechereien, die unter deutlich vom normalen Alltagsleben abweichenden Umständen stattfinden. Da der prozentuale Anteil der Arbeiter und Bauern gesunken ist, kann angenommen werden, daß gleichzeitig die mythische Anwendung von Alkohol nachgelassen hat.

Der Alkoholgebrauch der sog. *white collar workers* ist mehr instrumental: Die Alltagsrollen und der äußere Rahmen werden eher hervorgehoben, als daß man sich von ihnen löst. Deshalb hat die Zunahme dieser Bevölkerungsgruppe den Rauschcharakter verändern können.

Der Umbruch in der Gesellschaftsstruktur hat auch stark das soziale Umfeld verändert. Die Beziehungen zwischen den Menschen (Familie, Nachbarschaft) haben sich gelockert, nachdem die Menschen in die Städte und vor allem in deren Neubaugebiete gezogen sind; die Kernfamilie (Mutter, Vater, Kinder) hat sich isoliert (Bott 1971; Zaretsky 1976).

Alte Kommunikationsformen hat man durch neue ersetzen müssen; in Finnland sind Tagestanzveranstaltungen, Eckkneipen und andere mit dem Genuß von Alkohol verbundene Institutionen an deren Stelle getreten.

Die Zerstörung des sozialen Umkreises hat also ebenfalls den Bedarf für Kommunikationshilfsmittel – wie für Alkohol – steigen lassen.

Andererseits besteht Grund anzunehmen, daß durch den veränderten Charakter der Arbeit gleichzeitig der Alkoholgebrauch rein zu Entspannungszwecken zugenommen hat.

Die «Nasse Generation»

Finnland ist das Beispiel für ein westeuropäisches Land, wo der Alkohol traditionell starke mythische und sogar rebellische soziale Bedeutungen hat. Andererseits haben sich die Lebensbedingungen in Finnland nach dem letzten Krieg ausgesprochen rasch verändert. Die Zunahme der Lohnarbeiter und der *white collar workers* sowie das Auseinanderfallen der sozialen Umgebung haben den mythischen Charakter des finnischen Rausches verringert: Der Alkohol ist immer mehr zu einem alltäglichen Faktor geworden, um die zwischenmenschlichen Beziehungen zu erleichtern und um ihnen einen Rahmen zu verschaffen.

In Finnland ist die Entwicklung einen interessanten Weg gegangen. Die Veränderungen der Lebensbedingungen haben nicht auf gleiche Weise alle Finnen betroffen: Der Gesellschaftsumbruch hat einen Graben zwischen der Generation, die Anfang des Jahrhunderts geboren ist, und derjenigen, die nach dem Krieg geboren ist, entstehen lassen. Diese Generationen sind in fast jeder Hinsicht verschieden.

Die jüngere Generation ist bedeutend besser ausgebildet. Gerade sie zog in den fünfziger und sechziger Jahren in die Städte und ging dort in die *white collar*-Berufe. Die Generationen sind sowohl durch den Charakter der Arbeit als auch den Klassenstatus getrennt – und gleichzeitig ist die Entfernung der Generationen voneinander auch in Kilometern gemessen gewachsen.

Gerade im Leben der Nachkriegsgeneration begann der Alkohol die oben beschriebenen neuen Gebrauchswerte zu erhalten – infolge der neuen Lebensweise: Die neuen Bedürfnisse konnten jedoch nicht sofort in der Praxis realisiert werden. Den Alkohol umgab auch weiterhin eine traditionelle und starke moralische Mauer, deren Ausdruck u. a. eine strenge Alkoholgesetzgebung war.

Der Ursprung der Moralmauer liegt in den mythischen sozialen Bedeutungen, die in der Kleinbauernkultur mit dem Alkohol verbunden waren: Der Alkohol vertrat die «zweite Realität» und war als solcher furchterweckend. Seine Anwendung mußte durch starke Moralnormen verhindert werden.

Die Moralmauer bricht

Im Schatten der Moralmauer stauten sich quasi die neuen Alkoholgebräuche, bis in den sechziger Jahren die neue Generation vor allem im öffentlichen Leben sich Durchbruch verschaffte und gleichzeitig auch die moralische Spannung, die den Alkohol umgeben hatte, sprengte.

Die kulturelle Einstellung zum Alkohol änderte sich im Laufe der sechziger Jahre, und als Höhepunkt dieser Veränderung kann die Reform der Alkoholgesetzgebung des Jahres 1969 und deren leichte Durchsetzung gehalten werden.

Nach dem Bruch der Moralmauer konnten die gestauten neuen Alkoholbedürfnisse sich ihren Weg bahnen. Dies zeigte sich in einem enorm gestiegenen Verbrauch im Übergang zu den siebziger Jahren –

wozu wiederum beitrug, daß die Beschaffung von Alkohol plötzlich ab Anfang 1969 erleichtert worden war (Mäkelä et al. 1971).

Die neue Generation wurde in die neue Einstellung einheitlich und kollektiv sozialisiert. Die Nachkriegsgeneration ist eine durchweg «nasse» Generation; Abstinente gibt es nur rund 2–3 % und solche, die selten zu Alkohol greifen, rund 10 %, unabhängig vom Geschlecht, dem Wohnort oder dem Wesen der Arbeit. Die Nachkriegsgeneration hat mit dem Trinken auch bedeutend früher als ihre Eltern – und recht einheitlich angefangen (Sulkunen 1979).

Dahingegen hat sich die ältere Generation wenig und langsam verändert. Sie ist verhältnismäßig abstinent und auch innerlich anders geblieben: Die Anzahl derjenigen, die Alkohol benutzen, variiert recht stark danach, wo der Betroffene wohnt, was er arbeitet und welchem Geschlecht er angehört.

Aber obwohl die Unterschiede groß geblieben sind, ist der Alkoholverbrauch der älteren Generation auch gestiegen. Dies beruht darauf, daß der Bruch der Moralmauer und die darauf folgenden liberalen Alkoholgesetze gewissermaßen den Alkohol auch bei der älteren Bevölkerung «legalisierte».

Daß die Veränderung sich über Generationen vollzieht, ist ein soziologisch interessantes Phänomen, auch aus dem Grund, daß dies den moralischen Charakter der Konsumgewohnheiten widerspiegelt. Die Herausbildung neuer Gebrauchswerte hängt nicht nur von den Bedürfnissen und den durch das gestiegene Angebot für diese geschaffenen Voraussetzungen ab.

Das Umschlagen von Bedürfnissen zum Konsum hängt auch vom moralischen Kodex der Gesellschaft ab. Dessen schroffer Antialkoholismus im Finnland der Nachkriegsjahre scheint mit den mythischen Bedeutungen des Alkohols in unserer Kleinbauernkultur zusammenzuhängen (Falk/Sulkunen 1980). Eine Untersuchung dieser Bedeutungen könnte auch allgemein interessante neue Gesichtspunkte in der Semiotik der finnischen Kultur aufdecken.

Münchner Beer Categories*

Per Hage

Per Hage untersucht in seinem Aufsatz die Symbolik, die dem Biertrinken in München zugemessen wird. Als Amerikaner betrachtet und beschreibt er die verschiedenen Biersorten, die Trinkmotive und -riten, die verschiedenen Grade der Trunkenheit mit der Sachlichkeit (und dem unausgesprochenen Erstaunen), mit der uns Europäern gewöhnlich über den Alkoholkonsum südamerikanischer Indianer oder Palmweintrinker in Afrika und Indonesien berichtet wird.

Kategorien und Wertungen im Zusammenhang mit dem Biertrinken (nicht nur in München), die uns kaum noch bewußt sind, stellen sich durch diese Sehweise als genauso «exotisch» heraus, wie uns z. B. die Gebräuche um das Hirsebier in Afrika anmuten. Unser ethnozentristisches Weltbild gerät ins Wanken. Die Herausgeber haben sich entschlossen, den Aufsatz im Englischen abzudrucken, da durch eine Übersetzung die differenzierte Aussage des Textes verloren gehen würde.

Introduction

München is one of those cultures in which beer is, to borrow Mandelbaum's (1965) phrase, «essential and blessed». It is consumed by all ages and classes, by both sexes, at many times during the day, in a large number of cultural scenes, for a variety of motives. It has a venerable tradition going back to the monks who many centuries ago began brewing it and thereby changed München from a «wine city» to a «beer city». Its origin is still reflected in the names of two of the breweries and in their advertisements, which picture roly-poly, smiling, beer-drinking monks. It has its own patron saint, *Gambrinus der Bierheilige*. It is symbolic of social solidarity and is a culturally recognized means for achieving it. It is the focus for an annual festival – the *Oktoberfest* – during which Münchner[1] reaffirm their collective sentiments and values. It is, in effect, the Münchner totem. The domain of beer categories is extensive, and beer and its consumption constitute, to use a very subjective term, a cultural focus. Knowledge of the properties of beer, its uses, effects, and symbolism would certainly constitute a first step in getting to know the Münchner.

The aim of this paper is to describe some Münchner attitudes toward beer and beer drinking and to formally define the beer categories and show certain of their behavioral and cognitive correlates. More specifically, the aims are to show the taxonomic and semantic structure of these categories and to relate the dimensions by which informants define the set of beer categories to the culturally defined set of motives for the consumption of beer and to some Münchner concepts of space, time, and identity.

Münchner Beer Categories

Determining the universe. Theoretically there are, according to Goodenough (1956), two ways of doing this: by a cover term or by complementation on *n* dimensions. Each method has its difficulties. The first can lead to inclusion of homonyms, the second to inclusion of terms which, while complementary on some dimensions, would not be regarded as belonging to the same universe as the other terms. In the present case, for example, *Sprudel,* a kind of soda water could be defined on some of the same dimensions as beer, but, according to informants, it clearly belongs to another domain. The usual practice is the use of a cover term, the method followed here.

«Core» terms. After determining that there was a category, *Münchner Biere,* the various types were elicited with the frame: «What kinds of Munich beer are there?» (*«Was für Münchner Biere gibt es?»*).

Wiesnbier: Literally, «meadow beer», but *Wiesn* refers here to the *Theresienwiese,* the site of the annual October Festival where this beer is dispensed.

Märzenbier: «March beer».

Heller Bock: «Light, strong beer».

Salvator: The Paulaner brewery's name for dark, strong beer. Each of the seven major breweries has its own name for this category of beer, but *Salvator* is often used generically, probably because it was one of the first of this kind to be brewed.

Helles: «light beer».

Dunkles: «dark beer».

Weißes: «white beer».

Russ: «white beer mixed with limo» («sweet lemon-flavored soda water»).

Radlermaß: «dark beer mixed with limo» (*Radler* = bicyclist. *Mass* = short for *Masskrug,* a liter-sized beer container). The name, according to some informants, derives from its supposed invention by bicyclists' clubs.

Nährbier: from *nähren* «to nourish», thus, «nourishing beer».

Table 1: The Componential Definition of Munich Core Beers

Type of Beer	Strength	Color	Fizziness	Aging
Wiesnbier	S	B	NF	A
Märzenbier	S	B	NF	U
Heller Bock	S	L	NF	A
Salvator	S	D	NF	A
Helles	N	L	NF	U
Dunkles	N	D	NF	U
Weisses	N	L	F	U
Russ	W	L	F	U
Radlermass	W	D	F	U
Nährbier	O	D	NF	U

Paradigmatic relationships. These categories are paradigmatically related (a paradigm being defined as «any set of linguistic forms, whatever their shape, which signify complementary sememes . . .» Goodenough 1956, p. 197) on the following dimensions. These were found by asking informants. «What is the difference between – – and – –?» (*«Was ist der Unterschied zwischen – und –?»*), using all pair combinations:

STÄRKE («strength»); *stark* («strong») = S; *normal* («normal») = N; *schwach* («weak») = W; *alkoholfrei* («alcohol-free») or *alkoholarm* («negligible alcoholic content») = O.

FARBE («color»): *hell* («light») = L; *dunkel* («dark») = D; *bräunlich* («brownish») = B.

SPRITZIGKEIT («fizziness»): *spritzig* («fizzy») = F; *nicht spritzig* («nonfizzy») = NF.

GELAGERT vs UNGELAGERT («aged vs unaged») = A vs U.

The individual beers are defined in Table 1.

«Kenner» terms. Table 1 can be expanded by distinguishing subtypes and by the addition of other types: *Voll-Helles:* «Full light beer»; *Export-Helles:* «Export light beer»; *Voll-Dunkles:* «Full dark beer»; *Export-Dunkles:* «Export dark beer»; *Champagner-Weißes:* «Champagne white beer»; *Normal-Weißes:* «Normal white beer»; *Export-Weißes:* «Export white beer»; *Aventinus* or *Weißer Bock:* «White bock»; *Lunchbier:* «Lunch beer»; and *Nährweizenbier:* «Nourishing wheat beer».

The distinction between what may be conveniently labeled *Kenner* («connoisseur») and core terms has both a cognitive and a behavioral basis. On the behavioral side, the distinctions between *Export* and *Voll-Helles* and *-Dunkles,* and *Normal-* and *Champagner-Weißes,* are common knowledge, but most informants consider them irrelevant with respect to choosing a beer. Which of these subtypes one gets is a matter of where one drinks or buys beer. The distinctions are also not very salient, in that they are often omitted from a list or else are given near the end of it. Of the remaining types, on the other hand, some are not well known. In the case of *Lunchbier,* a weak, light beer designed especially for motorists, this is because it is a recent invention.[2]

The taxonomy including *Kenner terms* is:

(MÜNCHNER) BIER

- *Märzenbier*
- *Wiesenbier*
- *Heller Bock*
- *Salvator*
- *Aventinus*
- *Helles*
  - Export-Helles
  - Voll-Helles
- *Dunkles*
  - Export-Dunkles
  - Voll-Dunkles
- *Weißes*
  - Export-Weißes
  - Champagner-Weißes
  - Normal-Weißes
- *Lunchbier*
- *Russ*
- *Radlermaß*
- *Nährbier*
- *Nährweizenbier*

When *Kenner* categories are included, the componential definition of Munich beers requires a few modifications: the addition of one dimension, *blank/trüb* («clear/cloudy»), and the addition of another value to the dimensions of both «strength» and «fizziness», as in Table 2. Finally, a complete taxonomy specifies the products of individual breweries:[3]

(MÜNCHNER) BIER

MÄRZENBIER

- Hackerbräu Märzenbier
- Augustinerbräu Märzenbier
- Hofbräu Märzenbier
- Paulaner-Thomasbräu Märzenbier
- Pschorrbräu Märzenbier
- Spatenbräu Märzenbier
- Löwenbräu Märzenbier

WIESNBIER

- Hackerbräu Wiesnbier
- Augustinerbräu Wiesnbier
- Hofbräu Wiesnbier
- Paulaner-Thomasbräu Wiesnbier
- Pschorrbräu Wiesnbier
- Spatenbräu Wiesnbier
- Löwenbräu Wiesnbier

HELLER BOCK

- Hackerbräu Heller Bock
- Augustinerbräu Heller Bock
- Hofbräu Heller Bock
- Paulaner-Thomasbräu Heller Bock
- Pschorrbräu Heller Bock
- Spatenbräu Heller Bock
- Löwenbräu Heller Bock

Table 2: The Componential Definition of Munich Beers Including Kenner Categories

Type of Beer	Strength	Color	Fizziness	Aging	Clear/Cloudy
Wiesnbier	S	B	NF	A	
Märzenbier	S	B	NF	U	
Heller Bock	S	L	NF	A	
Salvator	S	D	NF	A	
Aventinus	N +	L	F	A	
Export-Helles	N +	L	NF	U	
Voll-Helles	N	L	NF	U	
Export-Dunkles	N +	D	NF	U	
Voll-Dunkles	N	D	NF	U	
Export-Weisses	N +	LO	F	U	C
Champagner-Weisses	N	L	F	U	K
Normal-Weisses	N	L	F	U	C
Russ	W	L	F	U	
Radlermass	W	D	F −	U	
Lunchbier	W	L	NF	U	
Nährbier	O	D	NF	U	
Nährweizenbier	O	L	F	U	

S: strong
N: normal
N+: stronger than normal
W: weak
O: alcohol-free

L: light
B: brownish
D: dark
F: fizzy
F−: less fizzy

NF: nonfizzy
A: aged
U: unaged
C: clear
K: cloudy

SALVATOR

Patronator
Maximator
Delikator
Salvator
Animator
Optimator
Triumphator

AVENTINUS

HELLES

Export-Helles

Hackerbräu Export-Helles
Augustinerbräu Export-Helles
Hofbräu Export-Helles
Paulaner-Thomasbräu Export-Helles
Pschorrbräu Export-Helles
Spatenbräu Export-Helles
Löwenbräu Export-Helles

Voll-Helles

Hackerbräu Voll-Helles
Augstinerbräu Voll-Helles
Hofbräu Voll-Helles
Paulaner-Thomasbräu Voll-Helles
Pschorrbräu Voll-Helles
Spatenbräu Voll-Helles
Löwenbräu Voll-Helles

DUNKLES

- Export-Dunkles
  - Hackerbräu Export-Dunkles
  - Augustinerbräu Export-Dunkles
  - Hofbräu Export-Dunkles
  - Paulaner-Thomasbräu Export-Dunkles
  - Pschorrbräu Export-Dunkles
  - Spatenbräu Export-Dunkles
  - Löwenbräu Export-Dunkles
- Voll-Dunkles
  - Augustinerbräu Voll-Dunkles
  - Hofbräu Voll-Dunkles
  - Paulaner-Thomasbräu Voll-Dunkles
  - Pschorrbräu Voll-Dunkles

WEISSES

- Export-Weißes (Löwenbräu)
- Normal-Weißes
  - Hackerbräu Weißes
  - Hofbräu Weißes
  - Paulaner-Thomasbräu Weißes
  - Pschorrbräu Weißes
  - G. Schneider & Sohn Weißes
- Champagner-Weißes
  - Spatenbräu Champagner-Weißes
  - Löwenbräu Champagner-Weißes

LUNCHBIER (Hackerbräu)

RUSS

RADLERMASS

NÄHRBIER

- Löwenbräu Malzbier
- Hackerbräu Nährbier
- Hofbräu Malzbier
- Paulaner-Thomasbräu Malzbier
- Pschorrbräu Malzbier
- Spatenbräu Malzbier

NÄHRWEIZENBIER (Löwenbräu)

At this level individual knowledge is fragmented, and discrimination breaks down. Few, if any, individuals have the entire taxonomy in their heads. Attempts to elicit it revealed not only gaps but also some error and guesswork. At most, everyone knows only that each of the seven major breweries produced *Wiesnbier, Märzenbier,* and *Salvator* and some form of *Helles* and *Dunkles.* Beyond this, knowledge is limited to a few specific products of some of the breweries. The cognitive map of the beer world therefore varies somewhat from individual to individual. As for discrimination, most informants stated that it was not possible at this level. Those who maintained that it was, were often unable to verbalize the differences, or, if they could, were able to do so for only a few of the products of a few of the breweries. There is much dispute about such ability.

Behavioral and cognitive implications of the dimensions of discrimination

An analysis of the culturally defined, nonlinguistic contexts in which beer is consumed, of informants' responses to questions about why and when they drink one type rather than another, and of various unsolicited statements about Munich beer and beer drinking, reveals that four of the dimensions above have important implications for the culturally defined contrastive set of motives for the consumption of beer and for such cognitive items as the Münchner concepts of space, time, and identity. The relationships between these variables can be shown by using the kind of model developed by Romney and Epling (1958) for the analysis of Kariera kinship, as in Table 3.

Motivation

As can be seen from the model, each of the dimensions of discrimination breaks down the set of beers into subsets which, while not uniquely, are ideally suited for certain purposes. For example, if the aim is refreshment, the fizzy beers are an especially apt choice. If the aim is refreshment and avoidance of intoxication, the weak, fizzy beers are ideal.

The facilitation of social interaction and integration

Beer drinking in Munich is preeminently a social activity. The expectation is that it will facilitate social interaction by producing an atmosphere of *Gemütlichkeit* and that it has the power to unite people of different status and origin. Consider, for example, a description of life at the *Hofbräuhaus,* the largest and most famous beer hall in Munich and in some respects the very incarnation of the good life:

«. . . no one can forget the atmosphere which pervades the taproom of this brewery. The thick air consists of spilled hops and malt, of pork sausage, radish juice, roast sauce and tobacco smoke. No science is able to analyze the chemistry of this mixture, nor can the hodgepodge of the guests be reduced to a common denominator. The local inhabitant sits next to the foreigner, the master locksmith from a side street opposite the Privy Counsellor from Tokyo, the vendor from the public market next to the film star from Florida. A Babylonian confusion of tongues enlivens the talk for the reason that one person doesn't understand the other. A circuit of feeling is closed and former enemies become friends. Fraternization increased with each beer until an entire table drinks from the same mug and eats white sausage with their fingers. Even Kaiser Wilhelm II participated in this ritual when he visited the Hofbräuhaus in full-dress uniform» (Hoferichter and Moll 1964).[4]

This is hyperbole, to be sure, but it is not far from the Münchner ideal. In addition to expectations concerning the style and effects of beer drinking, its communal and integrative character is expressed: *spatially* in the vastness of the beer halls, tents, and gardens and in the large tables in such places which make it difficult to drink alone or remain aloof from one's fellows; *linguistically* in the morphology of some of the terms for various types of beer drinkers – *Bierbruder, Saufbruder,* and *Stammtischbruder; literarily,* for example, in Ludwig Thoma's famous short story, *Ein Münchner im Himmel* («A Münchner in Heaven») in which the archetypal Münchner longs not only for his *Mass* of beer instead of the tasteless manna but also for the companionship of his *Stammtisch* (a table always reserved for the same group of beer drinkers); *in the beer festivals,* where, as the travel literature puts it, *der Durst völkervereinigend gelöscht ist,* («thirst is quenched in a people-uniting way»); and *ritually* in the drinking of brotherhood (*«Bruderschaft trinken»*) in which two or more persons in the course of drinking together agree to change their status from the formal term of address, *Sie,* to the intimate *Du,* the change symbolized by drinking beer together with arms intertwined.

Intoxication

In addition to this rather general ethnosociological motive, which is present in many beer drinking situations, there are a number of more specific motives. For intoxication, any of the strong or normal beers is especially appropriate. Münchner terminologically distinguish three stages of intoxication and a number of different kinds of intoxication, which contrast in terms of emotional disposition, amount consumed, and the degree of self-control the drinker shows:

A few of the terms require explanation: *Angeheitert,* which comes from *heiter* («cheerful», «gay»), means to be gaily drunk. *Ogstocha* is Münchner dialect for High German *angestochen* («stung»). *Bsuffa* is Münchner dialect for *besoffen, from saufen,* the verb applied to the drinking activity of animals, as opposed to people (compare *essen/fressen,* «to eat»). It suggests intoxication as a result of uninhibited and uncontrolled drinking. A more extreme form is referred to as *einen Saurausch haben. Sau* meaning female pig. Social disapproval attaches to these categories under the following circumstances: (1) in many situations if the drinker is female and intoxication has progressed beyond the first stage; (2) if an individual is regularly in any of these categories; and (3) if intoxication occurs in an inappropriate context.

There are, of course, other reasons for getting high besides the promotion of *Gemütlichkeit* and solidarity. An individual can get drunk not only to relieve tension, expressed in such phrases as *sich aus*

Table 3: The Behavioral and Cognitive Implications of the Dimensions of Discrimination

Dimensions of Discrimination	Semantic Implications	Behavioral and Cognitive Implications		
		The culturally defined set of motives	Spatio-temporal	Status
1. The domain beer	beer vs other beverage domains	facilitation of social interaction, integration and:	defining value for Munich and Bavaria	
2. Strength	subset of strong beers	strong beers for (rapid) intoxication, for meals	strong beers constitue the Munich Bier Kalender historical origin as a food substitute	for normal adults
	subset of normal beers	normal beers for meals, for intoxication		for normal adults
	subset of week beers	weak beers to avoid intoxication or keep it minimal		
	subset of nonalcoholic beers	nonalcoholic beers for the avoidance of intoxication		for children, the aged, ill, pregnant
3. Color	light vs dark subsets of beer	dark beers stimulate growth and health	Münchner see displacement of dark by light beers as index of culture change	
4. Fizziness	fizzy vs nonfizzy	fizzy beers for refreshment		
5. Aging	aged vs unaged subsets of beer		aged beers have festive significance	for normal adults

Ärger vollaufen lassen («to get drunk out of anger») but out of happiness as well, for example, *sich aus Freude an saubern Rausch zulegen* («to get drunk out of happiness»). From a Münchner point of view, beer can intoxicate, but whether it does, how quickly, and to what extent depend on a number of factors – the context, the type of beer, the amount consumed, and the type of drinker. A feeling of euphoria depends largely on context. It is absent or minimal in such scenes as meals or work breaks. For example, an engineer, construction worker, or secretary does not, after a glass or liter of beer with lunch, return to work drunk. On the other hand, the same size glass may make him very high, and often almost immediately, at such socially effervescent events as the *Oktoberfest*. Strong beers are thought to lead to more rapid intoxication and thus may be avoided when slight, moderate, or gradual intoxication is sought. The extent and nature of intoxication also depends on the drinker. Most physically and socially normal Münchner drink beer. It is an essential component of their identity. In addition to the general category *beer drinker,* there are terminologically distinguished subtypes, which contrast in terms of the usual extent of intoxication, drinking style, the presence or absence of addiction, and social approval or disapproval, as indicated in Table 5. Here again the contrast between the animalistic, or uncontrolled, and the social, or controlled, aspect of drinking emerges. The *Säufer* (from *saufen,* see above) in his lack of restraint and complete loss of self-control behaves like an animal and is thus not fit to drink with other people.

Accompaniment for meals

The normal beers are especially suitable for ordinary meals.

Avoidance of intoxication

Since beer ist consumed in such a wide variety of contexts, since it can intoxicate, and since there are individual differences with respect to tolerance, an individual may, in situations such as while driving and in very hot weather, wish to avoid intoxication or keep it minimal. For this purpose the weak or alcohol-free beers are ideal, with the qualification that *Nährbier* is usually reserved for the young, the aged, the ill, and the pregnant.

Stimulation of growth and health

The dark beers stimulate growth and health. This value is especially apparent for *Nährbier,* which may be given to one before and several years after leaving the womb and later as an adult during times of illness and convalescence. Its beneficial effects are common knowledge

Table 4: Categories of Intoxication

	Einen Rausch haben (to be drunk)					
stages →	einen leichten Rausch haben (to be slightly drunk)		einen Rausch haben (to be drunk)		einen schweren Rausch haben (to be very drunk)	
	angeheitert sein	Ogstocha sein	betrunken sein	bsuffa sein	einen Vollrausch haben	einen Saurausch haben
emotional disposition	gay	gay or irritaded	« neutral »			
amount consumed	slight		moderate great	very great		enormous
self-control	present		diminished to absent			

Note: The dimensions of contrast for categories of intoxication (and categories of drinkers below) were inferred from informants descriptive statements about them. The formulations presented here were checked by using them to formulate definitions of the various categories and asking informants wether they were correct and by inventing hypothetical situations concerning intoxication and drinking style and asking informants to label them.

Table 5: Categories of Munich Beer Drinkers

	Leute die Bier trinken (people who drink beer)				
	Biergeniesser (beer enjoyer)			Biertrinker (beer drinker)	
	Biergenießer	Stammtischbruder	Bierdimpfel	Saufbruder	Säufer
normal extent of intoxication	slight – moderate			heavy	
drinking style	communal		solitary (by preference)	communal	often solitary (by exclusion)
		usually with same people			
addiction/ nonaddiction	nonaddicted				addicted
social approval/ disapproval	approved			disapproved	

and have the official blessing of doctors. *Nährbier* also has the explicit function of enabling children to feel a part of the group in many beer-drinking situations. While originally only dark beers were brewed, their popularity is said to be declining. For some Münchner, their fattening effects contradict a change in emphasis on body-image from a robust to a more streamlined shape. The motive is hygienic and aesthetic.

Spatio-temporal implications

Germans sometimes identify regions of their country by their most popular alcoholic beverages – Prussia is the land of *Schnaps,* the Rhineland that of wine, and Bavaria (of which Munich is the capital), that of beer. Collectively and spatially a Münchner is therefore a member of a beer-drinking group. Individually he is a particular kind of beer drinker.

Beer also has spatial significance at a level other than that of the domain as a whole: the exact center of the old city is marked by the *Hofbräuhaus* (the most salient point of the city). The highest natural point, the *Nockerberg* (the site of a minor beer festival) is associated with *Salvator*. The southwestern boundary connects with the site of the October Festival, where *Wiesnbier* is dispensed.

With respect to time, the decline of the dark beers is regarded as an important index of the gradual disappearance of the old Münchner way of life. The traditional[5] seasonal appearance of the strong beers constitutes a *Bier Kalender – Wiesnbier* in September and October, *Märzenbier* and *Salvator* in March, and *Heller Bock* in May. From a Münchner point of view, the most important of these is *Wiesnbier,* the occasion for and focus of the *Oktoberfest*. Any account of the meaning of beer would have to include a description of this celebration. This can be most easily and naturally done by contrasting it to *Fasching,* or Carnival. These two events are the high points of the Munich social year. Together they bisect it into Maussian halves of greater and lesser social effervescence:

THE OKTOBERFEST

Bavarian national festival	localized
fall	entire population
national costume	drinking, eating
familial	beer (*Wiesnbier*)

FASCHING

pan(Catholic)-German festival	specific social groups
winter	drinking, dancing, erotic encounters
masquerade	wine, champagne[7]
adults[6]	
dispersed	

The *Oktoberfest* originated in 1810 with the celebration of the marriage of the Crown Prince of Bavaria to the Archduchess Therese – thus, the *Theresienwiese,* the meadow where it is held. To put it in Durkheimian terms, it is the annual occasion for the collective reaffirmation of the sentiments of being Münchner and Bavarians. The collective symbol is beer (thus, the totem is drunk rather than eaten), and the image that is reaffirmed is that of a highly sociable and accessible beer drinker. The *Oktoberfest* begins on the penultimate Saturday in September and ends on the second Sunday in October. The national costume (which includes knee stockings, *Lederhosen,* and Tyrolian hat for men, and *Dirndl* dress or Bavarian suit for women – the Bavarians of the travel posters) is optional, although most *echte Münchner* wear ist. It is an event for the entire family and population, and the principal activities are orgiastic eating, drinking, and singing. Given the fundamental importance of beer in *das Münchner Leben,* the *Oktoberfest* is significantly a mere intensification of everyday life.

Discussion

The primary aim of this chapter has been to articulate some features of semantic structure with certain behavioral and cognitive correlates. It may be worth remarking on some respects in which the Munich beer categories may be typical of folk taxonomies in general. Taxonomically, the structure is not particularly deep, and the levels are irregular. Semantically, if the terms are mapped on a classproduct space, its structure is nonorthogonal, a property which one author has postulated is generally true of folk domains.[8] There are also some matters pertaining to sampling which are of a kind that may frequently be found in ethnosemantic studies.

First, as mentioned above, few individuals know the entire taxonomy, nor beyond the level of «core» terms do they all share the same portion of it. Second, some lower-level discriminations, although known, have no behavioral significance for some individuals. Third, at the lowest taxonomic level categories are named but not discriminated to any extent. Fourth, although the categories above the lowest level are highly terminologized – that is, there is high consensus on defining attributes – the consensus is not complete. Disagreement is particu-

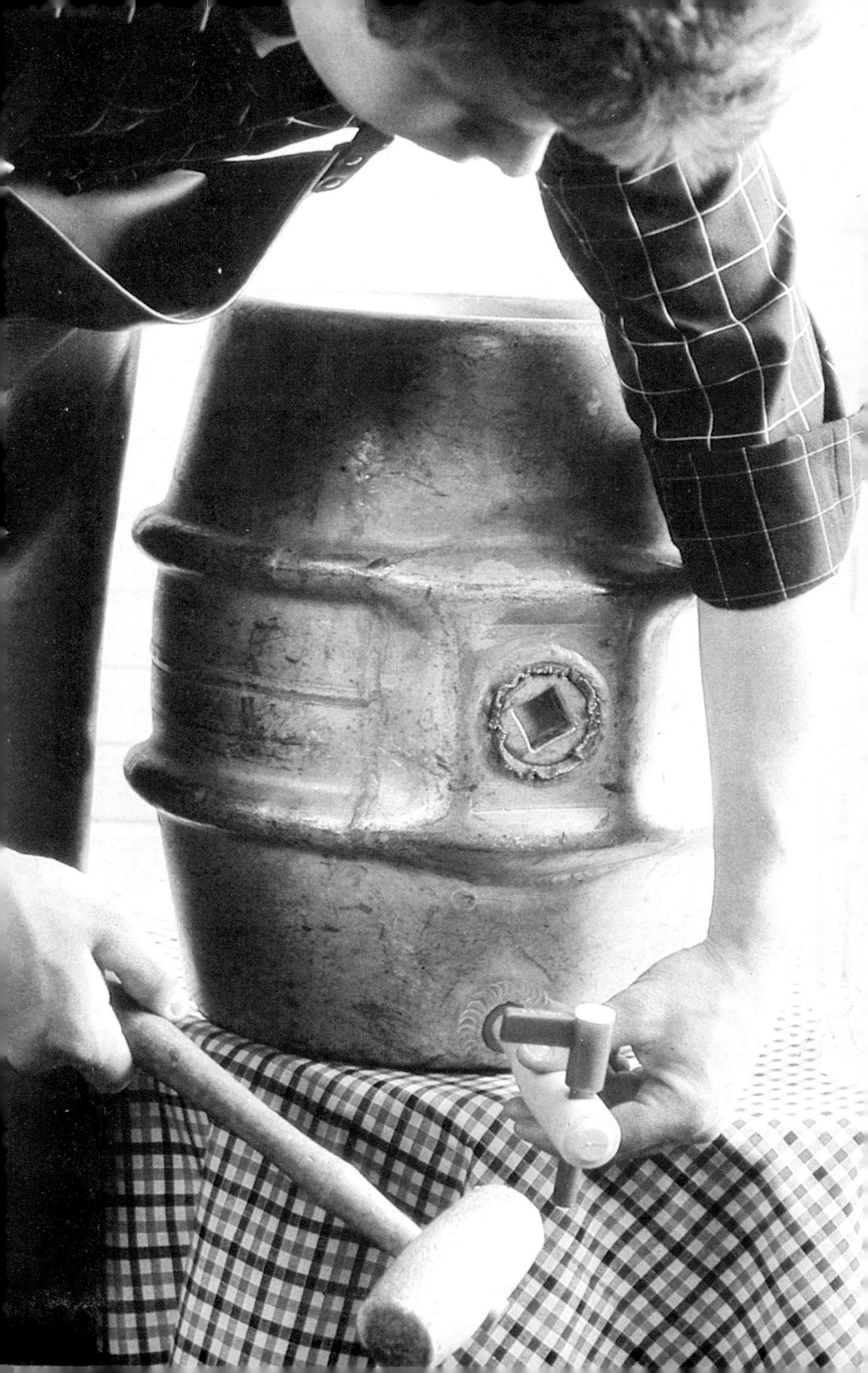

larly apparent for two dimensions which were not analytically necessary but which are sometimes used – sweet/bitter (*süß/bitter*) and thick/thin (*dick/dünn*). Finally, a fair amount of variability is produced by synonymy for some of the beer categories and particularly for some states of intoxication. All of these are problems which deserve to be studied in a systematic way, particularly those concerning sampling.

Another problem worthy of investigation has to do with the evolution of lexical domains. In his paper on Trukese kin terms Goodenough states:

Tabelle 6:

W

	L	D
NF		
F	Russ	Radlermaß

→

W

	L	D
NF	Lunchbier	
F	Russ	Radlermaß

O

	L	D
NF		Nährbier
F		

→

O

	L	D
NF		Nährbier
F	Nährweizenbier	

«A theoretically possible combination such as $AB_1E_2H_1$ is not an active part of the Trukese conceptual repertoire. But such combinations are latent in Trukese culture, because the necessary components are represented in other combinations forming native concepts. Should $AB_1E_2H_1$ ever be activated as a category of Trukese thought, it will represent a change in culture less basic than the development of an entirely new conceptual component» (Goodenough 1956: 211). There are some good examples of such activation in the Münchner beer domain as listed in Table 6. In contrast to these innovations, which meant nothing more than the realization of concepts that were implicitly present, there were others of a more radical nature, such as the introduction of the first fizzy beer. In a culture like that of München having abundant historical records, it should be relatively easy to document these processes and trace the evolution of the entire domain over a period of several centuries.

◁ Wenn wir uns zu Festen gekühlte Bierfässer nach Hause bringen lassen, so erinnert das daran, daß bis ins 19. Jahrhundert hinein Bierbrauen Teil der Hauswirtschaft war wie Schlachten und Brotbacken. Je nach Bierart begleitet eine Fülle von Regeln das Anzapfen und Ausschenken.

Anmerkungen

* Abdruck mit freundlicher Genehmigung J. P. Spradley's aus: James P. Spradley (Ed.) (1972): Culture and Cognition. Chandler Verlag, San Francisco, p 263 ff.

Obwohl sich seit dem ersten Erscheinen des Aufsatzes einige der Münchner Bierkategorien bereits geändert haben, glauben die Herausgeber, daß die eigentliche Aussage des Aufsatzes (vgl. Vorspann) den Abdruck in dieser Materialiensammlung rechtfertigt.

1 The *Münchner* are a Germanic, Catholic people inhabiting the city of Munich in the Free State of Bavaria. They distinguish three categories of inhabitants: *echte Münchner* («real Münchner»), those born in the city; *Wahl-Münchner* («Münchner by choice»); and *Zuag'raste* (= High German *Zugereiste*, meaning simply those who have come to live in the city). The third term, in contrast to the second, is used contemptuously, connoting a lack of familiarity with and appreciation of the *Münchner* way of life. The description of beer drinking in this paper applies primarily to the first category. Fieldwork was done in 1963/1964. This paper was written with the support of Public Health Service Research Grant 5 ROI MH 11245-03 from the National Institute of Mental Health, administered by Lewis Langness and Robert Rhodes. I wish to thank Josef Stadler of Munich for his hospitality and his efforts on my behalf, Kristen Hawkes for comments on an earlier draft of this paper, and John Atkins for some conceptual suggestions.

2 I understand that *Lunchbier* is no longer brewed. Non-Münchner beers such as *Pils* have been excluded here. *Diätbier* («diet beer»), a beer brewed especially for diabetics, has also been omitted because of the lack of diabetic informants from whom to elicit its properties.

3 NOTE: The breweries themselves may use somewhat different names for their products. For example, only Hackerbräu can use the name *Nährbier* for this type of beer, while the others use *Malzbier; Löwenbräu* calls its *Voll-Helles «Hell-Quell»* and its *Champagner-Weißes «Champagner-Weizenbier»*, etc. I have ignored such differences because the natives usually do so.

4 The fact that Wilhelm II, the arch-Prussian and antithesis of the Münchner and Bavarian (arrogant, stiff, and ambitious vs. modest, relaxed and easy-going) accommodated himself to the atmosphere of the *Hofbräuhaus*, attests to the integrative power of beer.

5 The strong beers have now become available throughout the year.

6 This is not to say that children play no role in *Fasching* but rather that the most intensively celebrated events – the costumed balls – are for adults or the sexually mature.

7 Beer may be drunk at *Fasching*, but the ideal drink is wine or champagne.

8 See Wallace (1962).

Chicha in Südamerika

Karl-Georg Scheffer

Der Terminus «chicha» bezeichnet im folgenden alle in Südamerika durch alkoholische Gärung gewonnenen berauschenden Getränke. Die Palette der zur Gärung verwendeten Ausgangsstoffe reicht von stärkehaltigen Pflanzenteilen wie Mais und yuca über zuckerhaltige Früchte und Baumsäfte bis zum tierischen Produkt Honig. Die Alkoholbildung ist ein Umwandlungsprozeß, bei dem durch Gärung stärke- oder zuckerhaltige Stoffe in Alkohol umgewandelt werden. Stärkehaltige Substanzen müssen erst in direkt vergärbaren Zucker umgewandelt werden. Die Indianer Südamerikas fanden, um diesen Vorgang auszulösen, verschiedene Wege. Durch Fermentation entstandene alkoholische Getränke kommen in nahezu allen Regionen Südamerikas vor und haben eine Tradition, die weit zurückreicht. Nach den Vorstellungen unserer eigenen Kultur ist «chicha» ein Getränk mit niedrigem Alkoholgehalt. Sich berauschen kann nur jener, der Unmengen zu sich nimmt und die Wirkung auf den Körper noch durch vorheriges Fasten steigert. Der Rausch kann vom leichten Schwips bis hin zur Bewußtlosigkeit variieren. Im Rauschzustand werden oft Aggressionen auf mehr oder minder handgreifliche Art abgebaut, bestimmte soziale Faktoren verhindern hierbei Ausschreitungen. Die «chicha» trinkt man zu den unterschiedlichsten Anlässen, doch immer gemeinschaftlich. Das «Betrunkensein» ist hier oft erklärtes Ziel. Dennoch sind Personen, die in irgendeiner Art von dem alkoholischen Getränk «chicha» abhängig zu sein scheinen, kaum bekannt. Erst die Einführung hochprozentiger Branntweine und der Technik, diese mittels der Destillation herzustellen, führte in manchen Fällen zu folgenschweren Erscheinungen, die in manchen Fällen zur Auflösung bestehender sozialer Formen beitrug. Dieser Zusammenhang muß hier ausgeklammert bleiben.

Zur Terminologie

Die Terminologie der alkoholischen Getränke in Südamerika ist nicht einheitlich. Neben der Bezeichnung *chicha* taucht oft, in Zusammenhang mit brasilianischen Indianern, der Name *caxirí* (*cachirí*) auf; manchmal in zweifacher Bedeutung: *cachirí* als Fest, bei dem man *chicha* oder *cachirí* trinkt (Prada 1969: 120 f.). Beide Termini werden auch in Zusammenhang mit nichtalkoholischen Getränken benutzt. Weiter sprechen manche Autoren nur von *chicha,* wenn sie aus Mais oder *yuca* (*Manihot esculenta* Crantz) hergestellt wird.

Dazu soll folgendes festgestellt werden. Es gibt in Südamerika eine bestimmte Menge verschiedenartiger Getränke. Jedes dieser Getränke hat innerhalb der Gruppe, die es herstellt und benutzt, in der Regel einen Namen. Wenn man diese Getränke als Elemente einer Menge ansieht, lassen sich diese Elemente unterschiedlich ordnen, etwa indem man Getränke der gleichen Farbe oder des gleichen Geschmacks zusammenfaßt. Eine weitere Möglichkeit besteht darin, nach der Substanz zu ordnen, aus der das Getränk hergestellt wird. Im Rahmen des vorliegenden Handbuches scheint es sinnvoll, eine Zuordnung unter dem Gesichtspunkt der Wirkung des Getränks vorzunehmen, genauer der Rauschwirkung.

Die Menge der Elemente «Getränke in Südamerika» läßt sich dann in nicht berauschende und berauschende einteilen. Die Klasse der «berauschenden Getränke» kann man dann nach dem Verursacher des Rausches oder nach unterschiedlichen Rauschwirkungen einteilen. Da der zweite Gesichtspunkt subjektiv und damit schwer faßbar ist, halte ich das Verursachungsprinzip für sinnvoller. Hier lassen sich grob zwei Unterklassen aufteilen: Rausch durch Einwirkung von Alkohol oder Rausch auf Grund halluzinogener Wirksubstanzen im Getränk.

Alkoholische Getränke kann man unterscheiden in Weine, wenn zuckerhaltige Substanzen tierischer oder pflanzlicher Herkunft als Ausgangsstoff verwendet werden, und Biere, wenn man stärkehaltige Stoffe benutzt. Bier und Wein können destilliert werden, ein Vorgang, bei dem der Alkoholgehalt erhöht wird (Weule 1922). Die Destillation wurde in Südamerika erst durch die Weißen eingeführt.

Das Thema dieses Aufsatzes umfaßt demnach die Teilklasse «berauschende, alkoholische Getränke, hergestellt unter Ausschluß der Destillation». Diese Getränke nenne ich im folgenden *chicha.*

Chicha-Herstellung am Beispiel einer chicha de cazabe

yuca (*Manihot esculenta* Crantz)

Die Herstellung einer *chicha* obliegt den Frauen, wenngleich manche Männer bereit sind, das Einsammeln der Früchte zu übernehmen. Die gesammelten Früchte werden zerkleinert, mit Wasser vermischt und gekocht oder ungekocht in einen Gärbehälter getan. Die Gärdauer beeinflußt die Alkoholstärke. Das Klima begünstigt in der Regel diesen Prozeß.

Weitaus komplizierter ist die Herstellung von *chicha,* die auf stärkehaltigen Substanzen aufbaut, wie z. B. *yuca,* Mais oder *Taro.* Am Beispiel einer *chicha* aus *yuca* soll dies gezeigt werden. *yuca,* auch *maniok* oder *cassava* genannt, gehört zu den wichtigsten und ältesten Kulturpflanzen der Neuen Welt. Sie gehört zur Familie der Wolfsmilchgewächse (*Euphorbiaceae*) und umfaßt mehr als 150 Arten. Ernährungswirtschaftlich von Nutzen sind Varietäten von *Manihot esculenta* Crantz (Moran 1975: 178).

Yuca wird schon so lange über Stecklinge vermehrt, daß einzelne Arten die Fähigkeit zur Samenbildung verloren haben. Diese Pflanze bildet durch sekundäres Dickenwachstum einzelner Wurzeln Knollen, die bis zu 35 % Stärke aufweisen.

Die gesamte Pflanze enthält, besonders aber in den Knollen, das Glycosin Manihotoxin, von dem u. a. die äußerst giftige Blausäure abgespalten wird. Je nach Menge des vorhandenen Manihotoxin kann man «süße» Sorten mit geringem Anteil sowie «bittere» Sorten mit hohem Anteil unterscheiden. Bei den süßen Sorten konzentriert sich der Glycodidanteil auf den äußeren Teil der Knolle und kann durch Schälen leicht entfernt werden (Franke 1977: 73 ff.).

Die bitteren Sorten, bei denen der Stärkeanteil höher ist und die deswegen verstärkt kultiviert werden, muß man durch andere Verfahren entgiften.

cazabe und *fariña*

Brot und Mehl aus *yuca* ist die Nahrungsgrundlage für viele Indianergruppen, besonders im tropischen Regenwald. Darüber hinaus Ausgangsprodukt für eine *chicha de cazabe.*

Bei den Yebamasá in Kolumbien gehört es zu den täglichen Aufgaben der Frauen, *yuca* zu verarbeiten. Die Knollen werden in der *chagra* (Brandrodungslichtung) geerntet und oft schon auf dem Heimweg zur *maloca* (Gemeinschaftswohnhaus) in einem kleinen Bach gereinigt und geschält. Zu Hause beginnt das mühselige Zerkleinern der Knollen auf einem leicht gewölbten Reibbrett, dem *rayador,* wo ins Holz eingelassene Steinsplitter die Fasern zerreißen.

Meist gruppieren sich mehrere Frauen sternförmig um einen Hauspfosten, gegen den sie die Reibbretter festklemmen.

Den geriebenen Brei gibt man auf einen großen flachen Korb, der in einem dreibeinigen Ständer aufliegt. Unter Zugabe von reichlich Wasser wird der Brei «ausgewaschen». Die auslaufende Flüssigkeit fängt man in einem Tongefäß auf. Hier setzt sich nach einiger Zeit unten im Topf Stärke ab. Die Restflüssigkeit ist nach achtstündiger Kochzeit trinkbar. Hierbei wird das Manihotoxin durch Kochen zerstört. Dieses Getränk nennt man *manicuera.* Die Stärke wird weiter entwässert, wenn man sie durch ein Tuch preßt oder einen mit Asche gefüllten Beutel auf sie legt. Die Stärke hält sich dann einige Monate.

Den ausgewaschenen *yuca*-Brei kann man gleich weiterverarbeiten, in der Regel läßt man ihn jedoch in einem besonderen Behältnis bis zu vierzehn Tagen ruhen. Um *cazabe,* ein fladenartiges Brot zu backen, gibt die Yebamasá-Frau den Teig in einen *matafrio* (*tipiti*). Hierbei handelt es sich um einen bis zwei Meter langen Schlauch aus Flechtwerk. Er wird gefüllt an einem Hausbalken aufgehängt und mit einem Hebel in die Länge gezogen. Der Durchmesser des Schlauches verringert sich, und der *yuca*-Teig wird stark entwässert. Die auslaufende Flüssigkeitsmenge ist bei diesem Verfahren so gering, daß sie zwar aufgefangen wird, aber zur Stärkegewinnung nicht mehr benutzt wird.

Jetzt braucht die Hausfrau nur noch den Teig durch ein grobes Sieb zu drücken, diese Brösel zu rösten, nach Geschmack mit Stärke zu vermischen und zu einer *torta de cazabe* zu backen.

Manche Frauen verzichten auf die Zugabe von Stärke oder backen nur mit der Stärke, dem *almidón,* dünne knäckebrotartige Fladen.

Die *fariña,* ein Stärkemehl, das sich auch unter tropischen Bedingungen gut ein Jahr lagern läßt, wird von den Yebamasá bevorzugt aus einer gelblichen *yuca*-sorte hergestellt. Die geschälten Knollen werden drei bis fünf Tage gewässert. Dann lassen sie sich leicht zerquetschen. Dieser Brei kommt gleich oder nach einer Ruhezeit, die drei Wochen dauern kann, in den *matafrio.* Die gesiebten Brösel werden scharf geröstet. Dieses Erhitzen zerstört ebenfalls die Giftstoffe. *Fariña* kann jederzeit in Wasser aufgeweicht und als dünnflüssiger Brei getrunken werden.

Cazabe und *fariña* können in ihrer jeweiligen Form als Ausgangsstoff für eine *chicha* dienen.

chicha de cazabe

Die Yebamasá erhöhen den Stärkeanteil der *cazabe,* die ihnen als Grundlage für ihre Variante einer *chicha de cazabe* dient, indem sie auf das «Auswaschen» verzichten. Der *yuca*-Brei wird gleich im *matafrio* entwässert, gesiebt und zu extrem dünnen Fladen gebacken, die außen stark angebrannt sind. In diesem Fall zerstört man das glycosidspaltende Enzym beim Rösten. Dieser Vorgang wandelt außerdem einen geringen Stärkeanteil in Zucker um. In Wasser eingeweicht, kocht man unter Zugabe von Zuckerrohrsaft diese *cazabe* einige Stunden. Anschließend gibt man das Gebräu in spezielle Gärbehälter.

Das sind große Tongefäße, die einen Durchmesser von über einem Meter erreichen können und die außen oft ein Lianengeflecht aufweisen, um den begehrten Inhalt zu schützen. Zum Ausschenken füllt man die *chicha* in Amazonien vielfach in große ausgehöhlte Baumstämme,

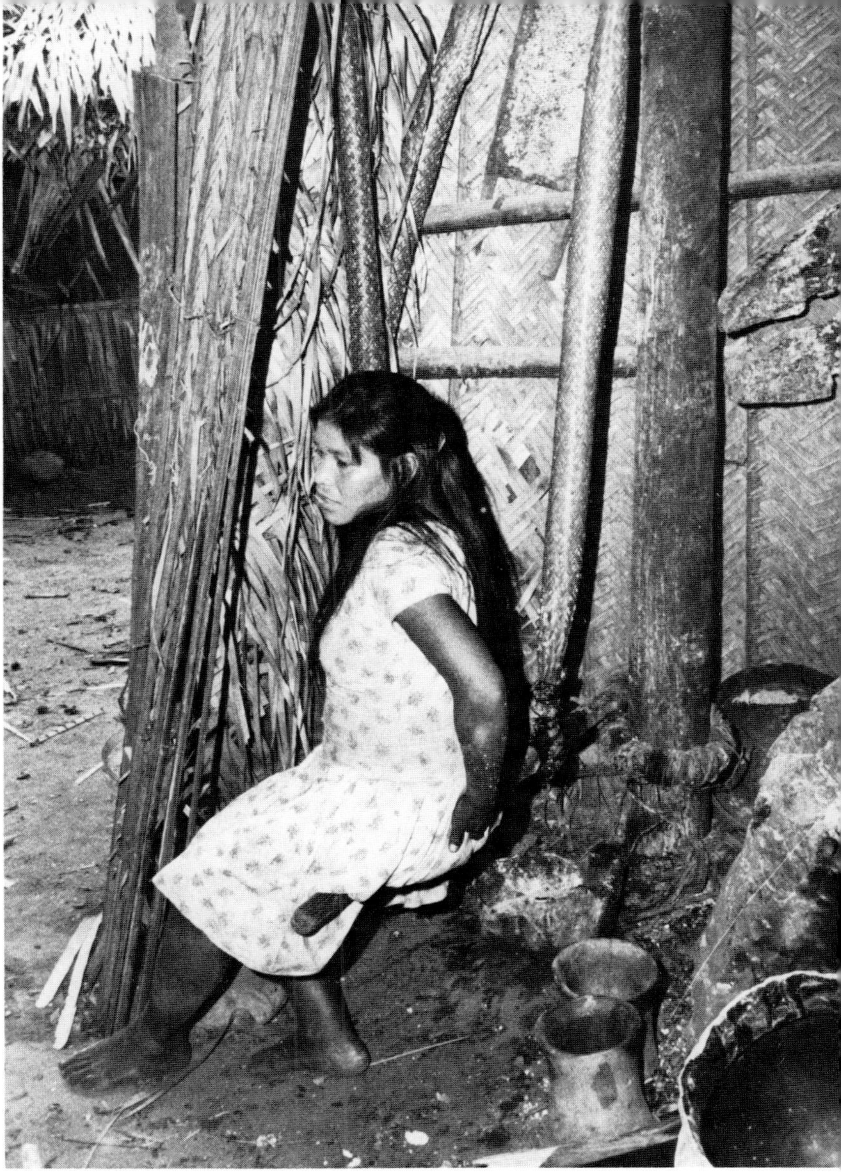

Um Maniok-Masse zu erhalten, aus der u. a. Bier hergestellt werden kann, müssen die zerriebenen blausäurehaltigen Maniokwurzeln mit einem Matafrio (tipiti), d. h. einem Preßschlauch, bearbeitet und entgiftet werden. Über einen Hebel zieht diese Yebamasá-Frau mit ihrem Körpergewicht das Flechtwerk in die Länge. Dabei verengt sich der Durchmesser, und Flüssigkeit wird ausgepreßt.

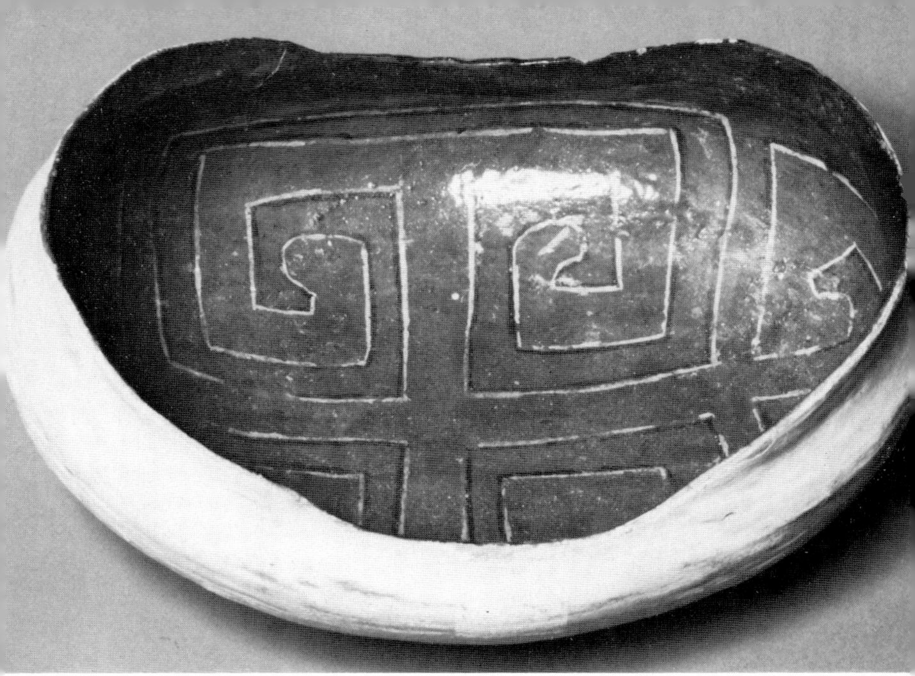

Die Palette der Gefäße, aus denen Chicha getrunken wird, reicht von einfachen Kalebassen bis hin zu verzierten Tongefäßen. Das Trinkgefäß stammt von den Wayana (Museum für Völkerkunde Berlin, Inv.Nr.: VB 14586).

die ohne weiteres 750 Liter fassen können. Eine kleine Abdeckmatte verhindert Verunreinigungen.

Andere Grundstoffe für die *chicha*-Herstellung sind bei den Yebamasá z. B.: Mais, *yams, taro,* Süßkartoffeln, Ananas, *pupuña, lulo,* Bananen und diverse Palmfrüchte. Bekommen sie von einer Sorte nicht genügend beisammen, scheut man sich nicht, alles in einen Topf zu geben.

Die Umwandlung von Stärke in Zucker

Hartmann (1958: 91) unterscheidet für Südamerika sechs Arten der Umwandlung von Stärke in Zucker.
Mälzen
Kochen
Schimmelbrote
Röstung
Einspeichelung (Ptyalinverzuckerung)
sowie die Kombination dieser Verfahren.

Eine weitere Möglichkeit besteht darin, stärke- und zuckerhaltige Substanzen zu mischen.

Bei den Yebamasá liegt demnach eine Kombination aus Rösten und Kochen vor, verbunden mit der Zugabe von Zuckerrohrsaft. Koch-Grünberg (1967: 65 f.) gibt ein Beispiel für die weitverbreitete Ptyalinverzuckerung.

«Höchst unappetitlich wie sein Aussehen ist auch die Zubereitung dieses am ganzen oberen Rio Negro und seinen Nebenflüssen und in vielen anderen Gegenden des tropischen Südamerika so beliebten Getränkes. Stark angebrannte *Mandioca*fladen werden zerkleinert in einen Holztrog geworfen und mit frischem Wasser angesetzt. Um die Gärung zu beschleunigen, werden von den Weibern oder bei manchen Stämmen auch von den Männern *Mandioca*fladen gekaut und hinzugetan. Blätter eines gewissen Baumes, bisweilen auch Zuckerrohrsaft, liefern berauschende Ingredienzien. Das Ganze wird von den Weibern sorgfältig durchgeknetet. Der Trog wird darauf mit frischen Bananenblättern oder mit Matten dicht verdeckt und steht in der warmen *malocka* neben dem Herdfeuer, das die ganze Nacht hindurch unterhalten wird. Am nächsten Tage kann das Gebräu als süßliches, harmloses *Payaurú* getrunken werden. Eigentliches *Kaschirí* wird es erst nach zweitägiger Gärung und enthält dann genug Alkohol, um sich daran einen tüchtigen Rausch zu holen.»

Die Methode der Einspeichelung kann auch bei Mais angewendet werden.

Eine weitere Möglichkeit, *chicha* zu bereiten, besteht darin, *cazabe* angefeuchtet einzuwickeln. Nach einiger Zeit sind die Fladen von einer dichten Schimmelschicht überzogen. Mit Wasser vermischt, kann dieser Brei direkt vergoren werden (Hartmann 1958: 92).

chicha de maíz

Mais-*chicha* wird in Südamerika neben *chicha de yuca* am häufigsten zubereitet. Hierbei findet man die Methode des Mälzens. Eingeweichte Maiskörner läßt man keimen. Wenn die Keime so groß wie die Körner sind, werden sie getrocknet und zerkleinert und in Wasser gekocht (Hartmann 1958: 91).

Die Methode des Mälzens gehört zu den jüngsten Verzuckerungsarten und kommt in den Hochländern Boliviens sowie in den Gebieten vor, die unter dem Einfluß der andinen Hochkulturen standen.

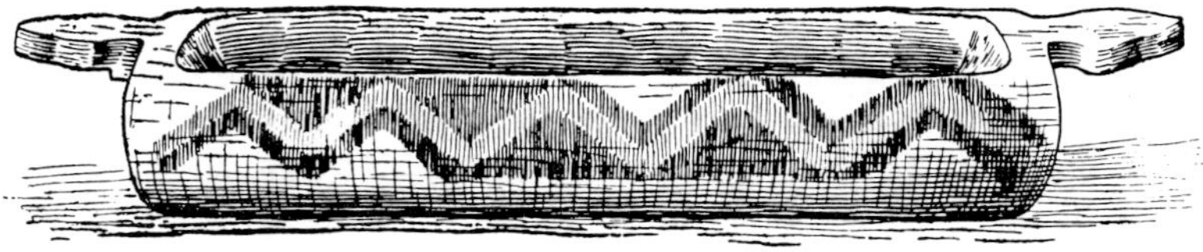

Ohne Probleme können 800 Liter des alkoholischen Getränks Chicha in den ausgehöhlten Baumstämmen aufbewahrt werden, die die Tukano-Indianer verwenden. Solche Tröge haben einen festen Platz in dem Gemeinschaftshaus, der Maloca. Zusammenrollbare Abdeckmatten verhindern Verschmutzungen, wenn in der Nähe getanzt wird.

Alkoholgehalt der chicha

Im Zusammenhang mit der *chicha* als Rauschgetränk muß die Frage nach dem Alkoholgehalt gestellt werden. Hierbei taucht eine entscheidende Schwierigkeit auf. Unsere Informationen stammen in der Regel «aus zweiter Hand».

Reisende, Missionare und Völkerkundler berichten darüber, trinken vielleicht davon und sagen dann oft mehr über sich selbst als über *chicha*. Und keiner hatte einen Alkoholmeter bei sich.

Es gibt Angaben von 3–7 Vol % für Palmweine, stärkemehlhaltige Biere sollen den europäischen Bieren entsprechen (Hartmann 1958: 150 f.). Eine chemische Analyse der Mais-*chicha* der Pareci ergab 2,02 Vol % Alkohol (Gheerbrant 1953: 135).

Was die Konsistenz einer *chicha* betrifft, muß man sich dieses Getränk als einen mehr oder weniger dickflüssigen Brei vorstellen. Die Maschenweite des benutzten Siebes beim Umfüllen der vergorenen Masse in den *chicha*-Trog ist mitverantwortlich für die Zahl und Größe der Stücke, die zwischen den Zähnen hängen bleiben.

chicha im Alltagsleben

Obwohl hier nur von berauschenden Getränken die Rede sein soll, muß daran erinnert werden, daß *chicha* vielfach auch als nichtalkoholisches Getränk verstanden wird. Hartmann (1958: 154 f.) unterscheidet Alltags- und Fest-*chicha*.

Alltags-*chicha* ist nicht oder nur schwach alkoholisch. In beiden Fällen enthält die Flüssigkeit genug unvergorene Stoffe, die einen hohen Nährwert ausmachen. Hier liegt eher ein Nahrungsmittel als ein Rauschgetränk vor. Die Fest-*chicha* entspricht den Bedingungen für ein berauschendes Getränk.

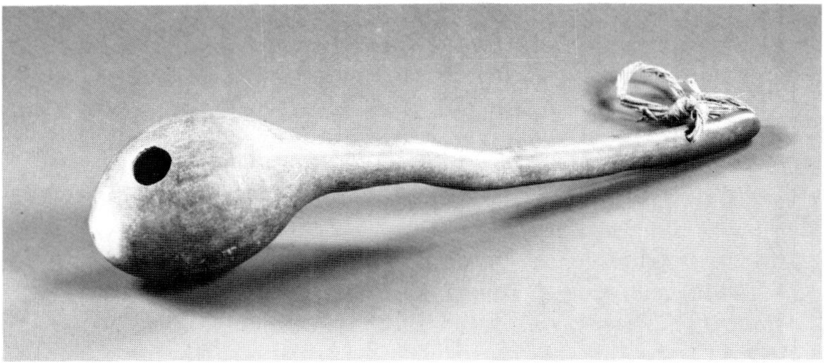

Das längliche Gerät ist ein Chicha-Schöpfer, gefertigt aus einem Kalebassen-Kürbis (Museum für Völkerkunde Berlin Inv.Nr.: VB 15189).

Die Beliebtheit einer bestimmten *chicha* deckt sich in der Regel mit der Häufigkeit der zur Verfügung stehenden Grundstoffe (Cooper 1948: 542). Quantität ist ein Qualitätsmerkmal, nicht irgendein Geschmack. Viel *chicha* bedeutet für den Gastgeber Statuserhöhung, auch wenn seine Frau die ganze Arbeit hatte.

Nahezu alle Indianergruppen in Südamerika messen der *chicha* eine besondere Bedeutung zu. Bestimmte Gefäßtypen werden ausschließlich in Verbindung mit *chicha* benutzt. Die Herstellung kann mit Speisevorschriften oder Fastengeboten verbunden sein.

chicha für besondere Anlässe

Bedeutsame Lebensabschnitte werden durch Trinken von *chicha* hervorgehoben. Geburt, Initiation und Beginn der Menses, Heirat und Totenbestattung geben immer einen Anlaß, ein Trinkfest abzuhalten. Früher kamen kriegerische und räuberische Unternehmungen hinzu. Fertigstellung und Bezug eines neuen Hauses werden gefeiert. Früchte, die regelmäßig im Jahreszyklus gesammelt werden, bestimmen die Art der *chicha*.

Chicha ist aber mehr als nur ein Rauschgetränk. Die Desana in Kolumbien bestatten ihre erwachsenen Toten mit Tabak und einer gewissen Menge *chicha* (Reichel-Dolmatoff 1971: 148).

Koch-Grünberg (1967: 152 ff.) berichtet von Endokannibalismus bei den Kobéua:

«Fünfzehn Jahre nach dem Begräbnis werden die Gebeine des verstorbenen Vorfahren außer dem Schädel ausgegraben und in einem großen Feuer vor der *maloca* verbrannt . . . Bei dem Totenfest, zu dem viele Leute zusammenkommen, wird ein großer Topf mit Kaschirí, das nur aus Mais gebraut und sehr dickflüssig und stark ist, in die Mitte der *maloca* gestellt und das Knochenmehl durch ein dichtes Sieb in den Festtrank geseiht. Der Häuptling rührt das Gebräu mit einem Stab um und gibt zuerst jedem der umsitzenden Männer eine große Kalebasse davon zu trinken, aber nur den Alten und den Familienvätern, die schon drei Kinder haben, darauf ebenso den Weibern, aber wiederum nur den Alten und Müttern von drei Kindern.»

Manche Gruppen besprengen Hausteile bei der Fertigstellung oder beim Einzug. Hierbei soll es sich um einen Brauch handeln, der seinen Ursprung im südamerikanischen Andenbereich hat (Hartmann 1958: 255). Schamanen benutzen *chicha* als Heilmittel. Von den Siriono in Bolivien wird berichtet, daß sie mindestens einmal im Jahr bei einem Trinkfest eine «Verjüngungskur» durchführen (Holmberg 1948: Vol. 3,462).

Rauschwirkung der chicha

Es wurde schon darauf hingewiesen, daß *chicha* ein nahrhaftes, in den Regel aber schwach alkoholisches Getränk ist, welches literweise getrunken werden muß, um berauschend zu wirken. Durch Fasten steigert man die Empfindlichkeit des Körpers, durch Ausschank nur an «aktive» Teilnehmer eines Festes, wie z. B. Tänzer, wird eine ausreichende Menge für jeden sichergestellt. Die Teilnehmer an Trink- oder Tanzfesten (die Grenzen sind hier fließend) pflegen im Stadium des Alkoholrausches oft Streitigkeiten, Ehrverletzungen und frühere Beleidigungen aus der Welt zu schaffen. Bekannt sind Gruppen, die Aggressionen dadurch abreagieren, indem sie lange Reden an die Wohngemeinschaft richten. Enttäuschte Ehemänner bei den Tupari-Indianern haben darüber hinaus noch das Recht, ihre Ehefrauen durchzuprügeln.

Fälle, bei denen es zu blutigen Auseinandersetzungen kommt, sind bekannt, doch selten. Wachmannschaften, deren eigentliche Aufgabe es ist, die Trinkgemeinschaft vor Angriffen von außen zu schützen, binden die stark Berauschten an Hauspfosten fest, oder Frauen verstecken vorsorglich die Waffen ihrer Ehemänner (Hartmann 1958: 256 f.). Mit Beendigung des Festes, deren Zeitpunkt mit der letzten Kalebasse *chicha* oft gekommen ist, sind dann auch alle Streitigkeiten zwischen einzelnen Gruppen oder Personen aus der Welt geschafft.

Alkoholische Getränke bei südamerikanischen Indianern

GÜNTHER HARTMANN

Der Terminus «alkoholische Getränke» wird expliziert, «alkoholfreie» Gebiete werden benannt, und Rohstoffe zur Erzeugung fermentierter Getränke werden detailliert vorgestellt. Der Darlegung von Formen der Alkoholerzeugung (Vergärung meist pflanzlicher Stoffe) und der Zubereitung der Getränke folgen Ausführungen zur Gärungstechnik (Mälzen, Kochen usf.). Die Bedeutung von Alltags- und Festtagsgetränken kommt ebenso zur Sprache wie der Stellenwert des Alkoholkonsums in besonderen Situationen des allgemeinen Lebenslaufs wie Geburt, Tod, Initiation. Überlegungen zur individuellen Wirkung und sozialen Sanktionierung des Alkoholgenusses und zu den aus der Besiedlung Südamerikas, Sklavenhandel und Einfuhr neuer Nutzpflanzen sich ergebenden Einflüssen auf die Herstellung und Verwendung alkoholischer Getränke beschließen den Artikel.

Allgemeines

Das Trinken als direkte Bedürfnisbefriedigung des Menschen spielt neben dem Essenstrieb und dem Sexualtrieb eine wichtige Rolle. Der Durst kann nicht nur ein Gefühl der Unlust schaffen, sondern bis zur allgemeinen Erschöpfung führen. Das allgemeine Getränk, dessen sich der Mensch aller Erdgebiete bedient, ist in erster Linie das Wasser. Da der Mensch längere Zeit ohne Wasser nicht auszukommen vermag, ist menschliches Leben ohne Wasser nicht denkbar.

Darüber hinaus hat es der Mensch an vielen Stellen der Erde verstanden, aus dem vorhandenen Pflanzenreich Stoffe auszuwählen, die zu seinem unmittelbaren Lebensunterhalt nicht notwendig scheinen, vielmehr einer gewissen Behaglichkeit dienen oder deren Gebrauch einen gewissen Genuß bereitet.

Typisch für viele Genußmittel ist die Tatsache, daß sie bei übermäßigem Genuß «die Wirklichkeit zeitweise ausschalten und die Seele in künstlichen Paradiesen eine ungetrübte Glückseligkeit finden lassen».

Der Drang nach Lustgefühlen beschäftigt jede menschliche Seele mehr oder weniger stark, und die Vermeidung oder Umgehung der Unlustgefühle ist ein Grundprinzip menschlicher Denkweise. So ist es nicht verwunderlich, wenn der Wunsch aufkommt, dem allgemeinen oder auch persönlichen Elend wenigstens für Stunden mit Hilfe bestimmter Genußmittel entfliehen zu können, unter denen der Alkohol eine besondere Rolle spielt. Andererseits ist seit Jahrtausenden die entlastende, lösende und kommunikationsfördernde Wirkung alkoholischer Getränke bekannt.

Lange vor dem Zusammentreffen mit Europäern vermochten viele Indianergruppen Südamerikas berauschende Getränke herzustellen, die im Gemeinschaftsleben einen festen Platz hatten.

Ihr Gebrauch war funktional etabliert und von bestimmten Regeln begleitet; jeder Mißbrauch wurde als Gefahr betrachtet und mißbilligt. Eine für viele indianische Ethnien geltende Vorstellung über fermentierte Getränke geht dahin, daß durch ihren geregelten Genuß die Zauber- und Abwehrkraft des Körpers gesteigert werden kann. Wir dürfen wohl hierin einen der Gründe sehen, weshalb alkoholische Getränke bei allen wichtigen und kritischen Begebenheiten eine so wichtige Rolle spielten.

Begriffe

Der Chemiker versteht unter Trinkalkohol in konzentrierter Form – im Gegensatz zu einer Reihe anderer Alkohole – den Äthyl-Alkohol (C_2H_5OH). Er bildet sich aus direkt vergärbaren zuckerhaltigen Lösungen unter der Einwirkung von Hefepilzen, die den Zucker theoretisch in annähernd gleiche Teile Alkohol einschließlich Nebenprodukte und Kohlensäure umsetzen.

Von dem durch den menschlichen Körper aufgenommenen Alkohol werden etwa 85 % zu Kohlensäure und Wasser «verbrannt», etwa 10 % entweichen mit der Atemluft («Fahne»), und der Rest wird durch die Nieren ausgeschieden.

Die Bezeichnung «alkoholische Getränke» soll die uns geläufige Terminologie Bier und Wein einschließen.

Unter Bier wird jedes aus stärkehaltiger Substanz durch alkoholische Gärung gewonnene Getränk verstanden. Im allgemeinen enthalten Biere neben Gärungsalkohol und etwas Kohlensäure kleinere oder größere Mengen von unvergorenen Stoffen (Mineralstoffe, Extraktivstoffe). Diese bedingen z. T. auch den hohen Nährwert der eingeborenen südamerikanischen Biere. Die ursprünglich vorhanden gewesene Stärke muß jedoch zunächst in vergärbaren Zucker übergeführt werden, eine Maßnahme, die entsprechende Kenntnisse voraussetzt.

Weine werden hergestellt aus zuckerhaltigen Rohstoffen pflanzlichen oder auch tierischen Ursprungs. In den meisten europäischen Ländern wird unter Wein «das aus dem Saft der frischen Weintraube

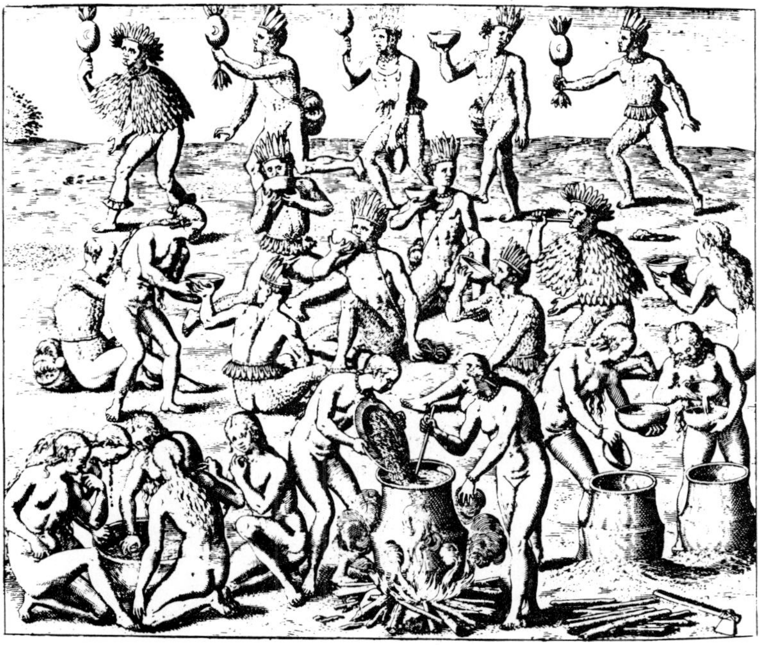

«Dann setzen sich die meiste Weiber umb dieselbige grosse Töpff herumb / käuen dieselbige weiche stücklein klein / nemmen eins nach dem andern auß dem Mund mit der Hand / und werffens in ein ander Geschirr / so ober dem Fewer stehet / daß es noch einmal siede / rühren es stätig mit einem Stecken / biß es genug gekocht hat . . .» So beginnt de Bry in seiner Beschreibung «Wie sie ihre Getränke machen» im Jahre 1593 die Schilderung der Herstellung einer Chicha.

durch alkoholische Gärung hergestellte Getränk» verstanden. Für die südamerikanischen Verhältnisse ist diese Definition viel zu eng gefaßt. Es sind hier zum Begriff Wein im weitesten Sinne auch zuckerhaltige Säfte aus anderem Pflanzenmaterial zu rechnen.

Der Begriff Branntwein beinhaltet nach deutscher Vorstellung eine Flüssigkeit, in der aus vergorenen, zuckerhaltigen Pflanzenstoffen oder in Zucker verwandelten und vergorenen stärkemehlhaltigen Stoffen durch Destillation gewonnener Weingeist als wertbestimmender Anteil enthalten ist. Voraussetzung für die Herstellung von Branntwein ist also stets die Destillation. Wir können wohl mit Sicherheit annehmen, daß die Kenntnis der Destillation nicht in Südamerika heimisch war, sondern erst durch Beeinflussung von außen von einigen wenigen Stämmen aufgenommen wurde (Hartmann 1968).

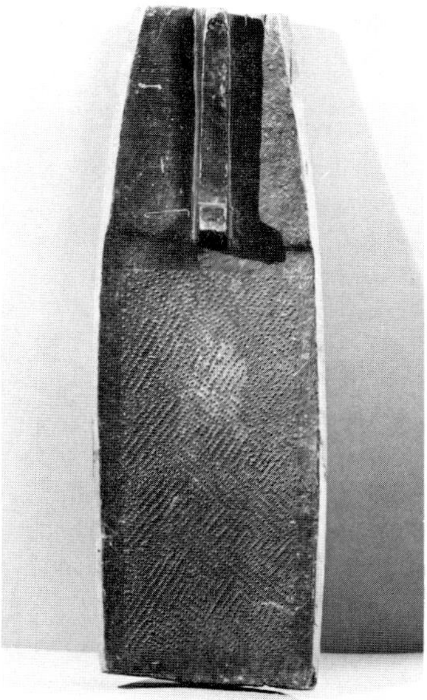

Maniokwurzeln sind ein wichtiges Nahrungsmittel der südamerikanischen Indianer. Mit einem Reibbrett, in das kleine, scharfkantige Steine eingelassen sind, werden die harten Wurzeln zerkleinert. Die Form des Bretts, die Muster, die man mit den Steinchen legt, sowie die Bemalung variieren bei den verschiedenen Gruppen. Aus der zerriebenen Maniokwurzel kann auch Bier bereitet werden (Museum für Völkerkunde Berlin, Inv.Nr.: VB 6512, Lg.: 80 cm, Br.: 27 cm).

Zu der Bezeichnung «Getränk» ist zu bemerken, daß wir es hier sehr häufig nicht mit dünnen Flüssigkeiten, sondern mit recht dickflüssiger, zuweilen breiiger Substanz zu tun haben.

Verbreitung alkoholischer Getränke

Die Herstellung alkoholischer Getränke war keineswegs an eine bestimmte Wirtschaftsform gebunden, wenngleich naturgemäß hackbautreibende Stämme vor allem als Hersteller auftraten und nur gelegentlich reine Jägervölker derartige Getränke herzustellen vermochten. Hinzu kam auch, daß die Bereitung von Bieren meist längere Zeit, größeren Arbeitsaufwand, größere Behälter usw. erforderte als die dagegen relativ einfache Weinbereitung. Die Herstellung der Biere ist zweifellos eine Errungenschaft der Anbau treibenden südamerikanischen Völker gewesen.

«Alkoholfreie» Gebiete

Über den gesamten südamerikanischen Subkontinent verbreitet gab es Gebiete, in denen Gruppen lebten, die nach allen uns zugänglichen Unterlagen und Berichten keinerlei fermentierte Getränke kannten (Hartmann 1958). Größere Gebietsareale mit Ethnien ohne Alkohol befanden sich in

Süd-Venezuela (Orinoko-Quellgebiet)
Nordwest-Brasilien (R. Caqueta-Yapura-Gebiet)
Zentral-Brasilien (Xingu-Quellgebiet)
Ost- und Nord-Brasilien (größter Teil der Gê-Stämme)
Feuerland und Patagonien.

Nur für den südlichen Teil Südamerikas kann das Fehlen alkoholischer Getränke mit dem Nichtvorhandensein entsprechender Pflanzen, die für die Herstellung von Gärungsgetränken notwendig sind, erklärt werden.

Wichtige Rohstoffe für die Erzeugung fermentierter Getränke

Palmen

Unter den pflanzlichen Rohstoffen haben besondere Bedeutung für die Herstellung alkoholischer Getränke verschiedene Palmenarten bzw. bestimmte Teile von ihnen. Speziell handelt es sich um den Saft im Stamm der Palme, seltener um die Palmenfrucht. Im Saft des Palmstammes ist ein erheblicher natürlicher Zuckeranteil enthalten, der für die alkoholische Gärung genutzt wird. Die Vergärung erfolgt infolge der Umweltbedingungen in kürzester Zeit.

Von den wichtigsten Palmengattungen seien genannt

Euterpe Mart.	*Bactris* Jacq.
Oenocarpus Mart.	*Manicaria* Gaertn.
Mauritia L.	*Astrocaryum* Mey.

Als bedeutendste «Weinpalmen» gelten
Oenocarpus bataua Mart. (Bataua-Palme)
Mauritia Vinifera L. (Murity-Palme, Burity-Palme)
Mauritia flexuosa L. (Mirity-Palme, Moriche-Palme)
Guilielma spec. (Pupunha- oder Pfirsich-Palme)
Manicaria saccifera Gaertn. (Bussú-Palme)
Attalea sp. (Akuri-Palme)
Acrocomia sp.

Als Hauptzentren, in denen vergorene Palmengetränke eine wichtige Rolle spielten, konnten in einer früheren Untersuchung das nördliche und westliche Tiefland Südamerikas nachgewiesen werden (Hartmann 1958). Hier dominierten *Guilielma-* und *Mauritia-*Palmen-Arten.

Maniok

Innerhalb der indianischen Landwirtschaft ist der Maniok (Mandioka, Yuca, Cassava) die bekannteste und wichtigste Kulturpflanze. Sie besitzt überragende Bedeutung als Nahrungsmittel wie auch als Ausgangsmaterial für die Bereitung fermentierter Getränke.

Bei dem botanisch zur Familie der Wolfsmilch-Gewächse (*Euphorbiacea*) zählenden, mehrjährigen Strauch mit handförmig geteilten lappigen Blättern sind für den Menschen allein die unterirdischen, stärkehaltigen Knollen wertvoll. Der Maniok besitzt, wie alle Wolfsmilchgewächse, einen bitteren Milchsaft, der als Grundlage dafür diente, den Kulturmaniok aufzugliedern in den bitteren oder giftigen Maniok (*Manihot utilissima* Pohl) und den süßen oder ungiftigen Maniok (*Manihot Aypi* Pohl). Beide Arten enthalten in ihrem Milchsaft ein blausäurehaltiges Glykosid und ein Enzym oder Ferment, das die Blausäure abspaltet. Der Anteil der Blausäure im süßen Maniok ist außerordentlich gering und im Genuß absolut ungefährlich, während der Blausäure-Anteil des giftigen Maniok dazu geführt hat, daß besondere Maßnahmen der Reinigung bzw. Entgiftung ergriffen werden müssen, bevor er für menschliche Zwecke als Nahrungsmittel dienen kann (Auswaschen, Auspressen, Kochen, Backen).

Für viele alkoholische Getränke ist sowohl das gesiebte Maniok-Mehl als auch der Maniok-Fladen ein Zwischenprodukt. Als Katalysatoren der Gärung dienen entweder menschlicher Speichel oder andere zuckerhaltige Pflanzensäfte.

Die Hauptgebiete vergorener Maniok-Getränke lagen im nördlichen und westlichen Südamerika (Llanos-Gebiete des Orinoco, östliches und westliches Bergland von Guayana, westliches Amazonas-Tiefland einschl. Nordost-Peru und Ost-Ecuador und Llanos-Gebiete des R. Mamoré-Guaporé), wobei die bittere Varietät im tropischen Tiefland dominierte, während die süße Art vor allem in mittleren Höhenlagen vorkam (Hartmann 1958).

Mais

Bei den ehemaligen Naturvölkern Südamerikas standen fermentierte Getränke aus Mais bedeutungsmäßig an zweiter Stelle. Für das reine Urwaldgebiet war ein intensiver Maisanbau nicht möglich, da er eine verhältnismäßig umfassende Bodenbearbeitung, intensive Schutzmaßnahmen gegen Schädlinge usw. braucht. Daher waren große Teile Brasiliens frei von Maisgetränken. Erst im Raum Westbrasilien, im westlichen Amazonien einschließlich Ost-Ecuador und Nordost-Peru, im nordwestlichen Südamerika und im südlichen Zentralamerika existierten fermentierte Getränke aus Mais in großer Zahl.

Auch bei ihrer Herstellung bedurfte es – wie bei der Maniok-Verarbeitung – des menschlichen Speichels als Katalysator der Gärung.

Algarroba – Ananas – Banane – Zuckerrohr

Von anderen pflanzlichen Rohstoffen sollen nur noch Algarroba, Ananas, Banane und Zuckerrohr genannt werden.

Das Rohstoff- und Verarbeitungszentrum der Algarroba-Früchte lag im Gran Chaco-Gebiet. Die wichtigsten Arten dieser Leguminose waren *Prosopis juliflora, Prosopis alba* und *Prosopis pallida.*

Von den zahlreichen, botanisch zur Familie der *Bromeliaceen* gehörenden Ananas-Varietäten besitzt der zuckerreiche Saft eine fermentierende Wirkung, und der daraus hergestellte Wein ist von den Indianern zweifellos bereits lange vor Ankunft der Europäer hergestellt worden (Hartmann 1958).

Eine der ältesten Kulturpflanzen der Erde ist die Bananenstaude, und es hat den Anschein, als ob von den verschiedenen Bananenarten einige bereits vor Ankunft der Spanier im mittelamerikanischen Gebiet bekannt gewesen sind. In vielen südamerikanischen tropischen Regenwaldgebieten ist die Banane wildwachsend, in anderen Teilen wird bzw. wurde sie systematisch angepflanzt.

Neben der groben Unterteilung in Mehl-Banane oder Koch-Banane (*Plante; Musa paradisiaca*) und Obstbanane oder Süßbanane (*Bacove; Musa sapientium*) gibt es eine Reihe von Arten und Unterarten mit teilweise sehr aromatischem Geschmack. – Während Obstbananen erhebliche Mengen an Zucker neben Stärke und Eiweiß besitzen, enthalten die Mehl-Bananen im wesentlichen Stärke, Eiweiß und eine bestimmte Menge Gerbstoff. Sie sind in rohem Zustand wenig schmackhaft; gekocht aber stellen sie eine wertvolle Nahrung dar. Bananen als Rohmaterial für die Herstellung alkoholischer Getränke waren seit Jahrhunderten aus Afrika (Viktoria-Nyassa-Uganda) bekannt; eine gewisse Häufigkeit von gegorenen Bananengetränken findet sich in Südamerika im westlichen Amazonien beiderseits des großen Stromes.

Es hat den Anschein, als ob die Eingeborenen Amazoniens vor Ankunft der Europäer schon eine einheimische Art des Zuckerrohres, *ubá,* kannten. Überall, wo Zuckerrohr in kleinerem Maße angebaut wurde, liebte es der Indianer, kleine Rohrtriebe zur Erfrischung zu kauen.

Neben Gärungsgetränken (westliches Amazonien) spielten deshalb auch ungegorene Getränke aus Zuckerrohrsaft bei vielen Stämmen eine Rolle, und an einigen Stellen scheint das Zuckerrohr an die Stelle des früher gebrauchten Honigs getreten zu sein.

Honig

Der wichtigste tierische Rohstoff für die Herstellung alkoholischer Getränke war bzw. ist der Honig, ein seit Urzeiten für den Menschen wichtiges Nahrungs- und Genußmittel, aber auch ein geschätzter Leckerbissen. Neben dem Palmwein ist der Honigwein oder Met der Prototyp der Gärungsgetränke.

Für das südamerikanische Gebiet kommen die zur Familie der *Meliponidae* gehörenden stachellosen Bienen in Betracht. Die Vergärung des Honigs basiert auf der mehr oder minder vorhandenen konzentrierten Lösung von Invertzucker, d. h. annähernd gleichen Teilen von Frucht- und Traubenzucker; sie ist jedoch nur möglich, wenn der Honig zuvor mit Wasser verdünnt wird, da sonst auf Grund der sehr unterschiedlichen Zusammensetzung der Honige eine Vergärung nicht in gewünschtem Maße erfolgen kann.

Wichtigste Gebiete, in denen das Vorkommen fermentierter Honiggetränke nachgewiesen werden konnte, sind Süd-Brasilien, das Gran Chaco-Areal und die Llanos-Gebiete des R. Mamoré, West-Brasilien (Hartmann 1958).

Die erstaunlichen Nachrichten aus fernen Ländern bewegten die Phantasie der Holzschnitzer und Zeichner. Getränkeherstellung durch Speichelzugabe – man mochte es kaum glauben. Zu den holden, sicher blond gedachten Jungfrauen, die hier bei der Ptyalinverzuckerung dargestellt wurden, paßt ihre Arbeit tatsächlich nicht (nach Thevet 1557).

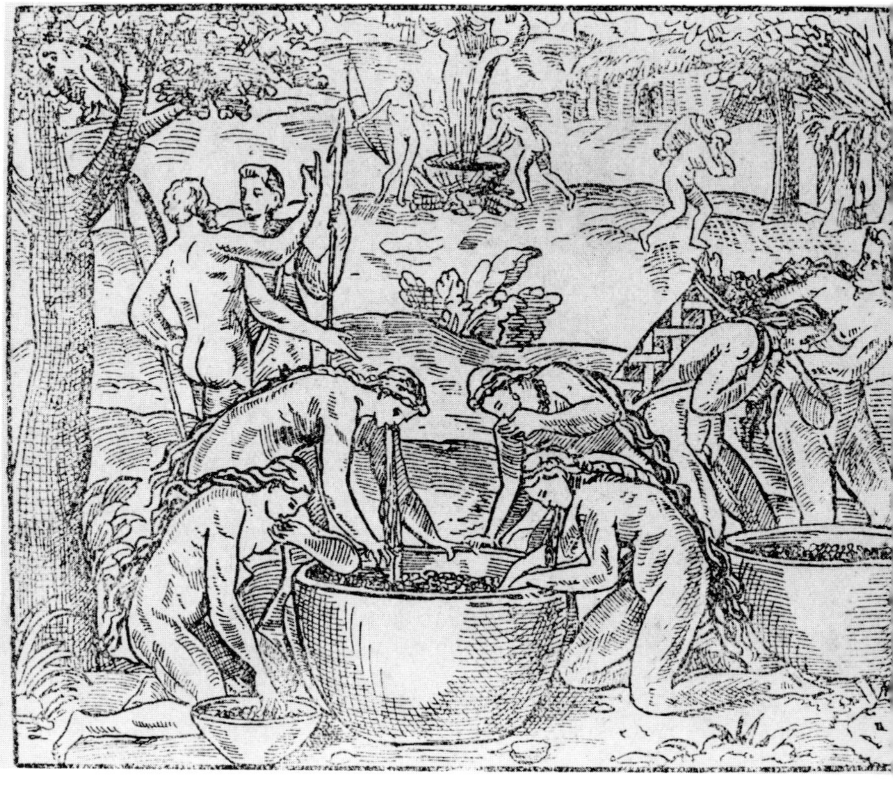

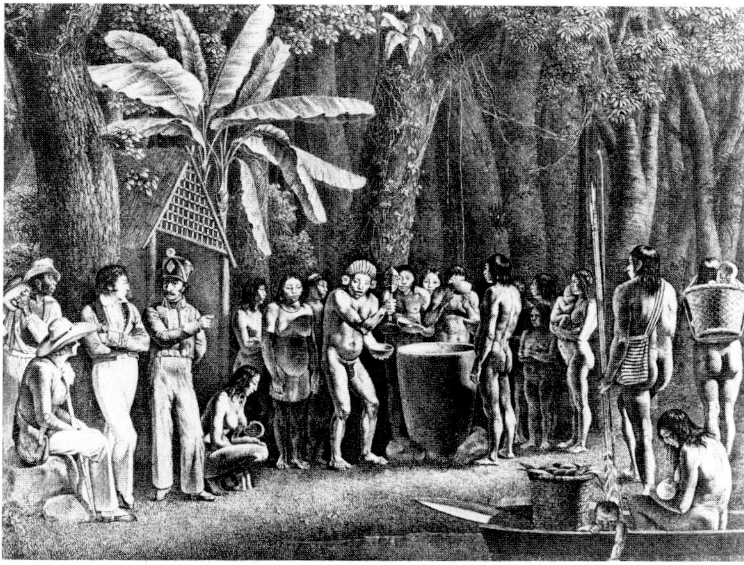

«Der Anführer trank hierauf die Hälfte der Schaale aus und reichte sie den Anderen; nun schöpfte jeder beliebig aus dem Topfe, und der Dreischlag und die monotone Musik wurden allgemein und immer tumultuarischer, je länger die Schaalen die Runde machten. Auch uns reichte man eine volle Cuja, und wir mußten, obgleich mit Ekel erfüllt, doch dem Rathe unseres Geleitmannes folgen, sie zu leeren, um den Indianern keine Ursache zu Mißtrauen zu geben.» So beschrieben die Forschungsreisenden Spix und Martius ein Trinkfest der Coroados (1817–1820).

Formen der Alkoholerzeugung

Ohne auf Einzelheiten der Voraussetzungen der alkoholischen Gärung an dieser Stelle näher einzugehen (vgl. dazu Hartmann 1958) sei nur festgehalten, daß es sich bei der Mehrzahl der Ausgangsmaterialien um pflanzliche Stoffe handelt, die ihre Energiereserven in Form von Stärke oder Zucker bilden. Die teilweise recht erheblichen Stärkevorräte der Pflanzen oder Pflanzenteile werden z. T. durch die Pflanze in Zucker umgewandelt, teils zum Aufbau von Zellulose oder aber zur Ernährung der Pflanze benötigt.

In einem Teil der pflanzlichen Rohstoffe, die von Naturvölkern Südamerikas zur Herstellung alkoholischer Getränke benutzt wurden, ist direkt gärungsfähiger Zucker enthalten (z. B. Palmensaft, Ananas, Bananen, Zuckerrohr).

Für das Ausgangsmaterial Stärke ist eine direkte Vergärung nicht möglich; vielmehr bedarf es dazu bestimmter Bakterien bzw. Pilze, die durch Fermentbildung die vorhandene Stärke in Zucker umzuwandeln vermögen.

Eine alkoholische Gärung kann in jedem Falle erst dann einsetzen, wenn direkt vergärbare, zuckerhaltige oder in direkt vergärbaren Zucker umgewandelte, stärkehaltige Substanzen vorhanden sind. Sofern nicht entsprechende zuckerhaltige Säfte – auch als Zusatz – vorliegen, muß zunächst mittels Kochen oder Rösten die vorhandene Stärke abgebaut oder aber der menschliche Speichel als Hilfsmittel der Gärungsvorbereitung in Anspruch genommen werden. Im menschlichen Speichel ist ein biologisch wichtiges Ferment enthalten. Dieses Ferment (Ptyalin) dient zur Verflüssigung und Verzuckerung vorhandener Stärke. Es spaltet Stärke über verschiedene Zwischenstufen zu dem vergärbaren Malzzucker (Maltose) ab. Die Ptyalin-Verzuckerung war im gesamten südamerikanschen Gebiet weit verbreitet und diente zur Herstellung von Speichel-Bieren.

Trinkschale der Jivaro-Indianer Ecuadors (Museum für Völkerkunde Berlin Inv. Nr.: VB 15914.)

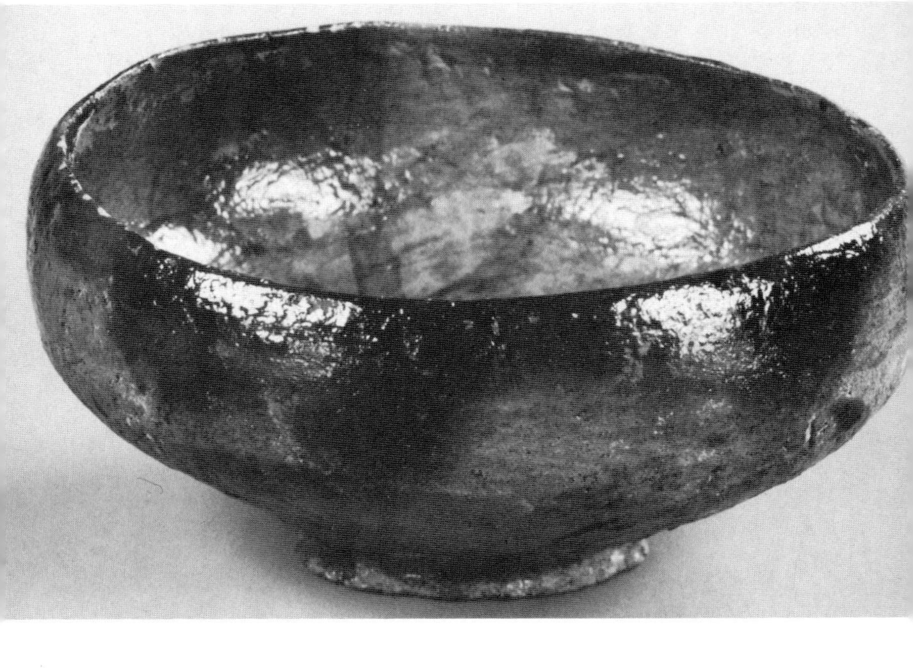

Bereitung der Getränke

Als Gärbehälter überwiegen solche aus Holz (ausgehöhlte Baumstämme), während Kalebassenschalen vor allem als Trinkgefäße dienen. Die Herstellung fermentierter Getränke oblag meist den Frauen oder Mädchen, ganz selten den Männern. Mit der Herstellung einher ging bei einigen Gruppen eine partielle Gesichtsbemalung, die wohl als ein Schutz- und Vorbeugungsmittel gegen übelgesinnte Geister angesehen werden muß. Je nach den Ausgangsmaterialien betrug die Gärdauer zwischen mehreren Stunden bis Tagen.

Die Gärung ist im ganzen gesehen für die Indianer ein überaus geheimnisvoller, mystischer Vorgang. Dem menschlichen Speichel wird dabei eine besondere Zauberkraft zugeschrieben.

Da die Natur beseelt gedacht wird, sind auch die zur Herstellung alkoholischer Getränke dienenden Pflanzenteile von ganz bestimmten Geistern beseelt. Durch die magische Kraft des Speichels auf die zu vergärenden Teile der Natur kommt es zu der gewünschten Umwandlung. Bestimmte Gesänge und die längere Benutzung von Kürbisras-

Trinkschale der Jivaro-Indianer (Museum für Völkerkunde Berlin, Inv. Nr.: VB 15919).

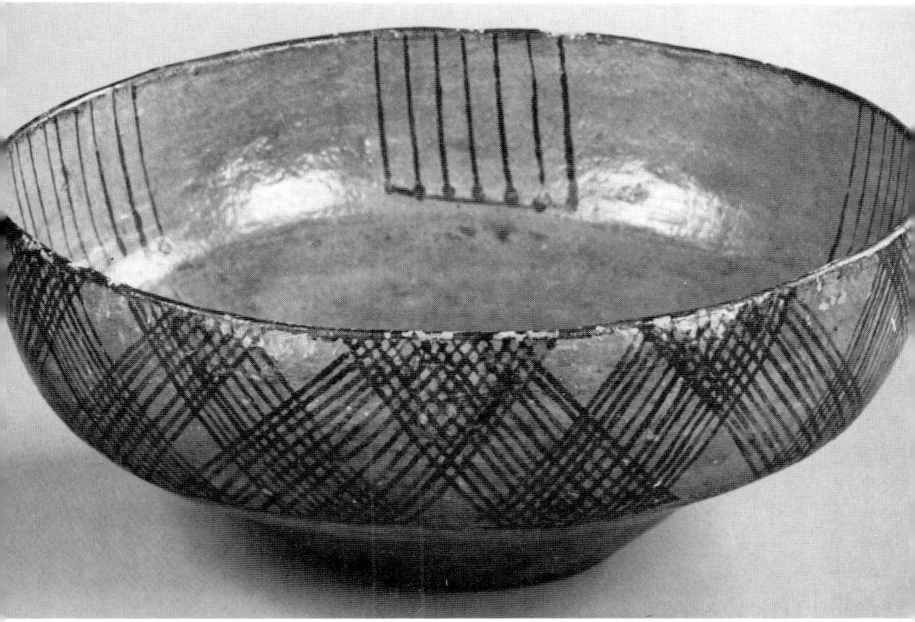

seln sollen die Gärung beschleunigen. Außerdem können bestimmte Blatt- und Würzstoffzusätze als Gärungsbeschleuniger wirken.

Gärungstechniken

Bei allen zuckerhaltigen Ausgangsmaterialien wird die Alkoholbildung besonders vereinfacht, und die Materialien bedürfen hier – abgesehen vom Honig – keiner besonderen Vorbehandlung. Um vorhandene Stärke zu verzuckern, gibt es verschiedene Methoden.

Mälzen

Die Verwendung von Malz dürfte die jüngste Verzuckerungsmethode sein und ist auf Gebiete beschränkt, welche Getreideanbau besitzen, z. B. Mais. Wir finden die Methode des Mälzens vor allem in den Hochländern Boliviens und jenen Gebieten, die unter unmittelbarem Einfluß der Hochkulturen standen. Die Maiskörner werden zunächst mit Wasser eingeweicht, dann zugedeckt auf Blätter gelagert und der Keimung überlassen. Nach der Trocknung an der Sonne werden die Körner zermahlen, erneut mit Wasser vermischt und erhitzt. In einigen Fällen wird dem gekochten Mais eingespeichelte Maismasse zugesetzt und die Mischung lange gekocht. Nach Erkalten der Flüssigkeit seiht man sie über ein Pflanzensieb oder Baumwolltuch in Behälter und überläßt sie der Vergärung.

Kochen

Das alleinige Kochen von zerkleinertem, stärkemehlhaltigem Material verursacht bei natürlichem Säuregehalt bzw. Fermenteinwirkung zwar auch eine Umwandlung in Zucker, ist aber sehr zeitaufwendig und liefert nur sehr schwach-alkoholische Getränke, die alsbald verbraucht werden müssen. Die Gärung kann beschleunigt werden durch Zuführung zuckerhaltiger Substanz oder durch teilweises intensives Kauen des Materials.

Benutzung von Schimmelbroten (Bierbroten)

Ausgangsmaterial ist vor allem Maniok, seltener Mais. Es werden typische Fladenbrote gebacken, die man anfeuchtet oder vorübergehend in Wasser legt und anschließend in geschichteter Form in Bananen- oder Palmblätter wickelt. Nach mehreren Tagen bis Wochen, und nachdem sich eine dicke Schimmelschicht auf der Brotmasse gebildet hat, werden die Fladen zerbrochen, erneut in Wasser gelegt und vergoren. Manchmal erfolgte auch ein Ausmischen der Mais- oder Maniokmasse mit gekochter und gemahlener Maniosubstanz oder mit zerkleinerten Bananen oder Süßkartoffeln.

Gelegentlich wurden die Fladenbrote auch extrem stark geröstet. Dadurch kommt es zu einem weitgehenden Aufschluß der vorhandenen Stärke.

Ptyalin-Verzuckerung

Mittel- und Südamerika waren die Hauptgebiete der sogenannten Speichel-Biere. Bei der Ptyalin-Verzuckerung wird entweder die gesamte zu vergärende Masse intensiv eingespeichelt oder ein Teil davon.

Es dürfte sich bei diesem Verfahren um eine der ursprünglichsten Methoden handeln.

Pastenherstellung

Besondere Bedeutung als Reisegetränk und als Nahrungsmittel besaßen dickflüssige, breiige Pasten aus Mais und Maniok. Pastenherstellungen aus Mais sind vor allem aus dem südlichen Zentralamerika und dem nordwestlichen Venezuela, solche aus Maniok vor allem aus dem Bergland von Guayana, aus West-Amazonien und West-Brasilien nachgewiesen worden (vgl. Hartmann 1958).

Die intensiv gekauten Pasten aus dem jeweiligen Ausgangsmaterial werden in geschlossenen Behältern gelagert. Dabei hält sich die Masse relativ lange. Vor Benutzung braucht die gegorene Substanz lediglich mit Wasser ausgemischt zu werden, um ein nahrhaftes, leicht anregendes, leicht säuerliches und erfrischendes Getränk zu erhalten.

Alltags-Getränke und Festtags-Getränke

Die Bezeichnung *chicha,* vielfach verallgemeinernd für alkoholische Getränke benutzt, ist keineswegs eindeutig und allein auf fermentierte Getränke zu beziehen. Vielmehr muß zwischen Alltags- und Festtagsgetränken – auch im Bereich der alkoholischen – unterschieden werden.

Das Alltags-Getränk dient als Morgenerfrischung und ist ein typisches «Getränk für den Hausgebrauch». Es besitzt meist nur eine kurze Haltbarkeit. Manchmal verfügt es über eine musartige Konsistenz, in anderen Fällen ist es suppig, selten wirklich flüssig. Das Alltags-Getränk wird in einigen Fällen leicht angegoren, entbehrt in vielen Fällen jedoch jeder vorangegangenen Gärung.

Das Festtags-Getränk wird hingegen nur zu bestimmten Gelegenheiten hergestellt, ist also nicht jederzeit verfügbar. Es ist mehr oder weniger alkoholstark und wurde manchmal nur an bestimmte Personen ausgegeben, da es allein in kleineren Mengen zur Verfügung stand.

Während die Bedeutung der Alltags-Getränke vor allem in der Erfrischung und im Wert als Nährmittel lag, waren die Festtags-Getränke in erster Linie Rauschmittel für Feste, sportliche Veranstaltungen oder besondere Gelegenheiten der jeweiligen Gemeinschaft. Immer aber unterlag ihr Genuß ganz bestimmten, ungeschriebenen Gesetzen, die respektiert wurden.

Trinksitten

Die Trinksitten waren durch weitgehende Gleichartigkeit gekennzeichnet. Der Häuptling oder Älteste einer Gemeinschaft regelte die Verteilung der Getränke; Selbstbedienung galt vor allem am Beginn eines Festes als ungehörig. Das Herumreichen der vergorenen Getränke zu Beginn größerer Feste war ganz bestimmten Vorschriften unterworfen, die wohl darauf abzielten, den anwesenden Gast zu beruhigen und zu zeigen, daß keine bösen Absichten gegen ihn vorliegen.

In einer Reihe von Gebieten existierte ein absolutes Trinkverbot für Frauen; andererseits fanden bei einigen Ethnien besondere Trinkfeste der Frauen statt.

Die Tatsache, daß es bei den Trink- und Tanzfesten in den allermeisten Fällen keinerlei Zwischenfälle gab, ist wohl auf die aufmerksame und beruhigende Tätigkeit der Frauen bzw. vorher bestimmter Wachmannschaften zurückzuführen. Die Aufstellung von Wächtern bei Trinkfesten dürfte ursprünglich in einem Schutzbedürfnis vor etwaigen feindlichen Überfällen zu suchen sein.

Erbrechen

Für viele Gruppen der südamerikanischen Naturvölker war das häufige Erbrechen während der Trinkfeste charakteristisch. Diese Eigentümlichkeit ist bisher in der südamerikanischen Ethnographie noch nicht gebührend gewürdigt worden, und auch eingehende Untersuchungen über dieses Phänomen fehlen (Hartmann, Ms). Offensichtlich liegen Tendenzen zugrunde, sich möglichst viel des Getränkes einzuverleiben – wenn auch nur für kurze Zeit –, um dadurch die magische Kraft des Körpers zu steigern oder ihn für besondere folgende Zeremonien vorzubereiten.

Alkoholische Getränke im allgemeinen Lebenslauf

Bei allen kritischen Situationen, in denen sich der Indianer übernatürlichen Gefahren ausgesetzt sieht, spielen gegorene Getränke eine wichtige Rolle. Das ist z. B. der Fall bei Geburt und Pubertätszeremonien, bei Hochzeit und Tod.

Beim Eintritt der Knaben und Mädchen in das Pubertätsalter fanden in einigen Fällen Geißelungen der Initianden, Mutproben und vorübergehende Seklusionen, stets aber auch ausgedehnte Trinkfeste statt.

Dies galt auch bei Begräbnissen und Totengedenkfesten. Von manchen Gruppen ist berichtet, daß bestimmte Teile der Leiche gekocht, verkohlt, pulverisiert und in Verbindung mit Rauschgetränken getrunken wurden.

Das Trinken der Asche sollte dazu führen, daß der Tote wieder auflebt, indem er dem Lebenden seine Eigenschaften zukommen läßt. Sofern es sich um Feinde handelte, sollte durch das Trinken der Knochenasche die Persönlichkeit des anderen vernichtet werden. Da nun die Übertragung der Seele eines Toten an den bzw. die Lebenden gefahrvoll war, wurde das Knochenpulver meist mit den geheiligten alkoholischen Getränken vermischt, die das «tabu» des Todes und mögliche gefährliche Wirkungen aufhoben.

Auch in den Zeiten der Ernte bestimmter Nahrungspflanzen wurden oft Trink- und Tanzfeste begangen. Abgesehen von ausgesprochenen Kalender- und Erntefesten gab es Trinkfeste, die aus Anlaß von Kriegszügen, Siegesfesten und dgl. begangen wurden.

Vor Jagdexpeditionen oder Kriegszügen dienten Trinkfeste nicht nur dazu, sich Kraft und Tapferkeit zu holen, sondern u. a. auch dazu, den Ausgang der Unternehmung zu beeinflussen.

Vor allem aber wurden Trinkfeste auch abgehalten aus Gründen der Geselligkeit. Alkoholische Getränke waren auch bei den Naturvölkern Südamerikas ein Mittel der Gemeinschaft; sie dienten der ständigen Erneuerung des Zusammengehörigkeitsgefühls. Sie waren ein Zeichen der Freundschaft und Wertschätzung, sie boten Gelegenheit zum Austausch von Neuigkeiten, zum Überliefern alter Sitten an die junge Generation, zu Heiraten und nicht zuletzt auch zum Tauschhandel.

Das Zusammentreffen verschiedener Stammesgruppen bei solchen Trink- und Tanzfesten ermöglichte, in friedlichem Wettstreit Kräfte oder Geschicklichkeiten zu messen. Wettspiele, nicht nur als Sinnbild des Kampfes, sondern oft auch als Abbild des Laufes der Gestirne und Jahreszeiten, sollten durch Analogiezauber Wirkungen auf die Ordnung und den Bestand der Welt ausüben. In großen Teilen Amerikas standen so z. B. Wettläufe und Ballspiele im Dienst der Magie.

Relativ selten wurden vergorene Getränke für die Heilung von Kranken herangezogen, wie es auch auffällt, daß Medizinmänner und Schamanen andere Rauschmittel bevorzugten, um sich in Trance zu versetzen bzw. um mit der jenseitigen Welt in Kontakt zu treten.

Wirkungen des Alkoholgenusses

Wie bereits an anderer Stelle angedeutet, galt bei einigen Ethnien völlige Trunkenheit als Schande, in anderen Fällen wurden Betrunkene zu den Hängematten geführt und «ausgeschaukelt». Bemerkt werden muß in diesem Zusammenhang, daß es bei Trink- und Tanzfesten meist ausschließlich Getränke gab und die Teilnehmer oft tagelang auf jede andere Nahrung verzichteten.

Bei den verbrauchten, unterschiedlich hohen Flüssigkeitsmengen ist es verständlich, daß die Auswirkungen des Alkoholgenusses auch unterschiedlich waren. Wegen der im Durchschnitt relativ alkoholschwachen Getränke – Palmweine zwischen 3–7 Vol %, ansonsten zwischen 2–10 Vol % – sind stets gewaltige Mengen konsumiert worden. In keinem Falle jedoch traten Wirkungen auf, wie sie uns seit vielen Jahrzehnten aus den «befriedeten» Gebieten bekannt sind:

Solange es sich um einheimische, verhältnismäßig alkoholschwache Getränke handelte, waren ihre Herstellung und ihr Verbrauch durch ganz bestimmte moralische und kultische Gegebenheiten geregelt. Der durch Europäer oder Zwischenhändler eingeführte Alkohol war dagegen im Alkoholgehalt um ein Vielfaches stärker und wirkte infolgedessen verheerend; außerdem war er käuflich und unterlag keinerlei Beschränkungen im Konsum.

Die einheimischen alkoholischen Getränke sind durch ihre nicht vergorenen Bestandteile zum Teil außergewöhnlich nahrhaft gewesen und haben die Indianer durch lange Zeit und über viele Generationen gesund erhalten.

Die plötzliche, manchmal gewaltsame Umstellung auf extrem hochprozentige alkoholische Getränke ging in keinem Fall spurlos am Organismus der Einheimischen vorüber und machte ihn für die bekannten «Zivilisationsschäden» noch empfänglicher und anfälliger.

Einflüsse auf Herstellung und Verwendung alkoholischer Getränke

Im Laufe der Besiedlung der Neuen Welt, speziell Süd-Amerikas, durch Bewohner anderer Kontinente wie auch durch die Einführung neuer Nutzpflanzen und anders gearteter Herstellungsmethoden von alkoholischen Getränken kam es bei vielen indianischen Gemeinschaften zu tiefgreifenden Wandlungen und Veränderungen. Sie bezogen sich sowohl auf Trinkgewohnheiten als auch auf Veränderungen sozialer Strukturen.

Nachfolgend sollen gewisse Grundzüge von Veränderungen aufgezeigt werden.

Die Bereitungsmethoden fermentierter Getränke scheinen im Inkareich nicht einheitlich gewesen zu sein. Bereits von Garcilaso de la Vega wird das Mälzen von stärkemehlhaltigem Material in den Hochländern Süd-Amerikas erwähnt, um das stärkeverzuckernde Enzym

Diastase besonders zu entwickeln. Es ist sehr wahrscheinlich, daß dieses Mälzen vorkolumbisch ist und daß es sich aus den Hochländern Perus und Boliviens ost- und nordwärts verbreitet hat. Für das Mälzen in Frage kamen nur Mais und Quinoa. Bei letzterer handelt es sich um eine Körnerfrucht amerikanischen Ursprungs, deren Heimat die Anden-Gebiete sind. Die zur Familie der Gänsefußgewächse (*Chenopodiaceae*) zählende, bis 2 m hoch wachsende Pflanze kann in Höhen bis zu 4000 m angebaut werden und besitzt zahlreiche senfkornartige, weißliche Samen, die auch für die Bereitung fermentierter Getränke herangezogen wurden.

Für Maniokwurzeln und Algarroba-Schoten ist ein Mälzen auf Grund ihrer Zuammensetzung nicht möglich. Hier kommt nur die Einspeichelung bzw. Kaumethode in Frage.

Innerhalb der ehemaligen Einflußgebiete des Inkareiches waren noch Jahrhunderte später bestimmte zeremonielle Spiele und Trinkgelage im Verlaufe eines Totenfestes gebräuchlich. Es handelt sich hierbei um Teile bzw. Überbleibsel eines Totenkultes, den die hinterbliebenen Verwandten dem Toten widmeten.

Durch den Sklavenhandel und die Überführung einer mehrfachen Millionenzahl afrikanischer Menschen an die Nord-, Ost- und Westküsten des südamerikanischen Subkontinents kam es vermutlich insbesondere auf dem Gebiet der Zuckerrohrkultur zu Veränderungen. Die Kenntnis der Herstellung fermentierter Getränke aus diesem Material wurde verbreitet.

Auch das gelegentliche Vermischen einheimischer Getränke mit Rum oder anderen hochprozentigen alkoholischen Flüssigkeiten ist rezenteren Datums.

Im nördlichen Teil Südamerikas finden sich Zuckerrohrmühlen, die in fast gleicher Form in Indonesien vorkommen. So wie andere Techniken aus dem indonesischen Gebiet nach Mittel- und Südamerika in der frühen Kolonialzeit übertragen wurden (Bemalung der Tonalá-Keramik, Destillierapparate usw.), so sind vermutlich auch Zuckerrohrmühlen durch Asiaten in die nordwestlichen Küstengebiete Südamerikas und von dort weiter nach Osten gelangt.

Unter dem Einfluß der Europäer wurden vor allem auch Metall- und Eisengerätschaften und Werkzeuge eingeführt und verbreitet (Backformen, Radmühlen usw.).

Entscheidend jedoch veränderten sich die Feste und Rituale, die, nun frei von Beschränkungen und Traditionen, meist zu reinen karnevalähnlichen Festen und Vergnügungen degenerierten. Es kam zu Auflösungen fester traditioneller Stammesgruppen, zu Lösungen der sozialen Bindungen und damit zu einem allgemeinen Verfall der Ethnien.

Alkohol bei den Indianern Nordamerikas*

CHRISTIAN F. FEEST

Erst durch die europäischen Kolonisten lernten die nordamerikanischen Indianer den Alkohol kennen. Heute ist das Bild der Indianer in der Öffentlichkeit durch die Folgen übermäßigen Alkoholkonsums geprägt.

Feest arbeitet Ursachen für den exzessiven Alkoholkonsum der Indianer heraus, wobei vor allem Fragen des Trinkverhaltens und einer angeborenen Alkoholintoleranz eine Rolle spielen.

Durch unkontrollierten Alkoholkonsum geraten Indianer zunehmend in Konflikte mit Gesetz und Arbeitgeber. Bemerkenswert sind die verschiedenen indianischen Selbsthilfeaktionen gegen den Alkoholismus. Dennoch ist heute die erschreckende Alkoholikerzahl (ebenso wie die hohe Selbstmordrate) ein überdeutliches Zeichen für die vielen ungelösten Probleme der Indianer Nordamerikas.

Nach Angaben des FBI wurde 1968 im Durchschnitt jeder dritte Indianer in den USA von der Polizei festgenommen. Pro Kopf der Bevölkerung war damit die Arreststrafe bei der eingeborenen Bevölkerung mehr als zehnmal so hoch wie bei den weißen Bürgern. War aber bei den weißen Festgenommenen nur in einem Drittel aller Fälle ein ursächlicher Zusammenhang zwischen Tat und Alkoholisierung des Täters festzustellen, so betrug der Anteil bei ihren roten Zellengenossen annähernd drei Viertel (bei den schwarzen Häftlingen war gar nur ein Viertel der Delikte auf Alkoholisierung zurückzuführen).

Die Uintahs und Ourays in Utah gaben 1965 etwa 5 Prozent des gesamten Stammeseinkommens für Alkoholika aus, mindestens weitere 5 Prozent gingen durch Geldstrafen und Verdienstentgang während der Haftzeit von straffälligen Trinkern verloren. Zusätzlich mußten mehr als 100 000 Dollar aufgebracht werden, um die Verköstigung der Gefangenen, die medizinische Betreuung von Trinkern und die Fürsorgeleistungen für Kinder von Alkoholikern zu bestreiten; das sind etwa 12 Prozent des Stammeseinkommens, zusammen fast ein Viertel der den Uintahs und Ourays zur Verfügung stehenden Geldmittel.

Diese Zahlen deuten die Größenordnung des Alkoholismusproblems bei der indianischen Bevölkerung unserer Tage an, eines Problems, das die Indianer[1] in erster Linie ihrer Begegnung mit den

Weißen verdanken. In vorkolumbischer Zeit war in Nordamerika der Genuß gegorener oder gebrannter Getränke unbekannt. Der «edle Wilde» schlürfte Wasser aus dem sprudelnden Quell, wenn ihn dürstete. Auch Milch (außer der Muttermilch) war den Indianern, die ja keine Viehzucht betrieben, als Getränk unbekannt. Und ähnlich wie heute ein großer Teil der eingeborenen Bevölkerung an Milchunverträglichkeit leidet, so leiden die meisten Uramerikaner auch an einer offensichtlichen Alkoholintoleranz.

Denn selbst die starken Uintah- und Ouray-Trinker nehmen mengenmäßig nicht mehr Bier, Wein und Spirituosen zu sich als ihre weißen Nachbarn. Es kostet sie nur, weil sie ärmer sind, relativ mehr Geld; sie reagieren auf die gleichen Mengen, aus was für Gründen auch immer, stärker als weiße Trinker; und ihre im alkoholisierten Zustand verübten Delikte werden häufiger aktenkundig und strenger bestraft als jene der bleichgesichtigen Zecher.

Geschichte der Einführung des «Feuerwassers»[2]

Die erste Bekanntschaft der Uramerikaner mit dem neuartigen Getränk setzte die Eingeborenen in helles Erstaunen. Als die englischen Kolonisten in Virginia erstmals einem Häuptling Schnaps kredenzten, fand dieser sofort großen Geschmack daran und trank mehr von dem Destillat, als er vertragen konnte. Als er am folgenden Tag melden ließ, er sei unpäßlich, beruhigten ihn die Briten mit der Voraussage, seine Leiden würden binnen eines Tages vergehen. Tatsächlich überwand der Häuptling seinen Kater rasch wieder und kehrte zu seinen weißen Freunden zurück, um sich neuerlich von ihnen laben zu lassen. Mit ihm kam eine ganze Schar von Magenleidenden, die von den Briten zu erfahren wünschten, wann ihre Schmerzen ein Ende finden würden. Das neue Getränk mußte auch einen indianischen Namen erhalten. Die roten Virginier nannten es *wisakon,* eine Bezeichnung, die etymologisch «es ist bitter» bedeutet; bisher war dieses Wort in der Sprache der Virginier für Medizin im allgemeinen verwendet worden. Sowohl die Identifikation des Alkohols als «bitter» als auch die Gleichsetzung von «bitter» mit Medizin ist in nordamerikanischen Indianersprachen weit verbreitet. Den Cherokees bedeutete *nawohti* gleichermaßen Schnaps und Medizin, in der Choctaw-Sprache hieß der Whiskey *oka homi,* «bitteres Wasser». Im Gebiet der großen Seen, bei den Chippewas und Crees, geriet man hingegen auf den Ausdruck *eskotewapo:* «Feuerwasser».

In der eingeborenen Metaphorik hat sich für Alkohol noch ein anderes Bild eingebürgert, das in zweifacher Hinsicht bezeichnend ist: «Milch» oder «Muttermilch» nannte man im Seengebiet den Rum, den die Händler aus Neu-England ins Land brachten. Einerseits mag hier eine Assoziation der beiden neuen Getränke, die von den Weißen eingeführt worden waren, vorliegen; andererseits spricht die Metapher für die zunehmende Alkoholsüchtigkeit der Eingeborenen. Wenn die Ottawas im achtzehnten Jahrhundert beteuerten, sie wollten nun «aus beiden Brüsten Englands trinken», so meinten sie damit sowohl ihre unstillbare Sucht nach Spirituosen als auch den Wunsch nach einer festen politisch-militärisch-ökonomischen Bindung an Mutter Albion.

In der Vorstellungswelt der Weißen wurde gleichzeitig das Bild vom «betrunkenen Indianer» als typischem Repräsentanten der roten Rasse vorherrschend. Eine Karikatur aus der Mitte des 19. Jahrhunderts zeigt nebeneinander zwei Indianer: Der eine schöpft aus einer Quelle Wasser, der andere liegt betrunken vor einer Gasthaustür. Unter dem Wassertrinker steht: *unnaturalized,* unter dem Alkoholiker: *naturalized.* Der sprichwörtliche Stoizismus der Indianer wird in den Augen der indianerfeindlichen Grenzer als Heuchelei bezeichnet oder in die irreale Welt des «edlen Wilden» verwiesen, während der Schnaps den barbarisch-bestialischen Kern der Uramerikaner zutage treten lasse.

Solange die Stammesverbände noch funktionierten und der Alkohol hauptsächlich auf Indianerland konsumiert wurde, gelang es den Stämmen selbst, mehr oder minder wirksame Vorkehrungen gegen die schädlichsten Begleiterscheinungen der Trunksucht zu ergreifen. In Virginia war es im 17. Jahrhundert üblich, daß die roten Trinker einen oder zwei nüchterne Genossen als Begleitung hatten, die verhindern sollten, daß die Betrunkenen gewalttätig wurden. Ein ähnliches System befolgten die Irokesen um 1800, die Creeks noch 1825, während die Chippewas im 19. Jahrhundert eine ganze Kriegergruppe als Ordnerdienst bei Gelagen einsetzten. Diese Aufsichtsorgane sammelten schon vor Beginn des Festes alle Waffen ein und separierten besonders unmanierliche Säufer von den übrigen. Die nüchternen Krieger durften sich zum Ausgleich dafür nach Ende der Veranstaltung ihrerseits betrinken.

Wesentlich zur Kontrollmöglichkeit trug die Tatsache bei, daß der Alkoholnachschub nicht kontinuierlich war, sondern nur sporadisch mit den Lieferungen der Händler eintraf. War einmal Schnaps vorhanden, wurde er sofort und auf einmal vertilgt. Nach der Ausnüchterung konnte man ohne weitere Ablenkung den gewohnten Lebensrhythmus bis zur nächsten Anlieferung fortführen.

Trotz aller Kontrollen bewirkte der Alkohol viel Blutvergießen unter den Uramerikanern. Dennoch wurde der Genuß von geistigen Getränken von den eingeborenen Gesellschaften lange Zeit nicht verpönt – und bis heute gilt Trunkenheit bei vielen Indianern als nichts Verwerfliches. Man ging so weit, zu behaupten, nicht der Trinker, sondern der Alkohol selbst sei schuld an kriminellen Handlungen; deshalb seien auch nicht die benebelten Indianer, sondern die weißen Spirituosenhändler für die Folgen verantwortlich zu machen.

In der Tat versuchte man seit dem 17. Jahrhundert von offizieller weißer Seite her, den Alkoholhandel mit den Indianern einzuschränken oder zu verbieten. Das Problem war nur, daß sich immer jemand fand, der trotzdem die begehrte Flüssigkeit lieferte. Die Russen verboten in ihrer Kolonie Alaska strikt jeden Branntweinhandel; Schmuggler aus Neu-England sprangen in die Bresche. Wollten die Franzosen im Seengebiet die Lieferungen einstellen, waren die Briten mit ihren Rumfässern da; wollten die Briten aufhören, mußten sie damit rechnen, daß sich die Franzosen durch Alkoholgeschenke entscheidende Vorteile im Pelzhandel verschafften. Nach der amerikanischen Revolution konkurrierten im selben Gebiet die Amerikaner mit den englischen Kanadiern um die Kontrolle des Pelzgeschäfts. Die Wichtigkeit des Alkohols im Indianerhandel geht aus der Tatsache hervor, daß 1770 vier Fünftel aller bei den Chickasaws erworbenen Felle mit Rum bezahlt worden waren. (Allerdings muß man daran erinnern, daß der europäische Bedarf nach dem amerikanischen Genußmittel Tabak so stark war, daß während der Kolonialzeit ganze Kolonien auf der Grundlage der Tabak-Monokultur existierten; vielleicht sollten die Weißen sich nicht so sehr über die seltsamen «Süchte» der Indianer wundern.)

Ein gesetzliches Verbot des Dämons Alkohol für Indianer bestand in den USA zwar schon seit 1832, konnte aber erst strenger gehandhabt werden, als der Indianerhandel seine wirtschaftliche Bedeutung verloren hatte – kontrolliert werden konnte die Einhaltung des Verbots freilich auch dann kaum. 1953 wurde im Zuge der Terminationsbestrebungen auch diese Bestimmung wieder aufgehoben. Nur in manchen Reservationen herrscht ein von den jeweiligen Stammesräten beschlossenes Alkoholverbot, das aber auch mehr den illegalen Handel fördert als die Trunksucht unterbindet.

Missionsarbeit gegen die Trunksucht

Zu einem Zeitpunkt, als die Politiker noch wirtschaftlichen Erwägungen vor humanitären Taten den Vorzug gaben, fanden die Alkoholgegner ihre Hauptverbündeten vor allem in den Missionaren. Trunksucht behinderte nach Ansicht der Männer Gottes durch Förderung von Faulheit und Unmoral die Eingeborenen auf dem Weg zur christlichen Zivilisation. Tatsächlich hatte der Alkohol bereits Eingang in den kultischen Bereich der Stämme gefunden. Nicht nur wurden Spirituosen als Trankopfer verwendet, sondern Medizinmänner halfen sich auch gelegentlich mit Hochprozentigem, um in tranceartige Zustände zu gelangen. Bemerkenswert ist, daß die importierten Getränke damit bald einen ähnlichen Stellenwert einnahmen wie in jenen Teilen Amerikas, wo gegorene Getränke schon in voreuropäischer Zeit bekannt gewesen waren. Wenn aber zum Beispiel im alten Mexiko der Alkoholgenuß praktisch ausschließlich auf den kultischen Bereich beschränkt blieb, gelangte er in Nordamerika nur nebenher zu religiöser Bedeutung. Diese Tendenz mag mit der engen Assoziation von Alkohol und Medizin bei den roten Amerikanern zu tun haben, vielleicht auch mit der Tatsache, daß der Rauschzustand an religiös interpretierte Visionen gemahnte. Jedenfalls konnte der französische Offizier Bougainville 1758 (und andere Beobachter in fast denselben Worten) die indianische Meinung wiedergeben: «Ein betrunkener Mann ist eine heilige Person.» Die Missionare kämpften daher nicht allein gegen die zivilisationshemmenden Wirkungen alkoholischer Getränke, sondern zugleich gegen einen direkten Verbündeten des Heidentums.

Unter Mitwirkung protestantischer Geistlicher wurde 1829 in der Seneca-Reservation Cattaraugus die erste und im Jahr darauf mit der *Allegheny Indian Temperance Society* die älteste bis heute bestehende eingeborene Antialkoholikergesellschaft gegründet. Die Katholiken standen hinter ihren Konkurrenten nicht zurück und gründeten vergleichbare «Temperanztafeln» unter ihren roten Schützlingen. Unter priesterlicher Anfeuerung kaperten beispielsweise die Ottawas das Boot eines Alkoholhändlers, der ihrem Dorf zu nahe gekommen war, und zertrümmerten seine Rumfässer. In den meisten Fällen waren diese Erfolge aber nur von kurzer Dauer, die Rückfälligen überwogen allzu oft die Standhaften. Und weil in vielen protestantischen Missionen Trunksucht ein Ausschließungsgrund war, verloren die Kongregationen nicht selten mehr alte Mitglieder, als sie neue dazugewannen. Lediglich bei den strengen Baptisten, die auch ihren nichtindianischen Mitgliedern keinen Tropfen Alkohol vergönnten, gab es dauerhafte Erfolge.

Wissenschaftliche Erforschung der Ursachen des indianischen Alkoholismus

Die Frage nach der Ursache der erschreckenden Dimensionen des Alkoholismus unter den Indianern ist in Wirklichkeit ein ganzes Bündel von Fragen. Die bisherige Forschung hat immerhin gezeigt, daß nicht jeder betrunkene Indianer aus dem gleichen Grund betrunken ist. Man kann nun versuchen, die wesentlichsten Komponenten der beobachtbaren Phänomene zu trennen und im einzelnen zu beleuchten. Da ist zuerst die Frage, warum die Indianer so großen Gefallen am Alkohol gefunden haben; ferner, warum sie so wenig vertragen; und schließlich, warum für sie das Trinken ein unvergleichlich größeres Problem darstellt als für die Weißen.

Eine simple Antwort auf die erste Frage ist, daß ihnen der Alkohol offenbar geschmeckt hat. Der Missionar Heckewelder vertrat diese Meinung unter Hinweis auf die Beobachtung, die Nahrung der Uramerikaner sei praktisch ungewürzt und fordere geradezu eine stärkere Reizung des Gaumens, wie eben der Alkohol sie erzeugt. Tiefenpsychologisch mag von Belang sein, daß die Indianerkinder mangels geeigneter Ersatznahrung meist lange gestillt wurden; im Branntwein könnte man dann eine orale Entschädigung für die vom Trauma des Abgestilltwerdens Betroffenen sehen.

Aber solche einfachen Erklärungen konnten die Wissenschaftler bisher kaum befriedigen. Könnte der exzessive Alkoholismus nicht ein Versuch sein, Ersatz für mit dem Reservationsleben verlorengegangene wichtige Funktionen der alten Kultur zu schaffen? Forscher haben Anhaltspunkte dafür bei den Sioux gefunden: Nachdem die kriegerischen Auseinandersetzungen in den Prärien der Vergangenheit angehörten, fand sich die heranwachsende Generation in einer mißlichen Situation. Wenn die Alten von ihren Kriegstaten erzählten, mußten sie still dabeisitzen und konnten keine Beweise für ihre Männlichkeit vorweisen. Deshalb begannen sie zu trinken, um zu sehen, wer sich im Kampf mit dem Feind Alkohol die größten Wunden holte. Die Erklärung hat einiges für sich: Sie gibt einen Hinweis, warum bei den Sioux die Männer es nicht gerne sehen, daß die Frauen trinken, und diese es vergleichsweise auch weniger tun (außer um sich eine Ausrede für einen Seitensprung zu verschaffen). Aber sie erklärt nur die Lage bei den Sioux und nur die Gegebenheiten in der Reservationsphase.

Ein allgemeingültiger Erklärungsversuch besagt, die zum Stoizismus erzogenen Eingeborenen hätten in der Berauschung ein sozial zulässiges Mittel gefunden, um ihre Aggressionen abzubauen. Dafür mag sprechen, daß die Berauschung und der damit verbundene Verlust der Selbstkontrolle von den Trinkern häufig angekündigt wird. «Ich werde jetzt meinen Kopf verlieren», berichten Jesuitenmissionare des achtzehnten Jahrhunderts die Worte eines Indianers, «ich werde das Wasser trinken, das einem den Verstand raubt.» Solange die stammeseigenen Kontrollinstanzen zur Eindämmung gefährlicher Gewalttätigkeiten funktionierten, war die planvoll betriebene Alkoholisierung auch kaum sozial schädlich. Erst mit dem Wegfall dieser Kontrollen wurde sie zum Problem.

Die Missionare sahen im Alkoholismus eine Ursache für den Zerfall der Stammesgesellschaften. Eine genauere Betrachtung der Fakten läßt eher den entgegengesetzten Schluß zu: Erst die Auflösung der alten Bande machte die Trunksucht zu einer gänzlich negativen Erscheinung. Damit im Zusammenhang zu sehen ist das Forschungsresultat, das sich aus einer kulturvergleichenden Analyse der Gründe des übermäßigen Alkoholismus ergeben hat. Die Untersuchung fand einen Zusammenhang von absichtlicher Berauschung und einem Vorherrschen von Angstzuständen. Bei Jägervölkern, deren wirtschaftliche Grundlage nicht sehr stabil ist, sind solche Ängste latent vorhanden. In der menschenfeindlichen arktischen Umwelt greifen Indianer, Eskimos und Weiße gleichermaßen zur Flasche – nicht um sich zu erwärmen, sondern um ihre Existenzangst zu vertreiben. Daß derartige Ängste bei einer Störung der sozialen Ordnung besonders virulent werden, läßt sich leicht denken. Nicht zufällig wurden aus den Siedlungen der Irokesen nach deren unglücklichem Abschneiden in der amerikanischen Revolution mit einemmal «Slums in der Wildnis», in denen die Betrunkenen den Ton angaben. Nicht zufällig ist der Alkoholismus für die aus dem Zweiten Weltkrieg heimgekehrten Zuni-Veteranen, die bei ihrer Wiedereingliederung in die traditionelle Pueblogesellschaft unter besonders starkem Streß standen, zu einem erheblichen Problem geworden.

Ein weiteres Beispiel ist das der Crows: ein Stamm, der bis über die Mitte des 19. Jahrhunderts hinaus praktisch völlig abstinent war (durchaus nicht der einzige Fall dieser Art, der beweist, daß bei weitem nicht alle Indianer sich betranken, wann immer sie eine Möglichkeit dazu fanden). Die Crows begannen erst in nennenswertem Ausmaß zu trinken, als der Pelzhandelsboom vorbei war und durch die Dezimierung der Bisonherden ihre Subsistenzwirtschaft aus den Fugen geriet.

Probleme der Alkoholintoleranz und des Trinkverhaltens

Noch ein weiteres Moment wurde zur Erklärung des indianischen Alkoholismus vorgebracht: Trinken als Imitation des weißen Mannes beziehungsweise als Handlung, die an die weiße Umwelt adressiert ist. Grundsätzlich ist nicht auszuschließen, daß die Indianer von den «Bleichgesichtern» nicht nur den Gebrauch von Eisenwerkzeugen, des Gewehrs und des Pferdes bis in Detail erlernten und den Besitz weißer Produkte, einschließlich europäischer Kleidung, als Statussymbol betrachteten, sondern auch in der Nachahmung weißer Trinksitten selektive Anpassung übten.

Daß dies tatsächlich der Fall war, zeigen Berichte wie jener über die virginischen Eingeborenen des späten 17. Jahrhunderts, als diese Gruppen bereits den Druck der Diskriminierung als Menschen zweiter Klasse zu spüren bekamen: In einer Gruppe betrunkener Indianer, die sich auf der Durchreise in einer englischen Siedlung aufhielten, rief ein Uramerikaner dem anderen zu: «Fluch doch, wenn du ein Engländer sein willst! Fluch!» Als der Angesprochene einen wüsten Fluch ausstieß, grölte der andere befriedigt: «Ja! Jetzt bist auch du ein Engländer.» Obwohl aber der Indianer alle ihm gebotenen Segnungen der Zivilisation übernahm, wollten die Briten ihn nicht als Bruder betrachten.

Es ist wenig wahrscheinlich, daß das Imitationsmoment tatsächlich einen Grund dafür darstellt, warum die Eingeborenen Gefallen am Alkohol gefunden haben. Andererseits besteht wenig Zweifel, daß assimilatives Trinken beziehungsweise Berauschung als «Protestkundgebung», die das Interesse der Weißen an der schlechten Lage der Indianer herausfordern sollte, in bestimmten historischen Situationen eine Rolle gespielt hat. Auch die meisten anderen angeführten Ursachen für den Griff zur Flasche sind wohl mehr als kulturelle Folgen denn als Beweggründe anzusehen. Die Annahme, man könne eine monokausale Erklärung finden, die für das Alkoholismusproblem bei allen Indianern gleichermaßen zutrifft, ist letztlich unsinnig und entspringt dem Klischee von der Einheitlichkeit der amerikanischen Urbevölkerung. Daß auch Ethnologen sich immer wieder um derart simplifizierende Aussagen bemühen, macht der Wissenschaft wenig Ehre.

Bestehen bleibt die Tatsache (auch wenn sie empirisch keineswegs genügend abgesichert ist), daß die Uramerikaner unterschiedslos eine geringe Alkoholverträglichkeit aufweisen. Manche Beobachter wollen gar den Grad weißer Blutsbeimischung daran erkennen, ob ein Indianer mehr oder weniger Alkohol zu sich nehmen kann, ohne volltrunken zu werden. Es ist zumindest nicht auszuschließen, daß es sich bei der Intoleranz gegenüber Spirituosen um ein genetisches Phänomen handelt, das durch die lange Isolierung der eingeborenen Amerikaner vom Rest der Welt erklärbar ist.

Immerhin wäre ein solches Manko nicht einzig dastehend. Im Fall der bereits zitierten Milchintoleranz, welche die Indianer mit anderen Völkern der Erde teilen, läßt sich ein Evolutionsprozeß vermuten, der mit der unterschiedlichen Entwicklung der Nahrungswirtschaft im Zusammenhang steht. Um Milchzucker (Laktose) aufzuspalten und für den Menschen verdaulich zu machen, bedarf es des Enzyms Laktase, das im Säuglingsalter Kindern aller Rassen zur Verfügung steht, jedoch mit dem Abstillen verlorengeht und nur bei manchen Völkern, besonders Europäern und Niloten, durch eine andere Form von Laktase ersetzt wird. Die Geschichte dieses Enzyms ist offenbar eng mit der Geschichte der Milchviehwirtschaft verbunden. Bei den Uramerikanern, denen diese Wirtschaftsform fremd war, ist daher die genetische Mutation, durch die Milch auch für Erwachsene genießbar wurde, nicht eingetreten.

Es könnte also durchaus der Fall sein, daß die Milch, welche die Ottawas aus den Brüsten Englands trinken wollten, für sie aus einem ähnlichen Grund unbekömmlich war wie jene, die ihnen Alkoholgegner als Ersatzgetränk verordneten.

Was den Alkoholismus der roten Amerikaner zu einem so schwierigen Problem macht, ist ihr spezifisches Trinkverhalten, das sie besonders häufig in Konflikt mit der dominanten Gesellschaft bringt. Wie schon in der Vergangenheit, so ist auch in der Gegenwart Alkoholgenuß für die Indianer weitgehend ein geselliges Vergnügen. Allein trinkt es sich schlechter als in Gesellschaft. Deshalb wird in erster Linie in der Öffentlichkeit getrunken und nicht in den eigenen vier Wänden. Dadurch wird aber auch das indianische Trinkziel allgemein sichtbar: Nicht eine gewisse «Beschwingtheit» wird angestrebt, sondern totale Betäubung. «Sie schwammen in Schnaps, tranken ihn faßweise und ließen das Faß nicht aus der Hand, bis sie stockbesoffen zu Boden fielen», berichtet Bougainville aus dem 18. Jahrhundert. «In ihren Augen gibt es keinen schöneren Tod als den Tod durch Berauschung. Trinken ist ihr Paradies.» Wegen des weiterhin bestehenden Alkoholverbots in vielen Reservationen finden diese öffentlichen Selbstbetäubungen meist in weißen Städten statt.

Konflikte – Folgen des Alkoholismus

Die weißen Amerikaner haben sich bis heute nicht mit der indianischen Auffassung anfreunden können, daß nicht der Trinker, sondern der Alkohol für Fehlverhalten im Zustand der Trunkenheit verantwortlich ist. Und so werden Indianer, die betrunken am Straßenrand liegen, in Polizeigewahrsam genommen und – wenn sie (wie zumeist) ohne Ausweispapiere und Wohnsitz in der Stadt sind – wegen Vagabondage eingesperrt. Weiße können sich zu Hause vollaufen lassen, ohne daß die Ordnungshüter einschreiten.

Als Verstärkereffekt wirken diskriminierende Verhaltensweisen der Polizei, die vielerorts von vornherein jedem Indianer Trunkenheit unterstellt. Nicht überall ist man so großzügig wie in Toronto, wo es inoffizielle Richtlinie der Wachbeamten ist, nur dann gegen alkoholisierte Indianer einzuschreiten, wenn sie eine erhebliche Störung der öffentlichen Ordnung verursachen. «Sonst könnten wir an jedem beliebigen Tag der Woche den Arrestantenwagen mit Indianern anfüllen; aber das würde nur Kosten für die Allgemeinheit, eine Behinderung des Dienstbetriebs und noch mehr Papierkrieg bewirken.»

Indianer landen freilich nicht nur wegen Trunkenheit und daraus folgenden Delikten im Polizeigewahrsam oder Gefängnis. Fast ebenso viele rote wie schwarze Amerikaner saßen wegen Tatbeständen ein, die nichts mit dem Alkohol zu tun hatten: viereinhalbmal so viele wie Weiße. Während diese Zahlen, grob gesprochen, nur die schlechtere soziale Stellung der farbigen Minderheiten widerspiegeln, gibt es bemerkenswerte Unterschiede in der Verbrechenshäufigkeit je nach Rasse. So gibt es prozentuell weit mehr Diebe und Einbrecher unter den Weißen als unter den Indianern, die ihrerseits die Schwarzen klar hinter sich lassen. Allein als Autodiebe halten die Indianer einen einsamen Rekord. Bei den Gewaltdelikten wie Mord, Vergewaltigung, Körperverletzung und Raub erzielen die amerikanischen Neger die höchsten Prozentzahlen, gefolgt von Indianern und Weißen.

Der hohe Anteil von schwarzen Gewaltverbrechern entspricht zwar dem gängigen Klischee, weniger aber die Tatsache, daß auch bei Vergewaltigungen relativ mehr Indianer als Weiße aktiv wurden. Natürlich müssen gerade hier die Zahlen mit Vorsicht betrachtet werden – die alte Vorstellung vom Indianer als passiv und asexuell kann allerdings in keinem Fall aufrechterhalten werden (dies nur für jene, denen die heutigen hohen Geburtenraten als Beweis nicht genügen). Indianischer Stoizismus und indianische Selbstherrschung sind eben nur kulturelle Kontrollfunktionen, nicht biologische Veranlagung.

Unter den Gründen für die Überrepräsentation der Uramerikaner in den Gefängnissen nimmt das Alkoholproblem mit Abstand die erste Stelle ein. Für die verbleibende Differenz gegenüber den Weißen sind vor allem kulturelle Auffassungsunterschiede über Recht und Unrecht, geringere normative Kontrollen, bedingt durch die Akkulturationssituation, wirtschaftliche Schlechterstellung und Diskriminierung durch Exekutive und Gerichte verantwortlich zu machen.

In den Arreststatistiken drückt sich nur ein Teil des Alkoholproblems der Uramerikaner aus. Die Gesundheitsstatistiken sprechen ebenfalls davon. Selbst dort, wo (wie bei den Uintahs und Ourays) die konsumierten Alkoholmengen nicht größer sind als jene der weißen Nachbarn, wirkt sich die Trunkenheit auf die Sterblichkeit aus. War es früher die Tuberkulose, die in Kreisen der roten Trinker besonders heftig grassierte, so sind es heute Auto- und Arbeitsunfälle, die im Zusammenhang mit Alkoholisierung die Lebenserwartung der Eingeborenen vermindern.

Und nicht alle Stämme trinken so durchschnittlich wie die Uintahs und Ourays oder die Stadtindianer von Toronto. Bei den Navajos (Lieblingsgetränk: Tokayer) wird die Zahl der exzessiven Trinker auf bis zu 30 Prozent der Gesamtbevölkerung geschätzt. Diese Tatsache schlägt sich in den Unterlagen der Krankenhäuser nieder. Im *Phoenix Indian Medical Center* in Arizona waren 1971 mehr als 50 Prozent aller Todesfälle der Altersklassen von fünf bis siebzig Jahren durch Leberzirrhose oder chronischen Alkoholismus verursacht. Die Alkoholsterblichkeit der Indianer in Arizona ist insgesamt fünfmal so groß wie jene ihrer weißen Mitbürger, die ihrerseits fast doppelt so häufig an der

Trunksucht zugrunde gehen wie die Weißen in den USA insgesamt. Daran trägt nicht das durstfördernde Wüstenklima des Südwestens die Schuld, sondern der hohe Bevölkerungsanteil von (mexikanischen) Hispano-Amerikanern in Arizona. Eine Spezialstudie über eine triethnische Gemeinde im Südwesten ergab, daß die Indianer dreimal soviel Alkohol trinken wie die Spanier und siebenmal soviel wie die Anglo-Amerikaner.

Eine interessante Frage ist die nach der Wechselwirkung zwischen Alkohol und Arbeit. Schon die Pelzhändler des 19. Jahrhunderts haben den Zusammenhang gesehen: Der Indianer arbeitet für die Weißen hauptsächlich wegen des Alkohols, den er aus keiner anderen Quelle beziehen kann. Solange die Händler Spirituosen in Aussicht stellen konnten, waren die Indianer mit hingebungsvollem Fleiß bei der Pelztierjagd. Zugleich erinnert man sich aber an das Argument der Missionare, der Alkohol verführe den «roten Mann» zum Müßiggang und zur Vernachlässigung seiner wirtschaftlichen Tätigkeit. Die Aussagen widersprechen einander, aber beide waren nicht nur im 19. Jahrhundert zutreffend, sondern sind es bis heute geblieben.

Auch in unseren Tagen ist der amerikanische Eingeborene zur Deckung seines Alkoholbedarfs auf die Weißen angewiesen (Schwarzbrennen ist nicht seine Sache; das tun nur Schotten und Iren in den Appalachen, die das noch aus ihrer alten Heimat so gewohnt sind). Soziologische Untersuchungen bestätigen, daß die Erlangung von Bargeld zum Ankauf von Alkohol für manche Indianer eine wichtige Motivation für die Annahme von bezahlter Arbeit ist. Gleichzeitig ist Trunkenheit (bzw. dadurch bewirktes Fernbleiben vom Arbeitsplatz) einer der häufigsten Entlassungsgründe bei indianischen Arbeitern.

In einem ähnlichen Teufelskreis befinden sich jene Stadtindianer, die unter starken Anpassungsschwierigkeiten leiden. Sie tendieren stärker zur Flasche, um das schmerzliche Erlebnis des Versagens zu ertränken, verstärken aber gerade dadurch ihre Probleme, indem sie straffällig werden, ihren Job verlieren und – indem sie immer weiter vom weißen Idealbild des Bürgers wegdriften – immer geringere Chancen auf eine erfolgreiche Anpassung an das städtische Milieu haben.

In den Jahrhunderten der Bekanntschaft der Indianer mit dem «bitteren Wasser» haben freilich, bedingt durch den Wandel der sozialen Umwelt, auch die Trinksitten sich merklich geändert. Die Verfügbarkeit geistiger Getränke ist größer geworden, die Kontrollen seitens der eigenen Gruppe haben sich verringert. Die Pönalisierung von außen her zeigt geringe Wirkung, wenn die Autorität der weißen Normen nicht anerkannt wird. Eine Besserung der Situation ist letztlich nur zu erwarten, wenn die Initiative zur Abstinenz von den Eingeborenen selbst kommt.

Indianische Selbsthilfe

Ein Musterbeispiel für solche Selbsthilfe ist die gesellschaftliche Reformbewegung, die unter den Irokesen des frühen 18. Jahrhunderts von dem Propheten Handsome Lake ihren Ausgang nahm: Durch eine überirdisch sanktionierte Stigmatisierung des sozialschädlichen Verhaltens im Zustand der Berauschung erreichte der rote Visionär einen drastischen Rückgang des Alkoholkonsums unter seinen Gläubigen. Ähnliche Chancen muß man manchen der heutigen Versuche zubilligen, die von eingeborener Seite selbst durchgeführt werden. Etwa die Errichtung von indianisch kontrollierten *halfway houses* als Resozialisierungsstationen für klinisch «abgestillte» Trinker. (Solche Institutionen gibt es auch auf weißer Seite für die Indianer: In Arizona werden seit 1974 Alkoholiker in *Alcohol Reception Centers* eingewiesen, die allerdings über viel zuwenig Plätze verfügen.)

In der panindianischen Bewegung der Gegenwart, die im Prinzip unter Rückgriff auf einzelne alte Stammestraditionen ein neues Normengerüst für die Opfer mißlungener Anpassung an die weiße Welt zu errichten versucht, kann man die Hoffnung erblicken, daß durch die von ihr in geänderter Form aufgefrischten und von den marginalisierten Indianern bejahten Sozialbeziehungen ein neuer Fixpunkt im Kampf gegen den Alkoholkonsum geschaffen wird. Die panindianische *peyote*-Religion, die zusätzlich noch die überirdische Sanktionierung der neuen Normen gewährt, hat in der Eindämmung der Trunksuchtepidemie tatsächlich weitgehende Erfolge erzielt.

Die weltlichen Panindianer haben kürzlich zu einem Boykott von Bier der Marke *Coors,* das zu den Leibgetränken der Indianer im Südwesten der USA zählt, aufgerufen. Grund dafür ist allerdings nicht der Abstinenzgedanke, sondern die Tatsache, daß die Firma *Coors* in ihren Fabriken angeblich indianische Arbeitnehmer diskriminiert. Vielleicht war den weißen Bierbrauern der Zusammenhang von indianischer Lohnarbeit und Alkoholkonsum zu gefährlich. Es ist aber fraglich, ob die Solidarisierung schon weit genug geht, um der Aktion der Indianer einen Erfolg zu bescheren.

Alkohol und Selbstmord

Alkoholismus und Selbstmord sind zwei Problemkreise, die wenigstens teilweise auf dieselben Ursachen zurückgehen. Das Wasser des Flusses Lethe tranken die Uramerikaner schon, lange bevor sie das bittere Wasser kennenlernten. Freilich nicht alle Stämme im gleichen Maße und auch aus den unterschiedlichsten Beweggründen. Liebeskummer und andere Enttäuschungen waren häufig wiederkehrende Motive, bei nomadisierenden Gruppen kam es oft zur Selbstaufgabe alter Menschen, die für die Gruppe nutzlos geworden waren und den Wanderungen nicht mehr aus eigener Kraft folgen konnten.

Was den Selbstmord jedoch mit dem Alkohol verbindet, ist die Tatsache, daß in Situationen, die dem destruktiven Alkoholismus förderlich waren, auch die Selbstmordraten stiegen. Während bei den Irokesen am Tiefpunkt ihrer Geschichte zwischen 1790 und 1800 die Selbstzerstörung eine nüchterne Alternative zur besinnungslosen Selbstberauschung gewesen zu sein scheint, verübt fast die Hälfte aller Navajo-Selbstmörder (deren Rate von praktisch Null in den fünfziger Jahren auf 8,3 per 100 000 stieg) im Zustand der Trunkenheit Selbstmord. Auch hier muß man mit Verallgemeinerungen vorsichtig sein.

Die modernen Erhebungen über Indianersuizid lassen trotzdem gewisse Aussagen von übertribaler Gültigkeit zu. Die Opfer sind zum Unterschied von der Situation in euroamerikanischen Gesellschaften überwiegend sehr jung, der Prozentsatz der männlichen Selbstmörder liegt meist noch über dem amerikanischen Durchschnitt. Die jungen Männer sind es aber auch, die am meisten vom wirtschaftlichen und sozialen Wandel der Gegenwart betroffen und, häufig zwischen dem traditionellen und dem weißen Normensystem stehend, in ihrer existenziellen Grundlage verunsichert sind. Im übrigen sind sich alle Beobachter darin einig, daß der endemische indianische Selbstmord der Gegenwart als nach innen gerichtete Aggression zu bewerten ist.

Der Stoizismus diente in den eingeborenen amerikanischen Stammesgesellschaften als Schutz für die Gemeinschaft vor ungehemmter Äußerung individueller Ängste und Aggressionen. Krisen entstanden, wenn die bisherigen kulturellen Mechanismen nicht mehr in der Lage waren, für einen Abbau der Ängste (zum Beispiel durch religiöse Praktiken) und eine kanalisierte Ableitung der Aggressionen nach außen (zum Beispiel durch Krieg, Sport oder auch anstrengende wirtschaftliche Tätigkeit) zu sorgen. Der Alkohol bot nun nicht nur ein Mittel zur Linderung der existenziellen Ängste, sondern auch zur Reduzierung der Aggressionen unter Ausschaltung der hinderlichen Selbstbeherrschung. Ohne Berauschung, oder wenn die Ängste die Wirkungen des Alkohols noch überstiegen, richtete sich der Zerstörungstrieb gegen den verunsicherten Eingeborenen selbst.

Anmerkungen

* Abdruck mit freundlicher Genehmigung des Verlags aus: Christian F. Feest (1976): Das rote Amerika. Nordamerikas Indianer. Europaverlag Wien, S. 245–248.

1 Im Originaltext heißt es statt «Indianer» oft «Rote». Änderung durch die Herausgeber.

2 Zwischentitel wurden durch die Herausgeber eingesetzt.

Honigbier in Äthiopien

Eike Haberland

Die Biene gilt in vielen Teilen der Erde als numinoses Tier. Das gilt besonders für Afrika und hier vor allem für Äthiopien, wo eine enge mythische, rituelle und rechtliche Beziehung zwischen der Biene und ihren Emanationen und den sakralen Königen bestand. Honig, Honigbier, Wachs usw. galten theoretisch als Eigentum der Könige (Hoher Priester, sakralen Häuptlinge usw.). Ihre Verwendung war von königlicher Erlaubnis abhängig. So war das Trinken von Honigbier im Prinzip nur dem Adel erlaubt. Die seit der Jahrhundertwende auch in Äthiopien einsetzende Säkularisierung hat das königliche Prärogativ allmählich verschwinden lassen. Doch ist Honigbier nach wie vor ein Luxusgetränk geblieben. «Das Volk» trinkt und trank eher Getreide-Bier aus Gerste, Eleusine oder Sorghum. Der Genuß von Honigbier war einem bestimmten Ritual unterworfen und Ausdruck einer nach Rangklassen strukturierten hierarchischen Gesellschaft. Seine frühere Bedeutung als Prestigegetränk wird heute von destilliertem Alkohol und von nach europäischem Vorbild gebrauten Bier verdrängt. Einige Angaben über die Gewinnung von Honig und die Bereitung von Honigbier schließen den Aufsatz ab. Der Korrektheit halber habe ich das Wort «Honigbier» gewählt, obwohl in der Literatur sonst meist von «Honigwein» gesprochen wird. Doch ist das von den Amhara und anderen ethnischen Gruppen Äthiopiens «t'ädj» genannte Getränk nicht aus rein vergorenem Honig hergestellt, sondern erhält in einem elaborierten Fermentierungsprozeß eine Art Hopfen zugesetzt.

Wenn nicht anders vermerkt, beruhen diese Angaben auf eigenen Untersuchungen in Äthiopien, die noch nicht veröffentlicht sind.

Einleitung

Fast überall auf der Welt, wo der Mensch mit der Honigbiene zusammenkam und zusammenlebte, hat sie auf ihn einen wunderbaren und unauslöschlichen Eindruck gemacht. Sie wurde zum Glücks- und Heilswesen. Das umfaßt alle Aspekte ihrer Existenz. Es sind nicht nur der herrliche Geschmack des Honigs, der für viele Völker die einzige süße Nahrung ist, seine Heilkraft, seine berauschende Wirkung in vergorenem Zustand oder die unendlichen Verwendungsmöglichkeiten des Wachses. Es ist ebenso das Zusammenleben der Bienen in geordneten Völkern oder Staaten, die Existenz von «Königen», der Bau von ebenmäßigen Waben, das geheimnisvolle Ausschwärmen – «der Schwarm von wilden Bienen nimmt seine Seele mit» – und die Bildung neuer Gemeinschaften. Alles das hat die menschliche Einbildungskraft immer wieder angeregt, sich mit diesem Tier intellektuell wie emotional auseinanderzusetzen. Bienen, Honig und Wachs waren fast überall außerhalb des Alltags liegende numinose Wesen und Substanzen.

Auch in Europa und Deutschland – das sei nur nebenbei bemerkt – war die Biene eng mit der religiösen Sphäre verbunden. Das galt noch bis in junge Zeit. Einem Bienenschwarm zu begegnen, war noch vor zwei Generationen ein glückliches Omen. Wir haben heute auch unter dem Einfluß der radikalen Veränderung unserer Existenz die früher außerordentliche wirtschaftliche Wichtigkeit des Honigs vergessen. Bis zur Entwicklung und Ausnutzung der Zuckerrübe Anfang des vorigen Jahrhunderts war Honig das volkstümlichste Süßungsmittel in Europa. Der aus Übersee eingeführte Rohrzucker war den meisten Menschen unerschwinglich. Noch das 1900 promulgierte, bis heute geltende Bürgerliche Gesetzbuch fand ungeachtet seines abstrahierenden und generalisierenden Charakters die Biene wichtig genug, ihr vier Paragraphen (961–964) zu widmen, in denen in allen Einzelheiten Eigentum und sonstige Rechte an Bienenschwärmen bestimmt werden.

Biene und König

Biene und Honig hatten außerhalb Europas die stärkste rituelle und sakrale Bedeutung in Afrika. Hier erleben wir ein Phänomen, das sonst fehlt oder nur schwach entwickelt ist, hier aber von größter Bedeutung war: die Verbindung von König und Biene. Ob die beiden vielzitierten Zusammenhänge zwischen Herrscher und Insekt außerhalb Afrikas südlich der Sahara, nämlich im Alten Ägypten und bei den Merowingern, wirklich historische Realitäten waren, bleibt offen. Zwar wurde der Königsname in altägyptischen Hieroglyphentexten innerhalb des ihn umgebenden, abgerundeten Vierecks, der «Kartusche», oft durch das Abbild eines Insekts ersetzt, das eine Biene sein könnte – aber auch eine Wespe (vgl. dazu vor allem Seyffert 1930: 152 f.). Und die stilisierten, aus Gold gearbeiteten «Bienen», die den Königsmantel des Merowingers Childerich bedeckten, können ebenso gut Zikaden gewesen sein – eine genaue Identifizierung ist eben nicht möglich. Das hinderte indes Napoleon nicht, auf der Suche nach einem Emblem der von ihm neugegründeten Dynastie auf dieses Symbol zurückzugreifen und es als Biene zum Wappentier zu erklären (Deonna 1956: 105 f.).

Der sakrale König in Nordostafrika – mit diesem Namen sollen die Hohen Priester, Priesterkönige, Gaufürsten usw. bis hin zu den «Königen der Könige» des ehemaligen Kaiserreichs Äthiopien bezeichnet werden – war mythisch, rituell und rechtlich in jeder nur denkbaren Weise mit Biene und Honig verbunden. So bewahrte der erste Priesterhäuptling der Baschada in Süd-Äthiopien im Augenblick seiner mythischen Entstehung Bienen in der Achselhöhle – die ersten Bienen auf der Welt! So hielt der erste Hohe Priester der Gudji Bienen und Honig in den Händen, als er vom Himmel fiel und auf die Erde kam. Das «Bienenorakel» beweist die Rechtmäßigkeit und das *Charisma* künftiger Herrscher: Bienen lassen sich unversehens in Scharen auf ihm nieder. Einer der berühmtesten äthiopischen Kaiser, der Heilige Lalibala, der als Erbauer der berühmten Felsenkirchen gilt, leitete sogar seinen Namen von den Bienen ab. Wußte man bei einer Thronvakanz nicht, wen von den Brüdern, Söhnen oder anderen Verwandten des verstorbenen Herrschers man als Nachfolger nehmen sollte – da die Primogenitur unbekannt war –, so nahm man neben anderen Ordalien die Entscheidung der Bienen zur Hilfe: Man ließ alle in Frage kommenden Thronprätendenten sich nebeneinander hinsetzen und schüttete eine Bienenröhre vor ihnen aus. Auf wen sich die Königin oder auch nur einige Bienen niederließen, der war der Erwählte. Stachen ihn dabei die Bienen sehr stark, so war das ein glückliches Omen.

Bienenwachs war ebenso wie der Honig – zumindest der Theorie nach – dem König vorbehalten. Wenn in der Chronik des Kaisers Zar'a Ya'kob (1414–1434) besonders hervorgehoben wird, daß die Leibgarde nachts in der Königspfalz mit Wachsfackeln Wache hielt, so drängt sich die Parallele mit den Wolayta im Süden auf, wo die großen Wachsfackeln nur in der Königspfalz oder beim nächtlichen Begräbnis des Königs verwendet werden durften. Der König von Kafa schenkte als besonderes Zeichen seiner Gunst den christlichen Kirchen Wachskerzen. Auch die Könige von Schoa wurden nachts beim Schein von Wachskerzen begraben. Die Leichen der äthiopischen Kaiser ebenso wie der südäthiopischen Könige wurden mit Honig und Wachs eingerieben. Endlich müssen wir das eigentümliche Begräbnis in der Bienenröhre erwähnen, das die Könige von Dime in Südwest-Äthiopien erhielten: Der Körper des Königs wurde in eine Holzröhre – die in Äthiopien den Bienenkorb ersetzt – gezwängt und stehend begraben, so daß sein mit der Königsfeder geschmückter Kopf herausragte. Vermutlich steht auch eine sonst in Äthiopien ungewöhnliche Hinrichtungsart in einem Zusammenhang von König und Biene. Das ist die unter dem Namen «Tod im Musselin» bekannte Todesstrafe. Verbrecher gegen die Majestät des Königs wurden von Kopf bis Fuß in mit Wachs getränkte Binden gewickelt und angezündet, so daß sie als lebende Fackeln verbrannten.

König und Honigbier

In diesem Zusammenhang ist auch das Obereigentum des Königs an Honig und Honigbier zu sehen. Noch in der Mitte des vergangenen Jahrhunderts war die Herstellung ebenso wie das Trinken von Honigbier in Schoa für jedermann außer dem König und denen, die von ihm eine spezielle Erlaubnis erhalten hatten, verboten. Andererseits erwarteten Große und Helden, die sich für den Herrscher einsetzten, daß sie bei den großen Festen in zeremonieller Weise mit Honigbier bewirtet wurden. Honigbier «vor dem Angesicht des Königs» zu trinken galt als eine der höchsten Ehren, die einem Menschen widerfahren konnten, eine seltene Gunst, mit der die Herrscher geizten und die extra in den Annalen des äthiopischen Reiches verzeichnet wurde. Kaiser Sarsa Dengel ließ dem tapferen Akba Mikael zu Ehren nicht nur die kaiserliche Musikkapelle spielen, schenkte ihm nicht nur eine goldene Halskette, sondern ließ auch einen Priester ein Lied zu seinen Ehren singen, währenddessen der Held «Honigbier vor dem Angesicht der Majestät trank». Dem Kaiser Sarsa Dengel wurde auch als Wundertäter die Macht zugeschrieben, die geleerten großen Rinderhörner, aus denen das Honigbier getrunken wurde, sich wieder füllen zu lassen. Der König von Wolayta füllte große Kampfschilde mit Honigbier und ließ die großen Helden «wie Löwen» daraus trinken. Noch nach der Jahrhundertwende sang der amharische Barde (diese und andere Angaben zusammengestellt bei Haberland 1965: 123 f., 229):

O Du großes Trinkhorn meines Herrn,
Was ist mit Dir?
Du und ich,
Hat uns der Durst getötet?
Das Bier aus Getreide
Kann mir jeder zu trinken geben,
Aber mein Herr,
Der der Sohn eines «wirklichen» Herrn ist,
Läßt für mich Honigwein kommen.

Honigbier in jüngerer Zeit

Soweit in aller Kürze einige Mitteilungen über die Geschichte des Honigbiers. Die auch Äthiopien erfassende Säkularisation hat seit der Jahrhundertwende auflösend auf diesen sakralen Zusammenhang gewirkt. Honigbier konnte seitdem eigentlich von jedermann, der sich das zutraute, gebraut werden. Das bedeutete allerdings zunächst, daß es nur «große Männer» tun durften, da das hierarchische System, das – unkodifiziert – bis 1974 andauerte, noch immer stark genug war, bestimmte Gebote durchzusetzen. Mitte der zwanziger Jahre war dann allerdings die Auflösung auch dieses Aspektes so weit vorgeschritten, daß Honigbier zwar nicht zu einem Volksgetränk, aber doch zu einem Luxusgetränk geworden war, dessen Genuß jedermann zustand, vorausgesetzt, er konnte es bezahlen. Damals entstanden in den sich entwickelnden Städten und Märkten die sog. «Honigbier-Häuser» (*yä tädj bet*) als neue Institution. Alleinstehende, meist geschiedene Frauen schenkten hier gegen Bezahlung – was früher undenkbar war – Honigbier aus. Der Volksmund behauptete, daß die Steuern dieser Gastwirtschaften unmittelbar in die Kasse der Kaiserin flossen, weil diese eben ursprünglich allein das Recht gehabt hätte, Honigbier herzustellen, und sich jetzt diese Erlaubnis bezahlen ließe. (Wenn es auch in großen Häusern einst einen «Chef des Honigbiers» gab, der für Zubereitung und Ausschenken verantwortlich war, so war doch innerhalb der Arbeitsteilung der Geschlechter das Brauen von Honigbier ebenso wie von Getreidebier Sache der Frauen.)

Das Renommée dieser Wirtschaften war allerdings nie ein gutes. Anständige Leute konnten eigentlich ihren Fuß nicht auf die Schwelle dieser Etablissements setzen und zogen es vor, das Getränk zu Hause brauen zu lassen. Der Charakter dieser Honigbierstuben hat sich auch heute wenig geändert. Allerdings führen sie jetzt meist den Namen «Bar» (was aus der italienischen Besatzungszeit herrührt) oder «Kaffeehaus» (*buna bet*). Nach europäischem Vorbild gebrautes Bier oder destillierter Alkohol haben in den Städten den Honigwein allmählich verdrängt. Seine Herstellung nimmt in dicht besiedelten Gebieten auch deshalb ab, weil mit der Umwandlung der Baumsavannen oder Wälder in Ackerland die Bienen ihre Weidegebiete verlieren.

In den zwanziger Jahren entwickelte sich ein ganz bestimmter Stil der Ausstattung und der Geräte dieser Häuser: niedrige Lehmbänke an den Wänden, flache Holz- oder Bambustische davor, das Einschenken des Honigbiers aus emaillierten europäischen Wasserkesseln und das Trinken aus kleinen karaffenähnlichen Glasgefäßen (*birille*).

Während es angesichts des geringen Alkoholgehalts des äthiopischen Getreidebiers kaum möglich ist, einen Rausch zu bekommen (Ausnahmen siehe unten), ist das mit Honigbier, dessen Alkoholgehalt etwas unterhalb dem des europäischen Traubenweins liegt, durchaus möglich. Honigbierstuben sind deshalb verrufen, Stätten von Trunksucht und Streitereien. Sie rücken oft in die Nähe der in Äthiopien ursprünglich unbekannten Bordelle. Über die tatsächliche Wirkung des Honigweins und die Folgen regelmäßigen Genusses etwas auszusagen, ist angesichts des Fehlens genauer Beobachtungen unmöglich. Seine negativen Wirkungen sind – wegen seines Preises – auf die Gesamtbevölkerung geringer als etwa Wein oder Bier in Europa. Wirkliche Trunksucht scheint selten zu sein. Ob die Wirkungen eines

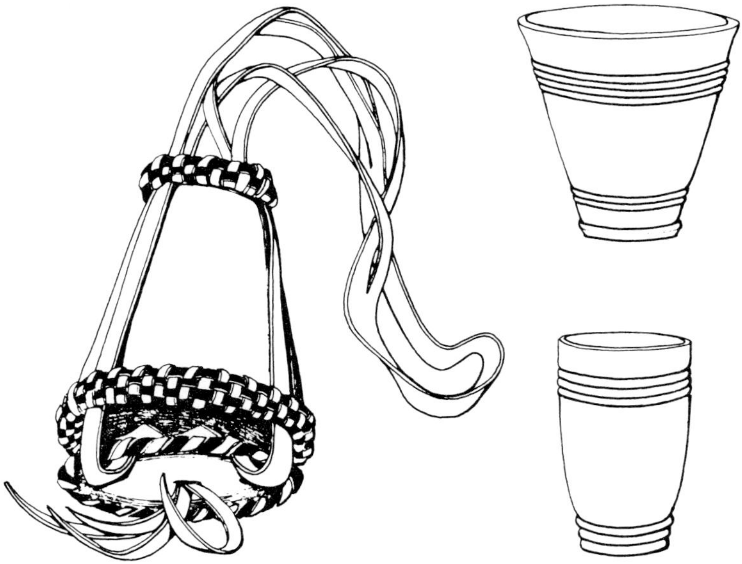

Rausches mit Honigbier sich von denen eines Rausches mit destilliertem Alkohol (*raki*) sehr unterscheiden, wage ich nicht zu sagen. Auf jeden Fall erscheint mir die Aussage von C. R. Hallpike (1972: 8) reichlich übertrieben und unbewiesen, der von den Konso in Süd-Äthiopien, die ein berühmtes schweres Bier herstellen, berichtet: «Bier, hergestellt aus gemahlener Hirse, scheint die Konso stets mürrisch und streitsüchtig zu machen, wiewohl sie nüchtern recht freundlich sind. Bei den seltenen Gelegenheiten, bei denen ich tief von besonders gutem Gebräu trank, bemerkte ich, daß es in mir einen sehr unglücklichen Geisteszustand hervorrief. Im Gegensatz dazu erzeugte *tej,* der Amhara-Honigwein, in mir stets einen Zustand nahezu seraphischen Wohlwollens.» (Übers. aus d. Engl.)

Zubereitung und Geschmack von Honigbier

Honigbier wird aus einem Gemisch von Honig, Wasser und den Blättern und kleingehackten Zweigen des Strauches *Rhamnus prinoides* (auf amharisch *gescho*) hergestellt. *Rhamnus* spielt dabei als Lieferant von Bitterstoffen die Rolle des europäischen Hopfens. Die jeweiligen Maße der drei Substanzen können beträchtlich variieren. Wenn wohl-

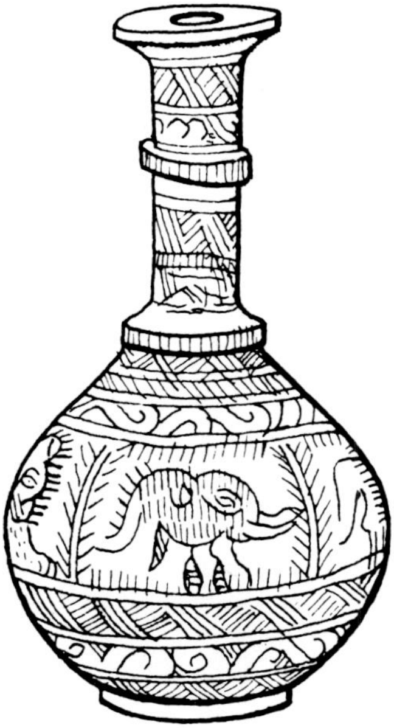

S. 324: Zwei Hornbecher für Honigbier und buntgefärbter Lederbehälter für einen Hornbecher. Amhara, Äthiopien. Höhe: 10 cm und 17 cm. Frobenius-Institut Frankfurt. Zeichnung: Gisela Wittner.

S. 325: Metallkaraffe für Honigbier. Amhara, Äthiopien. Höhe 16 cm. Frobenius-Institut. Zeichnung: Gisela Wittner

habende Leute für den eigenen Bedarf Honigbier herstellen, das lange haltbar sein soll, so wird der Anteil des Honigs relativ hoch sein, während in einer schlechten Bierstube hergestelltes Bier wenig Honig und viel Wasser und Bitterstoff (der auch den Alkoholgehalt erhöht) enthalten wird. In jüngerer Zeit ist die Honigproduktion angesichts der Abnahme der Bienenweide zurückgegangen, die Bevölkerung hat dagegen zugenommen. Man begegnet der steigenden Nachfrage und dem abnehmenden Angebot von Honig, indem in zunehmendem Maße Zucker bei der Herstellung von «Honig»-Bier verwendet wird und Honig nur zum Schluß des Fermentierungsprozesses als Aromaspender hinzugesetzt wird.

Der Geschmack von Honigbier kann – ebenso wie der von Getreidebier oder Traubenwein – sehr unterschiedlich sein. Das hängt auch von der Art des Honigs ab. Als aromatischer gilt der Honig von Bienen, die ihre Weide in Mimosen-Blüten hatten, sowie der von Hummeln, die ihre Stöcke in der Erde anlegen. Bei schlechtem Honigbier schmeckt der Honig durch, es hat wegen der zu starken Beigaben von *Rhamnus* einen unangenehmen bitterlichen Geschmack. Für den europäischen Geschmack ist das noch im Vergärungsprozeß befindliche Honigwasser (*birs*), dem nur wenig Bitterstoff zugesetzt wurde, am angenehmsten. Von den Äthiopiern wird dieses Getränk wenig geschätzt, weil es ihnen zu süß ist und Zucker oder überhaupt Süßstoffe früher in ihrer Küche verpönt waren. Gutes, mit viel Honig gebrautes Bier wurde früher oft in großen Töpfen für mehrere Monate oder auch Jahre in der Erde eingegraben. Es hatte dann einen Geschmack wie kräftiger weißer alter Bordeaux.

Zum Schluß noch zwei Rezepte für die Herstellung von Honigbier. Das erste, aus dem *Ethiopian and American Cook Book (*National Literacy Campaign Organisation: 70 f.), lautet in deutscher Übersetzung folgendermaßen:

«1,5 kg *gescho,* 4 kg ungereinigter Honig, 16 Liter Wasser.

1. Mische den Honig mit dem Wasser und fülle es in einen Tontopf, ein Holzgefäß oder ein Glasgefäß.
2. Am dritten Tag nimm das Wachs aus der Flüssigkeit. Koche die holzigen Bestandteile des *gescho* mit etwas Honigwasser auf und laß das Ganze 15 Minuten ziehen, um einen bitteren Geschmack zu vermeiden, und fülle es dann in den Topf zum Honig-Wasser.
3. Fünf Tage nach der Zugabe des *gescho* – oder wenn es (das Honigbier) bereits vorher gärt – nimm den *gescho* heraus.
4. Bedecke das Ganze gut für 24 Stunden.
5. Fülle am nächsten Tage das Honigbier in ein anderes sauberes Tongefäß um. Halte es gut verschlossen. Nimm soviel heraus, wie Du brauchst und filtere es durch ein sauberes Tuch oder einen richtigen Filter, bevor Du es trinkst.
6. Wenn es länger als 4–8 Tage aufbewahrt wird, wird es sehr stark, und Niederschläge setzen sich ab.
7. Das Honigbier sollte regelmäßig gereinigt werden.»

Das andere, ältere Rezept lautet folgendermaßen (Eadie 1924: 88):

«Wenn Honigbier bereitet wird, tut man ein Horn oder einen Becher voll Honig in ein Tongefäß, das sechs oder sieben Becher Wasser enthält, und rührt das Ganze um. Am nächsten Tage schwimmen aller Schmutz und das Wachs auf der Oberfläche. Nachdem man alles Unreine herausgenommen hat, erhitzt man den *gescho* und tut ihn in noch heißem Zustand in das Honigwasser und läßt das eine Nacht gären. Im Hochland ist das Honigbier nach acht oder neun, im Tiefland nach vier oder fünf Tagen fertig. Honigbier, das man gefiltert und dann noch einmal mit Honig gemischt hat, bleibt zwanzig Jahre trinkbar. Dieses Mischen mit Honig darf nicht nur einmal geschehen, es muß immer wiederholt werden, wenn das Honigbier anfängt, sauer zu werden. Honigbier für die Destillation von Alkohol besteht aus einem Teil Honig und fünf Teilen Wasser, damit das Honigbier dick wird. Wenn das Unreine gesäubert wird, gibt es das reine Wachs. Was übrigbleibt, heißt *fagulo* und wird benutzt, um die Backpfannen auszureiben.»

Hirsebier in Westafrika

Michel Voltz

In der westafrikanischen Savanne leben Bauernvölker, deren Landwirtschaft auf dem Hirseanbau beruht. Sie verbrauchen eine gute Hälfte der Getreideproduktion in Form eines leicht alkoholhaltigen Bieres (2 bis 4 %), das nur von den Frauen hergestellt und verkauft werden darf. Die Herstellung dauert etwa zehn Tage und wird auf handwerkliche Weise durchgeführt. Es wird im Gehöft der Brauerin verkauft, das dadurch ein wichtiger Ort des sozialen Austausches wird. Eine Frau, die selbstgebrautes Bier verkauft, hat ein überdurchschnittliches Einkommen. Der größte Teil der Produktion wird jedoch im Laufe von zahlreichen und langen Festen, die die jahreszeitlichen Gemeinschaftstätigkeiten gliedern, getrunken, wobei der Hirsebierkonsum das soziale Leben animiert und gleichzeitig reguliert. Die vorliegende Arbeit beruht auf Untersuchungen in Obervolta, die der Verfasser 1980 bei den Gurunsi von Sili, bei den Bwaba von Hundé und bei den Mosi von Ouagadougou durchgeführt hat.

In der afrikanischen Savanne leben Bauernvölker, deren Landwirtschaft auf dem Hirseanbau beruht. Sie verbrauchen die Hirse entweder in der festen Form des *to* (Hirsekloß, der aus im Wasser gekochten Mehl besteht) oder in der flüssigen Form eines schwach alkoholhaltigen Bieres (2 bis 4 %), das je nach der Gegend *dolo* oder *tiapalo* genannt wird.

Nach der tiefgreifenden Verankerung des Hirsebiers im gegenwärtigen sozialen und religiösen Leben zu urteilen, ist der Gebrauch dieses Getränkes gewiß sehr alt; wahrscheinlich ist er so alt wie der Hirseanbau bei den Altnigritiern (2000 v. Chr.?). Mündliche Gurunsi- und Bwaba-Überlieferungen erzählen, daß die Herstellung des *dolo* und des *to* den Frauen vom Schöpfergott selbst (Bwaba: Do; Gurunsi: Ibiu) gelehrt worden sei. Seit dieser Zeit äßen die Menschen gekochte Nahrung. Erst da wurden sie wahrhaftige Menschen, d. h., sie verloren den Schwanz und das Fell, die sie bis dahin trugen.

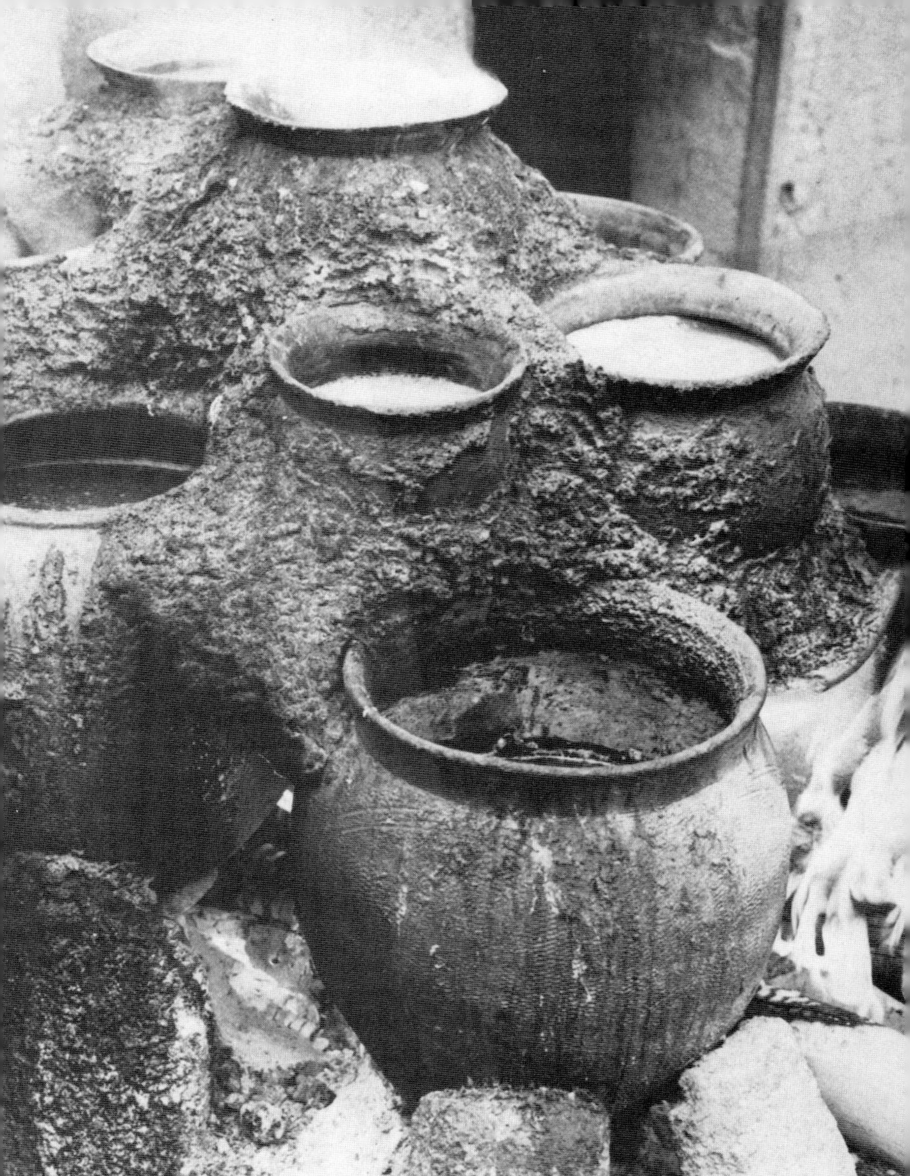

In einer Bierküche in Hundé in Obervolta brodeln große Tontöpfe mit Hirsebier über einem Holzfeuer. Der Kochvorgang dauert drei Tage und drei Nächte. Trotz sparsamer Brennweise stellt der Brennholzeinschlag im Sahel ein ernstes Problem der Umweltzerstörung dar.

Herstellen des Hirsebieres

Im allgemeinen wird die rote Hirse (*Sorghum*) verwendet, denn sie ist ertragreicher als die «weiße» oder «kleine» Hirse (*Penisetum*); die rote Hirse wird jedoch für die Herstellung des Hirsekloßes (*to*), der die Nahrungsgrundlage der sudanischen Bauern bildet, weniger geschätzt als die beiden anderen Sorten.

Um die Qualität des Bieres zu verbessern, insbesondere um dessen Alkoholgehalt zu erhöhen, kann man «weiße» mit roter Hirse mischen bzw. ausschließlich «weiße» Hirse benutzen, deren Zuckergehalt höher und deren Aroma ausgeprägter ist; die Benutzung der «kleinen» Hirse, die den besten *to* ergibt, ist unüblich. Nur wenn die Hirseernte außerordentlich gut ausgefallen ist, d. h., wenn die Familie einer Bierherstellerin mindestens 1000 *tine* Hirse geerntet hat, verwendet sie gelegentlich auch die «kleine» Hirse (1 *tine* = 16 kg).

Die Zubereitung des *dolo* dauert ungefähr zehn Tage. Die Bierherstellung ist ein ausschließlich weibliches Privileg. Die handwerkliche Produktion erfolgt ebenso wie die industrielle in vier Phasen, nur daß dort anstelle von Hirse Gerste verwendet wird; die vier Arbeitsgänge sind: Mälzen, Darren, Brauen und Gären.

Das Malz wird durch die Keimung der Hirse gewonnen. Dazu füllt man anderthalb *tine* (= 24 kg) Hirse in einen 150 bis 200 Liter fassenden Tonkrug. Dann wird soviel Wasser hinzugefügt, daß der Wasserspiegel ein wenig über der Hirse steht. Nach etwa zwei Tagen wird die Hirse aus dem Wasser genommen. Das Wasser wird weggeschüttet, und die feuchte Hirse kommt zum Keimen zurück in den Tonkrug.

Bei der Keimung muß darauf geachtet werden, daß die Körner nicht austrocknen. Nach zwei bis drei Tagen haben sich ein Zentimeter lange Keime gebildet. Nun breitet die Brauerin die gekeimte Hirse auf dem Boden, auf einer Strohmatte oder auf einer Terrasse in der Sonne aus. Das Trocknen dauert je nach Jahreszeit drei bis fünf Tage.

Die gekeimte und getrocknete Hirse ist haltbar und kann auf Vorrat hergestellt werden. Wenn sie gebraucht wird, wird sie in einem Holzmörser zerstampft und anschließend mit einem Reibstein ganz fein gemahlen. Dann wird das Mehl in große Tonkrüge geschüttet (je anderthalb *tine* pro Behälter), die zu drei Viertel mit Wasser aufgefüllt werden. Das Gemisch wird kräftig mit einem großen Holzlöffel umgerührt; es wird etwa einen halben Tag gekocht. Man läßt die Mischung kalt werden und ausruhen und schöpft mit einer Kalebasse die Keime ab, die sich durch das Mahlen vom Korn getrennt haben und an der Oberfläche schwimmen.

Danach wird die Mischung erneut einen halben Tag lang gekocht. Das geschieht auf einem speziellen Herd aus getrocknetem Lehm, in

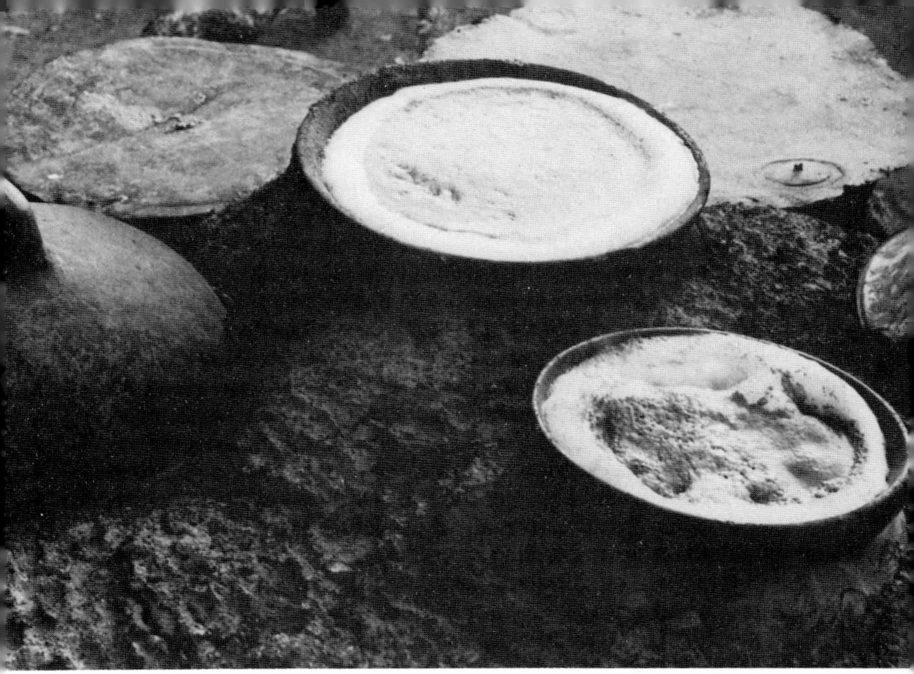

Die Gärung des Hirsebiers vollzieht sich in etwa zwölf Stunden. Es muß binnen vierundzwanzig Stunden getrunken sein, weil es sonst zu sauer wird. Methoden, um Hirsebier haltbar zu machen, scheinen nicht bekannt zu sein. Bierbrauen ist Teil der Hauswirtschaft.

dem drei bis sechs 80 bis 100 Liter fassende Tontöpfe eingebaut sind. Es wird mit Holz geheizt. Während des Garens muß ständig kräftig gerührt werden, damit sich keine Klumpen bilden. Am Ende des Kochvorgangs wird gestoßene Rinde von *Grewia flavescens* und *Hibiscus esculentus* hinzugefügt, was die Klärung der Brühe beschleunigt. Nach dem Klären wird die Flüssigkeit in ein anderes Gefäß geschöpft. Der trübe und dicke Bodensatz wird durch ein Strohsieb gefiltert. Der Trester wird als Futter für die Haustiere (Schweine, Schafe) benutzt.

Der letzte Kochvorgang dauert schließlich zwei bis drei Tage ohne Unterbrechung. Nach dem Erkalten wird die klare Flüssigkeit mit einer Kalebasse umgeschöpft. Der Bodensatz, der sich erneut gebildet hat, wird weggeworfen. Ein Teil dieser noch süßen Flüssigkeit wird manchmal direkt verbraucht, vor allem von Kindern, Mädchen und Muselmanen.

Erst durch das Gären wird dieses Getränk zu Bier. Dazu wird Hefe zugesetzt, die im vorangegangenen Herstellungsprozeß gewonnen und aufbewahrt wurde. Am Boden des Biergefäßes bildet sich ein pastoser

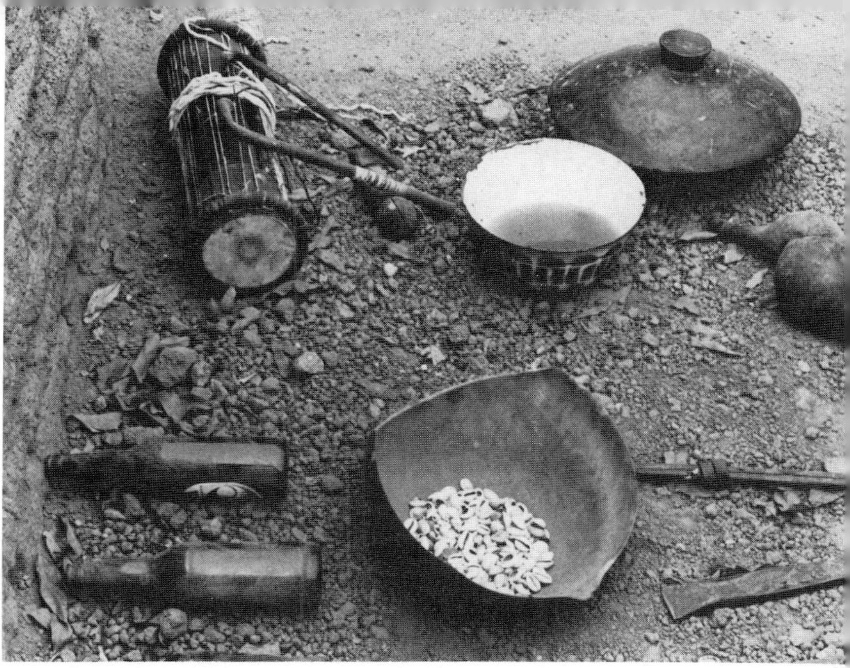

Auf Gräbern werden noch lange nach der Bestattung Opfergaben abgestellt: eine Emailschüssel mit Hirsebier, eine Kalebasse mit Kaurischnecken, zwei Bierflaschen. Alte Flaschen sind in abgelegenen Gebieten wertvoller Besitz.

milchiger Rückstand, der in der Sonne getrocknet und in kleinen grauen Brocken an einem gut belüfteten Ort der Weiterverwendung harrt.

Bevor die Hefe der zu vergärenden Flüssigkeit hinzugefügt wird, muß sie in einer kleinen Kalebasse mit Wasser verdünnt werden. Wenn die Bierherstellerin keine Hefe zurückgewonnen hat oder wenn die Hefe, die sie aufbewahrt hatte, verdorben ist, kann sie entweder welche von einer anderen Brauerin kaufen oder aus der natürlichen Gärung von Bohnenmehl (*nébié*) gewinnen.

Der gärenden Flüssigkeit fügt die Brauerin verschiedene, oft geheim gehaltene Zutaten hinzu, die den Geschmack verbessern sollen, so daß jede Frau ein sehr persönliches Bier herstellt. Bei den Zutaten handelt es sich im allgemeinen um Rinde (*Acacia campylacantha*), Früchte (*Balanites aegyptica*) oder Samenkörner (*Datura stramonium*). Bestimmte Volksstämme (Bwaba, Bobo) fügen bei Begräbnisfeiern Honig hinzu und erreichen dadurch einen höheren Alkoholgehalt (8 bis 10 % bei Zusatz von Honig gegenüber 2 bis 4 % für normales *dolo*).

Die Gärung dauert eine Nacht. Am folgenden Morgen kann das Bier verbraucht werden; es bleibt ungefähr 24 Stunden zum Verzehr geeignet. Nach diesem Zeitraum wird es zu sauer. Wenn etwas übrig geblieben ist, was selten vorkommt, muß es weggeschüttet werden. Es ist keine traditionelle Technik bekannt, die die Stabilisierung des Hirsebieres und dadurch eine längere Haltbarkeit ermöglicht.

Zwei Arten des Hirsebierkonsums

Ritueller Gebrauch

Man kann zwei Arten des Konsums unterscheiden: den säkularen und den rituellen. Für die beiden Verwendungszwecke ist die Herstellung die gleiche, aber die wirtschaftlichen und sozialen Begleiterscheinungen sind unterschiedlich.

Der Konsum von *dolo* anläßlich von Zeremonien und Riten wird in jedem Fall durch eine der zahlreichen volkstümlichen Erzählungen, die den Ursprung des *dolo* erläutern, «legitimiert».

Alle wichtigen religiösen Zeremonien werden von einem Tieropfer begleitet, dem sich ein Trankopfer mit *dolo* auf dem Altar der Gottheit (der Schöpfergott, der Kulturbringer, die Erde, die Ahnen usw.) anschließt. Der Priester schüttet aus einer Kalebasse etwas *dolo* auf den Altar, und der Rest wird unter den Alten, die als Repräsentanten der Familien des Dorfes der Zeremonie beiwohnen, verteilt. Ähnlich verfährt man mit dem Fleisch des Opfertiers.

Nach dem liturgischen Teil einer religiösen Zeremonie folgt eine Feier, die mehrere Tage dauert und auf Kosten der einladenden Familie oder des veranstaltenden Dorfes geht. Tag und Nacht muß reichlich *dolo* angeboten werden. *Dolo* ist für das Gelingen des Festes unabdingbar. *Dolo* fördert die Kunstfertigkeit der Musiker, die Ausdauer der Tänzer, das Talent der Sänger und die Kühnheit der Verliebten.

Außer den großen religiösen Zeremonien, die im Laufe des Jahres im Rahmen der wichtigsten Kulte durchgeführt werden, kennzeichnen drei Feste die verschiedenen Etappen des Lebens eines Menschen: die Initiation, die Hochzeit und das Begräbnis.

Die Geburt wird nicht als eine bedeutende Etappe betrachtet und ist nur der Anlaß einer kleinen privaten Zeremonie zur Namensgebung. Die tatsächliche «Geburt» ist die Initiation, d. h. der Eintritt in die soziale Gemeinschaft. Bei den Gurunsi von Sili erfolgt die Initiation der jungen Leute im Laufe eines dreiwöchigen Aufenthalts im Busch unter der Führung des Maskenpriesters. Das wichtigste Moment dieses Aufenthalts ist die Offenbarung der wahren Natur der Masken; die Bewerber werden von den Masken, die ihnen seit ihrer jüngsten Kindheit als zu fürchtende Buschgeister bekannt sind, gepeitscht und in Schrecken versetzt. Jeder Bewerber wird dann einer Maske gegenübergestellt, welche einen Kampf mit ihm beginnt. Wenn er Angst bekommt und flieht, wird er vom Initiationslager ausgeschlossen, wenn er widersteht, schlägt er die Maske zu Boden, und die menschliche Natur der Maske wird ihm offenbart. Zu diesem Zeitpunkt schwört er, die Geheimnisse der Initiation nie zu verraten. Dieser Eid wird mit einem Schluck *dolo* besiegelt. Zuvor hat der Priester einige Fasern aus dem Kostüm der heiligen Maske in die Bierkalebasse getan.

Nach Abschluß der Busch-Schule kehren die Initiierten in einem Maskenzug ins Dorf zurück. Nach einem Opfer auf den Altären des Dorfes findet ein großes dreitägiges Fest statt, bei dem von den Familien der Initianden große Mengen *dolo* gestiftet werden.

*Dolo*gebrauch ist oft mit Sexualität und Liebesabenteuern verbunden. Aus diesem Grund spielt *dolo* eine zentrale Rolle im Ritual der Bwaba-Hochzeit in der Gegend von Hundé. Für den vorgesehenen Tag bereitet die Braut *dolo* zu, das sie im Gehöft ihrer Eltern verkauft. Der Bräutigam kommt in Begleitung seiner Kameraden und verpflichtet sich, das ganze *dolo* – oft zu einem überhöhten Preis – zu kaufen. Denn es gibt immer Eifersüchtige und Witzbolde, die die Preise in die Höhe treiben. Wenn der Bräutigam es nicht fertigbringt, das ganze *dolo* zu kaufen, kann die Braut am selben Abend nicht mit ihm gehen, und die Hochzeit wird bis zu dem Tag verschoben, an dem ihm das gelingt und er diesem Ritual entsprechen kann. In Gesellschaft seiner Bekannten, von Musikern und Sängern umgeben, verbringt der Bräutigam den ganzen Tag im Hof der Familie seiner Braut und trinkt dabei *dolo*.

Wenn der Abend angebrochen ist, nimmt die Braut einen kleinen Krug *dolo,* den sie als Reserve aufbewahrt hatte; von ihren Schwestern und Freundinnen begleitet, begibt sie sich zum Wohnhaus des Bräutigams. In seinem Zimmer, wo dieser auf sie in Gesellschaft seines besten Freundes wartet, trinken die drei gemeinsam das mitgebrachte *dolo*. Wenn der Krug leer ist, legt der Verlobte den Preis des *dolo* hinein und schickt den Behälter seiner Schwiegermutter durch die Freundinnen der Braut zurück. Das junge Paar verbringt die Nacht miteinander, wobei sexueller Verkehr erlaubt ist. Am nächsten Morgen kann die Braut frei zu ihren Eltern zurückkehren; wenn sie jedoch bei ihrem Verlobten bleibt, beopfert der Familienvater den Altar der Ahnen in Anwesenheit des Paares und besiegelt dadurch die Heirat.

Das Begräbnis beendet die Trauerzeit und kennzeichnet den Übergang des Verstorbenen zum Status des Ahnen. Nur ältere Personen, die Kinder gezeugt und ein ehrenvolles Leben geführt haben, dürfen dem Begräbnis beiwohnen. Für die zugelassenen Personen ist das

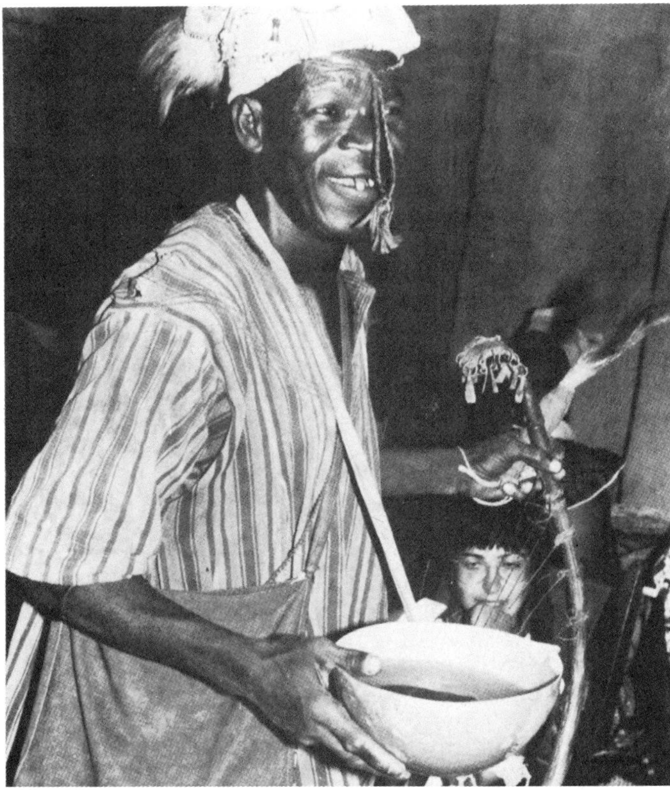

Ein Musikant bekommt Freibier in einer Hirsebierstube in Overvolta.

Begräbnis der Anlaß zu großen öffentlichen Feierlichkeiten, die nach einem unterschiedlich langen Zeitraum nach der Beerdigung stattfinden (mehrere Tage bis zu mehreren Jahren) und drei bis sieben Tage dauern können. Die Familie des Verstorbenen muß für diese Gelegenheit große Mengen *dolo* zubereiten, das können für ein großes Begräbnis mehrere tausend Liter sein.

Am Morgen nach dem Bwaba-Begräbnis wird ein Behälter mit *dolo* auf dem Grab des Verstorbenen aufgestellt. Dazu werden eine Schüssel mit *to* (Hirsebrei) sowie die persönlichen Gegenstände des Verstorbenen (Waffen und Werkzeuge) auf den Grabstein gelegt. Der Rest *dolo* wird von den zahlreichen Besuchern getrunken, die dem Begräbnis beiwohnen und die Familie des Verstorbenen mit ihrer Anwesenheit ehren wollen. Wie bei jedem Fest werden Musik, Tänze, Gesänge und Spiele desto belebter, je mehr *dolo* getrunken wird.

Säkularer Gebrauch

Hirsebier wird nicht nur zu Festen, sondern auch im Alltag genossen. *Dolo* wird im Gehöft der Frau, die es zubereitet hat, verkauft. Schon am frühen Morgen strömen die Liebhaber von *dolo* zur Verkaufsstelle, denn *dolo* wird als das beste Frühstück betrachtet. Je nach der Gegend findet der Verkauf am Eingang des Gehöfts, unter einem Strohdach davor oder unter den Bäumen, die das Gehöft beschatten, statt. An Markttagen bietet die *Dolo*verkäuferin ihr Bier auf dem Markt an. An ihrem Stand, dem sogenannten *cabaret,* stellt die *Dolo*verkäuferin Bänke und Hocker für ihre Kunden auf. Das Bier wird aus Krügen mittlerer Größe geschöpft (ca. 50 Liter), die leicht zu handhaben sind. Die *Dolo*verkäuferin verfügt auch über einen Satz kleinerer Krüge (5 bis 10 Liter) und über Kürbisflaschen (1 bis 3 Liter), in denen man *dolo* mitnehmen kann. Als Trinkgefäß an Ort und Stelle dienen Kalebassen. Um das Bier abzufüllen, benutzt sie Maßkalebassen. Vor allem in der Stadt machen Behälter aus Plastik oder aus Email asiatischer Provenienz den herkömmlichen Behältern Konkurrenz.

Dolo ist ein volkstümliches Getränk für alle Alters- und sozialen Klassen. Es ist nicht immer leicht, ein *cabaret* zu finden, das *dolo* anbietet. Da die Zubereitung ungefähr zehn Tage dauert und *dolo* nur einen Tag haltbar ist, verkauft eine *Dolo*verkäuferin normalerweise nur an ein oder zwei Tagen der Woche. In der Stadt gibt es ständig geöffnete *cabarets,* da mehrere *Dolo*verkäuferinnen oft eine Art Cooperative bilden.

Die Tradition sorgt dafür, daß auch derjenige, der keinen Pfennig in der Tasche hat, trinken kann: Jeder Person, die eine Verkaufsstelle betritt, steht eine Kalebasse *dolo* zu, die man *liga* (das Recht) nennt und die von der *Dolo*verkäuferin als Gastgeschenk angeboten wird. Das gibt dem Kunden Gelegenheit zu kosten. Wenn ihm die Qualität nicht gefällt oder wenn er nicht bezahlen kann, ist er nicht gezwungen zu kaufen. Außerdem wird das gerade gekaufte Bier nie von einem allein getrunken. Die Kalebassen gehen immer im Kreise der Anwesenden von einem zum anderen. Man trinkt, solange man durstig ist und nicht, was man bezahlt hat.

Diese Bräuche werden dank der beiden Eigenschaften, die die Tradition diesem Getränk zuschreibt, hoch bewertet: *dolo* gibt Kraft und Mut und bringt Lebensfreude. Bei mühseligen Arbeiten ist es üblich, *dolo* zu trinken. Der Bauer, der ein Stück Wildnis urbar macht, der Schmied, der schwer am Amboß arbeitet, der Krieger, der sich auf den Kampf vorbereitet, die Wöchnerin, der Tänzer, der die schwere heilige

Maske tragen wird ... alle bekommen Kraft und Mut durch *dolo,* das ihnen die Mutter, Ehefrau oder Schwester anbietet.

Die alte Kanka Sanu aus Boni (Bwaba) erzählt in diesem Zusammenhang folgende Geschichte über den Ursprung des *dolo:* Ihr Ahne Bode Lokui, der Chef von Boni, stand im Krieg mit dem Chef von Kari, Damko Kulibali, in dessen Land er für Diula-Sklavenhändler eine Razzia machte. Er befragte die Ahnen, wie er siegen könnte. Die Ahnen offenbarten ihm die Herstellungsweise des *dolo.* Er ließ seine Krieger *dolo* trinken. Sie vernichteten die Truppen von Kari.

Dolo ist der Gefährte aller glücklichen Lebensmomente. Sein Gebrauch ist eine Pflicht, und er soll bei jedem Fest in großer Menge verfügbar sein. Aber es gibt auch zahlreiche private Gelegenheiten, zu denen *dolo* getrunken werden muß: beim Besuch eines Bekannten oder eines Verwandten, als Dank für einen geleisteten Dienst oder einfach aus Freude, *dolo* in einer Gesellschaft anzubieten, in der die Integration in die Gemeinschaft in ein komplexes Netz von Geben und Nehmen eingebettet ist.

In der Woche soll der *Dolo*verbrauch mäßig sein, denn die landwirtschaftlichen, handwerklichen oder häuslichen Arbeiten sind die Hauptbeschäftigung. Allerdings ist ein Tag für die Ruhe, für die Feierlichkeiten und für *dolo* reserviert: Es ist der Freitag, der Tag der Ahnen. An diesem Tag geht der Bauer nicht auf das Feld, der Schmied arbeitet nicht am Amboß, und die Frau vermeidet größere Arbeiten im Haushalt. Der Familienvater opfert am frühen Morgen ein Huhn für die Ahnen und bietet ihnen eine Kalebasse *dolo* an, dann kann jeder frei feiern. Für diesen Tag hat mindestens ein Haushalt des Dorfes *dolo* zubereitet. Nach dem ausdrücklichen Willen der Ahnen muß an diesem Tag *dolo* in reichlicher Menge in jedem Dorf verfügbar sein.

Die Alte Bili Tene von Hundé erzählte in diesem Zusammenhang folgende Geschichte über den Ursprung des *dolo*: «Früher war der Freitag von den anderen Tagen nicht unterschieden, und die Bwa arbeiteten an diesem Tage. Die Frauen empfanden Mitleid mit ihren Männern, die jeden Tag mühsam auf den Feldern arbeiteten. Sie baten die alte Hamiina um Rat, die ihnen versprach, eine Lösung zu finden. In der nächsten Nacht sah Hamiina, die Witwe war, ihren Mann im Traum. Er offenbarte ihr, wie man *dolo* herstellt und sagte ihr, daß die Männer des Dorfes *dolo* trinken sollten. An einem Freitag gab es zum ersten Mal *dolo*. Die Männer vergaßen an diesem Tag, auf die Felder zu gehen. Der Rat des Dorfes fragte den Wahrsager nach der Bedeutung dieses erstaunlichen Ereignisses. Ihnen wurde geantwortet, die Ahnen verlangten, daß der Freitag zu einem Tag der Ruhe und Feierlichkeiten würde und daß es an diesem Tage in jeder Familie *dolo* geben sollte.»

Der Freitag: Ruhetag, *Dolo*tag, Freunde und Verwandte treffen sich

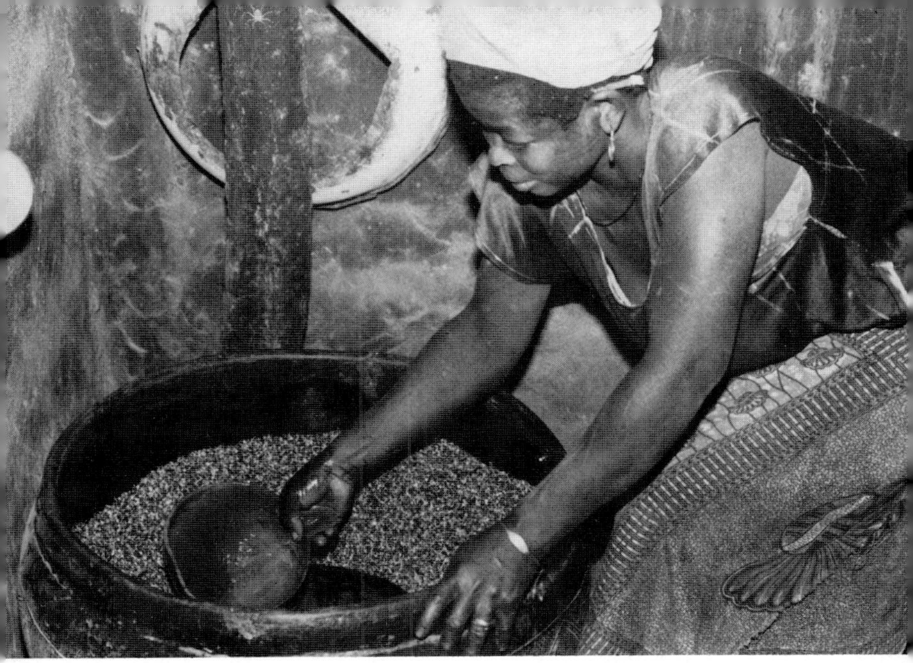

Bei der Herstellung des Hirsemalzes durch Keimung muß das Getreide immer wieder befeuchtet werden. Fast die Hälfte der jährlichen Hirseernte wird in Form von Bier verzehrt.

für lange Gespräche, gehen von *cabaret* zu *cabaret* und kehren erst spät in der Nacht heim. Die *griots,* Musiker und Sänger, nehmen am frühen Morgen Platz in den Schenken und unterhalten die Anwesenden; dafür werden sie mit *dolo* entschädigt. Außerdem erhalten sie kleine Geschenke von den Trinkenden. Manchmal laden die *griots* ein, einen Kreis zu bilden und Tänze aufzuführen, manchmal machen sie spontan ein Lob- oder Spottlied auf einen der Anwesenden. Oder sie fordern auf, über die Sprichwörter, die die Weisheit der Ahnen übermitteln, zu diskutieren. Oder sie erzählen lustige Märchen, in denen es meist um Liebesabenteuer geht. Wie die Gurunsi von Kéré sagen: Das *cabaret* ist der «Mund» des Dorfes, der Ort, wo Freundschaften geschlossen werden und Feindschaften entstehen, wo Liebeserklärungen gemacht und Trennungen eingeleitet werden, wo man Nachrichten über entfernte Gegenden erfährt und die Nöte des Dorfes bespricht, wo die von Ahnen überlieferten Traditionen den zeitgenössischen Problemen gegenübergestellt werden. Sogar in der Stadt, wo der Sonntag der Beamten und der christlichen Missionare den Freitag der Ahnen ersetzt hat, wo europäisches Bier mehr und mehr das herkömmliche Hirsebier ersetzt, bleiben das *cabaret* und seine modernen Erscheinungen, die *buvette* und die Bar, das Zentrum des sozialen Lebens, der Ort der intensivsten Kommunikation.

Das Hirsebier und die sozio-ökonomische Stellung der Frau

Nur die Frau bereitet und verkauft *dolo:* Diese Beschäftigung ist einer kulinarischen Pflicht gleichgesetzt. Die Zubereitung der Nahrungsmittel ist eine ausschließlich weibliche Arbeit und gleichzeitig ein Privileg, das ihnen zu Beginn der Zeit gleichzeitig mit Mutterschaft auferlegt wurde. Die traditionelle sudanische Gesellschaft basiert auf dem Prinzip der Komplementarität der Geschlechter und nicht auf dem der Gleichheit. So werden auch die wirtschaftlichen, sozialen und kulturellen Pflichten systematisch nach dem Geschlecht unterschieden und verteilt.

Die arbeitsintensive und langwierige Sorgfalt erfordernde Zubereitung des *dolo* umfaßt im einzelnen folgende Tätigkeiten: Handhabung und Pflege des zerbrechlichen Geschirrs aus Ton, Trocknen, Zerstampfen und Zermahlen der Hirse, Wasserholen zu Fuß und Transport des Wassers auf dem Kopf oft über weite Entfernungen (man braucht ca. 800 Liter Wasser, um 300 Liter *dolo* herzustellen, wenn man die durchschnittliche Zubereitung von sechs Krügen zugrunde legt), Sammeln von Brennmaterial im Busch (etwa 150 kg trockenes Holz für sechs Krüge), ständiges Überwachen der Arbeitsgänge (Keimen, Kochen, Gären), mehrfaches Umfüllen der Flüssigkeit, Unterhaltung des Feuers usw.

Der Verkauf des *dolo* ist aber so einträglich, daß er die wirtschaftliche Autonomie der Frau sichert. Allerdings muß man dabei das niedrige Pro-Kopf-Einkommen der sudanischen Bevölkerung zugrunde legen, das eines der niedrigsten auf der Welt ist (DM 300,– pro Einwohner und Jahr in Obevolta). Der Verkaufspreis von 300 Litern *dolo* beträgt durchschnittlich etwa DM 120,–. Der Bierpreis schwankt je nach den Umständen im Verhältnis eins zu zwei. Die Preise steigen, wenn es an einem Feiertag ausgeschenkt wird, wenn ein Fremder kauft, wenn *dolo* im Dorf rar oder wenn in Notzeiten die Hirse teuer ist. Das Ergebnis eines Verkaufs richtet sich auch nach der Menge des kostenlos verteilten Biers (mindestens jeweils ein Zehntel). Bei Familienfesten oder Gemeinschaftsfeiern wird überhaupt nichts verkauft.

Um den Nettoerlös aus dem Verkauf von *dolo* zu ermitteln, muß man den Einkaufspreis der Hirse vom Verkaufspreis des Bieres abziehen, denn Frauen bauen kein Getreide an (DM 10,– pro *tine*). Es muß auch die Amortisation des Materials gerechnet werden, wenngleich es wenig aufwendig ist, weil es von den lokalen Handwerkern angefertigt wird (Krüge, Siebe, Kalebassen, Hocker usw.), was in etwa DM 170,–

im Jahr ausmacht. Der Rest (Holz, Wasser) erfordert lediglich die Mühe der Brauerin, aber keine Geldausgaben. Wenn wir von einem durchschnittlichen Beispiel im ländlichen Milieu mit einer wöchentlichen Zubereitung von sechs Krügen ausgehen, beträgt der jährliche Profit einer *Dolo*verkäuferin etwa DM 3000,–, das ist das Zehnfache des jährlichen Pro-Kopf-Einkommens.

Manche *Dolo*verkäuferinnen können wesentlich höheres Einkommen erzielen, vor allem in den Städten, wo der Anteil der kostenlosen Getränke geringer ist, wo sie gegen geringen Lohn Hilfskräfte einstellen und wo moderne technische Hilfsmittel verfügbar sind (Motormühle, Metallsieb usw.). Der Produktionszyklus ist kürzer, und die hergestellten Mengen pro Zyklus sind größer. In der Stadt ist die Finanzstruktur komplexer als auf dem Land. Die städtische Brauerin muß das Holz und das Wasser kaufen, dafür kann sie ihre Nebenprodukte (Trester, Holzkohle und Hefe) wiederverkaufen und mehr oder weniger betrügerische Handlungen vornehmen, die ihr einen höheren Ertrag und einen bedeutenderen Profit sichern. Verschneiden des *dolo* durch Wasser, das man auf dem Trester der vorherigen Zubereitung hat gären lassen, Benutzung von industriellen Hefen für die Gärung, *dopen* mit *patasi,* einem sechsprozentigem Alkohol, der aus Ghana eingeschmuggelt bzw. immer häufiger heimlich an Ort und Stelle hergestellt wird. In einem städtischen Milieu kann eine gute Brauerin einen jährlichen Gewinn von mindestens DM 10 000,– erzielen, den sie in Mietbauten, in Taxis oder in Lastkraftwagen, die Brennmaterial in die Stadt fahren, investiert. Sie kann zum wohlhabenden Teil der Bevölkerung gezählt werden; das durchschnittliche Jahreseinkommen (DM 6800,–) einer städtischen Brauerin entspricht dem dreifachen Lohn eines qualifizierten Arbeiters, der einen Gesellenbrief hat.

Auf dem Land ist die Herstellung des *dolo* ebenfalls die ertragreichste handwerkliche Tätigkeit, die eine Frau betreiben kann (Herstellung und Verkauf von Töpferwaren, Korbwaren, Seife, Pfannkuchen, Krapfen, Karitébutter; Anbau und Verkauf von Gemüse und Gewürzen). Dieser Beschäftigung verdankt sie großes Sozialprestige in ihrer Familie und in ihrem Dorf. Ein wichtiger Faktor ist dabei das Freibier, das sie ausgibt. Da ein *cabaret* immer ein beliebtes Kommunikationszentrum ist, spielt die Brauerin zwangsläufig eine zentrale Rolle in der dörflichen Gemeinschaft. Weiterhin verfügt sie über genügend Bargeld, um Verwandten und Bekannten stets mit Geld aushelfen zu können. Außerdem kann sie sich jederzeit Kleidungsstücke und Schmuck kaufen, die Qualität der Gerichte, die sie kocht, durch teure Zutaten verfeinern und zum Unterhalt ihrer Kinder beitragen. Es würde ihr jedoch nicht einfallen, in die gleichen lukrativen Geschäfte zu investieren wie die städtischen *Dolo*herstellerinnen (s. o.).

Hirsebier als Regulator des Gemeinschaftslebens

Bei Festen trinkt ein Erwachsener zehn bis zwanzig Liter Hirsebier am Tag. Diese Feste sind zahlreich und dauern immer mehrere Tage; sie bilden die Hauptaktivität während der Trockenzeit (November bis April), in der man nicht auf den Feldern arbeiten muß. Die Freude an gemeinschaftlichen Feierlichkeiten findet in dieser Zeit vielfältigen Ausdruck. Das gilt für kultische Feste an den Altären der zahlreichen Gottheiten wie auch für Feste, die das Leben des Individuums in der Gemeinschaft gliedern. Man kann sagen, daß es während der Trockenzeit keinen Tag gibt, an dem man nicht zu irgendeinem Fest gehen und dort *dolo* bis zum Überdruß trinken muß. Auch in der Zeit intensiver landwirtschaftlicher Arbeit gibt es Pausen für den sozialen Austausch bei Feierlichkeiten, insbesondere anläßlich von Aussaat und Ernte.

Feste kommen ein Dorf oder eine Familie teuer zu stehen (Opfertiere, Festschmaus mit *dolo* für die zahlreichen Gäste). Oft gehen alle Ersparnisse drauf, was man bereitwillig hinnimmt, da es um das Sozialprestige der Familie und um die Erfüllung der Gesetze der Ahnen geht. Beim Begräbnis eines «Herrn der Erde» (der alle agrarischen Riten ausführt und als Verantwortlicher für das Gedeihen der Ernte eine wichtige soziale Rolle in den sudanischen Dorfgemeinschaften spielt), wurden im Bwaba-Dorf Domokui von vierhundertdreißig Menschen (Dorfbewohner und Gäste) innerhalb von siebenundsiebzig Tagen 16 800 Liter *dolo* getrunken, was einer Ausgabe von dreihundertsechsunddreißig *tine* Hirse im Wert von DM 3960,– entspricht. Bei diesem Anlaß wurde also das durchschnittliche Jahreseinkommen von dreißig Bauern aus Domokui für Bier verausgabt. Solche sozio-ökonomischen Verpflichtungen, aus denen Hirsebier kaum wegzudenken ist, verhindern die Anhäufung von Kapital und damit die Herausbildung einer privilegierten Schicht. Die Gesellschaft der altnigritischen Bauernvölker ist ausgesprochen egalitär und schließt in jeder Hinsicht die Kapitalisierung der produzierten Güter aus. Der gemeinsame Verbrauch anläßlich der Feste schöpft alle Überschüsse ab, die eine Gruppe hätte erzielen können. In Domokui werden jedes Jahr 60 bis 70 % der Getreide- und Fleischproduktion bei gemeinschaftlichen Feierlichkeiten verbraucht, was eine absolute Nivellierung bewirkt.

Hirsebier und europäische Alkoholgetränke

Für die altnigritischen Bauern hat die Hirse wie jedes Lebewesen eine Seele. Sie ist ein heiliges Wesen, mit dem der Bauer anläßlich der zahlreichen Riten, die den landwirtschaftlichen Zyklus gliedern (Aussaat, Ernte, Auffüllen der Speicher), ein Bündnis schließt. Sie ist das privilegierte Kind der Erde, die im Sudan personifiziert ist und die neben den Ahnen und der Kulturbringer-Gottheit kultisch verehrt wird. Die Kraft und die Lebensfreude, die den Menschen durchströmt, wenn er Hirsebier trinkt, ist die Seele des *dolo*. *Dolo* trinken heißt am Heiligen teilnehmen. Deshalb ist der Gebrauch von *dolo* im traditionellen Milieu niemals eine private und weltliche Handlung.

Die Verbrauchsmengen von Hirsebier sind eindrucksvoll: durchschnittlich 380 Liter pro Jahr und Person auf dem Lande und 240 Liter in der Stadt. Hier werden jedoch in einer wohlhabenderen Schicht Getränke europäischen Ursprungs, die mehr Alkohol enthalten und teurer sind, bevorzugt: etwa industrielles Bier, Wein, Champagner, Whisky, Pastis, Gin. 40 bis 60 % der jährlichen Getreideproduktion, die fast ausschließlich die Ernährungsbasis der Bauern darstellt, werden in Bier verwandelt.

Dennoch hat der Alkoholkonsum hier niemals die gesundheitsschädigenden Auswirkungen und abträglichen wirtschaftlichen Folgen wie in Europa. Es gibt praktisch keinen Alkoholismus. Dazu enthält das Hirsebier zu wenig Alkohol (2 bis 4 %). Außerdem trinkt man niemals allein, sondern nur in Gesellschaft, wobei eine starke Betonung auf der Gemeinschaftlichkeit und der Kommunikation liegt.

Dieser immer in gesellschaftliche Ereignisse eingebettete Alkoholkonsum zeigt jedoch allmählich Auflösungserscheinungen. Erstens wächst die Vertrautheit mit europäischen Alkoholimporten. Eine zunehmend wichtige Rolle spielt außerdem *patasi*, ein hochprozentiger billiger Palmschnaps (55 bis 65 %, DM 3,– pro Liter), der früher aus Ghana eingeschmuggelt wurde, heute aber bereits in Obervolta schwarz gebrannt wird. Weiterhin wird der Alkoholmißbrauch durch die zunehmende Geldwirtschaft begünstigt, die die Subsistenzwirtschaft langsam ablöst.

In städtischem Milieu ist der Alkoholismus bereits zu einer gefürchteten Plage geworden. Die Regierung von Obervolta ist sich dessen bewußt und hat vor kurzem im ganzen Land die Schließung aller Schankwirtschaften – vom kleinen traditionellen *cabaret* bis zur amerikanischen Bar der Luxushotels – während der Bürozeiten verordnet. Diese Entwicklung erfaßt allmählich die Dörfer, in denen die überlieferten Sozialstrukturen durch Abwanderung in die Städte nicht mehr aufrechterhalten werden können. Die dörflichen Schwarzbrennereien für *patasi* tragen das Ihre zu diesem Auflösungsprozeß bei. Heruntergewirtschaftete Dörfer mit schlecht erhaltenen Wohnungen sind eine Folge, vernachlässigte Kleidung, erbärmlicher Gesundheitszustand der Menschen sowie heruntergekommene Familien- und Gesellschaftsverhältnisse eine andere. «Die Seele der Hirse rächt sich an allen, die die Getränke der Weißen bevorzugen», meint traurig ein alter Gurunsi, der ohnmächtig der Modernisierung Afrikas zusehen muß.

Palmwein und Palmschnaps in Süd- und Südostasien

JAMES J. FOX

Diese Arbeit behandelt die Produktion und Verwendung von Palmwein und Palmschnaps in Süd- und Südostasien. Sie untersucht die Verbreitung der wichtigsten Palmenarten, die für das Zapfen in Frage kommen, sowie einige Legenden, die im Zusammenhang mit dem Palmweinzapfen stehen. Weiterhin werden die allgemeinen Probleme bei der Steuerung der Gärung und die Schnapsherstellung durch Destillieren sowie einige Maßnahmen zur Einschränkung des Alkoholkonsums erörtert. Den Abschluß bildet die Fallstudie einer palmweinzapfenden Bevölkerung, der Rotinesen in Ostindonesien.

Einführung

Die Saftgewinnung aus Palmen ist ein alter und weit verbreiteter Brauch in ganz Süd- und Südostasien. Die dabei angewandten Techniken variieren kaum. Als erstes wird die Palme angeschnitten und durch Drücken oder Schütteln des Blütenstandes oder -stieles das Austreten des Saftes vorbereitet. Dann muß der Blütenstand angeschnitten oder aufgebrochen werden, damit der zuckerhaltige Saft austreten kann. Danach muß der Palmweinzapfer in regelmäßigen Abständen, meist ein- bis zweimal am Tag, den Baum erklimmen und geschickt den Anschnitt erneut öffnen, um einen steten Fluß zu gewährleisten. Der Saft der Palme kann entweder durch Kochen zu Zucker eingedickt oder durch Gärung zu Palmwein oder durch Destillation zu Palmschnaps verarbeitet werden.

Die vier wichtigsten Palmenarten, die ausreichend Saft liefern und regelmäßig von verschiedenen Bevölkerungsgruppen des Gebietes angezapft werden, sind die Lontar- oder Palmyrapalme (*Borassus flabellifer* Linn.; *B. sundaicus* Becc.), die Arenga- oder Zuckerpalme (*Arenga pinnata* Merr.; *A. saccharifera* Labill.), die Morastpalme (*Nipa fructicans* Wurmb.) und die Kokospalme (*Cocus nucifera* Linn.). Andere Palmen, wie *talipot* oder *gebang* (*Corpha elata* Roxb.; *C. utan* Lamk.), können unter bestimmten Bedingungen ebenfalls angezapft werden, aber sie sind weniger geeignet als die erstgenannten Arten.

Die wichtigsten Palmen, die angezapft werden, haben verschiedene

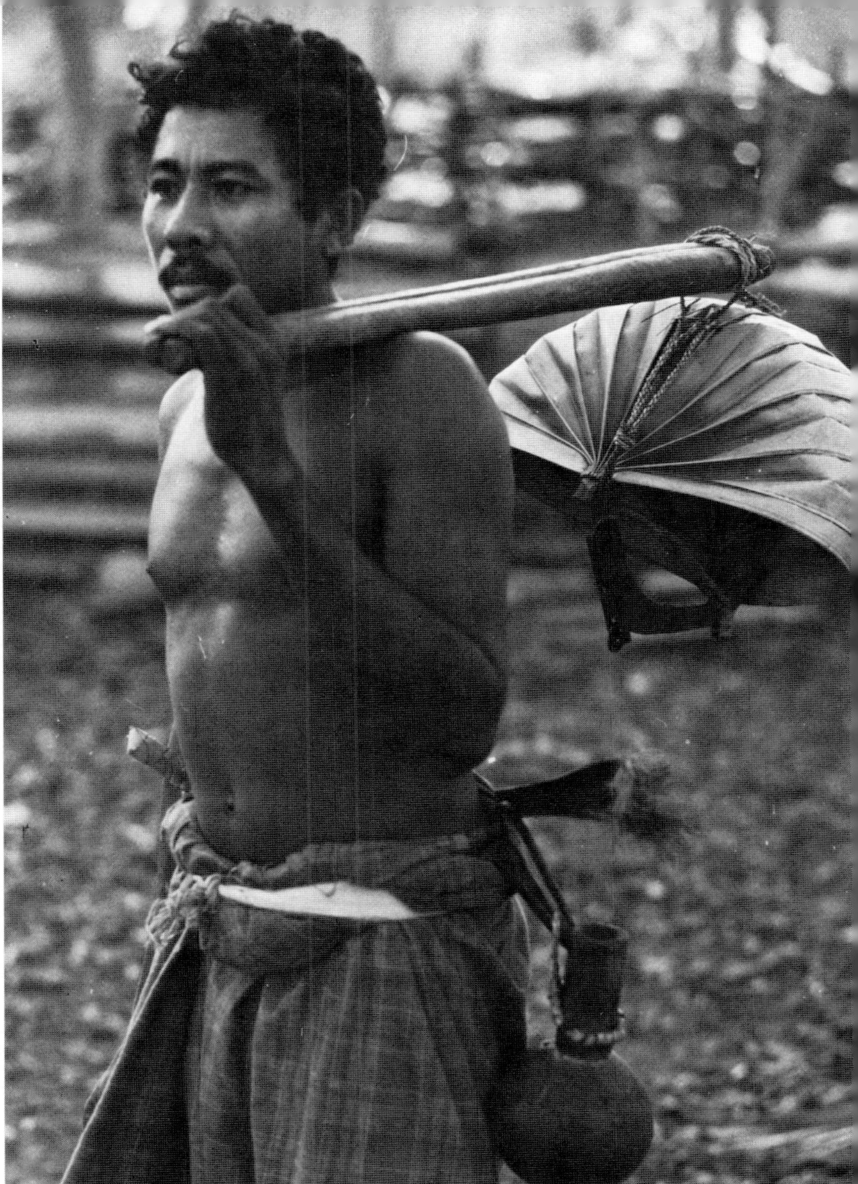

Eines der wichtigsten Geräte zum Palmweinzapfen ist die Holzzange, die dieser junge rotinesische Palmweinzapfer über der Schulter trägt. Damit werden die Blütenstände der Palmen gequetscht, damit der Saft austreten kann. Identische Zangen werden zum gleichen Zweck im viele tausend Kilometer entfernten Indien benutzt.

natürliche Standorte und eine unterschiedliche Verbreitung, die ihrerseits wiederum die Nutzung durch den Menschen beeinflussen. Die bedeutendste und am weitesten verbreitete Palme ist Borassus, die auf trockenen kalkhaltigen Böden gedeiht. In Asien ist sie an der Küste des Persischen Golfs, an der Ost- und Westküste Indiens, auf den Inseln Südindiens und im Norden von Sri Lanka, in trockenen Gebieten Zentralburmas, in Teilen von Thailand und Kambodscha und östlich der trockenen Insel Madura bis nach Timor und den Inseln jenseits von Flores verbreitet. Da die Borassus-Palme eine der ertragreichsten zuckerproduzierenden Pflanzen der Welt ist, gut auf schlechten Böden wächst und eine erstaunliche Menge nahrhaften Saftes sowie andere nützliche Produkte liefert, ist sie eine der wichtigsten pflanzlichen Ressourcen in Asien. Die Arenga-Palme ist nicht so weit verbreitet wie Borassus. Sie liebt höhergelegene Standorte und bevorzugt eine größere Niederschlagsmenge als Borassus. Obwohl sie auch in Indien und Teilen des Festlandes von Südostasien auftritt, liegt ihr Hauptverbreitungsgebiet in Indonesien und auf den Philippinen. Auf den Inseln Sumatra, Java, Bali und Südluzon ist die Arenga-Palme der wichtigste Zucker- und Palmweinlieferant. Die Morastpalme wächst am besten in Gebieten, die periodisch von leicht salzigen Flutwassern überspült werden. Man findet sie in den Sumpflandschaften der südostasiatischen Inselwelt. Die Kokospalme ist so weit verbreitet wie Borassus, aber sie wird heute in erster Linie auf Plantagen gepflanzt, und ihr Wert liegt in anderen Produkten als dem Saft. Für die Palmweingewinnung hat sie ihre ehemalige Bedeutung weitgehend verloren.

Die für das Anzapfen wichtigen Palmen findet man wegen ihrer unterschiedlichen natürlichen Standorte meist nicht in einem Gebiet vereint. Verschiedene Bevölkerungsgruppen nutzen jeweils *die* Palmenart konzentriert, die in ihrem Gebiet heimisch ist. Es gibt jedoch Ausnahmefälle. Auf der Insel Bali kommen Borassus, Arenga und die Kokospalme auf verschiedenen, nahe beieinanderliegenden Standorten vor. Alle drei Arten werden von den Dorfbewohnern zur Saftgewinnung angezapft.

Das Alter des Palmweinzapfens

Sowohl Borassus als auch Arenga werden in Sanskrit-Quellen erwähnt, jedoch ist besonders Borassus Gegenstand von Sprichwörtern und Gedichten in der Literatur der drawidisch-sprechenden Bevölkerung in Südindien und Sri Lanka. Die Pandava-Könige sollen sich von Borassus-Früchten ernährt haben, als sie im Exil in der Wildnis lebten. Deshalb schmückten sie und andere Herrscher Südindiens sich mit Girlanden aus Borassus-Blüten. Der tamilische Dichter Arunachalam von Kumbakonam schrieb ein berühmtes Gedicht, *Tala Vilasam,* in dem er die Vorzüge von Borassus rühmt. Dem Gedicht zufolge schuf Brahma die Welt, ohne für angemessene Nahrungsmittelvorräte für die Erdbevölkerung zu sorgen. Die Menschen beteten zu Shiva, und er beauftragte Brahma, einen *kalpa*-Baum zu schaffen, der die Bedürfnisse der Menschen befriedigen könne. Dieser *kalpa*-Baum war die Borassus-Palme. Borassus ist der Lebensbaum und wächst als einer von fünf Bäumen im indischen Paradies.

In Java gibt es ebenso wie in Südindien einen Zusammenhang zwischen dem Anzapfen von Palmen und dem Adel. Im *Babad Tanah Jawi* wird die Geschichte von Ki Ageng Giring und Ki Ageng Mataram erzählt. Ki Ageng Giring war ein mächtiger Asket, dessen einzige Beschäftigung das Palmweinzapfen war. Eines Tages, als er gerade eine Kokospalme anzapfte, hörte er eine Stimme, die von einer halbreifen Kokosnuß kam und sagte: «Die Nachfahren dessen, der das Wasser dieser jungen Kokosnuß trinkt, sollen die Herrscher von Java werden.» Ki Ageng Giring zapfte nicht mehr weiter, sondern eilte mit der jungen Kokosnuß nach Hause. Bevor er jedoch von ihr trinken konnte, bekam er Besuch von Ki Ageng Mataram, der eigentlich frischen Palmsaft wollte, statt dessen aber das Wasser der Kokosnuß trank. Folglich wurden Ki Ageng Matarams Nachfahren die Herrscher von Java.

Szenen auf Reliefs am Tempel von Borobodur zeigen den Vorgang des Palmweinzapfens. Burmesische Inschriften in Pagan aus dem 12. Jahrhundert zählen Borassus-Palmen auf, die den buddhistischen Klöstern geschenkt wurden. Wahrscheinlich gibt es zwischen dem Kloster und dem Anzapfen von Palmen tatsächlich einen engen historischen Zusammenhang. Buddhistische Mönche förderten nicht nur den Anbau von Kokospalmen in Kambodscha, sondern auch die Ausdehnung von Borassus-Plantagen in Burma und Thailand. Auf Java ist die Borassus-Palme mit dem Islam verbunden: Nach einer Legende benutzte Sunan Giri, der frühe mohammedanische Heilige aus Gresik, Borassus-Saft für den Mörtel beim Bau seiner Bergfestung.

Eindeutig weisen die Übereinstimmungen der Techniken und Werkzeuge auf eine weite Verbreitung des Palmweinzapfens in ganz Südasien sowie Südostasien in alter Zeit hin.

Palmsaft und Palmwein: die Steuerung der Gärung

Der Saft jeder der erwähnten Palmenarten dient jeweils einem eigenen Zweck. Ursprünglich wurde als Hauptprodukt Zucker gewonnen. Als Nebenprodukt wurden jedoch schon immer alkoholische Getränke hergestellt, was unweigerlich zu einem generellen Vorurteil gegenüber

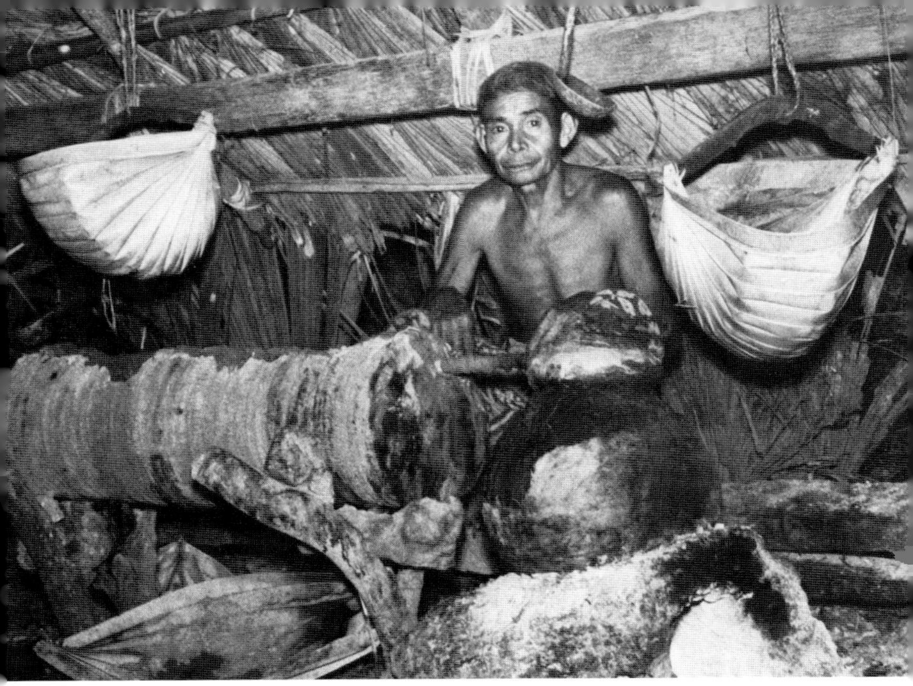

Aus Palmsaft wird auch Sirup gekocht, den man länger aufbewahren kann und der in schlichten «Destillen» zu Schnaps verarbeitet wird.

dem Anzapfen von Palmen geführt hat, wie ein tamilisches Sprichwort zum Ausdruck bringt: «Milch, die du unter einer Borassus-Palme trinkst, wird für Palmwein gehalten.»

Die schwierigste Aufgabe des Palmwein-Zapfers ist die Überwachung der Gärung. Dazu wird der frische Saft in saubere Behälter gefüllt und Kalk oder ein pflanzlicher Gärhemmer hinzugefügt. Der Gärungsprozeß beginnt, sobald der Saft austritt. Wenn der Gärungsprozeß nicht gestoppt wird, ist es unmöglich, aus dem Palmsaft Zucker herzustellen. Andererseits zerstören Kalk und pflanzliche Hemmer die Süße des frischen Saftes. Um den Saft noch trinken zu können, müssen diese Zusätze durch Sieben oder kurzes Aufkochen eliminiert werden.

Alle Zapfer haben die gleichen Probleme bei der Steuerung des Gärungsprozesses, die sie mit unterschiedlichen Methoden lösen. Die Bewohner der Insel Roti in Ostindonesien kamen darauf, daß es von Vorteil ist, beim Anzapfen der Borassus-Palme nur saubere Behälter zu verwenden; sie fügen weder Kalk noch andere Gärhemmer hinzu und trinken während der Hochsaison des Anzapfens große Mengen frischen Saftes, der einen sehr niedrigen Alkoholgehalt hat. Bei der Arenga- und der Kokospalme verwenden javanische Zapfer Gärhemmer und verkochen den größten Teil des Saftes zu Zucker. In einigen Gebieten auf Java ist jedoch der unter dem Namen *legen* bekannte süße Palmsaft gebräuchlich, und kürzlich hat eine Gesellschaft in Surabaya mit dem Verkauf von in Flaschen abgefülltem *legen* begonnen, der aus Borassus-Saft gewonnen wird. Die Gärhemmer beeinträchtigen jedoch den Geschmack des Saftes. In Zentralburma werden Kalk und unterschiedliche Pflanzensubstanzen benutzt, um je nach Bedarf den Gärungsprozeß entweder zu verzögern oder zu beschleunigen. Folglich gibt es eine Menge verschiedener Arten von Palmwein, je nachdem, was dem Saft hinzugefügt wurde und je nach dem Grad der Gärung. Unter den Begriffen für Palmwein gibt es einen sehr populären, der aus der Pagan-Zeit stammt und sich auf das bevorzugte Getränk der buddhistischen Mahayana-Mönche der Ari-Sekte bezieht.

Palmwein ist also ein instabiles Getränk, das sehr schnell zu einem stark alkoholischen oder nicht mehr trinkbaren essigartigen Getränk werden kann. Untersuchungen in Indien haben gezeigt, daß der Alkoholgehalt des Palmweins sich in der Zeit, in der er in kleinen Ständen auf dem Land zum Verkauf angeboten wurde, mehr als verdoppeln kann. Was für den Zapfer ein erfrischendes süßes oder leicht alkoholisches Getränk ist, kann wenig später für den Konsumenten ein stark berauschendes Gebräu sein. Alle Untersuchungen deuten darauf hin, daß Zapfer selbst nur tagesfrischen Palmwein trinken und so den Alkoholgehalt ihres Getränks verhältnismäßig niedrig halten.

Die Herstellung von Palmschnaps: Mißtrauen und Verbote

Eine andere Möglichkeit, den alkoholisch instabilen Palmwein zu verarbeiten, ist die Destillation. In Indien wie in Indonesien wird dieser Schnaps häufig mit dem aus dem Arabischen stammenden Wort *arak* (*arrack*) bezeichnet. Es handelt sich um ein klares, ginartiges Getränk mit hohem Alkoholgehalt, das gelagert werden kann und lange haltbar ist. Einfache Apparate – manchmal nur ein zweiteiliges Kochgerät – werden zum Destillieren benutzt. Auf diese Weise kann praktisch überall, wo es einen ausreichenden Vorrat an Palmsaft gibt, die Destillation des Saftes vorgenommen werden. Die Schwierigkeit der Kontrolle hat schnell zu religiösen Verboten und gesetzlichen Sanktionen geführt. Regierungsbeamte und Verteidiger des orthodoxen Hinduismus, Buddhismus und Islam stufen daher die niedrige Tätigkeit des Palmwein-Zapfers als eine unwürdige und unehrliche Lebensweise ein.

Im ehemals britischen Indien hat man durch die Steuerverordnung von Madras eine unterschiedliche Bewertung des Verkaufs von *arak* und Palmwein eingeführt. Die Destillation von *arak* wurde auf einige

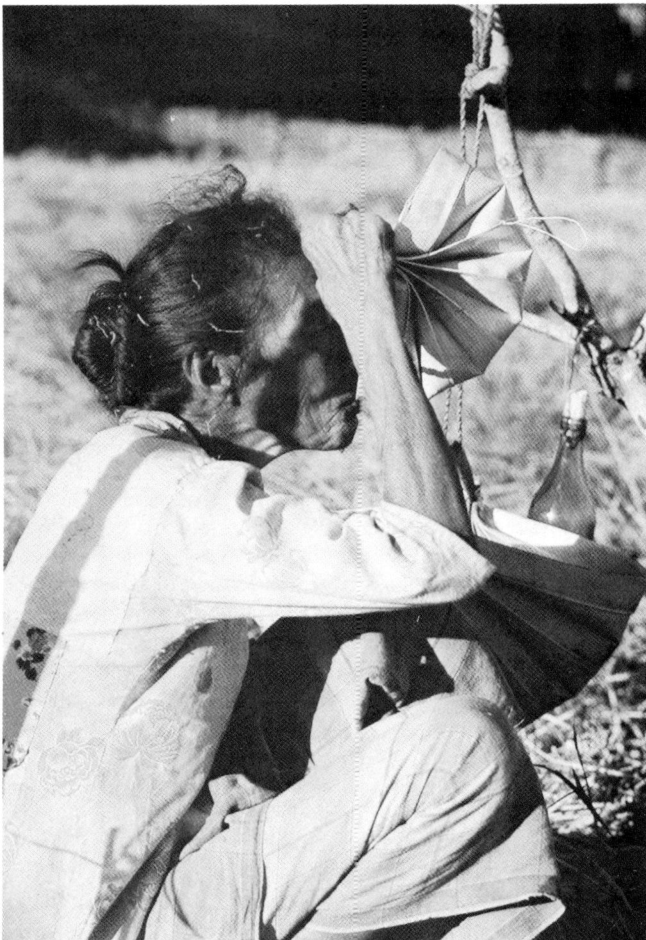

Palmwein wird am besten noch am gleichen Tag getrunken, weil er wegen seines hohen Zuckergehalts rasch gärt und oft am Abend schon zu sauer ist. Man trinkt aus einfachen Gefäßen, die aus Palmblättern gefaltet werden.

große Betriebe begrenzt und die Besteuerung für *arak* nach dem Alkoholgehalt vorgenommen. Der Verkauf von Palmwein wurde durch eine Baumsteuer und eine Schanksteuer regulier. Der Versuch, diese Verordnung auch in Ceylon durchzusetzen, führte zu einer gegen die britische Amtsgewalt gerichtete Abstinenzbewegung, die von den ceylonesischen Nationalisten und dem buddhistischen Klerus angeführt wurde. Nach der Unabhängigkeit Indiens und der Einführung des Verbots im ganzen Land wurden den Produzenten und Lieferanten von Palmwein und *arak* strenge Bestimmungen auferlegt. Ähnlich gibt es im heutigen Burma Restriktionen für den Verkauf alkoholischer Getränke. Die Alkoholkontrolle ist ein Regierungsmonopol, und Lizenzen für die Alkoholherstellung aus Palmsaft werden in ländlichen Gebieten auf Auktionen dem Meistbietenden erteilt. Jedoch ist trotz der buddhistischen Strenge der Konsum dieser alkoholischen Getränke noch immer weitverbreitet bei Festen und Pagoden-Märkten. In den islamischen Gebieten Indonesiens haben Verbote den Konsum von Palmwein und *arak* wirksam eingeschränkt, aber in Bali und den nicht-islamischen Regionen Ostindonesiens sind diese Alkoholika weiterhin sehr beliebt. Ein gutes Beispiel dafür sind die Bewohner der Insel Roti in Ostindonesien.

Fallbeispiel: die Insel Roti in Ostindonesien

Die Rotinesen leben auf einer kleinen Insel, die der westlichen Spitze von Timor vorgelagert ist. Sie sind bekannt für die Spezialisierung auf eine Mischwirtschaft, die auf der Verarbeitung der Borassus-Palme basiert. Sie zapfen die Palmen wegen des Saftes an, von dem sie einen großen Teil unvergoren trinken. Auf dem Höhepunkt der Zapfsaison von September bis Oktober verkochen sie große Mengen des Saftes zu Sirup, der in Töpfen und Gefäßen gelagert wird. Im Verlauf des Jahres, besonders aber in der Regenzeit, wenn die Palmen nicht angezapft werden können, wird dieser Sirup mit Wasser gemischt. Dieses Getränk (*tuahopo*) ist ein wichtiges Nahrungsmittel dieser Saison.

Ein kleiner Teil des Palmsaftes wird zu Palmwein (*lalu*) verarbeitet, der eher einem trüben Bier als Wein ähnelt. Nach den Überlieferungen war dieses Getränk früher beliebter als heute. Jetzt trinken fast nur noch einzelne ältere Personen *lalu,* die kleine Mengen des Getränkes für sich und ihre Freunde herstellen. Sonst bevorzugt man auf Roti den vergorenen Palm-Sirup, der zu *arak* (*ala*) destilliert wird. Der breiige Sirup wird in einem Topf gekocht und mit dem weichen, saftigen Fleisch der Borassus-Frucht abgedeckt. Dadurch erhält der *arak* eine wohlschmeckende Süße. Den Alkoholgehalt kann man variieren, indem man verschiedene Stadien des Destillats mischt. Für die Rotinesen ist dieser *arak* von großer Bedeutung. Keine festliche Versammlung – ob groß oder klein – ist ohne einen reichlichen Vorrat denkbar.

Die Lizenz für Destillieranlagen wird auf der Insel von Behörden vergeben, aber in der Zeit der Feste – besonders an Weihnachten und Neujahr – darf jeder so viel *arak* destillieren, wie er will. Auf Timor haben geschäftstüchtige Rotinesen in der Bezirkshauptstadt Kupan kleine Destillieranlagen eingerichtet; sie sind sich einer ausreichenden Zulieferung von Borassus-Sirup sicher und verkaufen in Flaschen abgefüllten *arak* unter dem Namen verschiedener lokaler Markenartikel. Kurz: Die Rotinesen sind die Schnapsbrenner in der Region von Timor.

Für die Rotinesen hat der *arak* eine besondere Bedeutung. Die Rotinesen sind protestantische Christen. Ihre Herrscher begannen bereits im frühen 18. Jahrhundert, sich zum Christentum zu bekennen, lange vor jeder missionarischen Tätigkeit. So behaupten die Rotinesen, daß ihnen das Christentum nicht gebracht wurde, sondern daß sie es sich selbst gesucht haben. Der Legende nach gingen einige ihrer Herrscher nach Batavia auf Java, um sich bekehren zu lassen. Bei seinem Aufenthalt in Batavia bemerkte einer der Herrscher eine Destillieranlage, die er sich genau ansah. Bei seiner Rückkehr nach Roti verfügte er über die für die Destillation nötigen Kenntnisse. Das rotinesische Wort für *arak* ist *ala,* das in Wirklichkeit von dem Wort *arak* abstimmt, wenn man das «l» durch ein «r» ersetzt und den Endkonsonanten «k» wieder ergänzt. Aber das Wort *ala* ist in der Aussprache dem Wort für Gott, Allah, so ähnlich, daß die Rotinesen mit Hilfe eines Wortspieles behaupten können, daß ihre Vorfahren die Kenntnis von zwei *ala* (*ala,* Allah) mit sich auf die Insel brachten. Diese Verbindung wird noch dadurch verstärkt, daß rotgefärbter *arak* als «Wein» beim traditionellen christlichen Abendmahlsgottesdienst der Rotinesen verwendet wird.

Historische Berichte der niederländischen Ostindien-Gesellschaft zeigen, daß im 17. und 18. Jahrhundert die Gesellschaft als Geste der Verbundenheit große Mengen von niederländischem Wacholderschnaps an die Herrscher von Roti lieferte. Es ist einleuchtend, daß die Rotinesen daraufhin eigene Methoden der Destillation entwickelten, um ein Getränk nach dem Muster des niederländischen Wacholderschnapses erzeugen zu können. Tatsächlich waren sie auch erfolgreich, denn der beste rotinesische Palmschnaps ist dem niederländischen *Genever* erstaunlich ähnlich.

Das Trinken von Palmschnaps ist von festen Traditionen bestimmt. Eine Person kann zwar allein Palmbier (*lalu*) trinken, aber nie Palmschnaps (*ala*). Palmschnaps wird nur in Gruppen getrunken, und im allgemeinen nehmen nur ältere Männer an einem solchen Umtrunk teil. Jüngere Männer bieten gewöhnlich das Getränk im Auftrag des Gastgebers an, und nur gelegentlich erhalten sie selber auch einen kleinen Schluck, wenn das Getränk in der Runde herumgereicht wird. Das Alter ist also ein wichtiger Faktor, und Männer trinken gewöhnlich erst dann mit, wenn sie mindestens 35 Jahre alt sind. Frauen dürfen Palmwein konsumieren, Palmschnaps trinken sie jedoch sehr selten. Frauen, die keine Kinder mehr gebären, setzen sich häufig zu den Männern, wenn diese sich versammelt haben, um zu trinken und zu reden. In solchen Fällen bietet man ihnen etwas Schnaps an, und gewöhnlich nehmen sie einen Schluck als Symbol der Zugehörigkeit zur Gruppe.

Die Rotinesen nennen ihren Palmschnaps «Wasser der Worte». Das Trinken ist immer mit langen Gesprächen verbunden, und häufig werden einheimische Gedichte rezitiert. Die Sitte schreibt vor, daß ein Rotinese keine Gedichte vortragen darf, bevor er nicht einen Schluck Palmschnaps angeboten bekommen hat. Nur dieses Getränk, so heißt es, ermöglicht den Fluß der Worte. Besonders Trink-Sitzungen bei festlichen Anlässen geben den älteren Teilnehmern Gelegenheit, miteinander in der Kenntnis von Gedichten zu wetteifern.

Traditionsgebundene Verhandlungen, wie z. B. über Mitgift der Braut, müssen durch einen Umtrunk mit Palmschnaps von den Beteiligten besiegelt werden, ebenso wird der Abschluß einer Gerichtssitzung von den Richtern – älteren Männern und Chefs – als Symbol der Einigkeit begossen.

Trotz des allgemein üblichen Konsums von Palmschnaps neigen die Rotinesen nicht zur Trunksucht. Das kulturelle Ideal besteht darin, überschwenglich und gesprächig zu werden, aber nicht trübsinnig und mürrisch. Vor allem darf man nie die Selbstkontrolle verlieren oder gewalttätig werden. Eine solches Verhalten wird als ernster Verstoß gegen die gesellschaftlichen Regeln gewertet. Es ist bemerkenswert, mit welcher Konsequenz diese Ideale eingehalten werden. Ältere Personen sind bei einem Fest immer etwas angeheitert und werden häufig verbal aggressiv, aber sie hören auf zu trinken, wenn ihre Worte undeutlich und wirkungslos werden. Falls jemand mit physischer Gewalt droht oder tatsächlich gewalttätig wird – was sehr selten vorkommt –, greifen junge Männer (gewöhnlich Verwandte, die daran interessiert sind, daß ein angemessenes Verhalten bewahrt wird) ein und führen denjenigen fort. Die Rotinesen haben also Trinkregeln eingeführt, die zu einem Teil ihrer Kultur geworden sind, und auch eine gesellschaftliche Kontrolle entwickelt, mit der sie diese Regeln aufrechterhalten können. Im Gegensatz dazu haben andere Bevölkerungsgruppen auf Timor, die zum großen Teil von den Schnapslieferungen der Rotinesen abhängig sind und deshalb nur selten trinken, keine vergleichbaren Regeln entwickelt. Bei ihnen kann das Trinken ohne kulturelle Schranken schwerwiegende Folgen haben.

Palmwein im rituellen Gebrauch auf Bali

DANKER H. SCHAAREMAN

Im Unterschied zu Teilen Ostindonesiens hat Palmwein auf Bali kaum eine wirtschaftliche, wohl aber eine große rituelle Bedeutung. Erläuterungen zur Art der Gewinnung und Haltbarkeit des Weins folgen Angaben über die Produktionsgebiete, den Handel, die Weisen des Transports und die Verwendung. Am Beispiel eines Dorfes wird die rituelle Funktion des Palmweins beleuchtet: im Kontext einer Libation, als Opfergabe und als Ritualgetränk im Zusammenhang mit Heilsmahlzeiten. Eigentlichen Mißbrauch des Weins scheint es auf Bali nicht zu geben.

Einleitung

Palmwein (oft auch Palmbier genannt) ist ein weit verbreitetes Getränk in Indonesien. Auf Bali, der westlichsten der kleinen Sunda-Inseln, wird aus dem Saft verschiedener Palmsorten Palmwein und Zucker oder Melasse hergestellt. Im Gegensatz zu Teilen Ostindonesiens aber, wo die Produkte bestimmter Palmsorten eine der wichtigsten Einnahmequellen und die Existenzgrundlage der Bevölkerung darstellen – wie z. B. auf der Insel Roti (vgl. Fox 1977) –, sind diese Produkte für Bali wirtschaftlich gesehen ohne große Bedeutung. Hingegen wird der Palmwein im rituellen Leben der Balinesen oft verwendet und spielt eine nicht unwesentliche Rolle. Im Untenstehenden wird vor allem auf diesen rituellen Gebrauch eingegangen, aber auch andere Aspekte kommen zur Sprache.

Gewinnung

Palmwein (*tuak, sajĕng*) wird aus dem Saft dreier Palmsorten, der Lontarpalme (*lontar; Borassus sundaïcus, Becc.*), der Kokospalme (*nyuh; Cocos nucifera*) und der Zuckerpalme (*jaka* oder *arèn; Arenga saccharifera*) gewonnen. Die Morastpalme (*nipah; Nipa fructi*) wird auf Bali für die Gewinnung von Palmwein nicht verwendet.

Die unreifen Blütenachsen der Palme werden eingeritzt, und der ausfließende Saft wird in Bambusbehältern oder Säcken aus pflanzlichem Material aufgefangen. Dieser Saft wird entweder eingekocht und dann als Zucker oder Melasse verwendet, oder aber man läßt den Saft gären, so daß ein leicht alkoholhaltiges Getränk entsteht (*tuak, tuak manis, sajĕng*). Wird dieser Saft destilliert, so erhält man einen Schnaps, der *arak* genannt wird. Im folgenden wird nur über die Verwendung des Saftes als Palmwein gesprochen.

Das Einritzen der Blütenachsen geschieht zweimal (morgens und abends) oder auch einmal (meist abends) am Tage. Der aus den Blütenachsen fließende Saft wird, wie oben erwähnt, in Bambusbehältern aufgefangen. Dieser Saft enthält bereits beim Ausfließen 15–18 % Zucker, so daß der Gärungsprozeß rasch vorangeht; dieser Prozeß wird noch durch die Zugabe von Büscheln von Kokosfasern in die Behälter beschleunigt. Da aber auch ziemlich rasch Essigsäure entsteht, ist Palmwein, der am Morgen geholt wurde, bereits am Abend alt und schmeckt sauer und schal; solcher Wein wird *tuak wayah* («alter Palmwein») genannt, im Gegensatz zu *tuak manis* («süßer», d. h. frischer Palmwein). Der am Morgen geholte Saft muß also im Laufe des Tages getrunken werden (nähere Angaben in Leemann 1979 und Encyclopedie voor Nederlandsch-Indië 1917: 21, Stichwort *palmwijn*).

Produktionsgebiet, Handel und Verwendung

Auf Bali wird der Palmwein besonders im Osten der Insel, im Distrikt Karangasĕm, produziert. Im übrigen Bali wird aus dem Saft der Palmen vor allem Zucker, Melasse und Arak hergestellt. In den tiefer gelegenen und trockeneren Gebieten gegen die Küste zu wird der *tuak* insbesondere aus dem Saft der Lontar- und Kokospalme gewonnen, während in etwas höher liegenden Gegenden die Zuckerpalme gut gedeiht und *tuak jaka* hergestellt wird.

Palmwein ist im allgemeinen nur für den Eigenverbrauch der Produzenten bestimmt. Überdies läßt die schlechte Haltbarkeit des *tuak* – durch die rasche und starke Gärung – Export und Handel über längere Strecken in das übrige Bali nur in sehr beschränktem Maße zu, so daß der Wein, außer in Ost-Bali, selten erhältlich ist.

Im trockenen Gebiet östlich und nordöstlich der Distrikthauptstadt Amlapura wachsen relativ viele Lontarpalmen, deren *tuak* zum Teil nach Amlapura verhandelt wird. In den Läden und auf dem Markt von Amlapura ist meist aber nur in wenigen Mengen sowohl *tuak lontar* wie auch *tuak nyuh* (Kokos) erhältlich; letzterer wird vor allem rings um Amlapura produziert.

Hauptproduktionsgebiet des *tuak jaka* (aus dem Saft der Zuckerpalme) ist das ostbalinesische Dorf Tĕnganan, aber auch in den umliegenden Dörfern wird *tuak jaka* gewonnen. In diesem traditionsreichen Dorf dürfen nur diejenigen Männer, die vollwertige Bürger sind, Palmwein produzieren; die Landarbeit überlassen sie Leuten aus den Nachbardörfern, die den Boden bearbeiten und dafür einen Teil der Ernte für sich als Lohn beanspruchen können (für nähere Angaben vgl. Korn 1933).

Der Palmwein aus Tĕnganan dient vor allen Dingen den lokalen rituellen Zwecken; ein Teil der Produktion wird aber auch verhandelt und in den Nachbardörfern verkauft, wo der Wein ebenfalls hauptsächlich für die Rituale verwendet oder aber als Getränk gebraucht wird. Nur ein kleiner Teil der Produktion Tĕnganans erreicht den Markt in der Hauptstadt Amlapura.

Transportiert wird der Wein meist in großen Kürbisflaschen; an jedem Ende einer Bambusstange ist eine solche Flasche befestigt, und die Träger bringen die durch die Gärung überschäumenden Flaschen so auf den Markt, wo sie den Wein an lokale Händler(innen) verkaufen. Für den Verkauf im Detailhandel wird der Wein meist in alte Glasflaschen abgefüllt. Der Gärungsprozeß ist so heftig, daß die Flaschen nicht verschlossen werden dürfen, da sie sonst explodieren könnten. Im alltäglichen Leben wird recht selten Palmwein getrunken, außer in Dörfern, wo er lokal hergestellt wird. Die Leute, die eigene Palmen besitzen und selber produzieren, trinken natürlich öfters. Wenn überhaupt Palmwein getrunken wird, so geschieht dies vor allem bei gemeinsamen Mahlzeiten. Oft sitzen Frauen und Männer abends zu einer Mahlzeit zusammen und trinken dazu *tuak*. Wenn eine Gruppe von Leuten nur zusammentrifft, um Palmwein zu trinken, so heißt dies *matuakan* («mit Palmwein versehen sein»).

Bemerkenswert ist, daß für die rituelle Verwendung von Palmwein nur *tuak jaka* (aus dem Saft der Zuckerpalme) in Frage kommt. Wo er hergestellt wird, wird er auch sonst getrunken, und hier konsumiert niemand Lontar- oder Kokospalmwein, da gar kein Grund besteht, diese Weine zu importieren. Außerhalb der eigentlichen Produktionsgebiete von *tuak jaka* wird in Ostbali meist nur *tuak nyuh* oder *tuak lontar* getrunken; beide Sorten Palmwein werden nie für rituelle Zwecke gebraucht.

Außer *tuak* liefert die Zuckerpalme noch verschiedene andere Produkte; beispielsweise werden die Fasern zur Herstellung von Schnur verwendet und als Dachbedeckungsmaterial von Tempelgebäuden. Da das Material (*duk*) ziemlich teuer ist, werden die Dächer der Wohnhäuser nicht mit *duk* bedeckt; die Dächer von Tempelgebäuden hingegen müssen mit *duk* bedeckt sein. Es wäre denkbar, daß gerade dieser Umstand einer der Gründe dafür ist, daß *tuak jaka* für rituelle Zwecke so sehr geeignet ist.

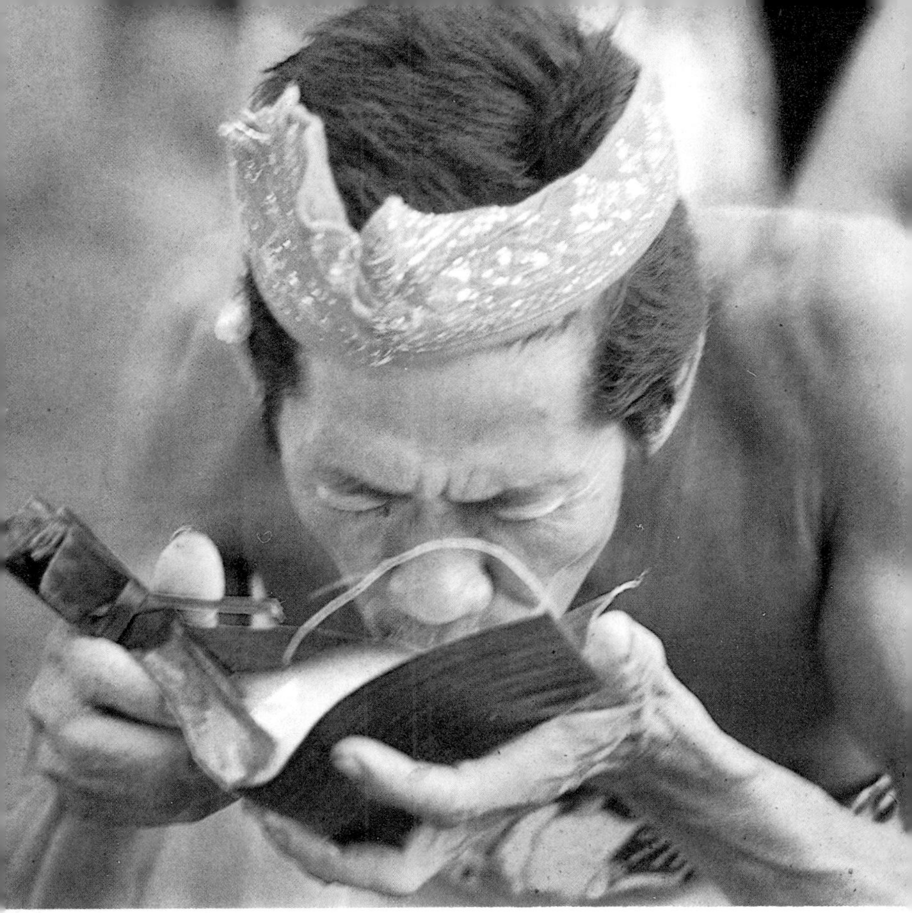

Frisch schmeckt der Palmwein am besten. Lagert er zu lange, wird er schal, sauer und ungenießbar.

Beispielfall: Das Dorf Tatulingga

Die nachfolgenden Angaben[1] beschränken sich auf das Dorf Tatulingga[2] in Ostbali. Dieses etwa 1200 Einwohner zählende Dorf liegt im östlichen Hügelland Balis und gehört zu den mehr traditionellen Dörfern wie Tĕnganan, mit dem es rituelle Beziehungen unterhält. Tatulingga ist, wie andere traditionelle balinesische Dörfer, gekennzeichnet durch das Vorhandensein zahlreicher Gruppierungen sozial-politischer, ökonomischer und religiöser Natur. Alle diese Gruppierungen haben während der Dorfrituale bestimmte, religiöse Aufgaben zu erfüllen.

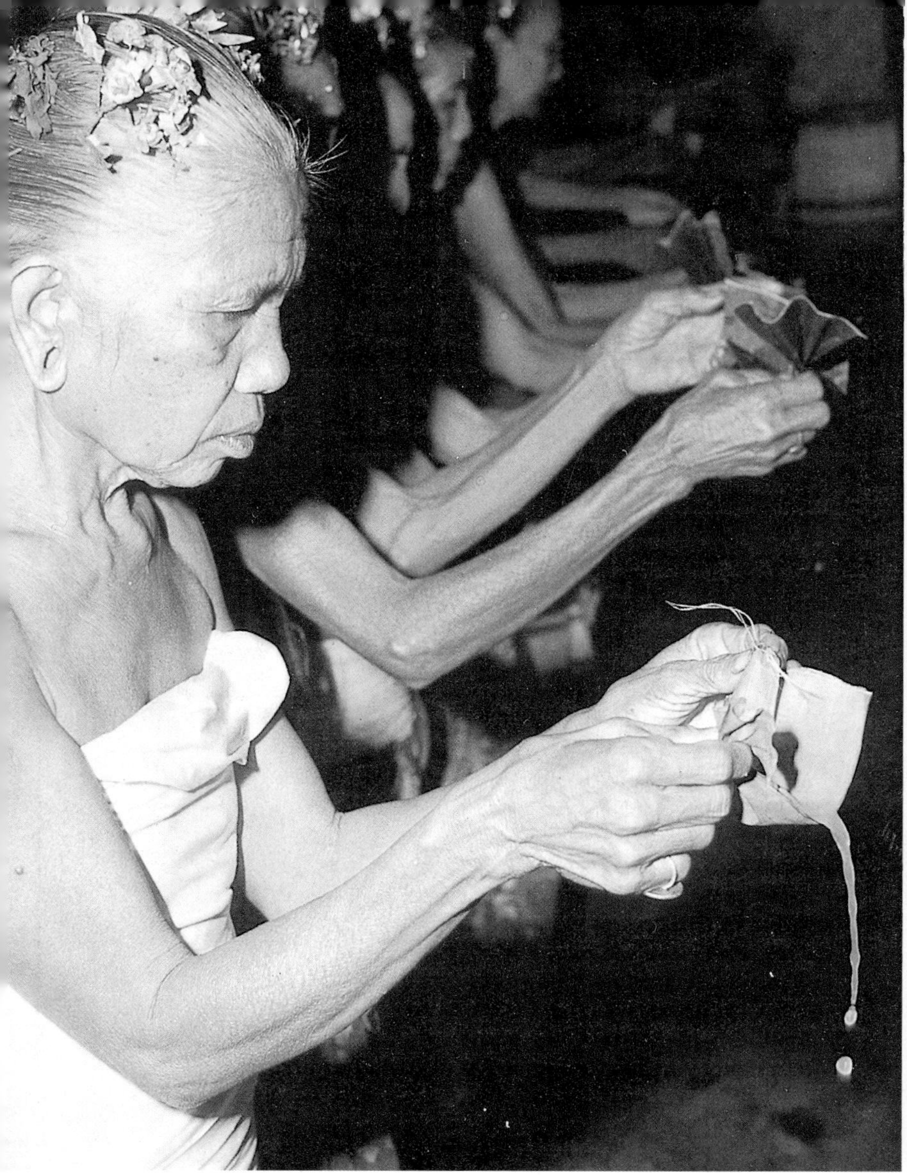

Im Verlauf der Dorfrituale haben Trankopfer, d. h. Libationen, einen festen Platz. Mit ihnen besänftigt man die irdischen und negativen Kräfte, die das Ritual stören könnten. Ein Dorfdiener in Tatulingga, Ostbali, gießt Palmwein in Behälter aus Bambusblatt, die von den Frauen der Dorfältesten dargeboten werden. Anschließend wird der Wein von allen gleichzeitig auf den Boden geschüttet.

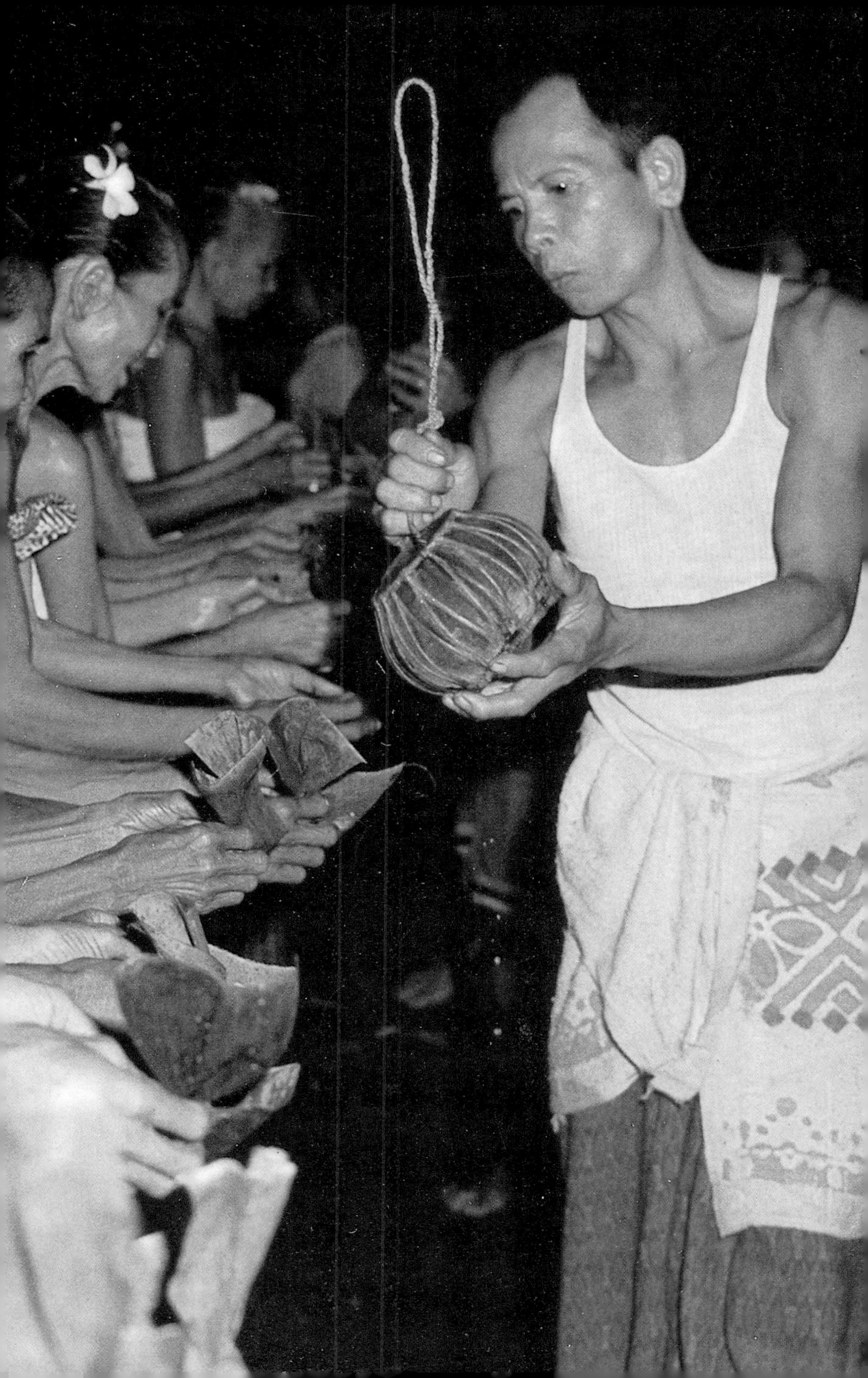

Tuak jaka (kurzweg *tuak* genannt) wird in Tatulingga während der Rituale für Libationen, als Opfergabe und bei rituellen Heilsmahlzeiten gebraucht.

Die Libationen (*patabuh*)

Im Verlaufe der Dorfrituale werden regelmäßig Libationen ausgeführt, und zwar meist unmittelbar vor und nach einer rituellen Handlung. Die wichtigsten Libationen sind *tabuh tĕdun* und *tabu linggih*. Wenn alle 22 Dorfgötter durch ein spezielles Ritual zum großen Fruchtbarkeitsfest im ersten Monat des balinesischen Jahres «eingeladen» werden, steigen sie hinunter und nehmen Platz in hölzernen Götterkistchen (*tahulan*), worin sich bestimmte, die Gottheiten symbolisierende heilige Gegenstände, wie Ringe, Münzen usw., befinden. Diese Kistchen werden auf ein großes Opfergestell gestellt; jedesmal wenn im Verlaufe des Rituals diese Götterkistchen heruntergenommen werden müssen, findet das *tabuh tĕdun* («Libation für das Hinuntersteigen») statt. Sind die Kistchen am neuen Ort aufgestellt, so wird das *tabuh linggih* («Libation für das Sitzen») abgehalten.

Das *matabuh* («das Ausführen einer Libation») geht folgendermaßen vor sich: Angeführt von der Dorfpriesterin, stellen sich die Frauen der Dorfältesten im Tempelhof in einer langen Reihe auf, das Gesicht in Meeresrichtung; in den Händen halten sie einen kleinen Behälter aus Bananenblatt, worin einige «Dorfdiener» (*saya désa*) Palmwein gießen. Der Wein wird anschließend von allen gleichzeitig auf den Boden geschüttet (vgl. Abb.).

Das *matabuh* wird als eine Opferhandlung gedacht, die für die irdischen und negativen, störenden Kräfte bestimmt ist. Man kann sagen, daß das Bewegen der Götter von einem zum anderen Ort – das Hinuntersteigen vom Opfergestell und das Hinstellen auf ein anderes Opfergestell oder in ein anderes Tempelgebäude – im Rahmen einer Libation geschieht; die rituellen Handlungen des Bewegens der Götter werden durch eine Libation «umrahmt». Man kann hier eine Parallele mit der Funktion der Ritualmusik feststellen: Die rituellen Tempeltänze der Mädchen und Frauen finden im Rahmen der Musik statt, das heißt, die Frauen dürfen ihren Tanz erst anfangen – hinuntersteigen vom Tempelgebäude auf den zentralen Tempelhof, wo der Tanz stattfindet –, wenn die Musik angefangen hat; auf ein bestimmtes musikalisches Zeichen müssen sie wieder hinaufgehen, und erst dann hört die Musik auf. Die Frauen führen ihren Tanz innerhalb, im Rahmen der Musik aus. So auch im Falle des *matabuh:* Die Götter dürfen nur innerhalb der schützenden und abwehrenden Handlungen des *matabuh* ihren Standort verlassen und einen anderen einnehmen.

Während dieses großen Festes – aber auch bei anderen Dorfritualen –

werden zahlreiche rituelle Handlungen ausgeführt, und von diesen ist das *matabuh* ein wesentlicher Bestandteil. Die folgenden zwei Beispiele dürften dies verdeutlichen. Bei einem Kreistanz (*pĕlĕgayung*) der Frauen der Dorfältesten halten diese einen mit *tuak* gefüllten Bambusbehälter (*gayung*) in der Hand; am Ende des Tanzes leeren die Frauen den Inhalt des Behälters auf den Boden. Auch dieser Tanz wird als Abwehr- und Reinigungshandlung aufgefaßt, symbolisiert durch das Verschütten des *tuak*.

Etwas Ähnliches geschieht bei dem *matabuh* durch die Mitglieder des Bubenvereins (*sĕkaha taruna*): Bevor sie ihren Tanz zur Verehrung der Dorfgötter und der vergöttlichten Vorfahren beginnen, setzen sie sich in zwei langen Reihen im Hof des zentralen Dorftempels (*Pura Balé Agung*) auf den Boden und führen eine Libation mit Palmwein aus: Die mit *tuak* gefüllten Behälter werden auf den Boden ausgeleert. Zusammenfassend kann man feststellen, daß allen rituellen Handlungen im Rahmen eines Rituals – ob es sich nun um Tempeltänze, Weihungen der Opfergaben durch die Priester oder um die rituellen Sitzungen des Dorfältestenrats handelt – eine Libation mit Palmwein vorangeht, und daß die meisten Ritualteile auch mit einer Libation beschlossen werden (vgl. Schaareman, im Druck, für nähere Angaben zu diesem Fest).

Palmwein als Opfergabe

Palmwein ist ferner auch eines der drei oder fünf geweihten Wässer: weißer Reislikör (*brĕm putih*), roter Reislikör (*brĕm barak*), Palmwein (*tuak, sajĕng;* schwarz), Reis- oder Kokosschnaps (*arak;* gelb), und Weihwasser (*tirta;* neutral oder fünffarbig). Diese fünf Wässer werden mit den fünf Farben, den fünf Hindugöttern Viṣṇu, Brahma, Māhādeva, Īśvara und Śiva sowie mit den vier Himmelsrichtungen und dem Zentrum assoziiert. In Tatulingga werden meist nur drei dieser Wässer verwendet: *arak, brĕm* und *tuak,* in diesem Falle respektive weiß, rot und gelb.

«Echtes» Weihwasser, hergestellt von einem hohen Priester (*padanda*), wird in diesem Dorf nur selten gebraucht, man begnügt sich bei Tempelritualen mit dem vom Leiter des heiligen *gambang*-Orchesters geweihten Wasser (*tirta gambang*). Dieses aus Bronze-Metallophonen und Bambus-Xylophonen bestehende altertümliche Orchester spielt u. a. eine wesentliche Rolle bei den Dorfritualen zur Begleitung bestimmter Tempeltänze und anderer Ritualhandlungen. Das *tirta gambang* ist eine symbolische Kombination der drei Wässer *arak, brĕm* und *tuak*. Unter den überaus zahlreichen Opfergaben, die für die Rituale benötigt werden, dürfen die kleinen Flaschen oder auch Bambusröhrchen mit *brĕm, arak* und *tuak* nicht fehlen. Diese Wässer dienen vor allem den «Bodenopfern», den Opfergaben an die chthonischen, negativen Mächte. Der *tuak* wird in einem Kreis auf den Boden geschüttet, die anderen Opfergaben innerhalb dieses schützenden Kreises. Im Gegensatz zum *matabuh,* das eine direkte Abwehrhandlung darstellt, ist der *tuak* in diesem Falle eine Opfergabe an die irdischen Gottheiten.

Palmwein als Ritualgetränk

Während bei nicht-rituellen, alltäglichen Mahlzeiten nur selten *tuak,* sondern eher Tee oder heißes Wasser getrunken wird, muß bei Heilsmahlzeiten im Tempel stets Palmwein getrunken werden. Auch die Musiker, die während der Rituale ihre Instrumente bespielen sowie andere Funktionäre werden fortwährend mit *tuak* versorgt. Es ist dies eine der Aufgaben der *taruna,* der Mitglieder des Bubenvereins, und der *saya désa,* der «Dorfdiener». Die Buben müssen den Palmwein vor dem Ritual einkaufen, umgießen in spezielle, mit Kokospalmblattstreifen verzierte Behälter (vgl. Abb.), und während des Rituals dafür sorgen, daß stets genügend *tuak* am richtigen Ort vorhanden ist (für nähere Angaben vgl. Schlager 1976 und Schaareman, im Druck). Dies gilt insbesondere für die gemeinsamen Heilsmahlzeiten im Tempelhof am Schluß eines Rituals: Die *taruna* müssen die Teilnehmer am Ritual, nach sozial-religiösen Gruppen getrennt, mit vom Priester geweihtem Palmwein versehen. Solche Aufgaben der *taruna* sowie auch die benötigten Mengen des Weines sind genauestens in den Dorfverordnungen (*awig-awig*) festgehalten.

Mißbrauch?

In bezug auf den säkularen Gebrauch von Palmwein genügen die bereits obenstehenden Angaben. Hinzufügen könnte man noch, daß in der Stadt Amlapura vielleicht etwas öfter als in den Dörfern Palmwein zum Vergnügen getrunken wird. Man begnügt sich hier mit Lontar- oder Kokospalmwein. Es sei hier noch erwähnt, daß man sowohl beim rituellen wie auch beim «alltäglichen», nicht-rituellen Trinken, bevor man eine neue Flasche oder einen neuen, vollen Behälter nimmt und sich einschenkt, zuerst ein wenig als Opfergabe an die übelwollenden Mächte auf den Boden schüttet. Mißbrauch von *tuak* in einem rituellen Rahmen kommt, soweit mir bekannt, kaum vor. Öffentliches Sich-Betrinken während eines Rituals ist in Tatulingga nicht bekannt. Daß man aber im Verlaufe eines Rituals – die Rituale dauern ja von einem bis zu zehn Tagen – viel trinkt, ist sehr normal, auch, daß man, wenn es der Verlauf der Rituale zuläßt, sich zu Hause schlafen legt. Aber eine öffentliche Betrunkenheit ist meines Wissens *grosso modo* unbekannt. Wohl aber gibt es in Tatulingga – und auch in der Stadt – einige notorische «Säufer», das heißt, es gibt Leute, die jeden Tag *tuak* trinken. Über solche Leute wird meist halb lächelnd, halb abschätzend gesprochen, sie werden aber nicht von der Öffentlichkeit sanktioniert, sofern es sich in diesem Rahmen hält. Von einem Mißbrauch des Weins im eigentlichen Sinne kann nicht gesprochen werden; man wird beim Trinken etwas fröhlicher und lauter, aber dabei bleibt es.

Schlußbemerkung

In diesem Beitrag wurde versucht, in geraffter Form die Bedeutung und Funktion des Palmweins im rituellen Leben zu erläutern, dargestellt am Beispiel eines ostbalinesischen Dorfs. Es scheint klar, daß der Palmwein – und von den drei Sorten nur der aus dem Saft der Zuckerpalme – eine abwehrende und reinigende Kraft besitzt und daß die rituelle Verwendung des Weins eine symbolische Reinigungs- und Abwehrhandlung darstellt. Dies gilt ganz offensichtlich auch hinsichtlich des Gebrauchs von Palmwein bei rituellen Heilsmahlzeiten, die am Schluß einer Kette von Ritualen abgehalten werden.

Anmerkungen

1 Das Grundmaterial dieses Artikels wurde im Rahmen einer vom Schweizerischen Nationalfonds finanziell unterstützten Forschungsreise nach Bali und Lombok 1972–73 zusammengetragen. Diese Reise wurde vom Musikwissenschaftlichen Institut, vom Ethnologischen Seminar und vom Museum für Völkerkunde, alle zu Basel, initiiert und unterstützt vom Lembaga Ilmu Pengetahuan Indonesia. Für ihre Hilfe und Zusammenarbeit sei allen diesen Institutionen gedankt. Weiteres Material wurde 1976 und 1980 gesammelt.

2 Tantulingga ist, aus verständlichen Gründen, das Pseudonym eines ostbalinesischen Dorfes.

Vergorene und destillierte Milchgetränke – kulturintegrierte Drogen bei den mittel- und nordasiatischen Viehzüchtern

Ulla Johansen

Bei den Nomaden Mittel- und Nordasiens, die große Pferdeherden besaßen, hat der Alkoholkonsum eine Tradition, die mindestens bis in die erste Hälfte des ersten vorchristlichen Jahrtausends zurückreicht, also nicht viel jünger sein dürfte als ihre Wirtschaftsform selbst. Hier kam es auf den festen Zusammenhalt der gemeinsam wirtschaftenden Gruppe und eine straffe soziale Organisation an. In diesem Kontext war – sehen wir einmal von den Künstlern ab – für Einzelgänger kaum Raum. Entsprechend hat der Konsum des selbstproduzierten Alkohols, soweit wir ihn auch zurückverfolgen, stets als Gemeinschaftserlebnis, das heißt unter sozialer Kontrolle, stattgefunden. Als stärkere ausländische Getränke im mongolischen Großreich beliebt wurden, kam es zunächst zu Krisen gerade bei der Führung des Reiches, der die Getränke unbeschränkt zur Verfügung standen. Produkte einer eigenen Destillation nahmen in den Jahrhunderten danach bei den meisten Ethnien die Stellung des leichteren Kumys ein, wobei die mit diesem verbundenen Sitten nun auf das stärkere Getränk übertragen wurden und damit auch das Training der Selbstbeherrschung gegenüber der Droge. So wurde trotz ihrer stärkeren Wirkung einer Sucht gerade der jungen in der Wirtschaft notwendigen Kräfte vorgebaut. Die neueste Form des Alkoholkonsums, der Genuß von russischem Wodka, jedoch ging einher mit der Einführung der Geldwirtschaft und damit dem Nachlassen einer sozialen Kontrolle, der Auflösung größerer Gemeinschaften der Einheimischen. Zudem ist Wodka etwa 40grädig und damit in seiner Wirkung viel vehementer als «'araqa». Hier kann von einer kulturellen Integration nicht mehr gesprochen werden insofern, als es leicht zur Sucht kam und die Süchtigen zu sozialen Interaktionen kaum noch fähig waren.

Kumys

Die Tatsache, daß die frühen, ethnologisch interessierten Reisenden fast ausschließlich Männer waren, hat zu einem empfindlichen Mangel an Nachrichten über das Arbeitsfeld der Frauen in den von den europäischen Einflüssen noch kaum berührten Kulturen geführt, in das diese entweder keinen Zugang hatten oder für das ihnen das

Interesse fehlte. Dort freilich, wo das Arbeitsfeld der Frauen nach europäischer Auffassung männliche Aufgaben mit umfaßte, war ihre Aufmerksamkeit stets wach. So wenig wir also über die Arbeiten der Frauen Mittelasiens bis zum 18. Jh. wissen, über die Alkoholgewinnung – eine typisch männliche Arbeit nach Auffassung der meisten Europäer – gibt es detaillierte und fachkundige Berichte.[1]

So beschreibt schon Wilhelm von Rubruk die Herstellung von berauschenden Getränken aus Stutenmilch, die er auf seiner Reise 1253 bis 1255 bei den Mongolen kennengelernt hatte: «Der *kumys* . . . wird auf folgende Weise hergestellt. An zwei in die Erde eingetriebenen Pfählen spannen sie einen langen Strick . . . und binden an diesen . . . die Füllen der Stuten, die sie melken wollen. Dann bleiben die Stuten neben ihren Füllen stehen und lassen sich ruhig melken. Und wenn eine Stute zu wild dabei ist, so nimmt ein Mann das Füllen, stellt es unter sie und läßt es ein wenig saugen; dann zieht er es wieder zurück, und der Melkknecht nimmt dessen Stelle ein. Wenn sie nun eine große Menge Milch . . . beisammen haben, so schütten sie dieselbe in einen großen Schlauch oder in ein flaschenähnliches Gefäß und fangen an, sie mit einem eigens dazu gemachten Stößel, der unten dick wie ein Menschenkopf und unterhalb ausgehöhlt ist, zu stoßen, und indem sie so hurtig schlagen, fängt sie an, Blasen zu werfen wie neuer Wein und sauer zu werden oder zu gären. Dieses Stoßen setzen sie so lange fort, bis sie die Butter herausgezogen haben. Darauf kostet man die Buttermilch, und wenn sie mild bitzelnd ist, so trinkt man sie. Sie bitzelt nämlich, wenn man trinkt, auf der Zunge wie gärender Traubenwein und läßt, wenn man aufhört zu trinken, einen Geschmack wie Mandelmilch auf der Zunge zurück. Sie weckt im Innern des Menschen Wohlbehagen, steigt aber auch solchen, die nicht viel vertragen können, zu Kopf . . . Zum Gebrauch für die großen Herren stellen sie auch *kara-kumys,* d. i. Schwarz*kumys,* her . . . Sie quirlen also die Milch durch Stoßen so, daß alle dickeren Bestandteile darin sich geradewegs zu Boden setzen wie Weinhefe, während, was klar ist, oben darauf zurückbleibt und wie Molkenmilch oder weißer Most aussieht. Der Hefebodensatz, der ganz weiß ist, wird den Knechten gegeben und macht sehr schläfrig. Die klare Flüssigkeit dagegen trinken die Herren, und sie ist in der Tat ein sehr milder, wohlanregender Trank.»[2] Die Beschreibung der Herstellung von *kara-kumys, kumys* mit dem dunklen Fett der Stutenmilch darauf, das sich nicht zu fester Butter verarbeiten läßt, entspricht dem, was Herodot schon 1700 Jahre früher, wenn auch nicht so genau, beschreibt (Buch IV,2). In neuerer Zeit, wird kein *kara-kumys* mehr hergestellt, sondern das Getränk so durchmischt, daß jeder Trinker von allen Teilen des Getränks einen Anteil erhält (Radloff 1893: I/297 u. 450 f.).

Wir haben es also mit einer Form der Alkoholgewinnung zu tun, deren Alter den entsprechenden europäischen Technologien nicht nachsteht. Das mag auch daran liegen, daß Stutenmilch mit einem Zuckergehalt von 5,1 %, aber nur 1,9 % Fett quasi «von selbst» gärt, wenn man sie in einen schon mehrfach gebrauchten Lederschlauch gießt. Sie muß übrigens noch anderthalb bis zwei, nach anderen Berichten sogar vier Tage stehen und auch nach dem Schlagen immer wieder kräftig durchgeschüttelt werden, ehe sie getrunken wird. Viel länger hält sich der *kumys* freilich nicht. Er übersäuert danach und wird faulig (Seroševskij 1896: 310 ff.; Radloff 1893: I/450 f.).

Durch den modernen Wandel in der Wirtschaft, der die Pferde – zugunsten von Rinderherden – schrumpfen läßt, ist Pferdemilch immer seltener geworden, so daß schon im 19. Jh. im Altai ebenso wie bei den Jakuten dem *kumys* ein immer größer werdender Anteil von Rindermilch zugefügt wurde, obwohl sich auch nach dem Geschmack der Einheimischen das Getränk dadurch stetig verschlechterte (Radloff 1893: I/297; Seroševskij 1896: 310). Im vorigen Jahrhundert war es aber trotzdem noch bei allen türkisch- und mongolisch-sprachigen Viehzüchtern verbreitet, von den Mongolen im Osten bis zu den Baškiren im Westen, von den Jakuten im Norden bis zu den Özbeken im Süden (zur Verbreitung vgl. auch Radloff 1899: II/Sp. 854 u. 1049 sowie Rudenko 1955: 130). Nur die Türkmenen, die zumindest bis zum 17. Jh. auch *kumys* hergestellt und konsumiert hatten, stellten ihn im vorigen Jahrhundert nicht mehr her. Unter seinem türkischen Namen *kumys* oder *kymys*[3] – mongolisch bezeichnet man ihn als *čigän*[4] – wurde das Getränk auch bei den Russen beliebt, die ihm nicht nur erfrischende, sondern auch Tuberkulose heilende Kräfte zuschreiben.

Destillation von Milchbranntwein

Der *kumys* ist zwar das ältere autochthone Rauschgetränk im Steppenraum, jedoch nicht das einzige. Mit den umfangreichen Tributleistungen an die Mongolen in der Zeit ihrer Großmachtstellung kamen zunächst auch ausländische stärkere Getränke als der nur etwa zweiprozentige *kumys*[5] an den Hof der Chane und zu den Vornehmen. So berichten Wilhelm von Rubruk, Giovanni de Plano Carpini und Marco Polo übereinstimmend davon, daß die Mongolen auch bierähnliche Getränke und vor allem Wein in größeren Mengen konsumierten (Rubruk in: Risch 1934: 43, 241; Plano Carpini in: Risch 1930: 101, 249), und diese Aussage wird durch ein Eigenzeugnis der Mongolen, die «Geheime Geschichte», gestützt (Haenisch 1948: 147). Aus Trauben gewonnener Wein ist zwar, wie Poucha nachweist (1956: 148 f.), zu jener Zeit schon ein altes westliches Handelsgut bei

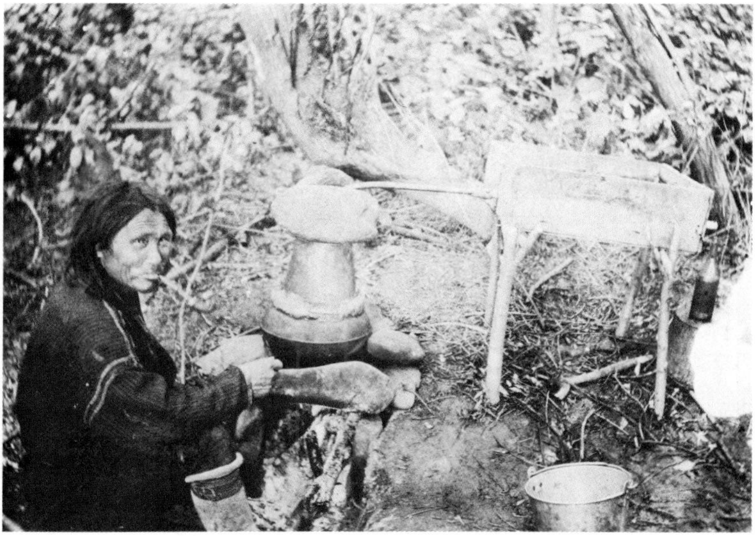

Heimliche Herstellung von Schnaps in den sibirischen Wäldern, Sommer 1927. – Während der Genuß selbstgebrauter Getränke bei den meisten Ethnien in traditionelle Sitten eingebunden war, ist die neueste Form des Alkoholgenusses, besonders beliebt ist vierzigprozentiger Wodka, meist nicht mehr kulturell integriert: bei starkem Konsum ist die soziale Interaktion kaum noch möglich.

den Mongolen gewesen. Jedoch muß sich sein Konsum anfangs auf die Reichsten beschränkt haben. Erst in der Großmachtzeit der Mongolen, als ihnen von allen Seiten reichlich Tribut zuströmte und jeder sich bereichern konnte, verbreitete sich die Wertschätzung von stärkeren alkoholischen Getränken als der *kumys* auch bei den Kriegern und ihren Familien, die dem Herrscherklan nicht besonders nahestanden. Gleichzeitig damit oder kurz danach wurde offenbar die Kenntnis der Herstellung stärkerer Getränke, die Destillationstechnik, allgemein bekannt (Johansen 1961: 230 ff.). Im 17. Jh. wird nämlich von dem durch die mittelasiatischen Türkmenen selbst destillierten Branntwein als von einem seit alter Zeit bekannten Getränk berichtet (Abu'l Gāzi-Kononov 1958: 48), obwohl ältere türkmenische Traditionen ihn nicht erwähnen[6] und er im 13. Jh. auch mit Sicherheit nicht hergestellt wurde, denn er wird von keinem der sonst für diese Spezialität ja sehr aufmerksamen Berichterstatter genannt, und Plano Carpini sagt ausdrücklich: «Wein, Bier und Meth gibt es bei ihnen nicht, wenn diese Getränke nicht gerade von anderen Nationen bei ihnen eingeführt oder als Geschenk geschickt wurden» (Risch 1930: 101). Die Annahme liegt also nahe, daß sich die Mongolen und die in ihrem Gefolge reich gewordenen nomadischen Ethnien an stärkere Getränke als den *kumys* gewöhnt hatten und nach dem Ende des Großreiches und dem Ausbleiben der Tribute eine eigenständige Produktion solcher Getränke entwickelten.

Was war es nun für eine Art Branntwein, der innerhalb kurzer Zeit sich allgemeine Beliebtheit erwerben konnte? Das Ausgangsmaterial dafür, das den mittelasiatischen Viehzüchtern auch nach dem Auseinanderfall des mongolischen Großreiches im Überfluß zur Verfügung stand und nicht vermarktet werden konnte, war die von den großen Pferdeherden gewonnene Milch und der daraus entstehende leicht alkoholische *kumys*. Er wurde mit einem Apparat vergoren, der denjenigen entspricht, die noch in den zwanziger Jahren in Arabien selbst zwar nicht von den Muslimen, aber von Juden verwendet wurden, die starke Getränke diskret verkauften.[7] Auch die Bezeichnung für das Destillat in den türkischen und mongolischen Sprachen *araq, araqy, araqa, arxi, arygy* u. ä. läßt sich auf das arabische Wort *araq* zurückführen.[8] Die Kenntnis der Destillationstechnik dürfte sich in Arabien selbst erst am Ende des ersten Jahrtausends allgemein verbreitet haben (Maurizio 1933: 223).

Wie ein solcher Apparat im Altai aussah, beschreibt Radloff besonders anschaulich: «Man füllt einen großen Kessel bis zur Hälfte mit *kumys* und *airan,* dann werden zwei Hälften eines konvexen Holzdeckels, der genau in den oberen Kesselrand paßt, auf den Kessel gelegt und rundum die Ritzen mit einer Mischung von Lehm und Mist verschmiert. In der Mitte jeder Deckelhälfte ist nun ein etwa zwei Werschock (ca. 9 cm) langes Loch. In jedes dieser Löcher wird dann eine ziemlich genau passende Holzröhre gesteckt und der Zwischenraum zwischen Deckel und Röhre wiederum sehr gut verschmiert. Die Holzröhren (*tschorgo*) bilden einen stumpfen Winkel und werden so parallel eingesetzt, daß die Enden des einen Schenkels in den Deckel passen, die Enden des anderen, etwas längeren Schenkels, aber in zwei irdene Töpfe hinabreichen, die in einem mit kaltem Wasser gefüllten Troge (*toskur*) stehen. Jetzt wird ein gleichmäßiges, nicht sehr starkes Feuer unter dem Kessel entfacht, so daß die Flüssigkeit in demselben kaum ins Kochen geräth. Aus dieser Flüssigkeit steigen nun Alkohol- und Wasserdämpfe auf und werden in den irdenen Gefäßen gekühlt» (1893: I/300).

Die Destillation erfolgt auf Grund der Tatsache, daß Alkohol schon bei 78,5° C, Wasser erst bei 100° C den Siedepunkt erreicht. Der Alkohol verdampft also bei einer Temperatur des Ausgangsmaterials zwischen 78,5° und 100° C schneller als Wasser. Die Dämpfe dringen durch die Rohre in die Tongefäße, durch deren kühlere Temperatur sie sich in Flüssigkeit zurückverwandeln. Je näher zum Siedepunkt des Wassers die Temperatur im Kessel ansteigt oder je länger der Destillationsapparat nach Verdampfen des Alkohols in Betrieb gehalten wird, desto schwächer ist das Destillat. Nach den Berichten der Reisenden am Ende des vorigen und bis zu den zwanziger Jahren dieses Jahrhunderts betrug der Alkoholgehalt von *'araqa,* abhängig natürlich auch vom Ausgangsmaterial, zwischen 3 % und 20 %, im allgemeinen noch unter 10 %, wenn er, wie es in der Regel geschah, nur einmal destilliert wurde (vgl. im einzelnen Johansen 1961: 227).

Dieser Apparat war im 18. Jh. nicht nur bei den mongolischen Ethnien und der türkisch-sprachigen Bevölkerung Tuvas sowie des Altai und seines nördlichen Vorlandes verbreitet. Er wurde im 18. bzw. in der ersten Hälfte des 19. Jh. von Georgi (1776: 321 f.) und Levšin (1832: III/41) auch bei den islamisierten Kazachen und den Baškiren in Mittelasien und dem südlichen Uralgebiet beobachtet, obwohl in den Städten und stadtnahen Gebieten mit islamischer Bevölkerung, genau wie in Arabien selbst, nicht die Muslime, sondern Juden oder Armenier Alkohol destillierten und weiterverkauften (Vámbéry 1868; Nikol'sky 1901: 278). Seine Verbreitung reichte also von den Gebieten starken arabisch-islamischen Einflusses bis nach Südsibirien, und zwar in einer Zeit noch vor dem Eindringen der Russen in diese Räume (Nikol'sky 1901: 267).

Zur Popularität des Milchbranntweins, die, wie erwähnt, bei den Mongolen und den Türken Mittel- und Südasiens erst im 14. Jh. einsetzte, trug auch eine Verbesserung der Destillationstechnik bei, die sich, von den Chinesen entlehnt, in der Zone chinesischen Einflusses spätestens seit dem Beginn des 18. Jh. durchsetzte.[9] Ein Nachteil des oben beschriebenen Apparates war ja die Notwendigkeit einer überaus sorgfältigen Dichtung, sollten nicht gerade die feinen Alkoholdämpfe aus dem stark unter Druck stehenden Apparat entweichen. Die Chinesen vergrößerten deshalb den Raum für die Dämpfe, indem sie einen Zylinder ohne Boden oder Deckel mit einem Durchmesser, nur wenig geringer als derjenige des oberen Kesselrandes, auf den Kessel stellten und diesen oben mit einem zweiten Kessel bedeckten. Da dieser mit möglichst kaltem Wasser gefüllt war, setzte sich der Dampf schon am oberen Kessel in Tropfenform ab, was zusätzlich den Druck verminderte. Die herunterfallenden Tropfen wurden im Zylinder durch einen kleinen Kübel, häufiger noch durch ein blattartiges Holz im obersten Drittel aufgefangen, in das nach innen geneigte Rillen wie die Adern eines Blattes eingeschnitten waren. Sie führten auf eine tiefer liegende mittlere Rille zu, die wiederum eine Neigung auf eine nach außen führende Röhre zu besaß. So wurde das schon fertige Getränk nach außen geleitet. Auch dieser Apparat wurde bei den türkischen und mongolischen Viehzüchtern mit Filzstreifen gedichtet, jedoch konnte dies schnell und ohne die große Sorgfalt geschehen, die das ältere Modell erforderte.[10]

Im Kessel blieb bei beiden Destillationsmethoden der größte Teil des Milcheiweißes als eine weiße Masse zurück, die getrocknet den *kurut,* den Hartkäse für den Winter bildete. Allein aus Gründen der Vorratswirtschaft mußte deshalb in der Hauptlaktationsperiode etwa zweimal in der Woche destilliert werden, zumal es die Möglichkeit einer Vermarktung der Milchprodukte kaum gab (vgl. hierzu z. B. Potapov 1951: 166, 176 ff.).

Rituelle und soziale Bedeutung

Über die Einstellung der Kazachen zum *kumys* berichtet Radloff (1893: I/450): «Der *kumys* wird beim Ausschenken mit großer Ehrfurcht behandelt ... In der Jurte herrscht dann allgemeine Stille.» Radloff berichtet ferner, daß es auf großen Festen zu einem allgemeinen Berauschtsein kam, das sich bei den Einheimischen nach Genuß von ein bis anderthalb Liter einstellte, während er selbst kaum etwas von der Wirkung des leichten Getränkes verspürte. Von schwerer Trunkenheit erwähnt er nichts. Diese Beobachtungen entsprechen dem, was auch die anderen Reisenden mitteilen.

So war bei den Jakuten der erste Genuß des *kumys* im Frühjahr, wenn die Stuten wieder Milch geben, mit einem religiösen Ritual jedes Klans verbunden, das Jochelson, der die Jahre 1888–1897 als politisch Verbannter bei den Jakuten verbrachte, besonders genau beobachten konnte (1933: 197 ff.). Es lebt bis heute in den Frühlingsfesten der Jakuten weiter.[11] Der Leiter des Rituals war dabei ein besonders angesehener alter Mann, selten ein Schamane. Ihm zur Rechten stand der reiche Jakute, der das Fest ausrichtete, ihm zur Linken dessen Frau. Die Gäste standen im Kreis vor ihnen, wobei die Frauen den linken, die Männer den rechten Halbkreis bildeten. Direkt vor dem Leiter waren zwei durch einen Querbalken verbundene und mit weißem Roßhaar verzierte Pfosten in den Boden gerammt, an die drei junge Birken mit frischen Trieben gebunden wurden. An die Pfosten waren die großen, mit Silberschmuck dekorierten *kumys*-Gefäße gebunden; rings um sie standen weitere große Birkenrinde-Eimer, gefüllt mit *kumys.* Der Leiter blickte nach Osten, in die Richtung der wohlwollenden Geister, und opferte zuerst dem obersten Himmelsgott, dann den in niedrigeren Sphären lebenden wohlwollenden Geistern *kumys,* den er mit einem reich ornamentierten Löffel aussprengte. Zusätzlich dazu wurde ihnen oft ein möglichst hellfarbiges Pferd geweiht. – Die aggressiven Geister hatten im Herbst ein eigenes Ritual, bei dem neben blutigen Opfern auch *kumys* dargebracht wurde. – Direkt neben dem Festgeber standen neun Jünglinge, neben seiner Frau neun junge Mädchen. Sie trugen etwa einen halben Meter hohe, reich ornamentierte, *kumys*gefüllte Holzbecher in den Händen, die sie nach Libationen auf Geheiß des Festleiters den ältesten und geehrtesten Männern und Frauen darreichten, die, ihrem Rang entsprechend, in der Nähe des *kumys*-Ausschanks plaziert waren. Nachdem sie getrunken hatten, reichten sie die Humpen an die im Rang nach ihnen Kommenden weiter, und so bekam jeder von dem Getränk, das von den Mundschenken mehrfach aus den großen Gefäßen bei den Birkenstämmchen nachgefüllt werden mußte. Die Humpen kreisten danach noch häufig, so daß bald eine heiter-angeregte Stimmung herrschte. Fälle von schwerer Trunkenheit durch *kumys* werden aber durch keinen der Berichterstatter über die Jakuten erwähnt.

Diese Erstlingsopfer von *kumys* und Pferden im Frühjahr und zusätzlich dazu noch ein Ritual im Herbst waren zumindest bis zum Vordringen der Russen unter allen Großviehzüchtern Nordasiens verbreitet (Gluchov 1926) und besitzen eine Tradition in der Steppe, die sich bis zu den Hiung-nu, also bis in die ersten Jahrhunderte v. Chr. zurückverfolgen läßt (De Groot 1921: 59). Darüber hinaus wurde *kumys* auch außerhalb der großen Feste stets in Gesellschaft, das heißt unter sozialer Kontrolle, und nie ohne eine Opferung an die Geister in den verschiedenen Himmelsrichtungen genossen. Für das Alter auch dieser Sitten gibt es eine Fülle von Belegen. So berichten die chinesischen Chronisten von den Alttürken des 6. Jh., daß sie beim Genuß von *kumys* sich gegenüberstanden und sangen (Bičurin 1950: I/271; zit. n. Potapov 1951: 170). Von Mahmud, dem Sohn des Emirs Veli, erfahren wir Genaueres über die Trinksitten am Hof der özbekischen Chane um 1640. Auch hier wurden die Plätze zur Rechten und Linken des Herrschers und Gastgebers genau dem Rang der Personen entsprechend eingenommen. Der Herrscher nippte an jedem Becher und reichte ihn dann den von ihm bevorzugten und ranghöchsten Personen als eine Auszeichnung. Die anderen erhielten ihre Becher vom Mundschenk, ohne daß ihnen der *kumys* kredenzt wurde. Auch sie tranken nur gemeinsam und feierlich und beugten hernach die Knie (Bartold 1909: 306 ff.). Knapp drei Jahrhunderte früher galten ähnliche Sitten auch bei den Mongolen, wie Rubruk berichtet: «Wenn sie zum Zechen zusammengekommen sind, so sprengen sie von dem Trank zuerst etwas auf das über dem Kopf des Hausherrn angebrachte Idol, sodann der Reihe nach auf die anderen Idole. Darauf geht ein Knecht mit einem vollen Becher aus der Jurte ... Nachdem nun der Knecht ... nach allen vier Himmelsgegenden die Libation dargebracht hat, kehrt er in die Jurte zurück. Dort stehen zwei Diener bereit mit zwei Bechern und ebensoviel Unterschalen, um den Trank dem Herrn und seiner ... Gemahlin zu bringen» (Risch 1934: 42). Rubruk berichtet zudem, daß es üblich gewesen sei, einer geachteten Person den Becher mit Gesang und Tanz darzureichen (ebd.: 45). Allen Reisenden fiel auf, daß darüber hinaus, wenn der Herrscher trank, stets eine Musik erklang, welche die Aufmerksamkeit aller auf das Tun des Herrschers lenkte (Risch 1930: 228; 1934: 44; Marco Polo 1908: 2. Buch, Kap. 10). Besonders verdienstvolle Heerführer wählte er zu seinen Bechergenossen, das heißt, er reichte ihnen seinen Becher als Auszeichnung (Risch 1930: 95; 1934: 44, 196).

Die Kontrolle des Trinkverhaltens, die mit diesen religiös begründeten Sitten einherging, hat dennoch nicht verhindern können, daß die stärkeren Getränke, die in großer Menge aus den unterworfenen Gebieten zu den Mongolen geschickt wurden, zu schwerer Betrunkenheit, ja zur Sucht führten. Das bezeugen nicht nur Plano Carpini und Rubruk (vgl. Haenisch 1948: 102 f. u. dazu Poucha 1956: 174). Auch die «Geheime Geschichte» überliefert, daß Ogädäi als seine erste große Sünde die Herrschaft des Weines über sich nannte (Haemisch 1948: 147).

Dort, wo in den folgenden Jahrhunderten der *kumys* und in zunehmendem Maße auch die Rindermilch zu einem relativ nicht hochprozentigen Branntwein destilliert wurden, übertrug man jedoch die mit dem *kumys* zusammenhängenden Sitten auf diesen. Das gilt auch für das Frühlingsfest, das bei den Altaiern und Chakassen ähnlich gefeiert wird wie bei den Jakuten (Adrianov 1909: 512). Potapov hat dies noch in den zwanziger und dreißiger Jahren unseres Jahrhunderts bei den Altaiern, Adrianov um die Jahrhundertwende bei den Chakassen, besonders den Qašen und Sagaien, beobachten können (Potapov 1951: 166 ff.; Adrianov 1909: 506 ff.): Auch hier wurden stets als erstes den Geistern, auch den Schutzgeistern des Hauses und dem Feuergeist, Libationen dargebracht; auch hier saßen die Frauen stets zur Linken, die Männer zur Rechten des Hausherrn in einer ihrem Rang entsprechenden Reihe. Der Gastgeber reichte die Schale mit *'araqa* zunächst dem geehrtesten Gast neben sich, und zwar mit der rechten Hand als Ehrenbezeugung sowohl dem Gast als dem Getränk gegenüber. Dieser nippte nur daran, um sie sogleich dem Hausherrn zurückzureichen mit der Aufforderung, er möge selber trinken. Der Gastgeber tat darauf das gleiche und reichte die Schale wieder zurück. So ging sie mehrmals hin und her, ehe einer der beiden, meistens der Gast, sie leerte bis auf einen kleinen Anstandsrest, der immer in der Schale bleiben mußte, wollte sich der Trinkende nicht dem Vorwurf der Gier, die stark negativ bewertet wurde, aussetzen. Darauf trank der Gastgeber selbst und reichte die nachgefüllte Schale dem nächsten Gast. Hatten alle Männer getrunken, begann die Reihe der Frauen mit der Ranghöchsten, danach kamen wieder die Männer dran usw. Nur wenn mehr als etwa 25 Personen beisammen waren, schenkte auch die Hausfrau aus, und zwar an die Frauen. Durch das viele Hin- und Herreichen und gegenseitige Nötigen und durch die Sitte, in kleinen Schlucken zu trinken, während die Unterhaltung fortgeführt wurde, konnte ein Rauschzustand nur langsam entstehen. Die Normen der Geselligkeit wurden höher bewertet als der Genuß. Das dokumentiert sich auch in der Sitte, die schon Rubruk erwähnt, dem Verschenken der eigenen Schale an eine Person, wobei ein improvisierter Preisgesang auf den so Geehrten vorgetragen wird. Nur daß man bei den Altaiern dabei nicht tanzte und sich übermütig gab wie bei den Mongolen, sondern sich vor dem Empfänger auf das linke Knie niederließ und ihm mit der rechten Hand, die während des Gesangs von der linken gestützt wurde, das Gefäß darreichte. Der Geehrte dankte ihm in einem ebenfalls improvisierten Gesang, ehe er in einer besonderen Ehrfurchtshaltung die Tasse bis auf den obligatorischen Rest leertrank. Dies war bei Männern und Frauen üblich. Die letzte Tasse *'araqa* wurde dem Ranghöchsten gereicht, der ihren Inhalt nur mit den Lippen berührte und sie weiterreichte. Die anderen taten es ihm nach, bis schließlich der letzte sie dem Gastgeber zurückreichte. Dieser trank sie und opferte die letzten Tropfen dem Feuer. Danach gingen alle nach Hause. Nur diejenigen, denen besonders oft eine Schale gewidmet worden war, schliefen an Ort und Stelle ihren Rausch aus. So war es, wie Adrianov berichtet, ein Zeichen von Beliebtheit und Ansehen, wenn ein alter Mann betrunken war, und so mancher versuchte deshalb diesen Zustand vorzutäuschen. Die Jüngeren, denen noch die Sorge für den Lebensunterhalt der Familie oblag, waren dagegen tagsüber nüchtern. Kindern, Jugendlichen und jungen Frauen wurde zudem überhaupt kein Alkohol gegeben (vgl. dazu auch Radloff 1893: I/308).

Aus diesen Mitteilungen geht hervor, daß seit dem 14. oder 15. Jh. auch die stärkere Droge wieder kulturell integriert wurde. Die strengen Regeln des Anstands – etwa das Getränk häufig nur mit den Lippen zu berühren und weiterzureichen, das Trinken in kleinen Schlucken, das Belassen des letzten Schluckes in der Schale, der Verzicht auf den eigenen Anteil zum Aufbau oder Erhalt einer herzlichen Beziehung zu anderen Mitgliedern der Gruppe, die Tatsache, daß die Jungen am Ende der sozialen Rangfolge recht lange auf das Getränk warten mußten, die Ächtung jeder Gier beim Trinken –, das alles hat offensichtlich einer Sucht und damit sozialer Isolierung weitgehend vorgebeugt.

Daß *'araqa* an sich aber doch als ein hoher Genuß galt, zeigt seine

Verwendung im religiösen Bereich. Die Chakassen glaubten, daß auch die Geister besonders gerne *'araqa* tranken – bei den Jakuten war es der *kumys* –, so daß es sich für den Schamanen empfahl, auf seine Seelenreise etwas von dem Getränk mitzunehmen und den Geistern unterwegs anzubieten. Wenn er vor eine Person, in die ein aggressiver Geist gefahren war, eine Schale *'araqa* stellte, so konnte er damit rechnen, daß der Geist den Kranken verließ, um das Getränk zu genießen, und sich dann weiter vertreiben ließ (Adrianov 1909: 511).

Erst die letzte Form des Alkohols, den die Altaier kennenlernten, der russiche ca. vierzigprozentige Wodka, der nicht gemeinsam produziert und konsumiert, sondern vom einzelnen gegen Geld gekauft werden konnte, führte zu einem sozial unkontrollierten Drogengenuß. Radloff schreibt darüber treffend: «Alle Kalmücken[12] lieben den starken Kornbranntwein der Russen . . . Wer sich von den Altaiern einmal an den russischen Branntwein gewöhnt hat, ist verloren, der vertrinkt Alles bis aufs letzte Hemd, bei dem wird der Trunk erst zum wahren Laster», und er begrüßt, daß zu seiner Zeit den russischen Kaufleuten zumindest offiziell der Wodka-Import verboten war.[13]

Anmerkungen

1 Vgl. dazu Radloffs Formulierung (1893: 300): «Von der Bereitung der Nahrungsmittel verdient nur die Branntweindestillation, die im Sommer einen großen Theil der Frauenarbeit ausmacht, genauer beschrieben zu werden.»

2 Übersetzung der lateinischen Texte durch Risch in: F. Risch, 1930 u. 1934; dieser Text findet sich in Risch (1934: 48 f.).

3 Vgl. unten.

4 Nach Vjatkina 1960 auch *čige* und bei den Chalcha *güne airaq;* burjatisch *sägää* nach Cydendámbaer (1954: 241).

5 Errechnet nach den Angaben bei Serоševskij (1896: 312).

6 Das Buch des Dede Qorqut.

7 Mitteilung über Reiseerfahrungen von Carl Rathjens und Vergleich eines mitgebrachten Destillierapparates (In. Nr. 31: 300: 1462 des Hamburgischen Museums für Völkerkunde).

8 Mehr ins einzelne gehend wird dies dargelegt in Johansen (1961: 232 f.). Hier sind auch weitere philologische Arbeiten dazu genannt.

9 Vgl. den Bericht von Gmelin (1751–1752: II/199).

10 Genaueres über diesen Appparat und seine Herkunft bei Johansen (1961: 226 ff.).

11 Nach einer persönlichen Mitteilung von E. Novgorodova, die als Archäologin in der Jakutischen A.S.S.R. gearbeitet hat.

12 Damit sind die Altaier gemeint.

13 Radloff (1893: I/309). Zur Zunahme des Konsums von starkem Alkohol am Ende des 19. und Beginn des 20. Jh. vgl. Sibirskaja Sovetskaja Enciklopedija I, Sp. 60 f. u. Nikol'skij 1901.

Die weltweit verbreitete Droge Tabak

Kulturhistorisch-ethnologischer Abriß über den Gebrauch von Tabak

Elisabeth Walther

Schon im 18. Jahrhundert wies von Schloezer darauf hin, daß eine ausreichende Behandlung des Themas Tabak stets den religiösen, therapeutischen, medizinischen, soziologischen, ökonomischen, kommerziellen und finanziellen Aspekt zu berücksichtigen habe (1775–1781, zit. in Wilbert 1979: 13). Natürlich ist es mir nicht möglich, in dem Rahmen dieses Aufsatzes auf alle diese von Schloezer genannten Aspekte weltweit vergleichend einzugehen. Die kulturell-funktionale Einbettung des Tabakgebrauchs ist in den meisten Gesellschaften viel zu komplex, und für die regionalen Gesichtspunkte des Thmeas verweise ich auf die folgenden Artikel. Dieser Aufsatz soll dem Leser vielmehr in einem kurzen Abriß einen Eindruck von der Botanik der Tabakpflanze, ihrer wohl weltweiten Verbreitung sowie – an Hand von Beispielen – von Formen des Tabakgebrauchs und einigen seiner Funktionen im gesellschaftlichen Leben vermitteln. Trotz der Tatsache, daß im heutigen Europa der Tabak vorwiegend als Genußmittel gebraucht wird, kam und kommt der Pflanze in anderen Kulturen eine Vielzahl von Funktionen, besonders auch im religiösen Bereich, zu. Aus diesem Grunde habe ich auf die Bezeichnung «Tabakkonsum» im Titel dieses Artikels verzichtet, da darunter im allgemeinen die Verwendung des Tabaks als Genußmittel von primär säkularer Bedeutung verstanden würde.

Die Botanik der Tabakpflanze

Die Tabakpflanze gehört zur Familie der Nachtschattengewächse. Sie ist auf dem amerikanischen Kontinent, den Sunda-Inseln und in Australien heimisch (Aschenbrenner/Stahl [4]1939: 68; Hartwich 1911: 31 nennt als Heimatländer nur Amerika und Australien). Nach dem heutigen Stand der Forschung kann man davon ausgehen, daß die Tabakpflanze zunächst nur auf dem amerikanischen Kontinent genutzt wurde, während bis zum Eintreffen der Europäer die Verwendung von Tabak in Australien regional äußerst begrenzt und unbedeutend war.

Die beiden am weitesten verbreiteten und meistgebrauchten der bekannten Tabakarten sind die rotblühende *Nicotiana tabacum* L. und die gelbblühende *Nicotiana rustica* L. *Nicotiana tabacum* war ursprünglich in Südamerika, vermutlich den östlichen Tälern der bolivianischen Anden beheimatet (Wilbert 1979: 13) und verbreitete sich innerhalb der tropischen Regionen Südamerikas. Sie ist heute die am meisten kultivierte Art des Tabaks. Die kräftigere und unempfindlichere *Nicotiana rustica* hingegen stammt aus dem Gebiet von Mexiko und Texas und war «schon vor Ankunft der Spanier von Brasilien bis Kanada verbreitet» (Hartwich 1911: 29, 32; Anbaugebiet siehe auch West 1934: 481 PL 1). Das Gedeihen der Tabakpflanze, die vom 62./63. nördlichen Breitengrad in Europa, in Amerika vom 40. Breitengrad bis zum 35. und 40. südlichen Breitengrad anzutreffen ist, beruht auf der Anpassungsfähigkeit der Pflanze an die unterschiedlichen Boden- und klimatischen Bedingungen (Hartwich 1911: 118; zur Tabakkultur siehe besonders Aschenbrenner/Stahl [4]1939: 72–130). Die hauptsächlichen Anbaugebiete des Tabaks liegen an der Ostküste Nordamerikas, in Mittelamerika, Brasilien und Argentinien, Syrien und Palästina, Ostafrika und den asiatischen Monsungebieten (Aschenbrenner/Stahl [4]1939: 131–180; Hartwich 1911: 27–31). Der Tabak ist eine einjährige Pflanze mit einer Höhe von 50 cm bis zu 3 m. Zum Genuß oder sonstigen Gebrauch gelangen die großen ovalen Blätter der Pflanze in frischem oder getrocknetem Zustand.

Auf Grund der je nach der Dosis und Art des Genusses verschiedenartigen Wirkungen des Tabaks wird dieser von den einzelnen Autoren den Genußmitteln respektive Genußgiften (Aschenbrenner/Stahl [4]1939; Hartwich 1911), den Stimulantia (Lewin [2]1980) bzw. virtuell den Narkotika (Emboden 1979) zugerechnet. In bezug auf die Narkotika weist Emboden auf die Vielschichtigkeit der Wirkmöglichkeiten hin. Erst die hohe Dosis ziehe eine narkotisierende Wirkung mit Auftreten von Halluzinationen nach sich (Emboden 1979: 35). Für die spezifische Wirkung des Tabaks vornehmlich verantwortlich ist der Bestandteil Nikotin, ein Alkaloid. Es ist ein starkes Gift, das in einer Dosis von 50 mg tödlich wirkt (Aschenbrenner/Stahl [4]1939: 518, siehe dort allg. zur Chemie des Tabaks; ebenso Hartwich 1911: 132–137).

Hartwich (1911: 137 ff.) unterscheidet zwischen normaler/gewünschter Wirkung bei der Verwendung als Genußmittel in «normalen» Dosen und den sich bei anhaltendem Gebrauch oder Einnahme zu hoher Dosen einstellenden Vergiftungserscheinungen. An europäischen Werten orientiert, übersieht er, daß die in verschiedenen Kulturen und sozialen Kontexten unterschiedlichen Dosierungen und daraus resultierenden Wirkungen, auch sog. Vergiftungen, durchaus beabsichtigt sein können. Es bleibt jedoch festzuhalten, daß eine hohe Dosis an Tabak körperliche Reaktionen wie «Übelkeit, Schwindel, Blässe des Gesichts, kalten Schweiß, Trübung des Blickes, heftiges

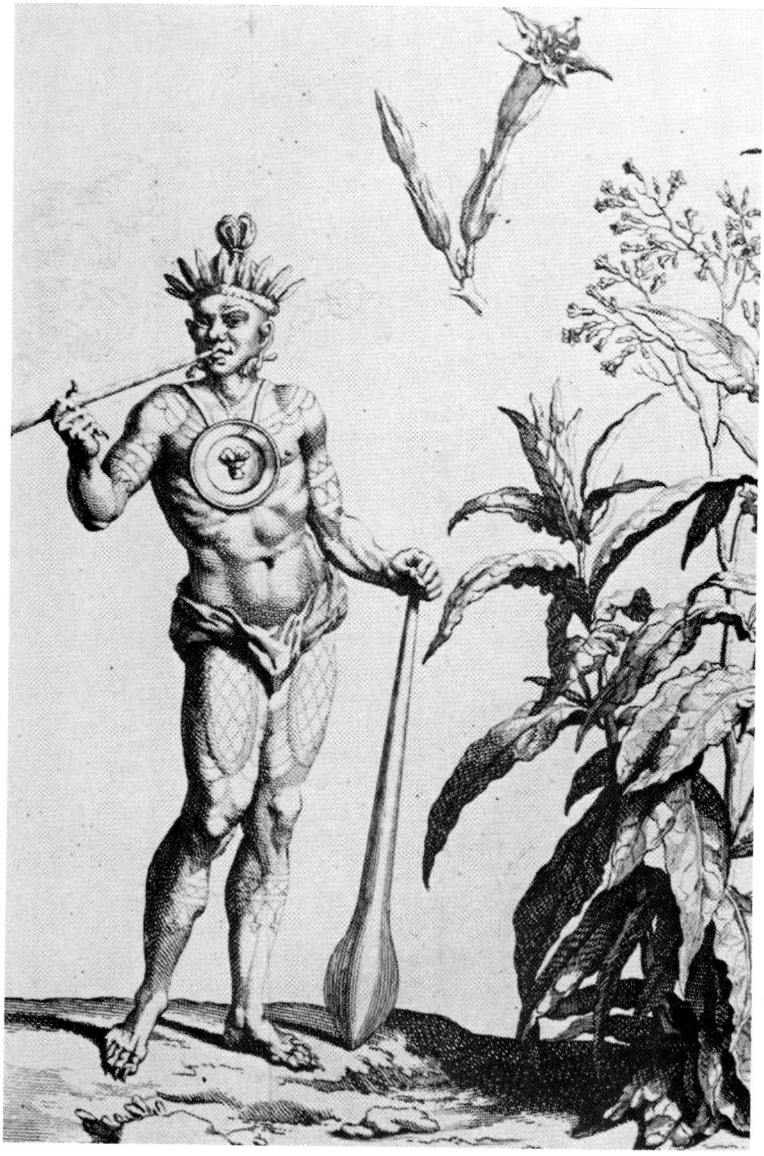

«Rauchender Indianer in der eleganten Pose eines französischen Höflings» könnte der Titel dieses Stiches von 1738 lauten. Die Tatsache, daß zwar die Tabakspflanze botanisch annähernd richtig wiedergegeben, der Indianer dagegen nach der Phantasie gezeichnet ist, zeigt wohl auch, daß die Pflanze den Europäern wichtiger war als der Indianer.

Ohrensausen, Zittern und Gliederschwäche, heftigen Kopfschmerz, Atemnot» (Hartwich 1911: 138) nach sich zieht.

Verbreitung der Tabakpflanze

Bis zur Entdeckung Amerikas durch Kolumbus im Jahre 1492 war der Gebrauch von Tabak auf diesen Kontinent beschränkt. In dem äußersten Norden und Süden des amerikanischen Kontinents wurde der Tabak allerdings auch erst durch die Europäer verbreitet. Wahrscheinlich durch in ihre Heimat zurückkehrende Spanier gelangte der Tabak zu Beginn des 16. Jh. nach Spanien und Portugal und wurde dort vorerst nur als Heilpflanze bekannt (allg. zur Verbreitungsgeschichte des Tabaks siehe: Aschenbrenner/Stahl ^{4}1939, Hartwich 1911; besonders zur Geschichte des Tabaks in Europa: Conte Corti 1930; Cudell 1927, 1930; Pezolt/Gertsch 1976). Mit diesem Ruf verbreitete sich der Tabak Ende des 16. Jh. nach Frankreich und von dort über ganz Europa. Mehr und mehr fand er auch als Genußmittel Verwendung. Zu Anfang des 17. Jh. brachten vermutlich portugiesische Seeleute, später holländische Einwanderer und arabische Händler den Tabak nach Afrika (Samson 1960: 227). Handelskontakte mit Ostasien und Südostasien waren verantwortlich für die dortige Einführung des Tabaks durch Portugiesen und Spanier, die noch im 16. Jh. Tabak auf die Philippinen brachten (Laufer 1924: 18). Generell förderten die Spanier die Verbreitung der Pflanze durch ihre ausgedehnten Handelsbeziehungen.

Um 1600 gelangte der Tabak nach Japan und fand dort eine rasche Aufnahme in weiten Bevölkerungskreisen. Nach Korea brachte man den Tabak um 1620 von Japan aus (Laufer 1924: 10). Etwa um die gleiche Zeit wurde er in Neuguinea bekannt. Von China, wo die Verbreitung des Tabaks durch europäische Kaufleute um 1600 einsetzte, gelangte er im 17. Jh. in die Mongolei, nach Tibet, Turkestan und Sibirien, wo seit Mitte des 19. Jh. auch von russischer Seite her für die weitere Verbreitung der Pflanze gesorgt wurde (Laufer 1924: 58 bis 59, 71–72). Interessant ist hier, daß sich östliche und westliche Routen der Tabakverbreitung mit primärer Bedeutung des westlichen Einflusses bildeten, bis vom nahen Osten her die Zigarette von der Zeit des Krimkrieges an ihren Siegeszug nach Westen und schließlich weltweit antrat.

Vermutlich von nord-ostsibirischen Völkern übernahmen dann die Alaska-Eskimo das Rauchen von Tabak in Pfeifen (Linton 1924: 20). In andere Regionen der Arktis wurde der Tabak von europäischen und amerikanischen Seeleuten und Händlern eingeführt, die seit dem 18. Jh. Kontakt mit der einheimischen Bevölkerung aufnahmen.

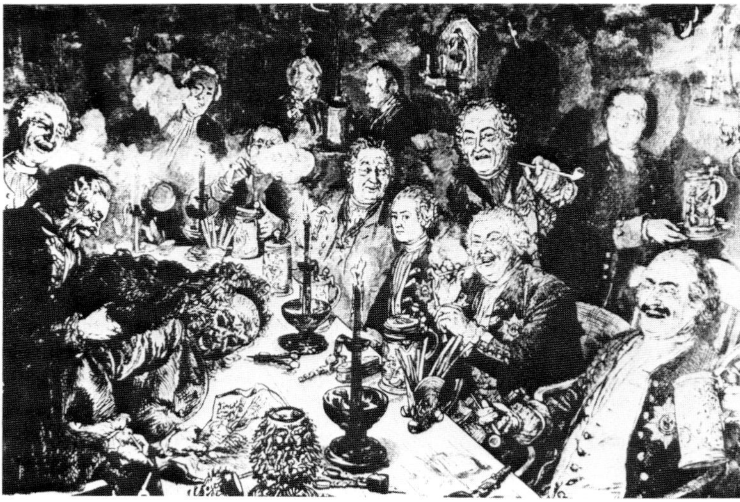

Der Soldatenkönig Friedrich Wilhelm I. (1713–40) erwarb sich um die Förderung des Tabaks (und des Bieres) größte Verdienste. Bei seinem berühmten Tabakskollegium, einer regelmäßigen zünftigen Zusammenkunft mit Vertrauten, Ministern und hohen Offizieren, wurden sicher wichtige Gespräche geführt, vor allem aber wurde aus langen Tonpfeifen geraucht und dazu Bier getrunken.

Überall konnte sich die Tabakpflanze, vorwiegend als Genußmittel verwendet, behaupten – in vielen Ländern geschah dies gegen mehr oder weniger starken staatlichen und teilweise auch kirchlichen Widerstand, etwa in Deutschland, Rußland, der Türkei und in Japan.

Arten des Tabakgenusses

Hier soll kurz dargestellt werden, in welchen Formen der Tabak in verschiedenster Zubereitung vom Menschen konsumiert wird – daher der Terminus «Tabakgenuß». Vorwiegend medizinische Anwendungen, wie das äußerliche Auflegen von Tabakblättern oder das afrikanische Tabakklistier, werden nicht berücksichtigt.

Als wichtigste Arten der Tabakaufnahme sind zu nennen: das Rauchen (in Pfeife, Zigarre, Zigarette), das Schnupfen, das Kauen, das Lecken, das Trinken (vgl. Cooper 1949: 525).

Obwohl sicher dem Rauchen des Tabaks in Pfeife, Zigarre, Zigarette heute und schon seit kolumbischer Zeit (wenn nicht auch vor der

Entdeckung) die weiteste Verbreitung zukommt, finden wir die verschiedensten Arten des Tabakkonsums in Südamerika, der vermutlichen Heimat des Tabaks.

Das Tabakrauchen

Das Rauchen geschieht mittels eines Rauchgerätes, der Pfeife (zu den verschiedenen Typen siehe Dunhill 1969), oder unmittelbar durch Saugen an einer mehr oder weniger umfangreichen Rolle getrockneter Tabakblätter, die mit einem Deckblatt aus demselben oder einem anderen Material umgeben ist. An Umfang und Art des Deckblatts entzündete sich eine Diskussion um die Unterscheidung zwischen Zigarre und Zigarette, die Stahl (1930) behandelt. Zigarre wie auch Zigarette können zum Rauchen in röhrenförmige Halter – auch in Europa als Zigaretten- oder Zigarrenhalter bekannt – gesteckt werden.

Das Pfeiferauchen geht vornehmlich auf die Indianer Nord- und Zentralamerikas zurück; röhrenförmige Pfeifen fanden sich schon in Fundstätten aus dem 9. bis 17. Jh. (Samson 1960: 217). Nicht nur Linton berichtet, daß schon um die Zeitenwende – von den sogenannten *Basket Makers* in Nordamerika – Tabakspfeifen verwendet worden sind (1924: 1). Tabaksbeutel und Pfeife gehörten später zur Ausstattung eines nordamerikanischen Kriegers (ibid.: 7/8). Vorwiegend aus Sparsamkeit, jedoch auch aus geschmacklichen Gründen, mischte man den Tabak mit Kräutern (ibid.: 7/8) bzw. mit Birken- und Pappelrinde (Hartwich 1911: 57). Stahl erwähnt auch röhrenförmige Rauchpfeifen der Azteken (1930: 58). Da in diese Geräte jedoch (gerollte?) Tabakblätter gesteckt wurden, erhebt sich die Frage, ob es sich dabei nicht um Zigarren- bzw. Zigarettenhalter gehandelt haben könne. In Südamerika sind besonders die Chaco-Indianer als Pfeifenraucher bekannt (Stahl 1925: 109). Ursprünglicher Pfeifentyp war auch hier die röhrenförmige Art (ibid.: 105). Obwohl die europäischen Kolonisatoren vorerst die Zigarre und erst später bei ihrem Vordringen nach Nordamerika die Pfeife kennenlernten, erfreute sich doch in Europa das Pfeifenrauchen bald größter Beliebtheit und Verbreitung. Tonpfeifen wurden zuerst um 1600 in England hergestellt, von dort nach Holland und Deutschland eingeführt. Jedoch blieben die Spanier und Portugiesen den von ihnen entdeckten Zigarren und Zigaretten treu und entwickelten noch heute bekannte Produktionsstätten für diese Artikel.

Bei der Einführung des Tabaks nach Afrika war die dortige Bevölkerung mit der Pfeife, aus der sie traditionellerweise wohl Cannabis rauchte, vertraut. Der Tabak wurde dann aus den verschiedenartigsten Pfeifen, von dem einfachen röhrenförmigen Typ über die zusammengesetzte Pfeife bis zur Wasserpfeife, geraucht (Lindblom 1947).

Von den zum Teil riesigen Pfeifenköpfen schloß man auf eine sehr große konsumierte Tabakmenge (Samson 1960: 230). Auch in China und Japan rauchte man vorwiegend aus langstieligen Pfeifen der unterschiedlichsten Materialien (ibid.: 220; Hartwich 1911: 99 f., 105). Auf Neuguinea waren früher vorwiegend im Nordwesten der Insel Bambus-Pfeifen im Gebrauch (Lewis 1924: 6), heute erfreuen sie sich allgemeiner Beliebtheit (Holzknecht 1971: 247).

Zur Zeit der Entdeckung durch Kolumbus rauchte die einheimische mittel- und südamerikanische Bevölkerung den Tabak (oder eine andere Materie) in Form von Zigarren oder Zigaretten (Linton 1924), wobei Zigarren vorwiegend auf den westindischen Inseln, Zigaretten in Mexiko zu finden waren. Innerhalb Südamerikas hat die Zigarre ihre Hauptverbreitung im Orinoko- und brasilianischen Waldgebiet (Stahl 1925: 102). Aus der Entdeckungsgeschichte folgt, daß es gerade die Spanier waren, welche die Zigarre in Ostasien, z. B. auf den Philippinen, einführten. Von dort gelangte der Zigarrengenuß nach Formosa, Korea, China, Burma und Südindien (Laufer 1924: 18). Ebenso waren die Spanier verantwortlich für das Umsichgreifen des Zigarettengenusses in Indonesien, von wo er sich nach Indien und Japan fortpflanzte (ibid.: 19 ff.).

Als Beispiel für die einheimische Fertigung einer «Rauchrolle» möchte ich Holzknechts Beschreibung der im Inland von Neuguinea weitverbreiteten Zigarren (oder Zigaretten) anführen: Tabakblätter werden in die Blätter des *pitsoan*-Baumes gewickelt, mit Faden aus Bananenfaser zusammengebunden und in ein Rauchrohr gesteckt (1971: 246). Dies findet man vorwiegend noch bei älteren Männern, mehr und mehr jedoch erhält die Zigarette den Vorrang (ibid.: 246 f.).

Das Tabakschnupfen

Heute ist der Gebrauch von Schnupftabak in Südamerika auf Gebiete im Innern und im Norden beschränkt. Besonders in Kolumbien und Venezuela ist das Tabakschnupfen unter den Indianern verbreitet. Der Schnupftabak besteht aus getrockneten und fein gestoßenen Tabakblättern, die man sich selbst mittels eines kleinen Löffels oder eines schmalen Röhrchens einführt oder mit Hilfe einer zweiten Person durch ein längeres Schnupfrohr einblasen läßt. Schon zur Zeit der Eroberung kannten die Inkas in Peru und auch die mexikanischen Azteken den Schnupftabak (Mason 1924: 14). Man vermutet, daß zu derselben Zeit auf den westindischen Inseln geschnupft wurde: «Die Stämme dieser Region stellen auf der Basis von pulverisierten Samen einer Akazie oder Mimose, Maniokmehl und pulverisiertem Muschelkalk ein Schnupfpulver her. Jedoch wird in manchen Gebieten anscheinend auch Tabak verwendet» (ibid.: 12 f.).

Ausgehend von Frankreich übernahm Europa die Mode des Tabak-Schnupfens, wobei jedoch nur die Fingerspitzen zu Hilfe genommen wurden. Ansonsten gewann das Tabakschnupfen eine relativ geringe Verbreitung. Französische Missionare führten gegen Ende des 17. Jh. mehrere Sorten von Schnupftabak in China ein, der, mit Blütenessenzen aromatisiert, im 18. Jh. als beliebtes Geschenk unter Freunden galt. Außer in China war das Tabakschnupfen im asiatischen Raum in Japan, Tibet und Indien – bei den Brahmanen – gebräuchlich (Laufer 1924: 32 ff.). Dazu benötigte Gerätschaften waren die zum Teil als kleine Kunstwerke zu betrachtenden Schnupfdosen und Fläschchen.

Das Tabakkauen

Der Kautabak wird im allgemeinen aus einer Masse zerkleinerter Tabakblätter unter Zusatz anderer Substanzen, so salpeterhaltiger Erde (Arekuna/Südamerika) (Stahl 1925: 116), der Asche aus den Blättern einer *Grevillea*-Art (Bindibu/Australien) (Thomson 1961: 6), der Asche aus Blättern und Zweigen des Busches *Cassia eremophila* (zentralaustralische Ethnie) (Lewis 1924: 8), bereitet. Die Ingredienzen werden sorgfältig vermischt und zu kleinen Kugeln oder Kegeln geformt.

Das sog. Tabakessen oder -schlecken

Über das Tabakschlecken liegen mir lediglich Berichte aus dem südamerikanischen Bereich vor. Die Blätter der Tabakpflanze werden mit Wasser zu einer dickflüssigen Masse gekocht, man steckt den Finger hinein und leckt ihn ab. Mason (1924: 11) verweist diesen Brauch auf Indianer des Amazonas-Urwalds, am Fuße der Anden, und er betont die narkotisierende Wirkung dieses Tabakkonzentrats. Ähnliche Schilderungen liegen für die Uitoto (Stahl 1925: 116) und die Serkukuma (ibid.: 125) vor. Stahl weist auf die sehr aktivierende Wirkung des Tabakbreis hin.

Das Tabaktrinken

Das Trinken von Tabakwasser begegnet uns vor allem im Zusammenhang mit dem Gebrauch der Wasserpfeife: So soll in Burma der Tabak von den Frauen der Chin in der Wasserpfeife geraucht, das mit Nikotin gesättigte Wasser dann von den Männern eine Weile im Mund gehalten und schließlich ausgespuckt worden sein (Laufer 1924: 30). Auch berichtet Hartwich, daß die Männer das mit Tabakrauch gesättigte Wasser ihrer Wasserpfeifen tränken (1911: 111). Eine andere Prozedur der Herstellung des Tabakgetränks finden wir bei bestimmten Indianergruppen Südamerikas, z. B. den Jivaro, Galibi, Wapi-

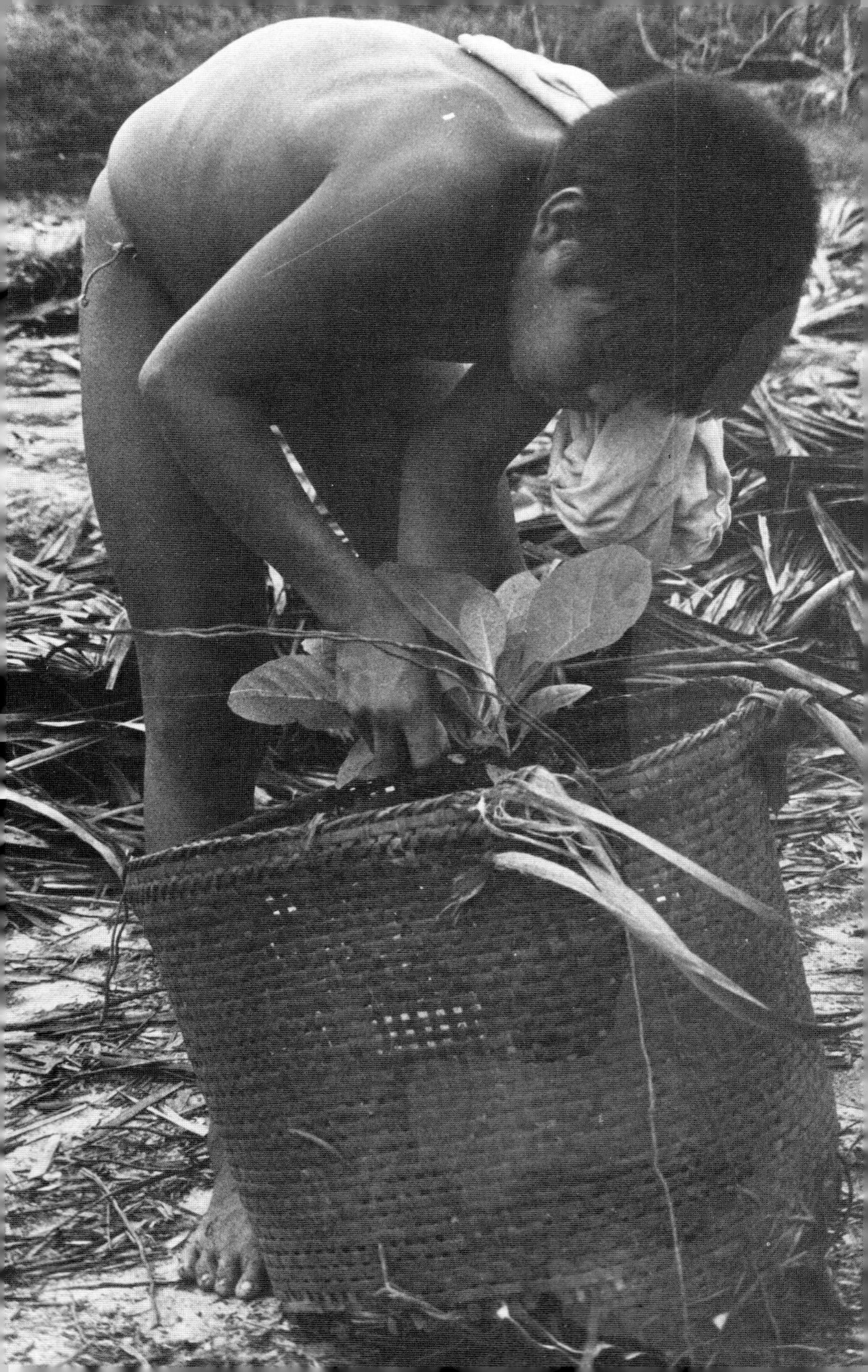

schana, Serkukuma etc., welche, nachdem sie die Tabakblätter in Wasser gekocht oder gekaut haben, diesen Brei in eine Schüssel füllen und ordentlich mit Speichel vermischen (Hartwich 1911: 117).

Funktionen des Tabakgebrauchs

Zu unterscheiden ist hier primär zwischen Tabak als rein säkularem Genuß- oder medizinischem Mittel, wie es im allgemeinen in Europa verwendet wird, und dem rituell-religiösen Gebrauch des Tabaks, der ihm wohl in seinem Ursprungskontinent vor und, in etwas beeinträchtigtem Maße, auch nach der kolumbischen und europäisch-amerikanischen Durchdringung zukommt. Es muß allerdings an dieser Stelle betont werden, daß man in vielen Kulturen nicht ohne weiteres zwischen religiösen einerseits und sozialen oder weltlichen Funktionen andererseits scharf trennen kann.

Tabak als Genußmittel

Nach der Einführung des Tabaks aus seinen Ursprungsländern kam es zu einer Säkularisierung seines Gebrauchs im Gegensatz zu der meist rituell-religiös begründeten Funktion, die der Tabak in seinen Heimatländern erfüllte. Wohl wird im nord- wie auch südamerikanischen Zusammenhang auf eine ebenfalls vorhandene Genußmittelfunktion hingewiesen (Stahl 1943: 14), doch betont derselbe Autor gerade in bezug auf die Maya, daß das Tabakrauchen bei ihnen im Unterschied zu anderen Ethnien ausschließlich kultischen Charakter gehabt habe (Stahl 1930: 55). Zur Zeit seiner Entdeckung stand die religiöse oder rituelle Funktion des Tabaks überall in Nord-, Mittel- und Südamerika im Vordergrund. Unter dem Einfluß der Europäer wurde sein Stellenwert als reines Genußmittel allerdings immer bedeutsamer.

Die religiöse Funktion des Tabaks

Schon von Alt-Mexiko ist bekannt, daß die Priester den Göttern Blumen und Rauchrollen darbrachten (Stahl 1930: 59; vgl. Mason 1924: 8). Mason betont auch die Beziehung des Tabaks zum Regen und bringt ihn mit «Regenzauber» in Verbindung.

Eine besonders starke rituelle Umkleidung hatte – das belegt die exakte Aufzeichnung – der Tabak bei den nordamerikanischen Indianern. So besaß z. B. nur der Crow das spezielle Privileg des Tabakanbaus, der Mitglied der sogenannten Tabakgesellschaft geworden war

◁ Nach wie vor spielt in Südamerika der Tabak bei den Indianern eine wichtige Rolle – auch für den religiösen Bereich ihres Lebens. Bei der Pflege der Pflanzen helfen zuweilen auch Kinder. Hier pikiert, d. h. vereinzelt ein Bará-Jüngling Tabaksetzlinge.

(vgl. v. Welck in diesem Band). Bei den nordamerikanischen Indianern erstreckte sich die rituelle Behandlung des Tabaks von der Pflanzung, die nur den Männern oblag, über die Ernte bis zur Opferung an die Götter. Bei den Ethnien östlich der Rocky Mountains unterschied man zwischen dem als Räucherwerk verbrannten Tabak, dem in die Windesrichtungen gestreuten und dem vergrabenen Tabakopfer (Linton 1924: 23).

Tabak in medizinischer Funktion

Die Trennung zwischen Tabak als Heilmittel und als Opfer fällt gerade bei den indianischen Ethnien oft schwer. Dient doch der Tabakrauch dazu, den Gott gnädig zu stimmen, andererseits den Kranken von Geistern oder Dämonen, die für seine Erkrankung in vielen Fällen verantwortlich gemacht werden, zu befreien. (Hier begegnen wir auch der apotropäischen Bedeutung des Tabakrauchs.) Die Heilungsprozedur geschieht entweder

1. durch Auflegen von Tabakblättern auf Wunden etc.;
2. durch Anblasen des Kranken mit Tabakrauch;
3. mittels der Ekstase des «Medizinmannes», u. U. herbeigeführt durch eine hohe Dosis von Tabak, die ihn den Grund der Erkrankung erschauen läßt (Hartwich 1911: 45).

Dies gilt für süd- wie auch nordamerikanische Indianergruppen. Ebenso wie die Verwendung von Tabak den Kranken von vorhandenen Leiden heilen sollte, dachte man ihn sich auch als Kräftigungs- und Abwehrmittel gegen Krankheiten, wie uns von den Serkukuma bezeugt ist (Stahl 1925: 122). Der Piai dagegen wird durch den Genuß von Tabakwasser gegen den Kampf mit Dämonen gerüstet (ibid: 124 f.).

Auch in Europa schrieb man der Tabakpflanze medizinische Wirkung zu. Ein Beispiel gibt uns Barnstein (1644), der ihn gegen äußere wie innere Leiden als gutes Heilmittel empfiehlt. Bei den Seeleuten galt der Tabak als Mittel gegen Skorbut (Hartwich 1911: 69). Auch heute noch soll der Tabak in der Volksmedizin verschiedener europäischer Länder bei den unterschiedlichsten Krankheiten, meist im Kopfbereich oder bei Hautkrankheiten, angewendet werden (Kell 1965: 108 ff.). Weiterhin liegen Berichte über die medizinische Anwendung von Tabak aus Japan und China vor (Laufer 1924: 3, 7; Samson 1960: 220), besonders werden Zahn-, Halsschmerzen und Verstopfung genannt. In Südamerika, so behauptet Nordenskiöld, wurde der Tabak in den Gebieten Brasiliens und dem Stromgebiet des La Plata rein medizinisch genutzt und von «Zauberern» oder «Medizinmännern» geheimgehalten (1922: 74, zit. in Stahl 1925: 91).

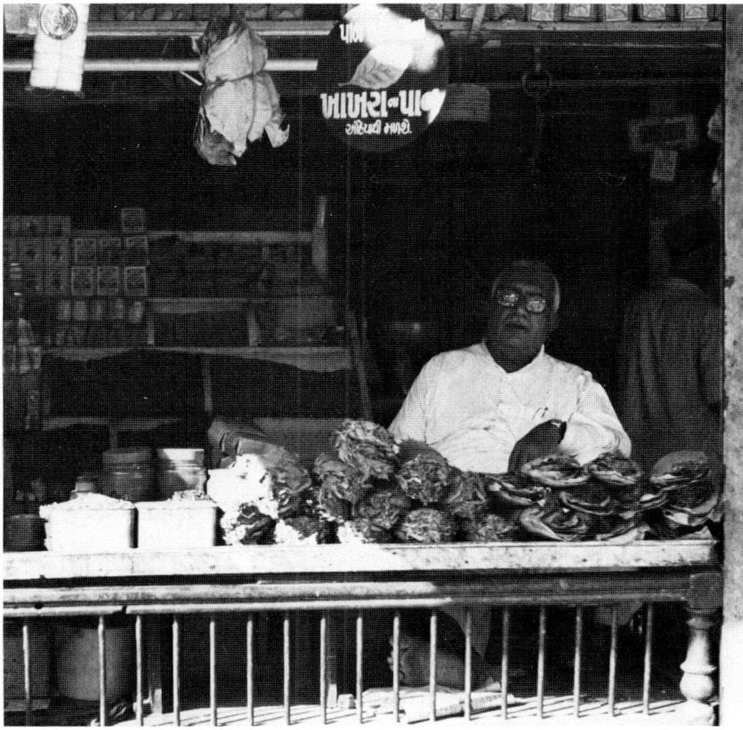

Vor allem durch Portugiesen und Spanier gelangte der Tabak nach Süd- und Ostasien. Heute ist er dort ein fester Bestandteil des Alltags. In diesem traditionellen Tabakladen in Ahmedabad, Indien, werden u. a. getrocknete Tabakblätter zum Verkauf angeboten.

Tabak als sozialer Funktionsträger

Nicht zuletzt stellt der Tabak ein Mittel dar, das sowohl den Eintritt in eine soziale Gruppe als auch deren Zusammenhalt besiegelt. So ist es bei Initiationsriten für Jungen auf Neu-Guinea und Mädchen südamerikanischer Indianergruppen üblich, sich einem mehrtägigen Tabakritual zu unterziehen. Nach erfolgreichem Bestehen gelten sie als Mitglieder der Männergruppe (Holzknecht 1971: 241 f.) bzw. als heiratsfähige Frauen. Bei den Indianern Nordamerikas spielte auch das gemeinsame Rauchen der Kriegs- oder Friedenspfeife insofern eine bedeutende Rolle, als jeder Teilnehmer der Versammlung hierdurch an deren Beschlüsse gebunden war. Der Tabak oder seine hohe rituelle Stellung gab dem gemeinsamen Vorgehen einen unauflöslichen Charakter. Das Calumet diente zudem der Legitimierung von Botschaften (Linton 1924: 25).

Auch in der europäischen Gesellschaft ließ z. B. die Art des Tabakgenusses Rückschlüsse auf den sozialen Stand oder Beruf zu, und die Mitgliedschaft in einer Tabakgesellschaft war nur bestimmten gesellschaftlichen Gruppen vorbehalten (Conte Corti 1930).

Tabak als Nutzgeld

Mit sich ausweitender Verbreitung und Beliebtheit des Genußmittels Tabak erfolgte auch dessen Verwendung als Tausch- und Handelsware. Von den Franzosen etwa wurde Tabak auf Neu-Kaledonien als Tauschmittel benutzt (Hartwich 1911: 116). Im 18. Jh. zahlten die Koreaner zweimal jährlich dem chinesischen Kaiser unter anderem auch den besonders hochgeschätzten koreanischen Tabak als Tribut (Laufer 1924: 10 f.). Selbst aus Virginia wird berichtet, daß dort der Tabak im 17. Jh. als Zahlungsmittel verwendet wurde.

Frauen und Tabak

Bedauerlicherweise belegen nur wenige Autoren den Gebrauch von Tabak durch Frauen. Schreiben sie überhaupt darüber, so heben sie ihn meist als Besonderheit hervor. In erster Linie wird der Tabakkonsum der Männer geschildert. Spärliche Berichte liegen über das Rauchen der Frauen süd-, mittelamerikanischer und afrikanischer Gruppen vor. Auch von ost- und südostasiatischen Ethnien wird es beschrieben. So rauchten in Burma Männer und Frauen verschiedenartige Zigaretten (Hartwich 1911: 114). Hartwich erwähnt auch besonders die umfangreichen und langen Zigarren der burmesischen Frauen (ibid.: 94). In Japan waren die für Männer und Frauen bestimmten Pfeifen von unterschiedlicher Länge und Beschaffenheit, wie auch bei den Lahita-Völkern Hinderindiens scharf zwischen Männer- und Frauenpfeife unterschieden wurde (ibid.: 111).

In den europäischen Ländern herrschten und herrschen weiterhin verschiedene Bewertungen des Tabakgebrauchs von Frauen. In Portugal und Spanien ist das Rauchen von Zigaretten und Zigarillos seit jeher gesellschaftlich akzeptiert, und im Frankreich des 18. Jh. war das Schnupfen bei den Damen der Oberschicht ein weit verbreiteter und modischer Genuß. Währenddessen hatten beispielsweise in Deutschland seit der Jahrhundertwende Frauen gegen starken gesellschaftlichen Widerstand um das Privileg des Zigarettenrauchens kämpfen müssen. Auch heute noch wird es – zumindest, wenn es öffentlich geschieht – negativ sanktioniert. Zigarillo, Zigarre und Pfeife dagegen gehören eindeutig zur Domäne des Mannes.

«Die trockene Trunkenheit des Tabaks»*

Wolfgang Schivelbusch

Schivelbusch skizziert die Kulturgeschichte des Tabakrauchens und -schnupfens in Europa und untersucht, welchen Bedürfnissen diese aus Amerika importierten neuen Genüsse entgegenkamen.

Ein Beispiel: Bei der Suche nach der Antwort auf die Frage, warum der Tabak im Europa des 18. Jahrhunderts hauptsächlich geschnupft wurde, erörtert der Autor einmal die entschleimende und den Geist befreiende Wirkung, die man dem Tabak zusprach. Er weist jedoch auch auf eine wichtige Folgeerscheinung des Schnupfens hin: Bei starkem Konsum macht es die Schleimhäute geruchsunempfindlich – eine Tatsache, die in Anbetracht der damaligen hygienischen Verhältnisse nicht unbedingt nachteilig war.

Im Jahre 1627 berichtet der kurpfälzische Gesandte Johann Joachim von Rusdorff über eine neue Mode in den Niederlanden: «Ich kann nicht umhin, mit einigen Worten jene neue, erstaunliche und vor wenigen Jahren aus Amerika nach unserem Europa eingeführte Mode zu tadeln, welche man eine Sauferei des Nebels nennen kann, die alle alte und neue Trinkleidenschaft übertrifft. Wüste Menschen pflegen nämlich den Rauch von einer Pflanze, die sie Nicotiana oder Tabak nennen, mit unglaublicher Begierde und unauslöschlichem Eifer zu trinken und einzuschlürfen.» Von den Genußmitteln, die in der frühen Neuzeit Eingang in die europäische Kultur finden, ist der Tabak zweifellos das bizarrste. Er bringt vollkommen neue Formen der Konsumtion mit sich. In dieser Hinsicht sind die Getränke Kaffee, Tee, Schokolade weniger revolutionär. Die einfache Tatsache, daß sie getrunken werden, stellt einen Anknüpfungspunkt an die bis dahin in Europa bekannten Genußstoffe dar. So fremdartig ihr Geschmack und ihre Wirkungen, die *Form* ihres Genusses ist vertraut.

Für das, was man mit dem Tabak macht, gibt es lange Zeit keinen eigenen Begriff. Das Wort «Rauchen» setzt sich erst im Laufe des 17. Jahrhunderts im allgemeinen Sprachgebrauch durch. Bis dahin behilft man sich mit der Analogie des Trinkens, man spricht vom «Rauchtrinken» und «Tabaktrinken». Noch im Jahre 1658 veröffentlicht der jesuitische Prediger und Schriftsteller Jakob Balde seine Satire gegen das Rauchen unter dem Titel «Die trockene Trunkenheit».

Die Analogie mit dem Trinken ist zunächst also eine Hilfskonstruktion, mittels der man ein sonst unfaßbares Novum in den Griff zu bekommen sucht. Darüber hinaus jedoch hat sie einen realen Grund in der pharmakologischen Wirkungsweise des Tabaks. Dessen Hauptbestandteil, das Nikotin (genannt nach dem französischen Gesandten am portugiesischen Hof, Jean Nicot, der um die Mitte des 16. Jahrhunderts den Tabak nach Frankreich bringt), läßt sich in seiner Wirkung eher mit dem Alkohol als mit dem Koffein vergleichen. Nikotin stimuliert nicht, sondern lähmt das Nervensystem. Toxikologisch ist es ein Nervengift. Die Nikotinmenge, die ein Gewohnheitsraucher über einen Tag verteilt zu sich nimmt, würde, auf einmal genommen, tödlich wirken. Der Vergleich des Tabaks mit dem Alkohol drängt sich auch insofern auf, als er auf Neulinge eine durchaus unlustvolle Wirkung ausübt. Schwindelgefühl, Übelkeit, Schwießausbrüche sind die Folge erster Rauchversuche. Erst durch die Gewöhnung kommt es – ähnlich wie beim Alkohol – zum Genuß.

Wenn das Rauchen im 17. Jahrhundert als trocknes Trinken verstanden wird, so bedeutet das noch mehr als bloß die Aneignung der bizarren Genußform durch die Analogie mit dem Trinken. Die Eigenschaft «trocken» stellt eine unterirdische Verbindung zu dem anderen neuen Genußmittel her, dem Kaffee. Wie wir gesehen haben[1], beschreibt die Medizin des 17. und 18. Jahrhunderts den Kaffee als einen trocknen Stoff, dessen Haupteigenschaft es ist, die Körpersäfte des Menschen auszutrocknen. Diese Vorstellung, so sahen wir weiter, basiert auf dem antiken medizinischen Schema der vier Körpersäfte und der Temperamente.

Ganz ähnlich sieht die Medizin des 17. und 18. Jahrhunderts die Wirkungen des Tabaks. Die Ähnlichkeiten gehen bis hinein in die Formulierungen. Wie der Kaffee so trockne auch der Tabak insbesondere einen Körpersaft aus, den Schleim. So heißt es in einer Flugschrift, die das Rauchen, d. h. das «Tabaktrinken» propagiert: «Dieses Tobacktrinken ... führet auch den Schleim und die phlegmatische Feuchtigkeit aus; ist gut für die Wassersucht, welches daraus zu schließen weil dieser Rauch die Feuchtigkeit ausführet und den Leib dünn und mager macht; dieser Rauch durch die Tabakpfeifen empfangen, ist eine gewisse und treffliche Arznei wider das Keuchen und kurzen Atem, für die Lungensucht und alten Husten, auch wider alle zähe, dicke, phlegmatische Flüsse und Feuchtigkeiten.» Auch die antierotische Wirkung des Kaffees findet sich in den medizinischen Beschreibungen des Tabaks wieder. So heißt es in einer französischen Schrift aus dem Jahre 1700 *Le bon usage du Tabac en Poudre:* Der Tabak

Das Rauchen als verhängnisvoller, gesundheitsschädlicher Genuß ist hier auf eine Weise versinnbildlicht, die Hogarths spätere Darstellung des Branntwein-Verhängnisses vorwegnimmt (Aufsatz 9). Tod, Verfall, Zerstörung beherrschen das Bild. Der Knochenmann im Vordergrund, aus dessen Augenhöhlen mit dem Rauch auch die (biblische) Schlange kommt, teilt überdeutlich mit, wohin nach Meinung des Verfassers der Schrift das Rauchen führt (Jakob Balde 1658).

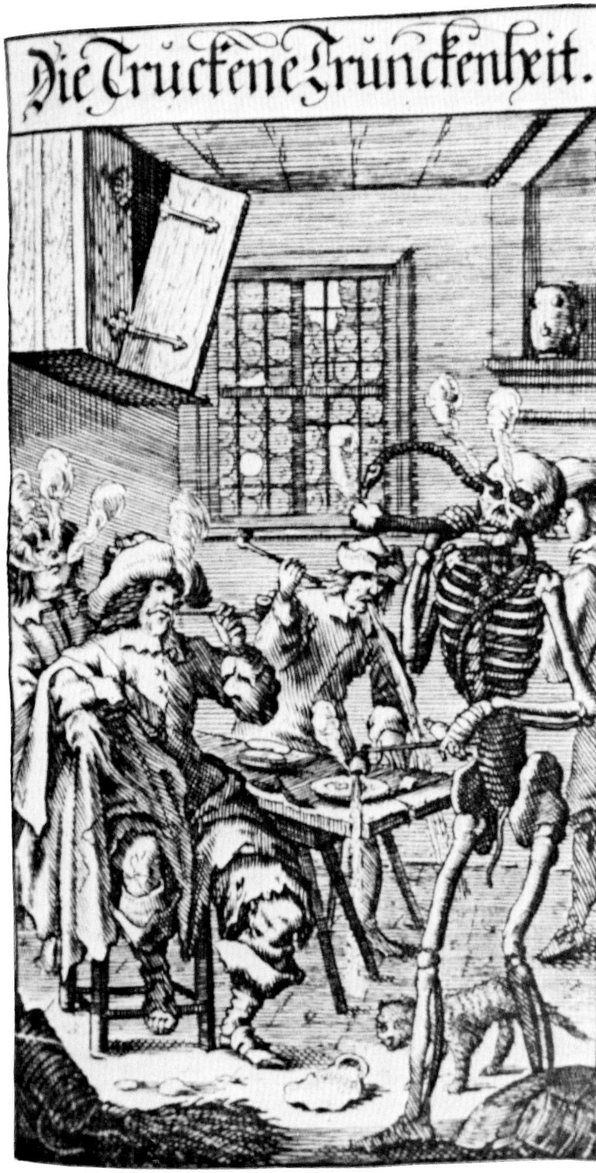

«macht das Gehirn und die Nerven trockner und beständiger. Daraus folgt eine sichere Urteilskraft, eine klarere und umsichtigere Vernunft und eine größere Beständigkeit der Seele ... Gleichzeitig schwächt er auf Grund derselben trocknenden Wirkung die erotischen Leidenschaften und lenkt die lüsterne Einbildungskraft, die so viele müßige Männer beschäftigt, in andere Richtungen.»

Wie beim Kaffee, so wird auch beim Tabak diese trocknend-entschleimende Wirkung je nach der weltanschaulichen Position des Autors positiv oder negativ gesehen, und wie in der Auseinandersetzung um den Kaffee verläuft die Frontlinie zwischen dem bürgerlich-fortschrittlichen Bewußtsein, das in der antierotischen Trockenlegung die wahre Gesundheit (sprich: Produktivität) des Körpers sieht, und der konservativen Anschauung, die in der manipulativen Störung des Säftegleichgewichts die Zerstörung des Körpers (sprich: der überlieferten Verhältnisse) befürchtet.

So verblüffend analog das 17. Jahrhundert die Wirkung von Kaffee und Tabak sieht, stellt es auf der anderen Seite doch auch deren ganz unterschiedliche Eigenschaften fest. Gilt der Kaffee als wachhaltend, geistig stimulierend, im Extremfall *nervös,* so beschreibt man die Wirkung des Tabaks von Anfang an mit Stichworten wie Ruhe, Behäbigkeit, Kontemplation, Konzentration usw. Die chemische Grundlage dieser Wirkung ist, wie gesagt, das Nikotin, das im geraden Gegensatz zum Koffein des Kaffees nicht stimuliert, sondern tendenziell lähmt. Doch die beruhigende Wirkung des Rauchens hat vielfältigere Quellen. Zur Pharmakologie kommt Motorik und Psychologie. All dies zusammen erst führt zu dem Genuß, den ein moderner medizinischer Autor (Kurt Pohlisch) in seiner Komplexität so beschreibt: «Die Tätigkeit des Rauchens gestaltet sich zu einem überaus reichen und wechselvollen Zusammenspiel von Zweck- und Ausdruckbewegungen ... Bereits *motorisch* (Hervorh. i. O.), also nicht allein nikotinbedingt, löst das Rauchen schlagartig psychomotorische Spannungszustände; es lenkt Erregungen in eine beruhigende Motorik ab. Die nervös unruhige Hand betätigt sich rauchend zweckvoll ... Rauchen verschafft Beschäftigung in der Muße und Muße in der Beschäftigung ... Motorisch, pharmakologisch und sinnespsychologisch schafft Rauchen lustvolle Stimmungslage, Zustandsgefühle recht verschiedener Tönung, behagliche Anregung zu geistiger Arbeit, angenehm empfundene Beruhigung, zufriedene Wunschlosigkeit, gemütliche Geselligkeit.»

Stellt man dieser Beschreibung Texte aus dem 17. und 18. Jahrhundert gegenüber, so findet man denselben Tenor. So etwa in einem Text aus dem 18. Jahrhundert: «Um einer Sache nachzudenken, ist über das Tobackschmauchen nichts besseres auszusinnen, denn hierunter werden die zerstreueten Gedanken zurückgerufen, welches denen Studierenden ganz zuträglich, indem sie bei dem Rauchen alles recht wohl zu überlegen sich angewöhnen können. Oftmals sind die Sinne zerteilet, darbei es unmöglich, von einer schweren Sache recht zu urteilen; unter den Tobackrauchern hingegen werden die Gedanken zusammengesetzt, auch hernach die bei allzu großem Fleiß sich wiewohl selten ereignenden Schwachheiten vertrieben. Man bleibet in sich ruhig und geschickt denen angelegensten Sachen den Ausschlag zu geben.»

Rauchen und geistige Arbeit, das ist für die Autoren des 17. und 18. Jahrhunderts ein eng zusammengehöriges Paar. Wie der holländische Arzt Cornelius Bontekoe (der Propagandist von Kaffee, Tee und Tabak) es formuliert, das Rauchen ist eine Tätigkeit, die «allem Ungemach, das eine sitzende Lebensart mit sich zu bringen pflegt, vorkommen und abwehren kann». Etwa zur gleichen Zeit schreibt der holländische Arzt Beintema von Palma: «Einer der studiert, muß notwendig viel Tabak rauchen, damit die Geister nicht verloren gehen, oder da sie anfangen zu langsam umzulaufen, weshalb der Verstand, sonderlich schwere Sachen nicht wohl faßt, wieder mögen erweckt werden, worauf alles klar und deutlich dem Geiste überliefert wird, und er wohl überlegen und beurteilen kann.»

Die Dreiergruppe am Tisch raucht vergnügt vor sich hin, der Narr demonstriert die üblen Folgen des unmäßigen Rauchens . . . Hier wird nicht gegen die Sache selbst, sondern gegen den Exzeß polemisiert. Um 1630.

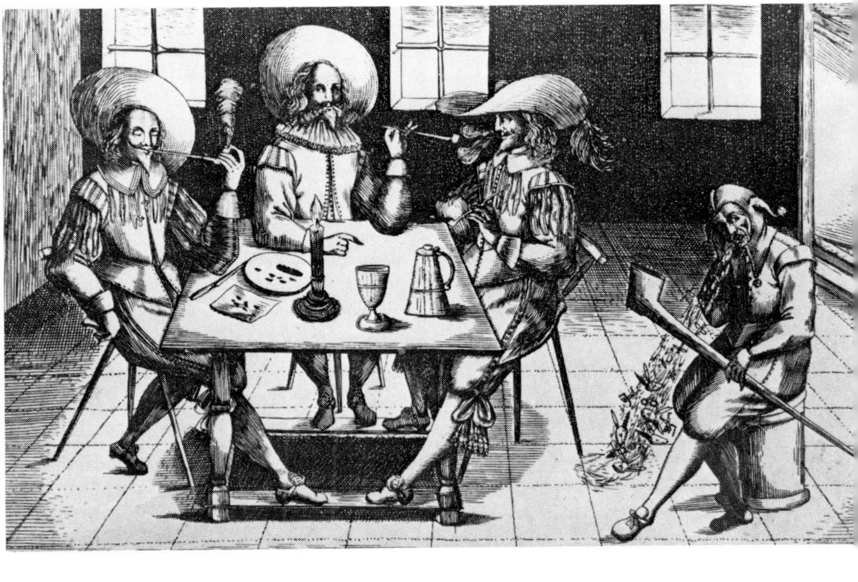

Obwohl der Tabak und der Kaffee seit dem 17. Jahrhundert als besonders geeignet für geistig tätige Menschen gelten, stehen ihre Wirkungen doch in einem merkwürdigen Widerspruch zueinander. Der Tabak *beruhigt*, der Kaffee *stimuliert*. Normalerweise würde man annehmen, daß diese gegensätzlichen Eigenschaften einander aufheben. Doch das Gegenteil ist der Fall. Tabak und Kaffee ergänzen sich. Das gemeinsame Ziel, zu dessen Erreichung sie angewandt werden, ist die Neueinrichtung des menschlichen Organismus unter dem Primat der geistigen Arbeit. Das Gehirn ist der Teil des menschlichen Körpers, der die bürgerliche Kultur am meisten interessiert. Es allein wird im 17. und 18. Jahrhundert entwickelt, gehegt und gepflegt. Der restliche Körper dient nur als Untersatz des Kopfes, als ein notwendiges Übel. Die Aufgabe, ihn zu diesem Zwecke neu einzurichten, übernehmen Kaffee und Tabak auf ihre je eigentümliche Weise. Der Kaffee wirkt *positiv*, als Anregungsmittel und Nährstoff des Gehirns. Der Tabak wirkt *negativ*, indem er den Restkörper beruhigt, d. h., seine Motorik auf das Minimum reduziert, das bei geistiger, d. h. sitzender Tätigkeit gefragt und erforderlich ist. Im Rauchen reagiert der geistig arbeitende Mensch die funktionslos, ja dysfunktional gewordenen körperlichen Energien ab, die der vorbürgerlichte Mensch in körperlicher Arbeit, auf der Jagd, bei Turnieren usw. loswurde. In diesem Sinne ist das Rauchen Ersatzhandlung. Daß es genußvoll ist, ändert nichts daran. Es sind die alten Lust- und Genuß-Instinkte, die sich hier wie in einem Reservat niederlassen.

Evolution des Rauchens: Pfeife, Zigarre, Zigarette[2]

Wenn vom 17. Jahrhundert an bis heute das Rauchen einhellig als eine beruhigende, entspannende und zugleich die Konzentration fördernde Ersatzhandlung charaktierisiert wird, so kann das natürlich nur als Grunddefinition des Rauchens und seiner Funktion in der europäischen Neuzeit genommen werden. Die Entwicklung der europäischen Zivilisation in den letzten drei Jahrhunderten hat sich auch in den Formen niedergeschlagen, wie geraucht wird. Die Grundfunktion – Beruhigung und Konzentration – ist geblieben, aber die Formen, in denen sie realisiert wird, haben sich verändert. Diese Formen sind die Rauchutensilien.

Im 17. und 18. Jahrhundert ist die Pfeife das herrschende Rauchgerät. Zu Beginn des 19. Jahrhunderts kommt die Zigarre hinzu, in der zweiten Hälfte des 19. Jahrhunderts die Zigarette, die noch heute die Szene beherrscht.

Sucht man nach einem Begriff, mit dem man diese Evolution beschreiben kann, so bietet sich der der Beschleunigung an. Beschleunigung ist vielleicht das Phänomen der Moderne überhaupt. Die Industrie produziert immer mehr Waren in immer kürzeren Zeiträumen, und die Menschen konsumieren diesen anschwellenden Warenstrom in entsprechend zunehmender Schnelligkeit und Dichte. Das Schnellerwerden aller Vorgänge des Alltagslebens ist eine Erfahrung, die jedermann seit dem 16. Jahrhundert kennt, ob es sich um Vorgänge des Essens, des Sich-Kleidens, des Reisens, des Arbeitens oder was immer handelt.

In der Geschichte des Rauchens zeigt sich die Beschleunigung in der Vereinfachung und Verkürzung des Rauchvorgangs. Das Pfeifenrauchen erfordert noch ein ganzes Arsenal von Gerätschaften und Handgriffen, bevor die Pfeife auch nur rauchfertig ist. Es ist jeweils ein kleiner, in sich geschlossener Produktionsvorgang erforderlich: das Schneiden des Tabakblatts, das Stopfen der Pfeife usw.

Mit dem Aufkommen der Zigarre zu Beginn des 19. Jahrhunderts entfällt dies. Hier ist das Produkt fertig, es braucht nur noch beschnitten und in den Mund gesteckt zu werden, ein Vorgang der Verkürzung und Beschleunigung, der mit dem des etwas später erfundenen Zündholzes, welches den mühsam-langwierigen Prozeß des Feuerschlagens in einen Moment hinein verkürzt, vergleichbar ist.

Ein halbes Jahrhundert nach dem Erscheinen der Zigarre wiederholt sich der Beschleunigungsvorgang noch einmal mit der Zigarette. Sie wird so gebrauchsfertig geliefert wie die Zigarre, von der sie sich hauptsächlich durch die nun sehr verkürzte Zeit unterscheidet, in der sie zu Ende geraucht wird. Das ist eine ganz wesentliche Innovation. Die Zigarette ist leicht und kurz, im physischen wie im zeitlichen und pharmakologischen Sinn des Wortes. Eine Zigarettenlänge, wie die neue informelle Zeiteinheit heißt, unterscheidet sich von einer Zigarrenlänge wie die Geschwindigkeit der Postkutsche von der des Automobils. Die Zigarette verkörpert einen anderen Zeitbegriff als die Zigarre. Die Ruhe und Konzentration, die ein Zigarettenraucher im 20. Jahrhundert empfindet, ist eine andere als die des Zigarren- oder Pfeifenrauchers im 19. Jahrhundert.

Im 20. Jahrhundert sind Zigarren- und Pfeifenrauchen eine Sache für sich. Sie stellen einen demonstrativen Anspruch auf Unterscheidung vom herrschenden Rauchutensil, der Zigarette, dar. In ihnen erscheint nicht das herrschende Zeit-Maß, sondern ein künstliches, das sich mit Begriffen wie Snob-Appeal, Nostalgie usw. umschreiben läßt. Pfeifen- und Zigarrenraucher im 20. Jahrhundert sind für das Verständnis der Epoche so wichtig bzw. unwichtig wie Liebhaber alter Autos, d. h. interessant nur als Negativ-Ausdruck der Epoche.

Der Ruhe- und Konzentrationsstandard einer Epoche läßt sich am jeweils herrschenden Rauchgerät ablesen. Man kann das regelrecht quantifizieren. Für den Raucher im 20. Jahrhundert enthält die Zigarette, die in 5–7 Minuten zu Ende geraucht ist, so viel Muße und Konzentration wie für den Raucher des 19. Jahrhunderts eine über fast eine halbe Stunde hin gerauchte Zigarre. Die neue Zeitlichkeit, die jede der Rauchinnovationen verkörpert, wird am stärksten empfunden, solange noch die traditionelle Form des Rauchens lebendig ist. So erscheint die Zigarette noch zu Beginn des 20. Jahrhunderts als ausgesprochenes Symbol der Schnellebigkeit der Moderne, weil die «langsamere» Zigarre noch überall präsent ist. Für den Kulturhistoriker Alexander von Gleichen-Russwurm ist 1914 die Zigarette «ein Symbol des modernen Lebens . . ., die kein Ausruhen bringt, kein Vertiefen und Nachdenken in ernstem Gespräch begleiten will. Sie regt an, aber sie verglimmt, sobald der angeregte Gedanke selbst Feuer gefangen hat. Eine leichte Beschäftigung müßiger Hände, gibt sie kurzem Besuch den Schein der Gemütlichkeit und wirkt als Symbol eines gastlichen Hauses, wenn Zeit und Stunde nicht erlauben, daß etwas anderes angeboten wird.»

So schnellebig, modern, nervös die Zigarette im Vergleich zur Rauchkultur der Pfeife und Zigarre wirkt – auch innerhalb ihrer eigenen Entwicklung lassen sich genaue Phasen der Vereinfachung, Verkürzung, Beschleunigung ausmachen. Ein Beispiel ist das Mundstück. Es wird heute höchstens als nostalgisches Requisit benutzt. In der Frühzeit der Zigarette gehörte es zur Standardausrüstung des Rauchers. Gleichen-Russwurm beschreibt es 1914 bereits aus der Retrospektive: «Eine Vorliebe, die nun vergangener Mode angehört, hegte man noch gegen Ende des 19. Jahrhunderts für die Zigarettenspitze, die hauptsächlich aus Bernstein und Meerschaum angefertigt war. Einfach in der Form und nur selten mit einem Wappen oder einem anderen Emblem geziert, bildete sie einen wichtigen Bestandteil des Rauchzeugs, und mancher junge Herr war stolz auf die schöne gleichmäßig braune Farbe, die der Meerschaum unter seiner Pflege angenommen. Das Mundstück aus Karton oder Goldpapier und die sorgfältige Fabrikation beim Drehen und Stopfen des Tabaks haben die ‹Spitze› mehr und mehr verdrängt. Dies war um so leichter, da der Zigarettenraucher ihren Gebrauch wohl hauptsächlich aus den Zeiten übernommen hatte, die nur Pfeife und Zigarre kannten.»

Ein ähnliches Schicksal hat das Zigarettenetui. Es ist lange ein wichtiges Utensil des Zigarettenrauchers gewesen. Die Zigaretten, die man lose oder in unscheinbarer Verpackung am Kiosk kaufte, wurden in diesen künstlerisch gestalteten Behälter umgefüllt – auch dies ein zeitraubender Vorgang der individuellen Aneignung des industriellen Massenprodukts, wie er heute nur noch schwer nachvollziehbar ist. Das Zigarettenetui verschwindet erst nach dem Zweiten Weltkrieg im

Zuge des amerikanischen Einflusses. Heute wird von der Handelspackung in den Mund geraucht.

Soziale und räumliche Expanson des Rauchens

Derselbe Vorgang, der von der Pfeife zur Zigarette und zu immer größerer Vereinfachung und Beschleunigung des Rauchens führt, läßt sich auch als Vordringen des Rauchens in Bereiche beschreiben, in denen das Rauchen bis dahin verpönt war. Diese Bereiche sind bestimmte Räumlichkeiten sowie eine bestimmte Bevölkerungsgruppe, die Frauen.

Der Tabak ist, wie der Kaffee, lange Zeit ein Symbol der patriarchalischen Gesellschaft. Wie das frühe englische Kaffeehaus den Frauen verschlossen ist, so sind diese auch nicht zum Rauchen zugelassen. Die rauchende Frau ist zwischen dem 17. und 19. Jahrhundert ein Gegenstand der Karikatur. Im 19. Jahrhundert erhält das Rauchen für die Emanzipationsbewegung eine neue symbolische Bedeutung. Blaustrümpfe wie George Sand und Lola Montez rauchen demonstrativ in der Öffentlichkeit. Das Recht zu rauchen wird ebenso gefordert wie das Recht, Hosen zu tragen. Wie verständnislos die patriarchalische Gesellschaft dem gegenübersteht, davon vermittelt ein gezwungen-humorvoller Zeitungsartikel aus den 1840er Jahren einen Eindruck: «Die Frauen-Emanzipation schreitet in Deutschland, vorzüglich aber in Berlin, der intelligentesten Stadt Deutschlands, auf eine merkwürdige Weise vorwärts. Sie hat die überraschendsten Resultate. In den dortigen glänzenden Zirkeln sprechen Mädchen von 19 bis 20 Jahren mit einer Sicherheit über Guizot, Thiers, Kammer- und Durchsuchungsgesetze, die ans Fabelhafte grenzt. Viele dieser Miniatur-George-Sand verschmähen schon jetzt die Zigarre nicht; neulich kam es sogar vor, daß eine elegante Dame einen Herrn mit brennender Zigarre auf offener Straße anhielt, um die ihrige anzuzünden. Alles köstliche Aussichten! Wie lange wird's noch dauern, so legen sie Hosen an, treiben die Männer mit der Reitpeitsche in die Küche und säugen ihre Kinder zu Pferde! Kleinigkeit für Emanzipierte! Ein öffentliches Damen-Kaffeehaus wird auch schon eingerichtet, dort sollen zugleich Debatten über das Verhältnis der Frauen losgelassen, dabei Zigarrchen geraucht, die neuesten Journale gelesen, genug – ein Herrenleben geführt werden. Wie sich die Berliner Ehemänner freuen werden, wenn sie ihre liebenden Weiber mit brennender Zigarre an die klopfende Brust drücken! Auf jeden Fall – pfui Teufel!»

Seit Ende des 19. Jahrhunderts und in offenkundigem Zusammenhang mit den ersten Erfolgen der Emanzipationsbewegung ist die rauchende Frau sozial akzeptiert – solange sie Zigaretten raucht. Wie zäh sich die überkommenen Vorstellungen halten, kann man noch heute daran sehen, daß Pfeifen- oder Zigarrenrauchen bei Frauen als exzentrisch-unweiblich gilt. Die Zigarette dagegen wird geradezu Symbol des Femininen – freilich nicht in der Sicht der feministischen Emanzipation, sondern im herrschenden Bewußtsein, am deutlichsten in der Zigarettenwerbung. Dazu bietet sich ihre äußere Erscheinungsform an. Ihre Leichtigkeit, ihre Schlankheit, das zarte weiße Zigarettenpapier. «Sie gehört zum Sekt, zu Hasardspiel und Liebe, zum Leichtsinn, zur Sünde, zur Poesie des Genießens», assoziiert ein Wiener Literat des Fin de siècle (Paul von Schönthan), «ihr aromatischer, duftender, sich in zarten Ringen und Wölkchen verflüchtigender Nebel ist das Parfum der Boudoirs.»

Diese feminine Bedeutung hat die Zigarette inzwischen ebenso abgelegt wie das Mundstück, das dabei ein bedeutsames Requisit gewesen ist. Das Mundstück oder der – außergewöhnlich lange – Zigarettenhalter machen bis in die dreißiger Jahre hinein das Rauchen der Frau zu einer fast theatralischen Selbstdarstellung. Kulturhistorisch-psychoanalytisch reizvoll wäre es, das oral-erotische Element in dieser

Ein Diener Sir Walter Raleighs soll, als er seinen Herrn rauchen sah, gefolgert haben, wo Rauch sei, da sei Feuer . . . Mit einem Guß Wasser «löschte» er den Brand.

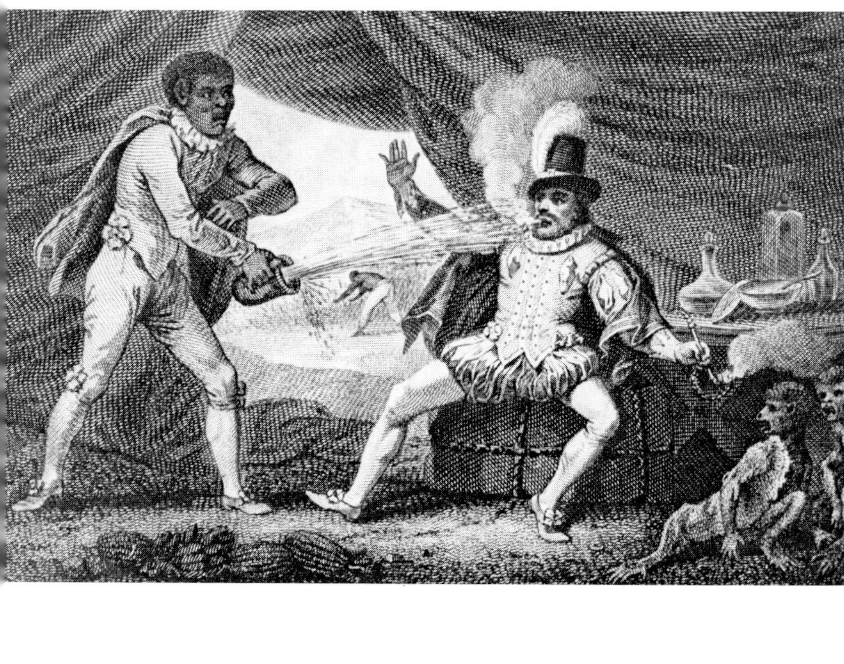

Selbstdarstellung als spezifischen Ausdruck der Periode zwischen 1890 und 1930 zu verstehen.

Gleichzeitig mit der *sozialen* Verallgemeinerung des Rauchens durch die Zigarette findet eine *räumliche* Expansion statt. Beide Bewegungen hängen natürlich so eng zusammen, daß sie sich nicht säuberlich trennen lassen. Solange das Rauchen mit Pfeifen und Zigarren eine starke Rauchentwicklung im Gefolge hat und exklusive Angelegenheit der Männer ist, bleibt es auf bestimmte Räumlichkeiten beschränkt. Die bürgerliche Wohnung im 19. Jahrhundert enthält einen Raum, das Rauch- oder Herrenzimmer, der eben diesem Zweck vorbehalten ist. Außerhalb dieses Raumes ist das Rauchen verpönt. Das gilt insbesondere für die Öffentlichkeit unter freiem Himmel. Hier herrscht lange Zeit ein ausdrückliches Rauchverbot. Es ist ursprünglich sachlich gerechtfertigt durch die Feuergefahr in den weitgehend aus Holzhäusern bestehenden Städten. Als diese Begründung nicht mehr zutrifft, wird das obrigkeitliche Verbot, in der Öffentlichkeit zu rauchen, zu einem Symbol politischer Unterdrückung. Die «Eroberung» von Straßen, Plätzen und Parks für das Rauchen führt dazu, daß es ähnlich politischen Symbol-Charakter erhält wie in der Emanzipationsbewegung. Im Katalog der politischen Forderungen im Vormärz nimmt, insbesondere in Preußen, das Rauchen in der Öffentlichkeit einen wichtigen Platz ein; umgekehrt gilt es der Obrigkeit als Zeichen politischer Aufmüpfigkeit. «Ebenso wie jeder, der bei der damaligen Zylindermode einen Filzhut trug, sich schon einer revolutionären Gesinnung verdächtig machte, so witterte man auch in jedem Raucher auf der Straße einen gefährlichen Demokraten» (Corti). Zu dieser politischen Bedeutung des Rauchens, d. h. konkreter: der Zigarre als dem damals herrschenden Rauchgerät, mag auch die Tatsache beitragen, daß in dieser Zeit die Zigarrendreher die militante Avantgarde der Arbeiterbewegung bilden. Sie gründen in Deutschland die erste und radikalste Gewerkschaft. Eine kuriose Wendung nimmt die Symbolik der Zigarre später, als sie Statussymbol des kapitalistischen Unternehmers wird – eine Inversion der ursprünglichen Bedeutung, die sich vergleichen läßt mit dem Schicksal der Schokolade im 19. Jahrhundert.

In Preußen wird das Rauchverbot in der Öffentlichkeit 1848 aufgehoben, in den meisten anderen europäischen Staaten viel früher. Seitdem ist das Rauchen keinen räumlichen Einschränkungen mehr unterworfen. Lediglich aus Sicherheitsgründen sind einige Lokalitäten davon ausgenommen wie Theater, Kinos, Versammlungsräume. (Die neuesten Tendenzen, das Rauchen einzuschränken, können hier unberücksichtigt bleiben.)

An dieser Allgegenwart des Rauchens läßt sich der Stand der Zivilisation ablesen. Definiert man das Rauchen als Ersatzhandlung, welche die zunehmende zivilisationsbedingte Nervosität des Menschen pharmakologisch und motorisch bindet, dann zeigt die Durchdringung unserer Kultur durch das Rauchen, wie tief sie von dieser Nervosität durchsetzt ist.

Die Schnupfkultur des 18. Jahrhunderts

Das Rauchen ist zweifellos die beliebteste und häufigste Form des Tabakgenusses. Doch gibt es eine Periode, in der es weitgehend an Bedeutung einbüßt. Im 18. Jahrhundert stellt das Schnupfen ein kulturelles Phänomen ersten Ranges dar. «Man schnupft heutzutage am Hofe wie in der Stadt; Fürsten, hohe Herren und das Volk schnupfen gleichermaßen», heißt es in einer Schrift *Le bon usage du Tabac en Poudre* aus dem Jahre 1700, «es gehört zu den Lieblingsbeschäftigungen der vornehmsten Damen, und die Bürgerfrauen, die diese in allem nachahmen, folgen ihnen auch in dieser Tätigkeit. Es gehört zu den Leidenschaften der Prälaten, Abbés und sogar der Mönche. Trotz des päpstlichen Verbotes schnupfen die Priester in Spanien während der Messe. Die geöffnete Tabatiere liegt vor ihnen auf dem Altar.»

Das Schnupfen hat im Ancien Régime eine ähnliche soziokulturelle Bedeutung wie die Schokolade. Es kommt wie diese ursprünglich aus Spanien, und es erlangt seinen kulturellen Höhepunkt in der französischen höfischen Kultur des 18. Jahrhunderts. Von hier aus verallge-

Vertauschte Rollen: Der Tabak ist lange Zeit ein Symbol der patriarchalischen Gesellschaft. Die rauchende Frau ist zwischen dem 17. und 19. Jahrhundert ein Gegenstand des Spotts.

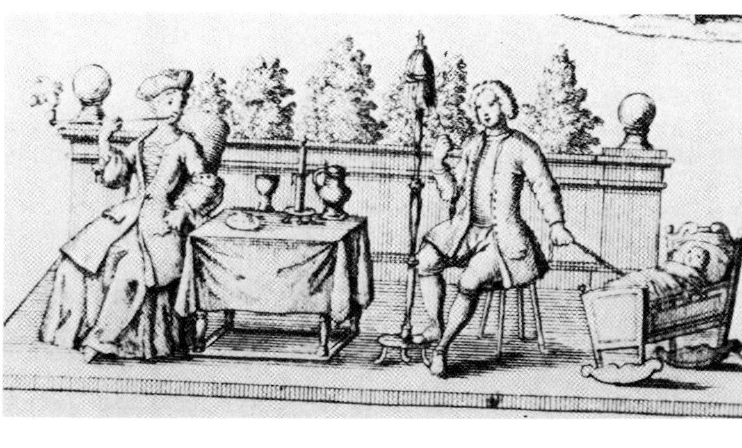

meinert es sich, wie die Schokolade und wie die französische Sprache, zum Statussymbol der europäischen Oberschicht. In Frankreich werden kurz vor der Revolution elf Zwölftel des gesamten Tabakverbrauchs geschnupft. Lediglich in den bürgerlichen Bastionen England und Holland bleibt das Rauchen die Lieblingsbeschäftigung des Mittelstands und niederen Adels.

Für den kultivierten Menschen des Rokoko wird der Vorgang des Schnupfens zu einem bedeutsamen Zeremoniell im gesellschaftlichen Umgang. Man stellt sich selber dar, inszeniert sich, und man erkennt den anderen an der Art, wie er die Tabatiere handhabt. Wie man richtig schnupft und insbesondere, wie man die Tabatiere anbietet, wird wichtig genommen und gelehrt wie Tanzen und Fechten. So beschreibt eine Anweisung um 1750 das Anbieten der Tabatiere in 14 Bewegungen:

1. Nehmen Sie die Tabatiere mit den Fingern der linken Hand.
2. Bringen Sie sie in die richtige Position in der Hand.
3. Klopfen Sie mit dem Finger auf die Tabatiere.
4. Öffnen Sie die Tabatiere.
5. Bieten Sie die Tabatiere der Gesellschaft an.
6. Nehmen Sie die Tabatiere wieder zurück.
7. Halten Sie die Tabatiere stets geöffnet.
8. Sammeln Sie den Tabak in der Tabatiere, indem Sie mit dem Finger an die Seite klopfen.
9. Nehmen Sie den Tabak behutsam mit der rechten Hand.
10. Halten Sie den Tabak eine Zeitlang zwischen den Fingern, bevor Sie ihn zur Nase führen.
11. Führen Sie den Tabak zur Nase.
12. Schnupfen Sie gleichmäßig mit beiden Nasenlöchern, ohne dabei eine Grimasse zu schneiden.
13. Niesen, husten, speien Sie aus.
14. Schließen Sie die Tabatiere.

Wie der Gestus des Schnupfens wichtiger Ausdruck der Selbstdarstellung des Rokokomenschen ist, so ist die Tabatiere fester Bestandteil des Rokokokostüms, wie Zierdegen, Zierstock und Fächer; das Schnupftuch wird erst jetzt gleichfalls künstlerisch ausgestaltetes Dekorationsstück. Zu jedem Anzug hat der kultivierte Rokokomensch die dazugehörige Tabakdose. Im Nachlaß von Heinrich Graf Brühl, dem Direktor der Meißener Porzellanmanufaktur, registriert Boswell über 600 Kostüme mit der gleichen Anzahl dazugehöriger Tabatieren. Neben ihrem Gebrauchswert als Behälter des Schnupftabaks haben die Tabatieren einen hohen Juwelenwert. Sie gehören zu den wertvollsten Juwelen-Objekten des 18. Jahrhunderts und werden deshalb gern als Staatsgeschenke zwischen Fürstlichkeiten ausgetauscht. Eine Tabatiere, die der König von Spanien der Schwester Ludwigs XIV. schenkte, soll einen Wert von eineinhalb Millionen Livres gehabt haben.

Auf Grund dieser Bedeutungen ist die Tabatiere auf ähnliche Weise Abzeichen der Aristokratie des Ancien Régime geworden wie später die Zigarre für den Industriekapitalisten. Die Tabatiere im 18. Jahrhundert repräsentiert die rein konsumtive Luxuskultur des höfischen Menschen. In Diderots Roman *Jacques le Fataliste* erscheint sie in unerwarteter Nachbarschaft zum Symbol bürgerlicher Zeit-Rationalität, der Uhr. Bekanntlich thematisiert Diderot in diesem Roman das Verhältnis von Herrn und Knecht, wovon Hegel sich später anregen ließ. Drei Dinge sind es, Diderot zufolge, die den Herrn zum Herrn machen: der Diener, die Uhr, die Tabatiere. «Er wußte nicht», heißt es von Jacques' Herr, «was er ohne seine Uhr, ohne Tabatiere und ohne Jacques anfangen sollte. Das waren die drei großen Hebel seines Lebens, welches er damit zubrachte: Tabak zu nehmen, nachzusehen, wieviel die Uhr sei, und Fragen über Fragen an Jacques zu richten.»

So sehr sich die Gestik und die soziale Bedeutung des Schnupfens vom Rauchen unterscheiden, die physiologische Wirkung ist in der Anschauung des 18. Jahrhunderts beiden gemeinsam. Die trocknende und entschleimende Wirkung, die man im Rauchen beobachtet, findet man auch im geschnupften Tabak. So beschreibt der bereits zitierte französische Text aus dem Jahre 1700 die Physiologie des geschnupften Tabaks: «Nimmt man eine kleine Portion mit der Nase auf, so reizt er die Schleimhaut, die die Nasenhöhle ausfüllt, sowie die Nasenscheidewand. Er versetzt sie (die Schleimhaut, W. S.) in wiederholte Kontraktionen, wodurch die kleinen Warzen und Drüsen, die im Gewebe verteilt sind, so bedrängt werden, daß sie den Schleim ausscheiden – wie ein Schwamm, den man mit den Händen zusammenpreßt. Dieser Ausscheidung folgt eine wäßrige Flüssigkeit aus den benachbarten Gefäßen und Drüsen, nach demselben Prinzip, wonach das Wasser aus einem Siphon kommt.»

Neben dieser Entschleimung entfaltet der Schnupftabak noch eine besondere Stimulationswirkung. Die Nase und die Schleimhäute stellen in der Vorstellung des 18. Jahrhunderts einen unmittelbaren Zugang zum Gehirn dar wie kein anderes Organ. «Es gibt kein Organ im menschlichen Körper, das empfindlicher ist als die Nüstern», heißt es in einer englischen Schrift aus dem Jahre 1761 (*Cautions Against the Immoderate Use of Snuff*), «sie sind überzogen von einem Netzwerk feiner Nerven, und diese bieten sich so schutzlos-offen dar, daß man sagen könnte, *das Gehirn selber liege hier offen zutage.*» (Hervorhebung W. S.) Die Nase als unmittelbarer Zugang, als eine Art Mund zum Gehirn, das ist eine Vorstellung, die dieses Organ dem Jahrhundert des Rationalismus und der Aufklärung natürlich besonders wahlverwandt erscheinen lassen muß. Nicht als Organ des «niedersten» Sinnes, sondern als Organ der Vernunft schätzt das 18. Jahrhundert die Nase. In diesem Sinne ist es zu verstehen, daß die Diderotsche *Encyclopédie* der Nase einen umfangreichen Artikel widmet, in dem es heißt: «Der Gebrauch der Nase und ihrer Schleimhäute erfordert die allergrößte Aufmerksamkeit in der medizinischen Praxis.» Auch die bartlose Mode des 18. Jahrhunderts, insbesondere die glattrasierte Oberlippe, die den Schnurr- und Knebelbart des 17. Jahrhunderts ersetzt, findet ihre kulturhistosische Erklärung u. a. darin, daß für das Schnupfen ein direkter, von Barthaaren ungehinderter Zugang zu den Nasenlöchern geschaffen werden mußte.

Das Interesse des 18. Jahrhunderts an der Nase als Instrument der Vernunft erklärt auch die Gleichgültigkeit gegenüber einer nach heutigen Begriffen einschneidenden Folgeerscheinung des Schnupfens. Denn die Überreizung der Schleimhäute durch gewohnheitsmäßiges Schnupfen macht sie schließlich geruchsunempfindlich, oft kommt es sogar zum völligen Verlust des Geruchssinns. Geruchsblindheit auf Grund des Schnupfens, das ist eine der großen Zivilisationskrankheiten des 18. Jahrhunderts. Die Gegner des Schnupfens bauen darauf ihre Argumentation und Agitation auf. Für die Menschen der höfischen Gesellschaft bedeutet der Verlust des Geruchssinns allerdings keine Katastrophe, im Gegenteil, eher eine Erleichterung. Die üblen Gerüche auf Grund mangelnder Körperhygiene beginnen im 18. Jahrhundert allmählich als Gestank in Nase und Bewußtsein zu dringen. Man sucht sie zunächst zu übertünchen. Die Parfüm-Industrie erlebt ihren ersten Aufschwung im 18. Jh. Sie ist nicht so sehr Ausdruck einer neuen Geruchskultur als vielmehr des Bestrebens, dem Körpergeruch zu entfliehen. Wenn der Schnupftabak neben seiner stimulierenden auch noch die Wirkung hat, den Geruchssinn stillzulegen, dann muß das den Zeitgenossen als eine willkommene Nebenwirkung vorgekommen sein.

Anmerkungen

* Nachdruck mit freundlicher Genehmigung aus: Wolfgang Schivelbusch (1980): Das Paradies, der Geschmack und die Vernunft: Eine Geschichte der Genußmittel. Carl Hanser Verlag, München–Wien, 108–158.

1 Anmerkung der Herausgeber: Hier bezieht sich Schivelbusch auf vorhergehende Kapitel seines Buches. Vergleiche dazu aber auch Irmgard Müller: «Einführung des Kaffees in Europa» und Richard M. Gilbert: «Koffein – Forschungsergebnisse im Überblick», in diesem Materialienband.

2 Anmerkung der Herausgeber: Obwohl Schivelbusch im folgenden seine Thesen überzeugend entwickelt, ist es doch unbefriedigend, daß er den Einfluß, den der Verlauf der Kolonialisierung Amerikas auf die Verbreitungsgeschichte der verschiedenen Formen des Tabakgenusses in Europa gehabt hat, völlig ausklammert (vgl. dazu Walther und von Welck in diesem Band).

Tabak bei südamerikanischen Indianern

GÜNTHER HARTMANN

Steht als Ausgangspunkt der Verbreitung der Tabakpflanze das Gebiet Antillen–Westindien–Mittelamerika fest, so ist die Frage nach der Entstehung des Tabakrauchens noch ungeklärt. Etymologisch gesichert scheint die Herkunft des Namens tabaco aus dem Insel-Aruak und seine Bedeutung als «Zigarre» oder «Zigarillo». Bereits in den frühen Zeiten der Entdeckungen ist neben dem Rauchen auch das Kauen des Tabaks bekannt. Spät erst erreichte der Tabak seine ihm heute zukommende Stellung als Genußmittel, in England erst um 1600. Verbreitung der Tabakverwendung bei südamerikanischen Indianern, Anbau, Behandlung und Aufbewahrung werden eingehend geschildert, ebenso die Formen des Tabakkonsums: Rauchen, Kauen, Trinken, Schnupfen. Anlässe zur Tabakverwendung waren seine Eigenschaft als Universalmittel, seine Eigenart, die Widerstandskraft des menschlichen Körpers gegen böse Einflüsse zu stärken und sein Gebrauch als Narkotikum durch den Medizinmann oder Payé.

Geschichtliches, Sprachliches

Von den Genußmitteln, die geraucht werden, ist der Tabak an erster Stelle zu nennen. Seine Verbreitung auf der Welt ist mit der des Alkohols vergleichbar. Während alkoholische Getränke über vielfältige Entstehungszentren verfügten, ging die Verbreitung der Tabakpflanze offenbar allein von dem Areal Antillen–Westindien–Mittelamerika aus.

Vermutlich begegnete Christoph Kolumbus bei seiner ersten Reise im Jahre 1492 tabakrauchenden Indianern. Jedenfalls berichteten zwei auf der Insel Kuba ausgesandte Spanier davon, daß sie Frauen und Männer getroffen hätten, die brennende Kohlen und bestimmte Kräuter in der Hand trugen. Diese tütenähnlichen trockenen Blätter würden an einem Ende angezündet, während die Menschen am anderen Ende saugen, um den Rauch mit dem Atem einzuziehen. Diese Art von Röhren würden *tabacos* genannt.

An der zweiten Reise des Kolumbus nahm u. a. der spanische Mönch Roman Pane teil, der ebenfalls den Tabakgebrauch der Einwohner auf Santo Domingo erwähnt. In den folgenden Jahren wuchsen Umfang und Anzahl der Berichte über den Gebrauch des Tabaks.

Die Benutzung des Tabaks war in der Zeit der verschiedenen ersten Entdeckungsreisen auf den Inseln der Antillen und der benachbarten Gebiete des neuen Kontinents allgemein bekannt. So verwendeten nicht nur Tolteken und Azteken den Tabak, sondern auch viele Ethnien in Mittel-, Zentral- und Südamerika. Unbekannt dagegen scheint Tabakrauchen bei Indianergruppen im südamerikanischen La Plata-Gebiet sowie in großen Teilen der Westküste gewesen zu sein. Hier diente er vermutlich vornehmlich medizinischen Zwecken in der Hand von Medizinmännern, so daß er vor den Europäern zunächst geheimgehalten wurde.

Die Frage der Entstehung des Tabakrauchens ist bisher und wegen fehlender Spezialuntersuchungen noch nicht beantwortet. Eine häufig geäußerte Vermutung besagt, daß das Tabakrauchen sich aus der Sitte des Rauchopfers entwickelt haben mag.

Es besteht heute kein Zweifel mehr daran, daß das Wort *tabaco* von Mundarten der Insel-Aruak stammt. Wenn wir den Aussagen des spanischen Bischofs Las Casas folgen, war *tabaco* die Bezeichnung für Zigarette oder Zigarillo mit Inhalt. Dem steht die zweite vertraubare Auffassung des zweiten Kenners des Insel-Aruak, Oviedo y Valdés, gegenüber, die besagt, daß unter *tabaco* ursprünglich nur das röhrenförmige Gerät zu verstehen ist, mit dessen Hilfe dem Raucher oder Schnupfer der Tabak zugeführt wurde. Oviedo y Valdés war zwischen 1513 und 1525 Aufseher der Goldschmelzereien auf dem amerikanischen Festland und später Gouverneur von Haiti (Hispanola).

Georg Friederici hält nach Abwägung aller übermittelten Berichte aus der ersten Kontaktzeit die Lesart von Las Casas für richtig, nach der die Bezeichnung *tabaco* ursprünglich für Zigarre oder Zigarillo galt, dann für die Tabakblätter selbst (Friederici 1947).

Hernandez de Oviedo y Valdés beschreibt erstmalig ausführlich die Sitte des Rauchens und bemerkt, daß der Rauch durch die Nase und nicht durch den Mund eingezogen wurde. Dies ermöglichte eine gabelförmige Röhre, an deren einem Ende das glimmende Kraut gehalten wurde, während man die beiden näher zusammenliegenden Enden in die Nasenöffnungen steckte. Durch diese intensive Form des Rauchens gelangten die Indianer bald in einen Zustand der Betäubung und schliefen ein.

Der Mailänder Reisende Hieronimus Benzoni berichtet 1541 von der Insel Haiti über eine andere Art des Genusses von Tabak. Dort wüchsen Stauden oder kleine Bäume, deren reife Blätter abgenommen, gebündelt und in den Rauch des Feuers gehängt würden, bis sie dürr werden. Vor Gebrauch nahm man ein getrocknetes Blatt, umwickelte

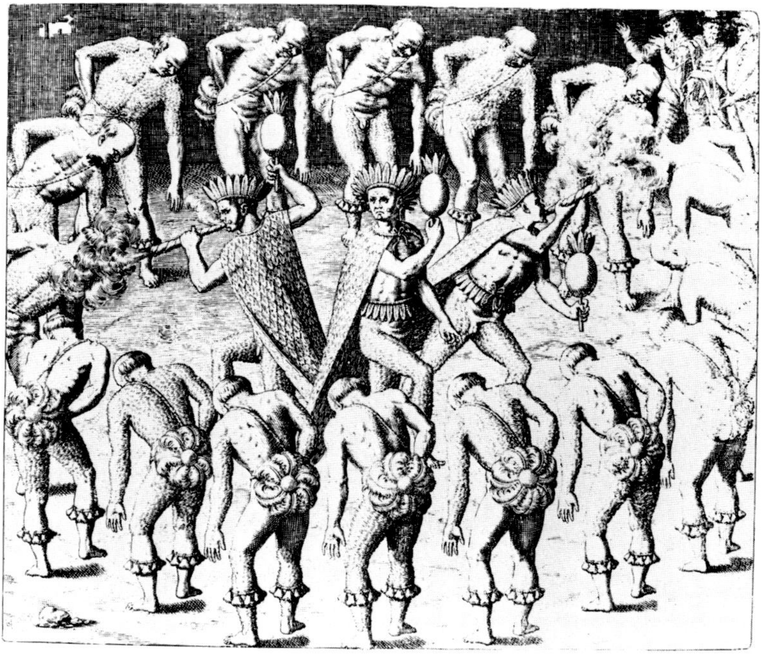

Tanz der Tupinamba (nach de Bry «America», Frankfurt 1593). Die Tupinamba waren die früheren Bewohner der brasilianischen Ostküste. Diese sehr idealisierte und mehr nach dem Hörensagen als dem Augenschein gefertigte Darstellung soll den Gebrauch von Tabak während eines Festes veranschaulichen.

es mit einem Maisblatt, so daß ein rundes Rohr entstand. Während das eine Rohrende über dem Feuer, das andere im Mund des Indianers lag, wurde der Rauch eingezogen, bis der Betreffende wie tot hinfiel (Benzoni 1565).

In diesen frühen Zeiten der Entdeckungen wird auch bereits vom Kauen des Tabaks berichtet: Der Arzt Nicolas Monardes bekundet, daß die Indianer die Schalen gewisser Flußmuscheln brennen, sie dann zerreiben, gleiche Teile dieses Pulvers und Tabakblätter nehmen, zu einem Teig kauen, aus dem kleine Kugeln von Erbsengröße gemacht werden, die sie aufbewahren. Bei anstrengenden Märschen benötigen die Indianer für drei bis vier Tage nichts anderes als diese Kügelchen, die sie zwischen Unterlippe und Zähne nehmen, aussaugen und den Saft verschlucken. Einen ähnlichen Bericht hatte zuvor schon Amerigo

Vespucci anläßlich seiner drei Reisen zwischen 1499 und 1503 von den Einwohnern der Antillen gegeben. Die Vermutung, daß es sich hierbei um die Darstellung der Benutzung von Koka handeln müsse, wird durch die Tatsache widerlegt, daß das Kokakauen nie bis zu den Antillen vorgedrungen ist.

Aber auch auf dem südamerikanischen Festland wird von den ersten Reisenden über das Vorkommen des Tabaks und seine Benutzung berichtet. Stellvertretend für viele sollen an dieser Stelle nur André Thevet und Jean de Léry genannt werden. Der älteste Bericht aus Brasilien über den Tabak geht auf den Karmeliter-Mönch André Thevet zurück, der 1555 an einer Expedition des Malteser Ritters Nicolas Duraut di Villegagnon im Gebiet des heutigen Rio de Janeiro teilnahm. Er beschreibt ausführlich das Tabakrauchen brasilianischer

Eine der frühesten Darstellungen eines tabakrauchenden Indianers. Es bleibt unklar, ob er aus einem Rauchrohr oder eine Zigarre raucht (nach Thevet 1557).

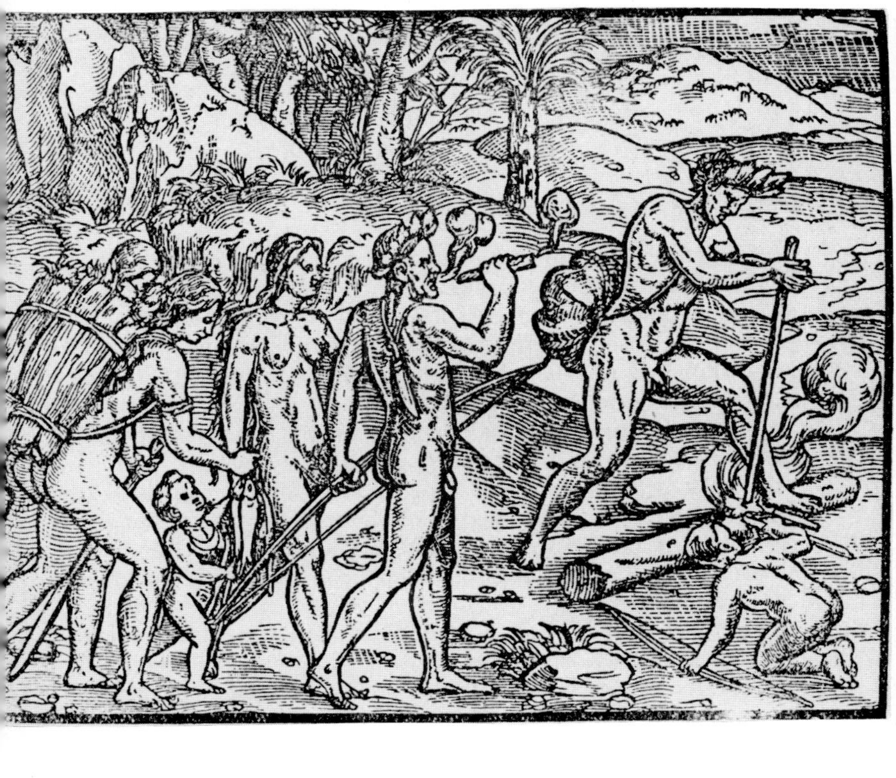

Indianer (Thevet 1558). Aus fast gleicher Gegend stammen 1557 die Nachrichten des calvinistischen Geistlichen Jean de Léry aus Genf, der darüber hinaus auch von einem Kriegstanz der Tupi an der Ostküste Brasiliens berichtet, bei welchem Tabakrauch zum Erlangen von körperlich-geistiger Stärke und Überlegenheit benutzt wurde (Léry 1578). – Bemerkenswert ist, daß der hessische Büchsenschütze Hans Staden, der sich längere Zeit als Gefangener der Indianer im Bereich des jetzigen brasilianischen Bundesstaates Parahyba aufhielt und später über Sitten und Gebräuche der Indianer ausführlich berichtete, den Tabak nicht erwähnt. Erst knapp 100 Jahre später beschreibt der Leibarzt des Statthalters Johann Moritz von Nassau-Siegen den Tabak aus dieser Gegend.

Der Genuß von Tabak stand bei Ankunft der ersten Spanier im Gebiet der Antillen wie auf dem amerikanischen Festland in voller Blüte, und zwar sowohl in der Form des Zigarren- und Pfeifenrauchens als auch in der Form des Kauens und Schnupfens. Die nach Europa Heimkehrenden beschrieben häufig den Tabakgenuß, ohne daß er Bedeutung erlangte. Auch als Jean Nicot, nach dem später die gesamte Pflanzengattung bezeichnet wurde, im Jahre 1560 Samen und Pflanzen von Lissabon nach Paris schickte, ergab sich kaum eine Änderung. Die Pflanze wurde als neues Arzneimittel angesehen und u. a. bei Entzündungen, bei Kopf- und Halsschmerzen, aber auch in Form von Klistieren angewendet.

Verbreitung der Tabakverwendung

Der zum Genuß bestimmte Tabak bei südamerikanischen Indianern besteht aus den einfach getrockneten oder in komplizierterer Weise zubereiteten Blättern verschiedener Arten der Gattung Nicotiana. Die verbreitetsten Arten sind die rotblühende *Nicotiana tabacum L.* und die gelbblühende *Nicotiana rustica L.* Die wichtigste Art für Südamerika ist *Nicotiana tabacum,* deren ursprüngliche Heimat der Nordwesten des Subkontinents zu sein scheint, während die Art *rustica* wahrscheinlich aus dem Raum Mexiko stammt.

Grundsätzlich sind zu unterscheiden Ethnien, die eigenen Tabakanbau kannten, die den Anbau oder auch nur den Tabak von Ansiedlern erst in neuerer Zeit übernahmen, und solche, denen auf Grund ihrer wirtschaftlichen Entwicklungsstufe der Anbau von Tabak nicht möglich war.

Im nördlichen Südamerika lebten Indianergruppen, die verschiedenen Sprachstämmen zugeordnet werden, und bei denen der Tabak einen eigenen Namen besaß. Daraus schließt Friedrich Tiedemann bei ihnen auf ein hohes Alter dieses Genußmittels. Bei den Anbau treibenden Stämmen im Norden des Subkontinents scheint die Voraussetzung für den Tabakanbau überall gegeben gewesen zu sein. Denn die Pflanze war und ist eine ausgesprochene Kulturpflanze, die im allgemeinen nicht wild wächst. Paul Ehrenreich hielt die Aruaken für die Hauptverbreiter der Tabakpflanze (Ehrenreich 1905).

Es soll an dieser Stelle darauf hingewiesen werden, daß bei den nicht Anbau treibenden indianischen Ethnien, d. h. also bei typischen Jäger-, Fischer- und Sammlervölkern, ursprünglich die Kenntnis des Tabakanbaus ebenso wenig vorhanden gewesen war wie die Sitte des Rauchens. Sie benutzten teilweise andere wildwachsende Reizmittel.

Nach allen Berichten der vergangenen Jahrhunderte war der Norden Südamerikas ein altes Tabakanbau-Gebiet, und es hat den Anschein, als ob eine Reihe sprachlich isolierter Gruppen sowie insbesondere Karaiben- und Aruakstämme seit altersher Tabak angebaut haben.

Doch auch die indianischen Gruppen im zentralen Südamerika kannten offenbar in vielen Fällen lange vor ihrer Kontaktzeit mit Europäern den Tabak, auch wenn es hier nachweislich Ethnien gab, die erst relativ spät zum Tabakanbau übergingen. Der bayrische Landsknecht Ulrich Schmidel aus Straubing, große Teile des östlichen Küstengebietes Brasiliens zwischen 1534 und 1554 durchstreifend, hat über Tabak und Tabakbenutzung der Indianer ebenso wenig berichtet wie Sebastian Cabot 1526 von den Einwohnern der La Plata-Länder. – Erland Freiherr von Nordenskiöld glaubte an die Möglichkeit, daß in diesen Gebieten der Tabakgebrauch ein ausschließliches Vorrecht des Medizinmannes bzw. Zauberarztes gewesen sei, daß diese Sitte vor den Europäern zunächst geheimgehalten wurde und daß daher in den ersten Berichten auch nichts über Tabak verzeichnet sein konnte (Nordenskiöld 1908).

Anbau, Behandlung, Aufbewahrung

Die Tabakfelder der Naturvölker Südamerikas werden im Rahmen bestehender Pflanzungen nach dem Brandrodungssystem angelegt. An bestimmten Stellen der Pflanzung werden in oder am Ende der Regenzeit Samenkörner sehr dicht ausgesät. Sobald die jungen Sprößlinge eine bestimmte Höhe erreicht haben, erfolgt die Pikierung. Nach etwa sechs bis acht Wochen besitzen die Blätter die erwünschte Größe. Zur Schonung der Pflanze werden die Blätter allmählich geerntet und an einer Bastschnur zum Trocknen in der Hütte aufgehängt oder zu einem Bündel gebunden.

Es gibt sehr unterschiedliche Methoden der Behandlung des gereiften Tabaks; sie reichen von einer natürlichen Trocknung am offenen

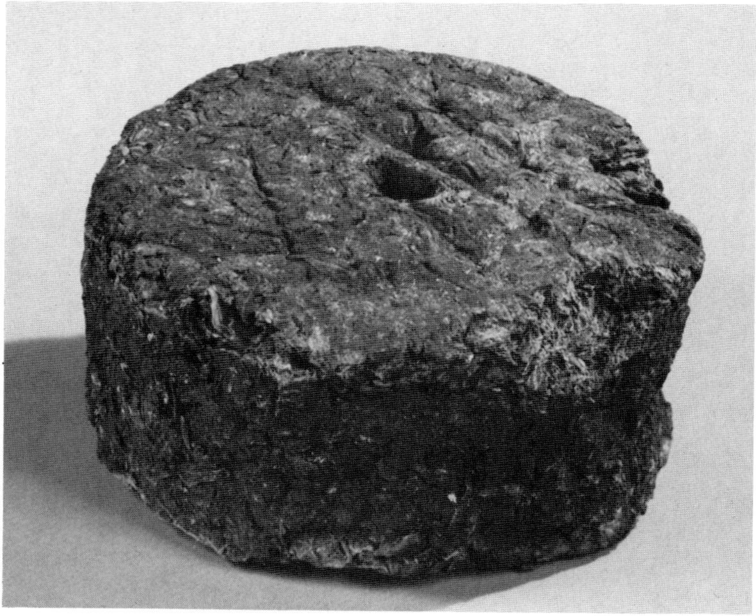

Um für die großen Feste genügend Tabak zur Verfügung zu haben, pressen viele Waldlandindianer den Tabak in runde Formen. Diese «tortas de tabaco» werden geräuchert und sind länger haltbar (Museum für Völkerkunde Berlin, Inv.Nr.: VB 1799, Durchmesser: 12 cm).

Feuer bis hin zu einem leichten Angärenlassen. Über eine besondere Behandlung am mittleren Rio Issana in Nordwest-Brasilien berichtet Koch-Grünberg (1903, 1923): «Die abgepflückten Blätter werden auf einem Korbsieb in der Nähe des Herdes langsam gedörrt. Dann werden sie wieder angefeuchtet und in einem Mörser zerkleinert. Sodann formt man sie mittels eines Bandes aus starkem Bast und feineren Baststreifen zu einem flachrunden Fladen und legt ihn an die Sonne. Dabei trocknet der Tabakfladen weiter aus, schrumpft in der elastischen Presse in sich zusammen, so daß der äußere Baststreifen von Zeit zu Zeit enger gezogen werden kann. Vor der unmittelbaren Benutzung des Tabaks werden die Umschnürungen gelöst, und man kann kleine Scheiben aus dem Tabakfladen abschneiden, die dann zwecks weiterer Zerkleinerung in den Händen zu zerreiben sind.»

Eine andere Variante in der Behandlung der Blätter wird von den Karaja in Zentral-Brasilien überliefert, die den Tabakanbau angeblich erst in der ersten Hälfte des 19. Jahrhunderts von den Brasilianern übernommen haben. Das Tabakrauchen scheint ihnen dagegen schon länger bekannt gewesen zu sein. Sobald die Blätter zu welken anfangen, beginnt die Ernte. Im Haus werden sie zum Trocknen aufgehängt. Sind sie halb trocken, werden sie zwischen den Händen gerieben, damit der Tabak schwarz wird, außerhalb des Hauses auf eine Stange oder ein besonderes Gerüst gehängt und völlig getrocknet. Der fertige Tabak wird in länglichen geflochtenen Basttaschen aufbewahrt. Erwähnenswert ist, daß die Nordgruppen der Karaja die Tabakblätter zopfartig verflechten, während die südlichen Karaja einfache wulstförmige Rollen herstellen (Krause 1911).

Bei einigen Indianergruppen West-Brasiliens war es üblich, die geernteten Tabakblätter in einem Tongefäß über offenem Feuer zu trocknen. Anschließend preßte man die Blätter zwischen Holzstücke und ließ sie weiter trocknen, bis sie durch und durch verdorrt waren. Danach zerstieß man die Blätter in einer Kalebasse zu Pulver, mischte Holzasche dazu und gab alles zur Aufbewahrung in Schneckengehäuse, die mit einem kleinen Rohrstück als Ausguß und einem Bündel Tukanfedern als Pfropfen versehen wurden.

Eine weitere Verarbeitungsvariante fand sich im Lebensraum der Gran Chaco-Indianer. Die geernteten, von der Mittelrippe befreiten Tabakblätter wurden in einem hohlen Palmstumpf zerkleinert. Aus dem erhaltenen Tabakbrei formte man kleine Kugeln, speichelte sie ein, drückte sie zwischen den Händen glatt und setzte sie anschließend der Sonnenbestrahlung aus. Die sehr harten, etwa handgroßen Klöße oder runden, flachen Scheiben erhielten ein Loch in der Mitte, um zusammengebunden besser aufbewahrt werden zu können.

Es gab viele Gruppen, die ausgesprochen gute Tabake herzustellen in der Lage waren, während andererseits auch manche Ethnien über schlechte Tabake und unvollkommene Aufbewahrungsmethoden verfügten, so daß zuweilen bestimmte Kräuter oder Baumrinden beigemischt wurden, um Geschmack und Geruch zu verbessern. Hinzu kam, daß es eine Reihe von Stämmen gab, bei denen Tabak nicht primär Rauch- bzw. Genußmittel war, sondern fast ausschließlich medizinischen Zwecken diente (s. u.).

Formen der Tabakverwendung

Bei einer Darstellung der verschiedenen Formen der Verwendung des Tabaks muß grundsätzlich unterschieden werden zwischen

- Rauchen
- Kauen
- Trinken
- Schnupfen.

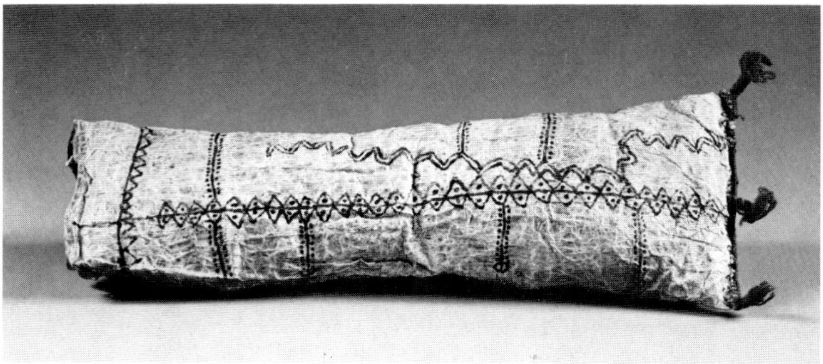

Ein bemalter Tabakbeutel der Toba, Gran Chaco, aus Rindenstoff (Museum für Völkerkunde Berlin, Inv.Nr.: VC 3187, Lg.: 39 cm).

Zigarrerauchen

Üblicherweise setzt sich unsere Zigarre aus einer Tabakeinlage, einem darumliegenden Umblatt oder Wickel und einem spiralenförmig gewickelten Deckblatt zusammen, das am Mundende befestigt ist. Bei unserer Zigarette fällt die spiralenförmige Umwicklung des Deckblattes und eine besondere Befestigung am Mundende fort, und die äußere Hülle ist nur eine röhrenförmige Papierhülse. Infolgedessen könnte die Zigarette von beiden Seiten aus angeraucht werden; bei der Zigarre würde sich die am Mundstück angebrachte Befestigung lösen, und es käme zu einem Abwickeln des Deckblattes.

Bei den ehemaligen Naturvölkern kann deshalb keine Unterscheidung zwischen Zigarre und Zigarette getroffen werden, weil es weder ein einheitliches Deckblattmaterial noch ein verbindliches Größenmerkmal gab. Oft wurden beliebig andere Blätter um die getrockneten Tabakblätter gewickelt und am Mundende befestigt. Eine derartige Halterung der Tabakblätter fehlte manchmal überhaupt, und die Umhüllung wurde einfach mit den Fingern zusammengehalten.

Das Hauptverbreitungsgebiet der Zigarre liegt im zentralen und nördlichen Südamerika, während der südliche Teil des Subkontinents Berichte über das Vorkommen von Zigarren kaum kennt.

Besonders bemerkenswert sind Riesenzigarren in Nordwestbrasilien. Bereits Alfred Russel Wallace hatte um die Mitte des 19. Jahrhunderts im Flußgebiet des Uaupés diese Zigarren kennengelernt, und durch die erste eigene Expedition Theodor Koch-Grünbergs nach Nordwest-Amazonien (1904/1905) gelangten einige Exemplare an das Berliner Museum für Völkerkunde. Die Zigarren verfügen über einen Durchmesser von 4 cm bei einer Länge von etwa 35 cm. Das breitere Ende diente als Mundstück.

Im Zusammenhang mit dem Vorkommen großer Zigarren bei Völkerschaften des nordwestlichen Südamerika (Tukano-sprechende Indianergruppen) muß auf bestimmte Phänomene hingewiesen werden, die innerhalb des Medizinmannwesens eine besondere Bedeutung haben (Hartmann 1974, 1975). Es handelt sich dabei um Holzgabeln oder Zigarrenhalter, die zur Aufnahme der großen Zigarren beim Rauchvorgang dienen. Wenn während der Unterhaltung nicht geraucht wurde, steckte man die Gabel mit der Zigarre mit dem spitzen Ende in die Erde.

Jahrzehntelang wurde den Zigarrenhaltern lediglich eine Hilfsfunktion bei der Begrüßung von Freunden und Fremden wie auch bei rituellem Rauchen zuerkannt. Die Halter sind jedoch Teil eines Zeremonialkomplexes, bei dem der Rauch, weiße Farbe, geschnitzte Vogeldarstellungen, Duplizität von Motivgruppen und eingeschnitzte Holzschemel eine wichtige Funktion besitzen.

Der Tabakrauch ist ein Hilfsmittel des Medizinmannes; er dient nicht nur der Purifikation, sondern ist auch Symbol des Austausches wie der Kommunikation mit übernatürlichen Mächten. Er ist das Bindeglied zwischen Diesseits und Jenseits, während als Mittler der Medizinmann oder Zauberarzt auftritt. Weißliche Pulverfarbe – tatsächlich handelt es sich um Maniok-Mehl – wurde auf Teilen vieler Zigarrenhalter nachgewiesen. Weiß gilt bei einigen Stämmen als Symbol des Schamanen wie auch als Indiz der Geister. Eine Reihe von Zigarrenhaltern weisen an den Gabelenden geschnitzte Vogelköpfe auf. Sie deuten auf ihre Funktion als Übermittler von Botschaften, Wünschen und Gedanken hin. Durch die Vogelaugen kann der Schamane die überweltlichen Wesen erst richtig sehen.

Die erwähnten eingeschnitzten Holzschemel befinden sich bei einer Reihe von Zigarrenhaltern oberhalb des schmucklosen Griffstücks in der Form von plastisch markierten Einkerbungen oder Schnitzereien.

Nun spielen gerade die originalen Sitzbänke als Bestandteile schamanistischer Praktiken in Verbindung mit dem Rauchen von Zigarren insofern eine wichtige Rolle, als sie der Platz sind, von dem aus man mit den geheimen Kräften der Welt in Verbindung tritt. Die leicht muldenförmigen, aus einem Stück gefertigten Holzschemel mit schienenähnlichen Fußleisten sind ein mit Kraft angereicherter Ort, der die Kraft männlicher Personen zu potenzieren vermag.

Rauchpfeifen

Bei den südamerikanischen Rauchpfeifen müssen die winkelförmigen bzw. gebogenen und die röhrenförmigen Tabakpfeifen unterschieden werden. Letztere bestehen aus einem geraden Rohr. Beide Pfeifentypen können entweder aus einem Stück sein oder sich aus Pfeifenkopf

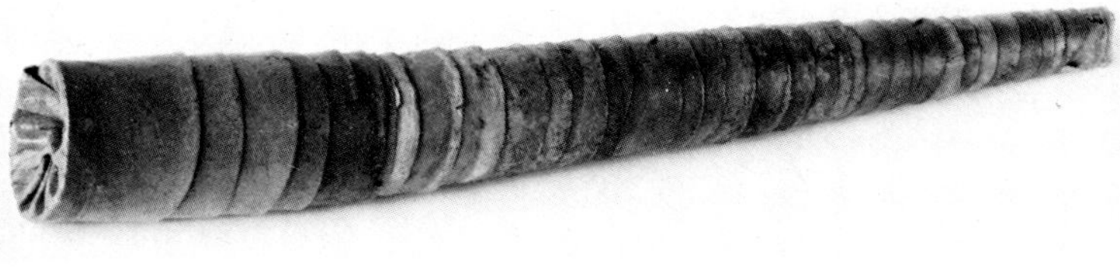

Bei Festen und bei der Begrüßung von Gästen rauchen die Tukano-Indianer noch heute große Zigarren (Museum für Völkerkunde Berlin, Inv.Nr.: VB 5633, Lg.: 32,5 cm).

und Mundstück zusammensetzen. Als Rohstoffe der Pfeifen werden Stein, Knochen, Rohr, Holz, Fruchtkapseln oder Ton genannt.

Die ursprünglichsten Typen südamerikanischer Rauchpfeifen sind die Röhrenpfeifen, deren älteste Formen aus unbearbeiteten Röhrenknochen sind.

Eine weitere Entwicklungsstufe stellen bearbeitete Rohrpfeifen dar; um einen Rauchdurchzug zu ermöglichen, mußten die Internodien durchbohrt werden. Ein Eindringen des Tabaksaftes konnte dadurch verhindert werden, daß der Rohrteil zwischen Internodium und Mundende mit einem Filter aus einer losen Bastschicht versehen wurde.

Nordenskiöld nimmt an, daß sich aus der Rohrpfeife die Holzpfeife entwickelte und daß in weiteren Phasen deutliche Unterschiede zwischen Tabakblättern und Mundstück auftraten. Neben Basteinlagen im Mundstück wurden auch durchlöcherte Kalebassenscheibchen als Schutz gegen Tabakwasser benutzt.

Besondere Entwicklungen der röhrenförmigen Tabakpfeifen stellen solche mit verbreitertem Mundstück und die zusammengesetzten Rauchpfeifen dar. – Das normale, relativ große Mundstück der üblichen Röhrenpfeifen brachte Schwierigkeiten mit sich, es längere Zeit im Mund zu behalten. Das führte dazu, daß man das Mundstück erheblich schmaler gestaltete.

Bei den aus Mundstück und Tabakbehälter zusammengesetzten röhrenförmigen Pfeifen handelt es sich oft um die Verarbeitung unterschiedlicher Materialien wie etwa Holz und Ton oder Holz, Knochen und Rohr.

Sehr vielfältig sind die winkelförmigen Rauchpfeifen, die seltener aus einem Stück, vielmehr meist aus zusammengesetzten Teilen bestehen.

In verschiedenen Gebieten Südamerikas wurden bei Grabungen Tabakpfeifen aus Ton und Stein gefunden. Ein Teil von ihnen hat sich als präkolumbisch erwiesen.

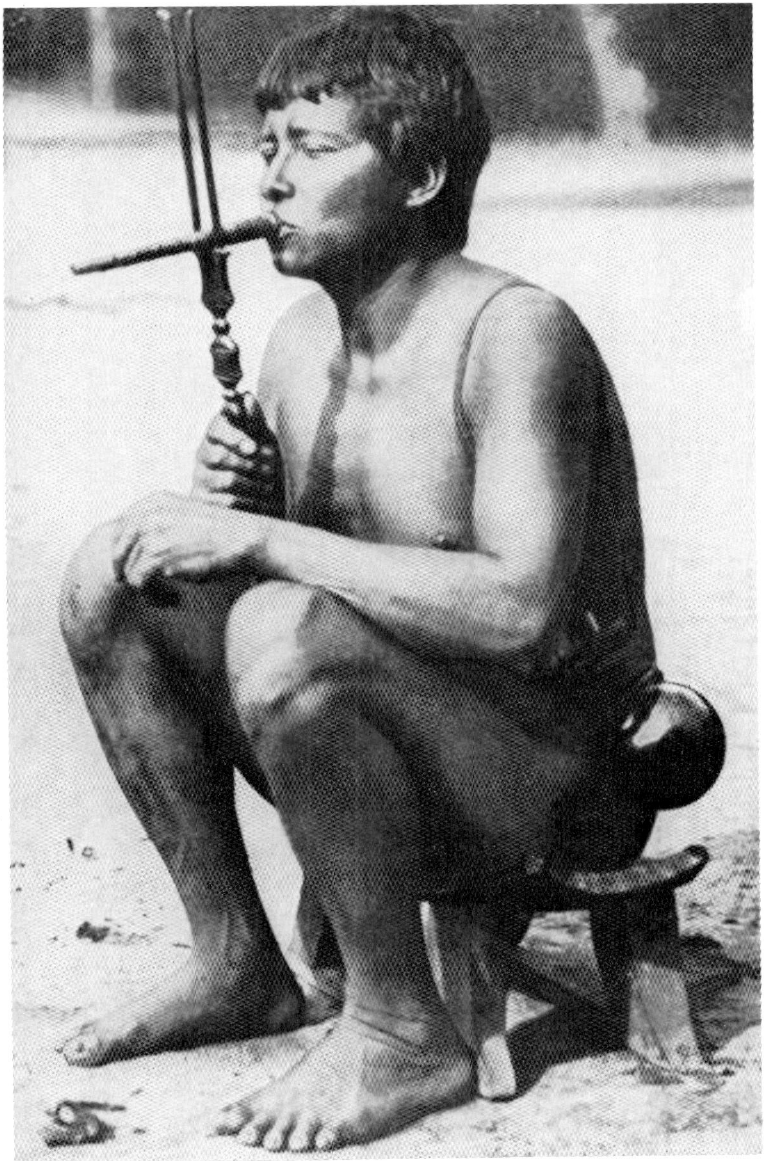

Dieser zigarrenrauchende Tukano benutzt einen Zigarrenhalter, den man an seinem zugespitzten Ende in einer Rauchpause in den Boden stecken kann. An seiner Seite hängt eine mit Coca-Pulver gefüllte Kalebasse.

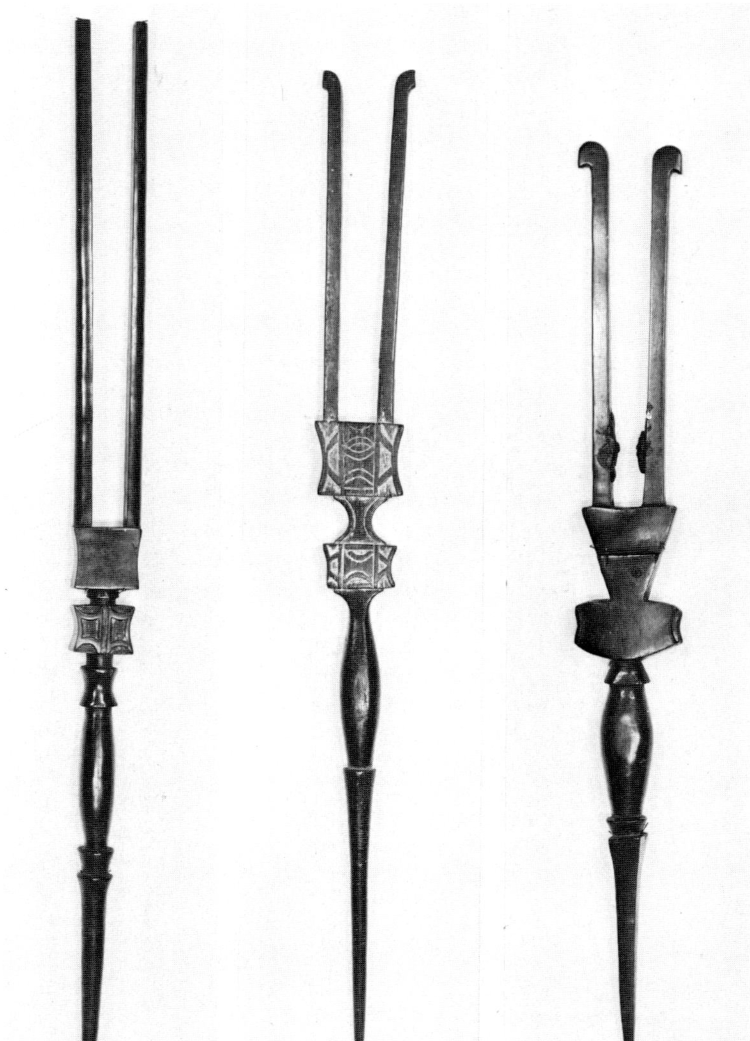

Drei Zigarrenhalter zum Einklemmen großer Zigarren (Linden-Museum für Völkerkunde Stuttgart).

Die Untersuchungen von Günter Stahl ergaben, daß in den nördlichen Gegenden Südamerikas hauptsächlich das Zigarrerauchen, in den südlichen Gebieten dagegen das Pfeiferauchen gebräuchlich gewesen ist (Stahl 1926, 1931).

Trinken

Das Trinken von Tabaksaft ist bereits im 16. Jahrhundert von Walter Raleigh erwähnt. Es gab zwei Hauptzentren der Verbreitung dieser Sitte: Bei Völkerschaften der peruanischen Montaña und bei Gruppen im Guayana-Gebiet. Auch hierbei wurden die Tabakblätter zunächst mit Wasser gekocht und dann durch Kauen intensiv eingespeichelt, bevor man die scharfe Tabakbrühe trank. Dies führte zu deliriösen Zuständen. – Erwähnt werden soll, daß die Jivaro-Indianer Ost-Ecuadors sich Tabaksaft in die hohle Hand gossen und den Saft über die Nase einsaugten, so daß er wieder aus dem Munde herausfloß.

Kauen, Schlecken

Das Kauen von Tabak ist – im Gegensatz zum Rauchen – auf einige wenige Zentren des südamerikanischen Subkontinents beschränkt gewesen. Dabei wurden meist andere alkalische Substanzen dem Tabak beigemischt: In Teilen des nordöstlichen Südamerika wurden Asche, pulverisierte Muscheln oder salpeterhaltige Erden zugesetzt, im Gebiet des Gran Chaco Pflanzen- oder Knochenasche. In Guayana knetete man aus zerstampften, frischen Tabakblättern und Zusätzen einen Teig, aus dem kleine Kugeln geformt wurden.

Die Verbreitung des Tabakkauens bei südamerikanischen Indianern war recht peripher. Es gab drei Zentren: das zentrale Guayana-Gebiet, in dem das Kauen bzw. Saugen die fast ausschließliche Methode des Tabakgenusses war, West-Amazonien sowie das nördliche Gran Chaco-Gebiet.

Das sehr verstreute Vorkommen des Tabakkauens wurde als Beweis für ein hohes Alter dieser Gepflogenheit angesehen. Sie wurde mit der ebenfalls alten Sitte des Cocakauens in Verbindung gebracht, die zweifellos aus den westlichen Hochländern stammt.

Dem Tabakkauen verwandt ist das Tabakschlecken, das allerdings nur in Nord-Kolumbien und im westlichen Amazonien üblich gewesen zu sein scheint. Die Blätter der Tabakpflanze werden mit Wasser in einem Gefäß zu einer dickflüssigen Masse eingekocht. Von Zeit zu Zeit wurde über Zeige- und Mittelfinger aus der Tabakmasse geschleckt.

Schnupfen

Das Schnupfen von Tabak ist aus drei Regionen berichtet worden: vom Mittellauf des Orinoko, einigen Gebieten der ostperuanischen

Montaña einschließlich des brasilianischen Purus-Gebietes und aus dem alten Peru.

Sollte das in Schneckengehäusen aufbewahrte Tabakpulver verwendet werden, wurde etwas davon auf ein Blatt oder auf die Hand geschüttet und mittels Vogelknochen oder über ein zusammengerolltes Blatt in die Nase eingezogen. Es existierten auch Schnupfapparate in der Form ein- oder zweischenkliger Vogelknochen, die zum Beispiel auch beim Schnupfen anderer Materialien benutzt wurden (*parica*).

Bei einem Überblick über wichtige Zentren des Tabak-Schnupfens ist West-Amazonien eindeutig am wichtigsten. Wie Otto Zerries ausführte, ist das Schnupfen als ekstatisches, divinatorisches Element mit der Person des Medizinmannes eng verbunden und besonders stark bei Aruak-Stämmen verbreitet gewesen.

«Hier bei den Aruak», so führt Zerries (1964) aus, «liegt vermutlich auch der Schlüssel des Problems, ob Tabak oder *yopo* in Südamerika als Schnupfmittel älter ist, da sie sich beider Drogen bedienen, im Westen des Tabaks, . . . im Nordwesten des *yopo*. Sollte nicht doch . . . die Droge *piptadenia peregrina* als das Schnupfmittel in Südamerika schlechthin . . . älter sein als das weit weniger verbreitete Schnupfen des Tabaks, dessen Genuß doch überwiegend anderweitig erfolgt, nämlich durch Kauen und Rauchen?»

Anlässe der Tabakverwendung

Bei einer Darstellung der Anlässe, an denen Tabak in der einen oder anderen Form genossen wird, ergibt sich folgendes:

1. Tabak war ein Universalmittel gegen Krankheiten und Mißgeschick jeder Art.
2. Tabak diente als Mittel, um die Widerstandskraft des menschlichen Körpers gegen böse Einflüsse zu stärken und zu erhöhen; er wurde auch als vorbeugendes Mittel zur Steigerung der eigenen Zauberkraft benutzt.
3. Tabak wurde als Narkotikum verwendet und hier insbesondere von seiten des Medizinmannes oder *payé*.

Bei Krankenheilungen konnte der Tabak entweder vom Medizinmann oder *payé* direkt benutzt oder als Medikament dem Kranken verabfolgt werden.

Weit verbreitet bei Krankenheilungen war das Anblasen des Patienten mit Tabakrauch. Dieser Vorgang fand sich auch bei Initiationszeremonien, wobei sowohl die Initianten als auch die teilnehmenden Männer sich gegenseitig mit Tabakrauch anbliesen.

Beispielhaft für andere Anlässe sei hier Jean de Léry zitiert; er berichtet von einem Kreistanz der Tupi, bei dem in der Mitte tanzende

Schnupftabakbehälter, wie sie von vielen Tukano-Gruppen noch heute benutzt werden. Ein Röhrenknochen eines Vogels wird in ein Landschneckengehäuse eingesetzt. Die mit einer Glasscherbe verschlossene Öffnung ermöglicht eine Kontrolle über den Inhalt (Museum für Völkerkunde Berlin, Inv.Nr.: VB 5558, Lg.: 11 cm).

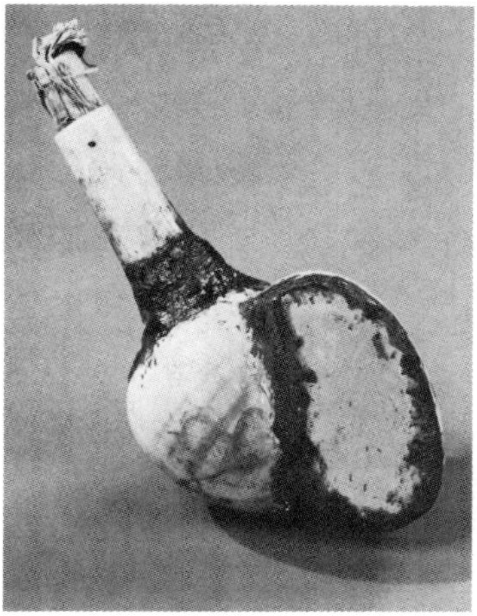

Häuptlinge die um sie herum tanzenden Krieger mit dem Rauch aus langen Zigarren anblasen. Der Rauch sollte dazu dienen, Stärke und Geist der Männer zu erhöhen, damit sie ihre Feinde besser überwinden könnten.

Das Rauchen, Kauen, Trinken und Schnupfen des Tabaks diente aber nicht nur als Mittel der Krankenheilung, als wichtiges Instrumentarium des Medizinmannes, als Möglichkeit der Steigerung eigener körperlich-geistiger Kräfte, sondern auch in einigen Fällen als ein Symbol des Friedens und der Freundschaft. Hier existieren durchaus Parallelen zur nordamerikanischen Friedenspfeife (*calumet*).

Angehende Medizinmänner oder *payés* mußten sich in jungen Jahren im Genuß von großen Mengen an Tabakwasser üben, und die tätigen *payés* hatten diese Fähigkeit des Trinkens immer wieder unter Beweis zu stellen, um dadurch auch ihre übernatürlichen Kräfte zu erhalten.

Bereits in der Vorbereitungszeit eines *payé,* die sich über viele Jahre erstreckte, war das Trinken von Tabakbrühe ein tägliches Erfordernis. Auch später wird der Medizinmann durch eine Tabaknarkose «wissend», d. h., durch das Trinken des Tabaksaftes kann sich der vom Körper des *payé* getrennte Schatten (Schattenseele) auf Wanderschaft begeben oder gar in andere Wesen oder Tiere verwandeln.

Die Aufgaben des südamerikanischen Medizinmannes waren nicht nur Beistand bei Geburt, Initiation und Tod, sondern vor allem, mit der übernatürlichen Welt in Kontakt zu treten, Hilfsgeister herbeirufen und Krankenheilungen durchführen zu können. Seine besondere Macht manifestierte sich auch in seinem Atem. Ihm wurde, zusammen mit dem

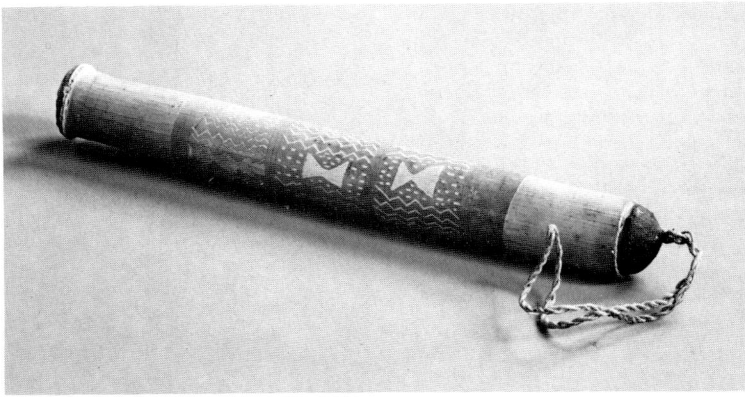

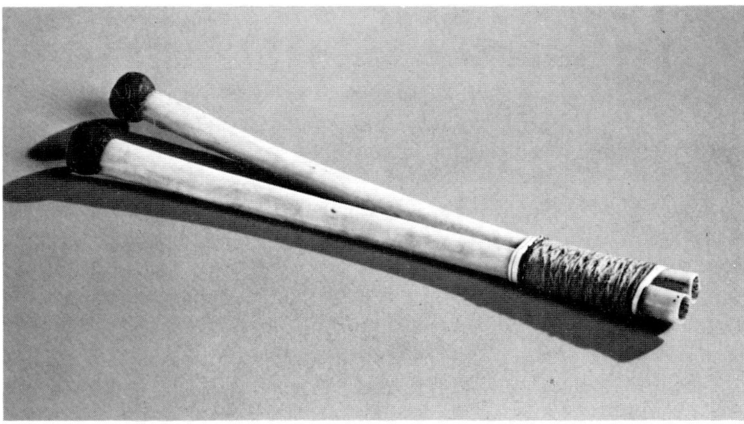

Verzierter Tabakbehälter der Amniapá, Brasilien (Museum für Völkerkunde Berlin, Inv.Nr.: VB 10984 a, b; Lg.: 27 cm).
Doppeltes Schnupfrohr aus Röhrenknochen zum Schnupfen von Tabak oder der halluzinogenen Droge Paricá (Museum für Völkerkunde Berlin, Inv.Nr.: VB 3816, Lg.: 17 cm).

Rauch des Tabaks, eine ausgesprochen reinigende und stärkende Wirkung bei Krankenheilungen und magischen Ritualen zuerkannt.

Von den Jivaro-Indianern West-Amazoniens, deren Tabakverbrauch besonders hoch war, wurde berichtet, daß sich die männlichen Angehörigen unmittelbar nach dem morgendlichen Erwachen den Mund mit Tabakwasser spülten. In allen Fällen des Unwohlseins wie auch zur vorbeugenden Kräftigung und Stärkung des Körpers diente der Tabaksaft den Jivaro als vorzügliches Mittel (Karsten 1935).

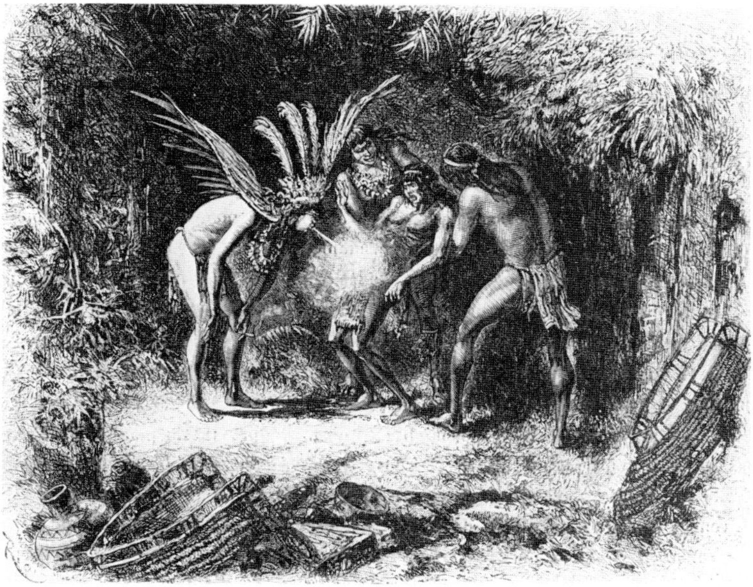

Darstellung einer Krankenheilung durch Beblasen mit Tabakrauch. Diese Art der Krankenbehandlung wird im tropischen Regenwald noch heute ausgeführt (Darstellung nach Crévaux von 1883).

Als charakteristisch mag für West-Amazonien das sogenannte Tabakfest der Frauen (*noa-tsangu*) angeführt werden, das bei den Jivaro zu Ehren einer verheirateten Frau oder auch einer zukünftigen Ehefrau veranstaltet wurde. Dabei mußte sie zwei Tage hintereinander bei gleichzeitigem strengen Fasten mehrmals während des Vormittags den mit Speichel gemischten Tabaksaft trinken. Die junge Frau fiel in einen narkoseähnlichen Schlaf. Dabei erschien im Traum der Tabakgeist *wakani* und gab ihr Unterweisungen, wie sie eine tüchtige Frau werden konnte.

Auch anläßlich der großen *tsantsa*-Feste bei den Jivaro spielte neben fermentierten Getränken der Tabak eine entscheidende Rolle. Durch reichliches Tabaktrinken sollten der Sieger und ihm nahestehende Personen vor dem rachsüchtigen Geist des erschlagenen Feindes geschützt werden (Karsten 1935).

Abschließend muß darauf hingewiesen werden, daß zuweilen der Genuß von Tabak in der einen oder anderen Form auch ganz profanen Zwecken diente.

Die Bedeutung des Tabaks und der Tabakspfeife für die Indianer Nordamerikas

Karin von Welck

Der Aufsatz vermittelt einen Überblick über einige Fakten, die für den Gebrauch des Tabaks und der Tabakspfeife bei den Indianern Nordamerikas wichtig sind: Zunächst werden die Bedeutung der Assoziation zwischen «Indianer Nordamerikas» und «Tabak» für die Werbung der Tabakindustrie angesprochen sowie die Folgen der Einführung der Tabakart Nicotiana tabacum für die in Nordamerika heimischen Tabakarten. Daran anschließend werden die bereits durch ihren Namen, nämlich «Tabakbauer» und «Tabakgesellschaft» gekennzeichneten Tabak anbauenden Gruppen der Irokesen bzw. Crow vorgestellt. Auch auf den Tabakkonsum bei den Eskimo und die Tatsache, daß der Tabak bei den Indianern Nordamerikas meist mit anderen natürlichen Materialien gemischt wurde, wird eingegangen. Neben der Frage der Funktion der Calumets für die Indianer zur Zeit der ersten Begegnungen mit den Europäern wird schließlich die Frage nach der heutigen Bedeutung des Tabaks und der rituellen Rauchzeremonien für die jetzt lebende Generation der nordamerikanischen Indianer angesprochen. Fazit des Aufsatzes ist die Feststellung, daß heutige Indianer in den USA und Kanada trotz des nahezu viereinhalb Jahrhunderte währenden Einflusses der Europäer eine besondere Einstellung zum rituellen Tabakkonsum bewahrt haben. Diese Einstellung wird heute sowohl von «traditionalistischen» als auch «progressiven» Indianergruppen bewußt als Mittel zum Aufzeigen der besonderen indianischen Identität genutzt.

Wie bei den südamerikanischen Indianern (vgl. Hartmann in diesem Band) hatte der Tabakgebrauch bei den Indianern Nordamerikas zur Zeit des Eintreffens der ersten Europäer verschiedenste Anlässe und Formen. Tabak wurde in Nordamerika ebenso wie in Südamerika als Universalheilmittel gegen Krankheiten, als Stärkungsmittel, als Wahrsagehilfe, als Narkotikum und als Halluzinogen gebraucht. Im Mittelpunkt stand seine Verwendung im rituellen Zusammenhang: als Zeichen der Gastfreundschaft und der Freundschaft, als Opfergabe für die übernatürlichen Mächte bzw. als Zeichen der Verbindung des einzelnen oder der Gruppe mit den übernatürlichen Mächten. Besonders auffällig ist die bemerkenswerte Ähnlichkeit der Rauchrituale auf

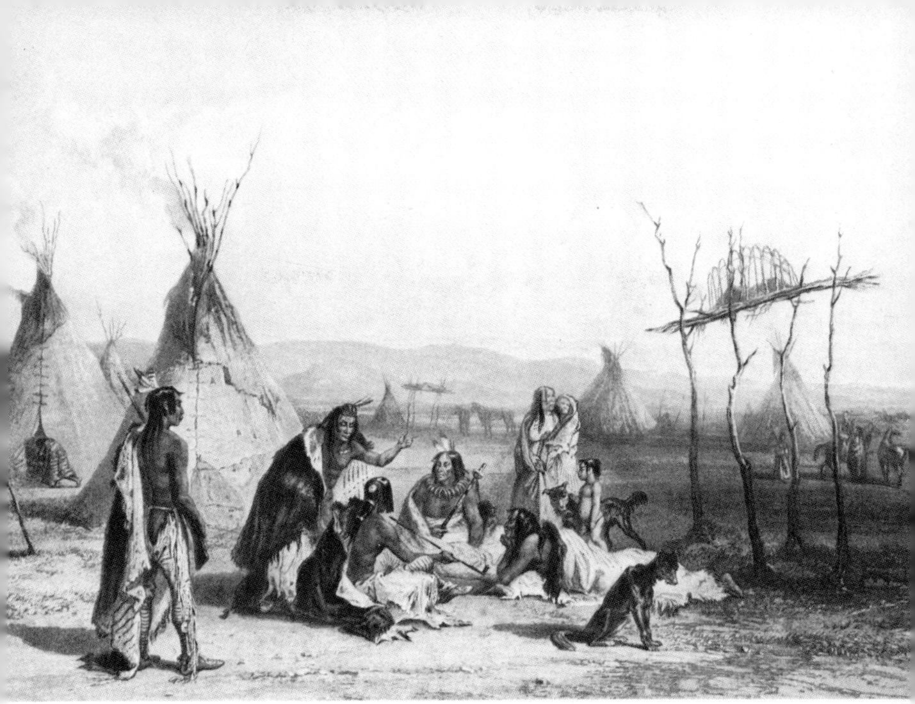

Zu den schönsten und bekanntesten Arbeiten des berühmten Zeichners indianischen Lebens, Karl Bodmer, der den Prinzen zu Wied auf Reisen in das Innere Nordamerikas begleitete, gehören Darstellungen von pfeiferauchenden Indianern (Ausschnitt aus: «Todtengerüste eines Sioux-Chefs bei Fort Pierre»).

dem nordamerikanischen Kontinent. Unter dem Einfluß der Europäer nahm der Konsum des Tabaks als alltägliches Genußmittel überhand.

Im folgenden soll mit Hilfe einzelner zentraler Stichworte zum Tabakgebrauch nordamerikanischer Indianer versucht werden, ein paar Zusammenhänge aufzuzeigen, die die Bedeutung des Tabaks für die Indianer Nordamerikas bestimmten und zum Teil bis zum heutigen Tag bestimmen.

Die indianische Tabakspfeife und die Tabakwerbung

«Vor nicht allzu langer Zeit war das Aushängeschild eines jeden Zigarrenladens (in den USA[1]) ein hölzerner Indianer, der in der linken Hand ein paar Zigarren hielt und mit der rechten Hand die Vorübergehenden mit dem Tomahawk bedrohte. Es ist schade, daß die meisten dieser Holzfiguren ausrangiert und zu Kaminholz verarbeitet wurden ...» (Wissler 1940: 38).

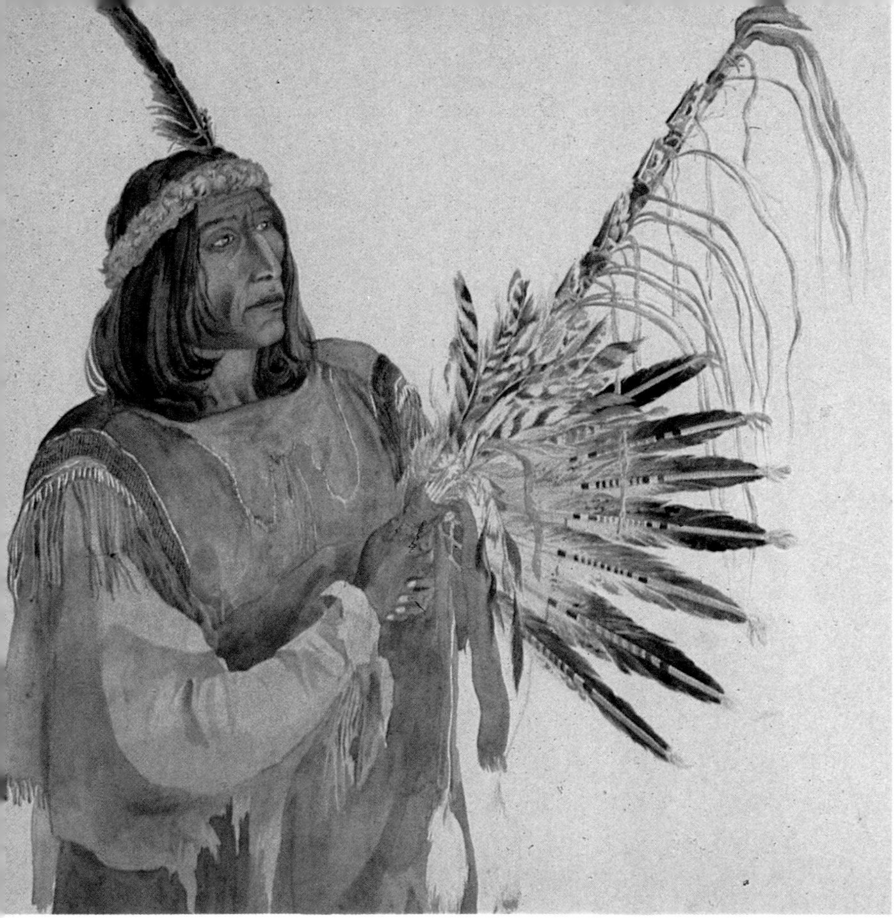

Den Blackfoot Hotokaneh-hoh mit seinem Calumet malte Bodmer im August 1833 in Fort McKenzie (Ausschnitt).

Diese Holzindianer waren den Plains- und Prärieindianern nachgebildet und haben mit dazu beigetragen, das einseitige und romantische Bild der nordamerikanischen Indianer zu prägen. Bereits um 1600 waren die Holzindianer in England als Erkennungszeichen für Geschäfte, in denen Tabak verkauft wurde, gebräuchlich. Rund 100 Jahre später, um 1700, wurden die ersten dieser Indianerfiguren von England aus in die amerikanischen Kolonien eingeführt. Nahezu 200 Jahre lang wurde dort mit ihnen für den Tabakverkauf geworben. Wie sehr sie das Bild des Indianers prägten, zeigte sich z. B. 1968, als der Rand McNally Verlag ein Kinderbuch mit dem Titel: «Zehn kleine Indianerlein», als Pendant zu der Geschichte von den «Zehn kleinen Negerlein», herausbringen wollte: Das Buch sollte mit farbigen Wiedergaben der Holzfiguren illustriert werden, die «früher vor den Tabakläden zu sehen waren» (Schulze-Thulin 1976: 13). Zwar konnte das Vorhaben unterbunden werden, dennoch offenbart diese Episode einmal mehr, daß unsere Vorstellung von «dem Indianer» auch heute noch eher von hölzernen Werbebildern als durch die Wirklichkeit geprägt wird und daß zu diesem Klischee offensichtlich die Assoziation «Tabak» dazugehört.

Daß es bei dieser Assoziation nicht immer auf die historischen Fakten ankommt, zeigt sich u. a. darin, daß die erwähnten Holzindianer oft Zigarren in der Hand hielten, obwohl nun gerade die Zigarre bei den Indianern Nordamerikas nicht bekannt war (Stahl 1943: 19).

Eine systematische Untersuchung über den heutigen Stand des Wissens zur Geschichte und Bedeutung von Tabak und Tabakspfeife bei den Indianern Nordamerikas muß noch geschrieben werden. Seit der Arbeit von McGuire (1899) ist – abgesehen von einer kurzen Zusammenstellung durch Linton (1924) – keine umfassende Studie zu diesem Thema erarbeitet worden. Dies ist um so erstaunlicher, als es neben dem Tipi, dem konischen Zelt der Plainsindianer, wohl kaum ein Attribut gibt, das mit den Indianern Nordamerikas häufiger in Verbindung gebracht wurde und wird als der Tabak und die Tabakspfeife: Schon in den frühesten Berichten über nordamerikanische Indianer ist immer wieder vom Tabakspfeiferauchen die Rede. Zu den schönsten und bekanntesten Arbeiten des berühmten Zeichners indianischen Lebens, Karl Bodmer, gehören Darstellungen von Rauchzeremonien oder Indianerhäuptlingen mit einem Calumet, d. h. einer federgeschmückten Zeremonialpfeife. In der romantisierenden Indianerliteratur, nicht zuletzt bei Karl May, spielt die «Friedenspfeife» eine wichtige Rolle. Wird heute von einem bedeutenderen Zusammentreffen nordamerikanischer Indianer berichtet, seien es nun Angehörige traditioneller oder progressiver Gruppierungen, wird in der Regel eine Pfeifenzeremonie erwähnt. Auch Wissler (1940: 38) meint: «Vielleicht ist die Friedenspfeife eins der ersten Dinge, die einem einfallen, wenn von Indianern gesprochen wird. Es steht fest, daß die gewöhnliche Pfeife und Tabak in jeder Form das Bild des Indianers geprägt haben.»

Festzuhalten ist im übrigen, daß die Indianer Nordamerikas den Tabak zwar vorwiegend aus der Pfeife rauchten, daß es aber dennoch Ausnahmen von dieser Regel gab. Einige Gruppen an der Nordwestküste kauten den Tabak, nachdem sie ihn mit gestoßenem Muschelkalk vermischt hatten[2] (Linton 1924: 2). Von den Nootka (ebenfalls an der Nordwestküste beheimatet) wird berichtet, daß sie den Tabak schnupften (Hartwig 1911: 58). Zudem war es bei einigen Indianergruppen üblich, den Tabak nicht zu rauchen, sondern in erster Linie als Opfergabe in offenen Feuern zu verbrennen.

Ganz offensichtlich waren die unterschiedlichen Arten des Tabakrauchens, die im 16. Jahrhundert in Europa auftauchten, bestimmt durch die Kolonialbeziehungen, die die jeweiligen europäischen Länder mit Amerika unterhielten: Die Franzosen, Engländer und Dänen brachten das Pfeiferauchen von der nordamerikanischen Ostküste mit nach Europa. Die Spanier und Portugiesen brachten aus Mittel- und Südamerika die Zigarre, Zigarette und den Schnupftabak mit (vgl. Wissler 1940: 42 f.).

Die Ausbreitung von Nicotiana tabacum

Die Pfeife und mit der Pfeife der Tabak wurden und werden in Europa also vor allem mit den Indianern in Nordamerika in Verbindung gebracht und weniger mit den Indianern in Mittel- und Südamerika, obwohl dies von der Verbreitungsgeschichte des Tabaks her gesehen nicht ganz gerechtfertigt scheint (siehe dazu auch Walther und Hartmann in diesem Band). Allerdings ist darauf hinzuweisen, daß die Frage nach dem Ursprungsgebiet des Tabakkonsums bisher nicht eindeutig geklärt werden konnte. Zwar wurden die Thesen von Wiener (1922), der auf Grund linguistischer Untersuchungen nachzuweisen versuchte, daß der Tabak arabisch-afrikanischen Ursprungs und von Afrikanern nach Westindien eingeführt sei, von verschiedensten Wissenschaftlern widerlegt (Dixon 1921; Dunhill 1924; Stahl 1931 u. a.). Dennoch besteht bis heute noch keine Klarheit darüber, ob sich das Tabakrauchen von Süd- nach Nordamerika oder von Nord- nach Südamerika ausbreitete (vgl. Stahl 1931: 575 f.). Festzuhalten ist, daß Tabak schon in prähistorischer Zeit in weiten Teilen Nordamerikas verbreitet war, *Nicotiana tabacum* jedoch, die wichtigste und meist kultivierte Art des Tabaks, erst durch die Europäer von Süd- und Mittelamerika nach Nordamerika eingeführt wurde.

Zunächst hatten die europäischen Einwanderer in Nordamerika die gelbblühende Tabakart *Nicotiana rustica,* die von nahezu allen indianischen Gruppen östlich des Mississippi angebaut wurde, als Pflanze für den Plantagenanbau übernommen. Nachdem jedoch die Briten, die Fama sagt unter dem Einfluß von Sir Walter Raleigh, mit dem Anbau von *Nicotiana tabacum* in Virginia begonnen hatten, verdrängte diese Tabakart schnell nicht nur *Nicotiana rustica,* sondern auch die anderen in Nordamerika anzutreffenden Arten. 1921 stellte Setchell fest, daß neben *Nicotiana tabacum* zwar vierzehn verschiedene heimische Tabakspezies in Nordamerika zu finden waren, daß davon aber nur noch neun Spezies bei den verschiedenen Indianergruppen

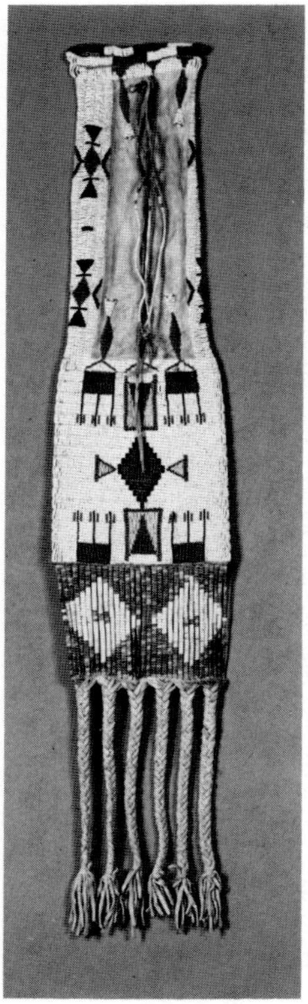

Tabakspfeifen und Tabak wurden häufig in Beuteln dieser Art aufbewahrt. Auffällig ist an diesem Exemplar (Ute) die aufwendige Verzierung mit Perlen bzw. oberhalb der Zopffransen mit Stachelschweinborsten (Museum für Völkerkunde Berlin, Inv.Nr.: IV B 1770, Lg.: 90 cm).

verwendet wurden. Daß diese heimischen Tabakarten überhaupt noch verwendet wurden, schreibt Setchell allein ihrer Bedeutung in rituellen, religiösen und sozialen Zusammenhängen zu. Für den alltäglichen Tabakgebrauch hatte zur Zeit von Setchells Untersuchungen die Handelstabakware der weißen Händler längst die heimischen Arten ersetzt (Setchell 1921: 398 f.).

Die «Tabak-Leute» und die «Tabakgesellschaft»

Vor Eintreffen der Europäer war Tabak offensichtlich in nahezu ganz Amerika, d. h. mit Ausnahme des extremen Nordens und Südens verbreitet (Wissler 1917: Fig. 8). Viele nordamerikanische Indianer konnten sich hinreichend mit wildwachsendem Tabak versorgen, bei einigen Gruppen wurde er jedoch angebaut. Sehr bedeutend soll der Tabakanbau bei den Tionantati, d. h. Tabak-Leuten[3], einer Gruppe der Irokesen gewesen sein. Allerdings gibt es nur unzureichende Berichte über diese Tabakbauer. Man weiß, daß sie für die Huronen begehrte Vertragspartner waren. Die Huronen sicherten sich durch den Zusammenschluß mit den Tionantati den Zugang zu deren Tabakfeldern, die Tionantati profitierten von den gut ausgebauten Handelsbeziehungen der Huronen. Allerdings wurden die Tionantati Mitte des 17. Jahrhunderts in die Irokesenkriege verwickelt. Ihre Dörfer wurden zerstört und sie selbst als Kriegsgefangene verschleppt oder in die Flucht getrieben (Lindig 1970: 133).

Nicht nur die Tionantati, sondern nahezu alle Gruppen der östlichen Waldlandindianer (Irokesen- sowie Algonkin- und Sioux-Gruppen) bauten Tabak an, und zwar vorwiegend *Nicotiana rustica*. Nach der Überlieferung der Seneca bestand bei den Irokesen die Vorstellung, daß der Kürbis dem Nabel der Mutter Erde entwächst, die Bohne der Erde bei ihren Füßen und Tabak ihrem Kopf. Deshalb

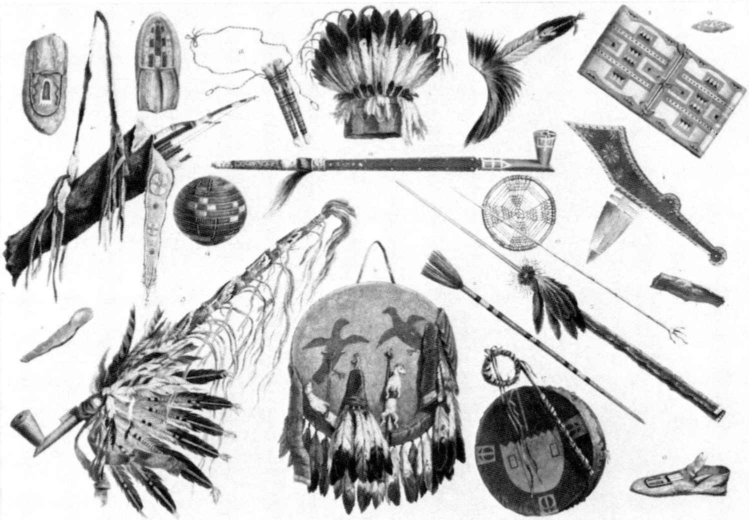

Immer wieder sind Pfeife und Calumet (mit einem Fächer aus Adlerfedern versehene sogenannte Friedenspfeife) für Bodmer unverwechselbare Bestandteile der «Indianischen Gerätschaften und Waffen».

beruhige der Tabak das Gemüt und mache die Gedanken besonnen (Setchell 1921: 402). Der Tabak ist im übrigen ein beliebter Topos in vielen Mythen über die Erschaffung der Welt und der Menschen bei den nordamerikanischen Indianern. Das ist ein deutlicher Hinweis auf den kulturellen Stellenwert, den ihm die betreffenden Gruppen zumessen. Eine Zusammenstellung des Vorkommens von Tabak in den überlieferten Mythen ist ein noch ausstehendes und sicher lohnendes Unterfangen.

Auch bei den Plains- und Prärieindianern wird der Tabak in vielen Mythen erwähnt. Davon ausgehend hatten die Riten der heiligen Stammespfeifen eine zentrale Funktion in der Vermittlung zwischen den Häuptlingen und den mächtigen, übernatürlichen Schutzgeistern. Die jeweilige Ausprägung der Rituale, auf deren Unterschiede hier nicht eingegangen werden kann, bestimmte den Stellenwert, der dem Tabak in den einzelnen Zielgruppen zukam. Oft war der Anbau bzw. die zeremonielle Ernte und Zubereitung des Tabaks bestimmten Kultgemeinschaften oder Männerbünden vorbehalten. Besonders hervorzuheben ist in diesem Zusammenhang die Tabakgesellschaft der Crow. Diese Krähenindianer, die einer nomadisierenden Gruppe angehörten, die keine Feldfrüchte anbaute, pflanzten Tabak auf Feldern, die sie eigens dafür rituell vorbereiteten. *Nicotiana multivalvis* wurde für den zeremoniellen Gebrauch, *Nicotiana quadrivalvis* für den alltäglichen Tabakkonsum angebaut (Hartmann 1973: 154). Die Mitgliedschaft bei der Tabakgesellschaft der Krähenindianer konnte nur durch eine besondere Initiation und die anschließende Adoption des neuaufgenommenen Mitglieds erlangt werden. Lowie (1919) beschreibt ausführlich die zur Aufnahme notwendigen Zeremonien und die daraus resultierenden Privilegien sowie die recht komplexe Struktur der Tabakgesellschaft. Interessant ist, daß sowohl Männer als auch Frauen Mitglieder der Gesellschaft werden konnten, ansonsten sind in der Literatur die Nachrichten über die Beziehung der indianischen Frauen zum Tabakkomplex äußerst spärlich.

Der Tabak bei den Inuit

Indianische Gruppen, die nicht selbst Tabak anbauten oder sammelten, handelten ihn von Nachbargruppen ein. Eine Untersuchung dieser Handelsbeziehungen auf der Grundlage des Wissens über die Verbreitung der Tabakarten auf dem nordamerikanischen Kontinent liegt allerdings noch nicht vor. Klar ist nur, daß die Inuit, d. h. die Eskimo, mit dem Tabak erst auf dem Umweg über die Dänen (Grönland), Briten und Franzosen (Subarktik) und Russen (Alaska) in Berührung kamen. Seit die Inuit den Tabak kennen, verwenden sie ihn in allen Formen: geraucht, geschnupft, gekaut. Bei der Zubereitung von Kautabak gibt es eine besondere Variante: «Man präpariert den Kautabak in der Weise, daß man eine Pfeife halb voll Tabak stopft, diesen mit Wasser durchfeuchtet, und die Pfeife dann mit dem trockenen Tabak

Die Inuit, d. h. Eskimo, kamen erst auf dem Umweg über die Europäer mit dem Tabak in Berührung. Die Tabakspfeifen aus Walroßzähnen, die sie um 1900 schnitzten, gehören zu den prachtvollsten, die es überhaupt gibt (Museum für Völkerkunde Berlin, Inv.Nr.: IV A 8963, Lg.: 20,5 cm, H.: 3,3 cm).

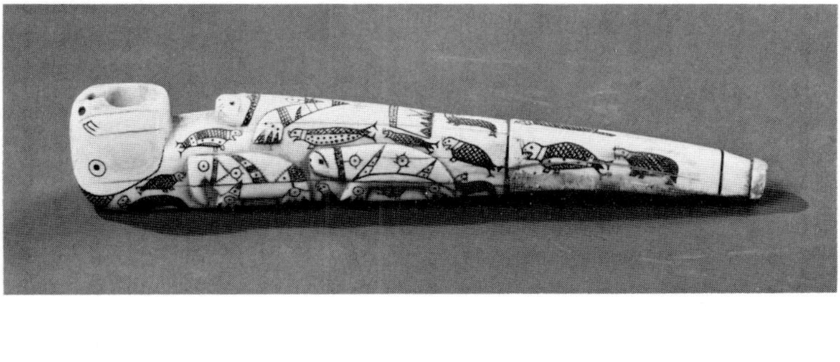

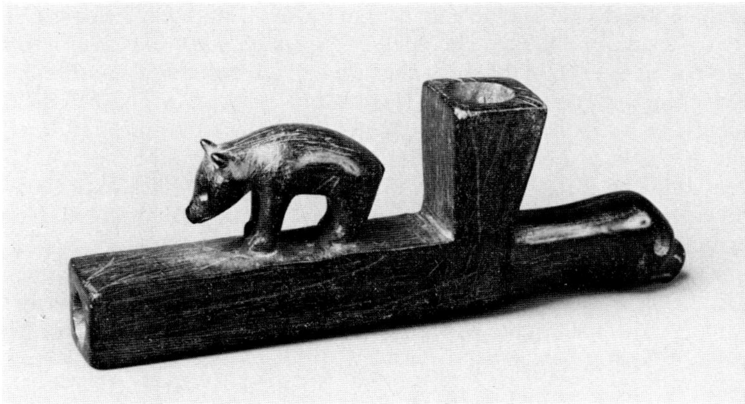

Von den zahlreichen Pfeifenköpfen Nordamerikas, die in ihrer Variabilität nahezu unbegrenzt erscheinen, hier zwei schöne steinerne Exemplare mit Tierdarstellungen. Besonders berühmt wurden Pfeifenköpfe aus dem «heiligen» Pfeifensteinbruch im südwestlichen Minnesota, der für die Indianer ein Wallfahrtsort war und dessen Stein nach Georg Catlin «Catlinit» genannt wurde (Museum für Völkerkunde Berlin, Inv.Nr.: IV B 12845, Lg.: 16 cm; Inv.Nr.: IV B 12840, Lg.: 34 cm).

füllt, den man anzündet und raucht. Der nasse Tabak, der sich mit den Destillationsprodukten des gerauchten vollgesogen hat, wird dann gekaut» (Hartwich 1911: 111). Das geschilderte Verfahren zeigt einmal mehr, mit welcher Umsicht es die Inuit stets verstanden haben, alle ihnen zur Verfügung stehenden Mittel mit größter Wirtschaftlichkeit zu verwenden. Die Tabakspfeifen aus Walroßzähnen, die die Inuit um 1900 schnitzten, gehören zu den prachtvollsten, die es überhaupt gibt (vgl. Abb.).

Kinnikinnik – das Mischen von Tabak

Das Alter des Tabakgebrauchs in Nordamerika geht einmal aus archäologischen Funden von Pfeifen in dem Südwesten und Osten hervor, zum anderen aus der Tatsache, daß der Tabak in historischer Zeit bei den Indianern in rituellen Zusammenhängen und als alltägliches Genußmittel verwendet wurde und teilweise noch wird. Dennoch ist unsicher, ob in den ausgegrabenen Pfeifen ausschließlich Tabak geraucht wurde. Bei chemischen Untersuchungen an einigen ausgegrabenen präkolumbischen Pfeifen der sogenannten Korbflechter-Zeit (200–700 n. Chr.) in der Gegend der heutigen Pueblo-Siedlungen stell-

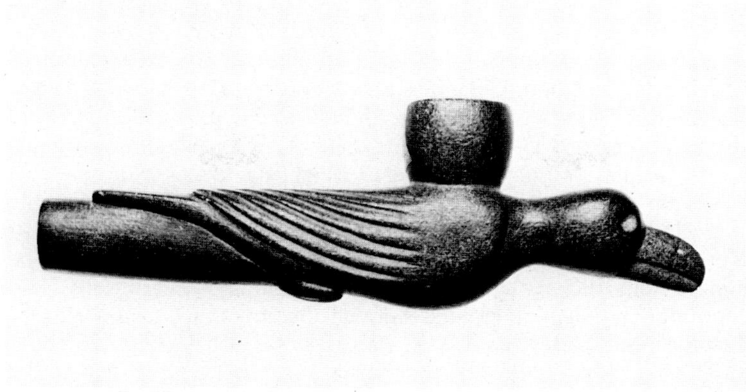

ten Sixon und Stetson (1922) fest, daß in den Pfeifen keine Rückstände von Nikotin nachweisbar waren. Allerdings räumten die Autoren ein, daß der in den Pfeifen gerauchte Stoff dennoch Tabak gewesen sein könnte, dessen Nikotingehalt durch die jahrhundertelange Lagerung ausgelaugt worden sei (vgl. dazu auch Castetter 1943). Zumindest in historischer Zeit war jedoch der Tabak bei den Indianern Nordamerikas eindeutig die wichtigste Substanz, die geraucht wurde – wenn auch oft als Bestandteil von Tabakmischungen. Diese Mischungen, mit einem Wort der Ojibwa *kinnikinnik,* d. h. das Gemischte, bezeichnet, richteten sich nach den jeweiligen Pflanzen der Umgebung. Mischungen wurden bei den indianischen Gruppen, die selbst keinen Tabak anbauen oder sammeln konnten, aus wirtschaftlichen Gründen verwendet, d. h., um den eingehandelten Tabak zu strecken. Aber auch andere Gruppen bevorzugten aus Geschmacksgründen Mischungen. *Nicotiana tabacum* ist eine relativ milde Tabaksorte, alle anderen Tabakarten gelten als schwerer und haben stärkere narkotisierende Wirkung. Wegen der besseren Verträglichkeit, aber auch wegen des milderen Geschmacks wurden dem Tabak gestoßene Blätter der Bärentraube und der Sumach oder zerkleinerte Baumrinden zugesetzt (Hartmann 1973: 115; Driver 1961: 107 u. a.). Um den Staub zu binden und die Verstopfung der Pfeife zu verhindern, wurde der Mischung gewöhnlich etwas Öl zugesetzt (Linton 1924: 8).

Das Calumet und andere Tabakspfeifen

Seit Pater Marquette als erster Weißer 1673 den Mississippi bis zum Arkansas bereiste und er dabei die reichverzierten, prächtigen Federpfeifen kennenlernte, die er nach dem lateinischen Wort für Röhrchen (*calamellus*) Calumet nannte, hat diese Art der Tabakspfeife die Phantasie der europäischen Betrachter beflügelt. Zur Zeit des Pater Marquette war der wichtigste Teil des Calumet der mit Adlerfedern geschmückte Fächerstab. Bei den Pawnee, Iowa, Oto, Omaha, Osage, Kansa und Ponca wurden diese Calumets in den dazugehörigen Zeremonien stets paarweise verwendet. «Sie galten als heilig und wurden in zeremonieller Manier über den Angehörigen des Stammes geschwenkt, um den Menschen Frieden, Glück und Reichtum zu bescheren» (Hartmann 1973: 303 und Tafel XV). Das Berliner Museum für Völkerkunde besitzt ein schönes Calumet-Paar der Omaha. Eine besonders eindrucksvolle Schilderung der Calumet-Zeremonie dieses Stammes mit dem dahinterstehenden Gedankengut findet sich bei Fletcher und Laflesche (1911). Dabei wird deutlich, daß das heilige Pfeifenpaar als Symbol für sehr vieles angesehen wurde: für die Begriffe Himmel und Erde, Mann und Frau, Tag und Nacht sowie die zwei Stammeshälften der Omaha. Jede Verzierung der Calumets hat in diesem Zusammenhang eine besondere Aussage: Z. B. stehen Eulenfedern für die Nacht, die des Adlers für den Tag, rote Rillen auf den Unterseiten der Rohre verkörpern den Pfad des Friedens.

Von den Algonkin, Sioux und Caddo aus wurde das Calumet im 18. und Anfang des 19. Jahrhunderts bis hin zu den Dakota heimisch. Mehr und mehr trat seine ursprüngliche Funktion hinter der einer sogenannten Friedenspfeife zurück (vgl. Hartmann 1973: 116).

Nicht nur bei den Calumetzeremonien erfüllte das Tabakrauchen eine Funktion. Die nordamerikanischen Indianer rauchten ihre Tabakspfeifen z. B. zur Bekräftigung von Freundschaften, Verträgen, Adoptionen und bei festlichen Anlässen. Die große Bedeutung, die die Indianer Tabakrauchzeremonien zuerkannten, zeigt sich u. a. darin, daß Pfeifen oft Teil der heiligen Bündel oder auch der Medizinbündel waren, in denen eine Reihe von indianischen Gruppen die ihnen wichtigsten Dinge aufbewahrten. Der für die heiligen Pfeifen oder Pfeife Verantwortliche war stets eine bedeutende, einflußreiche Persönlichkeit der betreffenden Gruppe.

Sehr schnell wurde die große Bedeutung, die die Indianer den Rauchzeremonien und den Pfeifen zukommen ließen, von den Europäern erkannt – und ausgenutzt. Unter den Geschenken, die z. B. aus Anlaß von Landverträgen ausgetauscht wurden, werden früh Pfeifen erwähnt. Pfeifen, insbesondere Calumets, waren etwas wie ein «Diplomatenpaß», eine Eigenschaft, die sich die Weißen nur zu gerne zu Nutzen machten. Zu erwähnen ist an dieser Stelle, daß der «typische indianische Tomahawk», eine Mischung zwischen Pfeife und Waffe, eine europäische Erfindung ist, mit der die Europäer ihre indianischen Verbündeten ausrüsteten.

Tabak- und Tabakspfeifengebrauch als Zeichen der Traditionsbewahrung

Die heilige Bedeutung, die auch heute noch Tabak, heilige Tabakspfeifen und das rituelle Rauchen für viele Indianer haben, ist besonders problematisch im Hinblick auf die vielen heiligen Pfeifen und Gerätschaften, die mittlerweile in Museen aufbewahrt und ausgestellt werden. Nachdenklich stimmt eine Episode, die Feest (1976: 338) schildert:

«Manche Museen, so das New York State Museum und das National Museum of Man in Ottawa, haben immerhin indianische Ritualisten eingeladen, um die in ihren Lagerräumen befindlichen Sakralobjekte in der den Traditionalisten angemessen erscheinenden Weise zu beopfern. In Ottawa waren so viele Falschgesichtermasken rituell zu behandeln, daß der irokesische Medizinmann sich dazu entschloß, den Tabakrauch, der gewöhnlich auf die Maske geblasen wird, mit Hilfe eines elektrischen Ventilators über die auf Tischen ausgebreiteten Schnitzereien zu verteilen.»

Auch heute noch werden von den Indianern Nordamerikas Tabakspfeifen in zeremoniellen Zusammenhängen verwendet. Entscheidend dabei ist, daß diese Pfeifen und das Rauchen mit ihnen zu einem Symbol des Bewußtseins indianischer Würde und ureigener Tradition geworden sind. Dieses Symbols bedienen sich in gleicher Weise «traditionalistische» wie «progressive» Gruppen des heutigen indianischen (Nord-) Amerika. Solche Pfeifenrituale gehören zum festen Bestandteil wichtiger indianischer Zusammenkünfte, sei es nun in den Reservationen oder auf dem Universitäts-Campus. Auch bei Beratungen zwischen Indianern und Weißen werden zum Zeichen der Verbundenheit der Teilnehmer Tabakspfeifenrituale veranstaltet. So z. B. 1974 während des 41. Amerikanisten-Kongresses in Mexiko City. Unter dem Thema «Indianische Geschichtsfroschung durch Indianer in den USA» versammelten sich rund zwanzig Teilnehmer, Indianer und Weiße, zu einem Symposium. Zu Beginn des Vormittags sprach auf Bitten von Dave Warren, des Vorsitzenden des Symposiums, einer der indianischen Teilnehmer, Joe Medicine Crow, ein Gebet, entzündete daraufhin eine Pfeife, hob sie zur Sonne empor, senkte sie zur Erde, blies den Rauch in alle vier Himmelsrichtungen und ließ dann die Pfeife kreisen. «Zur Herstellung einer größeren Verständigungsbereitschaft unter den Teilnehmern, zur Festigung einer guten Arbeitsatmosphäre und um den Ernst des zu behandelnden Themas zu unterstreichen.»

Anmerkungen

1 Zusatz des Verfassers.
2 Leider liegen bis heute nur sehr unzureichende Untersuchungen zu dieser kulturgeschichtlich sicherlich aufschlußreichen Tatsache vor.
3 Von den Franzosen auch Petun-Indianer genannt.

Tabak in Jemen

ARMIN SCHOPEN

Tabak wurde wahrscheinlich von portugiesischen Seefahrern oder türkischen Besatzern in der zweiten Hälfte des 16. Jh. in den Jemen eingeführt, wo er sich bis zu Beginn des 19. Jh. erfolgreich etablieren konnte. Nach Angaben über Anbau, Verbreitung und Sorten des Tabaks folgen ausführliche Beschreibungen aller drei Formen des Tabakgenusses, des Rauchens (Wasser- und Tabakspfeife), Schnupfens und Kauens, einschließlich der Utensilien; auch soziale Komponenten des Pfeifenrauchens finden Erwähnung.

Geschichte

Wenige Jahrzehnte nach der Einführung des Genußmittels Kaffee im Orient erhielten die Muslime Nordafrikas, des Vorderen Orients, Arabiens und Persiens im letzten Viertel des 16. Jahrhunderts Kenntnis eines weiteren Genußmittels: des Tabaks (arab.: *duḫān, tibġ;* türk.: *tütün;* pers.: *tambāku*). In die Türkei gelangte er zwischen 1580 und 1585 durch venetianische und genuesische Händler, seine Verbreitung wurde von den Engländern weitergeführt (Brooks 1937: 1/540). Um 1590 soll Tabak in Syrien bekannt gewesen sein (-Kurawī 1967: 122), zwischen 1601 und 1603 in Kairo (-Isḥāqī 1897: 144), um 1592/93 in Marrakesch (-Nāṣirī 1955: 5/126).

Etwa zu dieser Zeit wurden die Bewohner Südwest-Arabiens mit dem Tabak, wo man ihn *tutun* oder *titin* nennt, bekannt gemacht. Muḥammad az-Zabāra berichtet in seiner Geschichte der jemenitischen Imāme (1952: 1/506), daß der Tabakstrauch (šağarat at-tutun) im Jahre 999 H./1599 A. D. in Jemen auftauchte. Seinen Weg dorthin nahm er über europäische Seefahrer; das Wort *borduqān,* das in Jemen den Schnupf- bzw. den Kautabak bezeichnet, deutet auf portugiesische Seeleute und Händler, die während des 16. Jahrhunderts das Rote Meer befuhren, wobei sie Handelsplätze wie Aden, Moḫā oder Ğidda anliefen (Hartwich 1911: 88). Zum anderen aber läßt die Tatsache, daß in Jemen das türkische Wort *tütün* für Tabak benutzt wird, vermuten, daß osmanische Truppen, bei denen das Rauchen besonders verbreitet war (Kissling 1957: 347), während der ersten Besetzung des Jemen

(1538–1634) den Gebrauch des Tabaks verbreiteten und die Pflanze möglicherweise als erste dort anbauten.

Die vorhandenen Quellen geben keine Auskunft darüber, ob und in welchem Umfang das Rauchen nach seiner Einführung in Jemen dort angefeindet oder mit drakonischen Strafen belegt wurde, wie dies der Fall in Ägypten, im osmanischen Reich oder in Persien war (-Ǧabartī 1904: 1/156 ff.; Hammer 1963: 5/162; Brooks 1937: 1/75). In jedem Fall trat auch in Jemen der Tabak seinen Siegeszug an. Edward Heynes, der sich im Jahre 1618 zu Handelszwecken in Moḫā aufhielt, vermerkte in seinem Tagebuch, daß der Gebrauch des Tabaks unter der Bevölkerung gebräuchlich war (Purchas 1905: 4/552). William Methold besuchte 1622 das südindische Golconda und schrieb, daß man dort Tabak anbaue, der nach Moḫā exportiert werde (Brooks 1938: 2/121). Carsten Niebuhr, der 1763 den Jemen bereiste, berichtete (1969: 58): «Bey einem Besuche wird dem Fremden, so bald er sich gesetzt hat, eine Pfeife Tobak, etwas Confituren und eine Tasse Caffe oder Kischer gebracht.» (Kischer oder *qišr* ist ein Heißgetränk aus den Schalen der Kaffeebohnen.) Zu Beginn des 19. Jahrhunderts darf Tabak in Jemen als institutionalisiert angesehen werden. Im *Qānūn Ṣan 'ā* (ed. -Siyāġī 1964: 287 f.), einer Gemeindeordnung aus dem 18. Jahrhundert, in der die Verkaufspreise von Waren und die Verdienste der Händler festgelegt waren, findet in der erweiterten Fassung von 1818 der «Tabakmarkt» Erwähnung.

Anbau, Verbreitung, Sorten

Der Anbau von Tabak (*Nicotiana tabacum,* in jüngerer Zeit auch *Nicotiana rustica*) erfolgt in kleinem Maße und hauptsächlich für den Binnenmarkt (Dequin 1976: 117). *Nicotiana tabacum (tutun* oder *titin,* nach Schweinfurth [1912: 168] *tuṭūn aswud*) findet sich in größerer Verbreitung in der Tihāma (Hain: 1970: 235) und vereinzelt im nördlichen Gebirgsland der westlichen Randgebirge um Kaukabān und aṭ-Ṭawīla (Grohmann 1922: 1/258). Der dort gezogene Tabak trägt die Bezeichnung *tutun ǧabalī* oder *tutun ḥabtī* (-Wāsi 'ī 1927: 287). Der Anbau erfolgt ferner im südlichen Gebirgsland um Ibb und ist als *tutun ḥimyarī* bekannt (-Wāsi 'ī a. a. O.). *Nicotiana rustica* (*tumbāk*) gedeiht ebenfalls in größerer Verbreitung in der Tihāma und vereinzelt an den Westhängen (Hain a. a. O.). Diese Pflanzungen sind erst in den letzten Jahrzehnten entstanden, weder Grohmann (1922: 1/256) noch Schwartz (1937: 239) erwähnen diese Sorte als eine in Jemen kultivierte.

Darüber hinaus wird *Rustica*-Tabak schon von jeher eingeführt, zum einen stammt er aus Ḥaḍramaut, aus Ġail Bā Wazīr, halbwegs zwischen Mukalla und aš-Šihr, und ist als *ḥummī* oder *ḥumūmī* Tabak bekannt (Meulen/Wissmann 1964: 28). Von den Wasserpfeifentabaken ist er der begehrteste. Zum anderen kommt die *Rustica*-Sorte aus Iran, Nordindien und Pakistan (Schopen 1978: 118).

Über Surrogate des Tabaks ist wenig zu sagen, jedoch nennt Schweinfurth (1912: 166) für *Grewia biocolor* u. a. den Namen *tombak*. Es liegt im Bereich des Möglichen, daß, ausgehend von der Bezeichnung, die Blätter dieser Grewie ersatzweise geraucht oder in pulverisierter Form dem Schnupf- resp. Kautabak beigemengt wurden.

Gebrauch

In Jemen finden sich für den Tabak alle drei Formen des Genusses, er wird sowohl geraucht als auch geschnupft und gekaut. Um zu rauchen, bedient man sich entweder der Zigarette, der Wasserpeife oder der eigentlichen Tabakspfeife.

Die Wasserpeife (madā'a, būri in der Tihāma)

Wenngleich das Zigarettenrauchen im Lande weit verbreitet ist, bleibt die traditionelle Wasserpeife das Rauchinstrument schlechthin. Hinsichtlich ihrer Ausführung gilt es zu unterscheiden zwischen der einfachen, aus Ton gefertigten *madā'a* und solchen, die aus mehreren Teilen bestehen und auf verschiedene Weise kunstvoll gearbeitet sind.

Die vorwiegend in der Tihāma hergestellte, aus Ton gefertigte Wasserpeife mit einer Höhe von 40 bis 50 cm, besteht aus dem Wasserbehälter, dem Stutzen für das Rauchrohr, dem Pfeifenrohr und dem Fuß; diese Teile bilden ein Ganzes. Hinzu kommen der zylindrische, ebenfalls aus Ton hergestellte Pfeifenkopf sowie das nicht bewegliche hölzerne Rauchrohr.

Dieser Pfeifentypus ähnelt auffallend einer Wasserpfeife aus Surat, wie sie von Edward Terry, der sich von 1616–1619 in Indien aufhielt, beschrieben wird: «. . . sie haben kleine irdene, wie unsere schmalen Blumenvasen geformte Kannen mit engem Hals und runder Öffnung oben. Aus ihrem Bauch kommt ein Ausguß, bis zu dessen unterem Rand sie Wasser einfüllen, um dann den Tabak locker in die obere Öffnung zu stopfen und brennende Kohle darauf zu legen. Vorher befestigen sie ein sehr schmales, gerades Hohl- oder Reedrohr (nicht dicker als ein kleiner Pfeil) von etwa einem Yard oder einer Elle Länge an diesem Ausguß, während die Kanne auf dem Boden steht . . .» (Brooks 1938: 2/119; Übers. aus d. Engl.). Es steht daher zu vermuten, daß die aus Ton gefertigte *madā'a* möglicherweise über Hinduhändler, die sich schon vor dem 16. Jahrhundert in den größeren Hafenstädten Südarabiens aufhielten (Serjeant 1963: 32 ff.), in den Jemen gelangte.

Der zweite Typus der jemenitischen Wasserpfeife, die in ihrer Gesamtlänge Mannshöhe erreichen kann (Abb. 1), besteht aus mehreren Teilen: dem Wasserbehälter, dem Fuß, dem Rauchschlauch, dem Pfeifenkopf sowie den Verbindungsteilen für Rohr und Schlauch. Der Wasserbehälter besteht aus einer Kokosnußschale und ist mit einem sich nach unten verjüngenden Messingmantel umgeben. Die Hülle selbst besteht aus zwei Teilen, deren oberer mit Ziselier-Ornamenten (Rauten, Rosetten) versehen ist. Zum besseren Hervortreten der Muster sind die Zwischenräume mit Bitumen ausgefüllt. Beide Teile sind durch Streben miteinander verbunden. Aus dem oberen Ende des Behälters ragt senkrecht der Anschluß für das Pfeifenrohr und ein wenig nach unten abgesetzt, spitzwinkelig, derjenige für den Rauchschlauch. Am unteren Ende des Korpus befindet sich ein etwas längerer Dorn, der in den dreifüßigen Ständer eingesetzt wird und damit dem Becken und dem Rauchrohr Halt gibt.

Bei neueren Pfeifen bilden Wasserbehälter und Ständer nicht mehr zwei Teile, sondern der Korpus geht direkt in einen runden Fuß über.

Das Pfeifenrohr ist gedrechselt und besteht aus dem Holz des Aprikosen- oder Nußbaums. Kostbare Arbeiten weisen als Verzierungen silberne Einlegearbeiten auf. Die in der heutigen Zeit hergestellten Rohre sind glatt durchlaufend und von einem Metallmantel umgeben.

Der flexible Rauchschlauch mit einer Länge von 4–6 Metern besteht aus mehreren Teilen. Zwei 15 cm lange gedrechselte Rohre, teilweise mit Silberstiften beschlagen, das eine als Verbindungsstück zum Wasserbehälter, das andere als Saugrohr mit dem Mundstück aus Bernstein oder Elfenbein, sind miteinander durch eine metallene Spirale verbunden. Diese steckt in einem Lederschlauch, der wiederum von einem Filzmantel bedeckt ist. Vervollständigt wird der Schlauch durch einen seidenen oder gehäkelten Überzug in den Farben Rot, Grün, Gelb und Violett.

Auf der Spitze des Pfeifenrohres sitzt der aus Ton gefertigte, mehrfach durchlöcherte zylindrische Pfeifenkopf, der den Tabak und die glühende Holzkohle aufnimmt. Bevor der Tabak aufgelegt wird, muß er angefeuchtet werden. Dies geschieht dergestalt, daß zunächst die trockenen ganzen Blätter der Rustica-Sorten von oben nach unten gebrochen werden, sodann in einen schiffsförmigen hölzernen Tabakstopf (*malla*) gelegt, darin mit den Fingern zerbröckelt und schließlich mit Wasser benetzt werden. In der Tihāma, wo aus klimatischen Gründen oftmals im Freien geraucht wird, trägt der Pfeifenkopf einen spitzen blechernen Hut, um Funkenschlag zu vermeiden.

Dieser Typus der Wasserpeife weist hinsichtlich des Wasserbehälters iranische Einflüsse auf (Semsar 1971: 83, Fig. 7), unterscheidet sich jedoch von der persischen Nargileh durch seine Höhe und die

Obgleich im Jemen inzwischen Zigarettenrauchen üblich geworden ist, bleibt die traditionelle Wasserpfeife das Rauchinstrument schlechthin. Dieses kostbare zweiteilige Exemplar besteht aus einem Wasserbehälter aus Kokosschale, die in einem ziselierten Messingbehälter steckt, und einem gedrechselten Rohr aus Aprikosenholz. Der Rauchschlauch hat ein Mundstück aus Elfenbein. Der Rauch wird auf dem Weg durch das Wasser gekühlt und gefiltert.

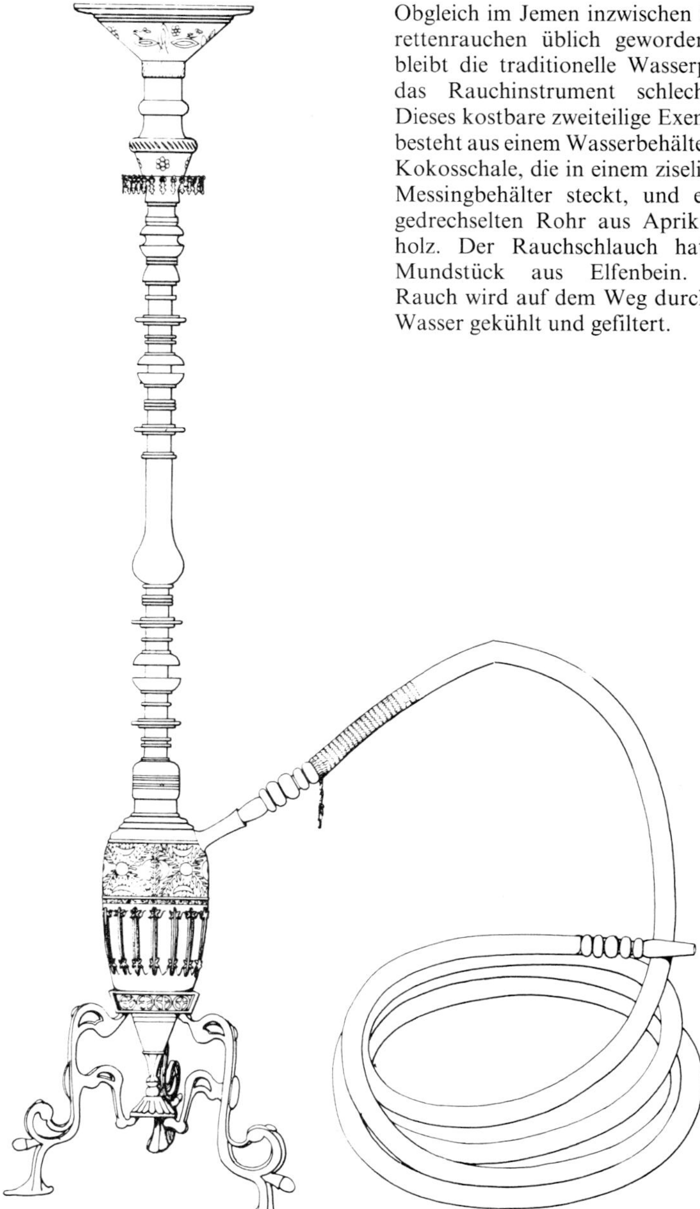

Länge seines Rauchschlauches. Neben der *madā'a,* die kennzeichnend ist für das jemenitische Kunsthandwerk, sind importierte Wasserpfeifen aus Indien im Gebrauch.

Bevor Tabak in Europa zum Genußmittel wurde und gesellschaftliche Relevanz erhielt, erfreute er sich zunächst als Heilmittel größter Beliebtheit (Tiedemann 1854: 134). Diese therapeutische Reputation hat Tabak im Orient nie gehabt, vielmehr wurde das Tabakrauchen unmittelbar nach seiner Einführung in das soziale Leben eingebunden, die Gemeinschaftspfeife war der Mittelpunkt bei Begegnungen und festlichen Ereignissen.

Dies trifft auch auf den Jemen zu, wo die Wasserpfeife von Männern und Frauen (Gerlach 1965: 165) während des ganzen Tages im Hause, in kleineren Werkstätten oder Läden um des Genusses willen geraucht wird. Ihre besondere Bedeutung aber erfährt die große *madā'a* während der Qātsitzungen. (Hier finden sich Männer und Frauen zusammen, um die Blätter der *Catha edulis* [qāt] zu «kauen».) Das traditionelle Rauchen der Wasserpfeife während dieser Sitzungen ist mehr als reiner Genuß, hier unterstreicht es die Wirkung des Qāt: Es verstärkt das allgemeine Wohlbefinden. Hier wird die Pfeife auch wieder zur Gemeinschaftspfeife, und indem der lange, elastische Rauchschlauch die Runde macht, ist sie das Glied, das die Beisammensitzenden verbindet und entscheidend dazu beiträgt, das für das Qātkauen notwendige Gefühl der Gemeinsamkeit und Zusammengehörigkeit zu vermitteln. So steht die *madā'a* als Symbol für das, was mit einer Qātsitzung verbunden ist: Geselligkeit, Unterhaltung, Heiterkeit, Vertraulichkeit, Gelassenheit.

Die eigentliche Tabakspfeife

Während in der städtischen Bevökerung ausschließlich die Wasserpfeife verbreitet ist, benutzt man in den ländlichen Gegenden die eigentliche Tabakspfeife, aus der trocken geraucht wird. Ihr Gebrauch wird jedoch in zunehmendem Maße von der Zigartte und Wasserpfeife zurückgedrängt. Dieses Rauchinstrument trägt die Bezeichnung *yabīsī* (Brauer 1934: 114) in der Region Ibb, im südlichen Bergland nennt man es *mašra'a.*

Es ist aus rotem Ton gefertigt und besteht aus dem mit eingedrückten geometrischen Mustern verzierten Kopf mit einem kurzen, sich spitzwinkelig ansetzenden Fortsatz zur Aufnahme des Rauchrohres. Dieses Rohr ist etwa einen Meter lang und aus dem Holz der Kaffeebäume hergestellt. Um Rohr und Pfeife einen besseren Halt zu geben, aber auch um keinen Rauch entweichen zu lassen, wird zwischen das Ende des Rauchrohres und den Pfeifenfortsatz ein Metalleinsatz geschoben. Offensichtlich um ein größeres Volumen für den Tabak zu schaffen (geraucht wird *Nicotiana tabacum*), wird auf den Pfeifenkopf ein Blechtrichter gestülpt. Diese Langrohrpfeife entspricht nach Art und Aussehen der ursprünglichen türkischen Tabakspfeife (*tschibuk*), wie sie von William Lithgow zu Beginn des 17. Jahrhunderts beschrieben wurde (Brooks 1938: 2/177). Ebenso wie osmanische Truppen diese in den Ländern des östlichen Mittelmeeres, Ägyptens und Persiens verbreiteten, darf angenommen werden, daß sie diese während ihrer Besatzungszeit in Jemen dort bekanntmachten.

Schnupf- und Kautabak

Neben dem Rauchen ist der Gebrauch des Tabaks zum Schnupfen und Kauen unter der männlichen Bevölkerung weit verbreitet. Nach Eduard Glaser (Grohmann 1922: 1/259) wurde zu dessen Zeit (1890) im Osten von Ṣan'ā überhaupt nicht geraucht, sondern nur der Schnupftabak verwendet. Brauer (1934: 114) schreibt, daß die mit der Herstellung von Schnupftabak befaßten Familien in Ṣan'ā zu den reichsten Familien des Landes gehörten. Schnupf- bzw. Kautabak (*borduqān*) – das Wort deutet auf die Portugiesen als Innovatoren hin – wird aus *Nicotiana rustica* bereitet, wobei er entweder lokal erzeugt oder aus Indien importiert wird. Hierbei handelt es sich um ein hellbraunes, feinkörniges Pulver, dem nach Brauer (1934: 114) Parfüm und Rosenwasser zugesetzt wird. In der Tihāma wird ein grobkörniges *borduqān* benutzt, es ist von dunkelbraunem bis schwarzem Aussehen und von fester Beschaffenheit. Um die stimulierende Wirkung zu erhöhen, wird diesem Tabak mineralisches Soda (*ḥilāya*) und Pottasche (*ḥoṭum*) beigemengt. Der Brauch, den Tabak mit alkalischen Stoffen zu versetzen, ist auch aus verschiedenen Teilen Ostafrikas bekannt (Fülleborn 1906: 156; Paulitschke 1893: 1/148). *Borduqān* wird geschnupft, aber in den meisten Fällen wird es gekaut, d. h., es wird nicht im eigentlichen Sinne gekaut, sondern dergestalt konsumiert, daß ein wenig Tabak zwischen Unterkiefer und Unterlippe gegeben, eingespeichelt und dort belassen wird. Der Tabaksaft wird ausgespuckt. Diese Form des Genusses ist in ähnlicher Weise auch aus Abū 'Arīš (eine Stadt in 'Asīr, im heutigen Saudi-Arabien) bekannt. Tamisier (1840: 1/377) berichtet von den dort lebenden Beduinen: «Sie schieben den sehr fein gemahlenen Tabak, der bei ihnen unter dem Namen ‹bortouqal› bekannt ist, mit einer Pinzette in ihren Mund. Nachdem sie ihn (den Tabak) auf das Äußere der Zähne verteilt haben, vertreiben sie sich die Zeit damit, diese mit dem *‹mossouak›* (Hölzchen zum Reinigen und Polieren der Zähne) zu reiben.»

Tabak und sein Gebrauch in Afrika

Klaus Volprecht

Mit der Einführung des Tabaks durch Europäer in der zweiten Hälfte des 16. Jahrhunderts und dem einsetzenden Eigenanbau beginnt Afrika leidenschaftlich zu rauchen, Tabak zu schnupfen und zu kauen. Es entwickelt wie kein anderer Kontinent eine Vielfalt an Rauchgeräten und Tabakbehältern. Tabakspfeifen werden zum Statussymbol, Tabakrauchen und -schnupfen örtlich in Agrar- und Sozialriten integriert. Tabak wird in der Volksmedizin verwendet.

Gewidmet allen, die mit dem Rauchen aufgehört und wieder angefangen haben oder noch anfangen werden.

Die Herkunft

Der Tabak kam vom Westen (Amerika), der Hanf aus dem Osten (Asien) nach Afrika. Auf diese griffige Formel haben sich Botaniker, Historiker und Ethnologen geeinigt. Die aufwendigen Bemühungen von Wiener (1920; 1922), der Verbreitung des Tabaks eine gegenläufige Richtung zu geben und ihn in vorkolumbischer Zeit durch Mandingo-Leute von Afrika nach Westindien und Zentralamerika gelangen zu lassen, hat die Fachkritik zunichte gemacht (Richter 1926; Stahl 1931).

1852 stößt Heinrich Barth (1857: 205 f.) im Musgu-Gebiet am Logone auf Tabak, der zusammen mit Baumwolle auf denselben Feldern angebaut war, und schließt, daß Tabak dort, in dieser damals abgelegenen Gegend, ursprünglich sein müsse. Von den beiden vorkolonialen Tabaksorten in Afrika, der *Nicotiana tabacum* (Virginischer Tabak) und der *Nicotiana rustica* (Bauerntabak), ist letztere von einem so erfahrenen Botaniker wie Georg Schweinfurth im Gebiet der Dinka, Djur und Bongo noch als einheimisch angesehen worden (1874: I/278 ff.). Später (1922: 532) ändert er seine Meinung jedoch, obwohl er seinerzeit gerade auch durch die einheimische Bezeichnung *maschirr* in seiner Ansicht bestärkt worden war. In den meisten afrikanischen Sprachen steckt sonst in den Wörtern für Tabak die Wurzel *tab,* die erkennen läßt, daß mit der Pflanze auch die amerikanisch-europäische Bezeichnung übernommen wurde.

Linguistische Untersuchungen haben eine Reihe von Wortstämmen erschlossen, die wie *taba, tumbako* (als Bezeichnungen für Tabak) oder *folia* (abgeleitet von portug. «folia» = Blatt) und *mfomo, fumo* (abgeleitet von portug. «fumo» = Rauch) aus romanischen Sprachen stammen. Andere Wörter haben einheimische Sprachwurzeln, die wie z. B. *kaya* (Bezeichnung für Blätter oder eine bestimmte Blattpflanze) auf den Tabak übertragen wurden (Pasch 1980: 149 ff.; Stuhlmann 1909: 371 f.). Die Wörterlisten geben da keinen Aufschluß mehr, wo Ableitungen aus anderen Sprachen nicht möglich sind und auch der Etymologie der einheimischen Bezeichnung Grenzen gesetzt sind. Oft sind es differenzierende Benennungen für bestimmte Tabaksorten oder für unterschiedliche Weisen, sie zu genießen (rauchen, schnupfen, kauen), wobei die auf das Produkt Tabak bezogenen Begriffe geschwunden sind (zu Wörterlisten, Verbreitung und Kartierung s. Pasch 1980).

Die Hinweise auf die schnelle Verbreitung anderer aus der Neuen Welt stammender Nahrungs- und Kulturpflanzen bis in entlegene Gegenden Afrikas blieben ein weiteres Argument gegen die Annahme einheimischen Tabaks in Afrika. Das historische Problem der Verbreitung kann hier nicht erörtert werden (Ozanne 1969; Laufer 1930).

Da einerseits das Rauchen aber unabhängig vom Tabak ist und archäologische Funde klarstellen, daß Rauchutensilien in Afrika älter sind als die Tabakpflanze, und andererseits nicht befriedigend geklärt werden kann, ob das Produkt Tabak in Handel und Tausch nicht eine längere Rolle gespielt hat als der Anbau, und der Anbau wiederum seine Bedeutung nur im Bereich der Pflanzer erlangen konnte, gibt es mehr Fragen, als Antworten aus dem vorliegenden Material zu erhalten sind. Weitere Aufschlüsse müssen von seiten der Linguistik, vor allem hinsichtlich der Ableitung von Eigenbezeichnungen für Tabak, und der Archäologie über älteres Rauchgerät abgewartet werden.

Im Zusammenhang der Ausstellung dürften die historischen Aspekte des Tabaks und seines Genusses in Afrika von größerem Interesse sein als die gegenwartsbezogene Feststellung, daß – von traditionellen Relikten in manchen Gegenden abgesehen – ganz Afrika die verschiedenen Tabakerzeugnisee des Weltmarktes raucht, kaut oder schnupft und der immer allgemeiner werdenden Verbreitung von Zigaretten und Zigarre keine Grenzen gesetzt sind.

Der Anbau

Wir können davon ausgehen, daß der Tabak in Schwarzafrika in der zweiten Hälfte des 16. Jahrhunderts von den Portugiesen an der West- und Ostküste eingeführt wurde. Wann und wie das Handels- und

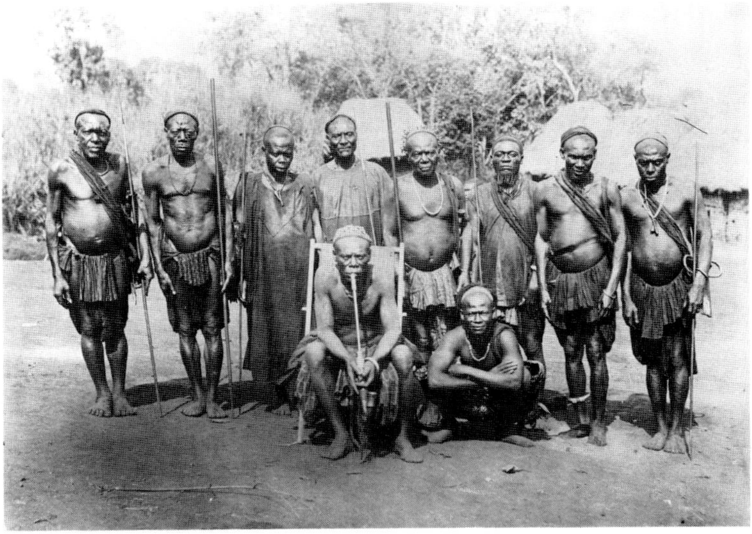

Vor dem ersten Weltkrieg: ein lokaler Herrscher der Bagam (Kameruner Grasland) im Kreise der Notabeln. Seine Tabakspfeife ist mehr Würdezeichen als bloßes Rauchgerät. Tabakspfeifen wurden in entsprechend abgestuften Ausführungen vom Herrscher als Auszeichnung überreicht.

Tauschprodukt Tabak durch Anpflanzungen heimisch gemacht wurde, ist unklar, aber schon 1607 berichtet der englische Kaufmann Finch aus Sierra Leone von Tabakanpflanzungen im Umkreis der Behausungen; Tabak, «welcher ihre halbe Nahrung auszumachen scheint» (Allgemeine Historie 1749: III/251). Tabak wird heute noch im Grasland von Kamerun häufig neben den Häusern oder in aufgegebenen Gehöften angepflanzt. Diese Örtlichkeiten sind aber auch die Grabstätten der früheren Bewohner, so daß sich durchaus eine Beziehung Ahnen – Fruchtbarkeit – Tabak (die Fruchtbarkeit hängt von den Ahnen ab) herstellen läßt (Geary: Mskr. im Druck). Der Generaldirektor der französisch-sanagischen Gesellschaft erwähnt dagegen 1697 vom unteren Senegal: «Tabak gedeiht vortrefflich, aber die Einwohner sind nicht dazu zu bringen, ihn zu pflanzen. Ihre Vorfahren hätten es niemals getan, warum sollten sie es tun.»

War das Rauchen sehr schnell allgemeine Sitte geworden, so breitete sich der Eigenanbau von Tabak unterschiedlich aus. Aus den dreißiger Jahren des 18. Jahrhunderts berichtet Moore, daß die Mandingo am Gambia ihren Tabak selbst ziehen. Sie können in Hungersnöten zwei oder drei Tage fasten, «allein eine Pfeife Tabak darf ihnen nicht fehlen». Die das Hungergefühl dämpfende Wirkung des Tabakrauchens war also bekannt. Tabak und Getreide bauen die Frauen an. «Sie beobachten auch besondere Zeiten zu dem Pflanzen, vornehmlich by dem Tobake, wovon jedes Haus ein Stück hat.» Moore merkt an, «daß sie an der Gambra Tobak an ihre Häuser pflanzen, und ihn sobald säen, als sie ihr Korn abgeschnitten haben. Der, welcher unweit des Flusses wächst, ist sehr stark, aber etwas weiter davon wird er schwächer.» Zur gleichen Zeit wird von der Goldküste berichtet, daß die Einheimischen den selbstgezogenen Tabak als Blätter verkaufen, «welche sie selbst trocknen und rauchen, denn sie wissen die Kunst nicht, solchen in Rollen zu wickeln». Rollentabak war die europäische Handelsform. Der in großer Menge wachsende Tabak wird von allen geraucht, doch «stinkt er so sehr», daß man Raucher, «die dieses teufelische Kraut schmauchen, nicht ertragen kann». Diejenigen Afrikaner, die unter Europäern wohnen, rauchen brasilianischen Tabak, der, wie Bosman erwähnt, «zwar besser ist, aber doch sehr stinkt».

In dieser Zeit, aber auch später noch, wird des öfteren hervorgehoben, daß in den vom Islam unberührten Gebieten dem Rauchen gegenüber dem Kauen der Vorzug gegeben wird, während die islamische Bevölkerung vornehmlich kaut. Dort wo sie raucht, fällt auch diese Art des Tabakgenusses unter die Fastenregeln des Ramadan. «So sehr sie den Tobak lieben, so rühren sie doch nicht eine Pfeife an; wenn aber die Nacht anbricht, so bringen sie das wieder ein, was ihnen am Tage abgegangen ist.» (allgemeine Historie 1748: III/236). Später z. B. distanzieren sich die äthiopischen Christen durch Rauch- und Schnupfverbote von der islamischen Bevölkerung. Im 19. Jahrhundert verbot der Negus bei Strafe des Nasenabschneidens das Tabakschnupfen, als er erfahren hatte, daß die Kirche in Adua durch den Auswurf von Schnupfern verunreinigt worden war. Als Harris (Gesandtschaftsreise nach Schoa 1841–43) eine Kirche in Ankabar besuchen wollte, wurde ihm das verweigert, weil er die Gewohnheit habe, Kaffee zu trinken und Tabak zu rauchen, «welche mohammedanischen Greuel in Schoa verboten seien».

Erst Beobachtungen aus den ersten Jahren unseres Jahrhunderts geben über den Tabakanbau detaillierten Aufschluß. Bei den Nyaturu wird der Tabaksamen flächig ausgesät (Reche 1914: 32). Die Barundi stecken den Tabaksamen in kleine, mit der Hacke gemachte Löcher und pflanzen die Keimlinge auch nicht um, reinigen und bewässern aber den Boden von Zeit zu Zeit (Meyer 1916: 52). Manchenorts, wie bei den Pangwe, kann Tabak zweimal im Jahr ausgesät und geerntet werden (Tessmann 1913: 171). In Ugoni werden die jungen Tabakpflanzen durch Überstülpen großer, tütenartig zusammengerollter

Blätter vor allzu intensiver Sonnenbestrahlung beschützt (Fülleborn 1906: 164). In besonderen Lagen beschattet bei den Shambala zu diesem Zweck stehengelassenes Gras die kleinen Tabaksetzlinge. Die Shambala zerbröseln die Samenkapseln mit den Fingern und streuen so den Samen auf das Feld oder binden den ganzen Samenstand einer Tabakpflanze an einen Stock und stecken ihn kopfheister in das Feld, so daß der Wind die herausfallenden Samen verstreut. Haben die Keimpflanzen eine Höhe von 4–8 cm erreicht, werden sie pikiert. Stammesangehörige, die selber keinen Tabak säen, können sich ohne Entgelt die ausgelichteten Sämlinge zum Pflanzen holen. Pflanzen und Pflege des Feldes, Unkrautjäten usw. ist Aufgabe der Frauen. Ist die Pflanze einen halben Meter hoch gewachsen, werden die Seitentriebe aus den Blattachseln ausgebrochen oder mit den Fingernägeln bis auf einen kurzen Stumpf abgezwickt. Zeigt sich bei der fast ausgewachsenen Pflanze der Trieb, der die Blüte bilden will, so wird auch er abgebrochen (Karasek 1913: 122). Auch in Westafrika werden den Tabakpflanzen, soweit sie nicht zur Samenzüchtung dienen, die Blüten ausgebrochen, um die Blätter zu besserer Entwicklung zu bringen (Westermann 1921: 27). Das sind Verfahren, die auch in Europa jeder private Tabakpflanzer kennt und anwendet, und die auch in den kolonialen Plantagenbau eingegangen sind.

Eine Vernachlässigung der einheimischen Tabakkulturen und des privaten Anbaus wird von verschiedenen Beobachtern auf die Einfuhr ausländischen, vorwiegend virginischen Tabaks zurückgeführt.

Die Behandlung

Sind die Blätter des Tabaks so fest und saftvoll geworden, daß sie beim Umbiegen krachend brechen, ist die Zeit der Ernte gekommen. Die Blätter erfahren unterschiedliche Behandlung. Finchs Bericht aus Sierra Leone von 1607: «Sie pressen, wenn das Laub noch frisch und grün ist, den Saft aus dem Tobake heraus, weil sie sagen, daß er sonst trunken macht. Alsdenn schneiden sie ihn klein, und trocknen ihn auf Kohlen.» Mit der gleichen Begründung (falls Westermann nicht dieselbe Quelle benutzt hat) wird dreihundert Jahre später noch bei den Kpelle den grünen Blättern der Saft ausgepreßt. Man trocknet dann die kleingeschnittenen Blätter in der Sonne oder auf flachen Schüsseln über dem Feuer (Westermann 1921: 27). In Kiziba, wo der Tabak, ohne daß er angepflanzt wird, sozusagen «wild» in den Bananenhainen wächst, brechen die Frauen die reifen Blätter und legen sie zum Trocknen auf Matten aus. Halbgetrocknet werden sie dann mit einem Stein auf einem Stein zu Brei geklopft, der mit dem letzten aus den Blättern quellenden Saft zu einem Kuchen geformt wird. Von diesem Tabakslaib, der in der Hütte zum Trocknen aufgehängt wurde, bröckelt der Raucher bei Bedarf einzelne Stücke ab und steckt sie in die Pfeife (Rehse 1910: 57 f.).

Bei dieser Zubereitung kann von einer Fermentation keine Rede sein. Eine mehr zufällige Fermentierung kann eintreten, wenn bei den Pangwe die auf Trockenböden im Hause ausgelegten oder unter die Matten des Hüttendaches mit dem Stiel eingesteckten Blätter nach dem Trocknen gebündelt in einem Korb aufbewahrt werden. Auch bei den Barundi können die auf Bastfäden gereihten und an der Sonne getrockneten Blätter einen Fermentierungsprozeß durchmachen, wenn sie anschließend gebündelt in trockene Bananenblätter verpackt werden.

Von der im allgemeinen sehr unvollkommenen Aufbereitung des Tabaks in den traditionellen Kulturen heben sich die differenzierten Methoden der Shambala ab. Dort werden drei verschiedene Blättersorten an einer Pflanze unterschieden, die auch getrennt geerntet und verarbeitet werden. Die auf dem tennengleichen Hüttenboden getrennt ausgelegten Sorten werden mit Reisig, Bananenblättern und Gras abgedeckt, um den Fermentierungsprozeß einzuleiten, der mit dem Gelbwerden der Blätter beendet ist. Die Dauer ist für jede Sorte unterschiedlich und stuft sich in sechs, acht und zehn Tage Fermentierungszeit. Danach werden die Blätter zum Trocknen ausgelegt. Waren von der Ernte bis zum Trocknen die Männer am Werk, so beginnt jetzt die Arbeit der Frauen, die die Blätter in einem Mörser zerstampfen, bis ein zäher schwarzer Brei entsteht. Die Männer haben in der Zwischenzeit aus Bambusstreifen einen 1 cm hohen Ring von 8 cm Durchmesser gefertigt. In den angefeuchteten Ring wird sodann Tabakmasse eingepreßt. Die aus der Form genommenen Scheiben läßt man langsam trocknen. Nach drei bis vier Tagen Trocknungszeit werden sie in die übliche Handelsform gebracht: Vierzig Scheiben werden übereinandergelegt, in trockene Bananenblattscheiden gehüllt und in Art eines Rollschinkens verschnürt (Karasek 1913: 122 f.). Die Nyaturu pressen den Rauchtabak zu festen, schweren, fast steinharten Klumpen von Fladen- oder Kegelform (Reche 1914: 34). Bei den Matengo werden die reifen Tabakblätter in einem Mörser zerstoßen und dann in einem Tontopf fünf Tage liegengelassen, damit der Saft sich absetzen kann. Die anschließend getrockneten Blätter stampft man danach in einen Mörser, auf dessen Boden zwei Bastseile kreuzweise liegen, so daß die im Mörser festgeformte Tabakmasse als Kegel von 12 cm Höhe und 10 cm Durchmesser leicht herausgehoben werden kann. In dieser Form kommt Tabak zum Verkauf oder eigenen Verbrauch. Am Ruwuma und ebenso in Ukinga dreht man die Tabakblätter zu Strängen zusammen und wickelt diese zu größeren oder kleineren Rollen auf, die durch eingesteckte Stäbchen zusammengehalten werden.

Der in den angeführten Beispielen derart behandelte Tabak kann sofort geraucht werden. Ist er aber zum Kauen oder Schnupfen bestimmt, wird er weiteren Prozeduren unterworfen.

Schnupftabak

Die Bereitung von Schnupftabak setzt die Zerpulverung des Rauchtabaks voraus, der dazu mit dem Messer kleingeschnitten und mit irgendeiner Form von Pistill zu Pulver zerrieben wird, das dann Beimengungen unterschiedlicher Zusätze erhalten kann.

Pflanzenasche, in Blatttrichtern ausgelaugt, liefert bei den Dan die Zusatzstoffe in Form von Kaliumkarbonat (Pottasche) oder Lithiumkarbonat (Lithium über die Wurzeln der Pflanzen aus dem Erdboden gezogen). Für den Schnupftabak werden die Fruchtstände der Ölpalme nach Entfernen der Früchte oder Bananenblätter verbrannt. Tabak und Pottasche vermischt man in einem kleinen Mörser und pulverisiert das Gemisch. Ein Märchen erzählt, daß die Spinne den Menschen die Herstellung von Schnupftabak mit Bananenblattasche gezeigt habe (Himmelheber 1958: 51 f.). Am Rukwa-See setzt man ausgewitterte Salze, auf altem Seeboden abgelagert, dem Schnupftabak zu (Fülleborn 1906: 484). Es sind die gleichen Natronsalze, mit denen die Masai ihren von benachbarten Bantu-Gruppen eingehandelten Tabak vermischen, wenn sie ihn zu Schnupftabak verarbeiten. Der zu diesem Zwecke feingeschnittene Rauchtabak wird in einem Stück Kürbisschale mit einem Stein zu Pulver zerrieben, dem man Natron, Rinderfett und oft auch die zerstoßene Rinde von *Ocimum suave* beimengt (Merker 1904: 35). Die Shambala brechen einige Tabakscheiben in Stücke und reiben sie in einem heiß gemachten Topfscherben mit einem kleinen Pistill zu Pulver, sieben dieses durch ein Tuch und zerreiben den Rückstand weiter. Früher wurde das Tabakmehl einfach mit etwas Wasser, in manchen Gegenden auch mit dem Öl aus den Samen des Talerkürbisses angefeuchtet. Später übernahm man von den Küstenleuten die Praxis, Natronsalz zuzusetzen. Soll der Schnupftabak an die Mbugu verhandelt werden, so wird er mit einigen Tropfen heißen Rinderfettes vermischt (Karasek 1913: 124). Zusätze von Butter oder anderen Fetten und Natronsalz – wie an der Küste *magadi* genannt – neben Asche von Bananenfruchtstielen sind auch von den Kamba und ihren Nachbarn bezeugt (Hildebrandt 1878: 374). Bei den Südost-Bantu wird der Tabak geröstet, zu feinem Pulver zerrieben und mit Holzasche vermengt. Von den Ashanti ist der Zusatz von Ammoniumchlorid überliefert, den Hartwich (1911: 78) für Natriumkarbonat hält, das aus ägyptischen Natronseen und vor allem aus dem Tschadsee-Gebiet stammend in Westafrika als alkalischer

Zusatz verwendet wird, so bei den Hausa und im Wadai für den Kautabak. Eine weitere Variante notiert Falkenstein (1885: 188) vom unteren Kongo, wo dem Schnupftabak sowohl Pflanzenasche als auch gepulverte Früchte des Pfefferstrauches beigemengt werden.

Eine Variante des Tabakschnupfens ist das Einziehen von Tabakbrühe in die Nase, wobei eine auf die Nase gesetzte Holzklammer ein zu rasches Auslaufen des Tabaksaftes verhindern soll. Diese Genußweise ist vom oberen Nil und aus dem Kiwusee-Gebiet überliefert. Bei den Barundi beschrieben von Mayer (1916: 59).

Kautabak

Der zum Kauen bestimmte Tabak wird zum Teil mit den gleichen Zusätzen genossen wie der Schnupftabak. Die Masai kauen den Tabak zusammen mit einem erbsengroßen Stück Natronsalz (Merker 1904: 35). Der in Ostafrika weit verhandelte Tabak der Shambala, dessen Stärke nach zwei, drei Pfeifen Schwindelanfälle auslöst, ersetzt an der Küste das beim Betelkauen benutzte *magadi,* das feinpulverisierte Natronsalz (Karasek 1913: 124). Alkalische Zusätze (Natriumkarbonat) sind für die Hausa, aus Wadai und für Dafur und Kordofan belegt. In Liberia mischt man den Kautabak mit Harz. Von den Yao berichtet Livingston (1874: 68), daß sie Tabak nach «Araber-Art» zusammen mit Kalk kauen, der aus gebrannten Flußmuscheln gewonnen wird.

Als Sonderform des Tabakkauens muß das «Tabakschmecken» angesehen werden, das Büttikofer (1890: II/276) von den Vai, Gola und Pessi überliefert. Der wie zum Schnupfen pulverisierte Tabak wird mit inländischer Seife und Bananenschalen-Asche versetzt und mit importiertem Floridawasser parfümiert. Von dieser Mischung wird eine Prise zwischen Daumen und Zeigefinger oder mit einem dazu bestimmten Silberlöffelchen genommen und unter die Zunge gelegt. Ein gleichartiges Verfahren führt Himmelheber (1958: 51) von den Dan an. Danach werden Tabakblätter ans Feuer gehalten, bis sie weich werden, und dann zusammen mit Asche in ein großes Schneckenhaus gepreßt. Dieses Gemisch nimmt man etwa zehn Minuten lang in den Mund, kaut es aber nicht. «Es macht den Kopf drehen – ja, es ist ein starkes Gift. Nicht jeder kann das vertragen. Die es tun, deren Zunge wird in der Mitte ganz braun.»

Medizinischer Gebrauch

Mannigfach sind die Anwendungen des Tabaks in der Volksmedizin der Hottentotten, die seit der Gründung der Kap-Kolonie 1652 andauernde Bekanntschaft mit dem Tabak machten, der neben dem ihnen bereits bekannten Hanf (*Dacha*- oder *Dagga*-Rauchen) gleiches süchtiges Verlangen erzeugte, das zu stillen sie den letzten Besitz einzutauschen bereit waren.

Wehenverzögerungen während der Geburt eines Hottentotten-Kindes werden dadurch behoben, daß der Gebärenden gefilterte Kuhmilch, in der kleingeschnittener Tabak aufgekocht wurde, eingeflößt wird. Diese Tabakmilch soll die Wehen direkt fördern oder ein starkes Erbrechen verursachen, das durch damit verbundene Muskelkontraktionen zu einer schnelleren Entbindung führt (Kolb 1719/1922: 65). Während des Stillens rauchen die Mütter und lassen, wenn der Säugling ein halbes Jahr alt ist, ihn auch schon aus der Tabakspfeife saugen (Kolb 1719/1922: 76). Von demselben Volk berichtet Leguat (1708: 157), daß nach erfolgter Monorchie-Operation die Mütter den Knaben Meerwasser zu trinken geben und ihnen ein Stück Tabak in den Mund stecken, um sie so stark und geschmeidig zu machen.

Beim Stich durch einen Skorpion verabreichen die Hottentotten dem Betroffenen als Brechmittel mit Wasser verdünnten Tabaksaft. Auch wird bei Schlangenbissen oder Skorpionstichen in die Wunde selbst oder einen neben ihr angebrachten Hautschnitt konzentrierter Tabaksaft (Pfeifenschmirgel) eingerieben (Schultze 1907: 225). Gegen den scharfen Saft der Kandelaber-Euphorbie oder andere Fremdkörper im Auge spucken die Shambala zerkauten Tabak ins Auge, um dadurch die Absonderung von Tränenflüssigkeit zu steigern. Offene Wunden werden auch bei ihnen mit dem Tabaksaft des Pfeifenrohres bestrichen, um die Fliegen abzuhalten. Auch bestreichen sie in Ermangelung des Acocantheragiftes Pfeilspitzen mit Pfeifenschmirgel.

Im frühen 18. Jahrhundert wird aus Luanda berichtet, daß bei einer «Bitios des Kis» genannten Krankheit im schlimmsten Stadium, «welches man daran erkennet, wenn der Mastdarm heraus schwillt, sich öffnet, und ein Durchfall von weißlicher Materie erfolget, so müssen sie Tobacksblätter zwo Stunden lang in Salz und Weinessig beizen, darauf solche in einem Mörsel stoßen, und, so viel sie können, davon auf das Gesäße legen. Wenn sie es daselbst so lange als möglich behalten haben, so bringt es diesen Theil wieder in seine gehörigen Umstände, und heilet die Krankheit völlig. Aber dieses Mittel ist so schmerzlich, daß der Kranke, während seiner Wirkung, von zweyen starken Leuten gehalten werden muß» (allgemeine Historie 1749: V/33 f). Medici videant! Hundertfünfzig Jahre später erwähnt Monteiro (1875: II/263) aus dem gleichen Gebiet, daß bei Darmentzündungen, Koliken und anderen Unterleibsbeschwerden frische oder in kochendes Wasser getauchte Tabakblätter auf den Leib gelegt werden. Auch macht man Breiumschläge aus kleingehackten, mit Rizinusöl vermischten Tabakblättern.

Ritueller Gebrauch

Wie schnell Tabak und die zu seinem Genuß erforderlichen Utensilien unentbehrliche Ausrüstung eines Mannes waren, wird deutlich an der Sitte der Grabbeigaben. «Die Todten werden erstlich in die Erde begraben / nachmahls kommen die nächsten Freunde zum Grabe / setzen darauf / allerhand Früchte / Vin des Palma / eine Schüssel voll Reiß / Toback nebst einer Pfeife / und was sie bekommen können.» (v. d. Gröben 1694: 22.) In Loango gehören außer der persönlichen Schutzfigur, Waffen, Trinkbecher und Kürbisflasche auch Tabak und eine Pfeife zu den Grabbeigaben (Allgemeine Historie 1794: IV/669).

Wo das Schnupfen und Kauen dem Rauchen vorgezogen werden, finden sich wie bei den Yao und Makua Behälter mit Schnupftabak, Kautabak und Kalk oder Natron auf den Gräbern (Fülleborn 1906: 66). Und man scheut sich nicht, vom aufgestellten *Pombe*-Bier und dem Schnupftabak am Grabe Gebrauch zu machen und das Genossene wieder zu ersetzen (Adams o. J.: 54 f.). Wurde bei den Suk ein «guter Mann» bestattet, so werden an der Stelle, wo sein Kopf liegt, Nahrungsmittel und Tabak geopfert. Da dort die Vorstellung herrscht, daß der Geist eines toten Mannes in eine Schlange eingeht, erhalten Schlangen, wenn sie sich in ein Haus verirren, Milch, Fleisch und Tabak vorgesetzt (Beech 1911: 20). Bei den Bergdama wirft der Werftälteste dem Ahnen ein Tabakopfer aufs Grab. Merensky (1894: 128) teilt die Beobachtungen eines Begräbnisses der Konde durch Missionar Schumann mit: «Ich sah ferner, wie man eine Tabakspfeife, Tabak, einen Topf mit Salbe, einen Topf mit Bier und eine Schlafmatte mit ins Grab legte. Das ist für den Weg in die Unterwelt. ‹Wo ist aber das Feuer, um den Tabak zu rauchen?› fragte ich. ‹Das gibt ihm Gott›, war die Antwort.»

Die wichtige Frage der Verfügbarkeit von Feuer wird im Abschnitt über Raucherutensilien noch gestellt werden müssen.

Weitere Beispiele von rituellem Gebrauch im Abschnitt ‹Statussymbol›.

Raucherutensilien

Auf die archäologischen Befunde, die entscheidende Beiträge liefern dürften zur Frage der Rauchpfeifen und Rauchstoffe in ihrer zeitlichen und räumlichen Verbreitung in Afrika, kann hier nicht eingegangen werden (s. Ozanne 1969; 29 ff.; Shaw 1960: 272 ff.).

Die Verbreitung des Rauchens ist nicht gleichzusetzen mit der des Tabaks. Pfeifenfunde, die vor das 16. Jahrhundert zu datieren sind, müssen – wenn an der Herkunft des Tabaks aus Amerika festgehalten wird – andere Brennmaterialien enthalten haben. Pfeifenfunde in Äthiopien, C 14-datiert auf 1320 ± 80 n. Chr., ergaben bei der Analyse der Rückstände, daß aus ihnen *Cannabis* geraucht worden war (van der Merwe 1975: 77 ff.). Für die Sao-Kultur hat Lebeuf (1962) das Rauchen von Blättern der *Datura metel* (Stechapfel) als wahrscheinlich angesehen. Auch mögen die Blätter anderer aromatischer oder narkotischer Pflanzen geraucht worden sein, wie noch in rezenter Zeit bestimmte Vegetabilien als Surrogat für fehlenden Tabak dienen konnten. Von den Bubi teilt Tessmann mit, daß auf Fernando Po früher – damals nur noch von Kindern – Stengelabschnitte einer nicht häufig vorkommenden Lianenart angezündet und geraucht wurden.

Rauchgeräte sind auch in ihrem Grundprinzip – eine luftdichte, möglichst feuerfeste Hülse zur Aufnahme der Rauchstoffe und eine gleichgerichtete Zugwirkung – nicht so verschieden, als daß aus dem gleichen Gerät nicht Tabak, Cannabis oder anderes pflanzliches Material geraucht werden könnte.

Im vorgegebenen Umfang dieses Aufsatzes lassen sich nur einige Beispiele für Rauchgeräte anführen.

Über die einfachsten Formen haben Balfour (1922) und Lindblom (1947) ausführlich geschrieben. Es sind die Erd- und Röhrenpfeifen, bei denen die zum Rauchen erforderliche Kaminwirkung am deutlichsten wird. Eine Vertiefung im Erdboden zur Aufnahme von Tabak oder Hanf und ein aus einer gewissen Entfernung zum Boden der Vertiefung vorgetriebener Tunnel, in den manchmal noch ein Halm eingeführt wird, vollenden die Erdpfeife, die der Raucher kniend oder liegend ansaugt. In gleicher Weise wird auch ein auf dem Boden liegender, durchfeuchteter Erdklumpen behandelt. Diese ortsgebundene Pfeife kann vor Ort oder – nach der Trocknung vom Grund gelöst – transportabel geraucht werden. Diese von den Südost-Bantu beschriebene Rauchweise wird heute wieder – technisch ausgereift – beim heimlichen, weil verbotenen Hanfrauchen angewendet. Underground im Wortsinne!

Die Arbeit von Lindblom erfaßt das Vorkommen von Röhrenpfeifen, die im wesentlichen auf Süd- und Teile Ostafrikas beschränkt bleiben. Die Röhre ist die unumgängliche Voraussetzung zum Rauchen. Auch das Zigarettenpapier und die Zigarrenwicklung bilden eine solche, sich dabei aufzehrende Röhre. Die Verwendung naturgegebener Röhren bietet sich als Behelf auch dort an, wo sonst tongeformte Pfeifen gebräuchlich sind. So konnte man sich mit Hirsestengeln, in Somalia mit dem Rindenzylinder junger Zweige oder auf Sansibar mit einem ausgehöhlten Maiskolben behelfen.

Kulturgebunden findet sich die Röhrenpfeife – von mehr zufälligen Vorkommen bei Südost-Bantu abgesehen – bei Buschmännern, Hottentotten und Kindiga. Zu ihrer Herstellung verwendet man die Röhrenknochen von Säugetieren oder durchbohrte, zylindrisch geschabte Serpentinstücke oder in gleiche Form geschliffenes anderes Steinmaterial. Der vordere Röhrenteil ist inwendig zur Aufnahme des Tabaks konisch erweitert. In den Zugkanal, vor allem in die nicht verengte Markhöhle der Knochen werden als Filter, damit die Asche nicht eingesaugt wird, Gras oder wergähnliches Material eingestopft. Röhrenpfeifen dieser Form können auch aus Lehm oder Holz gefertigt sein.

Die ostafrikanischen Röhrenpfeifen, die Lindblom belegt, sind vorwiegend aus Holz, mit vorn trichterförmig erweitertem Röhrenteil. Die Pfeifen gleichen überdimensionierten Zigarrenspitzen und werden, wie alle Röhrenpfeifen, beim Rauchen schräg oder gar senkrecht gehalten, da sonst Glut und Tabak herausfallen würden.

Von einer Betrachtung der in den gleichen Regionen Süd-, Südost- und Ostafrikas gebräuchlichen Wasserpfeifen kann hier – obwohl aus ihr auch Tabak geraucht wird – abgesehen werden, da ihre Verbindung zum *Dagga*-Rauchen älter ist und im einschlägigen Aufsatz von du Toit behandelt wird (*62*).

Eine weitere einfache Pfeifenform beschreibt Schweinfurth (1878: 300) von den Mangbetu, die damals keine tönernen Pfeifenköpfe kannten. Die lange Mittelrippe eines Bananenblattes wird längs durchstoßen, kurz vor dem unteren, dickeren Ende legt ein kleiner Einschnitt das durchbohrte Innere frei. In diesem Einschitt wird eine aus Banenblatt gedrehte kleine Tüte eingesteckt, die den Tabak aufnimmt und bei jeder neuen Füllung ausgewechselt wird. Auf dem Weg durch das lange, safterfüllte Rohr kühlt der Rauch wie in einer Wasserpfeife ab. Auch wenn sich Vornehme das lange Rohr in Kupfer oder Eisen nachformen lassen, verwendet wird als Pfeifenkopf die Blattüte.

Ähnliche Bananenrippenpfeifen finden sich im ganzen Urwaldgebiet. Baumann (1927: 47 f.) belegt mehrere Vorkommen und ist versucht, alle Pfeifen, bei denen der Kopf am Rohrende nicht winklig abgebogen, sondern im letzten Stielviertel bzw. -drittel aufgesetzt oder auf das Rohr aufgeschoben ist, als direkte Fortsetzung der Bananenblattpfeife anzusehen.

Eine Besonderheit einer zusammengesetzten, aus tönernem Pfeifenkopf und Pfeifenrohr bestehenden Pfeife sei hier gleich angefügt. Bei den Nilotenvölkern im oberen Nilgebiet mündet das Mundstück des dicken Pfeifenrohres in einer kleinen Kalebasse, die mit feinzerteilten Faserstoffen gefüllt ist. Diese Art von Filter saugt das Tabaköl auf und wird anschließend gekaut. Die verbreitete Sitte des gemeinschaftlichen Rauchens, bei dem eine Pfeife die Runde macht, führt bei den Bongo dazu, daß das nicht im Pfeifenrohr untergebrachte Bastknäuel zum

Auffangen der Tabaköle vom Raucher in den Mund genommen wurde und mit der Pfeife von Mund zu Mund wanderte. Bei den kurzen, tönernen Pfeifen der Azande nimmt eine bauchige Verdickung des Rohres filternden Bast auf.

Vor der eigentlichen Tabakspfeife in Afrika kapituliert auch Dunhill (1969), wenn er das betreffende Kapitel mit «Myriaden von Pfeifen» überschreibt. Tatsächlich gibt es keinen Kontinent, der so viel Erfindungsgabe hinsichtlich der Rauchgeräte entwickelt und eine solche Vielfalt von Tabakspfeifen hervorgebracht hat. Eine zusammenfassende Arbeit wäre erst noch zu leisten. Die Erscheinungsformen sind so zahlreich, als es dem Tabakgenuß ergebene Ethnien gibt. Bestimmte Gebrauchsformen und vor allem der Zierat erweisen die einzelnen Pfeifen unverwechselbar einer Ethnie zugehörig. Auch hier kann nur Exemplarisches angeführt werden.

Mit der Verbreitung des Tabaks durch westeuropäische Seefahrer entlang den Küsten Westafrikas ist auch zunächst die Tonpfeife zum Tausch- und Handelsgut geworden. Shaw (1960) hat an Pfeifenfunden aus Dawu (Ghana), aus der Zeit des ersten europäischen Kontaktes, darzustellen versucht, wie das indianische «Urbild» der Pfeife in Europa umgesetzt als Vorbild nach Westafrika gelangte (zweite Hälfte des 16. Jahrhunderts).

Die Herstellung eigener Pfeifen muß sehr bald danach eingesetzt haben. 1725 beobachtete Marchais (Allgemeine Historie 1748: III/498) an der Guinea-Küste: «Obwohl die Schwarzen selbst Pfeifen machen, so haben sie doch die holländischen gern. Aber sie müssen von der besten Art seyn. Sie haben von den Europäern gelernt das Fremde hochzuschätzen, und das Ihrige zu verachten.» 1716 lobt hingegen ein Begleiter von Brüe (Allgemeine Historie 1748: III/509), ausgeschickt zur Erkundung von Goldbergwerken in der Landschaft Bambouk (heute Grenzgebiet Senegal-Mali): «Die Schwarzen in diesem Viertel sind die sinnreichsten Verfertiger der Kassoten oder Pfeifenköpfe im ganzen Land.» Die Erde dort ist goldhaltig. «Obgleich die Kassoten von der Erde gemacht werden, wenn sie gewaschen ist, so würde es doch leicht sein, durch Hilfe des Quecksilbers, noch Gold herauszuziehen.»

Brüe beschreibt eine Prunkpfeife, die von der vornehmsten Frau eines lokalen Herrschers am mittleren Senegal anläßlich eines Gegenbesuchs an Bord seines Schiffes geraucht wird. Nach einem Geschenkaustausch «forderten die Frauenzimmer Kassots oder Pfeifen, die ordentlich goldene und silberne Köpfe haben. Die Röhre sind von Rohr 18–20 Zoll lang, mit Ringen von Gold und Silber, Korallen und Ambra geziert.»

Die Bezeichnung *Kassot* für Pfeife taucht schon viel früher auf. Von

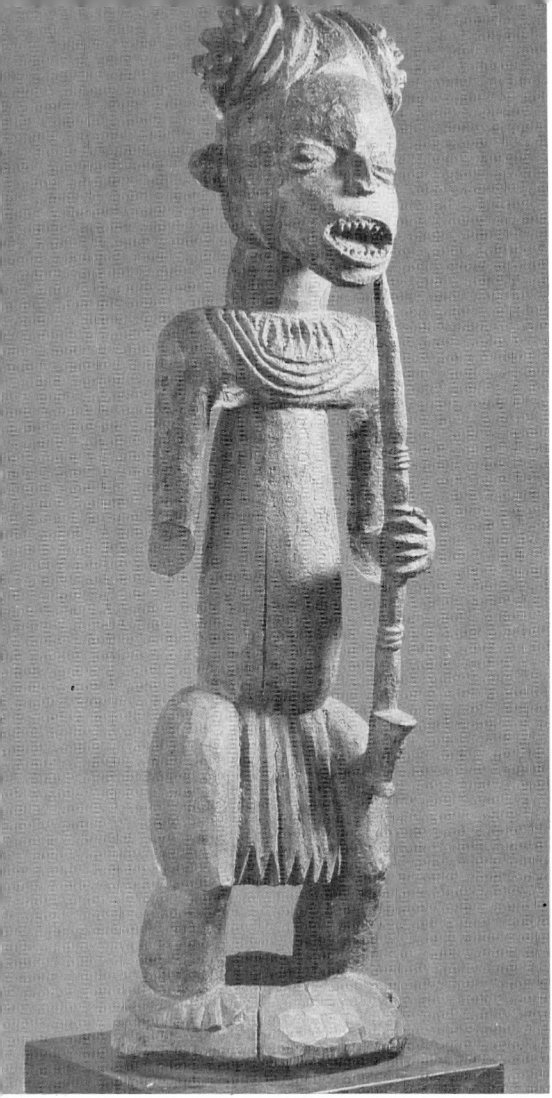

Die Königsfiguren der Bangwa (aus der Gruppe der Bamileke, Kameruner Grasland), zu Lebzeiten des Herrschers geschnitzt und als Kraftträger für die Nachkommen aufgestellt, halten die Statussymbole in Händen: die Tabakspfeife und – bei dieser Figur abgebrochen – das Trinkhorn. (Rautenstrauch-Joest-Museum, Inv. Nr. 48796, Höhe: 72 cm.)

seiner Guinea-Reise 1639–45 berichtet Hemmersam (1669: 63 f.): «Indessen etliche trinken, haben die anderen Tabackpfeifen im Mund, welche sie einen Kaschot nennen. Theils solcher Pfeifen sind so groß, das halbe Hand mit Taback hinein gehet. Die Röhren sind eines Arms lang.» Laufer (1930: 2) zitiert die Gründungsakte einer Vereinigung französischer Offiziere, der *Chevaliers de la Cajote,* die sich 1683 zur

Nachahmung einer afrikanischen Rauchsitte zusammenschlossen. Ein großes Gefäß, an verschiedenen Stellen durchlöchert, ermöglicht das Einstecken von 10–12 Pfeifenrohren in diesen überdimensionierten Pfeifenkopf und erlaubte der entsprechenden Zahl von Rauchern, gemeinsam aus einer Pfeife zu rauchen. Ozanne (1969: Anm. 6) unterstellt Laufer, dem Wort *cajote* afrikanischen Ursprung zuzuweisen (davon ist bei Laufer nichts zu lesen) und leitet es selbst vom portugiesischen *caixte* ab, was einen großen Behälter bezeichnet. Aber *cajote, cajotte, cachotte* oder *cageotte* sind wechselnde Schreibweisen der alten französischen Bezeichnung für eine Tabakspfeife ohne Schwammkugel zur Aufnahme des Pfeifenschmirgels (*Pife dont le fourneau n'a pas de talon*), die in ihrem afrikanischen Gebrauch den Anteil der Franzosen an der Vermittlung von Pfeifen an die afrikanische Westküste belegt.

Sofern die Tabakspfeifen nicht aus den bereits angeführten Materialien gefertigt oder aus Holz geschnitzt sind – wie die zum Teil figürlich oder reich ornamentiert gestalteten Pfeifen aus dem Sankuru-Kasai-Gebiet, bei denen ebenso wie bei einem Typ der Tschokwe-Pfeifen ein metallener Einsatz die Höhlung des hölzernen Pfeifenkopfes schützt –, bestehen sie, d. h. der Pfeifenkopf, aus Ton oder Metall.

Das Arbeiten in Ton ist in Afrika nach einer alten Regel, die natürlich Ausnahmen kennt, eine Sache der Frauen. Das Herstellen von Pfeifenköpfen bleibt ein Vorrecht der Männer (Ausnahmen s. Drost 1968: 149), das um so mehr Gültigkeit erlangt, wenn es um figürlich gestaltete Pfeifenköpfe geht. So formen z. B. bei den Ashanti Männer nur dann die Pfeifenköpfe, wenn sie anthropomorph oder zoomorph modelliert werden sollen (Baumann 1940: 304). Die Strenge der Arbeitsteilung nach Geschlechtern wird deutlich am Beispiel der Shambala. Einem Pfeifenmacher, der Ton aus einer Grube nimmt, aus der bereits eine Frau Material für ihre Topfproduktion holte, bersten die Pfeifen im Feuer, und auch die Töpfe der Frau zerspringen. Auch nicht beachtete sexuelle Enthaltsamkeit gefährdet die Pfeifenproduktion des Mannes (Karasek 1908: 286 und 1913: 126).

Kein Rauch ohne Feuer

Die Größe und das Fassungsvermögen einiger afrikanischer Pfeifen, auch das Vorkommen von Doppelkopfpfeifen, wo beim abwechselnden Gebrauch ein Kopf auskühlen konnte, erstaunten schon die frühen Reiseberichter. Wenn sie von den großen Pfeifen der reisenden Kaufleute berichten, wird es sich nicht nur um Prestigeformen gehandelt haben. Das Anzünden einer Pfeife vor Einführung der Zündhölzer war vor allem unterwegs mit den traditionellen Geräten des Feuerbohrers und des Feuerpfluges nicht einfach. Auch Stahl und Stein, die später zur Ausrüstung eines Rauchers gehörten, machten es nicht viel leichter. Wenn also eine Pfeife angesteckt wurde, dann mit gehöriger Portion Tabak. Nun brennt der einheimische Tabak nicht besonders gut, so daß ein langsam glimmendes Stück Holzkohle, oben aufgelegt, die Pfeife unter Dampf halten mußte. Ein dafür erforderliches Utensil war eine kleine Feuerzange oder Pinzette, die an der Pfeife oft gleich angebunden war. Die Beobachtung von Büttikofer (1890: II/275) aus Liberia, daß Frauen – wie er schreibt, in Ermangelung von Tabak – glühende Holzkohle in ihre Pfeifenstummel stecken, dürfte sich auf die übliche Befeuerung beziehen und nicht auf die Benutzung eines Surrogats. Die dabei eingeatmeten Kohlendioxyde – im schlimmsten Falle -monoxyde – dürften eine zusätzliche Wirkung zu der des Nikotins hervorgerufen haben.

Statussymbol

War die Pfeife – abgesehen von der individuellen – in den dörflichen Gemeinschaften ein Mittel geselligen Verkehrs und sozialer Verbundenheit, so tritt sie in geschichteten Gesellschaften als Prestige- und Statuszeichen auf.

Prunkvoll und groß sind die Pfeifen an den westafrikanischen Königshöfen. In ihren aufwendigen Kompositionen sind unterschiedliche Materialien vereint: Ton, Messing, Gold und Silber für Pfeifenköpfe, die figürlich gegossen oder modelliert sind und königliche Embleme tragen; Holz, Elfenbein, Glasperlen, Plattierungen mit Messing oder Zinn, Wicklungen mit Messing- oder Kupferdraht und Schnitzwerk als Verzierung der Pfeifenrohre. Beispiele dafür sind die Pfeifen im höfischen Bereich der Akan-Völker, für die Cole (1977) Abbildungen und historische Berichte zusammengestellt hat, und die seit langem berühmten Pfeifen aus dem Kameruner Grasland, über die zuletzt Gebauer (1979) und Harter (1973) gearbeitet haben. Die Rangstellung, die der einzelne in diesen hierarchischen Gesellschaften einnahm, war schon an der Größe der Pfeife auszumachen, die ihm zu rauchen erlaubt war. Pfeifen entsprechender Größe waren Auszeichnungen, die der König verlieh, und bevorzugte Gastgeschenke.

Bedeutungsvoll war der Gebrauch der Zeremonialpfeifen in den Königsritualen. Von den Bamum-Königen berichtet Geary (Mskr. im Druck) ausführlich. Während die kleinen Pfeifen dem eigentlichen Rauchgenuß dienten, wurden die großen Prunkpfeifen vom König zeremoniell aus Anlaß der großen Feste oder hohen Besuchs geraucht. «Die Pfeifen wurden von Dienern gleich neben dem ‹Haus des Landes›, wo sich das heilige Feuer befand, gehütet und an diesem entzündet.»

Da der König bei solchen Anlässen eine Pfeife nach der anderen rauchte, standen immer mehrere für ihn bereit. Ein Diener hielt die Pfeife an des Königs Mund und mußte den Kopf abwenden, wenn der Herrscher an der Pfeife sog. Niemand durfte den König rauchen sehen oder in seiner Gegenwart rauchen. Dieses Gebot aus dem «Ritenkodex» des sakralen Königtums ist auch andernorts überliefert. So durfte, die Lieblingsfrau ausgenommen, niemand Lukengo, den König der Bakuba, bei Todesstrafe essen, trinken oder rauchen sehen (v. Wißmann 1891: 250).

Im Kameruner Grasland wurde Tabakrauch zu Beginn der Feldarbeiten rituell über die Felder geblasen, um deren Fruchtbarkeit zu sichern (Leuzinger 1971: 222). Dieser Ritus deckt sich mit einem bei den Bagesu beobachteten (Roscoe 1924: 13 f.). Dort bläst die Frau den Rauch ihrer Tabakspfeife, in die sie Saatkörner tat, über das Feld, wenn die Aussaat beginnt, damit die Saat wachse. Noch bleibt unerklärlich, wie und warum ein so spät in die Kulturen Afrikas eingeführtes – zwar von Anbeginn leidenschaftlich aufgenommenes, unterschiedslos von Männern, Frauen und Kindern gebrauchtes, zur Sucht und manchenorts im Tausch gegen Tabak zur Hergabe des letzten Besitzes führendes – Genußmittel im Gegensatz zu anderen aus der Neuen Welt gekommenen Nutzpflanzen in Agrar- und Sozialriten integriert wurde. Hier müßte auf Räuchersitten als mögliche Vorläufer geachtet werden. So gehörte z. B. zu den Hochzeitsriten der Rundi, daß der junge Ehemann seine Frau mit Tabakrauch anblies (van den Burgt 1903: 557).

Was den Rauchern recht ist, ist den Schnupfern billig. In der Brautwerbung der Sotho (Grützner 1877: 80 f.) spielt Schnupftabak eine bedeutende Rolle. Nach Vorverhandlungen der Väter des künftigen Paares wird von seiten der Bräutigam-Familie ein Bote, der «Wegbereiter», zur Familie des Mädchens geschickt mit der stereotypen Wendung: «Ich bin gekommen, Schnupftabak zu erbitten.» Dieser wird von den alten Frauen gemahlen, aber nicht dem Boten ausgehändigt, sondern zwei bis drei Tage später von einem Angehörigen der Braut in die Sippe des Bräutigams gebracht und dem Manne der ältesten Schwester des Bräutigams überreicht, der die Büchse öffnen darf und den Tabak an die versammelte Sippe austeilt, die dann feierlich gemeinsam den Brauttabak aufschnupft. Am nächsten Tag wird mit einer Stückzahl Vieh eine Anzahlung auf den ausgehandelten «Brautpreis» an die Familie der Braut geleistet und der Braut die leere Schnupftabakdose zurückgegeben, die sie dann um den Hals gehängt als Zeichen der «versprochenen Frau» bis zur Geburt des ersten Kindes trägt und diesem dann die von der Dose gelöste Perlenverzierung umhängt.

Schnupftabakutensilien

Die gleiche Mannigfaltigkeit, die afrikanische Tabakspfeifen aufweisen, ist auch bei den Schnupftabakbehältern festzustellen. Dies gilt vor allem für die Gebiete Ost- und Südostafrikas, wo die unterschiedlichsten Materialien, Holz, Bambus, Rinder-, Schaf- oder Wildtierhörner, auch das Horn des Rhinozeros, Elfenbein, Käferschalen, Federkiele, Knochen, Kalebassen, ausgehöhlte Früchte von Raphiapalme und anderen Fruchtbäumen zur Herstellung von Schnupftabakbehältern verwendet werden. Berühmt sind solche der Bena-Lulua: kleine holzgeschnitzte Figuren mit auf die Knie gesetzten Ellenbogen, heraustretenden Rippen und Rückenwirbeln, deren Kopfhöhlung das Tabakpulver aufnimmt, oder die aus Bindegewebe oder Rinderpansen über einem Tonmodell geformten und getrockneten, meist rindergestaltigen Schnupftabakbehälter der Zulu.

Ebenso wie bei den Tabakspfeifen verrät die Ornamentierung der Schnupftabakbehälter, ihre Verzierung mit Glasperlen, durch Brandmalerei, mit Kupfer- und Messingdrahtwicklungen oder -stickereien die engere ethnische Herkunft.

Die meisten Dosen hängen an dünnen Kettchen um den Hals, dort, wo Ohrläppchendurchbohrung üblich ist, werden zylindrische Behälter auch in die Ohrschlitze gesteckt. Bei den Südost-Bantu zeigen kleine horngeschnitzte Behälter und elfenbeinerne Schnupftabaklöffelchen mehrzinkige Fortsätze, so daß das komplette Schnupfgerät früher – in Ermangelung von Taschen in der Kleidung – wie ein Kamm ins Haar gesteckt getragen werden konnte. Die Einnahme einer Prise kann mit Hilfe der Finger, der erwähnten Löffelchen, einem Federkiel oder einem aus Flaumfedern des Perlhuhns gemachten Pinsel erfolgen. Durch eingesteckte Röhrchen läßt sich die Dosis auch unmittelbar aus dem Behälter in die Nase befördern. Ein besonderes Schnupfröhrchen mit hochbordiger, rechteckiger Einfüllöffnung obenauf und angeschnitztem Maskengesicht ist kürzlich von den Senufo bekannt geworden.

Eine mit Prestige verbundene Technik des Schnupfens überliefert Hutter (1902: 385) aus Kamerun. Zur Entnahme des Tabaks, der im Waldland in großen Schneckengehäusen oder verhandelten kleinen runden Blechdosen aufbewahrt wird, benutzte der Dorfchef den auf doppelte Länge herangewachsenen Daumennagel und schnellte mit diesem «Naturlöffel» die Prise in die Nase. Im Grasland, in den Bali-Ländern, tragen die Vornehmen zum Zeichen ihrer sozialen Stellung, die sie zu keiner Handarbeit nötigte, die Nägel aller Finger überlang und benutzen sie beim Schnupfen von Tabak in der eben beschriebenen Weise.

Tabak in Neuguinea

Thomas Michel

Am Beispiel von Neuguinea werden zunächst die wichtigsten Theorien der historischen Verbreitung von Tabak in diesem Gebiet erörtert. Der symbolische Stellenwert von Tabak innerhalb von Erzählungen und Weltbild wird seinem rituellen und alltäglichen Gebrauch gegenübergestellt. Vorstellungen von der Entstehung des Menschen prägen rituelle Handlungen z. B. in der Form von Geisterabwehr und Krankenheilung. In neuester Zeit gewinnen jedoch westliche Einflüsse zunehmend an Bedeutung und verdrängen solche, in der traditionellen Kultur Neuguineas tief verwurzelten Praktiken und Werte.

Einleitung

Weshalb soll man etwas über das Problem des Tabakgenusses von einer fernen, wenig bekannten Insel in Ozeanien mitteilen, wo wir hier in der Bundesrepublik doch Anschauungsmaterial zur Genüge vorfinden? Oder soll etwa der Drang nach Abenteuer, Erlebnis und intakter Natur, der uns von der Tabakwerbung in Verbindung mit dem Rauchen suggeriert wird, an dieser Stelle eine weitere Bereicherung erfahren?

In unsere Tabakideologie sind geheime Wünsche nach Jugend, Leistungskraft, Erfolg, Gesundheit usw. integriert, die dem Rauchen, über seine eigentliche Wirkung hinausreichend, einen Placeboeffekt zuordnen möchte. Tatsächlich haben diese Traumwelten wenig zu tun mit der Realität eines überfüllten Raucherabteils im frühmorgendlichen Pendlerzug oder den Kippensammlungen in den Gängen unserer Behörden, ganz abgesehen von den gesundheitlichen Gefahren. Hier soll eher die Alltäglichkeit des Tabakkonsums betrachtet und in ihrer Ausformung bei einer anderen Kultur gezeigt werden.

Herkunft und Verbreitung

Bereits auf frühen Bilddokumenten vor der Jahrhundertwende findet man das Tabakrauchen über ganz Neuguinea verbreitet. Zu dieser Zeit gab es aber schon über 60 Jahre lang Missions- und Handelsstationen an der Küste. Wesentlich früher, wenigstens einige hundert Jahre lang, sind die Küstengebiete von Neuguinea von malayischen Paradiesvogel-Jägern aufgesucht worden. Zudem hatten Buginesen und Makassaren von Süd-Celebes lange vor Ankunft der ersten Europäer Kontakt mit Bewohnern der Südküste von Neuguinea.

Einmal jährlich gingen sie mit Hunderten von Schiffen und bis zu über tausend Seeleuten auf *Trepang* (= Seegurke)-Fang an die Küsten von Nord-Australien bis zu den Torres-Inseln vor der Südküste Neuguineas. Über Makassar als Sammelplatz wurde Trepang über Manila nach Kanton in China gehandelt. Daraus ergibt sich die Möglichkeit, daß schon früh Tabakspfeifen aus China und der erste von den Portugiesen in Manila eingeführte Tabak nach Neuguinea gekommen sind (vgl. Le Roux 1948: 265).

Ambon wurde 1511 von Portugiesen entdeckt und Neuguinea 1526 von dem Portugiesen de Meneses. Tabak wurde aber nach den vorliegenden Quellen (Haddon 1947: 237) in Südost-Asien frühestens 1565 von Spaniern auf den Philippinen eingeführt. Auf den westlich von Neuguinea gelegenen Inseln Ternate und Halmahera wurde bereits 1599 bzw. 1616 Tabak von der einheimischen Bevölkerung angebaut und von dem holländischen Seefahrer Schouten eingetauscht. An der Geelvink Bay im Nordwesten von Neuguinea sahen Europäer zuerst 1616 Tabakpflanzungen (Le Roux 1948: 264), und Tabak war schon in starkem Umfang bei der Bevölkerung kulturell integriert. Wegen der relativ kurzen Zeitspanne zwischen Tabakeinführung durch die Spanier auf den Philippinen und einer Nutzung auf Neuguinea ist nicht auszuschließen, daß Tabak bereits vor dieser Einführung auf Neuguinea angebaut wurde. In den frühen Reiseberichten werden keine Angaben über botanische Arten von Tabak gemacht, man kann aber davon ausgehen, daß die heute weltweit am meisten wirtschaftlich genutzte Tabakart *Nicotiana tabacum* erst von Spaniern oder Portugiesen nach Neuguinea gebracht wurde. Es gibt aber auch genügend Anhaltspunkte für die Vermutung, daß andere Arten von *Nicotiana* bereits seit langer Zeit auf Neuguinea kultiviert wurden. So stellt Heimann fest: «Mit einer einzigen Ausnahme, der in Neuholland wildwachsenden *Nicotiana suaveolens,* sind alle Arten amerikanischen Ursprungs» (Heimann 1969: 513). Auch Koch weist darauf hin, daß die Bergstämme in Neuguinea «seit altersher eine der australischen *Nicotiana suaveolens* verwandte Tabakart» pflanzen (Koch 1976: 23). Riesenfeld erwähnt eine weitere, in Ost-Neuguinea einheimische Tabakart: *Nicotiana fragrans* (Riesenfeld 1951: 69).

Die von den australischen Aborigines gekauten und als Rauschmittel gebrauchten Blätter (*pituri*) verschiedener *Duboisia*-Arten (vgl. Aiston 1936/37 und Johnston/Cleland 1933/34) sind entweder unabhängig davon in Neuguinea genutzt worden oder über Handelsbeziehungen mit den Torres-Straßen-Inseln eingeführt worden.

Die häufig gekaute Art *Duboisia hopwoodii* enthält «beachtliche Mengen an Nicotin» (Karsten/Weber/Stahl 1962: 288), die um ein Mehrfaches über dem Gehalt der heute bei uns gerauchten Tabake liegen. Eine ethnobotanische und die historische Verbreitung aufklärende Bestimmung wird aber durch eine inzwischen weit fortgeschrittene Überlagerung einheimischer Tabaksorten mit der amerikanischen *Nicotiana tabacum* erschwert.

Bis zur heutigen Zeit hat sich bei der Kontaktaufnahme mit isolierten Gruppen Tabak als wichtiges Tauschmittel behauptet. Es wird nicht mehr zu klären sein, ob die Übernahme der amerikanischen *Nicotiana tabacum* einem bis dahin unbefriedigten Bedürfnis nach Stimulanzien entspricht oder bereits zuvor bekannte und gerauchte Pflanzen oder gar Tabakarten verdrängte. Einige im Hochland lebende Gruppen gehen im interkulturellen Vergleich am sparsamsten mit Genuß- und Rauschmitteln um. Es ist eine erstaunliche Tatsache, daß Tabak früher hauptsächlich von Gruppen des Hochlandes angebaut wurde, während die Küstenbewohner zum großen Teil Tabak nicht kannten oder aus dem Hochland bezogen. Da sich bei einer Verbreitung über die Küstengebiete sicherlich eine andere Verteilung ergeben hätte, könnte möglicherweise der Gebrauch von Tabak unabhängig voneinander bei den Mayas Mittelamerikas und den Bergpapuas Zentral-Neuguineas entstanden sein.

Mythologie und metaphysische Interpretationen

Der alltägliche Gebrauch von Tabak ist eng verbunden mit Deutungen seiner Herkunft in Mythen und Erzählungen. Die Nakanai von Neubritannien führen den Tabakgebrauch auf eine Frau zurück, die ihre Kenntnis von einem fremden Mann hatte, der zugleich Sinnbild einer Schlange war. Mit diesem Mann bestieg sie einen Vulkan und sie «saßen droben rauchend und stampfend, daß die Erde erzitterte und der Berg Feuer spie» (Parkinson 1907: 686). Später sandte der Mann die Frau «mit Tabaksamen zurück, damit ihre Landsleute das Kraut anbauten. Der Samen ging auf, und seit jener Zeit wird in allen Pflanzungen Tabak gebaut» (Parkinson 1907: 686).

In diesem Zusammenhang könnte das Rauchen auch als eine Möglichkeit zur Ausbreitung von Schadenzauber mittels Erdbebenauslösung gesehen werden. Wichtig erscheint die führende Rolle einer Frau, da die meisten frühen Quellen keinerlei Hinweise geben, ob Frauen rauchen durften. Im Gegensatz zu dieser Verbreitungsgeschichte, die eher der Annahme entspricht, Tabak sei erst spät über indirekte Kontakte mit Missionaren und Händlern verbreitet worden, steht die Entstehungsgeschichte von Tabak bei den Eipo im zen-

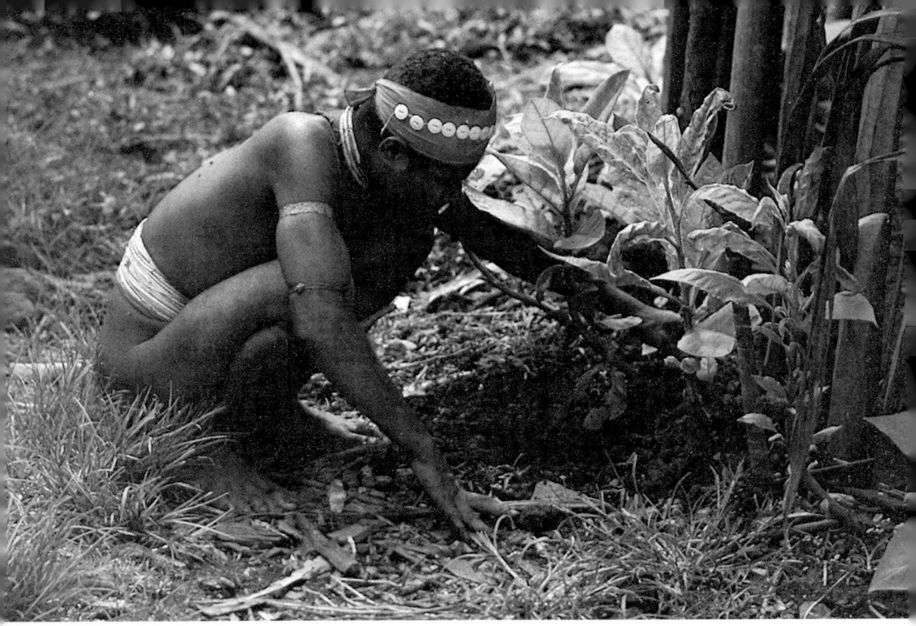

Die Eipo im zentralen Hochland von Irian-Jaya (West-Neuguinea) besitzen genaue Kenntnisse über die notwendige Düngung und die günstigsten Wachstumsbedingungen für ihre Tabakpflanzen. So entfernen sie z. B. die Blüten der Tabakstauden, um einen besseren Geschmack zu erzielen – eine Technik, die auch im modernen Tabakanbau zur Steigerung der Qualität und Erträge angewendet wird.

tralen Hochland von Irian Jaya (West-Neuguinea). Nach ihrer Ansicht entstand Tabak vor Urzeiten aus den Exkrementen von Vögeln. Diese Vorstellung entspricht Überlegungen, ob Tabaksamen bereits in urgeschichtlicher Zeit durch Vögel auf dem Weg nach Amerika über Polynesien nach Neuguinea übertragen wurden (vgl. Le Roux 1948: 263).

Eine kosmologische Dimension kommt in einer Erzählung der Bilibili zum Ausdruck, nach deren Mythologie Tabak aus dem Blut eines Kometen entstanden ist, der von einem Mann getötet wurde (Dempwolff 1911: 101). Der Dualismus Himmel-Erde wie auch die Gegensätze Mann-Frau, Tag-Nacht usw. haben in vielen traditionellen Kulturen einen hohen Stellenwert bei der Erklärung von Entstehungsbedingungen der Natur und übernatürlichen Erscheinungen. Bei den Maring im östlichen Hochland manifestiert eine *Smoke Woman* mit Hilfe von Tabak eine übernatürliche Identität (Rappaport 1968: 41). Die *Smoke Woman* soll zwar nicht für andere Frauen gefährlich sein und keinen Einfluß auf die Fruchtbarkeit haben, tatsächlich müssen aber sexuelle Aktivitäten während des Kontaktes mit der *Smoke Wo-*

man unterbrochen werden. Dies könnte ein Hinweis auf Kenntnisse von schädlicher Wirkung des Nikotins während der Schwangerschaft sein. Über die Technik des Tabakrauchens kann der Medizinmann mit der *Smoke Woman,* d. h. der Geisterfrau, in Verbindung treten. Diese nimmt dann Kontakt zur übrigen Geisterwelt auf und wird dergestalt als Bindeglied zwischen Lebenden und Toten wirksam.

Knecht (1971: 209) führt die «sakrale» Bedeutung des Rauchens «auf die Beobachtung zurück, daß sich fester Stoff entmaterialisiert und in eine feinstoffliche Substanz verwandelt wird, ein Gleichnis für angenommene postmortale Umwandlungsprozesse». Die ständige Präsenz nicht erklärbarer und gefährlicher Naturphänomene wie Vulkanausbrüche, Erdbeben, Blitz, Donner, Überschwemmungen, Kälte, Hitze erfordert für den Menschen mächtige Verbündete. In der von Dualismen geprägten Vorstellungswelt Neuguineas bieten der Tabakrauch und seine stimulierende Wirkung eine symbolische Chance, fehlende Kenntnisse zu überbrücken und mit andersgearteten Realitäten in Verbindung zu treten.

Bei den Fore im östlichen Hochland erhalten die Medizinmänner, auch *Dream Men* oder *Smoke Men* genannt, ihre großen Kenntnisse aus einem Wissen, das ihnen in Träumen, verursacht durch psychotropische Pflanzen und die Inhalation von Tabakrauch, zugeführt wird (Lindenbaum 1979: 88). Die Abwehr von Schaden ist stets eng mit religiösen Riten und Mystizismus verbunden. Das Wissen selbst birgt Gefahren, und so existieren eine Fülle von verborgenen Praktiken und Geheimnamen, die eng mit dem Tabakrauchen zusammenhängen (vgl. Zöllner 1977: 642). Am mittleren Sepik wird dem Tabak bei der Brautwerbung eine wichtige Rolle als Liebeszauber beigemessen (Haddon 1946: 230).

Aber Tabak wird nicht nur im Bereich ritueller Handlungen angewandt, sondern dient häufig als Heilmittel. So wird Tabakrauchen z. B. bei Erkrankungen und Verletzungen auf die betreffenden Stellen geblasen (Brown 1978: 41), Tabakblätter werden auf blutende Wunden gelegt oder gegen Zahnschmerzen gekaut (Sterly 1970: 166–67).

Als alltägliches, gewissermaßen auf seinen profanen Charakter reduziertes Genußmittel ist Tabak bei vielen Gruppen Neuguineas ein Privileg der Männer. Auf den ersten Blick inkonsequent mutet an, daß Frauen Tabakpflanzen setzen und pflegen dürfen. Die Enttabuierung von Tabak im Bereich des Anbaus ist eingebettet in eine Arbeitsteilung, die Frauen bei der täglichen Routinearbeit stärker belastet als Männer. Ein allgemeines Rauchverbot erstreckt sich nicht nur auf Frauen und Mädchen, sondern bezieht alle nicht initiierten Knaben mit ein. Die Sanktion bei Übertretungen des Tabus beschränkt sich fast immer auf einen Verweis, jedoch haben sich seit den häufigen

Kontakten auch abgelegener Gruppen mit Europäern starke Auflösungserscheinungen im Bereich ritueller Handlungen gezeigt.

Anbau, Zubereitung und Verwendung

Nach Richter entwickelte sich der Rauchgenuß als Folge des beim Feuermachen eingeatmeten Rauches. Etwas spekulativ erscheint die Annahme, daß ein rituelles Konzept unabhängig von gewissen Naturkenntnissen entsteht: «Ist erst ein Volk zur Sitte der Brandopfer gelangt, so lernt es bald die Auswahl des zu Verbrennenden. Was den Göttern angenehm ist, bestimmt der den Rauch Anblasende. Was dem ‹Priester› gut dünkt, schmeckt dem Gott» (Richter 1928: 439). Näherliegend ist, daß Tabak zunächst als Heilpflanze gebraucht und in dieser Bewährung eine rituelle Dimension erfahren hat. Tatsächlich wurde Tabak ja nicht überall, auch nicht in Neuguinea, ausschließlich geraucht. Das Aufsaugen einer Mischung aus Wasser, Tabak und anderen Pflanzen sowie Kauen von Tabak waren gleichfalls verbreitet (Le Roux 1948: 256; Wirz 1922: 95).

Ob Tabak zunächst wildbeuterisch genutzt wurde, vorausgesetzt er war in Neuguinea endemisch, kann nicht mit Sicherheit gesagt werden. Frühe Mitteilungen lassen aber erkennen, daß der Anbau von Tabak bereits fortgeschritten war: «Großen Wert legten die Eingeborenen auf ihre kleinen Tabakpflanzungen, sie waren stets mit einem Gitter umgeben oder versteckt innerhalb des Schilfes angelegt» (Behrmann 1917: 88). Häufig pflanzte man Tabak direkt an den Häusern, seltener am Dorfrand oder in den Gärten. Le Roux vermutet, daß eine Vorbeugung gegen Diebstahl dieser hochbewerteten Pflanze zu solchen Pflanzorten geführt haben kann (Le Roux 1948: 267). Gleichfalls ist denkbar, daß die Schutzfunktion des Hauses und eine durch Abfälle und Schweinedung bessere Bodenqualität dem Tabak ein optimales Wachstum ermöglichten. Die genaue Kenntnis von Wachstumsbedingungen und Pflanzenpflege ist bei den isolierten Eipo im zentralen Hochland bereits weit entwickelt. Sie pflanzen Tabak noch in einer Höhenlage von 2400 m und damit sicherlich in einem der höchsten Anbaugebiete der Welt. Zur Zeit der Tabakreife entfernen sie die Blüten, um einen besseren Tabakgeschmack zu erzielen. Die gleiche Technik wird im modernen Tabakanbau zur Steigerung der Erträge und Qualitätsverbesserung angewendet (Akehurst 1973: 108–110).

Für den sofortigen Genuß geerntete Tabakblätter trocknet man über einem glimmenden Holz, während größere Mengen Tabak über der Feuerstelle in den Häusern getrocknet werden. Dabei hängt man die Tabakblätter etwa zwei Meter über die Feuerstelle, trocknet sie zunächst langsam vor, um danach die noch flexiblen Blätter in daumenstarke Stränge zu drehen. Diese Stränge werden zu Vorratspackungen gewickelt und in Bananenblättern aufbewahrt, um sie vor zu starkem Austrocknen zu schützen. Der langsame Trockenprozeß im Rauch fermentiert zugleich den Tabak. Während der täglichen Wege führen die Männer stets einige Zentimeter dieser Tabakrollen in ihren Netzen mit sich. Die wichtigsten Formen des Rauchens sind die Zigarre und das Rauchrohr. Heute verdrängen aber zunehmend Zigaretten und moderne Tabakspfeifen die traditionellen Rauchgeräte. Bei der Zigarrenform verwendet man als Deckblatt verschiedenste Blätter, häufig jedoch junge Bananen- und Pandanusblätter. Einfache Rauchrohre bestehen aus einem nach beiden Seiten offenen Bambusrohr von ca. 5 cm Dicke. Das in Rohrmitte gelegene Nodienseptum ist in der Mitte perforiert, wodurch zwei miteinander verbundene Kammern entstehen. In einer Kammer glimmt der Tabak, die andere dient als Rauchreservoir, das mit kräftigen Lungenzügen entleert wird.

Am Sepik werden festgedrehte Tabakblätter in nach beiden Seiten offene, dünne Bambusrohre gesteckt. Ein dickeres Bambusrohr wird als Mundstück verwendet; «es dient als Kühl- und Sammelraum des eingesogenen Rauchs» (Schultze-Jena 1914: 61). In anderen Gebieten wird ein Zigarrenstummel direkt in eine Seitenöffnung des Rauchrohres gesteckt und der Rauch durch die Öffnung eines Nodienseptums inhaliert. Solche Rauchrohre sind häufig mit anthropomorphen und zoomorphen Verzierungen ausgestattet (zahlreiche Abbildungen und Photographien sind zu finden bei Haddon 1931: Fototafeln 1–6; Kelm 1967/68: 2/Abb. 189, 190; Konrad, G./Konrad U./Schneebaum 1981: 36, 100–102; Le Roux 1948–50: 3/Abb. 146–148).

Eine besondere Rauchtechnik aus dem Trans-Fly Gebiet wird von Williams beschrieben. Ein dünner Zigarettenhalter steckt in der seitlichen Öffnung des Bambusrohres, dessen geschlossenes Internodium einen Hohlraum bildet, aus dem durch ein kleines Loch in einem Septum der gesammelte Rauch aufgesogen wird. Das Rauchen wird folgendermaßen vorbereitet: «Er zündet die Zigarette an und nimmt, was zunächst wie ein Zaubertrick aussieht, das obere Ende des Zigarettenhalters mit der glimmenden Zigarette in seinen Mund, um den Rauch durch den Zigarettenhalter in das Rauchrohr zu blasen. Dann zieht er den Zigarettenhalter aus dem Rauchrohr, um den Rauch entweder selbst aus einer der beiden Rauchrohröffnungen zu inhalieren oder an seinen Nachbarn weiterzureichen» (Williams 1936: 425).

Diese Rauchtechnik hat nicht den Stellenwert eines Filters, denn alte Rauchrohre werden aufgespalten und die darin angesammelten Teerstoffe ausgekratzt, um wiederum geraucht zu werden.

Sozio-ökonomische Aspekte

Tabak hat als Tauschmittel innerhalb der sozialen Abgabebeziehungen einen hohen Stellenwert und ist fast unbegrenzt gegen alle anderen Güter konvertibel. Über den Materialwert hinaus bietet Tabak den Vorteil einer guten Teilbarkeit, ein wichtiges Kriterium bei großen Besuchsfesten oder während des Aufenthaltes von häufig mehr als zwanzig Personen im Männerhaus. Über die Wege der Tabakdistribution können wie sonst bei kaum einem anderen Gut Intensitäten persönlicher Beziehungen verfolgt werden. Tabak wird auch für den Freundschaftsbeweis demonstrativ eingesetzt. Demgegenüber bietet das Weiterreichen eines Rauchrohres nicht diese Möglichkeit der gegenseitigen Verpflichtung.

Exzessives Rauchen, das zu einer starken physischen Abhängigkeit führen könnte, ist in Neuguinea die Ausnahme. Vor Ankunft der Europäer verhinderten Vorschriften den Tabakgenuß für Jugendliche: «Erst wenn dem eingeweihten jungen Mann auf einem seiner ersten Kriegszüge der Speer in den Schild des Gegners eindrang und abbrach, hielt man die Zeit für gekommen, ihm außer einem eigenen Haus und einer Frau das Betelkauen und Rauchen zu gestatten. Nun gehörte er ganz zur Männerklasse» (Holzknecht 1971: 241). Erst in jüngster Zeit ist Rauchen zu einer Gewohnheit geworden, die alle Teile der Bevölkerung erfaßt und zu einem Teil die traditionellen Alters- und Geschlechtsbarrieren auflöst. Mit der Distribution von Tabak verbundene große Handelsexpeditionen, die auf historisch gewachsenen Routen über die ökonomische Bedeutung hinaus Grundlage für intertribale Sozialbeziehungen waren (vgl. Schultze-Jena 1914: 47); Schieffelin 1976: 13), sind heute zur Seltenheit geworden.

Perspektiven

Der moderne Papua hat die Qual der Wahl: Soll er sich, wie fundamentalistische Missionare es von ihm fordern, abkehren von Tabak, Alkohol, Tee, Kaffee usw., oder soll er durch eine bestimmte Zigarettenmarke die Zugehörigkeit zu Jetset, Schickeria, Cowboys oder ähnlichen Vorbildern demonstrieren? Im Vergleich zu solchen Perspektiven und «zivilisatorischen» Forderungen, auf unseren Konzepten von Wissenschaft und den daraus gezogenen Erkenntnissen basierend, stets auch mit der entsprechenden Ideologievermittlung belastet, erscheinen die vielfältigen mit dem Tabak und seinem Genuß verbundenen Besonderheiten in Neuguinea nicht mehr exotisch, sondern höchstens als potentiell nützliche Aspekte für neue Werbestrategien und Absatzförderung der Tabakindustrie.

Band 3

Rausch und Realität

Drogen im Kulturvergleich

Herausgegeben von
Gisela Völger und Karin von Welck
Mit einem Vorwort von
René König

rororo

Rowohlt

Materialienbände zu einer Ausstellung des
Rautenstrauch-Joest-Museums für Völkerkunde der Stadt Köln
7. August bis 11. Oktober 1981 in Köln; 12. Dezember 1981
bis 30. Juni 1982 im Museum voor Land- en Volkenkunde
in Rotterdam.
Ein Teil der Originalauflage erschien als Band 9
der Schriftenreihe «Ethnologica», herausgegeben
von der Gesellschaft für Völkerkunde,
Verein zur Förderung des Rautenstrauch-Joest-Museums.

Veröffentlicht im Rowohlt Taschenbuch Verlag GmbH,
Reinbek bei Hamburg, September 1982

Papier: Scheufelen, Oberlenningen
Satz: Times, LibroSatz, Kriftel
Gesamtherstellung: Clausen & Bosse, Leck
Printed in Germany
4800 – ISBN 3 499 34006 2

Schirmherrschaft

Gerhart Rudolf Baum,
Bundesminister des Innern

Antje Huber,
Bundesminister für Jugend,
Familie und Gesundheit

Inhaltsverzeichnis

Band 1

Die weltweit verbreitete Droge Alkohol

Band 2

Drogen in den frühen Hochkulturen

Drogen in der Kulturgeschichte Europas seit dem Mittelalter

Regionale Aspekte des Drogenkonsums – Indianisches Amerika

Regionale Aspekte des Drogenkonsums – Vorderer Orient und Afrika

Regionale Aspekte des Drogenkonsums – Asien und Ozeanien

Band 3

Regionale Aspekte des Drogenkonsums – Drogen in Industrieländern

* Dieser Aufsatz wurde bereits an anderer Stelle veröffentlicht

Regionale Aspekte des Drogenkonsums Drogen in Industrieländern

Rauschmittelkonsum in der Bundesrepublik Deutschland

Karl-Heinz Reuband

Beschrieben wird die Entwicklung und Verbreitung des Rauschmittelgebrauchs in der Bundesrepublik Deutschland seit Ende der sechziger Jahre. Dabei zeigt sich, daß im Bereich des weichen Drogenkonsums inzwischen eine gewisse Stagnation eingetreten ist, im Bereich des harten Drogenkonsums jedoch eine starke Ausweitung. Näher diskutiert werden die sozialen Hintergründe der Konsumenten und die Bestimmungsgründe für die Aufnahme und Fortsetzung des Konsums.

Entwicklung und Verbreitung des Rauschmittelgebrauchs

Rauschmittelkonsum ist in der Bundesrepublik unter Jugendlichen als Massenphänomen im wesentlichen neueren Datums. Es hat sich erst gegen Ende der sechziger Jahre entwickelt. Und dies geradezu in explosionsartiger Weise. Hatten in Schleswig-Holstein beispielsweise 1968 nur 6 % der Ober- und Unterprimaner irgendeine Rauschmittelerfahrung (Pankow 1970), so waren es zwei Jahre später bereits 30 % (Schwarz 1972). Als die populärste Droge erwies sich das Haschisch. Es verdrängte andere Mittel, die hier und da als Rauschmittel eingenommen wurden und nahm schließlich unter den insgesamt genommenen Drogen den wichtigsten Platz ein. Diese überragende Stellung hat es bis heute nicht verloren (Reuband 1978; Institut für Jugendforschung 1979).

Warum sich der Rauschmittelgebrauch derart schnell und zudem erst in den sechziger Jahren ausbreitete, ist auf der Basis gesicherter empirischer Erkenntnis rückblickend nur schwer zu sagen. Sicher ist, daß die gegenwärtig wohl populärste Annahme falsch ist: die These, daß sich die Situation der Jugend verschlechtert haben muß, damit es zum Rauschmittelkonsum als Massenphänomen kommt. Für die Gültigkeit dieser «Verelendungsthese» finden sich empirisch keine Anhaltspunkte. Wahrscheinlicher ist es, daß die Entstehung des Rauschmittelphänomens als Massenphänomen im Zusammenhang mit der Entstehung subkultureller Bewegungen innerhalb der sechziger Jahre zu sehen ist (wie studentische Protestbewegung und Hippies).[1] Diese international auftretenden Bewegungen propagieren in ihrer Frühphase den Gebrauch bewußtseinserweiternder Drogen – wie Haschisch oder LSD – und machen den Konsum derartiger Mittel sowohl für Anhänger eines alternativen Lebenstils als auch dessen breiteren Sympathisantenkreis attraktiv. Durch die Berichterstattung der Massenmedien dürfte schließlich der Drogengebrauch als eine jugendspezifische Verhaltensmöglichkeit allgemein sichtbar geworden sein. Und dies selbst dort, wo die Berichterstattung – wie in der Mehrzahl der Fälle (Gaedt et al. 1976; Wormser 1976) – dem Drogengebrauch gegenüber negativ war. Vor dem Hintergrund entsprechender Einstellungsmuster (etwa positiver Art den Subkulturen gegenüber) wurde bei vielen Jugendlichen der Drogengebrauch zu einer neuen und legitimen Möglichkeit der Wirklichkeitserfahrung (vgl. dazu Reuband 1971).

Ist es aber erst einmal in breiteren Kreisen zu Drogenerfahrungen gekommen, so bedarf es nicht notwendigerweise mehr in größerem Stil einer umfassenden subkulturell-ideologischen Untermauerung des Konsums. Es dürfte vielfach genügen, wenn der Konsum als gruppenkonform und von seinen Wirkungsqualitäten her als angenehm verstanden wird. Die spätere Auflösung einiger subkultureller Gruppierungen (wie den Hippies) und die Abkehr mancher anderer Gruppierungen vom Drogengebrauch dürfte daher allenfalls modifizierend auf den Konsum eingewirkt haben. Der entscheidende «Durchbruch» war erfolgt, der Drogengebrauch als ein jugendspezifisches – wenn auch nicht notwendigerweise jugendtypisches – Phänomen etabliert. Daran änderte auch die Tatsache nichts, daß sowohl unter den Jugendlichen als auch den Erwachsenen eine Mehrheit dem Rauschmittelkonsum negativ gegenüberstand und den Konsum als abweichendes Verhalten begriff (vgl. z. B. Kaupen et al. 1970; infas 1970).

Anders als in den USA, wo sich der Cannabisgebrauch weiterhin in rascher Weise ausbreitete, stieg der Konsum in der Bundesrepublik Anfang der siebziger Jahre nicht weiter an. Er ging sogar zurück. Die Einstellungen zum Drogengebrauch wandelten sich zum negativeren (Reuband 1977 a) – vielleicht, weil einige der Aufklärungsmaßnahmen erfolgreich gewesen waren, vielleicht aber auch, weil innerhalb der alternativen subkulturellen Bewegungen sich in dieser Zeit eine Abwendung gegenüber dem Drogenkonsum abzeichnete. Drogenkonsum wurde dort zunehmend als eine Fluchtreaktion verstanden und als hinderlich für die eigenen Bestrebungen um Veränderung der Gesellschaft (vgl. z. B. Anti-Drogen-Kongreß 1972). Eine «Lobby» für den Cannabisgebrauch und seine Dekriminalisierung war zudem nicht entstanden, und eine infrastrukturelle Basis für die Propagierung des Konsums (wie in verschiedenen «underground»-Zeitschriften der USA) hatte sich nicht herausgebildet.

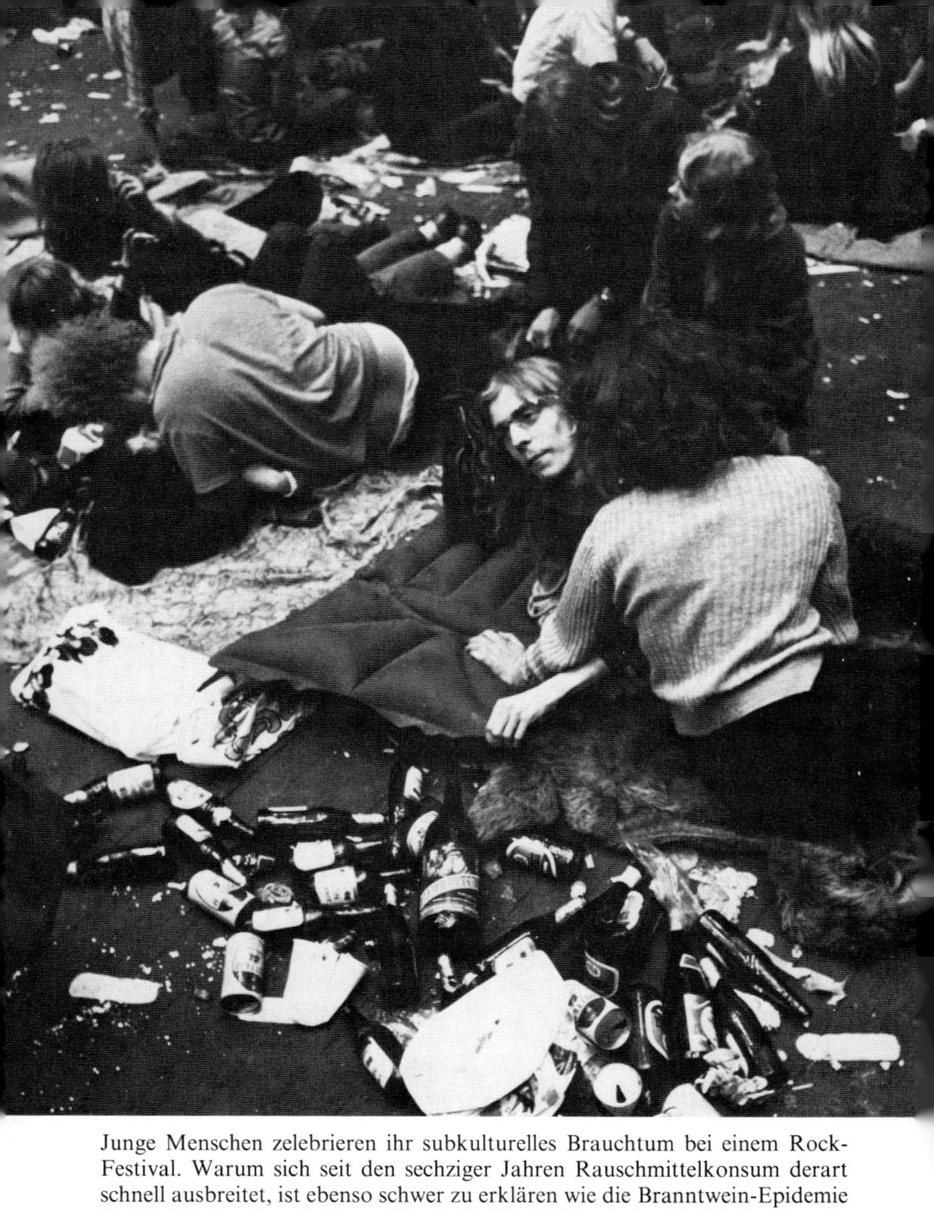

Junge Menschen zelebrieren ihr subkulturelles Brauchtum bei einem Rock-Festival. Warum sich seit den sechziger Jahren Rauschmittelkonsum derart schnell ausbreitet, ist ebenso schwer zu erklären wie die Branntwein-Epidemie des 16. Jahrhunderts in Deutschland, die Gin-Epidemie des 18. Jahrhunderts in England oder die Absinth-Epidemie des 19. Jahrhunderts in Frankreich. Falsch ist sicher die gegenwärtig populärste These, daß sich die Situation der Jugend verschlechtert haben muß, damit es zum Rauschmittelkonsum als Massenphänomen kommt.

Erst seit Mitte der siebziger Jahre scheint die negative Bewertung des Drogenkonsums wieder leicht einer mehr positiven Bewertung gewichen zu sein. Möglicherweise weil inzwischen in anderen Ländern die Drogengesetzgebung gegenüber Cannabis liberalisiert wurde und damit auch eine erneute Diskussion in der Bundesrepublik in Ansätzen in Gang brachte. Gemessen an der Verbreitung hat der Rauschmittelkonsum unter Jugendlichen heutzutage seine ältere, vergleichsweise weite Verbreitung um 1970/71 zwar noch nicht wieder aufgeholt. Der Rückgang in der Konsumerfahrung ist aber gestoppt und scheint hier und da einem leichten, erneuten Anstieg gewichen zu sein. Bundesweite Umfragen zeigen, daß heutzutage rund 20 % der 14- bis 25jährigen Erfahrungen mit Drogen (zumeist Haschisch) gesammelt haben (Institut für Jugendforschung 1979). Im Vergleich zu den anderen europäischen Ländern dürfte der Wert für die Bundesrepublik damit im Rahmen der normalen Variationsbreite liegen, im Vergleich zu den USA ist er als niedrig anzusehen (vgl. NIDA 1977; Irgens-Jensen/Rud 1979; Van der Wal 1978; Eisenbach-Stangl 1980).

Konsummuster und Heroinerfahrung

Für die meisten Jugendlichen stellt der Rauschmittelkonsum eine zeitlich und vom Umfang her begrenzte Erfahrung dar. Nur wenige setzen den Konsum über das anfängliche Probierstadium fort und nur wenige greifen später einmal auch zu harten Drogen, wie Opium oder Heroin. Rund die Hälfte aller Konsumerfahrenen hat nicht mehr als fünfmal illegale Drogen genommen und rund die Hälfte zuletzt vor mehr als einem halben Jahr (vgl. z. B. Institut für Jugendforschung 1979). Wie viele schließlich bei Heroin und intravenösem Drogengebrauch ankommen, ist mangels Längsschnittstudien schwer zu sagen. Auf Grund von Querschnittsuntersuchungen scheint es realistisch, den Anteil gegenwärtig auf nicht mehr als 5 % aller Jugendlichen mit Konsumerfahrung zu beziffern (unter denen, die länger konsumieren, ist die Quote höher anzusetzen). Dabei ist zudem zu bedenken, daß das Probieren von harten Drogen nicht notwendigerweise bedeutet, davon abhängig zu werden: Ein Teil derer, die jemals zu Heroin greifen, geht über das ein- bis zweimalige Konsumieren dieser Droge nicht hinaus, der erste Schuß macht in der Regel noch nicht körperlich (möglicherweise aber psychisch) abhängig.[2]

Von einem zwangsläufigen Umstieg von Haschisch auf Heroin kann also – auch wenn dies immer wieder behauptet wird – nicht gesprochen werden. Daß man so lange an der These festgehalten hat, rührt in erster Linie von einer falschen Interpretation empirischer Befunde her: Zwar haben die meisten der heutigen Heroinabhängigen mit

Haschisch begonnen, doch über die Wahrscheinlichkeit des Umstiegs auf Heroin besagt dies nichts. Entscheidend für die Bestimmung der Übergangswahrscheinlichkeit ist, wie viele der Haschischkonsumenten später zu Heroin greifen und nicht wie viele der Heroinkonsumenten mit Haschisch begannen. Welche Droge die erste illegale Droge darstellt, ist zudem mehr oder minder eine Funktion der jeweils vorherrschenden populären Droge unter den Jugendlichen. Wäre eine andere Droge als Haschisch die am häufigsten genutzte Droge (wie Weckmittel Anfang der sechziger Jahre in einigen Kreisen), so wäre diese die «Einstiegsdroge» in die illegale Drogenkarriere (ganz abgesehen von den legalen Drogen Alkohol oder Nikotin, die noch früher genommen werden). Der Übergang von Haschisch zu Heroin ist nichts, was pharmakologischen Merkmalen von Cannabis entspringt. Psychologische und soziale Merkmale stellen vielmehr in Kombination mit den jeweiligen Zuständen der Drogensubkultur und des Drogenmarktes die entscheidenden Determinanten für den Übergang dar.

Der Anteil an Heroinkonsumenten und Abhängigen ist unter Jugendlichen mit Rauschmittelerfahrung zwar insgesamt als niedrig anzusehen. Gleichwohl kann absolut gesehen die Zahl der Heroinkonsumenten und Süchtigen recht groß sein. Und da sich beim Heroin die – im Gegensatz zu weichen Drogen – körperlichen und sonstigen Schäden schnell einstellen, repräsentiert der harte Konsum auch das eigentliche Drogenproblem. Gemessen an der Zahl der Drogentoten, hat es sich innerhalb der siebziger Jahre geradezu dramatisch entwickelt: Gab es 1972 beispielsweise 188 Drogentote, so waren es 1979 623. Schwankungen im Reinheitsgehalt des Heroins mögen hierbei für den Anstieg verantwortlich gewesen sein, doch spricht auf Grund anderer Daten (wie beschlagnahmte Heroinmenge, Zahl der registrierten Konsumenten harter Drogen) viel für einen tatsächlichen Anstieg innerhalb der siebziger Jahre. Und dieser Anstieg scheint – im Gegensatz zum weichen Drogenkonsum – in kontinuierlicher, wenn nicht sogar akzelerierender Weise verlaufen zu sein.

Die Verbreitung des gegenwärtigen Heroinkonsums in der Bundesrepublik ist numerisch nur schwer zu bestimmen. Man kann nicht – wie etwa beim weichen Drogenkonsum – auf Umfragen zurückgreifen, da sozial desintegrierte Konsumenten – wie sie Heroinkonsumenten darstellen – in Umfragen unterrepräsentiert sind.

Man ist infolgedessen auf Schätzungen angewiesen, die auf der Basis bekannter Zahlen entstanden sind. Dazu gehören in erster Linie Zahlen über polizeilich registrierte Konsumenten harter Drogen. Ende 1980 waren es bundesweit fast 50 000 Personen. Geht man von dem Befund aus, daß die meisten Drogentoten vorher schon der Polizei als Konsumenten harter Drogen bekannt waren, so könnte man folgern, daß die Dunkelziffer in diesem Fall nicht allzu groß sein kann. Da polizeibekannte Konsumenten harter Drogen andererseits schon eine längere Drogenkarriere hinter sich gebracht haben und Konsumenten mit längeren Drogenkarrieren nur einen Teil der insgesamt existierenden Heroinkonsumenten ausmachen, spricht viel dafür, die Dunkelziffer höher anzusetzen als die Quote der bislang unbekannten Drogentoten. Die in der öffentlichen Diskussion für die Bundesrepublik vielfach genannte Zahl von 60 000 Konsumenten harter Drogen ist daher als eher zu niedrig anzusehen. Und gleiches dürfte schließlich auch für lokale Schätzungen gelten, wie sie – beispielsweise für Berlin (Skarabis/Becker 1979) – unternommen wurden. Die Zahlen markieren allenfalls die Minimalzahl von Konsumenten, die bereits relativ tief in die Abhängigkeit verstrickt sind. Genaue Schätzungen sind angesichts des Fehlens dafür notwendiger Informationen nicht möglich.

Soziale Gruppenzugehörigkeit und Rauschmittelerfahrung

Welche Gruppen sind es nun, die sich überproportional häufig unter Rauschmittelkonsumenten finden? Sowohl unter den Konsumenten weicher Drogen (wie Haschisch) als auch harter Drogen (wie Heroin) sind männliche Jugendliche eher als weibliche vertreten. Eine Angleichung der Geschlechterzahlen scheint sich langfristig – wie vielfach vermutet – bislang nicht ergeben zu haben. Die Unterschiede sind nur etwas schwächer geworden (vgl. z. B. Infratest 1976; Reuband 1979). Daß unter den Konsumenten Männer nach wie vor stärker als Frauen vertreten sind, mag seinen Grund darin haben, daß Frauen auf Grund ihrer Sozialisation generell seltener zu abweichendem Verhalten neigen. Weibliche Jugendliche werden beispielsweise häufiger als ihre männlichen Altersgenossen zu konformem Verhalten angehalten, Abweichungen von den gesellschaftlichen Normen werden ihnen seltener zugebilligt. Zudem verfügen sie über weniger Möglichkeiten, mit abweichenden Verhaltensmustern in Kontakt zu kommen oder diese gar zu übernehmen: Sie haben weniger Entscheidungsfreiheit, was die Gestaltung ihrer freien Zeit betrifft. Angesichts der Tatsache, daß im Anfang der Drogenwelle der Rauschmittelkonsum in besonders starkem Maße ein abweichendes Verhalten darstellte, wäre die Zunahme des Frauenanteils unter den Konsumenten u. U. als Ausdruck dieser gewandelten gesellschaftlichen Verhältnisse zu deuten. Eine Angleichung der Geschlechter wäre wohl erst dann zu erwarten, wenn der Rauschmittelkonsum den Nimbus der Abweichung von gesamtgesellschaftlichen Normen verliert. Überproportional vertreten waren am Anfang der Drogenwelle unter den Rauschmittelerfahrenen Jugendliche aus höheren Schichten (Schicht dabei gemessen am Beruf des Vaters).

Warum dies der Fall ist, läßt sich nur schwer sagen. Möglicherweise weil sie größere Sympathien für jugendliche Subkulturen (wie den Hippies) aufbrachten, auf Grund stärkerer Mediennutzung eher über das Phänomen «bewußtseinserweiternder» Drogen informiert waren oder andersgearteten innerpsychischen Erfahrungen aufgeschlossener gegenüberstanden. Möglicherweise auch, weil sie in ihrem sozialen Milieu, bei ihren Eltern und anderen Erwachsenen, eine größere Toleranz gegenüber Formen «moralischer» Abweichung vorfanden: eine Abweichung von gesellschaftlichen Normen, die nicht – wie etwa bei Diebstahl oder Körperverletzung – mit der Schädigung anderer einhergeht (auch «Verbrechen ohne Opfer» genannt). So ist denn in diesem Zusammenhang beispielsweise bemerkenswert, daß 1970 unter den Erwachsenen die Angehörigen höherer Schichten den Haschischgebrauch (ebenso wie andere Formen «moralischer» Abweichung) weniger stark verurteilten als die Angehörigen niedrigerer Schichten (Kaupen et al. 1970; infas 1970). Inzwischen sind die Schichtunterschiede zwischen Rauschmittelkonsumenten und Nichtkonsumenten geringer geworden, eine vollständige Angleichung ist gleichwohl noch nicht erreicht. Der Tedenz nach sind Jugendliche aus höheren Schichten unter den Konsumerfahrenen leicht überrepräsentiert.[3]

Unter den Heroinabhängigen liegen die Schichtverhältnisse anders. Hier sind zumeist Jugendliche aus der Arbeiterschicht überproportional vertreten. Doch ist diese Überrepräsentation keinesfalls derart groß, wie vielfach angenommen wird; von einer Dominanz der unteren Schichten unter den Fixern kann nicht gesprochen werden. Einer neueren Untersuchung zufolge gehörten beispielsweise rund 54 % der befragten Fixer der Arbeiterschicht an, die entsprechende Quote in der Gesamtbevölkerung liegt nur wenig niedriger: bei 49 % (Berger et al. 1980). Die entscheidende schichtspezifische Differenzierung der Drogenkarriere scheint in die Zeit der weichen Drogenphase zu fallen (die fast alle Fixer durchlaufen). Dabei sind es die Jugendlichen aus der Arbeiterschaft, welche den Konsum schneller steigern und auch häufiger und schneller auf Opiate umsteigen. Die Gründe dafür kennt man nur in unzureichendem Maße. Mehrere Ursachen könnten eine Rolle spielen. Sie reichen von unterschiedlich großen Schwierigkeiten bei der Integration in die weiche Drogensubkultur bis hin zu anderen Einstellungen gegenüber dem Gebrauch psychoaktiver Substanzen oder gegenüber der offiziellen Drogenaufklärung (dazu vgl. Gerdes und Wolffersdorff-Ehlert 1974; Berger et al. 1980).

Gemessen an der Schulbildung deutet wenig darauf hin, daß Rauschmittelerfahrene sich durch besonders schlechte Ausgangsbedingungen unterscheiden. Fixer hingegen verfügen überproportional häufig nur über eine Hauptschulausbildung. Dies gilt selbst dann, wenn man zusätzlich ihre vergleichsweise niedrige Schichtzugehörigkeit berücksichtigt. Fixer haben zudem mehrheitlich eine unzureichende Berufsausbildung, und die Arbeitslosenquote ist unter ihnen im allgemeinen extrem hoch. Aber sie ist nicht – wie vielfach in der Öffentlichkeit angenommen – eine Ursache des Drogenkonsums. Eher umgekehrt: Die Arbeitslosigkeit ist eine Folge des Drogengebrauchs (zur schulischen und beruflichen Qualifikation der Fixer vgl. u. a. Gärtner 1975; Kreuzer 1975; Brömer et al. 1975; Reuband 1979; Berger et al. 1980).

Nimmt man das Verhältnis zu Elternhaus und Schule, so erweisen sich Rauschmittelkonsumenten – und mehr noch Drogenabhängige – als überproportional häufig beeinträchtigt (vgl. z. B. Jasinsky 1973; Peterson/Wetz 1975; Kreuzer 1975; Berger et al. 1980). Dies muß nun aber nicht notwendigerweise heißen, daß Frustrationen den Konsum von Rauschmitteln bewirken. Gestörte Beziehungen zu Elternhaus und Schule können auch etwas anderes als Frustrationen bedeuten. Sie können auch lediglich ein Indiz dafür sein, daß die Sozialisation der Jugendlichen schlechter funktioniert hat: Wenn man zu bestimmten Personen ein gespanntes Verhältnis hat, ist man naturgemäß weniger geneigt, sich durch sie beeinflussen zu lassen. Die Chance der Übermittlung herrschender Werte und Normen wird unter diesen Umständen reduziert. Unvollständigkeit in der Familie – durch Tod oder Scheidung eines Elternteils – ist unter Rauschmittelerfahrenen im allgemeinen kaum häufiger vertreten als unter «normalen» Jugendlichen (vgl. z. B. Jasinsky 1973; Wormser 1973). Unter Fixern ist die Quote demgegenüber weitaus größer (vgl. z. B. Gärtner 1975; Kreuzer 1975; Brömer et al. 1977). Offensichtlich sind bei ihnen die Belastungsfaktoren allgemein stärker und prädisponieren mit zu der stärkeren Form abweichenden Handelns.

Die Entwicklung der Drogenkarriere

Wie kommt es nun dazu, daß Jugendliche überhaupt zu Rauschmitteln greifen und den Konsum unter Umständen über die Probierhandlungen hinaus fortsetzen? Die beschriebenen Hintergrundmerkmale reichen zur Erklärung nicht aus, sie deuten allenfalls einen gewissen Rahmen an, vor dem sich die abweichende Drogenkarriere des einzelnen entfaltet. Um zu Aussagen über die Ursachen des Konsums zu kommen, bedarf es einer näheren Analyse des Entwicklungsprozesses, der zum Probieren von Drogen und die Herausbildung der Abhängigkeit führt (vgl. auch Becker 1972). Dies impliziert zugleich Fragen nach biographischen Prozessen mitsamt ihren subjektiven Deutungen objektiver Situationen sowie auch Fragen nach den äußeren – nicht notwendigerweise bewußten – Bedingungen, die das Handeln mitbeeinflussen.

Auf der Basis der vorliegenden empirischen Untersuchungen läßt sich für die Bundesrepublik dann feststellen: Jugendliche kommen zum Drogengebrauch in der Regel nicht auf Grund einer zielstrebigen Suche nach Drogenerfahrung. Ihre Konsumbereitschaft ist nicht derart groß, daß es sie zur Verwirklichung ihrer Bedürfnisse quasi drängt. Aber ihr Konsum ist auch nicht das Produkt reinen Zufalls, unabhängig von jeglicher Motivation. Er stellt vielmehr das Ergebnis eines Zusammenwirkens von Motivations- und Situationsfaktoren dar. So herrscht bei den Jugendlichen in der Regel vor ihrem Erstkonsum eine eher ambivalente als eindeutige positive Bereitschaft zum Drogenkonsum vor. Und die Bereitschaft ist mehr durch eine diffuse Neugier auf Drogenwirkungen charakterisiert als durch ein Interesse an spezifischen Wirkungen (wie Bewußtseinserweiterung oder Problemkompensation). Damit sich die schwache Disposition zum Konsum umsetzen kann, bedarf es eines situationsspezifischen Anstoßes in Form des kostenlosen Angebotes von Drogen durch gleichaltrige Jugendliche – zumeist Freunde und Bekannte. Freunde und Bekannte genießen das Vertrauen des einzelnen, Einwände gegenüber Drogen im allgemeinen oder dem jeweiligen Angebot werden deshalb leicht neutralisiert. «Dealer», die als Fremde mit dem Jugendlichen in Kontakt treten und ihn – etwa durch Gratisangebote – zum Konsum «verführen», spielen – populären Annahmen zum Trotz – so gut wie keine Rolle.

Kommt es zum Konsum, so entscheidet in einem weiteren Schritt die Art der Drogenerfahrung über die Fortsetzung. Wo sie negativer Art ist, wird der Konsum in der Regel nicht fortgeführt. Wo sie positiv, ambivalent oder neutral ist, wird er hingegen zumeist weiter praktiziert. Hinzu tritt als Einflußfaktor das Ausmaß, in dem die Droge in ihren kurz- und langfristigen Wirkungen als positiv oder negativ wahrgenommen wird. Dabei gehen sowohl die Erfahrungen von Freunden und Bekannten als auch die gesellschaftlich vermittelten Vorstellungen über Drogenwirkungen mit in den Definitionsprozeß ein. Weiterhin erweist sich als bedeutsam, ob der Drogenkonsum in der eigenen Umwelt als normal oder abweichend empfunden wird. Je eher positive statt negative Drogenwirkungen wahrgenommen werden und je mehr Personen der eigenen Umwelt angehören, die selbst Drogen nehmen, desto größer die Stützung des eigenen Verhaltens, desto größer auch die Bereitschaft zur Fortsetzung des Konsums. Individuelle Probleme spielen keine besonders große Rolle in diesem Zusammenhang, ihr Einfluß auf die Fortführung des Konsums ist – entgegen vielfach vertretenen Meinungen – nicht sonderlich groß (Reuband 1977 b; 1980).

Die Art des Umgangs (der im Verlauf der Drogenkarriere zunehmend auf Drogenkonsumenten eingeschränkt wird), bestimmt in wesentlichem Maße auch über den Übergang auf andere Drogen: indem bestimmte positiv scheinende Erfahrungen vermittelt, Motive und Rationalisierungsmuster für den Drogengebrauch geliefert werden und vielfach auch der Zugang zu den jeweiligen Drogen eröffnet wird. Dabei ist die Tendenz zum vermehrten Kontakt mit anderen Drogenkonsumenten nur teilweise eine Folge der Tatsache, daß Rauschmittel (wie Haschisch oder LSD) illegal sind und deshalb nur über entsprechende Kontakte beschafft werden können. Entscheidend ist darüber hinaus, daß Personen, die ein gesellschaftlich geächtetes Verhalten zeigen, zum Kontakt mit Gleichgesinnten neigen: Je größer die Abweichung, desto stärker das Bedürfnis nach Stützung (vgl. Festinger 1957).

Rauschmittelerfahrene haben aber nun nicht nur für den einzelnen eine Stützfunktion. Sie stellen – besonders in der Anfangsphase einer Drogenkarriere – häufig zugleich auch die Mitkonsumenten in der Situation des Konsums dar. Man nimmt die Droge nicht isoliert, sondern gemeinsam mit anderen. Demgemäß ergeben sich die Impulse zum Konsum vielfach aus den jeweiligen Kontaktgelegenheiten. Mit zunehmender Konsumerfahrung ändert sich diese Situation. Man beginnt, sich öfters die Droge zu verschaffen und kann so selbst über die Häufigkeit des Konsums bestimmen. Von diesem Zeitpunkt an wird der Konsum gelegentlich nicht mehr zusammen mit anderen, sondern auch allein vollzogen und damit stärker an die eigene Bedürfnislage gekoppelt. Dabei sind bestimmte Formen der Ritualisierung und damit Mäßigung des Konsums noch denkbar. Etwa wenn das Rauchen von Haschisch beim Musikhören oder abends vor dem Schlafengehen praktiziert wird. Bei einem Teil der Konsumenten fällt diese Ritualisierung eines Tages jedoch fort, der Konsum der Droge wird an keine spezifischen Anlässe mehr geknüpft. Exzessiver Konsum kann sich unter diesen Umständen einstellen. Und damit erhöht sich die Chance, auf andere Drogen umzusteigen und irgendwann einmal auch Heroin zu probieren. Unter denen, die in der Drogenkarriere derart weit gehen, geschieht der Umstieg auf das Heroin – sei es in Form der Injektion oder des Inhalierens durch die Nase («sniefen») – gegenwärtig in der Bundesrepublik rund zwei Jahre nach dem ersten Gebrauch illegaler Drogen. Nach ca. einem halben Jahr steigen auch die «Sniefer» auf das Injizieren um. Bis zum Zeitpunkt täglichen Fixens und körperlicher Abhängigkeit ist es dann für die, die jemals in die Abhängigkeit geraten, nur noch ein kurzer Schritt; zweieinhalb bis drei Monate nach dem erstmaligen Fixen ist dieses Stadium erreicht (Berger et al. 1980; Gebhardt 1981).

Bemerkenswert ist am Umstieg auf Heroin erneut, wie sehr er dem Einstieg in die Drogenkarriere gleicht – wenn auch mit etwas anderen Akzenten (dazu vgl. Kreuzer 1975; Berger et al. 1980). Wiederum bedarf es eines Zusammenspiels motivations- und situationsspezifischer Bedingungen, wobei auf seiten der Situationsbedingungen es sich einmal mehr um Freunde und Bekannte und selten nur um Fremde handelt. Stärker als beim Erstkonsum von Drogen sind diesmal jedoch die Motivationsfaktoren beteiligt, das Eigeninteresse an Drogen ist größer. Die Gefahren des Heroins werden von vielen Jugendlichen durchaus gesehen, aber man meint – vielfach irrtümlich –, man könnte nach ein- oder zweimaligem Probieren den Gebrauch wieder einstellen oder den Konsum zumindest unter Kontrolle halten. Dabei mögen einige Fixer in der Umwelt des einzelnen diesen Eindruck zu Recht oder zu Unrecht mitgeprägt haben und ein falsches Sicherheitsgefühl hervorgerufen haben. Die Fortsetzung des Konsums nach dem Probieren ist dann – ähnlich wie beim Konsum von Haschisch – durch die positiven Drogenwirkungen bestimmt. Sehr schnell aber, mit beginnender körperlicher Abhängigkeit, nimmt der Drogengebrauch einen anderen Stellenwert ein. Schließlich geht es nicht mehr darum, sich das euphorisierende Gefühl zu verschaffen, das noch am Anfang des Gebrauchs von harten Drogen bestand. Es geht nur noch darum, die quälenden Entzugssymptome zu vermeiden, die Wiederholung des Drogengebrauchs ist zur Notwendigkeit geworden. Die Möglichkeit, sich davon zu befreien, ist ohne therapeutische Unterstützung zumeist gering. Gelingt es demgemäß nicht, den Abhängigen zur Therapie zu bewegen, so ist die Fortsetzung der Abhängigkeit quasi vorprogrammiert. Eine derartige Situation scheint derzeit bei der Mehrheit der Abhängigen gegeben.

Schlußbemerkungen

In der Bundesrepublik hat sich seit Ende der 60er Jahre eine Drogenszene etabliert, die sich innerhalb der nächsten Zeit wohl kaum auflösen dürfte. Im Bereich des Konsums harter Drogen – wie Heroin – ist die Lage nicht gerade hoffnungsvoll. Nichts spricht dafür, daß sich die Situation entscheidend verbessern wird. So besagt z. B. ein Rückgang in der Zahl der Drogentoten nicht viel, wirken hier doch Faktoren, wie Drogenqualität u. ä., auf sie mit ein, die Zahl der Drogenabhängigen braucht nicht parallel dazu gesunken zu sein. Selbst wenn die Zahl der Neuzugänge unter den Heroinkonsumenten sich verringern würde, gäbe es noch derart viele Konsumenten harter Drogen, daß mit einem Weiterbestehen des Problems gerechnet werden muß. Ist doch im Fall des Heroingebrauchs gegenwärtig die Chance, davon freizukommen, für die meisten Abhängigen nicht sehr groß. Aber auch dann, wenn die Zahl der Abhängigen insgesamt sinken sollte: Man kann nicht erwarten, daß damit das Problem ein für allemal vorüber ist. Harter Drogenkonsum kann sich immer wieder – wie amerikanische Untersuchungen belegen – mehr oder minder lokal begrenzt ausdehnen (Hunt/Chambers 1976). Wir müssen daher davon ausgehen, daß uns das Problem in der Zukunft auch weiter beschäftigen wird und besonderer gesellschaftlicher Anstrengungen im Bereich von Prävention und Therapie bedarf.

Anmerkungen

1 Unter Subkulturen versteht man im allgemeinen soziale Gruppierungen mit einem eigenständigen, von der Gesamtkultur abgegrenzten Werte- und Normensystem. Dabei sind Variationen in dem Ausmaß denkbar, in dem abweichende Vorstellungen vertreten werden. Im Fall der Hippies und z. T. auch der studentischen Protestbewegungen wurden in relativ umfassender Weise abweichende Werte und Normen vertreten: nicht nur in bezug auf Drogen, sondern auch in bezug auf allgemein gesellschaftliche und politische Fragen.

2 Daß viele Fixer nach einigen wenigen Probierhandlungen wieder aufhören, läßt sich in verschiedenen in- und ausländischen Umfragen nachweisen (vgl. Infratest 1978; Reuband 1977 a; Kreuzer 1980; für die USA z. B. Johnson 1977). Wie groß der entsprechende Anteil unter denen ist, die jemals gefixt haben, läßt sich freilich nicht bestimmen: In Umfragen sind die noch sozial weitgehend integrierten Konsumenten erfaßt, die übrigen sind durch herkömmliche Umfragen kaum zu erreichen. Daher scheint es realistisch, die Zahl der Probierer unter den Fixern niedriger anzusetzen, als es die Umfragedaten andeuten.

3 Daß die Schichtunterschiede zwischen Konsumerfahrenen und Nichtkonsumenten noch immer nicht aufgehoben sind, mag teilweise auch Folge neuerer, schichtspezifischer Entwicklungen sein: Bedingt durch einen überproportionalen Anstieg des Rauschmittelkonsums unter den Angehörigen höherer Schichten, haben sich die Schichtunterschiede nach einer Phase der Angleichung seit Mitte der siebziger Jahre offenbar wieder vergrößert (zu ersten Hinweisen darauf in einer früheren Studie vgl. Reuband 1977 a).

Eine drogenabhängige Gesellschaft entsteht – das Beispiel Australien

ALFRED W. MCCOY

Die Arbeit erklärt die enorme Höhe des Drogenkonsums in Australien und die rasche Entwicklung der pharmazeutischen Industrie während der letzten hundert Jahre im Zusammenhang mit den allgemeinen gesellschaftlichen Verhältnissen. Die Verpflanzung der anglokeltischen Kultur in ein fremdes Klima während des 19. Jahrhunderts förderte den allgemeinen Glauben, daß die Einnahme von Drogen die Gesundheit wirksam sichern könnte. Im späten 19. Jahrhundert nutzten die Hersteller von pharmazeutischen Präparaten und Alkoholika diese Einstellung aus, um durch intensive Werbung in den Massenblättern ein hohes Maß von Drogenkonsum zu erreichen. Obwohl im 20. Jahrhundert Gesetze zur Kontrolle der pharmazeutischen Industrie verabschiedet wurden, haben organisiertes Verbrechen und die pharmazeutische Industrie ein ausreichendes Angebot illegaler Narkotika und legaler Medikamente bereitgestellt, um hohen Drogenkonsum zu einem Charakteristikum der modernen australischen Gesellschaft zu machen.

Drogenmißbrauch – eine persönliche Schwäche?

In unserem Jahrhundert war es fast überall in der westlichen Welt üblich, Drogenmißbrauch oder Sucht als persönliche Schwäche anzusehen. Mediziner reduzierten das vielschichtige Problem des Massenmißbrauchs von Drogen zum Problem der einzelnen Persönlichkeit. Diese Betrachtungsweise hat die Erforschung des Drogenmißbrauchs nachhaltig beeinflußt und eine wissenschaftliche Literatur hervorgebracht, in der Drogen wie rätselhafte Viren oder unentdeckte Mikroorganismen erscheinen. Diese auf die medizinischen Gegebenheiten beschränkte Sicht läßt den größeren gesellschaftlichen und geschichtlichen Zusammenhang außer acht, der zum Schema des heutigen Drogenmißbrauchs führte. Will man verstehen, «warum» ein Mensch Drogen nimmt, muß man das «wie» begreifen, nämlich wie für Drogen geworben wird, wie sie auf den Markt kommen und wie ihre Hersteller die Beschränkungen durch Kontrollgesetze unterlaufen.

Unter den westlichen Nationen, die vom Drogenmißbrauch stark betroffen sind, zeigt Australien wohl am deutlichsten die Verknüpfung mit den gesellschaftlichen Bedingungen. Während der letzten hundert Jahre war der Drogenmißbrauch so weit in allen Gesellschaftsschichten verbreitet, daß es schwierig wäre, ihn als Problem des einzelnen oder einer kleinen Gruppe von Abweichlern zu brandmarken. Obwohl die Problematik in mancher Hinsicht nur Australien betrifft, so kann doch die in Australien entwickelte gesellschaftsbezogene Problemanalyse auch erheblich zur Erhellung der Triebkraft beitragen, die zum Drogenmißbrauch in anderen westlichen Staaten geführt hat.

Obgleich das Problem des australischen Drogenmißbrauchs fälschlicherweise allgemein als verhältnismäßig neue Entwicklung betrachtet wird, ist es mindestens hundert Jahre alt und hat sich fortschreitend seit den siebziger Jahren des 19. Jahrhunderts, wenn nicht früher, entwickelt. Der Apothekerberuf war in New South Wales und Victoria in den siebziger Jahren des 19. Jahrhunderts wohl etabliert, und kleine Apotheken in Melbourne und Sydney trieben einen blühenden Handel mit Medikamenten auf Opium- und Morphiumbasis. 1893 besaß Sydney einen eingetragenen Apotheker auf 1700 Einwohner, und sechs Jahre später hatte der australische Kontinent ein ungünstigeres Verhältnis von einem Apotheker für jeweils 2034 Einwohner (Haines 1976: 81). Um 1910 war Australien trotz seiner verhältnismäßig geringen Bevölkerungsdichte weltweit der größte Importeur britischer Pharmazeutika, und 1936 hatte es den höchsten legalen Verbrauch von Suchtmitteln in der westlichen Welt: den doppelten Pro-Kopf-Verbrauch an Kokain und den dreifachen an Heroin gegenüber Großbritannien (AJP 1910: 359, 1936: 228).

Gefördert durch Massenwerbung und professionelle Öffentlichkeitsarbeit wurde Australien in den neunziger Jahren des 19. Jahrhunderts ein weltweit führender Verbraucher pharmazeutischer Markenartikel und blieb es bis zum heutigen Tag. 1971 erfuhr der Senatsausschuß für Schwarzhandel, daß Australien jährlich 980 000 kg Aspirin verbrauchte, was jährlich 270 Pulver- oder Tabletteneinnahmen pro Person und der dreifachen Quote gegenüber Großbritannien entspricht. Es überraschte nicht, daß in den frühen siebziger Jahren des 20. Jahrhunderts eine medizinische Untersuchung herausfand, daß die australische Quote an Nierenversagen in Verbindung mit schmerzlindernden Mitteln fünfzigmal höher war als in anderen Ländern. 1976/77 betrugen die ärztlichen Verschreibungen allein für starke, die Stimmungslage verändernde psychotrope Drogen (Tranquilizer, Sedativa und Anti-Depressiva) insgesamt 10 782 000, fast eine für jeden erwachsenen Australier. 1971 zeigte die Überprüfung einer Vorstadt von Sydney, daß 24 % der Frauen und 10 % der Männer zwischen 14 und 65 Jahren auf ärztliche Verschreibung laufend irgendwelche Psychopharmaka einnahmen (Healey 1978: 19–27).

Als der sprunghafte Anstieg des Tablettenkonsums derartige Dimensionen annahm, daß er zu einem Symptom der australischen Gesellschaft wurde, fanden die Verbrechersyndikate von Sydney mühelosen Absatz, als sie den Massenhandel mit Heroin in der Mitte der siebziger Jahre des 20. Jahrhunderts begannen. Der Verbrauch von Narkotika verbreitete sich mit überraschender Geschwindigkeit unter den Jugendlichen zwischen 18 und 25 Jahren, unabhängig von Wohnumfeld und gesellschaftlicher Schicht. Zu diesem Zeitpunkt war Australien eine Nation mit einer Kultur geworden, in der man äußerst tolerant gegenüber Drogen war, und die Australier waren, unabhängig von ihrer sozialen Herkunft, zu bereitwilligen Verbrauchern jeder beliebigen legalen oder illegalen Droge geworden, die auf den Markt kam.

Will man verstehen, wie und warum Australien – mit den Worten des Sozialausschusses des Senats – «eine berauschte Gesellschaft» geworden ist, muß man den geschichtlichen Werdegang der Drogeneinnahme in den letzten hundert Jahren untersuchen (*Australian Senate* 1977: 25, 10, 134). Will man weiterhin verstehen, warum Australier im mittleren Lebensalter als Verbraucher so wenig Widerstand gegenüber Drogenwerbung entwickeln und warum ihre Kinder ebenso anfällig gegenüber dem Drogenhandel sind, müssen wir der Entwicklung zwischen 1870 und 1970 nachgehen, um die wesentlichen Tatsachen herauszufinden, die Australien zu einem weltweit führenden Verbraucher von legalen und illegalen Drogen gemacht haben.

Die Auswirkung von Industrialisierung und Verstädterung

Das Schema des Drogenmißbrauchs im heutigen Australien geht auf zwei beherrschende geschichtliche Einflüsse zurück: eine kulturell bedingte Vorliebe für Drogeneinnahme, die sich im 19. Jahrhundert entwickelte, sowie multinationale pharmazeutische Verkaufskampagnen, die dieses Potential förderten. Allgemein gesagt, die Neigung zur Einnahme von Drogen ergab sich aus einer Kombination von zwei Kultureinflüssen: einer in England beheimateten und einer speziellen kolonialen Haltung gegenüber Gesundheit und Krankheit.

Als die Bewohner Englands und Amerikas während des 19. Jahrhunderts vom Land in die Städte und vom Bauernhof in die Fabriken abwanderten, bildeten sich Möglichkeiten und Bedürfnisse heraus, die zu einer Veränderung der Ernährungsweise der arbeitenden Bevölkerung führte. Da der städtische Fabrikarbeiter des 19. Jahrhunderts an eine von der Industrie bestimmte Lebensweise gebunden war, die gleichmäßige Leistung während des zwölfstündigen Arbeitstages erforderte, mußte er Anregungsmittel nehmen, die den Biorhythmus

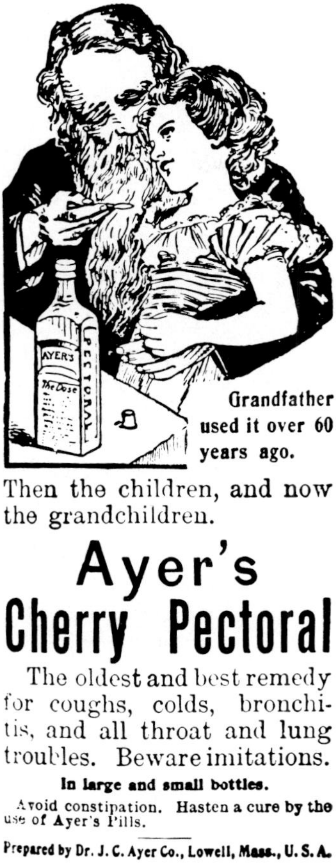
Grandfather used it over 60 years ago.
Then the children, and now the grandchildren.
Ayer's
Cherry Pectoral
The oldest and best remedy for coughs, colds, bronchitis, and all throat and lung troubles. Beware imitations.
In large and small bottles.
Avoid constipation. Hasten a cure by the use of Ayer's Pills.
Prepared by Dr. J. C. Ayer Co., Lowell, Mass., U. S. A.

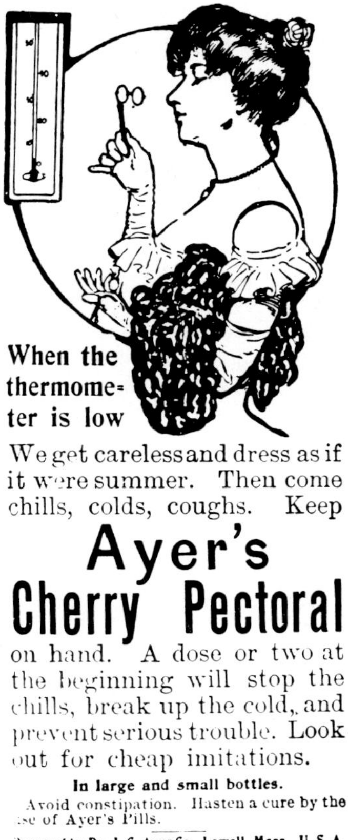
When the thermometer is low
We get careless and dress as if it were summer. Then come chills, colds, coughs. Keep
Ayer's
Cherry Pectoral
on hand. A dose or two at the beginning will stop the chills, break up the cold, and prevent serious trouble. Look out for cheap imitations.
In large and small bottles.
Avoid constipation. Hasten a cure by the use of Ayer's Pills.
Prepared by Dr. J. C. Ayer Co., Lowell, Mass., U. S. A.

Freiverkäufliche Morphinpräparate werden 1904 jungen Frauen, Matronen, Kindern und Enkelkindern als Allheilmittel empfohlen.

seines Körpers auf das Tempo der Industrie einstimmten. Diese Notwendigkeit hatte für den Handwerker oder Landarbeiter des 18. Jahrhunderts nicht bestanden, weil er das Tempo seiner Tagesarbeit selbst bestimmen konnte. In einem halben Jahrhundert unveränderter Ernährungsgewohnheiten stieg der Verbrauch eines durchschnittlichen Engländers an Zucker (einer raschen Energiequelle) um das Vierfache: von zwanzig Pfund pro Person um 1850 auf achtzig Pfund um 1900, während der durchschnittliche Pro-Kopf-Verbrauch von Tee um das Dreifache zunahm, von zwei auf sechs Pfund im gleichen Zeitraum.

Die einfache Ernährung des 18. Jahrhunderts, die aus gemahlenem Getreide bestand, wurde um 1900 abgelöst von einer Diät, die mit großen Mengen Rindfleisch (tierisches Eiweiß), Kaffee (als Anregungsmittel), Zucker (als rasche Energiezufuhr) und Tee (als Anregungsmittel) angereichert war (Hobsbawn 1968: 15, 55–56, 119).

Wenn eine energiereiche Diät aus Eiweiß, Glukose und Koffein benutzt werden konnte, um den Körper künstlich anzuregen und ihn zu befähigen, eine gleichbleibende Leistungshöhe über einen langen Arbeitstag durchzuhalten, so konnten Medikamente genommen werden, um ihn nach der Arbeit zu beruhigen und zu entspannen.

Die Medikamentenhersteller produzierten Drogen zur Unterstützung jeder körperlichen Funktion und um jeden gewünschten Gemütszustand herbeizuführen. Es gab Medikamente auf Kokainbasis zur Überwindung der Müdigkeit, morphiumhaltige Arzneien, um die strapazierten Nerven zu beschwichtigen und Heroin enthaltende Mittel, um das erregte Gemüt oder die Atmungsorgane zu beruhigen.

Wer den australischen Drogenmißbrauch allein auf britischen Einfluß zurückführt, erfaßt nur einen Teil der Ursachen. Während der letzten hundert Jahre waren die statistischen Werte Australiens für fast sämtliche Arten von Drogenmißbrauch viel höher als die britischen Vergleichswerte. Die Verpflanzung der anglo-keltischen Kultur aus der gemäßigten Zone der nördlichen Hemisphäre in den wärmeren Süden scheint das in der Kultur des Mutterlandes vorhandene Vertrauen in die hilfreiche Wirkung von Drogen noch verstärkt zu haben.

Die Europäer, die im 19. Jahrhundert nach Australien auswanderten, sahen das Klima dieses Erdteils als besonders ungesund an. Um sich dagegen zu wappnen, vertrauten die frühen Siedler auf Alkohol, Opiate und andere Drogen – eine Handlungsweise, die der kolonialen pharmazeutischen Industrie zum Erfolg verhalf und den enormen heutigen Drogenkonsum einleitete. Für Einwanderer, die an das üppige Grün, die fetten Böden und den reichlichen Regen der britischen Inseln gewöhnt waren, waren allein die Landschaft und das Klima Australiens Beweis genug dafür, daß das Leben der Weißen bedroht war. Zwar konnten die Ureinwohner hier überleben, aber der Kelte oder Engländer, dessen helle Haut unter der südlichen Sonne verbrannte und erkrankte, mußte besondere Maßnahmen treffen, um seine Gesundheit zu sichern. Eine noch ungenügende Kenntnis der Krankheiten und negative gesundheitliche Erfahrungen in Indien wirkten zusammen, um bei dem Engländer des späten 18. und 19. Jahrhunderts eine tiefe Angst vor den Krankheitsrisiken in außereuropäischen Klimazonen hervorzurufen. Während dieser Epoche starben Tausende von Briten an Seuchen in Indien, und seine Hauptstadt Kalkutta war berüchtigt für ihre hohen Todesziffern, verursacht durch

Malaria und andere Tropenkrankheiten. Starkes Trinken und Medikamenteneinnahme waren deshalb die instinktive Antwort der englischen Unterschicht auf das heiße Klima Australiens. Zu einer Zeit, in der kühles Klima als gesund angesehen wurde und in der man noch wenig über die Ursachen der Tropenkrankheiten wußte, waren die Europäer überzeugt von der Notwendigkeit besonderer Vorbeugungsmaßnahmen in Gebieten mit wärmerem Klima. Sie schluckten große Mengen von Medikamenten, sowohl vernünftige als auch schädliche, um jedes einzelne Organ vor Schaden zu schützen. Alkohol sollte die Konstitution stärken, Pillen die Haut rosig machen, wäßrige Lösungen die Leber durchspülen, Pulver die Eingeweide reinigen, Opiate die Atmungsorgane beruhigen und Wundermittel das Herz festigen. Es brauchte mehrere Generationen von Kolonialaustraliern und die Unterstützung durch den rasch zunehmenden medizinischen Fortschritt, sowie die Veränderung der öffentlichen Einstellung gegenüber der Gesundheit, um eine Anpassung an die neue Umwelt zu erreichen und die tief verwurzelten Ängste um die Gesundheit zu überwinden. Obwohl die allgemeine Sorge wegen des ungesunden Klimas im frühen 20. Jahrhundert allmählich verblaßte, überlebte der Glaube an den Segen der Drogen und wurde von den Medikamentenherstellern durch Werbung in den Massenmedien noch genährt.

Der koloniale Pharma-Handel

Vor der technischen Modernisierung der westlichen Pharmaindustrie im späten 19. Jh. war der Arzneimittelhandel im kolonialen Australien ebenso wie zuvor in England noch immer ein Fachgewerbe, das die Tätigkeit des Apothekers mit der des praktischen Arztes in sich vereinte. Apotheker war einer der ersten Berufe, die sich in Australien durchsetzten, und der Apotheker genoß jahrzehntelang hohes Ansehen in der Gesellschaft.

Einer der ersten Bürgermeister von Melbourne in den sechziger Jahren des 19. Jahrhunderts war Apotheker. Sieben Apotheker saßen 1870 im Kolonialparlament von Victoria; und in der Nachkriegszeit war der Premierminister von New South Wales, James McGirr, ausgebildeter Apotheker und für lange Zeit in der Gesetzgebung der Fürsprecher der Interessen seines Berufsstandes. Die Apotheker verfügten nicht nur über hohes Ansehen, sondern hatten in den führenden Positionen auch einen wesentlichen Einfluß auf die Gestaltung der Gesetze, die Verkauf und Vertrieb der Narkotika und anderer Drogen bestimmten. Bis in die späten zwanziger Jahre dieses Jahrhunderts war die pharmazeutische Industrie weitgehend unabhängig, und die Polizei hatte fast keine Möglichkeit, Drogengesetze durchzusetzen.

In dem halben Jahrhundert, das dem Goldrausch von 1850 in Victoria und New South Wales vorausging, blieb Australiens Bevölkerungszahl niedrig und der Arzneimittelhandel entsprechend begrenzt. Die erste australische Apotheke wurde im März 1820 in Sydney, der ersten Siedlung der Kolonie, eröffnet, und zwar unter der Leitung von John Tawell, einem englischen Strafgefangenen, der wegen Betrugs deportiert worden war und keinerlei berufliche Qualifikation hatte. In seinem Angebot führte er *Paregoric Elixim* und das berüchtigte *Goldrey's Cordial,* eine Arznei auf Opiumbasis, die bis zum Ende des Jahrhunderts ein Hauptpräparat für australische Süchtige bleiben sollte. Innerhalb von acht Jahren hatte Tawell mit seiner Apotheke ein Vermögen gemacht. Dann verkaufte er sie und wurde Großkaufmann und Spekulant (Haines 1976: 14–17).

Durch den üblichen Aufschlag von 150 % auf importierte Drogen erzielten die Apotheker von New South Wales ausgezeichnete Gewinne. Um 1840 betrieben dreißig bis vierzig Apotheker ihr Geschäft in Sydney. Trotz ihres Wohlstands blieben Sydneys Apotheker profitorientierte Kaufleute und zeigten kaum Verlangen nach einer beruflichen Weiterentwicklung.

Während des ganzen Jahrhunderts vertrieben sie eingeführte Drogen und zeigten wenig Interesse an eigener Herstellung, Fortbildung oder Berufsethos. Da sie keinerlei richtungsweisenden Einfluß im professionellen Bereich oder gar in der Selbstkontrolle des Drogengeschäfts ausübten, verloren die Apotheker in New South Wales ihre Vorherrschaft an Victoria, als Melbourne sich um 1850 auszudehnen begann (Haines 1976: 20–21, 26, 36–38).

Melbourne, das noch zehn Jahre zuvor wenig mehr als eine Kleinstadt gewesen war, wuchs bis 1880 zu einer Großstadt mit 268 000 Einwohnern und wurde das Finanzzentrum der britischen Kolonien in Austral-Asien. Unter den ersten Einwanderern, die die Stadt erbauten, waren ausgebildete britische Apotheker, die bald einen neuen Standard der Arzneimittelkunde in der jungen Kolonie setzten. Um 1881 waren 434 Apotheker in Victoria niedergelassen. Sie waren die größte berufsständische Gruppe in der Kolonie, zahlreicher als praktische Ärzte und Zahnärzte zusammengenommen (Davison 1978: 97).

Im Gegensatz zu den Apothekern von Sydney zeichneten sich die von Victoria durch ihre Bemühungen im wissenschaftlichen und praktischen Bereich aus. Melbournes größter Arzneimittelhersteller war *Felton Grimwade & Co.,* 1867 von dem Amerikaner Alfred Felton gegründet, der 1853 eingewandert war, und F. S. Grimwade, einem Drogen-Großhändler aus England, der 1863 nach Australien gekommen war. Um 1880 errichteten die Partner eine Fabrik zur Herstellung von Säuren, die sich später mit einer anderen Firma zusammenschloß,

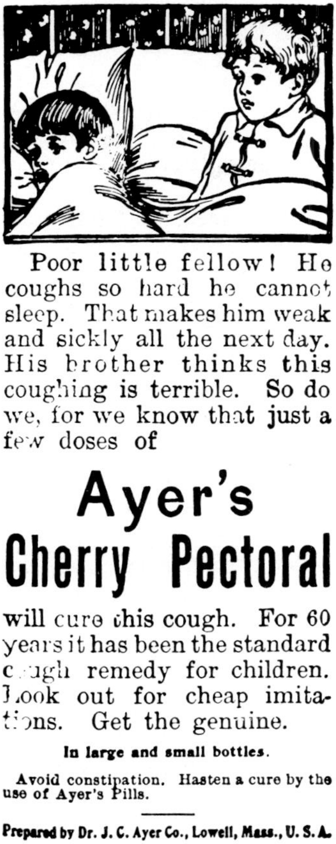

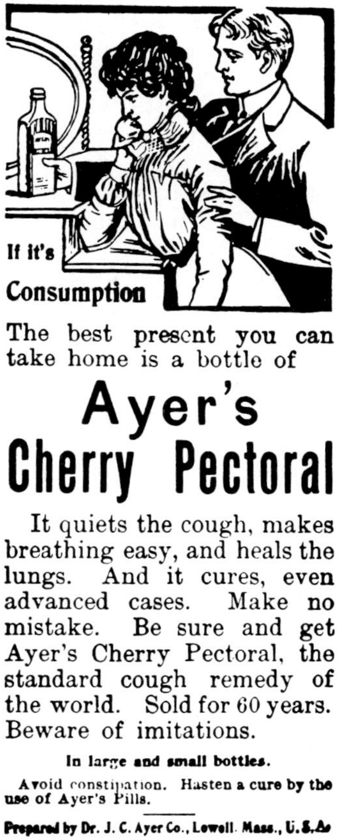

um Kunstdünger und chemische Erzeugnisse in großem Stil zu entwickeln. Etwas später gründete die Gesellschaft eine Flaschenfabrik, die die *Australian Glass Manufacturing Co.* wurde, mit Zweigniederlassungen in fünf Staaten. 1899 begann die Firma mit der Herstellung von komprimiertem Sauerstoff für Krankenhäuser. Später wurde die Produktion ausgedehnt durch die Gründung der *Australien Oxygen Co.* (1911), um den Bedarf der Schweißerei in der Industrie zu befriedigen.

Felton starb 1904 als Junggeselle mit einem Vermögen von 500 000 Pfund, das er der *National Gallery* hinterließ. Grimwade starb 1910. Sein Erbe war sein ältester Sohn Norton, ein ausgebildeter Apotheker, der nun die Leitung der Firma übernahm und die Familieninteressen an der *Royal Bank* vertrat, deren Mitbegründer der Vater gewesen war (CDA 1919: 334–335; 1926: 133).

In krassem Gegensatz zur Beibehaltung der örtlichen Fabrikation in Victoria entwickelten die Unternehmer von Sydney neue Verkaufstechniken für den Großhandel mit importierten Drogen. Der Pionier der Kettenläden im Bereich des australischen Arzneimittelhandels war Caleb Soul, ein englischer Spekulant und Handelsreisender, der 1863 nach Sydney kam. Soul guckte sich die Verkaufstechnik bei einer britischen Drogen-Einzelhandelskette, *Boot & Co.,* ab und senkte seinen Gewinnanteil bei abgepackten Medikamenten, um den Umsatz zu erhöhen. Bei seinem Tod im Jahr 1884 hatte Caleb Soul ein Vermögen von 40 600 Pfund und eine Kette von Apotheken mit dreiunddreißig Angestellten. 1903 erwarb Lewy Pattinson, ein englischer Einwanderer mit einer Kette von sechzehn Apotheken, das Vermögen seines Rivalen und gründete die Firma *W. H. Soul Pattinson and Co.,* einen Einzelhandelsriesen mit etwa vierzig Ladengeschäften um 1920, die vornehmlich in Sydney konzentriert waren (Haines 1976: 51, 67, 76 bis 77, 110–111).

Wundermittel

Trotz der frühen Blüte des Pharmaziegeschäfts entwickelte sich der Massenkonsum von Drogen in Australien erst gegen Ende des 19. Jahrhunderts. Mehrere größere Neuerungen in der Arzneimittelherstellung und ihrem Vertrieb über den Einzelhandel bewirkten einen revolutionären Wandel der Arbeitsweise der westlichen Pharma-Industrie im späten 19. Jahrhundert. Die industrielle Herstellung von Narkotika – Morphium, Kokain und Heroin – machte die weltweite Massenvermarktung von «Wundermitteln» und rezeptfreien Markenmedikamenten möglich, deren einzig wirkungsvoller Bestandteil gewöhnlich ein Narkotikum war.

Die wichtigsten Neuerungen in der industriellen Herstellung von Narkotika wurden in England, Deutschland und Amerika entwickelt. Morphium wurde erstmals 1805 chemisch vom Rohopium getrennt, aber erst 1827 kommerziell hergestellt, als *E. Merck & Co.* in Darmstadt auf breiter Basis mit der Produktion begann. Im Gefolge der Entwicklung der subkutanen Spritze um 1850 erlangte injiziertes Morphium große Beliebtheit bei den praktischen Ärzten. Als man allmählich die süchtig machenden Eigenschaften des Morphiums erkannte, suchte man nach einem Ersatz. Obwohl ein englischer Forscher schon 1874 Morphium an Essigsäure band und Diacetyl-Morphium herstellte, begann erst 1898 die Firma *Bayer* in Elberfeld mit der Massenproduktion unter dem Handelsnamen «Heroin». Kokain, ein Lokalanästhetikum, hatte eine ähnliche Geschichte. Während eines Besuches in Lateinamerika um 1830 beobachtete ein europäischer Reisender, daß das Kauen von Cocablättern das Durchhaltevermögen der Anden-Indianer verstärkte. Nachdem ein europäischer Chemiker den Wirkstoff Kokain aus den Blättern isoliert hatte, begann die Firma *Merck* 1862 mit der kommerziellen Produktion (AJP 1906: 68–69). *Mercks* Hauptkonkurrent um die Vorherrschaft im weltweiten Kokainhandel war die *Parke-Davis Company* in Detroit, die Kokainzigaretten, ein kokainhaltiges Herzstärkungsmittel, Ampullen zur subkutanen Anwendung sowie Einreibemittel und Sprays herstellte (Musto 1973: 7).

Die industrielle Herstellung von Narkotika begünstigte Ende des 19. Jahrhunderts die Entstehung einer Anzahl kleinerer multinationaler Vertriebe für rezeptfreie Medikamente. Zwischen 1870 und 1890 vervollkommnete die Pharma-Industrie ihre Strategie für die Massenvermarktung: durch einen ansprechenden Markennamen, durch Zusatz von Narkotika oder Alkohol und durch betrügerische Werbung, was sie zu einer der bedeutendsten Wachstumsindustrien der industriellen Revolution machte. Indem sie fast wunderbare Heilungen für eine Anzahl medizinisch nicht zusammenhängender Krankheiten versprachen, warben die Hersteller rezeptfreier Markenmedikamente in den Tageszeitungen mit Massenauflage für ihre Produkte. Dadurch gewannen sie unzählige Dauerkunden, die von Alkohol, Opium, Morphium, Heroin oder Kokain – den wesentlichen Bestandteilen dieser Mittel – abhängig geworden waren.

Die Firmen, die diese Mittel herstellten, hielten die Anteile von Alkohol und Narkotika geheim und weigerten sich standhaft, die Zusammensetzung ihrer «Wundermittel» bekanntzugeben. Andererseits priesen sie ihre Produkte durch intensive Werbung in Massenblättern an: Das war der Schlüssel zu ihrem kommerziellen Erfolg. Trotz seiner Abgeschiedenheit und des geringen Umfangs seines Marktes entging Australien in keiner Weise der Aufmerksamkeit der pharmazeutischen Industrie. Indem sie dasselbe Verfahren benutzten, das sie zu Hause entwickelt hatten, errichteten britische und amerikanische Firmen Filialen in Austral-Asien, meist in Sydney, und schufen große lokale Märkte und ein noch größeres Problem: nämlich den Mißbrauch von Drogen. Die Strategie des Massenvertriebs, die sich in London erprobt und bewährt hatte, wurde in den Antipoden wiederholt: aufsehenerregende und betrügerische Werbung, alkoholische oder narkotische Ingredienzen, um die Abhängigkeit zu fördern, und Erpressung der Medien, um Nachforschung oder Kritik zu unterdrücken.

Zwischen 1890 und 1920 beherrschte die Drogenwerbung die australischen Zeitungen. In einer Ausgabe der *Truth* vom Januar 1920, der damals größten Wochenzeitung in New South Wales mit einer

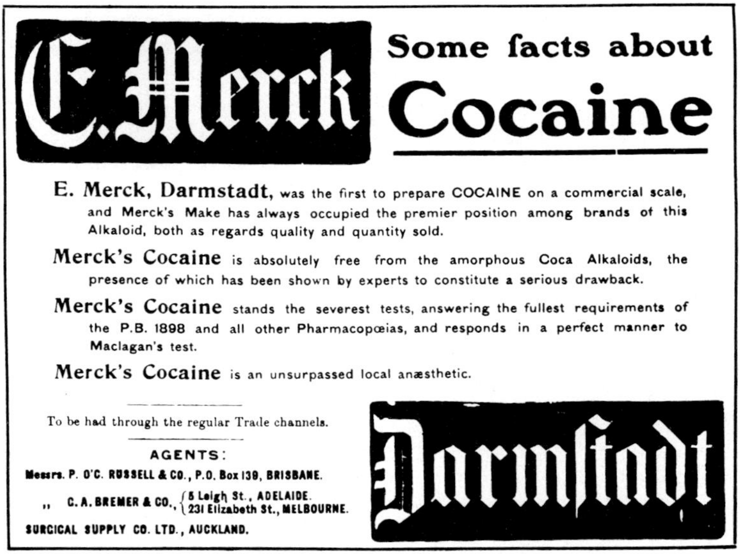

Mit informativer Werbung stellt sich die Firma Merck als Pionier der Herstellung von Morphin- und Kokain-Präparaten in einer australischen Apothekerzeitschrift vor.

Auflage von 250 000 Exemplaren wöchentlich, belegten z. B. Drogenhersteller über ein Drittel des Raumes für größere Anzeigen, das war das Fünffache der Fläche für Zigaretten- und Alkoholwerbung zusammen (*Truth,* 4. Januar 1920).

Unbehindert durch moralische Skrupel oder Regierungskontrolle nutzten die Werbetexte der Pharma-Industrie jede Möglichkeit der Täuschung, um Medikamente zu verkaufen, die entweder nutzlos oder suchtgefährdend waren.

Das aus den Vereinigten Staaten importierte Mittel *Peruna,* das 25 % Alkohol enthielt, wurde mit dem Werbespruch verkauft: «Die Hälfte unserer Krankheiten sind Katarrhe! *Peruna* gegen Katarrh im Kopf, Katarrh der Kehle, der Lunge, des Magens, der Nieren, der Blase und der Unterleibsorgane.» *Ayer's Sarsaparilla,* ein amerikanisches Produkt, das Opium enthielt, zielte mit seiner Absatzpolitik auf die Frauen z. B. mit Empfehlungsschreiben wie dem einer «Dame aus Adelaide»: «Ich wurde häufig von schrecklichen Stimmungen befallen. Die Ärzte konnten mir nicht helfen. Ich konnte nicht schlafen, ich verlor den Appetit und war wirklich arm dran. Zu meiner großen Überraschung fühlte ich mich in jeder Hinsicht wesentlich besser,

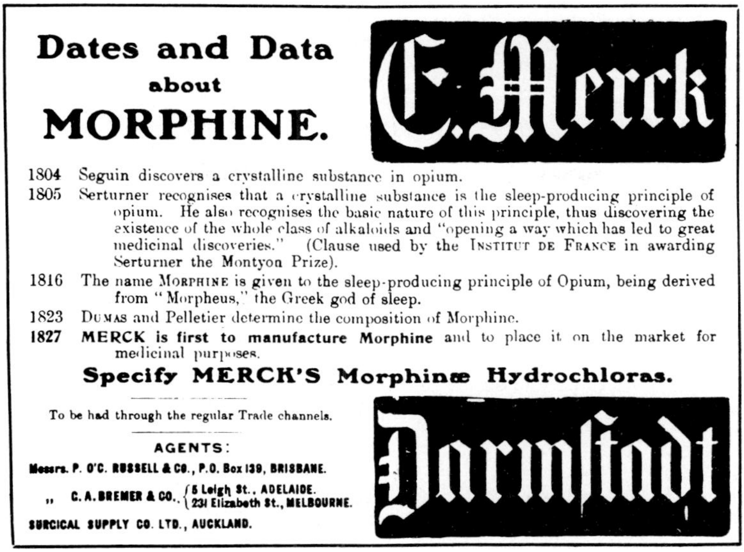
Dates and Data
about
MORPHINE.
E. Merck
1804 Seguin discovers a crystalline substance in opium.
1805 Serturner recognises that a crystalline substance is the sleep-producing principle of opium. He also recognises the basic nature of this principle, thus discovering the existence of the whole class of alkaloids and "opening a way which has led to great medicinal discoveries." (Clause used by the INSTITUT DE FRANCE in awarding Serturner the Montyon Prize).
1816 The name MORPHINE is given to the sleep-producing principle of Opium, being derived from "Morpheus," the Greek god of sleep.
1823 DUMAS and Pelletier determine the composition of Morphine.
1827 MERCK is first to manufacture Morphine and to place it on the market for medicinal purposes.
Specify MERCK'S Morphinæ Hydrochloras.
To be had through the regular Trade channels.
AGENTS:
Messrs. P. O'C. RUSSELL & CO., P.O. Box 139, BRISBANE.
" C. A. BREMER & CO., 5 Leigh St., ADELAIDE.
231 Elizabeth St., MELBOURNE.
SURGICAL SUPPLY CO. LTD., AUCKLAND.
Darmstadt

nachdem ich nur zwei Flaschen der Medizin genommen hatte. Nach Einnahme von sechs Flaschen verlor ich alle unangenehmen Gefühle und war völlig geheilt» (*Australia Commonwealth* 1907: 660–663).

Ein arsenhaltiges Wundermittel aus Kanada, *Dr. William's Pink Pills for Pale People,* wurde an «die Mädchen von heute» verkauft, «gegen das, worunter Frauen leiden». Ein australisches Produkt auf Morphiumbasis, *Bonnington's Irish Moss,* wurde der «sorgsamen Hausfrau» als «ein sicheres Heilmittel . . . bei quälenden Erkältungen, Bronchitis und allen Krankheiten der Atemwege» empfohlen (*Australia Commonwealth* 1907: 686, 1051). *Mrs. Winslow's Soothing Syrup,* Mittel auf Morphiumbasis, wurde für Säuglinge und Kinder bei Krankheiten der Atemwege empfohlen und erzeugte schon bei Kindern Abhängigkeit. Ende des 19. Jahrhunderts verkauften Süßwarenläden in Sydney Chlorodyne-Bonbons, die Morphium enthielten, als normale Süßigkeiten an Kinder (*Australia Commonwealth* 1907: 365).

Durch ihre Werbung lehrte die Alkohol- und Pharma-Industrie die Australier, Wohlbefinden und gesundes Aussehen gleichzusetzen mit der Einnahme von Drogen und Alkohol. Zwischen 1920 und 1930 wurden z. B. *Fisher's Beauty Pills for the Liver* den australischen Frauen mit dem Anreiz verkauft: «Schönheit erregt Bewunderung. Eine klare, reine Haut und rosige Wangen sind die Hauptmerkmale eines reizvollen Gesichts. Wenn Ihre Leber nicht in Ordnung ist, wird Ihr Teint diese Vorzüge vermissen lassen» (*Truth,* 20. Juni 1920).

Führende Brauereien von New South Wales setzten regelmäßig ganz- oder halbseitige Anzeigen in die Massenblätter, die ständig wiederholten: «Berühmte Ärzte sagen: Bier ist gut für Sie. Trinkt mehr Bier. Es ist gut für Sie!» (*Truth,* 16. Oktober 1932).

Wie die Illustrationen der Anzeigen deutlich machen, wurde versucht, getrennte Märkte für Männer und Frauen zu entwickeln. Werbekampagnen für Biergenuß zeigten fast immer muskulöse Athletentypen mit kantigem Kinn und breiten Schultern, die Sport trieben oder sich in Männergesellschaft entspannten. Während Frauen fast niemals in den Anzeigen für Bierwerbung erschienen, beherrschten sie die Werbung für rezeptfreie Medikamente. Da ihnen entsprechend den Sitten der damaligen Gesellschaft der Zugang zu den Gaststätten verwehrt war, wurden die Frauen regelmäßig Verbraucher von «Heilmitteln» wie der amerikanischen Geheimarznei *Peruna,* die mit 25 % Alkohol einen wesentlich höheren Alkoholgehalt hatte als das Glas Bier der Männer. Die Vertreiber von *Peruna* in Sydney warnten z. B. die australischen Frauen in ihren Anzeigen, daß «Katarrh» eine volkstümliche Benennung für eine Krankheit sei, die einen ganzen Komplex von Symptomen einschließe und im australischen Klima besonders gefährlich sei: «Jede Familie sollte über die wichtige Tatsache informiert sein, daß der Katarrh jedes Jahr viele tausend Opfer in Australien und Afrika fordert. Im Frühling und Sommer ist Katarrh des Magens, des Darms, der Leber, der Nieren und der Unterleibsorgane allgemein verbreitet. S. B. Hartmann, M. D.» (*Australia Commonwealth* 1907: 650, 663). Frauen wurden auch die Hauptverbraucher der pharmazeutischen Schwindelpräparate. Die aufsehenerregendsten Fälle von Abhängigkeit von in Flaschen abgefüllten Opiummedizinen betrafen fast immer Frauen. Obwohl die Männer in der Medikamentenwerbung keineswegs übergangen wurden, waren sie doch deutlich eine Zielgruppe von zweitrangiger Bedeutung (Bulletin 22. Dezember 1907).

Durch den Erfolg dieser Anzeigenkampagnen stiegen Vielfalt und Umsatz der pharmazeutischen Präparate rapide an. Dreißig Jahre, nachdem *Parke-Davis,* ein amerikanischer Hersteller mit einem einzigen teilzeitbeschäftigten Handelsreisenden für ganz Australien begonnen hatte, beging die Firma 1907 ihr Jubiläum in einem eleganten Lokal in Sydney mit einer Festgesellschaft von 150 Angestellten und Geschäftsfreunden. Es war eine verschwenderische *dinnerparty* mit Tanz bis in die frühen Morgenstunden (CDA 1907: 257). Die deutschen Firmen, die später nach Australien kamen, erfreuten sich eines ähnlichen Erfolges, und 1914 meldete die *Bayer*-Filiale in Sydney, Hersteller von Aspirin und Heroin, einen jährlichen Umsatz von 6,5 Millionen Pfund (CDA 1914: 233).

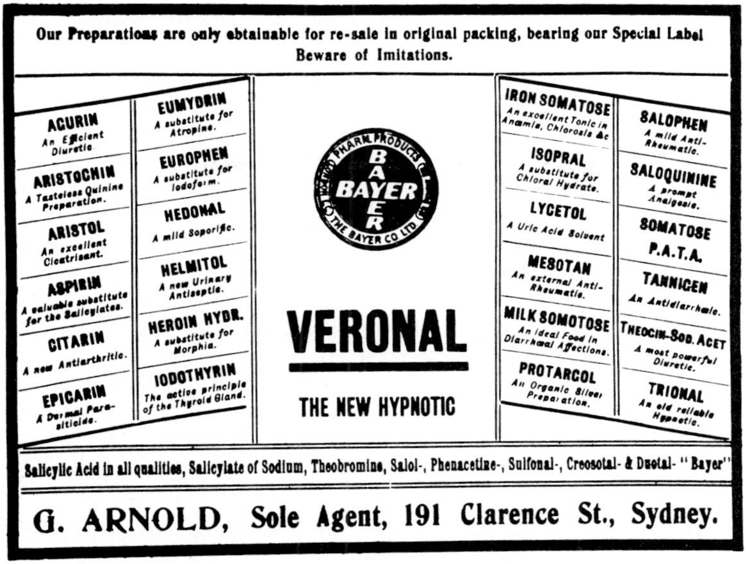

Als Ersatz für Morphium, dessen Suchtwirkung man erkannt hatte, wirbt Bayer für Heroin, das damals als nicht suchterzeugend galt.

Die Entlegalisierung der Narkotika

Eine der nachhaltigsten Auswirkungen des Booms für freiverkäufliche Medikamente war die zunehmende Narkotikasucht im kolonialen Australien. Obgleich zwischen 1870 und 1890 zweifellos ein Suchtproblem bestand, erkannte die Ärzteschaft die Notlage nicht. Als Folge davon gibt es kaum Informationen über deren Ausmaß. In den Jahrzehnten vor dem ersten Weltkrieg häuften sich langsam die Beweise, daß Sucht ein ernstes Problem für Australien geworden war. Dennoch gab es kaum einen systematischen Versuch, umfassende Daten zu diesem Problem zu sammeln und zu analysieren. Fast alle Berichte kamen als isolierte Aussagen von Apothekern, Ärzten oder öffentlichen Dienststellen, die Kontakt zu Süchtigen hatten. Als zwischen 1890 und 1900 die medizinische Forschung in Europa und Amerika das Suchtproblem zu dokumentieren begann, wurden sich auch australische Fachleute durch die Lektüre medizinischer Fachzeitschriften wie *Lancet* dieses Problems bewußt. Diejenigen, die durch ihren Beruf den engsten Kontakt mit dem Problem hatten, waren Apotheker, die über einige der schlimmsten Beispiele des Mißbrauchs von

Medikamenten berichteten. Sie betrafen meist Frauen, die durch *Dr. Collins Browne's Chlorodyne* süchtig geworden waren. Diese Mischung enthielt sechs Gramm Morphium, eine Drachme Chloroform und sechs Gramm Cannabis-Extrakt (*Australia Commonwealth* 1907: 677).

Um 1900 bewirkte die ärztliche Erkenntnis der Sucht sowie die unverantwortlichen Verkaufspraktiken der pharmazeutischen Industrie eine starke internationale Reformbewegung. Bestärkt durch die Verabschiedung der *Pure Foods and Drug Act* von 1906, setzte die amerikanische Reformbewegung bis 1914 die Verbannung fast aller narkotikahaltigen Heilmittel vom Markt durch. Die weltweite Bewegung zur Kontrolle der Rauschdrogen traf zeitlich zusammen mit einer besonders aktiven Phase der Geschichte sozialer Reformen in Australien. In den Jahrzehnten um die Gründung des unabhängigen Staats Australien, die schließlich 1901 erfolgte, brachten führende Politiker eine große Zahl fortschrittlicher Gesetze ein. Während Australiens Drogensituation um die Jahrhundertwende bis zu einem gewissen Grade der in Großbritannien ähnelte, waren seine Lösungen doch neu. Es war eins der ersten Länder, das Gesetze zur Drogenkontrolle erließ. Wenn man Australiens Anti-Rauschmittel-Kampagnen über drei Jahrzehnte hin verfolgt, von den ersten Kontrollgesetzen um 1890 bis zum Inkrafttreten des allgemeinen Verbots von 1920, ergibt sich der Eindruck eines fortgesetzten Kampfes zwischen Sozialreformern und der pharmazeutischen Industrie, die entschlossen ihr uneingeschränktes Recht zum Verkauf von Drogen aller Art zu wahren suchte.

Die frühen Reformbestrebungen zwischen 1890 und 1900 konzentrierten sich darauf, den Verkauf von hypodermatischen Morphiumpräparaten einzuschränken und Aufdrucke über die Zusammensetzung auf die Verpackungen aller pharmazeutischen Präparate zu fordern. Obgleich das Parlament in Victoria 1890 ein Gesetz verabschiedete, das ein Rezept für den Verkauf von hypodermatischen Morphiumpräparaten verlangte, mußte New South Wales weitere fünfundzwanzig Jahre warten, bis die dortige Apothekerinnung zugab, daß «der Gebrauch von subkutanen Injektionen ein erschreckendes Ausmaß erreicht habe» (AJP 1912: 114).

Die ersten Schritte zur Kontrolle des Verkaufs von pharmazeutischen Präparaten wurden durch mehrere aufsehenerregende Fälle betrügerischer Werbung ausgelöst. 1894 begannen zwei örtliche Hersteller einen energisch geführten Werbefeldzug in der Presse von Melbourne für *Dr. Tyson's Vegetable Cure for Drunkedness* und *Dr. Keelsy's Biochloride of Gold Cure*. Nachdem einer der ersten Verbraucher nach Einnahme eines Löffels dieser Arznei tot umfiel, untersuchte die örtliche Apothekenkammer die beiden Arzneimittel und fand heraus, daß die «Goldkur» Kokain enthielt und die «Kräuterkur» eine tödliche Menge Strychnin. Die beiden Hersteller flohen aus der Kolonie, um der Strafverfolgung zu entgehen (CDA 1925: 210).

Weitere Versuche, bestehende Gesetze für die Kontrolle der rezeptfreien Medikamente anzuwenden, versagten, nachdem eine ähnliche Klage gegen *Dr. William's Pink Pills for Pale People,* die Arsen enthielten, von den Gerichten zurückgewiesen wurde (CDA 1925: 210; 1926: 10).

Indem sie sich wenigstens teilweise durch die amerikanische Reformbewegung anregen ließen, verabschiedeten Victoria und der Australische Staatenbund Gesetze zur Nahrungsmittel- und Drogenkontrolle und vollzogen damit einen wichtigen Schritt auf dem Wege zur Kontrolle des Rauschmittelmißbrauchs. Während die *Commonwealth Commerce Act* von 1905 den Anteil an Alkohol und Narkotika in importierten Arzneimitteln begrenzte, sorgte das Gesetz von Victoria für das Verschwinden heimischer Vorräte vom Markt, wenn sie einen bestimmten Narkotikagehalt überschritten. Beide Gesetze zwangen die Hersteller, den Betäubungsmittelanteil ihrer Präparate zu verringern. Als in Victoria das Gesetz zur Reinhaltung der Nahrungsmittel im Januar 1907 in Kraft trat, gab es *Bonnington's Irish Moss* ohne Morphium. Die Firma veröffentlichte Anzeigen in den Handelsblättern, um die Apotheker von Victoria zu informieren, daß das Mittel «in strenger Übereinstimmung mit den neuen Bestimmungen hergestellt» werde und kein Opium oder andere Narkotika enthalte (AJP 1907: 375).

Als ein Nachtragsantrag (*Commerce Act*) im April 1910 das Gesetz erweiterte, begann der *Commonwealth of Australia* eine aktivere Rolle bei der Reduzierung des Rauschgiftanteils in pharmazeutischen Präparaten zu spielen. Im November 1911 z. B. bestimmten die Bundesbehörden, daß der Morphiumgehalt in *Mrs. Winslow's Soothing Syrup* folgende Aufschrift erfordere: «Nicht für Kinder unter 6 Monaten.» Um nicht den Verlust ihrer wichtigsten Kunden hinnehmen zu müssen, informierten ausländische Hersteller die Zollbehörden in einer vertraulichen Note, daß Opium und Morphium in Zukunft völlig beseitigt werden würden (CDA 1910: 106; 1912: 199–200). Trotz des Widerstandes der Drogenimporteure von Sydney und der *Drugstore*-Ketten folgte New South Wales schließlich dem Beispiel von Victoria und verabschiedete ein Nahrungsmittelgesetz, das die Bestimmungen der *Federal Commerce Act* auf örtliche erzeugte Güter anwandte (CDA 1909: 365).

Während die gesetzlichen Reformen von 1910 die schlimmsten Mißstände des Arzneimittelhandels beseitigten, blieb das noch immer beträchtliche Suchtproblem durch reine, zusatzfreie Narkotika bestehen. Ahnungslose Verbraucher wurden nun nicht mehr unbeabsichtigt von *Mrs. Winslow's Soothing Syrup* süchtig. Aber Dauerkonsumenten von Kokain, Morphium und Heroin konnten ihren Bedarf weiterhin ohne Einschränkung fast überall in den Apotheken in Australien erwerben. Nach dem Ende der Kontroverse um die rezeptfreien Markenmedikamente hatten Fachmediziner und Reformer ihre Aufmerksamkeit dem Suchtproblem zugewandt, und sie fanden manche Ursache zur Sorge. Viele Apotheker verteidigten ihr «Verschreibungsrecht» und standen den Reformgesetzen feindlich gegenüber, da diese den Betäubungsmittelverkauf von einer ärztlichen Verschreibung abhängig machen wollten. Mit viel zäherem Widerstand als die ausländischen Arzneimittelfirmen kämpften die Apotheker gegen die Reformen und zögerten bis in die späten zwanziger Jahre den freien Verkauf von an sich verschreibungspflichtigen Betäubungsmitteln in New South Wales und mehreren anderen Staaten hinaus. Im Mai 1913 brachte die *Australasian Medical Gazette* unter dem Titel «Die Drogengewohnheit» einen Leitartikel, der auf das Problem aufmerksam machte. Es war der erste Artikel zu diesem Thema, der Ärzte und Apotheker unter Beschuß nahm:

«Wir glauben nicht, daß dieser Berufsstand insgesamt den Ernst der Lage begriffen hat, noch daß er sich im klaren ist, wie oft ein Mediziner verantwortlich dafür sein mag, daß er einen Patienten zum Drogengebrauch bringt, von dem dieser dann später kaum mehr loskommen kann. Der wahllose Gebrauch der Morphium- oder Heroinspritze ... ist verantwortlich für viel Elend ... Wachsende Sorgfalt von seiten der Ärzte bei der Verschreibung von Drogen und Einschränkung des Verkaufs starker Betäubungsmittel in Tablettenform ohne ärztliches Rezept unmittelbar an die Kunden der Apotheken würden wesentlich dazu beitragen, die offensichtliche Zunahme der Drogensucht in Australien einzudämmen» (CDA 1913: 326).

Trotz dieses und ähnlicher Berichte über steigenden Drogenmißbrauch gab es nach wie vor eine enorme Abneigung unter Apothekern und praktischen Ärzten, Einschränkungen des Verkaufs von Betäubungsmitteln zu unterstützen. Nach einer ausgedehnten öffentlichen Debatte half die Apothekerkammer von Victoria endlich neuen Gesetzen auf den Weg, welche eine ärztliche Verschreibung für den Verkauf von Betäubungsmitteln und Barbituraten forderten (CDA 1913: 230). Diese neuen Regelungen, die kaum eine Änderung des Gesetzes von 1890 beinhalteten, wurden schließlich 1915 verabschiedet. Sie setzten keine Grenze für die Wiederholung desselben Rezepts und brachten keine wirkliche Einschränkung des Betäubungsmittelverkaufs (AJP 1920: 645).

Das endgültige Verbot von Rauschdrogen war ein direktes Ergebnis

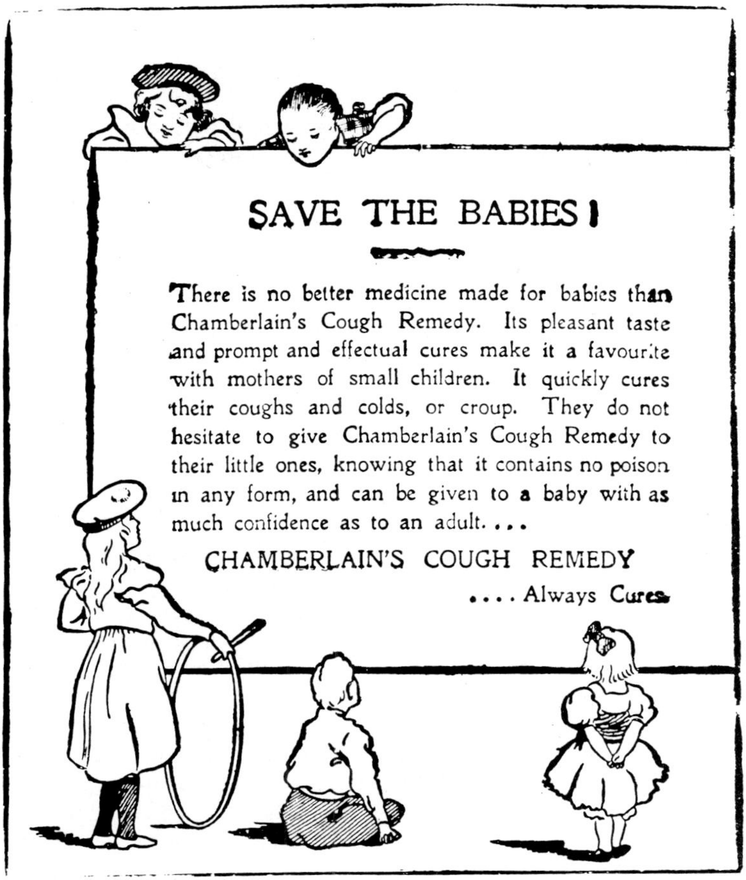
SAVE THE BABIES!
There is no better medicine made for babies than Chamberlain's Cough Remedy. Its pleasant taste and prompt and effectual cures make it a favourite with mothers of small children. It quickly cures their coughs and colds, or croup. They do not hesitate to give Chamberlain's Cough Remedy to their little ones, knowing that it contains no poison in any form, and can be given to a baby with as much confidence as to an adult. . . .
CHAMBERLAIN'S COUGH REMEDY
. . . . Always Cures

Im Jahre 1905 wird rezeptfreier opiumhaltiger Hustensaft für Babies angepriesen.

der Teilnahme von Australien am ersten Weltkrieg. Tatsächlich war der Krieg die Wasserscheide, die hundert Jahre Drogenmißbrauchs in Australien in zwei unterschiedliche Zeitabschnitte zerteilte: Fünfzig Jahre uneingeschränkten Rauschmittelverkaufs von 1870 bis 1920 und weitere fünfzig Jahre des ungesetzlichen Betäubungsmittelhandels bis zur Gegenwart. Die Kampfbedingungen in den Schützengräben Europas und des Mittleren Ostens erzeugten ein Bedürfnis nach Kokain und Opiaten unter den australischen Truppen. Unfähige Sanitäter der

Kaiserlichen Armee verschrieben viel zu hohe Dosen Narkotika aller Art sowohl den Frontkämpfern als auch den kampfesmüden, unter Schützengrabenneurose leidenden Soldaten in den Lazaretten. Von der Truppe breitete sich der Narkotikakonsum auf die Frauen aus, mit denen die Soldaten am häufigsten zusammen waren, nämlich auf die Prostituierten von Sydney und Melbourne. Und dort blieb der Drogenkonsum erhalten, lange nachdem die Soldaten zu ihren Familien zurückgekehrt waren. Während im Vorkriegs-Australien mit Opiaten der meiste Mißbrauch getrieben wurde, machten die Kriegsjahre Kokain populär. Kokain wurde zum beherrschenden illegalen Narkotikum der Nachkriegsjahrzehnte.

Innerhalb weniger Jahre nach Kriegsende entdeckte die Polizei von Sydney und Melbourne, daß Kokainkonsum das vorherrschende Laster der Prostituierten und der Slumbewohner war. Entschlossen, die Auswirkungen des Krieges zu verdrängen, erklärten die Parlamente von Victoria und New South Wales den Drogenhandel für illegal. Zu Beginn, 1919, wurden zwei Melbourner Apotheker wegen illegalen Verkaufs von Kokain an uniformierte Armeeangehörige verhaftet. Während der zwanziger Jahre wurden Dutzende von Pharmazeuten verurteilt, weil sie die Vorschriften für den Betäubungsmittelhandel verletzt hatten. Viele dieser Gerichtsfälle wurden in den Massenblättern sensationell aufgebauscht. Die angeklagten Apotheker wurden als profitgierige Drogenschieber angeprangert, die mit dem Verkauf von Rauschgift an Soldaten, junge Mädchen und heruntergekommene Subjekte Geld machten. Durch die gewissenlosen Geschäfte ihrer Kollegen in ihrem Ruf geschädigt, waren die Apotheker nach fünfzig Jahren unnachgiebigen Widerstandes gezwungen, ihre berufsständischen Zwangsmittel gegenüber der Polizei aufzugeben.

Infolge neuer internationaler Normen, die vom Völkerbund empfohlen wurden, und als Antwort auf Berichte über Mißbrauch durch Apotheker in Melbourne, verabschiedete das Parlament von Victoria 1922 die *Dangerous Drug Regulations,* die die Kontrolle über den Verkauf von Betäubungsmitteln verschärften: Ein Rezept berechtigte nur noch zu vier Käufen. 1927 folgte das Parlament von New South Wales mit der *Police Offenses* (*Amendment*) *Drugs Act,* die unberechtigten Besitz von Betäubungsmitteln erstmals in der Geschichte des Staates zur strafbaren Handlung erklärte. Dieses Gesetz ermöglichte es der Polizei, Schieber, die auf der Straße ihr Geschäft trieben, in Gewahrsam zu nehmen. Zunächst hatten diese Gesetze wenig Einfluß auf den Drogenverbrauch. Da diejenigen, die gewohnheitsmäßig Rauschdrogen nahmen, ihren Bedarf nicht in Apotheken decken konnten, wandten sie sich um Nachschub an die überall auftauchenden Verbrechersyndikate. Die Erklärung der Ungesetzlichkeit der

Narkotika war in der Tat ein Hauptfaktor bei der Ausbreitung des organisierten Verbrechens in Australien.

Organisiertes Verbrechen

Australiens Verbot von Narkotika war Teil einer weltweiten Bewegung, suchterzeugende Drogen für ungesetzlich zu erklären. Angeregt durch den Völkerbund und unter dem Druck der eigenen Reformer, schränkten die meisten westlichen Nationen in den zwanziger Jahren den Betäubungsmittelhandel ein oder verboten ihn ganz. Sobald der gesetzliche Verkauf von Rauschdrogen abgeschafft war, tauchten weltweit in vielen Großstädten Verbrechersyndikate auf, die die illegale Nachfrage befriedigten. Z. B. wuchs sich in den USA das organisierte Verbrechen örtlicher Banden zu bundesweiten Syndikaten aus, die den illegalen Markt ausnutzten, den das Verbot von Alkohol und Betäubungsmitteln während der zwanziger Jahre geschaffen hatte.

Obwohl Australien auf eine lange Tradition ländlichen Banditentums und städtischer Kleinkriminalität zurückblicken konnte, entwickelten sich erst in den zwanziger Jahren überregionale Verbrechersyndikate, die man auch mit dem Sammelbegriff «organisiertes Verbrechen» bezeichnet. In diesem Jahrzehnt entstanden im Wirtschaftsgefüge von Sydney und Melbourne Amüsierbetriebe und Prostitution, die den Nährboden für größere Verbrechersyndikate bildeten. Dieser verborgene Sektor des Wirtschaftslebens dieser Städte basierte hauptsächlich auf drei Arten von kriminellen Geschäften: illegaler Verkauf von Alkohol außerhalb der Geschäftszeiten, ungesetzlicher Handel mit Kokain und verbotene Wettbüros. Unter dem Einfluß der weltweiten Prohibitionsbewegung hatten die Regierungen der australischen Staaten 1919 angeordnet, daß Gaststätten um 18 Uhr geschlossen werden müssen. Umgehend entstand die dringende Nachfrage nach illegalem Alkohol während der Hauptkonsumzeiten. Die Einschränkung des Verkaufs apothekenpflichtiger Narkotika begünstigte den illegalen Kokainhandel, der zum gewinnträchtigsten Geschäftszweig der Unterwelt wurde. Mit dem Anstieg des illegalen Alkohol- und Kokainverkaufs nahmen auch plötzlich die ungesetzlichen Pferdewetten zu. Als der Rundfunk Direktübertragungen von Pferderennen möglich machte und gleichzeitig Radio und Telefon rasche Verbreitung fanden, entstand in den Städten eine neue Infrastruktur der Kommunikation, die die illegalen Pferdewetten erleichterte.

Anders als in den USA, wo der Schwarzhandel mit Heroin ohne Unterbrechung bis in die Gegenwart den finanziellen Rückhalt des organisierten Verbrechens bildete, dauerte Australiens Kokainhandel wenig mehr als ein Jahrzehnt.

In den zwanziger Jahren verbanden die Sydneyer Syndikate Kokainhandel mit Prostitution, womit sie außerordentliche Erträge erzielten. Die «Unternehmer» der Unterwelt von Sydney, allen voran Kate Leigh, verkauften Kokain an ihre Prostituierten, denen sie nur ein Existenzminimum aus ihren Einkünften beließen, so daß diese schließlich nur noch für ihren Drogenbedarf arbeiteten. Hohe Gewinne schürten wilde Streitereien unter den rivalisierenden Kokainsyndikaten um die Herrschaft über den Handel. Von 1927 bis 1930 kämpften mit Rasiermessern bewaffnete Banden um die Handelskontrolle und lieferten sich Schlachten, die groteske Wunden hinterließen. Auf diese grausigen Gewalttaten reagierte die Öffentlichkeit mit einem Aufschrei der Entrüstung und der lautstarken Forderung nach Maßnahmen zur Unterdrückung. 1930 erließ das Parlament von New South Wales den *Draconian Consorting Act,* der der Polizei außerordentliche Machtbefugnisse zur Verhaftung vermeintlicher Verbrecher gab.

Gestützt auf dieses sowie auf das Drogengesetz von 1927, eröffnete die Polizei einen frontalen Angriff auf das Verteilernetz des Drogenhandels. Im Jahresbericht von 1935 stellte die Polizei von New South Wales fest, daß dank ihres rigorosen Durchgreifens der Kokainschmuggel aufgehört habe (*NSW Assembly* 1936: 5).

Obwohl die meisten der großen Verbrecherringe tatsächlich zerschlagen worden waren, konnten sich Verbraucher gegen Rezept in der Apotheke und an undichten Stellen des legalen Handels weiterhin bestens versorgen. Nach statistischen Angaben des *Commonwealth* für 1936 hatte Australien trotz Gesetzgebung und Polizeieinsatz immer noch den höchsten Kokainverbrauch von allen englischsprachigen Nationen: 12,4 kg Kokain auf eine Million Einwohner gegenüber 6,8 kg in den USA, 5,3 kg in Großbritannien und 4,9 kg in Kanada (AJP 1936: 228).

Canberra versuchte diese bemerkenswert hohen Zahlen damit zu erklären, daß Kokain in steigendem Umfang von Zahnärzten als lokales Betäubungsmittel benutzt werde. Aber die Dentisten von Brisbane fochten diese Aussage an und machten geltend, daß kaum einer von ihnen Kokain verwende (AJP 1936: 156). Canberra senkte 1937 die Zuteilungsrate an Narkotika für Apotheken von drei auf zwei Unzen Kokain und von vier auf eine Unze Heroin. Auf diese Weise verringerten sich allmählich die Bestände. 1954 wurde Heroin völlig aus Australien verbannt (AJP 1937: 103). 1936 verbrauchte Australien mit seiner geringen Einwohnerzahl 14 % des in der ganzen Welt vorhandenen Morphiums und 7,5 % des Heroins und hatte damit einen wesentlich höheren Pro-Kopf-Verbrauch als irgendein anderer Staat der westlichen Welt (AJP 1938: 759).

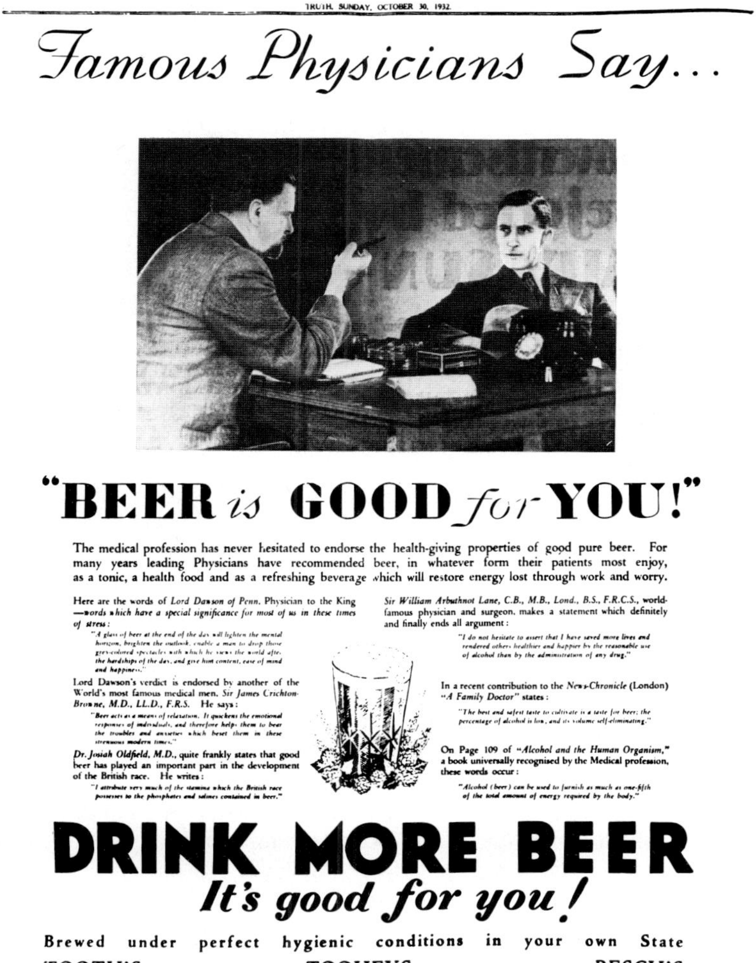

Im Gegensatz zur Werbung für rezeptfreie Medikamente, die sich fast ausschließlich an Frauen wendet, zielt die Alkoholwerbung in paramedizinischem Gewand auf die Männer ab.

Als die Pharma-Industrie in den späten zwanziger Jahren ihren ertragreichen Betäubungsmittelmarkt an die Verbrechersyndikate zu verlieren begann, glich sie das durch intensivere Vermarktung alternativer Drogen aus. Die Vertretung von *Britisch Drug Houses Ltd.* begann 1931 eine Werbekampagne für Amphetamin bei den Apotheken mit dem Hinweis, daß «die Ärzte die Werbung für *Ephedrine BDH* sehr positiv aufnähmen und daß die Apotheker gut beraten wären, ausreichende Vorräte dieses Präparats anzulegen» (AJP 1931: 449).

In einer Anzeige von 1932 mit der Überschrift: «Wie man höhere Gewinne auf dem A.P.C. & Aspirin-Markt erzielen kann», empfahl die *Nyal Company* den Apothekern: «Jedes Dutzend *Nyal Esterin* ist für die Auslage auf dem Ladentisch in einem ansprechend aufgemachten Kasten verpackt, der sich gut verkauft . . . Dieser Ausstellungskasten bildet zusammen mit den *Nyal Esterin*-Proben eine der werbewirksamsten Reklamen, die Apothekern jemals angeboten wurden» (AJP 1932: 343).

Nachdem der Marktanteil der Apotheker für Kokain und Opiate praktisch verloren war, begannen sie in New South Wales, sich für eine Lockerung der Beschränkungen des Barbituratverkaufes einzusetzen und gewannen schließlich einen Teilsieg (AJP 1935: 1094, 1156–1157). Fast gleichzeitig berichteten Fachblätter der Einzelhandelsapotheker, daß Handelsvertreter, Ärzte und Zahnärzte reichlich mit Mustern verschiedenster Barbiturate versorgten (AJP 1934: 726–728). Während der fünfziger und sechziger Jahre verfolgten die Apotheker diese Richtung weiter mit Verkäufen einer Vielzahl starker Beruhigungs- und Aufputschmittel. Das beliebte und apothekenpflichtige Erzeugnis *Relaxa-Tabs,* das gefährliche, suchterregende Bromverbindungen enthielt, trug auf der Verpackung den Hinweis «Gebilligt von der Pharmazeutischen Bundesvereinigung von Australien». Als ein Mitglied darauf hinwies, daß dieses Medikament zum Selbstmord führende Depressionen auslösen könnte, entschied die Apothekerinnung in New South Wales 1953, daß die ethische Seite der Angelegenheit hinter der geschäftlichen Seite zurückstehen müsse. «Denn die Verkaufsziffern der *Tabs* sind sehr hoch» (Haines 1976: 204–205). Obwohl die *Relaxa-Tabs* schließlich zurückgezogen wurden, blieben Amphetamine, Valium und andere starke Pharmazeutika, die alle nicht ungefährlich sind und viel zu häufig verordnet wurden. Aber Händlern sowie Apothekern brachten sie eine Dauerkundschaft und Gewinn. Obgleich jede Droge vom Markt zurückgezogen wurde, sobald ihre negative Wirkung bekannt wurde, folgte ihr alsbald eine andere mehr oder weniger harmlose Droge, die in vergleichbaren Mengen an eine konsumierende Öffentlichkeit verkauft wurde, die noch immer irgendwie davon überzeugt war, daß Medikamenteneinnahme ihre Gesundheit oder ihr Wohlbefinden verbessern würde. Der weiterhin hohe Mißbrauch von Marktpräparaten und verordneten Arzneimitteln vor allem durch Frauen macht Ärzten und Forschern große Sorgen. Der Jahresbericht des australischen Wohlfahrtsausschusses für 1977 zeigt Einzelheiten des massenhaften Mißbrauchs von schmerzstillenden oralen Mischpräparaten, vor allem *Vincent's* und *Bex* auf. Von allen Autopsien, die an öffentlichen Krankenhäusern in Australien durchgeführt wurden, wiesen 5–15 % durch schmerzlindernde Arzneimittel hervorgerufene Krankheiten der Nieren auf, ein sehr hoher Prozentsatz verglichen mit nur 0,2 % in USA und England. Prüfungen ergaben, daß der Schmerzmittelmißbrauch hauptsächlich auf Ostaustralien konzentriert ist, dem Hauptmarkt der Drogenhändler in der Vergangenheit. In Queensland nehmen 10 bis 16 % der Einwohner täglich Schmerzmittel, in New South Wales 10 % und in Victoria 4 %. Der Mißbrauch ist bei Frauen, der traditionellen Zielgruppe der Arzneimittelwerbung, etwa doppelt so hoch wie bei Männern. Ein Übersichtsbericht aus Sydney zeigte z. B. 1972, daß 15 % der Frauen und nur 8 % der Männer täglich Schmerzmittel einnahmen (*Australian Senate* 1977: 107–126). Eine andere Erhebung, ein Jahr später in den westlichen Arbeitervorstädten von Sydney durchgeführt, zeigte, daß 33 % der Frauen und 14 % der Männer im fünften Lebensjahrzehnt laufend ärztlich verschriebene psychotrope Pharmaka einnahmen (Healey 1978: 23–30). Doch abgesehen von Unterschieden des Alters, des Geschlechtes und des Ortes enthüllen diese Prüfungsberichte eine Gesellschaft mit allgemein hohem Verbrauch harter Drogen. Diese Statistiken und der fortgesetzte Einsatz verkaufsfördernder pharmazeutischer Werbung liefern genügend Beweise für die Ausweichmöglichkeiten der Pharma-Industrie gegenüber der Vielfalt der Reformkampagnen. Trotz des Nahrungs- und Betäubungsmittelgesetzes und trotz des Verbots mehrerer beliebter Psychopharmaka wie den Amphetaminen sind die Verkaufsziffern für Arzneimittel ständig gestiegen, und das für Australien charakteristische Schema der Drogenabhängigkeit, das von der Werbung für rezeptfreie Präparate der achtziger Jahre des 19. Jahrhunderts initiiert wurde, hat bis in die siebziger Jahre unseres Jahrhunderts überlebt.

Drogenmißbrauch in den siebziger Jahren unseres Jahrhunderts

Die negativen Folgen der Drogenabhängigkeit einer ganzen Kultur, die hundert Jahre lang von der Pharma-Industrie gefördert wurde, zeigten sich im Wiederaufleben des Heroinmißbrauchs in den siebziger Jahren. Es gibt eben keinen kulturbedingten Widerstand gegen den

Drogengebrauch in Australien, und jedes Arzneimittel, gesetzlich oder verboten, das auf dem Markt erscheint, findet schnell seine Kundschaft. Sobald organisierte Verbrechersyndikate in den siebziger Jahren Heroin aus Südostasien einführten, breitete sich der Gebrauch rasch unter den Jugendlichen aller Gesellschaftsschichten aus.

Statistiken über Australiens Süchtige sind unvollständig und unzuverlässig, aber die verfügbaren Zeugnisse zeigen eine beträchtliche und steigende Zahl von Heroinverbrauchern. Das *Parliament's Joint Committee on Drugs* von New South Wales berichtete 1978, daß in diesem Teilstaat 7–10 000 regelmäßige Verbraucher von Heroin lebten, «die meisten von ihnen zwischen 18 und 25 Jahren». Die Kommission stellte ebenfalls fest, daß der Gebrauch von Heroin in den Gefängnissen von New South Wales erschreckende Ausmaße angenommen habe und sich in die wohlhabenden Vorstädte von Sydney ausbreite. Die Kommission berechnete, daß jährlich mindestens fünfzig Millionen Pfund für illegales Heroin allein in New South Wales ausgegeben werden, und sie folgerte daraus, daß drogenbedingtes Verbrechen im Zunehmen begriffen sei und die Sucht sich rasch ausbreite, weil die Süchtigen ihre kostspielige Gewohnheit durch Werbung neuer Verbraucher in den Gemeinden zu finanzieren suchten (*NSW Parliament* 1978: 35–39). Nach ähnlichem Verfahren berechnete die *Drugs Royal Commission* von New South Wales ein Jahr später, daß der Staat 9257 regelmäßige Heroinverbraucher habe, die Heroin im Wert von etwa 59 Millionen Pfund jährlich verbrauchen (*NSW Royal Commission* 1979: 293, 337). Nach einem kurzen offiziellen Besuch im Januar 1978 berichtete die Rauschgiftkommission des Abgeordnetenhauses der Vereinigten Staaten, daß es etwa 30–40 000 Heroinsüchtige in ganz Australien gebe. Der Bericht für den Kongreß der Vereinigten Staaten stellte außerdem fest, daß die australischen Behörden ebenfalls besorgt seien über die Zunahme des organisierten Verbrechens im Drogenhandel (*U. S. House* 1978: 8–10). Es gibt keinen Grund, optimistisch zu sein hinsichtlich der künftigen Auswirkungen des Massenkonsums von Heroin auf die Gesellschaft Australiens. Während der späten siebziger Jahre breitete sich der Heroinmißbrauch über die Wohnbezirke des Mittelstandes, wo er begonnen hatte, hinaus aus und wucherte bald in den Kreisen der arbeitslosen Jugendlichen der Arbeiterviertel von Sydney und Melbourne. Wenn die Kurve der Arbeitslosigkeit und Heroinsucht weiter so ansteigt wie bisher und sich in Zukunft auf diese Arbeiterviertel konzentriert, könnte daraus eine Subkultur hervorgehen, in der Prostitution, Kleinkriminalität und Rauschgiftsucht Lebensinhalte sind. Eine solche Entwicklung kann weder für Australien noch für andere ebenso betroffene Gesellschaften der Westlichen Welt erfreulich sein.

Heroin aus Südostasien – Zur Wirtschaftsgeschichte eines ungewöhnlichen Handelsartikels

ALFRED W. MCCOY

Der Aufsatz untersucht die wirtschaftliche und politische Geschichte der Opium- und Heroinproduktion in Südostasien von der Mitte des 19. Jahrhunderts bis heute. Bedeutung bekam Opium im 19. Jahrhundert durch die europäischen kolonialen Opiummonopole. Als nach dem zweiten Weltkrieg der Opiumhandel verboten wurde, wuchs als Folge der illegale Handel und Anbau. Ende der fünfziger Jahre reichte das südostasiatische Opium zur regionalen Selbstversorgung. Während der siebziger Jahre wurde die Produktion von Opium und Heroin ausgedehnt, um neue Märkte in Europa, Australien und den Vereinigten Staaten zu versorgen. Der Aufsatz zeigt, daß der Opiumanbau in Südostasien und der Heroinverbrauch des Westens komplementäre Elemente eines weltweiten Handelssystems sind.

Als 1773 englische Kaufleute ihre erste Ladung indischen Opiums nach China schmuggelten, begann ein illegaler Handel, der einige der größten britischen Handelsgesellschaften reich machte und China bis 1949 zehn bis zwanzig Millionen Opiumabhängige bescherte. Genau zwei Jahrhunderte später waren es die Syndikate von Auslandschinesen, die Unmengen südostasiatischen Heroins nach Europa zu schmuggeln begannen und damit in der westlichen Welt ein Drogenproblem bisher unbekannten Ausmaßes schufen. Hinter dieser historischen Ironie verbirgt sich eine bedeutungsvolle Entwicklung – Opium wird zu einer weltweiten Handelsware. Das gründet sich auf einer vielschichtigen politisch-ökonomischen Verflechtung von Opiumanbau, Verarbeitung und Export, von Preis und Absatzmöglichkeit.

Wenn auch die Wirtschaftsgeschichte des Opiums der von Kaffee und Tee in mancher Hinsicht gleicht, so nimmt es doch wegen seiner suchterzeugenden Eigenschaften, seiner umstrittenen Vergangenheit in der Medizin und auch wegen des kommerziellen Mißbrauchs als pharmakologischer Handelsartikel eine einzigartige Stellung ein. Man darf also das Aufblühen des südostasiatischen Opiumhandels nicht als isoliertes Phänomen betrachten. Jeder Schritt dieser Entwicklung war eine Antwort auf Einflüsse von außen – Aufbau durch europäische Handelsmonopole des 18. und 19. Jahrhunderts, Stillstand nach dem ersten Weltkrieg unter einheimischen Regimen, die von den Vereinigten Staaten und ihrer CIA gestützt wurden, und schließlich erneutes Aufblühen als Antwort auf den wachsenden Heroingebrauch der Jugend Europas, Australiens und der Vereinigten Staaten.

Erste Blüte

Während Marihuana und Kokain bis in unser Jahrhundert in der westlichen Medizin kaum verwendet wurden, gehören Opium und seine Derivate seit langem zu den geschätzten Drogen europäischer Arzneibücher. In Homers Odyssee als Droge beschrieben, die «alle Angst und Schmerzen einschläfern und Sorgen vergessen lassen kann», erfahren wir von den heilenden Kräften des Opiums erstmals aus den Schriften des griechischen Arztes Hippokrates (466–377 v. Chr.) und des römischen Arztes Galen (130–200) (N.S.W. 1979: 267). Von ihrer Heimat im östlichen Mittelmeerraum verbreitete sich die Mohnkapsel, eine Frucht, die nur im gemäßigten Klima kühler Gebirge wächst, nach Indien und China und folgte so den Wegen arabischer Eroberer und Händler, die schon früh ihre medizinischen Vorteile schätzen gelernt hatten. Im 10. Jahrhundert waren Opiumanbau und -gebrauch über weite Gebiete Europas und Asiens verbreitet. Die größten Anbaugebiete für Opium liegen heute in einer über 7000 km langen Gebirgszone am Südrand der asiatischen Landmasse – von der anatolischen Hochebene in der Türkei über den Norden des indischen Subkontinents bis hin zu den Bergen Nord-Thailands im Osten. Obwohl in der Türkei, im Iran, in Indien und Pakistan bedeutende Mengen Opium geerntet werden, wurde Südostasien zum beständigsten Lieferanten illegalen Opiums und Heroins. Seit den frühen sechziger Jahren produzierten die Mohnbauern im Hochland des Goldenen Dreiecks – nordöstliches Burma, Nord-Thailand und Nord-Laos – 450 bis 1000 Tonnen Rohopium jährlich, das entspricht 70 % des heutigen illegalen Angebotes auf dem Weltmarkt (*U.S. Narcotics Committee* 1978: 6, II, 95–96, 152; CCINC 1972: 11, A-38, A-39).

Opium, Morphium und Heroin sind Derivate der gleichen Pflanze, des Schlafmohns (*Papaver somniferum*). Bereits in der Antike ritzte man die Kapseln ein, um den Saft zu gewinnen. Die griechischen Ärzte experimentierten mit den schmerzstillenden Eigenschaften des Opiums. Aber es blieb dem Genius des britischen Handels vorbehalten, seinen Handelswert zu entdecken. Britische Handelskapitäne, die im 18. Jahrhundert asiatische Gewässer durchkreuzten, fanden es einträglicher, bengalisches Opium gegen Tee und Seide aus China einzutauschen, als dafür mit Silber zu bezahlen. Nachdem der Opiumhandel immer mehr zur tragenden Säule des britischen Asienhandels

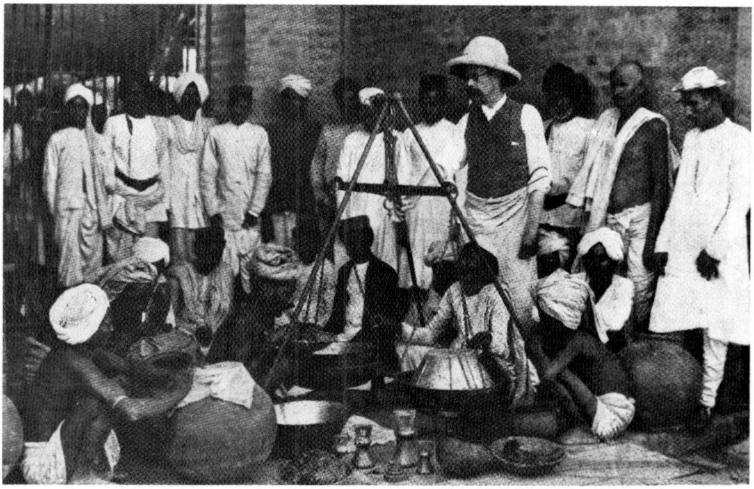

Nachdem England die beiden Opiumkriege gegen China gewonnen hatte, wurde die Opiumproduktion in Indien für den Export nach China kräftig gesteigert. Dieser Engländer, der überwacht, wie das von indischen Kleinbauern abgelieferte Opium gewogen wird, kann noch nicht ahnen und hat es nicht mehr erlebt, daß der Spieß sich eines Tages umdrehen würde.

geworden war, führte England zwei siegreiche Opiumkriege (1842 und 1858), um China zu zwingen, die Einfuhr von Opium zu legalisieren (Waley 1958). In den folgenden Jahrzehnten erzielten alle europäischen Kolonialregierungen in Südostasien den Großteil ihrer Steuereinnahmen aus dem Verkauf indischen Opiums über lizenzierte Opiumhöhlen an chinesische Einwanderer und an die einheimische Bevölkerung. Im späten 19. und frühen 20. Jahrhundert sorgten die Opiummonopole für nahezu 20 % des gesamten Steuereinkommens in Thailand, 40 % im französischen Indochina und mehr als 55 % im englischen Malaya (Cheng 1961; Peyrouton 1913; Thompson 1937: 184–191).

Die Droge Opium hat altehrwürdige Vorgänger, Morphium und Heroin dagegen sind Produkte der modernen pharmazeutischen Industrie. Erstmals 1805 gelang es der Forschung, Morphium, den chemisch aktivsten Bestandteil der Pflanze, aus Rohopium zu gewinnen. Die Darmstädter Firma E. Merck & Co. begann 1827 die kommerzielle Herstellung des Morphiums, aber erst die Erfindung der subkutanen Injektion um 1860 machte es als Betäubungsmittel populär. Bis in die siebziger Jahre des 19. Jahrhunderts gab es kaum Mißbrauch von Opium und Morphium. Erst ab diesem Zeitpunkt begann die rasch zunehmende industrielle Herstellung von rezeptfreien Medikamenten und der schnell wachsende Markt dieser Opiate enthaltenden Präparate den Massenkonsum in Europa, Amerika und Australien einzuleiten.

Obwohl die suchterzeugenden Eigenschaften des Opiums schon im 18. Jahrhundert von vielen Ärzten bemerkt wurden, erkannte die westliche Medizin das Problem der Sucht erst im späten 19. Jahrhundert. Die frühe medizinische Nutzung des Morphiums brachte seine suchterzeugende Eigenschaft ins allgemeine ärztliche Bewußtsein, und deshalb forschte man nach einem nicht suchterzeugenden Ersatz. 1874 verband ein englischer Chemiker Morphium mit Essigsäure und stellte erstmals Diacetyl-Morphin her, und 1898 begann Bayer unter dem Handelsnamen «Heroin» die Massenproduktion der Droge. Mit der gleichen Marktstrategie, mit der später das «Aspirin», ein anderes von Bayer registriertes Produkt, vermarktet wurde, startete die Firma eine internationale Werbekampagne, die das neue Produkt Heroin als nicht suchtbildendes Allheilmittel gegen Erkrankungen der Atemwege bei Kindern anpries. 1906 genehmigte die *American Medical Association* den Gebrauch des Heroins «anstelle von Morphium bei verschiedenen schmerzhaften Infektionen», die europäischen Länder und Australien folgten (U. N. 1953: 3–4). Weil die Medikamente dieser Zeit meist sehr hohe Dosen Narkotika enthielten, wurde die Sucht nach legalen massenproduzierten Drogen eine bemerkenswerte Begleiterscheinung im Leben der westlichen Welt des ausgehenden 19. Jahrhunderts.

Mehr als ein Jahrzehnt benötigte die medizinische Forschung um herauszufinden, daß Heroin weitaus suchterzeugender ist als Morphium, und weitere zehn Jahre vergingen, bis dieses Wissen in die Gesetze zur Kontrolle narkotischer Drogen einfließen konnte. Als Ergänzung zur Drogengesetzgebung verschiedener westlicher Regierungen während der ersten Dekaden unseres Jahrhunderts sah die Genfer Konvention des Völkerbundes 1925 die strikte Kontrolle über Herstellung und Export von Heroin vor. Gemeinsam mit der *Limitation Convention* von 1931 bewirkte der Genfer Vertrag einen starken Rückgang der gesamten legalen Weltproduktion von Heroin von 9000 kg im Jahre 1926 auf etwa 1000 kg im Jahre 1931 (Musto 1973: 200–204, 214–216). Bereits 1930 war Heroin im Westen fast überall verboten.

Demnach lassen sich die vergangenen hundert Jahre hochgradigen Opiatmißbrauchs, der mit der Massenproduktion von Narkotika um 1870 begann, in zwei Perioden teilen: Ein halbes Jahrhundert wird der legale Drogenmißbrauch von Konzernen und Apotheken genährt; seit

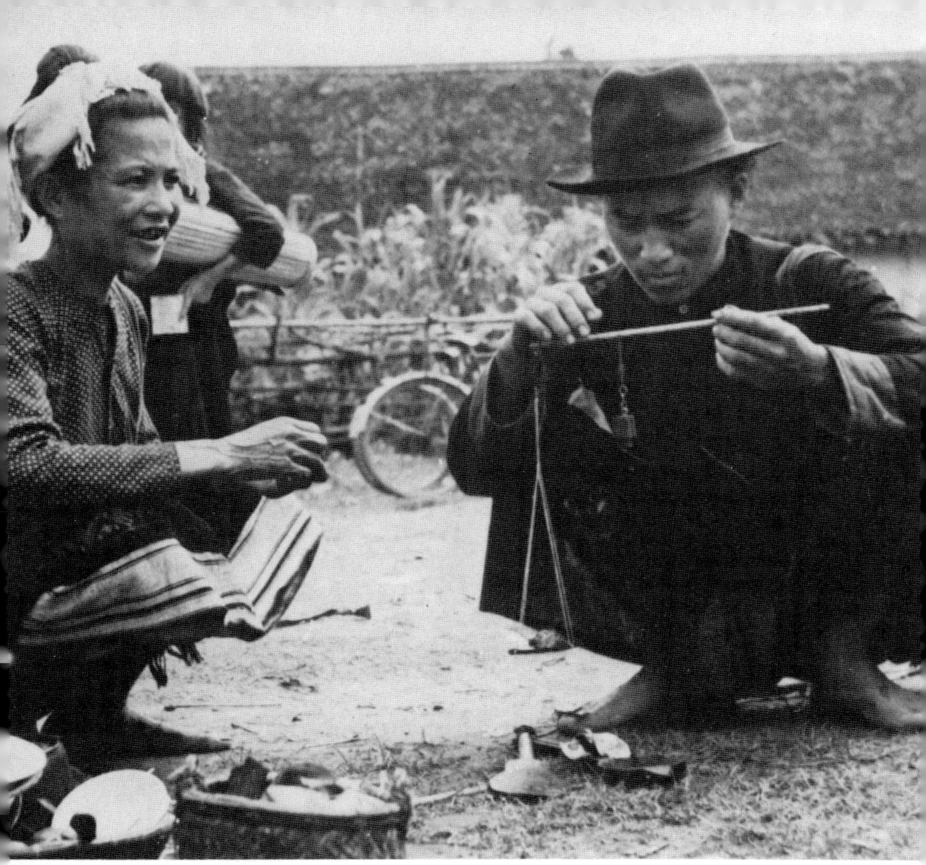

Anfang der sechziger Jahre verkauft eine Bäuerin auf einem kleinen Gebirgsmarkt in Nord-Laos die Opiumernte eines Tages an einen chinesischen Händler, der eine schöne alte Opiumwaage und die traditionellen Opiumgewichte benutzt. Die Ernte eines Tages ist eine Handvoll. Es ist für den Schwarzmarkt der Industrieländer bestimmt, den es nach der Verarbeitung zu Heroin auf gar nicht so geheimen Wegen erreicht.

den zwanziger Jahren wird das illegale Heroingeschäft von kriminellen Syndikaten gesteuert, die zu dieser Zeit in den Vereinigten Staaten, in Australien, Frankreich und China entstanden.

Stillstand

Das weltweite Verbot von Narkotika machte sich in Ost- und Südostasien erst nach dem Ende des zweiten Weltkrieges bemerkbar. Als Antwort auf einheimischen und internationalen Druck begannen die Kolonien und Staaten dieser Region nach dem zweiten Weltkrieg, den

Import und Verkauf von Opium zu verbieten: Hongkong 1945, China 1949, Indochina 1950 und Thailand 1958. Außer in China führte das Verbot jedoch nirgends zum Verschwinden des Opiums. Kriminelle Syndikate übernahmen den Import und Vertrieb von den Inhabern staatlicher Konzessionen; und die Gewinne aus dem Opium wanderten aus den Büchern für die Finanzämter in die schwarzen Fonds korrupter Militärs und Politiker, die den Handel schützten.

Zwei Faktoren waren für das Überleben des südostasiatischen Opiumhandels notwendig nach der Übergabe des Managements von der Verwaltung an den Untergrund: eine Quelle, die die rechtmäßige Versorgung mit Opium aus Indien und China in der Vorkriegszeit ersetzte, und eine neue Gruppe Unternehmer, die diesen Handel lenkte. Nach dem Scheitern der Nationalpartei in China (Kuomintang, abgekürzt: KMT) waren die Voraussetzungen gegeben. Schanghais Grüne Bande, ein Syndikat der Volksgruppe der Chiu Chau, das die illegalen Heroinfabriken und Opiumhöhlen der Stadt kontrollierte, wanderte beim Vorrücken der Roten Armee nach Hongkong ab und begründete dort die Herstellung von Heroin. In Nordost-Burma versteckte Überreste der KMT sammelten sich, unterstützt vom CIA, zum Angriff auf die Einheiten der Roten Armee in Yunnan. Als die KMT 1951–1952 zurückgeschlagen war, setzte sie sich in Burmas Shan-Staaten fest, die damals unbedeutende Mengen an Opium produzierten. Um dort überleben zu können, verlangte sie von den Bergvölkern eine Opiumsteuer und zwang sie gewaltsam zu einer rapiden Steigerung der Opiumproduktion (McCoy 1972: 126–135).

In den späten fünfziger Jahren reichte der Opiumhande Südostasiens zur regionalen Selbstversorgung. Unter der Kontrolle der KMT-Armee und ihrer aus Yunnan immigrierten chinesischen Verbündeten produzierten die Bergvölker Nordost-Burmas mehrere hundert Tonnen Rohopium jährlich. Mit der Unterstützung durch korrupte hohe Regierungsbeamte in Thailand, Laos und Süd-Vietnam erreichte das Opium auf zwei Wegen die städtischen Märkte: einer Luftroute von Laos nach Saigon und einer Land-See-Route von den Shan-Staaten über Nord-Thailand nach Bangkok und Hongkong. Chiu Chau-Syndikate sorgten von Bangkok und Hongkong aus für ein reibungsloses Funktionieren des Geschäfts. Wenn auch asiatisches Morphium von korsischen Syndikaten in Saigon nach Marseille gebracht wurde und in Hongkong hergestelltes Heroin in den Vereinigten Staaten auftauchte, war Südostasien bis dahin noch kein bedeutender Faktor auf dem Weltmarkt für Heroin.

Erneutes Aufblühen

Den endgültigen Eintritt Südostasiens in den weltweiten Heroinhandel bewirkten wiederum äußere Einflüsse, diesmal der Vietnam-Krieg. 1968 war eine halbe Million amerikanischer Soldaten in Süd-Vietnam unter Bedingungen stationiert, die der Disziplin und Moral nicht gerade förderlich waren. Um diesen neuen Markt zu erschließen, gründeten Chiu Chau-Syndikate aus Hongkong und Bangkok Heroinfabriken im Grenzgebiet von Burma, Thailand und Laos. Mit Hilfe von Chemikern aus Hongkong produzierten sie genug pulveriges weißes Heroin Nr. 4, womit Abhängigkeit bei schätzungsweise 10 bis 15% der amerikanischen Soldaten erreicht wurde (McCoy 1972: 181 bis 185).

Doch hielt der Erfolg der Chiu Chau nur kurze Zeit an, denn als die amerikanische Regierung ab 1970 den Truppenrückzug aus Süd-Vietnam beschleunigte, verringerten sich die Absatzchancen drastisch. Vor die Alternative gestellt, einen neuen Markt aufzutun oder ihre Heroinfabriken im Goldenen Dreieck zu schließen, entschieden sich die Chiu Chau-Syndikate, den amerikanischen Truppen nach Hause zu folgen. Die Gelegenheit, den amerikanischen Markt zu erobern, gab ihnen ausgerechnet die Regierung Nixons mit ihrer Kampagne «Krieg dem Rauschgift», der 19171 erklärt wurde. Sie begann diesen Krieg an fremden Ufern: Der türkischen Regierung wurden 35 Millionen Dollar aufgedrängt, um die Opiumernte Anatoliens zu vernichten, die teilweise in die illegalen Heroinfabriken von Marseille anstatt in die pharmazeutischen Fabriken gebracht wurde. Lange hatte das *U.S. Bureau of Narcotics* vermutet, daß Marseille 80 % des amerikanischen Heroins liefere. Deshalb versuchte die Nixon-Verwaltung, das amerikanische Drogenproblem zu lösen, indem sie den Nachschub an der Quelle abschnitt. Obwohl das türkische Opiumverbot nur zwei Jahre dauerte und das staatliche Monopol die Produktion 1974 wieder aufnahm, war die Pause doch lang genug, um die *Pipeline* von der Türkei nach Marseille unterbrechen und eine größere Reorganisation der Syndikate und des illegalen weltweiten Heroinhandels nach sich zu ziehen (*U.S. International Relations Commitee* 1975: 33–71).

Zu Beginn des türkischen Opiumverbotes 1972 begann eine zeitweilige Zusammenarbeit zwischen amerikanischen Dealern und Chiu Chau-Exporteuren. 1974 wurde eine bis dahin unerreichte Zahl chinesischer Kuriere verhaftet, die Heroin Nr. 4 mit sich trugen, und nach Angabe des *Bureau of Narcotics* stieg der Anteil ostasiatischen Heroins sprunghaft von 8 auf 30 % des amerikanischen Gesamtverbrauchs an (*U.S. Narcotics Committee* 1978: 151–154).

Aber die Schwemme asiatischen Heroins blieb aus, und das Streben

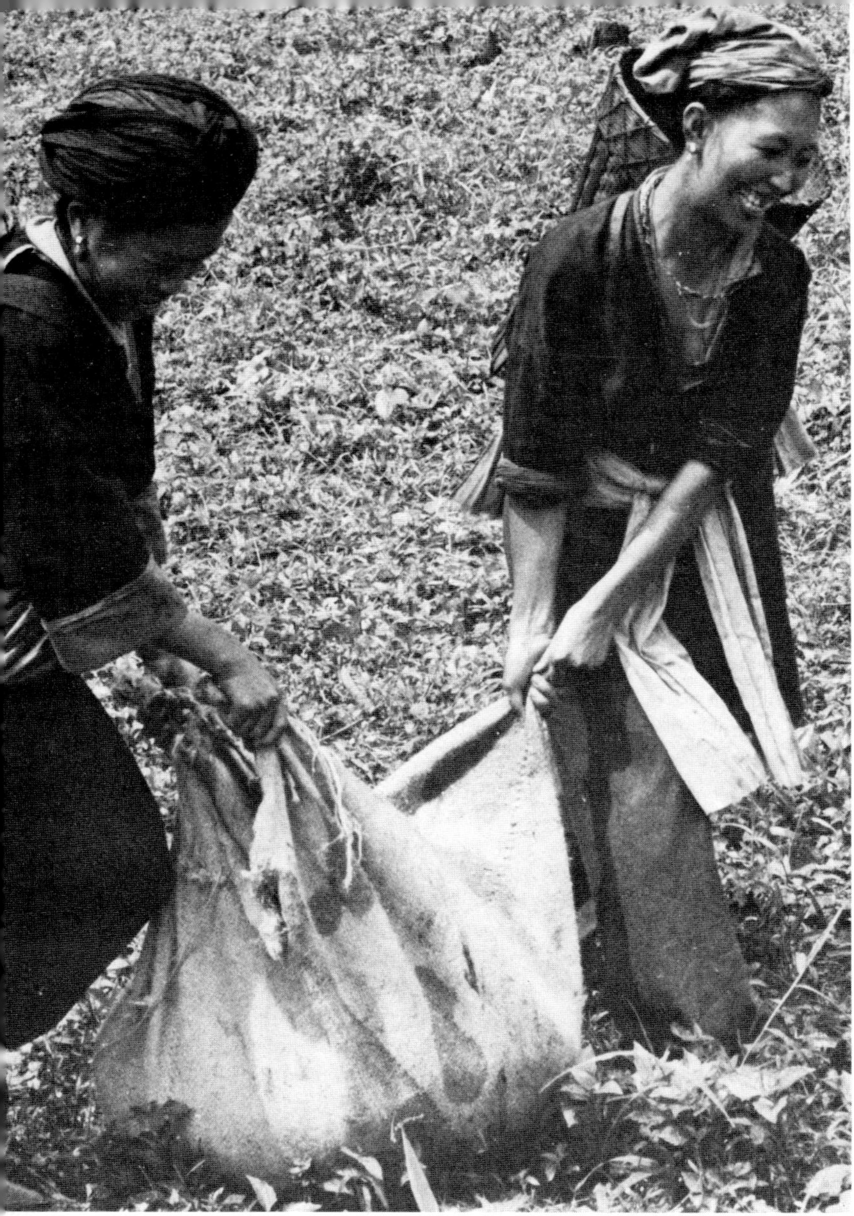

In den Bergen von Nord-Laos wird 1971 von amerikanischen Flugzeugen Reis abgeworfen. Die Männer der Meo kämpften in «Geheimarmeen» gegen kommunistische Bewegungen. In den Meo-Dörfern wurde kaum noch Reis, sondern fast nur noch Rohopium produziert, das zu Heroin verarbeitet für die Soldaten im Vietnam-Krieg bestimmt war.

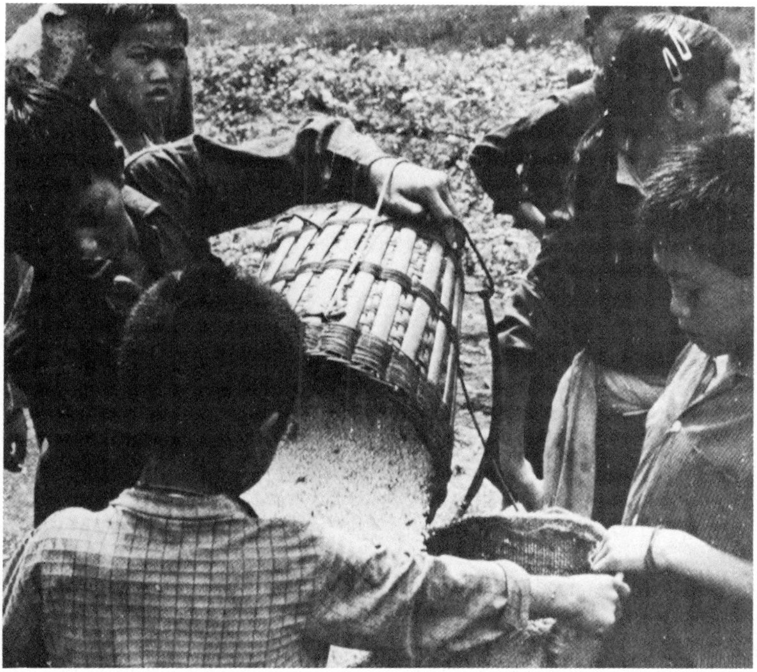

südostasiatischer Syndikate nach Vorherrschaft auf Amerikas illegalem Rauschmittelmarkt war erfolglos. Als 1975 das asiatische Heroin auf 9 % des Gesamtverbrauchs absank, füllten diese Lücke mexikanische Lieferungen, die bisher ganz unbedeutend geblieben waren. Warum der Versuch der Chiu Chau, den amerikanischen Markt einzunehmen, fehlschlug, wurde zur Kontroverse innerhalb der amerikanischen verantwortlichen Kreise. Die sinnvollste Erklärung mag sein, daß die Operationen des Ministeriums für Drogenbekämpfung (*Drug Enforcement Administration,* abgekürzt DEA) die Verbindung zwischen den Chiu Chau-Exporteuren und amerikanischen Einkäufern in Südostasien störten. Die DEA war besorgt über Berichte, nach denen das Goldene Dreieck Asiens das Potential besitze, die *Pipeline* von der Türkei nach Marseille als Hauptquelle für Amerika zu ersetzen. Deshalb vergrößerte das Ministerium seinen bisher eher unbedeutenden Bangkok-Stab von drei Drogenfahndern 1969 auf 31 bis 1974. Sie benutzten eine internationale Hilfszuwendung von zwölf Millionen Dollar, um thailändische Polizeieinheiten zu mieten und Spitzel zu kaufen. Die DEA in Bangkok berichtete über eine drastische Steigerung ihrer Erfolge bei der Beschlagnahmung von Heroin Nr. 4, das für die Vereinigten Staaten bestimmt war. Dieser informelle, aber kostspielige «Zoll» auf asiatisches Heroin entmutigte schließlich weitere Exporte (*U.S. International Relations Commitee* 1975: 28–40).

Unfähig, auf den florierenden amerikanischen Markt vorzudringen, standen die asiatischen Syndikate vor der Alternative, ihre Produktion zu reduzieren, sich der gesunkenen Nachfrage anzupassen und damit Kapitalverluste ihrer neuen Fabriken im Goldenen Dreieck in Kauf zu nehmen. Statt dessen entschieden sich die Chiu Chau-Syndikate, die Nachfrage auf zwei neuen Märkten zu generieren, die Mitte der siebziger Jahre noch wenige Narkotikakonsumenten kannten. Nur vier Regionen der Welt lohnten den hohen Kostenaufwand des internationalen Heroinverkehrs: Nord-Amerika, Japan, West-Europa und Australien. Die Blockade der USA durch den «Zoll» der DEA sowie Japans verschärfte Gesetze ließen den Chiu Chau nur zwei potentielle Märkte, nämlich Europa und Australien. Beide Märkte spürten bald die Aktivitäten der Chiu Chau. Über Amsterdams chinesische Kolonie und über Australier, die in Bangkok lebten, verschifften sie ab Mitte der siebziger Jahre große Mengen Rauschmittel nach Europa und Australien.

Die Chiu Chau lernten aus ihrer Erfahrung mit amerikanischen Soldaten in Vietnam und kalkulierten, daß pulvriges Heroin Nr. 3, das geraucht wurde, auf weniger Vorbehalte in Europa stoßen würde als die intravenöse Injektion von Nr. 4. Von Malaysia aus gründeten sie Nr.-3-Fabriken entlang der thailändisch-malaiischen Grenze, die die weiterarbeitenden Nr.-4-Fabriken zwischen Thailand und Burma ergänzten, und machten Kuala Lumpur zu einem Ausgangspunkt des internationalen Rauschmittelverkehrs für den europäischen und australischen Markt. Anfang 1972 begannen die Chiu Chau mit der regelmäßigen Verschiffung nach Europa, wobei sie ihre Kuriere als geschäftsreisende Flugpassagiere tarnten. Diese wurden mit versteckten *body-packs* ausgestattet, deren Verteilung die chinesische Kolonie Amsterdams übernahm. Zwischen 1972, als zwei aus Hongkong kommende Chinesen mit sechzehn Pfund Nr.-3-Heroin in London verhaftet wurden, und dem Frühjahr 1975 wurden in Europa sechzig chinesische Heroinkuriere festgenommen (*U.S. International Relations Committee* 1975: 50–51). Die Beschlagnahmung asiatischen Heroins in Europa stieg von 10 kg 1972 auf 334 kg 1975 und 535 kg 1976. Heroinsucht, die früher als «amerikanisches Problem» angesehen wurde, begann sich schnell über Europa auszubreiten. In Holland z. B. stieg die Ziffer der Heroin-Abhängigen von 100 im Jahre 1970 auf 10 000 im Jahre 1975. «Von der Costa del Sol bis Oslo steckt Europa bis zum Hals in Heroin», kommentierte 1975 ein DEA-Agent. Ähnlich beobachtete die Polizei von Sydney, wie 1968 ein Rinnsal von Heroin in die

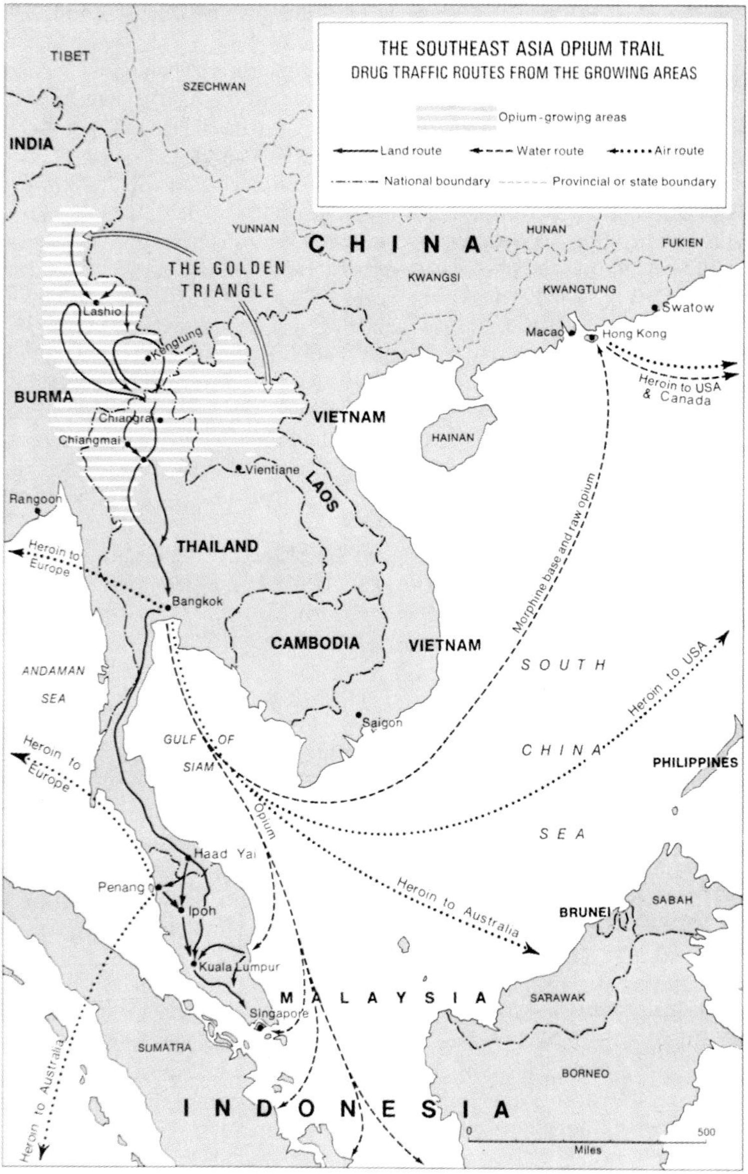
THE SOUTHEAST ASIA OPIUM TRAIL
DRUG TRAFFIC ROUTES FROM THE GROWING AREAS
Opium-growing areas
Land route
Water route
Air route
National boundary
Provincial or state boundary
TIBET
SZECHWAN
INDIA
YUNNAN
CHINA
HUNAN
FUKIEN
THE GOLDEN TRIANGLE
KWANGSI
KWANGTUNG
Swatow
Lashio
Macao
Hong Kong
Kengtung
Heroin to USA & Canada
BURMA
Chiangrai
VIETNAM
HAINAN
Chiangmai
Vientiane
LAOS
Rangoon
Morphine base and raw opium
Heroin to Europe
THAILAND
Bangkok
CAMBODIA
VIETNAM
ANDAMAN SEA
SOUTH CHINA SEA
Heroin to USA
Saigon
GULF OF SIAM
Heroin to Europe
PHILIPPINES
Opium
Haad Yai
Penang
Ipoh
Heroin to Australia
BRUNEI
SABAH
Kuala Lumpur
MALAYSIA
SARAWAK
Singapore
SUMATRA
BORNEO
Heroin to Australia
INDONESIA
0
500
Miles

Stadt einfloß, das bis 1974/75 zu einem Fluß anschwoll und schließlich 1977/78 alles überschwemmte.

Trotz steigender Opium-Exporte aus dem nahen Osten nach Europa in den späten siebziger Jahren dominierte südostasiatisches Heroin den illegalen Drogenmarkt während des ganzen Jahrzehnts. Auch wenn dessen Beschlagnahmung zwischen1976 und 1978 von 535 kg auf 397 kg sank, überragten die Quoten immer noch die 107 kg, die vom Nahen Osten kommend beschlagnahmt wurden. Von Holland und Frankreich aus belieferten die Chiu Chau die ständig wachsende Zahl von Benutzern harter Drogen. In Deutschland registrierte man eine Zunahme der Konsumenten von 25 000 im Jahr 1976 auf 34 000 1977, während die Zahl der Herointoten gleichzeitig von 334 auf 380 stieg. 1977 vermutete man in Italien 40 000 Konsumenten, die täglich Heroin nahmen, von ihnen starben 40 an einer Überdosis, während es 1975 noch 26 Herointote gab. Das Muster der Beschlagnahmungen von 1978 schien auf regionale Unterschiede in der europäischen Drogenszene hinzuweisen. Südostasiatisches Heroin bestimmte die Märkte Italiens und einer Reihe von Großstädten auf der Linie Kopenhagen–Hamburg–Frankfurt–Brüssel mit Ausschlägen nach London und Paris. Dagegen wurden die Märkte im Süden und Osten, wie Wien, München und Berlin, mit Heroin aus dem Nahen Osten versorgt (DEA February 1979; 10–11, 14–15, 20–21).

Ausblick

Trotz gemeinsamer Anstrengungen der Vereinten Nationen, der DEA und australischer und europäischer Rauschgift-Agenten in den siebziger Jahren blieb die Produktionskapazität des Goldenen Dreiecks Südostasiens ungeschwächt. Heute bedeutet der Heroinhandel in Südostasien einen wichtigen Industriezweig, er bildet ein Netz von Millionen Opiumbauern, chinesisches Überseekapital in Milliardenhöhe und systematische Korruption bei den höchsten Stellen des Militärs und der Polizei Thailands. Obwohl in mancher Hinsicht recht modern, ist die strenge ethnische Aufgabenteilung aus der Zeit der Gründung in den frühen fünfziger Jahren noch immer charakteristisch für die Region. Das Goldene Dreieck umfaßt auf einer Fläche von fast 400 000 Quadratkilometern die ausgedehnten Hochländer Burmas, Thailands und Laos entlang der chinesischen Grenze. In einem vielgestaltigen Gebiet mit scharfen Bergkämmen, weiten Ebenen und kantigen Felsen, die wie Drachen oder sonstige Fabelwesen aussehen, ist der Boden mit seinem hohen Kalkgehalt ideal für das Gedeihen des Mohns. Das ursprüngliche Dreieck dieser Gebirgsregion wurde nach dem Ausscheren von Laos aus dem Opiumhandel im Gefolge der Machtübernahme durch die Kommunisten 1975 zu einem «Goldenen Parallelogramm», was eine äußerst unromantische Bezeichnung ist. Heute wohnen dort eine Million Bergbauern, die jährlich 450 bis 1000 Tonnen Rohopium herstellen. Die Mohnpflanze wächst in Südostasien nur in den Dörfern des «Goldenen Dreiecks», die über 1000 m hoch liegen. Das macht sie zu einer idealen Einnahmequelle für dieses abgelegene Gebiet. Wie Zucker- oder Weizenpflanzer sind die Bergbewohner von Beruf Bauern, die auf Kredit arbeiten und für den Weltmarkt produzieren. Weil es an profitablen Alternativen für den Anbau in diesem rauhen Gebiet mangelt und weil sie den jährlich durchziehenden chinesischen Händlern verschuldet sind, werden die Bauern so lange Mohn anpflanzen müssen, wie in Bangkok, New York und Amsterdam eine Nachfrage nach Opiaten besteht.

Söldner aus der Privatarmee von Chan Shi-fu, einem Yünnan-Chinesen, in den burmesischen Shan-Staaten. In den sechziger Jahren benutzten sie noch Vorkriegswaffen. Das hat sich inzwischen geändert.

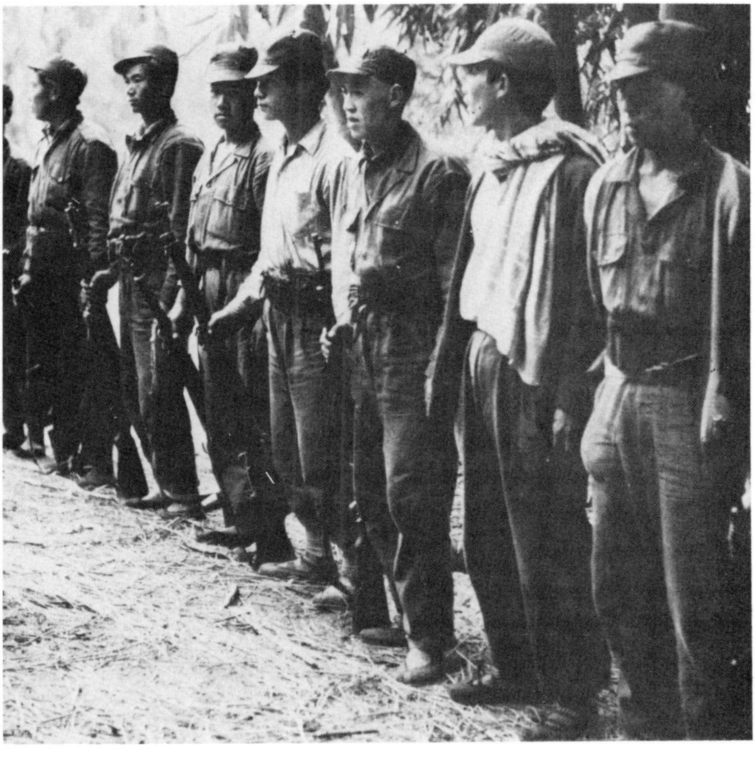

Die engagierten Pläne der Vereinten Nationen zur Änderung der Anbaugewohnheiten scheiterten kläglich am wirtschaftlichen und militärischen Einfluß der chinesischen Kaufleute und deren Kuomintang-Verbündeten. Die im Goldenen Dreieck pendelnden chinesischen Händler sorgen für die Verbindung von den Mohn anbauenden Dörfern zu den Heroinfabriken entlang der thailändisch-burmesischen Grenze. Als Nachkommen von Kaufleuten, die einst bis zum indischen Mogulreich Handel trieben, stammen die chinesischen Händler, die jährlich in die Bergdörfer kommen, um städtische Waren gegen Rohopium einzutauschen, aus der den Shan-Staaten angrenzenden Yunnan-Provinz im Südwesten von China. Die Yunnan-Chinesen machen durch ihr Schuld- und Kreditsystem in den Dörfern nicht nur diese Region zu einer wirtschaftlichen Einheit, sondern sie leiten dazu auch noch die Heroinlabors an der Grenze zwischen Thailand und Burma. Da sie in der äußersten Ecke eines weiten Reiches lebten, waren die größten Yunnan-Kaufleute der Geschichte gleichzeitig autonome Befehlshaber bewaffneter Armeen, die sie zum Schutze ihrer Handelskarawanen mobilisierten. Als die französische Kolonialregierung 1915 versuchte, den traditionellen Opiumschmuggel von Laos nach Nord-Vietnam zu stören, besetzten bewaffnete Yunnan-Händler zwei laotische Provinzen, und die Franzosen mußten 5000 Soldaten schicken, um sie zu vertreiben. Heute kommandiert der führende Yunnan-General eine Armee von 3500 Mann, bewaffnet mit M-16-Gewehren und 0,50-Kaliber-Maschinengewehren. Nach der Ernte von 1977 transportierten seine Maultierkarawanen mehr als siebzig Tonnen Opium in die Heroinfabriken des Goldenen Dreiecks, genug, um den Jahresbedarf der Drogenmärkte Amerikas und Europas zu befriedigen (*U.S. Narcotics Committee* 1978: 243–251).

Ist das Opium in den Fabriken entlang der thailändisch-burmesischen Grenze einmal zu Heroin veredelt, wird es nach Bangkok gebracht und anschließend auf den Weltmarkt exportiert. Der internationale Drogenverkehr Südostasiens wird von chinesischen Chiu Chau-Syndikaten kontrolliert. Im Gegensatz zum organisierten Verbrechen Amerikas entwickelten die Chiu Chau niemals die paramilitärische Hierarchie der Mafia, sondern scheinen nach einem Regionalprinzip zu arbeiten, das den korsischen Verbindungen in Marseille ähnelt. Trotz ihrer lockeren Organisation verfügen die Chiu Chau-Syndikate, die oft wie ein Kapitalkonsortium strukturiert sind, über bewährte Fähigkeiten für interkontinentale Schmuggelaktivitäten. Diese Syndikate bestehen aus geschickten Kaufleuten in Hongkong, Bangkok, Malaysia und Amsterdam, die ethnisch ausnahmslos Chiu Chau sind. Ihre Mitglieder, deren Vorfahren aus der südchinesischen Stadt Swatow stammten werden von der Polizei Hongkongs mit den

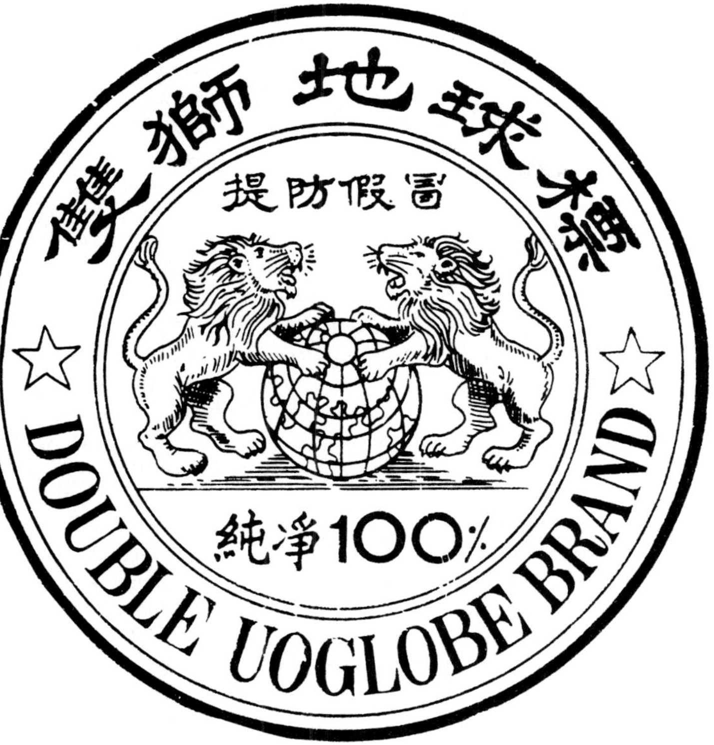

Markenzeichen auf einer Kilopackung Heroin Nr. 4, das aus einem Labor in Nord-Laos kommt. Das Labor gehört dem Chiu Chau-Syndikat. Der Oberbefehlshaber der Königlichen Laotischen Armee ist daran beteiligt. Diese Marke wurde erstmalig Ende der siebziger Jahre für die amerikanischen Soldaten in Süd-Vietnam produziert.

gleichen Worten beschrieben wie korsische und sizilianische Kriminelle in ihren Ländern: unbarmherzig, untereinander loyal und abweisend gegenüber Außenstehenden. Die Rauschmittelaktivitäten der Chiu Chau begannen Ende des letzten Jahrhunderts, als eine Gruppe von Kaufleuten aus Swatow die Erlaubnis der Regierung erhielt, im französischen Konzessionsgebiet von Shanghai Opium zu verkaufen. Während der zwanziger Jahre eröffnete das Chiu Chau-Syndikat unerlaubte Heroinfabriken in Shanghai und dominierte bald eine Rauschmittelindustrie, die zehn Millionen chinesische Süchtige versorgte. Nachdem die Chiu Chau 1949 aus Shanghai geflohen waren, errichteten sie ein Jahr darauf neue Heroinfabriken in Hongkong und beschafften sich durch Kontakte mit der großen Chiu Chau-Gemeinde in Bangkok Rohopium aus dem Goldenen Dreieck. 1970 bestimmten die fünf größten Chiu Chau-Syndikate den Heroinverkehr Hongkongs, und hatte ihre Operationen rasch auf ganz Südostasien ausgedehnt. 1980 war die Kontrolle auch dort gefestigt, und ihre Aktivitäten überzogen Amerika und Australien, besonders aber Europa wie ein Netz.

Trotz massiver internationaler Angriffe in den letzten zehn Jahren ist der Heroinhandel des Goldenen Dreiecks heute stärker und ertragreicher als je zuvor. Die eher propagandistischen Versuche zu seiner Bekämpfung in Thailand waren kaum mehr als diplomatische Gesten, und die Operationen der DEA richteten wenig gegen die Geschäfte innerhalb von Thailand aus. Sieht man den geringen Erfolg dieser und anderer Anti-Rauschmittel-Programme, so verwundert es kaum, daß die Eckpfeiler des Opiumhandels stehen blieben. Zwar verstärkten Thai und Burmesen ihre militärischen Aktionen entlang der Grenze, doch mit vorhersagbarer Regelmäßigkeit wanderten die jährlichen Opiumkarawanen nach jeder Ernte südlich über die Hochländer der Shan nach Thailand. Einzelne Heroinfabriken in den Gebirgen entlang der Grenze mußten gelegentlich ihren Standort wechseln. Es gelang ihnen aber stets, ohne offizielle Einmischung weiterzuarbeiten. Vor allem schützten die thailändischen Militärs, trotz gegenteiliger öffentlicher Behauptungen, die Heroinindustrie in jeder Phase: während des Transports, der Verarbeitung und des Exports. Die einzige bedeutende Veränderung im Opiumhandel während der letzten zehn Jahre war die Auflösung kleiner Opiumarmeen zugunsten einer Konzentration des Handels auf die einflußreichsten Personen, den Führer der Nationalchinesen General Ly Wenhuan und den alten Fürsten Chan Shi-fu.

Wichtigste Entwicklung während dieser Zeit war das Erstarken der Kommunistischen Partei Burmas zur dominierenden militärischen Kraft in den Shan-Staaten im Nordosten von Burma. Das plötzliche, unerwartete Auftauchen von Guerilla-Einheiten der Kommunistischen Partei von Burma (BCP) an der chinesisch-burmesischen Grenze löste 1970 eine Reihe von Ereignissen aus, die bis zum Ende des Jahrzehnts zu einer dramatischen Neuordnung der Opiumpolitik der Region führte. Durch den stetigen Vormarsch der Kommunisten im Westen war die Regierung von Burma gezwungen, die Militäreinheiten der Ka Kwa Ye (KKY), von denen sich viele zu Opiumarmeen entwickelt hatten, aufzulösen und damit ihre militärische Präsenz in den Shan-Staaten aufzugeben. Von größter Bedeutung war schließlich Rangoons *de-facto*-Allianz mit Thailand. Die thailändische Regierung, besorgt über das Vordringen der BCP an ihrer nördlichen Landesgrenze, beendete ihre Unterstützung der Anti-Rangoon-Guerillas und verstärkte dafür die militärische Zusammenarbeit mit Burma. Nachdem Thailand und Burma die direkte Unterstützung der kleineren Opiumarmeen aufgaben, mußten sich die vielsprachigen Guerillas für eine Seite entscheiden, entweder für die von der Volksrepublik China unterstützte und erstarkende BCP oder eine ethnisch bestimmte Rechts-Koalition von Guerillagruppen, die von Thailand unterstützt wurde. Hofften nun viele Beobachter, daß diese Ereignisse den Drogenfluß aus Burma reduzieren würden, wurde am Ende der Dekade deutlich, daß der größte Teil des Opiumhandels von den mächtigsten Opiumfürsten, General Ly und Chan Shi-fu, enteignet worden war, die auf diese Weise effizienter arbeiteten als je zuvor.

Diese Konzentration des Geschäfts fiel mit intensiven konzertierten Anstrengungen der DEA, der burmesischen Armee und der thailändischen Polizei zusammen, die an der Grenze zu einer Verlagerung der Heroinfabriken führten, ohne jedoch die Produktion oder den Handel tatsächlich zu beeinträchtigen. Aus der Verwirrung und der Schwächung der Shan-Armeen als Folge dieser Operationen ging General Ly wiederum als die überragende Figur der Heroinindustrie im Goldenen Dreieck hervor. Früher verhandelten die KMT mit einflußreichen Shan-Führern, die Mohnfelder, Karawanen und zum Teil auch Labors kontrollierten. Mit der Vertreibung aus Burma 1961 ist General Lys Einfluß auf den Opiumhandel in den Shan-Staaten etwas zurückgedrängt worden. Die Kontrolle der KMT war auf die Grenzgebiete beschränkt, aber sie reichte für General Ly aus, um den Opiumkarawanen eine schwere Steuer aufzuerlegen und die Shan zu zwingen, ihr Opium an seine Labors zu «Freundschaftspreisen» zu verkaufen. Von seiner Residenz in den Randbezirken von Chiang Mai übte er Mitte der siebziger Jahre jedoch eine wachsende Kontrolle über den Rauschmittelhandel aus, indem er nun das Opium direkt von unabhängigen chinesischen Händlern der Shan-Berge kaufte. Er organisierte eigene Karawanen aus Überresten von Rebelleneinheiten, Banditen und Soldaten, die er dafür angeheuert hatte, und spielte damit die Konkurrenz anderer Zulieferer für seine von erfahrenen Chemikern geführten Heroinlabors aus. Einst eine unerreichbare Figur, empfing General Ly jetzt Kongreßabgeordnete der USA und Journalisten, um ihnen seinen «Rückzug» aus dem Opiumgeschäft und seinen Einstieg ins Jadegeschäft zu erklären. Von der thailändischen Grenzpolizei kann man jedoch erfahren, daß General Ly längst, um seine Verstrickung zu verbergen, damit begonnen hatte, die regulären KMT-Truppen, die seine Karawanen beschützten, durch die revolutionäre Shan-Armee General Mo Hengs (SURA) zu ersetzen, die 1974/75 für diese neue Aufgabe von 1000 auf 4200 Mann verstärkt wurde. Trotz einiger Konkurrenz durch den Fürsten Chan Shi-fu, den er im Opiumkrieg 1967 bekämpft hatte, war General Ly wiederum der Mann geworden, der den Opiumhandel im Goldenen Dreieck kontrollierte.

Folgerung

Die Ereignisse der siebziger Jahre bestätigen, was wir als das Gesetz des internationalen Heroinhandels bezeichnen können: «Ein etablierter Heroinmarkt wird neue Quellen finden, wenn ihm der Zugang zu den alten abgeschnitten wird, und ein etablierter Heroinexporteur wird neue Märkte auftun, wenn ihm die alten verbaut werden.» Daß dieses Gesetz nicht verstanden und in der Rauschmittelbekämpfung der siebziger Jahre nicht angewandt wurde, verwandelte die anfänglichen «Erfolge» in große Mißerfolge mit katastrophalen Auswirkungen für Europa und Australien.

Als Folge der amerikanischen Anstrengungen der letzten zehn Jahre wuchs der weltweite Heroinhandel stark an. Quellen und Märkte wurden ausgeweitet, was die Unterbindung noch schwieriger machte. Mitte der sechziger Jahre waren Hongkong und Marseille die einzigen großen Heroinproduzenten der Welt. Zehn Jahre später gehörten Mexiko, Burma, Thailand und Malaysia dazu. Waren Mitte der sechziger Jahre die USA einziger bedeutender Absatzmarkt für Heroin mit einer steigenden Zahl von Süchtigen, kamen zehn Jahre später Europa und Australien dazu. Mit der größeren Zahl der Märkte und Verbraucher wurde das Handelsnetz immer komplexer, und die Möglichkeiten, der Verfolgung durch die Polizei zu entgehen, wurden für die Syndikate immer besser.

Durch den Versuch, die Verbindung zwischen dem Goldenen Dreieck und den USA zu zerschneiden, zwang die DEA nicht nur Europa und Australien den Heroinkonsum auf, sondern sie trug auch zur Verschlimmerung von Amerikas eigenem Drogenproblem bei, weil neue Quellen hinzukamen und die Komplexität internationaler Wege für den Schmuggel zunahm. Zum Beispiel wurde Anfang der siebziger Jahre das Heroin aus Südostasien direkt über den Pazifik in die USA verschifft, 1976 wurde es über West-Europa umgeleitet und war somit weit schwieriger aufzuspüren. In Zukunft haben die amerikanischen Heroinhändler für die Beschaffung die Wahl zwischen dem Goldenen Dreieck, Nahost und Mexiko. Die Erfahrungen der DEA waren die des Zauberlehrlings – jede Annäherung an eine Lösung hat das Problem nur verschlimmert.

Mißbrauch von Tranquilizern und Amphetaminen und ärztliche Verschreibungspraktiken

Kurt Behrends

Teils weil die Substanzen selbst als kaum gefährlich erachtet werden, teils weil ärztliche Kontrolle für hinreichend befunden wird, wird den durch steigenden Psychopharmaka-Verbrauch entstehenden sozialmedizinischen Fragen in der BRD noch zu wenig Aufmerksamkeit geschenkt. Anglo-amerikanische Studien jedoch zeigen einen sehr problematischen Zusammenhang zwischen Konsumzunahme, Pharmakoindustrie, Werbung und leichtfertigen Verschreibungs- und Verwendungspraktiken bei Ärzten und Konsumenten. Ist allgemein für die Drogenverbrauchszunahme ein Ursachenbündel von Persönlichkeit, Spezifik der Droge, sozialem Umfeld im Hinblick auf Verfügbarkeit und Stellenwert der Drogen in den Massenmedien verantwortlich zu machen, so spielt für den Psychopharmaka-Konsum die Frage der Verfügbarkeit eine hervorragende Rolle. An sich vorhandene Kontrollinstitutionen scheinen hier nicht ausreichend aktiv, und der Einfluß der Arzneimittelwerbung auf ärztliche Verschreibungspraxis und Patientengeneigtheit dürfte die Toleranzschwelle zu hoch gesetzt haben. Maßnahmen zur Eindämmung des Psychopharmaka-Mißbrauchs sind denkbar im Herstellungsbereich, bezüglich der Indikationsbreite, der Verfügbarkeitskontrolle und der Drogenerziehung.

Vorbemerkungen

Den Gefahren, die einem Konsumenten durch Mißbrauch von Tranquilizern und Amphetaminen drohen, wird in der BRD bedauerlicherweise noch zu wenig Aufmerksamkeit geschenkt, wie sowohl die geringe Zahl der wissenschaftlichen Publikationen zu diesem Thema als auch die Zurückhaltung staatlicher Stellen gegenüber diesem Problembereich zeigen. Dabei scheint die Meinung vorzuherrschen, daß es sich bei diesen Mitteln um wenig gefährliche Substanzen handelt, die – da rezeptpflichtig und meist über den Arzt bei verschiedenen Beschwerden verschrieben – gut kontrollierbar sind und selten zu mißbräuchlicher Verwendung und Abhängigkeit führen. Selbst bei Fällen mißbräuchlicher Verwendung gelten die Substanzen der Tranquilizerreihe als sicher, zumal denn auch ihre Intoxikationszustände weniger dramatisch verlaufen als Vergiftungszustände im Bereich der illegalen, sogenannten harten Drogen. Für den Amphetaminmißbrauch sind dagegen eine ganze Reihe psychotoxischer Störungen beschrieben.

Wohin eine solche liberale Einstellung führt, zeigt der Blick auf die Entwicklung des Alkoholkonsums in westlichen Industriegesellschaften. Für den jahrelang ebenfalls unterschätzten Alkoholmißbrauch gilt auf Grund der Entwicklungen der letzten Jahre, daß diese Droge inzwischen zu einem Gesundheitsproblem ersten Ranges in nahezu allen westlichen Gesellschaften geworden ist, wobei für die mit dem Alkoholmißbrauch verbundenen gesundheitspolitischen Probleme zur Zeit kaum ausreichende Lösungsmöglichkeiten bestehen.

Die staatlichen Institutionen des Gesundheitswesens interessieren sich zwar zunehmend für die Methoden der Eindämmung (Bundeszentrale für gesundheitliche Aufklärung 1975; Landesregierung NRW 1980) und bemühen sich, verbesserte Therapiemöglichkeiten dieser Abhängigkeitsgruppe zu finden, darüber hinaus gilt das Interesse jedoch eher den Kontrollmöglichkeiten illegaler Rauschdrogen, wie Heroin, LSD und Cannabis, wie aus entsprechenden Stellungnahmen (Landesregierung NRW 1980) hervorgeht. In den Berichten des Gesetzgebers, der Ärzteorganisationen und der Einrichtungen des öffentlichen Gesundheitswesens (Bayr. Staatsministerium d. Inneren 1978) ist jedoch das gesamte Problem beispielsweise der Kontrolle des Mißbrauchs von Arzneimitteln im Gegensatz zu ausländischen Stellungnahmen (Goldberg 1970; Balter/Levine 1971: 80–88; Weiss/Price 1975; Wartburg 1974) nicht ausreichend berücksichtigt. (Unter Mißbrauch wird jegliche Benutzung von Arzneimitteln zu nichtmedizinischen Zwecken verstanden.)

Dem Betrachter der gegenwärtigen Situation fällt auf, daß bezüglich der Gefährlichkeit und des Risikos für die Gesellschaft durch die illegalen Drogen scheinbar Einigkeit besteht, ebenso über die Notwendigkeit der Bekämpfung und Kontrolle, wie zum Beispiel aus zahlreichen Berichten der Polizei, der Deutschen Hauptstelle gegen die Suchtgefahren und wie aus Empfehlungen der Gesundheitsministerien hervorgeht (Landeskriminalamt NRW 1980; Deutsche Hauptstelle 1980; Landesregierung NRW 1980). Hier besteht gewissermaßen ein klares Feindbild mit entsprechenden Bekämpfungsstrategien und gesetzlichen Möglichkeiten.

Was die Gefährdung der Gesellschaft durch die psychopharmakologischen Substanzen aus der Tranquilizer- und Amphetaminreihe anbetrifft, so besteht eine auffällige Zurückhaltung, Ursachen der Verbreitung, Verfügbarkeit, Handelsformen, Verschreibungspraxis und Verbreitung durch Werbemaßnahmen zu untersuchen und zu überprüfen (Komo 1978), obwohl nach Schätzungen des Informationsdienstes der nordrhein-westfälischen Landesstelle gegen die Suchtgefahren vom Januar 1981 (Drogen-Report für NRW 1981) beispielsweise die Anzahl der Medikamentenabhängigen – zwei Drittel davon Frauen – mittlerweile auf 200 000 bis 500 000 Personen geschätzt wird und ein Fünftel der 1,5 Millionen Alkoholkranken gleichzeitig auch einen Medikamentenmißbrauch betreibt – sogenannte Mißbrauchsverlagerung – und darüber hinaus zahlreiche Heroinabhängige Ersatzstoffe wie Valium (Diazepam), Mandrax (Methaqualon) und Medinox (Secobarbitural) mißbräuchlich verwenden, worauf zum Beispiel Meyer (1981: 75–78) und andere verweisen.

Nichtbeachtung und Verschreibungspraktiken – eine der Ursachen des zunehmenden Mißbrauchverhaltens – führt den Juristen Komo (1978) zu der Formulierung «verordnete Intoxikation», und er sieht bezüglich der Eingrenzung des Gefahrenpotentials von Psychopharmaka, die auf dem Markt sind, das Strafrecht als zuständig an. Ob mit strafrechtlichen Maßnahmen gegenüber der Anbieterseite dem zunehmenden Mißbrauch beizukommen ist, muß bezweifelt werden, da diese Maßnahmen rigide und einseitig lediglich den Faktor des Verfügbarmachens beeinflussen können, jedoch nicht die Seite der Nachfragegruppe. Dieser Problembereich wird abschließend noch ausführlich behandelt.

Verbreitung von Tranquilizern

Zahlreiche anglo-amerikanische Studien (Übersicht bei Weise/Price 1975; Cooperstock 1974) zeigen die verhängnisvollen Beziehungen zwischen profitorientierter Pharmakoindustrie, umsatzorientierter Werbung, leichtfertigen Verschreibungspraktiken durch Ärzte und Konsumententyp beziehungsweise Konsumverhalten auf, wobei insbesondere als mißbrauchte Substanzen die Stoffgruppen Diazepam (Valium) und Chlordiazepoxyd (Librium) zu nennen sind. Wenn auch genaue Zahlen über den Konsum in der BRD nicht vorliegen und genaue Zahlen über den Stellenwert der Verbreitung gewohnheitsmäßigen beziehungsweise suchtmäßigen Konsums von Tranquilizern aus anderen Ländern auf die Verhältnisse der BRD nicht einfach zu übertragen sind, so besteht doch nach Auffassung aller Experten über die zunehmende Verbreitung dieser Substanzen kein Zweifel (Friedrich/Mahn/Rosenbrok 1977; Schicke 1976; Wartburg 1974). So sagt Schicke (1976), daß allgemein nach einer Dekade von 1960 bis 1970, die vorwiegend durch einen Antibiotikaverbrauch gekennzeichnet gewesen sei, es nunmehr so scheine, daß ab 1970 die Nutzung der Psychopharmaka im Vordergrund stehe und daß nach Untersuchungen über die Verschreibungsfrequenz in den USA die Tranquilizer bereits an der zweiten Stelle aller verschriebenen Arzneimittel stehen. Für den Bereich der Psychiatrie ist eine Feststellung von Keup (1980) wichtig, der in einer letzten Statistik der Deutschen Hauptstelle gegen die Suchtgefahren davon spricht, daß beispielsweise 60 von 177 Drogenabhängigen (= 36,7 %) zur Zeit der Befragung auch Tranquilizer einnahmen in der Reihenfolge: Valium, Librium.

Daß dieses Problem nicht neu ist, lehrt die Thematik des 5. *World Congress of Psychiatry* 1971 (Balter/Levine 1971: 80–88), der sich bereits damals mit den als bedrohlich empfundenen Verschreibungspraktiken von Tranquilizern und *anti-anxiety drugs* auseinandersetzte, nachdem Überprüfungen ergeben hatten, daß bereits damals 214 Millionen Verschreibungen (= 17 % aller Rezepte) in den USA auf Psychopharmaka entfallen waren und innerhalb dieser Gruppe mit 38 % die psychotherapeutische Verschreibung von Diazepam (Valium), Chlordiazepoxyd (Librium) neben Mitteln aus der Meprobamatreihe vertreten war.

Verschreiber waren an erster Stelle praktische Ärzte mit 40 %, Internisten mit 18 %, Psychiater und Neurologen mit 17 %, gefolgt von Orthopäden mit 10 %. Verschreibungen für Frauen lagen dabei doppelt so hoch wie die für Männer; die wesentliche Altersgruppe umfaßte die 30- bis 49jährigen. Untersuchungen in Großbritannien (Cooperstock 1973) bestätigten ähnliche Trends, nämlich daß innerhalb eines Zeitraums von wenigen Jahren (1965–1971) der Anteil der Verschreibungen von Tranquilizern von 28,4 % auf 38,4 % angestiegen war. Innerhalb der Tranquilizergruppe nahmen dabei die Handelspräparate Valium und Librium 63 % aller Tranquilizerverschreibungen ein. Nur 3 von 104 psychisch abhängigen Patienten hatten dabei ihr Mittel nicht durch einen Arzt verschrieben bekommen. Auch der Weltärztetag 1975 empfahl Ärzten größtmögliche Zurückhaltung bei der Verschreibung von Psychopharmaka, unter Berücksichtigung der möglichen Gefahren der Fehlanwendung und des Mißbrauchs, ohne daß diese Empfehlung anscheinend eine große Wirkung gehabt hat.

Welche Kostendimension dieses Problem angenommen hat, ist aus einer englischen Studie (*Chlordiazepoxide and Diazepam Prices* 1974: 876) ersichtlich, die mitteilt, daß im Jahr 1974 für annähernd 22 Millionen Verschreibungen von Tranquilizern umgerechnet 11 Millionen Pfund hatten aufgebracht werden müssen. Den hohen Stellenwert der Tranquilizer Valium, Librium und Adumbran konnten auch Untersucher in der BRD, wie Friedrich und andere (Friedrich/Mahn/Rosenbrok 1977) feststellen, indem sie nachwiesen, daß diese Tranquilizer mittlerweile den höchsten Umsatzanteil im Verkauf öffentlicher Apotheken in der BRD stellten. Wenn bis 1973 das diazepamhaltige

Valium also umsatzstärkstes Präparat mit 48,1 Millionen D-Mark war, dann wundert es nicht, wenn Untersucher wie Herud und Nickolei (Herud/Nickolei/Schmidtobreick 1975: 56–61) in einem Klientel von Suchtberatungsstellen in Hamburg feststellten, daß eben diese Mittel – Valium neben Librium und Adumbran – sich an der Spitze der häufigsten Nennungen fanden. Stimulanzien waren übrigens hier an 26. Stelle (Eatan) beziehungsweise auf dem 32. Rang (Captagon) anzutreffen. Amerikanische Untersuchungen (z. B. *National Institute of Drug Abuse* 1977) zeigen ähnliche Trends, wonach in diesem Jahr Amphetamine an 30. Stelle von behandlungsbedürftigen Intoxikationszuständen rangierten.

In der obengenannten Hamburger Studie wurde besonders darauf verwiesen, daß 40 % der Konsumenten gleichzeitig andere Beruhigungsmittel – so Hypnotika – und 65 % gleichzeitig Arzneimittel zusammen mit Alkohol einnahmen.

Es fällt auf, daß trotz der Hinweise auf die Gefährlichkeit hier das sozialmedizinische Problem, das durch diese Mittel verursacht wird, kaum zur Kenntnis genommen wird. So weisen Komo u. a. (Komo 1978; Schicke 1976) darauf hin, daß bei dem modernen Massenkonsum von Psychopharmaka die irreparablen Folgen möglicherweise erst in der Zukunft sichtbar würden. Auch daß durch Nebenwirkungen dieser Substanzen Leistungsausfälle bestimmter psychophysischer Bereiche verursacht werden, ist wenig bekannt. So betont Klein (1975: 642–690), daß neben Gleichgewichtsstörungen, Bewußtseinsstörungen und Störungen der Auffassung und der Konzentration, des Kombinationsvermögens, der Reaktionsgeschwindigkeit neben Ausfällen der motorischen Koordination auftreten können, bei gesteigerter Ermüdbarkeit und vermindertem Antrieb, was für die Verkehrstauglichkeit von Bedeutung ist. Der muskelerschlaffenden Wirkung des Diazepam z. B. kommt hier eine besondere Bedeutung zu.

Was die verkehrsmedizinische Bedeutung der Stimulanzien angeht, so beruht die Gefahr dieser Mittel im Erleben des Gefühls gesteigerter Leistungsfähigkeit, kritikloser Euphorie, die wiederum die Risikobereitschaft heraufsetzt. Darüber hinaus wird bei Fehlen des Ermüdungsgefühles die subjektive Leistungsgrenze häufig überschritten. Eine erhöhte Unfallhäufigkeit ist speziell bei den Beeinträchtigungen der Vigilanz und der psychomotorischen Fähigkeiten gegeben. Auf die erhöhte Suizidgefährdung von emotional labilen Personen, die häufig gleichzeitig Tranquilizer mißbrauchen, wird später noch eingegangen.

Die verschriebenen Substanzen und ihre Bedeutung

Bevor nun die verschiedenen Einflußfaktoren, die zur Verbreitung des Konsums beitragen, dargestellt werden, sollen die beiden Hauptstoffgruppen kurz vorgestellt werden.

1. Was ist ein Tranquilizer – auch Minortranquilizer genannt?

Tranquilizer sind psychotrop wirkende Mittel, die vor allem angstlösend, entspannend, psychovegetativ stabilisierend und schlafauslösend wirken. Angstlösende Mittel dieser Gruppe sind zum Beispiel die sogenannten Benzodiazepinderivate mit den Handelsnamen: Valium, Librium, Adumbran, Lexotanil, Frisium, Tranxilium, Tavor, Lobrium, Praxiten, Demitrin, sowie Propandiolderivate mit den Handelsnamen: Cyrpon, Miltaun, Aneural. Schlafinduzierende Tranquilizer aus der Benzodiazepinreihe sind: Mogadan, Dalmadorm, Rohypnol (Handelsnamen). Andere Substanzen aus der Diphenylmethanreihe sind Atarax, Masmoran. Therapeutische Dosen reduzieren emotionale Reaktionen und schaffen eine bessere psychische Ausgeglichenheit, indem Angst und Spannung sowie Agitation beseitigt werden. Kurzzeiteffekte nach einer Einzeldosis verschwinden dabei meist innerhalb weniger Stunden oder Tage. Verbunden mit höheren Dosierungen sind jedoch leichte Beeinträchtigungen der Aufmerksamkeit, des Reaktionsvermögens und der koordinativen Fähigkeiten. Gerade die psychophysischen Leistungen sind aber, z. B. für die Führung eines Kraftfahrzeuges, von besonderer Bedeutung.

Bei noch höheren Dosen kommt es zu muskulären Koordinationsstörungen, zu Benommenheit und, bei bestimmten Personen, bei längerem Mißbrauch auch zur Abhängigkeit. Toxische Effekte werden selten berichtet und sind dann meist in Zusammenhang mit Alkoholgenuß und dem Genuß anderer Drogen aufgetreten. Dosen bis zu 2,25 Gramm wurden überlebt (Levitt 1975: 141–144). Dabei handelt es sich häufig um Suizidversuche. Nach Untersuchungen von Kreitmann (1980: 131 bis 138) betreffen ca. 90 % der Parasuizidfälle, die in klinischen Zentren behandelt worden sind, medikamentöse Überdosierungen. Die Wahl des Medikamentes hängt dabei von Verschreibungsgewohnheiten niedergelassener Ärzte ab, und der Untersucher weist darauf hin, daß Barbiturate seltener geworden und neuere Typen von psychotropen Medikamenten an ihre Stelle getreten seien. Medikamente ohne ärztliches Rezept waren hierfür nur zu 15 bis 20 % verantwortlich, was auf die spezifische Rolle des verschreibenden Arztes hinweist. Die hohe Verfügbarkeit pharmazeutischer Produkte, das angewachsene soziale Akzeptiertwerden dieser Mittel sind neben zunehmendem Streß und autodestruktiven Verhaltenstendenzen von Personen maßgeblich für die Zunahme der Selbstmordfälle in der westlichen Welt (Cuskey 1972).

2. Was die zweite Gruppe, die Stimulanzien angeht, so zählen hierzu als Hauptvertreter die Amphetamine sowie die amphetaminähnlichen Präparate, wie Methylphenidat (Ritalin) und Phenmetrazin (Preludin). Auch zählen zu den Stimulanzien Koffein und Nikotin, die jedoch hier nicht besonders berücksichtigt werden sollen. Die Hauptcharakteristika dieser Stoffgruppen liegen in der Aktivitätserhöhung, in der allgemeinen zentralen Erregung, in der Schlafunterdrückung und in der Appetithemmung. Die Abhängigkeit vom Amphetamintyp ist gekennzeichnet durch das Verlangen oder das Bedürfnis, die Droge ständig weiter zu konsumieren, durch die Zufuhr steigender Mengen, um stärker anregende oder euphorisierende Wirkungen zu erzielen oder um Depressionen und Erschöpfung wirksamer bekämpfen zu können. Dabei entsteht eine gewisse Toleranz. Das Fehlen der körperlichen Abhängigkeit wird bei den amphetaminhaltigen Mitteln betont. Die ausgeprägte Toleranzfähigkeit kann jedoch dazu führen, daß nach schwedischen Untersuchern (Cronholm/Ekman/Mertens 1975) Dosissteigerungen über das Hundertfache der therapeutischen Dosen erfolgen. Im Gegensatz zu den Tranquilizern ist die psychische Abhängigkeit für diesen Typ sehr hoch, und es kommt zu schweren toxischen Störungen bei entsprechendem Mißbrauchsverhalten. So können bei erheblichem Mißbrauch paranoide, schizophrenieartige Psychosen mit akustischen Halluzinationen, Angst- und Furchtreaktionen mit Aggressionen auftreten. Ein anderer Intoxikationszustand betrifft stereotype Verhaltensstörungen, die aus zwanghaft wiederholten, repetitiven Handlungen bestehen und die über Stunden und Tage auftreten können. Erregungszustände mit Anstieg des Blutdrucks, Herzbeschleunigung und Temperaturerhöhung, Schweißbildung und Pupillenerweiterung und motorische Unruhe sind häufig bei geringeren Dosen beobachtet worden. In einer Untersuchung aus Stockholm (Gunne 1972) sind auch Todesfälle beschrieben, die teils im Zusammenhang mit Einnahme von Barbituraten und Benzodiazepinen und auch Alkohol standen. Von Drogenkonsumenten in der BRD werden aus dieser Stoffgruppe folgende Präparate verwendet: AN 1 (Amphetaminil), Tradon (Pemolin), Catovit (Prolintan), Percoffedrinol (Ephedrin), Rosimon (Morazon), Captagon (Fenetyllin), Preludin (Phenmetrazin), Elastonon/Benzedrin (Amphetamin), Ritalin (Methylphenidat), Pervitin (Methamphetamin) und andere Weckaminabkömmlinge einschließlich Schlankheitsmittel, wie Regenon (Amfepramon) und das Mirapront (Phentermin) (Steinbrecher 1975; Waldmann/Zander 1973). Über die Gefährlichkeit von Appetithemmern z. B. aus der Ephedrinreihe liegen nur wenige Untersuchungen vor (Renfordt/Writz 1980: 691–693; Steinbrecher 1975).

Ursachen zunehmender Verbreitung

Im folgenden soll auf die speziellen Faktoren eingegangen werden, die für die Verbreitung dieser Drogen maßgeblich sind.

In dem von Goldberg (1970) entwickelten Schema sind für den Drogenmißbrauch folgende Faktoren, die sich untereinander beeinflussen, ausschlaggebend:

a) die Person und ihre Charakteristika,
b) die spezielle Droge mit ihrem Suchtpotential und ihren toxischen Wirkungen und
c) das soziale Umfeld mit den Faktoren Einstellung, Verfügbarkeit, Stellenwert in den Massenmedien, Risiko für öffentliche Gesundheit, etc.

Speziell bei der Entstehung von Arzneimittelmißbrauch ist, wie im folgenden aufgezeigt wird, dem dritten Faktor – dem sozialen Umfeld – mit seinen gesellschaftlichen Einstellungen eine ganz besondere Einwirkungsgröße beizumessen, da sowohl für die positive Einstellung zur Benutzung von Psychopharmaka als auch für die Herstellung und Verbreitung hier nicht illegale Organisationen verantwortlich sind, sondern eindeutig die Psychopharmakoindustrie, das Apothekenwesen und die Ärzteschaft. Von den auf Umsatz bedachten Psychopharmakoindustrien werden große Mengen, möglicherweise über den medizinischen Bedarf hinausgehend, produziert; dieselben werden mit spezieller Werbung an den Arzt gebracht, wo sie dann verschrieben und über die Apotheker an den Konsumenten gelangen. Das heißt, daß in diesem Sinne eigentlich ein gut kontrollierbarer Verteilermarkt gegeben wäre, genaue Untersuchungen über die einzelnen ineinander verflochtenen Strategien der Beteiligten sind jedoch kaum bekannt (Lande 1970; Wartburg 1974; Friedrich/Mahn/Rosenbrok 1977).

Die Erhältlichkeit von Arzneimitteln mit Mißbrauchspotential zu kontrollieren und gegebenenfalls zu beschränken, gilt als eine wirksame Form von Präventivmedizin, der nach Auffassung vieler namhafter Suchtforscher (Cameron 1970; Wartburg 1974) Vorrang gebührt. Dies beruht darauf, daß ohne Verringerung der Verfügbarkeit kaum wirksame Bekämpfung von Drogenmißbrauch möglich ist. Von verschiedenen Untersuchern ist darauf verwiesen worden, daß Schwierigkeiten im Erlangen einer Droge ein wirksames Hemmnis für bestehenden oder möglichen Mißbrauch darstellt, beziehungsweise daß die Verfügbarkeit geradezu eine Ermunterung zum Mißbrauch bilden kann. Mögliche Kontrollinstanzen für Apotheker und Ärzte bestehen in diesem Lande in Form von Gesundheitsämtern und Ärztekammern, denen unter anderem – laut gesetzlichem Auftrag – die Überwachung von Apothekenwesen und Verschreibungspraxis obliegt. Mangels professioneller Ausstattung sind jedoch diese Institutionen nicht in der Lage, hier eine wirksame Kontrolle auszuüben. Die fehlende personelle Ausstattung in Gesundheitsämtern hat mittlerweile bedenkliche Formen angenommen. Das Tolerieren dieses Zustandes muß als mangelndes Problembewußtsein staatlicher Aufsichtsstellen gedeutet werden.

Der verschreibende Arzt und die Arzneimittelwerbung

Da die hier aufgeführten Arzneimittel im Bereich der Tranquilizerreihe – Valium, Librium, Adumbran – sowie die amphetaminhaltigen Substanzen rezeptpflichtig sind und somit überwiegend über den Arzt verschrieben werden – ein illegaler Markt besteht lediglich für Amphetamine –, kommt seiner Person eine Hauptschlüsselstellung zu. Ebenso wird der Apotheker bei freiverkäuflichen, zum Beispiel bromhaltigen Mitteln eine wesentliche Rolle spielen. Daß alle Ärzte und Apotheker der Beratungspflicht bei der Verordnung entsprechender Mittel nachkommen, muß bezweifelt werden. Da die Pharmakoindustrie auf der anderen Seite hohe Summen für spezielle Werbemaßnahmen, wie Werbung in ärztlichen Zeitschriften und für Werbung bei Ärzten, ausgibt, beruht hierin ebenfalls ein Beeinflussungsfaktor des Marktes, der meist unterschätzt wird. Inzwischen ist es, worauf Schicke (1976) hinweist, zwischen Arzt auf der einen und dem Patienten auf der anderen Seite zu einem entsprechend hohen Verschreibungserwarten gekommen, das, wenn es seitens des Patienten enttäuscht wird, einer Selbstmedikation Vorschub leisten dürfte. Den Patienten besser zu informieren und auf mögliche Nebenwirkungen hinzuweisen, ist eine Pflichtaufgabe. Ein weiterer schwer zu kontrollierender Einflußfaktor in der Arzt-Patienten-Beziehung stellt das Befolgungsverhalten des Patienten dar. Insbesondere bei kontinuierlicher Verabfolgung von Mitteln z. B. bei chronischen Beschwerden ist eine genaue Nachüberprüfung bei erneuter Verschreibung eines Psychopharmakons erforderlich.

Was die Informationen über das Arzneimittel betrifft, so fällt in bezug auf die Pharmakowerbung auf, daß bei der Arzneimittelwerbung von Tranquilizern in Fachzeitschriften häufig nichtmedizinische Indikationen vorrangig angepriesen werden. So heißt es zum Beispiel bei der Werbung für einen Tranquilizer: Sorgt für Distanz, Distanz zum psychischen Konflikt . . . Angstbereitschaft wird gebremst (Präparat Tavor) (Tongue 1974: 169–172).

In einer Anzeige für Praxiten forte (Oxazepam) heißt es in zwölf Sprachen: Gute Nacht . . . mit Praxiten induziert man den, dem natürlichen gleichwertigen Schlaf . . . Im Kleindruck wird dann ausgeführt: bei Phobien, Aufsässigkeit und anderem.

Bezeichnend ist also neben der zunächst allgemeinen Indikation die Indikationsbreite vieler Präparate. Bei der Werbung für das Arzneimittel Lexotanil (Bromazepam) wird beschrieben: Aufwind für die Psyche – Anxiolyse, Entspannung, Beruhigung, Stimmungsaufhellung, Antriebsförderung, Kontaktverbesserung.

Die Valiumwerbung beginnt mit: Wenn es wirklich darauf ankommt . . . Weiter heißt es: die Situation schnell und mit geringstmöglichem Risiko zu beherrschen, Konsensus: schwer zu übertreffen . . . Erst im millimeterkleinen Kleindruck, auf blauem Papier und kaum zu lesen, findet sich der bagatellisierende Hinweis: Das Reaktionsvermögen kann beeinflußt werden.

Daß die Präparate ein mögliches Mißbrauchspotential enthalten, wird in diesen Anzeigen nicht erwähnt. Was den Konsumententyp angeht, so konnten britische Untersucher zeigen, daß die Patientenschaft, der praktische Ärzte solche Mittel verschreiben, zum größten Teil aus Frauen besteht, die sehr vage Beschwerden und emotionale Störungen schilderten. Ihnen werden dann vorrangig psychotrope Mittel verschrieben. Die Frage stellt sich, ob nicht gerade ein Patiententyp, der diese Verhaltensmerkmale aufweist, zum einen eher einmal eine Gesprächstherapie benötigt und zum anderen, ob nicht gerade dieser Typ auf Grund seiner emotionalen Labilität einen Risikotyp für späteres Mißbrauchsverhalten und süchtige Entgleisung darstellt. Die Arzneimittelwerbung ist also indirekt zu einem ganz wesentlichen Teil mit dafür verantwortlich zu machen, daß Psychodrogen positiv sozial akzeptiert werden. Sie werden schon deswegen von Ärzten bereitwillig verschrieben, weil insbesondere die Indikationsliste den Eindruck erweckt, daß Tranquilizer anscheinend für die eigentlich «nichtkranken», nur symptomorientierten, ohne feste Diagnose erscheinenden Praxisbesucher therapeutisch einzusetzen sind. Bekanntlich wird für viele «vegetative» Störungen, für die keine eindeutige diagnostische Zuordnung zu erreichen ist, sehr gerne ein Tranquilizer verschrieben (Cooperstock 1973). Wenn es auch nur in bestimmten Fällen zu der Entwicklung einer längeren erheblichen Abhängigkeit kommt, wobei dies vorwiegend bei Frauen und in jüngerer Zeit bei Jugendlichen nachgewiesen ist, kann man davon ausgehen, daß die Mittel bei längerem Gebrauch hinsichtlich der Nebenwirkungen als bedenklich anzusehen sind, und daß auch eine nur vorübergehende Beeinträchtigung psychischer und physischer Leistungen nicht auszuschließen ist.

Das Gefährdungspotential dieser Mittel hat aufgrund epidemiologischer Untersuchungen aus den USA eher zugenommen, wenn berücksichtigt wird, daß einerseits bereits 1973, also zu einem Zeitpunkt, als der Umsatz das Ausmaß der späten siebziger Jahre noch nicht erreicht hatte, Diazepam (Valium) an erster Stelle aller Vergiftungsfälle stand, die in kanadischen Kliniken erfaßt wurden. Besonders unterstrichen wird dieser Trend, wenn nach Ermittlungen der NIDA (*National Institute of Drug Abuse* 1977), die ein spezielles *drug abuse warning-network-system* entwickelte, welches standardisiert die Häufigkeit des Auftretens von Drogenintoxikationen in verschiedenen Städten der USA monatlich abruft, festgestellt werden konnte, daß 1976 Valium an erster Stelle stand, gefolgt von Alkohol in Kombination mit anderen Drogen.

Hierzulande gibt es leider noch keine standardisierten Erfassungsmethoden, die über den Stand und die Verbreitung von Tranquilizerintoxikationen, sei es in Verbindung mit anderen Mitteln, sei es in Verbindung mit Alkohol, Auskunft geben können (Kreuzer 1979: 97 ff.). Bei geschätzten 200 000 bis 400 000 Abhängigen ist jedoch dieses Desinteresse öffentlicher Stellen nicht länger zu verstehen.

Was den Amphetaminbereich betrifft, so ist in diesem Zusammenhang festzustellen, daß vorwiegend in der jugendlichen Drogensubkultur eine höhere Verbreitung von Amphetaminmißbrauch festgestellt werden konnte, wobei es sich hierbei häufig um politoxikomane Mißbrauchstypen handelte. Auf der anderen Seite stellt der ausschließlich amphetaminmißbrauchende Patient eher einen selteneren Typus dar. Was die Rolle der Arzneimittelwerbung in bezug auf den Stimulanzienmißbrauch angeht, so ist nach den hier vorliegenden Erkenntnissen der Einfluß der Medien als gering anzusehen. Hierbei ist außerdem zu berücksichtigen, daß neben legal hergestellten auch illegal hergestellte Substanzen auf dem europäischen Markt gehandelt werden.

Nach den negativen Erfahrungen in Schweden, wo der Mißbrauch synthetischer Zentralstimulanzien das verbreitetste Mißbrauchsmuster der späten sechziger Jahre darstellte (Cronholm/Ekman/Mertens 1975; Gunne 1972), führte dies z. B. dazu, daß ab Juli 1968 keines der amphetaminhaltigen Mittel mehr als Arzneimittel registriert wurde, und daß nur auf Antrag an das Arzneimittelbüro der Sozialbehörde ein Arzt, nach besonderer Prüfung, eine Lizenz für die Verschreibung begrenzter Mengen von Zentralstimulanzien erhielt. Im Vergleich hierzu erstaunt die Sorglosigkeit, mit der hierzulande die Verfügbarkeit entsprechender Mittel, wenn auch rezeptpflichtig, betrieben wird. Daß diese Mittel (Herud/Nickolei/Schmidtobreick 1975: 56–61) einen niedrigen Stellenwert im Mißbrauchspotential haben, kann keine Beruhigung sein. In den USA ist versucht worden, durch Empfehlungen der *Food and Drug Administration* den Amphetaminmißbrauch zu senken; so wurde z. B. vorgeschlagen, die Amphetamine aus der Indikationsliste für die Fettsuchtbehandlung zu streichen. In Großbritannien wurden die Indikationskriterien verschärft; so gilt die Verwendung von amphetaminhaltigen Substanzen nur noch bei der Behandlung von Narkolepsie, bei hypokinetischen Syndromen bei Kindern für vertretbar, und bei Verwendung des Mittels über 30 Tage hinaus wurde die Konsultation eines zweiten Spezialisten für notwendig erachtet. Erreicht werden konnte, daß binnen eines Jahres die Verschreibungshäufigkeit um 90 % gesenkt wurde (Cooperstock 1973).

Notwendigkeit gesetzgeberischer Kontrollmaßnahmen

Ob gesetzgeberische Aktivitäten in jedem Fall von Drogenmißbrauch vonnöten sind, ist zu bezweifeln, denn nach Cameron und Lande (Cameron 1970; Lande 1970) wird dies nur erforderlich, wenn schwerwiegende Wirkungen für das Individuum und Sekundärfolgen für die Gesellschaft zu erwarten sind. Unter Berücksichtigung der dargestellten Verbreitung der hier abgehandelten Substanzen ist jedoch davon auszugehen, daß mittlerweile eine gesundheitspolitische Situation erreicht ist, in der möglicherweise die Nachteile überwiegen. Die hohe Anzahl der Medikamentenabhängigen, die hierdurch hohen Kosten in der sozialen Krankenversicherung, die Zahl der Suizidversuche und der Suizidtoten, die steigende Zahl der intoxizierten Verkehrsteilnehmer machen erforderlich, daß neue Strategien zur Eindämmung des Mißbrauchs überlegt werden. Da mit einer freiwilligen Selbstkontrolle über die Produktion des erforderlichen medizinischen Bedarfs nicht allein gerechnet werden kann, müssen auch andere Ansätze überlegt werden. Den verschiedenen Gesichtspunkten entsprechend sind daher mehrgleisige Vorgehensweisen notwendig.

Denkbar wären:

1. Einblick in die Herstellung zu erhalten, um festzustellen, in welchen Mengen diese Mittel überhaupt produziert werden, das heißt festzustellen, ob der entsprechende wirkliche medizinische Bedarf nicht überschritten wird. Eine Steuerung des Angebotes wäre speziell auch deswegen notwendig, da es zwischenzeitlich auch umgekehrt zu einem Export von Arzneimitteln zu mißbräuchlicher Verwendung in die Herstellungsländer von illegalen Drogen gekommen ist (zum Beispiel Amphetaminmißbrauch in Thailand an vierter Stelle, Mandraxmißbrauch in Nigeria).
2. Für die mit höherem Mißbrauchspotential ausgestatteten Mittel wäre zu überlegen, ob nicht hier auch eine strengere Indikationsbreite festgelegt werden muß. Dies gilt für amphetaminhaltige Präparate oder amphetaminähnliche Substanzen ebenso wie für Tranquilizer.
3. Eine Kontrolle der Verfügbarkeit umfaßt auch eine Untersuchung der Verschreibungspraktiken niedergelassener Ärzte, wobei der Aufklärung dieser Ärzte in Fortbildungsveranstaltungen ein Hauptaugen-

merk zukommt. Darüber hinaus müssen Kontrollen an Apotheken erfolgen, um umsatzorientierten Einstellungen vorzubeugen. Weiterhin ist – worauf Schicke (1976) hinweist – zu überlegen, ob nicht die bisherige Form der Arzneimittelwerbung eher durch einen unabhängigen wissenschaftlichen Informationsdienst erfolgen sollte, der exakte Informationen auch für die Bereiche Psychotoxizität, Nebenwirkungen, Mißbrauchspotential enthält.

4. Es wäre beim zukünftigen Verbraucher (Drogenkonsument) eine frühe Drogenerziehung erforderlich, wie sie insbesondere von britischen und anglo-amerikanischen Untersuchern, wie zum Beispiel Globetti (1975: 93–122) und anderen vorgeschlagen wird. Hierbei wird bereits auf Schulebene – im 6. bis 8. Lebensalter – eine entsprechende Schulung über die Gefahren und Nebenwirkungen von Substanzen aller Art gefordert.

Das Problem läßt sich mit Sicherheit nicht nur auf dem Boden strafrechtlicher Überlegungen stellen, wie es Komo versucht, denn hiermit allein dürfte der Massenkonsum von Tranquilizern nicht einzugrenzen sein.

Nur die von vielen Seiten gleichzeitig unternommenen Anstrengungen können bei der multifaktoriellen Bedingtheit des Mißbrauchsverhaltens zukünftig bei der Eindämmung des Problems wirkungsvoll sein.

Entwicklungsstadien beim Drogengebrauch Jugendlicher*

DENISE B. KANDEL

Verschiedene Reihenuntersuchungen an unterschiedlichen Stichproben haben für den Drogengebrauch von Jugendlichen in den USA eine bestimmte Abfolge erkennen lassen. Bier und Wein werden zuerst konsumiert, Tabak und Spirituosen stehen dann an zweiter Stelle. Zum Konsum von Marihuana kommt es selten, wenn dem nicht Konsum von Spirituosen, Tabak oder beidem vorausgegangen ist. Ähnlich werden meistens erst dann andere illegale Drogen konsumiert, wenn vorher Marihuana geraucht wurde. Diese konstatierte Phasenentwicklung im Drogengebrauch wird auf die jweiligen sozialen Konstellationen hin untersucht, die sie bedingen. Es ergibt sich daraus, daß nicht pharmakologische Eigenarten einer Droge zum Konsum einer anderen – härteren – führen, sondern daß soziale Einflüsse von Eltern und Gleichaltrigen den jeweiligen Konsum bzw. Nichtkonsum entscheidend beeinflussen.

Einführung

Bei einer Anzahl menschlicher Eigenschaften, die im Zusammenhang mit kognitiven, psychologischen und physiologischen Funktionen stehen, konnte gezeigt werden, daß sie in ihrer Entwicklung einer klar umrissenen Abfolge unterliegen. Zu den bekanntesten Theorien über Entwicklungsstadien gehören die hierarchische Theorie kognitiver Strukturen von Piaget (1954) und die damit verwandte Theorie Kohlbergs (1973) über moralisches Verhalten. Das Auftreten verschiedener Stadien ist als Ergebnis biologischen Reifens, das der genetischen Kontrolle unterliegt, postuliert worden, oder auch als Interaktion des biologischen Organismus mit der Umwelt – physisch, sozial und kulturell.

Ich möchte die Auffassung vertreten, daß kulturell bestimmte Entwicklungsstadien sich im Zusammenhang mit Drogenverhalten beobachten lassen. Allerdings möchte ich damit keine formale große Theorie des Drogengebrauchs vorbringen, sondern vielmehr einen Rahmen geben, zu dem noch spezifische Theorien über den Beginn, die Progression und die Regression beim Drogenverhalten entwickelt werden müssen.

Zu den mißbrauchten Substanzen gehören nicht nur die illegalen Drogen, sondern auch solche wie Tabak und Alkohol, die gewöhnlich zur Entspannung genommen werden, ebenso die vom Arzt verschriebenen psychoaktivierenden Drogen wie Stimulanzia und leichtere Tranquilizer. Bis vor kurzem war die wissenschaftliche Erforschung von Mustern im Gebrauch von Drogen, die gleichzeitig oder in zeitlicher Abfolge nacheinander eingenommen werden, auf illegale Drogen beschränkt. Retrospektive Studien zur Drogengeschichte Heroin-Abhängiger, die gezeigt haben, daß alle Betroffenen auch Marihuana konsumiert hatten, waren der Anlaß für die kontroverse «Stufentheorie» (*stepping stone theory*) der Drogenabhängigkeit, nach der der Konsum von Marihuana unvermeidbar zu dem Konsum härterer Drogen, besonders Heroin führt. Die Theorie ist problematisch (Goode 1972, 1974), und bis auf einige Ausnahmefälle (s. O'Donnell/Clayton 1978) wird sie heute nur noch von wenigen Forschern akzeptiert.

Jedoch lassen Studien über Drogengebrauchsmuster bei verschiedenen Gruppen Jugendlicher vermuten, daß es heutzutage in den Vereinigten Staaten klar umrissene Stadien und Abfolgen bei den Drogengebrauchsmustern gibt und daß die sogenannten legalen Drogen, wie Alkohol und Tabak, als integraler und entscheidender Teil dieser Abfolge angesehen werden müssen. Es ist jedoch äußerst wichtig festzuhalten, daß jemand, der ein bestimmtes Stadium in der Abfolge erreicht hat, nicht unbedingt zu anderen Drogen greifen wird, die in der Sequenz höher stehen. Wir schlagen vielmehr vor, daß der Gebrauch von Drogen, die in der Sequenz niedriger stehen, eine notwendige, aber nicht ausreichende Bedingung darstellt für den Schritt zu einem höheren Stadium, in dem gefährlichere Drogen konsumiert werden.

Dieser Begriff von Entwicklungsstadien beim Drogengebrauch ist empirisch aus umfassenden Querschnitt- und Längsschnittanalysen abgeleitet, bei denen Daten zu Drogengebrauchsmustern bei Jugendlichen erhoben wurden. Wenigstens vier verschiedene Entwicklungsstadien konnten bei jugendlichen Konsumenten legaler und illegaler Drogen bestimmt werden: (1) Bier oder Wein, (2) Zigaretten oder Spirituosen, (3) Marihuana und (4) andere illegale Drogen. Zur Unterstützung dieses Modells lassen sich zwei Argumente anführen: (a) Ergebnisse von Analysen hierarchischer und aufeinander folgender Drogengebrauchsmuster und (b) Ergebnisse von Längsschnittanalysen, bei denen verschiedene Variablen gefunden wurden, die Jugendliche kennzeichnen, bei denen die Gefahr besteht, daß sie von einem Stadium in das nächste vorrücken.

Skalogramm-Analysen der Drogengebrauchsmuster

Verschiedene Stadien des Drogengebrauchs wurden erstmals vermutet, als Skalogramm-Analysen bei einem Querschnitt von Jugendlichen (N = 8206) einer öffentlichen höheren Schule im Staate New York durchgeführt wurden (Single et al. 1974). Die Analyse mit Hilfe der Guttmann-Skala ist besonders gut geeignet, um die Reihenfolge der verschiedenen Muster des Drogengebrauchs zu erfassen, da bei ihr eindimensional und kumulativ vorgegangen wird. Da alle Items der Skala die gleichen zugrundeliegenden Dimensionen messen, zeigt die Skalenrangfolge der Betroffenen nicht nur, wie viele, sondern auch welche Drogen konsumiert worden sind. Daher kann man, wenn man die Stellung eines Individuums in einer gegebenen Skala kennt, schätzen, welche Substanzen konsumiert worden sind; allerdings kann nicht geschätzt werden, in welcher Reihenfolge sie benutzt wurden. Die Ergebnisse haben gezeigt, daß das Verhalten jugendlicher Drogenkonsumenten mit einer gültigen Guttman-Skala übereinstimmt. Das Muster eines lebenslänglichen Drogenkonsums könnte nach einer klar umrissenen kumulativen und eindimensionalen, hierarchischen Reihenfolge mit sieben Stufen angeordnet werden. Die Übereinstimmung der Daten mit dem Modell der Guttman-Skala impliziert, daß Jugendliche, die sich auf einer bestimmten Stufe befinden, die Droge dieser Stufe und alle Drogen, die tiefer stehen, benutzt haben, aber keine Drogen, die höher stehen. Da diese früheren Erkenntnisse auf Daten basierten, die zu ein und derselben Zeit gesammelt wurden, konnte keine zeitliche Reihenfolge bei den Gebrauchsmustern aufgestellt werden. Eindeutigkeit ergab sich bei Analysen nach der Guttmann-Skala, bei denen Angaben über die zeitliche Abfolge des Drogengebrauchs gemacht wurden (Kandel 1975; Kandel/Faust 1975).

Analysen wurden bei zwei verschiedenen Gruppen durchgeführt: (a) eine repräsentative Reihenuntersuchung einer Gruppe von Oberschülern in New York, die ein Schuljahr lang in fünf- bis sechsmonatigen Abständen beobachtet wurden (N = 5468); und (b) eine von Abiturienten, mit denen fünf bis neun Monate nach dem Schulabschluß (N = 985) Kontakt aufgenommen wurde. Wenigstens vier verschiedene Entwicklungsstadien wurden bei jugendlichen Konsumenten legaler und illegaler Drogen identifiziert. Sie wurden oben bereits genannt: (1) Bier oder Wein, (2) Zigaretten oder Spirituosen, (3) Marihuana und (4) andere illegale Drogen (Fig. 1). Die legalen Drogen sind notwendige Bindeglieder zwischen dem Nicht-Konsum und Marihuana. So gingen zum Beispiel 27 % der Oberschüler, die geraucht und Spirituosen getrunken hatten, innerhalb der darauffolgenden Periode von fünf Monaten zu Marihuana über; bei denen, die vorher keine legalen Drogen konsumiert hatten, waren es nur 2 %. Marihuana wiederum war ein entscheidender Schritt auf dem Wege zu anderen illegalen Drogen. Während 26 % der Marihuana-Konsumenten zu LSD, Amphetaminen oder Heroin übergingen, waren es bei denen, die keinerlei Drogen konsumiert hatten, nur 1 % und bei Konsumenten legaler Drogen 4 %.[1] Diese Abfolge konnte in allen vier Oberschuljahren und auch in dem ersten Jahr nach dem Schulabschluß festgestellt werden. Die gleichen Stufen wurden sowohl bei der Regression als auch bei der Progression bei Gebrauchsmustern innerhalb der darauffolgenden Periode beobachtet.

Abgesehen von unseren eigenen Untersuchungen sind bisher keine Studien veröffentlicht worden, die den Begriff der Stadien, den wir entwickelt haben, getestet haben. Zu verwandten Analysen gehören Skalogramm-Analysen und solche, bei denen die Betroffenen selbst über die Abfolge des Erstgebrauchs berichten. Neben der Untersuchung im Staate New York haben wir zusätzliche Skalogramm-Analysen mit einer Reihe von Daten durchgeführt, um die Anwendbarkeit des Stadienmodells auf andere Gruppen von Jugendlichen zu testen. Wir haben das gleiche Muster bei Männern und Frauen und bei Jugendlichen verschiedener Altersgruppen gefunden. Unterschiede in der Skalierbarkeit sind bei schwarzen im Vergleich zu weißen Jugendlichen festzustellen (Single et al. 1974; Jessop et al. 1976; Jessop et al. 1977), obwohl das gleiche Grundmodell mit den Daten beider Rassen übereinstimmt.

Vor unseren Untersuchungen wird in der Literatur von nur zwei Skalogramm-Analysen berichtet, die beide wegen methodologischer oder konzeptioneller Einschränkungen unzureichend sind. Sinnitt et al. (1972) kamen zu dem Ergebnis, daß die Drogenerfahrungen von Studenten mit Alkohol und illegalen Substanzen eindimensional und kumulativ seien. Jedoch war die Stichprobe von 33 Fällen sehr klein und selektiv. Andererseits kamen Loiselle und Whitehead (1971) zu dem Ergebnis, daß die Drogengebrauchsmuster nicht das Kriterium der Eindimensionalität, das die Guttman-Skala voraussetzt, erfüllten. Jedoch sind bei dieser Untersuchung fragliche Entscheidungen zu erkennen, vor allem die Beschränkung der Analyse auf Konsumenten illegaler Drogen. Bei der einen Analyse haben sich die Autoren in einer Stichprobe von 1606 Oberschülern auf 257 Konsumenten (= 16 %) einer von fünf Drogen (Marihuana, Stimulanzia, Tranquilizer, Leim und Barbiturate) konzentriert; bei einer anderen auf 105 Marihuana-Raucher (oder 7 %). Die schiefe marginale Verteilung der Items über illegalen Drogenkonsum ist keine ausreichende methodologische Rechtfertigung für eine Beschränkung der Analysen auf Konsumenten, da es Verfahren gibt, diese Schiefe zu korrigieren. Durch den

Ausschluß derer, die keine illegalen Drogen konsumieren, wurde außerdem ein entscheidender Teil des Samples außer acht gelassen, der nötig wäre, um die Muster des Nicht-Gebrauchs und des Gebrauchs verschiedener Drogen zu prüfen. Sogar Tabak und Alkohol wurden ausgelassen, obwohl diese Substanzen entscheidend für den Umstand der Progression beim Drogengebrauch sind.

Whitehead und Cabral (1975–1976) haben sich auf ein anderes Kriterium verlassen, um die Reihenfolge des Gebrauchs zu bestimmen, und zwar auf die Berichte Betroffener über die Reihenfolge des Erstgebrauchs; so sind sie natürlich zu einem Ergebnis gekommen, das von dem, das auf der früheren Guttman-Skala basiert, verschieden ist. Die durchschnittliche Reihenfolge beim Erstgebrauch von zehn Drogen – einschließlich Tabak und Alkohol – unter einer Auswahl von 902 jugendlichen Konsumenten war folgende: Tabak, Alkohol, Marihuana, andere illegale Drogen. Von einer ähnlichen Reihenfolge sprachen Goldstein und seine Mitarbeiter (Goldstein et al. 1975), die bei einer Analyse Studenten über den Erstgebrauch von acht Drogen berichten ließen. In einer Matrix wurden nun die Drogen paarweise verglichen. Die Paare waren nach dem Erstgebrauch der beiden Drogen in dem Paar geordnet. Es hat sich gezeigt, daß Bier und Spirituosen vor dem Tabak stehen, worauf Marihuana und andere illegale Drogen folgen. Allerdings war die Reihenfolge von Tabak und Spirituosen etwas problematisch: Von den Studenten, die beide Drogen konsumiert hatten, berichtete der gleiche Anteil, die jeweilige Droge zuerst gebraucht zu haben. Absichten für zukünftigen Gebrauch folgten dem hierarchischen Gebrauchsmuster, wonach die «ungewöhnlicheren Drogen . . . meist . . . erst dann verlangt werden, wenn man mit den weiter verbreiteten Substanzen vertraut ist» (S. 26). Von den Längsschnittdaten, die aus ihrer Studie ersichtlich waren, berücksichtigen die Autoren nur den Anteil jener Gruppe von Konsumenten, die der vermuteten Hierarchie der Drogen während der vier Oberschuljahre in der einen oder anderen Richtung folgten; die einzelnen Drogen, die benutzt wurden, sind nicht spezifiziert worden.

Wie schon gesagt, sind für einen eindeutigen Test der Entwicklungsstadien beim Drogenverhalten Längsschnittdaten notwendig. Solange es keine Beweise für das Gegenteil gibt, belegen die Längsschnittanalysen für Drogengebrauch über längere Zeit, so wie wir sie durchgeführt haben, und die Daten, die von anderen Forschern ermittelt wurden, daß es im Gebrauch von Drogen Stadien gibt.

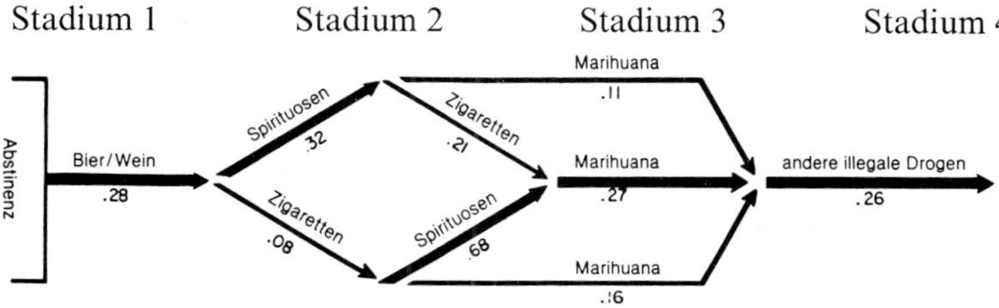

Fig. 1: Hauptstadien des Drogenkonsums Jugendlicher
Veränderungen im Drogenkonsum Jugendlicher. Die Wahrscheinlichkeit des Übergangs von einem Stadium zum nächsten wurde auf der Grundlage einer Untersuchung berechnet, die vom Herbst 1971 bis Frühjahr 1972 in einer Gruppe 14–18jähriger Absolventen einer höheren Schule im Staat New York durchgeführt wurde. Jugendliche, die in der jeweils folgenden Phase mehrere Drogen zu verwenden begannen, wurden auf Reihenfolgen verteilt, welche die Anteile der bekannten ausschließlichen Einstiegsdrogen für eine jede später konsumierte Droge anzeigten.

Phasenspezifische Vorhersagevariablen für den Konsumbeginn

Einen zusätzlichen Beweis für das Vorhandensein von Stadien liefern Erkenntnisse, daß verschiedene sozialpsychologische Faktoren den Eintritt Jugendlicher in die einzelnen Stadien des Drogengebrauchs ankündigen. Wir haben die Vermutung, daß es beim jugendlichen Drogengebrauch aufeinander folgende Stadien gibt, mit einem Forschungskonzept in Verbindung gebracht, bei dem diejenigen, die gefährdet waren, in eines der jeweiligen Stadien einzutreten, eindeutig identifiziert werden konnten. Dadurch war es uns möglich, die relative Bedeutung verschiedener Faktoren zu bestimmen, die den Übergang zu verschiedenen Typen des Drogenverhaltens voraussagen. Die sozialpsychologischen Vorbedingungen für einen Eintritt in drei aufeinander folgende Stadien des jugendlichen Drogengebrauchs – Spirituosen, Marihuana und andere illegale Drogen – wurden in zwei Reihenuntersuchung an einer Stichprobe von New Yorker Oberschülern untersucht. In Unterstichproben wurden die Jugendlichen paarweise den Eltern oder ihrem besten Schulfreund gegenübergestellt (Kandel et al. 1978). Jede der vier Gruppen von verursachenden Variablen – elterlicher Einfluß, Einfluß Gleichaltriger, Teilnahme des Jugendlichen an verschiedenen Verhaltensmustern und Glaubens- und Wertvorstellungen des Jugendlichen – sowie einzelne Variablen innerhalb jeder Merkmalsgruppe haben, wie wir annehmen, für jedes Stadium des Drogengebrauchs eine unterschiedliche Bedeutung (Fig. 2). Die Beteiligung an verschiedenen Aktivitäten, wie zum Beispiel kleinere

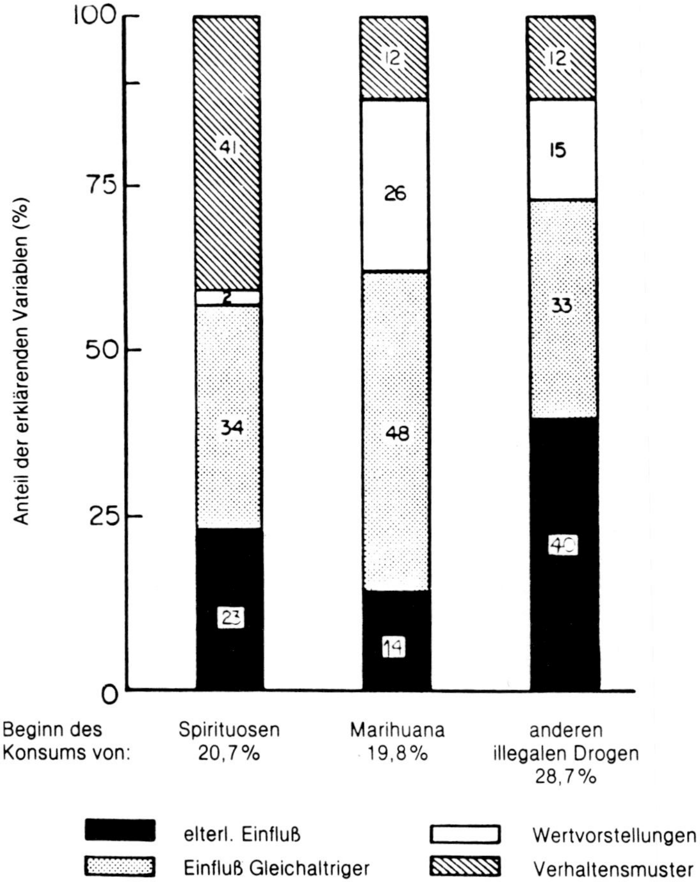

Fig. 2: Anteile von Vorhersage-Variablen für den Konsumbeginn von Drogen

Gesetzesübertretungen und der Konsum von Zigaretten, Bier und Wein, sind als Vorbedingung für den Konsum von Spirituosen sehr wichtig. Vorstellungen und Werte der Jugendlichen, die den Konsum von Marihuana begünstigen und der Kontakt mit Gleichaltrigen, die Marihuana gebrauchen, sind die wichtigsten Vorbedingungen, die zum Genuß von Marihuana führen. Ein schlechtes Verhältnis zu den Eltern, Depressionen und der Kontakt mit gleichaltrigen Drogenkonsumenten sind äußerst wichtig, um den Konsum anderer illegaler Drogen voraussagen zu können.

So beginnen auf der untersten Konsumstufe solche Jugendlichen zu trinken, die mehrfach straffälliges oder abweichendes Verhalten gezeigt haben, die sehr bedacht auf den Umgang mit Gleichaltrigen sind und die mit Gleichaltrigen und Eltern zu tun haben, die auch trinken. Der Zusammenhang mit dem elterlichen Konsum von Spirituosen läßt vermuten, daß diese Jugendlichen die Trinkgewohnheiten von ihren Eltern übernehmen. Vor dem Konsum von Marihuana werden Glaubens- und Wertvorstellungen übernommen, die den Gebrauch von Marihuana positiv bewerten und die im Gegensatz zu vielen Normen stehen, die von den Erwachsenen aufrechterhalten werden; hinzu kommt der Kontakt mit Gleichaltrigen, die Marihuana konsumieren, und die Teilnahme an den gleichen Formen abweichenden Verhaltens, die dem Gebrauch von Spirituosen vorausgehen. Im Vergleich dazu geht dem Konsum anderer illegaler Drogen als Marihuana ein schlechtes Verhältnis mit den Eltern voraus, der Kontakt mit Eltern und Gleichaltrigen, die selber legale, medizinische oder illegale Drogen gebrauchen, psychologisch bedingte Schwierigkeiten und eine Reihe individueller Charakteristika, die noch mehr von der Norm abweichen als solche, die dem Erstkonsum von Marihuana oder dem von Spirituosen vorausgehen.

Schlußbemerkung

Der Nachweis, daß unterschiedliche Faktoren für unterschiedliche Drogen von Bedeutung sind, unterstützt zusätzlich die Behauptung, die auf der Basis von Analysen mit Hilfe der Guttman-Skala entwickelt wurde, daß beim Drogenkonsum ganz bestimmte Stadien durchlaufen werden. Der Begriff «Stadium» selbst erlaubt eine fruchtbare Spezifizierung der Rolle und Struktur verschiedener kausaler Faktoren bei verschiedenen Stadien des Gebrauchs.

So finden wir zum Beispiel hinsichtlich des interpersonellen Einflusses bei verschiedenen Stadien nicht nur Unterschiede in Ursprung und Einfluß, sondern auch Unterschiede in den Aspekten des interpersonellen Einflusses, die von Bedeutung sind. In dem frühen Stadium des Drogengebrauchs scheint das Verhalten der Eltern entscheidend dafür zu sein, ob der Jugendliche mit dem Konsum von Spirituosen beginnt. In späteren Phasen des Übergangs zu anderen Drogen ist die Art der Eltern-Kind-Beziehung von Bedeutung, wobei ein enges Verhältnis zu den Eltern das Kind vor den gefährlichsten Formen des Drogengebrauchs bewahrt. Ähnlich gibt es Beweise dafür, daß der allgemeine Einfluß Gleichaltriger, der für den Erstkonsum legaler Drogen und von Marihuana von Bedeutung ist, teilweise ersetzt wird durch den alleinigen Einfluß des besten Freundes, der dazu führt, daß andere illegale Drogen genommen werden. Erkenntnisse dieser Art weisen auf die Bedeutung hin, Profile der interpersonellen Einflüsse auf eine Reihe von Verhaltensweisen, Wertvorstellungen und Haltungen zu untersuchen, um ihre dynamische Natur besser verstehen zu können. Wenn man also akzeptiert, daß der progressive Drogengebrauch den Stadien folgt, die wir dargestellt haben, dann lassen die Daten vermuten, daß, je abweichender das Verhalten ist, die Bedeutung eines Verhaltensmodells, das von einem Freund vorgeschlagen wird, anwächst, wobei die Bedeutung, die dem Verhalten der ganzen Gruppe zugemessen wird, nachläßt.

Eine ähnliche Spezifizierung zeigt sich hinsichtlich der Bedeutung der Teilnahme an abweichendem Verhalten. Die Teilnahme an verschiedenen abweichenden Verhaltensweisen ist für den anfänglichen Alkoholkonsum äußerst relevant, sehr wenig aber für den Konsum illegaler Drogen. Je ungefährlicher Drogen sind, um so eher hängt wohl ihr Konsum oder Nicht-Konsum von Situationen ab. Im Gegensatz dazu scheint der Erstkonsum anderer illegaler Drogen eine bewußte Antwort auf irgendeine Form intrapsychischen Drucks zu sein.

Viele Theorien über Drogenabhängigkeit bieten ein Konzept individueller Pathologie als erste Erklärung an; andere betonen soziale Faktoren. Jedes dieser Konzepte mag auf unterschiedliche Stadien im Verhaltensprozeß von Drogenkonsumenten anwendbar sein – soziale Faktoren spielen wohl bei früheren Stadien eine größere Rolle, psychologische Faktoren bei späteren.

Die Identifizierung kumulativer Stadien beim Drogenverhalten hat bedeutende konzeptionelle und methodologische Folgen für die Bestimmung der Faktoren, die als Ursachen oder als Konsequenzen Drogenkonsum nahelegen. Im Rahmen einer Längsschnittanalyse sollte die Stichprobe in eine angemessene Zahl von Teilstichproben solcher Individuen zerlegt werden, bei denen die Gefahr besteht, daß sie auf die nächste Stufe übergehen werden. Da jedes Stadium ein kumulatives Gebrauchsmuster repräsentiert und ihm weniger Jugendliche angehören als dem vorherigen Stadium in der Abfolge, müssen Vergleiche von Konsumenten und Nicht-Konsumenten gemacht werden, und zwar unter der begrenzten Zahl der Mitglieder derjenigen Gruppe, die die Drogen in der vorhergehenden Phase schon gebraucht haben. Sonst könnten die Attribute, die als offensichtliche Charakteristika einer bestimmten Klasse von Drogenkonsumenten identifiziert wurden, in Wirklichkeit die Charakteristika widerspiegeln, die für den Drogengebrauch in einem früheren Stadium von Bedeutung sind. Die Bestimmung von Stadien ermöglicht es, die gefährdete Bevölkerungsgruppe zu definieren und in ihr diejenigen systematisch zu isolieren, die der Gefahr innerhalb eines bestimmten Zeitabschnittes erliegen.

Der Begriff der Stadien ist etwas problematisch (Wohlwill 1973). Unter Entwicklungspsychologen besteht eine Kontroverse darüber, ob die Annahme von Stadien zur Folge hat, daß die Entwicklung notwendigerweise in einer hierarchischen und festen Folge ablaufen muß, wie Piaget zum Beispiel vorschlägt. Die Vermutung der Invarianz muß jedoch einem empirischen Test unterzogen werden (Phillips/Kelly 1975). Das ist besonders wichtig für das Drogenverhalten. Es müssen tatsächlich hinsichtlich der Stadien beim Drogenkonsum zwei Vorbehalte gemacht werden. Bis heute sind die Stadien bei Jugendlichen unter der amerikanischen Bevölkerung identifiziert worden. Die genaue Abfolge ist wahrscheinlich kulturell und historisch bestimmt. Interkulturelle Untersuchungen sind nötig, um zu bestimmen, inwieweit die beobachtete Abfolge tatsächlich invariant ist. Solche Untersuchungen würden zeigen, ob vor dem Konsum illegaler immer legale Drogen gebraucht werden, wie es in den Vereinigten Staaten der Fall zu sein scheint, oder ob in einigen Kulturen der Konsum von Zigaretten, Alkohol und Marihuana auf parallelen, nicht übergreifenden Wegen verläuft. Außerdem zeigen die Daten zwar eine klare Abfolge beim Gebrauch verschiedener Drogen, aber sie beweisen nicht, daß der Konsum einer bestimmten Droge auf jeden Fall zu dem solcher Drogen führt, die in der Abfolge höher stehen. Viele Jugendliche bleiben auf einer bestimmten Stufe, ohne weiter vorzurücken. Die Erkenntnisse können auch nicht in dem Sinn interpretiert werden, daß irgend etwas der pharmakologischen Zusammensetzung der Drogen eigen ist, das unvermeidlich von der einen zur anderen führt.

Die Theorie der Stadien ist eine neue Konzeptualisierung zum Drogenverhalten und muß weiter untersucht und dokumentiert werden.

Anmerkungen

* Übersetzung aus dem Englischen mit freundlicher Genehmigung des *National Institute of Drug Abuse* (NIDA), Rockville, Maryland. Das Original erschien in der Reihe NIDA Research Monographs, Band 30 (1980) unter dem Titel: *Developmental stages in adolescent drug involvement.*

1 Es muß beachtet werden, daß diese Änderungswahrscheinlichkeiten die speziell untersuchten Gruppen betreffen und daß man wahrscheinlich bei einer Auswahl anderer Personen, mit denen man in anderen Abständen Kontakt aufnimmt, zu einem etwas unterschiedlichen Ergebnis käme.

LSD – Seine Erfindung und Stellung innerhalb der Psychodrogen

Albert Hofmann

LSD ist die Abkürzung für Lysergsäure-diäthylamid, eine halbsynthetische Verbindung, die im Rahmen von chemischen und pharmakologischen Untersuchungen der Alkaloide des Mutterkorns planmäßig hergestellt wurde. Seine außerordentlich hohe halluzinogene Wirksamkeit hingegen wurde durch Zufall entdeckt. Geplant war ein Kreislauf und Atmung stimulierender Stoff, der sich jedoch als Psychostimulans vom Typus der Halluzinogene erwies.

Im chemischen Bau zeigt LSD bedeutungsvolle Zusammenhänge mit den Wirkstoffen von mexikanischen Zauberdrogen und wie diese mit dem für die Reizübertragung in den Nerven wichtigen Hirnhormon Serotonin. LSD gehört nach chemischer Struktur und psychischer Wirkung zur Gruppe dieser sakralen mexikanischen Drogen.

LSD und die mit ihm verwandten Halluzinogene weisen in ihrer Wirkungsart grundsätzliche Unterschiede auf gegenüber den klassischen Rauschgiften vom Typus der Opiate. Während letztere schnell zu körperlicher und psychischer Abhängigkeit führen und dann beim chronischen Gebrauch körperlichen und seelischen Ruin der Persönlichkeit zur Folge haben, machen die Halluzinogene nicht süchtig, dafür liegt die Gefahr hier bei jedem einzelnen Versuch. Die Tiefe und Nichtvoraussehbarkeit der Art der Veränderungen im Erleben der Außen- und Innenwelt im LSD-Rausch können zu Verwirrtheitszuständen bis zu psychotischen Zusammenbrüchen führen. Anstatt im Paradies kann die Reise in der Hölle enden. Die tagtraumartigen Bewußtseinsveränderungen, die durch LSD erzeugt werden, machen diesen Wirkstoff zu einem wertvollen Hilfsmittel in der experimentellen Psychiatrie, bedingen aber andererseits seine Gefahr bei unvorsichtigem, unkontrolliertem Gebrauch.

Die Entstehungsgeschichte von LSD

Es wird oft angegeben, LSD sei eine Zufallsentdeckung. Das ist in zweifacher Hinsicht nicht richtig. Entdeckt kann nur werden, was schon vorhanden ist. LSD war aber nicht vorhanden, bis es vom Schreibenden synthetisiert wurde. Man müßte also eher von einer Erfindung sprechen. Sodann wurde diese Substanz planmäßig im

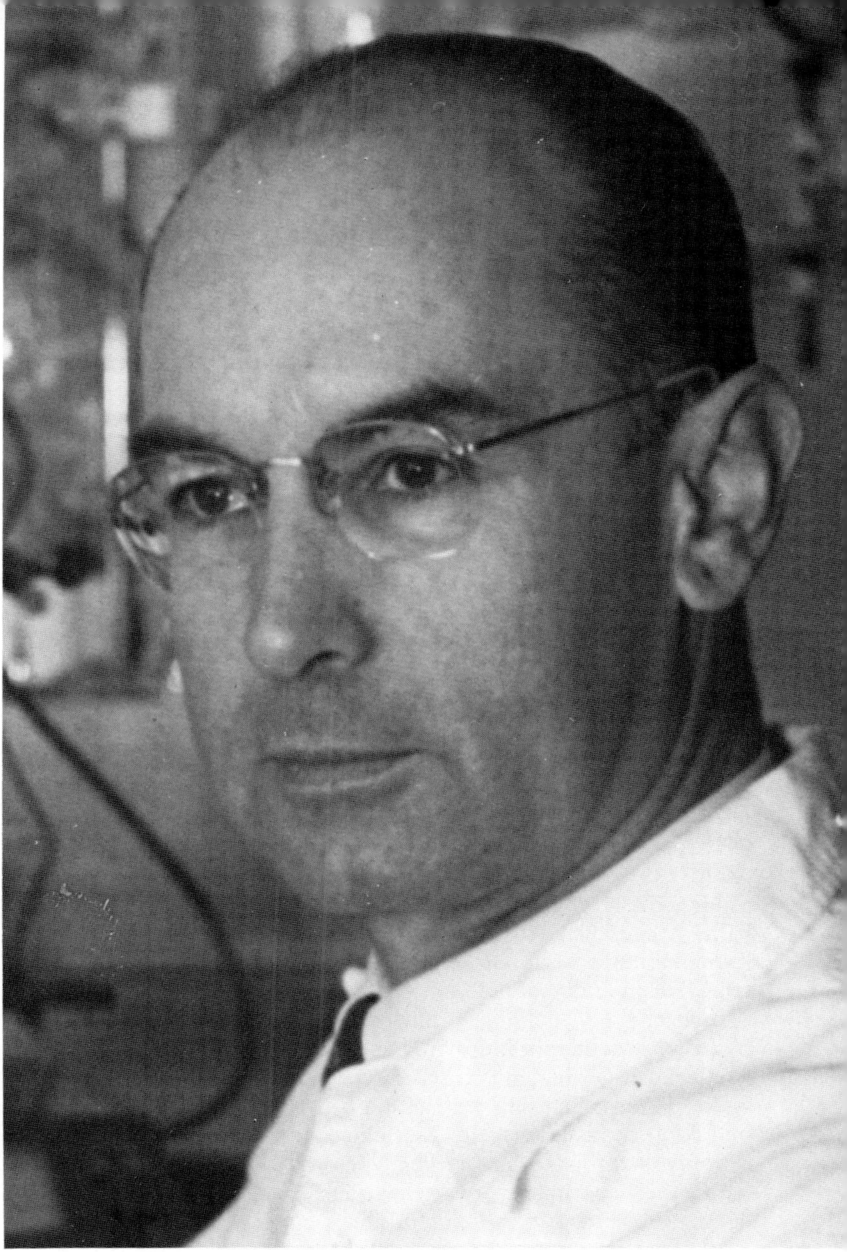

Albert Hofmann stellte bereits 1938 zum ersten Mal LSD her. Die außergewöhnliche psychische Wirkung der Substanz entdeckte er jedoch erst fünf Jahre später – durch Zufall.

Rahmen einer systematischen Untersuchung hergestellt, sie entstand nicht zufällig. Der Zufall kam erst ins Spiel, als ich seine unerwartete, außergewöhnliche psychische Wirkung am eigenen Leib, oder richtiger gesagt, am eigenen Geist erfuhr.

Ich habe LSD erstmals im Jahr 1938 hergestellt im Rahmen von Untersuchungen über Mutterkornalkaloide in den pharmazeutisch-chemischen Forschungslaboratorien der Sandoz AG in Basel, deren Leiter damals Professor Arthur Stoll war. Ziel jener Untersuchungen war die Synthese von Abkömmlingen der Lysergsäure. Lysergsäure ist der Grundbaustein der Mutterkornalkaloide. Die Mutterkornalkaloide sind die charakteristischen Inhaltsstoffe des Mutterkorns, eines Produktes des Pilzes *Claviceps purpurea,* der auf Getreide, vor allem auf Roggen, aber auch auf Wildgräsern schmarotzt. Auf den vom Pilz befallenen Ähren entwickeln sich dunkle Zapfen, das Mutterkorn, das ein Dauermycel, die Überwinterungsform des Pilzes, darstellt.

Die Mutterkornalkaloide waren die Ursache von gefürchteten Vergiftungen, die im Mittelalter seuchenartig ganze Gebiete Europas heimsuchten, die als Brandseuche, St.-Antonius-Feuer und unter anderen Bezeichnungen bekannt waren. Im Laufe der Zeit hat sich das Mutterkorn von einem gefährlichen Gift in eine reiche Quelle von wertvollen Arzneimitteln gewandelt.

Eines der im Mutterkorn vorhandenen Alkaloide, das Ergobasin, im englischen Sprachgebiet Ergometrin oder Ergonovin genannt, wirkt spezifisch auf die Gebärmutter, kontrahierend und blutstillend. Diese Wirkung des Mutterkorns war schon den Hebammen des Mittelalters bekannt, die das Mutterkorn als Wehenmittel verwendeten, daher wahrscheinlich sein Name. Außer dem in der Geburtshilfe zur Stillung der Nachgeburtsblutungen eingesetzten Ergobasin und seines halbsynthetischen Abkömmlings Methergin, sind aus den Mutterkornalkaloiden wertvolle Heilmittel hervorgegangen, die in der inneren Medizin und in der Geriatrie Anwendung finden.

In jenen Untersuchungen Ende der dreißiger Jahre gelang es, Ergobasin und Methergin halbsynthetisch, aus Lysergsäure, die aus dem Mutterkorn gewonnen wurde, durch Anfügung des entsprechenden Restes herzustellen. Ich wandte die für die Synthese von Ergobasin und Methergin entwickelte Methode auch an, um andere Lysergsäure-Abkömmlinge herzustellen, von denen eine andere Wirkung als die auf die Gebärmutter erwartet wurde. So stellte ich das Diäthylamid der Lysergsäure her in der Hoffnung, ein Kreislaufstimulans vom Typus des Coramins, welches das Diäthylamid der Nikotinsäure ist, zu erhalten. Das Lysergsäure-diäthylamid, das die abgekürzte Versuchspräparate-Bezeichnung LSD-25 erhielt, weil es die 25. Verbindung dieser Reihe von Lysergsäure-Derivaten war, erweckte bei der pharmakologischen Prüfung im Tierversuch kein besonderes Interesse; weitere Prüfungen wurden deshalb unterlassen.

Ich hatte von der pharmakologischen Untersuchung, allerdings nur gefühlsmäßig, mehr erwartet. Um die Verbindung einer erweiterten Prüfung zuzuführen, stellte ich 5 Jahre nach der ersten Synthese nochmals eine kleine Menge LSD-25 her. An jenem Nachmittag, an dem ich mit dieser Arbeit beschäftigt war, wurde ich durch ungewöhnliche Empfindungen gestört. Ich entnehme die Schilderung jenes Zwischenfalls dem Bericht, den ich damals an Professor Stoll sandte.

«Vergangenen Freitag, 16. April 1943, mußte ich mitten im Nachmittag meine Arbeit im Laboratorium unterbrechen und mich nach Hause begeben, da ich von einer merkwürdigen Unruhe, verbunden mit einem leichten Schwindelgefühl, befallen wurde. Zu Hause legte ich mich nieder und versank in einen nicht unangenehmen, rauschartigen Zustand, der sich durch eine äußerst angeregte Phantasie kennzeichnete. Im Dämmerzustand bei geschlossenen Augen (das Tageslicht empfand ich als unangenehm grell) drangen ununterbrochen phantastische Bilder von außerordentlicher Plastizität und mit intensivem, kaleidoskopartigem Farbenspiel auf mich ein. Nach etwa zwei Stunden verflüchtigte sich dieser Zustand.»

Art und Verlauf dieser merkwürdigen Erscheinungen erweckten den Verdacht einer von außen erfolgten toxischen Einwirkung, und ich vermutete einen Zusammenhang mit der Substanz, mit der ich gerade gearbeitet hatte, dem Lysergsäure-diäthylamid.

Ich konnte mir zwar nicht recht vorstellen, wie ich etwas von diesem Stoff resorbiert haben könnte, da ich bei der bekannten Giftigkeit der Mutterkornsubstanzen an peinlich sauberes Arbeiten gewöhnt war. Aber vielleicht war doch ein wenig der LSD-Lösung beim Umkristallisieren an meine Fingerspitzen gelangt und eine Spur der Substanz durch die Haut resorbiert worden. Falls LSD die Ursache des geschilderten Zwischenfalls gewesen war, dann mußte es sich um eine schon in kleinsten Spuren wirksame Substanz handeln. Um der Sache auf den Grund zu gehen, entschloß ich mich zum Selbstversuch. Ich wollte vorsichtig sein und begann deshalb die geplante Versuchsreihe mit der kleinsten Menge, von der noch irgendein feststellbarer Effekt erwartet werden konnte, nämlich mit 0,25 mg (mg = Milligramm = Tausendstelgramm) LSD-Tartrat (Tartrat = weinsaures Salz). Die Eintragung dieses Versuches im Laborjournal vom 19. April lautet wie folgt:

«Selbstversuche:

19. IV. 16.20 Uhr: 0,5 cc. von ½promilliger wässeriger Tartrat-Lösung von Diäthylamid peroral = 0,25 mg LSD-Tartrat. Mit ca. 10 cc. Wasser verdünnt geschmacklos einzunehmen.

17.00 Uhr: Beginnender Schwindel, Angstgefühl, Sehstörungen, Lähmungen, Lachreiz.

Ergänzung am 21. IV.: Mit Velo nach Hause. Von 18 bis ca. 20 Uhr schwerste Krise (s. Spezialbericht).»

Soweit die Aufzeichnungen im Laborjournal. Die letzten Worte der Notiz vom 19. IV. konnte ich nur noch mit großer Mühe niederschreiben. Schon jetzt war es mir klar, daß LSD die Ursache des merkwürdigen Erlebnisses vom vergangenen Freitag gewesen war, denn die Veränderungen der Empfindungen und des Erlebens waren von gleicher Art wie damals, nur viel tiefgehender. Ich konnte nur noch mit größter Anstrengung verständlich sprechen und bat meine Laborantin, die über den Selbstversuch orientiert war, mich nach Hause zu begleiten. Schon auf dem Heimweg mit dem Fahrrad – ein Auto war im Augenblick nicht verfügbar, Autos waren während der Kriegszeit nur wenigen Privilegierten vorbehalten – nahm mein Zustand bedrohliche Formen an. Alles in meinem Gesichtsfeld schwankte und war verzerrt wie in einem gekrümmten Spiegel. Auch hatte ich das Gefühl, mit dem Fahrrad nicht vom Fleck zu kommen. Indessen sagte mir später meine Assistentin, wir seien sehr schnell gefahren. Schließlich doch noch heil zu Hause angelangt, war ich gerade noch fähig, meine Begleiterin zu bitten, unseren Hausarzt anzurufen und bei den Nachbarn nach Milch zu fragen. Meine Frau war an diesem Tag mit den Kindern zu ihren Eltern nach Luzern gefahren.

Trotz meines rauschartigen Verwirrtheitszustandes konnte ich für kurze Augenblicke klar und zweckgerichtet denken – Milch als unspezifisches Entgiftungsmittel.

Schwindel und Ohnmachtsgefühl waren zeitweise so stark, daß ich mich nicht mehr aufrecht halten konnte und mich auf ein Sofa hinlegen mußte. Meine Umgebung hatte sich nun in beängstigender Weise verwandelt. Alles im Raum drehte sich, und die vertrauten Gegenstände und Möbelstücke nahmen groteske, meist bedrohliche Formen an. Sie waren in dauernder Bewegung, wie belebt, von innerer Unruhe erfüllt. Die Nachbarsfrau, die mir Milch brachte, war nicht mehr Frau R., sondern eine bösartige, heimtückische Hexe mit einer farbigen Fratze. Aber schlimmer als diese Verwandlungen der Außenwelt waren die Veränderungen, die ich in mir selbst, an meinem inneren Wesen, verspürte. Alle Anstrengungen meines Willens, den Zerfall der äußeren Welt und die Auflösung meines Ichs aufzuhalten, schienen vergeblich. Ein Dämon war in mich eingedrungen und hatte von meinem Körper, von meinen Sinnen und von meiner Seele Besitz ergriffen. Ich sprang auf und schrie, um mich von ihm zu befreien, sank dann aber wieder machtlos auf das Sofa. Die Substanz, mit der ich hatte experimentieren wollen, hatte mich besiegt. Sie war der Dämon,

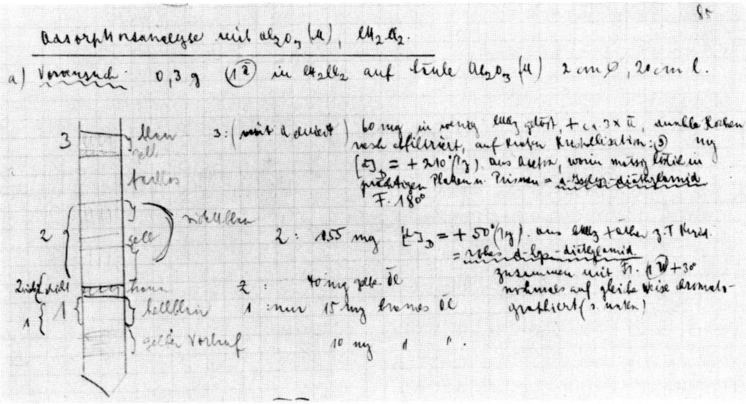

Handschriftliche Notizen Albert Hofmanns zu seinen LSD-Untersuchungen.

der höhnisch über meinen Willen triumphierte. Eine furchtbare Angst, wahnsinnig geworden zu sein, packte mich. Ich war in eine andere Welt geraten, in andere Räume, mit anderer Zeit. Mein Körper schien mir gefühllos, leblos, fremd. Lag ich im Sterben? War das der Übergang? Zeitweise glaubte ich außerhalb meines Körpers zu sein und erkannte dann klar, wie ein außenstehender Beobachter, die ganze Tragik meiner Lage und die Ironie, die darin lag, daß eben dieses Lysergsäurediäthylamid, das ich in die Welt gesetzt hatte, mich nun zwingen wollte, sie vorzeitig zu verlassen.

Der Höhepunkt meines verzweifelten Zustandes war bereits überschritten, als der Arzt eintraf. Nachdem ich ihn auf meinen vermeintlich tödlich bedrohten körperlichen Zustand hinzuweisen versucht hatte, schüttelte er ratlos den Kopf, da er außer extrem weiten Pupillen keinerlei abnorme Symptome feststellen konnte. Puls, Blutdruck und Atmung waren normal. Er verabfolgte daher keinerlei Medikamente.

Langsam kam ich nun wieder aus einer unheimlich fremdartigen Welt zurück in die vertraute Alltagswirklichkeit. Der Schrecken wich und machte einem Gefühl des Glücks und der Dankbarkeit Platz. Jetzt begann ich allmählich, das unerhörte Farben- und Formenspiel zu genießen, das hinter meinen geschlossenen Augen andauerte. Kaleidoskopartig sich verändernd, drangen bunte, phantastische Gebilde auf mich ein, in Kreisen und Spiralen sich öffnend und wieder schließend, in Farbfontänen zersprühend, sich neu ordnend und kreuzend, in ständigem Fluß. Besonders merkwürdig war, wie alle akustischen Wahrnehmungen, etwa das Geräusch einer Türklinke oder eines vorbeifahrenden Autos, sich in optische Empfindungen verwandelten. Jeder Laut erzeugte ein in Form und Farbe entsprechendes, lebendig wechselndes Bild.

Gegen Mitternacht schlief ich erschöpft ein und erwachte am nächsten Morgen erfrischt mit klarem Kopf, wenn auch körperlich noch etwas müde.

Das war der erste geplante LSD-Versuch, der einen dramatischen Verlauf nahm, weil ich durch die Fremdartigkeit des Erlebens, auf das ich nicht vorbereitet war, erschreckt wurde und nicht wissen konnte, ob ich jemals wieder in den normalen Bewußtseinszustand zurückkehren würde.

Mit dem LSD war ein halluzinogener Wirkstoff von bis dahin kaum für möglich gehaltener Potenz gefunden worden. Wie anschließende Versuche ergaben, beträgt die mittelstarke Dosis mündlich verabreicht 0,03 bis 0,05 mg LSD, das heißt, das 1 Gramm dieser Substanz ausreicht, um 20 000 Personen in einen mehrstündigen, halluzinogenen Rauschzustand zu versetzen. Trotz meiner Vorsicht hatte ich für meinen ersten LSD-Versuch eine Menge gewählt, die 5mal größer war als die mittlere wirksame Dosis.

Die Verwandtschaft von LSD mit den mexikanischen Zauberdrogen

LSD war neuartig, was seine außergewöhnlich hohe Aktivität betrifft, jedoch nicht, was seinen halluzinogenen Wirkungscharakter anbelangt. Die erste chemisch reine halluzinogene Substanz war das Alkaloid Meskalin. Meskalin ist das wirksame Prinzip des mexikanischen Zauberkaktus Peyotl (*Lophophora williamsii*), das bereits um die Jahrhundertwende vom Berliner Pharmakologen und Toxikologen Louis Lewin untersucht wurde. Die wirksame Dosis von Meskalin beträgt 0,2 bis 0,5 g; LSD ist somit 5000- bis 10 000mal wirksamer als Meskalin. Die außerordentlich hohe und spezifische psychische Wirksamkeit von LSD war der Grund, warum mit seiner Herstellung im Jahr 1943 die Halluzinogen-Forschung einen neuen Impuls erhielt.

Die Untersuchungen mit LSD fanden eine interessante Fortsetzung in der Erforschung von weiteren mexikanischen Zauberpflanzen Ende der 50er bis anfangs der 60er Jahre in meinem Laboratorium in der pharmazeutisch-chemischen Abteilung der Sandoz AG. Es gelang uns, aus dem heiligen Pilz *Teonanacatl,* der seit alten Zeiten von den Azteken als magische Droge gebraucht wurde, aber auch heute noch von Indianern in den südlichen Bergen Mexikos im Rahmen von religiösen Zeremonien und magisch bestimmten Heilpraktiken verwendet wird, die wirksamen Prinzipien zu isolieren, ihre Struktur aufzuklären und schließlich zu synthetisieren. Unter den Begriff *Teonanacatl* fallen verschiedene Pilze, von denen die meisten der Gattung *Psilocybe* angehören. Wir haben daher die zwei daraus isolierten halluzinogenen Alkaloide Psilocybin und Psilocin genannt. Wie LSD gehören diese beiden Alkaloide zur Gruppe der Indol-Tryptamin-Derivate (Hofmann et al. 1959).

In einer anderen Zauberdroge, die schon in den altindianischen Kulturen Mittelamerikas eine wichtige Rolle spielte und auch heute noch von Zapoteken, Mazateken und anderen Stämmen verwendet wird und die von den Azteken *Ololiuqui* genannt wurde (botanisch: Samen von *Rivea corymbosa* und von *Ipomoea violacea* aus der Familie der Windengewächse [*Convolvulaceae*]), fanden wir als wirksame Prinzipien Lysergsäure-Abkömmlinge, und zwar Lysergsäure-amid und Lysergsäure-hydroxyäthylamid als Hauptwirkstoffe. Wie auch der Nicht-Chemiker aus der Bezeichnung ersieht, handelt es sich um sehr nahe Verwandte des Lysergsäure-Diäthylamids, von LSD. LSD gehört also – sowohl was seine chemische Struktur als auch den Wirkungscharakter betrifft – zur Gruppe der sakralen mexikanischen Drogen (Hofmann/Tscherter 1960; Hofmann 1961).

LSD in der biologischen Forschung

Die Fähigkeit, psychische und geistige Funktionen tiefgehend zu beeinflussen, machen aus dem LSD ein wertvolles Werkzeug in der biologischen Forschung. Besonders in der Neurologie, beim Studium der Reizübertragung in den Nerven können mit Hilfe von LSD neue Erkenntnisse gewonnen werden. Radioaktiv markiertes LSD wurde benutzt, um seine Verteilung im Organismus zu ermitteln. Dabei wurde festgestellt, daß es in bestimmten Zentren des Zwischenhirns, die bei der Regulierung des Gefühlslebens eine Rolle spielen, angereichert wird. Solche Befunde geben Hinweise auf die Lokalisation bestimmter psychischer Funktionen im Gehirn.

Bedeutungsvoll ist die Verwandtschaft im chemischen Bau zwischen LSD und dem Neurohormon Serotonin, das bei der Reizübertragung in gewissen Nerven und damit am Biochemismus psychischer Funktionen beteiligt ist. Beide Stoffe, wie auch die Halluzinogene von *Teonanacatl* und *Ololiuqui,* sind Tryptamin-Derivate und damit biogenetisch mit der Aminosäure Tryptophan verknüpft. Man darf annehmen, daß die strukturelle Verwandtschaft der Halluzinogene mit dem Hirnhormon Serotonin ihr Eingreifen in den Biochemismus, der den psychischen Vorgängen zugrunde liegt, ermöglicht, was die halluzinogene Wirksamkeit erklären könnte.

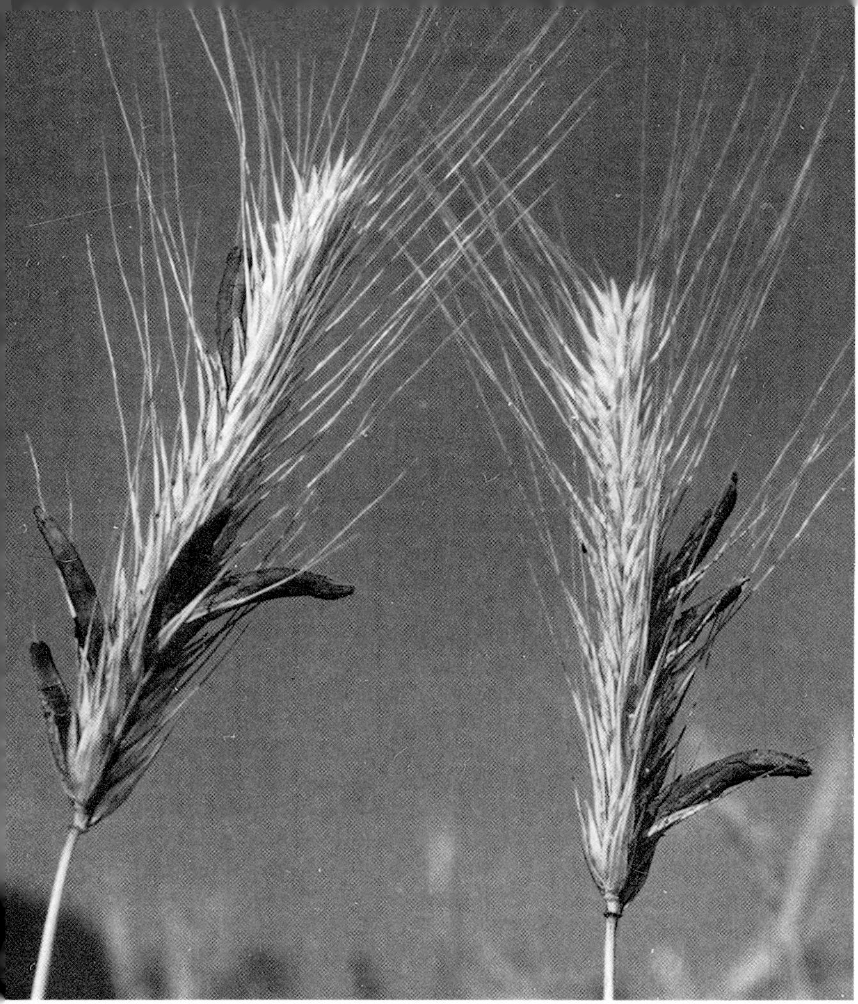

Im Rahmen von chemischen Untersuchungen der Alkaloide des Mutterkorns wurde das LSD entwickelt. Die dunklen Mutterkorn-Zapfen sind die Überwinterungsform einer Pilzkrankheit, die Getreide, vor allem Roggen, befallen kann. Im Mittelalter waren Mutterkornalkaloide zwar Ursachen von seuchenartigen Vergiftungen, sie scheinen aber auch bereits als wertvolles Heilmittel bei der Geburtshilfe bekannt gewesen zu sein.

LSD als Psychopharmakon

Im LSD-Rausch erfährt das alltägliche Weltbild eine tiefgehende Umwandlung und Erschütterung. Damit verbunden kann eine Lockerung oder gar Aufhebung der Ich-Du-Schranke sein. Beides kann Patienten, die in einem Ich-bezogenen Problemkreis festgefahren sind, helfen, sich aus ihrer Fixation und Isolierung zu lösen, damit auch besseren Kontakt zum Arzt zu finden und psychotherapeutischer Beeinflussung gegenüber aufgeschlossener zu sein.

Ein weiteres bedeutendes, psychotherapeutisch wertvolles Merkmal des LSD-Rausches besteht darin, daß in ihm oft vergessene oder verdrängte Erlebnisinhalte wieder ins Bewußtsein treten. Falls es sich dabei um die in der Psychoanalyse gesuchten traumatischen Geschehnisse handelt, werden diese damit der psychotherapeutischen Behandlung zugänglich. Die Funktion von LSD in der Psychiatrie ist also genau entgegengesetzt der von Tranquilizern. Während diese dazu dienen, Probleme im Bewußtsein abzuschwächen oder gar zuzudecken, hilft LSD Probleme des Patienten aufzudecken. LSD ist kein eigentliches Heilmittel, sondern ein medikamentöses Hilfsmittel, das die Heilung durch den Therapeuten unterstützen kann.

LSD als Rauschdroge

Im LSD-Rausch verschwinden die Grenzen zwischen dem erlebenden Ich und der Außenwelt mehr oder weniger. Das kann als beglückendes, ja beseligendes Einheitserlebnis empfunden werden oder aber als dämonische, mit dem Verlust des vertrauten Ich einhergehende, Entsetzen einflößende Wandlung. Ob die Reise ins Paradies oder in die Hölle führt, kann nicht vorausgesehen werden. Darin liegt die eigentliche Gefahr des LSD. Die mit einem Höllen-Trip verbundenen Verwirrtheitszustände können sich bis zu psychotischen Zusammenbrüchen steigern oder zu schweren Zwischenfällen, tödlichen Unfällen oder gar Selbstmord führen. LSD ist denkbar ungeeignet als Mittel, seinen Problemen im Rausch zu entfliehen; es verstärkt im Gegenteil die Konfrontation mit denselben. Die Verwechslung von LSD mit einem Lust und Euphorie verschaffenden Rauschmittel und der damit verbundene leichtsinnige, unvorsichtige Gebrauch haben zu den erwähnten tragischen Zwischenfällen geführt und dem LSD den Ruf einer Satansdroge eingebracht.

LSD-Enthusiasten weisen darauf hin, daß LSD verhältnismäßig ungiftig ist und keinerlei körperliche Schäden hervorruft; ferner daß es keine Sucht erzeugt. Beides stimmt, trotzdem ist LSD eine äußerst gefährliche Droge, wegen der Nichtvoraussehbarkeit jedes einzelnen Versuches. Darin besteht der grundlegende Unterschied gegenüber den Rauschgiften vom Typus der Opiate und anderen suchterzeugenden Drogen, bei denen nicht der einmalige Gebrauch gefährlich ist, sondern der chronische Konsum, der zum körperlichen und seelischen Ruin der Persönlichkeit führt.

Tiefenpsychologische Aspekte der Drogenerfahrung

Hanscarl Leuner

Die vorliegende Arbeit gibt einen kurzen Überblick über eigene Untersuchungen und die Ergebnisse einer internationalen Forschungsgruppe, halluzinogene Substanzen unter definierbaren psychologischen und medizinischen Voraussetzungen der tiefenpsychologisch orientierten Psychotherapie zugänglich zu machen: psycholytische Therapie. Die relevanten Erlebniskategorien werden dargestellt, auf Grund deren Halluzinogene in besonderem Maße geeignet sind, die Selbsterkenntnisse über die unbewußte Psychodynamik zu fördern. Damit liegt ein starkes Instrument der Therapie von oft unbehandelbaren und chronischen emotionalen Störungen wie Psychoneurosen, Charakterneurosen und psychotischen Grenzfällen vor.

Die therapeutisch-technischen Schritte der psycholytischen Therapie werden skizziert und am Beispiel kurzer Behandlungsprotokolle eines typischen Falles veranschaulicht. Die Ergebnisse werden durch kurze Fallskizzen, eine Sammelstatistik und eine Indikationsliste charakterisiert. Die möglichen Gefahren dieser Therapieform, die ihre größte Verbreitung in einer Zeit fand, in der Halluzinogene noch als experimentelle Pharmaka galten, werden mit Hinweis auf die strikt einzuhaltenden Therapiekriterien erörtert. Die weiterführende Standardliteratur dieser vom Autor als hilfreiche Ausweitung des bisherigen Psychotherapieangebotes aufgefaßten Behandlung wird nachgewiesen.

Einleitendes

Es bereitet Schwierigkeiten, den Leser in einem kurzen Kapitel in das Thema einzuführen, liegt doch eine eigentümliche Verquickung zweier ganz unterschiedlicher Wissens- und Erfahrungsbereiche des Erlebens und der Einwirkung auf die Psyche vor: Die Wirkungen einer ganz speziellen Gruppe von Psychopharmaka mit schwer überschaubaren, außerordentlich mannigfaltigen Einflüssen auf die Psyche werden in der tiefenpsychologischen Psychotherapie angewandt bei schwer gestörten Menschen, vorwiegend mit psychischen Charakterstörungen. Ich werde in diesem Aufsatz also nur einen kurzen Überblick geben können und muß mich auf die Akzentuierung einiger wichtiger Positionen beschränken, die durch Behandlungsprotokolle veranschaulicht werden sollen. Der Leser, zumal wenn er tiefenpsychologisch und psychotherapeutisch nicht vorgebildet ist, wird aus der Evidenz der Zusammenhänge mehr oder weniger intuitiv Rückschlüsse ziehen können. Die theoretischen Grundlagen der durch Halluzinogene aktivierten unbewußten Psychodynamik des Patienten können in diesem Rahmen nicht vermittelt werden. Ich kann jedoch den an Einzelheiten interessierten Leser auf mein Buch verweisen mit dem Titel: «Halluzinogene – Psychische Grenzzustände in Forschung und Psychotherapie», Hans Huber, Bern, 1981.

Meine ersten Versuche, Halluzinogene als Hilfe in der Psychotherapie anzuwenden, gehen in das Jahr 1956 zurück. Sie schlossen sich an die Entwicklung der Tagtraumtechnik, des Katathymen Bilderlebens an, einer effektiven, tiefenpsychologisch orientierten Kurz-Psychotherapie. Die große Zahl schwer gestörter neurotischer und psychosomatischer Patienten einer psychiatrischen Klinik und das Mißverhältnis zwischen der Aufenthaltsdauer der Patienten und der erforderlichen langen Behandlungszeit ließen mich auf eine weitere Intensivierung der Tagtraumtechnik sinnen. Dabei lag naturgemäß nichts näher, als die imaginativen Erlebnisse des Tagtraumes durch ein Medikament zu verstärken. Auf der Suche danach stieß ich auf das damals in Forscherkreisen bekannt gewordene Halluzinogen Lysergsäurediäthylamid, das in der medizinischen Öffentlichkeit als experimentelle Droge galt. Über meine ersten Ergebnisse habe ich dann erstmals auf dem Internationalen Kongreß für Psychotherapie in Barcelona 1958 referiert. In der Literatur fand ich analoge, bestätigende Berichte aus England, den USA, Australien und aus der Tschechoslowakei. 1960 organisierte ich ein erstes europäisches Symposion in Göttingen, aus dem sich später eine europäische Arbeitsgruppe mit achtzehn Behandlungszentren bildete. Der Schwerpunkt dieser neuen Behandlung lag darin, daß nun das Spektrum der Psychotherapie auf bislang unbehandelbare chronische Fälle und auf Patienten mit der Unfähigkeit, ihre Gefühle und Konflikte wahrzunehmen, beträchtlich ausgeweitet wurde. Bestimmte Krankheitsbilder wie Homosexualität, Alkoholismus und manche andere waren mit Erfolg und in relativ begrenzter Zeit sehr günstig beeinflußt worden. Der Höhepunkt dieser Arbeit lag in den sechziger Jahren.

Diese Forschungsrichtung, deren Entwicklung meines Erachtens noch bei weitem nicht abgeschlossen war, fand ein unerwartetes und relativ abruptes Ende bei der unglücklichen Verbreitung halluzinogener Substanzen in der Öffentlichkeit durch das missionarische Wirken des US-amerikanischen Psychologen Leary. Er führte sie als «Vitamin des Gehirnes» in die Rauschmittelszene ein. Daraus entwickelte sich die besorgniserregende «Rauschmittelwelle» bei Jugendlichen.

Die medizinische Gefahr, die in der unkontrollierten Einnahme von Halluzinogenen liegt, erstreckt sich im wesentlichen auf die Überdosierung und zu häufige Einnahme. In hoher Dosis können durch Halluzinogene auch beim Gesunden toxisch bedingte Modellpsychosen hervorgerufen werden, die Gegenstand eingehender psychiatrischer Grundlagenforschung waren. Sie können auch bei Disponierten ganz selten einmal eine echte Psychose auslösen oder bleibende Charakterveränderungen hervorrufen. Es entspricht allgemeiner psychopharmakologischer Erfahrung, daß bei fast jedem Medikament die gewünschte therapeutische Wirkung in eine schädigende umschlagen kann.

Tiefenpsychologische Anwendung der Halluzinogene

Worin besteht nun die tiefenpsychologische Anwendung der Halluzinogene und worauf beruht sie?

Halluzinogene Substanzen unterscheiden sich von allen anderen psychopharmakologischen Mitteln dadurch, daß ihr Wirkungsspektrum grundsätzlich nicht wie bei diesen auf psychische Zielsymptome gerichtet ist, wie es etwa die Antidepressiva sind. Sie zeichnen sich vielmehr durch ihre «produktive Wirkung» aus. Tagtraumartige Imaginationen vor geschlossenen Augen, bei höherer Dosis auch Visionen bei offenen Augen, treten auf, und Veränderungen der optischen Wahrnehmungen werden beobachtet. Man hat die Mittel deshalb auch als *Phantastica* bezeichnet. Andere Wirkungen äußern sich in der Herabsetzung der höheren und abstraktiven Denktätigkeit. An ihre Stelle tritt eine stark gefühlsgetragene, assoziative Denkweise mit Gedankenreihen, deren Glieder durch Gefühle verbunden sind. Diese regressive Denkform ist uns vor allem vom Kleinkindalter her geläufig. Das gesamte Spektrum unserer Gefühlswelt, die in Stimmungen, Gefühle und Affekte eingeteilt werden kann, ist verstärkt und zugleich gelockert, so daß die verschiedenen affektiv-emotionalen Erlebnisformen durch Anregung von außen oder aus dem inneren Gefühlsbereich stimuliert werden. Daraus ergeben sich eine Reihe wichtiger Einflußgrößen (Parameter), die beachtet werden müssen. Da die Gefühlsaktivierung zu einer vermehrten Sensibilität der Umgebung gegenüber führt und die Reaktionen steigert, fällt das Verhalten der Versuchspersonen ganz unterschiedlich aus:

1. Es besteht eine Abhängigkeit von der Art der Umgebung und dem Verhalten des Versuchsleiters (z. B. wird der Unterschied zwischen einem EEG-Laboratorium, einem kahlen Krankenzimmer oder einer anheimelnden Wohnzimmeratmosphäre, zwischen einem kühlsachlich oder einem warmherzig eingestellten psychologischen Ver-

suchsleiter deutlich. Extremreaktionen finden wir, wenn der Versuch in völliger Einsamkeit durchgeführt wird). Die äußere Umgebung wird mit dem englischen Begriff des *setting* belegt. Aus der Nichtbeachtung des Parameters *setting* erklären sich die häufig widersprüchlichen Reaktionen auf das Halluzinogen.

2. Ebenso wurde lange Zeit das *set* übersehen, das für Halluzinogene als Hilfe für tiefenpsychologische Psychotherapie ebenfalls wichtig ist. Gemeint ist die oft unbewußte Einstellung oder Einstimmung und die Zielsetzung der Person. Das *set* beeinflußt die Erlebnisinhalte der Halluzinogenwirkung und kann durch den Versuchsleiter oder Therapeuten maßgeblich gelenkt werden. Das *set* steht naturgemäß in enger Beziehung zum *setting* der wahrgenommenen äußeren Bedingungen. Beispiel: Ist das *set* eine religiöse Einstellung und die Erwartung, an einem religiösen Gottesdienst teilzunehmen, und das *setting* ein religiöser Gottesdienst mit den entsprechenden sinnlichen Einwirkungen wie Kirche und Orgelspiel, so kann das eingenommene Halluzinogen zu profunden religiösen Erfahrungen führen, wie Untersuchungen gezeigt haben (Pahnke et al.).

Übertragen auf unser Thema enthält die tiefenpsychologische Wirkung des Halluzinogens erst dann ihren Schwerpunkt, wenn das *set,* die eingehende Vorbereitung des Patienten durch Erhebung der tiefenpsychologischen Anamnese und eine vorbereitende tiefenpsychologische Behandlung, zu der Überzeugung führt, daß seine Erkrankung durch früh gestörte emotionale Beziehungen zu den nächsten Angehörigen entstanden ist. Das *setting* einer psychotherapeutischen Behandlung sind ein freundlich gestalteter Wohnraum und die Gegenwart des Therapeuten, der verständnisvoll auf den Patienten eingeht.

Weiterhin bestimmen pharmakologische Parameter den Einfluß.

3. Die verabreichte Dosis wird von der Zielsetzung bestimmt, daß der Patient einerseits das gewünschte tiefenpsychologische Material, begleitet von starken Gefühlen und Affekten, fördert, gleichzeitig aber ein Rest seines reflektierenden und beobachtenden Ichs erhalten bleibt (Ich-Spaltung), damit er nicht etwa von der Fülle des Erlebnismaterials überschwemmt wird. Das würde ihn an den Rand einer Modellpsychose führen. Die Dosis muß deshalb jeweils individuell gewählt, unter Umständen auch verändert werden, um eine gleichbleibende Reaktion zur Freisetzung tiefenpsychologischen Materials zu gewährleisten.

4. Die Form der Verabreichung; sie ist naturgemäß für die Schnelligkeit, mit der der Halluzinogenspiegel im Blut ansteigt, maßgeblich (orale Einnahme mit langer Resorptionszeit, also einem langsamen Anstieg, die intramuskuläre Injektion mit einem schnelleren und die

intravenöse Verabreichung, etwa zu einer gezielten Steigerung der bereits vorhandenen Wirkung, mit einem steilen Anstieg innerhalb weniger Minuten).

5. Die Wahl des Halluzinogens bestimmt die Dauer des paranormalen Zustands und die Färbung des Erlebens. Die fünf ursprünglich zur Verfügung stehenden Mittel zeigen zwar überraschend ähnliche halluzinogene Wirkungen, Unterschiede liegen jedoch in der Dauer und dem Ausmaß, in dem sie im Körper vollständig abgebaut werden. LSD-25 wirkt fünf bis sechs, mit einer Nachphase bis zu zwölf Stunden, Psilocybin wirkt fünf Stunden ohne Nachphase, seine Abkömmlinge CEY 19 und CZ 74 drei Stunden im abruptem Abfall der Sensationen ohne jegliche Nachreaktion. Letztere sind meines Erachtens die idealen Mittel für psychotherapeutische Zwecke. Zu erwähnen sind noch die verschiedenen Tryptamin-Abkömmlinge. Sie wirken zum Teil nur eine Stunde, sind aber mit unerwünschten Nebenwirkungen wie einem Blutdruckanstieg verbunden.

Häufig wird gefragt, ob eine laufende psycholytische Therapie abgebrochen werden kann, falls das aus besonderem Grunde notwendig sein sollte. Seltene aversive Reaktionen sollten zunächst durch psychotherapeutische Maßnahmen eingedämmt werden. Gelingt das nicht, wird medikamentös durch intravenöse Verabreichung von 10 mg Valium in genau abstufbarer Dosis der Halluzinogeneffekt gebremst.

Halluzinogene Erlebniskategorien tiefenpsychologischer Dynamik

Welches nun sind die Erlebniskategorien, die darauf hinweisen, daß tiefenpsychologische Dynamik im Halluzinogenerleben aktiviert wird?

Vier Grundkategorien können dafür angeführt werden:

1. Tiefenpsychologisches Material wird in Form optischer Imaginationen wie in der Tagtraumtechnik des Katathymen Bilderlebens freigesetzt.

2. Der Patient erlebt, gelegentlich «mit erschreckender Realität», Szenen aus der frühen Kindheit, die bis in das erste Lebenshalbjahr, nach Auffassung mancher Autoren sogar bis in die intrauterine Phase zurückreichen. Sie sind begleitet von in der Regel starken, negativ besetzten Gefühlen und Affekten, wie Situationen der Verlassenheit und der negativen Erfahrungen mit frühkindlichen Bezugspersonen. Sie werden unter der Ermutigung des Therapeuten durchlebt und durchlitten und verlieren dadurch ihren pathologischen Wert.

3. Die genannte Verstärkung der Gefühlswelt führt zu einer Verstärkung von unterdrückten Erlebnisweisen schlechthin. Sie mani-

festiert sich auch in den Übertragungsgefühlen gegenüber dem Therapeuten. Dieser wird einerseits in die negativen Gefühlserfahrungen der frühesten Kindheit einbezogen. Andererseits kann er eine korrigierende positive Gefühlserfahrung vermitteln, etwa mit den Kategorien des Sichverstandenfühlens, der warmen mütterlichen Zugewandtheit, der Bestätigung sowie des Gewährens verbotener und tabuierter, damit angstbesetzter Triebimpulse und -handlungen im Bereich des oralen, aggressiven, analen oder auch sexuellen Erlebnisbereiches und der damit verbundenen Phantasien.

4. Im Zusammenhang mit der Fülle des gewonnenen Erinnerungs- und Erlebnismaterials entwickelt der Patient Einfälle und assoziative Querverbindungen und erkennt die psychodynamischen Zusammenhänge seiner Symptome und seine neurotischen Fehlhaltungen. Auch nimmt er seine Widerstände und Abwehrmechanismen wahr, die mit einer bisher ungekannten Überzeugungskraft lebendig werden können.

Technik psycholytischer Therapie

Die Technik der psycholytischen Therapie hat immer zu berücksichtigen, daß das verabreichte Halluzinogen lediglich eine Hilfsfunktion hat. Obgleich der Psychotherapeut Erfahrung und Sicherheit in der pharmakologischen Anwendung der Mittel haben muß, liegt sein Hauptaugenmerk auf der tiefenpsychologisch orientierten Zuwendung zu dem Patienten und Bearbeitung des Materials sowie der Kontrolle und der Analyse der Übertragungsgefühle des Patienten (und umgekehrt der vom Therapeuten auf den Patienten gegenübertragenen Gefühle). Die Therapie selbst vollzieht sich in drei Schritten: 1. die Vorbereitungsphase, 2. die eigentliche Therapiephase, 3. die Phase der Nachbearbeitung.

Zu 1. Vorbereitungsphase: Sie beginnt mit dem Erstgespräch, der mehrstündigen Erhebung der tiefenpsychologischen Vorgeschichte und einem ärztlichen Gespräch über das Arbeitsbündnis mit Klärung der Frage, ob und inwieweit die psycholytische Behandlung bei Würdigung aller Umstände angezeigt und technisch durchführbar ist. Erwägungen etwaiger Gegenindikation oder einer möglichen Gefährdung eines Ich-schwachen und labilen Patienten durch die sehr intensiv wirkende Methode müssen gegeneinander genau abgewogen werden.

Zu 2. die Behandlungsperiode: a) Sie erstreckt sich nur auf einige wenige Sitzungen, wenn es gilt, eine bereits laufende psychoanalytische oder tiefenpsychologisch orientierte Therapie durch einige eingestreute Halluzinogensitzungen zu fördern. Wenige Sitzungen werden auch vereinbart, wo eine Probebehandlung sinnvoll erscheint, um zu entscheiden, inwieweit ein Patient sich mit Hilfe des Verfahrens für weitere tiefenpsychologische Arbeit aufschließen läßt. Wir legen größten Wert darauf, daß der Patient sich selbst (auch zu einem Behandlungsversuch) entschließt, die Behandlung freiwillig auf sich nimmt und weiß, daß er jederzeit davon zurücktreten kann.

b) Fortlaufende Langzeit-Therapie bei besonders schweren Fällen von 8–40 Sitzungen. Die Behandlungsperiode wird hinsichtlich der Anzahl der Sitzungen und zeitlich vorläufig begrenzt. Nach Abschluß jeder Etappe werden Entschlüsse über das weitere Vorgehen erarbeitet. Die Therapie wird dann entweder voll stationär durchgeführt oder in Form der sogenannten klinischen Intervallbehandlung (die erste kann in die zweite übergeführt werden). Die Therapiesitzung wird anfangs wöchentlich, später in 14tägigen bis 4wöchigen Abständen durchgeführt. Der Intervallcharakter liegt darin, daß an Stelle vollstationärer Behandlung der Patient nur einen Tag und eine Nacht oder auch zwei Tage aufgenommen wird. Auf diese Weise kann er seinem häuslichen Pflichtenkreis und seiner Arbeit trotz der Behandlung nachgehen.

Die psycholytische Therapiesitzung dauert fünf bis sechs Stunden. Zur Reizabschirmung liegt der Patient in einem freundlich eingerichteten, abgedunkelten Raum, und der Therapeut ist während der ganzen Periode (mit Ausnahmen) zugegen. Der Gesamtbehandlungsplan sieht ein ganzes *set* von Maßnahmen vor. Die Gruppe von drei bis fünf Patienten trifft sich morgens in der Klinik zu einem kurzen Gruppengespräch. Der größere Teil hatte bereits am Vorabend je eine Einzelsitzung mit dem Therapeuten, in der aktuelle Probleme, der Stand der Behandlung usw. bearbeitet wurden.

Nach der psycholytischen Sitzung sind die Patienten in der Regel erschöpft und ruhen sich aus. Später wird ihnen in der Gruppe eine Gestaltungstherapie angeboten, in der sie Inhalte der halluzinogenen Erfahrungen malend oder Ton knetend darstellen. Am späten Nachmittag findet eine gemeinsame Gruppensitzung in Gegenwart der Therapeuten statt, in der Absicht, die individuellen Erfahrungen untereinander auszutauschen und zu ersten Einfällen, Assoziationen und interpretativen Ansätzen mit Hilfe der Therapeuten zu gelangen. Die während der Halluzinogensitzung aufgenommenen Tonbandprotokolle hört sich der Patient zu Hause an und fertigt ein Transskript. Es wird in der darauffolgenden Woche mit dem Therapeuten durchgearbeitet. Diese Tätigkeit gehört bereits der

Zu 3. Nachbearbeitungsphase an. Der Vorzug der psycholytischen Erfahrungen liegt, wie schon angedeutet, überwiegend in der Aufdeckung der genetischen Phasen der frühen und frühesten Kindheit.

Die Durcharbeitung mit den Therapeuten zielt darauf ab, diese in den Kontext der aktuellen Problematik und der Verhaltensstörungen des Patienten einzugliedern.

Am folgenden Tage erhält jeder Patient, bevor er die Klinik verläßt, ein Einzelgespräch, in dem Material nachgetragen und erste Schlüsse aus der Behandlung gezogen werden.

Die eigentliche Nachbehandlungsphase, während der nur noch selten oder gar keine psycholytischen Sitzungen stattfinden, dient ausschließlich der tiefenpsychologischen Charakteranalyse im Sinne des Durcharbeitens des gewonnenen Materials, der aktuellen Situation und der Verfeinerung der Selbsteinsichten des Patienten. Er ist in der Regel durch die psycholytischen Vorerfahrungen dafür besonders gut aufgeschlossen. Die Empirie hat gezeigt, daß der Entwicklungs- und Reifungsprozeß des Patienten durch die gewonnene große emotionale Aufgeschlossenheit sich selbst und seiner Umwelt gegenüber dem Behandlungsprozeß dieser Periode sehr förderlich ist und daß seine Nachwirkungen bis zu einem Jahr reichen. Das bezieht sich auch auf die zunehmend realitätsorientierte Einstellung sowohl Menschen als auch sich selbst und seinen Lebensumständen gegenüber.

Fallbeispiele

Zur Veranschaulichung möchte ich den psychotherapeutischen Prozeß des Verfahrens an einem stark gekürzten Fallbeispiel veranschaulichen.

Frau L., eine 23jährige amerikanische Universitätslektorin aus den Südstaaten, ist eine gebildete, einseitig intellektualisierte junge Dame von schizothymem, hyperästhetischem Typ. Die Diagnose lautet: schwere rezidivierende Depression mit Suizidalität auf neurotischer Grundlage.

Anamnese: Seit 8 Wochen schwer depressiv, gleichgültig, ratlos, suizidal mit aggressiven Ausbrüchen gegen die Eltern und der Tendenz zur Selbstschädigung, Inappetenz und abgemagert. Sie hatte bereits seit dem 14. Lebensjahr unter sechs ähnlichen leichteren depressiven Perioden von kürzerer Dauer gelitten, die immer in unmittelbarem Zusammenhang mit Enttäuschungen durch männliche Freunde standen. Die Diagnose einer neurotischen Depression wurde unabhängig von uns zuvor an der Wiener Psychiatrischen Klinik von Professor Hoff gestellt. Hinsichtlich der Neurosestruktur überwogen starke depressive und schizoide Anteile.

Therapie: Dauer knapp 3 Monate, 12 psycholytische Sitzungen mit 60 bis 280 mg LSD-25 in wöchentlichen Abständen und etwa wöchentlich vier psychotherapeutischen Einzelsitzungen.

Ergebnis: Sehr gute Sofortheilung
Katamnese nach 10 Jahren: Niemals, auch nicht andeutungsweise, wieder depressiv reagiert, dagegen bestehen deutliche Zeichen einer Umstrukturierung der Person: erfolgreiche Betätigung im Beruf als Universitätslektorin, normale Reaktion beim Tod des Vaters; sie heiratete, lebt inzwischen seit sieben Jahren in glücklicher Ehe und nimmt mit Befriedigung an sozialen Tätigkeiten teil.

Die nun folgenden Passagen der Therapie können nur Schlaglichter auf die Dynamik des vielschichtigen therapeutischen Prozesses werfen. Auch die Kommentare sind nur kurze Hinweise auf die tiefenpsychologischen Positionen. In den Erfahrungen der Patientin tritt häufig die psychoanalytische Problematik offen zutage. Die Patientin gewinnt mancherlei Einsichten in der Regel von selbst, ohne daß sie eine entsprechende Vorbildung besitzt.

Protokoll aus der ersten Sitzung: I/27. «Mein zweites Erlebnis beschäftigte sich mit der Kindergartenzeit. Ich erinnerte mich der Spielkameraden, der Basteleien, der Spiele und des Raumes, in dem diese stattfanden, der Spielzeuge und des Spielplatzes. Ich erinnerte mich, wie ich auf meine Mutter wartete, die mich abholte, und daß sie oft die letzte Mutter war, die ankam. Ich rief mir auch traurig in Erinnerung, daß mein Freund James mehr mit meiner Freundin Eva spielte, die wie Joice, meine Schwester, aussah und schönere Zöpfe hatte als ich.»

Kommentar: Typische Altersregression unter Einfluß von LSD, die das zentrale Thema von Verlassenheit und das persönliche Problem der Rivalität um einen männlichen Partner darstellt, eine infantile Wurzel der depressiven Reaktionen.

Aus der zweiten Sitzung: II/36. «Ich gewann aus meiner zweiten Behandlung viel Befriedigung, vor allem deshalb, weil ich eine Menge Zeitungspapier und Pappkartons zerriß und damit meine aggressiven Gefühle los wurde. Hinterher fühlte ich mich befreit von der Welt. Ich fühlte, daß nichts sonst mir etwas anhaben könnte und daß ich nicht mehr länger unter dem Druck stand, den ich immer wieder zu Hause und auch sonstwo erlebt hatte. Ich fühlte ein außerordentliches Bedürfnis nach Liebe.»

Kommenar: Charakteristisch für gewisse therapeutisch hilfreiche Passagen ist die Abreaktion aggressiver Impulse, mit der Befreiung von konformistischer Einengung und übermäßigem pädagogischem Druck. Das Problem des Liebesmangels wird erstmals deutlich.

«. . . Ich sah Hitler verschiedene Male. Dann ereignete sich ein sehr merkwürdiges Phänomen: Hitler wurde zu meinem Vater, fuhr unser Auto und kam in unser Haus . . .»

Kommentar: Freudsche Traumarbeit: Hitler als Symbol männlicher Brutalität überhaupt wird mit dem Vater kontaminiert.

Nach der vierten Sitzung: IV/48. «In meinem Hotel (nach der Sitzung angekommen) entdeckte ich einen Brief meines Freundes John. Es war deutlich, daß John alle Gefühle, die er jemals für mich hegte, gänzlich verloren hat. Ich war tief verletzt durch den Brief, wurde aggressiv und wollte alles durch das Zimmer werfen. Eine tiefe Depression setzte ein, und für die nächsten 24 Stunden war ich voller Groll, mißtraute jedermann, sogar dem Erfolg meiner psychotherapeutischen Behandlung. Ich hatte starke Selbstmordwünsche und bat meine Mutter, daß sie mir helfen sollte, mich umzubringen.»

Kommentar: In der Nachphase der Sitzung reagiert die Patientin auf Enttäuschung ihrer Liebeserwartung mit starker Aggressivität. (Derartige Ausbrüche können zu Nachreaktionen führen, deshalb die Notwendigkeit der klinischen Nachbetreuung, z. B. im Rahmen der Gruppe.) Ein Einblick in die Dynamik der Depression (Abwehr der Umkehrung von Aktivität in Passivität) zeigt sich im Umschlag von Aggression in Depression mit Übertragung der Gefühle auf den Therapeuten und die Behandlung. Die Aggressionen wenden sich schließlich gegen die eigene Person.

Aus der fünften Sitzung: IV/58. «Meine Gedanken wandten sich dann der Königin Elisabeth von England zu. Ich projizierte mich selbst in die Queen. Ihr Blick voller Autorität sprach mich an. Ich liebte die Idee, daß eine Frau Macht über so viele Männer hat. Auf dem Felsen von Gibraltar blickte ich herab auf die britische Flotte, die augenscheinlich dabei war, eine Schlacht zu gewinnen . . . als ob ihre Männer gegen Hitlers Macht kämpften.»

Kommentar: Die Identifikation mit dem hoheitsvollen und zugleich männlich-mächtigen Ideal-Ich der Queen verbindet sich mit der Abwehr der brutalen Vater-Imago Hitlers.

Aus der sechsten Sitzung: VI/98. «In dieser Behandlung wurde mir völlig klar, daß ich einen Minderwertigkeitskomplex habe. Ich wollte das nicht gern akzeptieren. Ich sehe Dinge gern in ihren Extremen, derart etwa, daß, wenn ich augenscheinlich mit einem schwierigen Problem beschäftigt bin, ich sofort zu sterben wünsche, um mich von den Härten dieses Lebens zu befreien. Es ist wahr, daß ich ein Leben wünschte, als sei dauernd Weihnachten . . . Diese Behandlung war sehr deprimierend und die unangenehmste, die ich jemals hatte.»

Kommentar: Erste Einsicht in bisher verdrängte Selbstwertstörungen und in die Abwehr der Realitätsforderungen mit der Reaktionsbildung in Form einer narzißtischen Wunschwelt. Die Neigung zur Resignation mit Flucht in die Isolierung (Depressionen) ist die Folge und wird hier erstmals als therapeutisch fruchtbare emotionale Einsicht bewußt.

«Ich hing von meinem Vater ab, weil er mich versorgte. Ich fühlte, daß ich mit ihm stehe und falle ... als ob ich ihm gehörte, als ob ich sein Eigentum sei. Ich fürchtete seine Gefühle zu verletzen bei meinen Versuchen, erwachsen zu werden. Ich fühlte Liebe zu ihm trotz allem ... Es wurde mir klar, daß meine Beziehungen zu meinem Vater die Beziehungen zu jungen Männern beeinträchtigt hatten. Ich hatte immer unbewußt Ausschau gehalten nach einem neuen Vater, wenn ich einen Freund kennenlernte.»

Kommentar: Die emotional enge, aber ambivalente Bindung an den Vater wird stark empfunden und ihre Projektion auf alle möglichen männlichen Partner erkannt. Die imaginären Behinderungen in der Partnerwahl werden deutlich.

Aus der elften Sitzung: XI/177. «Mein Widerstand brachte hervor, daß ich gegenüber dem Doktor ein leichtes Mißtrauen hatte. Ich fühlte starke Aggressionen gegen ihn, seine Indifferenz tötete mein Bestreben, eine mitarbeitende Patientin zu sein. Ich fiel in eine Depression. Ich fühlte, die ganze Behandlung ist ein Mißerfolg. Ich wußte rational, das ist eine Übertreibung, aber mein Gefühl war stärker als meine Argumente, so daß ich machtlos war, mich selbst zu kontrollieren ... Meine Aggressionen gegen den Vater richteten sich gegen den Doktor als einen Juden, der mich in seine Abhängigkeit bekommen wollte, als einen Deutschen, d. h. einen Nazi, also einen brutalen Mann ... mit kalten, gleichgültigen Gefühlen gegenüber einer Frau. Er wurde für mich die Verkörperung all dessen, was ich in einem Mann verachte und fürchte.»

Kommentar: Die emotional enge, aber ambivalente Bindung an den Vater wird als starke Imago auf den Arzt projiziert, Angst und Haß gegen männliche Partner werden realistisch wiedererlebt und abreagiert. Im Kontrast dazu steht die rationale Kontrolle.

Das Beispiel des in knappen Linien skizzierten Falles veranschaulicht die folgenden dynamischen Faktoren des therapeutischen Prozesses bei der psycholytischen Behandlung:

1. Unbewußtes psychisches Material, einschließlich traumatisierender Wurzelerlebnisse der frühesten Kindheit, wird aktiviert. Verdrängungen und psychische Abwehrmechanismen werden gelockert. Dabei kann es zu affektiven Reaktionen mit fruchtbaren Durchbrüchen von in Verdrängung gehaltenen Vitalimpulsen und Antrieben kommen.

2. Einsichten sowohl in verdrängtes neurotisches Konfliktmaterial als auch in die Dynamik der mitunter verstärkten Abwehrvorgänge, der Ersatzbildungen und neurotischen Fehleinstellungen werden gewonnen. Imaginäre infantile Fehleinschätzungen und Erwartungen können an der Realität korrigiert werden.

3. Die Übertragung auf den Therapeuten wird aktiviert, und früh-

kindliche Ängste, Projektionen und Ansprüche werden im *hic et nunc,* in der Beziehung zum Therapeuten erlebt.

Ergänzend sollen zwei Fälle kurz skizziert werden, bei denen vorausgegangene, zum Teil langdauernde anderweitige Behandlungsversuche nicht zum Erfolg geführt hatten.

Fall 1: H. H., 26jähriger technischer Angestellter, der seit acht Jahren unter einer sich mehr und mehr verstärkenden Angstneurose mit hypochondrischen Herzangstzuständen leidet, die zur Arbeitsunfähigkeit führten. Vieljährige psychoanalytische Kuren bei wechselnden Therapeuten blieben ohne Erfolg. Vielmehr verschlimmerte sich das Leiden. Wegen Suizidalität wurde die Aufnahme in einer geschlossenen Abteilung notwendig. Der Patient bot das Bild einer psychopathischen, überaus schwierigen und verwöhnten Person. Nach 1½jähriger psycholytischer Behandlung, kombiniert mit Gruppentherapie, Symptomfreiheit einschließlich wesentlicher Besserung seiner schweren Kontaktstörung: Der Patient ist voll berufsfähig und verbessert seine soziale Stellung.

Fall 2: I. R., 41jähriger Studienrat, der seit der Ehescheidung vor zwölf Jahren an einer absoluten *impotentia coeundi* leidet. Dabei bestehen erhebliche charakterneurotische Züge. Psychotherapeutische Kuren, z. T. bei namhaften Analytikern, über mehr als sechs Jahre blieben ohne Erfolg. Der Patient kann noch kaum in psychoanalytischen Kategorien denken. Nach vierzehn psycholytischen Sitzungen innerhalb von neun Monaten, kombiniert mit Gruppen- und Einzeltherapie, deutlicher Wandel des Charakterbildes: Der Patient ist freier, aufgelockerter, kontaktbereiter, und seine prüde Scheu *in sexualibus* ist zurückgetreten. Erfolgreiche und anhaltende sexuelle Kontakte. Katamnese nach acht Jahren ohne Rückfall. Ausweitung der persönlichen Entwicklung nach Fortsetzung durch eine Behandlung ohne LSD.

Insgesamt wurden in der Literatur von 1953 bis 1965 in 42 Arbeiten von 28 Autoren 1600 Fälle behandelt, nachuntersucht und publiziert. 68 % der Fälle wurden als besonders schwer und chronisch ausgewiesen. Die hauptsächlichen Indikationen waren in absteigender Reihe (Prozentzahlen geben die Erfolgsschätzungen der Therapeuten wieder) Angstneurosen (70 %), depressive Zustände (62 %), Charakterneurosen, Psychopathie (61 %), psychotische Grenzfälle (53 %), sexuelle Perversionen (50 %), Zwangsneurosen (42 %), Hysterie und Konversionssymptome (32 %), Alkoholiker und Mittelsüchtige (31 %). Die ersten drei Diagnosen mit der höchsten Prognoseziffer können wohl als Kerngruppe der für diese Behandlung am besten geeigneten Diagnosen gelten.

Indikation/Kontraindikation

An anderer Stelle habe ich folgende *Indikationsliste* zusammengestellt, die sich aus Literatur und Eigenerfahrungen ergeben hat (Leuner 1971).

Psychopathologische Zustände
Charakterneurosen (alle Autoren)
psychopathische Personen
kriminelle Psychopathen (ausgelesene Heranwachsende)
Zwangsneurosen
neurotische Depressionen
endo-reaktive Depressionen
Angstneurosen
Herzphobien bzw. Herzneurosen
Phobien
psychotische Grenzfälle
schizophrene Restwahnzustände
pathologisches Streunen
Transvestitismus (versuchsweise)

Sexualstörungen
chronische Impotenz
chronische Frigidität
Homosexualität
Päderastie
Exhibitionismus

Psychosomatische Zustände
Migräne
Psoriasis
Colitis ulcerosa (nicht im akuten Stadium)
Pubertätsmagersucht (versuchsweise)
hysterische Konversionssymptomatik (einschl. Schreikrampf)

Wie in jeder Psychotherapie hängt die Indikation, d. h. die Behandlungsprognose weniger von der Diagnose als vielmehr von einzelnen Faktoren der Person des Patienten und seiner sozialen Situation ab. Im Zweifelsfall kann an eine kurze Probebehandlung gedacht werden. Das Behandlungsalter reicht vom 5. Lebensjahr (Kinderbehandlungen sind bei einzelnen Extremfällen berichtet worden) bis zum 50. Lebensjahr. Darüber hinaus sollte von der Behandlung abgesehen werden.

Absolute Kontraindikationen sind: hirnorganische Zustände, beginnende oder fragliche Schwangerschaft, Leberparenchymschädigung, die weniger als zwei Jahre zurückliegt, endogene Depression und

Manie, akute oder chronische Schizophrenie, begleitender Schwachsinn (IQ unter 85).

Relative Kontraindikationen sind: mangelnde Motivation zu einer Psychotherapie, Hysterie mit der Neigung zum Ausagieren, Psychopathen mit mangelndem Leidensdruck, das Vorliegen von Verwahrlosungstendenzen, ausgesprochen infantile Persönlichkeit.

Prognostisch besonders günstig sind: Individuen, die eine ausreichende Ich-Stärke aufweisen, sich im Berufsleben bewährt haben, unter echtem Leidensdruck stehen und für eine Therapie von sich aus motiviert sind.

Gefahren

Die Gefahren der psycholytischen Therapie sind bei ihrer korrekten Anwendung nach den Gesichtspunkten von *set* und *setting*, der Dosierung, der Berücksichtigung, daß ein tiefenpsychologisch ausgebildeter Therapeut die Behandlung persönlich leitet und das therapeutische Team regelmäßig betreuen muß, sowie unter klarer Berücksichtigung der Indikation gering, praktisch gleich Null. S. Cohen (1960) hat LSD auf Grund einer breiten Umfrage bei Therapeuten als eine «sichere Droge» bezeichnet. Todesfälle oder Gesundheitsschädigungen sind nie aufgetreten.

In der Literatur sind zwei Schädigungsmöglichkeiten diskutiert worden:

1. Eine latente Psychose oder ein Suizid könnten ausgelöst werden. Mallison (1971) ist der Frage an 5000 in England behandelten Personen mit insgesamt 25 000 Sitzungen nachgegangen. Die Selbstmordrate betrug 0,007 %, soweit sie in Verbindung mit der Einnahme von LSD stand. Dabei ist zu bedenken, daß Psychotherapiepatienten stets in einem höheren Grad als Gesunde suizidgefährdet sind. Eine kritische Patientengruppe in dieser Hinsicht stellen Patienten mit typischer *borderline*-Struktur dar, sofern zum Krankheitsbild plötzliche depressive «Einbrüche» gehören. Psychotische Komplikationen, die länger als 48 Stunden dauerten, wurden in 0,9 % berichtet, von denen zwei Drittel völlig wiederhergestellt wurden.

2. In den USA wurde eine Zeitlang die Gefahr von Chromosomenschädigungen diskutiert. Dishotsky et al. (1971) kommen zu dem Ergebnis, daß LSD keine genetischen oder teratogenen sowie karzinogenen Schäden beim Menschen hervorruft. Eigene Untersuchungen mit Eberle (1971) ließen bei Durchführung einer psycholytischen Kur mit Psilocybin an Leukozyten Chromosomenbrüche finden, die, verglichen mit dem Einfluß von Röntgenstrahlen, dem Ausmaß einer Röntgendosis entspricht, die bis vor kurzem die zulässige Expositions-

dosis einer Röntgenassistentin war. Auch andere Medikamente, selbst Aspirin und Coffein, rufen analoge Chromosomenbrüche hervor. Dieser Faktor kann danach vernachlässigt werden.

3. Die Gefahr einer Sucht nach Kenntnis der Halluzinogenwirkung wurde vermutet. Auf Grund der Mißbrauchsforschung ist bekannt, daß Halluzinogene allenfalls eine psychische Abhängigkeit hervorrufen, aber kein eigentliches Suchtpotential haben. Bei 120 von mir behandelten Fällen hat sich eine solche Abhängigkeit nirgends gezeigt, zum Teil sind die therapeutischen Erfahrungen derart tiefgreifend und belastend, daß die Betreffenden kaum einen Anlaß sehen, diese in Eigenregie fortzusetzen. In diesem Zusammenhang sei nochmals auf den Unterschied zwischen unkontrollierter Einnahme halluzinogener Substanzen vom Schwarzmarkt und der kontrollierten Gabe unter ärztlich-wissenschaftlichen Bedingungen hervorgehoben. Ich darf auf die strikte Einhaltung der oben genannten Gesichtspunkte wie *set* und *setting,* Gegenwart des Therapeuten, sorgfältige Dosierung, Einhaltung der Indikationsregeln hinweisen, im Gegensatz zu den Mißbrauchskonditionen, bei denen all diese Gesichtspunkte unberücksichtigt bleiben und besonders weder die Dosis des Präparates bekannt ist noch ihr Reinheitsgrad (häufige Untermischungen mit anderen Drogen).

Resümee

Zusammenfassend komme ich zu dem Ergebnis, daß halluzinogene Substanzen unter Wahrung einer Reihe wichtiger Behandlungskriterien eine außerordentliche Hilfe in der tiefenpsychologisch orientierten Psychotherapie sind. Die anzuwendenden Kautelen unterscheiden sich von der landläufigen Verordnung von Psychopharmaka durch die strikte Notwendigkeit, die Gesichtspunkte von *set* und *setting* zu berücksichtigen und den Umstand, daß im Vordergrund das psychotherapeutische, tiefenpsychologisch orientierte Wirken steht und nicht der Drogeneinfluß als solcher. Vielmehr ist er ein verstärkender und ermöglichender Faktor der primär tiefenpsychologisch bzw. psychoanalytisch ausgerichteten Therapie. Das fordert von der Ausbildung des Therapeuten, daß er in tiefenpsychologisch orientierter Therapie, möglichst auch in Psychoanalyse ausgebildet und klinisch erfahren ist und zusätzlich über die nötigen pharmakologischen Kenntnisse und klinischen Erfahrungen mit halluzinogenen Substanzen verfügt. Die Forderung vieler Autoren, daß er auch in der psycholytischen Therapie ein gewisses Ausmaß an Selbsterfahrungen haben sollte, kann ich unterstreichen, weil er dadurch erst das rechte Verständnis für die Eigenart der Erlebnisweisen in der psycholytischen Sitzung gewinnen kann.

Die englische und amerikanische Opiumpolitik im 19. und 20. Jahrhundert – Konflikte, Unterschiede und Gemeinsamkeiten

BRUCE D. JOHNSON

Die weltweite Opium- und Opiatpolitik wurde in den letzten beiden Jahrhunderten eindeutig von der britischen und amerikanischen Regierung beherrscht. Im 19. Jahrhundert konzentrierte sich das «Opiumproblem» hauptsächlich auf China, wo Opium geraucht wurde. In der zweiten Hälfte des 20. Jahrhunderts schaffte es China, dieses «schädliche Übel» auszurotten, während die Vereinigten Staaten sich zu einer Gesellschaft entwickelten, die mit der Heroinsucht zu kämpfen hat. Im 19. Jahrhundert verfolgte die britische Regierung konsequent eine Politik der «Eindämmung» des Opiumproblems auf den britischen Inseln, unterstützte aber aktiv den Beginn und die massive Expansion des Opiumhandels, mit dem «maximale Staatseinnahmen» für die finanziell angeschlagene indische Regierung erzielt werden konnten, die von Großbritannien kontrolliert wurde. Es war schließlich der moralische Eifer britischer Christen und ihrer Anti-Opium-Gesellschaften und der Druck der US-Regierung, der Großbritannien zwang, diese Staatseinkünfte aus dem Opiumhandel aufzugeben. Als Antwort auf die internationalen Verträge, die nach dem Ersten Weltkrieg internationale Kontrollen über die Verteilung des Opiums einführten, setzte Amerika auf die Politik eines totalen Opiumverbots, während es in Großbritannien Ärzten erlaubt war, Süchtigen Opiate (einschließlich Heroin) zu verschreiben. Als sich zwischen 1965 und 1975 die Heroinsucht wie eine Epidemie in beiden Ländern auszubreiten begann, reagierten beide mit einer Ausweitung von Behandlungsversuchen: Methadon zur Einnahme in den USA und Heroin plus injizierbares Methadon in Großbritannien. Bis 1980 näherten sich aber die jeweiligen Verschreibungs- und Behandlungspraktiken für Süchtige an. Die Verteilungspraktiken unterscheiden sich nach wie vor. In den USA erhalten die Patienten ihre Droge in der Methadonklinik, während englische Patienten sie vom ansässigen Apotheker beziehen können.

Der Aufschwung des indisch-chinesischen Opiumhandels (1780–1880)

In diesen hundert Jahren war Großbritannien die führende Handelsnation der Welt. Mit der britischen Seemacht im Rücken begann die *East India Trading Company* Indien zu beherrschen und das Handelsleben der größten chinesischen Hafenstädte zu bestimmen. Seit ungefähr 1750 kontrollierte diese Gesellschaft das bengalische Gebiet, das zu Indien gehörte und in dem seit einem Jahrhundert Opium angebaut wurde. Als der britische Gouverneur 1750 festgestellt hatte, daß Opium schädlich sei, verfügte er Kontrollen über die Produktion, indem er die Herstellung der Droge zum Regierungsmonopol erhob. Als der bis dahin unbedeutende Opiumhandel mit China als Einnahmequelle erkannt wurde, weitete die Monopolgesellschaft die Produktion aus (obwohl sie den Verkauf in Indien einschränkte), wobei zum Rauchen bestimmtes Opium in die Produktion einbezogen wurde. Letzteres wurde auf Auktionen an gewerbliche Händler verkauft (Austin 1978).

Zwischen 1780 und 1800 setzte der Opiumschmuggel nach China ein. Englische Händler transportierten Opium von Indien zur chinesischen Küste in der Nähe von Kanton. Chinesen, darunter Beamte und Soldaten, nahmen Bestechungsgelder an und organisierten den Opiumschmuggel nach China trotz einer Flut von Erlassen aus Peking, die diese gefährliche Droge verurteilten. Die Versuche, den Opiumhandel zu kontrollieren, wurden fortgesetzt, die Kontrollen konnten aber leicht umgangen werden. Die Briten weiteten ihre Produktion bis 1830 aus.

1839 sandte die chinesische Regierung den Regierungskommissar Lin nach Kanton, um dem Opiumschmuggel ein Ende zu bereiten. Er schränkte die Bewegungsfreiheit aller Ausländer in Kanton ein, hängte mehrere Opiumraucher vor dem Ausländerviertel auf und beschlagnahmte und vernichtete 20 000 Kisten mit Opium. In der Folgezeit gewannen die Briten mit Leichtigkeit die wenigen Kämpfe, und das vernichtete Opium wurde ihnen bis 1842 von den Chinesen durch Zahlungen ersetzt. Der Opiumschmuggel breitete sich jetzt noch mehr aus, da der britische Einfluß andere Häfen in China erreichte.

1856 gab es einen weiteren Konflikt, der eine Generation später von den Gegnern des Opiums treffend der Zweite Opiumkrieg genannt wurde. Der britische Premierminister wollte einen Krieg beginnen, um diesen Konflikt beizulegen und andere Verletzungen der britischen Rechte zu beenden, aber im Parlament wurde eine Resolution verabschiedet, die derartige Maßnahmen in China verurteilte. Premierminister Palmerston setzte Neuwahlen an, appellierte an den englischen

Patriotismus, prangerte den schlechten Charakter der Chinesen an und erhielt von der britischen Wählerschaft die Vollmacht, mit China einen Krieg zu beginnen. Die Franzosen und die Amerikaner eilten mit Schiffen zu Hilfe, um die Briten in ihrer Absicht zu unterstützen, China zum verstärkten Handel mit dem Westen zu zwingen. Die Chinesen wurden 1860 von dieser westlichen militärischen Macht überwältigt. Sie hatten zwar «aus moralischen Gründen Vorbehalte gegen den Opiumkonsum», sahen aber ein, daß die «gegenwärtige Generation von Opiumrauchern Opium haben will und muß». So stimmten sie der Legalisierung des Opiumhandels und einer Besteuerung des Opiums zu 8 % des Wertes zu. Auf diese Weise wurde der existierende Opiumhandel legalisiert, und britische Beamte zogen in den von Großbritannien kontrollierten Häfen die Importsteuer für Opium für die chinesische Regierung ein (Johnson 1975). Der Mohnanbau in China weitete sich aus; der steigende Import aus Indien mußte sich im Wettbewerb mit chinesischem Opium behaupten. Opium wurde zur Haupteinnahmequelle für lokale chinesische Kriegsherrn und die kaiserliche Regierung. Die Legalisierung setzte auch den großen und spekulativen Profiten des Opiumschmuggels ein Ende. Daher zogen sich britische Verschiffer vom Opiumhandel zurück, während indische und chinesische Gesellschaften den Handel übernahmen. Nur die von Großbritannien kontrollierte indische Regierung hatte ein großes Interesse an der Aufrechterhaltung der Einkünfte aus dem Opiumhandel (Johnson 1975).

Die Anti-Opium-Bewegung und das Ende des gewerblichen Opiumhandels (1875–1918)

Neben der Legalisierung von Opium erlaubte der britisch-chinesische Vertrag von 1860 ausländischen Missionaren die Einreise nach China. Als sie Missionskrankenhäuser einrichteten, kam schnell das Problem der Behandlung der Opiumraucher auf. Durch die Aktionen ihrer heimatlichen Missionsgesellschaften – hauptsächlich in Großbritannien und Amerika – gaben diese Missionare ihrer Opposition zur britischen Opiumpolitik Ausdruck. Die Gesellschaft zur Unterdrückung des Opiumhandels (*The Society for the Suppression of the Opium Trade* – SSOT) wurde 1874 von reichen Quäkern und einem ehemaligen chinesischen Missionar gegründet. Da «moralisch Falsches nicht politisch richtig sein kann» (Johnson 1975), baute diese Gesellschaft eine Lobby auf und arbeitete auf eine politische Opposition zur britisch-indischen Opiumpolitik hin.

Die Organisation erreichte ihren Höhepunkt zwischen 1891 und 1894, als sie beinahe einen Antrag durchbrachte, der das indische

First Edition, 15,000

National Righteousness.

Righteousness exalteth a Nation: But sin is a Reproach to any people. PROV XIV 34

EDITED BY B. BROOMHALL

LONDON: MORGAN & SCOTT

No. 20. MARCH, 1896. Double No. Price Threepence.

CONFERENCE ON THE OPIUM QUESTION.

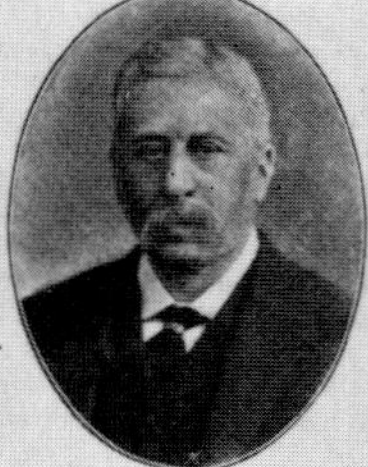

SIR J. W. PEASE, BART., M.P.

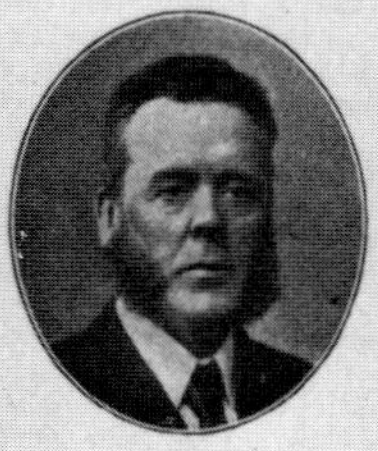

H. J. WILSON, ESQ., M.P.

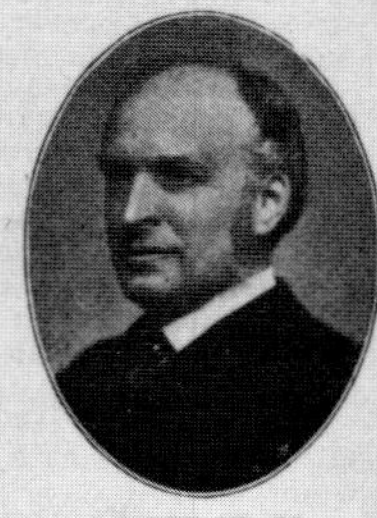

J. E. ELLIS, ESQ., M.P.

SUBJECTS: 1.–THE ROYAL COMMISSION. 2.–INDIA: A POISON'S ACT. OPIUM SMOKING IN INDIA. 3.–THE BRITISH CROWN COLONIES. 4.–THE OPIUM TRADE WITH CHINA.

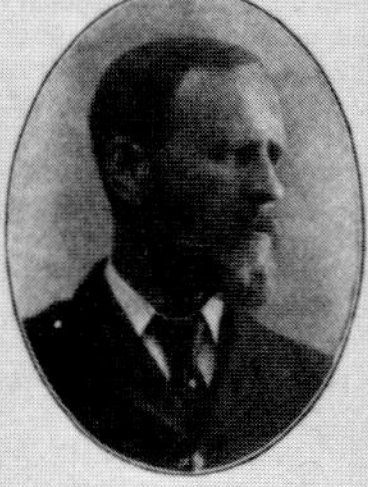

JOSHUA ROWNTREE, ESQ.

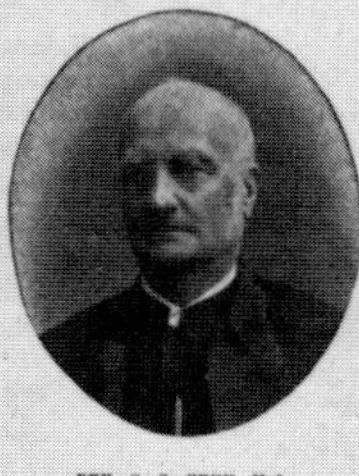

REV. C. C. FENN, M.A.

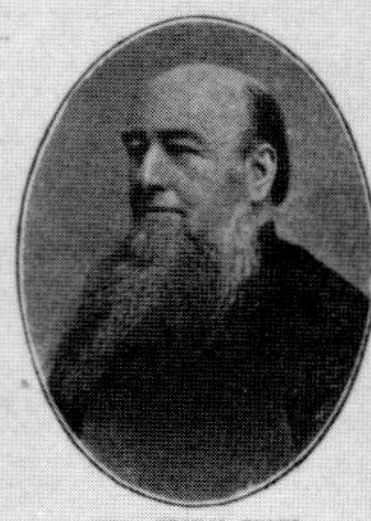

REV. THOMAS EVANS.

Some of the Speakers at the Conference.

Opiummonopol als «moralisch unhaltbar» verurteilte. 1892 unterstützte sie die Wahl des Premierministers Gladstone, der sich kurz zuvor gegen Opium ausgesprochen hatte. Es wurde ein Minister für indische Angelegenheiten ernannt, der für Opium plädierte. Sein Einfluß führte zu einem Parlamentsbeschluß, demzufolge untersucht werden sollte, ob Opium verboten oder das Monopol geändert werden sollte. SSOT dagegen wollte, daß die Kommission die Frage untersuchte, wie das Monopol abgebaut und neue Einnahmequellen für Indien erschlossen werden konnten (Johnson 1975).

Die Untersuchung der *Royal Commission on Opium Study* (1895) fand wenige Probleme beim Rauchen oder Verzehr von Opium in Indien, aber sie erforschte nicht die Situation in China; eine Änderung der Opiumpolitik oder des Opiummonopols wurde nicht empfohlen. Im Anti-Opium-Lager herrschte große Enttäuschung, obwohl es seine Agitation in reduziertem Maße in den folgenden zehn Jahren fortsetzte.

In dieser Zeit ergaben sich wichtige Veränderungen in Amerika. In Kalifornien wurde zum Bau der transkontinentalen Eisenbahn eine große Zahl chinesischer Arbeiter angeheuert. Sie blieben im Westen, auch als ihre Arbeitskraft nicht länger gebraucht wurde. Ihre Gewohnheit, Opium zu rauchen, (und viele andere kulturelle Eigenheiten) wurden mißbilligt. Um die Schwerarbeiter aus dem Orient zu kontrollieren, wurden Gesetze gegen das Opiumrauchen verabschiedet und von der Polizei durchgesetzt, um die Chinesen fortwährend beaufsichtigen zu können (Musto 1974).

Von weit größerer Bedeutung im Kampf gegen das Opium war jedoch der Krieg zwischen Spanien und Amerika, durch den die Vereinigten Staaten die Kontrolle über die Philippinen erlangten. Ein kleines Opiummonopol und einige legale Opiumraucher wurden zur Herausforderung für die offizielle amerikanische Opiumpolitik, die das Opiumrauchen verurteilte. Eine amerikanische Kommission untersuchte die Opiumpolitik für die Philippinen und einige andere Länder des Fernen Ostens. 1905 empfahl sie, daß strenge internationale Maßnahmen eingeleitet werden sollten, um den Opiumhandel zu beenden und das Opiumrauchen zu unterbinden (Musto 1974). Die USA entwickelten also eine Opiumpolitik, die der der britischen Opiumgeg-

◁ Um 1900 übten in London Anti-Opium-Gesellschaften beträchtlichen Druck auf das Parlament aus, um den «unmoralischen» indisch-chinesischen Opiumhandel zu beenden, der der britischen Regierung große Einkünfte brachte. J. Pease war einer der führenden Sprecher dieser Gesellschaften im Parlament. J. Ellis wurde 1905 Beamter der indischen Regierung und unterstützte die Beendigung des Handels. J. Rowntree schrieb ein wichtiges Buch über die Entwicklung des Drogenhandels.

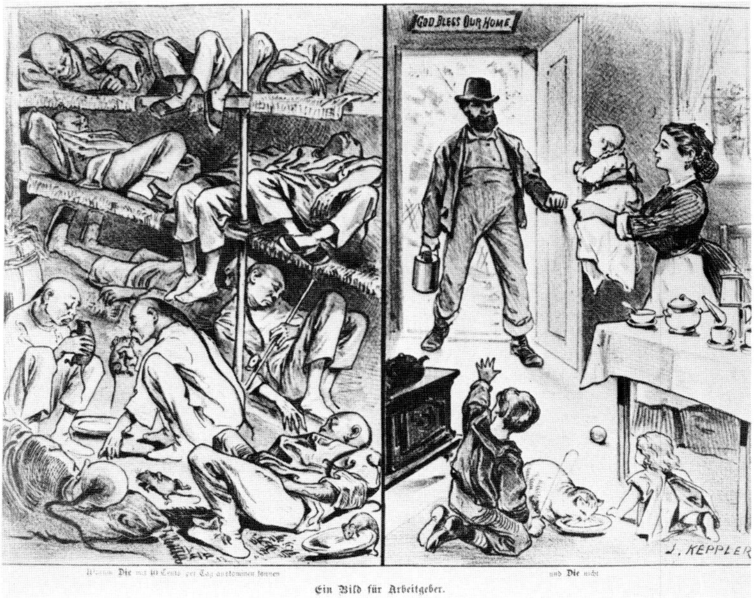

Auch in Amerika hatte die Anti-Opium-Lobby großen Rückhalt. Als man z. B. in Kalifornien zum Bau der transkontinentalen Eisenbahn eine große Zahl chinesischer Arbeiter anheuerte, wurde deren Gewohnheit, Opium zu rauchen, auf das schärfste mißbilligt. – Anklagend und ironisch zugleich wird in dieser Karikatur (1878) das Schlagwort «Opium für das Volk» aufgegriffen.

ner entsprach. 1906 kam die *Liberal Party* in England wieder an die Macht. Der Indienminister erkannte, daß das Opiummonopol eine parlamentarische Niederlage erleiden würde. Er nahm es hin, daß ein Antrag einstimmig angenommen wurde, der der Regierung seiner Majestät empfahl, die notwendigen Schritte zu unternehmen, den indisch-chinesischen Opiumhandel zu einem schnellen Ende zu bringen (Johnson 1975).

In den folgenden zehn Jahren stimmten die mächtigen britischen und amerikanischen Regierungen zusammen mit anderen Ländern auf drei internationalen Konferenzen der Einführung sorgfältiger Kontrollen des Imports und der Besteuerung von Opium und der Beschränkung von Opium für medizinische Zwecke zu. Die Briten arbeiteten auch mit der chinesischen Regierung zusammen, um das Opiumrauchen in China einzudämmen. Großbritannien schränkte die Opiumproduktion des indischen Monopols in ungefähr dem gleichen

Maße ein, in dem China erfolgreich dem Mohnanbau ein Ende bereitete. 1917 wurden von China die letzten Kisten indischen Opiums vernichtet, und der legitime gewerbliche Opiumhandel für nichtmedizinische Zwecke fand damit ein Ende.

Das indische Regierungsmonopol war weiterhin der Welt größter Opiumhersteller für medizinische Zwecke, allerdings unter sorgfältiger internationaler Kontrolle. So wurde für den Rest des 20. Jahrhunderts die Herstellung und Verteilung von Opium, außer für medizinische Zwecke, illegal (Taylor 1969; Austin 1978).

China hatte weiterhin mit großen Problemen zu kämpfen. Die Kontrolle der Zentralregierung brach zusammen, und regionale Führer beherrschten die chinesische Politik von 1905 bis 1948; diese «Kriegsherrn» entdeckten schnell, daß Opiumanbau und -schmuggel größere und beständigere Einnahmen brachten als andere Agrarprodukte. So blieben Opiumanbau und Opiumrauchen weit verbreitet. Als die Kommunisten in den fünfziger Jahren strikte Kontrollen einführten, hatten sie größeren Erfolg bei der Eindämmung des Opiumanbaus und -rauchens. Den meisten Berichten zufolge gibt es im Jahre 1980 in China kein Opiumproblem mehr.

Medizinisch verwendetes Opium und das Essen vom Opium (1800–1920)

Während des 19. Jahrhunderts nahm der Konsum von Opium (auf andere Weise als durch Rauchen) in den meisten Gesellschaften zu. Opiumtabletten und Opium, gemischt mit anderen Bestandteilen, wurden für quasi-medizinische Zwecke von fast allen Bevölkerungsschichten in einer Weise verwandt, die der heute üblichen Verwendung von Aspirin und anderen frei käuflichen Arzneimitteln entspricht. Quacksalbermedizinen, Elixiere und gesetzlich geschützte Arzneien mit Opium als Hauptbestandteil konnten zwischen 1880 und 1906 fast überall erworben werden, und man warb dafür. Um die Jahrhundertwende waren *Dover Powder* (Großbritannien) und *Mrs. Winslow's Soothing Syrup* (USA) besonders beliebt zur Beruhigung und Besänftigung von Kleinkindern (vgl. die Artikel von McCoy in diesem Band). *Laudanum* (Opium mit Alkohol gemischt) wurde von de Quincey und Coleridge populär gemacht und war in England häufig so billig wie Bier oder Branntwein. Seine Anwendung wurde weitgehend toleriert. Während mehrere Versuche unternommen wurden, die Opiate einzuschränken oder zu regulieren, wurden sie generell in das Giftgesetz aufgenommen, welches wiederum die gesetzlich geschützten Medikamente insbesondere ausschloß. So waren im 19. Jahrhundert Opiate in den meisten Ländern für jedermann erhältlich. Solange nur wenige

Personen als Opiumesser oder Morphinisten bekannt wurden, wurde diese Angewohnheit mit mehr Toleranz betrachtet als starker Alkoholgenuß (Austin 1978).

Im 19. Jahrhundert erhielten die Mediziner immer mehr Informationen über Opium und seine Derivate; dies hatte aber keinen großen Einfluß auf den leichten Zugang zu Opiaten.

1804 wurde Morphium als Hauptbestandteil des Opiums isoliert. Die pharmazeutischen und medizinischen Berufe haben ihren Ursprung in dieser Entdeckung. Die Isolierung anderer aktiver Substanzen (Kodeine) des Opiums und die Herstellung von reinen Drogen mit bekannten Gewichtseinheiten des Morphingehaltes kamen in den fünfziger Jahren des 19. Jahrhunderts auf. Auch die subkutane Injektionsnadel wurde erfunden, die eine Intensivierung der euphorischen Wirkung von Opiumderivaten ermöglichte. Die medizinischen Ratschläge für den Verbraucher waren widersprüchlich: Einige Ärzte lobten Opium, während andere auf die Suchtgefahr hinwiesen. Diese Drogen wurden kaum kontrolliert, obwohl die Giftkontrollgesetze reines Morphium vom Verkauf in den Geschäften ausschlossen (Austin 1978).

Opiumprohibition und neue medizinische Verfahren (1910–1930)

Zwei Amerikaner, der Bischof Charles Brent (ein ehemaliger Missionar in China) und Hamilton Wright, waren die Autoren einer zwischen 1903 und 1905 erschienenen Studie über das Opiumproblem auf den Philippinen. 1906 drängte Brent den Präsidenten Theodore Roosevelt, eine internationale Konferenz einzuberufen, auf der Möglichkeiten der Beendigung des Opiumproblems besprochen werden sollten. Großbritannien weigerte sich, eine Diskussion des indisch-chinesischen Opiumhandels zuzulassen, war aber bereit, Möglichkeiten zur Einschränkung des Opiumkonsums zu untersuchen. Auf den Konferenzen in Shanghai (1909) und Den Haag (1912) wurde Brent zum Vorsitzenden gewählt. Auf ihnen wurden folgende Empfehlungen herausgegeben: Jede unterzeichnende Nation sollte

- den Import von Opium zum Zwecke des Rauchens verbieten;
- alle Phasen der Zubereitung und Verteilung von medizinischem Opium, Morphium, Heroin und Kokain kontrollieren;
- verstärkt Versuche unternehmen, den illegalen Handel im eigenen Lande zu kontrollieren.

Amerikanischer Druck und Publizierung der Ergebnisse trugen hauptsächlich zum Erfolg dieser Konferenzen bei. Nach dem Ersten Weltkrieg enthielt der Versailler Vertrag eine Klausel, daß alle Unterzeichnerstaaten auch den Vertrag der Den Haager Opiumkonferenz ratifizieren sollten. So sahen sich sowohl die USA als auch Großbritannien ähnlichen Problemen konfrontiert: Beide mußten die Landesgesetze den Vertragsvorschlägen anpassen und effektive Kontrollen gegen den gesetzwidrigen Drogenhandel und die Rauschgiftsüchtigen einführen; beide Länder handelten unterschiedlich (Austin 1978; Bruun u. a. 1975).

Hamilton Wright wurde der «Vater der amerikanischen Betäubungsmittelgesetze». Er trug Informationen über den Opiumkonsum zusammen, betonte dessen Gefahren und verunglimpfte bewußt bestimmte Rassen (hauptsächlich gegen die Chinesen gerichtet), um die Gesetzgebung gegen den Opiumkonsum, deren Urheber er war, voranzutreiben (Musto 1974). Seine fortgesetzten Bemühungen führten schließlich 1914 zum Harrison-Gesetz. Die meisten Amerikaner kamen zu der Überzeugung, daß Opiate und Kokain zu Geisteskrankheit und Kriminalität führten, doch die Verfassung der Vereinigten Staaten verbot die direkte Kontrolle der Verteilung von Opiaten, so daß Steuergesetze angewandt werden mußten. Das Harrison-Gesetz besagte, daß

- Hersteller und Händler von Opiaten Listen führen und sich bei der Bundesregierung registrieren lassen mußten;
- alle Betroffenen, die Drogen kauften oder verkauften, eine Nominalsteuer entrichten mußten;
- nicht registrierte Personen diese Drogen nur als vom Arzt verordnete Medizin erwerben konnten.

Opiate und Kokain wurden nicht für Patienten von niedergelassenen Ärzten verboten, die es «in Ausübung ihres Berufes» verschrieben. Das Finanzministerium gab jedoch Verfügungen heraus, die die Ärzte davon abhalten sollten, solche Patienten mit Drogen zu versorgen, die nicht aus medizinischen Gründen Drogen brauchten. Ärzte wurden angegriffen, da sie Rezepte verkauften, und einige wurden verhaftet. Als die USA 1917 in den Ersten Weltkrieg eingriffen, wurde eine angebliche «Verbrecherwelle» dem Heroin zugeschrieben. Es hieß, daß die Zahl der Heroinsüchtigen rapide stieg. Heroin wurde zur neuen «bösen» Droge, ein Status, den es seitdem behauptet hat (Austin 1978; Musto 1974).

1919 bestätigte der oberste Gerichtshof der Vereinigten Staaten die Verurteilung zweier Ärzte nach dem Harrison-Gesetz und entschied, daß die Versorgung von Drogensüchtigen mit Drogen gesetzlich verboten war. Mehrere Kliniken zur Heilung Süchtiger wurden eilig im ganzen Land eröffnet. Die schlecht geführte New Yorker Klinik wurde dadurch berüchtigt, daß sie zu viele Süchtige entließ. Sie wurde 1920 geschlossen und als schlechtes Vorbild vorgezeigt, um die Schließung aller Kliniken in den USA bis 1921 zu rechtfertigen. Die Herstellung und der Import von Heroin wurde 1925 verboten. So hatten Süchtige keine legalen Möglichkeiten mehr, Opiate zu erhalten. Dieses Heroinverbot blieb in den USA bis heute bestehen. Zudem übten die USA zwischen 1925 und 1960 auf andere Staaten Druck aus, auch ein Heroinverbot zu erlassen. Großbritannien widersetzte sich am längsten (Lindesmith 1965).

Der Erste Weltkrieg dauerte für Großbritannien länger und hatte größere Auswirkungen auf das Land. Während des Krieges wurden in Großbritannien Gesetze zur Einschränkung von Kokain verabschiedet. Das medizinische Personal mußte Ausgabenlisten führen. So verhinderte man die Anwendung von Drogen im privaten und militärischen Bereich. Nach der Unterzeichnung des Versailler Vertrages im Jahre 1920 erließen die Briten den *Dangerous Drug Act,* der den Vertrieb von Opiaten auf medizinische Zwecke beschränkte. Ärzte konnten diese Drogen in Ausübung ihres Berufes verschreiben. Von 1921 bis 1924 versuchte das britische Innenministerium, eine prohibitionistische Politik durchzusetzen, die ungefähr der amerikanischen entsprach, die schon drei Jahre früher eingesetzt hatte. Es wurden Verfügungen erlassen, die genaue Aufzeichnungen verlangten und die Frage aufwarfen, ob Ärzte das Recht haben, ihren Patienten die zur Vermeidung von Entzugserscheinungen notwendige Dosis zu verschreiben.

Im Unterschied zu amerikanischen Ärzten forderten und erhielten die britischen Ärzte eine Studie über eine angemessene Verordnungs- und Behandlungspraxis für Süchtige. Das *Ralleston-Komitee* (1926), dominiert von Medizinern, erlaubte den Ärzten, alle Opiate einschließlich Heroin zu verschreiben; sie konnten Süchtige mit Drogen versorgen, wenn sie dies für die beste Lösung hielten. Polizei, Öffentlichkeit und Politiker hatten keinerlei Einwände (Berridge 1980). Da das Opiumproblem in den zwanziger Jahren unbedeutend war, und da Süchtige selten junge Mitglieder der Unterschicht waren wie in Amerika, funktionierte diese medizinische Vorgehensweise in Großbritannien bis in die sechziger Jahre hinein gut. So wurden nur wenige Süchtige verhaftet und wenige Ärzte bestraft, weil sie Opiate verordnet hatten.

Obwohl die Daten nicht präzise sind, legen die Unterlagen nahe, daß vom Ende der zwanziger Jahre bis über den Zweiten Weltkrieg hinaus die Heroin- und Opiatsucht in Großbritannien und den USA beträchtlich zurückging. Hochwirksame Opiumpräparate sind seither keine freiverkäuflichen Arzneimittel mehr; der Verzehr und das Rauchen von Opium hörten auf. Der öffentliche Gesundheitsdienst in den USA errichtete Krankenhäuser in Lexington, Kentucky und Fort

Worth/Texas, die zwischen den beiden Weltkriegen als einzige Behandlungsmöglichkeiten für Süchtige anboten. In Großbritannien bestand kein Bedarf für solche speziellen Behandlungszentren, weil Süchtige von ihren eigenen Ärzten behandelt wurden. Nach dem Zweiten Weltkrieg gab es in beiden Ländern jedoch bedeutende Veränderungen, was den Genuß von Heroin anging, und bei den Verfahren zur Behandlung von Süchtigen (Austin 1978).

Heroinepidemien und institutionalisierte Drogenbehandlung

Nach dem Zweiten Weltkrieg gab es einen bedeutenden Wandel: In New York und einigen anderen Großstädten wurde die Heroinsucht unter jungen Männern in den städtischen Gettos zu einem großen Problem. Obwohl sich die Heroinsucht überwiegend auf schwarze und spanische Stadtviertel konzentrierte, wurden zwischen 1948 und 1953 auch viele Weiße süchtig. Repressive Gesetze, die lange Gefängnisstrafen androhten, wurden erlassen. Dadurch füllten sich die Gefängnisse, ohne daß die Probleme gelöst worden wären. In der Mitte der sechziger Jahre richteten New York, Kalifornien und die Bundesregierung zivile und strafrechtliche Verwahrmöglichkeiten ein, die Gefängnissen glichen und die Süchtigen in Haft behielten und drogenfreie Behandlung anbieten konnten. Wegen der hohen Unterhaltskosten und der relativen Wirkungslosigkeit dieser Anstalten wurden die New Yorker und die Bundesanstalt jedoch geschlossen; nur die kalifornischen Anstalten blieben geöffnet.

1965 entdeckten Vincent Dole und Marie Nyswander, daß Methadon, wenn es in relativ großen Dosen verabreicht wurde, schnell zur Stabilisierung vieler Heroinsüchtiger führte. Nach zwei bis drei Testjahren wurde die Methadonbehandlung in New York stark ausgeweitet. 1965 bis 1971 überflutete Heroin die Straßen vieler amerikanischer Städte. Auch kleinere Städte, die bisher verschont geblieben waren, sahen sich plötzlich mit dem Heroinproblem konfrontiert. In New York finanzierte der Staat eine schnelle Ausweitung sowohl der Methadonbehandlung als auch eines Netzwerkes drogenfreier Programme, das Tausende von Heroinkonsumenten und -süchtigen erfaßte (Brecher 1972). In New York City stieg die Zahl der Methadonpatienten von 2000 im Jahre 1968 auf 35 000 im Jahr 1973. Die Zahl der Methadonbehandelten war ebenso hoch wie die Zahl derjenigen, die eine drogenfreie Behandlung erhielten, obwohl viele ambulante Patienten nicht heroinsüchtig waren. Die Zahl der Patienten in solchen Drogenprogrammen ging von 1975 bis 1979 etwas zurück, scheint aber jetzt, im Jahre 1980, mit der Gefahr einer Heroinepidemie wieder hochzuschnellen.

Zwischen 1950 und 1965 waren in Großbritannien nur wenige von Opiaten abhängig. Die meisten waren ältere Leute, die durch eine medizinische Behandlung süchtig geworden waren. Im Anschluß an einen größeren Heroin- und Morphiumdiebstahl aus einer Krankenhausapotheke meldeten sich mehrere junge Süchtige zur Behandlung. Von 1965 bis 1968 gab es eine wachsende Zahl von Heroinsüchtigen, die von legalem, aber mißbrauchtem – offensichtlich von ungefähr sechs Ärzten verschriebenem – Heroin süchtig geworden waren. Ein Regierungskomitee gab Empfehlungen heraus, Rezepte für Süchtige stark einzuschränken. Während Ärzte weiterhin Opiate an normale Patienten verschreiben konnten (einschließlich oraler Heroin-Einnahme), mußten Personen, die von Opiaten abhängig waren, sich in kleinen Drogenzentren behandeln lassen. Fünfundzwanzig Kliniken wurden errichtet; in ihnen wurde anfänglich Heroin verschrieben, das täglich von einer ortsansässigen Apotheke an die süchtigen Personen ausgegeben wurde. Es wurden jedoch relativ wenige drogenfreie Programme in England durchgeführt (Judson 1973).

In zwölf Jahren Arbeit schafften es die Drogenbehandlungszentren in London, das offiziell bekannte Suchtproblem auf ungefähr demselben Niveau wie im Jahre 1968 zu halten, trotz der starken Ausbreitung des Heroinverbrauchs in vielen europäischen Ländern (Deutschland, Holland, Italien). Obwohl Großbritannien den Ruf hat, dort werde Heroin verabreicht, setzten diese Kliniken in den siebziger Jahren bezeichnenderweise injizierbares Methadon als Hauptdroge ein (Johnson 1976). In dieser Zeit wurde Methadon zur Einnahme als stabilisierende Droge bevorzugt. Zur Zeit, im Jahre 1980, ähneln die britischen Behandlungszentren in ihren Verschreibungspraktiken mehr und mehr amerikanischen Methadonkliniken.

So haben sich zwar die britische und die amerikanische Opiumpolitik zwei Jahrhunderte lang voneinander wegentwickelt, gleichen sich aber in den achtziger Jahren unseres Jahrhunderts mehr und mehr an. Natürlich ist das Ausmaß des britischen Opiumproblems sehr gering im Vergleich zum amerikanischen, und die amerikanische Drogenbehandlungsindustrie ist viel größer als die britische. Aber die jetzigen Praktiken bei der Behandlung extrem Drogensüchtiger gleichen sich heute viel mehr als jemals zuvor.

Drogengebrauch und Strafverfolgung in Großbritannien

Barbara Huber

Wie die kontinental-europäischen Länder Deutschland, Italien, Skandinavien und sogar die Schweiz sieht sich gegenwärtig auch Großbritannien einem wachsenden Drogenproblem gegenüber, dessen Ausmaß durch die zur Verfügung stehenden offiziellen statistischen Angaben nur unscharf umrissen wird (Statistical Bulletin 1980: no 11). Zunehmende Gewaltkriminalität im Zusammenhang mit der illegalen Drogenbeschaffung, die steigende Zahl der Verurteilungen wegen Verletzung der Drogenmißbrauchsvorschriften, die zunehmende Anzahl der registrierten Drogensüchtigen sowie die immer größer werdende Menge beschlagnahmter Rauschmittel aller Art geben einen gewissen Aufschluß über den gegenwärtigen Trend der Drogenmode wie auch über das Ausmaß der beunruhigenden Ausdehnung des Drogengenusses. Nachdem die in den sechziger und frühen siebziger Jahren zu beobachtende panische Reaktion insbesondere auf den Cannabisgebrauch abgeklungen war, spricht man heute, zu Beginn der achtziger Jahre, erneut von einer Drogenkrise.

Die staatliche Kontrolle des Drogengebrauchs und -handels ist doppelspurig: Mittels Strafgesetzgebung und abschreckenden Strafen wird gegen den Handel mit verbotenen Substanzen, mit weniger schweren Sanktionen gegen den Konsum gekämpft; daneben hat sich das sogenannte British System, die legale Drogenverabreichung an Süchtige entwickelt; mit Hilfe eines Meldesystems und der Überwachung des als medizinische Versorgung angesehenen Drogenverbrauchs von gemeldeten Drogensüchtigen soll präventiv und gleichzeitig behandelnd der Konsum narkotischer Drogen gesteuert werden.

Drogenrealität in Zahlen

Bevor nachfolgend die staatliche Reaktion auf den modernen Drogengebrauch in Form von Strafgesetzen und Kontrollsystemen, Strafverfolgung und Behandlung beschrieben wird, mag ein Überblick über die wichtigsten Drogen und ihren Gebrauch in England den aktuellen Hintergrund für die staatlichen Versuche der Problembewältigung bilden.

Der Tag geht, Johnny Walker kommt – Alkohol

Als Kehrseite der Tatsache, daß im angelsächsischen Raum eines der besten Alkoholerzeugnisse, der Whisky, hergestellt wird und auch Gin eine englische Erfindung ist, muß bewertet werden, daß Alkohol heute in Großbritannien zu den beliebtesten Drogen zählt, deren Verbrauch steigende Tendenz aufweist. Schon 1976 wurde die Zahl der 1980 voraussichtlich als Alkoholiker einzustufenden Trinker in Großbritannien auf 1,5 Millionen geschätzt. (*Times,* 14. 1. 1976). Obwohl der Genuß von Alkohol nicht unter Strafe gestellt ist, weist die Kriminalstatistik für 1978 doch 104 220 gerichtliche Verfahren wegen einfacher und schwerer Trunkenheit aus, die zu 100 756 Verurteilungen führten. Trinken ist erlaubt, aber wer in der Öffentlichkeit betrunken ist, kann bestraft werden. Es ist zwar seit über hundert Jahren bekannt, daß Geldstrafen und Gefängnisse keine Mittel gegen Trunksucht bilden, doch wurde erst 1967 durch den *Criminal Justice Act* S. 91 die Freiheitsstrafe für das Delikt *being drunk and disorderly in a public place* abgeschafft und durch Geldstrafe ersetzt. Da es aber noch etwa zehn Jahre lang an Ausnüchterungsplätzen und Entziehungsanstalten fehlte, trat die Regelung erst 1978 in Kraft. Trotz der Abschaffung der Freiheitsstrafe für Trunksucht landen jedoch jährlich eine große Anzahl der 95 696 zu Geldstrafe Verurteilten im Gefängnis, weil sie ihre Geldstrafe nicht bezahlen wollen oder können: Von 1977 bis 1978 stieg die Zahl der Ersatzfreiheitsstrafe verbüßenden Trinker um 18 %; 1979 waren es 15 % mehr als im Vorjahr, nämlich nahezu 3000 männliche Verurteilte, ganz überwiegend (80 %) über 30 Jahre alt. Die Tatsache, daß der Staat bisher diese «Straftäter», die häufig Alkoholiker sind, nicht aus dem sinnlosen und teuren Kreislauf Polizeistation, Gericht, Gefängnis herausnehmen und einer dazu noch erheblich billigeren Entziehung oder sonstigen sozialen Hilfe zuführen kann, erregt immer wieder Kritik. Die der Polizei mit dem *Criminal Justice Act* 1972 eröffnete Möglichkeit, statt einer gerichtlichen Anklage eine Überweisung des Betrunkenen in ein Ausnüchterungs- oder medizinisches Behandlungszentrum für Alkoholiker vorzunehmen, kann wegen der viel zu kleinen Zahl derartiger Einrichtungen kaum genutzt werden. So bildet der Alkoholismus neben den wirtschaftlichen Verlusten, den medizinischen Schäden, den sozialen Folgen für Familie und Gesellschaft heute wie vor 100 Jahren ein Problem auch für die Justiz und den ohnehin überfüllten Strafvollzug (*Expenditure Committee* 1978).

Mother Bailey's quieting sirup – Opium, Morphium, Heroin

Der Genuß von Narkotika ist in England keine Erscheinung der Moderne. Wer englische Romane des letzten Jahrhunderts liest oder englische Filme ansieht, die in jener Zeit spielen, wird nicht selten auf den Begriff *Laudanum* stoßen, das als Beruhigungs- und Schlafmittel bis ins späte 19. Jahrhundert hinein als Allheilmittel galt und deshalb billig in Apotheken zu kaufen war. Es handelte sich hierbei um Opiumpillen oder -tinktur, die von den unteren Schichten bevorzugt wurden; die oberen Klassen folgten mehr dem Morphiumkult, der durch Coleridge und die klassische Darstellung in de Quincey's *Confessions of an English opium eater* beschrieben wurde. Seit 1920, als der erste *Dangerous Drugs Act* erlassen wurde, ist die Ein- und Ausfuhr, die Herstellung, der Verkauf und der Genuß von Opium, Kokain, Morphium und Heroin unter dem Einfluß der internationalen Bemühungen um die Kontrolle dieser Drogen verboten (Teff 1975: 11 ff.). Gegenwärtig bilden die narkotischen Rauschmittel erneut Anlaß zu Sorge, nachdem bereits Mitte der sechziger Jahre eine Krisensituation herrschte, als sich herausstellte, daß der starke Heroinverbrauch seinerzeit durch die Praktiken einer Gruppe Ärzte in London verursacht wurde, die einen übermäßigen Gebrauch von ihrer Verschreibungsbefugnis machten.

Heute jedoch handelt es sich um eine Kommerzialisierung der Versorgung mit Heroin: Großbritannien hat sich in den letzten Jahren offensichtlich von einem Transitland für Ware nach den USA und dem Kontinent zu einem Verbrauchermarkt entwickelt, der in erster Linie die reicheren Kreise bedient, in denen es ähnlich wie im letzten Jahrhundert Mode ist, Heroin – und neuerdings auch Kokain – zu nehmen. Hinweise auf den sich ausdehnenden Markt in London und im Lande geben die zunehmenden Beschlagnahmen und die beschlagnahmten Mengen. Mit 45 kg beschlagnahmtem Heroin lag 1979 die Menge erheblich höher als in den meisten früheren Jahren, mit Ausnahme von 1978, als die ungewöhnlich große Menge von 61 kg beschlagnahmt worden war. Auch an Opium wurde 1979 mit 63 kg dreimal soviel beschlagnahmt wie in jedem Jahr seit 1973; ähnlich war es mit den 24 kg Kokain, eine Menge, die weit größer als in den Vorjahren, doch niedriger als die des Jahres 1978 war.

Dem sich ausdehnenden Narkotikamarkt entspricht die wachsende Zahl der Narkotikasüchtigen: Dem *Home Office* waren Ende 1979 2809 Abhängige gemeldet, die offiziell von Ärzten mit Drogen versorgt werden. Gegenüber 1978 war es eine Steigerung von 17 %, gegenüber 1970 (1426 Abhängige) fast um 100 % (*Statistical Bulletin* 1980: no 6). Die geschätzte Zahl der Narkotikasüchtigen liegt weit höher: Während einige Berechnungen im Innenministerium sie mit der dreifachen Personenzahl ansetzen, glauben andere Beamte mit 50 000 von harten Drogen abhängigen Personen die Dunkelziffer richtig einzuschätzen (*Guardian,* 14. 6. 1979). Allerdings ist trotz dieser Beobachtung die Zahl der beim Innenministerium registrierten Heroinsüchtigen seit 1970 rückläufig; gegenüber 196 oder 14 % der insgesamt 1426 erfaßten

Süchtigen des Jahres 1970 sind es Ende 1979 nur noch 74 Personen, die dem Innenministerium offiziell als behandelte Heroinsüchtige bekannt sind. Immerhin waren aber 73 % (nämlich 2049) der registrierten Narkotikasüchtigen 1979 von Methadon, der Ersatzdroge für Heroin, abhängig (*Statistical Bulletin* 1980: no 11). Zu beobachten ist weiterhin eine wachsende Kriminalität von Drogenabhängigen: Überfälle auf und Einbrüche in Apotheken mehren sich und geben Anzeichen, daß die offiziellen Zahlen nur ein unzuverlässiges Bild der Gesamtsituation geben.

Versorgt wird der britische Markt – nachdem der Iran aus politischen Gründen als Lieferland ausgefallen ist – aus anderen Gebieten des mittleren Ostens.

Mein Hobby: Gärtnern – Cannabis

Infolge der immer noch relativ beschränkten Gebrauchsverbreitung der narkotischen Drogen ist das durch sie verursachte Problem kleiner, wenn auch weit gefährlicher als die durch den Handel und den Konsum von Cannabis hervorgerufene Situation. Diese Droge, um die es in letzter Zeit in der Öffentlichkeit etwas ruhiger geworden ist, steht immer noch mit weitem Abstand an der Spitze des Drogengebrauchs in Großbritannien. Genaue Angaben lassen sich allerdings nicht machen, weil eine Untersuchung des Cannabiskonsums auf nationaler Ebene aus Gründen fehlender finanzieller Mittel und wohl auch mangelnden Interesses und fehlender Zuständigkeit einer zentralen Stelle für Drogenfragen immer noch nicht stattgefunden hat. Immerhin, im Gegensatz zu dem Cannabis-Boom, der in den sechziger Jahren insbesondere Schulen und Universitäten erfaßt hatte und zu einer unaufhaltbaren Mode zu werden drohte, ist der Genuß in den letzten Jahren zurückgegangen. Cannabis ist nicht mehr *trendy,* es provoziert nicht mehr; gerade die jungen Leute bevorzugen heute Alkohol als Entspannungsmittel, der in den Supermärkten leichter zugänglich ist. Benutzt wird Cannabis in Großbritannien nur als sogenannte *recreational drug,* also zur Entspannung, zum Genuß, wegen der Wirkung. Medizinische oder quasi medizinische Bedeutung hat diese Droge nicht.

Die jedoch immer noch hervorragende Rolle dieser Substanz zeigen die Beschlagnahmezahlen: Neun Zehntel der Beschlagnahmen betrafen 1979 Cannabis. Mit fast 12 000 kg wurde nahezu die doppelte Menge von 1978 (6650 kg) gefunden – da diese Pflanze auch in Großbritannien gedeiht, wird sie von Hobbygärtnern auf Feldern, geschützt durch Pflanzen ähnlicher Art und Höhe, in Hintergärten und auf Balkonen angebaut. Die Fahndung nach diesen gärtnerischen Produkten war im letzten Jahr besonders erfolgreich: 22 306 Cannabispflanzen wurden beschlagnahmt – mehr als doppelt soviel wie 1977.

Noch immer weitgehend ungeklärt und Gegenstand wiederholter wissenschaftlicher, parlamentarischer und publizistischer Diskussion ist die Frage nach der schädigenden Wirkung des Cannabisgenusses, die in Zusammenhang mit der Debatte über die Entkriminalisierung von Cannabisbesitz und des Konsums geringer Mengen immer wieder auftaucht (Teff 1975: 164 ff.). Forschungen zur Klärung dieser Frage werden in Großbritannien kaum durchgeführt, obwohl 1976 der *Advisory Council on the Misuse of Drugs,* der den Innenminister in Fragen der Drogenprobleme berät, die wissenschaftliche Erforschung der Auswirkungen von Cannabisgebrauch befürwortete. In der öffentlichen Diskussion um diese Droge steht immer wieder eine gewisse Entkriminalisierung des Besitzes und Konsums von Cannabis im Mittelpunkt. Bereits 1968 befürwortete die beratende Kommission für Drogenfragen eine Lockerung der Strafbestimmungen für den Besitz geringer Mengen (*Cannabis Report* 1969). Die Kommission ging davon aus, daß Cannabis im Gegensatz zu den narkotischen Drogen wie Opium, Morphium und Heroin keine physische oder psychologische Abhängigkeit verursache, die Leistungsfähigkeit nicht beeinträchtige und weniger gefährlich als z. B. Alkohol sei. Die Gleichsetzung dieser Droge mit den narkotischen Substanzen sei daher ungerechtfertigt. Der Report und seine Vorschläge hatten ein weites Echo, wurden aber im Parlament vom damaligen Innenminister rundweg abgelehnt. Erst der *Misuse of Drugs Act* 1971 brachte eine Differenzierung der Drogen nach dem Ausmaß ihrer Gefährlichkeit und unterschied zwischen harten Drogen wie Opiaten, Halluzinogenen wie LSD auf der einen und z. B. Cannabis auf der anderen Seite. Obwohl 1977 mit dem *Criminal Law Act* die Strafdrohung für den Besitz von Cannabis bei summarischer Verurteilung von sechs auf drei Monate Freiheitsstrafe herabgesetzt wurde, ist eine völlige Legalisierung des Cannabiskonsums nicht in Sicht (*Advisory Council* 1979). Die Furcht vor einem unlenkbaren Konsum geringer Mengen dieser Droge ist zu groß: Nach Schätzungen des *Institute for the Study of Drug Dependents* hätte eine Legalisierung des Cannabisbesitzes und -gebrauchs eine Verdoppelung des Verbrauchs und eine Verdreifachung des Anbaus zur unmittelbaren Folge (Logan 1979).

Auch für die Justiz und Strafverfolgungsorgane steht die Cannabiskriminalität noch immer an der Spitze der Drogendelikte: 80 % der Drogentäter hatten 1979 mit Cannabis zu tun – 1974 waren es nur 74 % gewesen. Einer von sieben wegen Cannabisdelikten Angeklagten wird zu Freiheitsstrafe verurteilt; 1667 Freiheitsstrafen wurden 1979 wegen strafbarer Handlungen im Zusammenhang mit Cannabis verhängt. Die Gesamtzahl der im Zusammenhang mit Cannabisdelikten Verurteilten betrug 1979 12 156 Personen – insgesamt wurden wegen

Drogendelikten 14 054 Personen für schuldig befunden (*Statistical Bulletin* 1980: no 11).

Operation Julie gegen LSD

Stark rückläufig ist offenbar der Genuß von LSD: 1979 wurden nur 208 Personen (1974: 900) im Zusammenhang mit dieser Droge für schuldig befunden; auch die Zahl der Beschlagnahmen fiel 1979, obwohl die Menge, die beschlagnahmt wurde, die zweitgrößte seit 1973 war. Offenbar hat sich der Markt noch nicht von dem spektakulären Erfolg der Polizei erholt, die in einer langjährigen Operation 1978 eine international agierende Herstellergruppe und Verkaufsorganisation, bestehend aus Ärzten, Chemikern und anderen Akademikern, zerschlug. Diese Organisation hatte, bis sie im Netz der Operation Julie hängenblieb, zwischen 20 und 60 Millionen Dosen LSD hergestellt und mit Riesengewinn 12 Länder damit versorgt. Seit der Verurteilung von 16 Angehörigen der Gruppe im Jahre 1978 ist die öffentliche Diskussion um diese Droge in Großbritannien verstummt.

Noch frei im Handel zu haben: Barbiturate

Ganz im Gegensatz dazu wird in der Öffentlichkeit nach Gesetzgebung gegen den Mißbrauch von Barbituraten gerufen, deren Suchteigenschaften nachgewiesen sind (Teff 1975: 36). Der Gebrauch dieser Mittel, oft in Verbindung mit Alkohol oder anderen Drogen eingenommen, stellt zahlenmäßig ein größeres Problem in Großbritannien dar als z. B. der Heroingebrauch. Ärzte haben wiederholt ihre Besorgnis über die zunehmende Sucht, der besonders Frauen verfallen, hingewiesen, und der *Advisory Council on the Abuse of Drugs* hat die Aufnahme dieser Mittel in die Reihe der verbotenen Drogen bereits 1979 befürwortet. Allerdings ist anzumerken, daß seit der Entwicklung milderer Beruhigungsmittel wie Valium und Librium die Verschreibung von Barbituraten in den letzten zehn Jahren stark zurückgegangen ist, nämlich von 16 Millionen Verschreibungen 1966 auf 6,65 Millionen im Jahre 1975. Ärzte haben dem Rat der britischen Ärztevereinigung Folge geleistet und freiwillig weniger barbiturathaltige Mittel verschrieben.

Mißbrauchskontrolle

Die staatliche Kontrolle des Drogenmißbrauchs bezieht sich nur auf bestimmte Drogen, nämlich diejenigen, die das zentrale Nervensystem beeinflussen. Alkohol und Nikotin unterliegen ihr jedoch nicht, sind somit nicht Teil des Drogenproblems, wie es hier beschrieben wird. Während der Staat den Trinker und den Raucher in liberaler Tradition unbeeinträchtigt läßt, versucht er die Benutzer der anderen Drogen in paternalistischer Weise vor den Folgen ihrer Handlungen soweit wie möglich zu schützen. Die staatliche Kontrolle folgt dem internationalen Muster (Bean 1974: 35 ff.). Das Vereinigte Königreich hat die *UN-Single-Konvention* über den Mißbrauch von Drogen aus dem Jahre 1961 ratifiziert, die sich auf natürliche Opiate, einzelne synthetische Narkotika, Kokain und Cannabis bezieht und die Herstellung und Versorgung zu medizinischen Zwecken sicherzustellen sucht, hingegen die Produktion zu nichtmedizinischen Zwecken verbietet. Der gleichen Politik folgt die *UN-Konvention* über psychotropische Substanzen von 1971, die vom Vereinigten Königreich nicht ratifiziert wurde.

Drogengesetzgebung

Der innerstaatlichen Kontrolle dient der *Misuse of Drugs Act* 1971, der bis zum 1. Juli 1973 vollständig in Kraft trat und die bis zu diesem Zeitpunkt geltenden Gesetze konsolidierte. An Neuerungen führte das Gesetz die scharfe Unterscheidung zwischen dem Besitz von Drogen und dem Handel mit verbotenen Substanzen ein, der als «Besitz zum Zweck der rechtswidrigen Versorgung» unter erheblich schwerere Strafe gestellt wurde. Das Gesetz verbietet die Herstellung, den Im- und Export, die Versorgung und den Besitz kontrollierter Drogen, sofern der Innenminister nicht diese Handlungen durch Verordnungen genehmigt. Das Ziel des Gesetzes ist es somit, jede Handlung im Zusammenhang mit den kontrollierten Substanzen für rechtswidrig zu erklären, solange sie nicht ausdrücklich erlaubt sind.

Gemäß ihrer Schädlichkeit, sozialen Gefährlichkeit und dem Ausmaß des Mißbrauchs teilt das Gesetz die Substanzen in drei verschiedenen Gruppen ein: Die wichtigste ist Gruppe A, die die meisten der international durch die *Singel-Konvention* kontrollierten Mittel (u. a. Heroin, Cocablätter, Kokain, Meskalin, Methadon, Morphium, Opium) enthält. Ausgenommen sind etwa sechs Drogen, darunter Cannabis und Cannabisharz, die beide zusammen mit anderen Stimulanzien des zentralen Nervensystems wie z. B. Amphetamin, Codein, Nikocodin in Gruppe B eingestuft sind, während Gruppe C die leichtesten Stimulanzien enthält.

Nach der Klassifizierung der Drogen richtet sich die Strafdrohung für Herstellung, Besitz und Handel: Höchststrafe für Besitz von Drogen der Klasse A zum Eigenverbrauch ist sieben Jahre Freiheitsstrafe, bei Klasse B-Drogen fünf Jahre und bei Klasse C-Mitteln zwei Jahre (S. 6 [2] *Misuse of Drugs Act* 1971); der Besitz mit der Absicht, die Droge der Gruppe A und B an andere weiterzugeben oder der kommerzielle Handel mit diesen Substanzen ist bedroht mit der Höchststrafe von 14 Jahren Freiheitsentzug oder Geldstrafe; bei der Gruppe C sind fünf Jahre oder Geldstrafe angedroht (S. 4 [3], 5 [3] *Misuse of Drugs Act* 1971). Demjenigen, der verbotenerweise Drogen der Klasse A und B herstellt, drohen als Höchststrafe ebenfalls 14 Jahre Freiheitsentzug oder Geldstrafe, handelt es sich um Drogen der Klasse C sind es fünf Jahre oder Geldstrafe. Auch der Anbau von Cannabis kann mit der Höchststrafe von 14 Jahren oder Geldstrafe geahndet werden (S. 6 [2] *Misuse of Drugs Act* 1971). Die gleiche Strafe kann erhalten, wer als Besitzer oder Geschäftsführer es duldet, daß in seinem Haus oder Betrieb gewisse Handlungen im Zusammenhang mit Drogen stattfinden (S. 8 *Misuse of Drugs Act* 1971). Um den Mißbrauch von Drogen durch Ärzte, die unsachgemäßen Gebrauch von ihrer Verschreibungsbefugnis machen, zu unterbinden, führte das Gesetz die gleichen Strafdrohungen (S. 13 [3]) für den Fall ein, daß ein Arzt weiterhin Drogen verschreibt, obwohl ihm wegen des Mißbrauchs die Befugnis dazu entzogen worden war (wozu nach dem Gesetz ein Berufsgericht berechtigt ist).

Mit dem Gesetz wurde ferner eine größere drogenpolitische Flexibilität dadurch erzielt, daß ohne Konsultation internationaler Gremien die Liste und Gruppenzuordnung der Drogen je nach internationaler Situation durch interne Gesetzgebung stattfinden kann. Es wurde weiterhin ein Organ geschaffen, der *Advisory Council on the Misuse of Drugs,* das den Innenminister in der Formulierung der Drogenpolitik beraten soll. Eine rigorose Pflicht der Apotheker, Ärzte und des ärztlichen Hilfspersonals zur Registrierung und Meldung süchtiger Patienten, des Bedarfs, der Ausgabe von Drogen etc. vervollständigt den gesetzlichen Kontrollmechanismus. Wer sich als Arzt, medizinisches Personal, Drogenproduzent oder -lieferant seiner durch Gesetz oder Verordnung geschaffenen Pflicht, jeden Vorgang im Zusammenhang mit kontrollierten Drogen zu registrieren und zu melden, entzieht oder unrichtige Angaben macht, macht sich nach S. 17 und 18 des *Misuse of Drugs Act* strafbar.

Rechtsprechungsgrundsätze in Drogenmißbrauchsfällen

Über die Handhabung des Gesetzes durch die Gerichte, also die Strafzumessungspraxis in Drogenfällen, gibt es kaum Veröffentlichungen. Der Struktur des Gesetzes entsprechend unterscheidet auch die Justiz zwischen Drogenkonsumenten und Händlern sowie nach der Art und Menge der Droge. Das Strafmaß hängt bei den Händlern zudem von ihrer Position in der Verteilerkette ab. So werden für die Einfuhr von Cannabis drei bis fünf Jahre Freiheitsstrafe verhängt. Mehr als fünf Jahre Freiheitsstrafe werden verhängt, wenn größere Mengen von Cannabis (etwa 200 kg) in einer sorgfältig geplanten kommerziellen Transaktion eingeführt werden. Etwa drei bis vier Jahre Freiheitsstrafe hat nach der

Praxis der Gerichte der Großhändler zu erwarten. Der Verteiler kleinerer Mengen an den Endverbraucher muß mit einem Urteil bis zu drei Jahren Freiheitsentzug rechnen, je nachdem, welche Menge er handelt. – Die Unterscheidung von Verteiler und Verbraucher kommt in der Strafzumessung ebenfalls zum Ausdruck, insbesondere seitdem mit dem *Criminal Law Act* 1977 die Höchststrafe für den Eigenbesitz von Cannabis von sechs auf drei Monate Gefängnis herabgesetzt wurde, sofern der Fall summarisch verhandelt wird. Wenn die gefundene Menge nur nach Milligramm meßbar ist, wird meist keine Freiheitsstrafe ausgesprochen, sondern auf Geldstrafe erkannt (Thomas 1979: 183 ff.).

Wer mit Heroin, Kokain oder anderen Drogen der Klasse A handelt, muß mit höheren Strafen rechnen. Der Import von Heroin oder Kokain kann trotz mildernder Umstände wegen der abschreckenden Aufgabe der Strafe in diesem Deliktsbereich (die immer wieder von den Gerichten betont wird) Freiheitsstrafen von mehr als sieben Jahren nach sich ziehen. Zwischen fünf und sieben Jahren liegt die Freiheitsstrafe für die Verteilung von A-Drogen an Endverbraucher, während Händler, die höher in der Verteilerkette stehen, längere Strafen erwarten. Der Besitz von Heroin zum Eigenverbrauch hingegen wird nur selten mit Freiheitsstrafe geahndet (Thomas 1979: 188 f.). Amphetamin und LSD sind im Strafmaß mit dem für Cannabis vergleichbar.

Sanktion und Behandlung

Wenn auch in der Rechtsprechung in Drogenfällen überwiegend der abschreckende Zweck hoher Freiheitsstrafen jedenfalls für Händler und Importeure betont wird, übersehen die Gerichte nicht die Notwendigkeit, auch den Behandlungsgedanken zu berücksichtigen. Handelt es sich bei dem Angeklagten um einen Menschen, der süchtig ist oder in der Gefahr steht, süchtig zu werden, kann das Gericht die präventive Strafwirkung hinter das Individualinteresse des Täters, das eine Behandlung erforderlich macht, zurücktreten lassen und statt einer hohen Freiheitsstrafe eine Bewährungsanordnung mit der Auflage erlassen, daß der Verurteilte sich einer Behandlung unterzieht (R. v. Heather 1979, Crim. L.R. 672). In der Praxis stößt diese Absicht der Gerichte jedoch nicht selten auf Ablehnung. Der Bewährungsdienst ist zurückhaltend, wenn es sich bei den Probanden um Drogensüchtige handelt; für die Dienstleitungsstrafe – *community service* – kommen diese Personen auch nicht in Frage; auch die Bereitstellung eines Platzes in einem *Drug Dependence Centre* (Behandlungszentrum für Narkotikasüchtige) wird als nicht sinnvoll angesehen, weil es für den Erfolg der Behandlung auf die Freiwilligkeit ankommt. So bleibt den Gerichten bei allem guten Willen häufig nur die Geld- oder Freiheitsstrafe als Reaktion (West 1978: 206).

Die Behandlungsmöglichkeiten für Drogenabhängige in Gefängnissen werden ebenfalls nicht besonders optimistisch beurteilt. Ein allgemeines Verfahren für die Behandlung von Süchtigen gibt es nicht. Der letzte Bericht des Innenministeriums über Gefängnisse und Strafgefangene sagt nur lakonisch, daß «der Gesundheitsdienst seine Arbeitsmethoden mit Abhängigen entwickelt» (*Home Office* 1977: § 48). Einzelne Anstalten machen zwar Versuche, der Probleme der Süchtigen, die eine kurze Freiheitsstrafe verbüßen, Herr zu werden (z. B. *Pentonville, Holloway, Prison, Feltham Borstal*), doch läuft dieses Bemühen darauf hinaus, daß der Gefängnisaufenthalt lediglich eine zwangsweise Unterbrechung der Suchtbefriedigung darstellt, die nach der Entlassung unter weit gefährlicheren Umständen wieder aufgenommen wird. Die Krise im britischen Strafvollzug läßt gegenwärtig auch keine Besserung der Situation erwarten. Die staatlichen *Mental Health Hospitals* sind ebenfalls kein geeigneter Ort, an dem Entziehungskuren vorgenommen werden können. Einweisungen in diese Anstalten werden nur in Extremfällen vorgenommen. Andere psychiatrische Institutionen weigern sich oft, Süchtige aufzunehmen, weil die Sucht nicht als geistige Erkrankung angesehen wird, die Süchtigen schwierige Insassen und die Erfolgschancen sehr gering sind.

Neben den mittels Zwang erreichten «Fallbehandlungsmechanismen» im Gefängnis oder der Jugendhaftanstalt (*Borstal*), mittels den zur Bedingung von *probation orders* gemachten Aufenthalten in therapeutischen Gemeinschaften oder durch Drohung oder Manipulation erreichten Einwilligung des Süchtigen in ein «freiwilliges Entziehungsverfahren» steht in Großbritannien das als *british system* beachtete Alternativprogramm der *Drug Treatment Clinics,* das auf der in der ersten Hälfte des 20. Jahrhunderts entwickelten Behandlungsidee mit Hilfe rechtmäßiger Verschreibung von Drogen für den stabilisierten Abhängigen und geringer werdender Dosen für den entziehungsbereiten Süchtigen beruht (*Rolleston Report* 1926: § 51). Zur Unterbindung der übermäßigen Verschreibung von Suchtmitteln durch Ärzte und die daraus resultierende Versorgung des Schwarzmarkts mit Drogen empfahl 1965 das *Interdepartmental Committee on Drug Addiction* die Einrichtung von Behandlungszentren im Rahmen des nationalen Gesundheitsdienstes, deren angestellte Ärzte allein zur Verschreibung von Heroin, Methadon und Kokain berechtigt sind. Diese Kliniken, die überwiegend ambulant behandeln, aber auch stationäre Patienten aufnehmen, dienen somit sowohl der Vorbeugung gegen den Mißbrauch als auch der Behandlung der Süchtigen und folgen dem seit Jahrzehnten in Großbritannien propagierten Gedanken, daß dem Drogenproblem nur medizinisch und auf völlig freiwilliger Basis begegnet werden kann. Die Möglichkeit für den Süchtigen, in diesen

Kliniken auf legale Weise die benötigte Menge Rauschgift verschrieben zu bekommen, wird darüber hinaus als Weg gesehen, eine Kriminalisierung des Abhängigen selbst wie auch der Drogenszene überhaupt zu verhindern oder zumindest zu bremsen. – Bis 1972 waren 25 derartige Einrichtungen im Lande geschaffen worden, 16 davon in London. Daß auch diese Einrichtungen nicht in der Lage sind, das gegenwärtige Drogenproblem zu lösen oder auch nur die Narkotikasucht in Grenzen zu halten, zeigte der Bericht des *Advisory Council on Drug Dependence* von 1977. Zum einen wies der Report auf die große Dunkelziffer der Süchtigen hin, die es trotz der strengen Meldepflichten für Ärzte gibt, zum anderen kritisierte er die Arbeitsweise der Anstalten, die oft nur selektiv aufnehmen und die psychologische und soziale Problemberatung vernachlässigen. Daß die Kliniken darüber hinaus vielseitige Personal- und Sachprobleme zu bewältigen haben, die sich aus ihrer Aufgabe und Struktur ergeben, mag hier nur angedeutet werden (West 1978: 1 ff., 52 ff., 74 ff.).

Zum Schluß sei noch kurz auf die zahlreichen unorthodoxen *self-regulating communities* hingewiesen, die nach dem Synanon-Modell wirken (Yablonski 1967), also ein rigoroses Regime mit harter Arbeit und Rehabilitationsmöglichkeiten kombinieren. In London gibt es seit 1970 das *Phoenxi House,* eine therapeutische Wohngemeinschaft für Drogenabhängige (Teff 1975: 97 ff.), deren Ziel die Entwicklung menschlicher Beziehungen mit Hilfe von Selbsterfahrung ist. Eine weitere Einrichtung ist die *Alpha-Unit* in der Nähe von Southampton (Teff 1975: 96), ein Rehabilitationszentrum für Drogenabhängige, in dem ebenfalls unorthodoxe Methoden auf freiwilliger Basis nach dem Beispiel des amerikanischen Phoenixsystems angewendet werden.

Kriminalpolitischer Ausblick

In kriminologischer Hinsicht ist der komplexe Zusammenhang zwischen Drogenkonsum und Kriminalität nach wie vor kaum ausgeleuchtet, und auch epidemiologische Untersuchungen über das Ausmaß des Drogenkonsums fehlen völlig. Neue Erkenntnisse, die die Drogenpolitik Großbritanniens beeinflussen könnten, sind daher nicht in Sicht. Somit wird sich in absehbarer Zukunft an der Drogenpolitik dieses Landes grundsätzlich nichts ändern. Zu erwarten ist allerdings die bereits 1979 (*Times,* 14. 7. 1979) von der Regierung angekündigte Aufnahme der Barbiturate in die Gruppe B der kontrollierten Drogen. Ob die gegenwärtige Regierung andererseits der vom *Advisory Council on Drug Addiction* 1979 befürworteten Herabstufung von Cannabis und Cannabisharz in Gruppe C zustimmt, ist fraglich.

Drogenpolitik und strafrechtliche Drogenkontrolle in der Bundesrepublik Deutschland

Arthur Kreuzer

Zunächst wird die Problematik jeder Drogenpolitik und des gesetzgeberischen Umgangs mit Drogenproblemen aufgezeigt. Schwierigkeiten und Widersprüche der Abgrenzung legaler und illegaler Drogen sowie Grundstrategien einer Drogenpolitik werden herausgestellt. Sodann wird das Rechtssystem der Drogenkontrolle in der Bundesrepublik umrissen. Es folgt eine Darstellung des geltenden Drogenstrafrechts mit Daten der Rechtsanwendung. Kritisch wird die aktuelle Reformgesetzgebung betrachtet. Abschließend werden drei strittige Fragen von Drogenrecht und Drogenpolitik behandelt: die Cannabis-Frage, die Methadon-Erhaltungstherapie, das Verhältnis von Zwang und Freiheit im Umgang mit Drogenabhängigen in Justiz und Therapie.

Die Weichenstellungen einer Drogenpolitik hängen davon ab, wie man das Drogenproblem definiert. Es ist vielschichtig. Einspurige Strategien, dieses Problem zu lösen, sind daher nicht möglich. Durch Drogenumgang, -mißbrauch und -abhängigkeit entstehende Schwierigkeiten lassen sich als Krankheit, Verbrechen, abweichendes Verhalten oder Ausdruck der Selbstbestimmung verstehen; sie lassen sich bald gesundheits-, bald sozial-, bald kriminalpolitisch angehen. Welchen Weg auch immer eine Drogenpolitik einschlägt, sie bleibt ambivalent, steht vor Dilemmas, wird nie ausschließlich günstige, erwünschte Wirkungen zeitigen, vielmehr zugleich Nachteile, neue Schwierigkeiten in Kauf nehmen müssen. Es wird für die Verantwortlichen jeweils darauf ankommen, sich aller möglichen positiven und negativen Wirkungen einer Maßnahme bewußt zu sein, sie im Rahmen eines drogenpolitischen Gesamtkonzepts gegeneinander abzuwägen.

1. Jede Gesellschaft kennt geduldete und tabuisierte, legale und illegale Drogen. Jede Gesellschaft hat einen Mindestbedarf an apersonalen Mitteln zur Alltagsbewältigung oder Alltagsflucht; sie bedarf auch einer Vielfalt des Rausch-Erlebens. Je nach Grundbefindlichkeit einer Gesellschaft oder einzelner Gruppen in ihr wird der Bedarf variieren. Konsum- und Passivitätshaltungen, Reizüberflutung, Technisierung, Anonymisierung, mancherlei Ängste und auch Moden scheinen bei uns den Gedamtbedarf an Drogen zu beeinflussen, ja zu erhöhen.

Ein drogenpolitisches Gesamtkonzept muß daher das ganze Spektrum der Drogen und des Drogenumgangs einbeziehen; es hat darüber zu befinden, wo Toleranzgrenzen zu ziehen sind, wie eine Balance hergestellt werden kann, um individuelle und gesamtgesellschaftliche Bedürfnisse und Risiken in vertretbarem Rahmen zu halten.

Der in der Bundesrepublik wie auch in anderen Ländern vorgenommenen Trennung zwischen legalen und illegalen Drogen wird mitunter vorgehalten, sie sei irrational, behandele Gleiches ungleich. Bei aller berechtigten Kritik ist aber auf die Vielschichtigkeit aller Unterscheidungen hinzuweisen. Die gesetzliche Zuordnung jeder Droge zu einer der noch aufzuzeigenden Prohibitionsstufen muß vor allem der Funktionenvielfalt, kulturellen Tradition, Gefährdungspotenz und Kontrollierbarkeit einer Droge gerecht werden.

2. Das Drogen-Problem-Problem zeigt sich in unterschiedlichen Beurteilungen nicht nur der Drogen, sondern auch der Drogenkonsumenten, -mißbraucher und -abhängiger: Sind sie krank oder kriminell oder beides oder keines von beidem? Noch am ehesten, so möchte man meinen, ließe sich der Opiatabhängige einordnen. Aber selbst bei ihm deuten sich erhebliche Unterschiede bereits im Erscheinungsbild an. Der Vergleich «klassischer Morphinisten» – etwa Medizinalpersonen – mit jungen Heroin-Fixern oder *Junkies* belegt dies überdeutlich: Jene sind älter, zunächst sozial integriert, in ihrer Sucht vereinzelt; sie verhalten sich vergleichsweise maßvoll im Drogenumgang und in der Kriminalität; sie stellen kein schwerwiegendes gesellschaftliches Problem dar. Fixer hingegen geraten schon in ihrer sozialen Reifephase in die Drogenwelt, sind maßlos in der Wahl, Dosierung und Einnahme der Drogen, handeln in Gruppen, erlernen in ihrem Bekanntenkreis Drogenumgang und verleiten selbst andere dazu, weisen zu Beginn meist breit angelegte psycho-soziale Störungen auf und verfügen über eine vielfältige Palette krimineller Verhaltensweisen; nicht der böse Händler schafft den neuen Konsumenten; vielmehr geht die Ansteckung von den Konsumenten selbst aus, und der organisierte Handel nutzt diesen Marktmechanismus; auch fehlen Fixern zumeist Krankheitseinsicht und Therapiebereitschaft; in ihrer erheblichen sozialen Schädlichkeit fordern sie daher auch kriminalpolitisches Reagieren heraus. Freilich lassen sich wiederum wichtige Unterschiede im Erscheinungsbild des Fixers feststellen. An dem einen Pol der breiten Skala begegnen wir dem erst durch Drogen, Drogenabhängigkeit und Drogen-Szene-Integration in die Kriminalität geratenen, an dem anderen Pol dem primär dissozialen, im Verlauf seiner delinquenten Entwicklung auch mit dem Drogenleben und der Drogen-Szene in Berührung gekommenen jungen Menschen.

3. Dieser phänomenologischen Ambivalenz der Drogenkriminali-

tät entspricht die Zweigleisigkeit der Drogenpolitik. In ihr lassen sich zwei Grundstrategien ausmachen: die kriminalpolitische Strategie einerseits, die sozialpolitisch-pädagogisch-medizinische andererseits.

Die *kriminalpolitische Strategie* räumt der Strafverfolgung einen Primat in der Problemlösung ein. Allzumal wird angesichts als bedrückend empfundener sozialer Probleme der Gesetzgeber gefordert, namentlich der Strafgesetzgeber. Und dieser ist versucht, dem «Ruf nach Recht und Ordnung» durch Verschärfung von Strafnormen zu entsprechen. So werden zunehmend Drogen und Verhaltensweisen wie Erwerb und Besitz dieser Drogen in den Bereich der Strafbarkeit einbezogen, Strafverfolgungsinstitutionen ausgebaut und auf die Drogenkontrolle spezialisiert. Folgt man dieser Strategie zu sehr, besteht die Gefahr einer Überkriminalisierung; Randgruppenprobleme können dadurch forciert, junge Menschen ohne gravierende soziale Auffälligkeiten in problematische Entwicklungen gedrängt, behandlungsbedürftige Drogenabhängige in Strafanstalten fehlgeleitet, polizeiliche Kräfte in der Konsumentenverfolgung gebunden werden, Haftanstalten überquellen. In der Bundesrepbulik ist eine Überbetonung dieser Strategie beispielsweise in dem erfolglosen Polizeieinsatz gegen eine Aachener Drogenberatungsstelle sichtbar geworden. Jenes extensive Verständnis der Strafverfolgung würde andere Wege – insbesondere die Beratung, Hilfe und Therapie – blockieren, denn alle Patienten und Probanden einer Drogenberatungsstelle wären per definitionem zugleich Straftatverdächtige, soweit es sich um illegalen Drogenumgang handelt, und wären somit auf Grund des in der Bundesrepublik für die Polizei uneingeschränkt geltenden Strafverfolgungszwangs zu verfolgen; die notwendige Vertrauensbasis zwischen Beratern und Drogenkonsumenten könnte nicht entstehen. Das Bundesverfassungsgericht hat jedoch aus Anlaß dieses Vorfalls im Sinne des Verhältnismäßigkeitsgrundsatzes den Primat der Strafverfolgung zugunsten der ebenso notwendigen sozialpolitischen Strategie wieder eingeschränkt.

Die *sozialpolitische Strategie* betont dagegen vorrangig alternative Lösungswege. Mit ihr verbindet sich das Schlagwort «Therapie statt Strafe». Konsequent angewandt würde sie den Polizisten in der Drogen-Szene als Kontrolleur ersetzen durch den Sozialarbeiter, die Haftanstalt durch das Therapiezentrum. Folgt man dieser Strategie zu einseitig, kann die Gefahr der Problemverdrängung bzw. -verharmlosung oder die Tendenz einer Pathologisierung des Problems bestehen.

Ein internationaler Vergleich läßt die Vermutung zu, daß eine Forcierung sowohl der einen als auch der anderen Strategie kaum Wesentliches zur Problemlösung beizutragen vermag. Insbesondere verspricht ein Mehr an kriminalpolitischem Aufwand allenfalls mehr «Erfolg» bei polizeilichen Ermittlungsdaten im Konsumentenbereich, angesichts gegenläufiger justizieller Bewältigungsstrategien und Kapazitätsengpässe aber kaum noch «Erfolg» in Verurteilungsdaten, schon gar nicht Erfolg in der Bewältigung des tatsächlichen Drogenproblems. Das Schwergewicht der Anstrengungen sollte daher in der Primär- und Sekundärprävention liegen. Auch hier gilt es, sich auf die Funktion des Strafens als *ultima ratio* zu besinnen, Selbstheilkräften in der Gesellschaft den Vorrang einzuräumen.

Der internationalen Tendenz und den auch in der Bundesrepublik ratifizierten internationalen Suchtstoffübereinkommen (Einheitsübereinkommen von 1961 über Suchtstoffe i. d. Fassung d. Bekanntmachung v. 4. Februar 1977 – BGBl. II S. 211 – und Übereinkommen von 1971 über psychotrope Stoffe – BGBl. 1976 II S. 1477 –) entsprechend herrscht eine Verbindung beider Strategien in Drogenpolitik und Drogenrecht vor. Die erste Umgestaltung des Opiumgesetzes zum Betäubungsmittelgesetz von 1972 (BtMG v. 10. Jan. 1972, BGBl. I S. 1) und die gegenwärtig diskutierte Reform des BtMG bedeuten lediglich Akzentverschiebungen zwischen den beiden Strategien.

Rechtssystem der Drogenkontrolle und Prohibitionsstufen

Den Stellenwert des BtMG zu beurteilen setzt einen Überblick zum gesamten Drogenkontrollsystem voraus. In diesem lassen sich nach der Reihenfolge der Kontrollintensität fünf Stufen feststellen:

1. Keine oder minimale Kontrolle findet auf der Stufe der Freiverkäuflichkeit von Drogen statt. Hier sind Suchtmittel wie Nikotin und Rauschmittel sowie allerlei «Schnüffelstoffe», vor allem Alkohol zu nennen.

Bescheidene Prohibitionsansätze bestehen sogar gegenüber Alkohol: indirekt durch die Branntweinsteuer, direkt durch Pro-Mille-Grenzwerte im Straßenverkehr mit Strafsanktionsandrohungen sowie durch jugendschutzrechtliche Abgabeverbote, die für Betreiber von Gaststätten und Verkaufsstellen Geldbußen, bei schweren Gefährdungen junger Menschen Strafen vorsehen. Das Scheitern solcher Ansätze sollte auch für Vorschläge im Cannabisbereich zu denken geben: Hohe Steuern stimulieren schwarze Märkte, und Abgabeverbote gegenüber jungen Menschen trotz grundsätzlicher Freigabe sind selbst bei weitaus stärkerer bürokratischer Kontrolle nicht durchsetzbar.

2. Zweite Stufe ist die Apothekenpflichtigkeit. Eine Reihe durch Mißbrauch als Ersatzmittel für illegale Rauschdrogen benutzter Arzneispezialitäten unterliegt dieser geringen Beschränkung.

3. Auf der dritten Stufe, der Verschreibungspflichtigkeit, werden viele weitere potentiell in Abhängigkeit führende und als Rauschmittel verwendbare Drogen kontrolliert.

4. Seit 1972 unterliegen die verschreibbaren Drogen, welche dem BtMG unterstellt sind, einer weitergehenden Kontrolle durch die Sonderrezeptpflicht, um Verschreibungsmißbräuche und Rezeptfälschungen zu mindern. Betäubungsmittelverschreibungen setzen eine medizinische Indikation voraus. Hier ist die Konfliktlinie zwischen Schulmedizin und abweichenden Therapieansätzen, denn eine Verschreibung ist nur zulässig, wenn sich nicht andere Behandlungswege anbieten. Verstöße können strafrechtlich geahndet werden.

5. Die letzte Stufe ist das totale Herstellungs- und Verschreibungsverbot. Ihm unterliegen im medizinischen Sektor für verzichtbar gehaltene Rauschdrogen wie Cannabis, Halluzinogene, Kokablätter, Heroin. Hier ist jeder Umgang, von der Herstellung über den Handel und Schmuggel bis hin zum Besitz, unter Strafe gestellt.

Das geltende Betäubungsmittelgesetz im Kontext des Strafrechts und seine Durchführung

1. Das geltende BtMG stellt den – nicht medizinisch verordneten – Umgang mit einer durch Gleichstellungsverordnungen laufend ergänzten Vielzahl von Drogen unter Strafe. Nach der Art der Drogen wird nicht unterschieden; eine Abstufung ist jedoch im Rahmen der flexiblen Rechtsfolgen möglich. § 11 sieht für die Grundtatbestände Freiheitsstrafe bis zu 3 Jahren und/oder Geldstrafe vor. In besonders schweren Fällen – vornehmlich Besitz und Abgabe nicht geringer Mengen, Abgabe an Minderjährige – beträgt die Freiheitsstrafe 1 bis 10 Jahre. Handelt es sich um Besitz oder Erwerb geringer Mengen zum Eigenverbrauch, kann von Strafe abgesehen werden.

Weiter muß man die allgemein-strafrechtlichen und verfahrensrechtlichen Rechtsfolgeregelungen kennen. In Fällen geringer Schuld können Staatsanwaltschaft und Gericht das Verfahren einstellen. Kurze Freiheitsstrafen unter 6 Monaten dürfen nur ausnahmsweise verhängt werden. Bis einjährige Freiheitsstrafen sind in der Regel, bis zweijährige ausnahmsweise zur Bewährung auszusetzen. Bei Drogenabhängigen können statt oder neben der Strafe Unterbringungen in Erziehungsstätten angeordnet werden. Die Strafandrohungen werden bei Jugendlichen (14–18) immer und Heranwachsenden (18–21jährigen) regelmäßig durch ein spezielles, erzieherisch konzipiertes Rechtsfolgesystem des Jugendgerichtsgesetzes ersetzt, welches noch wesentlich flexibler ist und nur ausnahmsweise Jugendstrafe bis zu fünf Jahren vorsieht.

2. In der Strafverfolgung unterliegt die Kriminalpolizei dem Verfolgungszwang; sie hat kein Ermessen. Dennoch ist sie angesichts der massentypischen, teilweise eher bagatellhaften Drogendelikte, ferner

wegen beschränkter Verfolgungskapazität, schließlich, weil die besondere Täter-Opfer-Verquickung in der Drogen-Szene übliches Anzeigeverhalten als ermittlungsauslösende Initiative weitgehend entfallen läßt und zu Eigeninitiativen in der Ermittlungsarbeit zwingt – Observation, Razzien, Untergrundfahndung, V-Mann-System, Ausnutzen der Vernehmungssituation bei Drogenabhängigen zum Gewinnen weiterer Hinweise auf eventuelle Hintermänner –, gezwungen, selbständig Schwerpunkte zu setzen. In Zentren des Drogenumgangs führt dies zu einer Konzentration auf Heroinumgang und Händlerkriminalität sowie auf organisiertes Verbrechen in der facettenreichen, zur Zeit von Türken dominierten ausländischen Drogenhandelsszenerie; die Polizei vernachlässigt dort bloße Haschischkonsumenten, oft auch Fixer als solche. Entsprechend groß ist das Dunkelfeld. Nach eigenen Erhebungen werden weniger als 1 % der Cannabis-Gelegenheitskonsumenten, dagegen im Laufe der Drogenkarriere mindestens jeder zweite Fixer irgendwann polizeilich erfaßt. Die Polizei hat 1979 bundesweit 47 258 wegen Verstoßes gegen das BtMG Verdächtige registriert; 73 % der Tatverdächtigen waren unter 25 Jahre alt, 20 % weiblich, 37 % wegen Handels oder Schmuggels verfolgt. Insgesamt wurden 1979 polizeilich 12 372 «Konsumenten harter Drogen» strafrechtlich verfolgt.

Zahlen rechtskräftiger Verurteilungen wegen Betäubungsmitteldelikten lauten: 1977: 10 266, 1978: 10 426, 1979: 11 715. 24 % der Urteile zielten 1979 auf Geldstrafe, 11 % auf Erziehungsmaßnahmen, 62 % auf Freiheitsstrafe. Von den 7251 Freiheitsstrafen reichten 20 % bis 6 Monate, 39 % bis 12 Monate, 27 % bis 24 Monate, 12 % bis 5 Jahre, 2 % gingen über 5 Jahre hinaus. Fast die Hälfte der Freiheits- und Jugendstrafen wurde zur Bewährung ausgesetzt. Im Untersuchungshaft- und Strafvollzug ist ein steigender Anteil drogenabhängiger Inhaftierter zu beobachten. Diversionsstrategien im Verfahren und Vollzug mit Überleitungen in Therapieeinrichtungen werden durch Gerichte und Gnadenbehörden in Zusammenarbeit mit den freilich noch zu wenig ausgebauten Therapiestätten stark gefördert.

Die gegenwärtige Diskussion einer Reform des Betäubungsmittelrechts

1. Herausgefordert durch Erkenntnisse und publizitätsträchtige Daten über die sich im Heroinbereich erneut verschärfende Lage und über Drogentodesfälle sah sich die Bundesregierung veranlaßt, einen Regierungsentwurf zur Neuordnung des Betäubungsmittelrechts, konzipiert durch das federführende Ministerium für Jugend, Familie, Gesundheit, im Parlament einzubringen (Dt. Bundestag Drucks. 8/3551

v. 9. 1. 1980). Öffentlich vorgestellt als Beitrag zur Bekämpfung des organisierten Heroinhandels und zur Verwirklichung des Gedankens «Therapie statt Strafe» für Drogenabhängige, enthielt der Entwurf aber zunächst fast nichts im letzteren Sinne. Im Bundesrat und Bundestag gingen schließlich zahlreiche Kompromisse und therapeutisch orientierte Ergänzungen in den Entwurf ein. Dem vom Bundestag letztlich beschlossenen Gesetz (Drucks. 8/4267) versagte jedoch der Bundesrat seine Zustimmung. Im jetzt neu konstituierten Bundestag dürfte der Entwurf demnächst in kaum veränderter Fassung erneut eingebracht werden.

Dieser Entwurf ist auch im Zusammenhang mit der Gesamtdiskussion um die innere Sicherheit zu sehen. Uneinheitliche Grundströmungen haben zu dem janusköpfigen Gesetzeswerk – hart gegenüber Händlern, nachsichtig-therapeutisch gegenüber Drogenabhängigen – geführt. Es wirken sich widerstreitende Tendenzen neuerer Strafrechtsreformen aus: Die Gesamtreform wurde zunächst von Zielen der Humanisierung, Resozialisierung und Entkriminalisierung bestimmt. Neuere gegenläufige Tendenzen beruhen vor allem auf Schockwirkungen durch Terrorismus, Drogenepidemie, Umweltskandale, Finanz- und Haushaltskrise sowie wachsender Skepsis gegenüber Therapie- und Resozialisierungszielen und -möglichkeiten.

2. Ohne auf Details und die gesundheitsaufsichtsrechtlichen Regelungen sowie Straffungen und Vereinheitlichungen des Betäubungsmittelrechts in der jetzigen Fassung des Gesetzentwurfs eingehen zu können, seien grob zwei wesentliche Neuerungen skizziert:

Zum einen werden Strafbestimmungen erweitert und verschärft. Insbesondere ist ein Verbrechenstatbestand u. a. für Einfuhr nicht geringer Mengen und gewerbs- oder bandenmäßigen Handel geschaffen mit einer Mindestfreiheitsstrafe von 2 und einer Höchststrafe von 15 Jahren; in minder schweren Fällen reduziert sich der Rahmen auf 3 Monate bis 5 Jahre; auch kann die Strafe gemildert werden für eine Art «Kronzeugenschaft», die zur Verhinderung von Bandentaten führt. Weitergehenden Vorschlägen der Regierung nach Bestrafung öffentlichen Verherrlichens des Betäubungsmittelmißbrauchs sowie des Rechtsausschusses nach lebenslanger Strafe für Lebensgefährdungsdelikte ist der Bundestag aus guten Gründen nicht gefolgt.

Zum anderen ist ein neuer Abschnitt für «betäubungsmittelabhängige Straftäter» vorgesehen. Es werden Möglichkeiten eröffnet, die kriminalpolitisch zwar nicht in die Richtung einer *Radical Nonintervention,* Legalisierung und Liberalisierung weisen, wohl aber Elemente einer *Decriminalization, Depenalization und Decarceration* im Rahmen einer Diversionsstrategie aufweisen. Über vorhandene Möglichkeiten der Verfahrenseinstellung und Bewährungsaussetzung hinaus werden auf den staatsanwaltlichen, richterlichen und vollstreckungsbehördlichen Stufen weitere Öffnungen in Richtung individualpräventiv-therapeutischen Vorgehens im strafjustiziell geförderten Rahmen geschaffen: Bei einer Straferwartung von höchstens 2 Jahren und dem Nachweis einer laufenden Therapie kann vorerst von Verfolgung durch die Staatsanwaltschaft abgesehen werden; die Klagebefugnis erlischt nach 2 Jahren, falls Rückfälle ausbleiben. Die Vollstreckungsbehörde kann die Vollstreckung einer bis zweijährigen Freiheitsstrafe, eines entsprechenden Strafrestes oder einer Unterbringungsmaßregel zurückstellen, wenn eine Behandlung in einer staatlich anerkannten Einrichtung gewährleistet ist. Schließlich kann die Zeit solcher Behandlung eines Verurteilten in Einrichtungen, «in der die freie Gestaltung seiner Lebensführung erheblichen Beschränkungen unterliegt», unter gewissen Bedingungen auf die erkannte Strafe angerechnet werden.

3. Hie und da wurde eine fundamentale Kritik an diesem Gesetzgebungsvorhaben geäußert; es sei Ergebnis einer repressiv-punitiven Drogenpolitik, die international nahezu beispiellos sei. Trotz berechtigter Detailkritik erscheint diese Wertung maßlos, wie schon wenige Indizien belegen: Die Fassung der Straftatbestände und Einordnung der Drogen entsprechen im wesentlichen Regelungen der meisten Länder. Die gegenwärtige Höchststrafe von 10 und die vorgesehene von 15 Jahren liegt vergleichsweise etwa im mittleren Bereich. Die Justizpraxis ist eher zurückhaltend. So unterschreitet die Verurteiltenzahl jene Großbritanniens, wo der Anteil der Verurteilungen wegen Cannabisumgangs sogar weitaus höher liegt.

Ein ernst zu nehmender kriminalpolitischer Einwand ist der Hinweis darauf, das Drogenstrafrecht konfligiere mit dem Entkriminalisierungsansatz der «opferlosen Verbrechen»; immerhin bestehe sonst der Grundsatz strafloser Selbstschädigung; Ziel der Kritik unter diesem Gesichtswinkel ist in Sonderheit die Strafbewehrung illegalen Drogenerwerbs und -besitzes zum Eigengebrauch. Eine so extrem individualistische Sicht dürfte indes der komplexeren modernen Gesellschaft und sozialstaatlichen Vorstellungen kaum noch angemessen sein. Außerdem ist auf das sozialepidemische Moment neueren Drogenumgangs unter jungen Menschen und das «ansteckende» Verhalten hinzuweisen. Individuelle Schäden – Gefahren des Abgleitens in eine Sucht und des Ausgebeutetwerdens – sowie soziale Folgeschäden im Nahraum und in der Gesellschaft stellen demnach den freilich nur wenig tragfähigen Grund der Strafbarkeit dar.

Im einzelnen ist Kritik zu üben an der überaus komplizierten, perfektionistischen, wenig transparenten Konzeption des Strafrechtsteils im Entwurf. Dies zeigt sich schon daran, daß er strafrechtliche Grundtatbestände und besonders schwere Fälle eines Vergehens, außerdem diverse Verbrechen, dann wieder minder schwere Fälle des Verbrechens vorsieht. Unscharf fällt die Kennzeichnung des Täters aus, den man als «profitgierigen Großtäter» mit hohen Strafen treffen will. Im Abschnitt über «betäubungsmittelabhängige Straftäter» beschränken sich die Diversionsmöglichkeiten auf Drogenabhängige; dies läßt fragen, warum der Noch-nicht-Abhängige ausgenommen wird, der nun versucht sein könnte, sich – analog dem «Nachtrunk» – als bereits drogenabhängig darzustellen, ferner, warum der Alkohol- oder Medikamentenabhängige ausgenommen sein soll. Eine strikte Meldepflicht der Therapeuten bei Therapieabbrüchen greift bedenklich in die ärztliche Schweigepflicht und in Vertrauensbeziehungen zwischen Arzt und Patient ein.

Bedeutsame strittige und offene Fragen

1. Am stärksten befaßt sich die drogenpolitische Diskussion auch in der Bundesrepublik mit der *Cannabisfrage,* obwohl dies auf eine irreführende Verkürzung der Gesamtproblematik hinausläuft. Übersehen werden dabei Zusammenhänge mit legalen Suchtmitteln. Während mit großen Anstrengungen Cannabis und Heroin «bekämpft» werden, scheint sich ein erheblicher, womöglich steigender, ebenso riskanter, teils durch ärztliche Verschreibungen geförderter Umgang mit Weck-, Beruhigungs-, Schmerz- und Schlafmitteln abzuspielen (vgl. den Beitrag von Behrends in diesem Band). Und noch heute wird im drogenpolitischen Bereich die pharmakologisch ebenso wie sozialwissenschaftlich längst als brüchig erwiesene Einstiegs- und Schrittmachertheorie zur Rechtfertigung der Gleichstellung von Cannabis und Heroin herangezogen; dabei übergeht man die Austauschbarkeit von «Einstiegsdrogen», den wegbereitenden «legalen» Alkohol-, Nikotin- und Medikamentenmißbrauch, ja die Nachbarschaft aller und relative Bedeutung der einzelnen Drogen, ferner Aspekte jeweiliger Orientierungsgruppen und Kontrollmechanismen.

Der Gesetzreformentwurf hält an der Kriminalisierung des Cannabisumgangs fest. Durch die fehlende Differenzierung der Drogen verschärft er sie sogar mit den weitergefaßten Vergehens- und Verbrechensbestimmungen. Ein vor allem von jüngeren Politikern, Journalisten und Kriminologen vorgetragener gegenteiliger Standpunkt dringt hingegen auf die Freigabe des Cannabis. Auf die Argumente dieser drogenpolitischen Forderung sei zunächst kurz eingegangen, ehe der eigene Standpunkt skizziert wird.

Eine Freigabe des Cannabisumgangs trotz bislang ungeklärter Risiken – psychische Folgeschäden des Dauerkonsums, Risiken durch übliche Kumulation mit Alkohol und anderen Drogen, Gefahren im Straßenverkehr – erscheint derzeit unvertretbar. Sie könnte pädagogisch als Eingeständnis der Harmlosigkeit einer sicherlich keineswegs harmlosen Droge mißverstanden werden, obwohl gegenwärtig noch deutliche Mehrheiten junger Menschen das Verbot gutheißen. Sie könnte neue Konsumanstöße bewirken, vor allem durch verstärkte Werbung Jugendlicher untereinander. Damit könnten zugleich neue Konsumentenkreise als Ansprechpartner für illegale Heroinverteiler erschlossen werden; eine strikte Trennung der Märkte ließe sich angesichts der Werbe- und Konsumgewohnheiten im Freizeitbereich ohnehin nicht durchsetzen. Die Forderung staatlich kontrollierter Freigabe ausschließlich an Erwachsene übersieht, daß selbst eine Riesenbürokratie dies nicht erreichen könnte, zumal wichtigste Interessenten gerade unter Jüngeren zu finden sind und Abgabeverbote auch im Alkoholsektor leerlaufen.

Insbesondere ist der Einwand irreführend, Duldung des Alkohols und Verbot des Cannabis stellten eine willkürliche Ungleichbehandlung dar. Die Funktionenvielfalt des hiesigen Alkoholumgangs reicht – anders als bei Cannabis – vom Genuß- und Nahrungsmittel sowie Getränk über das religiöse Kultmittel und bislang unersetzliche Mittel im Pharmaziewesen bis hin zum Rausch- und Suchtmittel. Anders als Cannabis ist Alkohol eine geschichtlich, kulturell und volkswirtschaftlich integrierte Droge. Stärkere Restriktionen würden erhebliche Umstellungen vor allem in Agrarwirtschaft und Industrie, in der Pharmazie, in der Finanzpolitik, ja allgemein in Lebensgewohnheiten bedingen. Da in der Bundesrepublik Restriktionen gegenüber Alkohol minimal sind, geht es konsequent darum, weitere, medizinisch entbehrliche Rauschdrogen abzuwehren oder sogar angesichts der erheblichen Schädigungen auch Alkohol einzudämmen. Eine – jedenfalls für Massenkonsum – neue, möglicherweise der Vergänglichkeit einer Mode unterliegende, importierte Droge wie Cannabis läßt sich vielleicht durch Prohibition noch leichter eindämmen als eine etablierte. Es gibt also eine Reihe von Kriterien, die den Vorwurf willkürlicher Unterscheidung widerlegen. Gleichwohl bleibt es – nicht zuletzt unter dem Blickwinkel der Pädagogik, umfassenden Drogenerziehung, Primärprävention – schwer, die Unterscheidung zwischen Alkoholfreiheit und Cannabisverbot verständlich zu machen.

Am Cannabisverbot festzuhalten, bedeutet aber keineswegs zwangsläufig, Strafandrohungen undifferenziert beizubehalten oder gar zu verschärfen. Verpflichtungen aus internationalen Abkommen dürften jedenfalls einer Differenzierung nicht entgegenstehen, wenngleich es wünschenswert wäre, Bestimmungen der Einheitskonvention im Hinblick auf Cannabis neu zu überdenken. Freilich ist Forderungen, Drogenbesitz und -erwerb zum Eigenverbrauch straflos zu lassen, entgegenzuhalten, daß eine Unterscheidung von Eigenbesitz und Besitz mit Weitergabeabsicht kriminalistisch undurchführbar und realitätsfremd wäre. Auch stößt eine klare Unterscheidung aller «Betäubungsmittel» auf erhebliche Schwierigkeiten wegen iher unterschiedlichen Zusammensetzungen, Dosierungen, Wirkweisen, sozialen und pharmazeutischen Funktionen. Dennoch versuchen andere Rechtsordnungen Klassifikationen. Auch bei uns lassen sich gesetzestechnisch flexible Lösungen denken. Manches spricht für eine moderate Abstufung der Strafandrohungen gegenüber Cannabiskonsumenten, nämlich: die geringeren Gesundheitsrisiken im Vergleich zu Heroin; die Erkenntnis, daß in aller Regel weder Strafe noch Therapie bei Klein- bzw. Gelegenheitskonsumenten – im Gegensatz zum Heroin-Fixer – angezeigt sind; die weitere Erkenntnis, daß Cannabis nur sehr bedingt und in gebührender Relation zu Alkohol, Nikotin und Medikamenten als Wegbereiter harter Drogen aufzufassen ist; die weite Verbreitung und damit verbundene Einstufung des Cannabisumgangs als massentypische Bagatelldelinquenz; die Notwendigkeit, beschränkte und beschränkt wirksame polizeiliche Verfolgungskapazität auf den Heroinschwarzmarkt zu konzentrieren; schließlich die zumindest faktisch weitgehende «Entkriminalisierung» des Cannabiskonsumenten in der tatsächlichen Strafverfolgung an vielen Orten des Inlandes und tendenziell in wichtigen anderen Ländern. Erwägenswert erscheint beispielsweise eine Abstufung des Strafverfolgungsrisikos derart, daß der erstmals wegen Besitzes geringer Mengen Auffällige lediglich polizeilich verwarnt oder wegen einer Ordnungswidrigkeit belangt wird. Zumindest ließe sich daran denken, die örtliche polizeiliche Drogenkontrolle noch weiter von der bloßen Konsumenten-, namentlich der Cannabiskonsumentenkontrolle zu entlasten und – wie es in Zentren bereits überwiegend geschieht – auf die Kontrolle des größeren Handels und Heroins zu spezialisieren.

2. National und international ist nach wie vor auch die Frage strittig, ob für junge Heroinabhängige *Methadon-(Polamidon-) Erhaltungstherapien* zugelassen werden sollen. Dabei wird der Fixer in eine Ersatzabhängigkeit von einer in der Wirkung berechenbareren Droge versetzt, die sich mit anderen Opiaten nicht verträgt; man verspricht sich davon eine Stabilisierung seines sozialen Verhaltens, weil er dann nicht mehr auf Drogenbeschaffungskriminalität angewiesen sei.

Drogenrecht und Drogenpolitik der Bundesrepublik sind in dieser Frage sehr zurückhaltend – nicht nur wegen des Scheiterns zahlreicher legaler oder auch «wilder» Versuchsprogramme im Inland, sondern auch, weil ausländische Erfahrungen zu Skepsis mahnen. Gegen strikt kontrollierte, überschaubare Programme für einen eng begrenzten Patientenkreis, der dem Typus des klassischen Morphinisten gleichkommt, ist indes weder vom geltenden oder zu erwartenden Recht noch von Grundsätzen einer ausbalancierten Drogenpolitik aus Entscheidendes einzuwenden.

Wegen anhaltender Kritik an dieser Restriktion seien einige Argumente kurz kritisch beleuchtet:

Zunächst erscheint die Forderung nach solchen Suchtverlagerungen als Resignation gegenüber eigentlicher Therapie, zugleich aber auch als medizinisch-pharmakologische Scheinlösung einer komplexen sozialen Problematik. Theoretisch ist die Übernahme des Erhaltungsmodells außerdem unreflektiert, läßt es doch Erkenntnisse sozialpsychologischer Karriere-, Sozialisations- oder Subkulturansätze außer acht. Die Kriminalität des jungen Fixers wird monokausal auf eine Abhängigkeit von illegalen Drogen zurückgeführt. Seine subkulturelle Einbindung in die Drogen- Szene, seine Fehlsozialisation, seine Fixierung auf *action,* Lebensweisen, Personen und Drogenerlebniswelt im Bezugsmilieu werden verkannt. Die Meinung, den Heroinschwarzmarkt durch verstärkte Methadonabgabe austrocknen zu können, übersieht, daß nur ein kleiner Teil von Fixern erreichbar, ein noch kleinerer Teil in solchen Programmen dauerhaft zu halten ist. Wer noch nicht schwer abhängig ist, sucht ohnehin Dealer, nicht Ärzte auf. Ihm fehlt Krankheitseinsicht. Die meisten Patienten in Methadonprogrammen nehmen überdies andere Drogen, oft Heroin, nebenher, u. a. um ein *High* zu erreichen oder zu ersetzen. Therapeuten und ex-user aus anspruchsvolleren Programmen sehen ihre Bemühungen unterlaufen durch Methadonprogramme, welche der vordergründigen Suche des Fixers nach bequemeren Auswegen entgegenkommen. Ein Großteil des Methadons landet wieder im Schwarzmarkt. Und wo Todesfälle im Zusammenhang mit Heroin abnehmen, nehmen Methadon-verursachte Todesfälle zu. Sonstige Folgewirkungen einer Methadon-Dauermedikation werden geflissentlich übersehen, u. a. Beeinträchtigungen der Fahrtüchtigkeit und Sicherheit am Arbeitsplatz, erhebliche Folgekosten für lebenslange, kontrollaufwendige, über das ganze Land verteilte Methadonversorgung.

3. Im Gesetzesreformentwurf weitgehend offengeblieben und zur Zeit wohl auch nicht endgültig entscheidungsfähig sind die Fragen nach dem *Verhältnis von Zwang und Freiheit bei Strafe und Therapie* gegenüber Drogenabhängigen.

Mehr der Praxis als dem Gesetzgeber stellt sich zunächst die Frage, wie man im Vorfeld der Strafverfogung das Beratungs- und Therapieangebot ausweiten und vor allem Betroffenen in der Drogen-Szene näherbringen kann. Dabei ist an den Ausbau des sozialarbeiterischen

Streetwork in der Drogen-Szene, an Notfall- und Übergangshäuser zu denken.

Mittel des Strafverfahrens können sinnvollen Druck in Richtung Therapie- und Durchhaltebereitschaft ausüben. Vom undifferenzierten Freiwilligkeitsmythos in der Therapie Drogenabhängiger ist Abschied zu nehmen. Das drohende Strafverfahren, drohende Strafverhängung, der drohende Widerruf einer Strafaussetzung können insoweit nutzbar gemacht werden. Dem Richter kommt eine entscheidende Funktion als Schaltstelle zwischen Strafjustiz und Therapie zu. Er sollte sich aber vermehrt sachkundigen Rates bedienen, etwa nach dem Beispiel sozialarbeiterischer Entscheidungshilfen für den Haftrichter.

Justizielles Handeln muß dem Einzelfall angepaßt werden. Insbesondere bei Drogenabhängigen, die erst sekundär auf Grund der Abhängigkeit in schwere Kriminalität abgleiten, haben Therapiewege Vorrang. Dies bedeutet zugleich eine Absage an eine weithin zu beobachtende, zunehmende, schematische, früheres Tatstraf- und Straftaxdenken restaurierende Strafzumessungspraxis, die Strafen nach Art und Menge der Drogen, nicht nach Täterpersönlichkeit, Abhängigkeitsgrad und Therapieziel bemißt.

Schroff stellt sich die Frage nach Zwang und Freiheit für den Strafvollzug. Die Argumentation jedenfalls, Therapie im Strafvollzug, überhaupt in geschlossenen Institutionen sei sinnlos, ein «Drogenknast» bedingungslos abzulehnen, geht an der Erkenntnis vorüber, daß wir selbst bei therapiefreundlichstem Vorgehen immer noch eine große Zahl drogenabhängiger Straftäter haben werden, die in den Strafvollzug gelangen. Dann aber ist zu entscheiden, ob im Strafvollzug nichts an Therapie oder in Richtung der Anbahnung von Therapiebereitschaft und Überleitung in eine Therapiestätte geschehen soll. Bejaht man dagegen solches Bemühen, so ist weiter zu fragen, wem es gelten und ob es im üblichen Vollzug oder in gesonderten Einrichtungen geschehen soll.

Strafrechtliche Drogengesetzgebung im internationalen Vergleich

Frieder Dünkel

Die strafrechtliche Drogengesetzgebung weist international die beiden Grundtendenzen härterer Bestrafung von Drogenhändlern einerseits und der Entkriminalisierung von Drogenabhängigen sowie von einfachen Konsumenten weicher Drogen (Cannabis) auf. Während die Strafbestimmungen der Bundesrepublik sich im internationalen Vergleich im durchschnittlichen Bereich bewegen, besteht ein Bedürfnis nach weitergehenden Bestimmungen, die den therapiewilligen Drogenabhängigen ebenso wie den Konsumenten effektiver dem System strafrechtlicher Sozialkontrolle fernhalten. Die in der Bundesrepublik 1982 in Kraft getretene Reform muß insofern als unbefriedigend angesehen werden, als sie entkriminalisierende bzw. therapeutische Aspekte nur unzureichend entwickelt und demgegenüber mit der Neubeschaffung von Drogenstraftatbeständen und der Verschärfung angedrohter Strafen das repressive Element überbetont. Angesichts der in den meisten europäischen Nachbarländern im Vergleich dazu kaum härteren, häufiger sogar weniger harten Strafbestimmungen erscheint eine Reform in der Bundesrepublik insoweit überflüssig. Allerdings wäre auf legislativer Ebene zumindest eine Differenzierung von Drogen nach ihrer Gefährlichkeit – etwa in der Unterscheidung sogenannter weicher und harter Drogen – wünschenswert gewesen. Darüber hinaus zeigen die Erfahrungen im Ausland mit der Entkriminalisierung des Drogenkonsums (insbesondere bei Cannabis) durch Herabstufung zu bloßen Ordnungswidrigkeiten oder völlige Straffreiheit keine negativen Auswirkungen. Auch aus empirisch- kriminologischer Sicht ist eine Verschärfung des Drogenrechts im strafrechtlichen Bereich nicht legitimierbar. Weder in general- noch spezialpräventiver Hinsicht dürfen von entsprechenden Gesetzesreformen positive Auswirkungen erwartet werden.

Einleitung

Drogenpolitik beinhaltet in jüngster Zeit zunehmend eine Verlagerung in den Bereich strafrechtlicher Sozialkontrolle. Angesichts der erheblichen Ausweitung des Drogenproblems in den meisten westeuropäischen Ländern sowie den USA gerade in den letzten 15 Jahren wurde mit unterschiedlichen strafrechtlichen Normierungen versucht, den Drogenkonsum und -handel zu bekämpfen. Die kriminalpolitischen Reformen umfassen einerseits eine sich verschärfende Strafrechtspraxis, indem die Strafandrohung auf legislatorischer Ebene, die Strafverfolgung durch Staatsanwaltschaft und Polizei sowie die Strafzumessung der Gerichte extensiver bzw. härter wurden. Andererseits ist in jüngerer Zeit – auch in der Bundesrepublik – die Diskussion um die Legalisierung bestimmter Stoffe wie z. B. Cannabis wieder verstärkt worden. Dies u. a., nachdem ein internationaler Trend hierzu in einigen Ländern wie z. B. Italien, Holland und den USA zu beobachten ist. Dabei bedeutet Entkriminalisierung nicht notwendig den Verzicht auf Sanktionen überhaupt, sondern auch eine Herabstufung bzw. Regelung im Ordnungswidrigkeitenrecht oder Zivilrecht, ferner die Möglichkeit, innerhalb des Strafrechts auf Strafe ganz oder teilweise zu verzichten.

Auch gerät die Kriminalisierung Drogenabhängiger insgesamt immer mehr in das Blickfeld der Kritik, die u. a. in Konzepten der «Therapie statt Strafe» ihren Ausdruck findet.

Gerade diese zuletzt genannten Tendenzen lassen einen Vergleich der internationalen Drogengesetzgebung von besonderem Interesse erscheinen. Denn einige der in der jüngsten bundesdeutschen Reformdiskussion vorgeschlagenen Regelungen gehen auf ausländische Vorbilder zurück. Dabei darf allerdings nicht übersehen werden, daß eine reine Rechtsvergleichung stets zu kurz greift, da sie die Realität der tatsächlichen Rechts*anwendung* außer acht läßt. Soweit hierzu Erkenntnisse aus den einzelnen Ländern vorliegen, ebenso wie zur Effizienz unterschiedlicher strafrechtlicher Regelungen im Bereich der Drogenkontrolle, soll hierauf abschließend eingegangen werden.

Internationale Abkommen zur Drogengesetzgebung

Die strafrechtliche Behandlung des Drogenproblems wird vielfach unter Hinweis auf die internationalen Abkommen legitimiert, denen auch die Bundesrepublik beigetreten ist. Die im folgenden zu prüfende Frage betrifft den Umfang von entsprechenden Verpflichtungen völkerrechtlicher Art zu gerade strafrechtlichen Reaktionsformen für die unterzeichnenden Länder.

Hierzu bedarf es zunächst eines näheren Eingehens auf die in Frage stehenden internationalen Abkommen.

Bereits im Jahre 1912 wurde in einem internationalen Opiumabkommen die Kontrolle der Ein- und Ausfuhr, insbesondere von Stoffen wie Opium, Morphin und Kokain, vereinbart. Die unterzeichnenden Staaten wurden darin u. a. aufgefordert, durch entsprechende nicht näher ausgeführte «Maßregeln» den Verkehr dieser Stoffe auch im Inland (Artikel 11) zu verhindern. Das in Ausführung dieses Abkommens 1920 erlassene Opiumgesetz enthielt in § 8 erstmals auch Strafbestimmungen, die allerdings im Höchstfall Freiheitsstrafe bis zu sechs Monaten androhten.

Das Opiumabkommen aus dem Jahre 1925 benannte erstmals auch die Kontrolle des indischen Hanfs (Cannabis). Die vertragsschließenden Teile wurden aufgefordert, jede Abgabe und Zubereitung der erfaßten Betäubungsmittel an unbefugte Personen ebenso wie den «Besitz dieser Stoffe und Zubereitungen durch solche Personen zu untersagen» (Artikel 7). Das im Deutschen Reich im Jahre 1929 verabschiedete Opiumgesetz, das bis zur Novellierung des Betäubungsmittelgesetzes (BtMG) im Jahre 1971 galt, hat dementsprechend die strafrechtliche Kontrolle ausgeweitet und den Strafrahmen auf Freiheitsstrafen bis zu drei Jahren heraufgesetzt (vgl. den zusammenfassenden Abdruck der Abkommen und Gesetze bei Ellinger 1974: 202; ferner die Dokumentation bei Schroeder 1971).

Das für die gegenwärtige rechtspolitische Diskussion maßgebende Abkommen stellt die *Single Convention on Narcotic Drugs* vom 30. 3. 1961 (BGBl. 1973, II: 1354) dar, die von der Bundesrepublik mit Gesetz vom 4. 9. 1973 ratifiziert wurde. Darin verpflichteten sich die vertragsschließenden Staaten zu einer umfassenden staatlichen Kontrolle bei der Gewinnung, Herstellung, Ausfuhr, Einfuhr, Verteilung, Verwendung und dem Besitz von Suchtstoffen (Artikel 4 c). Artikel 36 der *Single Convention* fordert jede Vertragspartei auf, «vorbehaltlich ihrer Verfassungsordnung» Verstöße gegen das Abkommen mit Strafe zu bedrohen, «sowie schwere Verstöße angemessen zu ahnden, insbesondere mit Gefängnis oder sonstigen Arten des Freiheitsentzugs». Zur Frage des «Besitzes» von Drogen haben sich im Laufe der deutschen Gesetzesreformen und -entwürfe Unklarheiten und Fehlinterpretationen ergeben. Die immer wieder vorgebrachte Behauptung einer Verpflichtung der Pönalisierung des Konsums oder des Besitzes von Drogen zum Eigengebrauch wird jedenfalls durch die im Originaltext enthaltene Modalität *possession* nicht gedeckt. Dies wird im offiziellen Kommentar des UN-Generalsekretärs zur *Single Convention* deutlich. Der Sekretär der UN-Drogenkommission, A. Noll (1977: 44), hebt dementsprechend hervor, daß der Besitz zum Eigengebrauch nach der *Single Convention* ebenso wie der *Convention on Psychotropic Substances* aus dem Jahre 1971 und einem entsprechenden Zusatzprotokoll zur *Single Convention* von 1972 nicht notwendigerweise als strafbarer Tatbestand auszugestalten sei. Die *Single Convention* sei nach Sinn und Zweck alleine auf die Bekämpfung des Drogenhandels ausgerichtet, Argumente gegen eine sogenannte Entkriminalisierung oder Entpönalisierung könnten aus ihr nicht gezogen werden.

Sogar eine völlige Legalisierung bestimmter Stoffe wie Cannabis und Heroin ist theoretisch möglich. Denn ein Verbot soll nur erfolgen, wenn eine Vertragspartei «dies im Hinblick auf die in ihrem Staat herrschenden Verhältnisse für das geeignetste Mittel hält, die Volksgesundheit und das öffentliche Wohl zu schützen» (Artikel 2 V b).

Die erwähnte *Convention* von 1971 hebt den Behandlungsgedanken für Drogenabhängige stärker hervor. Art. 22 I b zieht Behandlungs- und Betreuungsmaßnahmen als Alternative zu einer Verurteilung bzw. Bestrafung vor.

Wichtig für die Drogengesetzgebung im strafrechtlichen Bereich insgesamt erscheint, daß die entsprechenden internationalen Abkommen zwar eine Kontrolle des Drogenhandels fordern, andererseits auch andere als strafrechtliche Reaktionen insbesondere bei weniger schweren Verstößen zulässig sind, was vor allem auf von den Abkommen nicht erfaßte Modalitäten des Konsums oder Besitzes zum Eigengebrauch zutrifft.

Die Drogengesetzgebung der Bundesrepublik

Der vorliegende Beitrag nimmt die Entwicklung der Drogengesetzgebung der Bundesrepublik zum Ausgangspunkt für einen internationalen Vergleich. Dies kann hier nur ansatzweise erfolgen, soweit es zum Verständnis und zum Vergleich ausländischer strafrechtlicher Regelungen notwendig ist. Eine vertiefte Auseinandersetzung findet sich bei Kreuzer (in diesem Band; ferner Dünkel 1982).

Mit der in der Bundesrepublik sich ausweitenden Drogenproblematik Ende der sechziger Jahre wurde auch der Ruf nach einer Reform des Betäubungsmittelrechts aus den verschiedensten Richtungen laut. Einerseits ging es um eine effektivere Bekämpfung des Drogenkonsums und -handels durch härtere Strafen und Ausweitung der Straftatbestände, andererseits waren auch Forderungen nach einer Entkriminalisierung weicher Drogen, zumindest nach differenzierten Reaktionen auf unterschiedlich gefährliche Drogen bzw. unterschiedliche Verhaltensweisen wie z. B. den Konsum oder Besitz zum Eigengebrauch weit verbreitet (zusammenfassend Dünkel 1982).

Die mit der Novellierung des Betäubungsmittelgesetzes (BtMG) im Jahre 1971 verabschiedete Reform blieb hinter den Erwartungen liberalen Strafrechtsdenkens weit zurück. So wurden auf legislatorischer Ebene eine Differenzierung unterschiedlich gefährlicher Drogen ebenso wie weitergehende Entkriminalisierungsbestrebungen nicht berücksichtigt. Das Gesetz unterscheidet dementsprechend nach wie vor nicht zwischen sogenannten harten (z. B. Heroin, Morphin, Opium) und weichen Drogen (z. B. Cannabis). Die im § 11 V BtMG a. F. (= § 29 V BtMG n. F.) geschaffene Möglichkeit des Absehens von Strafe beim Besitz oder Erwerb von Betäubungsmitteln in geringen Mengen zum Eigengebrauch wurde von Kritikern als unzureichend angesehen, da sie einmal lediglich als «Kann»-Bestimmung ausgestaltet wurde, zum anderen auch typische Verhaltensweisen von Konsumenten von ihr nicht erfaßt wurden (vgl. zur Kritik zusammenfassend Waldmann/Boehm/Mroczkowski 1971: 614; Dietze 1972: 136). D. h., die beabsichtigte Entkriminalisierung des Konsumenten dürfte – so wird befürchtet – häufiger leerlaufen. Die mit dem Bestreben, Strafbarkeitslücken des früheren Opiumgesetzes zu schließen, geschaffenen neuen Tatbestände führten ferner dazu, daß es für einen Konsumenten praktisch unmöglich ist, sich nicht nach einer der Modalitäten des § 11 BtMG a. F. (= §§ 29, 30 BtMG n. F.) strafbar zu machen (Schmitt 1972: 122). Dies, obwohl der Genuß als solcher – auch nach den Vorstellungen der Bundesregierung – ausdrücklich nicht kriminalisiert werden sollte.

Die Anhebung der Strafrahmen in schweren Fällen (vgl. § 11 IV BtMG a. F.) auf Freiheitsstrafen von mindestens 1 bis 10 Jahren und für die Grundtatbestände des § 11 I BtMG a. F. auf Freiheitsstrafen bis zu 3 Jahren entsprach der auch international zu beobachtenden Tendenz, auf die unten näher eingegangen wird, durch härtere Strafandrohungen die Drogenkriminalität zu bekämpfen.

Gerade bei den Regelbeispielen für schwere Fälle, die mit einer Mindeststrafe von einem Jahr geahndet werden sollen, wurde die Unbestimmtheit der Gesetzesformulierungen kritisiert, etwa was den Besitz einer «nicht geringen Menge» oder das Verstecken «an schwer zugänglichen Stellen» bei der Einfuhr anbelangt (vgl. zusammenfassend Kreuzer 1975 a: 206; Dünkel 1982).

Die gegenwärtig neu in Bewegung geratene Reformdiskussion zeichnet sich vom Anspruch her nach wie vor durch die beiden Grundtendenzen verschärfter Strafen insbesondere für Drogenhändler einerseits und der Behandlung von Drogenabhängigen bzw. Entkriminalisierung einfacher Konsumenten andererseits aus.

Dies gilt allerdings nicht für die Reformvorschläge, wie sie aus dem Entwurf einiger Abgeordneter der CDU/CSU-Opposition vom 23. 10. 1979 (vgl. Bundestagsdrucksache 8/3291) hervorging. Dort wurde lediglich eine Verschärfung des Betäubungsmittelrechts durch Anhebung der Höchststrafen von 3 auf 5 Jahre bei den Grundtatbeständen und von 10 auf 15 Jahre bei schweren Fällen angestrebt. Die Möglichkeit einer Strafmilderung oder eines Absehens von Strafe sollte für Täter, die andere (Mit-)Täter überführen oder Straftaten im Sinne des

BtMG durch rechtzeitige Information der Polizei oder Staatsanwaltschaft verhindern helfen, geschaffen werden (zur Kritik der rechtspolitisch stets umstrittenen Figur des sogenannten Kronzeugen vgl. Dünkel 1982). Der Entwurf sah keine Vorschläge zur Frage der Behandlung Drogenabhängiger vor. Statt dessen begnügte er sich mit dem Hinweis darauf, daß «ein entsprechend langer Strafvollzug unter ärztlicher und psychologischer Betreuung in besonderer Weise geeignet» sei, den straffällig gewordenen Drogenkonsumenten zu resozialisieren (Bundestagsdrucksache 8/3291: 8). Dies erscheint angesichts der derzeit völlig unzureichenden Behandlungsangebote des bundesdeutschen Strafvollzugs geradezu zynisch. Das Drogenproblem hat im übrigen gerade in der jüngsten Vergangenheit sehr negative Auswirkungen im Hinblick auf die liberale Gestaltung des Vollzugsalltags mit einer auf weite Bereiche ausstrahlenden Betonung des Sicherheitsdenkens gehabt (vgl. Dünkel/Rasner 1981 m. w. N.), so daß sich die Stimmen mehren, die eigene Anstalten für Drogentäter fordern (vgl. z. B. Kreuzer 1978: 149).

Auch der Entwurf der Bundesregierung vom 9. 11. 1979 (Bundesratsdrucksache 546/79) sah zunächst lediglich die Ausdehnung der Strafbarkeit auf weitere Begehungsmodalitäten wie z. B. das Verherrlichen des Rauschgiftmißbrauchs und den Anbau von Betäubungsmitteln sowie die Verschärfung der angedrohten Strafen vor. Letzteres betrifft die Erhöhung der Höchststrafen für schwere Fälle von 10 auf 15 Jahre Freiheitsstrafe und der Mindeststrafen in bestimmten Fällen, wie z. B. beim Handel als Mitglied einer Bande, von einem auf zwei Jahre. Der Strafrahmen der Grundtatbestände sollte dagegen bei bis zu drei Jahren Freiheitsstrafe belassen bleiben. Auf Betreiben des Bundesrats wurde er schließlich auf vier Jahre Freiheitsstrafe angehoben (§ 29 I BtMG n. F.). Der angestrebten milderen Bestrafung des kleineren Täters wurde durch die Erweiterung der Möglichkeit des Absehens von Strafe (vgl. § 11 BtMG a. F. = 29 V n. F.) auf die Einfuhr einer geringen Menge von Rauschgift zum Eigengebrauch (bisher nur Besitz oder Erwerb) Rechnung getragen. Ferner kann die Strafe in minderschweren Fällen, die ansonsten mit Freiheitsstrafen nicht unter zwei Jahren zu ahnden wären, auf 3 Monate bis 5 Jahre gemildert werden können. Auch hier sind vor allem drogenabhängige Täter gemeint.

Überraschend verzichtete die Bundesregierung zunächst auf Regelungen, die der angekündigten Konzeption «Therapie statt Strafe» entsprochen hätten und begnügte sich mit einem globalen Hinweis auf die schon bestehenden Möglichkeiten einer Strafaussetzung zur Bewährung, für deren erweiterte Anwendungsmöglichkeiten im allgemeinen Strafrecht der Entwurf plädierte. Erst auf die massive Kritik in der Öffentlichkeit wurde der Entwurf durch einen Abschnitt ergänzt (vgl. Bundestagsdrucksache 8/3551), der die Zurückstellung der Strafvollstreckung bei therapiewilligen Straftätern eröffnen soll (vgl. §§ 35 ff. BtMG n. F.). Diese vollstreckungsrechtliche Lösung bei Freiheitsstrafen bis zu zwei Jahren – auf der Ebene des staatsanwaltschaftlichen Ermittlungsverfahrens bei entsprechenden zu erwartenden Freiheitsstrafen – wurde einer Erweiterung der Strafaussetzung zur Bewährung vorgezogen. Die Zeit in einer Therapieeinrichtung soll auf die Strafe angerechnet werden; im Falle des Widerrufs der Zurückstellung der Strafvollstreckung ist bei Therapiebereitschaft eine erneute Zurückstellung möglich. Positiv zu beurteilen ist die ergänzende strafregisterrechtliche Regelung, wonach bei einer erfolgreichen Zurückstellung der Strafvollstreckung bzw. Strafaussetzung zur Bewährung die entsprechende Verurteilung nicht in das Führungszeugnis aufgenommen wird. Dies bedeutet, daß der Verurteilte sich nicht als vorbestraft bezeichnen muß. Dennoch bleiben auch bei dieser Lösung zahlreiche ungelöste Probleme und Unzulänglichkeiten in der gesetzlichen Ausgestaltung (vgl. zur Kritik des Entwurfs insgesamt Dünkel 1982).

Nicht zuletzt wird das Institut nur eine Chance in der Rechtspraxis haben, wenn in größerem Umfang Therapieplätze geschaffen werden.

Bemerkenswert an den deutschen Reformentwürfen ist, daß in keinem Fall ein obligatorischer Verzicht auf Strafe – selbst bei Drogenabhängigen – beabsichtigt ist, so daß die Formel «Therapie *statt* Strafe» irreführend ist. Der Begriff «Therapie *und* Strafe» bzw. «Therapie statt Strafvollzug» entspräche der Realität wohl besser.

Strafrechtliche Regelungen im europäischen Ausland

Die folgende Darstellung strafrechtlicher Regelungen im Bereich des Betäubungsmittelrechts des Auslands ist nach Ländern in zwei Hauptteile gegliedert. Einmal das europäische und zum anderen das nichteuropäische Ausland. Während im ersteren Fall – was das westeuropäische Ausland anbelangt – eine relativ vollständige Darstellung der einzelnen Länder angestrebt ist, die durch einige exemplarisch herausgegriffene Länder des Ostblocks wie die DDR, Jugoslawien und Polen ergänzt wird, sollen vom nicht-europäischen Ausland (siehe unten) lediglich Japan, die Türkei und die USA behandelt werden. Eine synoptische Zusammenfassung der entsprechenden ausländischen strafrechtlichen Regelungen findet sich bei Dünkel (1982).

Belgien und die Niederlande

In *Belgien* sind nach der Novellierung des Betäubungsmittelrechts im Jahre 1975 die Grundtatbestände für Rauschgiftdelikte mit Freiheitsstrafen von 3 Monaten bis 5 Jahre und/oder Geldstrafe bedroht. Das Gesetz kennt ferner drei Gruppen von besonders schweren Fällen, die bis 10 Jahre Freiheitsstrafe, Zwangsarbeit von 10 bis 15 bzw. bis 20 Jahre nach sich ziehen. Letztere beiden Gruppen betreffen den bandenmäßigen Handel und die Deliktsbegehung gegenüber Kindern. Eine spezielle Rückfallvorschrift ermöglicht die Verdoppelung von Strafen bei erneuter Tatbegehung innerhalb von 5 Jahren. Minderschwere Fälle ebenso wie die unterschiedliche Behandlung je nach der Menge des Rauschgifts sind im Gesetz nicht geregelt. Ein Absehen von Strafe bzw. eine Strafminderung kommt je nach der Schwere des Delikts und dem Verfahrensstadium (vor oder nach Beginn der Strafverfolgung) in Betracht, wenn der Täter andere an der Tat beteiligte den Strafverfolgungsbehörden mitteilt oder noch unbekannte Taten anzeigt. Bemerkenswert erscheint die erweiterte gesetzliche Möglichkeit, eine Strafe zur Bewährung auszusetzen bei Personen, die in Gruppen Rauschgift konsumieren oder sich Rauschgift zu eigenem Gebrauch hergestellt oder verschafft haben.

Die Drogengesetzgebung der *Niederlande* (vgl. hierzu Sagel-Grande 1978: 286) wird im Vergleich zur Bundesrepublik aus verschiedenen Gründen als vorbildlich angesehen. Denn das holländische Opiumgesetz, das 1976 und 1978 novelliert wurde, unterscheidet einmal zwischen sog. «harten» und «weichen» Drogen (insbesondere Cannabis), zum anderen werden zusätzlich bestimmte Tatmodalitäten differenziert behandelt wie z. B. der Besitz, Verkauf u. ä. geringer Mengen, die bei Cannabis mit bis zu 30 Gramm gesetzlich definiert sind.

So wird der Besitz harter Drogen mit Geldstrafe oder Freiheitsstrafe bis 4 Jahre angedroht, das Verkaufen, Beschaffen, Verarbeiten u. ä. mit Freiheitsstrafen bis 8 Jahre und schließlich die Ein- und Ausfuhr mit Freiheitsstrafe bis 12 Jahre. Der Besitz harter Drogen zum Eigengebrauch wird als minder schwerer Fall mit Geldstrafe oder Freiheitsstrafe bis 1 Jahr geahndet. Das gleiche gilt für geringe Mengen weicher Drogen, bei denen für alle Begehungsmodalitäten außer dem grenzüberschreitenden Handel und dem Herstellen Geldstrafen oder Freiheitsstrafen bis lediglich ein Monat angedroht werden. Bei letzteren Begehungsweisen oder größeren Mengen (über 30 Gramm Cannabis) stehen auf den Besitz, Verkauf etc. Geldstrafen oder Freiheitsstrafen bis 3 Jahre, für die Ein- und Ausfuhr bis 4 Jahre.

Interessant zur Praxis der Strafverfolgung ist, daß sich über die sehr milde gesetzliche Behandlung weicher Drogen hinaus eine faktische Entkriminalisierung zumindest des Besitzes geringer Mengen zum Eigengebrauch durchzusetzen scheint, indem die Strafverfolgungsbehörden hier häufiger nicht mehr einschreiten. Angesichts des in Holland herrschenden Opportunitätsprinzips sind derartige Praktiken einer Strafverfolgung nur nach Zweckmäßigkeits-, nicht nach Legalitätsgesichtspunkten rechtlich zulässig, während in der Bundesrepublik Polizei und Staatsanwaltschaft nach dem Legalitätsprinzip jede Straftat verfolgen müssen und erst auf der Ebene der Staatsanwaltschaft eine Einstellung z. B. wegen Geringfügigkeit (vgl. §§ 153 f. StPO) möglich ist.

Dänemark, Norwegen und Schweden

Dänemark hat in dem 1971 neugefaßten Drogengesetz für Grundtatbestände strafbarer Drogendelikte Geldstrafen bzw. Freiheitsstrafen bis 2 Jahre vorgesehen. Innerhalb des Strafgesetzbuches (§ 191) wird für schwere Fälle, worunter insbesondere der Handel mit einer größeren Anzahl von Personen oder gegen ein bedeutendes Entgelt verstanden wird, Freiheitsstrafe bis 6 Jahre angedroht. Eine Differenzierung weicher und harter Drogen oder geringer bzw. nichtgeringer Mengen findet nicht statt.

Im Strafgesetzbuch (§ 56) findet sich die Möglichkeit, den Strafausspruch oder die Vollstreckung einer ausgesprochenen Strafe auszusetzen, wenn der Täter sich *freiwillig* einer Entziehungskur unterzieht: Zwangsweise angeordnete Entziehungskuren werden dagegen als nicht erfolgversprechend abgelehnt.

Ähnlich wie in Dänemark existiert in *Norwegen* eine besondere Möglichkeit, den Ausspruch oder die Vollstreckung der Strafe auszusetzen unter der Bedingung, daß der Täter sich des Drogengebrauchs enthält oder sich einer Entziehungskur unterzieht. Auch Norwegen differenziert nicht nach harten oder weichen Drogen oder bestimmten Mengen. Im Vergleich zu Dänemark sind die Strafrahmen der Grundtatbestände mit Geldstrafen bzw. Freiheitsstrafen bis 2 Jahre ebenso wie der schweren Fälle (insbesondere für Handel u. ä.) mit Freiheitsstrafen bis zu 10 Jahren höher, stimmen aber deutlich mit den derzeitigen bundesdeutschen Regelungen überein.

Das Drogengesetz in *Schweden* unterscheidet drei Schweregrade von Drogendelikten. Leichte Delikte sind nur mit Geldstrafe bedroht. Darunter fällt nach der Praxis der Rechtsprechung u. a. der Besitz geringer Mengen Rauschgift zum Eigengebrauch, z. B. von bis zu 25 Gramm Cannabis oder 2–3 Gebrauchseinheiten Opium. Der Besitz von LSD oder Heroin scheint dagegen nicht als geringfügiges Delikt eingeschätzt zu werden (Bogdan/Falk 1977: 11). «Normale» Rauschgiftdelikte wie etwa der illegale Anbau, das Anbieten zum Verkauf, der Handel und Besitz – soweit er nicht als leichtes Delikt einzustufen ist – werden mit Geldstrafe oder Freiheitsstrafen bis zu 2 Jahren bestraft.

Bei schweren Delikten liegt der Strafrahmen zwischen einem und 10 Jahren Freiheitsstrafe. Die Höchststrafe, die ursprünglich ein Jahr betrug, wurde seit Ende der sechziger Jahre ständig erhöht, zunächst auf 4 Jahre, 1969 auf 6 Jahre und 1972 mit dem ausdrücklichen Hinweis auf die erwünschte Angleichung an das finnische, norwegische und bundesdeutsche Recht, auf 10 Jahre. Interessant im Vergleich zur bundesdeutschen Verurteilungspraxis (vgl. hierzu Dünkel 1981) ist, daß in Schweden zwischen 1970 und 1975 schwere Drogendelikte leicht abnahmen (von 332 auf 240), «normale» Delikte fast konstant blieben und nur die leichten Verstöße zunahmen (von 485 auf 626; vgl. die Angaben bei Bogdan/Falk 1977: 11).

Die Justizpraxis wird trotz der im Vergleich etwa zur Bundesrepublik ähnlichen Strafrahmen als milder bezeichnet, insbesondere bei drogenabhängigen Tätern werden Freiheitsstrafen kürzer bemessen. Auch die Einweisung in spezielle geschlossene oder offene psychiatrische Einrichtungen als Alternative oder zusätzlich zur Strafe ist nach schwedischem Recht möglich. Im Hinblick auf das geltende Opportunitätsprinzip wird nach einer Anordnung des Generalstaatsanwalts (bereits seit Anfang der 70er Jahre) der Besitz geringer Mengen weicher Drogen zum Eigenbedarf *nicht* strafrechtlich verfolgt (vgl. Bogdan/Falk 1977: 5).

Frankreich und Großbritannien

In *Frankreich* werden Rauschmittel und ähnliche Stoffe auf legislativer Ebene in drei Arten unterteilt, die mit ihrer unterschiedlichen Gefährlichkeit zusammenhängen. Allerdings sind die meisten der in der Bundesrepublik im BtMG erfaßten Drogen in einer Liste zusammengefaßt, die eine Differenzierung zwischen weichen und harten Drogen hinsichtlich der angedrohten Strafen nicht vornimmt. Während leichtere Verstöße wie z. B. das Überlassen oder der Erwerb von bestimmten als giftig eingestuften Rauschmitteln nach der Reform aus dem Jahre 1970 mit Geldstrafe oder Freiheitsstrafe zwischen 2 Monaten und 2 Jahren bestraft werden, stehen auf die gleichen Tatmodalitäten bei den durch das bundesdeutsche BtMG erfaßten Rauschmitteln Freiheitsstrafen zwischen 2 und 10 Jahren. Für Ein- und Ausfuhr sowie Herstellung existiert eine Strafschärfung mit Freiheitsstrafen zwischen 10 und 20 Jahren. Privilegiert wird der Gebrauch von Drogen, der lediglich mit Freiheitsstrafen zwischen 2 Monaten und einem Jahr sanktioniert wird. Auch der Besitz geringer Mengen ist damit implizit miterfaßt, der nach dem herrschenden Opportunitätsprinzip nach Ermessen auch ganz der strafrechtlichen Verfolgung entzogen werden kann.

Besonders interessant sind in Frankreich die auf allen Stufen der Strafverfolgung gegebenen Möglichkeiten, bei therapiewilligen Drogenabhängigen die Strafe zu vermeiden. So kann der Drogenkonsument, insbesondere der Ersttäter, der sich einer Entziehungskur unterzieht, die Erhebung der Strafklage verhindern bzw. auch bei erhobener Klage eine weitere Verfolgung unmöglich machen. Ein solches Hindernis besteht auch, wenn der Staatsanwalt eine Auflage, sich einer Entziehungskur zu unterziehen, erteilt hat und diese befolgt wird. Während der gerichtlichen Voruntersuchung können entsprechende Auflagen mit den gleichen Folgen durch den Untersuchungsrichter ergehen, und schließlich wird das Gericht in der Hauptsache durch entsprechende von ihm angeordnete vorläufige Maßnahmen an einem Strafausspruch gehindert. Durch Urteil kann ebenfalls eine medizinische Behandlung als Maßnahme neben oder *anstatt* einer Strafe verhängt werden. Gerade die letztere Modalität stellt eine besondere Eigenart des französischen Rechts dar, das die Verhängung von Nebenstrafen auch als Hauptsanktion unter Verdrängung einer Freiheitsstrafe oder Geldstrafe ermöglicht.

Großbritannien unterscheidet ebenso wie Frankreich Drogen nach ihrer Gefährlichkeit. Hier werden allerdings auch von der Strafandrohung her weiche (z. B. Cannabis) und harte Drogen differenziert behandelt. Ferner wird der Besitz zum Eigengebrauch durch geringere Strafandrohung privilegiert. Bei Cannabis wurde durch eine Gesetzesreform im Jahre 1977 die diesbezügliche Höchststrafe von 6 auf 3 Monate Freiheitsstrafe herabgesetzt. Selbst der Besitz zum Eigenverbrauch scheint nur selten zu einer Verurteilung mit Freiheitsstrafe zu führen (vgl. zu den strafrechtlichen Regelungen und der Praxis der Rechtsprechung B. Huber in diesem Band). Gerade die Privilegierung weicher Drogen wurde in der Bundesrepublik als vorbildlich angesehen (vgl. Neudek 1970 a: 481), ohne daß diese allerdings bei der Novellierung des Opiumgesetzes im Jahre 1971 Berücksichtigung fand.

Österreich und die Schweiz

Österreich unterscheidet im Suchtgiftgesetz (SGG) nicht zwischen weichen und harten Drogen, dafür aber – ähnlich wie das deutsche BtMG – von der Strafandrohung her nach unterschiedlichen Rauschgiftmengen. Nach § 6 SGG wird mit Freiheitsstrafe von 1 bis 5 Jahren bestraft, wer Drogen in «solchen Mengen erzeugt, einführt, ausführt oder in Verkehr setzt, daß daraus in größerer Ausdehnung eine Gefahr für das Leben oder die Gesundheit von Menschen entstehen kann». Der Grenzbereich für Mengen, die von der Rechtsprechung als geeignet erachtet werden, eine derartige Gefahr herbeizuführen, liegt bei Haschisch etwa bei 100 Gramm, also deutlich in vergleichbarem Rahmen der «nicht geringen Menge» i. S. d. § 11 IV BtMG (vgl. zur Rechtsprechung der Bundesrepublik zusammenfassend Dünkel 1981: 293).

Unter erschwerenden Umständen, insbesondere bei bandenmäßiger Tatbegehung existiert eine Strafverschärfung auf bis zu 10 Jahre Freiheitsstrafe.

Wer Rauschgift in geringeren Mengen (als z. B. ca. 100 Gramm Haschisch) herstellt, erwirbt etc., setzt sich lediglich des Risikos einer Geldstrafe oder Freiheitsstrafe bis zu 6 Monaten aus (§ 9 SGG). Eine besondere Privilegierung, die 1971 in das Gesetz eingefügt wurde, gilt für den Täter, der Drogen in einer Menge besitzt oder erwirbt, die den eigenen Verbrauch innerhalb einer Woche nicht übersteigt (§§ 9 a, 9 b SGG). Denn soweit festgestellt wird, daß der Betreffende keiner ärztlichen Behandlung bedarf, ist das Strafverfahren einzustellen. Im anderen Falle nur, wenn der Angezeigte sich einer entsprechenden Behandlung unterzieht. Als derart geringe Mengen werden etwa bis zu 30 Gramm Haschisch, 3 Gramm Rohopium (jeweils mittlerer Qualität) oder 0,3 mg LSD angesehen (Leukauf/Steininger Rdnr. 1 ff. zu §§ 9 a, 9 b SGG). Dies entspricht etwa der Menge, bei der in der Bundesrepublik nach § 11 V BtMG von Strafe abgesehen werden *kann*. Der Vorteil der österreichischen Regelung steht in der obligatorischen Straffreiheit, die eine größere Rechtssicherheit für die Betroffenen darstellt.

Bemerkenswert ist insgesamt, daß die im Vergleich zur Bundesrepublik angedrohten Strafen i. d. R. deutlich niedriger sind, ein Unterschied, der sich nach der geplanten Reform in der Bundesrepublik noch vertiefen würde.

In der *Schweiz* ist nach der Reform aus dem Jahre 1975 derjenige, der «den eigenen Konsum vorbereitet oder Betäubungsmittel zur Ermöglichung des gleichzeitigen und gemeinsamen Konsums unentgeltlich abgibt», nicht strafbar (Art. 19 b des Betäubungsmittelgesetzes). Der Konsum selbst ebenso wie alle mit dem Erwerb zum Eigengebrauch zusammenhängenden Tatmodalitäten sind lediglich mit Haft oder Buße bedroht, wobei in leichten Fällen von einer Strafe ganz abgesehen werden kann.

Ferner existiert die Möglichkeit eines Absehens von Strafe für Drogenabhängige, die sich freiwillig einer medizinischen Behandlung unterziehen. Die Strafrahmen liegen im übrigen für die Grundtatbestände – ebenso wie in der Bundesrepublik – bei Freiheitsstrafen bis zu 3 Jahren oder Geldstrafe, während bei besonders schweren Fällen höhere Strafen angedroht werden, nämlich zwischen einem und 20 Jahren.

Griechenland, Italien und Spanien

Griechenland weist einige Besonderheiten insofern auf, als einerseits die angedrohten Strafen mit bis zu lebenslänglicher Freiheitsstrafe bei Rückfalltätern oder gewerbs- bzw. gewohnheitsmäßiger Begehung sehr streng sind, andererseits besondere Privilegierungen für Drogenabhängige im Gesetz aus dem Jahre 1970 geschaffen wurden. So gehen Drogenabhängige bei Vorratshaltung lediglich zum Eigengebrauch straffrei aus, wobei die noch als zum Eigengebrauch anzusehende Menge gesetzlich nicht begrenzt wurde. Ein- und Ausfuhr, Verkauf usw. wird bei Drogenabhängigen nur mit Freiheitsstrafe bis zu 5 Jahren bestraft, im übrigen mit Freiheitsstrafe zwischen 5 und 20 Jahren. Nicht-Drogenabhängige werden nur bei der Vorratshaltung zum Eigengebrauch privilegiert (Freiheitsstrafen von 2 bis 5 Jahren).

Eine weitere Besonderheit betrifft die Verurteilung von Tätern, die freiwillig an der Aufklärung fremder Drogenstraftaten mitwirken. Denn für diese gibt es erweiterte Möglichkeit, die Strafe zur Bewährung auszusetzen.

Italien hat mit der Neuregelung des Betäubungsmittelrechts im Jahre 1975 sehr differenzierte Strafbarkeitsregelungen entsprechend unterschiedlichen Tatmodalitäten und Drogen (insbesondere in der Unterscheidung zwischen Cannabis und sog. harten Drogen) geschaffen. Während die Grundtatbestände der Herstellung, Verarbeitung und des Handels bei harten Drogen Freiheitsstrafen zwischen 4 und 15 Jahren betreffen, liegt der Strafrahmen bei Cannabis zwischen 2 und 6 Jahren. Eine Erhöhung der jeweiligen Strafe um ein Drittel bis die Hälfte ist u. a. vorgesehen bei der Abgabe von Drogen an Jugendliche oder bei bandenmäßiger Begehung. Für die Bildung krimineller Vereinigungen sind sogar Mindeststrafen von 15 Jahren, bei Bewaffnung der Vereinigung von 20 Jahren vorgesehen. Andererseits wird der Handel mit geringen Mengen harter Drogen milder bestraft (2 bis 6 Jahre Freiheitsstrafe).

Eine besondere Regelung erklärt den Besitz oder Erwerb geringer Mengen Rauschgift zum Eigengebrauch für *straffrei.*

Das in *Spanien* noch geltende Recht aus der Franco-Zeit enthält rechtsstaatlich sehr bedenkliche Regelungen, indem es dem Gericht nach seinem Ermessen erlaubt, von dem «normalen» Strafrahmen zwischen 6 und 12 Jahren nach oben (bis 20 Jahre) oder unten (6 Monate bis 6 Jahre) abzuweichen. Eine entsprechende obligatorische Strafverschärfung tritt bei der Verursachung des Todes einer Person ein. Das Gesetz unterscheidet nicht nach Art und Menge der Drogen. Auch bestehen keine Möglichkeiten von Strafe abzusehen, selbst dann nicht, wenn der Täter sich freiwillig einer Entziehungskur unterzieht. In diesem Fall kommt nur eine Strafmilderung in Betracht.

DDR, Jugoslawien und Polen

Die *DDR* hat Strafvorschriften zur Bekämpfung des Drogenmißbrauchs im Suchtmittelgesetz vom 19. 12. 1973 neu geregelt. Nach

§ 10 I wird die Ein- und Ausfuhr, der Erwerb usw. mit Freiheitsstrafe bis zu 5 Jahren, Verurteilung auf Bewährung, Haftstrafe oder Geldstrafe sanktioniert. Wer sich Suchtmittel zum Eigengebrauch verschafft, kann im Höchstfall zu 2 Jahren Freiheitsstrafe verurteilt werden. Bei schweren Fällen beträgt die Höchststrafe ebenso wie nach dem noch geltenden bundesdeutschen Recht 10 Jahre (§ 10 III), wobei hierunter insbesondere Fälle des gewerbsmäßigen Handels, der Verleitung von Kindern oder Jugendlichen oder der Gefährdung der Gesundheit oder des Lebens anderer gemeint sind.

In minderschweren Fällen von Verstößen gegen das Suchtmittelgesetz, die durch spezielle Durchführungsbestimmungen gesetzlich geregelt sind, wird lediglich eine Ordnungsstrafe (10 bis 300 Mark) verhängt oder ein Verweis erteilt. Selbst im Wiederholungsfalle ist eine Ordnungsstrafe möglich. Diese Regelung entspricht nach bundesdeutschem Recht einer Entkriminalisierung leichter Verstöße durch eine Verlagerung ins Ordnungswidrigkeitenrecht. Derartige minderschwere Fälle sind in der DDR in der Weise definiert, daß die Ordnung und Sicherheit im Verkehr mit Suchtmitteln durch den Erwerb, Besitz, Verkauf etc. nicht erheblich beeinträchtigt sein darf, ohne daß eine Unterscheidung nach bestimmten (mehr oder weniger gefährlichen) Drogen oder nach Mengen festgelegt ist.

Jugoslawien droht für «normale» Betäubungsmitteldelikte 3 bzw. 6 Monate bis 5 Jahre Freiheitsstrafe an, für schwere Fälle Freiheitsstrafen von einem bis 10 Jahre. Unter letzterem wird einmal die bandenmäßige Begehung oder gegenüber Minderjährigen bzw. mehreren Opfern verstanden, zum anderen der Verkehr mit «besonders gefährlichen» Rauschgiften, ohne daß diese gesetzlich definiert wären. Interessant ist, daß der Besitz von Drogen zum Eigengebrauch *nicht strafbar* ist.

Auch *Polen* hat den persönlichen Gebrauch ebenso wie den Anbau von Drogen *nicht* unter Strafe gestellt.

Darüber hinaus sind die Strafbestimmungen vergleichsweise milde, indem der Konsum in Gegenwart anderer Personen mit Geldstrafe oder Freiheitsstrafe bis 1 Jahr und der Handel mit Drogen mit Freiheitsstrafen bis höchstens 5 Jahre bedroht werden. Diese Regelungen sind allerdings vor dem Hintergrund einer nur sehr gering ausgeprägten Drogenproblematik zu sehen (vgl. Hanausek/Hanausek 1976: 60; Batawia u. a. 1978: 485; Marek/Redo 1978: 43 m. w. N.), ein Phänomen, das auch für die übrigen sozialistischen Länder charakteristisch zu sein scheint. Hier stehen Suchtprobleme im Zusammenhang mit dem Konsum von Alkohol ganz eindeutig im Vordergrund.

Strafrechtliche Regelungen in Japan, der Türkei und den USA

Japan

Das japanische Betäubungsmittelrecht ist relativ unübersichtlich in vier verschiedenen Gesetzen geregelt. So existiert für Opium und seine Drivate (u. a. auch Heroin) ein eigenes Gesetz, Sondervorschriften für das Rauchopium sind im allgemeinen Strafgesetzbuch enthalten, während für Cannabis auf der einen und sonstige Betäubungsmittel (wie z. B. Morphium, Kokain, LSD) auf der anderen Seite jeweils wieder ein eigenes Gesetz erlassen wurde.

Bemerkenswert für das japanische Recht ist die Privilegierung des Rauchopiums gegenüber anderen Drogen, das mit der kulturellen Tradition dieses Landes zusammenhängt. So werden Konsumenten des Rauchopiums mit maximal 3 Jahren Freiheitsstrafe bestraft, während Opium ansonsten ebenso wie Cannabis mit bis zu 7 Jahren, sonstige Drogen mit bis zu 10 Jahren Freiheitsstrafe geahndet werden. Anbau und Handel unterliegen schärferen Strafen (bis zu 7, 10 bzw. 15 Jahre Freiheitsstrafe), bei gewerbsmäßiger Begehung ist der Strafrahmen auf bis zu 15 Jahre oder lebenslängliche Freiheitsstrafe heraufgesetzt, allerdings nicht bei Cannabis. Die härtesten Strafen sind in dem Gesetz bezüglich Drogen wie Morphium, Kokain usw. vorgesehen.

Zwar gibt es in *Japan* keine speziellen betäubungsmittelrechtlichen Möglichkeiten des Absehens von Strafe, insbesondere bei Drogenabhängigen, jedoch gilt – ähnlich wie in Frankreich und Holland – das Opportunitätsprinzip, das gerade in diesen Fällen zur Einstellung des Verfahrens führt. Die Staatsanwaltschaft teilt die Einstellung der zuständigen Verwaltungsbehörde mit, die die Unterbringung in eine Entziehungsanstalt anordnen *kann*.

Türkei

Die *Türkei* verfügt über eine ausgesprochen harte Drogengesetzgebung, die schon für die Grundtatbestände der Herstellung, Ein- und Ausfuhr Mindeststrafen von 10 Jahren, bei anderen, weniger schweren Verbreitungsformen von 5 Jahren vorsieht. Eine Differenzierung weicher und harter Drogen existiert im Gesetz nicht, jedoch gibt es Strafverschärfungen, speziell bei Heroin, Kokain, Morphium und Haschisch bis zu lebenslänglichen Freiheitsstrafen. Auf bandenmäßige Begehung sowie bei Verursachung des Todes einer Person steht die Todesstrafe. Der sehr harten Bestrafung von Händlern steht die Privilegierung des Konsumenten ebenso wie des Drogenabhängigen gegenüber. So wird der Eigenverbrauch und die entsprechende Vorrätighaltung mit relativ milden Strafen (3 bis 5 Jahre) bedroht, Drogenabhängige werden dazu verurteilt, sich einer medizinischen Behandlung zu unterziehen. Eine Person geht ferner straffrei aus, wenn sie die Ermittlung anderer Täter oder Delikte durch Anzeige u. ä. erleichtert. Nach Bekanntwerden entsprechender Delikte kommt allerdings nur noch eine Strafmilderung in Betracht.

USA

Die Drogengesetzgebung in den *USA* ist deshalb von besonderem Interesse, weil hier in den einzelnen Bundesländern sehr unterschiedliche Regelungen existieren, die z. T. auch im Hinblick auf ihre Auswirkungen empirisch untersucht wurden.

Betrachtet man zunächst die bundesrechtlichen Regelungen, so fällt auf, daß ein sehr weiter Strafrahmen von bis zu 15 Jahren für die Herstellung und den Handel gegeben ist. Beim Verkauf an Minderjährige oder bei Rückfall kommt eine Verdoppelung der Strafe in Betracht und schließlich bei bandenmäßiger Deliktsbegehung sogar Freiheitsstrafen zwischen 10 Jahren und lebenslänglich. Demgegenüber wird der Besitz zum Eigengebrauch oder die unentgeltliche Weitergabe geringer Mengen von Marihuana, vor allem bei Ersttätern, bei denen von Strafe abgesehen oder eine Bewährungsstrafe ausgesprochen werden kann, relativ milde bestraft. Zwischen 1973 und 1978 haben verschiedene Staaten spezielle Marihuana-Entkriminalisierungsgesetze geschaffen, wodurch der Besitz in geringen Mengen zum Eigengebrauch jeweils entweder als Verwaltungsdelikt oder geringfügige Übertretung ohne strafregisterrechtliche Folgen behandelt wird. Die von der *National Organization for the Reform of Marijuana Laws* (1978) zusammengestellte Übersicht zeigt, daß in den Staaten Oregon, Alaska, Maine, Colorado, California, Ohio, Minnesota, Mississippi, North Carolina, New York und Nebraska jeweils etwa der Besitz von einer Unze (ca. 30 Gramm) Marihuana zum Eigengebrauch mit i. d. R. höchstens 100 Dollar Verwaltungsstrafe o. ä. bedroht ist. Die Erfahrungen mit diesen Entkriminalisierungsgesetzen werden als sehr positiv beschrieben, insbesondere nahm der Konsum der entsprechenden Drogen nur unbedeutend zu, während auf der anderen Seite erhebliche Einsparungen im Bereich der Strafverfolgung und des Strafvollzugs zu beobachten waren (Buncher 1978: 60; kritisch zu einer den Konsum von Marihuana milder bestrafenden Reform in Kanada Smart 1976: 60). Welche Effekte die entsprechenden Entkriminalisierungsgesetze im Hinblick auf den tatsächlichen Drogenkonsum hatten, kann noch nicht eindeutig beantwortet werden, da es an methodisch einwandfreien Evaluationsstudien bislang fehlt (Smart 1976: 60). Immerhin scheint eine Entlastung des Polizei- und Justizapparates offenkundig.

Andererseits können die USA als gutes Beispiel für die Ineffizienz von Reformen, die mit härteren Strafandrohungen das Drogenproblem zu bekämpfen suchen, gelten. Denn gerade die Drogengesetzgebung der USA hat insbesondere nach dem Zweiten Weltkrieg in verschiedenen Reformgesetzen ständig auch Strafschärfungen, die in Einzelfällen sogar die Todesstrafe beinhalten, gebracht, die aber das Ansteigen der Rauschgiftkriminalität nicht verhindern konnten. Dies wurde zwar in der Bundesrepublik bereits Anfang der siebziger Jahre erkannt (vgl. Neudek 1970: 144; Mueller 1972: 632), ohne daß dies zu einem Umdenken auf legislativer wie strafrechtspraktischer Ebene erkennbar beitrug. Als beispielhaft für das Fehlschlagen derartiger «Reformen» in den USA kann die Gesetzgebung in New York angesehen werden, wo 1973 verschärfte Strafbestimmungen (bis zu lebenslänglich) neben einer erheblichen Stellenvermehrung bei Polizei und Justiz eingeführt wurden. Eine vier Jahre danach durchgeführte Kostenanalyse ergab, daß die Drogenkriminalität nicht zurückgegangen war und nach wie vor meist nur Kleinhändler und Konsumenten kriminalisiert wurden (Buncher 1978: 59). Welche Effekte die Entkriminalisierung des Konsums von Marihuana in den betreffenden Staaten der USA tatsächlich hatte, müßte durch weitere Forschung geklärt werden.

Zusammenfassung des internationalen Vergleichs strafrechtlicher Drogengesetzgebung und Konsequenzen für die Bundesrepublik

Die hier verglichenen Länder, die ausnahmslos den oben skizzierten internationalen Abkommen beigetreten sind, haben in unterschiedlicher Weise das Strafrecht als Mittel staatlicher Sozialkontrolle eingesetzt. Ungeachtet der möglicherweise erheblich von der Gesetzeswirklichkeit abweichenden strafrechtspraktischen Handhabung in einigen Ländern sowie einer u. U. im Vergleich zur Bundesrepublik andersartigen Drogenkultur, läßt sich feststellen, daß die negative gesellschaftliche Bewertung des – insbesondere gewerbsmäßigen – Handels mit Drogen, der Tatbegehung gegenüber Minderjährigen und anderer als besonders gefährlich eingestuften Modalitäten sich in harten Strafandrohungen niederschlägt. Die die bis 1981 gültige bundesdeutsche Regelung mit Freiheitsstrafe bis zu 10 Jahren lag im durchschnittlichen Bereich und entsprach dem Strafrahmen in anderen Ländern wie Österreich, Norwegen und Schweden, ferner Jugoslawien und der DDR. Länder wie z. B. Dänemark, Polen und z. T. die Niederlande drohen sogar erheblich geringere Strafen an. Von daher ist ein Bedürfnis, die Strafen durch die 1982 in Kraft getrene Gesetzesreform (s. hierzu oben) anzuheben, im internationalen Vergleich nicht gegeben gewesen. Vor allem kann das Argument, die Bundesrepublik sei durch ihre relativ niedrigen Strafen ein Anziehungspunkt für den internationalen Drogenhandel, als widerlegt angesehen werden.

Dennoch bleibt im strafrechtlichen Vergleich zum Ausland ein Defizit des bundesdeutschen Betäubungsmittelrechts offenkundig. Und zwar handelt es sich um die Behandlung Drogenabhängiger sowie von einfachen Konsumenten. Während in der Bundesrepublik letztere angesichts einer nur fakultativ ausgestalteten Möglichkeit des Absehens von Strafe (vgl. § 29 V BtMG n. F.) unter dem ständigen Druck und der Unsicherheit, kriminalisiert zu werden, stehen, haben Länder wie Italien, Jugoslawien, Österreich, die Schweiz sowie die oben aufgezählten Bundesstaaten der USA den Besitz geringer Mengen zum Eigengebrauch obligatorisch für straffrei erklärt oder zu bloßen Verwaltungsstrafen herabgestuft. Nicht immer erfolgt dabei eine Einschränkung auf Cannabis (vgl. z. B. Österreich), dort aber scheinen die Legalisierungstendenzen am stärksten im Vordringen zu sein, wie die – z. T. bis zu einer faktischen Entkriminalisierung auf der Strafverfolgungsebene gehende – differenzierte Handhabung in weiteren Ländern wie z. B. den Niederlanden, Dänemark, Schweden und Großbritannien zeigt. Zumindest der Besitz weicher Drogen zum Eigengebrauch sollte dementsprechend auch in der Bundesrepublik vollständig legalisiert werden.

Die auf legislatorischer Ebene häufiger (vgl. z. B. Griechenland und die Türkei) getroffene Unterscheidung zwischen Drogenabhängigen und Nicht-Abhängigen erscheint bei aller Fragwürdigkeit und Unsicherheit der entsprechenden Begriffsdefinition insoweit zweckmäßig, als in diesen Fällen z. T. gänzlich auf Strafe zugunsten therapeutischer Maßnahmen verzichtet wird. Zahlreiche weitere Länder (z. B. Dänemark, Frankreich, Norwegen, Österreich, die Schweiz) kennen darüber hinaus die Möglichkeit, im Falle einer Entziehungskur des Abhängigen von Strafe oder der Strafvollstreckung abzusehen. Die in der Bundesrepublik geschaffene vollstreckungsrechtliche Lösung (vgl. hierzu oben) weist große Ähnlichkeit mit dem dänischen Recht auf. Allerings sollte die Fixierung auf stationäre Drogentherapie, wie sie im Entwurf der Bundesregierung zum Ausdruck kommt, aufgegeben werden (vgl. zur Kritik des Entwurfs auch Dünkel 1982).

Die im Ausland vereinzelt existierende (vgl. Belgien, Türkei, z. T. Griechenland) – rechtspolitisch in der Bundesrepublik auch in anderem Zusammenhang kritisierte – Straffreiheit für den sog. Kronzeugen ist ebenso abzulehnen wie die durch die Reform erneute Erweiterung kriminalisierter Tatbestände, die vor allem wiederum Konsumenten treffen, wie z. B. der Anbau von Betäubungsmitteln (§ 29 I Nr. 1 BtMG n. F.) (ebenso die Resolution des Arbeitskreises junger Kriminologen vom 7. 10. 1979, abgedruckt in Kriminologisches Journal 1980: 72).

Insgesamt zeigt der Ländervergleich, daß trotz der internationalen Abkommen eine weite Bandbreite unterschiedlicher strafrechtlicher Ausgestaltung möglich ist. Die Bundesrepublik sollte nicht zum Vorreiter repressiver Strafrechtspolitik werden, sondern sich – zumindest teilweise – an alternativen Konzepten orientieren, die das Strafrecht tatsächlich zur *ultima ratio* staatlicher Kontrolle werden läßt. Dies bedeutet neben einer Entkriminalisierung bestimmter Drogen wie Cannabis und von Konsumenten auch, Behandlungskonzepte – etwa Methadon-Programme – wie sie aus Dänemark, den Niederlanden, Großbritannien oder den USA bekannt sind (und auf die im Rahmen dieses Beitrags nicht näher eingegangen werden kann, vgl. hierzu Heft 1 des Kriminologischen Journals 1980), auf ihre Effizienz und Übertragbarkeit zu prüfen und die außerstrafrechtlichen Reaktionsmöglichkeiten zu erweitern.

Zur Effizienz und Funktion strafrechtlicher Regelungen im Bereich der Drogenpolitik

Die international, vor allem seit Ende der sechziger Jahre zu beobachtenden gesetzespolitischen Reformen im Bereich des Betäubungsmittelrechts geben Anlaß zu einer grundsätzlicheren Analyse von Funktion und Wirkungsweise des Strafrechts.

Untersuchungen zur *Generalprävention,* d. h. der abschreckenden Wirkung des Strafrechts allgemein und der Höhe von Strafandrohungen im besonderen liegen im Drogenbereich bisher nur vereinzelt vor (zu den generalpräventiven Forschungsansätzen zusammenfassend Albrecht 1980: 305). An Hand der bisherigen kriminologischen Forschung insgesamt läßt sich feststellen, daß weniger die Härte der Strafe als die Wahrscheinlichkeit der Entdeckung und Sanktionierung abschreckend wirkt (Kaiser 1979: 79; 1979 a: 931 m. w. N.).

So hat die Analyse von Verbrechensraten vor und nach entsprechenden Gesetzesreformen oder mit großer Publizität verbreiteter Verschärfung der gerichtlichen Sanktionspraxis in Untersuchungen aus den USA (Schwartz 1968: 509; Zimring 1977: 173) und Großbritannien (Baxter/Nutall 1979: 221) gezeigt, daß eine Senkung der registrierten Kriminalität durch derartige Maßnahmen nicht zu beobachten war.

Die Tatsache, daß – wenn überhaupt – eine größere Wahrscheinlichkeit, entdeckt und bestraft zu werden, generalpräventive Wirkungen entfalten kann, ist angesichts eines im Ausmaß enormen Dunkelfeldes der den Strafverfolgungsbehörden nicht bekannten und dementsprechend nicht registrierten Drogenstraftaten (vgl. hierzu Kaiser

1979: 197; 1980: 353; Dünkel 1982) von großer Bedeutung. Denn das tatsächliche Entdeckungsrisiko ist vor allem für den Gelegenheitskonsumenten als minimal anzunehmen (Kreuzer 1975: 187). Von daher kann das Strafrecht einen nur sehr geringen Einfluß auf normkonformes Verhalten in diesem Bereich ausüben. So haben insbesondere Untersuchungen aus den USA und Kanada (vgl. Waldo/Chiricos 1972: 522; Erickson 1976: 222; Peck 1976; Anderson/Chiricos/Waldo 1977: 103) hinsichtlich des Konsums von Marihuana gezeigt, daß die perzipierte Härte formeller Sanktionen keine oder ganz unbedeutende Effekte, dagegen das Entdeckungsrisiko allgemein und die erwartete Geschwindigkeit formeller Reaktionen im besonderen größere Bedeutung haben. Die kanadische Studie von Erickson (1976: 222) zeigte ferner, daß die Wahrscheinlichkeit des späteren Drogengebrauchs bei wegen einfachen Drogenbesitzes erfaßten Personen im Falle eines Freispruchs nicht höher, tendenziell sogar niedriger war als bei bedingter Verurteilung oder Geldstrafe. Darüber hinaus machen Peck (1976) und Anderson/Chiricos/Waldo (1977: 103) den wichtigen Beitrag informeller Kontrolle durch das Verhalten und die Einstellung im Familien- und Freundeskreis deutlich. Die Verbindung perzipierter formeller *und* informeller Ablehnung habe einen größeren abschreckenden Einfluß als beide Elemente isoliert betrachtet, wobei den informellen Sanktionen größere Bedeutung für den Konsum von Marihuana zukommt als der Wahrscheinlichkeit, entdeckt zu werden.

Ähnlich hat in der Bundesrepublik Albrecht (1980: 318) in einer (nicht speziell im Hinblick auf den Drogenkonsum durchgeführten) Untersuchung gezeigt, daß Variablen der «internen Kontrolle» von ungleich größerer Bedeutung zu sein scheinen als die externe Verhaltenskontrolle, d. h. die Abschreckung durch strafrechtliche Sanktionierung. Von daher kann man zusammenfassend schlußfolgern, daß auch in der Bundesrepublik «die auf den Konsum von Haschisch bezogene Kriminalisierung wenig erfolgreich und erfolgversprechend» ist (vgl. Kaiser 1979: 197; 1980: 355). Gerade von Justizreformern wird aber die Funktion strafrechtlicher Sozialkontrolle insoweit häufig überschätzt (vgl. z. B. für die Schweiz die in der Untersuchung von Stooss 1978 angestellten Vermutungen). Eine Verstärkung der Sozialkontrolle im informellen Bereich dürfte – was den Konsum von Cannabis anbelangt – allerdings ebenfalls auf erhebliche Legitimationsschwierigkeiten stoßen. Denn eine die gesellschaftliche Ächtung des Drogenkonsums betreibende Aufklärungspolitik – etwa unter Hinweis auf gesundheitliche Gefahren – provoziert stets den Vergleich mit den als mindestens ebenso gefährlich einzustufenden legalen Drogen Alkohol und Nikotin (die Argumente für und wider die Legalisierung von Cannabis sind zusammengefaßt bei Eisenbach-Stangl/Pilgram

1980: 1; vgl. auch die übrigen Beiträge im Heft 26/27 [1980] der Kriminalsoziologischen Bibliographie).

Was ist nun von einer Gesetzesreform im Hinblick auf die härtere Bestrafung von Drogentätern zu erwarten? In spezialpräventiver Hinsicht zeigt die bisherige Forschungslage, daß längere Gefängnisstrafen bei vergleichbaren Tätern und Delikten nicht in der Lage sind, einen besseren Resozialisierungserfolg zu gewährleisten (vgl. Dünkel 1981: 285). Negative Wirkungen des herkömmlichen Strafvollzugs scheinen dagegen eher durch eine Verkürzung des Aufenthalts im Wege vorzeitiger Entlassung oder durch spezielle überleitungsorientierte sozialtherapeutische Maßnahmen (vgl. Rehn 1979; Dünkel 1980) ausgeglichen werden zu können. Die Erwartung, Drogentäter durch einen möglichst langen Gefängnisaufenthalt zu resozialisieren, ist von daher mit dem derzeitigen Stand der empirischen Sanktionsforschung nicht begründbar. Dies um so mehr, als speziell für Drogenabhängige Behandlungsangebote im Strafvollzug nur vereinzelt existieren (vgl. zu den Problemen z. B. Stiksrud 1974: 261; Kindermann 1979: 218; Dünkel/Resner 1981) und die Vollzugsanstalten eher rat- und hilflos vor der sich mehrenden Zahl entsprechender Insassen stehen. Zusammenfassend läßt sich daher sagen, daß die von der Bundesregierung angestrebte Verschärfung des Betäubungsmittelrechts Drogenkonsum und -handel nicht oder nur unwesentlich beeinflussen und daß die ungelösten Probleme innerhalb des Strafvollzugs sich vermehren werden. Dies insbesondere angesichts einer zunehmenden Überbelegung der Anstalten und der zu beobachtenden negativen Auswirkungen auf den Gesamtvollzug durch ein – u. a. wegen inhaftierter Drogentäter – sich ausweitendes Sicherheitsdenken. Hierdurch wird die liberale Entwicklung des Strafvollzugs in den letzten fünfzehn Jahren schon heute gefährdet und teilweise rückgängig gemacht. Die Ansätze einer Verwirklichung des Prinzips «Therapie statt Strafe» könnten demgegenüber einen erfolgversprechenden Weg zeigen, zumindest wenn sie durch entkriminalisierende Maßnahmen flankiert werden. Darüber hinaus erscheint die vollständige Entkriminalisierung des Konsums von Cannabis zweckmäßig, um Polizei und Staatsanwaltschaft zu entlasten und eine Konzentration auf gefährliches oder sozialschädliches, strafrechtlich relevantes Verhalten zu ermöglichen. Hierzu hätten die bis 1981 bestehenden gesetzlichen Bestimmungen ebenso wie die Strafrahmen völlig ausgereicht. Eine Beschränkung des Strafrechts auf den Bereich des Drogenhandels insbesondere mit sog. harten Drogen würde einmal eine Effizienzsteigerung durch ein vermehrtes Verfolgungsrisiko der entsprechenden Täter ergeben, zum anderen Tendenzen einer Überkriminalisierung, die lediglich zu einem Vertrauensschwund bei der Bevölkerung führt, entgegenwirken.

Das Projekt TUdrop – Sozialwissenschaftliche Erforschung der Gefährdung und Abhängigkeit Jugendlicher von Heroin

Walter Kindermann

TUdrop, ein vom Senator für Familie, Jugend und Sport unterstütztes Forschungsprojekt am Institut für Psychologie der Technischen Universität Berlin, untersuchte in den letzten drei Jahren das Problem der Heroinabhängigkeit Jugendlicher. Ein Team aus Sozialwissenschaftlern (Psychologen, Pädagogen, Sozialarbeitern) unter Mitarbeit von Ex-Usern hat seinen Standort im Zentrum Berlins, zwischen den Hauptorten der Drogenszene, Bahnhof Zoo und U-Bahnhof Kurfürstendamm, und betreibt seine Forschungsarbeit in ständigem Kontakt mit den jungen Abhängigen. In diesem Beitrag werden Ziele und Forschungsstrategie des Projekts vorgestellt sowie einige Kernfragen diskutiert.

Forschungsziele

Das Projekt verfolgte vorrangig drei Ziele:

Erstens: Bisherige Forschungsarbeiten bestanden meist aus Berichten von Betroffenen, Erfahrungen von Therapeuten mit Drogenabhängigen in therapeutisch strukturierten Situationen, gingen aus von spezifischen Untersuchungsfeldern (Therapie, Klinik, Strafvollzug, Beratungsstelle) oder betrafen nur kleine Zahlen von Abhängigen. Insbesondere die sozialwissenschaftliche Suchtforschung wurde bislang von vereinzelten, wenig systematischen und nicht koordinierten Ansätzen dominiert. TUdrop entwickelte eine breiter angelegte Forschungsstrategie. In der ersten Forschungsphase wurde eine Basis-Erhebung durchgeführt mit dem Ziel, eine Erforschung der Lebensbedingungen, der sozialen Lage und Entwicklung, des sozialen Hintergrundes, der ökonomischen Situation, der Konsumstruktur, Drogenkarriere und Delinquenzbelastung usw. von Heroinabhängigen in verschiedenen Lebensbereichen zu leisten.

Zweitens: Nur maximal 20 % der Heroinabhängigen nehmen heute das Angebot professioneller Drogenberatung und Therapie wahr. Die restlichen über 80 % bleiben (im professionellen Sinn) unbetreut. Nach neueren Untersuchungen (Becker/Skarabis 1979) verschlechtert sich dieses Verhältnis von Jahr zu Jahr weiter. Selbst Heroinabhängige im Gefängnis, die bei Verweigerung des «Therapie statt Strafe»- Angebots Haftstrafen in Kauf nehmen, sind zum größten Teil nicht bereit, sich professionellen Hilfen zuzuwenden oder werden von diesen wegen mangelnder Motivation abgelehnt, scheitern im therapeutischen Programm usw. Liegt dies nun an einer spezifischen Interventionsresistenz der Heroinabhängigkeit, an besonderen Persönlichkeitsmerkmalen der Unbetreuten, die ja auch gelegentlich negativ etikettierend als «therapieresistent» bezeichnet werden oder «selegieren vielleicht die aus pragmatischen Gründen entwickelten Anforderungsprofile therapeutischer Institutionen die Abhängigen so nach Leistungsprofilen, daß bereits dadurch eine große Gruppe im gegenwärtig bestehenden Netz nicht motivier- und therapierbarer Jugendlicher entsteht?» (Brömer et al. 1979). Welches sind die Grundlagen einer Motivation zum Ausstieg aus der Sucht? Wann gelingt der Ausstieg, an welchen Bedingungen scheitert er und was läßt Jugendliche in der Abhängigkeit verharren? Welche positiven, gesunden Kräfte im Jugendlichen und seiner Gruppe können gefördert werden? Wie ist das Therapie- und Beratungsangebot zu verbessern?

Drittens: Die bisherigen Theorien zur Genese der Heroinabhängigkeit sind vor allem in einer Hinsicht unbefriedigend: Sie haben eher beschreibenden, klassifizierenden denn erklärenden Charakter. In diesem Mangel liegt das grundsätzliche Problem für Maßnahmen der Suchtprävention. Wirkliche Suchtprävention ist nur möglich, wenn eine praktisch verifizierte Theorie vorliegt, die die Entstehungsbedingungen von Sucht aus jugendlicher Entwicklung heraus nicht nur deuten, sondern präzise beschreiben und erklären kann.

Hierzu sollen die entscheidenden Punkte herausgefunden werden, die dann in einer prospektiven Längsschnittstudie genauer zu untersuchen sein werden. Das Projekt «Heroinabhängigkeit unbetreuter Jugendlicher» wurde von TUdrop im März 1982 abgeschlossen. Gegenwärtig beginnt TUdrop eine von der Deutschen Forschungsgemeinschaft geförderte sechsjährige Längsschnittstudie «Jugendentwicklung und Drogen» (Silbereisen & Eyferth 1981). Es kann hier in dieser Kürze nicht die Aufgabe sein, Ergebnisse vorzustellen (Projektbericht: Projektgruppe TUdrop 1982). Statt dessen sollen die wesentlichen Forschungs-Orientierungen der Arbeit skizziert werden.

Methodisches Vorgehen

Das Forschungsvorgehen vollzog sich in drei Arbeitsschritten.

1. Basiserhebung

Zunächst wurde eine Übersicht über die Verteilung der geschätzten 6000 Berliner Heroinabhängigen über die verschiedenen Institutionen und Lebensbereiche erstellt. Dann wurden nach festgelegten Quoten die jungen Abhängigen in diesen Bereichen aufgesucht. Das (eingehaltene) Ziel war es, 10 % der Abhängigen zu erreichen. TUdrop interviewte 200 Heroinabhängige im Justizvollzug (aus allen Berliner Justizvollzugsanstalten), etwa 100 Abhängige in verschiedenen Kliniken, etwa 100 aus Bewährungs- und Jugendgerichtshilfe, je 25 in therapeutischen Wohngemeinschaften und Beratungsstellen sowie im Sozialpsychiatrischen Dienst, 6 Jugendliche in Heimen, etwa 30 im Jugendfreizeitbereich und in privaten Szenen und über 90 im Bereich der Straßenszene. In dieser Phase wurde nicht nur umfangreiches Informationsmaterial zur Lage und Entwicklung der Heroinabhängigen gesammelt, sondern vor allem auch das Anliegen des Projekts unter den Jugendlichen bekannt gemacht und mit dem entstandenen Vertrauen die Grundlage geschaffen für die folgende Forschungsphase.

2. Narrative Interviews

Nach der Breite der Basiserhebung, in der Heroinabhängige aus allen Bereichen befragt wurden, konzentrierte sich das Team bei den Intensivinterviews auf die besonders sensiblen Bereiche, insbesondere Szene und Jugendfreizeitheim. Der Zugang zu diesen Lebensbereichen ist zwar schwierig, hier wird aber die Dynamik der Heroinabhängigkeit und -gefährdung am deutlichsten.

TUdrop begreift Heroinabhängigkeit und insbesondere den Weg dahin als in die allgemeine Biographie des Jugendlichen integrierte Entwicklung. Diese gesamte Entwicklung zu erfahren, erfordert eine Forschungsstrategie, die eigentlich mit dem Begriff Interview nur sehr unvollkommen umschreibbar ist.

Sie beinhaltet in jedem Einzelfall eine ganze Reihe von Arbeitsschritten, die den Rahmen für das Interview bilden:

Bevor überhaupt ein intensives Interview geführt werden konnte, mußte das Projekt (und seine Mitarbeiter) in der jeweiligen Jugendszene ein positives, vertrauenswürdiges Image erworben haben. Die Mitarbeiter mußten sich sicher in der Szene bewegen können, von den Jugendlichen voll akzeptierte Ansprechpartner werden (vgl. Kindermann/Schneider 1982, im Druck). Die Heroin konsumierenden Jugendlichen wurden nicht als Heroinabhängige und schon gar nicht die anderen als Heroingefährdete etikettiert. Sie wurden in ihrer alltäglichen Existenz und ihrer Interaktion in der Gruppe ernstgenommen.

Allmählich bildete sich im Verhältnis zwischen den Jugendlichen und den Mitarbeitern des Projekts ein angstfreier Raum, unbelastet von Institutionen, moralischen oder Verhaltensappellen, in dem dann die gewünschten Interviews möglich wurden. Im Zentrum der Gespräche stand der Versuch, gemeinsam mit den Jugendlichen ein Bild ihrer

Welt, ihres Lebens und ihrer Entwicklung zu entwerfen. Die Jugendlichen wurden ermuntert, ihre subjektive Gliederung ihrer Biographie darzustellen, eine häufig für sie selbst völlig neue Erfahrung. Natürlich wurde im Rahmen dieser biographischen Interviews (theoretische Orientierung: Lebensereignis, Bewältigungsstrategien, Entwicklungsaufgaben) auch die Entwicklung und Problematik der jeweiligen Drogenkarriere sehr breit angesprochen. Sie stand aber nicht als alles andere dominierendes Phänomen im Zentrum, sondern wurde Stück für Stück entlang der allgemeinen Biographie erschlossen, im Zusammenhang mit den generellen Entwicklungslinien der Jugendlichen. Über 66 solcher vielstündiger Interviews wurden auf Band aufgezeichnet und ausgewertet.

3. Suchtbegleitung

Aus diesen Interviews entwickelten sich in 42 Fällen längerfristige (bis über 1 Jahr) Begleitungen von Jugendlichen in ihrer Sucht, ihre Begleitung bei Versuchen zum Ausstieg aus der Abhängigkeit, beim Scheitern und in einigen Fällen auch beim Gelingen dieser Versuche.

Wöchentliche Interviewaufzeichnungen wurden durch regelmäßige Urinkontrollen zu einer Dokumentation längerfristiger Suchtverläufe ergänzt und daraus wertvolle Hinweise für die Erweiterung von Hilfsmöglichkeiten gewonnen.

Spezifischer Forschungs-Praxis-Ansatz

Unser Arbeitsansatz und unsere Ziele unterschieden sich in einigen wesentlichen Punkten von denen anderer Institutionen in der Drogenarbeit. Wir konnten keine Beratung anbieten, geschweige denn Therapie, wir machten Forschung, suchten das Gespräch, ohne damit verändern zu wollen. Wir wollten Auskunft über die Sichtweisen, die die Jugendlichen selbst über ihr Leben und ihre Probleme hatten. Dafür waren lange Gespräche nötig, für die die Abhängigen ihren normalen Tagesrhythmus unterbrechen, auf Geschäfte, Gelderwerb und den Kontakt mit ihrer *peergroup* verzichten mußten, ohne daß wir ihnen dafür Greifbares anbieten konnten. Weder hatten wir ein Spektrum an Behandlungsangeboten zur Verfügung, noch konnten wir – aus naheliegenden ethischen Gründen – die Interviews finanziell honorieren. Viele Kollegen sagten uns, dies sei ein unmögliches Unterfangen. Ohne Gegenleistung würden wir keine Gesprächsbereitschaft finden. Wir beschlossen, aus der Not eine Tugend zu machen und *behaupteten, gerade der Verzicht auf konkrete Hilfsangebote würde den Kontakt erleichtern.* Nicht wir wollten den Jugendlichen etwas anbieten, wir baten sie um Hilfe. Dies führte zu spezifischen Arbeitsgrundsätzen:

1. Akzeptieren des Ist-Zustandes
Wir richteten an die jungen Abhängigen keinerlei Appell zur Verhaltensänderung, im Gegenteil unterstrichen wir vor allem zu Beginn des Kontakts, daß wir uns auf einer gleichberechtigten und gleichgewichtigen Ebene mit ihnen einlassen wollten. Ob sie fixen wollten oder nicht, war allein ihre Sache. Wir verbargen nicht unsere Freude, wenn sie eines Tages für ein, zwei oder auch viele Tage clean waren, aber: Dies war allein ihre Entscheidung. Wir schickten sie nicht weg, weil sie Drogen genommen hatten.

2. Suchtbegleitung leisten
Dieser Grundsatz ist eng mit dem ersten verknüpft. Wer etwas über süchtige Jugendliche erfahren, ihre Leiden und Freuden, ihre Schwächen und ihre zweifellos vorhandene Kraft erfahren will, muß versuchen, in allen Phasen ihrer Entwicklung den Kontakt zu ihnen zu behalten, um zu erfahren, in welchen Situationen junge Drogenabhängige Versuche machen, aus ihrer Sucht auszusteigen, und welche Bedingungen sie tiefer hineintreiben. Dies ist zwar zunächst nur ein von Prinzipien der Jugendforschung diktierter Arbeitsgrundsatz, gleichwohl sollte er auch für die Beratungsarbeit interessant sein. Wenn man immer nur wartet, bis ein Jugendlicher selbst eine Motivation demonstriert, indem er den oft weiten Weg zur Beratungsstelle geht, verpaßt man viele Interventionszeitpunkte. Wenn man dagegen schon während der Zeit der harten Abhängigkeit *Vertrauen* aufbaut, im *Bewußtsein* des Jugendlichen *präsent* ist, dann ist auch viel schnellere und wirksamere Hilfe möglich, wenn ein Ansatz zur Ausstiegsmotivation entsteht.

3. Aufsuchen des Jugendlichen in seinem Lebensbereich, anstatt bürokratisch zu warten, bis er von selbst kommt, Hineingehen in die Jugendfreizeitbereiche, in die Szene, nicht als Kontrolleur und auch nicht nur als wandelnde Litfaßsäule zur Beratungsstellenwerbung, sondern zum allmählichen Aufbau einer Vertrauensbasis. Daß dies nicht leicht ist, ist kein akzeptabler Hinderungsgrund.

4. Entwicklungsangemessenheit und Flexibilität
des Umgangs mit jungen Abhängigen
Es ist ein gravierender Unterschied, ob ein Abhängier 16 Jahre alt und seit sechs Monaten abhängig ist oder dreißig und seit 10 Jahren abhängig. Von einem Jugendlichen, der noch nicht einmal seine Pubertät bewältigt hat, eine psychodramatisch griffige Darstellung seiner Probleme zu verlangen, obwohl er dazu nicht in der Lage ist, ist psychische Folter und vor allem dumm. Für alle die gleiche Hilfsmaßnahme anzubieten, führt zwangsläufig dazu, daß nur wenige sie annehmen können und letztlich zu so absurden Feststellungen wie der, nur 5 % der Abhän-

gigen seien motiviert. Schließlich sagen wir nicht, daß nur 10 % der Jugendlichen motiviert seien, eine Hochschule zu besuchen . . .

5. Verzicht auf Etikettierung
Vielleicht sollten wir der Tatsache, daß Heroinkonsum ein Symptom für generellere Probleme von Jugendlichen ist, in zweierlei Hinsicht Rechnung tragen. Zum einen sollten wir uns selbst weniger als Heroin-, ja nicht einmal als Drogenspezialisten kennzeichnen, sondern uns zunächst einmal bemühen, gute Jugendforschung (bzw. Jugendberatung) zu machen. Zum anderen sollten wir vielleicht nicht gleich jeden Drogenkonsumenten mit dem Stempel des kaputten Fixers versehen, der erst einmal kleingemacht werden muß, bevor er wieder aufgebaut werden kann. Die frühzeitige Etikettierung und das kompromißlose Drängen zur Langzeittherapie stellt unseres Erachtens eine freiwillige Kastration pädagogischer Handlungsmöglichkeiten dar und verschreckt nebenbei alle die, die sich noch am Anfang einer Drogenkarriere befinden und sich noch nicht als Fixer fühlen wollen. Und gerade hier wären die Chancen für pädagogisch-psychologische Beratung (sprich: Sekundärprävention) am größten.

6. Aufbau von Kompetenz hat Vorrang vor Defizitabbau
Wer einem jungen Drogenabhängigen helfen (oder auch nur einen Kontakt zu ihm herstellen) will, muß die produktiven Ansätze, die in ihm stecken, sehen wollen. Erst dann kann er sie ihm zeigen und ihm helfen, sie weiter produktiv auszubauen. Man hilft niemandem, indem man ihn kaputtmacht, sondern nur, indem man ihm den Glauben wiedergibt, mit sich selbst etwas Sinnvolles anfangen zu können.

7. Einfühlung und Zuwendung statt Rigidität
Zugegeben, die Drogenarbeit ist schwierig, zugegeben, Erfolge sind selten, zugegeben, die Gratwanderung zwischen zu großer Nachgiebigkeit und zu großer Härte erfordert viel innere Kraft und Sicherheit. Die Frustration darüber dürfen wir nicht am Klienten auslassen. Mißerfolg gehört zur Arbeit mit Süchtigen ebenso wie zur Behandlung von Krebskranken. Wer Drogenarbeit machen will, muß dies wissen.

Perspektiven

Wie schon eingangs betont wurde, können hier Ergebnisse eines so umfangreichen Forschungsprojektes nicht dargestellt werden. Einige allgemeinere Bemerkungen will ich mir jedoch gestatten. Die wegweisenden Möglichkeiten des Suchtforschers sind begrenzt wie die möglichen Forschungsstrategien und die Zahl der denkbaren Vorschläge. Diese Eingrenzung ergibt sich durch die Normen unserer modernen

Industriegesellschaft, die definiert, was diskutabel, was tabu und was pragmatisch realisierbar ist. Wenn man sich aber lange Jahre mit heroinabhängigen und -gefährdeten Jugendlichen beschäftigt und sich einen gewissen Grad an forschender Skepsis bewahrt, bleibt es nicht aus, daß man manchmal die gezogenen Grenzen verläßt und die Tabus hinterfragt. Die Normen besagen, daß der Konsum illegaler Drogen kriminell oder zumindest krankhaft ist und negativ sanktioniert werden muß. Die gesellschaftliche Wirklichzeit zeigt aber, daß die Sanktionierung viele Tausende Jugendliche nicht davon abhält, illegale Drogen zu konsumieren. Die Aufgabe an den Forscher lautet nun, gangbarere Wege zur Regulierung des «Problems» zu finden. Gut. Dies ist leistbar, wir haben Vorschläge entwickelt. Dennoch meine ich, daß diese Vorschläge erst dann wirklich greifen, wenn einige übergreifende Gesichtspunkte berücksichtigt werden.

1. Sucht ist nicht nur ein Problem der Jugendlichen, die illegale Drogen konsumieren. Süchtiges Verhalten ist eine weithin gebräuchliche untaugliche Bewältigungsform in unserer gesamten Gesellschaft, ist ein Ausdruck der Entfremdung, der sich viele Menschen wehrlos gegenübersehen. Manche Menschen reagieren, geprägt durch besondere Erfahrungen in ihrem Leben und beeinflußt durch ihre aktuelle Lebenssituation, mit besonders extremen (Sucht-) Fluchtwegen.

Nur repressive Lösungen, die die Ursachen dieses Verhaltens nicht angehen, die uns nicht helfen, Wege zu einem befriedigenderen Zusammenleben zu finden, werden auf Dauer Sucht zwar verwalten, vielleicht auf bestimmte Drogen kanalisieren, nicht aber verhindern können.

2. Seit jeher sind von der Altersgruppe der Adoleszenten, derer, die die Aufgabe haben, in die gegebene Gesellschaft hineinzuwachsen, deren Widersprüche am deutlichsten empfunden und – teilweise chaotisch, teilweise höchst produktiv – ausagiert worden.

Heroin- (oder Kokain-, LSD-, Haschisch- usw.) Konsum Jugendlicher ist nicht als isoliertes und ausgrenzbares abweichendes Verhalten verständlich, sondern als eine extreme und auch höchst gefährliche Art, jugendliche Hilflosigkeit in der Bewältigung der von den Erwachsenen vorgegebenen gesellschaftlichen Widersprüche auszudrücken.

3. Lösungsstrategien gegenüber dem gesellschaftlichen Problem Sucht und anderen den Einzelnen wie die Gemeinschaft schädigenden inadäquaten Bewältigungsformen können durch Forschung weiterentwickelt und verbessert werden, können partiell zu besseren Bewältigungsformen führen. Der Beitrag der Sozialwissenschaft als einem späten Abkömmling der Philosophie sollte jedoch weitergehen. Er sollte über eine gemeinsame moralische Orientierung aller Strategien, seien sie primär-, sekundär-, tertiär-präventiv oder therapeutisch, mithelfen, grundsätzlichere Wegweiser für die Lebensgestaltung der Menschen in unserer Zeit zu finden.

Fixersein als Lebensstil

Herbert Berger

Opiate zu konsumieren, ist in aller Regel integraler Bestandteil einer völlig abweichenden Lebenseinstellung und Alltagsroutine. Die Komplexität des Lebensstils, den ein Fixer hat, wird wesentlich bestimmt durch die Beschaffungsschwierigkeiten des Opiats und die damit verbundenen Aktivitäten, die durchaus einen geschäftmäßigen, freiberuflichen Charakter haben können. Fixen mit seinen Begleiterscheinungen ist damit ein Lebensstil; der Fixer ist oft eher von diesem Lebensstil als von der Droge selbst abhängig. Seine Fähigkeiten, mit dem Opiat kommerziell umzugehen, bestimmen weitgehend seinen Status in der Hierarchie der Fixer-Szene. Die hier präferierten Wertmuster lassen sich als Ideologie des «sweet short life» und als eine Generalisierung von Freizeitnormen verstehen. In der Einstellung des einzelnen Fixers zu diesen Mustern lassen sich unterschiedliche Typen unterscheiden: der vor der bürgerlichen Routine ausweichende Junkie, der Abenteurer und der Manager. Diese differenzierten Rollenangebote der Fixer-Szene machen eine soziale Reintegration besonders schwierig, weil es sich oft als unmöglich erweist, Äquivalente von ähnlicher subjektiver Attraktivität zu schaffen.

Einleitung

Der Begriff «Fixer» gehört erst seit relativ kurzer Zeit zum Wortschatz der bundesdeutschen Alltagssprache, dürfte sich aber inzwischen fest eingebürgert haben; denn was als «Drogenproblem» immer wieder der Öffentlichkeit präsentiert wird – «Drogentote», «Drogenkriminalität», Versagen prohibitiver und therapeutischer Maßnahmen –, ist fast ausschließlich oder jedenfalls weitestgehend ein «Fixerproblem». Der Fixer ist zum Prototyp des Drogenkonsumenten geworden, Heroin zur gesellschaftlich wichtigsten, weil gefährlichsten Droge (vgl. Schlender u. Kaplan 1980: 35).

Die Bezeichnung Fixer wurde wohl nicht zuletzt deshalb so schnell übernommen, weil es kein überkommenes Wort dafür gibt. Injektiver (und auch oraler) Opiatkonsum haben in Deutschland keine Tradition, im Unterschied etwa zu Frankreich oder den angelsächsischen Ländern (selbst ein Sherlock Holmes spritzt sich Kokain, wenn er gerade keine interessanten Kriminalfälle zu lösen hat). In den zwanziger Jahren gab es kurzfristig eine kaum näher zu quantifizierende Morphin- und Kokainwelle in Künstler- und Boheme-Kreisen, im übrigen aber beschränkte sich der Konsum im wesentlichen auf den medizinischen Bereich, und zwar in doppelter Hinsicht: einmal auf Patienten, die durch die unvorsichtige Dosierung von Morphinen (als Analgetica) abhängig wurden, und auf Angehörige der medizinischen oder auch pharmazeutischen Berufe, die leichten Zugang zu den Mitteln hatten. Beiden Gruppen gemeinsam war, daß sie abgesehen vom Opiatkonsum in aller Regel sozial völlig unauffällig blieben, so unauffällig, daß sich nicht einmal ihre Zahl näher abschätzen läßt.

Anders der Fixer. Bei ihm ist der Opiatkonsum (in aller Regel – nicht ausnahmslos) zentraler Punkt und integraler Bestandteil einer völlig abweichenden Lebenseinstellung und -weise. Er sieht sich dabei nicht wie der Morphinist früherer Zeiten als konformes Gesellschaftsmitglied mit einer krankhaften Schwäche, sondern hat sich in seiner Außenseitersituation eingerichtet und versucht ihr, unterstützt von einer entsprechenden Ideologie, ein Maximum an Befriedigung abzugewinnen – zumindestens in den frühen Phasen seiner Drogenkarriere, wenn Folgeschäden noch nicht eingetreten sind oder sich wegrationalisieren lassen. Konformes Verhalten ist für ihn dann nur interessant als Tarnmantel, um seine Illegalität verbergen zu können. Seine mit der Dauer des Rauschmittelmißbrauchs zunehmende Gleichgültigkeit gegenüber den kulturellen Werten und Normen dürfte ausschlaggebend sein für die wohl sehr ambivalente Einschätzung, die ihm in der Gesellschaft zuteil wird. Ihr eines Extrem wäre das Bild vom unverschuldet, durch Verführung und eine ungünstige Ausgangssituation in Schwierigkeiten geratenen und entsprechend besonders hilfsbedürftigen Kranken und Gefährdeten, das andere Extrem der bewußt Abweichende, der der Gesellschaft seine Mißachtung so provozierend deutlich macht, daß strenge Sanktionen angebracht erscheinen.

Das Image des Fixers

In der Fremdwahrnehmung stellt der Fixer den Prototyp des völlig Abhängigen dar, der willenlos der Droge ausgeliefert ist und seine Sucht füttern muß, um nur einen Entzug zu vermeiden. Sein Zustand wird im Jargon der Drogenszene treffend als «kaputtsein» charakterisiert (Kreuzer 1975: 154 f.). Damit wird – in der allgemeinen Öffentlichkeit und weitgehend auch innerhalb der Drogenszene – ein Bild vom entweder voll intoxikierten oder unter Entzugssymptomen leidenden Süchtigen verbunden, der «herumhängt», fast unansprechbar und kaum noch aktionsfähig ist. Dieses Bild orientiert sich einmal am

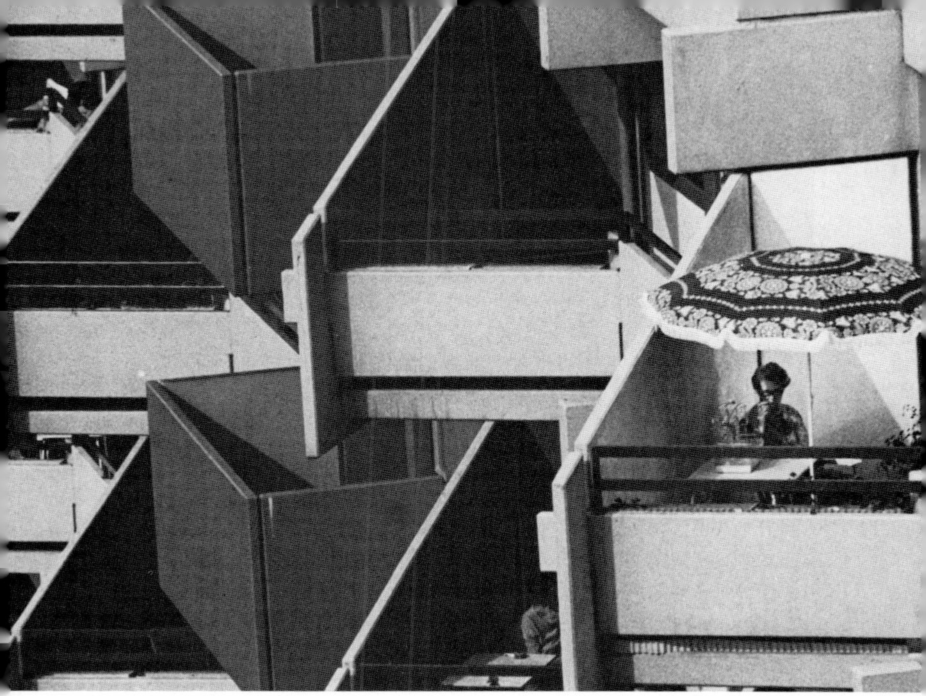

Angesichts mancher Architekturen erscheint verständlich, daß Menschen aus dieser modernen genormten Welt auszubrechen versuchen. Als eine Alternative sehen viele den Rauschdrogenkonsum an. Fixer, die in der Fremdwahrnehmung oft als «kaputte» Typen gelten, müssen in Wirklichkeit ein sehr aktives Leben führen, um sich die Droge zu beschaffen. Fixer sind meist weniger abhängig vom Heroin als vom Lebensstil und der gesamten Karriere des Heroin-Users.

wirklich «kaputten», d. h. körperlich und psychisch abgebauten Fixer im fortgeschrittenen Krankheitsstadium und ist zum anderen bezogen auf Fixen selbst – Drogeneinnahme und -wirkung. Doch das ist nur eine Karrierephase und ein Aspekt eines Fixerlebens. Fixer zu sein bedeutet aber, einen recht komplexen Lebensstil zu haben. Der Konsum von Rauschdrogen zwingt allein schon durch Illegalität des Mittels und die damit verbundenen Beschaffungsschwierigkeiten zu einer Fülle von Aktivitäten, die u. U. erhebliche intellektuelle und soziale Fähigkeiten erfordern. So gesehen ermöglicht der Umgang mit Drogen dem Fixer auch im sozialen Bereich Erlebnisse, die durchaus als positiv empfunden werden können. Ein drogenzentriertes Leben verläuft also entlang zweier Leitlinien: einer pharmakologischen und einer sozialen mit jeweils eigenen Erfolgsmöglichkeiten.

Daß harter Drogenkonsum mit einem subjektiv befriedigenden, aktiven Lebensstil verbunden sein kann, ist in der angelsächsischen

Literatur ausführlich dokumentiert (Preble und Casey 1969; Blum 1973). Blumenberg fand bei den von ihm befragten Fixern das extreme Stereotyp des «hanging around in the streets all day» nicht bestätigt, sondern vielmehr bei der Mehrzahl eine Menge von alltäglichen Aktivitäten (Blumenberg 1976: 69). Preble und Casey schildern den (New Yorker) Fixer als vielbeschäftigt und meinen, daß man ihn gerade an seiner Geschäftigkeit von anderen Drogenkonsumenten unterscheiden könne. Sie kommen zu dem Schluß: Wenn man bei Fixern von Abhängigkeit sprechen kann, dann nicht so sehr vom Heroin als von der gesamten Karriere des Heroin-*Users* (1969: 31). Nicht so pointiert, aber in der Tendenz läßt sich das für Angehörige der harten Drogenszene in der Bundesrepublik sagen (Joite 1971; Berger, Reuband und Widlitzek 1980). Drogenbeschaffung ist für sie eine Vollbeschäftigung und wird auch als solche bewertet. In den Worten eines Betroffenen: «Da hat' ich keine Zeit, Bücher zu lesen. Da mußt' ich arbeiten.» Arbeiten meinte Dealen. Diese Tätigkeiten sind für die *User* aber eben nicht nur zweckgebunden, nämlich um die notwendige Drogenmenge zu beschaffen, sondern werden auch als in sich selbst sinnvoll und lohnend angesehen.

«Das ganze *feeling* drumrum, auch beim joint nachher, das gehörte immer dazu. Wenn ich also auf die Szene gefahren bin und bißchen was verkauft hab', das brauchte ich genauso wie ä, ä, den Schuß, weil das das einzige war am Tage, was ich gebracht habe.» Fixer sein gewinnt in diesem Stadium also quasi den Stellenwert eines «Berufs» (Berger 1976), es ist eine Rolle mit diversen Rollensegmenten.

Die Fixerrolle

Konstitutives Element der Fixerrolle ist die Verfügungsgewalt über Drogen. Von daher bestimmt sich seine Einstellung zur Drogenszene bzw. zum Drogenleben und der Grad seiner sozialen Desintegration. Verfügungsgewalt meint hier dreierlei: die Beschaffung der notwendigen Mittel zum Drogenerwerb, die Beschaffung der Drogen selbst und die Verwendung der Drogen.

Im allgemeinen sind Fixern eigentlich nahezu alle Wege recht, um an Geld für ihren Stoff zu kommen. Es besteht aber wohl eine Präferenzskala für die verschiedenen Möglichkeiten, gegliedert nach dem damit verbundenen notwendigen Einsatz, dem Risiko und der Einträglichkeit. So birgt etwa Sekundärkriminalität, wie Ladendiebstahl, ein zusätzlich hohes Risiko bei recht geringem Verdienst; Schnorren, kleinere Kurierdienste, Fahrerdienste und ähnliche «Zuarbeitertätigkeiten» sind unsichere Einnahmequellen und mit hohem Angewiesensein auf andere verbunden; Gewaltdelikte wie Raub und Erpressung, vorwiegend gegenüber anderen Szenenmitgliedern, erfordern kriminelle Neigungen; die Bewertung des Dealens hängt von der Art des Einsatzes ab, gestaffelt vom riskanten Straßenverkauf in kleinen Mengen bis zum im Hintergrund stehenden größeren Zwischenhändler (die fast völlig anonym bleibenden Großhändler fallen hier nicht ins Gewicht).

Eng verbunden damit ist als zweiter Aspekt, welche Möglichkeiten zum Drogenerwerb dem einzelnen offenstehen. Das reicht vom Kauf kleinerer Mengen (zum direkten Konsum) beim Straßenhändler bis zur direkten Geschäftsverbindung – *connection* – mit Großhändlern. Von der Art der Erwerbsquelle hängt die Sicherheit und Zuverlässigkeit der ständigen Versorgung ebenso ab wie Preis und Reinheit des Mittels, und das heißt, je höher jemand in den Verteilerkreisen aufsteigt, um so günstigere Einkaufsbedingungen erreicht er.

Den dritten Aspekt, die Verwendung der Drogen, kann man danach abstufen, inwieweit der einzelne in der Lage ist, Drogen nicht nur als Genußmittel für den eigenen Konsum zu betrachten, sondern auch als Ware und Handelsgegenstand. Das meint einmal, ob er seinen Umgang mit Drogen noch weit genug kontrollieren kann, um z. B. als Kleindealer in Kommission übernommenen Stoff tatsächlich weiterzuverkaufen und nicht selbst zu verbrauchen; zum anderen, ob er fähig ist, bei erfolgreichem Drogenhandel den Gewinn nicht sofort für einen entsprechenden Mehrverbrauch an Drogen zu verwenden, sich also bereits kurzfristig durch schnelles Hochdosieren zu ruinieren.

Nach den unterschiedlichen Fähigkeiten in diesen Verhaltensbereichen bestimmt sich nicht nur das Lebensmuster des einzelnen, sondern auch seine Stellung zur bzw. innerhalb der Szene, sein Status in der Szenenhierarchie. Im Falle des erfolgreichen, statushohen Szenenmitglieds erscheint es durchaus angebracht, vom «selbstbewußten» Rauschmittelkonsumenten (Scheerer 1980: 26) zu reden, der seine soziale Kompetenz innerhalb eines gesellschaftlichen Subsystems beweist, den Vorgaben seiner positiven Bezugsgruppe (der Fixer) voll entspricht und die Vorgaben seiner negativen Bezugsgruppe (der «Normalen») verhöhnt – soweit sie nicht in sein Bild von sich und der Realität passen; denn es ist ja nun keineswegs so, daß die Wünsche und Ziele der Fixer sich grundsätzlich und in allen Punkten von denen der anderen Gesellschaftsmitglieder unterscheiden. Das wird gleich noch zu zeigen sein. Grundlegend ist der Unterschied jedoch bei den Wegen zur Zielerreichung und bei der Gratifikationserwartung. Gerdes und von Wolffersdorff-Ehlert (1974) charakterisieren das Leben in der Rauschmittelszene als «Suche nach Gegenwart», was treffend die Erwartung von unmittelbarer Belohnung ausdrückt. Die Unmittelbarkeit der Belohnung ergibt sich unabdingbar aus der Einsicht eines jeden Fixers, daß ein «Erfolg» im Drogenleben nur transitorisch sein kann, ein Glück, das bald vom Ruin verschlungen wird. Um das kognitiv zu bewältigen, findet sich bei Fixern gewöhnlich so etwas wie eine Ideologie vom kurzen, süßen Leben (vgl. Berger, Reuband und Widlitzek 1980), ein Leben, bei dem die Menge der angenehmen und aufregenden Erfahrungen seine nur geringeDauer mehr als ausgleicht. Diese Haltung des «ich ruiniere mich zwar, aber mit Genuß», läßt sich ähnlich auch bei anderen unauffälligen Süchtigen beobachten, z. B. bei Zigarettenrauchern, die ja auch hustend versichern können, sie wüßten wohl von der Krebsgefahr durch Zigaretten, aber der Rauchgenuß sei ihnen die zu erwartende Einbuße an Lebenszeit wert. Bei den Fixern schafft diese Ideologie zunächst einmal den Anschein eines bewußt und willentlich eingegangenen Risikos und damit eines eigentlich unverändert selbstbestimmten Verhaltens, zum andern wird die Einsicht, sein Verhalten ändern zu müssen, unterdrückt zugunsten der selektiven Überbetonung augenblicklicher positiver Erlebnisse.

Die Erlebniswelt

Oben wurde bereits die Unterscheidung zwischen den pharmakologischen und den sozialen Erlebnismöglichkeiten des Fixerlebens gemacht. Hier soll nun nur auf den sozialen Teil eingegangen werden.

Mit dem Einstieg in ein Fixerleben oder – anders ausgedrückt – der vollen Integration in die Drogenszene gibt der Jugendliche seinen bisherigen Orientierungsrahmen und seine bisherigen Verhaltensmuster ganz oder zumindestens weitestgehend auf. Das bedeutet für ihn in den meisten Fällen zunächst einmal, nun endlich frei zu sein von den Vorschriften und Anforderungen eines zunehmend als bedrückend und unbefriedigend empfundenen Berufs- oder Schulalltags. Strikt geregelte und sich konstant wiederholende Verhaltensabläufe sind abgelöst worden von einer – scheinbar – völligen Ungebundenheit: Seine Lebensführung ergibt sich mehr oder weniger zufällig aus Spontanhandlungen, weiterreichende Planung oder künftige Ziele interessieren ihn nicht, Anforderungen kann er ausweichen, kurz, er lebt einfach in den Tag hinein. Der Jugendliche macht hier also die – positiv bewertete – Erfahrung, daß er unabhängig von Kontrollinstanzen wie Eltern, Ausbilder u. ä. und ohne regelmäßige Tätigkeit leben kann. Das heißt aber gewöhnlich keineswegs, daß er sich jetzt auf neue, von den bisherigen qualitativ verschiedene Werte und Verhaltensmuster orientiert, sich z. B. einem Interessengebiet widmet, für das ihm bisher Schule oder Beruf keine oder nicht genügend Zeit ließen. Man kann in der Regel wohl noch nicht einmal von einer völligen Ablehnung «der in der Gesellschaft vorgefundenen Vorstellung» und dem «Praktizieren des Gegenteils» (Kreuzer 1975: 150) sprechen. Wenn Rauschmittelkonsumenten meist stereotyp angeben, «ich habe gemacht, was ich wollte», so verstehen sie darunter wohl mehr eine Generalisierung von Freizeitnormen, d. h., während man üblicherweise nur in der Freizeit an keine Handlungsverpflichtungen gebunden ist und seinen Tagesablauf nach den subjektiven Annehmlichkeiten gestalten kann, besteht diese Freizügigkeit nun durchgehend. Entsprechend übertragen sie einfach die bisherigen Freizeitverhaltensweisen auf die gesamte Lebensführung. Das reicht von einem zeitlich beliebig verschiebbaren Tagesablauf bis hin zu häufigen Reisen. Mit diesem Lebensstil, dessen entscheidendes Merkmal freie Verfügbarkeit über die eigene Zeit und Aktivität ohne Rücksicht auf Verpflichtungen ist, gewinnt der Alltag für die Jugendlichen – zunächst, nicht mehr in der Spätphase des Fixerseins – den Charakter eines permanenten Urlaubs. Diese Einschätzung des Drogenlebens als freizügig und ungebunden bleibt offenbar erhalten, selbst wenn sich für den einzelnen schon bald zeigt, daß ein relativ hohes Maß an ständiger Einsatzbereitschaft und Aktivität notwendig ist, um zumindestens seine Drogenversorgung sichern zu können; denn es handelt sich dabei ja in seiner Wahrnehmung um selbstgewählte und durchaus sinnvolle Aktivitäten.

Ein weiteres Positivum des Fixerlebens ist neben der – scheinbaren – Freiheit der relative Ereignisreichtum. Die Jugendlichen sind gewöhnlich der Meinung, in ihrer Drogenzeit «viel erlebt» zu haben. Dazu gehören vor allem der wenn auch flüchtige Kontakt mit vielen Menschen und das Reisen, das «Weitherumgekommensein». Gerade die Reisen wirken dabei auf den Betrachter ausgesprochen «normal», d. h., sie unterscheiden sich äußerlich kaum von denen anderer, nicht drogenkonsumierender Jugendlicher, ihr Erlebnisinhalt wirkt oft eher banal; man muß hier aber bedenken, daß offenbar für Unterschichtjugendliche, die ja den Hauptteil der Fixer stellen, solche Erlebnisse erst in der Drogenszene ausführbar oder sogar überhaupt denkbar werden. Sie erscheinen den Jugendlichen interessant vor allem im Vergleich zu dem Leben, das sie vorher geführt haben und ohne Drogen weitergeführt hätten. «Muß ich doch sagen, daß ich sehr viel erlebt hab', auf Drogen, ja, im Gegensatz zu der Zeit, wo ich nur Fußball gespielt hab'. Da hab' ich echt nix erlebt, ja, da war das Leben so, echt, so, so alltäglich, ja. Arbeiten gegangen, dann abends Training, dann nach Hause, Wochenende nur Fußball gespielt und das ging dann so jeden Tag, jedesmal nur dasselbe, und so war ich jetzt auf einmal in der Türkei gewesen, in Berlin gewesen, ja. Ich möchte sagen, da hat man doch echt was erlebt, schöne Erinnerungen, alles so im Gegensatz, wenn man so dahinlebt, ja.»

Andere Jugendliche genießen die Extravaganz, die ihnen erfolgreiche Drogengeschäfte gestatten, etwa den Aufenthalt in einem Luxushotel in

Kenia oder den nachmittäglichen Hin- und Rückflug nach Lissabon, nur um einen Film anzusehen, dessen Text sie nicht verstehen.

Hinzu kommt als nächster positiver Aspekt des Drogenlebens die Möglichkeit, schnell viel Geld zu verdienen, ins Spiel. Zwar wird das meiste davon ständig wieder für Drogen ausgegeben, aber wenn ihr körperlicher und psychischer Zustand noch gut ist, können viele Jugendliche zumindestens zeitweise im Drogengeschäft Überschüsse erzielen und sich damit – teure – Wünsche erfüllen.

Meist sind das die üblichen gehobenen Konsumgüter von exklusiver Kleidung über die aufwendige Stereoanlage bis zum schnellen Wagen. Ungewöhnlich ist also nur die Art, wie das Geld verdient wird, nicht wie es ausgegeben wird. Insgesamt gesehen betreiben Fixer jedoch, selbst wenn sie einigermaßen luxuriöse Gebrauchsgüter und extravagante Gewohnheiten haben, keinen großen Aufwand mit ihrer Lebensführung; ihr Lebensstil erscheint nach bürgerlichen Maßstäben eher ärmlich (vgl. Kreuzer 1975: 224 f.). Es dürfte dem einzelnen auch bewußt sein, daß er mit Drogen nicht zu Wohlstand gelangen kann. Faszinierend wirkt aber wohl bereits der Umgang mit dem Geld. Fixer erzählen gern, wieviel sie pro Monat verdient haben; dieser «Verdienst», auch wenn er eher Umsatz als kaufmännischer Saldo ist, dient als Maßstab für Erfolg und als Basis der Eigen- wie der Fremdwahrnehmung. Er ist aber nicht nur ausschlaggebend für den Status innerhalb der Szene, sondern erlaubt auch einen – gewöhnlich für den Fixer recht schmeichelhaften – Vergleich zum Nichtszenenmitglied, etwa wenn ein Fixer feststellt, er habe mehr verdient als sein Vater (in selbständiger Position), oder ein anderer sich dadurch Polizeibeamten überlegen fühlen kann, «weil, die verdienen doch nichts».

Eng verbunden mit dem finanziellen Gewinn ist ein anderes mögliches Erfolgserlebnis im Fixerdasein: seine Fähigkeiten und Geschicklichkeiten im Abwickeln von Drogengeschäften. Hier kann er seine *cleverness* und Kaltblütigkeit, seine Übersicht und sein Organisationstalent, seine Beziehungen und sein Geschick im Umgang mit Menschen bestens unter Beweis stellen. So muß der Fixer etwa bei einem größeren Deal zunächst eine *connection* mit einem Lieferanten haben, termingerecht über genügend Geld verfügen, sich beim Kauf nicht «linken» (betrügen) bzgl. der Reinheit des Mittels bzw. gar «abziehen» (berauben) lassen, evtl. die erworbene Ware über eine Grenze schmuggeln, beim Weiterverkauf wieder darauf achten, nicht betrogen oder beraubt zu werden bzw. die Drogen nur zuverlässigen Leuten in Kommission zu geben. Nicht von ungefähr wurde Dealen schon bald (Joite 1971) mit frühkapitalistischem Unternehmertum verglichen. Dazu muß sich der Fixer ständig vor der strafrechtlichen Verfolgung und dem «verzinkt werden» (Denunziation) hüten.

Der Erfolg bei der Drogenbeschaffung ist für den Fixer besonders wichtig, sichert er doch bildlich gesprochen sein Überleben als Abhängiger. Erfolge in diesem Bereich sind daher am ehesten vergleichbar mit beruflichem Erfolg im bürgerlichen Leben. Von daher verwundert es nicht, wenn Fixer ihre Geschicklichkeit in diesem Punkt und die Tricks, mit denen sie Konkurrenten und Polizei ausmanövrierten, immer wieder betonen.

Drogengeschäfte können noch unter einem weiteren Gesichtspunkt Erfolgserlebnisse bringen. Sie sichern Verfügungsgewalt über Drogen, und sie bedeutet in der Szene Macht und Prestige. Schon an einen kleinen Straßendealer müssen – ausgenommen in den seltenen Zeiten von Drogenüberangebot – die Kunden mit ihren Kaufwünschen herantreten, und seine Weigerung, jemandem etwas zu verkaufen, kann für den Betreffenden u. U. im buchstäblichen Sinne sehr schmerzhaft sein, nämlich Entzug bedeuten. Umgekehrt kann er sich auch als mildtätig und großzügig zeigen, indem er Bedürftigen Drogen oder Geld überläßt. Ein mittlerer Drogenhändler kann bereits von sich behaupten, er kontrolliere den Drogenmarkt in einer bestimmten Region.

Die Drogenszene bietet dem Jugendlichen also eine differenzierte Lebenswelt mit einer breitgefächerten Skala von Erlebnismöglichkeiten. So gesehen flüchtet er nicht mit der Desintegration aus dem bürgerlichen Dasein so sehr in die Drogenintoxikation, sondern findet in vielen Punkten auch in sozialer Hinsicht einen vollständigen Ersatz für das Aufgegebene.

Fixertypen

Es liegt auf der Hand, daß die Jugendlichen je nach Persönlichkeitsstruktur unterschiedlich auf die einzelnen Erlebnismöglichkeiten des Fixerdaseins eingehen. In der Praxis lassen sich hier Fixertypen beobachten, die nach Position und Verhalten in der Szene, nach Art der Drogenbeschaffung und nach dem Umgang mit Drogen differieren.

Einen Typ könnte man als *Junkie* bezeichnen. Ihm bietet die Drogenszene in erster Linie eine Ausweichmöglichkeit vor den Anforderungen von Schule/Beruf, einen Freiraum, der ihm Anstrengungen und Ordnung kaum abfordert, in dem er sich treiben lassen kann. Er ist gewöhnlich unfähig zu einem auch nur relativ kontrollierten Umgang mit Drogen und kann von daher keine einträglichen Geschäfte machen, sondern nur mühsam seine eigene Versorgung sichern. Entsprechend niedrig ist sein Status in der Szenenhierarchie.

Ein zweiter Typ ließe sich «Abenteurer» nennen. Für ihn ist die Drogenszene der soziale Raum, in dem immer etwas los ist, *action* stattfindet, und Drogengeschäfte sind *action* par excellence, eine Möglichkeit zu

Nerven- und Tatkraft und Einsatz. Gegenüber dem Nervenkitzel bedeutet ihm finanzieller Gewinn eine gern mitgenommene, aber nicht primär angestrebte Belohnung. Sein Status in der Szene stützt sich vorwiegend auf demonstrative Rücksichtslosigkeit und Risikobereitschaft.

Ein dritter, seltenerer Typ findet sich im «Manager». Für ihn sind Drogengeschäfte größeren Umfangs interessant, bieten sie ihm doch Gelegenheit, sein Leistungsvermögen voll und mit Erfolg einzusetzen. Erfolge sind für ihn finanzieller Gewinn, Stolz auf Organisations- und Planungsgeschick, hoher Status in der Szene. Daraus und aus einer gewissen Vorsicht im Umgang mit Drogen (die sich aber eher im Achtgeben auf sterile Nadeln und Reinheit der Mittel niederschlägt als in niedrigem Konsum) bezieht der Manager sein Selbstgefühl als *king* in der Drogenszene.

Möglichkeiten einer sozialen Reintegration

Die oben geschilderten sozialen Verhaltens- und Erlebnismöglichkeiten beziehen sich, wie mehrfach betont, auf den frühen und mittleren Zeitraum in einer Fixerkarriere. In einer späteren Phase fortgeschrittenen körperlichen und psychischen Abbaus treten sie zurück gegenüber dem einzigen Interesse an konstanter Drogenversorgung. In diesem Zustand wird dem Fixer bewußt, daß ihm genausoviel Zwang auferlegt ist wie in der bürgerlichen Welt, aus der er sich befreit glaubte.

«Un nachher ist man in so nem Kreislauf, daß man laufend hinter *junk* hersein muß, wo kriegste jetzt den nächsten Schuß her usw. Ne, dann is man genauso in nem Trott drin, als ob man nicht fixt.»

Das bedeutet aber nun keineswegs, daß der Jugendliche unbedingt in die normale Welt zurückkehren möchte. Ganz abgesehen von den Drogenwirkungen erscheint ihm auch in seinen sozialen Möglichkeiten der bürgerliche Alltag grau. Er muß sich erneut in eine vorgegebene Ordnung einfügen, seine Verdienstmöglichkeiten wirken lächerlich im Vergleich zu den Summen, die vorher durch seine Hände geflossen sind, selbst wenn er damit real zumindestens längerfristig einen besseren Lebensstandard erreichen kann, sein beruflicher Status ist niedrig und läßt ihm keine Entscheidungsmöglichkeiten. Von seiner gewöhnlich niedrigen Qualifikation her erscheint auch ein Aufstieg kaum schaffbar. Aus dieser Sicht bringt eine soziale Reintegration also eigentlich nur Nachteile für ihn. Das aber bedeutet für eine Rehabilitation, daß die Lösung vom Drogenleben genauso schwierig ist wie von den Drogen selbst und nur dann gelingen dürfte, wenn der Jugendliche für sich einen Lebensstil und Lebensinhalte finden kann, die zumindest tendenziell die – scheinbaren – sozialen Erfolgs- und Erlebnismöglichkeiten des Drogendaseins bieten.

Kontrollierter Heroingenuß – ein Widerspruch aus der Subkultur gegenüber herkömmlichem kulturellen Denken

Wayne M. Harding

In den USA gibt es den weit verbreiteten Glauben, daß der kontrollierte Genuß von Heroin zwangsläufig zur Abhängigkeit und zu schweren psychologischen und physiologischen Schäden führt. Neuere Untersuchungen widersprechen jedoch dieser herrschenden kulturellen Ansicht; sie zeigen, daß es «kontrollierte» Heroinkonsumenten gibt, die – wie die meisten Gelegenheitstrinker – in der Lage sind, gelegentlichem Heroingenuß nachzugehen und dabei potentiell nachteiligen Wirkungen zu entgehen. In diesem Kontext durchgeführte Untersuchungen ergaben, daß die gelegentlichen Heroinkonsumenten 40 % und mehr der Heroinverbraucher in den USA ausmachen.

Es scheint, daß Drogen-Subkulturen Normen und Riten entwickeln, die den kontrollierten Gebrauch fördern, und es gibt Hinweise, daß der Gebrauch psychedelischer oder illegaler Drogen in den letzten zwei Jahrzehnten kontrollierter wurde. Dies könnte den Beginn eines Prozesses anzeigen, der zu einer Normalisierung des illegalen Drogengebrauchs führt und zu seiner Einbeziehung in den kulturellen Gesamtkomplex.

Einführung

Zahlreiche interkulturelle Belege zeigen, daß soziokulturelle Faktoren einen starken Einfluß auf jeden Aspekt des Rauschmittelgebrauchs ausüben, desgleichen ob, wo, wann, wie und mit wem Rauschmittel eingenommen werden und – was wichtiger ist – ob die Ergebnisse mehr Positives oder Negatives zeitigen. Dieselbe Droge, z. B. Alkohol, wird in einzelnen Kulturen ganz unterschiedlich verwendet: zur Krankenheilung, als Opfergabe, als Quelle geistiger Inspiration, als Nahrungsmittel, als Merkmal der Männlichkeit, als Zeichen der Gastfreundschaft, zur Erleichterung sozialer Interaktion usw. (Maloff/Becker/Fonaroff/Rodin 1979). Und während in einigen Kulturen – wie bei vielen Indianerstämmen Nordamerikas – Alkoholtrinker schwere soziale und physische Schädigung erleiden, sind anderswo negative Wirkungen selten. Selbst wenn man gleiche Verbrauchsmengen annimmt, können die Folgen des Rauschmittelgenusses ganz unterschiedlich ausfallen. Wie Mac Andrew und Edgerton (1969) in ihrer klassischen interkulturellen Studie aufzeigen, können große Alkoholmengen so verschiedene Trunkenheitszustände wie Schlaf, verbale und/oder physische Aggression, lebhafte Aktivität oder Versenkung hervorrufen.

Aus interkultureller Sicht scheint es offensichtlich, daß Riten, Normen und andere soziokulturelle Variablen mindestens ebenso bedeutsame Determinanten sind wie die chemischen Eigenschaften eines Rauschmittels, der physische und psychische Gesundheitszustand des einzelnen Verbrauchers und angeborene biologische Besonderheiten. Innerhalb einer Kultur jedoch erkennen die meisten ihrer Mitglieder nicht den bedeutenden Einfluß ihrer kulturspezifischen Vorurteile. Die Art, wie sie eine Droge einschätzen und benutzen, wird durch die Mythen über ihre wahre Natur gerechtfertigt. Zum Beispiel glauben einige nordamerikanische Indianer, daß Peyote im Besitz einer übernatürlichen Kraft ist, die nützliche Visionen auslöst, und nicht so sehr, daß es sich um eine Droge handelt, die ein weites Spektrum halluzinogener und anderer Wirkungen hervorruft, die sich entsprechend den Erwartungen des Konsumenten und den Umständen während der Einnahme verändern.

Dies besagt aber nicht, daß eine kulturell bedingte Einstellung gegenüber einem Rauschmittel festgelegt ist. Es können sich neue Betrachtungsweisen und Praktiken entwickeln. Meist geschieht der Wechsel jedoch so langsam, daß er innerhalb der Kultur gar nicht bemerkt wird. Falls sich dieser Wechsel nicht sehr schnell vollzieht, wird sich kaum zeigen, daß die traditionellen Vorstellungen über den richtigen Gebrauch von Rauschmitteln eigentlich eine momentane Sitte sind (Shapper/Gambino 1979).

Durch die Darstellung kultureller Unterschiede im Drogengebrauch sollen diese Artikel und die Ausstellung darlegen, wie die soziokulturelle Umwelt den Drogengebrauch beeinflußt. In diesem Aufsatz wird versucht, den wirksamen und blindmachenden Einfluß kultureller Faktoren hervorzuheben, jedoch nicht durch Beschreibung einer weiteren kulturellen Variation, sondern durch die Darbietung neuer Erkenntnisse, die die konventionellen Vorstellungen über Heroin in den USA (und Westeuropa) in Frage stellen.

Dieser Aufsatz beschreibt zunächst die herrschende öffentliche und professionelle Meinung, daß Heroin eine an sich «schädliche» Droge sei, die man nicht vernunftgesteuert einnehmen könne. Es werden Forschungsergebnisse vorgestellt, die dieser Ansicht entgegentreten. Die Ergebnisse stammen von Untersuchungen über nicht mißbräuchlichen, also «kontrollierten» Drogengenuß, die der Verfasser in den letzten fünf Jahren zusammen mit Dr. Norman E. Zinberg, Harvard Medical School, durchgeführt hat. Bestätigende Ergebnisse aus anderen neueren Studien werden ebenfalls aufgeführt. Der Aufsatz schließt mit der Spekulation, ob kontrollierter Heroinkonsum in Zukunft ansteigen wird. Es ist möglich, daß sich gemäßigtere Konsumgewohnheiten illegaler Drogen entwickeln, die den traditionellen Vorstellungen über die Gefährlichkeit dieser Drogen entgegentreten und mit der Zeit zu ihrer Integration beitragen.

Eine weitere einführende Bemerkung ist notwendig: Während es verhältnismäßig leicht ist, das Funktionieren nichtrationaler Riten und Normen zu durchschauen, um zu sehen, wie Rauschmittel in «primitiven» Kulturen gebraucht werden, ist es schwieriger zu akzeptieren, daß moderne westliche Wertungen von Rauschmitteln ebenfalls auf dem beruhen, was Thomas Szasz die «Pharmacomythologie» nennt. Wie Szasz aufzeigt, neigen Amerikaner (und sicher würde er auch viele Europäer mit einbeziehen) dazu, den Ritus mißzuverstehen und fehlzuinterpretieren. Das Ergebnis ist, daß wir Magie für Medizin halten und zeremoniellen Effekt mit chemischer Ursache verwechseln (Szasz 1975: 30). Da der Glaube an die Schädlichkeit der Droge so weitverbreitet ist, scheint es wichtig, von Anfang an zu unterstreichen, daß hier keinesfalls beabsichtigt ist, eine Alternativmythologie zu schaffen, die Heroin als gut oder sogar als wohltuend ausgibt. Der springende Punkt ist vielmehr, daß seine Wirkungen je nach Ritual und Norm sehr unterschiedlich sind.

Konventionelles Wissen über Heroin

Bei einigen Drogen bestimmen kulturelle Gewohnheiten die Bewertung verschiedener Konsummuster. Die übliche – wenn auch oft ungenaue – Unterscheidung zwischen geselligem Trinken und Alkoholismus ist ein geläufiges Beispiel. Bei illegalen Drogen jedoch, wie Marihuana, LSD, Kokain und Opiaten, werden solche Unterscheidungen bezüglich des Verbraucherverhaltens nicht streng angewandt (Zinberg/Harding/Winkeller 1977). Bis vor kurzem tendierte die amerikanische Öffentlichkeit dazu, jede Art von Drogengenuß als Mißbrauch einzustufen (Zinberg/Harding/Apsler 1978).

Der Heroingenuß ist ein herausragendes Beispiel für die Tendenz, bedeutende qualitative Unterschiede beim Konsum illegaler Drogen zu ignorieren. Im allgemeinen wird Heroin als eine überwältigende Droge angesehen. Der Glaube, daß eine einzige Heroingabe zur Abhängigkeit führt («Es ist so gut, daß du es überhaupt nie versuchen solltest») und daß Abhängigkeit kaum aufgehoben werden kann («einmal abhängig, immer abhängig»), hat für die meisten Amerikaner noch immer Gültigkeit (Johnson 1977; Lukoff 1977; Smith/Gay 1972: 1–31). Die *National Commission on Marihuana and Drug Abuse* (1973: 129) berichtete, daß 90 % der Amerikaner der Aussage «Du kannst Heroin gelegentlich nehmen, ohne jemals süchtig zu werden» widersprachen. Ebenfalls wird angenommen, daß fortgesetzter Heroingenuß unweigerlich zu schweren psychischen und physischen Schäden führt, und seine chemische Gefährlichkeit wird immer wieder angeführt, um das geltende Verbot zu untermauern (Kramer 1976; Szasz 1975: 14–17). Wie sehr Heroin als unkontrollierbar eingeschätzt wird, kann man an der Tatsache ermessen, daß in Amerika selbst sein therapeutischer Einsatz durch Ärzte gesetzlich verboten ist. Zur Zeit darf es nicht einmal bei Patienten zur Schmerzlinderung angewandt werden, die dem sicheren Ende entgegengehen – ausgenommen bei einigen seltenen experimentellen Fällen.

Bis vor ganz kurzer Zeit wurde die allgemeine öffentliche Ansicht bezüglich Heroin von professioneller Seite geteilt und unterstützt. In vielen Forschungsberichten über den Genuß von Opiaten und anderen illegalen Drogen wurde nicht zwischen Gebrauch und exzessivem Gebrauch unterschieden. In ihrer Besprechung von 35 Artikeln stellt Heller (1972) als deren größte Schwäche fest, daß sie sämtliche Drogenkonsumenten ohne Rücksicht auf das Ausmaß ihres Konsums in einen Topf geworfen haben. Die *Shafer Commission* zog daraus den Schluß, daß «es oft schwierig ist festzustellen, wer beschrieben wird, welche Verhaltensweisen ausgewertet wurden oder welche tatsächlichen oder potentiellen Gefahren in einem solchen Verhalten schlummern» (*National Commission on Marihuana and Drug Abuse* 1973: 93).

Zusätzlich neigte die Forschungsliteratur dazu, sich auf Extremfälle des Genusses – die Heroinabhängigkeit – zu konzentrieren und den Verhaltensmustern, die zwischen Abstinenz und Abhängigkeit liegen, sehr wenig Beachtung zu widmen. Ein eingehendes Studium der Literatur zeigt, daß sich buchstäblich Hunderte von Studenten mit dem einen oder anderen Aspekt der Abhängigkeit befassen, jedoch nur weniger als ein Dutzend in der Hauptsache von gelegentlichem Heroingenuß handeln. (Dieser Überblick schloß eine Computeruntersuchung bei Datenbanken unter den Stichworten *Index Medicus, Social Science Citation Index* und *Psychological Abstracts* ein). Selbst als die Existenz nichtabhängigen Heroingebrauchs anerkannt war, wurde seine Bedeutung durch die Feststellung heruntergespielt, daß es sich nur um ein kurzes Übergangsstadium zwischen experimentellem Genuß und Abhängigkeit handle. In Erläuterungen zu dieser Auffassung führt Goode (1972: 150) an, daß «obwohl der gelegentliche (Wochenend-) Heroinkonsument wahrscheinlich weitaus häufiger vorkommt als wir annehmen, wird doch ein außerordentlich hoher Prozentsatz derer, die nur mal ab und zu probieren, im Laufe der Zeit süchtig.»

Die Drogenforschung entsprach so vollständig der öffentlichen Meinung über Heroin, daß die erste Studie, die sich speziell mit dem gelegentlichen Genuß befaßte, erst 1973 veröffentlicht wurde. Diese Studie von Powell enthielt Material über zwölf Personen, die Heroin mindestens drei Jahre ohne Suchterscheinungen konsumiert hatten. Obwohl einige von Powells Personen ein Verbraucherverhalten an den Tag zu legen schienen, das man nur schwer als wohl kontrolliert bezeichnen kann, und dazu auch noch häufig andere Drogen einnahmen, zeigt seine Arbeit das erwachende Forscherinteresse am Gelegenheitsgenuß. (Eine vollständigere Untersuchung von Studien über gelegentlichen Opiatgenuß s. Zinberg/Harding/Stelmack/Marblestone 1978.)

Der Mangel professionellen Interesses an unabhängigem Heroingenuß kann durch Forschungsprobleme in der Praxis erklärt werden. Personen mit solchen Gebrauchsverhalten sind schließlich schwieriger zu beobachten (Rittenhouse 1977). Daten über Konsumenten lassen sich am besten während der Behandlung, im Strafvollzug, in Entzugsanstalten und ähnlichen Institutionen sammeln. Diese Quellen vermitteln jedoch höchst selektiv nur Beispiele von Konsumenten, die «auf Grund ihres Drogengenusses mit schwerwiegenden persönlichen, medizinischen, sozialen oder legalen Problemen konfrontiert wurden und deshalb oft die schlimmsten Auswüchse im Spektrum des Konsums repräsentieren» (Greene/Nightingale/Stuart/Dupont 1975).

Dieses professionelle Versäumnis kann jedoch auch durch die Lebendigkeit kultureller Mythen über die Schädlichkeit der Droge Heroin erklärt werden. Wie Gusfield (1973) feststellt, ist auch das Forscherteam nicht unberührt von der kulturellen Atmosphäre, in der es arbeitet. Falls die Forscher z. B. glaubten, daß die Mythen helfen, den Heroingebrauch in Grenzen zu halten, werden sie kaum etwas Gegenteiliges gesagt haben – nichts, was als Billigung hätte aufgefaßt werden können. Auf einer anderen Ebene machten es gerade die Mythen so schwierig zu erkennen, daß konventionelles Wissen in der Forschungsliteratur vielfach unkorrekt oder überholt war. Die Tendenz herrscht vor, jeden, der Heroin nimmt, als «Fixer» zu bezeichnen. Dadurch ist es schwierig, Gruppen zu beschreiben, die nicht dem kulturellen Klischee entsprechen, und zu erkennen, in welcher Weise ein Studium dieser Gruppen nützlich sein könnte.

Die Möglichkeit kontrollierten Heroinkonsums

Keinesfalls sind alle Ängste in bezug auf Heroin irrational. Wie der Zustand der meisten «Fixer» zeigt, macht Heroin abhängig, kann schwere psychische und physische Schäden bewirken, und sein Konsum geht mit kriminellem oder asozialem Verhalten einher. Solche Folgen sind jedoch selbst bei fortgesetztem Konsum über Jahre hinweg nicht zwangsläufig. Wie bei Alkohol und anderen psychoaktiven

Drogen reicht die Wirkung beim Heroingenuß von wohltuend bis tödlich und wird zum großen Teil durch die Art der Einnahme bedingt (Clausen 1968; Jaffe 1975). Viele negativen Folgen sind das Ergebnis der Handhabung durch Abhängige und haben mit dem gesetzlichen Verbot zu tun. Hepatitis, Hautabszesse und Überdosierung werden durch nachlässige Anwendung der Droge verursacht, so durch Gebrauch schmutziger Nadeln oder durch deren gemeinschaftliche Benutzung. Ein weiterer Faktor ist, daß der Reinheitsgrad von Heroin, das auf dem Schwarzmarkt erworben wurde, nicht bekannt ist. Heroin allein, selbst wenn es in abhängig machenden Dosierungen genommen wird, verursacht nicht solche organischen Schäden wie etwa Alkohol und einige andere Rauschmittel. Bei längerem Heroingenuß tritt meist als negative Nebenwirkung Verstopfung auf, bei hohen Dosierungen zuweilen Impotenz. Heroin kann rasch eine physische Abhängigkeit entwickeln – aber nur, wenn es an mehreren aufeinanderfolgenden Tagen mehrmals täglich genommen wird. Wird es nur jeden zweiten Tag verabreicht, so kommt es zu keiner Abhängigkeit (Jaffe 1975).

Forschungsergebnisse zum kontrollierten Heroinkonsum

Mit der Pionierarbeit Powells über gelegentliche Opiatkonsumenten als günstigem Ausgangspunkt begannen Dr. Zinberg und der Verfasser 1973 mit der Suche nach «kontrollierten» Heroinkonsumenten, die, wie die meisten Gelegenheitstrinker, ein gemäßigtes Konsumverhalten aufrechterhalten und so potentiellen Gefahren aus dem Weg gehen. Ein anfängliches Stipendium des *Drug Abuse Council, Inc.,* einer privaten gemeinnützigen Stiftung, diente zur mehrfachen Befragung einer ausgesuchten Gruppe von 41 kontrollierten und 12 abhängigen Opiatkonsumenten und der Sammlung der Daten. Die Studie umfaßte auch die kontrollierten Konsumenten von Marihuana (N = 37) und anderen psychedelischen Drogen (N = 18). 1976 gewährte das *National Institute on Drug Abuse* Geldmittel, wodurch noch einmal Interview-Daten aus einer Auswahl von 53 kontrollierten Opiatverbrauchern, 13 Abhängigen und einer kleinen, siebenköpfigen Gruppe von Gelegenheitskonsumenten gesammelt wurden.

Für beide Studien wurden ähnliche Methoden angewandt. Die anzusprechenden Personen wurden durch Anzeigen in der Lokalpresse und durch Plakate in verschiedenen Sozialdienststellen ausfindig gemacht. Außerdem halfen Drogenkonsumenten bei der Suche nach zu befragenden Personen und bei den Interviews. Viele wurden von ehemaligen Teilnehmern der Studie vermittelt. Die halb standardisierten Interviews dauerten jeweils etwa zwei Stunden. Hauptsächlich wurden Fragen zu Themen gestellt wie: Kontrollmaßnahmen, demographische Variablen, familiärer Hintergrund, kriminelle Vergangenheit, momentanen Zugehörigkeiten (soziale Beziehungen, Arbeit, Ausbildung), bisheriger Alkoholkonsum, bisheriger Konsum illegaler Drogen des Nichtopiatbereichs, bisheriger Opiatkonsum, Einzelheiten typischer Einnahmesituationen von Opiaten, Freundschaftsverhalten, Einstellung gegenüber verschiedenen Drogen. Die Interviews wurden auf Tonband aufgenommen. Es liegen Daten von mehr als 200 Variablen vor.

Die Gültigkeit der Daten wurde auf mehrere Weise sichergestellt: 1. Es wurde geprüft, ob bei mehrmals gestellten ähnlichen Fragen im Interview die Antworten der Person übereinstimmen. 2. Die Antworten der Person auf die gleichen Fragen im ersten und in den folgenden Interviews wurden miteinander verglichen. 3. Wo es möglich war, befragte man Personen über andere, ihnen bekannte Leute, die ebenfalls interviewt wurden. 4. Die Freunde der Personen wurden zur Bestätigung der Daten interviewt.

Da die Auswahlkriterien für den Einschluß in diese Erhebungen nicht identisch waren, beschränkt sich die Diskussion hier auf ein kombiniertes Sample von 61 kontrollierten und 30 abhängigen Konsumenten, die den engeren Auswahlkriterien entsprachen. Allgemein demographisch gesehen gibt es keine bedeutenden Unterschiede zwischen beiden Gruppen. (Weitere Einzelheiten zu diesen beiden Studien finden sich bei Jacobsen/Zinberg 1975; Zinberg/Jacobsen/Harding 1975; Zinberg/Jacobsen 1976; Zinberg/Harding/Winkeller 1977; Harding/Zinberg 1977; Zinberg/Harding/Stelmack/Marblestone 1978; Zinberg/Harding 1979; Harding/Stelmack/Barrett 1979; Harding/Zinberg/Stelmack/Barry 1980).

Die beiden Kategorien, Personen mit kontrolliertem Opiatgenuß und Abhängige, erhielten zusätzlich komplexe Kriterien, die die Anzahl der Opiateinnahmen, die Intervalle zwischen Einnahmetagen oder -perioden, Beginn des Opiatgenusses und Stabilität im Umgang mit ihnen im Laufe der Zeit erfaßten. Einfach ausgedrückt hatten die kontrollierten Konsumenten mindestens zehn Einnahmen im Jahr vorzuweisen. Dies, um sicherzustellen, daß der Genuß häufig genug war, um die Anwendung einer Kontrolle erkennen zu können. Zudem wurden dadurch die experimentellen Konsumenten eliminiert, die in anderen Untersuchungen über gelegentlichen Gebrauch miterfaßt waren. In den zwei Jahren vor dem ersten Interview durften die kontrollierten Verbraucher nur einmal ein Maximum von 4 bis 15 aufeinander folgenden Tagen mit Opiatgenuß vorweisen. Wie man jedoch im folgenden sieht, haben sich nur wenige dieser Grenze genähert. Im Gegensatz dazu war für Abhängige die Voraussetzung ein täglicher, über einen längeren Zeitraum sich hinziehender Opiatgenuß.

In dieser Studie wird die präzise Unterteilung nach Gebrauchsmustern betont. Zusätzlich gibt es bei der Personenauswahl zwei weitere Faktoren, die diese Studie deutlich von anderen abhebt, die sich ebenfalls mit Opiatgenuß von Nichtabhängigen befaßt haben: 1. Kontrollierte Konsumenten dürfen alle anderen Drogen (außer Tabak) nur maßvoll verwendet haben. 2. Der Gebrauchsstil darf sich mindestens durch zwei aufeinanderfolgende Jahre nicht verändert haben, um ein Mindestmaß an Beständigkeit im Gebrauchsmuster zu gewährleisten.

Forschungsergebnisse zeigen deutlich, daß regelmäßiger Opiatkonsum von Nichtabhängigen keineswegs nur ein kurzes Übergangsstadium vor einer stärkeren Verstrickung ist. Einige der kontrollierten Konsumenten zeigten ein stabiles kontrolliertes Verhalten über 8, 9, 10 und 15 Jahre hinweg. Die Durchschnittszeit kontrollierten Konsums beträgt 4,5 Jahre (durchschnittliche Abweichung = 2,6 Jahre). Obwohl die Kriterien für kontrollierten Konsum sehr häufigen Gebrauch einschließen, besteht doch die Mehrheit dieser Personengruppe aus selten konsumierenden Personen. Nur 25 % hatten in dem Jahr vor dem ersten Interview eine Genußwelle von 3 bis 15 aufeinanderfolgenden Tagen. Zur Zeit des ersten Interviews nahmen 25 % der ausgewählten Gruppe im Durchschnitt weniger als einmal im Monat Opiate zu sich, 34 % einmal im Monat und 39 % jede Woche. Nur eine Person brauchte täglich eine Dosis. Das Interview bei ihr fand allerdings gerade während einer Einnahmewelle statt. Eine spätere Befragung zeigte, daß sie bald wieder für länger den Konsum auf einmal pro Woche beschränkte.

Als diese Studie konzipiert wurde, überließ man die Frage, ob zwischen Konsumstil und nachteiligen oder schädlichen Drogenwirkungen ein kausaler Zusammenhang besteht, der Empirie. Eine eingehende Analyse, die kontrollierte und abhängige Personen verglich, zeigte – wie erwartet – einen Unterschied in Qualität und Quantität des Konsums. Die kontrollierten Verbraucher haben häufiger eine Arbeitsstelle, zeigen bessere Leistungen, hatten im Laufe ihrer Drogenkarriere weniger Einnahmeschübe, nehmen weniger andere Drogen, leiden seltener unter kurzzeitigen Nebenwirkungen, sind fähig, Opiate auf Vorrat zu halten, ohne sie verbrauchen zu müssen usw. Kurz gesagt zeigen die Ergebnisse, daß der «kontrollierten» und «abhängigen» Einnahme Gebrauch und Mißbrauch entsprechen.

Obwohl es schwierig ist, von einem typischen kontrollierten Heroinkonsumenten zu sprechen, so unterscheiden sich doch viele kaum von den Gesellschaftstrinkern – außer, daß sie Heroin nehmen:

Linda ist eine fünfundzwanzigjährige weiße Frau. Seit der Trennung von ihrem Mann vor vier Jahren lebte sie allein mit ihrer sechs Jahre alten Tochter. Ihr Mann teilt die Verantwortung für die Obhut des Kindes und zahlt einen Teil der damit verbundenen Kosten. Linda regte die Gründung eines kleinen Kindergartens an und arbeitet zeitweilig als Kellnerin. Seit über sechs Jahren nimmt sie ein- oder zweimal monatlich Heroin. Während dieser Zeit beschränkte sich der Gebrauch anderer Drogen auf mäßigen Alkoholgenuß in Gesellschaft, täglich eine Packung Zigaretten und ab und zu etwas Valium. Außerdem nahm sie Marihuana, allerdings nur vier- bis sechsmal im Jahr, da es manchmal ihr Wohlbefinden störte.

Arthur ist ein vierzigjähriger Weißer, verheiratet, hat drei Kinder. Er arbeitet seit fünf Jahren bei derselben Firma als Tischler. Während der letzten zehn Jahre nahm er jedes Wochenende Heroin und setzte sich gelegentlich auch in der Woche einmal einen Schuß. In den letzten fünf Jahren vermied er dies allerdings. Seine Frau nimmt kein Heroin, aber sie teilt seine Vorliebe für gelegentlichen Genuß von Marihuana. Normalerweise besucht er einen Freund, um sich dort das Heroin zu spritzen, und kehrt, nachdem sich der Rauschzustand abgeschwächt hat, nach Hause zurück. Neben dem unregelmäßigen Marihuanakonsum trinkt Arthur im Durchschnitt jeden zweiten Tag etwas Alkohol.

Ein Hauptanliegen dieser Forschung war das Herausarbeiten von Faktoren, die kontrollierten Konsum anzeigen. Ein Vergleich zwischen kontrollierten und abhängigen Personen erweist, daß kontrollierter Konsum nicht von der Erreichbarkeit der Drogen abhängig ist. Kontrollierte und abhängige Personen beschaffen sich Drogen unter gleichen Voraussetzungen. Es gibt kaum Unterschiede in ihrer Erfahrung mit dem Heroinhandel oder mit den Konsumgelegenheiten. Darüber hinaus fanden sich keine bedeutenden Unterschiede in der Drogenerfahrung allgemein (Anzahl der Einnahmejahre von Opiaten, Zahl der jemals benutzten Drogen usw.), Art der Opiate, Anwendungsweise, die Anfänge des Drogen- und Opiatkonsums (Alter zur Zeit des ersten Drogen- und Opiatkonsums, Anzahl der Drogenarten, die vor oder während des ersten Opiatkonsums eingenommen wurden usw.).

Auch geben psychische Momente keinen verläßlichen Hinweis auf die Art und Weise, wie Opiate verwendet werden. Die Persönlichkeit wurde nach Skalen gemessen, die Werte zwischen Aktivität und Passivität differenzieren, zwischen rebellischem Verhalten und Konformität, dem Bewußtsein und der Distanz von Affekten, der Verdrehung von Realität und ihrer Annahme. Dazu wurden andere Faktoren überprüft, wie Schulschwierigkeiten, Konflikte mit Gesetzen, Drogenabhängigkeit in der Familie und der Grad familiärer Spannungen.

Der Hauptunterschied zwischen den kontrollierten und den abhängigen Konsumenten liegt im soziokulturellen Bereich. Durch ihre Verbindung zu gemäßigten Gruppierungen der Drogen konsumierenden Subkultur erlernten die kontrollierten Verbraucher bestimmte Riten und Normen, die den gemäßigten Opiatgenuß festlegen und unterstützen und auf diese Weise potentiell nachteilige Wirkungen verringern.

Der Begriff Ritus, der hier gebraucht wird, bezieht sich auf festgelegte Praktiken des Drogenkonsums. Dazu gehören die Auswahl der Örtlichkeit, der Verhältnisse und der Partner, wie auch Aktivitäten nach erfolgter Berauschung, die der Konsument als Teil des Drogengebrauchs betrachtet. Ansichten über die Art und Weise, eine bestimmte Droge einzunehmen und mit ihrer Wirkung umzugehen, wurden in Regeln umgesetzt. Rituale dienen oft dazu, diese Regeln zu unterstützen, zu verstärken und zu symbolisieren. Zum Beispiel heißt u. a. das wichtigste Dekret der kontrollierten Opiatkonsumenten: «Nimm nie so viel, daß du abhängig wirst.» Das individuelle Verhalten in bezug auf Häufigkeit und Zeitpunkt des Konsums (z. B. nur am Wochenende) reflektiert dieses Hauptprinzip des nicht abhängigen Gebrauchs.

Abhängige folgen oft den Ritualen wie kontrollierte Konsumenten. Sie entscheiden, wer als erster an die Reihe kommt, teilen sich die Spritzen und binden mit Hilfe von Gürteln die Adern ab. Wenn diese Riten aber nicht von den lebensfähigen und Schranken auferlegenden Regeln, die für Nichtabhängige charakteristisch sind, begleitet werden, sind sie außerstande, den Konsum Süchtiger zu kontrollieren.

Im Gegensatz zu Abhängigen folgen die von uns untersuchten Nichtabhängigen verinnerlichten Richtlinien, die darauf abzielen, den Konsum unter Kontrolle zu halten. Einige können sie ausdrücklich artikulieren, andere nur vage und ohne sich klar darüber zu sein, daß sie Regeln folgen. Die kontrollierenden Regeln und Rituale, denen sie anhängen, funktionieren auf mehrfache, überlappende Weise:

1. Regeln bestimmen gemäßigten Genuß und verurteilen süchtigen Konsum. Die meisten Personen haben Regeln, die die Häufigkeit des Konsums auf ein Maß reduzieren, welches weit unterhalb des abhängig machenden liegt. Viele haben besondere Regeln festgesetzt wie: «Nimm nie jeden Tag» oder «Nimm niemals länger als an zwei aufeinanderfolgenden Tagen».

2. Regeln beschränken den Gebrauch auf Örtlichkeiten und einen Personenkreis, die ein positives oder «sicheres» Drogenerlebnis begünstigen. Solche Regeln wären etwa, nie unter Drogeneinfluß Auto zu fahren, Drogen nie alleine zu nehmen (für den Fall, daß man Hilfe braucht) oder in Gegenwart Fremder. Im Gegensatz zu Süchtigen verschiebt ein Nichtabhängiger die Drogeneinnahme, bis sich eine optimale Gelegenheit bietet.

3. Regeln und Riten ziehen unerwünschte Wirkungen in Betracht und schreiben Vorsichtsmaßnahmen vor und nach der Einnahme vor. Einige Personen verringern das Risiko einer Überdosis, indem sie zunächst nur einen Teil ihrer Portion nehmen und abwarten, welche

Wirkung sich entfaltet, bevor sie mehr nehmen. Andere vermeiden es, bestimmte Drogen zu mischen, kochen ihre Nadeln vor der Injektion aus oder teilen sie nie mit anderen. Nichtabhängige Personen sind äußerst vorsichtig im Hinblick auf die Bezugsquellen ihres Heroins und im Hinblick darauf, wen sie von ihrem Opiatkonsum wissen lassen.
4. Regeln und Riten weisen dem Konsum einen beschränkten Platz zu und unterstützen die Verpflichtungen und Beziehungen, die nichts mit dem Drogenkonsum zu tun haben. Einige Personen nehmen Sonntag nachts keine Opiate, weil sie dann am Montagmorgen zu müde zum Arbeiten wären. Andere stellen sorgsam einen Kostenplan auf, wieviel Geld sie für Drogen ausgeben wollen, ganz so, wie sie es auch z. B. für Unterhaltung machen würden. Linda nimmt nur dann Drogen, wenn sie jemanden hat, der währenddessen auf ihr Kind aufpaßt.

Die Kontrollriten und Regeln wurden auf verschiedene Weise erlernt. Die meisten der nichtabhängigen Personen nahmen sie im Laufe ihres Drogenkonsums nach und nach an. Ein Teil (21,3 %) jedoch, der Drogen immer nur kontrolliert eingenommen hatte, handelte von Anfang an danach. Entstehungsort der Riten und Regeln für einen sicheren Genuß sind in erster Linie Gruppen Gleichgestimmter. Mit der Ausnahme einiger weniger Außenseiter benötigten die Nichtabhängigen die Unterstützung anderer maßvoller Konsumenten, um aus Folklore und Praktiken diverser Subkulturen der Drogenkonsumenten geeignete und wirksame Riten und Richtlinien zu entwickeln. Gerade dieser (oft sehr fruchtbare) Zusammenschluß von Nichtabhängigen gibt den nötigen Halt, der Sucht entgegenzuwirken. Die Personen nehmen selten alleine Drogen; über 80 % des Konsums findet in Gemeinschaft statt. Eine der wichtigsten Regeln der von uns untersuchten Gruppe beschränkte den Kontakt mit Süchtigen auf den Kauf von Heroin. Mit abhängigen Dealern wird gemeinsamer Heroingenuß strikt gemieden. Was in der Gesamtkultur als höchst abweichendes Verhalten angesehen wird, erfährt in der Gruppe der Nichtabhängigen eine Neubestimmung: es wird zum sozial akzeptierten Verhalten innerhalb der Gruppe. Wie Goode (1969) beim Marihuanakonsum feststellte, schaffte die Verbrauchergruppe neue Regeln und Riten und institutionalisierte gemäßigten Genuß. Dieses Ergebnis stimmt auch mit der von Young (1971) durchgeführten Studie über Drogengebrauch in London überein. Er fand, daß einige Gruppen über ein Wissen in bezug auf Anwendung, Dosierung und Gebrauch verfügen, das hilft, dem Mißbrauch entgegenzutreten und informelle Sanktionen gegen Verstöße zu verhängen.

Die Zukunft des kontrollierten Genusses

Unter den herrschenden Umständen wäre die Existenz einer großen Anzahl stabiler, kontrollierter Verbraucher erstaunlich. Die Gesamtkultur findet noch keine Anerkennung – von Unterstützung ganz zu schweigen – für den kontrollierten Genuß. Die Konsumenten werden als abtrünnig erklärt, als «krank» und hilfsbedürftig oder «kriminell» und verdienen es, bestraft zu werden. Eine Sozialisation für den Konsum innerhalb der Familie gibt es nicht. Selbst hilfsbereite Eltern wären nicht in der Lage, ein Leitbild durch eigenes Beispiel (wie bei Alkohol) oder durch eine nüchterne, nicht moralisierende Haltung zu geben. Die Bemühungen der öffentlichen Erziehung zielen immer noch auf totale Abwehr und nicht auf die Förderung sichereren Genusses.

Gleichgesinnte Gruppen von Leuten, die Drogen nehmen, sind im besten Fall ein unsicherer Ort der Unterweisung und Unterstützung. Die Verbindung zu kontrollierten Konsumenten ist eher eine Sache des Zufalls als der eigenen Wahl. Da illegaler Drogengenuß geheimzuhalten ist, stehen einem Anfänger auch nicht mehrere Gruppen zur Auswahl. Viele der nichtabhängigen Personen erzählen, daß sie ihren Opiatkonsum nicht nur vor Freunden verbergen müssen, die keine Drogen nehmen, sondern auch vor fast allen in ihrem Umkreis, die Marihuana oder andere illegale Drogen gebrauchen. Obwohl diese Freunde die meisten Ansichten der dominanten Kultur über andere illegale Drogen verworfen haben, so sind sie doch genau so überzeugt wie Nichtkonsumenten, daß Opiate «schädlich» sind. Während der ersten Zeit ihrer Drogenkarriere kamen viele in Kontakt mit Gruppen, deren Mitglieder im kontrollierten Gebrauch sehr ungeübt waren. In anderen Gruppen waren Mißbrauch und Risikobereitschaft gang und gäbe. Solche Personen verbrachten Zeiten, wo der Drogengenuß ihre Fähigkeit, Aufgaben zu erfüllen, störte und wo häufig unangenehme Nebenwirkungen auftraten (Harding/Stelmack/Barrett 1979; Harding/Zinberg/Stelmack/Barry 1980). Im Laufe der Zeit wurden diese Personen zu kontrollierten Verbrauchern, jedoch erst, nachdem sie sich mit neuen Begleitern zusammengetan hatten, was ein schwieriger und unsicherer Prozeß war. Leider schaffen nur wenige jugendliche Konsumenten diesen Schritt.

Obwohl eine weitreichende kulturelle Unterstützung des kontrollierten Konsums fehlt, wäre es denkbar, daß die begrenzte Unterstützung aus der Subkultur anwächst. Neuerdings gibt es viele Anzeichen, daß der Anteil der gelegentlichen Opiatkonsumenten einen Großteil der gesamten Verbraucher ausmacht. Möglicherweise sind sie zahlreich und stark genug, die Kontrolle ausübender und stabilisierender Regeln und Riten weiterzuentwickeln, so daß sie sich mehr und mehr verbreiten (Becker 1967). Es gibt zwei überzeugende Studien, die die Existenz einer beachtlichen Verbraucherpopulation aufzeigen, die nur gelegentlich – jedoch nicht unbedingt kontrolliert – konsumiert.

Graven und Jones (1976) untersuchten von 1966 bis 1974 den

Heroinkonsum Jugendlicher in einer höheren Schule eines Vorortes von San Francisco (Kalifornien). Sie stellten fest, daß gelegentlicher Konsum fast so häufig war wie Abhängigkeit, nämlich 49 % zu 51 %. Von den herausgefundenen «Experimentierern» hatten 33 % zwischen drei- und zehnmal, 19 % zwischen einunddreißig- und hundertmal und 10 % mehr als hundertmal probiert. Darüber hinaus konsumierten 1974 24 % der Abhängigengruppe zwischen einmal im Monat und zweimal in der Woche, und nur 47 % konsumierten dreimal oder noch öfter in der Woche.

In einer Nachfolgestudie an 571 Vietnam-Veteranen (Robins/Helzer/Davis 1975; Robins 1976; Robins/Helzer/Hesselbrock/Wish 1977) fand Robins, daß von allen Männern, die in Vietnam opiatabhängig waren, nur 12 % innerhalb von drei Jahren wieder süchtig geworden sind. Noch aufschlußreicher und überraschender ist das Ergebnis, daß nur ⅛ der in Vietnam abhängigen Heroinsüchtigen nach ihrer Rückkehr wieder süchtig wurden, obwohl mehr als die Hälfte dieser Männer daheim weiter Heroin nahmen. Selbst bei häufigerem Heroinkonsum (mehr als einmal pro Woche über einen längeren Zeitraum) wurde nur die Hälfte der Verbraucher wieder süchtig (Robins/Helzer/Hesselbrock/Wish 1977). Robins zog die Schlußfolgerung, daß der hohe Anteil gelegentlicher Konsumenten bei den Vietnam-Veteranen den Gepflogenheiten der übrigen amerikanischen Bevölkerung entspricht.

Daten von bundesweiten Umfragen bestätigen die in den Studien belegte große Anzahl der gelegentlichen Konsumenten. 1974 stellten O'Donnell et al. (O'Donnell/Voll/Clayton/Slaten/Room 1976) fest, daß aus einer national repräsentativen Auswahl Zwanzig- bis Dreißigjähriger 6 % Heroin genommen hatten. Die meisten hatten es nur wenige Male genommen; 76 % hatten es weniger als 99mal konsumiert.

Seit 1975 wurden von Johnston, Bachmann und O'Malley (1977; 1979) jährlich ältere Oberschuljahrgänge in großem Umfang überprüft. Die Daten zeigen ebenfalls, daß der gelegentliche Heroinkonsum vorherrscht. 1979 z. B. betrug der Anteil der Studenten, die Heroin etwa alle dreißig Tage nahmen, 0,5 %, der Prozentsatz der täglichen Konsumenten betrug jedoch nur 0,1 %. Das Gesamtbild des Konsums von Heroin und anderen Opiaten während der fünf Jahre zeigt die gleiche Tendenz. Von den älteren Jahrgängen, die Drogen nehmen, konsumiert nur ein ganz kleiner Teil täglich.

1971 und 1972 führte die *Response Analysis Corporation for the National Commission on Marihuana and Drug Abuse* zwei bundesweite Untersuchungen über Drogen durch. Seit 1976 fanden jährlich ähnliche Umfragen gemeinsam durch die *Response Analysis* und die *Social Research Group, The George Washington University,* statt, die vom

National Institute on Drug Abuse (Cisin/Miller/Harrell 1977) finanziert wurden. Alle diese Umfragen ergaben ähnliche Daten wie die schon besprochenen. Bei 1976 durchgeführten Stichproben in Haushalten stellten sich 3576 Leute im Alter ab zwölf der Umfrage. Sie ergab, daß von allen Jugendlichen im Alter von zwölf bis siebzehn Jahren 0,5 % schon einmal Heroin genommen hatten; von den über Achtzehnjährigen hatten 1,2 % Heroin probiert. Bei weniger als 0,5 % aller Altersgruppen wurde ein laufender Heroinkonsum festgestellt (Abelson/Fishburn 1976).

Obwohl diese Studien und Umfragen (zur weiteren Information siehe Zinberg/Harding/Stelmack/Marblestone 1978) anzeigen, daß die gelegentlichen Konsumenten 40 % und mehr der Gesamtzahl der Konsumenten ausmachen, so fehlen doch entscheidende Daten zur Untermauerung der Vorhersage, daß sich wahrscheinlich weitere kontrollierende Verhaltensmuster beim Heroinkonsum entwickeln werden. Es gibt z. B. keine Daten über den Grad der Kontrolle bei den gelegentlichen Konsumenten, über die Stabilität ihrer Gebrauchsmuster, die gemeinsamen Riten und Regeln oder ihren Zusammenhalt als Subkultur. Es gibt nicht einmal genaue, auf Langzeitbeobachtungen basierende Daten über die Gesamtzahl der gelegentlichen Konsumenten, an der man einen gerade stattfindenden oder zukünftigen Wandel der Verhaltensmuster ablesen könnte (Robins 1979).

Man könnte die Vorhersage, daß sich das Kontrollverhalten weiterentwickelt, auch für andere illegale Drogen treffen, deren Gebrauch sich in den letzten zwei Jahrzehnten verändert hat. Bei den psychedelischen Drogen z. B. zeigt ein Rückgang der nachteiligen Nebenwirkungen eine Änderung des Kontrollverhaltens an.

1963 wurde der Konsum psychedelischer Drogen zum Gegenstand einer nationalen Hysterie. Psychedelische Drogen wurden häufig als Psychomimetika (Psychosen imitierend) dargestellt. Der Glaube war weitverbreitet, daß sie Psychosen, Selbstmord und Gewalt einschließlich Mord verursachten. In der Tat gab es zahlreiche Fälle, wo nach ihrem Genuß lang- oder kurzfristige Psychosen auftraten. Mitte der sechziger Jahre berichteten psychiatrische Kliniken, wie das *Massachussetts Mental Health Center* und das *Bellevue* in New York City, daß ein gutes Drittel der Notaufnahmen psychedelischen Drogenkonsum zur Ursache hatten. Obwohl der Konsum psychedelischer Drogen eine hohe Zuwachsrate hatte, ging in den späten sechziger Jahren die Zahl der Noteinlieferungen auf Grund von Horrortrips drastisch zurück (Zinberg/Harding/Winkeller 1977). Und in einer Analyse der Umfragedaten von 1965 bis 1975 dokumentiert Bunce (1979) sorgfältig einen bemerkenswerten Rückgang der Anzahl Horrortrips bei männlichen Konsumenten.

Mindestens zwei soziale Faktoren scheinen für diesen Rückgang verantwortlich zu sein: Eine Ursache liegt wohl in der Entwicklung von Riten und Regeln für einen sichereren Genuß in der wachsenden Subkultur psychedelischer Drogenkonsumenten (Harding/Zinberg 1977). Es wurde Usus, den ersten Genuß psychedelischer Drogen nur im Beisein eines erfahrenen Begleiters zu erleben. Die Eingeweihten konnten die Ängste der Novizen besänftigen, indem sie das, was ihnen widerfuhr, als bekannten und zu erwartenden Drogeneffekt erklärten. «Nimm es nur zu einer guten Zeit, an einem guten Platz, mit guten Leuten!» Dies wurde ein Slogan, der die Neulinge mit dem wohlbegründeten Ratschlag versah, intensiv auf ihre Umgebung zu achten, wenn sie eine Droge nahmen, die sie extrem empfindsam für ihre Umgebung machte. Wie Interviews zeigten, hatte der Konsument der frühen sechziger Jahre – der den Himmel erhoffte, die Hölle fürchtete und nicht wußte, was ihn erwartete – weitaus extremere Erfahrungen als der Konsument der siebziger Jahre. Ihm standen schließlich Erfahrungen und Ratschläge eines Jahrzehnts zur Seite, die ihn aufklärten, worauf er gefaßt sein mußte (Harding/Zinberg 1977; Zinberg 1976).

Soziale Faktoren auf einer anderen Ebene scheinen ebenfalls eine Rolle beim Rückgang der Horrortrips gespielt zu haben. Wie Bunce (1979) zeigt, wurde die höhere Anzahl der Horrortrips in der Mitte der sechziger Jahre auch durch die heftige öffentliche Kontroverse über den Gebrauch psychedelischer Drogen verursacht. Die Abnahme der Horrortrips geht mit dem Abflauen dieser Kontroverse einher.

Obwohl die Beweise dürftig sind, könnte es sein, daß die letzten zwanzig Jahre den Beginn eines Prozesses anzeigen, in dem sich der Gebrauch jetzt noch illegaler Drogen normalisiert und in die amerikanische Kultur eingebunden wird. Im Laufe der Zeit könnte der illegale Drogenkonsum unter den Einfluß machtvoller einschränkender Riten und Regeln gelangen, die sowohl auf kultureller als auch auf subkultureller Ebene existieren. Dies mag für Heroin noch ein langer Weg sein. Bei den psychedelischen Drogen und bei Marihuana jedoch sind Änderungen im Gebrauch und in der Haltung der Gesamtkultur schon auszumachen (Harding/Zinberg 1977). Man muß in Betracht ziehen, daß es in den achtziger Jahren zum erstenmal in der amerikanischen Kultur eine bedeutende Anzahl Erwachsener geben wird, die Marihuana gegenüber tolerant sind (viele nehmen oder nahmen es). Ihre Kinder werden das Jugendalter zu einer Zeit erreichen, da der Gebrauch von Marihuana zum normativen Verhalten dieser Altersgruppe gehört. Man mag diese Art der Veränderung als gut oder schlecht ansehen, doch sollte dem Studium der sozialen Evolution des Drogengebrauchs sehr viel mehr Aufmerksamkeit geschenkt werden als bisher. (Vgl. den Beitrag von Leonhard in diesem Band.)

Probleme und Möglichkeiten der Therapie bei Drogenabhängigen

Gerhard Bühringer

Die Arbeit gibt einen Überblick über die Entwicklung und den derzeitigen Stand der Therapie bei Drogenabhängigen in der BRD. Im Mittelpunkt stehen Angaben zu den therapeutischen Konzepten und Organisationsformen sowie zu Ergebnissen. Probleme und zukünftige Forschungsschwerpunkte werden diskutiert.

Die Arbeit beschränkt sich auf Personen, die von illegalen Drogen körperlich und psychisch abhängig sind und vorwiegend Heroin oder andere Opiate injizieren («Fixer»). Sie stellen therapeutisch das größte Problem dar. Die Darstellung der Entwicklung in den letzten zehn Jahren erfolgt lediglich in einem kurzen Abriß und beschränkt sich auf die Aspekte, die für das Verständnis der heutigen Situation notwendig sind. Völlig verzichtet wurde aus Platzgründen auf Konzepte und Ergebnisse aus dem Ausland (vgl. z. B. National Drug Abuse Conference 1978; Israel et al. 1978). Weiterhin wird nicht auf Überlegungen zur Genese der Drogenabhängigkeit (vgl. z. B. Hobi 1973; Lange 1974; Schenk 1975 und 1979) sowie auf epidemiologische Daten (vgl. z. B. Reuband 1977 und 1979; Welz/Kleff 1980) eingegangen.

Entwicklung der letzten zehn Jahre

Als um etwa 1968 der illegale Konsum von Haschisch, Halluzinogenen, Opiaten (z. B. Morphinbase) und einige Jahre später auch von Heroin drastisch zuzunehmen schien, gab es in der BRD kein adäquates therapeutisches Angebot für die Behandlung der betroffenen Jugendlichen und jungen Erwachsenen. Von psychiatrischen Kliniken und allgemeinen Beratungsstellen wurde ein resignatives Stimmungsbild vermittelt, «Therapieerfolge» wurden mit nahezu Null angegeben. Dazu kam, daß der Drogenkonsum stark mit gesellschaftspolitischen Überlegungen motiviert wurde und in den Augen der Konsumenten keiner Behandlung bedurfte. Die Fachwelt war zunächst ratlos, Politiker und Medien forderten ein rasches Handeln und unterstützten Forderungen mit fragwürdigen Daten über eine zu erwartende «Drogenwelle» (Bühringer 1981).

In das beschriebene therapeutische Vakuum traten in einer zweiten Phase um 1970 verschiedene Gruppen einer neuen «Helferszene», u. a.:

- Eltern betroffener Kinder
- politisch engagierte Gruppen, die glaubten, mit den Drogenabhängigen gesellschaftliche Veränderungen erreichen zu können
- sozial «abstinente» Gruppen, die den Rückzug aus der Gesellschaft und neue Lebensformen auf dem Land versuchten
- ehemalige Drogenabhängige und
- in ihren Berufen gescheiterte Personen.

Trotz unterschiedlicher Herkunft und unterschiedlicher Vorgehensweise zeigten die genannten Gruppen zwei Gemeinsamkeiten: Zum einen waren sie wegen fehlender Kompetenz therapeutisch überfordert und tendierten zu einer *laissez-faire*-Haltung gegenüber Drogenabhängigen, und zum anderen waren ihre Maßnahmen und ersten Einrichtungen chaotisch organisiert. Dies führte nach einiger Zeit zur Schließung vieler Einrichtungen in der BRD: Z. B. gaben zwischen 1972 und 1974 etwa dreißig Modelleinrichtungen trotz aller Freiheiten bei der Arbeit und großzügiger Finanzausstattung ihre Arbeit auf (Bühringer 1981).

In einer dritten Phase ab 1974/75 zeigen sich erhebliche Verbesserungen in der Organisation der Einrichtungen, während die therapeutische Kompetenz nach wie vor unzureichend ist. Wegen der anfänglichen Mißerfolge ändert sich der therapeutische Stil von *laissez-faire* in autoritär: Harte Aufnahmekriterien und ein eher rigider Umgang mit Drogenabhängigen bestimmen seither das Bild.

Seit etwa 1976/77 beeinflußt eine vierte Phase mehr und mehr die Versorgung, die mit dem Stichwort «therapeutische Professionalisierung» charakterisiert werden kann. Zunehmende Beschäftigung von Diplom-Psychologen und Sozialarbeitern, verbesserte therapeutische Aus- und Weiterbildung, Dokumentation und Erfolgskontrolle sowie ein nach therapeutischen Gesichtspunkten orientierter Kontakt zu den Klienten sind Merkmale dieser Phase. Die Entwicklung ist allerdings nur in einem Teil der Einrichtungen in der genannten Form zu beobachten. Phase drei und vier laufen zum Teil parallel, die beschriebenen Charakteristika sind in jeder Einrichtung unterschiedlich ausgeprägt.

Therapeutische Konzepte, Organisationsformen und Ergebnisse

Die räumliche und zeitliche Organisation eines Programms sowie das therapeutische Konzept sind stark voneinander abhängig. Lediglich zur besseren Übersicht wird zunächst auf organisatorische Aspekte eingegangen. Danach folgt die Beschreibung der einzelnen Therapiephasen.

Organisation der Therapie

Nahezu alle therapeutischen Konzepte für Drogenabhängige bieten ein in Phasen gegliedertes Programm an. Die jeweiligen Begriffe für die einzelnen Phasen sowie die Bezeichnungen für die den Phasen zugeordneten Einrichtungen sind extrem unterschiedlich und ohne gemeinsames System. Sie sind im Laufe der Zeit auch weitgehend inhaltsleer geworden: Eine therapeutische Wohngemeinschaft ist häufig so professionell geführt wie eine Fachklinik, und viele Fachkliniken haben die Prinzipien der therapeutischen Gemeinschaft mehr oder weniger stark übernommen. Gemeinsame Grundlage sind vier Phasen (Tabelle 1). Die stationäre Entgiftungs-und Entwöhnungsbehandlung sowie die ambulante Nachsorgebehandlung haben sich als Methode der Wahl eingespielt. Einige Programme haben die Entwöhnungs- und Nachsorgephase weiter unterteilt durch «Stufen» innerhalb einer Einrichtung oder durch Schaffung von nachgeordneten Einrichtungen. Insbesondere teilstationäre Nachsorgeeinrichtungen wurden in letzter Zeit verstärkt gefordert und in einigen Städten auch bereits verwirklicht.

Ziel aller Phaseneinteilungen ist die Verdeutlichung sukzessiv zunehmender individueller Verantwortung des Klienten und abnehmender therapeutischer Intensität und Kontrolle. Der Klient soll nach einer Entwöhnungsbehandlung, die in der Regel in einer therapeutischen Einrichtung außerhalb der Städte erfolgt, allmählich an seine alte Umgebung und Selbständigkeit gewöhnt werden. Einige Einrichtungen, insbesondere die Selbsthilfegruppen, haben die häufig auch übertriebene Phaseneinteilung nicht übernommen. Doch auch hier erhält der Klient bzw. Mitbewohner im Laufe seines Lebens in der Gruppe zunehmend mehr individuelle Rechte und Verantwortung zurück.

Die ambulante Entwöhnungsbehandlung wird zwar mehr und mehr gefordert, ist aber noch vollständig im Experimentierstadium. Sie wird bei Fixern derzeit nur in Einzelfällen als Notbehelf durchgeführt. Erste Forschungsvorhaben zeigen aber, daß hier wahrscheinlich wesentlich mehr möglich ist, als bisher angenommen wurde (Feldhege et al. 1977; zitiert in Bühringer 1981). Die ebenfalls ambulant durchzuführende Methadonerhaltungstherapie (Einstellung des Klienten auf einen Ersatzstoff mit Abhängigkeitspotential) wird in der BRD weitgehend abgelehnt (vgl. z. B. Krauthan 1980 und die dort angegebene Literatur).

Therapievorbereitung
Diese Aufgabe wird von professionell geführten Beratungsstellen wahrgenommen. Seit 1972 werden bzw. wurden im Rahmen von zwei Modellprogrammen des Bundes und der Länder insgesamt etwa siebzig Beratungsstellen gefördert und wissenschaftlich begleitet, so daß für diese Behandlungsphase umfangreiche Daten vorliegen (z. B. Bühringer 1978 und 1981; Hachmann 1980; Krauthan/Klett 1979).

1979 behandelten die Mitarbeiter von 32 Modelleinrichtungen im Durchschnitt 242 Klienten in intensiver Form. Dazu kommen etwa 320 Klienten mit weniger intensiver bzw. einmaliger Betreuung. Im Durchschnitt hat eine Stelle sieben vollzeitbeschäftigte Mitarbeiter (einschließlich technischem Personal; Teilzeitmitarbeiter sind auf ganze Stellen umgerechnet). Davon sind etwa 1,5 Stellen durch Diplom-Psychologen, 3,5 Stellen durch Sozialarbeiter einschließlich Jahrespraktikanten und eine Stelle durch technisches Personal besetzt. Der Rest verteilt sich auf sonstige Berufsgruppen (Hachmann 1980).

26 % der Klienten waren Abhängige vom Opiattyp (Hachmann 1980). Im Jahre 1978 wurden von den beendeten Behandlungen dieser Gruppe 33 % in stationäre Behandlung weitervermittelt, 18 % planmäßig abgeschlossen. Bei 42 % brach der Klient und bei 6 % die Einrichtung die Behandlung ab (Hachmann und Bühringer 1979). Bei den zuletzt genannten Zahlen wird bereits ein Problem deutlich, nämlich die nach wie vor zu hohe Abbruchquote. Ein zweites Problem stellt die frühzeitige Erkennung von Abhängigen und ihre Motivierung für eine Behandlung dar, bevor diese Personen mit massiven Spätschäden von selbst in die Behandlung kommen. Hierzu liegen erst wenig Erfahrungen vor (vgl. z. B. Klett et al. 1979).

Neben der Beratung und den für die stationäre Therapie notwendigen Vorbereitungen führen die Einrichtungen Einzel- und Gruppentherapien verschiedener therapeutischer Orientierungen durch (Tabelle 2). Hiermit ist ein drittes Problem verbunden: Der Ausbildungsstand in bezug auf psycho- und soziotherapeutische Maßnahmen ist trotz erheblicher Anstrengungen in den letzten Jahren noch zu gering.

Neben der Literatur zu den genannten Modellförderungen liegen nur wenig Publikationen über ambulante Einrichtungen vor. Dies mag daran liegen, daß die Arbeit von Beratungsstellen traditionell als weniger wichtig eingestuft wurde und erst in letzter Zeit unter Kostengesichtspunkten sowie durch die Zuordnung von präventiven und therapeutischen Aufgaben verstärkt in den Mittelpunkt des Interesses geraten ist. Eine gute Einführung in die Arbeit einer «modernen» Beratungsstelle liegt von Bäuerle et al. (1979) vor; eine Zwischenbilanz über die Entwicklung der derzeit geförderten Modellberatungsstellen von Bühringer et al. (1981).

Tabelle 1: Überblick über die Phasen der Behandlung von Drogenabhängigen und über ausgewählte Charakteristika

Phase	Therapievorbereitung	Entgiftungsbehandlung	Entwöhnungsbehandlung	Nachsorgebehandlung
Organisations-form	ambulant	in der Regel stationär	in der Regel stationär in Ausnahmefällen ambulant	in der Regel ambulant zunehmend auch teil-stationär
durchführende Institutionen	Drogenberatungsstellen zunehmend auch psychosoziale Beratungsstellen für Suchtkranke oder für Jugendliche und junge Erwachsene	Allgemeinkrankenhaus (internistische Stationen) spezielle Drogenkliniken (besonders in Groß-städten) Abteilungen psychiatri-scher Krankenhäuser	psycho- u. soziothera-peutisch orientierte Therapieeinrichtungen wenige Selbsthilfe-gruppen weiterführende Stufen von Drogenkliniken weiterführende Abtei-lungen psychiatrischer Krankenhäuser	therapeutische Wohngemeinschaften Wohngemeinschaften Nachsorgeeinrichtungen (Typ Nachtklinik) Drogenberatungsstelle (ambulant)
Behandlungs-ziele	Beratung/Motivation Diagnosestellung Erstellung des Behandlungsplans Vorbereitung auf die stationäre Behandlung (z. B. Kostenzusage) Überbrückungsbehand-lung bei Wartezeiten	Durchführung der körperlichen Entgiftung Diagnose u. Therapie somatischer Begleit-erkrankungen Vorbereitung auf Ent-wöhnungsbehandlung erste psychothera-peutische Maßnahmen	Behandlung psychischer Störungen Rückfallprophylaxe Aufbau von Alterna-tiven in wichtigen Lebensbereichen (Arbeits-, Sozial- u. Frei-zeitbereich, Selbst-organisation)	Bewältigung von Krisen im Alltag evtl. Weiterbehandlung mit Therapieinhalten aus der Entwöhnungs-phase

		(Motivierung; Verhinderung von Rückfällen)	Vorbereitung auf die Entlassung (Wohnungssuche, Arbeitsplatzbeschaffung)	
Behandlungsdauer	ca. 2–10 Wochen (stark abhängig davon, wie lange die Erteilung der Kostenzusage dauert)	1–3 Wochen (soweit keine somatischen Begleiterkrankungen vorliegen; sonst auch sehr viel länger)	6–12 Monate (in Ausnahmefällen länger)	3–12 Monate
Einrichtungsgröße	ca. 250 intensiv behandelte Klienten und ca. 300 weniger intensiv betreute Klienten bzw. einmalige Kontakte pro Jahr	Allgemeinkrankenhäuser; Klienten sind verteilt auf Stationen üblicher Größe Drogenkliniken: 30–50 Plätze	15–30 Plätze, in Ausnahmefällen auch über 50 Plätze	teilstationär: 5–20 Plätze ambulant: siehe Beratungsstellen
vertretene Berufe	vorwiegend Sozialarbeiter und Diplom-Psychologen konsiliarisch tätige niedergelassene Ärzte wenige angestellte Ärzte	vorwiegend Ärzte und Pflegepersonal begleitende Betreuung oder Behandlung durch Mitarbeiter der Beratungsstellen	Sozialarbeiter und Diplom-Psychologen je nach Programm Arbeits-, Beschäftigungs- und Sporttherapeuten teilweise ehemalige Drogenabhängige niedergelassene Ärzte für die Weiterbehandlung somatischer Begleiterkrankungen	teilstationär: Sozialarbeiter und Diplom-Psychologen ambulant: siehe Beratungsstelle ◄ teilweise auch angestellte Ärzte (Psychiater oder andere Fachärzte mit psychotherapeutischen Kenntnissen)

Entgiftungsbehandlung

Die Entgiftungsbehandlung wird in der Regel stationär durchgeführt. Die Gründe dafür liegen weniger in der Entgiftung selbst, sondern in der Notwendigkeit, die Begleit- und Folgekrankheiten zu diagnostizieren und zu behandeln. Besonders häufig sind hier z. B. nach May (1980) Leberschäden (85 %), Hepatitis (54 %) und Geschlechtskrankheiten (24 %) zu nennen. Ähnliche Ergebnisse werden auch in anderen Arbeiten berichtet (z. B. Daunderer et al. 1974; May et al. 1980 sowie die dort angegebene Literatur). Ein weiterer Grund für die stationäre Aufnahme ist die während der Entgiftung besonders hohe Rückfallgefahr, die durch die räumliche Isolierung von der Drogenszene und die zeitlich und personell intensive Betreuung reduziert werden soll.

Die körperliche Entgiftung selbst verläuft in der Regel unproblematisch, da Drogenabhängige gegenüber klassischen Morphinisten wesentlich geringere Opiatkonzentrationen zu sich nehmen und wegen der illegalen Beschaffung an Phasen der Nichteinnahme gewöhnt sind. Unterstützende Medikation gegen entzugsbedingte Symptome wird in geringen Dosen akzeptiert (z. B. Daunderer et al. 1974; May 1980), der ausschleichende Entzug mit Methadon zunehmend abgelehnt.

Problematisch ist die Verhinderung eines Rückfalls in der Klinik oder kurz darauf, da intensive psycho- und soziotherapeutische Maßnahmen in der Regel noch nicht begonnen wurden. Ein über die medizinische Therapie hinausgehendes psychotherapeutisches Begleitprogramm ist aber in jedem Fall notwendig, um die Rückfallquote nicht auf annähernd 100 % steigen zu lassen. Es wird in Allgemeinkliniken üblicherweise durch Mitarbeiter von Beratungsstellen wahrgenommen. «Psychotherapie» ist hier sehr weit gefaßt und schließt die Organisation der Tagesroutine einschließlich zufallsverteilter Urinkontrollen und das Verhalten des Klinikpersonals ebenso ein wie Einzel- oder Gruppentherapie zur Rückfallprophylaxe.

Über die Ergebnisse der Entgiftungsbehandlung und über die Art der begleitenden Maßnahmen liegen wenig Informationen vor. U. a. wird ein verhaltenstherapeutisches Programm für die Behandlung während der Entgiftung beschrieben (Bühringer et al. 1978; Daunderer et al. 1974; Krämer/Feldhege 1980). Wichtige Bestandteile des Programms sind die Organisation der Tagesroutine, die durch Verträge geregelte stufenweise Zunahme von Aktivitäten und attraktiven Möglichkeiten der Freizeitgestaltung, therapeutische Maßnahmen zur kurzfristigen Verhinderung von Rückfällen, die Schulung des Klinikpersonals und regelmäßige Urinkontrollen. Von 85 untersuchten Klienten wurden 58 % planmäßig, 18 % vorzeitig (drogenfrei) auf Wunsch des Klienten und 24 % wegen Rückfalls oder aus sonstigen Gründen entlassen. Diese Ergebnisse sind durch zufallsverteilte Urin-

Tabelle 2: Angewandte Therapierichtungen in Modelleinrichtungen: Beratungsstellen (B) und stationäre Einrichtungen für die Entwöhnungsbehandlung (W) (nach Angaben der Mitarbeiter; Mehrfachnennungen möglich; Bühringer 1981)

		Einzeltherapie			Gruppentherapie		
	Bezugsjahr	1975	1976	1977	1975	1976	1977
	Zahl der ME	N = 35	N = 31	N = 30	N = 35	N = 30	N = 30
	Einzel- bzw. Gruppentherapie insgesamt	97%	97%	98%	89%	90%	90%
	analytische Therapie	26%	45%	47%	26%	48%	40%
B	Gesprächs-psychotherapie	69%	87%	76%	40%	74%	57%
	Gestalttherapie	31%	32%	40%	29%	35%	27%
	Verhaltens-therapie	37%	68%	53%	17%	39%	40%
	Sonstiges	23%	41%	30%	29%	52%	43%
	Zahl der ME	N = 18	N =13	N = 9	N = 18	N = 13	N = 9
	Einzel bzw. Gruppentherapie insgesamt	78%	69%	67%	94%	85%	100%
	analytische Therapie	11%	8%	0%	28%	23%	0%
W	Gesprächs-psychotherapie	50%	46%	44%	56%	62%	33%
	Gestalttherapie	11%	23%	11%	33%	38%	11%
	Verhaltens-therapie	56%	46%	56%	56%	46%	33%
	Sonstiges	11%	15%	22%	83%	62%	78%

proben kontrolliert. Eine spezielle Aufnahmeselektion erfolgte nicht. Den Klienten wurde lediglich das Behandlungsprogramm beschrieben. Die durchschnittliche Behandlungszeit betrug sechzehn Tage (de Jong et al. 1978). Über ähnliche Ergebnisse berichtet auch May (1980): Bei vergleichbarer Medikation und Klientel (in bezug auf Alter und Mißbrauchsverhalten) liegt die durchschnittliche Therapiedauer – je nach Medikation – zwischen 12 und 23 Tagen. 30 % brachen die Behandlung vorzeitig ab. Allerdings gibt es keine Hinweise auf Urinkontrollen und mögliche Aufnahmeselektionen. Die kurze Beschrei-

zu beobachten, daß Selbsthilfeeinrichtungen nur in Berlin eine Rolle spielen, während sie in der BRD bedeutungslos geworden sind.

Petzold (1974), Bschorr (1979) und Heckmann et al. (1979) beschreiben jeweils ausgewählte Programme für die Entwöhnungsbehandlung.

bung der psychotherapeutischen Begleitmaßnahmen läßt ein ähnliches Programm vermuten wie weiter oben beschrieben.

Problematisch ist, daß in der Anfangszeit der Entgiftung geeignete psychotherapeutische Maßnahmen nicht sofort «greifen» (Waldmann

Tabelle 4: Behandlungsdauer aus stationären Einrichtungen für die Entwöhnungsbehandlung (Angaben in Wochen)

Untersuchung Nr.	1			2	3
Jahr der Entlassung	1975	1976	1977	1973–1975	1970–1974
Zahl der Einrichtungen	16	10	10	1	1
Zahl der Klienten	468	242	329	89	80
Dauer bei planmäßiger Beendigung	45[1]	41	41	24	12–36[2]
Dauer bei vorzeitiger Beendigung	9[1]	9	12	14	
durchschnittliche Dauer			28	16	

1 Angaben von den Einrichtungen teilweise geschätzt
2 Mittelwert unbekannt

Eine verhaltenstherapeutische Programmbeschreibung (Bühringer et al. 1978) sowie Manuale zur Durchführung (Bühringer/de Jong 1980; Feldhege 1980) liegen vor. Die therapeutischen Einrichtungen besitzen in der Regel nichtpublizierte Konzepte, die angefordert werden können (Adressen: Drogenberatung wo? 1978).

Ergebnisse

Im folgenden werden einige wichtige Daten aus der wissenschaftlichen Begleitung der genannten Modelleinrichtungen (Bühringer 1981 = Untersuchung 1) sowie aus zwei umfangreichen katamnestischen Studien an 89 Klienten (Bühringer 1981; de Jong et al. 1976, 1978; de Jong/Henrich 1978 = Untersuchung 2) bzw. an 80 Klienten (Dittrich et al. 1976 = Untersuchung 3) zusammengefaßt. Ausführliche Vergleichsangaben finden sich bei Klett und Bühringer (1981).

Tabelle 3 zeigt die Verteilung nach dem Drogentyp. Bei einem Vergleich der Klienten nach dem jeweiligen Behandlungsjahr bzw. -zeitraum fällt der zunehmende Anteil von Opiatkonsumenten auf. Die Angaben zur Behandlungsdauer sind in Tabelle 4 zusammengestellt. Die durchschnittliche Behandlungsdauer bei vorzeitiger Beendigung liegt bei etwa zehn Wochen, bei planmäßiger Beendigung bei etwa fünfundzwanzig bis vierzig Wochen.

Vergleichbare Angaben über den Behandlungserfolg bei Katamneseuntersuchungen werden durch fehlende einheitliche Beurteilungskriterien erschwert (de Leon/Lange 1980; Klett/Bühringer 1981). In Tabelle 3 wurde versucht, die Daten nach einigermaßen vergleichbaren Maßstäben zu berechnen. Dennoch sind direkte Vergleiche der Ergebnisse wegen recht unterschiedlicher Beurteilungskriterien nur vorsichtig zu interpretieren. Als konservativste Berechnung wurden alle – auch kurzzeitig behandelte – Klienten einbezogen und alle zu einem Katamnesezeitpunkt unbekannten Klienten als Mißerfolg gerechnet (Berechnungsform 1). Es ist aber aus anderen Untersuchungen bekannt, daß auch ein Teil der nicht erreichbaren Klienten drogenfrei ist, so daß die Berechnungsform 1 in Tabelle 5 jeweils die unterste Grenze der Zahl der Drogenfreien angibt. In Berechnungsform 2 werden die nicht erreichbaren Klienten im Verhältnis der Ergebnisse bei den erreichten Klienten einbezogen. Der wahre Wert liegt mit hoher Wahrscheinlichkeit zwischen den beiden jeweils angegebenen Werten.

Zusammenfassend ist zu sagen, daß etwa 25 %–30 % aller – auch kurzzeitig – behandelter Klienten nach zwei bis drei Jahren drogenfrei sind. Bei planmäßiger Beendigung der Behandlung steigt die Erfolgsquote auf 80 %. Dittrich et al. (1976) berechnen darüber hinaus nach unterschiedlichen Kriterien unter Einbeziehung von beruflichen und sozialen Angaben positive Ergebnisse zwischen 18 % und 73 % (Berechnungsform 2). Alle Werte liegen wesentlich höher als um 1970 erwartet.

Nachsorgebehandlung

Dieser Bereich wird in den letzten Jahren als zunehmend wichtig für die Stabilität therapeutischer Erfolge eingeschätzt. Allerdings sind keine Daten bekannt, die Hinweise auf den zusätzlichen Erfolg bei Durchführung einer Nachsorgebehandlung geben.

Teilweise erfolgt die Nachsorge in halbstationären Einrichtungen (Typ: Nachtklinik), die den Einrichtungen für die Entwöhnungsbehandlung angeschlossen sind. Teilweise führen Drogenberatungsstellen die Nachsorge ambulant oder teilstationär durch. In diesen Einrichtungen wohnen und leben die Klienten unter mehr oder weniger intensiver therapeutischer Betreuung. Sie arbeiten außerhalb der Einrichtung oder gehen zur Schule. Probleme bereiten in dieser Phase die «Therapiemüdigkeit» der Klienten, die häufig fehlenden Wohn- bzw. Arbeitsplätze und der Aufbau einer zum Drogenkonsum alternativen Bezugsgruppe.

Tabelle 5: Ergebnisse aus Katamnese-Untersuchungen (prozentualer Anteil drogenfreier Klienten)

Untersuchung Nr.	1			2	3
Jahr der Entlassung	1975	1976	1977	1973–1975	1970–1974
Zahl der Einrichtungen	13	5	8	1	1
Zahl der Klienten	364	140	224	89	80
Katamnese-Zeitpunkt nach Behandlungsende	2–3 Monate[1]			2 Jahre[2]	3 Jahre[3] (½–5 Jahre)
Durchschnitt aller behandelten Klienten					
- Berechnungsform 1[4]	18%	29%	29%	33%	26%
- Berechnungsform 2[5]	38%	53%	57%	36%	28%
Durchschnitt der planmäßig entlassenen Patienten					
- Berechnungsform 1[4]	unbekannt			80%	unbekannt
- Berechnungsform 2[5]	unbekannt			80%	unbekannt

1 Vorgehen: Einschätzung der Mitarbeiter aus den Einrichtungen bei etwa 50% ihrer Klienten (Bühringer 1981).

2 Vorgehen: Beurteilung nach persönlichen Interviews und Urinkontrollen bei 73 der 89 Klienten (de Jong et al. 1978).

3 Vorgehen: 68 von 80 Patienten wurden persönlich aufgesucht (Dittrich et al. 1976).

4 Berechnungsform 1: Alle zum Zeitpunkt der Katamnese unbekannten Klienten werden als Mißerfolg einbezogen.

5 Berechnungsform 2: Alle zum Zeitpunkt der Katamnese unbekannten Klienten werden im Verhältnis der Ergebnisse der bekannten Klienten einbezogen. Berechnungsform 2 ergibt bei Untersuchung 1 wegen hoher Datenausfälle einen unrealistisch hohen Wert.

Probleme und zukünftige Forschungsschwerpunkte

Im folgenden werden einige wichtige Themen zusammengefaßt dargestellt. Ausführliche Angaben und Begründungen finden sich bei Bühringer (1981).

Minimalstandards: Die in den letzten Jahren erprobten Minimalstandards müssen für stationäre Einrichtungen weiterentwickelt werden, um bei aller Vielfalt der Ansätze eine gleiche Qualität der therapeutischen Versorgung zu gewährleisten.

Sekundärprävention, ambulante Therapie und Nachsorge: Diese Bereiche werden in den letzten Jahren zunehmend als wichtig eingeschätzt. Der tatsächliche Wissensstand ist noch gering, es liegen lediglich erste Erfahrungen vor.

Behandlung von Personen mit «geringer Motivation» bzw. mit gerichtlichen Auflagen: Die Betreuung der beiden Personengruppen wird nach wie vor als unzureichend eingeschätzt. Zu starke Selektion (z. B. Aufnahmegespräche, starker Druck während der Therapie) führen u. a. zu hohen Abbruchquoten. Diese angeblich «unmotivierten» Klienten setzen Behörden unter Druck, allgemeine Lösungen in der Methadonerhaltungstherapie oder im repressiven Bereich zu suchen, statt diese als das letzte Mittel anzusehen.

Stationäre Entwöhnungsbehandlung: Es besteht der Eindruck, daß nach einer ersten Entwicklungsphase ab 1974/75 heute eine Stagnation eingetreten ist. Verbesserungen wie die ständige Verlängerung der Therapiezeiten (bis 18 Monate) oder die Erhöhung des Personalschlüssels (bis 1:1) werden als fragwürdig eingeschätzt.

Informationen über den Bedarf und über die therapeutische Versorgung: Die therapeutische Versorgung von Abhängigen wird von einer Vielzahl jeweils unabhängiger öffentlicher und privater Institutionen getragen. Da zudem die Zahl der Drogen- und Alkoholabhängigen aus verschiedenen Gründen schwer zu erfassen ist, können Planungsfehler leicht zu einer unzureichenden Versorgung führen. Es ist deshalb notwendig, ein Minimum an Daten über den Bedarf, das therapeutische Versorgungsangebot, die Nutzung des Angebots sowie über Katamneseergebnisse regelmäßig zu erheben, um geeignete Entscheidungen treffen zu können. Erste Informationssysteme liegen vor (Hachmann/Bühringer 1980), müssen aber weiterentwickelt werden.

Haben Drogen eine Seele?

Wilhelm Salber

Zuerst wird danach gefragt, was das «Psycho-logische» am Drogenkonsum ist – die Eigenart der «Verfassung» wird beschrieben, die bei Drogenkonsum ins Werk gesetzt wird. Anschließend werden die Schicksale verfolgt, die begründen, warum solche Verfassungen «interessant» werden; hier liegt im allgemeinen auch der Schwerpunkt des sozialen Interesses. Dahinter wird jedoch noch ein anderes Problem sichtbar: die mehr oder weniger tauglichen Anstrengungen unserer Kultur, derartige Entwicklungen im Rahmen ihres Selbstbildes und ihrer Selbstbehandlungsmöglichkeiten zu verkraften.

Drogen und seelische Verfassungen

Wirkungs-Verfassungen

Wo wir auf Wirkungen stoßen, suchen wir meist nach «Substanzen», aus denen sie hervorgehen – seltsamerweise sind wir nicht darin geübt, Wirkungen aus Wirkungsstrukturen abzuleiten. So haben auch «die» Drogen für viele den Charakter eines 1001-Nacht-Gefäßes gewonnen, aus dem alles mögliche herausfließt. Eine solche Auffassung übersieht die psychologischen Voraussetzungen des «Wunders»: Die Drogen-Reize können keine neuen Dinge aus dem Nichts hervorrufen – sie stellen keinen seelischen Zustand her, der sonst nicht auch möglich wäre. Sie können auch dem Seelischen nicht etwas hinzufügen, das ihm sonst fehlt.

Wenn wir das übliche «Substanz»-Denken an Drogenwirkungen praktizieren wollen, übersehen wir die Wirkungsstruktur des Seelischen, die «Anregungen» aufsucht und zu etwas seelisch Wirksamem macht. Wir suchen Anregungen auf und nutzen sie aus, weil seelische Konstellationen immer schon da waren, die wir mit Hilfe von Reizmitteln wiederholen möchten. Stimulanzien gewinnen Seele, indem seelische Verfassungen ihnen einen Platz anbieten. Ein Blick auf Verfassungen, die den Drogen-Zuständen ähneln, zeigt, welche Bedeutung bestimmten seelischen Konstellationen zukommt und in welcher Weise sich Anregungen einverleiben.

Freud konnte seine neue Auffassung von einer wirksamen seelischen

Realität auf eine Reihe alter Beobachtungen stützen – irgendwie gewußt hat man immer von seltsamen Verfassungen oder Zuständen, die wir nicht völlig in unserer Hand behalten können – auch wenn wir sie bisweilen selbst eingeleitet haben: Träumereien, Absencen, Süchte, Gelüste, Wahngebilde, Besessenheiten, Ekstasen, Gesichter, Fieber, Räusche, Orgasmen, Einschlafphantasien, Übererregungen. Gewußt hat man auch immer von Veränderungen, die anderes möglich machten als im Alltag, von der Steigerung durch «Reize» und von der Umarbeitung der «Reize», je nachdem in welcher Verfassung ein Mensch war. Nicht zuletzt war immer schon bekannt, daß hier etwas ablief, das über weite Strecken ohne die Mühen der Planung, ohne Entscheiden-Müssen, ohne «Wut» zur Synthese war – das jedoch auch in den Zwang geraten konnte, dem ohnmächtig zusehen zu müssen.

Bei diesen irgendwie vertrauten Zuständen blieb Freud nicht stehen. Er sah darin Verfassungen, hinter denen Wirksamkeiten des Seelischen standen, die sich äußern müssen, die nicht zur Seite geschoben werden können, die ihr «Leben» in allen möglichen Produktionen fortsetzen wollen. Das Seelische ist eine «Gedankenfabrik», die nicht stehenbleiben kann; wobei «Gedankenfabrik» noch viel zu wenig sagt – es sind immer komplette Welten, die ins Werk gesetzt werden: Produktionswelten aus Fleisch und Blut, mit Leidenschaften, Haß und Liebe, mit sinnlichem Material, mit Ordnungen, Folgen, Umgestaltungen, Lebensfeldern aus Natur und Kunst. Solche Wirkungswelten und ihren Umsatz von Wirklichkeit müssen wir voraussetzen, wenn wir die Wirkung von Drogen verstehen wollen. Die Psychoanalyse bestätigte die Darstellungen der Dichter und Maler, die uns auf eine Vielfalt von Wirkungszusammenhängen, auf unvermutete Verwandlungsprozesse und verschiedenartige Wirkungstendenzen aufmerksam gemacht hatten.

Das geht alles viel weiter, als uns Formulierungen wie «ich denke», «ich will», «ich fühle» glauben machen sollen. Wenn wir nicht auf Verwandlungswerke gefaßt sind, die wie Industrieanlagen ausgedehnt sind, können wir nicht begreifen, warum Appelle an den «guten Willen» fruchtlos bleiben müssen: Sie richten sich an eine Simplifikation (ich will, du willst, er will, wir wollen . . .). Was psychologisch zum Drogenkonsum zu sagen ist, hat zunächst einmal damit zu tun, den ganzen Umfang der seelischen Wirklichkeit in den Blick zu rücken. Die Beschreibungen der Verfassungen, bei denen Drogenkonsum eine Rolle spielt, klingen ganz anders, wenn dem Seelischen überhaupt der Charakter von Verwandlung zugeschrieben wird – wenn dabei betont wird, daß sich paradoxerweise Verwandlungen durch Festlegungen ins Werk setzen müssen – wenn über seelische Wirkungsstrukturen immer nur in der Form gesprochen wird, daß sie im Übergang sind, sich verrücken und verkehren, daß sie sich materialisieren und querstellen müssen. Denn nur damit wird das ganze System der seelischen Wirkungen auf eine Basis gestellt, die von vornherein paradoxe Involvierungen und Drehungen einkalkuliert.

Ein Modell für Stimulation

Bei einem kurzen Beitrag über die psychologische Sicht des Drogenproblems läßt sich zwar nicht vermeiden, auf die ungeheuer ausgedehnte Wirkungs-Realität des Seelischen hinzuweisen, aber es genügt bereits, diesen Hintergrund überhaupt einmal anzusprechen. Um der besonderen Verfassung, zu der sich die seelischen Wirksamkeiten fügen, indem bestimmte Reizmittel eingesetzt werden, näherzukommen, können wir uns mit der Polarität von Festlegungsgestalten und Veränderungstendenzen begnügen, die bei allen Verwandlungswerken eine Rolle spielen.

Das Aufdecken dieser Grundpolarität wird zu einer methodischen Hilfe bei der Analyse der besonderen Verfassung bei Drogenkonsum; denn wir stellen fest, daß hier die beiden Extreme viel unvermittelter als im Alltag an die Macht gebracht werden. Swift sieht die einfachste Art einer «technischen» Seelenstimulation im Wippen auf einem Balken oder im Hochschaukeln, bis zum Dusel und zur Ekstase (und bis zu Schwindel und Übelkeit). Wir bringen uns in einen extremen Entwicklungszustand; das gleiche kann beim Sonnen, bei Kirmesfahrten, beim Austanzen von Musik passieren. Das geht so weit, daß wir eine «Besessenheit» durch etwas «anderes» (Dämonen, Gott, Teufel, Affekte) vermuten.

Das Wippen trägt sich voran in einer Einengungsbewegung – das Seelische läßt sich von bestimmten Gestalten fest in Besitz nehmen («Hochschaukeln»). Demgegenüber läßt sich bei Untersuchungen über Einnehmen von Drogen ein gegenläufiger Stimulationsprozeß beobachten (Kleinicke/Rieger/Ryzak): Nun geht es in Richtung Verfließen – in einer eigentümlichen Mischung treten zugleich auf: diffuse Zustände, Zerfall und Vergrößerung, Zerdehnung, Einverleibungswechsel. Die Beschreibungen unserer Patienten bestätigen im wesentlichen die klassischen Charakterisierungen von Baudelaire, Coleridge, Huxley, Poe, de Quincey. Man hat den Eindruck einer «Vervielfältigung» oder «Verbreiterung», bei der gleichzeitig «Außersichsein» und «lebhaftes Empfinden» wirksam sind.

Baudelaire beschreibt, wie unsere Gegenstände in solchen Verfassungen ein Eigenleben entfalten, dessen Entwicklungen wir so mitmachen, als drängen sie in uns ein oder wir in sie. Man sitzt beispielsweise in einer Pfeife, man ist Baum, Himmelsblau, Wind; das sind jedoch keine echten Halluzinationen, weil die Bewegungen von den «normalen» Gegenständen unserer Umgebung ausgehen. Mit der Bewegung der Gegenstände steigert sich auch jede andere Drehung und Wendung unserer seelischen Werke ins Überschwengliche, Bizarre, Verrückte. Musik erzählt Gedichte, verbindet sich mit Dingbewegungen, Gemälde und Tapeten werden lebendig. Daher meint Baudelaire, die «Vergrößerungen» könnten auch von realen moralischen Gedanken («Sühne»), von unerledigten Tagesresten oder von Sorgen ausgehen.

Es steht uns jedoch nicht frei, zwischen diesen Prozessen eine vermittelnde und organisierende Gesamtgestalt zu entwickeln – alles schwankt zwischen diffusen Allmachtstimmungen und übersteigerter Angst. Damit stehen wir vor einem psychologisch aufschlußreichen Sachverhalt: Einerseits funktionieren die Mechanismen seelischer Verwandlungswerke in eindrucksvollen «Vergrößerungen» weiter – andererseits werden bestimmte Vermittlungen seelischer Einheit nur noch als Grenzphänomene spürbar, als Allmachtstimmung und Angst-Macher, ohne sich zu einer «entschiedenen Gestalt» zu fügen. Im Kippen von Allmachtstimmung und Angst deutet sich an, daß der Kreis von Binden- und Lösen-Können nicht mehr nach Art eines Spiels zu schließen ist.

Die Stimulationen führen uns in extremer Weise die Beschaffenheit der seelischen Konstruktion vor Augen: Das seelische Getriebe bewegt sich im Spannungsfeld zwischen Verwandlungstendenzen und Gestaltbildungen, es setzt den unaufhebbaren Übergang von Gestalt und Wandlung ins Werk. Was bei extremen Stimulationen gegenüber den alltäglichen Lebensformen zurücktritt, ist der Spielcharakter unserer Werke – ihm gegenüber werden die seltsamen Zwänge seelischer Wirksamkeiten «befreit», die ebenfalls mit seelischen Werken verbunden sind.

Bei Drogenkonsum ist das Freisetzen von Verwandlungstendenzen – Vergrößerung, Verbreiterung, Selbstbewegung – paradoxerweise einem Heraustreten (Ekstase) aus dem «freien» Spiel der Gestaltbildung verkoppelt. In Verzückung und Angst zugleich wird ungeheuerlichen Werken nachgeschwärmt, ohne an ihnen «bilden» und ohne mit ihnen «spielen» zu können. An extremen Stimulationen läßt sich die «Kunst» des Seelischen beobachten – aber immer nur so, wie sie sich unter Verlust des Spielcharakters einstellt; damit breitet sich in der «Zwanglosigkeit» des Verfließens ein Zwang aus, der an die Lähmungspunkte von Neurosen erinnert. Stimulationen können keinen «reinen» und «seligen» Zustand herstellen, weil auch sie sich nicht den Involvierungen der Drehgesetze des Seelischen entziehen können (Wendung ins Gegenteil).

Der Verzicht auf extreme Stimulierungen scheint die Bedingung für

Vermittlungen zu sein, bei denen der Spielcharakter nicht verlorengeht, obwohl «Anregungen» benutzt werden. Beim Rauchen, bei Alkohol, «leichten» Drogen oder bei individuellen Stimulanzien, wie den Äpfeln F. Schillers, werden Wirkungen erzielt, die Einengung wie Verbreiterung fördern und zugleich vereinheitlichende «Spiele» zulassen. Auch hier haben wir mit Formen des «Heraustretens» und der Entlastung von «Verpflichtungen» zu tun; aber sie sind eher als Einschränkungen und nicht so sehr als Preisgabe von Alltagsverfassungen anzusehen. Was sie von extremen Stimulationen unterscheidet, ist das In-Grenzen-Halten der Tendenzen, die auf eine Wiederbelebung von Zuständen zielen, in denen wir uns den Leiden von Kultivierungsprozessen «auf einen Schlag» zu entziehen suchen.

Übergreifende Wirkungseinheiten

Schicksale des Drogenkonsums

Wir sind daran interessiert zu erfahren, wie die Verfassungen aussehen, bei denen Drogen als Hilfsmittel eingesetzt werden. Aber damit ist unser Interesse nicht am Ende; im Gegenteil, unser «soziales» Interesse am Drogenkonsum setzt oft erst richtig ein, wenn wir danach fragen, warum Menschen «drogenabhängig» werden. Das wird zu einem eigenen Brennpunkt auch der psychologischen Analyse – wir haben bestimmte Verfassungen kennengelernt und möchten nun wissen, was diese Verfassungen so verlockend macht, wann sie angestrebt und wodurch sie zum Zwang werden.

Damit fragen wir nach «größeren» Wirkungszusammenhängen: nach der Stellung bestimmter Zustände im menschlichen Lebensschicksal und nach ihrer Funktion im ganzen unserer Kultur. Jetzt wird es auch wichtig zu berücksichtigen, daß es verschiedene Kulturen gibt und daß uns die Lebensschicksale von «Drogenabhängigen» in unserer europäischen Kultur des 20. Jahrhunderts interessieren. So wollte auch Swift nicht nur etwas über extreme Stimulationen erfahren; das war für ihn ein Zugang, der auf allgemeine Probleme und Mechanismen bei der Symbiose von Prediger und Gemeinde, auf Analogien von Rhetorik, Schwärmerei, Musik, Rauchen und Liebeswerbung aufmerksam machte.

Swift ging auf «typische» Lösungsangebote für die Konstruktionsprobleme der Kultur seiner Zeit ein, wenn er religiöse Erklärungen für «Schwärmerei» und «Ekstasen» abweist. Statt dessen macht er sichtbar, wie durch solche Seelenstimulationen Auseinandersetzungen, Diskussionen, Problembearbeitung, Entfaltung von Gesichtspunkten, die die ganze Wirklichkeit zur Sprache bringen, eingeschränkt werden – damit auch das Leiden unter unserer «Spielfreiheit», unter Konflikten und Entscheidungen. Die stimulierte Schwärmerei ebnet die belastende Bedeutungsvielfalt ein: durch ihre Selbsteinkreisung in Wiederholungen, Automatismen, Rhythmisierungen, in An- und Abschwellen, durch ihre Abschirmungen und Befriedigungen in sich selbst. Paradoxerweise gehen hier die Extreme der Stimulierung – Einengung und Verfließen – ineinander über: Die Einengung verflüssigt alles Widerständliche und Gegenständliche in ihrem Aufquellen, während die Verbreiterung das Spiel von Natur und Kunst außer Kraft setzt und damit ihrerseits zu einer Einengung führt.

Damit haben wir einen ersten Eindruck gewonnen von den Problemen und Lösungsangeboten, die das Aufsuchen bestimmter Verfassungen mit unserem Lebensschicksal in einer Kultur verbinden. Die Psychoanalyse Freuds hat aufgedeckt, daß bestimmte Zustände «Symptome» sind für tiefgreifende Konflikte und für mehr oder weniger angemessene Lösungsversuche. Daran müssen wir uns erinnern, wenn wir verstehen wollen, warum Menschen bestimmte Verfassungen anstreben: Sie suchen damit ihr Schicksal in bestimmter Weise zu bewältigen, und sie geben ihm damit eine bestimmte Richtung. Bereits de Quincey hat darauf hingewiesen, daß Schmerz, Belastung, Unbefriedigtsein zum Drogenkonsum führen; der darauf folgende Kampf mit der Abhängigkeit von bestimmten «Zuständen» gleicht der Auseinandersetzung mit anderen «Abhängigkeiten», die unser Leben zunächst zu erleichtern scheinen, auf die Dauer aber mehr und mehr belasten. Die Untersuchungen der Psychoanalyse sehen im Aufsuchen von Stimulationen eine Phase, zu der ganz verschiedene Schicksale hinführen können (Versagungen, Fixierungen, Selbstzerstörungstendenzen, Homosexualität usw.).

Jetzt sind wir bereits besser darauf vorbereitet, mit Statistiken umzugehen. Statistiken über Drogenkonsum legen den Gedanken nahe, «die» Drogen seien Ursache für seelische Verfassungen – als werde «Anfälligkeit» dadurch importiert oder als würden «Süchte» gefüttert. Demgegenüber haben wir die Einverleibung bestimmter Anregungen vom anderen Ende her – von seelischen Wirkungsstrukturen – begründet. Nur von da aus ist es möglich, Anschluß an Drogen-Schicksale zu gewinnen: An Reiz-Mengen und sozialen Gruppen müssen wir in den Statistiken Hinweise auf Wirkungszusammenhänge, Entwicklungen und Lebensschicksale erkennen.

Bei harten Drogen wird die Zahl der Abhängigen in der Bundesrepublik Deutschland auf 50 000–60 000 geschätzt. In den sechziger Jahren standen die sog. «bewußtseinserweiternden» Drogen im Vordergrund (Haschisch, LSD, Marihuana); danach gewann Heroin immer mehr an Bedeutung. Ein wichtiger Gesichtspunkt ergibt sich dadurch, daß weichere Drogen oft zu einem «Einstieg» für härtere

Stimulationen werden. Bei den Rauchern rechnet man mit einer «Risikogruppe der Vielraucher» von 4 Millionen; als «alkoholgefährdet» werden 1,5 Millionen angesehen (Konsum pro Tag: mehr als 2,5 l Bier oder 1 l Wein oder 12–15 Schnäpse). Die Zahl der Medikamentenabhängigen wird auf 200 000–400 000 geschätzt. Über Schnüffelmittel lagen keine Zusammenstellungen vor.

Einen Überblick über «typische» Schicksale – hinter diesen Zahlen – gibt die Untersuchung von Kleinicke, die zu Anfang der siebziger Jahre durchgeführt wurde. Sie zeigt verschiedene Richtungen des Drogenkonsums und ihre Entwicklungsmöglichkeiten auf. Bei einem ersten Typus wird eine «lustvolle Eigenwelt» angestrebt; sie kann sich erweitern in Richtung von «Aufgehen und Aufgeben» (Typus II) oder in Richtung eines «Geltenlassens von Gegensätzen» (Typus III) – hier wird eine Regelung versucht, die auf einen Wechsel zwischen Rausch- und Alltagswelt ausgeht. Die Entwicklung kann jedoch auch bei einer dieser Positionen stehenbleiben oder in umgekehrter Richtung verlaufen. Eine weitere Ausprägungsrichtung charakterisiert Kleinicke als «aktivierte Leistungsbereitschaft» (Typus IV): Drogen werden in Versuche, die Leistungsfähigkeit zu steigern, einbezogen – was allerdings auch wieder in Richtung «lustvoller Eigenwelt» enden kann. Eine andere Entwicklung führt zu Formen einer «Sinngestaltung durch Erneuerung» (Typus V), und von da aus kann es weitergehen zu einer Position von «Verehrung und Verkündigung» (Typus VI).

Auf dieser Grundlage werden Aussagen über Gefährdungen möglich, die in der «Logik» der erstrebten und sich Veränderungen mehr oder weniger widersetzenden Verfassung liegen. Dabei hebt sich das «Aufgehen und Aufgeben» deutlich als lebensbedrohende «verlorene Position» ab – die Annäherung an diesen Typus oder die Entfernung von ihm wird zu einem Anhaltspunkt für die Einschätzung der anderen Positionen; die «lustvolle Eigenwelt» (Typus I) erscheint als Entwicklungsposition, die am ehesten an die «verlorene Position» heranführen kann.

In «Aufgehen und Aufgeben» und auf dem Weg über «lustvolle Eigenwelt» werden die Ekstasen, die sich bei allen Kultivierungsprozessen einstellen, «übersteigert»: In diesen Zuständen lassen sich Menschen darauf ein, ihre Mitwirkung bei der «Bewegung» ihres Schicksals – egal woher sich dieses Schicksal entwickelt hat – einzustellen. Sie geben dem «Behexenden» isolierter Ekstasen nach, in denen etwas ohne «Arbeit» funktioniert. Kleinicke macht mit Recht auf ein Verhältnis der angestrebten ekstatischen Verfassungen zu Kultivierungsprozessen und ihrem Schicksal aufmerksam. Einzelerklärungen – wie Familienmilieu, Neugier, Mode, Protest, Ausweichen vor Schwierigkeiten, Suche nach Selbsterkenntnis, Langeweile, Selbstvernichtungstendenzen oder Steigerung der Erlebnisfähigkeit – stellen demgegenüber nicht deutlich genug heraus, daß es immer Probleme seelischer Kultivierung sind, die Lebensschicksale in Richtung Drogenabhängigkeit lenken können.

Das zentrale Problem der Kultivierung

Das zentrale Problem, das Lebensschicksale in Drogenabhängigkeit hineinführt, ist das Problem der seelischen Kultivierung. Das klingt zunächst vielleicht sehr abstrakt und «gebildet», wenn man an die Vielfalt der Lebensformen denkt, die eine psychologische Analyse aufdeckt. Aber wir müssen uns hier an die Wirkungsstruktur erinnern, die wir zu Anfang umrissen haben: Hintergrund der Vielfalt seelischer Lebensformen ist die paradoxe Verwandlungsstruktur, die «in sich» zugleich die Notwendigkeit von Festlegung, Gestaltbildung, Ins-Werk-Setzen involviert. Es ist etwas ganz Banales, was mit Kultivierung gemeint ist: Das Seelische wird erst zu dem, was es ist, indem es sich qualifiziert, materialisiert, ausformt, indem es sich als etwas erprobt, wiedergewinnt – das heißt kultiviert. Nur dadurch gewinnt es seine Möglichkeiten, seine Ausdehnungen, den Reichtum seiner Entwicklung.

Indem Seelisches so ins Leben gestellt ist, merken wir aber auch, daß dieses Sich-Entwickeln ein Versprechen ist, das nicht ohne Mühen und Leiden und Aufwand erreichbar ist. Was wir als (unsere) Kultur ansehen, ist einerseits ein Angebot, wie wir mit unseren Verwandlungsmotiven und Entwicklungsdrängen zurechtkommen können – unsere Kultur bietet Wege, Richtungen, Muster, Entwicklungsformen in Fülle an. Andererseits sind das aber auch immer Forderungen, Belastungen, Arbeit. Der Preis für das ganze ist hoch: Mühe, Leiden, Entscheiden-Müssen, Versinken in Belastung, Streß, Scheitern am Zuviel.

Das faßt Freud in der Formel vom «Unbehagen» in der Kultur: Die Unvollkommenheit ist Prinzip seelischer Kultivierung und bleibt es immer. Wir geraten in «Bindungen», die unser persönliches Glück aufzuzehren drohen, gerade indem wir es kultivieren wollen. Wir möchten gerne alles auf einmal – wir möchten den Kuchen essen und haben –, das geht aber nicht. Paradoxerweise sind es oft die vom «Reichtum» des Kultivierungsversprechens Besessenen, die Kindlich-Erwachsenen, welche mit ihren Schicksalen nicht fertig werden. Sie wollen das ganze «Paradies» und versuchen Formen zu wiederholen, in denen ihnen so etwas müheloser materialisiert schien: Träumereien, sich wie von selbst Bewegendes, Zustände mühelosen Funktionierens «unermeßlicher» Werke.

Es ist ein Versuch, weit Entferntes und Gegensätzliches in eins zu bringen: einen «ausgedehnten» Wirkungskreis auf einen Schlag zu verspeisen, in sich zu haben. Zu diesem Zweck läßt sich die ganze Konstruktion so drehen, daß «alte» Verfassungen wieder ins Leben kommen, an denen etwas zerrüttelt und in Selbstbewegung gebracht wird – das kann man als Ausdruck erwünschter Wirkungsvergrößerung und -verbreiterung nehmen. In «der» Droge wird das zum «Teufelswerk» – gleichsam als Kommunion in einer Schwarzen Messe – verdinglicht; Aufgeben von Mühe und Spiel sind Lohn und Preis dafür; der Einsatz für ein «unsägliches Werk» gerät in den «Mechanismus der Dinge».

Hier suchen sie ihren Ersatz für so etwas wie die «Liebe», die ihnen in dieser Kultur hinter Angeboten und Forderungen verloren scheint – also «befriedigen» und «bedienen» sie sich selbst. Das wird zugleich ihr Protest gegen diese «Scheiß-Kultur», sie werfen der Kultur ihr Eintrittsgeld vor die Füße: Es geschieht der Kultur recht, wenn wir angesichts ihrer Versprechungen am Boden liegen. Und das gerade bei einer Kultur, die dem Einzelnen zu viel freigeben will.

Natürlich ist es damit nicht getan; denn jetzt gerät man in die Abhängigkeit von Geldgebern, von Händlern und nicht zuletzt in die Abhängigkeit der Rettungsversuche unserer Gesellschaft. Nun wird es erst recht verkehrt – denn weil das, was hier passiert, die ganze Gesellschaft betrifft, setzen wir zur «Rettung» an. Wir spüren insgeheim die Verlockung, auch so mit dem «Unbehagen» in der Kultur fertig zu werden und verarbeiten das Problem in «sozialen» Bewältigungsanstrengungen: in «amtlichem» Eingreifen, in «sozialen Diensten», in finanziellem (Sühne-)Aufwand.

Wir brauchen uns nur einmal anzusehen, in welchem Problem die Sozialarbeiter stecken, die diese Rettungsversuche exekutieren, und wir verstehen, daß diese entäußernde «Behandlung» allein eine untaugliche Behandlung ist. Die Sozialarbeiter können nicht das leisten, was unsere Kultur im ganzen leisten müßte: Erfahren der grundlegenden Konstruktionsprobleme, Vermittlung von etwas, das dem Mühen Sinn gibt, Wendungen von Arbeit und Festen; nicht zuletzt: Verspüren-Lassen, daß diese Kultur uns «wiederliebt», wenn wir uns auf sie einlassen. Dafür gibt es jedoch kein Rezept.

Vielleicht ist es aber bereits ein erster Schritt zu einer Änderung, wenn 13jährige merken, in welche Lage wir uns hineinbehandelt haben:

«. . . ich (bin) zu dem Entschluß gekommen, daß ich das Kiffen doch auch anfangen könnte und daß es nur Vorteile für mich hat. Ich würde in einer Wohngemeinschaft wohnen und einen Betreuer haben, der nur für mich da ist. Wenn ich zu den Sozialarbeitern gehe und freundlich bin, schenkt man mir hin und wieder einen 10er. Wenn ich dann im

Zimmer des Sozialarbeiters sitze, an mir herunterschaue und sage: ‹Oh, ich bräuchte mal wieder neue Kleider. Hiermit stelle ich einen neuen Bekleidungsantrag›, dann bekomme ich Kleider, die ich bei meiner Mutter nicht bekomme. Am Monatsanfang bekomme ich ca. 400,– DM, mit denen ich wirtschaften lernen soll. Wenn das Geld nach 3 Wochen weg ist, sage ich: ‹Ich brauch' neues Geld, das alte ist weg›, dann bekomm' ich welches. Aber das beste ist, wenn mich ein Betreuer fragt, was ich tagsüber mache und ich antworte: ‹Ich rechne, lese und schreibe, kurz gesagt, ich bereite mich ein wenig auf die Schule vor.› Dann bekomme ich noch ca. 200,– DM Zuschuß zu meinem Wirtschaftsgeld dazu. Wenn ich dann 20mal im Monat zur Schule gehe und sage, ich brauche ein Mofa, um zur Schule zu fahren, dann bekomme ich eins und auch noch Benzingeld. Wenn mich jemand anschnauzt von den Beamten, dann nehmen mich andere Sozialarbeiter noch in Schutz und beschimpfen den Grobian, der mich angeschnauzt hat.

Leider ist ein Haken an der Sache, du brauchst anständige Beweggründe für das Kiffen. Aber ich habe gute Gründe, zum Beispiel: ‹Ich bin sitzengeblieben und verkrafte das nicht›, oder ‹meine Eltern sind geschieden›, oder Probleme mit Eltern und Freunden oder der beste Grund: ‹Ich wollte frei sein und nicht eingesperrt. Beim Kiffen werde ich frei und stark.›»

Castanedas Privatapotheke

RONALD K. SIEGEL

Der Anthropologe Carlos Castaneda beschrieb in fünf Bestsellern (1968–1977) seine Lehre bei einem «Medizinmann» der Yaqui-Indianer, namens Don Juan. Während dieser Lehrzeit wurden drei verschiedene Pflanzenhalluzinogene verwendet, um die «nichtalltägliche Wirklichkeit» der Welt des Medizinmannes zu verstehen. Castaneda wurde der meistgelesene ethnobotanische Drogenspezialist der Welt. Die Wirkungen der verwendeten Drogen (Lophophora williamsii, Datura inoxia und Psilocybe mexicana) und Castanedas 22 Versuche mit ihnen werden im folgenden kritisch betrachtet. Auf Grund seiner Untersuchungen kommt der Autor zum Schluß, daß die Drogen in Castanedas Pharmazie nicht in der Weise wirken konnten, wie Castaneda behauptet, und daß, da überzeugende Beweise fehlen, seine berichteten Erfahrungen atypische Darstellungen von vorher erhältlichen Informationen zu sein scheinen. Castanedas Pharmazie ist möglicherweise so illusorisch wie die Visionen, die sie hervorruft.

Tief in den Wäldern Südkaliforniens genossen der 19jährige Karl und seine Freunde die erholsame Ruhe ihres Zeltplatzes. Sie waren müde und durstig und baten daher Karl, zu einem nahegelegenen Laden zu wandern, um etwas Bier zu kaufen. Karl hatte keine Lust dazu und bot statt dessen an, ein *Jimson*-Kraut-Getränk zuzubereiten, über das er kürzlich in dem Buch «Lehren des Don Juan: Ein Yaqui-Weg des Wissens» des Anthropologen Carlos Castaneda (1968) gelesen hatte. Während Karl wildes *Jimson*-Kraut sammelte (*Datura* spp.) und das Getränk zubereitete, erzählte er seinen Freunden, daß es eine bessere Wirkung als Bier habe und sie sehr berauschen würde. Die Freunde zögerten, den Worten Karls oder eines obskuren Anthropologen zu glauben und tranken vorsichtig einige Tropfen. Als nach einigen Minuten nichts geschah, trank Karl den ganzen Topf leer. Kurz danach verspürte er Erregung, Fieber, Schwitzen, Ataxie, Ruhelosigkeit, verschwommene Visionen und enormen Durst. Er trank große Mengen Wasser und brach mehrmals zusammen, um dann wieder «wach zu werden» und sein ruheloses Umherwandern fortzusetzen. Er verlor die Orientierung und irrte einige Stunden in den Wäldern umher, wobei er barfuß über Nesseln und hartes Gestrüpp rannte, das seine Füße verletzte. Er hatte Halluzinationen von Dämonen, Teufeln und Woodoo-Leuten, die ihn verfolgten. Er war «zu Tode erschreckt» von den Woodoo-Leuten, die «Menschen in Bäume verwandeln» konnten, und lief weitere Stunden in einem verwirrten, paranoiden und halluzinatorischen Zustand umher. Er hatte «Unterhaltungen» mit den «Bäumen», die einmal Menschen gewesen waren, durch die Hexerei der Woodoo-Leute aber in Bäume verwandelt worden waren. Bei dem Versuch, diese bösen Mächte abzuwehren, legte Karl mehrere Waldbrände. Schließlich wurde er von einem Jagdaufseher festgehalten. Karl erzählte ihm, daß er mehrere Feuer gelegt habe, um böse Zauberer fernzuhalten. Auch in den folgenden Tagen kam es wiederholt zu diesen Symptomen.

Karls Erfahrung ist eine wahre Begebenheit. In der medizinischen Literatur (Siegel 1976: Fall 6) wurde von ihr als Beispiel einer Intoxikation durch große Mengen von Skopolamin und Atropin, die im *Datura*-Getränk enthalten sind, berichtet. Karls Bericht enthielt nicht nur viele der klassischen Erfahrungen, die aus der *Datura*-Intoxikation resultieren, sondern in seinem Blut und Urin fanden sich signifikante Mengen chemischer Substanzen aus der *Datura,* und Proben der für das Getränk verwendeten Pflanze wurden als *Datura* identifiziert. Auch die Ärzte und Psychiater des örtlichen Krankenhauses, in das der Jagdaufseher Karl brachte, bestätigten klinische Anzeichen einer *Datura*-Vergiftung. Untersuchungsbeamte entdeckten unter Karls Habe eine zerlesene Kopie von Carlos Castanedas (1968) Buch. Wir als Mediziner können mit ziemlicher Sicherheit sagen, daß Karls Erfahrung glaubwürdig ist. Aber wie steht es mit Castanedas Drogenerfahrungen, so wie sie in diesem und den anderen Büchern beschrieben sind? Waren sie genuin? Hat Carlos Castaneda, ein Anthropologiestudent, der angeblich als Lehrling bei einem Medizinmann, einem alten Yaqui-Indianer namens Juan Matus (Don Juan) lernte, wirklich verschiedene halluzinogene Pflanzen (Peyote, Psilocybin-Pilze und *Datura*) aus dem Medizinbeutel des Indianers zu sich genommen? Oder bestand seine wahre Zauberei – wie einige Kritiker argumentiert haben – darin, einen akademischen Grad in Anthropologie für eine der größten literarischen Täuschungen, die je begangen wurden, erhalten zu haben? Während die literarischen, ethnographischen und magischen Vor- und Nachteile seiner Bücher viel diskutiert worden sind (vgl. Drury 1978; Silvermann 1975), ist ihr ethnobotanischer und psychopharmakologischer Gehalt wenig erforscht worden. Sind Castanedas Ethnobotanik und Psychopharmakologie Tatsache oder Fiktion? Um diese Fragen zu beantworten, werden in den folgenden Abschnitten Beschaffenheit und Wirkung der Pflanzendrogen, die in

Don Juans Medizinbeutel gefunden wurden, geprüft. Da wir nur durch Castaneda von der Existenz des Medizinbeutels wissen, schauen wir in Wirklichkeit in seinen Beutel. Da außerdem überzeugend argumentiert worden ist, daß Castanedas Bücher Werke der Fiktion sind (vgl. De Mille 1976, 1980), spähen wir möglicherweise nicht so sehr in einen tatsächlichen Beutel natürlicher Pflanzendrogen, sondern vielmehr in ein kunstvolles medizinisches Kabinett, das «selbst fabrizierte» pharmazeutische Produkte und erfundene Erfahrungen enthält. Lassen Sie uns die Tür zu Castanedas Apotheke öffnen.

Hintergrund

Der Anthropologe Carlos Castaneda schrieb eine Reihe von fünf Büchern (1968, 1971, 1972, 1974, 1977), die angeblich auf dem Studium der Zaubererwelt eines Yaqui-Indianers namens Don Juan aus Sonora (Mexiko) basieren. Mehrere Jahre lang versuchte der ursprünglich naive europäische Rationalist Castaneda in das, was er die «nichtalltägliche Wirklichkeit der Welt des Zauberers» nannte, einzudringen und sie zu verstehen. Am Ende seiner Lehrjahre (und seines letzten Buches) ist Castaneda zu einem erfahrenen und talentierten «Zauberer» geworden und begreift schließlich das zentrale Anliegen der Lehren des Don Juan: die Unterscheidung zwischen *tonal* und *nagual. Nagual,* ein ursprünglich von den Azteken verwendetes Konzept (das Castaneda jedoch grob entstellt), ist das metaphysische Nichts, aus dem alle Dinge kommen. *Tonal* ist die Wahrheit oder Vorstellung der Menschen von den Dingen. Entsprechend besteht die *tonal*-Erfahrung in der gewöhnlichen Realität und einer zweiten oder anderen Realität, der Realität des «Zauberers». Um diese zweite Realität zu erfahren, nimmt der Auszubildende (angeblich Castaneda) an 22 Drogenexperimenten (De Mille 1976: 166–167) mit drei Pflanzenhalluzinogenen teil, die in Castanedas ersten beiden Büchenr beschrieben werden. Hier berichtet er von durch Halluzinogene hervorgerufenen Erfahrungen. Er erzählt, wie er eine Eidechse sprechen hörte, wie er flog, seinen verstorbenen Vater und riesige Insekten sah und seltsame Geräusche hörte. Es wird berichtet, daß Castaneda nach seiner Lehre in der Lage war, diese zweite Realität auch ohne den Gebrauch von Drogen zu erfahren. Er schildert Erlebnisse des Schwebens und wie er eine Motte von Menschengröße sah, wie er Hitze aus Blättern erfühlte, seine tote Mutter hörte und sah und beobachtete, wie sich Berge bewegten. Während Castaneda behauptet, in dieser anderen Wirklichkeit Ereignisse nur teilweise manipulieren zu können, gelang es ihm, in der gewöhnlichen Realität fünf Bestseller zu schreiben. Er stellte seine Bücher als Berichte tatsächlicher anthropologischer Feldarbeit dar.

Variablen, die Castanedas Drogenerfahrungen beeinflußten

Drogenerfahrungen, besonders solche halluzinogener Art, sind in hohem Maße von der Persönlichkeit des Benutzers und den Eigenschaften der Drogen abhängig. Um Castanedas Drogenerfahrung ganz und gar zu verstehen, brauchen wir unter anderem Informationen über den Benutzer – Castaneda –, über sein Alter und Gewicht, seinen allgemeinen Gesundheitszustand und seine Krankheiten, seine Drogenerfahrung, seine Persönlichkeit.

Die vielleicht wichtigsten Unterschiede bei den Benutzern von Drogen liegen in ihrer psychologischen Konstitution (Handlungsbereitschaft, Erwartungen etc.) und ihrer Umgebung (physische Umwelt, soziale Umwelt etc.). Zu den wichtigen Drogen-Variablen gehören auch Zubereitung, Reinheit, Dosierung, Weg der Anwendung, Zeitpunkt der Einnahme, Grad der Absorption, Ort der Aktion, Geschwindigkeit des Stoffwechsels und der Eliminierung sowie der Mechanismus der Aktion. Je spezifischer diese Informationen sind, um so präziser und zwingender kann unsere Meinung über den Wahrheitsgehalt von Castanedas Erfahrungen sein. Ein vollständiges Beurteilen dieser Faktoren ist derzeit durch die kargen Informationen, die er dem Leser über seine Erfahrungen gibt, begrenzt. Dennoch können einige dieser Variablen spezifiziert werden, wenn man die knappen Informationen auswertet, die Castaneda liefert, und diese mit allgemeinen ethnobotanischen und psychopharmakologischen Kenntnissen vergleicht.

Der Benutzer

Castaneda wurde 1925 in Peru geboren und war zur Zeit seiner ersten Drogenerfahrung mit Don Juan 35 Jahre alt. In einem Interview mit dem *Time Magazin* (in: Noel 1976: 93–109) berichtete er, daß dies seine erste nichtmedizinische Drogenerfahrung gewesen sei. Tatsächlich stritt er jeglichen Konsum von Tabak, harten Spirituosen oder Marihuana ab, experimentierte aber mit Kaffee und trank regelmäßig Wein. Im Alter von 24 Jahren wurde er anscheinend durch den Tod seiner Mutter schwer getroffen. In den fünfziger Jahren mag er eine leichte Beeinträchtigung oder nervöse Störung erlitten haben. Freunde und Kollegen haben ihn als «geistreich, einfallsreich, heiter – einen großen Lügner» beschrieben (De Mille 1976: 26), und während er sein erstes Buch schrieb, beschrieb er sich selbst als einen «mit dem Wahnsinn Kämpfenden» (De Mille 1980: 341). Physisch ist Castaneda 1,60 Meter groß und wiegt ungefähr 70,5 Kilogramm. Er scheint sich immer einer ausgezeichneten physischen Gesundheit erfreut zu haben.

Die innere Bereitschaft

Bevor Castaneda seine fünf Bücher schrieb, studierte er Anthropologie und schien ehrgeizig darauf bedacht zu sein, als ernsthaft, bedeutend, einfallsreich, mächtig und berühmt angesehen zu werden (De Mille 1980: 342). Seine Einstellungen und Erwartungen hinsichtlich Drogenerfahrungen schienen ziemlich umfassend zu sein. Zum Beispiel besprach er 1962 Petrullos (1934) Buch über Peyote mit einer Gruppe von Schülern, war «sehr vertraut» mit R. Gordon Wassons Werk über halluzinogene Pilze und war zweifellos gut belesen in den Gebieten Schamanismus und Ethnobotanik (vgl. De Mille 1980).

Der Kritiker Richard de Mille (1976, 1980) nimmt an, daß Castaneda seine Drogenerfahrungen aus diesen und anderen vorher erschienenen Berichten entnahm. Zum Beispiel führt de Mille die folgenden auffallenden Parallelen zu Castanedas Werk an:

Im Herbst 1963 enthielt *The Psychedelic Review* einen bemerkenswerten Artikel von vier Männern, die die Visions-Pilze in Huautla gegessen oder Psilocybin in den Vereinigten Staaten verwendet hatten. Drei der vier hatten Augen oder Gesichter gesehen, die so wie das von Don Juan später gesehene rot glühten. Wie Carlos in dem Bewässerungsgraben, hatte sich einer in Wasser untergetaucht gefühlt. Derselbe Mann hatte «seinen Körper bis auf den Kopf verloren» – genau wie Carlos, bevor er «wie eine Krähe flog». Der Schädel eines zweiten Mannes hatte sich zu einer riesigen Kugel ausgedehnt, an deren Innenwänden seine nach innen gerichteten Augen frei umherrollten, wobei sie rasch wechselnde Szenen der geheimen Welt beobachteten – so wie die Zauberer später das *tonal* innerhalb der Wahrnehmungsblase beobachten. Ein dritter Mann war plötzlich allein durch Willenskraft in eine stehende Position gelangt, so wie Carlos sich selbst während seines ersten Pilz-Experiments – das am 26. Dezember 1963 stattfindet – senkrecht «denkt», kurz nachdem der erwähnte Artikel erschienen ist (De Mille 1976: 59).

Jedoch sind bei halluzinogenen Intoxikationen alle diese Erfahrungen üblich (vgl. Siegel/Jarvik 1975), und einige von Castanedas Kollegen haben argumentiert, daß die bisher erforschten Gemeinsamkeiten der Drogenerfahrungen eine Art übereinstimmender Gültigkeit der Erfahrungen Castanedas darstellen. Außerdem beeinflussen publizierte Drogenerfahrungen oft die halluzinogenen Erfahrungen der Konsumenten. Die halluzinogenen Erfahrungen entsprechen den erwarteten Dimensionen. Man kann die Hypothese aufstellen, daß Castanedas vorherige Lektüre spezifische halluzinatorische Inhalte «programmierte», die dann durch die tatsächliche Drogenerfahrung hervorgerufen wurden. Weiterhin regte Don Juan, der bei den meisten

Drogensitzungen Castanedas Führer war, bestimmte geistige Bilder durch seine «mündlichen Lehren» an. Die Wahrscheinlichkeit ist groß, daß diese Lehren durch die Drogen in das Gedächtnis zurückgerufen wurden. Geht man davon aus, daß Castaneda aufmerksam Don Juans Worten folgte (er fertigte vermutlich schriftlich oder in Gedanken Notizen über alle Gespräche und Erfahrungen an), könnten die geistigen Bilder, die durch diese Worte geformt wurden, tatsächlich während der durch Drogen herbeigeführten Halluzinationen visuelle Formen angenommen haben. Zum Beispiel nahm ich, kurz nachdem ich Castanedas Beschreibung von «Mescalito» (der Figur, die mit Peyote-Intoxikation assoziiert ist) gelesen hatte, mit einer Gruppe von Huichol-Indianern (Mexiko) Peyote zu mir und sah genau das Bild, das von Castaneda beschrieben wird. Dieses Bild war so intensiv und lebendig, daß ich es noch einmal während einer hiervon unabhängigen Psilocybin-Intoxikation mit denselben Indianern sah. Während einer experimentellen Intoxikation mit Meskalin im Laboratorium sah umgekehrt eine Versuchsperson, die keine vorherigen Drogenerfahrungen hatte, aber diese ähnlich dem Film *2001* erwartete, während der durch Drogen herbeigeführten Halluzinationen nur visuelle Szenen dieses Films (Siegel/Jarvik 1975).

Die Bedeutung der Umgebung

Die physische Umgebung für Castanedas Erfahrungen war die Sonora-Wüste (Mexiko). Weder Psilocybin-Pilze noch der Peyote-Kaktus wachsen in Sonora, wohl aber *Datura*. Sebald (1980: 34) hat darauf hingewiesen, daß Castaneda «eine Wüste beschreibt, die der Sonora in Flora, Fauna und Klima sehr unähnlich ist», und vermutet daher, daß Castanedas Wüste und vielleicht seine Erfahrungen literarische Erfindungen seien.

Obwohl Castaneda in seinen Drogen-Visionen Tieren und Lebewesen begegnet, die nicht existieren, trifft er jedoch keine Skorpione und Fruchtfliegen, die in großer Zahl in der Wüste leben. Während solche Auslassungen sicherlich kein Beweis für Fiktion sind, legt Castanedas berichtete Fähigkeit, unmenschliche Wüstentemperaturen auszuhalten und leicht Tiere wie die Wachtel zu fangen, die nicht leicht zu fangen ist, für Sebald und andere nahe, daß die Umgebung nicht die wirkliche Sonora-Wüste war, sondern die Bücherei und die Schreibmaschine, die Castaneda benutzte: «Wenn die Umgebung imaginär ist, warum sollte man den magischen Taten glauben oder dem Magier, der sie durchführt, oder den Interviews zwischen Magier und Schüler? Wenn das Feld ein Schwindel ist, wie kann die Feldforschung echt sein?» (Sebald 1980: 38).

Trotzdem können wir, ausgehend von einer solchen Wüsten-Umgebung, voraussagen, daß die warmen Temperaturen die anfänglichen Fieberfröste und das Unbehagen der halluzinogenen Intoxikation abschwächen, während sie die Empfindungen der Hitze steigern (was sie in der Geschichte tun); daß die Wüstenflora, -fauna und -topographie dominante Themen in den halluzinatorischen Visionen sein werden (was sie sind); daß interne geistige Bilder, einschließlich Erinnerungen und Phantasien, leicht umgeformt werden können in von Drogen herbeigeführte visuelle Bilder, die nicht von aufdringlichen Stimuli wie Stadtlichtern, Lärm und Verkehr beeinflußt sind (was sie tun).

Zur sozialen Umgebung von Castanedas Drogenerfahrungen gehört fast immer die Anwesenheit seines Führers und Lehrers Don Juan. In einigen Fällen nimmt Castaneda Peyote gemeinsam mit fünf weiteren Indianern (neben Don Juan) ein und bei einer Gelegenheit *Datura* in Gesellschaft von zwei Eidechsen. Die Anwesenheit eines Führers sollte, falls sie auftreten, nachteilige Reaktionen vermindern. Tatsächlich sind die meisten Erfahrungen, die Castaneda unter Anleitung machte, lenkbar, und die einzige *Datura*-Erfahrung, die er alleine machte, war durch die vorhergesagte Furcht und Paranoia gekennzeichnet.

Die Drogen

Castaneda nennt drei Drogen, die er in Experimenten verwendet hat, obgleich wohl keine botanischen Proben je von ihm zur Analyse eingereicht wurden. Die erste Droge ist der Peyote, den Castaneda als den Kaktus *Lophophora williamsii* (der Meskalin und verwandte Alkaloide enthält) identifiziert. Der obere Teil des Kaktus wurde abgeschnitten und gelagert, bis er getrocknet war, und dann gekaut und verzehrt. Manchmal wurde Peyote ohne vorheriges Trocknen eingenommen. Castaneda berichtet, daß durch die Einnahme ein Zustand nichtalltäglicher Wirklichkeit hervorgerufen werden konnte und daß, einmal vertraut mit diesem Zustand und seiner Macht, der Genuß nicht länger notwendig war, um die außergewöhnlichen (halluzinatorischen) Wirkungen zu erfahren. In gewissem Sinn meint Castaneda richtig, daß es sich weniger um das Erleben wiederkehrender Rückblenden auf die ursprüngliche Intoxikation handelt, sondern daß ein erfahrener Benutzer lernt, seine Wahrnehmung und sein Denken in solcher Weise zu beeinflussen, daß diese von Drogen verursachten Wirkungen nachgeahmt werden. Durch solchen Gebrauch von Peyote ist Castaneda fähig, einzigartige Zauberkräfte zu erreichen. Jedoch werden diese Wirkungen von mexikanischen Indianern (z. B. Tarahumara, Huichol), die regelmäßig Peyote aus religiös-magischen Gründen nehmen, kaum dem Peyote zugeschrieben. Aber Zauberkräfte werden verschiedenen «falschen Peyote-Kakteen» einschließlich *Ariocarpus fissuratus* (phenylaethylamine Alkaloide) und *Epithelantha micromeris* (Alkaloide und Triterpene) zugeschrieben. Obwohl Castaneda darauf besteht, daß sein Kaktus *Lophophora* war, nennt er ihn fälschlich «Meskal» und versäumt seltsamerweise, einen indianischen Namen für ihn anzubieten. Der Peyote-Experte La Barre (in: Noel 1976: 40–42) stellt fest, daß Castanedas Bücher keinen Beitrag zu unserem Wissen über Yaqui-Indianer, Peyote oder irgendeinem anderen Aspekt der Ethnobotanik liefern.

Die zweite von Castaneda benutzte Droge wird *Jimson*-Kraut genannt und von ihm als *Datura inoxia* identifiziert (sie enthält Hyoscyamine, Skopolamine, Atropine und verwandte Alkaloide). Aber *Jimson*-Kraut ist ein Begriff der Einheimischen für *Datura stramonium*, wähend *Datura inoxia* gewöhnlich *toleache* genannt wird. Obwohl es keinen Beweis dafür gibt, daß die Yaqui-Indianer je *Datura* verwendet haben, stimmen Castanedas Beschreibungen der Anwendungen und Erfahrungen (heftig und unvorhersagbar) überein mit dem Gebrauch bei vielen Indianern in Mexiko und dem Südwesten der Vereinigten Staaten (z. B. Zuni, Luiseno, Yuman). Castaneda berichtet, daß er einen Trank verwendet hat, der aus einem Teil der Pflanzenwurzel zubereitet wurde: «Der Trank sollte eigentlich entweder eine Empfindung unspezifizierten physischen Wohlseins oder ein Gefühl von großem Unbehagen hervorrufen» (Castaneda 1968: 213). Eine zweite Anwendungsart war die in Form einer Salbe aus *Datura*-Samen, die auf die Schläfen und die Stirn gerieben wurde. Manchmal wurden beide Möglichkeiten angewendet, und die Salbe wurde auf Füße, Beine und Geschlechtsteile gerieben.

Die dritte Droge ist vielleicht die interessanteste, weil sie zum Gegenstand beträchtlicher Forschungen und Kontroversen geworden ist. Castaneda berichtet, daß er eine Mischung von getrockneten Pilzen *Psilocybe mexicana* (sie enthalten Psilocybin und Psilocin) zusammen mit verschiedenen Teilen von fünf anderen nichthalluzinogenen Pflanzen geraucht hat. Diese Mischung wurde in eine Pfeife gestopft und geraucht, während etwas von der Mischung unverbrannt durch die Pfeife gezogen und eingenommen wurde. Da das Rauchen halluzinogener Pilze außer von Castanedas Bericht her unbekannt ist, standen viele Leser dieser Behauptung mißtrauisch gegenüber, und der Mykologe R. Gordon Wasson führte darüber eine bedeutende Korrespondenz mit Castaneda (in: De Mille 1980: 319–333). In diesem Zusammenhang behauptete Castaneda, daß seine Pilze auf toten Bäumen oder verwesenden Sträuchern wuchsen; sie zerfielen in weniger als einem Jahr zu feinem Staub; und er wolle versuchen, Wasson eine Auswahl zur Analyse zu schicken. Wasson antwortete, daß die Pilze nicht *Psilocybe mexicana* sein könnten, die niemals unter diesen Bedingungen wachsen; auch könnten sie in trockenem Zustand mehrere Jahre lang aufbewahrt werden, ohne zu Staub zu zerbröckeln. Die Proben kamen niemals an, aber Castaneda schickte Wasson zwölf Seiten seiner spanischen Feldnotizen, die jedoch eher als eine frühe Skizze einer fiktiven Geschichte denn als ein Feldbericht eines Sozialwissenschaflers angesehen wurden. Weiter nahm ein Forscher (Pollock 1975) an, daß die Pilze inaktiv seien, wenn sie geraucht würden, und daß die Mischung von Castaneda als Symbol oder literarischer Kunstgriff erfunden wurde, um den Leser zu fesseln.

Könnte es dennoch sein, daß Castaneda diese Pilzmischung geraucht hat und daraufhin die «sanften» und «vorhersagbaren» halluzinogenen Wirkungen, von denen er berichtet, erfahren hat? Eine Betrachtung der Biomechanik des Rauchprozesses spricht dagegen, daß solche Wirkungen erreicht worden sind. Getrocknete Pilze *Psilocybe mexicana* enthalten etwa 0,3 % Psilocybin (Hofmann 1978), und die niedrigste Dosis, die notwendig ist, um Halluzinationen wie von Castaneda beschrieben hervorzurufen, sind 10 Milligramm (Siegel/Jarvik 1975), was ungefähr drei Gramm getrockneter Pilze entspricht. Die meisten der Erfahrungen, die er beschreibt, würden 20 Milligramm oder 6 Gramm getrockneter Pilze erfordern. Die benutzte Pfeife wird nicht genau beschrieben, aber ich habe festgestellt, daß die von mexikanischen Indianern verwendeten Pfeifen mit weniger als 2 Gramm zerdrückter getrockneter Pilze gefüllt sind. Bei den in Mexiko und Kalifornien im Handel erhältlichen Tabakspfeifen sind es im Durchschnitt 3 Gramm getrockneter Pilze. Castaneda berichtet, daß die Pilze nur 80 % der Mischung ausmachten, eine Pfeife zu 75 % gefüllt wurde und bei den meisten Gelegenheiten eine einzige Pfeife geraucht wurde. So würde die höchste Menge verfügbaren Psilocybins 3,6 Milligramm sein, weniger als eine sich auf das Verhalten auswirkende Dosis. Weiterhin habe ich festgestellt, daß der größte Teil des Psilocybins durch die Verbrennungshitze zerstört wird und daß wegen der Ablagerung und Kondensation im inneren Pfeifenkopf und auf der hölzernen Oberfläche des Pfeifenhalses wenig durch den «dünnen» Pfeifenhals eingesogen und aufgenommen werden kann. Castanedas Behauptung, Pilze geraucht zu haben, scheint sich bei diesen Überlegungen in Rauch aufzulösen.

Es ist jedoch möglich, daß die gerauchte Mischung andere, Castaneda unbekannte halluzinogene Pflanzen enthielt. Nach Don Juan wurden diese Pflanzen hinzugefügt, um den Rauch zu süßen. Uns wird erzählt, daß «gelbe Blüten», ein grüner Busch (Blätter und Blüten),

Salbei (in: Noel 1976: 96) und zwei andere Blütenarten hinzugefügt wurden. Diese Mischung erinnert zusammen mit dem Pflegen und Tragen der Ingredienzen in einem Beutel um den Nacken an die Tabakmischungen, die von zahlreichen mexikanischen Indianern verwendet werden (Siegel/Collings/Diaz 1977). Tatsächlich hat wilder Tabak (*Nicotiana rustica*) eine charakteristische gelbe Blüte und kann Nikotin in ausreichenden Mengen enthalten, um Halluzinationen zu erzeugen. Außerdem wird er von den Huichol in Mexiko zusammen mit den gelben Blüten von *Tagetes lucida* geraucht, um den Rauch mit einem mentholähnlichen Geschmack zu süßen; damit läßt sich der mentholartige Geschmack erklären, von dem Castaneda beim Rauchen der Pilzmischung berichtet. Andere gelbblühende Pflanzen, die in Mexiko wegen ihrer psychoaktiven Wirkungen benutzt werden, schließen *Oncidium cebolleta* ein, das als Ersatz für Peyote verwendet wird, und *Senecio praecox,* das angeblich Wahnvorstellungen und Halluzinationen hervorruft.

Die Drogenerfahrungen

Die mit diesen drei Drogen gemachten Erfahrungen waren für Castaneda erschreckend (1977: 265). Er schreibt, daß sie ihn in eine chaotische Welt tauchten, in der ihm die Macht, die Wirkungen zu kontrollieren, fehlte. Von 1961 bis 1969, so berichtet er, hat er an 22 Drogensitzungen teilgenommen: sechs mit Peyote, vier mit *Datura* und zwölf mit der Pilzmischung.

Peyote

Castanedas erste Drogenerfahrung soll sich am 4. August 1961 mit der Einnahme von Peyote zugetragen haben. Dabei berichtete er von einer klassischen Peyote-Intoxikation, die durch einen bitteren Geschmack, Taubheitsgefühl im Mund, ziellose Gedanken, Übelkeit, Tunnel-Perspektiven, visuelle Halluzinationen und Stimmungswechsel charakterisiert ist. Von seiner zweiten Peyote-Erfahrung (fast ein Jahr später) berichtet Castaneda, daß er ein Summen in seinem Ohr hörte, das Anlaß zu dem visuellen Bild einer riesigen Biene gab – eine typische Assoziation während einer halluzinogenen Intoxikation. Seine weiteren Beschreibungen von durch Drogen hervorgerufenen und mit Stimuli aus der Umgebung gekoppelten Halluzinationen stellen typisch dar, wie diese beiden Variablen interagieren.

Als nächstes beschreibt Castaneda vier Peyote-Sitzungen, die an vier aufeinanderfolgenden Tagen 1964 stattfanden. Interessanterweise wurde bei der dritten Sitzung die geringste Dosis verwendet, und trotzdem war sie von auditiven Halluzinationen von Gesängen gekennzeichnet. Die Seltenheit auditiver Halluzinationen bei niedrigen Dosen von Peyote zusammen mit der signifikanten Toleranz, die sich gewöhnlich innerhalb von drei aufeinanderfolgenden Sitzungen entwickelt, spricht gegen die Genauigkeit dieses Berichtes. Andererseits kann es sein, daß Castaneda auf Grund seiner durch Drogen hervorgerufenen Verwirrung das Singen der anderen Teilnehmer an der Peyote-Sitzung fälschlicherweise für von «Mescalito» gesungene Lieder hielt.

Datura

Am 7. September 1961, so berichtet Castaneda, fand die erste von vier separaten *Datura*-Sitzungen statt. Anfangs, wird uns erzählt, trank er einen wäßrigen Extrakt aus *Datura*-Wurzeln, und ihm wurde warm, kalt. Er war schweißgebadet, nervös und schläfrig. Seine Vision war durch rote Farben gekennzeichnet, und er hatte sogar rote Träume. Er erwachte nach zwei Tagen mit leichtem Kopfweh und erinnerte sich nicht vollständig an sein Gespräch mit Don Juan. Grundsätzlich sind dies typische *Datura*-Reaktionen, die Fieber, Erregung, erhöhten Blutdruck, Angstzustände, visuelle Halluzinationen mit vorherrschend roten Farben, Ruhigwerden, Kopfschmerzen und die Unfähigkeit, sich an Erfahrungen während des Höhepunktes der Intoxikation zu erinnern, einschließen. Merkwürdigerweise berichtet Castaneda nicht von einem trockenen Mund und trockener Haut, nicht von weit geöffneten Pupillen bei gleichzeitig verschwommener Vision, muskulärer Unkoordiniertheit und Schwierigkeiten beim Gehen, alles Erscheinungen, die normalerweise derartige Intoxikationen begleiten. Castanedas nächste *Datura*-Erfahrung verband Genuß des Wurzelextraktes mit der lokalen Anwendung einer *Datura*-Paste auf seinen Schläfen. Daraus resultierten lebhafte Halluzinationen, die schnell wechselten, und ein Gefühl des Wirbelns, gefolgt von Schlaf. In einem darauffolgenden Gespräch mit Don Juan beschreibt Castaneda eine Verwechslung zwischen seinen Gedanken und visuellen Bildern – eine typische Verwirrung bei halluzinogenen Intoxikationen. Jedoch berichtet Castaneda, daß das ganze Ereignis nur dreieinhalb Stunden dauerte, die Visionen nur zehn Minuten anhielten und er hungrig und ohne irgendwelche unangenehmen Effekte erwachte. *Datura*-Erfahrungen, die zu solchen lebhaften Visionen führen, dauern etwa 24 Stunden an, die Visionen können 4 bis 12 Stunden anhalten, der Appetit geht verloren, und es gibt einen typischen «Kater-Effekt». Selbst wenn man die durch *Datura* hervorgerufene zeitliche Desorientierung berücksichtigt, ist es schwer zu verstehen, wie sich Castanedas zweite *Datura*-Erfahrung so ereignet haben soll, wie er berichtet, es sei denn, sie wurden drastisch redigiert im Interesse der publizierten Erzählung.

Castanedas dritte *Datura*-Erfahrung verband ebenfalls den Genuß des Extraktes mit der Anwendung der Paste auf seinen nackten Körper. Diese Erfahrung war gekennzeichnet durch «Fliegen» und das Erwachen etwa 0,8 Kilometer entfernt von dem Ort, wo er begonnen hatte zu «fliegen»:

«Die Bewegung meines Körpers war langsam und schüttelnd; sie war mehr ein Zucken nach vorne und nach oben. Ich schaute nach unten und sah Don Juan unter mir sitzen. Der Impuls trug mich einen weiteren Schritt nach vorne, der noch elastischer und länger war als der vorhergehende. Und von da an schwebte ich ... ich sah den dunklen Himmel über mir und Wolken neben mir» (Castaneda 1968: 126).

Das Gefühl des Fliegens während der halluzinogenen Intoxikation entsteht durch Bewußtseinsspaltung: Man fühlt sich losgelöst oder getrennt von seiner Umgebung. Dieses Gefühl wiederum wird durch von Drogen hervorgerufene Veränderungen der kortikalen Aktivität verursacht, die in einer Verlagerung der Aufmerksamkeit von externen auf interne (mentale) Stimuli wie Gedanken und Phantasien resultiert. Also findet das Fliegen im mentalen Raum statt, nicht im physischen, wie Castaneda andeutet und/oder glaubt. Hier verwechselt Castaneda als unerfahrener Drogenbenutzer Lebhaftigkeit mit Wahrhaftigkeit. Die von ihm beschriebenen Erfahrungen könnten durch Ataxie ausgelöst worden sein, die ungewöhnliche Empfindungen beim Gehen hervorruft; durch Mikropsie, die wahrgenommene Gegenstände verkleinert erscheinen läßt und so eine entfernte Perspektive schafft; auch durch ein bei *Datura*-Intoxikation übliches Fieberdelirium, das oft Gefühle auslöst, die suggerieren, man befände sich außerhalb des Körpers, bzw. ein Gefühl des Fließens hervorruft.

Castanedas vierte und letzte Erfahrung mit *Datura* (1964) ist einmalig dadurch, daß er den Extrakt und die Paste allein, nicht begleitet von Don Juan, nimmt. Diese Situation soll flüchtig Gefühle der Angst und Paranoia ausgelöst haben, die Castaneda auch beschreibt: «Die Angst verwandelte sich in ein Gefühl der absoluten Einsamkeit, ein Gefühl, verdammt zu sein» (Castaneda 1968: 155). Er berichtet auch, daß er seine Gedanken gesehen habe (als «Stimmen»), verwandelt in visuelle Bilder – ein weiterer typischer kognitiver Prozeß während halluzinogener Intoxikationen. Nach Castanedas Erzählung dauerte dieser Zustand mehr als 24 Stunden an und war durch die typischen mentalen und physischen Symptome der *Datura*-Intoxikation gekennzeichnet.

Pilze

Psilocybin-Pilz-Erfahrungen machen ein Dutzend von Castanedas Drogen-Sitzungen aus. Alle Erfahrungen wurden angeblich durch Inhalieren/Verzehren der Pilzmischung gemacht. Am 26. Dezember

1963 raucht Castaneda die Mischung zum erstenmal und fühlt sich taub, «mentholisiert», trocken und heiß. Während solche Wirkungen durch die Pflanzen in der gerauchten Mischung entstanden sein könnten, sind sie nicht charakteristisch für die Pilze selbst. Tatsächlich steht Castanedas Bericht, daß er Hitze über seinem ganzen Körper fühlte, in scharfem Widerspruch zu den Wirkungen von Psilocybin, das eine Kälte, manchmal zusammen mit Schüttelfrost, am ganzen Körper hervorruft. Während die Wahrnehmungseffekte und Halluzinationen, die er beschreibt, einigermaßen typisch für halluzinogene Intoxikationen sind (Lichtfunken bei geschlossenen Augen, perspektivische Verzerrungen bei geöffneten Augen), sind Schrecken, Taubheit und heftige Reaktionen extrem seltene Erscheinungen. Weiterhin berichtet Castaneda, daß er nach seiner ersten Intoxikation zwei Tage lang geschlafen habe; dies kann jedoch nicht mit irgendeiner bekannten pharmakologischen Eigenschaft von Psilocybin erklärt werden. Castanedas andere Berichte über Pilzerfahrungen sind ebenso ungenau hinsichtlich der Psilocybin-Intoxikation. Beim Erwachen nach seiner zweiten Erfahrung, berichtet Castaneda, sei er vier bis fünf Stunden lang unfähig gewesen, klar zu denken. Diese Erfahrung läßt sich jedoch pharmakologisch nicht Psilocybin zuschreiben, da es nur eine kurze Wirkungsdauer im Körper hat (drei bis vier Stunden bei einer Erfahrung mit niedriger Dosis). Dennoch illustrieren die traumähnlichen Bilder, die von Castaneda beschrieben werden, ebenso wie das Gefühl, eine fliegende Krähe zu werden, wie von Don Juan angegeben wird, richtig die Natur von Psilocybin-Halluzinationen und zeigen, welche Bedeutung verbale Suggestionen durch einen Lehrer bei der Ausformung der halluzinogenen Bilder haben. In Castanedas zweitem Buch (1971) beruhen alle Drogenerfahrungen auf dem Rauchen der Pilzmischung. Bei zwei Gelegenheiten sieht er eine Mücke, die übertrieben groß wird, und dies illustriert die halluzinogenen Wirkungen der Makropsie. Während einer anderen Intoxikation, so berichtet er, denkt er über seinen Sohn nach und wird melancholisch – eine häufige Erfahrung bei einem durch Halluzinogene herbeigeführten Rückruf von Erinnerungen. Die visuellen Halluzinationen – die von einfachen Farb- und Lichtveränderungen bis zu glühenden Gesichtern und menschlichen Figuren reichen – werden sehr genau beschrieben und scheinen exakt die Suggestionen von Don Juan, die Situation der Umgebung und Castanedas eigene Gedanken zu verkörpern. Castanedas letzte Pilzerfahrung, d. h. seine letzte berichtete Drogenerfahrung, fand am 10. November 1969 statt. Er beschreibt, daß er mit der erhöhten Klarheit, die typisch für durch Halluzinogene herbeigeführte Veränderungen der auditiven Wahrnehmung ist, verschiedenen Tönen lauschte (z. B. Vogelzwitschern, Insektensummen usw.).

Auswertung der Ergebnisse

Wir haben in Castanedas Pharmazie hineingeschaut und die drei von ihm genannten Drogen überprüft: Peyote (*Lophophora williamsii*), *Datura* (*Datura inoxia*) und eine Pilzmischung (*Psilocybe mexicana*). Wir haben einen hinsichtlich Drogen unerfahrenen Studenten beobachtet, der jede davon einnahm und von seinen 22 Erfahrungen berichtete. Die Beschreibungen von Peyote und den durch Peyote hervorgerufenen Intoxikationen scheinen den von Peyote bekannten Eigenschaften ausreichend ähnlich zu sein, um sie glaubwürdig zu machen. Jedoch hebt Castanedas angebliche Fähigkeit, Konversationen, Halluzinationen und Gedanken während dieser Intoxikation genau wiederzugeben, diese Glaubwürdigkeit auf. Solche unverminderten Fähigkeiten implizieren entweder eine so niedrige Dosis von Peyote, daß sie nicht halluzinogen ist, oder sonst ein sehr geschöntes fiktives Wiedererzählen der Erfahrung. In beiden Fällen sind die Peyote-Erfahrungen nicht die anthropologischen Feldberichte von hochdosierten Peyote-Intoxikationen, wie Castaneda behauptet. Die *Datura*-Berichte beschreiben ein wohlbekanntes Halluzinogen, das von vielen mexikanischen Indianern eingenommen wird. Obwohl die von ihm berichteten Erfahrungen viele bekannte Symptome der *Datura*-Intoxikation enthalten, fehlt die Erwähnung der überwältigenden physischen und wahrnehmungsmäßigen Veränderungen, die praktisch unmöglich zu vermeiden sind. In bezug auf pharmakologische Wirkungen und Aktionen verhält sich Castanedas *Datura* wie keine bekannte *Datura,* und ihre Existenz mag so illusionär sein wie die Macht des «Zauberers» zu fliegen, die *Datura* verleihen soll. Ebenso unwahrscheinliche Geschehnisse beschreiben die Pilzberichte, denn Psilocybin ist praktisch unaktiv, wenn es geraucht wird, und selbst wenn es gegessen wird, kann es nicht die lang andauernden Intoxikationen oder den Schlaf hervorrufen, denen Castaneda unterliegt. Wie die anderen Drogen in der Pharmazie agieren Castanedas Pilze nicht wie irgendwelche bekannten Psilocybe-Pilze. Die pharmakologischen Eigenschaften, physischen Wirkungen und Nachwirkungen sind so ungewöhnlich und traumhaft wie die Halluzinationen, die sie hervorrufen.

Anders als Karl, der Patient, der zu Beginn dieses Aufsatzes beschrieben wurde, hat uns Castaneda keine stichhaltigen Daten für die Existenz dieser drei Drogen geliefert. Wir haben keine botanischen Proben, keine Blutproben, keine unabhängigen Beobachtungen, keine Fotos, keine Tonbandaufzeichnungen und keine Feldnotizen. Wir haben auch Castanedas Wohltäter und Lehrer, Don Juan, nicht. Aber selbst wenn wir Don Juan über diese mysteriösen Pflanzen, die sich so seltsam verhalten, befragen könnten, würde er wahrscheinlich unseren Fragen ausweichen, wie er es viele Male bei Carlos tat, und einfach nur lachen. Wir haben nur Beschreibungen, die entweder beklagenswert unzureichend oder einfach falsch sind. Wir sind bei dem Spiegel in Castanedas medizinischem Kabinett angelangt, haben die Tür geöffnet und fanden andere Spiegel, die uns vorher bekannte und publizierte Daten sowie einige krasse Verzerrungen dieses Wissens zurückwerfen. Wir haben keinen Wissenschaftler auf dieser Reise getroffen, sondern einen Trickzauberer, dem es Spaß macht, mit Zerrspiegeln und dem Erzählen von *science fiction*-Geschichten zu spielen.

Und wenn wir den Staub der Pilze von den nun leeren Regalen in Castanedas Apotheke blasen, können wir eine vorher nicht erwähnte vierte Droge entdecken: *Mandragora* (Alraune). Diese Droge wurde ursprünglich von einem anderen *science fiction*-Autor, Fletcher Pratt, in einer Kurzgeschichte von 1929 beschrieben. Der Held dieser Geschichte trifft einen alten Mann, der sein Wohltäter wird und ihm die Droge *Mandragora* zu trinken gibt, damit sich sein Bewußtsein verändert. Der Held hat Erfahrungen astraler Projektion und geht in eine andere Welt, in der er die fremde Vegetation erforscht, dem Sprechen der Tiere lauscht und durch die Wolken fliegt. Bei seiner Rückkehr in die normale Wirklichkeit fürchtet der Held, daß seine Erfahrungen wahr gewesen sein könnten, verbirgt die Identität seines Wohltäters ebenso wie die der Droge und erklärt:

«So ist alles, was ich habe, eine ziemlich unglaubwürdige Geschichte. Einverstanden, ich gebe zu, daß ich sie selbst nicht glauben würde, wenn sie mir jemand anderes erzählen würde. Aber hören Sie nur, wollen Sie? Sie können sie überprüfen, wenn Sie wollen» (Pratt 1929: 85). Don Juan würde lachen.

Anmerkung

Der Autor ist Ada Hirschmann für die Hilfe bei der Vorbereitung dieses Textes verpflichtet. Er dankt Richard de Mille für die Unterstützung durch wissenschaftliche und editorische Kommentare und die Ermutigung, mit dem Schreiben zu beginnen. Auch Don Strachen dankt er für Rat und Kritik.

Kultischer Gebrauch psychoaktiver Pflanzen in Industriegesellschaften – kulturhistorische Interpretation

Adrian Linder

An Hand von Informationen über nichtindianische, Peyote verwendende religiöse Organisationen in den USA und die Herausbildung von Pilzkulten in Mitteleuropa wird die in der neueren Drogenliteratur gängige scharfe Trennung zwischen den Verhältnissen in «modernen westlichen» und «primitiven» Gesellschaften und eine sich darauf abstützende Beurteilung von «Gebrauch», «Fehlverwendung» oder «Mißbrauch» in Frage gestellt.

You think I have visions
because I am an Indian.
I have visions because
there are visions to be seen.
Buffy Sainte-Marie

Drogen in «traditionellen» versus «industriellen Gesellschaften»

Der Hinweis auf grundlegende Unterschiede zwischen den kognitiven und pragmatischen Kontexten der Verwendung psychoaktiver Substanzen in «unseren Gesellschaften» (oder den «westlichen» oder «Industriegesellschaften») und in fremden Lebenszusammenhängen – mit Chiffren wie «die Indianer», «der Orient», «nicht-westliche Gesellschaften», «traditionelle Gesellschaften», «vorindustrielle Gesellschaften», «Naturvölker», «primitive Gesellschaften» oder «primitive Kulturen»[1] bezeichnet – stellt ein in der kulturanthropologisch argumentierenden Drogenliteratur der letzten 20 Jahre fast obligatorisches Stereotyp dar, das mittlerweile auch vielen Laien lieb geworden ist. Speziell die sogenannten Halluzinogene gelten nach dieser weitverbreiteten Auffassung als «der westlichen Kultur» fremde, in mit den erwähnten Begriffen etikettierten exotischen Menschengruppen dagegen «kulturspezifisch integrierte» Elemente (von Wartburg 1974: 133; vgl. Gelpke 1969: 157; Schultes 1972: 18, 24; Sorenson 1977: 253).

Die Einleitung zum Kapitel «Wer gebraucht halluzinogene Pflanzen?» im neuesten Werk der weltbekannten Drogenspezialisten R. E. Schultes und A. Hofmann (1980: 61) soll als Illustration dienen:

«Der Konsum psychoaktiver Pflanzen in den modernen westlichen Ländern hat in den letzten Jahren stark zugenommen. Dieses Buch beschäftigt sich jedoch fast ausschließlich mit der Verwendung der Halluzinogene bei den verschiedenen Naturvölkern, wo die Drogenpflanzen nur in Verbindung mit magischen oder religiös-kultischen Handlungen oder zu Heilzwecken eingenommen werden. Gerade die unterschiedliche Auffassung in bezug auf Ursprung und Bestimmung der berauschenden Pflanzen machen den Unterschied aus zwischen dem Drogenkonsum in unseren Breiten und jenem in vorindustriellen Gesellschaften. Alle Stammeskulturen hielten – und halten – die Pflanzen für Gaben der Götter, wenn nicht gar für göttliche Wesen selber.»

An dieser für einen großen Teil neuerer Äußerungen zum kulturellen Bezug der Drogenverwendung repräsentativen Formulierung soll hier weder die offenbar vorausgesetzte Austauschbarkeit der soziologischen Termini «Volk», «Gesellschaft» und «Kultur» noch die psychologisierende Verwendung des Kulturbegriffs untersucht werden – obwohl beide einer ethnologischen Diskussion bedürften –, sondern es ist die typische Verabsolutierung der Trennung der Verhältnisse «in vorindustriellen Gesellschaften» und «in unseren Breiten», die uns interessiert. Ethnologisch betrachtet, führt speziell die mit solchen Modellen einer grundsätzlichen interkulturellen Dichotomie meistens einhergehende Überbewertung soziokultureller Homogenität, d. h. die Vernachlässigung subkultureller Differenzierungen, zu sozialtheoretischen Konstrukten, die zur Beschreibung mancher interessanter gesellschaftlicher Prozesse ungeeignet sind. So finden wir beispielsweise noch immer recht wenige eingehende theoretische Auseinandersetzungen mit der wohlbekannten Tatsache, daß es in nordamerikanischen Indianergesellschaften mit weitverbreitetem rituellem Peyotegebrauch Individuen und Gruppen gibt, die solche Praktiken heftig ablehnen (La Barre 1975: 110–121, 199–201; Gerber 1980: 59). Die folgenden Angaben über nichtindianische Peyotekulte in den USA und die Verwendung zweier psychoaktiver Pilzarten in Mitteleuropa sind als Beitrag zu einer Betrachtungsweise gedacht, die versucht, kulturanthropologische und soziologische Verallgemeinerungen durch ethnographische Daten über subkulturelle[2] Strömungen und Institutionen zu ergänzen und zu relativieren. In dieser Richtung arbeiten u. a. Harding und Zinberg (1977); in der Schweiz hat von Ins kürzlich gefordert, psychedelische Drogen müßten «als integrierte Elemente einer Subkultur ins Blickfeld gerückt werden» (1979: 87). Gleichzeitig soll sichtbar werden, daß auch innerhalb der «westlichen Industriegesellschaft» Gruppen Rituale und Institutionen besitzen können, in deren Rahmen gewisse von der herrschenden Meinung mißachtete, geächtete oder gar mit einem Besitzverbot belegte psychoaktive Pflanzen verwendet werden, daß sich bei den Benutzern weder soziale Abnormitäten – mit Ausnahme der mit der Verwendung der Pflanzen verbundenen rituellen Verhaltensweisen und ideologischen Einstellungen selbst – noch gesundheitliche Schädigungen feststellen lassen, wobei die letztere Behauptung hier allerdings nicht wissenschaftlich belegt werden kann (vgl. Weil 1973: 111–115; Harding/Zinberg 1977).

Nichtindianische Peyotekulte in den USA

Schon in der Frühzeit der Verbreitung der Peyote-Religion in Nordamerika scheinen Nichtindianer regelmäßig an Peyotezeremonien teilgenommen zu haben (Smith 1934: 448); diese Praxis wurde mancherorts beibehalten (La Barre 1975: 60) und ist auch in der Gegenwart verbreitet, wie ich in den USA selbst feststellen konnte (Abel 1980; Lame Deer/Erdoes 1979: 9, 241–250). Nach Burdette (1895: 48) sollen Indianer in Oklahoma gar geglaubt haben, der Ursprung der Peyote-Religion habe in der Übernahme der «Medizin» durch die Kiowa von den Weißen bestanden – was wohl als Hinweis darauf interpretiert werden kann, daß man im letzten Jahrhundert den Gebrauch dieser Pflanze weniger deutlich als später für eine spezifisch indianische Angelegenheit gehalten hat. Interessant sind in diesem Zusammenhang auch die Angaben bei Slotkin über die Verwendung bei nichtindianischen Mexikanern auch nördlich der heutigen US-Grenze im 17.–19. Jh. (1955: 208, 215 f., 218) und die Information von Lumholtz, im amerikanischen Bürgerkrieg hätten Texas-Rangers die Medizin zu Berauschungszwecken gebraucht (1902: 358; zit. b. Slotkin 1955: 215 u. La Barre 1975: 60).

In der ersten Hälfte unseres Jahrhunderts sind zahlreiche Weiße Anhänger der Peyote-Religion geworden (Smith; La Barre a. a. O.); Stewart schätzt die Zahl der Anthropologen, die vor dem Beitritt ihres Kollegen J. S. Slotkin zu den Menomini-Peyotisten (ca. 1950) Mitglieder geworden waren, auf ein Dutzend (1953: 587). Bis in die fünfziger Jahre fand ich allerdings in der Literatur keine Angaben über eigene Kultgruppen von Nichtindianern, mit Ausnahme der von Smith (op. cit.) beschriebenen *Church of the First born,* die in den zwanziger Jahren in Oklahoma existierte, unter Leitung eines bei Indianern aufgewachsenen Schwarzen stand und von Schwarzen und Indianern besucht wurde (s. a. La Barre 1975: 172–174). Ferner erwähnt Blum (1966: 227), Anthropologen hätten an verschiedenen Universitäten den Peyotegebrauch «bei ihren eigenen sozialen Gruppen» eingeführt.

Ein interessanter Artikel im *Journal of Abnormal and Social Psychology* berichtet über eine zwecks wissenschaftlicher Überprüfung gewisser Behauptungen von Indianern und Ethnologen im Jahr 1930 von «neun reifen Mitgliedern der Fakultät der *University of Pennsylvania*» (darunter dem bekannten Anthropologen A. I. Hallowell) veranstaltete Peyotezeremonie, bei der Trommeln und Rasseln verwendet und indianische Peyotelieder gesungen wurden (Fernberger 1932).[3]

In den fünfziger und sechziger Jahren entstanden in den USA mehrere, größtenteils von anglophonen Weißen getragene, formelle religiöse und para-religiöse Gruppen, die Peyote verwendeten und von denen sich einige wie die indianische *Native American Church* (NAC) um offizielle Anerkennung als Kirche und damit verbundene Legalisierung des Kultsakraments auf Grund der verfassungsmäßig garantierten Religionsfreiheit bemühten. La Barre (1975: 268) erwähnt das 1968 aus einem *Psychedelic Information Center* in Cambridge entstandene *Phanerothyme Center,* eine «nichtindianische psychedelische religiöse Gruppe», die sich die Aufgabe stellte, «ein religiöses Langzeitexperiment im systematischen Gebrauch von Psychedelika» durchzuführen, sowie eine offenbar ebenfalls Peyote einsetzende, im selben Jahr in Chicago gegründete *Student Association for the Study of Hallucinogens* (STASH) (267 f., xiv). Auffallend ist, daß La Barre im Vorwort zur 3. Ausgabe seines klassischen *Peyote Cult* diese und ähnliche Organisationen, wie die Meskalin verwendende *Neo-American Church* (gegr. 1964) und übrigens auch die Mitgliedschaft Slotkins bei der NAC mit teilweise heftigen Worten ablehnt (1975: xiv–xvii), während er seit über 30 Jahren die NAC, «mit vollem Herzen, konsistent und unzweideutig verteidigt» hat (xiv).[4]

Bereits 1958 wurde von einen pensionierten Ärzte-Ehepaar in New Mexico die *Church of Awakening* gegründet (Aiken 1970); sie nimmt «nur Personen auf, die bereits über längere Zeit hinweg deutliches Bemühen um geistiges Wachstum gezeigt haben; das Kultsakrament Peyote darf nicht öfter als alle drei Monate eingenommen werden; der Hauptakzent liegt darauf, daß die spirituellen Einsichten in ein Leben der Liebe integriert werden sollen» (Heigl 1980: 169). Den Bemühungen dieser Organisation um Legalisierung ihres Peyotegebrauchs soll bisher wenig Erfolg beschieden gewesen sein (Anderson 1980: 168); über die anderen Gruppen fehlen mir diesbezügliche Angaben.

Die American Church of God

Im Frühling 1979 konnte ich durch Gespräche mit dem Gründungsmitglied und *road man* (Zeremonialleiter) J. und weiteren Mitgliedern sowie durch Beobachtung eines *business meeting* (Generalversammlung mit administrativen Aufgaben) am 24. 2. und eines *Peyote meeting* (Gottesdienst) am 17. 3. in A. (New Mexico) einiges über die bisher meines Wissens in der Literatur nicht beschriebene *American Church of God of New Mexico* (ACG) in Erfahrung bringen. Leider war der Kirchenvorstand auf spätere schriftliche Anfrage (19. 8. 1980) hin nicht gewillt, Detailinformationen für diesen Artikel über Mitglieder, Geschichte, Statuten, legale Situation usw. zu liefern; offenbar wird gefürchtet, zu große Publizität könnte den legalen Schutz (s. u.) gefährden. Ich muß mich also mit eher zufällig erworbenen Daten begnügen.

Die Entstehung der ACG wird auf ein kollektives visionäres Erlebnis einer Gruppe von 13 Personen, offenbar alles Anglo-Amerikaner, zurückgeführt, die 1964 in einer Höhle bei einem See in Nevada vor einem Sandsturm Zuflucht gesucht und Peyote gegessen hatten. «Peyote selbst» oder «der große Geist durch Peyote» habe den Anwesenden an diesem heiligen Platz, wo schon der Geistertanzprophet Wovoka seine Botschaft empfangen haben soll, ein Ritual für die weitere Verwendung der «Medizin» enthüllt, das später als im wesentlichen mit dem «Standard-Ritual» der NAC (La Barre 1975: 43–53) übereinstimmend erkannt worden sei. Das Erlebnis erhielt sein Gewicht durch eine Kollektivvision, in der Indianer eine zentrale Rolle spielten. Da die Gesetze von New Mexiko keine Bestimmung enthalten, wonach jemand Indianer sein muß, um in den Genuß des legalen Schutzes der religiösen Peyoteverwendung zu gelangen, wurde dieser Staat von den Gründern gewählt, um sich legal als Kirche zu konstituieren. Aus juristischen und politischen Gründen sahen sie von einer organisatorischen Verbindung mit lokalen Sektionen der NAC ab, durch einige von deren Ältesten sie in rituelle Einzelheiten eingeführt worden waren und von denen sie spirituelle und praktische Unterweisungen auf dem und über den «Peyote-Weg» erhalten hatten. Wie jede anerkannte Kirche in den USA kennt die ACG eine vereinsmäßige Organisation mit Ämtern wie Präsident, Sekretär, Kassierer usw., die von Frauen oder Männern ausgeübt werden können. Die Mitglieder sind zu gegenseitigem Beistand verpflichtet und zur Einhaltung ethischer Prinzipien angehalten. Wer diesen Erwartungen nicht entspricht, kann öffentlich zur Rechenschaft gezogen werden. Das Vorzeigen der Mitgliederkarte berechtigt zum Bezug von Peyote von Regierungsbeamten in Texas; manche Leute ziehen auch einige Pflanzen in ihren Häusern. Die «Medizin» wird bei Krankheiten und in Einzelfällen auch zu religiös-psychologischen Zwecken individuell verwendet, normalerweise jedoch in einer Zeremonie, die, so weit ich feststellen konnte, bis in die Details La Barres *Standard-Plains-Ritual* der NAC (s. o.) mit den Ämtern der *water woman,* des *road man, door man, fire man* und *cedar man* entspricht. Neben den bei La Barre erwähnten

Aufgaben hat der *road man* auch darauf zu achten, daß die Teilnehmer nicht in persönlichen Visionen und Gedanken versinken und sich auf den Zweck des *meeting* konzentrieren: Gebete mit spezifischem Inhalt, z. B. für die Heilung einer bestimmten Person. *Meetings* werden unregelmäßig an Samstagen in einem speziell errichteten Tipi mit halbmondförmigem Erdaltar abgehalten; man verwendet Wassertrommeln, Rasseln, Fächer, Zeremonialstäbe, Knochenpfeifen, Zedernweihrauch, Maisblattzigaretten, Artemisia-Zweige (*sage*), einen *Chief Peyote* und Wasser. Neben Peyoteliedern im indianischen Stil werden auch Spirituals gesungen. Ein zeremonielles Frühstück aus Mais, Beeren oder anderen Früchten, Fleisch und Wasser beschließt den eigentlichen Gottesdienst. Nach dem Verlassen des Tipis folgt manchmal eine Art «Predigt», mit Vorzug durch anwesende indianische *elders*, worauf man sich bis zum gemeinsamen Mittagessen zwanglos unterhält. Frauen nehmen ebenso wie Männer an der Zeremonie teil, manchmal auch Kinder. Die Mehrzahl der Mitglieder der ACG scheinen anglophone Weiße zu sein; am erwähnten *business meeting* sah ich auch einen Afro-Amerikaner.

Zu den NAC-Mitgliedern des benachbarten T.-Indianerreservats bestehen größtenteils enge soziale Beziehungen; einige T.-Älteste gelten als verehrte religiöse Meister, und oft nimmt man gegenseitig an *meetings* teil. Es gibt aber in T. auch Leute, die sich weigern, Weiße an den von ihnen veranstalteten *meetings* teilnehmen zu lassen. Gegenüber Peyotisten von anderen Ethnien (*«tribes»*) hat man ein ähnliches Verhältnis, wie es La Barre (1975: 60) als typisch für die NAC beschreibt: Sie werden gern als Besucher in die eigenen Zeremonien aufgenommen. Am *meeting* vom 17. 3. 1979, dessen Anlaß der 2. Geburtstag einer Tochter des Veranstalters und amtierenden *road man* war, nahmen etwa 40 Personen teil, darunter Indianer von sieben verschiedenen Ethnien.

Aus diesen unvollständigen Angaben dürfte doch erkennbar werden, daß es sich bei der ACG um eine in ihrer Liturgie, Organisation und wohl auch Theologie sehr stark von der NAC beeinflußte, von anglophonen Weißen getragene Kirche handelt, die Peyote rituell verwendet. Auf Grund dieser weitgehenden Übereinstimmung der Verhältnisse bei beiden Kultorganisationen müssen wir – solange keine empirischen Daten vorliegen, die diese Schlußfolgerung widerlegen – davon ausgehen, daß die von La Barre und anderen vorgebrachten Argumente zur Verteidigung des Peyotegebrauchs durch Indianer (La Barre 1975: xiv, 197, 223–225, 236–237, 265; Gerber 1980: 54–60) auch auf die ACG anwendbar sind; eine Auffassung, die offenbar von den zuständigen Verwaltungsbehörden geteilt wird.

Ethnologisch betrachtet bilbet hier Peyote nicht eine kulturfremde

Droge, sondern funktioniert als «integriertes Element einer Subkultur».[5]

Kultische Pilzverwendung in Mitteleuropa

In Publikationen aus schweizerischen und deutschen Hippie- und Post-Hippie-Subkulturen sind bisweilen hymnische Darstellungen von «heiligen Pilzen», speziell dem Fliegenpilz (*Amanita muscaria*), und den damit gemachten Erfahrungen zu finden, die nicht selten in moderne Sagenbildungen übergehen (s. z. B. Frii-Blettli, Bern, 10/1973, 12/1974, 15/1975). Es handelt sich hier zwar nicht um Äußerungen einer etwa der ACG vergleichbaren organisierten Religion mit standardisierter Liturgie und Ideologie, doch gibt es verschiedene Anzeichen dafür, daß dahinter kulturelle Bewegungen stehen, die der Religionsgeschichte Gelegenheit bieten, die Herausbildung von Kulten sozusagen *ab ovo* zu beobachten.

Bereits in den sechziger Jahren sind aus den erwähnten Gruppen zahlreiche Berichte über Erfahrungen mit Fliegenpilzen in religiösem Rahmen bekanntgeworden, wobei nicht immer genau feststellbar ist, ob literarische Einflüsse oder direkte Tradition die Hauptmotivation bildeten (Golowin 1974: 44). Golowins Aufgaben lassen sich heute durch Informationen aus verschiedensten Bevölkerungsgruppen, darunter z. B. Alphirten, ergänzen; es scheint also, daß wir es mit einer sich ausbreitenden Bewegung zu tun haben. Aus den Erlebnisberichten geht zwar meist eine stark religiöse Haltung gegenüber den Pilzen und eine entsprechende Interpretation der Erlebnisse hervor, die auf eine zunehmende Vereinheitlichung der Ideologie im deutschsprachigen Raum schließen lassen, doch erhielt ich kaum Hinweise auf eine Zeremonialisierung, insbesondere auf die Institutionalisierung kollektiver Rituale im Zusammenhang mit dem Fliegenpilz. Dagegen konnte ich vom 21.–23. 12. 1979 an einer Sonnenwendzeremonie im Kanton Bern teilnehmen, bei der kleine Pilze, die ich als *Psilocybe semilanceata* identifizierte (Heim 1967: 181–184, Pl. IX, X; 1978: 220–221), im Rahmen eines seit etwa sieben Jahren bestehenden Kults mit komplizierten Schwitzbadritualen, Gebeten, Pfeifenzeremonien (ohne psychoaktive Substanzen), Fastengeboten, Räucherungen, Opferhandlungen und Musik in einem speziell hergerichteten Raum mit zentralem Altar verwendet wurden. Alle Anwesenden (5 Frauen und 6 Männer) hatten vier Tage vor und nach der Zeremonie jegliche Drogen inklusive Alkohol, sexuelle Kontakte, Fleischnahrung und «schlechte Gedanken» strikt zu meiden und während des Treffens selbst strenges Fasten einzuhalten, aber nur zwei Männer aßen am zweiten Abend nach vorangehenden Reinigungsritualen je 20 Pilze. Diese Verwendung hatte für die Gruppe offenbar eine Orakelfunktion. Sie wurde durch intensives stundenlanges Trommeln aller Teilnehmer unterstützt. Die Pilze werden auf einheimischen Wiesen unter Einhaltung von Meidungstabus gesammelt, mit Salbeirauch rituell gereinigt, getrocknet und in ebenfalls rituell gereinigten Gefäßen aufbewahrt. Sie gelten als «Geschenke Gottes» bzw. «der Natur» und werden nur in beschränkter Zahl gepflückt, wobei man jeweils die größten Exemplare einer Gruppe als «Oberhäupter» stehen läßt, ihnen dankt und Mehl und andere Opfergaben vor sie hinlegt. Das Singen von an sie gerichteten Liedern soll die im Gras verborgenen Pilze veranlassen, sich zu zeigen.

Für die Gruppe, deren Ideologie von einem weitgespannten «heidnisch»-christlich-buddhistisch-hinduistischen Synkretismus geprägt ist, und die in vielem an die von Ellwood (1971, 1973) beschriebenen *neopagan religious groups* erinnert, scheint der Pilz nicht unter die Kategorie «Drogen» zu fallen, sondern soll einen Bestandteil «der ursprünglichen Religion» gebildet haben. Er hat einen keineswegs zentralen Stellenwert im Kontext einer gesamthaften Erneuerung des «alten Wissens» und wird so im Rahmen einer an sich deutlich gegen Drogengenuß gewandten Ideologie legitimiert.

Die Überzeugung von der kulturhistorischen Verwurzelung des rituellen Gebrauchs einheimischer Pilze ist weit über die erwähnte Gruppe hinaus verbreitet. Die folgende Meinung über *Psilocybe semilanceata* in einer deutschen Alternativzeitschrift ist auch für mir bekannte Schweizer «Kultisten» repräsentativ: «Wir können davon ausgehen, daß diese Pilze (. . .) bis zu den Hexenverfolgungen im Mittelalter hierzulande wohlvertraut waren.» «Die Teufelschristen» hätten «damit Schluß gemacht»; nun gelte es, die Verwendung «neu zu lernen, denn wir haben seit 400 Jahren den Kontakt verloren, ausgetrieben gekriegt» (ID 1978). Erhalten gebliebene Hexen-Rezepte erwähnen zwar nirgendwo Pilze (Duerr 1978: 172), doch läßt sich der ehemalige Gebrauch psychoaktiver Arten in Mitteleuropa wenigstens in Spuren auch historisch feststellen. Golowin (1974: 44–49) weist auf die Bedeutung des Fliegenpilzes hin und bringt einige mündliche Angaben für die Schweiz neben einer Quelle von 1794, wonach trotz «Berauschung, Wahnwitz, Tollkühnheit, Zittern» und «Wut», die er bewirkt, «dieser Schwamm doch in Rußland, Deutschland und Frankreich verspeist» worden sei. Duerr (1978: 269) zitiert neben einem Hinweis für Frankreich aus dem Jahr 1775 eine mündliche Information über «Schweizer Bauern», die aber ebensogut als Beispiel für die Ethno-Theorie eines «Kultisten» wie als gesicherte Quelle über tatsächliche frühere Verhältnisse interpretiert werden kann; da gegenwärtig viele solche Erzählungen im Umlauf sind, ist es schwierig, das eine vom anderen klar zu trennen.

Über die weniger auffälligen *Psilocybe*- und andere kleinere Arten fehlen meines Wissens ältere schriftliche Belege. Ich erfuhr aber vom Volkskundler S. Golowin (18. 11. 1980), er habe in den frühen sechziger Jahren aus Habkern im Berner Oberland Berichte über die ehemalige Verwendung kleiner Pilze gehört, die «den Geist wirr machten». Entsprechendes habe der Burgdorfer Arbeiterdichter jenischer Abstammung, A. Minder (1869–1965), über «fahrendes Volk» erzählt, das mit Hirten im oberen Emmental und Entlebuch in Verbindung gestanden sei. Nach Minder sollen die Schwämmchen «viel besser als Schnaps» gewesen sein.

Doch zeugt unabhängig von der historischen Beweislage die ethnotheoretische Sicht der «Kultisten» selbst von der Integration dieses Elements in ihr kulturell-kognitives System, analog zur Auffassung nordamerikanischer Peyotisten, ihre manchenorts bekanntlich erst im diesem Jarhundert verwendete «Medizin» (s. Beitrag von K. von Welck in diesem Band) sei ihnen gegeben worden, «als Jesus lebte» (Slotkin 1965: 520) oder gar «als die Welt geschaffen wurde» (La Barre 1975: 166).

Unsere Kenntnisse über die heutige rituelle Pilzverwendung in der Schweiz lassen vorläufig keine Voraussagen über die weitere Entwicklung der Kultbewegung zu; eine stärkere Gesamtintegration und der Übergang zu einer organisierten Religion ist ebenso vorstellbar wie ein Abflauen des Interesses und ein allmähliches Verschwinden der Rituale. Für beide Prozesse kennt die Religionssoziologie genügend Beispiele. Anstelle von Spekulationen sollen deshalb einige allgemeinere Gedanken folgen, die sich aus dem Vorangehenden ergeben.

Use, misuse, abuse – der Kult der Wertfreiheit

Kommen wir auf die eingangs dargestellte Trennung zwischen zwei «kulturellen Welten» zurück und zitieren nochmals Schultes, der dieses Modell auch in seinem Beitrag zu einem Sammelwerk über Drogenmißbrauch herbeizieht, um *use* (Gebrauch) von *misuse* (Fehlverwendung) und *abuse* (Mißbrauch) zu unterscheiden. Aus seinen Darlegungen schließt er, in «primitiven Kulturen» müsse man tatsächlich von *use* sprechen, während in «westlichen Gesellschaften» die Tendenz zu *misuse* und *abuse* «nicht nur leichter und natürlich sein dürfte, sondern sicherlich viel üblicher und weiter verbreitet» sei (1972: 24). Der gemäßigten Formulierung am Schluß ist sicher beizupflichten. Die Fragwürdigkeit des Ansatzes wird jedoch deutlicher, wenn wir betrachten, was unter *use* verstanden werden soll: Neben einer ganzen Anzahl von Beispielen, wie der religiös-medizinischen Peyote-Verwendung bei nordamerikanischen Indianern[6] oder der Initiation mit *Iboga* in Gabun, Gebrauchsformen, deren «bestimmter, konstruktiver», vielleicht auch «notwendiger Zweck» (S. 24) wohl für die meisten unvoreingenommenen Beobachter einsehbar ist, erfahren wir auch von Verwendungen, die «für uns ungewöhnlich», aber «wahrscheinlich sehr logisch im Kontext ihrer (d. i. der *aboriginal peoples*) kulturellen Philosophie» seien (S. 23). Dazu gehört die Behandlung «widerspenstiger Kinder» mit einer Zubereitung aus Baumdatura, der Brauch, den Frauen und Sklaven toter Krieger oder Häuptlinge einen Trank aus Datura-Samen zu geben, «um einen Zustand der Betäubung herbeizuführen, bevor man sie mit ihren verstorbenen Ehemännern begrub», und die Verwendung des «hochgiftigen» *arbol de los brujos* durch Medizinmänner, um bei ihren Opfern «Delirien und Halluzinationen zu bewirken, die oft zu bleibendem Irrsinn führten» (S. 24). Wenn solche Praktiken weder Fehlgebrauch noch Mißbrauch konstituieren, sondern einem «konstruktiven, notwendigen Zweck» dienen in Kulturen, wo Halluzinogene von «vitaler Wichtigkeit» sind (a. a. O.) – und Schultes' Formulierungen lassen über seine Ansicht keine Zweifel bestehen –, dann müssen wir uns fragen, in welchen Fällen denn die Termini *misuse* und *abuse* überhaupt noch Anwendung finden können, bzw. was aus den Werten geworden ist, die ursprünglich die Bildung dieser Begriffe motiviert haben. Es wird deutlich, daß die konzeptuelle Dichotomie «westlich»/«primitiv» selbst zum Schlüssel für die Bestimmung von deren Angemessenheit geworden ist. Damit aber schnappt die wohl schon in der Frühzeit der ethnologischen Drogenforschung gestellte Falle des extremen Kultur- und Wertrelativismus zu, und das Argument erweist sich als zirkulär: die Klassifizierung des *brujo* als «Eingeborener» ist selbst das Kriterium, das seine Giftmischerei als *use* qualifiziert und ihr einen «lebenswichtigen (*vital*) Platz im Schema der Dinge» (S. 17) zuweist, reguliert durch «eingebaute Kontrollmechanismen» (S. 24). (In Wirklichkeit besteht der Kontrollmechanismus in vielen Fällen wohl darin, daß ein solcher Medizinmann bei der erstbesten Gelegenheit durch seine Mitmenschen für immer *«to abodes of the spirit»* (S. 17) geschickt wird!)

Letztlich stellt die hier praktizierte «Wertfreiheit» eine bloße Widerspiegelung, nicht aber eine echte Überwindung alter ethnozentrischer Vorurteile dar und kann nicht zu einem wirklichen Verständnis der Verwendung psychoaktiver Substanzen – ob in diesem oder jenem gesellschaftlichen Zusammenhang – führen. Die in diesem Artikel vorgestellten Beispiele sollten darauf hinweisen, daß auch auf dem Gebiet der Ethnobotanik kulturhistorische Abstraktionen nicht allen Phänomenen gerecht werden können und daß Verallgemeinerungen erst auf der Grundlage zahlreicher und umfassender Studien einzelner Fälle in Verbindung mit dynamischen ethnologisch-soziologischen

Modellen unter Berücksichtigung subkultureller Differenzierungen formuliert werden sollten. Bei der Diskussion der Frage «Gebrauch, Fehlgebrauch oder Mißbrauch?» wird man kaum auf die bewußte Darlegung implizierter Wertannahmen verzichten können. In diesem Zusammenhang möchte ich eine persönliche Schlußbemerkung anfügen: Daß ich «subkulturell integrierten» Drogengebrauch durch Mitglieder «westlicher Gesellschaften» darstelle und mich gegen Ächtung und Kriminalisierung wende, bedeutet nicht, daß ich die Sicht der «Kultisten» über den Wert der damit verbundenen Erfahrungen vorbehaltlos teile. Gegenwärtige und potentielle Anhänger psychedelischer Religionen sind aufgefordert, die aus langjährigen –meist positiven! – Erfahrungen mit halluzinogenen Substanzen erwachsenen, aber nicht «wertfreien» Einwände zur Kenntnis zu nehmen, die Autoren wie Weil (1973: 67–72) und besonders Steckel (1974) gegen die euroamerikanische Tendenz vorgebracht haben, sich auf den fortgesetzten Gebrauch solcher Mittel zu «spirituellen» Zwecken zu verlassen.

Anmerkungen

1 Weil 1973: 109–09; La Barre 1975: xiv–xvi; Gelpke 1969: 153 ff. und passim; Furst 1972: xiv, viii; Dobkin de Rios 1975: passim; Schultes/Hofmann 1980: 61; Schultes 1976: 2 f., 1972: 17, 24.

2 Der Begriff «Subkultur» wird hier im Sinn des von Gerber (1980: 106–119) im Zusammenhang mit dem Konzept der «anomischen Anpassung» entwickelten Modells verwendet.

3 Als Resultat des Experiments wurde unter anderem festgestellt, daß kollektive und gesteuerte Halluzinationen möglich sind (Fernberger 1932: 372–374, 376–378) – leider verschweigt uns der Autor deren Inhalt –, daß «übliche soziale Hemmungen» wegfielen (370), daß «in mehreren Fällen physische Automanipulation der Genitalien nicht zum gewohnten physiologischen Effekt führte» (377) und daß schließlich gläubige Indianer wohl die von allen Experimentatoren festgestellte Erfahrung einer Persönlichkeitsspaltung als göttliche Einwirkung interpretierten (377 f.). – Ob diese Erkenntnisse als Beitrag zur «sozialen» oder zur «abnormen» Psychologie gedacht sind, ist nicht ersichtlich.

4 La Barres Argumente basieren auf einer neofreudianisch-evolutionistischen Kulturtheorie, auf die hier nicht eingegangen werden kann (s. La Barre 1970, 1972, 1964). Im Zusammenhang mit der uns interessierenden Frage läuft sie darauf hinaus, daß die grundlegende epistemologische Ausrichtung der Indianer ganz im Gegensatz zu derjenigen der heutigen Europäer und Euroamerikaner «für ein Interesse an Halluzinogenen und anderen psychotropen Drogen sozusagen kulturell programmiert» sei (1972 b; im Original kursiv). Unabhängig davon, wie er sich zu La Barres theoretischen Grundlagen und Folgerungen stellt, kommt ein unvoreingenommener Leser seiner Jeremiaden gegen die «völlig künstlichen, unredlichen Schwindelkulte» (1975: xiv) nicht umhin, sich zu fragen, ob hier nicht mit dem wissenschaftlich fragwür-

digen Prinzip, daß (ethnographisch) nicht sein kann, was (kulturhistorisch) nicht sein darf, operiert wird. Tatsächlich ist La Barre nicht besonders über Künstlichkeit besorgt, wenn es um Indianer geht: Nicht ohne einen gewissen Stolz berichtet er, daß Indianergruppen, welche den Peyotekult neu übernommen haben, «im Buch, das Sie in den Händen halten, die korrekten rituellen Details nachschlagen» (1975: xiii). Haben wir davon auszugehen, daß der Gebrauch seiner Dissertation seit dem Mesolithikum «kulturell programmiert» ist? Blum (1966: 227) weist auf einen weiteren kaum mit kulturtheoretischen Überlegungen zu rechtfertigenden Unterschied in La Barres Haltung gegenüber dem Peyotegebrauch durch Weiße und Indianer hin: Offenbar sind die physischen und psychischen Folgen für Weiße bedenklich, bei Indianern jedoch belanglos (La Barre 1975: xvii, xiv, 1965: 596).

5 Es fehlt hier der Raum, um auf eine Erklärung der Entstehung von Gruppen wie der ACG einzugehen. Die von Gerber (s. Anm. 2) als Teilerklärung der indianischen Peyote-Religion herangezogene Theorie dürfte einen interessanten Ansatz bieten.

6 Daß aber auch hier «hedonistische» und «religiöse» Verwendung nicht immer so klar voneinander zu trennen sind, wie solche Modelle implizieren, zeigt der Bericht des letzten traditionell aufgewachsenen Peyotisten der Lipan, einer der ersten Gruppen mit einem eigentlichen Peyotekult außerhalb von Mexiko: «In der Frühzeit hatten sie einfach eine gute Zeit für eine Nacht. Damals wurde es nicht in einer Heilungszeremonie verwendet. Später begannen sie es zum Heilen zu benutzen und stellten allerlei Regeln auf» (Opler 1938: 284). Die Behauptung, daß «Halluzinogene nicht wegen des Vergnügens, das sie bereiten, genommen werden» (Schultes 1972: 24) bedarf also ebenfalls einer Relativierung.

Zur Drogendiskussion

Unbeholfene Überlegungen zu einer alternativen Drogenpolitik

MANFRED JOSUTTIS

Die gegenwärtig praktizierte Drogenpolitik wird von Inkonsequenz beherrscht. Die Legalisierung gesundheitsschädlicher Stoffe wie Alkohol und Tabak auf der einen Seite und die Illegalisierung einer Vielzahl anderer Drogen auf der anderen Seite bieten offensichtlich keinen wirksamen Steuerungsmechanismus. Ganz abgesehen vom legalen Status der Drogen ist die Suche nach veränderten Bewußtseinszuständen ein menschliches Grundbedürfnis, und das Ziel einer alternativen Drogenpolitik kann demnach nur sein, durch die Kombination von Ritual, Sprache und sozialer Einbindung des Drogenkonsums eine Integration des Konsumenten und eine Integration der durch Drogen vermittelten Erfahrung zu erreichen. Erst hierdurch könnte die nach marktwirtschaftlichen Gesetzen verlaufende Eskalation vermieden werden, die sich bei einer abwehrenden Drogenpolitik einstellt. Zu denken wäre daran, einen Freiraum zu schaffen, in dem angstfreier Drogenkonsum möglich ist und als Bereicherung des eigenen Selbst erfahren werden kann. Zwar führen diese Überlegungen ein Stück in die Welt von «1984» hinein; dennoch scheint hier eine Möglichkeit zu liegen, einem arbeitsteilig und funktionalisiert zerstückelten Alltagsleben wieder einen ganzheitlichen Sinn zu verleihen.

Nun sind die Drogen im Museum für Völkerkunde gelandet. Was der Information über fremde Kulturen, der Vermittlung wissenschaftlicher Einsichten und damit der Aufklärung über unsere eigenen Lebensbedingungen dienen soll, läßt sich auch als ein Vorgang von Domestikation interpretieren. Das Fremde, das gleichzeitig unheimlich und verführerisch wirkt, ist in Vitrinen gesperrt. Das Rauschmittel ist zum Ausstellungsstück degradiert. Die Drogen sind freigegeben, aber nur zur Besichtigung, nicht zum Genuß.

Eine solche Präsentation von Drogenkultur im Museum zeigt die Verlegenheit an, in der sich die westliche Gesellschaft der Neuzeit gegenüber den Phänomenen befindet. Die Erfahrungen von Rausch und Ekstase, von Versenkung und von Verschwendung, die in diesem Bereich immer zur Verfügung gestanden haben, hat auch der Prozeß der neuzeitlichen Zivilisation nicht abschütteln können. Mit der Zunahme von Emotions- und Bewußtseinskontrolle ist zugleich das Bedürfnis nach und die Angst vor Erlebnisformen gewachsen, die auch in einer technisierten und rationalisierten Realität Möglichkeiten zur Erweiterung des individuellen wie des kollektiven Erfahrungshorizontes eröffnen. Nicht zufällig sind in den beiden letzten Jahrhunderten gerade die Künstler, die mit der Konstruktion von Gegenwelten zur bürgerlichen Normalität beschäftigt sind, auf die kreativitätsfördernde Kraft einzelner Drogen gestoßen. Aber die Künstler selber werden in das, was man den Kulturbetrieb nennt, integriert. Und im Museum begegnen sich die eigene und die fremde Welt, die gezähmte und die schreckenerregende Wirklichkeit in der Form von Objekten und Exponaten. «Das Berühren der ausgestellten Gegenstände ist untersagt!»

Wer die Statistiken über Jugendalkoholismus und Herointote liest, wird eine solche Museums-Maxime in diesem Fall nicht kritisieren. Gefährliche Stoffe gehören in der Tat hinter Glas. Auf der anderen Seite wird auch im Interesse derjenigen, die am Drogenkonsum gescheitert sind und unter Umständen mit ihrem Leben dafür bezahlen, die Frage nicht unterdrückt werden dürfen, ob nicht eine alternative, eine neue und bessere Drogenpolitik mindestens denkmöglich ist. Wobei das Stichwort «Drogenpolitik» die Gesamtheit jener Einstellungs- und Verhaltensmuster meint, die eine Gesellschaft für den illegalen Umgang mit den Drogen bereitstellt.

Die Suche nach einer neuen Drogenpolitik ist ja deswegen so wichtig, weil Drogenpolitik und Drogenwirkung unmittelbar miteinander verquickt sind. Lebensbedrohliche Effekte treten vor allem dort an den Tag, wo die Integration in das gesellschaftlich anerkannte Verhaltenssystem und die Verbindung mit anderen Lebensbereichen wie Religion, Wissenschaft oder Kunst nicht gelingt. Mit dem Stichwort Integration wäre das zentrale Ziel einer alternativen Drogenpolitik schon genannt; unbeholfen müssen freilich alle Überlegungen ausfallen, die nach Realisierungsmöglichkeiten für dieses Ziel in der Gesellschaft der Gegenwart Ausschau halten.

Politik der Abwehr

In unserer Gesellschaft gibt es fünf sozial anerkannte und auch gesetzlich geregelte Verhaltensformen gegenüber den Drogen:

- die partielle Freigabe einzelner Rauschmittel wie Tabak und Alkohol;
- Die Warnung vor dem Drogenkonsum, die als Präventivmaßnahme im pädagogischen und sozialpädagogischen Rahmen erfolgt;
- die Heilung mit Hilfe von Drogen, insbesondere in Gestalt der psycholytischen Therapie;
- die Rettung aus der Drogensucht, die in unterschiedlichen Institutionen und mit unterschiedlichen Methoden erfolgt;

– die Bestrafung des Handels mit nicht legalisierten Drogen, die eine weitere Zunahme der Einfuhr der entsprechenden Stoffe und damit der Gefährdung vor allem jugendlicher Konsumenten verhindern soll.

Die Probleme stecken hauptsächlich in den beiden Eckpunkten dieser Skala. So beweist die Tatsache, daß einzelne Drogen zum unkontrollierten Gebrauch zur Verfügung stehen, die Inkonsequenz der gegenwärtigen Drogenpolitik. Daß Tabak und Alkohol von jedermann erworben und bis zum Exzeß benutzt werden können, läßt sich vielleicht auf dem Hintergrund geschichtlicher Entwicklungen und auf der Basis ökonomischer, auch fiskalischer Interessen begreifen. Wer aber an die erheblichen Gesundheitsschäden und die enormen volkswirtschaftlichen Belastungen denkt, die als Folge von Zigaretten- und Alkoholgenuß auftreten, wird auf die Frage, warum die Gesellschaft in diesem Bereich so permissiv reagiert, kaum eine befriedigende Antwort erhalten. Immerhin zeigen das Beispiel der Vereinigten Staaten, aber auch rechtliche Regelungen in skandinavischen Ländern, daß man durch Prohibitionsgesetze eine konsequente Drogenpolitik durchzusetzen versucht hat und daß man dabei gescheitert ist.

Offensichtlich ist der Drang zum Drogenkonsum in der Bevölkerung so mächtig, daß er sich durch staatliche Zwangsmaßnahmen nicht unterdrücken läßt. Die Motive, die dabei wirksam werden, mag man unterschiedlich interpretieren. Sie reichen von der Beruhigung in Streßsituationen über die Kompensation von Frustrationserfahrungen bis hin zur Flucht aus unerträglichen Lebensbedingungen, sind sicher aber auch von der Suche nach Sinn, Identität und Harmonie mit der Umwelt bestimmt. Wahrscheinlich wird es auch in einer Gesellschaft, die Klassenkämpfe, zwischenmenschliche Spannungen und innerpsychische Konflikte nicht kennt, das Verlangen nach Erfahrungen geben, die den Bereich der Alltagskraft transzendieren und neue Erlebnismöglichkeiten erschließen. Für das Naturverhältnis des Menschen scheint auch dies konstitutiv zu sein, daß er sich mit Hilfe aus der Natur gewonnener Stoffe und chemischer Substanzen über die gewöhnliche Realität zu erheben vermag.

Jedenfalls gibt es in allen Kulturen spezifische Anlässe, bei denen ekstatisierende Medien wie Musik, Tanz und eben auch Drogen dazu benutzt werden, um im Rahmen ritueller Gestaltung Erfahrungen zu vermitteln, die von der Normalität der Alltagswirklichkeit deutlich abgehoben erscheinen. So wenig wie man die Sprache und das Ritual, die anderen Grundformen menschlichen Transzendierungsvermögens, beseitigen kann, so wenig wird man auch den Gebrauch ekstatisierender Medien abschaffen können. Wenn aber diese Tendenz zur Transzendierung der Alltagswelt zur menschlichen Grundausstattung gehört, dann wird das Ziel einer angemessenen Drogenpolitik darin bestehen müssen, durch die Kombination von Ritual, Sprache und Drogenkonsum die soziale Integration der Rauschmittel zu restituieren und den Drogen auf diese Weise ihre lebenszerstörerische Bedrohlichkeit zu nehmen.

Als unzureichend müssen dann jene Maßnahmen gelten, die letztlich in der Abwehr nicht gesetzlich tolerierter Drogen bestehen. Das Verbot einzelner Stoffe, die Kriminalisierung der Drogenszene, insbesondere die härtere Bestrafung der Dealer, mögen in Einzelfällen eine Abschreckungswirkung erzielen. Insgesamt aber werden die Probleme so nicht gelöst, weil sich der Teufelskreis in Richtung Drogentod dadurch nur weiter verstärkt. Die Verschärfung der Strafandrohung bedeutet nach den Gesetzen der Marktwirtschaft eine Eskalation:

- das Risiko für Importeure und Händler wird größer;
- die Preise für die Rauschgifte steigen entsprechend;
- die Versuchung, unreinen Stoff zu verkaufen, nimmt zu;
- die Bindung der Opfer an die Händler verstärkt sich;
- die sekundäre Kriminalität, die der Finanzierung der Rauschmittel dient, wächst in Anlehnung an die Erhöhung der Preise;
- die Entfremdung der Drogenkonsumenten gegenüber der Gesellschaft und damit die Unwahrscheinlichkeit einer Rückkehr in sie wächst proportional zur Kriminalisierung der Szene durch diese Gesellschaft.

Daran aber zeigt sich: Eine Drogenpolitik, die auf reiner Abwehr beruht, genügt nicht. Die Verstärkung präventiver und therapeutischer Angebote, die Verschärfungen in der Gesetzgebung reichen nicht aus. Insbesondere vermag die Androhung von Strafsanktionen die Bedrohlichkeit, die mit dem Drogenkonsum unzweifelhaft verbunden ist, nicht in der Weise zu potenzieren, daß sie zum Verzicht auf die Drogenerfahrung schlechthin führt.

Politik der Integration

Eine alternative Drogenpolitik, so utopisch sie im Augenblick auch erscheinen mag, dürfte im Ziel mit der Politik der Abwehr einig sein. Es gilt zu verhindern, daß Menschen, die mit Hilfe von Drogen zur Ich-Findung gelangen möchten, eben dadurch einen Ich-Verlust erfahren. Die bisherige Drogenpolitik hat dieses Ziel aber nicht erreicht und mit den ihr zur Verfügung stehenden Mitteln auch nicht erreichen können. Sie stellt sich angesichts der Tatsache, daß Alkohol und Tabak zur beliebigen Verwendung freigegeben sind, als in sich inkonsequent dar und fördert damit den Plausibilitätsverlust der gegebenen gesellschaftlichen Ordnung gerade in den bedrohten Bevölkerungsgruppen. Sie hat aber vor allem, wie die Statistiken in hinreichender

Deutlichkeit demonstrieren, Menschen vor den gefährlichen Folgen des Drogenkonsums nicht bewahren können.

Die Richtung, in der eine alternative Drogenpolitik sich bewegen sollte, kann deshalb nicht länger in der bloßen Prohibition des Drogenkonsums bestehen, sondern muß unter den gegebenen gesellschaftlichen Bedingungen eine Integration der Drogen in die sozial anerkannten Verhaltensmuster versuchen. Integration bedeutet dabei: Dem Drogenkonsum soll dadurch seine existenzgefährdende Wirksamkeit genommen werden,

– daß der Genuß von Rauschmitteln, wie es bei Alkohol und Tabak schon der Fall ist, als gesellschaftlich respektiertes Verhalten angesehen wird,
– daß soziale Gelegenheiten und Institutionen geschaffen werden, in deren Rahmen der Genuß einzelner Drogen ohne gefährliche Folgen ermöglicht wird
– und daß ihr Gebrauch mit anderen Lebensbereichen verknüpft wird, so daß sie ihre isolierende Effizienz verlieren.

Solche Vorschläge setzen voraus, daß die Droge nicht mit ihren möglichen Gefahren identifiziert wird, sondern daß man die bewußtseinserweiternden und identitätsfördernden Kräfte, die andere Kulturen darin gefunden haben, auch für unsere Gesellschaft nutzbar zu machen versucht. Wer meint, die folgenden Überlegungen sofort zurückweisen zu müssen, sollte sich klarmachen, daß sich die lebenszerstörende Wirkung zu einem großen Teil aus der sozialen Ächtung ergibt, in die Drogenkonsumenten mit ihrem Verhalten heute beinahe automatisch geraten.

Wie wichtig die Einbindung in einen sozial anerkannten Rahmen für eine positive Rezeption von Drogenerfahrungen ist, läßt sich an zwei Beispielen illustrieren. Auf der einen Seite beweisen Religionsgeschichte und Ethnologie, daß die Integration von Drogen in einen religiösen Kontext Wirkungen zeitigt, die durchaus nicht lebens- und gemeinschaftszerstörend sind, sondern zu einer Erweiterung des individuellen und kollektiven Bewußtseinshorizonts führen können. Auf der anderen Seite zeigen Untersuchungen der modernen Alkoholismusforschung, daß ein entscheidender Einschnitt in der Trinkerkarriere darin besteht, daß einer nicht mehr nur aus geselligem Anlaß, sondern in individueller Isolierung, zur Betäubung innerer und sozialer Konflikte, zum Alkohol greift. Offensichtlich enthält das Erfahrungspotential der Drogen eine solche Eigendynamik, daß der einzelne sich diesem Potential nur in sozialer Absicherung relativ (!) risikolos auszusetzen vermag.

Die Frage, auf die eine alternative Drogenpolitik letztlich eine Antwort finden muß, lautet deshalb: Sind auch in der Gegenwart rituelle und institutionelle Arrangements denkbar, die eine Freigabe einzelner bisher noch verbotener Drogen, wie etwa der Halluzinogene, vertretbar erscheinen lassen? Oder ist die Einschätzung aller Drogen als eskapistischer Medien so weit fortgeschritten, daß jeder Versuch, mit ihrer Hilfe auch sozial integrative Wirkungen zu erzielen, von vornherein zum Scheitern verurteilt ist? Müssen die Rauschmittel im Museum bleiben, oder sind auch andere Orte denkbar, wo man ihnen, und nicht nur als Exponate, begegnen kann?

Es werden viele präzise Untersuchungen, aber auch ein Höchstmaß an sozialer Phantasie nötig sein, um eine Drogenpolitik der Integration in Gang zu setzen und auch nur anfangsweise zu realisieren. Ohne das Wagnis von Überlegungen, die im Interesse der Drogenopfer auch halbfertige und unbeholfene Gedanken artikulieren, wird ein Fortschritt kaum möglich sein. Hier ein Versuch dazu, der keine Vorschläge machen, sondern allenfalls einige Gedankenspielereien weiterverfolgen möchte.

Die westliche Gesellschaft der Neuzeit hat für bedrohliche Phänomene der menschlichen Existenz, die in andere Ordnungen nicht zu integrieren sind, Asyle in Form bestimmter Institutionen geschaffen. Außereheliche Sexualität wurde im Bordell kaserniert. Sozialschädliche Aggressivität wurde teils im Gefängnis und Zuchthaus, teils in der Kaserne gebändigt. Der Umgang mit Krankheit und Tod wurde in Anstalten und Kliniken unter Kontrolle gebracht. Bevölkerungsgruppen, die in den Produktionsprozeß noch nicht oder nicht mehr involviert sind, wurden in Schule und Heime verwiesen. Ist es vollkommen abwegig, auch für den Umgang mit Drogen eine solche Institutionalisierung ins Auge zu fassen? Etwa in der Form von Drogenstationen? So daß man seinen Urlaub nicht nur in den Bergen oder auf Mallorca verbringen kann, sondern auch bei psychedelischen Exerzitien?

Angesichts der Ambivalenzen, die mit den aufgezählten Institutionen gegeben sind, dürfte eine derartige Vorstellung nicht nur Begeisterung wecken.

Immerhin, die Aufgaben einer solchen Drogenstation lassen sich einigermaßen genau bestimmen:

- die Kandidaten der Innenraumfahrt müssen ausgewählt werden;
- für ihre medizinische Betreuung und psychologische Begleitung ist Sorge zu tragen;
- durch Einführungs- und Verabschiedungsriten, durch ausführliche Gespräche ist die psychosoziale Verarbeitung der Drogenerfahrung sicherzustellen. Natürlich treten sofort auch die Schwierigkeiten ans Licht;
- wer soll die Finanzierung einer solchen Station übernehmen?
- wem ist die Trägerschaft zuzumuten?
- wird auf diesem Wege nicht nur ein neuer bürokratischer Apparat

entstehen, mit Bewerbungsschreiben, Fragebögen, Testverfahren und Revisionsinstanzen?
- was soll mit denen geschehen, die man auf Grund ihrer inneren und/oder äußeren Konstitution abweisen muß?
- wie will man verhindern, daß die, die hier auf den ersten Drogengeschmack gekommen sind, außerhalb der institutionellen Kontrolle auf härtere und gefährlichere Stoffe umsteigen?

Dennoch dürften die Vorteile überwiegen:
- die Interessierten könnten unter kompetenter Begleitung und deshalb angstfreier Drogenerfahrungen machen;
- die gewiß nicht unumstrittene Differenzierung zwischen relativ harmlosen und absolut gefährlichen, weil suchtauslösenden Mitteln kann auch in der Drogenpraxis strikt durchgehalten werden;
- die verabreichten Stoffe bleiben vor Verunreinigung geschützt;
- die Dealer verlieren weitgehend ihren unheilvollen Einfluß;
- überhaupt wird die Szene, wenn sicher auch nicht total, entkriminalisiert, wenn ein legaler Zugang zur Drogenerfahrung gegeben ist;
- die Einbindung des Konsums in gesellschaftlich sanktionierte Institutionen und Rituale überwindet die Segregation der Szene von der Gesellschaft und stoppt damit jenen Aussteigetrend, an dessen Ende oft genug der Exitus steht;
- bei entsprechender Selbstbeteiligung dürfte auch die Finanzierung einer solchen Station kaum aufwendiger ausfallen als die inzwischen erheblichen Kosten für präventive, therapeutische und kriminologische Maßnahmen.

Also: im Zeitalter des Museums, nach dem Zerfall der Riten, angesichts der Kraftlosigkeit von Religion – die Drogenstation? Oder gibt es andere Möglichkeiten für eine Drogenpolitik der Integration?

Defizite

Eine letzte Frage, die in diesem Zusammenhang wenigstens andeutungsweise aufzugreifen ist, muß dem Tatbestand gelten, weshalb es eine Drogenpolitik in der skizzierten Weise nicht gibt. Daß sich die Strategie der Abwehr bei manchen Erfolgen im einzelnen letztlich als unzureichend erwiesen hat, zeigt jede Statistik. Daß es den Beteiligten, den Therapeuten und Sozialpädagogen, den Juristen und Politikern an guten Absichten mangelt, wird man nicht unterstellen dürfen. Auch scheint als Alternative zur Politik der Abwehr die Politik der Integration einigermaßen naheliegend zu sein. Woran liegt es, daß die Drogenpolitik in unserer Gesellschaft eigentümlich auf der Stelle tritt oder sich allenfalls in Richtung auf eine Verstärkung der Abwehrbemühungen bewegt?

Sicher wird man zunächst darauf hinweisen müssen, daß der uneingeschränkte Zugang zu Tabak und Alkohol nicht gerade dazu ermutigt, auch weitere Rauschmittel freizugeben. Die individuellen Schädigungen und die volkswirtschaftlichen Lasten sind hier so groß, daß jeder Versuch, den Zugang zu weiteren Drogen zu öffnen, beinahe absurd anmutet. Wenn diese Gefahrenherde schon nicht zu beseitigen sind, sollte man sich doch hüten, den Drogenkonsum, und sei es in der kontrollierten Form einer Drogenstation, noch stärker zu legalisieren.

Hinzu kommt, daß eine zentrale Motivation zum Drogenkonsum und eine institutionalisierte Regelung der Drogenverwendung zueinander im Widerspruch stehen. Wer aus den Zwängen der Leistungsgesellschaft aussteigen will, wer etwa im Gebrauch von Halluzinogenen individuelle Identitäts- und Transzendenzerfahrung sucht, wird sich durch die Anwesenheit offizieller Agenten jener Gesellschaft, die ihm ein sinnerfülltes Leben verweigert, sicher auch gestört fühlen müssen. Die Suche nach Freiheit, Sinnerfahrung und Glück und die gesellschaftliche Verwaltung dieser Suche passen nicht zueinander. Identitätserfahrung gibt es nicht auf Rezept. Oder man befindet sich schon im Jahr «1984». Bevor sie in die Hände eines bürokratischen Apparats geraten, bleiben die Drogen vielleicht doch besser als Besichtigungsgegenstand im Museum.

Verbot, Ausstellung oder Verwaltung – ein solches Trilemma sagt viel aus über die Aporien einer gesellschaftlichen Situation, die dem Individuum bei der Suche nach Sinn und Selbstverwirklichung kaum zu helfen vermag. Die Sehnsucht nach dem alternativen, gelungenen Leben ist groß. Aber sie findet in den offiziellen Kanälen der öffentlichen Kommunikation nur eine gebrochene, weil mediatisierte Erfüllung: in der Präsentation versunkener Kulturen durch die Museen, im Angebot ethnologischer Literatur auf dem Büchermarkt, in Fernsehfilmen über die sogenannten Primitiven. Nach Feierabend, am Wochende kann man gleichsam träumerisch Welten erleben, in denen menschliche Existenz noch nicht mit dem Funktionieren in einer rationalisierten Welt gleichgesetzt ist. Und auch die Drogen können zum Museum privater Imaginationen werden, in denen das Individuum jene Identitätsmöglichkeiten besichtigt, die ihm die Alltagsrealität verweigert. Die Droge im Museum oder die Droge als Museum – warum gibt es keine Brücke dazwischen, die die Kluft zwischen Individuum und Sozialität, zwischen Alltag und Sinnerfüllung, zwischen dem Glücksverlangen und der Lebensbedrohung zu überwinden vermag?

Das Defizit gegenwärtiger Drogenpolitik bleibt unverständlich, solange man nicht konstatiert, daß die Drogen die Gesellschaft gleichzeitig bedrohen und stabilisieren. Durch den Genuß der Rauschmittel werden Erfahrungen freigesetzt, die zu den Strukturgesetzen der modernen Gesellschaft im krassen Widerspruch stehen. Die Erkundung der Innenwelt stört jene Gefügigkeit, die das Funktionieren der technischen, wirtschaftlichen und politischen Systeme benötigt. Wer sich selber entdeckt hat, begegnet den Postulaten der Leistungsgesellschaft mit reservierter Gelassenheit. Mancher kehrt von der Reise ins Innere nicht mehr an Fließband oder Schreibmaschine zurück. Oder kommt gar auf den Gedanken, die Welt müßte so verändert werden, daß Erfahrungen von Glück, Identität und Geborgenheit nicht nur im Ausnahmezustand des Rausches zugänglich werden. Die Abwehr der Drogen paßt also konsequent zu einem sozialen System, das zu seinem ungestörten Ablauf angepaßte Individuen und restringierte Erlebnisbedingungen benötigt. Wer sich solchen Forderungen entzieht, wird zum Opfer – wobei die Perspektive des Betrachters darüber entscheidet, ob er die gescheiterten Existenzen als Opfer ihrer selbst, als Opfer der Droge oder als Opfer der Gesellschaft ansieht.

Wenn die Annahme zutrifft, daß die Opfer der Droge auch Opfer gesellschaftlicher Fehlkonstruktionen sind, dann wird man eine weitere Vermutung wagen dürfen. Dann wird man nämlich fragen müssen, ob die Gesellschaft an den Drogenopfern nicht auch einen erheblichen Nutzen hat. Gewiß, oberflächlich betrachtet zeigt sich nur der Ausfall an Arbeits- und Kreativitätspotential, der Gesundheitsverlust, das Anwachsen der Kriminalstatistik und das Bemühen der Gesellschaft, Menschen vom Abgleiten in die Drogenkarriere fernzuhalten. Gleichzeitig aber bilden die Drogenopfer auch leibhaftiges Anschauungsmaterial für das Schicksal derer, die aus den Bedingungen gesellschaftlich anerkannter Existenz auszusteigen versuchen. Als moderne Galgenvögel zeigen sie mit ihrem verpfuschten Leben, wohin man kommt, wenn man ... Paradoxerweise tragen sie zur Stabilisierung jener gesellschaftlichen Verhältnisse bei, denen sie in ihrer subjektiven Motivation entgehen wollen. Im Spiegelkabinett des Museums zeigen die Monstrositäten, was für ein Glück es bedeutet, normal zu sein.

So gründet die Politik der Abwehr nicht nur in einer allgemeinen Hilflosigkeit; sie ist auch als eine Politik gesellschaftlicher Selbsterhaltung zu verstehen – und die Droge als ihr willkommenes, wenn auch verfemtes Instrument.

Drogenerziehung – Erziehung wozu?

MARGARETE NILSON-GIEBEL

Drogenerziehung findet im Alltag ständig statt. Rauchen und das Trinken von Alkohol symbolisieren beide auf ihre Weise Erwachsensein und werden deswegen nicht nur früh imitiert, sondern auch als ein Verhalten genutzt, um wachsende Selbständigkeit gegenüber den Eltern zu dokumentieren. Ähnliche Symbolfunktion gewinnt auch der Konsum illegaler Drogen. Sind dies noch private Formen der Drogenerziehung, so finden in plakatierter Werbung und dem Fernsehen ständig öffentliche Formen statt, die dem Jugendlichen in aller Regel ebenfalls positive Stereotypen über die legalen Drogen vermitteln. Drogenerziehung sollte nicht in das andere Extrem verfallen und nur abschreckende Bilder vorzeigen – damit wird sie unglaubwürdig. Vorbeugende Drogenerziehung sollte versuchen, die Handlungsfähigkeit in Konfliktsituationen zu verbessern; die Hinwendung zu anderen ist eine Voraussetzung für eine sinnvolle Lebensgestaltung, Drogenkonsum dann eine weniger wahrscheinliche Alternative.

Drogenerziehung ist ein seltsamer Begriff. Soll zu Drogenkonsum erzogen werden? Oder soll es eine Erziehung gegen Drogenkonsum sein? Letzteres meinen wohl die meisten, die den Begriff benutzen. Dabei gibt es in unserer Gesellschaft wahrscheinlich mehr defiziente Erziehung hin zu Drogen als weg davon. Darüber später mehr.

Es gibt aber auch Fachleute, die meinen, Drogenerziehung sollte eigentlich gar nichts oder nur sehr wenig mit Drogen zu tun haben. Die Einstellung ist einleuchtend, wenn man bedenkt, daß Drogenerziehung ja betrieben wird, um Drogenmißbrauch in der jeweiligen Zielgruppe zu verhindern – damit keine Drogen mißbraucht werden. Das kann als eine grobe Zielsetzung für Drogenerziehung gelten.

In diesem Artikel werden unter Drogen sowohl Alkohol und Nikotin wie auch illegale Drogen und Medikamente, sofern sie nicht zur Behandlung einer spezifischen Krankheit benutzt werden, verstanden. Es ist unnötig, Kaffee und Tee mit einzuschließen. Der gesundheitliche und soziale Schaden, den diese Stoffe anrichten, dürfte minimal sein. Gefährlich ist es aber, sich nur auf illegale Drogen oder nur auf rauscherzeugende Stoffe zu beschränken. Die Funktion z. B. von Zigaretten und Alkohol ist in vielerlei Hinsicht mit der illegaler Drogen zu vergleichen. Und sie werden viel häufiger konsumiert und mißbraucht.

Drogenerziehung im Alltag

Betrachtet man die Anzahl von Reizen im Zusammenhang mit Drogenkonsum, die ein Kind im Laufe seiner Entwicklung aufnimmt, steht es außer Frage, daß die, die Drogenkonsum mit Angenehmem, Positivem verbinden, überwiegen. Schon im Alltag sieht ein Kind von Anfang an viel mehr Beispiele von Drogenkonsum, die attraktiv und positiv besetzt sind, als umgekehrt.

Die wichtigsten Vorbilder eines Kindes, die Eltern, rauchen vielleicht. Auch wo das nicht der Fall ist, wird Rauchen mit Erwachsenenstatus verbunden – *per se* attraktiv. Das Kind ahmt das Rauchen nach, zunächst mit Bleistiften oder Stöckchen. Und wie immer, wenn es sich «ganz wie der Vater» verhält, wird es gelobt dafür. Das ist nichts Ungewöhnliches. Und die Erwachsenen reflektieren in den seltensten Fällen darüber, daß sie etwas fördern, was sie später vielleicht sogar verbieten werden – das Rauchen. Denn das «richtige» Rauchen wird von fast allen Eltern mit Argwohn betrachtet und ist somit ein ausgezeichnetes Mittel, die wachsende Selbständigkeit gegenüber den Erwachsenen auf die Probe zu stellen. Die Eltern wollen das Rauchen verbieten, können es aber nicht. Rauchen wird zu einer Symbolhandlung in der Clique, einer Handlung, die zeigt, daß man erwachsen ist und sich von den Erwachsenen nichts sagen läßt. Die Clique hält zusammen. Gleichzeitig entdeckt man, daß Zigaretten kommunikationsfördernd sind – sei es, man bietet eine an oder nimmt eine entgegen. Eine nonverbale Möglichkeit zu zeigen, daß man akzeptiert wird – wichtig in einem Alter, wo Emotionelles nur schwer über die Lippen kommt. Ein weiteres Stück «Drogenerziehung» hat stattgefunden.

Die Erziehung hin zur Droge Alkohol scheint oberflächlich ähnlich vorzugehen, indem sie auch sehr früh beginnt. Der Unterschied liegt in der größeren Akzeptanz von Alkohol und in der Verknüpfung von Alkohol mit Feiern – während Zigaretten im wahrsten Sinne des Wortes eine «Alltagsdroge» sind. Schon früh verknüpfen Kinder Situationen, in denen die Eltern Alkohol trinken, mit Gemütlichkeit, Behaglichkeit. Daß viele Kinder alles andere als Behagliches erleben, wenn ihre Eltern betrunken sind, ist eine Tatsache, sie trifft aber – glücklicherweise – auf die Mehrheit nicht zu. Und relativ früh dürfen sie bei besonderen Gelegenheiten etwas Wein, etwas Sekt mittrinken. Im Gegensatz zum Rauchen wird also Trinken in den seltensten Fällen dem Kind verboten. Es wird vielleicht vor Exzessen gewarnt. Die Meinung, daß ein richtiger Vollrausch die beste Vorbeugung gegen späteren Alkoholmißbrauch ist, ist jedoch sehr weit verbreitet.

So erzieht die Umgebung durch die Vorbildwirkung, über Silvestersekt und Partybowle, über den ersten Rausch, der zumindest bei

Jungen eine Bestätigung dafür ist, daß er nun ein richtiger Mann sei, und über die Einführung in die Kneipenkultur – notwendig, weil andere Freizeitmöglichkeiten häufig fehlen – zum Gebrauch der Droge, die in unserer Kultur die meisten Probleme schafft.

Was illegale Drogen betrifft, wird in der Familie kaum eine direkte Erziehung zu ihren Gunsten stattfinden. Parallelen sind aber da. Ähnlich wie das Zigarettenrauchen ist das Haschischrauchen eine sichere Provokation der Eltern – eine erheblich stärkere sogar. Und ebenso spielt die Wirkung der Droge im Experimentierstadium nicht die wichtigste Rolle. Das erklärt, wieso die meisten Probierer bald wieder aufhören. Die Provokation ist gelungen, ein Stück Selbständigkeit – zumindest subjektiv – erreicht und eventuelle Neugierde gestillt.

Öffentliche Drogenerziehung

Die «Drogenerziehung» in der Familie und in dem engeren Umfeld verläuft parallel mit der Beeinflussung durch die weitere Umwelt, insbesondere durch die Medien.

Häufig wird vom fatalen Einfluß der Werbung gesprochen. Die Tatsache, daß die Alkohol- und Zigarettenindustrie im Jahr 1979 640 Mio. DM für Werbung ausgegeben hat, spricht dafür, daß sie etwas bewirkt. Sie zeigt an Hand von Beispielen in unmißverständlicher Weise, daß der Konsum von Produkt X zur Befriedigung elementarer Bedürfnisse führt. Welche Beispiele in Frage kommen, entscheidet sich nach der Zielgruppe der Werbung. Zwischenmenschliche Beziehungen, Freundschaft, Liebe sind aber fast immer Grundelemente. Diese Art von Werbung ist allerdings nicht nur typisch für Alkohol und Zigaretten – Waschmittel- und Autoreifenreklame bedienen sich derselben Mittel. Die Werbung spielt natürlich eine Rolle als Konsumförderer und – durch die überdeutliche Darstellung – als Förderer der Auffassung, daß durch den Konsum von Alkohol und Zigaretten schnelle Bedürfnisbefriedigung erreicht werden kann. Die Wirkung multipliziert sich, wenn sich die Werbesprüche in den täglichen Sprachgebrauch einschleichen: «Warum denn gleich in die Luft gehen», «Klingle Dich frei». Gerade diese Übernahme in die alltägliche Sprache ist der Beweis dafür, daß die «Drogenerziehung» erfolgreich gewesen ist.

Subtiler als die Werbung erziehen andere Medien zum Drogenkonsum. Es fängt schon in den Schulbüchern an. In einem Lesebuch für das dritte Schuljahr wird aufgeführt, was das brave Kind zu tun hat: «Wenn Vater abends fernsehen will, zeigt Jutta, was sie kann: Vorhänge zuziehen, Aschenbecher hinstellen, Zigaretten holen, Bier eingießen, Fernsehapparat einschalten, Sender einstellen . . .» (Weisgerber u. a. [o. J.]). In anderen Druckmedien, in Zeitungen, Zeitschriften und Büchern überwiegen verherrlichende oder zumindest positiv besetzte Bezugnahmen auf Alkohol und Zigaretten. Das fängt an auf der Witzseite, wo Sorgen in Likör gelöst werden und das Motto lautet: Je betrunkener, desto lustiger. Auffallend ist weiter, wieviel Raum mehr oder weniger «wissenschaftlichen» Meldungen, daß Zigaretten doch nicht so schädlich sind oder wie man einem Alkoholkater vorbeugen kann, eingeräumt wird. So wurde eine Meldung, daß Rote-Bete-Saft den Promillegehalt im Blut senkt, von fast allen großen Tageszeitungen abgedruckt. Quelle der Meldung war der Pressedienst des Bundesverbandes der Deutschen Spirituosenindustrie (2/1 Feb. 1979).

Die angeblich glückbringenden Eigenschaften illegaler Drogen werden nicht nur in Untergrundzeitschriften beschrieben, auch sog. objektive Berichte schildern neben dem «Sex & Crime», die für die Berichterstattung über illegale Drogen obligatorisch zu sein scheint, auch schillernde, spannende Drogenerlebnisse. Von neugierigen Jugendlichen wird das gierig aufgenommen. Ein Beispiel ist das Buch von Christiane F. Eine vermittelte Erfahrung – ein Stück Drogenerziehung.

Es würde ein eigenes Buch werden, würde man die Hinweise auf Drogen, die Lobeshymnen auf Drogenwirkungen in der Weltliteratur sammeln und analysieren. Dort würden sich Hemingway und Moravia genauso wiederfinden wie Strindberg und Sartre. Zur drogenerziehenden Literatur zählen auch eine ganze Reihe von Sachbüchern über den Umgang mit Alkohol, Tabak und – wenn auch von der Bundesprüfstelle für jugendgefährdende Schriften indiziert – mit Cannabis.

Nun zu einem anderen Medium, zur Musik. Daß Drogenkonsum etwas Schönes sei, wird in der Musik in einer Form dargebracht, die Gefühle direkt anspricht. Eine hervorragende Erziehungsmethode, die auch anderweitig benutzt wird und benutzt worden ist. Karnevalslieder und «Wein, Weib und Gesang» sind offensichtliche Beispiele. Die illegale Drogenszene ist sehr stark mit Musik verknüpft. Viele Stücke der Popmusik schildern mit großer affektiver Eindringlichkeit Drogenwirkungen. Weil viele Eltern und Erwachsene die Symbolsprache nicht verstehen, ist diese Musik zu einem wichtigen Bestandteil der Drogenszene geworden. Wer versteht, wer Bescheid weiß, gehört dazu.

Ein Medium, das in unserer Gesellschaft eine hervorragende Stellung bekommen hat, wird manchmal selbst als Droge bezeichnet. Der

Das Rauchen der Wasserpfeife ist nicht überall ein Privileg der Männer. In Indien und Nepal zum Beispiel rauchen auch Frauen aus diesen Pfeifen. In Indien rauchen allerdings eher die Frauen der mittleren und unteren Kasten die Wasserpfeife. Diese Frau aus Nord-Bihar gehört zu der Kaste der Unberührbaren. Sie hat sich im Basar die Einzelteile der Pfeife (Pfeifenkopf aus Ton, gedrehter Pfeifenstock, ausgehöhlte Kokosnuß) gekauft und sie dann selbst zusammengesetzt.

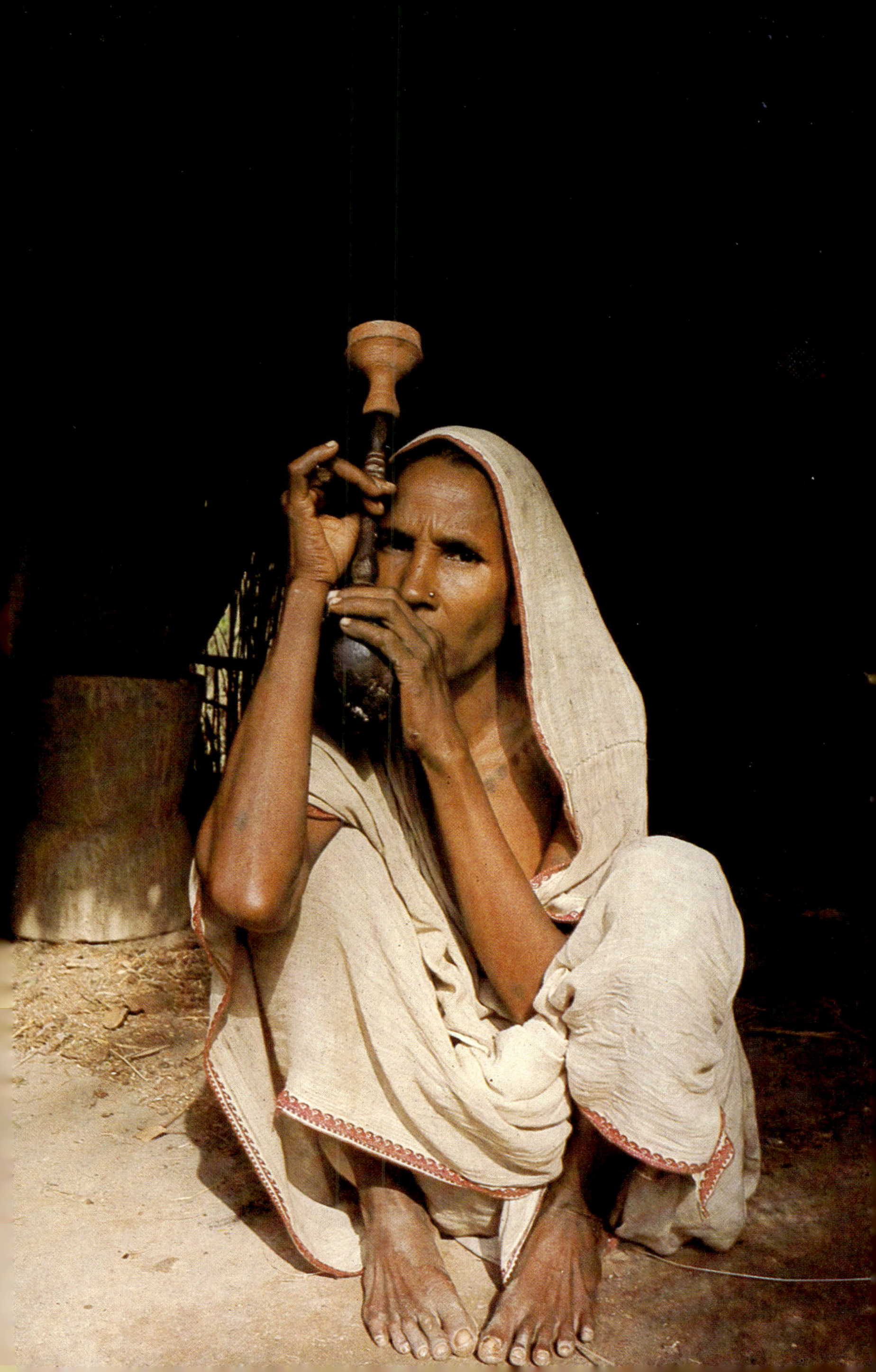

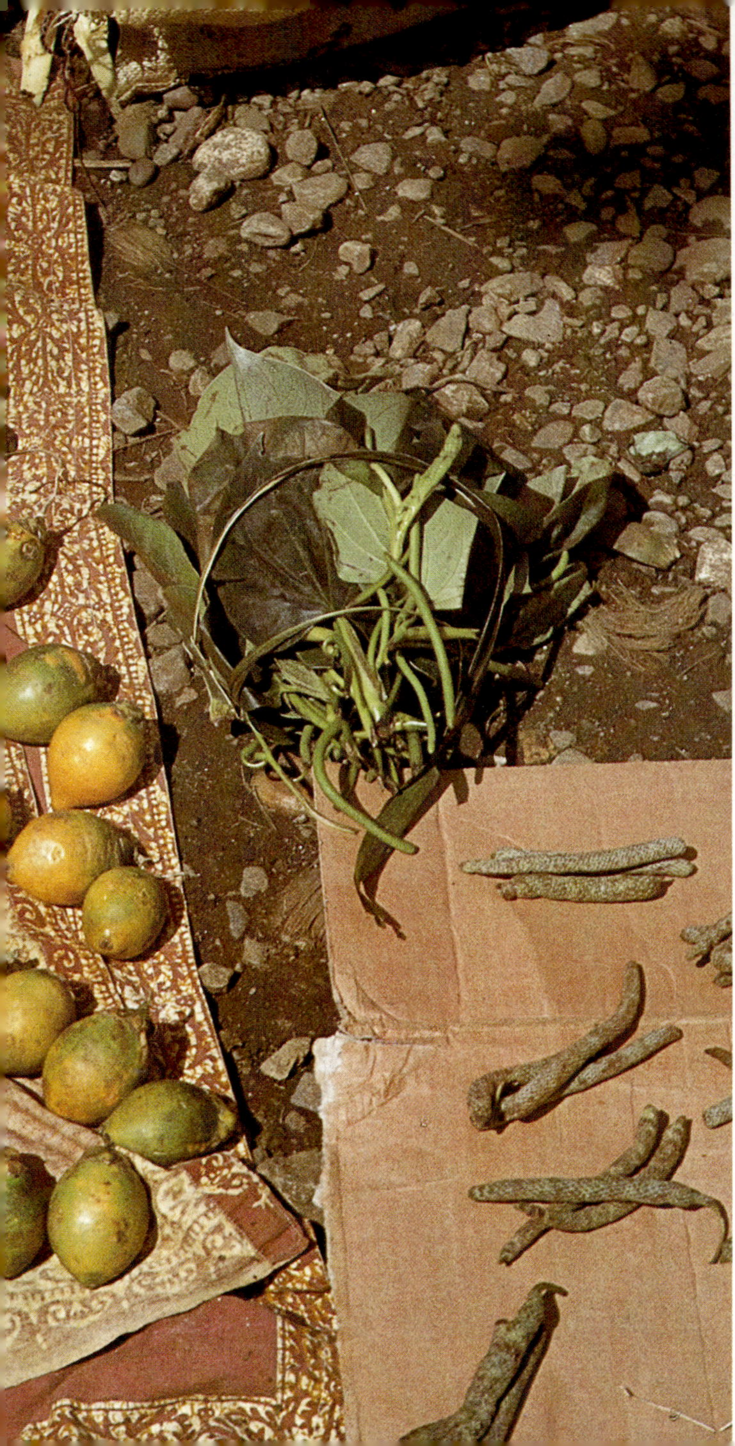

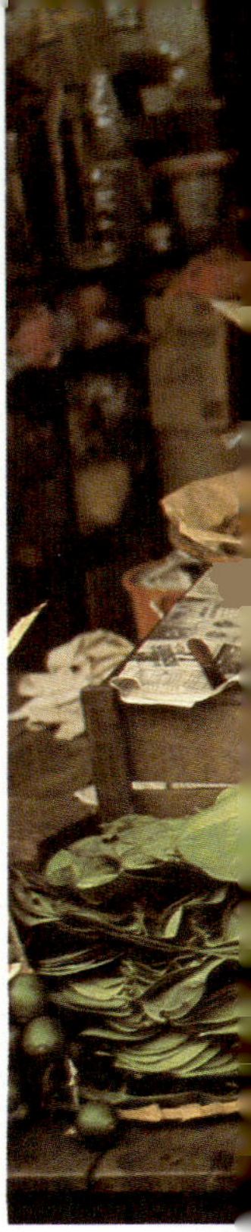

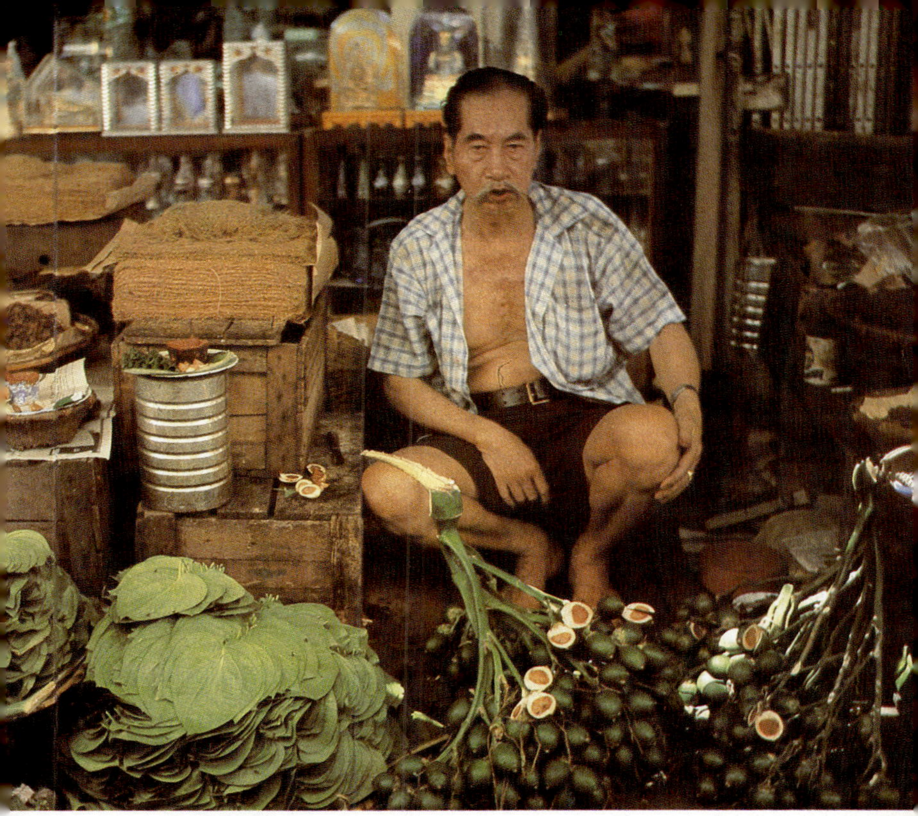

Areka- oder Betelnüsse – noch in der gelblichen Fruchtschale – und Blätter des Betelpfeffers im Angebot der einheimischen Märkte im Mount-Hagen-Gebiet des zentralen Papua New Guinea. Die schotenähnlichen Gebilde sind Blütenstände des Betelpfeffers (*Piper betle L.*), die hier als eine regionale Besonderheit dem Betelpriem hinzugefügt werden. Vor einigen Jahrzehnten war das Betelkauen in den zentralen Bergländern Neuguineas fast völlig unbekannt, fand inzwischen aber vom Tiefland her Eingang und verbreitete sich infolge der Verbesserung der Verkehrsverhältnisse sehr rasch (links).

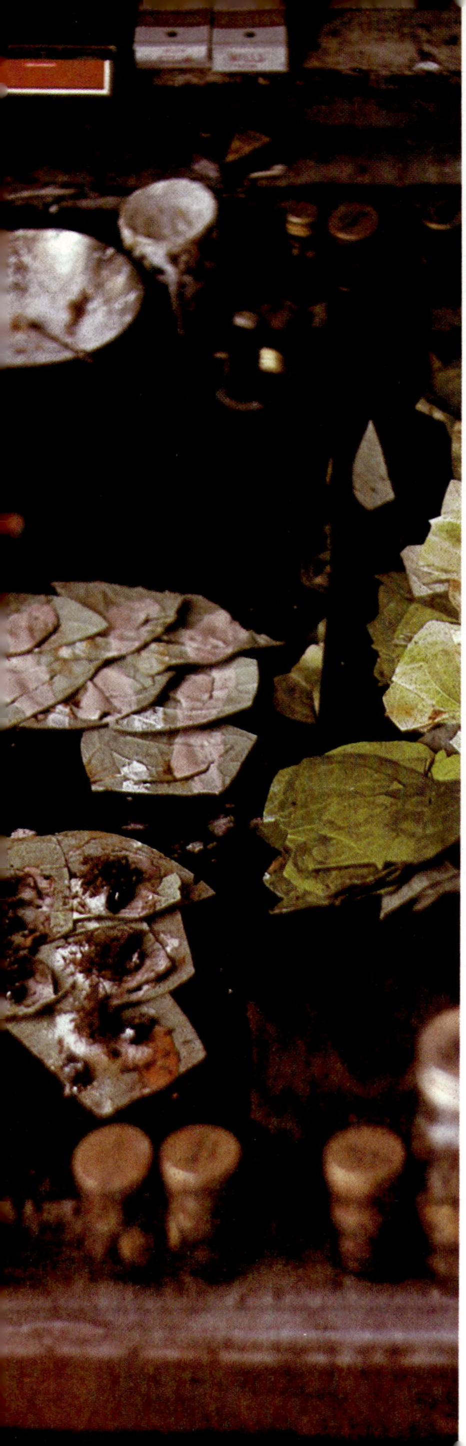

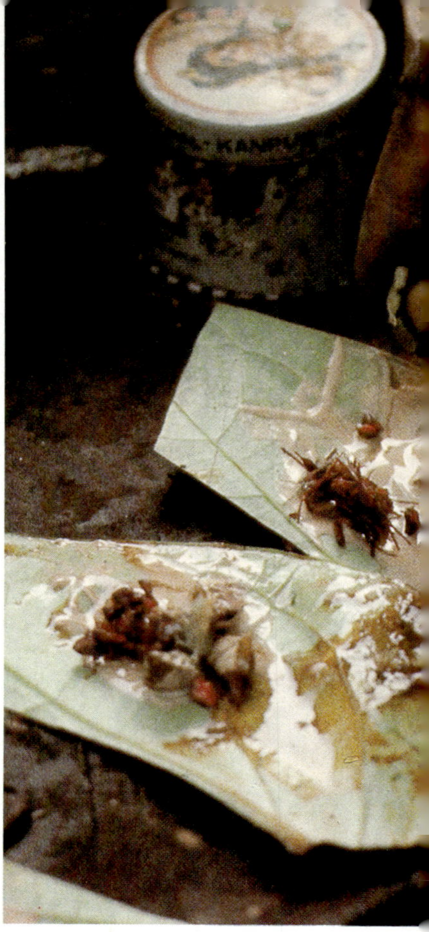

Anbau und Verkauf des Betels liegen in Indien weitgehend in den Händen einer eigenen Berufskaste. Betelprieme werden mundgerecht zubereitet und zusammengefaltet zum Verkauf angeboten. Teils sind die zugeschnittenen Betelblätter mit Kalkpaste bestrichen, teils liegen schon Stückchen der Betelnuß und andere Zutaten dabei.

Zahllose kleine Verkaufsstände, wie dieser in New Delhi, der Hauptstadt Indiens, gehören zu den prägenden Erscheinungen indischer Städte.

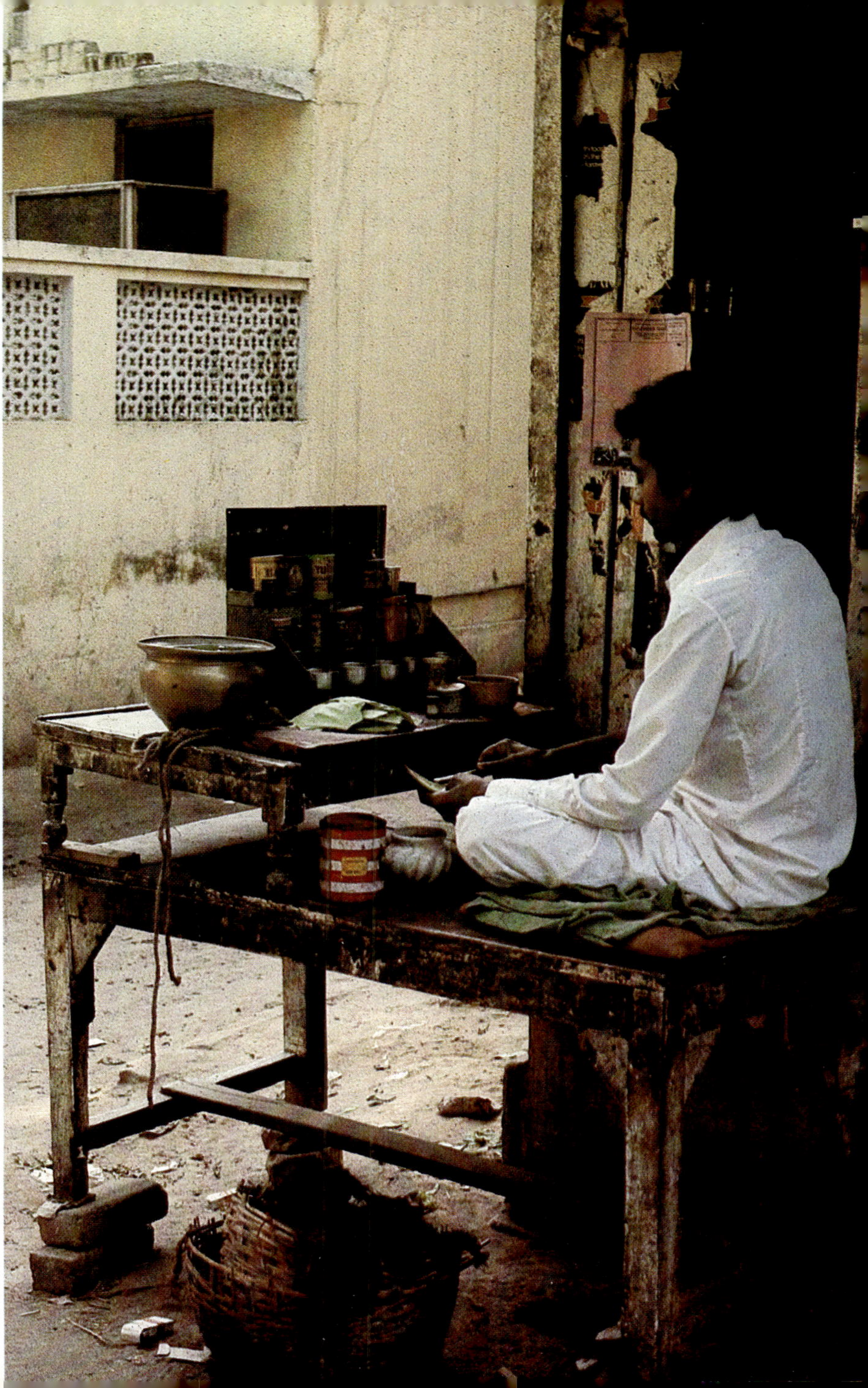

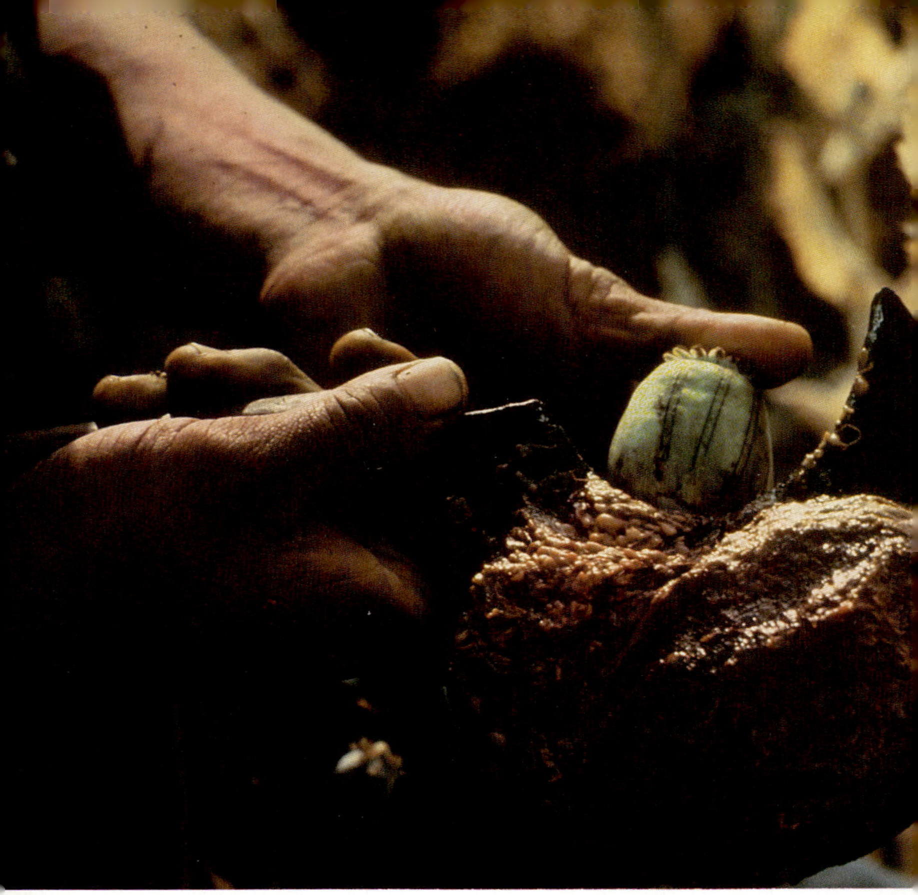

Der stärkste und wichtigste Bestandteil des Rohopiums ist das Morphin, das nach Morpheus, dem griechischen Gott des Schlafes, genannt und erstmalig 1806 von Sertürner aus Opium isoliert wurde. Bei der Suche nach Stoffen, die zwar ebenso schmerzlindernd wie Morphium wirken, ohne jedoch süchtig zu machen, wurde das Heroin entdeckt, das sich allerdings nur zu bald ebenfalls als überaus süchtig machend heraustellte.

Der Saft, der aus den eingeritzten Mohnkapseln tritt, färbt sich über Nacht braun und verdickt zu einer klebrigen Masse, dem Rohopium. Es wird morgens sorgfältig mit der Sichel von der Mohnkapsel abgekratzt. Bis aus dem Rohopium Heroin geworden ist, hat sich sein Preis um mehr als das tausendfache erhöht.

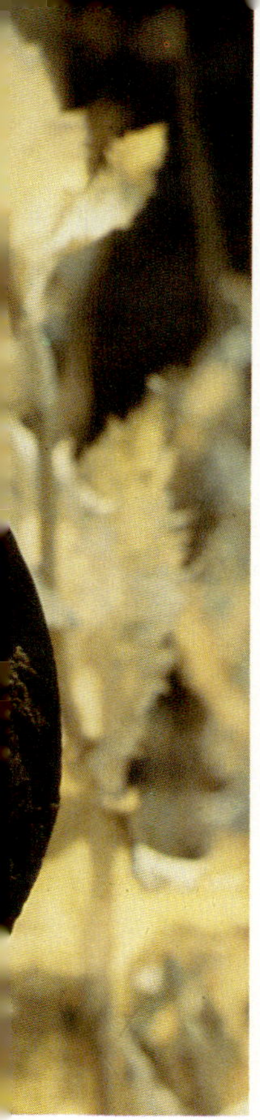
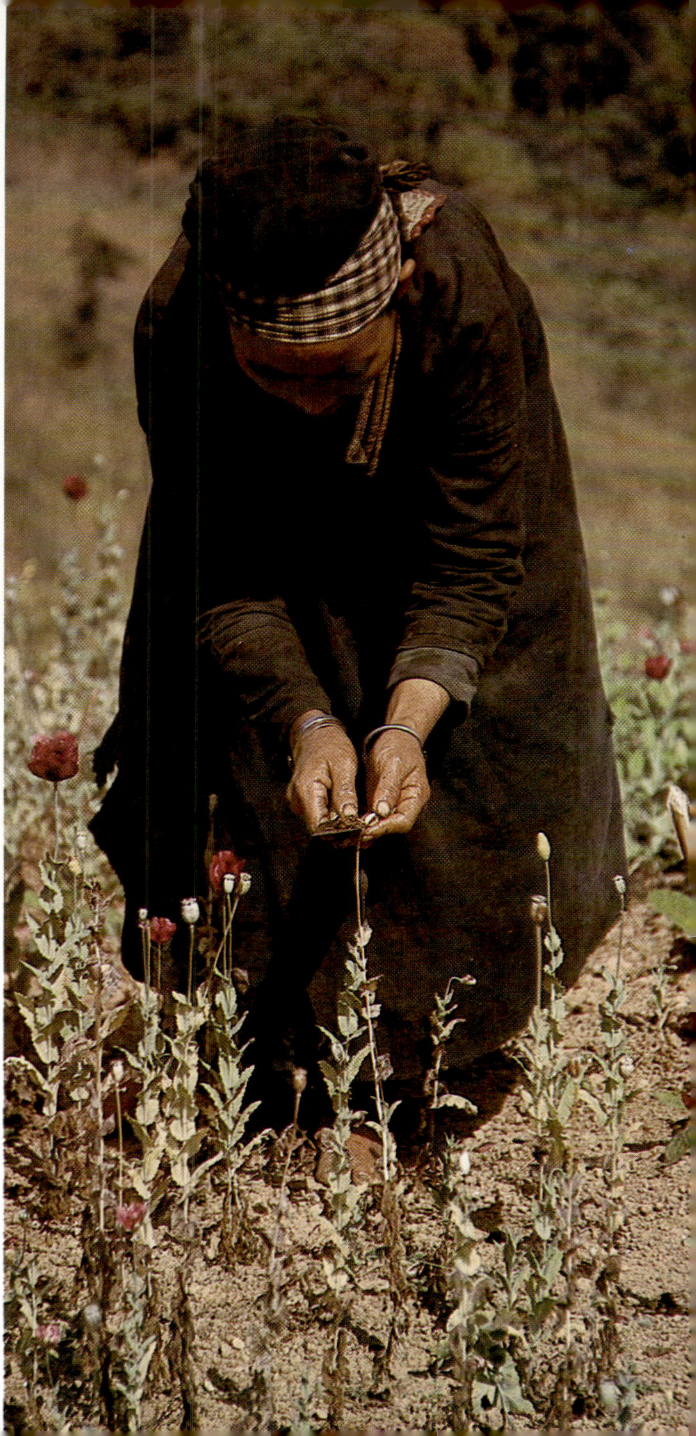

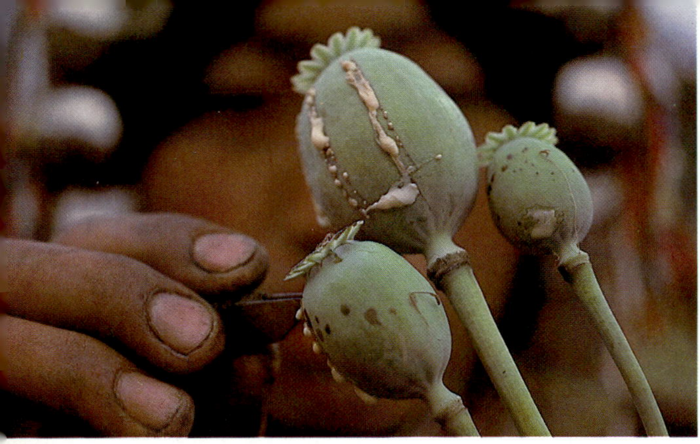

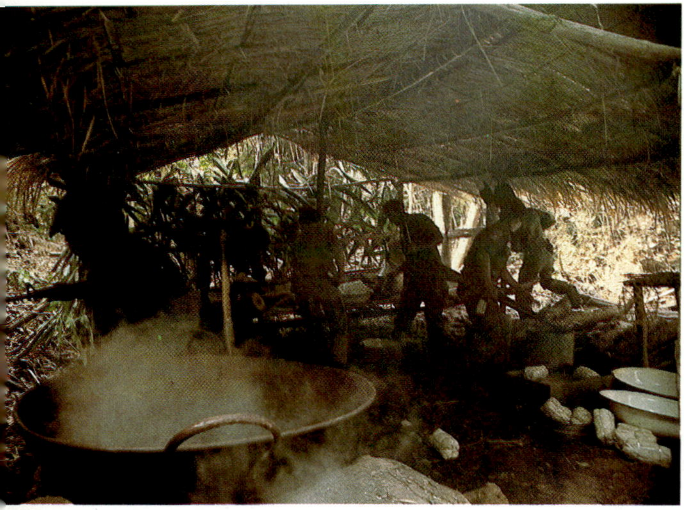

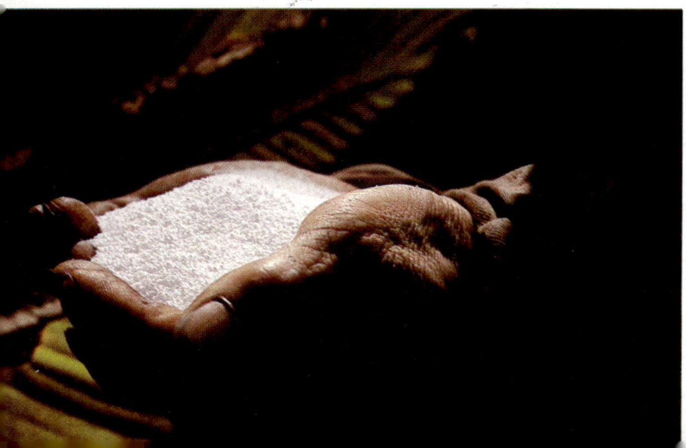

Auf idyllisch anmutenden Mohnfeldern im «Goldenen Dreieck» zwischen Thailand, Burma und Laos ernten Frauen der Akha, Yao, Lisu und Meo Rohopium – den Grundstoff für das gefährlichste Rauschmittel der Welt: Heroin. Die hartschaligen Samenkapseln, die sich aus den Mohnblüten entwickeln, werden im Januar oder Februar eingeritzt. Der heraustretende Saft wird geerntet und in geheimen Heroin-Küchen unter Zusatz von Chemikalien, vor allem Essigsäure, gekocht. Zehn Kilo Rohopium ergeben auf diese Art ein Kilo weißen Heroin-«Schnee».

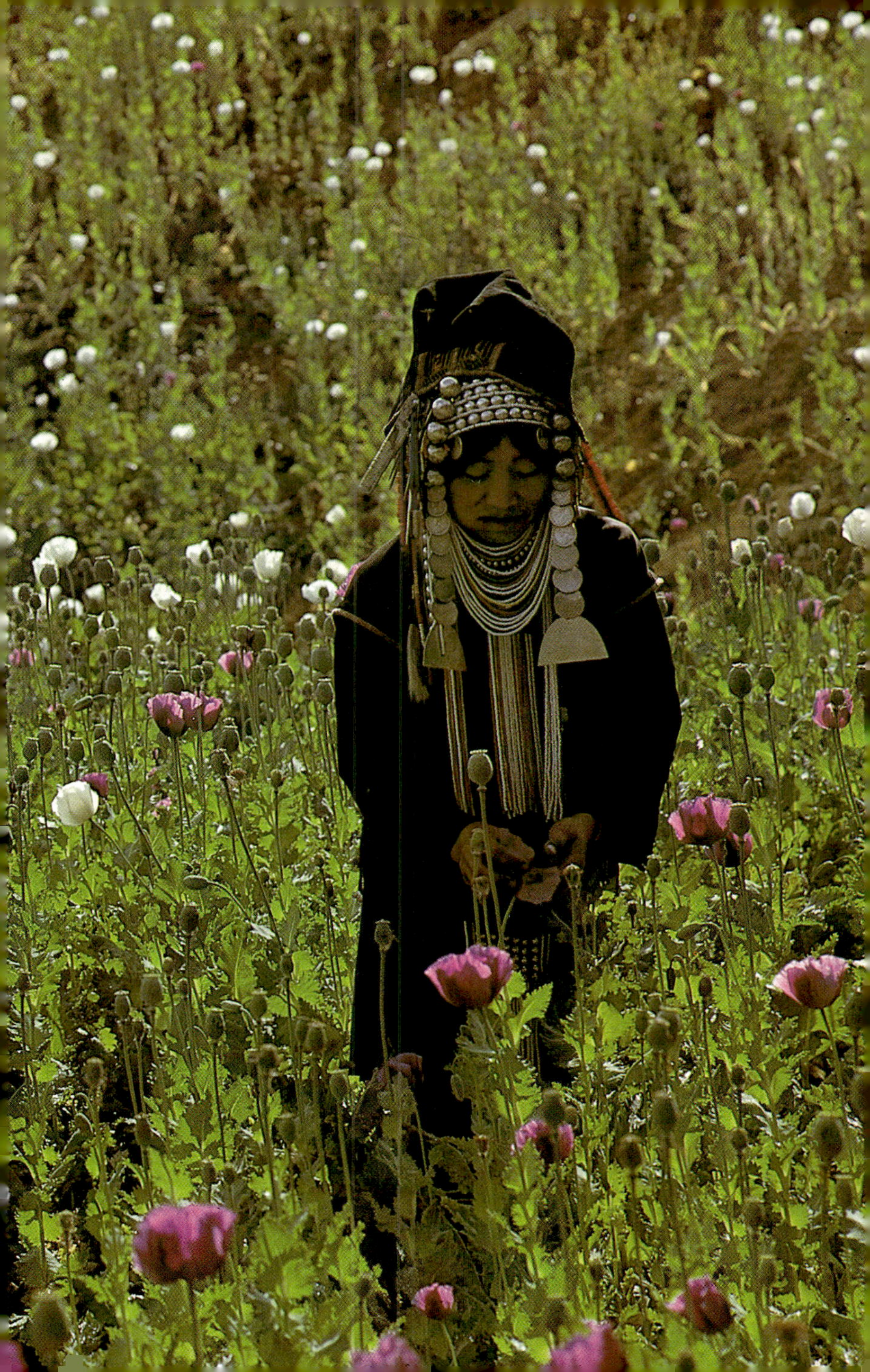

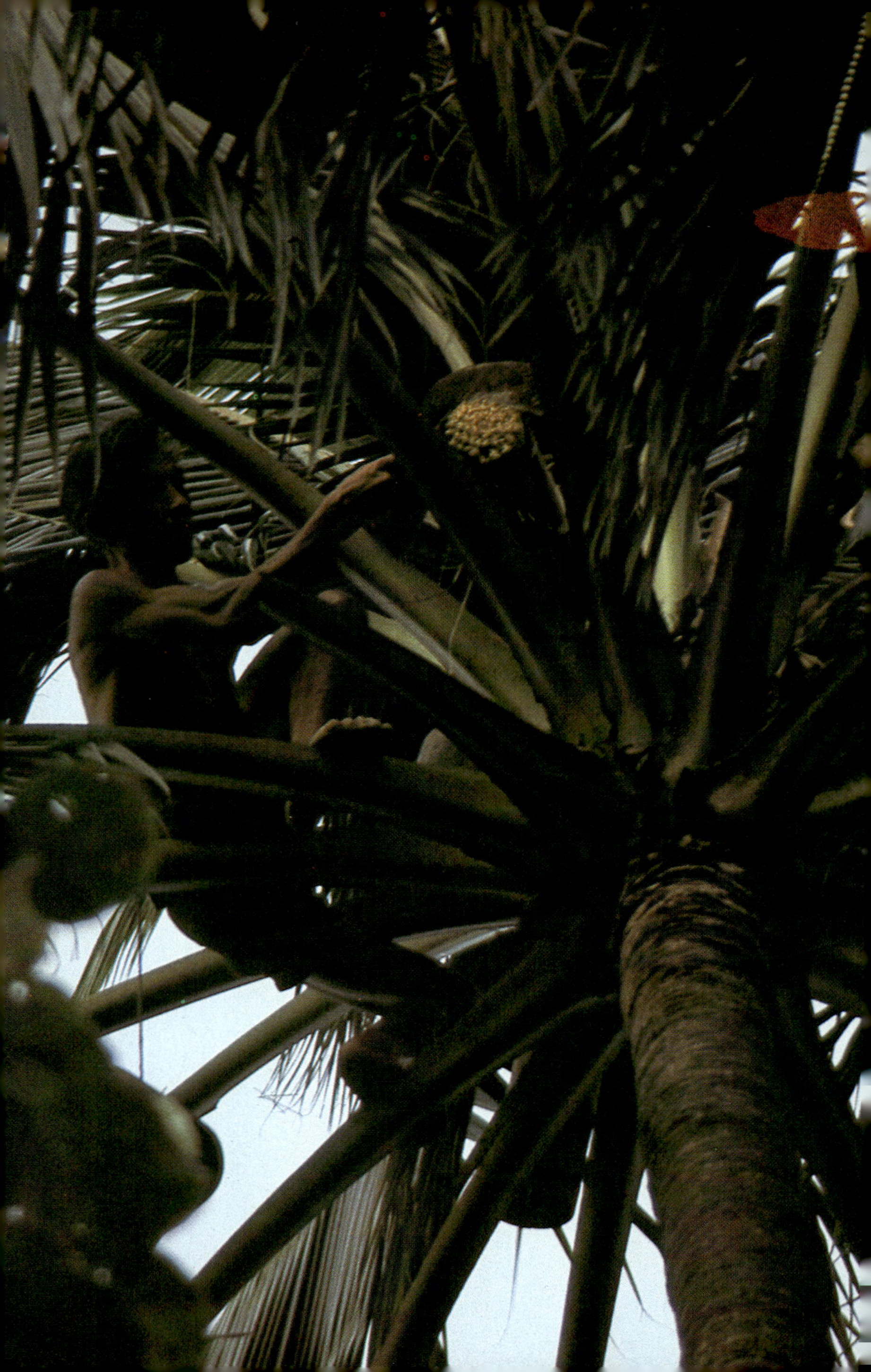

Fast überall in den tropischen Regionen Afrikas und Asiens, in denen Palmen wachsen, wird Palmwein produziert. Frisch gezapfter Palmsaft fängt auf Grund seines hohen Zuckergehalts bereits nach kurzer Zeit an zu gären und wird zu Wein. Nach einigen Stunden schmeckt dieser Wein jedoch schon schal und sauer, so daß er im allgemeinen sofort verbraucht wird. In Indonesien wird das Palmweintrinken auch heute noch oft von einer rituellen Opferhandlung begleitet, besonders dann, wenn der Wein im Rahmen eines Festes getrunken wird.

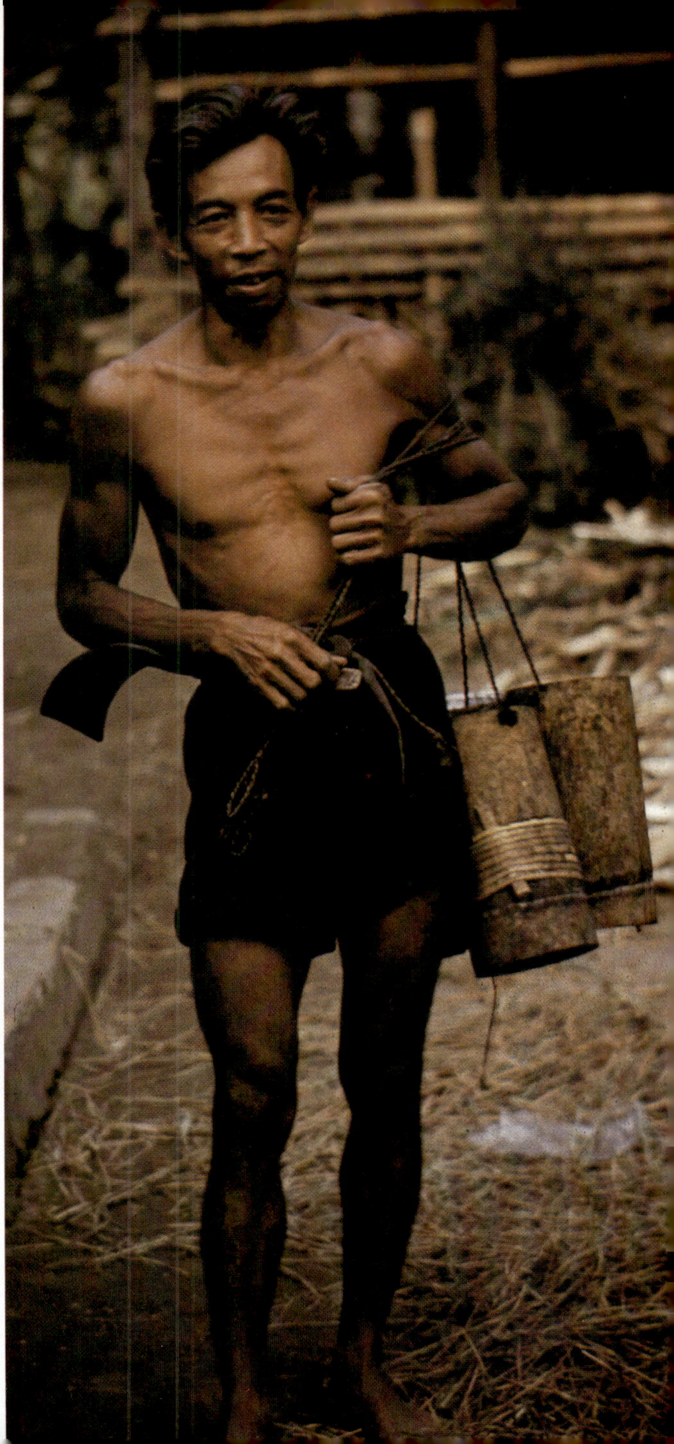

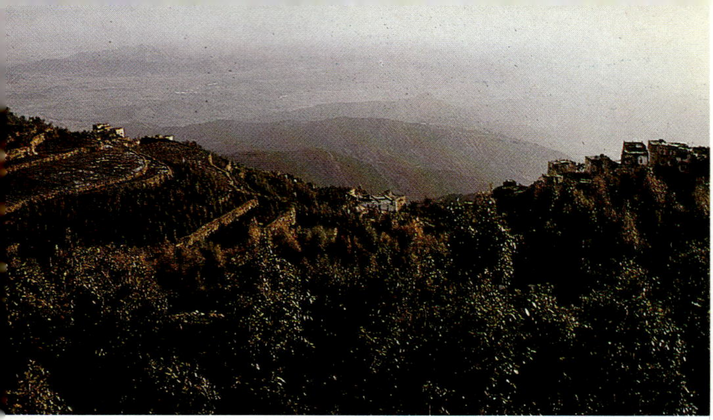

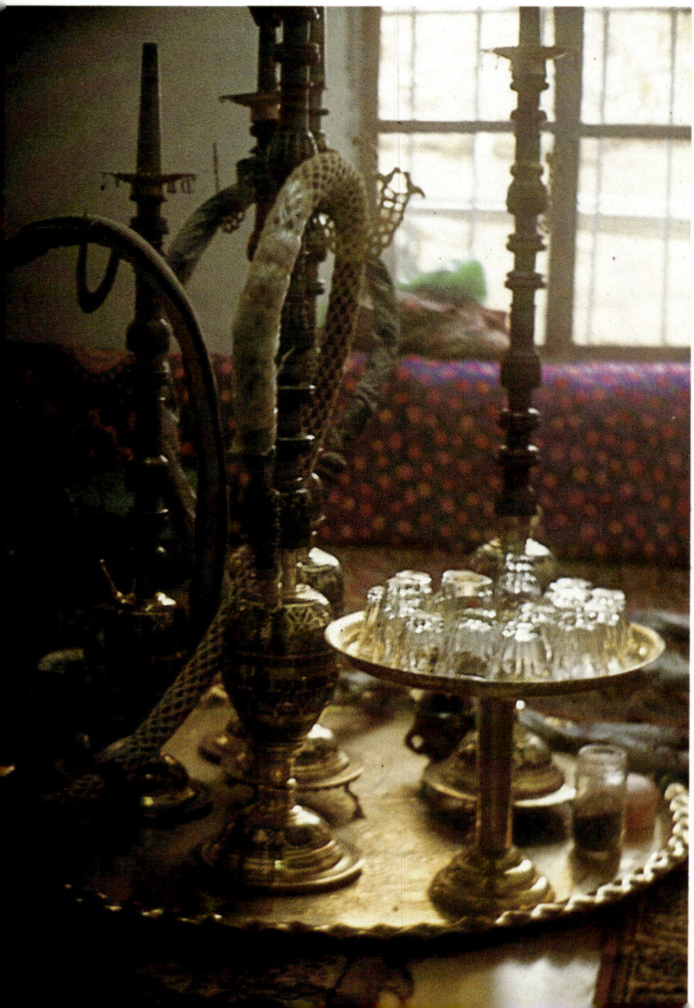

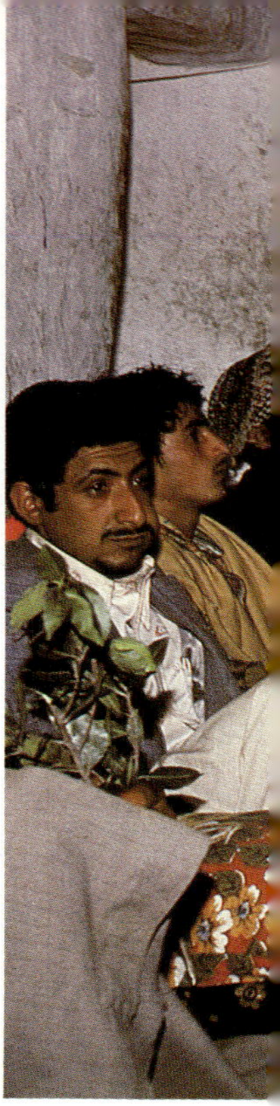

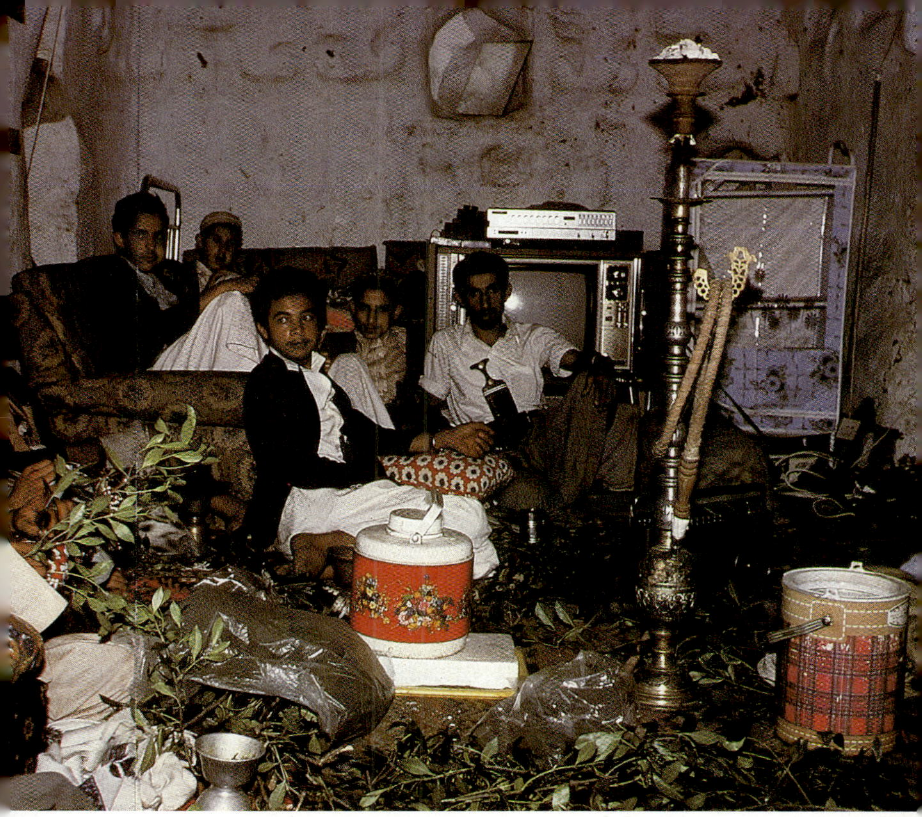

In den letzten Jahrzehnten ist Qāt, das ursprünglich nur zur Steigerung der Konzentration bei religiösen Übungen genommen wurde, eine Volksdroge im Jemen geworden. Wo früher Kaffee angebaut wurde, wächst inzwischen Qāt. Wer es sich leisten kann, hält auch heute noch täglich in gemütlicher Runde mit Verwandten und Freunden stundenlange Qātsitzungen in einem gesonderten Raum des Hauses ab. Durch langes, gemächliches Kauen entzieht man den frischen Blättern den Saft, die zerkauten Blätter werden ausgespieen. Zu einer zeremoniellen Qātrunde gehören die Wasserpfeife und Kaffee.

Folgende Doppelseite: Die Zubereitung des bei den Sahelvölkern äußerst beliebten Hirsebiers in kleinen «Heimbrauereien» ist ein über mehrere Tage sich hinziehender arbeitsintensiver Prozeß, der größte Sorgfalt erfordert. Das gebraute Bier dagegen ist nur kurze Zeit genießbar. Es unter die Menschen zu bringen, ist bei der allgemeinen Beliebtheit des Biers allerdings kein Problem. Der Konsum bei Festen ist enorm, der alltägliche Konsum im Schatten eines Hauses oder einer Marktschänke steht dem indes kaum nach, vor allem in der Trockenzeit, wenn keine Feldarbeit zu tun ist. Über die Hälfte der jährlichen Hirseernte wird in Form des nahrhaften Biers konsumiert. Das erinnert an die Biersuppe des europäischen Mittelalters, die ein Volksnahrungsmittel – auch für Kinder – war.

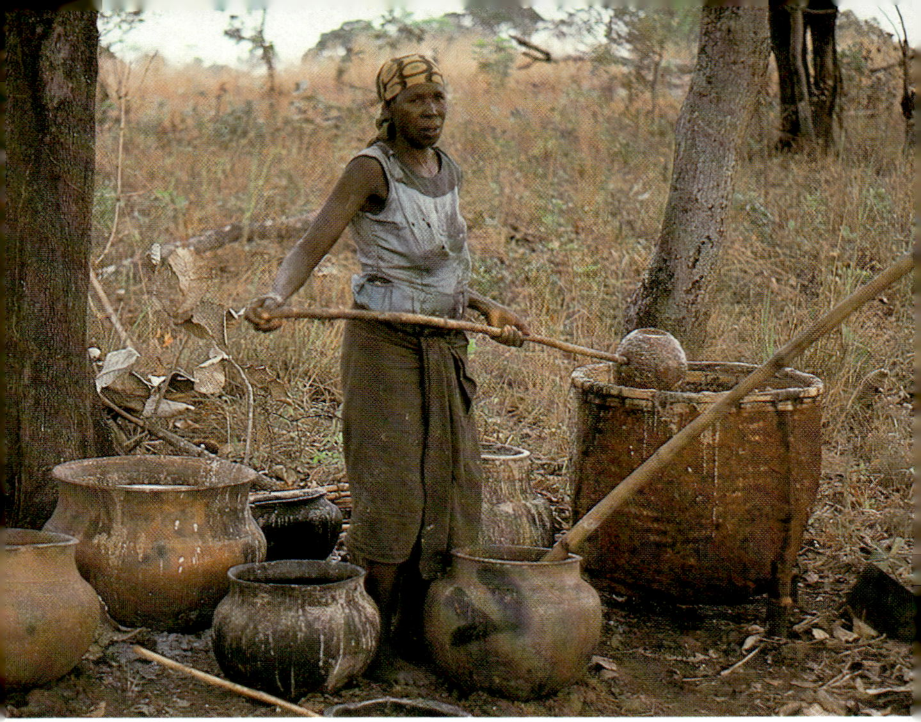
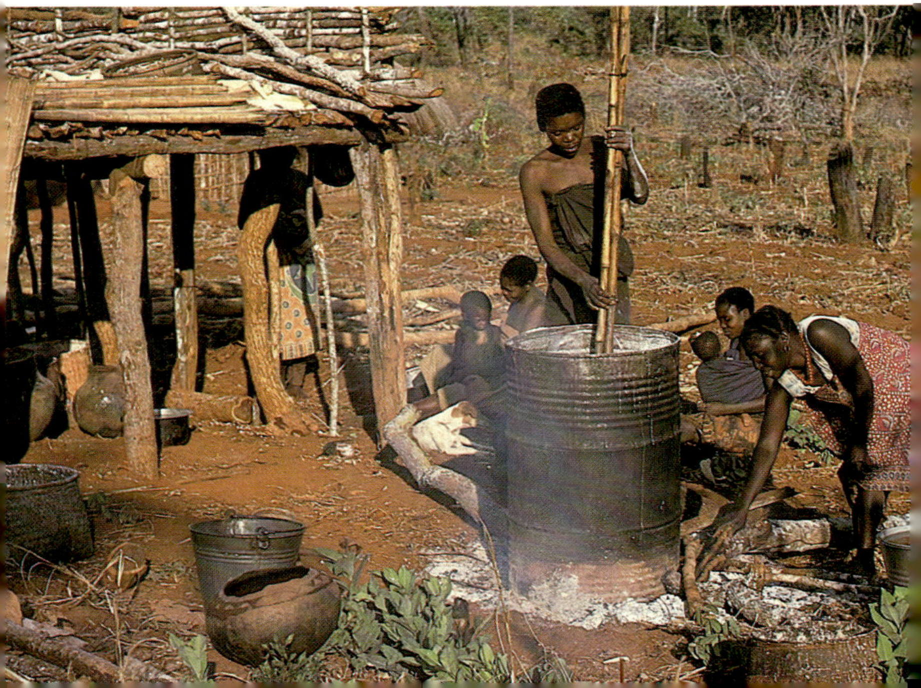

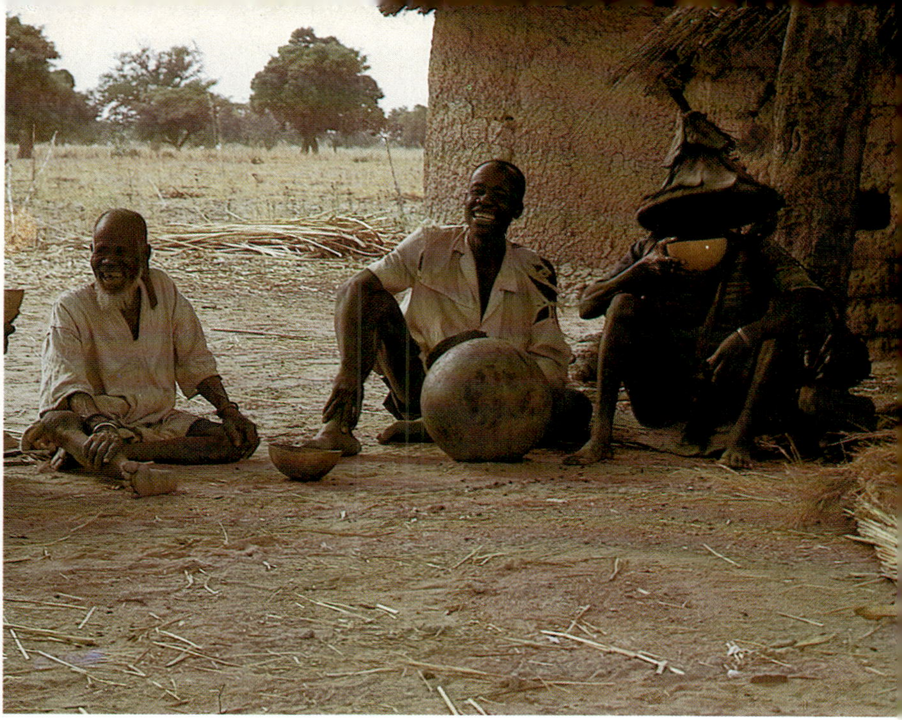

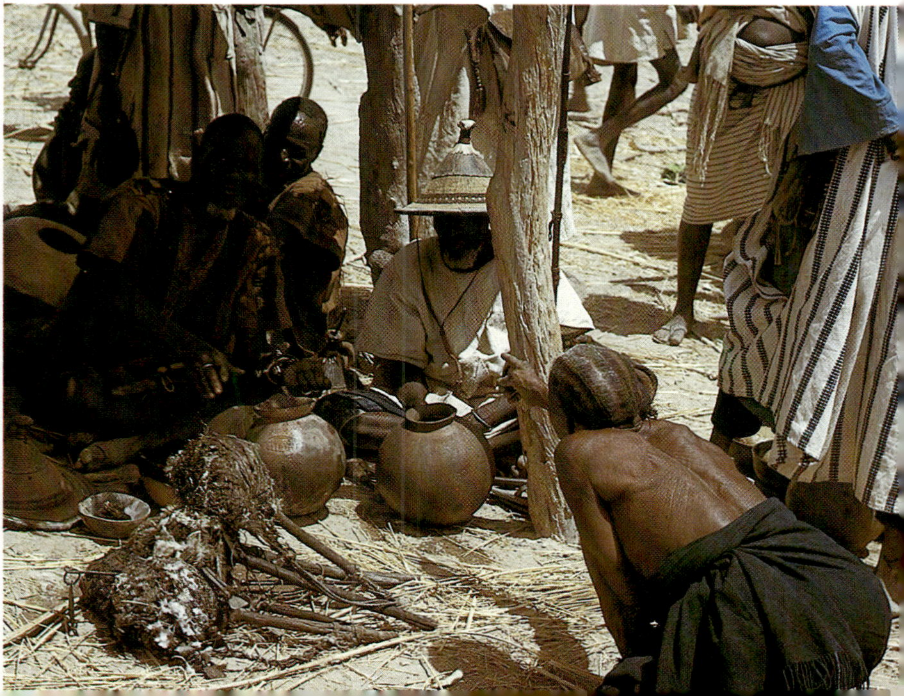

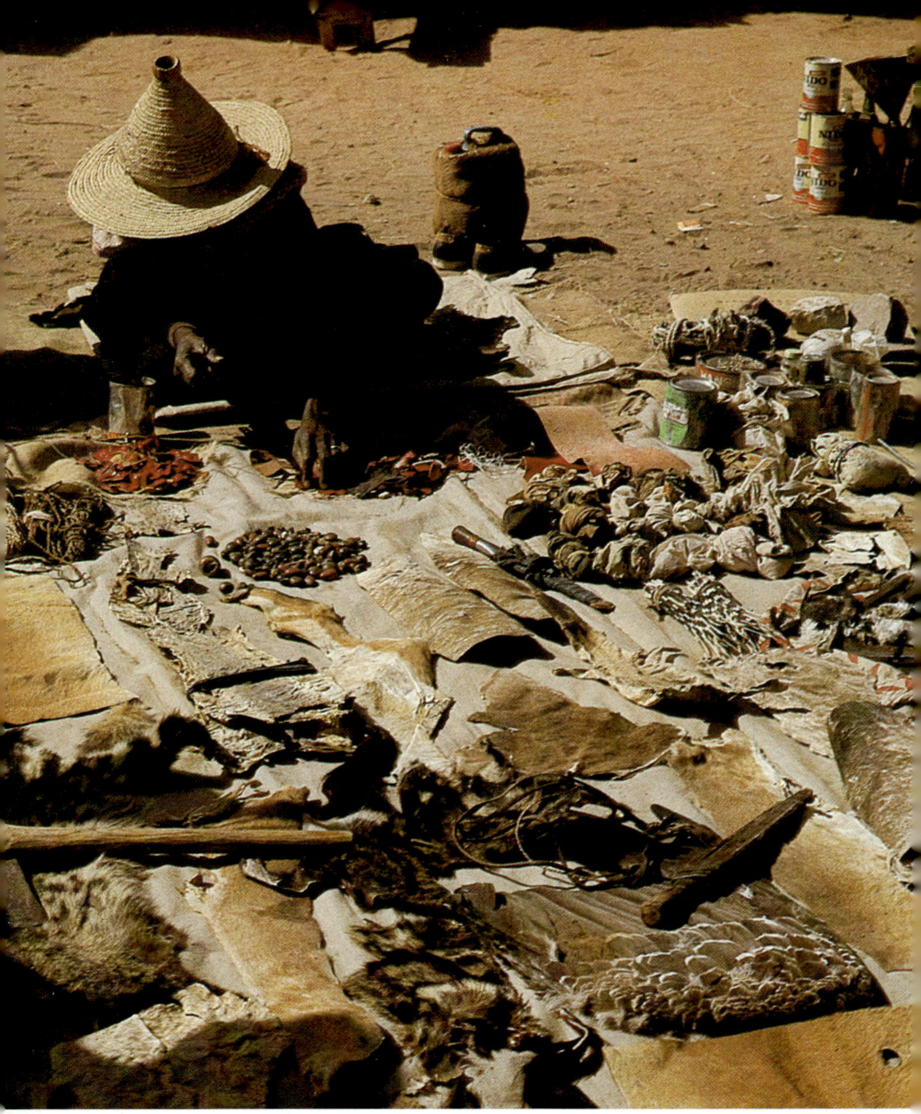

Der Drogenhändler auf dem Markt von Agadez in der Republik Niger hat sein reichhaltiges Angebot an Medikamenten, Fetisch-Objekten usw. auf dem Boden ausgebreitet. Aus solchen Objekten fertigen die Fetischeure Amulette (*grisgris*) an, die Menschen, Gehöfte, Räume, Fahrzeuge, Felder usw. schützen sollen. Entsprechende Stände finden sich auch auf fast allen Großstadtmärkten. In Afrika ist bisher außer Cannabis nur ein Halluzinogen bekannt geworden, das in Gabun und Zaire bei der Initiation in Geheimbünden verwendet wird. Pflanzendrogen, deren Wirkweisen bisher nicht erforscht sind, werden auch in anderen Gebieten in solchen Zusammenhängen benutzt.

Vergleich ist nicht ganz abwegig. Unmittelbar, auf Knopfdruck, kann man damit dem Alltag entfliehen. Das Fernsehen als Droge ist aber ein Thema für sich. Das Fernsehen als Drogenerzieher ist jedoch nicht uninteressant. Fernsehwerbung für Zigaretten ist verboten, für Alkohol darf weiter geworben werden, dies zu einer Tageszeit, wo sehr viele Kinder vor dem Fernseher sitzen. Politiker, Prominente rauchen im Fernsehen, manchmal exzessiv. Aber vor allem in *features,* in Fernsehfilmen und -spielen werden Alkohol und Zigaretten zur Entspannung, zur Anregung, um Kommunikation zu fördern, immer wieder eingesetzt. In Amerika, wo der Einfluß des Fernsehens noch größer sein dürfte, hat der Produzent einer populären Krimireihe die Konsequenz gezogen. Als ihm die Bedeutung dieser Drogenerziehung bewußt wurde, hat er Zigaretten und Alkohol aus der Serie verbannt. Sie läuft immer noch gut (pers. Mitteilung).

Drogenkonsum – wozu?

Drogen gibt es fast überall. Es wird viel mehr von ihren guten als von ihren schlechten Eigenschaften gesprochen. Kaum eine Getränkeart ist so verbreitet wie alkoholische Getränke. Kaum eine Ware ist so leicht und zu jeder Zeit zugänglich wie Zigaretten, und die meisten Jugendlichen wissen, wo sie Haschisch bekommen können.

Es ist verwunderlich, daß Drogen nicht noch mehr mißbraucht werden. Zahlen wie 1,5 Millionen Alkoholiker oder 50 000 Fixer in der Bundesrepublik sind schlimm. Schlimm ist vor allem auch, daß sie in den letzten Jahrzehnten ständig gestiegen sind. Trotzdem müssen diese Zahlen im Hinblick auf die Zahl der ca. 25 Millionen regelmäßiger Alkoholkonsumenten oder der fast 2 Millionen Jugendlichen, die illegale Drogen probiert haben, gesehen werden. Es gehört also mehr dazu als nur die Zugänglichkeit der Droge. Welche Funktion hat eine Droge? Sie ist ein Mittel, um unmittelbar die Befindlichkeit zu verändern, sozusagen auf Knopfdruck. Schwierigkeiten im zwischenmenschlichen Bereich liegen oft dahinter. Sie können sich äußern in Einsamkeit und Isolation, in mangelnder Fähigkeit, Konflikte konstruktiv zu lösen oder in Angeberei und Aggression.

Die Erwartung, daß Mißempfinden, Konflikte und andere Störungen sich schnell und durch Konsum bestimmter Waren oder Stoffe beseitigen lassen, ist u. a. ein Ergebnis der wirtschaftlichen Entwicklung der letzten Jahrzehnte. Nach dem Krieg wurde es zum obersten Ziel, einen möglichst hohen Wohlstand zu erreichen. Das erklärt sich aus den vorangegangenen Entbehrungen. Und die expansive Wirtschaft brauchte eine konsumierende Bevölkerung. Eine Bevölkerung, die überzeugt wurde, daß man für Konsum arbeiten muß und daß

Konsum Belohnung ist. Diese Zielvorstellungen prägten die Jugend der Eltern der heutigen Jugendlichen. Sie prägten auch die Erziehung Ende der fünfziger und Anfang der sechziger Jahre. Gutes Benehmen wurde mit Süßigkeiten belohnt. Zuwendung wurde durch den Kauf von Spielzeug gezeigt. Liebe zum Kind wurde in der Ausstattung des Kinderzimmers gemessen. Und war das Kind böse, durfte es nicht fernsehen. Diese Erziehung bringt dem Kind bei, daß Glück hauptsächlich durch Konsum kommt, weniger durch zwischenmenschliche Beziehungen. Der Konsum von Drogen bringt zunächst erst recht das subjektive Gefühl von Glück.

Der wachsende Konsum ging Hand in Hand mit einer Schwächung von Strukturen, die persönliche Beziehungen fördern. Um Karriere zu machen, um den Arbeitsplatz zu erhalten, auf Grund infrastruktureller Bedingungen muß man umziehen. Ein Umzug ist speziell für Kinder im Schulalter ein sehr durchgreifendes Erlebnis. Sie sind entwurzelt, fassen schlecht wieder Fuß sowohl was Freundeskreis als auch Schule betrifft und sind am neuen Wohnort häufig isoliert.

Das Gefühl verstärkt sich, wenn die neue Umgebung, die neue Schule, unübersichtlicher und anonymer ist als die alte Umwelt. Den Eltern geht es ähnlich, sie müssen aber den Schritt vor sich selbst und vor anderen noch verteidigen. So ist jeder so sehr damit beschäftigt, mit seiner neuen Umwelt zurechtzukommen, daß die Beziehungen auch innerhalb der Familie stagnieren. Der Griff zu Drogen kann ein Versuch sein, sich zu integrieren. Oder ein Zeichen der Resignation.

Resignation kann auch andere Gründe haben. Resignation vor einer Zukunft, die keine Perspektiven aufzeigt.

Die Berichterstattung der Medien und Gespräche auf dem Schulhof sind eher als persönliche Erfahrungen Quelle des Zukunftspessimismus. Die Angst vor einer unsicheren und unüberschaubaren Zukunft entwickelt sich zur *selffulfilling prophecy*. Wo kein Zukunftsglaube ist, ist Zukunftsgleichgültigkeit oder schlimmstenfalls -angst.

Keiner weiß, wie es weitergehen soll, Kapitalismus oder Sozialismus, Fortschritt oder Umweltschutz, Individualismus oder Kollektivismus, Wissenschaft oder Religion. Weltanschauungen werden von allen Seiten überzeugend propagiert und dank der Kommunikationstechnik jedem zugänglich gemacht. Verwirrung, Unsicherheit, Orientierungslosigkeit können Ergebnisse sein, wenn Jugendliche unvorbereitet und ungestützt damit konfrontiert werden.

Drogenerziehung – wie sie nicht sein sollte

Drogen gibt es fast überall. Das sind Realitäten, die eine vorbeugende Drogenerziehung wahrnehmen muß. Dennoch: Konzentriert sich

Drogenerziehung auf die Droge, ist sie zum Scheitern verurteilt. Weil das Leben eines Menschen, eines Jugendlichen aus so viel mehr als nur aus Drogen besteht. Häufig beschränkt sich Drogenerziehung darauf, das abschreckende Endstadium einer Drogenkarriere zu beschreiben. Die Fixerleiche auf dem Bahnhofsklo, der Penner in der Gosse, das schwarze Raucherbein sind Bilder, die abstoßen. Die uns mit Genugtuung erfüllen, daß wir nicht so sind und daß wir nie so werden. Sie haben mit uns als Person, mit unseren Gewohnheiten überhaupt nichts zu tun und sind deshalb als Drogenerziehung nutzlos. Schlimmer noch, diese Darstellungen verfestigen das Bild zweier Welten – die der Abhängigen und die der Nichtabhängigen – und sie lassen kein differenziertes Urteil zu. Es sieht aus, als wären Abhängige ein ganz anderer Menschenschlag. Stellen Eltern fest, daß ihr Kind Drogen nimmt, taucht dieses Bild auf und paralysiert jede konstruktive Problemlösung. Verleugnung und Verschleiern oder Ablehnung und Aggressivität gegenüber dem Kind sind die Ergebnisse. Die Reaktionen der Eltern treiben den Jugendlichen dann erst recht in die Drogenszene.

Die Fixerleiche, der Penner, das Raucherbein entsprechen auch nicht den Erfahrungen, die jeder Jugendliche mittel- oder unmittelbar mit Drogen macht. Wie vorhin beschrieben, wird Drogenkonsum viel häufiger und viel eindringlicher mit positiven Erlebnissen verbunden. Der Einfluß der Erlebnisse in der Umwelt, durch die Medien verfestigt und verstärkt durch den Einfluß der Gleichaltrigen. Das Kind empfindet nicht nur mit, wie überlegen der Freund sich mit der Zigarette fühlt. Es wird ihm noch gesagt, was für ein tolles Erlebnis das Rauchen ist und daß es ewiger Außenseiter bleiben wird, wenn es nicht mitmacht. Insgesamt passen diese Erfahrungen, die Drogenkonsum fördern, viel besser in das Weltbild eines Jugendlichen als die abschreckenden Bilder.

Viele Lehrer und Eltern meinen, nüchterne Sachinformation sei geeignet, junge Leute von Drogen abzuhalten. «Objektive» Sachinformation beschreibt sowohl positive wie negative Seiten der Drogenwirkung. Durch die Gegenüberstellung soll deutlich werden, warum einige Leute Drogen nehmen. Manchmal werden tatsächliche psychedelische Farborgien dargestellt. Die Annahme ist, daß der «mündige» Jugendliche sich auf Grund der Schilderung der negativen Wirkungen entscheiden wird, die Finger davon zu lassen. Man übersieht, daß die Beschreibung der positiven Seite viel interessanter, eindringlicher und glaubwürdiger ist. Und daß diese Wirkung sofort eintritt. Die negativen Wirkungen wird man schon nicht erleben. Man denkt ja nicht daran, abhängig zu werden. Darüber hinaus werden Drogen immer in Situationen ausprobiert, in denen nicht rationale Entscheidungen, sondern momentane Gefühle und der Einfluß der Umgebung das

Verhalten steuern. Die Beispiele, die zeigen, daß Probieren nicht abhängig macht, sind viel gegenwärtiger als die drohende Abhängigkeit.

Drogenerziehung – wie?

Gibt es eine vorbeugende Drogenerziehung, die erfolgreich sein kann unter den aufgezeigten Bedingungen? Keiner kann die Frage sicher beantworten, denn noch hat keiner die Antwort auf die Frage gefunden, warum einige Menschen drogenabhängig werden, andere nicht.

Prävention von Drogenmißbrauch muß als ein langfristiger Prozeß gesehen werden, der viele, fast alle gesellschaftlichen Gruppen einbezieht. Im Zentrum stehen Kinder und Jugendliche, ihre Eltern und Erzieher sowie Entscheidungsträger, die für Beschlüsse in dem gesamten Umfeld von Erziehungsfragen verantwortlich sind.

Ein Ziel vorbeugender Drogenerziehung muß sein, die Handlungsfähigkeit in Konfliktsituationen zu verbessern. Kinder müssen lernen, daß Konflikte und Probleme, auch negative Erlebnisse durch eine Auseinandersetzung mit der Umwelt beseitigt werden müssen. Scheinbar einfache Verhaltensweisen, die Trost und Erleichterung versprechen, wie Drogenkonsum, aber auch die Flucht in die Traumwelt der Comics oder des Fernsehens, tun das nicht. Eltern müssen diese Verhaltensweisen vormachen, auch indem sie in Konflikten mit ihren Kindern fair bleiben. Das ist schwierig in der Pubertät, wo entwicklungsbedingt bewußte Provokationen gegen die Normen der Eltern an der Tagesordnung sind. Empfindet das Kind seine Eltern als vertrauenswürdige Partner und sind sie in der Lage und bereit, die eigene Situation und die ihres Kindes zu verbalisieren und zu reflektieren, sind die Weichen richtig gestellt.

Der Aufbau einer eigenen Identität geht über eine Menge Konflikte, Entscheidungen und Erfahrungen. Wer Erlebnisse mit anderen teilen kann, ohne Urteilen und Entscheidungen anderer blind zu folgen, wird weniger Verlangen nach Ersatz für menschliche Beziehungen in Form fremder Stoffe empfinden. Die Fähigkeit, andere Menschen in das eigene Leben mit einzubeziehen, ist ebenfalls etwas, was früh gelernt und geübt werden will. Eine schweigende, isolierte Familie kann das nicht leisten. Die Öffnung nach außen ist notwendig.

Eine Hinwendung zu anderen ist gleichzeitig die Voraussetzung für eine sinnvolle Lebensgestaltung. Alternative Möglichkeiten für den Aufbau einer Zukunft und in der gegenwärtigen Situation kann man nur durch andere erfahren. Das Risiko, daß Drogenkonsum als eine sinnvolle Alternative erlebt wird, verringert sich proportional zu der Zahl anderer Möglichkeiten. Denen, die keine Alternative sehen, ist es egal, ob sie an Drogen kaputtgehen.

Haschisch heute – Rückblick auf ein sogenanntes Rauschgift

RUDOLF WALTER LEONHARDT

Eine objektive Darstellung des Rauschmittels Haschisch gibt es nicht. Es gibt eine gewaltige internationale Bürokratie von Medizinern und Juristen, deren Beruf es ist, Haschisch zu bekämpfen. Und es gibt einen bunt gemischten Haufen von Einzelgängern, Rebellen, Ausgeflippten, Individualisten und Liberalen, die – manchmal aus Neigung, manchmal einfach aus Trotz, manchmal wohl auch auf der Suche nach Wahrheit – die Gegenpositionen beziehen.

Ich gehöre zufällig zu der zweiten, kein bißchen homogenen, individualistisch zersplitterten Gruppe.

Ein Zufall wollte es, daß ich Mitte der sechziger Jahre wiederholt nach San Francisco und Berkeley kam. Ich sollte in Vorträgen amerikanische Studenten mit Goethe und Heine und Rilke und der deutschen Literatur der Gegenwart vertraut machen. Dabei lernte ich die «Blumenkinder von Haight Ashbury» kennen, die einer immer unbarmherziger sich gebärdenden Welt ihren lächelnden Pazifismus entgegenstellten, der sich aus den alten Weisheiten des Orients nährte – und aus Cannabis. Viele von ihnen waren «meine» Studenten. Ich lernte von ihnen, was ein «joint» ist und wie man ihn zubereiten muß. Ich lernte zwischen «Gras» (Marihuana) und «Schokolade» (Haschisch) zu unterscheiden. Ich lernte, wie man Hasch rauchen sollte und was einen «guten Trip» von einem «schlechten Trip» unterscheidet.

Selige Wochen im sonnigen Kalifornien, sie waren schon bald beinahe wieder vergessen. Aber dann passierte zweierlei: Ich las von Blumenkindern, in Amerika und bald auch in Europa, die wegen Haschischrauchens (die Konsumgesellschaft nennt es «Haschischkonsum») ins Gefängnis gesteckt wurden. Und ich erlebte als Vater von unmündigen Kindern, wie an einem altehrwürdigen Hamburger Gymnasium eine förmliche Haschisch-Psychose ausbrach, freilich nicht bei den zuweilen der exotischen Anziehungskraft eines *joint* erliegenden Kindern («was verboten ist, das macht uns grade scharf»), sondern bei den gutbürgerlichen Eltern und den unter Druck gesetzten Lehrern. Es klang damals wirklich so, als ob wir überhaupt keine andere Sorge hätten als die, das deutsche Volk könnte ein Volk von Haschischrauchern werden.

Ich fühlte mich herausgefordert als Vater und als Journalist. Meinen Kindern erzählte ich von den Blumenkindern und den *assasins,* von notwendigen Rauschmitteln für kranke Seelen, von den Kulturen des Ostens und vom Zauber der Meditation. «Wenn ihr unbedingt haschen wollt, besorgt euch den Stoff nicht von Dealern; den besorge ich euch lieber, dann ist er wenigstens sauber.» (Wenn einer hier schon wieder einmal Stafanzeige gegen mich erstatten will, daran bin ich seit jenen Tagen gewöhnt, dann bitte ich das Hohe Gericht, den *Conditionalis* – «wenn . . .» – zu beachten.)

Erklären statt Verbieten bewährte sich. Wenn meine Kinder an irgend etwas gelitten haben in jener Zeit, dann gewiß nicht an Sehnsucht nach dem verbotenen Joint. Mit ihnen konnten die Dealer nicht ins Geschäft kommen. Heute, zwölf Jahre später, sind sie ganz normale und relativ nützliche Mitglieder unserer Gesellschaft.

Aber warum sollte es nur meinen Kindern gut gehen? Naiv, wie ich nun einmal bin (meine Freunde und meine Feinde werden das gern bestätigen), dachte ich mir: In dieser Art, die sich bei meinen Kindern zu bewähren schien, mußt du allen Hamburger Eltern ins Gewissen reden. Darüber schrieb ich drei Artikel in der ZEIT, die dann, um es milde auszudrücken, einigen Kummer machten.

Manche Kollegen in der Zeitung wurden, durch dauernde Telefon-Klagen, nervös. Unter meinen Freunden gab es einige, die mich nicht mehr verstehen wollten. Eine Zeitschrift der Linken, die zunächst Freiheit für Hasch gefordert hatte, machte eine Kehrtwendung um 180 Grad: «Wir haben Scheiße gebaut.» An der Seite eines die Bundesrepublik im allgemeinen gutheißenden Liberalen wollten sie dann doch nicht gesehen werden.

Arbeiten von mir waren damals wenig begehrt. Ich nutzte die unerwartete Freizeit, um nun aber auch alles über Haschisch herauszufinden, was irgend herauszufinden war. Ich fuhr noch einmal nach Kalifornien und besuchte dort die älter gewordenen Blumenkinder. Ich recherchierte im Untergrund der Drogen-Szene und kam dabei mit sehr farbigen Typen zusammen, was mich nicht mehr störte – nach dem Motto: Ist der Ruf erst ruiniert, lebt man dann ganz ungeniert. Ich verbrachte viele Tage und Nächte in Bibliotheken, vor allem im Londoner British Museum.

Auf dem Höhepunkt des Haschisch-Spezialistentums, das ich mir im Laufe von zwei Jahren verbissener Arbeit angeeignet hatte, schrieb ich das Buch «Haschisch-Report», München 1970. Mein armer Verleger Klaus Piper kriegte daraufhin auch sein Teil ab von der Kampagne, die gegen mich entfesselt worden war. Er hielt sich großartig. Aber als das Buch endlich vergriffen war, atmete er wohl doch erleichtert auf. Eine Neuauflage gab es später nicht wieder.

Nach Erscheinen des Haschisch-Reports war das Thema für mich erledigt. Ich verfolgte weiter, was geschah, aber ohne große Anteilnahme. Alle Aufforderungen, mich schriftlich oder mündlich darüber zu äußern, und das waren im Laufe der Jahre wieder eine ganze Menge, lehnte ich ab. Nicht so sehr aus nachtragender Gekränktheit, glaube ich. Vielmehr empfinde ich es einfach als langweilig, Erkenntnisse und Überzeugungen wiederzukäuen. Der Journalist als Propagandist ist nicht meine Rolle. Ich war abgestempelt – was wollte man noch von mir? Ja, wenn ich widerrufen hätte, dann wäre es den beamteten, angestellten und freiwilligen Vertretern von *Law and Order* ein Vergnügen gewesen, mir, dem man ja sonst nicht viel Umstürzlerisches nachsagen kann, zu verzeihen. Ich hätte ihnen den Gefallen so gern getan. Aber wann immer ich einmal wieder in meinem Haschisch-Report blätterte: Es stand da kein Wort, das ich nicht wieder geschrieben hätte.

Nach dem Erscheinen des Buches hatte ich noch zweimal relevante Erlebnisse. Thomas von Randow, Wissenschafts-Redakteur der ZEIT und, wenn Sie mich fragen, einer der genialsten Wissenschaftsjournalisten überhaupt, erklärte mir eines Tages, das ist nun auch schon wieder viele Jahre her: Leo, ich habe Sie damals bekämpfen müssen. Heute sehe ich, daß Sie recht gehabt haben. Aber Sie durften damals gar nicht recht haben, denn die neueren Ergebnisse (er meinte vor allem den Jamaika-Report) lagen ja noch gar nicht vor.

Und alle Jahre wieder einmal findet mein Freund Diether Stolze, Herausgeber der ZEIT, das gleiche Beispiel dafür, wie destruktiv und links und abwegig die ZEIT früher einmal sein konnte: Leos Hasch-Artikel.

Jetzt höre ich so etwas mit großer Gelassenheit, und zum ersten Mal seit zwölf Jahren schreibe ich hier wieder darüber.

Den Grund für meine leidenschaftliche Empörung gibt es nicht mehr. Auch heute noch sitzen in deutschen Gefängnissen junge Leute, die da meiner Ansicht nach nicht hingehören. Aber niemand sitzt da mehr wie vor zehn Jahren, nur weil er ein paar Gramm Haschisch bei sich hatte. Zwar hat sich die Bundesregierung nicht entschließen können, nach dem Vorbild Hollands, Italiens und einiger amerikanischer Staaten persönlichen Besitz und Konsum von kleinen Mengen des Rauschmittels nur noch als Übertretung mit Geldstrafe und nicht als Vergehen mit Gefängnishaft zu ahnden; aber die weitaus meisten Richter machen Gebrauch von den Möglichkeiten einer milden Auslegung, die das Gesetz ihnen läßt. Bei sogenannten Wiederholungstätern sieht es dann freilich weniger gut aus.

Die Klassengefährten und -gefährtinnen meiner Kinder aus jenem Hamburger Gymnasium, deren erregte Eltern den Stein ins Rollen gebracht hatten, sind heute Studenten und demokratische Wähler. Es ist kein Fall bekannt geworden, in dem eine oder einer unter ihnen durch Haschisch vom rechten Wege abgekommen wäre.

Die Einstellung zum Haschisch ist in allen westlichen Ländern etwas liberaler geworden, seitdem wir andere Sorgen haben mit Opium und Erdöl und Atomenergie. Das Betäubungsmittelgesetz verliert in Krisenzeiten seine Wichtigkeit, und in Kriegszeiten wird es, wie wir erlebt haben, ganz außer Kraft gesetzt. «Drogenkriminalität» gedeiht in Wohlstandsgesellschaften. Wo Leben und Überleben noch ein Kampf ist, spielen Drogen allenfalls als willkommene Helfer in diesem Kampf eine Rolle.

Meine Freunde, die Ärzte, reden wieder mit mir und stehen dem Haschisch inzwischen geradezu wohlwollend gegenüber, nachdem sich herausgestellt hat, daß es auch therapeutische Wirkungen haben kann. Es verringert den Augendruck und ließe sich daher vielleicht einsetzen gegen den «grünen Star». Es erweitert die Bronchien und könnte dadurch gegen Asthma helfen (dagegen wie auch gegen Migräne wurde es schon im alten China verwendet). Es mildert Übelkeit und Brechreiz nach chemischer Krebs-Therapie. Es soll als Beruhigungsmittel nützlich sein, auch gegen Schmerzen und Hustenreiz. Meine Freunde würden das eine oder andere gern bei freiwilligen Patienten erproben. Die deutsche Gesetzgebung macht das unmöglich. Ernsthaft daran gearbeitet wird nur außerhalb Europas, vor allem in Amerika.

Dort hat es während der Zeit meines mir selber verordneten Schweigens die erstaunlichste Entwicklung gegeben. In den USA hatte ja 1937 der Kampf mit allen Mitteln gegen Haschisch/Marihuana angefangen, geführt von einer Bürokratie, die arbeitslos zu werden drohte, als 1933 die Alkohol-Prohibition aufgehoben wurde; unterstützt offenbar auch von der Mafia, die andere illegale Rauschmittel brauchte, um wieder riesige Gewinne machen zu können, wie einst durch den Verkauf von illegalem Alkohol.

Der Scharfmacher war Harry Anslinger, ein Finanzbeamter, der aus der Prohibitions-Bürokratie gekommen und Chef des *Federal Bureau of Narcotics* geworden war. Er ließ damals verbreiten: «Marihuana ist vor allem die Ursache vieler Verbrechen, erfüllt es doch die davon Berauschten mit einem unwiderstehlichen Drang zu Gewalttaten. Es reizt auch an zu ekelerregender Unmoral, die Vergewaltigung und Mord einschließt.»

Solchen offensichtlichen Unsinn kann man in Amerika nicht unwidersprochen verbreiten. Die Gedanken, auch über Haschisch, sind dort freier als in den meisten europäischen Ländern. Die angesehensten Zeitungen des Landes, *New York Times* und *Washington Post,* veröffentlichten Leitartikel über die Entkriminalisierung von Marihuana (nachzulesen in der *Washington Post* vom 27. 2. 1975). Liberale Ärzte und Juristen ergriffen in einzelnen Bundesstaaten die Initiative, liberale Politiker folgten ihnen.

Ob das internationale Opiumgesetz völlige Straffreiheit erlaubt, wo es um Besitz und Konsum von Cannabis geht, ist auch in Amerika umstritten. Man behalf sich damit, Besitz und Konsum von Haschisch/Marihuana als «Übertretungen» mit kleinen Geldstrafen zu bedrohen, die kaum je verhängt und in keinem Falle ins Strafregister eingetragen wurden.

Der US-Staat Oregon war der erste, in dem Marihuana praktisch nicht mehr verfolgt wurde (1973). Es folgten Alaska, Colorado, Kalifornien, Maryland, Maine (1975), Ohio, South Dakota, Pennsylvania, Minnesota (1976/77) und New York (1979).

Eine solche Liste aufzustellen ist sehr mühsam. Deutsche Behörden führen ihre lückenhaften Unterlagen so, daß sie auch den leisesten Hinweis, ganz straflos sei Haschisch-Gebrauch freilich nicht, als Gesinnungsgenossenschaft mißdeuten. ICAR, die *International Cannabis Alliance for Reform,* der auch die 1974 gegründete deutsche Reformgesellschaft INHALE angehört, neigt eher dazu, überall außer im jeweils eigenen Land vielversprechende Liberalisierungstendenzen zu entdecken. Verwirrend kommt hinzu, daß die Buchstaben des Gesetzes nicht allein gesehen werden können, daß auch die juristische Praxis einbezogen werden muß. So ist zum Beispiel in Jamaika Marihuana-Rauchen eindeutig verboten; aber alle rauchen, und niemand denkt daran, sie deswegen zu verfolgen.

Meine Liste gründet sich auf umfassende Lektüre der internationalen Presse und den Versuch, in jedem einzelnen Falle nachzurecherchieren. Da der Aufwand in Grenzen gehalten werden mußte, kann sie noch Fehler enthalten. Recherchen, die auf eine Liberalisierung der Haschisch-Gesetzgebung hinwirken könnten, werden ja in der Bundesrepublik Deutschland zur Zeit nicht unterstützt. «Aufklären» heißt hier, armer Lessing, die Gefahren jeden Drogenkonsums als Postulat akzeptieren und dann davor warnen, möglichst noch schärfere Gesetze fordern.

Außerhalb der Vereinigten Staaten stehen auf meiner Liste von Ländern, in denen der Besitz kleiner Mengen und der Konsum von Cannabis-Produkten nur mit Geldstrafen geahndet, aber meistens überhaupt nicht bestraft werden: Kolumbien, Nepal, Holland, Österreich, Jugoslawien, Italien. Gefängnisstrafen für den bloßen Besitz kleiner Mengen von Haschisch sind theoretisch möglich, werden jedoch kaum mehr ausgesprochen in der Schweiz und in Großbritannien.

Unter den tugendhaften, Haschisch-Konsum nach wie vor streng verfolgenden Staaten steht die Bundesrepublik mit an der Spitze. Neben ihr die DDR – es gibt noch deutsche Gemeinsamkeiten. Dazu: Frankreich, Belgien, Dänemark, Schweden, Norwegen, Griechenland, Japan.

Innerhalb der Vereinigten Staaten erscheint als der in Sachen Haschisch tugendhafteste: Nevada (das heißt: Las Vegas). Dort wird wacker weiter eingesperrt. Wäre ich Gesundheitsminister der Bundesrepublik Deutschland, dann fiele mir Shakespeare ein: «Die Not führt einen zu sonderbaren Bettgenossen.»

Auch hierzulande glaubt kein Vernünftiger mehr im Ernst, daß Haschisch zu Mord und Vergewaltigung führen könne. Im Gegenteil: Jetzt machen sie sich Sorgen um die demotivierenden Hanf-Kräfte und um die durch Hasch angeblich geschädigten männlichen Geschlechtshormone. Und immer wieder heißt es: Die wissenschaftliche Forschung ist noch nicht weit genug.

Von allem, was es an wissenschaftlicher Forschung während der zwölf Jahre meines Schweigens gegeben hat, ist nichts aus der Bundesrepublik, nichts aus Frankreich oder Japan gekommen (dort wird, wie gesagt, nicht geforscht, dort wird «Aufklärung betrieben»). Alles kam aus Englisch sprechenden Ländern, und das Wichtigste aus Amerika.

Der britische *Wootton-Report* (1968) empfahl, Strafen für Haschisch-Konsum zu mildern. James Callaghan, damals Innenminister, verhinderte das.

Die Forschungen von Albert Carlin und Robert Post wurden im November 1971 in der Zeitschrift des amerikanischen Ärzteverbandes veröffentlicht. Ihr wichtigstes Ergebnis: Marihuana weckt kein Interesse an Heroin, ist keine «Einstiegsdroge». Bestätigt wurde dieses Ergebnis durch den *Duncan-Report* (University of Texas): Nur 5 % der untersuchten Opiumsüchtigen hatten mit Marihuana/Haschisch angefangen; dagegen: 73 % mit Alkohol, 20 % mit *speed* (Amphetaminen).

Der Report der *Shafer-Kommission* – Professor Shafer war der Leiter von Präsident Nixons Bundes-Ausschuß zur Untersuchung von Marihuana- und Drogenmißbrauch – kam (1972) zu dem Ergebnis: Es gibt keine Geburtsschäden als Folge von Marihuana-Konsum der Eltern.

Die kanadische *Le Dain-Commission* untersuchte (1974) den damals neuesten Vorwurf gegen Cannabis-Konsum: er führe zu Chromosomenschäden. Sie konnte das nicht bestätigen.

Der *Graham-Report* für das britische Innenministerium stellte im

Januar 1979 fest: «Wir sind zu der Überzeugung gekommen, es gibt keine zwingenden Beweise dafür, daß gelegentlicher mäßiger Genuß von Cannabis nachteilige Wirkungen hat.»

Der Report des US-Gesundheitsministeriums, 1979: «So gut wie alle Forschungsergebnisse, die bis heute vorliegen, zeugen nicht dafür, daß Haschisch-Rauchen neuropsychologische Test-Ergebnisse chronisch beeinträchtigt.»

Und schließlich eine Königliche Kommission über den Drogenkonsum in Süd-Australien (1979): «Die Verordnungen über den nichtmedizinischen Gebrauch von Cannabis sind Gegenstand vieler amtlicher Untersuchungen gewesen. Alle diese Untersuchungen haben zu auffällig uniformen Ergebnissen geführt, sowohl im Hinblick auf den Gebraucher wie im Hinblick auf die ganze Gesellschaft (nämlich: Haschisch ist relativ harmlos). Daß Gesetzgeber in Australien wie in anderen Ländern diese Ergebnisse nicht akzeptiert haben, legt die Vermutung nahe, daß sie sich stärker beeinflussen ließen vom sozialen Status der Haschisch-Raucher und von Wertungen, vielleicht Vorurteilen mächtiger Gruppen als von einer sorgfältigen Abwägung pharmakologischer, medizinischer und soziologischer Forschungsergebnisse» (zitiert nach *New Scientist,* 16. 9. 1979).

Studien vom Umfang der hier genannten hat es sonst nirgendwo gegeben. Alle ihre Ergebnisse laufen in die gleiche Richtung. Sie bestätigen die Ergebnisse der vier ganz großen und weit zurückliegenden Untersuchungen: Indischer Hanfdrogen-Report (1894), New Yorker *La Guardia-Report* (1944), britischer *Cannabis-Report* (1968), Marihuana: klinische und psychologische Wirkungen beim Menschen (*Science,* 1968).

Und die bisher noch ungenannte, sowohl umfassendste wie wichtigste Forschungsleistung der letzten Dekade sagt das ganz deutlich: Es gibt keinen Grund, den bisher vorliegenden Untersuchungen über Haschisch/Marihuana zu widersprechen! In der eher konservativen amerikanischen Zeitschrift *Science* nennt Dr. Erich B. Goode den *Jamaika-Report,* von dem hier die Rede ist, «eine der bedeutendsten Ergebnis-Sammlungen, die je in einer einzigen Studie vorgelegt worden sind».

Vorgelegt werden folgende Ergebnisse: Haschisch/Marihuana verursacht keine Schädigung der Chromosomen, der Immun-Kräfte, des Gehirns. Es ist kein Zusammenhang erkennbar zwischen Haschisch-Konsum und Schwachsinn, Wahnsinn, Gewalttätigkeit oder Armut. Es gibt keinen Nachweis dafür, daß Haschisch-Konsum süchtig macht oder das «Umsteigen» auf härtere Drogen fördert. «Nach dem gegenwärtigen Stand der Wissenschaft ist davon auszugehen, daß, obwohl es immer genügend Gründe gibt, jeden Drogengebrauch mit Sorge zu verfolgen, keine neuen Gründe dafür angeführt werden können, daß der Konsum von Marihuana besonders beunruhigend wäre.»

Dieser Report, *Ganja in Jamaica,* 1975 veröffentlicht, wurde erarbeitet im Auftrag des amerikanischen *Center for Studies of Narcotic and Drug Abuse of the National Institute of Modern Health.* Unter der Leitung von Dr. Vera Rubin und Dr. Lambros Comitas, beide New York, arbeitete daran ein Team von 35 Toxikologen, Pharmakologen, Psychologen, Neurologen, Soziologen und anderen Spezialisten. Arbeitsfeld war die ehemals britische Kronkolonie Jamaika, südlich von Kuba.

Lassen Sie mich ein Resümee versuchen in der Form eines Spiels, das ich lange in der ZEIT gespielt und dann auch als Buch veröffentlicht habe: «Argumente» (München, 1974). Ich möchte in einer scholastischen Pro- und Contra-Diskussion den derzeitigen Stand meiner Erkenntnisse und Überzeugungen zusammenfassen.

Argumente pro und contra Haschisch

Introductio:

Man kann Haschisch nicht abschaffen. Immer wird Hanf gebraucht, und sei es, um irgend jemandem einen Strick daraus zu drehen. Und solange es Hanf gibt, gibt es auch die Hanfprodukte Marihuana und Haschisch. Die Argumente «pro Haschisch» wollen dafür sprechen, daß Haschisch-Konsum nicht wie ein Verbrechen mit Gefängnis bestraft wird.

Contra:

1. Es steht nicht in der Macht eines einzelnen Staates, das internationale Betäubungsmittelgesetz, das auch den Umgang mit Hanf-Produkten unter Strafe stellt, zu ändern.
2. Haschisch/Marihuana ist ausreichend gesundheitsschädlich, um es zu rechtfertigen, daß diese Gesellschaft sich durch Androhung harter Strafen dagegen schützt.
3. Wer die hochgradige Gesundheitsschädlichkeit von Haschisch nicht einsieht, wird sie doch zugeben für Opium und seine Derivate. Mit Haschisch fängt es an, dann kommt Opium dran. Haschisch ist eine «Einstiegsdroge».
4. Wir müssen unsere Jugend vor Haschisch schützen.
5. Haschisch mag an sich und als solches nicht «kriminell» sein. Aber es führt in kriminelles Milieu und zu kriminellem Verhalten.
6. Wem ist eigentlich damit gedient, wenn wir eine nützliche Drohung aufheben und damit internationalen Rauschgifthändlern Tür und Tor öffnen?

Pro:

1. Beispiele, wie sie Holland, Kalifornien, Jamaika und andere gegeben haben, beweisen, daß es sehr wohl in der Macht eines einzelnen Staates liegt, Haschisch am unteren Ende der Betäubungsmittel-Skala einzuordnen, Besitz und Konsum von Haschisch allenfalls leicht und jedenfalls nicht mit Gefängnishaft zu bestrafen. In der *Single Convention,* dem internationalen Übereinkommen in Sachen Suchtstoffe, wird Konsum übrigens gar nicht als strafbar genannt.
2. Wenn eine Gesellschaft sich gegen alles, was möglicherweise gesundheitsschädlich ist (alle legalen Drogen zum Beispiel, aber auch Autofahren, Nachtarbeit, häufig wechselnder Geschlechtsverkehr), durch Androhung harter Strafen schützen wollte, dann müßte sie sich fragen lassen, was sie nun eigentlich schützt. Wo der einzelne nicht mehr das Recht hat, das Risiko auf sich zu nehmen, sich selber (und sonst niemandem!) zu schaden, da werden seiner Freiheit so enge Grenzen gezogen, daß er sich nicht mehr rühren kann.
3. Das Argument der «Einstiegsdroge» beweist, daß diejenigen, die es gebrauchen, nicht ganz davon überzeugt sind, Haschisch allein habe verheerende Wirkungen – wie sie Opium und seine Derivate in der Tat haben können. Nun ist zwar nachgewiesen, daß viele Opium-Fixer es vorher auch mit Haschisch versucht haben; aber nur wenige Haschisch-Raucher haben dann auch Opium genommen. Ein «Übergang» vom zunächst eher lustvollen Rauchen einer im Geschmack süßlich und schwer gemachten Zigarette zum eher schmerzhaften Einstich einer Kanüle in eine Ader widerspricht allen normalen Erfahrungen.
4. Wir müssen junge Leute vor allen Drogen schützen. Gesetze, die sie in ein kriminelles Milieu abdrängen, können kaum als die richtige Art von Schutz erscheinen. Daß in deutschen Schulen der Haschisch-Konsum offenbar mehr und mehr abgelöst wird von Alkohol-Konsum, will als eine traurige Art von Fortschritt erscheinen.
5. Die These, Haschisch mache aggressiv und führe zu Gewalttaten (die dann «bewiesen» wird damit, daß das französische Wort *assassin* = Mörder mit Haschisch eine gemeinsame Sprachwurzel hat), wird von keinem Vernünftigen mehr vertreten. Zu offensichtlich ist das Gegenteil, die alle Energie-Ausbrüche eher dämpfende Wirkung von Haschisch. Wo es in der Tat in kriminelles Milieu führt, liegt es am Gesetz: Manche besorgen sich ihr Geld, um teures Haschisch kaufen zu können, auf kriminelle Weise. Und wer Haschisch kaufen will, muß sich in allen Staaten, die zwischen «harten» (z. B. Opium) und «weichen» (z. B. Haschisch) Drogen nicht unterscheiden, auf einen Markt begeben, wo harte Sitten herrschen.
6. *Cui bono?* Zunächst einmal möchte man meinen, daß durch eine

annehmbare Legalisierung von Haschisch die internationalen Rauschgifthändler einen Teil ihres Marktes, nämlich den der «weichen Drogen», verlieren. Das beantwortet freilich nicht die Frage, wem denn nun durch eine solche Legalisierung gedient wäre. Vielleicht dem Zoll und der Polizei, die sich dann ganz auf die «harten Drogen» konzentrieren könnten (mit dieser Begründung ist Haschisch in Holland entkriminalisiert worden). Vielleicht den Alkohol-Trinkern, die sich doch völlig idiotisch vorkommen müssen, wenn sie Hasch-Jungen verfolgt sehen, während ihre nun wirklich Gewalttätigkeiten verursachende Droge mit keinerlei Sanktionen belegt wird. Vielleicht den wenigen, die im Haschisch ihr Lebenselixier gefunden zu haben meinen. Vielleicht auch nur so sonderbaren Abstrakta wie Liberalität und Gerechtigkeit. Wahr ist: Mit einer Änderung des Betäubungsmittelgesetzes lassen sich keine Wahlen gewinnen. Wenige sind wirklich dafür, die meisten sind gleichgültig, und viele sind dagegen. Mag die reine Vernunft für eine Änderung der die Cannabis-Produkte kriminalisierenden Gesetze sprechen, die praktische, die pragmatische, die politische Vernunft spricht wohl eher dagegen.

Conclusio:

Ich gestehe, ich habe mich schwer getan, gute logische Gründe dafür zu finden, daß Besitz und Konsum von Haschisch auch weiterhin als kriminelle Delikte geahndet werden können. «Ordnungswidrigkeiten» meinetwegen; jeder verstößt ja zuweilen gegen dennoch zu respektierende Ordnungen, wenn er nicht ganz darauf verzichten will, sein eigenes Leben zu leben. Meine Schlußfolgerung ist also leider genau die, die man von mir erwartet hat. Es gibt keinerlei Überraschungseffekte. Ich bleibe heute wie vor zwölf Jahren dabei: In einer intakten, aufgeklärten, liberalen Gesellschaft kann und darf der Konsum und (keiner kann konsumieren, was er nicht hat) Besitz von Haschisch kein mit schweren, mit Haft-Strafen belegbares Delikt sein.

Abhängigkeit von Drogen – Verspricht das Gesetz zur Neuordnung des Betäubungsmittelrechts Abhilfe?

Klaus Lüderssen

Der Autor diskutiert das Für und Wider des Gesetzes zur Neuordnung des Betäubungsmittelrechts, das am 26. 5. 1981 vom Bundestag verabschiedet wurde. Er kommt zum Schluß, daß die im Gesetz enthaltene Maxime «Therapie statt Strafe» mit anderen Rechtsprinzipien im Einklang steht und eine in der Rehabilitationspraxis erfolgversprechende Richtlinie für den Umgang mit Drogenabhängigen bzw. Straftaten, die auf Grund von «Betäubungsmittelabhängigkeit» erfolgt sind, sein dürfte. Das Gesetz müßte jedoch, so meint Lüderssen, unbedingt fachkundige Beratungshilfen vorschreiben, damit eine sinnvolle Therapie zustande kommt, die auch von den Betroffenen als solche anerkannt wird.

Therapie nur als geringeres Übel?

Renate B. und Sabine S. sind mit einer Therapie einverstanden, sie wünschen sie sogar; aber sie sind nicht unter allen Bedingungen bereit dazu. So ist es sehr häufig. Die Fälle völliger Verweigerung sind eher selten, ebenso die der totalen Unterwerfung. Wer Süchtige zur Therapie überreden möchte, muß also weniger dafür werben, daß dieses Ziel akzeptiert wird, als für die Mittel, die für die Erreichung des Ziels eingesetzt werden sollen. Die Betroffenen müssen das Gefühl haben, daß diese Mittel geeignet sind *und* daß ihre Anwendung nicht zu unangenehmen Nebenfolgen führt.

Viele Anstrengungen sind bereits unternommen worden, dieses Problem zu lösen. Auch das am 26. 5. 1981 vom Bundestag verabschiedete Gesetz zur Neuordnung des Betäubungsmittelrechts enthält einige neue Regelungen.

Es unterscheidet zunächst zwischen Verurteilung oder bloßer Beschuldigung wegen einer Tat, die auf Grund einer «Betäubungsmittelabhängigkeit» begangen worden ist. Wer bereits verurteilt worden ist, kann erreichen, daß die Vollstreckung der Strafe zurückgestellt wird. Wer lediglich verdächtig ist, kann damit rechnen, daß vorläufig von der Erhebung der öffentlichen Klage abgesehen wird. In beiden Fällen kommt es darauf an, daß der Betroffene bereit ist, sich wegen seiner Abhängigkeit einer Behandlung zu unterziehen. Natürlich darf es nicht nur bei diesem Entschluß bleiben, es muß auch etwas geschehen, und das muß nachgewiesen werden. Kommt der Betroffene mit dem, was insofern von ihm verlangt wird, nicht zu Rande, so ist nicht gleich alles vorbei; vielmehr sollen die Behörden, so gut es geht, den Schwierigkeiten, die sich für den Betroffenen ergeben, gerecht werden. Das Kontrollsystem, das die geplante Regelung vorsieht, ist dementsprechend flexibel, aber es kann am Ende seinen Charakter nicht verleugnen. Geht alles schief, muß die Strafe eben doch vollstreckt beziehungsweise die Verfolgung der Tat wieder aufgenommen werden.

Die Therapie soll gegenüber der zu erwartenden Bestrafung oder der Fortsetzung des Ermittlungsverfahrens das geringere Übel sein; die Bereitschaft zur Therapie wird – mit anderen Worten – ein wenig abgenötigt.

Pro und Kontra einer Entkriminalisierung des Drogenkonsums

Ist das wirksamer als die bisherigen Versuche, Abhängige einer Therapie zuzuführen? Die Befürworter des Gesetzes nehmen das ohne weiteres an. Bedenken kommen von seiten der Gefängisverwaltungen. Man weiß dort genauer Bescheid über Drogenabhängige, weil man täglich mit ihnen zu tun hat. Angst vor Strafe schließe die Freiwilligkeit, die für die Wiederherstellung der Persönlichkeit des Drogenabhängigen nötig sei (so übrigens nahezu wörtlich der Bundesjustizminister), aus. Vor allem aber empfinde der Drogenabhängige die strafrechtliche Verfolgung als eine Ungerechtigkeit; er wisse nicht, weshalb das Konsumieren von Drogen strafbar sei. Solange der Staat dafür keine überzeugende Erklärung anbieten könne, sei auch sein Therapieangebot unglaubwürdig.

Damit stellt sich die Frage, ob der Gesetzgeber, wenn ihm so viel an der Therapie für Drogenabhängige gelegen ist, nicht einen Schritt weitergehen und auf die Bestrafung des bloßen Drogenkonsums verzichten sollte. Ausdrücklich ist freilich auch im geltenden Recht der Konsum nicht unter Strafe gestellt; strafbar ist der Besitz von Betäubungsmitteln. Aber das läuft auf dasselbe hinaus, weil der Besitz dem Konsum in der Regel vorausgeht. Man müßte also den Besitz straflos stellen.

Geht das? Wäre das nicht zu radikal? Es verlohnt, einmal nach den positiven Gründen zu suchen, die für die Bestrafung des Besitzes von Drogen angeführt werden. Da ist einmal der Gedanke, daß Drogensüchtige andere, die noch nicht abhängig sind, durch ihre Praxis verführen können. Weiter spielt eine entscheidende Rolle die Überlegung, daß man es den Besitzern von Drogen nicht ansehen könne, ob sie an deren Verbrauch oder an dem Handel interessiert seien. Die

Straflosigkeit des Besitzes mache es unmöglich, diejenigen Händler zu bestrafen, denen man den Handel nicht nachweisen könne. Der Besitz gleichsam als Zeichen dafür, daß man es mit einem Händler zu tun habe, sei keinesfalls eine Ausnahme; viele sogenannte Kleindealer, deren sich die Großdealer zur Verteilung ihres Stoffes bedienen, seien ja selbst süchtig. Schließlich wird geltend gemacht, nur dann, wenn man das Einnehmen von Drogen für kriminell erkläre, werde allen Beteiligten klar, wie ernst das Problem sei. Wie wolle man plausibel machen, daß der Handel mit Drogen, auch das Anbauen der Pflanzen, aus denen Drogen gewonnen werden, etwas Schlimmes und Strafwürdiges sei, wenn das, was letzten Endes verhindert werden solle, das Einnehmen von Drogen, entkriminalisiert und damit verharmlost werde. Gehen wir die Argumente der Reihe nach durch.

Die Ansteckungsgefahr

Sie nimmt ab – das ist die kriminalistische Überlegung –, wenn weniger Leute Drogen konsumieren; der Drogenkonsum seinerseits – das ist die weitere kriminalistische Überlegung – geht zurück, wenn er mit Strafe bedroht ist. Kenner der Szene sagen nun, nicht die Angst, bestraft zu werden, lasse Menschen, die in Gefahr seien, Drogen zu nehmen, vor diesem Entschluß zurückschrecken, sondern nur eine gründliche Aufklärung über die Folgen der Sucht. Hier steht Behauptung gegen Behauptung. Niemand weiß es ganz genau; empirische Untersuchungen über die abschreckende Kraft der Strafe im allgemeinen wie in bezug auf Drogenkonsum im besonderen gibt es ebensowenig wie darüber, was mit einer umfassenden und intensiven Aufklärung erreicht werden könnte. Bei dieser Sachlage müßte ein liberaler Staat eigentlich – nach dem Grundsatz *in dubio pro libertate* – von der Strafdrohung absehen. Aber selbst wenn es einigermaßen sichere Indizien dafür gäbe, daß die Angst vor Strafe den Drogenkonsum drosseln könnte, bliebe doch die Frage, ob die Grundsätze, nach denen in unserer Gesellschaft ein Verhalten für strafwürdig erklärt zu werden pflegt, eine Kriminalisierung des Drogenkonsums gestatten.

Ansteckung – das ist in diesen Fällen so etwas wie Anstiftung oder Verleitung zur Selbstschädigung. In der Regel ist so etwas nach unserem Strafrechtssystem straflos. Das gilt sogar für die schwerste Form der Selbstschädigung: die Selbsttötung. Nur wenn jemand dabei eine gewisse Überlegenheit an den Tag legt, suggestive oder gar Zwangsmittel benutzt, wenn das Opfer sozusagen in den Selbstmord getrieben wird, ist Strafbarkeit vorgesehen. Die bloße Anstiftung und Beihilfe zum Selbstmord ist straflos. Das gleiche gilt etwa für Prostitution. Die bloße Anregung dazu ist nicht strafbar; es muß etwas hinzukommen, etwa Abhängigkeit, Jugendlichkeit oder Ausbeutung der prostituierten Person. Der schlichte Drogenkonsum, so ansteckend er auch sein mag – daran ist sicher kein Zweifel –, erfüllt diese besonderen Voraussetzungen nicht. Man muß also schon zusätzliche Gründe bemühen, um seine Strafbarkeit zu rechtfertigen. Damit komme ich zum zweiten Argument.

Ermittlungsnotstand

Könnte es erlaubt sein, wegen der Schwierigkeit, einer bestimmten Tätergruppe – der Händler – habhaft zu werden, eine andere Personengruppe – die Konsumenten – gleichsam, um sicher zu gehen, strafrechtlich mitzuerfassen? Man kann leider nicht leugnen, daß auch anderwärts im Strafrecht solche beweistaktischen Gesichtspunkte den Umfang der Kriminalisierung bestimmen. Sie passen sämtlich nicht zu der rechtsstaatlichen Maxime, daß die Strafe in erster Linie dem gegenüber gerechtfertigt werden muß, der sie auf sich nehmen soll. Niemand hat das Recht, vor dem Ermittlungsnotstand, in den Polizei und Staatsanwaltschaft bei der Fahndung nach Rauschgifthändlern häufig gelangen, die Augen zu verschließen. Gleichwohl ist der Notbehelf – Ausdehnung der Strafbarkeit – nicht gerade geeignet, auch noch aus anderen Quellen sich nährende Zweifel an der Strafbarkeit zu beschwichtigen. Bleibt nun die Sache mit dem Ernstnehmen des Drogenkonsums.

Ernstnehmen des Drogenkonsums

Das Problem, daß jemand so verantwortungslos ist, sich selbst in dieser Weise zu schaden, nimmt nur wirklich ernst, wer bereit ist, diese Verantwortungslosigkeit mit Strafe zu ahnden – dies ist der Kern des Gedankenganges. Er wird sichtbar, wenn man, was selten geschieht, dabei einmal ganz absieht von den anderen Argumenten, die für die Bestrafung des Drogenkonsums vorgebracht werden. Man sieht dann freilich auch, daß er unhaltbar ist. Unser Rechtssystem kennt den strafrechtlichen Schutz vor Mißbrauch der Selbstbestimmung nicht. Es hindert lediglich andere daran, sich auf diese freie Selbstbestimmung zu berufen. Selbstverständlich ist also die Tötung auf Verlangen strafbar. Selbstverständlich gibt es Grenzen der strafbefreienden Einwilligung in Körperverletzungen. Straflos bleiben lediglich diejenigen, die dieses Verlangen äußern, diese Einwilligung erteilen.

Ich glaube, die Vorstellung, man nehme das Problem des Drogenkonsums nicht ernst, wenn man den Konsum nicht bestrafe, beruht ganz und gar auf der weiteren Vorstellung, nur wenn der Drogenkonsum strafbar sei, dürfe man auch die Händler bestrafen. Damit bin ich bei dem letzten Argument, das für die Bestrafung des Drogenkonsums vorgebracht wird.

Aufhebung der Strafbarkeit versus Freigabe der Drogen

In der Tat wäre es schwer erträglich, wenn mit der Aufhebung der Strafbarkeit des Drogenkonsums seine Freigabe einherginge, das heißt, Drogen auch ohne weiteres, etwa in einer Apotheke, erworben werden könnten und der schwarze Markt auf diese Weise verschwände. So ist es natürlich nicht gemeint, aber vielleicht muß man etwas deutlicher machen, daß es durchaus möglich und auch üblich ist, Interessen, Rechtsgüter, indirekt zu schützen. Um eine straffreie Zone wird gleichsam ein Kranz strafrechtlicher Verbote gelegt. Nur dann, wenn man außer an zu schützende Rechtsgüter auch noch daran denkt, daß ein Verhalten, das an den Tag zu legen sich jemand die Freiheit nimmt, verdammungswürdig ist, obwohl es keinen anderen verletzt – nur dann kommt es zu direkten Kriminalisierungen. Sich mit Drogen berauschen, sich von ihnen abhängig machen, scheint diesen Grad der gesellschaftlichen Mißbilligung jenseits des Rechtsgüterschutzes jetzt erreicht zu haben, während Selbstmord, Prostitution und Homosexualität ihr nach und nach entronnen sind. Früher war es umgekehrt. Selbstmörder, Prostituierte und Homosexuelle wurden bestraft – Opiumsüchtige nicht. Wird Aufklärung auf dem einen Gebiet durch Irrationalität auf anderen Feldern erkauft?

So gesehen spricht vieles dafür, wenigstens bei harmloseren Drogen den Anfang mit der Entkriminalisierung des Konsums zu machen. Zu diesem Ergebnis gelangt auch eine rechtsvergleichende Studie, die im Max-Planck-Institut für ausländisches und internationales Strafrecht angefertigt worden ist. «Zumindest der Besitz weicher Drogen zum Eigengebrauch sollte (...) auch in der Bundesrepublik vollständig legalisiert werden», schreibt der Verfasser der Studie, Frieder Dünkel, Referent am Institut. Er stützt sich dafür auf eine Reihe von Entwicklungen im Ausland (vgl. Dünkel *84* in diesem Band).

Entkriminalisierung im Ausland

Am eindeutigsten sind nach seinen Untersuchungen die Legalisierungstendenzen in den Niederlanden und in Großbritannien, soweit es sich um Cannabis handelt. Allerdings muß man dabei das faktische Verhalten der Strafverfolgungsorgane, die in diesen Ländern einen größeren Ermessensspielraum haben, hinnehmen. Vergleichbare Entwicklungen sind in einigen US-Bundesstaaten zu beobachten. Hier konzentrieren sich die Bemühungen um die Entkriminalisierung von Marihuana. Das gilt aber nur für den Besitz geringer Mengen, und es wird auch nicht auf jede Sanktion verzichtet, vielmehr bleiben Verwaltungsdelikte oder geringfügige Übertretungen ohne strafregisterliche Folgen übrig. Ohne Beschränkung auf bestimmte Drogen ist die Strafdrohung bei Besitz zum Eigengebrauch erheblich abgeschwächt in

Frankreich, der Schweiz und der DDR. Völlige Straffreiheit für den Besitz kleiner, zum eigenen Verbrauch bestimmter Mengen sieht das österreichische Recht vor. Das Wichtige ist dabei, daß es sich um eine zwingende Vorschrift handelt, denn sie verbürgt für den Betroffenen, wie Frieder Dünkel zutreffend hervorhebt, «größere Rechtssicherheit» als etwa die Regelung, die der Entwurf der Bundesregierung – im Anschluß an das geltende Recht – vorsieht, wonach im Falle des Besitzes von geringen Mitteln zum Eigenverbrauch von Strafe lediglich abgesehen werden *kann*. Ohne Einschränkung straflos ist der Besitz von Drogen zum Eigengebrauch in Jugoslawien und in Polen. Das gleiche gilt nach griechischem Recht für die Vorratshaltung lediglich zum Eigengebrauch bestimmter Drogen durch Drogenabhängige, während Nichtdrogenabhängige lediglich mit milderen Strafen zu rechnen haben. Es ist zu bedauern, daß bei den bisherigen Beratungen der Reform des Betäubungsmittelrechts diese Entwicklungen in anderen Ländern offenbar nicht berücksichtigt worden sind.

Ginge es nur darum, die Bereitschaft zur Therapie bei Drogenabhängigen zu wecken, denen nichts weiter vorzuwerfen ist als der Drogenkonsum selbst, so könnte man den aus der Kritik an der Strafbarkeit dieses Konsums herrührenden Widerstand der Drogenabhängigen gegen eine Therapie wohl beiseite räumen, indem man sich zu den entsprechenden Entkriminalisierungen durchringt. Aber das neue Betäubungsmittelgesetz will ja weitergehen. Nicht nur die Bestrafung wegen Drogenkonsums, sondern auch wegen anderer Taten – sofern sie auf Grund einer Betäubungsmittelabhängigkeit begangen worden sind – soll ja durch die Bereitschaft des Täters, sich einer Therapie zu unterziehen, abgewendet werden können. Das ist von großer praktischer Bedeutung, denn die Folge- und Begleitkriminalität – wie die Kriminologen sagen – der Drogenabhängigen ist ja außerordentlich umfangreich und hartnäckig. Die Aufhebung der strafrechtlichen Verbote kommt hier natürlich gar nicht in Betracht. Man könnte allenfalls daran denken, über das geltende Recht hinausgehende Möglichkeiten zur Einschränkung oder Ausschließung der persönlichen Zurechnungsfähigkeit der Täter zu schaffen. Wissenschaftliche Untersuchungen hierzu sind aber erst in der Vorbereitung. Es scheint mir nicht ganz ausgeschlossen zu sein, dem Täter klarzumachen, daß die Strafverfolgung wegen der Folge- und Begleitkriminalität, also etwa wegen Apothekeneinbrüchen, aber auch wegen der für viele Abhängige unvermeidbaren Tätigkeit als Kleindealer, nicht ungerecht ist, oder doch jedenfalls nicht so ungerecht wie die Strafbarkeit wegen des bloßen Drogenkonsums. Wenn in diesen Fällen also das «Ungerechtigkeitserlebnis» der Bereitschaft, sich einer Therapie zu unterziehen, nicht im Wege steht, so bleibt doch die Zwangssituation im übrigen. Andererseits kann kein Zweifel daran sein, daß für den drogenabhängigen Täter, befindet er sich einmal in dieser Situation, die Therapie das kleinere Übel ist. Es sollte möglich sein, ihm auch dies klarzumachen; hier müßte das Gesetz aber unbedingt entsprechende Beratungshilfen von fachkundiger Seite vorschreiben. Vertraut man darauf, daß unter diesen Voraussetzungen eine sinnvolle Therapie zustandekommt, so kann man diese Neuregelung nur begrüßen.

«Therapie statt Strafe» und Legalitätsprinzip

Die Rehabilitation Drogenabhängiger verhindert, daß der Betroffene «zunehmend in eine Kriminalität, die gleichzeitig für die Allgemeinheit mit erheblichen Gefahren verbunden ist», getrieben wird. Sie führt wahrscheinlich auch zu erheblichen Einsparungen in Strafjustiz und Strafvollzug, wofür man wiederum – im Anschluß an den Bericht von Frieder Dünkel – auf amerikanische Erfahrungen verweisen kann. Um so befremdlicher ist es, daß in den Beratungen des Bundesrates gegen die neuen Regelungen, insbesondere gegen die Vorschrift, welche der Staatsanwaltschaft das Recht geben soll, vorläufig von der Verfolgung der Tat abzusehen, Bedenken erhoben worden sind, die zur Anrufung des Vermittlungsausschusses geführt haben. Diese Bedenken stützen sich auf die Vermutung, «daß massenhafte Behandlungen ohne ernsthaften Therapiewillen und nur um der Strafverfolgung zu entgehen, aufgenommen und zwei Jahre fortgeschleppt werden». Diese Gefahr könnte man meines Erachtens durch die schon erwähnte fachkundige Beratung gering halten; die Vorschriften über die Beratung vor Schwangerschaftsabbrüchen verfolgen ein vergleichbares Ziel und können als Modell herangezogen werden. Außerdem ist geltend gemacht worden, die mit Rücksicht auf die Therapiewilligkeit erfolgte Einstellung der Strafverfolgung verstoße gegen das Legalitätsprinzip, also gegen den Grundsatz, daß jede strafbare Handlung verfolgt werden müsse. Hier muß man sich freilich davor hüten, einen bestimmten historischen Ausdruck des Legalitätsprinzips mit seinem Wesensgehalt gleichzusetzen. Die Staatsanwaltschaft ist nach § 152 Strafprozeßordnung verpflichtet, wegen aller verfolgbaren Straftaten einzuschreiten. Mit «Einschreiten» ist lange sicher nur die Einleitung einer Untersuchung gemeint gewesen, deren Ziel es war, im Falle der Überführung des Täters seine Bestrafung zu erreichen. Bestrafung aber bedeutete Vergeltung oder Sühne. Nach und nach sind Vorschriften in das Strafgesetzbuch und die Strafprozeßordnung eingeführt bzw. im Rahmen einer neuen Kodifikation (Strafvollzugsgesetz) neu geschaffen worden, aus denen hervorgeht, daß legaler Zweck der Strafe auch die Resozialisierung des Täters sein soll. Eine Gesetzgebung, die diesem

Ziel immer mehr Raum gibt und dementsprechend den Anspruch von Vergeltung und Sühne zurücknimmt oder relativiert, verleiht dem Legalitätsprinzip neue Inhalte. Die Einführung der Strafaussetzung zur Bewährung etwa ist insofern eine weithin spürbare Zäsur. Niemand wird ernstlich behaupten wollen, ein Staatsanwalt, der bei seinen Ermittlungen und der Anklageerhebung bereits plant, mit dem Antrag auf Verurteilung des Täters die Anregung einer Strafaussetzung zur Bewährung zu verbinden, verletze das Legalitätsprinzip. Das gleiche gilt für die gesetzlich zulässige Einstellung in Bagatellfällen. Die Maxime «Therapie statt Strafe» – zum Gesetz erhoben – steht mit dem Legalitätsprinzip daher ebenfalls in Einklang. Das entspricht dem formellen Verständnis des Rechtsstaates. Wer die Wahrung des Legalitätsprinzips darüber hinaus an gewisse materielle Vorstellungen über Recht und Gerechtigkeit knüpfen möchte, braucht nicht zu verzagen. Die Fülle der Gesichtspunkte, die dafür sprechen, auf Drogenkriminalität mit Therapie zu reagieren, entstammen derselben Sozial-Ethik und Erfahrung, die – einstmals – nichts anderes als Strafe für angemessen hielten. Der Rechtssatz, daß nur Strafe die richtige Reaktion auf schwere Schädigung oder Gefährdung anderer sein könne, hat – wenn es denn darauf ankommt – keine stärkere natur- oder vernunftrechtliche Kraft mehr.

Der Krieg gegen Drogen

THOMAS SZASZ

An Hand einer Analogie zwischen dem gesellschaftlichen Mechanismus im Dritten Reich, der die Juden zu Sündenböcken der eigengesellschaftlichen Widersprüche machte, und der Vorgehensweise der amerikanischen Regierung gegen Drogenkonsumenten versucht der Autor seine These zu beweisen, daß es sich bei der Verurteilung des Drogengebrauchs um einen Krieg handelt, der von gesellschaftlichen Spannungen ablenken soll. Szasz vertritt die Meinung, daß sich durch die Verurteilung und Bekämpfung der Drogenbenutzer die Probleme nur vergrößern; er fordert deshalb eine Politik, die die absolute Freiheit des Individuums ins Zentrum aller Überlegungen und Handlungen stellt.

Der Aufruf zum Kampf (gegen Drogen)

Im Jahre 1980 entlud sich die Kriminalität und Gewalt, die in der Stadt New York schon lange heimisch war, in einer neuen Epidemie. Einzeln und in Meuten tobten jugendliche Verbrecher durch U-Bahnen und Nahverkehrszüge und rissen Goldketten von den Hälsen der Frauen. Ein typischer Zeitungsartikel beschrieb einen solchen öffentlichen Massenraub wie folgt: «Sekunden nachdem in der letzten Nacht ein vollbesetzter Amtrak-Reisezug mit einem Gütertransporter kollidierte, erfolgte eine Serie von Kettendiebstählen am Ort des Geschehens. Goldketten und Handtaschen wurden den Fahrgästen eines zweiten Zuges entrissen, der nahe *Dobbs Ferry* kreischend hinter dem Amtrak-Wrack zum Stehen kam.»[1]

Die Öffentlichkeit war entsetzt. Die Polizei war hilflos. Obwohl der Gouverneur des Staates New York, Hugh Carey, weder der Öffentlichkeit Schutz noch den Opfern Entschädigung anbieten konnte, stellte er doch zumindest eine Erklärung für diese Fälle von schwerer Körperverletzung auf. «Die Epidemie von Goldrauben in der Stadt», so erklärte er, «ist das Resultat eines russischen Plans, Amerika zu zerstören, indem man die Nation mit tödlichem Heroin überflutet. Auf den Straßen weiß man, was los ist. Frauen haben Angst, mit einer Halskette spazieren zu gehen. Warum? Irgend jemand ergreift diese Kette, um Geld für einen Schuß zu bekommen.»[2] Wenn die Russen «uns mit Nervengas angriffen», so ergänzte der Gouverneur, «würden wir sicherlich unsere Truppen alarmieren. Dies ist heimtückischer als Nervengas. Nervengas verflüchtigt sich nach einer Weile. Dies nicht. Es tötet. Ich übertreibe nicht.»[3] Gouverneur Carey machte diese Bemerkung am 25. September 1980 während einer Pressekonferenz in New York City, bei der er seinen Plan erörterte, eine neue Kommission zur «Bekämpfung der Drogengefahr» ins Leben zu rufen. Er will sie «Die Bürgerinitiative für Bekämpfung des Heroins» nennen.

Als Gouverneur Carey diese Worte aussprach, dauerte der amerikanische Krieg gegen «gefährliche Drogen» – besonders Heroin – schon seit mehr als einem Vierteljahrhundert an. Die politische Rhetorik zum Thema «Drogenmißbrauch», die medizinische Lüge von der «Drogenrehabilitierung», das gesetzliche Verbot von «unerlaubten Drogen» und die gerichtliche Verfolgung von Drogenbenutzern (Abhängigen) und Drogenhändlern (*pushern*), unterstützt und begünstigt von den Massenmedien, die vom blinden Vertrauen in den Heiligen Krieg gegen unheilige Drogen vergiftet waren – all dies geschah schon länger als der Erste und Zweite Weltkrieg zusammengerechnet; viel länger als Prohibition, Nazi-Regime oder Vietnam-Krieg. Dennoch zeigt Amerikas Krieg gegen «gefährliche Drogen» – der sich nach Europa, Australien und Japan ausgebreitet hat – keine Anzeichen des Nachlassens. Es erscheint kein Licht am Ende des Tunnels.

Der Drogenkrieg als Modell gesellschaftlicher Reinigungsprozesse

Worum geht es in diesem Krieg? Angeblich ist es ein Krieg gegen «gefährliche Drogen». Aber Drogen sind die Produkte menschlicher Erfindungskraft und Technologie; es sind materielle Objekte wie Knöpfe oder Baseballschläger. Wie können Menschen einen Krieg gegen solche Objekte führen? Man muß schon blind sein – und völlig taubstumm dazu –, um nicht zu sehen und zu hören, daß dies ein metaphorischer Krieg ist. Aber das kann nicht alles sein. Millionen und aber Millionen gut ausgebildeter und intelligenter Amerikaner glauben heutzutage, daß «Drogen» eine Gefahr für Amerika sind – genauso, wie vor fünfzig Jahren Millionen und aber Millionen gut ausgebildeter und intelligenter Deutscher glaubten, daß «Juden» eine Gefahr für Deutschland waren. Falls die Geschichte uns überhaupt etwas lehrt, so die Tatsache, daß Menschen ein starkes Bedürfnis danach haben, Gruppen zu formen, und daß die opferbereite Quälerei von Sündenböcken oft ein unaufgebbarer Bestandteil der Erhaltung sozialer Stabilität zwischen den Mitgliedern solcher Gruppen ist. Als vollkommene Verkörperung des Bösen betrachtet, sind tatsächliche

Charakteristiken oder Verhaltensweisen des Sündenbocks somit unzugänglich für eine rationale Analyse. Da der Sündenbock das Böse ist, ist es die Aufgabe des guten Bürgers, ihn (oder sie) nicht zu verstehen, sondern ihn zu hassen und die Gemeinschaft von ihm zu befreien. Das deutsche Sprichtwort «Verstehen ist verboten» paßt ganz wörtlich zu dieser Situation: Versuche, solch eine rituelle Reinigung der Gesellschaft zu analysieren und zu verstehen, werden als Verrat an oder als Angriff auf die «breite Mehrheit» und ihre wichtigsten Interessen gedeutet.

Es scheint mir, daß der amerikanische Krieg gegen «gefährliche Drogen» lediglich eine neue Variante in der uralten Leidenschaft der Menschheit darstellt, sich von ihrer «Unmoral» zu reinigen, indem sie riesige Dramen von Sündenbock-Verfolgungen aufführt.[4] In der Vergangenheit waren wir Zeugen religiöser oder «heiliger» Kriege, wie zum Beispiel der Hexenverfolgungen, die gegen Menschen, welche den falschen Glauben vertraten, geführt wurden. In jüngerer Zeit waren wir Zeugen rassistischer oder rassenhygienischer (eugenischer) Kriege, wie beispielsweise des Nazismus, der gegen Menschen geführt wurde, die die falschen Erbanlagen besaßen. Nun sind wir Zeugen eines medizinischen oder «therapeutischen» Krieges, der gegen Menschen geführt wird, die die falschen Drogen benutzen.

Wie alle spektakulären Sündenbock-Verfolgungen, wird der Krieg gegen «Drogen» nach dem klassischen Modell des Heiligen Georg, der den Drachen erschlägt, geführt. Somit sind wir Zeugen der endlosen Folge von Politikern, die auf dem Rücken ihres vertrauensvollen Rosses reiten – den gesetzestreuen, steuerzahlenden Bürgern – und die versprechen, den Phantomfeind zu erschlagen. Gouverneur Carey, so informiert uns die *New York Times,* «ruft nach einer machtvollen Offensive gegen die nach seiner Meinung von den Russen veranlaßte Heroinflut in der Nation. Sie ist der ursächliche Grund aller Verbrechen und zerstört eine ganze Generation der Jugend, besonders unter den sozial Schwachen.»[5]

«Die Gefahr droht von innen» oder «Die Politiker und die Drogen»

Während der amerikanische «Krieg» gegen Drogen dem Nazismus ähnelt, lädt Gouverneur Careys jüngster Ruf nach verstärkten Aktionen gegen Heroin zu einem Vergleich mit Adolf Hitlers Ruf nach energischeren Maßnahmen gegen die Juden während der letzten Jahre des Zweiten Weltkriegs ein. In beiden Fällen sind wir mit einem selbstberauschten Politiker konfrontiert, der ein Bild seiner selbst als Schützer seiner Bürger projiziert. In beiden Fällen werden die Menschen tatsächlich schwer bedroht – doch nicht durch die Gefahr, gegen die der Politiker Schutz verspricht: Damals waren die Leute, die Deutsche umbrachten, nicht Juden, sondern alliierte Soldaten; heute sind die Leute, die Amerikaner berauben, verkrüppeln und ermorden, nicht russische Drogenhändler (oder auch amerikanische Drogenhändler), sondern junge Amerikaner, die ein absurdes System von Verbrechenskontrolle zu ihren Gunsten nutzen. Weiterhin ist in beiden Fällen der hinterlistige und prahlerische Sündenbock-Ankläger tatsächlich unfähig, seine Mitmenschen vor Gefahren zu schützen, die er selbst zum großen Teil (zusammen mit seinen politischen Mitarbeitern) mitverursacht und entfesselt hat. Offensichtlich für jeden, der nicht unter dem Einfluß der Ideologie des Sündenbock-Anklägers steht, ist jede Rede – sei es diejenige Hitlers gegen die Juden am Ende des Zweiten Weltkrieges oder die Careys gegen «Drogen» heute – nichts als Propaganda der billigsten Sorte. Um den historischen Zusammenhang, in dem Carey seine Bemerkung machte, zu würdigen, zitiere ich im folgenden einige Kommentare über den Krieg gegen Drogen, die in der amerikanischen Presse während der sechziger und siebziger Jahre erschienen.

1966. C. W. Sandman jr., Vorsitzender der Kommission zur Erforschung narkotischer Rauschmittel in New Jersey (*New Jersey Narcotic Drug Study Commission*), erklärt: «LSD ist heute die größte Bedrohung unseres Landes . . . gefährlicher als der Vietnam-Krieg» (Szasz 1974: 205).

1967. Die New Yorker Kontrollkommission der Abhängigkeit von Narkotika (*New York State Narcotics Addiction Control Commission*) tritt auf Anregung von Gouverneur Nelson Rockefeller in Kraft. Rockefeller bejubelt sie als «den Beginn eines nicht endenden Krieges» (Szasz 1974: 205).

1971. Präsident Richard Nixon erklärt: «Amerikas Öffentlichkeitsfeind Nummer 1 ist Drogenabhängigkeit.» Er bildet ein «Spezielles Aktionsbüro zur Verhinderung von Drogenabhängigkeit» (Szasz 1974: 209).

1972. Myles G. Ambrose, Spezieller Stellvertretender Justizminister der Vereinigten Staaten, erklärt: «Im Jahre 1960, so schätzt das Büro für Betäubungsmittel, hatten wir ungefähr 55 000 Heroinabhängige . . . es schätzt nun die Zahl auf 550 000 Abhängige» (Szasz 1974: 210).

1973. Eine öffentliche Meinungsbefragung enthüllt, daß 67 % der interviewten Erwachsenen «den Vorschlag des New Yorker Gouverneurs Nelson Rockefeller unterstützen, daß alle Händler harter Drogen lebenslange Haftstrafen ohne Begnadigungsmöglichkeiten erhalten sollen». Ein typischer Kommentar: «Ein Drogenhändler ist kein Mensch . . .» Viele Autoritäten befürworten die Todesstrafe für Drogenhändler (Szasz 1974: 212).

Wie dem auch sei, diese Auszüge weisen nur auf die Dauer und die Größenordnung des Krieges gegen Drogen hin, der den Hintergrund für Gouverneur Careys unglaubliche Zügellosigkeit – die niemand herausforderte oder kritisierte – bildet. Die Tragweite dieses Krieges wird am besten durch den ungezügelten gesetzgeberischen Enthusiasmus und die riesigen Geldsummen, die ihn unterstützt haben, verdeutlicht (siehe Anhang).

Zum Beispiel im Jahre 1965, als Präsident Lyndon Johnson versuchte, durch legislative Auflagen feste staatliche Kontrollen über «Aufputschmittel» zu erreichen, passierte der Gesetzesvorschlag das Repräsentantenhaus mit einer einstimmigen Abstimmung von 402 gegen 0 Stimmen.[6] Im Oktober 1970 verabschiedete der Senat wiederum einstimmig mit 54 zu 0 «einen größeren Entwurf zum Durchgreifen bei Betäubungsmitteln, der als Grundlage in Präsident Nixons Antikriminalitätsprogramm gefeiert wurde. Dem Gesetzesentwurf hinzugefügt waren strenge neue Maßnahmen für die Behandlung und Rehabilitation von Drogenabhängigen.»[6]

1971 genehmigte der Senat in einer einstimmigen Abstimmung von 92 zu 0 einen «Gesetzesentwurf in Höhe von mehr als einer Milliarde Dollar, um den ersten vollständigen, koordinierten Angriff der Nation gegen die heimtückische Bedrohung der Nation durch Drogenmißbrauch zu führen». 15 Monate später, im Februar 1972, stimmte das Repräsentantenhaus 380 zu 0 für ein 441-Millionen-Dollar-Jahresprogramm zur Bekämpfung der Drogenabhängigkeit. Und im März 1972 stimmte das Haus 366 zu 0 dafür, einen 1-Milliarde-Dollar-Angriff des Staates gegen Drogenabhängigkeit zu genehmigen.[6]

Die Ähnlichkeit zwischen der Einstimmigkeit, mit der die Führungspersönlichkeiten der Gesellschaft früher «schützende» Maßnahmen gegen Juden und heute solche Maßnahmen gegen «Drogen» und «Drogenabhängige» unterstützen, ist sowohl auffallend als unheilvoll.

Der rassistische und der pharmakologische Mythos

Vor fünfzig Jahren hetzte Adolf Hitler die Deutschen gegen die Juden auf – indem er die verschiedenen Gründe «erklärte», auf Grund derer die Juden den Deutschen individuell und Deutschland als Nation «gefährlich» seien. Millionen von Deutschen – unter ihnen die Kapazitäten in Wissenschaft, Medizin, Jura, den Medien – glaubten an die Realität der «gefährlichen Juden». In der Tat machten sie sogar mehr, als nur daran zu glauben: Sie liebten die Verbildlichung dieses rassischen Mythos, sie fühlten sich aufgeheitert durch die steigende Selbsteinschätzung und Solidarität, die dieser ihnen gab, und sie waren begeistert, die Nation von ihren «rassischen Unreinheiten» zu «säubern». Heutzutage glaubt kaum einer mehr in Deutschland an den Mythos des «gefährlichen Juden» – ein Wechsel in der Betrachtungsweise, der sicherlich nichts mit verstärkter Forschungstätigkeit oder neuartigen wissenschaftlichen Entdeckungen über das Problem der «gefährlichen Juden» zu tun hat.

Mutatis mutandis hat jeder amerikanischer Präsident seit John F. Kennedy – und unzählige andere amerikansche Politiker, besonders Gouverneur Nelson Rockefeller (der hauptsächlich wegen seiner Anti-Drogen-Propaganda für vier Amtsperioden gewählt wurde) – die Amerikaner gegen «gefährliche Drogen» aufgehetzt, indem er die verschiedenen Arten, auf welche solche Drogen die Amerikaner individuell und die USA als Nation bedrohen «erklärte». Millionen Amerikaner – unter ihnen Kapazitäten in Wissenschaft, Medizin, Jura, den Massenmedien – glauben an die Realität «gefährlicher Drogen». In der Tat glauben sie nicht nur daran, sie lieben die Verbildlichung dieses pharmakologischen Mythos, sie fühlen sich aufgeheitert durch den Zuwachs an Selbstwertgefühl und Solidarität, die er ihnen gibt, und sie sind begeistert von dem Vorhaben, die Nation von ihren unheilvollen «bewußtseinsverändernden Drogen» zu «befreien».

Natürlich erwies sich am Ende das rassenmythologische Streben, Deutschland «judenfrei» zu machen, als extrem kostspielig und selbstzerstörerisch für die Deutschen. Das pharmako-mythologische Streben, Amerika von Heroin zu befreien, erweist sich als ähnlich kostspielig und selbstzerstörerisch für uns. Zum Beispiel folgerte eine neuere Studie über Verbrechen in Miami, «daß 239 Heroinabhängige verantwortlich für die unglaubliche Summe von insgesamt 80 000 Delikten waren». Eine andere Studie zeigte, daß über eine Periode von elf Jahren 243 Abhängige schätzungsweise 473 000 Delikte verübten.[7] Heute wissen die Deutschen, daß die Nazis in bezug auf die Juden logen – daß die Juden die Sündenböcke waren, die vorsätzlich für den größeren Ruhm des nationalsozialistischen Staates geopfert wurden. Aber kaum jemand in Amerika scheint zu wissen oder einzugestehen, daß die «Drogenerzieher» in bezug auf Drogen lügen – daß «gefährliche Drogen» (sowie diejenigen, die sie benutzen und verkaufen) bewußt für die größere Ehre des therapeutischen Staates geopfert werden.

Auf die dreißiger Jahre zurückblickend, mag sich ein junger Mensch in Deutschland heute wundern, auf welche Weise die Juden eine Gefahr für das Reich waren, wie die Nazi-Propaganda es darstellte. Was taten jüdische Ärzte und Richter oder Ladenbesitzer und Studenten in Deutschland, das so verschieden von dem war, was ihre nicht-jüdischen Gegenspieler taten? Und wenn die deutschen Juden solch eine ernste Gefahr für das Reich im Jahre 1933 waren, warum waren deutsche Juden keine Gefahr für Deutschland im Jahre 1913 oder

1893? Warum waren Juden keine Gefahr für England oder Amerika? Ich vertraue darauf, daß diese Fragen so verstanden werden, wie sie beabsichtigt sind – als rhetorische Fragestellungen, deren Zweck es ist, zu zeigen, daß bestimmte politische Appelle über die Gefährlichkeit bestimmter Personen oder Dinge keine Basis in Fakten haben und haben sollen. Statt dessen besteht ihr Zweck darin, Menschen gegen einen gemeinsamen Feind zu vereinen und sie zu mobilisieren, einen «heiligen Krieg» gegen solch einen Feind zu führen.

Wie die Nazis erklärten, daß die Juden der «öffentliche Feind Nummer 1» in Deutschland seien, so haben Amerikas Präsidenten und Politiker erklärt, daß «Drogen» der «öffentliche Feind Nummer 1» in den Vereinigten Staaten seien. Aber fragen wir: Auf welche Weise sind Drogen eine Gefahr für die Amerikaner als Individuen oder die USA als Nation? Was bewirken die offiziell verfolgten Drogen – besonders Heroin, Kokain und Marihuana –, das so unterschiedlich von der Wirkungsweise anderer Drogen ist? Falls diese Drogen eine solch ernste Gefahr für die Amerikaner des Jahres 1980 sind, warum waren sie es nicht zum Beispiel 1940 oder 1900?[8]

Auch dies sind rhetorische Fragen. Jeder, der über diese Angelegenheit nachdenkt, muß erkennen, daß unsere kulturell akzeptierten Drogen – insbesondere Alkohol, Tabak und «bewußtseinsverändernde Drogen», die als «psychotherapeutisch» legitimiert sind – eine viel größere Bedrohung darstellen und viel größeren nachweisbaren Schaden an Menschen verursachen, als es die verbotenen (und sogenannten) «gefährlichen Drogen» tun.

Es gibt natürlich komplexe religiöse, historische und ökonomische Gründe (die ich hier nicht diskutieren kann), die mit bestimmen, welche Drogen Menschen benutzen und welche sie vermeiden. Aber ungeachtet solcher kulturhistorischer Determinanten und ungeachtet der pharmakologischen Eigenschaften der «gefährlichen Drogen», um die es geht, bleibt eine simple Tatsache – nämlich, daß niemand irgendeine dieser Drogen einnehmen, injizieren oder rauchen muß, außer, wenn er oder sie es will. Diese einfache Tatsache zwingt einen dazu, das «Drogenproblem» in einem ganz anderen Licht zu betrachten als so, wie es gegenwärtig offiziell porträtiert wird. Die offizielle Argumentation ist die, daß «gefährliche Drogen» eine «externe» Bedrohung für Individuen darstellen – das heißt, eine Bedrohung vergleichbar einer Naturkatastrophe, wie etwa einem eruptierenden Vulkan oder einem Hurrikan. Die Folgerung aus diesem Bild ist die, daß es die Pflicht des modernen wissenschaftlich aufgeklärten Staates ist, seine Bürger vor solchen Gefahren zu schützen, so wie es Pflicht der Bürger ist, sich den Schutzmaßnahmen unterzuordnen, die ihnen so für das Wohlergehen der Gemeinde als ganzer aufgebürdet werden.

Aber «gefährliche Drogen» stellen nicht eine solche Bedrohung dar. Offensichtlich stellt keine Droge eine Bedrohung für den dar, der sich entscheidet, sie nicht anzurühren. Kurz, die Gefahr durch «gefährliche Drogen» ist verschieden von der Gefahr durch Hurrikane oder andere Naturkatastrophen, sie ähnelt vielmehr der Gefahr, die manche Menschen im Essen von Schweinefleisch oder in der Masturbation sehen. Was ich meine ist, daß gewisse Bedrohungen – insbesondere sogenannte natürliche Katastrophen – uns als «passive Opfer» treffen, wohingegen bestimmte andere Bedrohungen – zum Beispiel «verbotene» Nahrung oder sexuelle Handlungen – uns als «aktive Opfer» treffen, eben nur dann, wenn wir ihrer Versuchung erliegen. Somit mag ein orthodoxer Jude versucht sein, ein Schinkensandwich zu essen, und ein Katholik mag versucht sein, künstliche Geburtenregelung anzuwenden – aber das führt die meisten von uns nicht dazu, Schweineprodukte oder Geburtenregelungs-Hilfsmittel als «Gefahren» zu betrachten, vor denen der Staat uns schützen sollte. Im Gegenteil, wir glauben, daß der freie Zugang zu solchen Nahrungs- und Hilfsmitteln unser Recht (oder «Grundrecht», wie die Amerikaner sagen) ist. Nur in diesem Sinn sind die sogenannten «gefährlichen Drogen» tatsächlich gefährlich.

Drogengebrauch und die Freiheit der Person

In Wirklichkeit – das heißt heutzutage und besonders in den Vereinigten Staaten – hat das sogenannte «Drogenproblem» mehrere Dimensionen:

Zuerst ist da das Problem, das durch die pharmakologischen Eigenschaften der betroffenen Drogen verursacht ist. Dieses Problem ist technischer Art; alle neuen wissenschaftlichen oder praktischen Erfindungen erbringen uns nicht nur bestimmte «Lösungen» für alte Probleme, sondern schaffen gleichzeitig bestimmte neue Probleme für uns. Drogen sind keine Ausnahme.

Zum zweiten ergibt sich ein Problem durch die Verführungskraft, die bestimmte Drogen – besonders diejenigen, die, wie man glaubt, die Kraft besitzen, Freude zu spenden – ausüben. Dieses Problem ist moralischer und psychologischer Natur: Manche Drogen bieten uns bestimmte neue Versuchungen an, denen wir widerstehen oder die wir in Maßen zu genießen lernen müssen. Drogen sind wiederum keine Ausnahme.

Zum dritten ergibt sich ein Problem durch das Verbot bestimmter Drogen. Dieses Problem ist teilweise ein politisches und ökonomisches und teilweise ein moralisches und psychologisches. Drogenverbot und -verfolgung erschaffen eine Art von Sündenbock, wie schon zuvor erläutert. Zusätzlich eröffnet das Verbot selbst bestimmte, sonst nicht verfügbare ökonomische und existentielle Möglichkeiten: Zum Beispiel bietet es «Bedeutung» und «Berufe» für viele Menschen an, besonders für Jugendliche und Arbeitslose. Das Verbot ermöglicht zudem ehrgeizigen, aber untalentierten Individuen, ihr Leben zu dramatisieren und ihre Individualität zu beweisen, indem sie bestimmte moderne «medizinische» Tabus mißachten.

Die Rolle des Widerstandes beim sogenannten «Drogenmißbrauch» ist in der Tat ganz offensichtlich. Sie wird deutlich in der zeitgenössischen, aufrichtigen Verweigerung der Gegenkultur gegenüber konventionellen oder legalen Drogen und ihrem passionierten Streben nach unkonventionellen oder illegalen Drogen. Die anhaltende Konfrontation zwischen Autorität und Autonomie, die permanente Spannung zwischen einem auf Unterordnung und Zwang basierenden Verhalten und der freien Wahl seines eigenen Lebensweges – diese grundlegenden Themen menschlicher Moralität und Psychologie werden nun auf einer Bühne aufgeführt, auf der die hauptsächlichen Kulissen die Drogen und die Drogengesetze sind. Die folgende Tragödie – typisch für unzählige ähnliche Geschichten, die in der Presse berichtet werden – ist besonders aufschlußreich: Ein junges Paar, das wegen Drogenbesitz angeklagt war, entsetzte einen vollbesetzten Gerichtssaal, als es Zyanid schluckte und tot zu Boden fiel. Nachdem der Richter eine Bewährung verweigert hatte, schüttete sich der 27jährige William Melton ein weißes Pulver in den Mund und brach Sekunden später zusammen. Seine Frau Tracy Lee, 21 Jahre alt, ging zu ihrem Mann hinüber und strich ihm sanft durchs Haar und schluckte dann selbst Zyanidpulver ... Sie starben in einem örtlichen Hospital. «Es war verrückt. Es war, als ob sie zur Gaskammer gingen ...», sagte der Gerichtsprotokollant Howard Smith. «Sie sollten noch nicht einmal eine lange Strafe verbüßen.» Melton war Marihuana- und Kokainbesitz, seiner Frau der Besitz von Marihuana, Kokain und LSD nachgewiesen worden.[9]

Es ist nicht wichtig, wie transparent und klar solche Machtspiele sind. Wenn Menschen den Konflikt zwischen Selbstkontrolle und Zwang leugnen wollen, so werden sie ihn leugnen. Und nachdem sie ihn geleugnet haben, werden sie, falls sie es wollen, sich selbst davon überzeugen, daß «ihr Problem» historisch neuartiger Natur und eine Angelegenheit von Krankheit und Behandlung ist. Auf diese Weise «erleuchtet», schaffen sie es sogar, nicht zu sehen, daß sie lediglich die biblische Parabel vom Sündenfall wiederholen. Verführte Eva, von der Schlange herausgefordert, Adam, der dann die Kontrolle über sich selbst verlor und dem Bösen erlag? Oder wählte Adam, indem er vor eine Entscheidung zwischen Gehorsam gegenüber der Autorität Gottes und der

Herausforderung seines Schicksals gestellt war, die Selbstbestimmung? Oder unterlagen Adam und Eva einem «Stoffmißbrauch»?

Wie denn sollen wir die Situation des sogenannten Drogenabhängigen betrachten? Sollen wir ihn als ein dummes, krankes und hilfloses Kind betrachten, das – von Händlern, Gleichaltrigen und dem Rauscherlebnis verführt – der Verlockung unterliegt und die Kontrolle über sich selbst verliert? Oder als eine Person mit Selbstkontrolle, die – wie Adam – die verbotene Frucht als Weg wählt, sich gegen die Autorität aufzulehnen?

Es gibt keinen empirischen oder wissenschaftlichen Weg, zwischen diesen zwei Antworten zu wählen, um zu entscheiden, was richtig und was falsch ist. Die Fragen beinhalten zwei verschiedene moralische Perspektiven, und die Antworten definieren zwei verschiedene moralische Strategien. Wenn wir Autorität befürworten und wünschen, das Individuum zu unterdrücken, werden wir es behandeln, als ob es hilflos wäre und das unschuldige Opfer einer überwältigenden Versuchung; wir werden das Individuum vor weiterer Versuchung «schützen» – indem wir es wie ein Kind oder einen Geisteskranken behandeln. Wenn wir dagegen die Individualität befürworten und die Legitimität und Macht der Autoritäten zurückweisen wollen, die sie verkindlichen oder «diagnostizieren» wollen, werden wir das Individuum behandeln, als ob es einen eigenen Willen hätte und Ausführer verantwortlicher Entscheidungen wäre. Wir werden dann verlangen, daß das Individuum andere respektiert, so wie es sich selbst respektiert. Wir erreichen dies, indem wir diesen Menschen wie eine erwachsene, eine freie und rational handelnde Persönlichkeit behandeln.

Anhang: Der Krieg gegen Drogen: Einige größere Kriegszüge seit dem 17. Jahrhundert[10]

17. Jahrhundert

Der Fürst des Kleinstaates Waldeck zahlt jedem zehn Taler, der einen Kaffeetrinker denunziert.

In Lüneburg wird das Tabakrauchen mit dem Tode bestraft.

Zar Alexej Michailowitsch erklärt, daß «jeder, bei dem Tabak gefunden wird, gefoltert werden soll, bis er den Namen desjenigen preisgibt, von dem er den Tabak bekommen hat». Jeder, der Tabak besitzt, wird hingerichtet.

Der Tabakkonsum ist in Bayern, Sachsen und Zürich untersagt, aber die Verbote sind unwirksam. Sultan Murad IV., Herrscher des Ottomanischen Reiches, verkündet die Todesstrafe für Tabakrauchen: «Wo auch immer der Sultan auf seinen Reisen und militärischen Expeditionen hingelangte, stieg die Zahl der Hinrichtungen entsetzlich an. Selbst auf dem Schlachtfeld liebte er es, seine Männer beim Rauchen zu ertappen und sie durch Enthaupten, Erhängen, Vierteilen oder Zerquetschen ihrer Hände und Füße zu bestrafen . . . Doch trotz aller Schrecken dieser Verfolgungen . . . ließ die Leidenschaft für das Rauchen nicht nach.»

1789
In Litchfield, Connecticut, wird er erste amerikanische Abstinenzverein gegründet.

1792
In China werden die ersten Verbotsgesetze gegen Opium erlassen. Den Besitzern von Opiumläden droht die Todesstrafe.

1840
Der englische Geistliche Benjamin Parsons erklärt: «. . . Alkohol nimmt eine herausragende Stellung als Zerstörer ein . . . Ich habe nie jemanden gesehen, der den Verstand verlor und der nicht die Gewohnheit hatte, täglich eine gewisse Menge Alkohol zu trinken.» Parsons zählt 42 durch Alkohol hervorgerufene Krankheiten auf, darunter Gehirnentzündung, Skrofulose, Manie, Wassersucht, Nierenentzündung und Gicht.

1869
Gründung der Prohibitionspartei. Gerrit Smith, zweimaliger Präsidentschaftskandiat und Gegner der Sklaverei, Mitarbeiter John Browns und unermüdlicher Verfechter der Prohibition, erklärt: «Unsere unfreiwilligen Sklaven werden freigelassen, aber unsere Millionen von freiwilligen Sklaven rasseln immer noch mit ihren Ketten. Das Los des eigentlichen Sklaven, dessen, der durch andere versklavt wurde, ist in der Tat schwer, dennoch ist es paradiesisch, verglichen mit dem Los desjenigen, der sich selbst versklavt – speziell dessen, der sich dem Alkohol versklavt.»

1884
Im Staat New York werden Gesetze erlassen, die den antialkoholischen Aufklärungsunterricht an den öffentlichen Schulen bindend vorschreiben. Im folgenden Jahr werden in Pennsylvania ähnliche Gesetze beschlossen. Andere Bundesstaaten folgen bald nach.

1905
Senator Henry W. Blair in einem Brief an Pastor Wilbur F. Crafts, den Leiter des Internationalen Reform Bureaus: «Die Abstinenzbewegung muß alle giftigen Substanzen einbeziehen, die ein unnatürliches Verlangen erwecken oder entfachen, und das Ziel muß die internationale Prohibition sein.»

1917
Der Präsident der *American Medical Association* befürwortet die landesweite Prohibition. Die Vollversammlung des Ärzteverbandes nimmt eine Resolution an, in der es heißt: «Die *American Medical Association* beschließt, gegen den Konsum alkoholischer Getränke zu wirken; sie beschließt ferner, sich für die Reduzierung des Gebrauchs von Alkohol zu Heilzwecken einzusetzen.» Im Jahr 1928 verdienen die amerikanischen Ärzte bereits schätzungsweise 40 Millionen Dollar jährlich mit dem Ausstellen von Rezepten für Whisky.

1920–1933
In den Vereinigten Staaten ist der Alkoholkonsum verboten. Allein 1932 werden ca. 45 000 Personen wegen Übertretung der Alkoholverbote zu Gefängnisstrafen verurteilt.

1921
Zigaretten sind in vierzehn amerikanischen Bundesstaaten verboten, in 28 weiteren Staaten liegen 92 Gesetzesentwürfe vor, die den Zigarettenkonsum für illegal erklären. Junge Frauen werden wegen Zigarettenrauchens von den Universitäten verbannt.

1928
In einer anläßlich der zweiten alljährlichen Rauschgiftaufklärungswoche im ganzen Land ausgestrahlten Rundfunksendung mit dem Titel «Der Kampf der Menschheit gegen ihren tödlichsten Feind» erklärt der Prohibitionsvorkämpfer und Antirauschgiftagitator Richard P. Hobson: «Nehmen wir einmal an, es würde bekanntgegeben, daß sich unter unserer Bevölkerung eine Million Leprakranke befinden. Stellen Sie sich vor, welchen Schock diese Mitteilung auslösen würde! Doch die Drogensucht ist weitaus unheilbarer als Lepra, viel tragischer für ihre Opfer, und sie breitet sich wie eine moralische und physische Epidemie aus ... Die meisten der bei hellichtem Tag begangenen Einbrüche, brutalen Überfälle, der grausamen Morde und ähnlichen Gewaltverbrechen werden, wie wir heute wissen, vorwiegend von Drogensüchtigen begangen, die die Hauptursache unserer alarmierenden Verbrechenswelle darstellen. Drogensucht ist ansteckender und schwerer heilbar als Lepra ... Von diesem Problem hängt der Fortbestand der Zivilisation, das Schicksal der Welt und die Zukunft des Menschengeschlechts ab ...»

1930
In Amerika wird das Bundesamt für Narkotika ins Leben gerufen. Viele seiner Mitarbeiter einschließlich des obersten Leiters, Harry J. Ainslinger, sind ehemalige Prohibitionsagenten.

1937
Das Marihuana-Steuergesetz tritt in Kraft.

Kurz vor seiner Inkrafttretung schreibt Commissioner Harry S. Ainslinger: «Wie viele Morde, Selbstmorde, Raubüberfälle, Einbrüche, Diebstähle und Wahnsinnstaten es (Marihuana) alljährlich verursacht, speziell unter der Jugend, kann man nur mutmaßen.»

1956
In den USA tritt das Rauschgiftbekämpfungsgesetz in Kraft; es sieht die Todesstrafe – auf Befürwortung der Geschworenen – für den Verkauf von Heroin an Personen unter 18 durch Personen über 18 Jahre vor.

1971
Der Bürgermeister von New York City, John Lindsay, erklärt vor einem Unterausschuß des Kongresses: «Mit Hilfe intensiver Forschung sollte es möglich sein, eine Impfung gegen Heroin zu entwickeln, die bei Jugendlichen in derselben Weise angewandt werden kann wie die Schutzimpfungen gegen Pocken, Kinderlähmung und Masern . . . nur ein Aufgebot der Bundesregierung von Wissenschaftlern, die über ein ähnliches Budget verfügen wie die Krebsforschung, kann den Durchbruch bringen, den wir brauchen.»

Anmerkungen

1 *It's a chain reaction as snatchers go wild, New York Post,* 8. 11. 1980, S. 5.
2 Greenspan, A., *Gold-chain grabbers? Carey blames Soviet heroin-war strategy, New York Post,* 26. September 1980, S. 10.
3 ebd.
4 ebd.
5 Zitiert in Meislin, R. J., *A new carefree Carey roils political waters, The New York Times,* 27. Oktober 1980, S. B1–B4; hierzu auch Meislin, R. J., *Carey asks liquor tax rise for «war on heroin»* in State, ebd., 1. Oktober 1980, S. B1; *Carter is pressed by Carey to curb selling of heroin: Governor urges President to combat «epidemic»,* ebd., S. B1.
6 Hierzu Szasz, T. S., *The ethics of addiction,* in Szasz, T. S. (1977): *The Theology of Medicine.* New York. S. 29–48; S. 47.
7 Anderson, J., *Security lax for drug stockpiles, Syracuse Post-Standard,* 20. November 1980, S. A5.
8 Kokain und Marihuana existieren bei uns natürlich schon seit langer Zeit. Heroin (Diacetylmorphin) wurde erstmalig 1898 synthetisiert und wurde sofort gepriesen als eine «sichere Maßnahme frei von Abhängigkeit erzeugenden Substanzen» (Montagu 1966: 68). Die «Behandlung» von Heroinabhängigkeit mit Methadon, welches ein noch stärkeres Narkotikum ist als Heroin, beweist, daß die Geschichte sich wiederholt.
9 *Drug pair beat court forever – cyanide, New York Post,* 8. 11. 1980, S. 4.
10 Auszüge aus Szasz (1974: 185–212).

Der Krieg gegen Drogen – Kritische Anmerkungen zum Aufsatz von Thomas Szasz

Uwe Kievelitz

Der Autor setzt sich mit dem Artikel des Psychiatrieprofessors Thomas Szasz auseinander, indem er ihn in den vier Bereichen Theorie, Methode, Inhalt und Ethik untersucht. Er kommt dabei zu dem Ergebnis, daß die Arbeit auf Grund einer Vermischung von Tatsachen, Behauptungen, fragwürdigen Vergleichen und polemischen Unterstellungen auf allen vier Ebenen wesentliche Mängel aufweist und somit nicht als Grundlage wissenschaftlicher Auseinandersetzungen dienen kann.

Der vorangegangene Aufsatz des US-amerikanischen Psychiatrieprofessors Thomas Szasz ist darauf angelegt, Widerspruch und Kritik anzuregen. Er soll konfrontieren, ja er muß zu einer Auseinandersetzung einladen, vor allem, wenn er innerhalb eines Handbuchs und im Rahmen einer Ausstellung über Drogen erscheint. Da er die radikalste Position innerhalb der wissenschaftlichen Auseinandersetzungen um das Problem der «Drogen» markiert, darf er nicht unbeantwortet bleiben; andernfalls würde die Position, die der Autor einnimmt, möglicherweise mit den Zielvorstellungen der Veranstalter der Ausstellung und Herausgeber dieses Buches gleichgesetzt werden; dies entspräche aber nicht den Tatsachen.

Darüber hinaus fühle ich mich als Übersetzer des Artikels, der ich mich intensiv mit Szasz' Position auseinandersetzen mußte, dazu verpflichtet, auf gravierende Mängel und Unwissenschaftlichkeiten des Aufsatzes im Bereich von vier verschiedenen Ebenen hinzuweisen.

Die theoretische Ebene

Obwohl Szasz dies nicht offen darlegt, geht er von zwei grundsätzlichen theoretischen Überlegungen aus, die sich durch den gesamten Aufsatz erstrecken. Es erscheint mir wichtig, diese beiden Theorieansätze kurz zu verdeutlichen.

Die Universalität des «scapegoat» – oder Sündenbockprinzips

Dies ist die theoretische Grundlage von Szasz' Überlegungen, sowohl innerhalb dieses Aufsatzes als auch im Bereich anderer vom ihm publizierter Schriften.[1] Es bedeutet für ihn anscheinend, daß es ein Grundmuster jeder Kultur sei, einen Sündenbock zu erschaffen, um ihre eigenen, innergesellschaftlichen Probleme und Konfliktstoffe auf diesen projizieren zu können.

So einleuchtend sich diese Theorie zunächst anhören mag, so sind doch allein schon von einem ethnologisch-anthropologischen Gesichtspunkt aus Bedenken gegen eine solche, scheinbar universale Theorie auszusprechen. Jedenfalls hat bisher noch keine mir bekannte Anthropologie eine solche Annahme aufgegriffen oder nachweisen können.[2] Es erscheint mir als sehr bedauerlich, daß Szasz sich nicht die Mühe macht, aus seiner wissenschaftlichen, vor allem psychologischen Kenntnis heraus eine solche Behauptung zu rechtfertigen. Darüber hinaus ist zu kritisieren, daß Szasz diese Theorie nicht als eine solche explizit kennzeichnet, sondern sie stets nur untergründig wie ein allseits anerkanntes Argumentationsschema verwendet.

Die Theorie der «historischen Analogien»

Eine zweite, immer wieder ins Spiel gebrachte Annahme ist die, daß geschichtliche Entwicklungen grundsätzlich so ähnlich verlaufen, daß Vergleiche verschiedener historischer Prozesse ohne Einschränkung möglich seien;[3] Szasz diskutiert dabei noch nicht einmal die Problematik, inwieweit heutige gesellschaftliche Entwicklungen mit Ereignissen der Hitler-Ära gleichgesetzt werden können. Da diese theoretische Annahme wissenschaftlich nicht abzustützen ist, sondern in letzter Konsequenz in ideologische Bereiche führt, muß auch ihre Anwendung im Rahmen des Aufsatzes über den «Krieg gegen Drogen» kritisiert werden.

Die methodische Ebene

Muß Thomas Szasz' Aufsatz somit auf Grund unhaltbarer theoretischer Grundannahmen kritisiert werden, so ergeben sich bei weiterer Analyse meiner Ansicht nach auch auf der methodischen Ebene gravierende Mängel. Zunächst einmal gibt uns Szasz an keiner Stelle seines Aufsatzes einen Hinweis darauf, auf welche Weise er seine Erkenntnisse gewann; in diesem Zusammenhang möchte ich darauf hinweisen, daß er seine Aussagen nur durch eigene frühere Schriften sowie Zeitungsartikel absichert (einzige Ausnahme: Anmerkung 16), nicht aber durch Einbeziehung wichtiger Literatur anderer Wissenschaftler zu diesem Thema.

Darüber hinaus ist er in weiteren Bereichen methodisch angreifbar: So verwendet er neue, von ihm selbst eingeführte Begriffe (z. B. «therapeutischer Krieg», «eugenischer Krieg» etc.), ohne sie zuvor eindeutig und nachprüfbar definiert zu haben;[4] des weiteren verbindet er mit seinem Aufsatz bestimmte Zielvorstellungen – nämlich die Legalisierung aller Rauschdrogen, siehe unten –, die er aber nicht methodisch einwandfrei dem Leser unterbreitet; schließlich stellt er auch nicht klar, auf welche Weise er seine historischen Analogien gewinnt. Es gehört sicherlich zu einer solchen komplexen historischen Analyse ein methodisch ausgefeilteres System als das von ihm angewandte der Verwendung identischer Wortlaute für die Beschreibung verschiedener Ereignisse.[5]

Die inhaltliche Ebene

Am problematischsten fällt mir bei kritischer Auseinandersetzung mit Szasz eine Stellungnahme zu seinen inhaltlichen Aussagen. Dies liegt sicherlich zum größten Teil an der Art der thematischen Aufbereitung: Wie selbstverständlich fließen bei Szasz allgemein bekannte und anerkannte Tatsachen, wichtige neue Gedankengänge oder Denkanstöße, Hypothesen, Unwissenschaftlichkeiten und polemische Floskeln zusammen, vermischen sich miteinander und machen die Gesamtessenz so leicht zugänglich wie schwer verdaulich.

Daß die Juden während des Dritten Reiches eine Sündenbockfunktion innerhalb der deutschen Gesellschaft innehatten, kann man ohne Zweifel aus den historischen Ereignissen und Quellen schließen. Daß die Drogenpolitik der USA[6] in vergleichbarer Weise hier einen Sündenbock schafft und damit zum Teil von innenpolitischen Entwicklungen ablenken will, sei ebenfalls zugestanden; es lassen sich zumindest einige Wissenschaftler im Bereich der heutigen Drogenforschung finden, die ähnlich gerichtete Auffassungen vertreten.[7]

Daß es des weiteren falsch sei, alle Rauschdrogen von Marihuana bis Heroin undifferenziert und rechtlich gleichwertig zu behandeln, ist inzwischen sicherlich auch eine diskutierte und vielfach akzeptierte These.[8]

Daß aber umgekehrt daraus eine Legalisierung aller Drogen zu fordern sei, wie Szasz es in diesem Artikel nur implizit, in anderen Arbeiten aber offen ausspricht[9], kann ich persönlich in keinster Weise akzeptieren. Die gefährliche Gesundheitsschädigung, ja existentielle Bedrohung durch LSD und Heroin ist seit geraumer Zeit bekannt und wissenschaftlich nachgewiesen.[10]

Diese medizinischen Argumentationen unberücksichtigt zu lassen und statt dessen die eigene, absolut vertretene Liberalisierungsforderung durch die theoretisch und methodisch fragwürdige historische Analogie mit den Wirkungsmechanismen des Dritten Reiches plausibel machen zu wollen, ist ein Vorwurf, dem sich der Autor stellen muß. Aber wissenschaftlich noch kritikwürdiger ist die Tatsache, daß er seinen an anderer Stelle[9] vertretenen Standpunkt noch nicht einmal klar und offen darlegt, so daß er sich mittels dieser Vorgehensweise theoretisch jedweder Kritik entziehen kann, indem er eine solche Interpretation leugnet.

Daß er bei einer wie oben dargelegten Argumentation viele problematische Gesichtspunkte offen läßt oder inkorrekt behandelt (siehe auch unten meine Kritik auf moralischer Ebene), liegt auf der Hand und läßt mich nur zu dem Schluß kommen, daß ich trotz mancher bedenkenswerter Gesichtspunkte (die aber zumeist nur implizit angedeutet sind) weder mit der inhaltlichen Argumentation als ganzer noch mit der Art ihrer Darstellung konform gehen kann. Für mich ist der Aufsatz also auf der inhaltlichen Ebene letzlich nicht akzeptabel, weil keine saubere Trennung zwischen offensichtlich richtigen, umstrittenen und offensichtlich falschen Standpunkten möglich ist.

Die moralische Ebene

Szasz selbst bringt in seinen Arbeiten wiederholt die moralische Ebene als Argumentationsbasis vor, so daß es mir wichtig erscheint, sich auch mit ihr auseinanderzusetzen.

Für Szasz ist eine Handlung dann moralisch gerechtfertigt, wenn sie von der absoluten Autonomie des Individuums bestimmt ist. Er nimmt also hier eine extrem liberalistische Haltung ein und fordert damit implizit[11] die freie Zugänglichkeit aller Drogen für jedes autonome Individuum. Diesem Standpunkt kann ich aber aus rationalen Erwägungen wie auch ethischer Überzeugung heraus nicht zustimmen. Denn die postulierte freie Entscheidungskraft, die Szasz hier allen Menschen zusprechen möchte, sehe ich de facto als nicht gegeben an. Mir jedenfalls erscheint es als eine recht utopische Vorstellung, daß sich jeder Konsument von LSD oder Heroin nach ganz rationalen Erwägungen für «seine» Droge entscheidet. Das mag bei manchen Erwachsenen der Fall sein, sicherlich jedoch nicht bei der Mehrzahl der sich zunehmend vergrößernden Menge von Kindern und Jugendlichen in der Szene.[12]

Wer wie Szasz die Legalisierung von Heroin fordert, verkennt die Realität der heutigen Drogenszene sowie die Begrenztheit menschlicher Willenskraft und rationaler Entscheidungsfähigkeit. Auf Grund dessen muß der Schutz menschlicher Gesundheit Vorrang vor dem Absolutheitsanspruch der Freiheit des Individuums haben. Schließlich muß ich gestehen, daß ich keinem Menschen eine moralisch akzeptable Argumentationsweise zusprechen kann, der zur Judenvernichtung im Dritten Reich nur vermerkt, daß sie «. . . extrem kostspielig und selbstzerstörerisch für die Deutschen» gewesen sei, um damit die gesellschaftliche Kostspieligkeit der heutigen amerikanischen Drogenpolitik hervorzuheben; daß mir allein wegen dieser Äußerung Szasz' Position wissenschaftlich wie ethisch verantwortungslos erscheint, kann ich nicht verschweigen.[13]

Zusammenfassend kann ich also nur feststellen, daß meiner Meinung nach der vorliegende Aufsatz von Thomas Szasz in keiner Weise eine wissenschaftliche Auseinandersetzung fördert, weil er auf allen vier diskutierten Ebenen äußerst problematisch ist. So bedenkenswert manche seiner Diskussionspunkte auch sein mögen, was die Zusammenhänge von Politik, Macht und Drogen angeht, so kann ich doch seine in der dargestellten Weise vorgetragenen Aussagen in keinster Weise akzeptieren.[14]

Anmerkungen

1 Vgl. hier vor allem T. S. Szasz (1980), Das Ritual der Drogen, Frankfurt a. M. (deutsche Übersetzung von «Ceremonial Chemistry», Garden City, N. Y., 1974) sowie ders. (1974), Die Fabrikation des Wahnsinns, Frankfurt a. M. (deutsche Übersetzung von «The Manufacture of Madness», N. Y., 1970).

2 Zum Beispiel vermerken die Autoren einer kürzlich erschienenen Anthropologie: «Die Vielfalt der durch gewohnheitsmäßige und moralische Kulturnormen geregelten Komplexe von Sozialbeziehungen, Sitten, Bräuchen usw. in den verschiedenen Sozietäten ist praktisch unüberschaubar, und das gleiche gilt für ihre Entwicklungen.» und «Die Entwicklungen der Kulturdimension Sozialordnung . . . zeigen intrasozietär spezielle Regelmäßigkeiten bis hin zu räumlich/zeitlich begrenzten Trends, jedoch keine globalen Regelmäßigkeiten.» (W. Rudolph/P. Tschohl [1977], Systematische Antropologie, München, S. 283 f.).

3 Vgl. seine Äußerung im vorangegangenen Aufsatz: «Die ‹Behandlung› von Heroinabhängigkeit mit Methadon . . . beweist, daß die Geschichte sich wiederholt.», Anmerkung 2 seines Artikels, womit sich Szasz auf eine These einiger Philosophen und Historiker beruft, die die menschliche Geschichte letztlich als zirkulär betrachtet; eine These, die aber nicht in wissenschaftlichen Erkenntnissen fußt, sondern aus ihnen heraus in weltanschauliche Wirklichkeitsbetrachtungen führt, also ideologischer oder zumindest metaphysischer Natur ist.

4 Dies gilt für den Handbuchtext ebenso wie für andere seiner Werke, wie: T. S. Szasz (1980) oder ders., Das Recht des Menschen auf sein Heroin, in: Penthouse Nr. 6, 1980, S. 52 f.

5 Vgl. Szasz' Handbuchtext an allen Analogiestellen.

6 Und, so muß man hinzufügen, zunehmend auch die Auseinandersetzungen mancher politischer Kreise in unserem Land, wie z. B. die weitgehend von der Europäischen Arbeiterpartei (EAP) geführte Anti-Drogen-Kampagne, die in äußerst fragwürdiger Weise zum Drogenproblem Stellung bezieht: vgl. hier vor allem die Broschüren «Krieg dem Rauschgift! Tätigkeitsbericht der Anti-Drogen-Koalition», Band 1 und 2, 1980. In diesem Rahmen bietet sich vor allem ein Vergleich zwischen dem polemischen und wenig argumentativen Artikel von G. Nahas (Haschisch – eine harte Droge, in: Krieg dem Rauschgift, Band 2, 1980) und dem sachlich vorgetragenen medizinischen Standpunkt von M. Binder (Haschisch und Marihuana, in: Deutsches Ärzteblatt, Heft 4, 181, S. 117–126) an.

7 Zum Beispiel Rudolf Gelpke ([4]1975): Drogen und Seelenerweiterung, München, S. 234; H.-G. Behr (1980): Weltmacht Droge, Wien.

8 Hier z. B. H.-G. Behr (1980: 287–302).

9 Hierzu Szasz (1980: 187–218); ders., Das Recht des Menschen auf sein Heroin, op. cit., S. 53.

10 WHO Expert Committee on Addiction Producing Drugs, Jahresberichte 1954–1978.

11 In anderen Schriften aber auch wortwörtlich: «Mäßigung im Hinblick auf Gesundheit bedeutet medizinische Toleranz – d. h. nicht Überwachung des Drogenkonsumenten, sondern Einschränkung derjenigen, die ihm vorschreiben wollen, wie er Drogen zu konsumieren habe.», in: Szasz (1980), S. 14; siehe auch Anmerkung 9.

12 Hier sei nur an das bekannteste Beispiel erinnert: Christiane F. ([20]1981): Wir Kinder vom Bahnhof Zoo, Hamburg.

13 Ich möchte in diesem Zusammenhang allerdings anmerken, daß Thomas Szasz auf Grund seiner ethnischen Zugehörigkeit 1938 aus dem an das faschistische Deutschland angegliederten Ungarn emigrierte. Nur vor diesem biographischen Hintergrund erscheint mir seine Argumentation erklärlich, wenngleich ich sie dennoch weder verstehen noch billigen kann.

14 Zu den in der Tat brisanten Zusammenhängen zwischen Drogen und Politik vor allem drei Werke: L. R. Simmons (Ed.) (1979): Drugs, Policy and Diplomacy, London; H.-G. Behr (1980); ders., West-Östlicher Deal – Streifzüge durch den Heroin- und Waffenbazar, in: Transatlantik, Februar 1981: 14–23.

Der Rausch – Heimat und Wanderung*

Ernst Jünger

Ernst Jünger, 1895 geboren, hat ein umfangreiches Werk geschaffen. Der Grundzug seiner frühen Bücher läßt sich als «heroischer Nihilismus» kennzeichnen, der sich verbindet mit einer Faszination und Glorifizierung des Krieges. Davon legt das Buch «In Stahlgewittern» (1920), in dem Jünger seine Erfahrungen aus dem Ersten Weltkrieg verarbeitet, Zeugnis ab. Bis 1944 diente Jünger als Stabsoffizier – dann wurde er wegen «Wehrunwürdigkeit» entlassen. In seinen späteren Werken artikuliert er einen konservativ geprägten Humanismus; von dieser Position aus läßt sich seine kritische Einstellung zur modernen Industriegesellschaft verstehen. Der hier abgedruckte Auszug aus seinem 1970 erschienenen Buch «Annäherungen – Drogen und Rausch» belegt mit seiner Bewertung des Rausches, welche Anziehungskraft das Ekstatisch-Ungezügelte auf Jünger hat. Hierin trifft er sich mit den heutigen gedanklichen Strömungen, obgleich die weltanschaulichen Prämissen andere sind.

Daß Drogen Gebiete unter sich aufteilen und bestimmte Herrschaftsbereiche abgrenzen, ist oft bemerkt worden. Die Lotophagenträume gedeihen im Orient. Der Geist schweift aus, während der Körper auf dem Lager ruht. Die Bilder sind nicht nur schön und heiter; sie können auch schrecklich und grausam sein. Die Droge spielt die Rolle der Scheherazade, die dem Sultan während der Nacht «die wachen Stunden vertreibt». Der Abendländer zieht die stimulierenden und aktivierenden Einflüsse vor. Der Unterschied fällt selbst dort auf, wo er sich der gleichen Mittel bedient. Dort der Mann in der *Chelabyja,* der sich vor einem Café in Damaskus die Wasserpfeife bringen läßt – hier der Typ, der in der Pause zwischen zwei Arbeitsgängen hastig die Zigarette «stößt». In einer solchen Landschaft muß der Konsum von Mitteln zunehmen, die eine bildlose Steigerung der Lebenskraft einbringen, ein vitales Behagen bei beschleunigtem Puls. Dabei werden wie beim Kettenrauchen die Pausen geringer; die Droge wird zum Treibstoff degradiert. Dazwischen Öl für das ausgeleierte Getriebe: die ebenso farblosen Beruhigungs- und Schlafmittel. Von der Festseite des Rausches, der Annäherung an neue Welten und dem damit verknüpften Wagnis, ist keine Rede mehr.

Mit dem Einsickern reiner *Phantastica* in die westliche Welt verbindet sich nur ein geringes Wagnis, falls sie nicht, wie das Opium, durch chemische Prozeduren ihrer Bildwirkung beraubt werden. Ihr Genuß setzt das stille Behagen an der Bildwelt voraus und damit eine Neigung, die dem Stil der Epoche widerspricht. Die beiden berühmten Fälle, in denen das Geheimnis des Mohns erfaßt wurde, sind die de Quinceys und Baudelaires. Auch Novalis sollte man nicht vergessen in dem Zusammenhang. Die Romantiker sind für das Fremde an sich anfällig. Einige Verse der Droste lassen vermuten, daß der Mohn zum mindesten hineinrankte. Ich denke besonders an «Durchwachte Nacht». De Quincey hat starken Genuß an der Macht und ihrem Gepränge, auch ihren Schrecken – das bezeugt die berühmte Stelle seiner Bekenntnisse, die dem *Consul Romanus* gewidmet ist. So sehen Götter die Welt.

Der Träumer zieht die Einsamkeit vor; er möchte nicht überrascht werden. Die reale Welt trägt ihm Gefahren, zum mindesten den Fluch des Lächerlichen ein. Baudelaire hat das im Symbol des Albatrosses als Augur erfaßt. Schon durch dieses Gedicht hat sich sein Ausflug in den Fernen Osten für ihn, und mehr noch für uns, gelohnt. Die Götter dort verharren eher in der Haltung von Träumern als in der von Helden oder Leidenden. Die Meditation ist eine Form des Geistes, in der Traum und Gedanke sich sehr nahe kommen – wo sie sich völlig durchdringen, können neue Welten entstehen.

Die *Phantastica* können bei uns nicht zur Massenbedrohung werden wie die an- und ausspannenden Mittel – also wie Tabak und Alkohol einer-, Tabletten und Morphium andererseits.

Der Haschisch steht auf der Grenze, weil er nicht nur eidetisch, sondern auch motorisch wirkt. Der kollektive Genuß des Opiums ist selten; er setzt eine Gemeinsamkeit entweder musischer und meditativer oder abenteuerlicher Neigungen voraus. Immer wieder hört man in dieser Hinsicht von den Literaten des Hôtel Pimodan und von den Marineoffizieren bei Farrère, Mirbeau und Loti – doch nur deshalb, weil sich kaum Vergleichbares findet, also der Rarität halber. Die Stimmung solcher Séancen muß man sich als die einer kultivierten und sich verdichtenden Sympathie vorstellen, verbunden auch mit diffusen Anwesenheitsgefühlen, wie sie bei Spiritisten auftreten. Die Bilder werden mit dem inneren Auge gesehen; sie sind unteilbar und von anderer Art, als sie unsere Traumfabriken oder selbst gute Schauspiele darbieten. Baudelaire geht ins Theater nicht als Zuschauer, sondern um das Stück als Motiv zu benutzen, das er in seine Traumwelt einfügt und ihrem Stil unterwirft. Die Kunst wird dem Rausch gegenüber zur Collage, zur geringeren Stufe der Annäherung. Man könnte sich das auch so vorstellen, daß sich das Verhältnis von Wüste und Oase

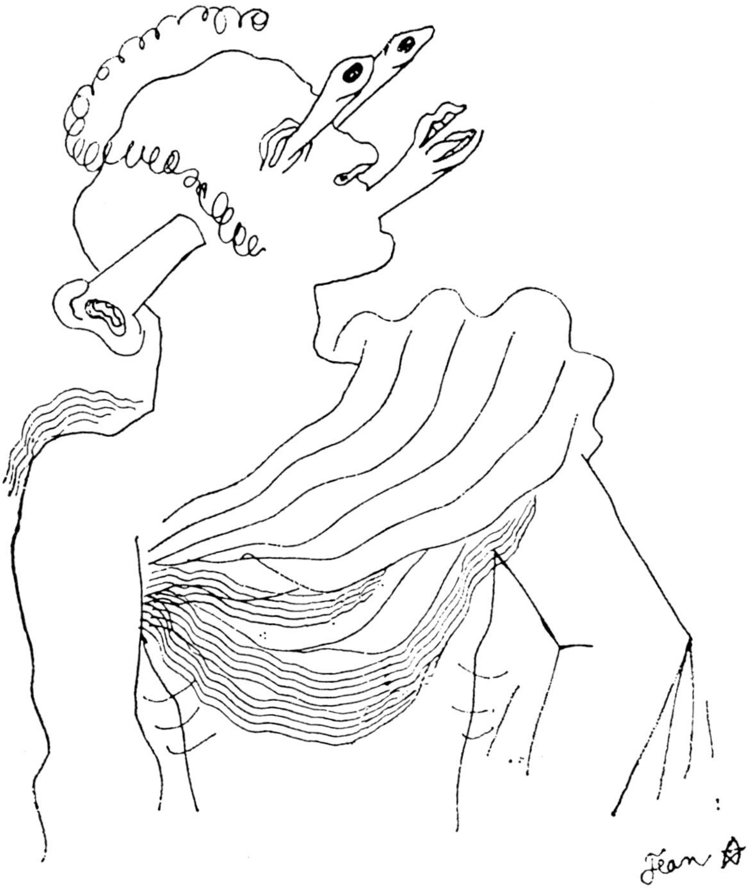

Ebenso wie Ernst Jünger hat Cocteau Erfahrung mit Drogen gemacht. Bei Cocteau war es vor allem Opium. Über seine beiden Entziehungskuren berichtet er in einem Tagebuch, das er mit Zeichnungen illustriert, die er selbst als «so etwas wie hingedehnte Schmerzensschreie» bezeichnet.

umkehrt – die Oase bleibt smaragden, doch der Sand der Wüste wird Diamant. Das Land gewinnt Edelsteincharakter, wohin auch der Blick fällt; es schwindet der Unterschied zwischen Fassung und Juwel.

Die *Phantastica* finden also im Abendland eine esoterische Aufnahme. Es rankt sich eine eigene Literatur um sie, die sich von der frühen Romantik bis zum Fin de siècle verfolgen läßt. Ein Hauch des Dunklen, Heimlich-Unheimlichen umwittert den Kundigen. Es ist eigentlich kein Laster, dem er frönt, auch kein Verbrechen, zu dem er sich hinreißen läßt. Eher ist es ein Raub an der Gesellschaft, der verübt und verübelt wird – ein Raub, dessen extremste Form der Selbstmord ist. Man ist der Gesellschaft müde – so stößt man mit leichtem Boot aus dem Gewimmel der Häfen ab. Bald bläst Wind in die Segel, und am Gleicher brauchen die Inseln nicht mehr gesucht zu werden; sie steigen nach Belieben aus der Tiefe auf. Übrigens gewährt die Einsamkeit an sich bereits ein Gefühl, das dem Rausch ähnelt – die Segler, die allein den Ozean überqueren, suchen weniger das andere Ufer als diese unerhörte All-Einigkeit.

Solche Neigungen sind angeboren wie auch die zu anderen sozialen Abweichungen, etwa den politischen und erotischen. Früher zählten sie zu den Kennzeichen der *Outcasts,* der unehrlichen Leute, die man vor dem Tor in den Mühlen, Gerbereien, verdächtigen Wirtschaften traf. Dort war der Wechsel der fahrenden Sänger und Pfeifer, der Zigeuner und Venediger, der Goldmacher und Schatzgräber. Dort hegte man Stechapfel und Bilsenkraut und grub den Alraun aus, der unter dem Galgen wuchs.

Zwei Unbekannte treffen sich im Zuge oder auf einer Parkbank; es fällt der Name eines Autors, der Titel eines Buches, und sie wissen übereinander Bescheid. Meist freilich erkennen sie sich heute, wie Bouvard und Pécuchet zu Beginn ihres Romanes, als aufgeklärte Spießbürger.

Die Jahrhunderte geben einen groben Raster, der den Stilwandel nicht präzise deckt. Oft gewinnen sie erst in der Mitte ihren typischen Aspekt. So auch das unsere. Allerdings gibt es Keime, Anklänge schon vor dem Beginn, doch formten sie die Landschaft nicht. Das Röntgenbild, der Funk, der Übergang vom Dampf zum Treibstoff, vom Impressionismus zum Kubismus, Nietzsches Visionen, Lilienthals Flügel – das alles scheint punktuell, als ob Viren sich ansetzten. Die Einzelheiten werden verdeckt und übertönt durch den Lärm gewaltiger Verschrottungen. Vor allem bringen die beiden großen Kriege weltweite Planierungen. Doch nun wird auch der Weltstil sichtbar, als ob vom heißen Rohguß der Mantel abspränge – erst insulär wie im System der Flughafen. Dort laufen schon andere Uhren, gilt eine neue Zeit. So horstet Brobdingnag sich im Bereich der Liliputaner ein – mit den brutalen Ansprüchen der Titanenkraft.

Der neue Weltstil bezieht auch Droge und Rausch in sich ein. Der große Strom der anregenden und betäubenden Pharmaka fließt weiter, verbreitert und beschleunigt sich sogar. Die Grenze verwischt sich, an der sie hier der Gesundheit, dort dem Vergnügen dienen, bis sie unentbehrlich geworden sind. Inmitten der Arbeitswelt und ihrer Spannung werden sie vielen zur Nervenkost. Von der Massendrogierung kann man in den pharmazeutischen Fabriken eine Vorstellung gewinnen angesichts der Zentrifugen, die in schneller Folge Tabletten herausschleudern. Das vereinigt sich zu vielfarbigen Flüssen, die sich wiederum verzweigen bis in die entlegensten Dörfer und Haushaltungen. Auch hier wird die Ambivalenz insofern spürbar, als die Chemie sich fortwährend an die Grenze herantastet, an der das Heilmittel euphorische Wirkungen abspaltet. Dort kommt es zu großem Konsum. Die Tabuierung durch das Gesetz bleibt im Kielwasser.

Dagegen verliert sich mit der Kultur der stille Genuß an den Rändern der Hanf- und Mohngärten. Einerseits wird die Beschleunigung zu stark, zum anderen genügen innerhalb des Schwundes – oder scheinen zu genügen – die mechanisch produzierten und reproduzierten Bilder, die kulissenhaft das Blickfeld umstellen und einengen. Die kollektiven Träume verdrängen die individuellen, die innere Bildwelt wird durch die äußere überdeckt.

Freilich bleibt immer ein Durst, ein mahnendes Gefühl der Leere zurück – die Ahnung, daß die Tage unfruchtbar verbraucht werden.

Damit ist der Abschnitt des langen Marsches erreicht, an dem neue Bedürfnisse erwachen, die mit der Titanenwelt in Einklang stehen. Das erklärt den Übergang zu jenen Drogen, die man «Psychopharmaka» nennt. Der Name ist unzureichend; wahrscheinlich wird er durch andere ersetzt werden.

Noch einmal: Die *Stimulantia* sind zum Treibstoff geworden, die *Somnifera* wurden entkeimt. Die eigentliche Gefahr ist darin zu vermuten, daß sie traumlosen Schlaf geben. Die *Phantastica* hingegen verloren mit der Kultur des bürgerlichen Zeitalters ihr inneres Gegengewicht. Mit den Lilien, Seerosen, Herbstzeitlosen des Jugendstils und ihren Verschlingungen welkt auch der Mohn mit seinen Träumen dahin.

Nun kommt etwas Neues, auch um die Mitte des Jahrhunderts, dem Titanismus maßgerecht: eine Gruppe von Stoffen, deren Kräfte und Formeln sich um die des Meskalins ordnen. Sie sind organischer Herkunft, gehören zu den *secretis herbarum* des Albertus, doch wurden sie bald dem Zeitstil gemäß synthetisch umrissen und nachgeahmt. Auch ihnen ging, ähnlich wie dem Motorenflug Lilienthals Flügel, eine Reihe von tastenden Berührungen voraus. Der Meskalinrausch wurde in Beringers Institut auf die psychischen Wirkungen hin untersucht. Die Berichte (1927) ergaben eine umfangreiche, doch wenig tiefgründige Monographie. Hanns Heinz Evers, den man als einen der Neugierigen ohne Hintergrund bezeichnen könnte, ließ sich auf seinen Reisen auch einen Meskalinrausch nicht entgehen. Dabei gewann er noch

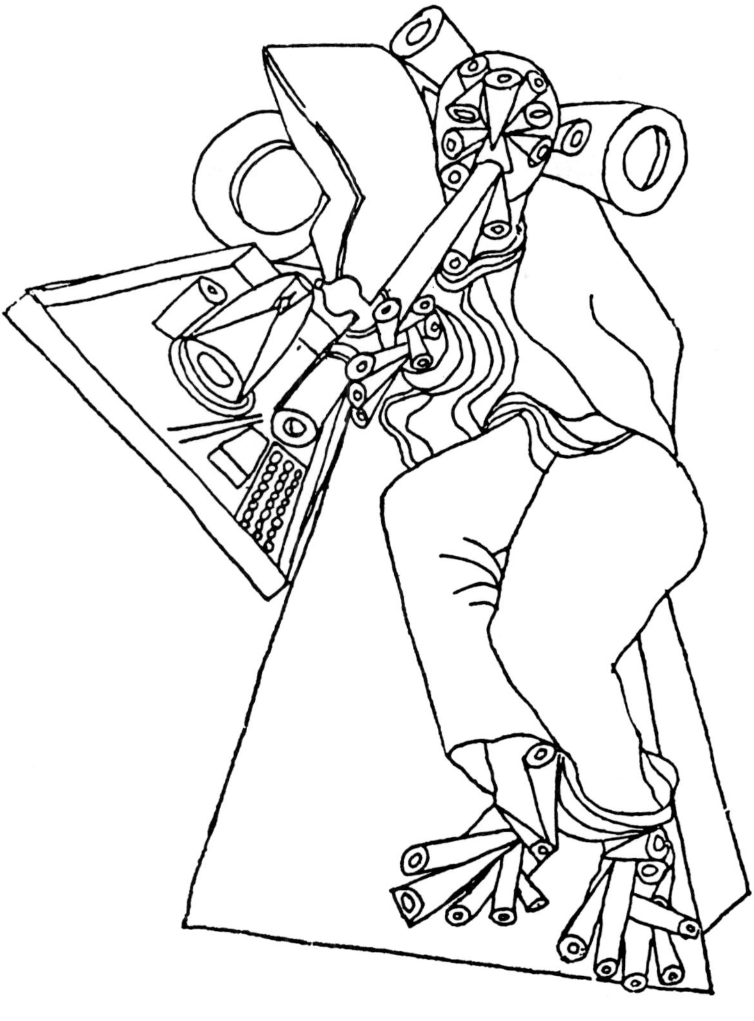

In seinem Opiumtagebuch dokumentiert Cocteau die deformierenden Wirkungen des Rauschmittels, den schmerzhaften Vorgang der Entgiftung und die «grenzenlose Traurigkeit» des entwöhnten Opiumrauchers. Das «setting» des Opiumrauchers hält er minutiös in einer Zeichnung fest.

nicht einmal die Stufe, die Maupassant durch den Äther erreichte – es blieb bei einer reinen Farbensymphonie.

Mexikos Erde verdanken wir eine Reihe titanischer Varianten; der Boden ist urträchtig. Der Truthahn, der Mais, die Sonnenblume: das Huhn, die Weizenäre, die Marguerite scheinen nach Brobdingnag versetzt. Die Nachtschatten fallen durch Riesenknollen und -früchte auf. Ein Grund für Pyramiden und Caesaren, Adler und Schlange, Zauberer und Wahrsager, Hexen und Giftmischer.

Das Meskalin und seine Verwandten wirken brutaler, herrischer als die Opiate; sie führen nicht nur in die Bildwelt und ihre Paläste, sondern tief in die Gewölbe hinab. Sehr frühe Wahrnehmungen werden wieder glaubwürdig. Die *Stimulanzien* und *Narcotica* manipulieren mit der Zeit, die sie ausdehnen oder beschleunigen. Hier aber spaltet sich die Erde; Zeit schaffende Macht wird ursprünglich.

Für Ärzte lag der Gedanke nahe, Kranke auf diese Weise aufzumuntern, vielleicht sogar zu heilen wie durch ein Fieber oder einen Schock. Für den musischen Menschen, den Dichter mag es noch andere Gründe geben, zum Brunnen hinabzusteigen, in dem Styx und Lethe sich vereinen; dort entspringt auch der kastalische Quell. Vergessen und Vernichtung gehen der Initiation voraus. Das läßt sich auch an der Entwicklung der Malerei ablesen. Ihre mexikanische Komponente soll noch gestreift werden.

* Abdruck aus: Ernst Jünger, Sämtliche Werke Band 11, Klett-Cotta 1978, S. 46–52, mit freundlicher Genehmigung des Klett-Cotta Verlags Stuttgart.

Medizinische Forschungsergebnisse

Koffein – Forschungsergebnisse im Überblick*

Richard Gilbert

Der Aufsatz skizziert das derzeitige Wissen über Ursprung, Auswirkung und therapeutischen Gebrauch von Koffein und beschreibt die Wechselwirkungen zwischen Koffein und anderen Drogen. Zudem wird ein umfassender Überblick über den Koffeinverbrauch gegeben. In der angefügten Anthologie wird ein Einblick in die Geschichte der unterschiedlichen Haltungen gegenüber Koffein und koffeinhaltigen Getränken vermittelt. Der Aufsatz stützt sich auf die umfassende Arbeit von Richard M. Gilbert (1976) sowie ergänzendes Material, das seitdem erschienen ist. Die umfangreichen Quellenangaben bitten wir der Bibliographie zu entnehmen.

Koffein ist wahrscheinlich die weltweit beliebteste Droge. Es ist eine weiße, bitter schmeckende, kristalline Substanz, die erstmalig 1820 aus Kaffee isoliert wurde. Beide Worte, Koffein und Kaffee, werden aus dem arabischen Wort *gaweh* hergeleitet (im Türkischen *kaweh* ausgesprochen). Der Ursprung der Worte spiegelt die Ausbreitung des Getränkes von Afrika nach Europa wider. In Afrika gab es vor einigen 1000 Jahren wilden Kaffee im Überfluß.

Koffeinvorkommen in Kaffee, Tee, Kakao und der Kolanuß

1827 wurde Koffein erstmals auch aus Tee isoliert und «Teein» genannt, da man zunächst annahm, es handle sich um eine vom Koffein eindeutig zu unterscheidende Substanz. Der Koffeingehalt von Teeblättern kann bis zu 5 % betragen, liegt aber im allgemeinen nahe 4 %. Grüne Kaffeebohnen enthalten etwa 1 % (Sorte *arabica*) oder um 2 % (Sorte *robusta*). Koffein kommt auch in Kakaoblättern vor und folglich in Schokoladenprodukten. Außerdem ist es in Kolanüssen, in der Ilex-Pflanze (aus der das südamerikansche Getränk *yerba mate* zubereitet wird) und in anderen Stechpalmenarten enthalten. Der Koffeingehalt von Schokolade ist abhängig von der Herkunft des verwendeten Kakaos; bei afrikanischem Kakao beträgt er 0,3 %, bei südamerikanischem bis zu 1,7 %. Koffein ist 1,3,7-Trimethylxanthin. Chemisch und in seinen Auswirkungen auf den Körper ist es nahe verwandt mit Dimethylxanthinen, Theophyllin und Theobromin. Pflanzen, die eines dieser drei Methylxanthine enthalten, enthalten im allgemeinen auch zumindest eines der beiden anderen. Kaffee und Tee enthalten beide unbedeutende Mengen von Theophyllin und Theobromin. Kakao scheint kein Theophyllin zu enthalten, aber bis zu 7,5 % Theobromin (Graham 1978).

Geröstete Kaffeebohnen enthalten – im Verhältnis zu ihrem Gewicht – ungefähr 20 % mehr Koffein als die noch grünen Bohnen. Der Koffeingehalt des Instant-Kaffee-Pulvers liegt zwischen den gesetzlich festgelegten 2,2 % und 9 %. Durchschnittswerte betragen 3 bis 5 %. Der Koffeingehalt variiert beim Instantkaffee in Abhängigkeit zu zwei die Qualität des Pulverkaffees bestimmenden Faktoren. Wenn das Pulver aus *robusta-* und nicht aus *arabica-*Bohnen hergestellt wird, ist die Qualität gewöhnlich geringer, der Koffeingehalt jedoch hoch. Wenn der Pulverertrag pro Bohne hoch ist (d. h., wenn in dem Pulver wesentliche Mengen von relativ unlöslichen Stoffen der Bohne enthalten sind), dann sind sowohl Qualität als auch Koffeingehalt meist niedrig. Zunehmend wird die qualitativ minderwertigere *robusta-*Kaffeebohne aus Afrika und Indonesien als Ausgangsbasis für Instantkaffee genommen. Die Gründe dafür sind einmal die niedrigeren Preise der *robusta-*Bohne und zum anderen die Tatsache, daß der Pulverertrag aus der Bohne größer ist, obwohl das Endprodukt mehr als die vorgeschriebenene Menge Koffein enthält. Übrigens darf «koffeinfreier Kaffee» nicht mehr als 0,3 % Koffein aufweisen.

Gewöhnlich enthält eine Tasse Kaffee mehr Koffein als eine Tasse Tee, obwohl Teeblätter im allgemeinen mehr Koffein enthalten als Kaffeebohnen. Dieses «Mißverhältnis» erklärt sich aus der Tatsache, daß für die Zubereitung einer Tasse Kaffee größere Mengen Kaffeebohnen als Teeblätter für eine Tasse Tee notwendig sind. In Ontario schwankt der Koffeingehalt bei normal zubereitetem Kaffee zwischen 29 und 176 Milligramm (mg) pro Tasse. Der Durchschnittswert liegt bei allen Arten der Zubereitung bei 74 mg und bei 66, 74 und 112 mg für Instant-, Filter- respektive maschinell zubereitetem Kaffee. Koffeinfreier Kaffee enthält gewönlich 2 mg pro Tasse.

Der durchschnittliche Koffeingehalt einer in Ontario normal aufgegossenen Tasse Tee beträgt 27 mg, die Skala reicht von 8 bis 91 mg. Diese Menge entspricht im allgemeinen den Vorstellungen von einem «dünnen» Tee. Der gewöhnliche Koffeingehalt einer Tasse Kaffee in Großbritannien und in ganz Nordamerika entspricht in etwa den Werten von Ontario. Tee wird in Großbritannien stärker zubereitet, und der Koffeingehalt von Tee liegt dort nahe dem des Kaffees.

Wesentliche Mengen von Koffein werden in Form von Coca-Cola-Getränken konsumiert, die pro 250 ml 30 mg enthalten. Die Hälfte des Koffeingehalts rührt von der Kolanuß her, die andere Hälfte wird hinzugefügt. Koffein ist auch in einigen Kopfschmerztabletten, Decongestanzien, Appetitzüglern, Stimulanzien, Mitteln gegen Menstruationsbeschwerden und in *zoom,* einem speziellen, in Kalifornien erhältlichen Stimulans enthalten, das das Gefühl des «Schnupfens» von Kokain vermittelt. In einer Tasse heißer Schokolade oder Kakao können bis zu 40 mg Koffein enthalten sein, tatsächlich ist es aber meist sehr viel weniger. Die Luft in und um Kaffeeröstereien enthält beachtliche nachweisbare Mengen Koffein. Angestellte und Umwohner müssen dort bis zu 30 mg täglich inhalieren.

Wirkungen von Koffein

Wird Koffein dem Körper durch Getränke zugeführt, erreicht es sämtliche Gewebe innerhalb von fünf Minuten. Nach dreißig Minuten ist der Höchstgehalt von Koffein im Blut erreicht. Innerhalb von vier Stunden wird die Hälfte der Dosis Koffein vom Stoffwechsel aufgenommen – bei Rauchern verläuft dieser Prozeß schneller als bei Nichtrauchern. Ein langsamer Stoffwechsel erzeugt einen größeren Koffeineffekt pro aufgenommener Dosis, weil die Droge für einen längeren Zeitraum unverändert im Körper bleibt. Die Stoffwechselumwandlung verläuft bei Säuglingen, Erwachsenen mit Leberschäden und hochschwangeren Frauen besonders langsam.

Normalerweise wird das gesamte Koffein vom Stoffwechsel des Körpers umgewandelt, und im Urin kann nur ganz wenig nachgewiesen werden, da sich das Koffein nicht im Körper akkumuliert.

Kurzfristige Wirkungen

Der Konsum von einer oder zwei Tassen Kaffee durchschnittlicher Stärke kann eine Reihe von milden physiologischen Wirkungen haben. Der Gesamtstoffwechsel kann sich erhöhen, und dadurch kann die Körpertemperatur steigen oder fallen. Außerhalb des Gehirns kann es zu einer peripheren Gefäßveränderung kommen und besonders unter Streß zu einer Blutdruckerhöhung. Koffein wirkt sich außerdem harntreibend auf die Niere aus und regt die Absonderung von Magensäure an. Da die anderen Bestandteile des Kaffees diese Funktion ebenfalls anregen, verspüren Patienten mit Magengeschwüren, die zu koffeinfreiem Kaffee übergehen, keine Erleichterung ihrer Beschwerden. Koffein bremst den Stoffwechsel von Traubenzucker und kann dadurch den Zuckergehalt im Blut erhöhen. Der Fettsäurespiegel kann sich ebenfalls erhöhen. Weiterhin ist Koffein ein angenehmes Stimulans, wenngleich seine Auswirkungen auf das Gehirn nicht eindeutig geklärt sind, vielleicht mit Ausnahme seiner Auswirkungen auf den Schlaf. Die Ausdauer von trainierten Radfahrern und untrainierten Läufern wurde durch Koffein gesteigert; auch wurde die Reaktion von untrainierten Personen auf unvorhersehbare Ereignisse verkürzt. Koffein kann Händezittern hervorrufen und die subtile motorische Koordination beeinträchtigen. Koffein und Streß scheinen sich gegenseitig derart zu beeinflussen, daß sie intellektuelle Leistungen bei Extrovertierten steigern und bei Introvertierten beeinträchtigen – oder auch umgekehrt, je nach Tageszeit.

Eine Verallgemeinerung der Wirkungen auf Verhalten und Stimmung ist nicht möglich, weil die Auswirkungen sehr stark von dem sonstigen Koffeinverbrauch der jeweiligen Person und von ihrem Wissen, ob sie Koffein zu sich nimmt oder nicht, abhängig sind. Das Schmerzempfinden scheint durch Koffein nicht beeinflußbar zu sein, obwohl Tierversuche gezeigt haben, daß Theophyllin – und somit wahrscheinlich auch Koffein – sowohl zu einem gesteigerten Schmerzempfinden als auch, paradoxerweise, zu einer Erhöhung der schmerzlindernden Effekte von Morphium führen kann. Die Auswirkungen von Koffein auf den Schlaf sind relativ klar umrissen. Kurz vor der Schlafenszeit eingenommen, schiebt es den Schlaf hinaus, verkürzt die Schlafzeit, verringert die durchschnittliche «Tiefe» des Schlafs und erhöht die Zahl der Träume zu Beginn der Nacht, verringert sie jedoch insgesamt.

Größere Dosen von Koffein können – insbesondere bei Menschen, die nicht daran gewöhnt sind – Kopfschmerzen, Überängstlichkeit, Nervosität und sogar Fieberwahn bewirken. Besonders große Dosen rufen Hyperglykämie, Ketonurie und diabetische Ketoazidose hervor. Die niedrigste tödliche Dosis für den Menschen, die bisher bekannt wurde, betrug 3,2 Gramm, intravenös verabreicht. Die tödliche orale Dosis für Erwachsene scheint bei 10 Gramm zu liegen.

Langzeitwirkungen

Ob regelmäßiger Konsum von Koffein zu Toleranz gegenüber einigen oder allen Wirkungen des Koffeins führt, ist noch nicht geklärt. Untersuchungen zur Koffein-Toleranz bei Menschen sind durch den Mangel an Koffeinabstinenzlern erschwert, zumal sich Abstinenzler nur schwer zu einem so häufigen Gebrauch der Droge überreden lassen, daß Toleranz-Untersuchungen möglich werden.

Regelmäßiger Konsum von mehr als 350 mg Koffein pro Tag führt zur körperlichen Abhängigkeit von der Droge. Eine Unterbrechung solch regelmäßigen Konsums führt zu einem charakteristischen Entzugssyndrom. Das auffälligste Merkmal sind schwere Kopfschmerzen, die durch Einnahme von Koffein behoben werden können. Der

Entzug von Koffein macht regelmäßige Konsumenten reizbar und müde und erschwert u. U. die Durchführung bestimmter Aufgaben.

Langzeitwirkungen toxischer Art werden nicht augenscheinlich, wenn der regelmäßige Koffeinverbrauch unter 600 mg pro Tag liegt; das entspricht ungefähr acht Tassen Kaffee pro Tag. Werden höhere Dosen konsumiert, leiden die Verbraucher wahrscheinlich an chronischer Schlaflosigkeit, beständiger Ängstlichkeit, Paranoia, Depression und Magenverstimmung. Für die Vermutung, daß der regelmäßige Verbrauch von mehr als 600 mg Koffein pro Tag zu Herzkrankheiten führt, gibt es z. Z. noch keine eindeutigen Beweise. Im übrigen scheint der Dauerverbrauch von großen Kaffeemengen nicht zu Bluthochdruck zu führen.

Unklar ist auch, ob es zwischen Koffein und dem Auftreten von Krebserkrankungen Zusammenhänge gibt. Sicherlich hat Koffein die Fähigkeit, zellulare Veränderungen hervorzurufen und die Giftwirkungen anderer krebserzeugender Stoffe zu steigern. Andererseits kann Koffein aber auch antikarzinogene Wirkungen haben. Übermäßiger Konsum von koffeinhaltigen Getränken wird als auslösender Faktor für Blasen- und Nierenkrebs vermutet, allerdings sind hierfür die Beweise widersprüchlich. Zusammenhänge mit Brustkrebs bei Frauen werden bisher nur vermutet. Sowohl Kaffee als auch Tee scheinen jedoch neben Koffein auch noch andere Mutagene zu enthalten.

Ungeachtet des Mangels an klaren Beweisen hinsichtlich der schädlichen Langzeitwirkungen beim Konsum großer Koffeinmengen warnen viele Wissenschaftler vor möglichen Schäden. Sie sind sich einig darüber, daß – würde die Droge erst heutzutage bei uns eingeführt – sie nur auf Rezept erhältlich sein sollte. Die größte Sorge besteht hinsichtlich der möglichen Bedeutung des Koffeins für genetische Abnormalitäten. Die bei Tierversuchen entdeckte Tatsache, daß männliche Koffeinkonsumenten überdurchschnittlich oft weibliche Nachkommen zeugen, konnte für den Menschen nicht bestätigt werden. Jedoch haben Forschungsergebnisse bei koffeinabhängigen Tieren bekräftigt, daß starker Koffeinverbrauch vor und während der Schwangerschaft vermieden werden sollte. Durch retrospektive und prospektive Studien wurde festgestellt, daß bei einem Koffeinverbrauch von acht oder mehr Tassen täglich ein erhöhtes Auftreten von Fehl- und Totgeburten, Sturzgeburten und zyanotischen Kindern (Kindern mit mangelhaft ausgereifter Lungenfunktion) zu verzeichnen ist. Koffein wird in die Muttermilch abgesondert. Diese Koffeinkonzentration ist zwar geringer als die im mütterlichen Serum, da jedoch Neugeborene das Koffein nur langsam abbauen, stellt diese Koffeinanhäufung nichtsdestoweniger ein Problem dar. Außerdem gibt es schwache Anzeichen dafür, daß Koffein die Gebärmutterfunktion hemmt und ein nützliches Mittel zur Behandlung eines drohenden Aborts und vorzeitiger Wehen sein könnte.

Wenn die üblichen Sicherheitsvorschriften in bezug auf Drogen auch auf Koffein angewendet würden, müßten Kaffeepackungen unbedingt ein Etikett mit der Warnung tragen, daß werdende Mütter nicht mehr als knapp eine Tasse dünnen Aufgusses pro Tag trinken sollten.

Therapeutischer Gebrauch von Koffein

Koffein hat sich als nützliches Mittel bei Atmungsproblemen für Frühgeborene erwiesen. Das führte zu dem Gedanken, daß diese Probleme ein Entzugssymptom von chronischem Koffeineinfluß in der Gebärmutter sind. In solchen Fällen kann Theophyllin therapeutisch eingesetzt werden, da Neugeborene Theophyllin in Koffein umwandeln – im Gegensatz zu Erwachsenen, bei denen die biologische Transformation umgekehrt verläuft.

Koffeinhaltige Creme hat sich erfolgreich bei Akne und anderen Hauterkrankungen bewährt. In einem Fall wird jedoch von Koffeinvergiftung berichtet, die durch den exzessiven Gebrauch solcher Creme herrührte. Koffein kann das Wachsen von einigen Viren und Pilzen verhindern. Tierzüchter fanden heraus, daß Spermenqualität und -lebendigkeit durch Koffein gesteigert werden kann. Allerdings ist es zweifelhaft, ob eine ebensolche Behandlung menschlicher Spermen möglich ist, da eine koffeinbedingte genetische Störung nicht auszuschließen ist.

Berichtet wird, daß der Konsum von koffeinhaltigen Getränken gut für hyperkinetische Kinder sei, vor allem als Ersatz für stärkere Reizmittel, die gewöhnlich verabreicht werden. Z. Z. sind die Belege dafür noch widersprüchlich. Die diesbezügliche Forschung wurde durch Berichte angeregt, nach denen kindliche Hyperkinesis anscheinend in den lateinamerikanischen Ländern nicht auftritt, in denen die Kinder vom frühesten Alter an Kaffee trinken. Es wird vermutet, daß das frühzeitige Kaffeetrinken vielleicht eine unwissentliche «Selbst-Medikamentation» bei Symptomen von Übererregbarkeit ist. Andere Daten legen nahe, frühes Kaffeetrinken in diesen Ländern als Prophylaxe gegen Mangelerkrankungen anzusehen, da Kaffee therapeutische Mengen von Niacin enthält.

Koffein ist oft in Analgetica enthalten, besonders in Kopfschmerzmitteln. Kopfschmerzen sind u. a. ein typisches Zeichen bei Koffeinentzug und können in diesem Fall durch Koffein wieder behoben werden. Auch bei der Bekämpfung von Kopfschmerzen (und überhaupt Schmerzen), die andere Ursachen haben, wird Koffein eingesetzt. Allerdings ist es wahrscheinlich, daß Koffein auch Kopfschmerzen lindert, die durch übermäßigen Koffeingenuß hervorgerufen wurden.

Zur Wechselwirkung von Koffein mit anderen Drogen

Acethylsalicylische Säure (Asperin, ASA):

Koffein verstärkt die gewünschten und unerwünschten Auswirkungen von ASA. Bei der Linderung von schweren Periodeschmerzen erwies sich die Kombination ASA/Koffein als wirksamer, als ASA allein war. Dies traf jedoch nicht bei schweren Gebärmutterschmerzen von Wöchnerinnen zu. Die erwähnte lindernde Wirkung mag durch die Steigerung der biologischen Verfügbarkeit von ASA bedingt sein, die durch Koffein ausgelöst wird. Verstärkt wird durch Koffein auch die erosive Wirkung, die ASA auf den Magen ausübt, wenngleich ein klinischer Ergebnisbericht die wohltuende Wirkung von ASA bei gastritischen Beschwerden, die durch Koffein bedingt waren, hervorhebt. Verschiedene nephrotoxische Wirkungen, die ASA haben kann, können unter Umständen durch Koffein verstärkt werden, genauso wie ASA die Wirkung von Koffein auf die Allgemeinaktivität steigern kann.

Ätyhl-Alkohol (Äthanol):

Die Wechselwirkungen zwischen Äthyl-Alkohol und Koffein sind weitgehend unerforscht, aber wahrscheinlich kompliziert. Die verfügbaren Daten geben den Konsumenten alkoholischer Getränke, die hoffen, ihre Kondition durch Kaffee oder andere koffeinhaltige Getränke wiederzuerlangen, wenig Trost. Als Ergebnis ihrer «Therapie» kann an die Stelle der gewohnten schläfrigen, einkalkulierbaren Trunkenheit eine gefährliche und aggressive Form der sogenannten «hellwachen» Trunkenheit treten. Vorheriger Koffeinkonsum kann die Wirkung des genossenen Äthanols reduzieren, indem Koffein das Eindringen des Äthanols in den Dünndarm, in dem die größte Absorption erfolgt, verlangsamt. Tierversuche ergaben, daß chronischer Koffeinkonsum den Äthanolverbrauch bei schlecht ernährten, nicht jedoch bei gut gefütterten Tieren steigern kann. Übrigens scheinen geheilte Alkoholiker einen überdurchschnittlichen Kaffeeverbrauch zu haben.

Nikotin:

Der Gebrauch von Kaffee und Nikotin steht in starker Wechselbeziehung untereinander, obwohl es – zumindest in Nordamerika – zweimal mehr Verbraucher der ersten Droge als der zweiten gibt. Die beiden Drogen haben viele gemeinsame Wirkungen. Es gibt nichtsdestoweniger keine Untersuchung darüber, wie sie zusammenwirken. Man hat herausgefunden, daß mäßige Koffeinverbraucher mehr Nikotin benötigen, wenn ihnen Koffein entzogen wird. Merkwürdigerweise stellt sich bei starken Koffeinkonsumenten in der gleichen Situation dieser Effekt nicht ein. Es ist unklar, ob man Rauchern, die das Rauchen aufgeben möchten, raten soll, den Koffeinverbrauch zu erhöhen oder zu mindern.

Opiate:
In verschiedenen Tierversuchen hat Koffein den schmerzstillenden Effekt von Morphium verstärkt, die Entwicklung von Toleranz gegenüber dieser Droge verzögert und die typischen Entzugserscheinungen bei Absetzung der Opiate verstärkt. Koffein kann auch ein «Quasi-Abstinenzsyndrom» bei nicht abhängigen Tieren hervorrufen. Die Rolle von Koffein beim menschlichen Opiatekonsum ist noch nicht erforscht.

Zum Koffeinverbrauch

Obgleich Koffein der Welt beliebteste Droge ist und grüne Kaffeebohnen eine höchst wertvolle landwirtschaftliche Ware sind, gibt es überraschenderweise wenig Zahlenmaterial über den Koffeinverbrauch. Das Folgende basiert auf Gilbert (1976), diversen zusätzlichen Quellen und ausgewählten Zeitungsberichten sowie informellen Gesprächen mit Regierungsstellen und Vertretern der Industrie. Da offensichtlich mehr als 90 % des gesamten Koffeinverbrauchs in Form von Kaffee und Tee konsumiert wird, liegt der Schwerpunkt der Ausführungen bei diesen beiden Getränken. Alle Zahlen sind Näherungswerte.

Die Weltproduktion von Tee und Kaffee beträgt ca. 1,8 Millionen bzw. 4,5 Millionen Metrictons (1 Mt entspricht 1000 kg). Wenn dem Tee eine höhere Koffeinkonzentration zugestanden wird und man Produktionsverluste und ähnliches berücksichtigt, verbleibt ein jährlicher Koffeinverbrauch von 80 000 Mt, gleichmäßig verteilt auf Kaffee und Tee. Im Vergleich hierzu sind alle anderen Koffein enthaltenden Konsumgüter als nebensächlich zu betrachten. Der tägliche Koffeinverbrauch der 4,4 Milliarden Erdbewohner liegt somit nahe 50 mg.

Brasilien produziert ungefähr 25 % der Weltkaffee-Ernte und exportiert ¾ seiner Produktion. Kaffee macht seinen größten Export aus. Brasilien bestreitet 20 % des Weltkaffeehandels, es liegt damit vor Kolumbien, das für 18 % des Handels sorgt. Der bei weitem größte Importeur von Kaffee sind die USA, die ungefähr ¼ aller auf dem Weltmarkt erhältlichen Mengen aufkaufen – das kostet sie ungefähr 4 Milliarden Dollar pro Jahr. Der Pro-Kopf-Verbrauch von Kaffee in den USA betrug im Jahre 1979 5,2 kg. Er liegt damit weit unter dem der skandinavischen Länder. Dänemark ist der Spitzenreiter unter den Kaffee-Verbrauchern. 1977 betrug dort der Pro-Kopf-Verbrauch

10,8 kg. In Finnland betrug er zur gleichen Zeit 10,4 kg. Vor dem gewaltigen Preisanstieg 1977 war der Verbrauch in diesen Ländern noch höher. 1976 betrug der Pro-Kopf-Verbrauch in Finnland 15,5 kg. Das entspricht 375 mg Koffein pro Person pro Tag bzw. 500 mg Koffein allein an Kaffee pro Erwachsener pro Tag. Das zeigt, daß 1976 in Finnland Erwachsene soviel Koffein konsumierten, daß nach unserer Definition eine klare Abhängigkeit von der Droge und eine Gefährdung der Gesundheit durch die Droge bestand. Der Pro-Kopf-Verbrauch in den Niederlanden und in Deutschland betrug 1977 5,5 kg bzw. 5,7 kg.

Daten zum Tee-Konsum sind schwerer zu bekommen, da der Tee nicht solch eine wichtige Handelsware ist: Tee wird zu mindestens 50 % seiner Produktion in den Erzeugerländern getrunken – bei Kaffee beträgt dieser Anteil nur etwa 10 %. China, Japan und die UdSSR produzieren zusammen 35 % des Tees, der überhaupt angebaut wird, und exportierten kaum etwas davon. Indien bringt 40 % der Weltproduktion hervor, exportiert jedoch davon nur die Hälfte. Sri Lanka hat 15 % Anteil an der Weltproduktion und exportiert 90 % seiner Ernte. Damit sind Sri Lanka und Indien die weitaus größten Tee-Exporteure.

Der größte Importeur von Tee ist Großbritannien, es kauft jährlich mehr als ¼ der Welternte und gibt damit ca. 5000 Millionen US-Dollar pro Jahr aus. Es hat den zweithöchsten Pro-Kopf-Verbrauch nach Irland. Dort liegt der Pro-Kopf-Verbrauch bei 4 kg pro Jahr. Das entspricht 325 mg Koffein pro Tag für jeden Erwachsenen. In Deutschland und den Niederlanden lag 1977 der Pro-Kopf-Verbrauch von Tee bei 0,2 bzw. 0,2 kg.

Die gegenwärtige Diskussion

In einem früheren Bericht (Gilbert 1976) schlug ich vor, daß man überlegen solle, wie eine Einschränkung des Koffeinverbrauchs zu gewährleisten sei und wie man weitere Forschungen zu Koffein unterstützen könne. Seitdem sind fünf Jahre vergangen, und der Tenor der Diskussion hat sich bereits verändert. Nicht zuletzt die Befürchtungen, übermäßiger Koffeinkonsum könne Mißbildungen des Fötus hervorrufen, haben diese Veränderung bewirkt. Das kanadische Gesundheitsamt hat schwangere Frauen aufgerufen, nicht zuviel Kaffee zu trinken. In den USA wurde durch ein Komitee der *Food and Drug Administration* (FDA) beschlossen, Koffein auf der Liste der als ungefährlich geltenden Substanzen zu löschen. Das Komitee weist warnend darauf hin, daß insbesondere Kinder zwischen einem und fünf Jahren Konsumenten von Koffein sind. Die Kinder nehmen das Koffein vor allem in Form von Limonadengetränken zu sich. Die FDA selbst führt intensive Studien über durch Koffein hervorgerufene genetische Abnormalitäten bei Tieren durch. Ein vorläufiger Bericht weist zum Beispiel auf Fehlentwicklungen an Zehengliedern und andere Anomalien hin. Er weist zudem mögliche Schäden auf, die durch Koffeinverbrauch hervorgerufen werden, der «nicht weit über den Grenzen dessen liegt, was eine Person an koffeinhaltigen Nahrungsmitteln und Drogen normalerweise zu sich nimmt». Ein weiterer Bericht läßt vermuten, daß das FDA in absehbarer Zeit einen Vorbericht über mögliche Gesetze in bezug auf das Koffein herausgeben wird.

Erst wenn die gegenwärtige Forschung keine nachteiligen Wirkungen des Koffeins nachweisen sollte, werden wir unsere Befürchtungen zerstreuen können und wissen, ob Nordamerikas beliebteste Droge wirklich so harmlos ist, wie der hohe Stand des Verbrauchs es vermuten läßt.

Anthologie einiger Kommentare über Koffein und koffeinhaltige Getränke

Zur Entdeckung von Koffein:

«Der Charakter des Kaffees wird durch einen besonderen chemischen Bestandteil, genannt Koffein, hervorgerufen.» John Lindley (1830): *An Introduction to the Natural System of Botany.*

Wirkungen von Koffein:

– auf das Nervensystem

«Eine gewisse Flüssigkeit, die sie Kaffee nennen . . . berauscht das Gehirn.» William Parry (1601): *A new and large Discourse of the Travels of Sir Antone Sherley.*

– auf die Muskeln

«Es gibt viele Unterschiede in der Auswirkung von Tee und Kaffee, wenn sie im Überfluß genommen werden; aber ein Zug ist konstant zu beobachten, das Auftreten von Muskelzucken.» F. E. Anstie (1864): *Stimulants and Narcotics.*

– auf soziales Verhalten

«Dort, mitten im Schnee des Nordens, unter einem gastlichen Eskimodach, teilte ich zum ersten Mal mit ihnen das köstliche, belebende Sinnbild der Zivilisation – Tee!!» C. F. Hall (1865): *Arctic Researches and Life among the Esquimaux.*

– auf das Reproduktionsverhalten
«Als die Marquise von Coetlogon letztes Jahr schwanger war, trank sie zuviel Schokolade, so daß sie von einem kleinen Jungen entbunden wurde, der schwarz wie der Teufel war.» Mme. de Sévigné (1626 bis 1696): *Briefe*.

«Kaffee ist für die Priester des reformierten Glaubens nicht so notwendig wie für katholische Priester. Die letzteren dürfen nicht heiraten und – Kaffee führt Keuschheit herbei.» Charlotte-Elisabeth Gräfin d'Orléans (1652–1722): *Briefe*.

«Sie können Arbeiter sehen, die die Straße ausbessern und ihren Tee trinken; man trinkt ihn sogar im Zigeunerwagen, und, was nicht weniger merkwürdig ist, er wird sogar den Landarbeitern beim Heuen in Tassen verkauft.» Jones Hanway (1712–1786): *An Essay on Tea*.

«Exzessiver Konsum von Kaffee ist von schwächender Wirkung auf die Sexualorgane.» B. J. Jefferies (1894): *Search Lights on Health, Light on Dark Corners; a Complete Sexual Science and a Guide to Purity and Physical Manhood*.

– auf den Magen
«Kaffee, so wie er in England getrunken wird, schwächt den Magen und ruft eine leichte Übelkeit hervor . . . Gewöhnlich ist er aus schlechtem Kaffee hergestellt, wird lau und trübe serviert und in einer Woge von Wasser ertränkt.» William Kitchiner (1775–1827): *The Cook's Oracle*.

– auf die Arbeit
«Kaffee beruhigt, merzt das Gefühl von Müdigkeit und Erschöpfung aus, erleichtert die geistige Arbeit, vertreibt Schläfrigkeit. Eine größere Dosis kann nervöse Aufregung bewirken und Zittern und Schlaflosigkeit.» Prosper Montagne (1938): *Larousse Gastronomique*.

– auf die Stimmung
«Ich hinterlasse John Caddle eine silberne Teekanne, damit er gemütlich Tee trinken kann, trotz seines Kummers über sein schlampiges Weib.» Aus dem letzten Willen und Testament von Dr. William Dunlop, der nahe Montreal im Jahre 1848 starb.

Die Giftigkeit des Koffeins:

«Seit der Tee in Mode ist, sind selbst Selbstmorde selbstverständlicher für uns als in der Vergangenheit.» Jonas Hanway (1712–1786): *An Essay on Tea.*

«Briefe aus Boston berichten, daß der Geschmack der Fische sich geändert hat: vier- oder fünfhundert Teekisten haben das Wasser im Hafen so verunreinigt, daß die Fische die nervösen Beschwerden der Menschen bekommen haben.» (1774): *London Public Advertiser.*

«Ich sehe das Teetrinken als Zerstörung der Gesundheit an, als eine Schwächung des Körpers, die verweichlicht und faul macht. Tee verführt die Jugend und schafft ein elendes Alter.» William Cobbett (1762–1835): *The Vice of Tea-Drinking.*

«Wir haben einige bemerkenswerte Fälle von Kaffee-Exzessen gesehen ... Der Leidende zittert und verliert seine Selbstkontrolle, wird depressiv, verliert seine Farbe und hat ein verstörtes Aussehen. Der Appetit leidet, und Symptome von Darmkatarrh zeigen sich. Das Herz leidet auch, es schlägt unregelmäßig oder stolpert. Eine erneute Dosis dieses Giftes schafft zeitweise Erleichterung, aber zum Preis zukünftigen Übels ... Tee führt zu einem fremden und eigenartigen Grad von physischer Depression ... Ein ernstes Schwächegefühl kann sich auf den Leidenden senken ... Die Sprache kann vage und schwach werden. Durch solcherlei Übel können die besten Jahre des Lebens verdorben werden.» T. Clifford Allbut und Walter Dixon (1900): *In a System of Medicine.*

«Die teuflischen Wirkungen von Tee und Kaffee sind stark übertrieben worden.» H. M. Sinclair and D. F. Hollingsworth (1969): *Hutchinson's Food and Principles of Nutrition.*

Kaffeeabhängigkeit:

«Die Katze läßt das Mausen nicht, die alten Jungfern bleiben Kaffeeanhänger.» Johann Sebastian Bach (1685–1750): *Kaffeekantate.*

«Eine Art von chronischer Narkose, deren wirkliche Existenz meistens ignoriert wird, aber die in Wahrheit gut sichtbar und zu identifizieren ist, ist der selbstverständliche übergroße Gebrauch von Tee und Kaffee.» F. E. Anstie (1864); *Stimulants and Narcotics.*

«Im mittleren Osten ist Kaffee eine der Hauptnotwendigkeiten des Lebens. Man sagt, daß eine der Versprechungen, die ein Türke bei seiner Hochzeit macht (oder jedenfalls in der Vergangenheit machte), die Versicherung ist, daß seiner Braut niemals der Kaffee ausgehen werde.» Prosper Montagne (1938): *Larousse Gastronomique.*

Wechselwirkungen mit Alkohol:

«Das Kaffeegetränk brachte eine große Nüchternheit über alle Nationen.» James Howell (1659): *Instructions for foreigne travell.*

«Zusätzlich zum Alkohol verbrauchten die Böhmen Kaffee. Sie trinken große Mengen dieses anregenden Getränkes und verlieren sich mit ihren Gedanken beim Kaffee und erleiden den Katzenjammer bei Kaffee genauso wie beim Alkohol. Angesehene Bürger waren über den böhmischen Kaffeekult genauso entsetzt, wie heutzutage angesehene Bürger über das Marihuana-Rauchen entsetzt sind. Bedeutende Wissenschaftler . . . teilen dieses Entsetzen.» Edward Brecher et. al. (1972): *Licit and Illicit Drugs.*

Zum Wissensbestand:

«Die klinische Literatur über psychologische und physiologische Reaktionen auf Koffein ist umfassend und verwirrend. Wahrscheinlich können mehr Widersprüche entdeckt werden als in der Literatur jedes anderen pharmakologisch wirksamen Mittels.» T. Colton, R. E. Gosselin, R. P. Smith (1968): *Clinical Pharmacology and Therapeutics,* Vol. 9.

«Eine realistische klinische Aussage über den Coffeinismus ist schwierig zu formulieren. Angaben zur Prävalenz und Inzidenz sind einfach nicht ausreichend bekannt. Kaffee- und Tee-Trinkgewohnheiten sind nicht ausreichend bekannt.» John Greden (1974): *American Journal of Psychiatry,* Vol. 131.

Zum Abschluß:

«(Kaffee) bringt so wenig ein, ist ein bitteres Gebräu und schmeckt nach Armut und menschlichem Leid.» Penny Lernoux (1975): *The Nation.*

Anmerkung

* Aus dem Englischen übersetzt mit freundlicher Genehmigung von S. Miller (Ed.) (1981): *Nutrition and Behaviour*. Philadelphia: The Franklin Institute. Vom Verfasser gekürzt und leicht verändert.

Stand der Alkoholismusforschung

WILHELM FEUERLEIN

Als Beispiele wichtiger Forschungsergebnisse werden besprochen: die Frage der Alkoholgrenzwerte, unbedenklicher Alkoholkonsum, Diagnosetests für Alkoholismus, somatische (Tiermodelle, genetische Faktoren) und psychosoziale Entstehungsbedingungen des Alkoholismus, schließlich als Beispiele der Alkoholfolgekrankheiten die Alkohol-Embryopathie sowie alkoholbedingte Hirnatrophie und psychoorganisches Syndrom.

Einleitung und Begriffsbestimmung

«Alkoholismus» ist ein etwas verschwommener Begriff, für den es eine ganze Reihe von Definitionen gibt. Ich möchte zunächst die WHO zitieren, die 1952 den Alkoholismus nach den durch ihn gesetzten Schäden in körperlicher, psychischer und/oder sozialer Hinsicht abgrenzt. Nach der neueren, hauptsächlich in angloamerikanischen Ländern verwendeten Nomenklatur wäre damit freilich nur das «Problemtrinken» definiert (worunter nicht etwa der Mißbrauch wegen Problemen verstanden wird, sondern ein Alkoholismus gemeint ist, der zu Problemen führt). Von Alkoholismus würde erst dann gesprochen, wenn eine Abhängigkeit von Alkohol (in körperlicher oder/und in psychischer Hinsicht) besteht.

Der Alkohlismus ist in seinen Entstehungsbedingungen, in seinem Vorkommen und in seinen Erscheinungsformen und schließlich, davon abhängig, auch in seiner Therapie so vielfältig, daß den «Stand der Alkoholismusforschung» darstellen in erster Linie bedeutet, eine Auswahl zu treffen. Aber auch die Art der Präsentation wird sich entsprechend den gegebenen Möglichkeiten beschränken müssen.

Alkoholgrenzwerte

Seit vielen Jahrhunderten wurde versucht, Grenzwerte festzulegen, innerhalb derer der Alkoholkonsum völlig ungefährlich, ja vielleicht sogar empfehlenswert ist. Galt doch Alkohol – und gilt er bei vielen noch immer – als heilsam, und Bier wird gar als Volksgetränk betrachtet. Alkohol ist aber ein «ganz besonderer Saft» wegen seiner einzigartigen Eigenschaftskombination. Er ist nämlich zugleich ein Nahrungsmittel, Genußmittel, Rauschmittel und Gift. Die Untersuchungen und Erfahrungen gerade der letzten Jahrzehnte zeigen, daß es kaum ein Organsystem gibt, das nicht vom Alkohol geschädigt werden kann (s. unten), wobei die dafür angeschuldigten Alkoholmengen nur bei wenigen Krankheiten näher bekannt sind. Dabei ist anzumerken, daß diese Untersuchungen außerordentlichen methodischen Schwierigkeiten begegnen. Es ließ sich zeigen, daß eindeutige, für alle Menschen verbindliche Grenzwerte unbedenklichen Alkoholkonsums nicht angegeben werden können (DHS 1980). Allerdings ergab sich, daß die Frauen wesentlich geringere Alkohlmengen vertragen als die Männer (Thaler 1977) und daß es außerdem gesicherte Unterschiede in der Alkoholverträglichkeit zwischen den verschiedenen Menschenrassen gibt (Wolff 1972). So ist die Verträglichkeit des Alkohols in der Regel bei Angehörigen der mongolischen Rassen wesentlich erniedrigt. Wahrscheinlich hängt dies mit angeborenen qualitativen und quantitativen Unterschieden der Enzyme zusammen, die Alkohol abbauen (Alkoholdehydrogenase).

Diagnose

Ausgehend von der Beobachtung, daß bei der bekannten Dissimulationstendenz von Alkoholikern und bei der Unspezifität der einzelnen alkoholbedingten Störungen die Diagnose im Frühstadium des Alkoholismus sehr schwierig sein kann, wurde seit etwa 40 Jahren versucht, mit standardisierten Untersuchungsinstrumenten, meist mit Selbstbeurteilungsfragebogen, die klinisch gestellte Diagnose «Alkoholismus» zu objektivieren (z. B. Selzer 1967). Dabei wurden aber meistens die somatischen Folgen nicht genügend berücksichtigt. In den letzten Jahren wurden Versuche unternommen, allein mit Hilfe biochemischer Tests die Diagnose Alkoholismus zu untermauern. So wurde 1976 von Shaw et al. gezeigt, daß das Verhältnis von zwei Aminosäuren im Blutplasma (Alphaaminobuttersäure vs. Leucin) bei Alkoholikern im Vergleich zu Nichtalkoholikern verschoben ist. Allerdings wird dieser Test schon wenige Wochen nach Alkoholabstinenz wieder negativ, so daß bei episodischen Trinkern mit länger dauernder Alkoholabstinenz falsch negative Ergebnisse zu erwarten sind. In jüngster Zeit wurde versucht, aus einer großen Zahl von biochemischen Tests diejenige Testkombination herauszufinden, die die beste diagnostische Voraussagequalität aufweist (Ryback et al. 1978). Dabei können natürlich nur alkoholbedingte *körperliche* Schäden erfaßt werden. Einen ganz anderen Weg gehen Versuche, mit einem umfassenden diagnostischen Instrument alle 4 Definitionskriterien des Alkoholismus (körperliche, psychische, soziale Schäden sowie pathologisches Trinkverhalten) mit einzubeziehen und nach einem Gewichtssystem miteinander zu verrechnen. Es gelang, einen Test zu entwickeln (den Münchner Alkoholismustest [Malt]), der die vier genannten Bereiche in 31 Items in einer relativ einfachen Art umfaßt und der sich bei Validierungsversuchen in der Praxis des niedergelassenen Arztes bzw. der Klinik bewährt hat (Feuerlein et al. 1977).

Entstehungsbedingungen

In den letzten Jahren wurden zahlreiche Untersuchungen zum Bedingungsgefüge des Alkoholismus unternommen. Dabei ist zu betonen, daß besonders unter psychologischen und psychosozialen Aspekten die Entstehungsbedingungen des Alkoholismus mit denen anderer Suchtformen gemeinsam gesehen werden müssen. Über das Zusammenwirken der verschiedenen Faktorengruppen:

- Menge und Art der Droge mit ihrem spezifischen Mißbrauchspotential,
- somatische und psychische Eigenart des jeweiligen Individuums, soziales Umfeld

wurden verschiedene Modelle entwickelt, die letztlich von einem gemeinsamen Grundmodell ausgehen (Feuerlein 1969) (Abb. 1). In den letzten Jahren wurde der Interaktion zwischen den einzelnen Faktoren und ihre Regelkreisbeziehung besonders hervorgehoben.

Somatische Entstehungsbedingungen: Tiermodelle

Seit vielen Jahren gelingt es, Tierstämme zu züchten (meistens Nagetiere), die im Selbstwahlversuch entweder alkoholische Getränke bevorzugen oder ablehnen.

Weiterhin konzentrierte sich die Forschung in den letzten Jahrn auf Versuche, ein Tiermodell für erworbene Alkoholabhängigkeit zu finden, d. h., also Tieren, die vorher Alkohol ablehnten, durch bestimmte Interventionen einen übermäßigen Alkoholkonsum, u. U. mit Alkoholsuchtverhalten, zu erzeugen. Anknüpfungspunkte dieser Forschung sind die Selbstreizversuche des Gehirns, durch die bei zahlreichen Versuchstieren offenbar ein lustbetonter Zustand hervorgerufen werden kann (Olds/Milner 1954). Keinen Erfolg brachten aber verschiedene Versuche, durch organische Hirnläsionen bei Affen und Ratten eine signifikant dauerhafte Vermehrung des freigewählten Alkoholkonsums herbeizuführen (z. B. Amit et al. 1976; Kamback et al. 1973).

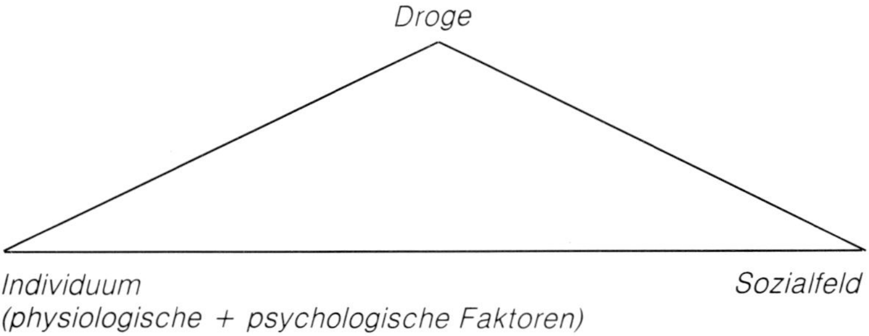

Abb. 1. Modell für die Entstehung der Drogenabhängigkeit

Davis et al. (1967) konnten zeigen, daß im Verlauf des Alkoholabbaus auf der Acetaldehydstufe Kondensationsprodukte dieser Substanz entstehen, die eine gewisse chemische Verwandtschaft zu Morphin aufweisen. Besonders bemerkenswert sind die Untersuchungen, durch die es gelang, bei Ratten, die vorher Alkohol abgelehnt hatten, durch mehrtägige Infusionen von Kondensationsprodukten des Acetaldehyds eine Alkoholpräferenz zu erzeugen, die auch nach Absetzen der auf wenige Tage beschränkten Infusionen anhielt (Melchior/Myers 1977; Myers/Melchior 1977). Zur Klärung dieser Ergebnisse wird angenommen, daß diese Substanzen, die mormalerweise die Blut-Hirn-Schranke nicht durchbrechen können, an Hirnstrukturen herangebracht werden, die besonders reich an Dopamin, einem Neurotransmitter, sind.

Genetische Faktoren

Seit Jahrhunderten ist bekannt, daß sich Alkoholismus in bestimmten Familien häuft. Aus dieser Beobachtung allein läßt sich aber nicht zwischen den genetischen und den peristatischen Einflüssen differenzieren. Die genetische Forschung bemüht sich deswegen einmal, genetische «Marker» aufzufinden, die zwischen Alkoholikern und Nichtlalkoholikern unterscheiden, z. B. Störungen der Farbwahrnehmung (Cruz-Coke/Valera 1970) und Unterschiede in den Blutgruppen (Kojic et al. 1977). Alle diese Untersuchungen sind aber nicht unwidersprochen geblieben.

Weitere Methoden, die genetischen Einflüsse zu klären, sind die Untersuchungen an Zwillingen sowie Untersuchungen an Adoptivkindern. Bei den Zwillingsuntersuchungen werden eineiige, also erbgleiche Zwillinge mit zweieiigen Zwillingen verglichen. Bei verschiedenen Untersuchungen, die in den letzten 20 Jahren vor allen Dingen von skandinavischen Autoren publiziert wurden, zeigte sich, daß eineiige

Zwillinge signifikant häufiger einen Zwillingspartner hatten, der ebenfalls Alkoholiker war, als dies bei zweieiigen Zwillingen festgestellt werden konnte (Kaij 1960).

Bei der Adoptivkinder-Methode werden Personen untersucht, die im frühen Lebensalter von ihren biologischen Eltern getrennt und von Nichtalkoholikern adoptiert worden waren. Die experimentelle Gruppe stammte von Eltern, von denen mindestens ein Elternteil als Alkoholiker klinisch diagnostiziert worden war, während die parallelisierten Kontrollgruppen keine Eltern mit Alkoholismusvorgeschichte aufwiesen. Unter den Kindern der Alkoholiker fanden sich später signifikant mehr schwere Alkoholiker, und auch die Zahl der psychiatrischen Behandlungen war bei ihnen häufiger, außerdem bestand bei ihnen eine dreimal höhere Scheidungsrate gegenüber den Kontrollgruppen. Dagegen ließen sich keine Unterschiede auf anderen psychopathologischen Gebieten nachweisen (Goodwin et al. 1973).

Bemerkenswert sind auch Untersuchungen amerikanischer Arbeitsgruppen, die gefunden haben wollen, daß Verwandte von männlichen Alkoholikern ein höheres Erkrankungsrisiko für affektive Störungen haben. Es wird der Schluß gezogen, daß die dem Alkoholismus zugrunde liegende «familiäre Krankheit» bei den Frauen als depressive Störung, bei den Männern jedoch als Alkoholismus in Erscheinung trete (Winokur et al. 1970).

Psychosoziale Faktoren

Seit Jahrzehnten werden die Einflüsse psychosozialer Faktoren auf die Entstehung des Alkoholismus diskutiert, nachdem die Forschungen über die typische Grundpersönlichkeit des Alkoholikers bislang ergebnislos geblieben sind. Insbesondere werden die Ergebnisse der Lernpsychologie auf die Entstehung des Alkoholismus anzuwenden versucht. Es handelt sich dabei darum, zu prüfen, wie sich der Alkoholkonsum nach Menge und Frequenz entwickelt, wobei die äußeren Bedingungen experimentell verändert werden können. Die Untersuchungen wurden alle in laborähnlichen klinischen Abteilungen vorgenommen (was natürlich ihre Generalisierbarkeit einschränkt). Als Beispiele seien erwähnt: Beim Vergleich des Trinkverhaltens einer Gruppe von Alkoholikern und einer Gruppe von Nichtalkoholikern zeigte sich, daß unter gleichen Bedingungen die Alkoholiker nicht nur mehr Alkohol tranken, sondern auch weniger Sozialkontakte aufwiesen (Nathan/O'Brian 1972). Manche Trinkreduktionen ließen sich dadurch erreichen, daß die äußere Umgebung der Versuchspersonen «verarmt» wurde (z. B. durch Entfernung von Möbeln, Verbot des Fernsehens usw.) oder wenn die Versuchspersonen sich mehr anstrengen mußten, um an den Alkohol heranzukommen (Bigelow/Liebson 1972).

Zur Klinik der Alkoholfolgekrankheiten

Wie schon oben erwähnt, wurden in den letzten Jahrzehnten immer neue Krankheiten gefunden, die ursächlich mit dem Alkoholmißbrauch zusammenhängen (z. B. die Alkoholembryopathie = *fetal alcohol syndrome*), bzw. es wurden die Entstehungsbedingungen mancher längst bekannter Krankheiten durch die Hereinnahme des Alkohols erweitert (z. B. Karzinome der oberen Verdauungswege, wie Zungen-, Schlund- und Speiseröhrenkarzinome, oder die Hirnatrophie). Von diesen Krankheiten sollen die Alkoholembryopathie und die Hirnatrophie näher besprochen werden.

Alkoholembryopathie

Vor 10 Jahren wurde erstmals über Mißbildungen bei Kindern von Alkoholikerinnen berichtet (Jones et al. 1973), die vor allem den Kopf, das Herz, die Genitalien und die Extremitäten betreffen. Weitere wichtige Symptome sind folgende: Intrauteriner und postpartaler Minderwuchs mit psychischer Retardierung, Mikrocephalus, Hyperaktivität, Muskelhypertonie (Majewski et al. 1977). Soweit bisher testpsychologische Untersuchungen vorliegen, zeigte sich in 86 % der Fälle eine Minderbegabung. Über die Pathogenese dieser Störungen ist noch wenig bekannt. Sicher ist nur, daß sie in Tierversuchen reproduziert werden können und daß ein gleichzeitiger Tabak- und Tablettenabusus der Mutter keine Rolle spielt. Die Alkoholembryopathie gehört zu den häufigsten Embryopathien, genaue Zahlen liegen jedoch nicht vor.

Hirnatrophie und psychoorganisches Syndrom

Die Frage, ob beim chronischen Alkoholismus regelmäßig eine Hirnatrophie und ein psychoorganisches Syndrom auftreten, steht seit Jahren in der Diskussion. Zur Klärung der morphologischen Veränderungen bei chronischen Alkoholikern wurden verschiedene Untersuchungsmethoden angewandt (Autopsie, Pneumencephalographie, Echoencephalographie), die teilweise widersprüchliche Ergebnisse brachten und darüber hinaus in verschiedener Hinsicht problematisch sind. Eine neue Röntgenmethode, die Computertomographie, brachte auf diesem Gebiet einen wesentlichen Fortschritt. Die bisherigen Untersuchungen zeigten eine hohe Übereinstimmung. Es fand sich meist

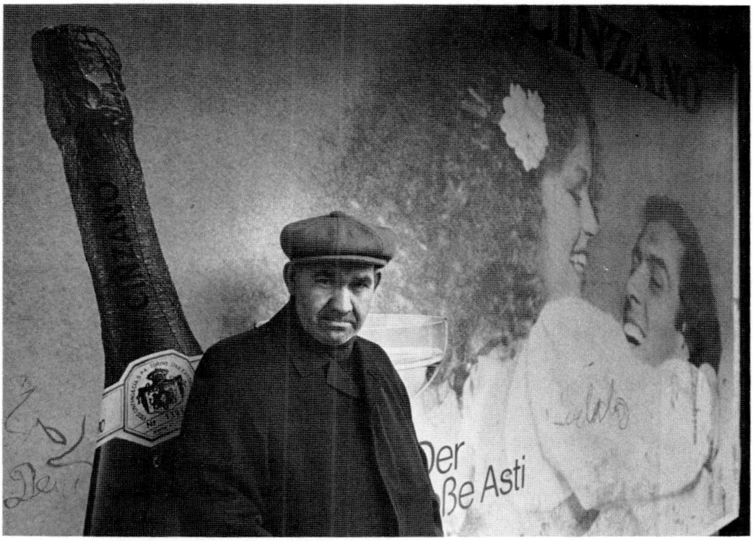

Alkohol ist zugleich Nahrungsmittel, Genußmittel, Rauschmittel und Gift.

eine mittel- bis hochgradige Erweiterung der äußeren Liquorräume, seltener eine solche der inneren Liquorräume. Bemerkenswert ist, daß in einzelnen Fällen eine Rückbildung der im Computertomogramm nachgewiesenen Hirnatrophie nach mehreren Monaten Alkoholabstinenz beobachtet werden konnte (Carlen et al. 1978). Bei zahlreichen Untersuchungen mit psychologischen Testmethoden zeigte sich eindeutig, daß bei chronischen Alkoholikern Ausfälle bestehen, die eine mehrschichtige Schädigungsstruktur aufweisen. Sie umfassen Leistungen der Aufmerksamkeit, der Konzentration, der Wahrnehmung, der Motorik und des Gedächtnisses. Die Feinmotorik war stärker geschädigt als die Grobmotorik. Die Gedächtnisausfälle betrafen vor allen Dingen das Aufnehmen und die Reproduktion von visuellen Eindrücken, während verbale Eindrücke besser behalten und wiedergegeben werden konnten. Die Intelligenzleistungen erwiesen sich besonders dann als beeinträchtigt, wenn sie unter Zeitdruck gefordert wurden und wenn sie mit der Forderung nach Flexibilität verbunden waren. Das abstrakte Denken war am meisten geschädigt. Zusätzlich fanden sich noch Verhaltens- und Stimmungsanomalien sowie Desorientiertheit hinsichtlich Raum und Zeit, ferner Dyspraxien, Konfabulationen, Dysphasien und Perseverationsneigungen (Grünberger 1977; Cutting 1978).

Tabakkonsum und Nikotinabhängigkeit

SAUL M. SHIFFMANN

Die Abhängigkeit von Nikotin – einem psychoaktiven Alkaloid – ist an den Gebrauch von Tabak gebunden. Historische wie wissenschaftliche Zeugnisse beweisen, daß Tabak auf seine Konsumenten einen so starken Einfluß ausübt, daß sie bemüht sind, stets einen gleichbleibenden Nikotinspiegel in ihrem Blut aufrechtzuerhalten. Nikotin hat tiefgreifende Effekte auf die Chemie des Gehirns. Raucher benutzen es, um ihre Stimmungen zu regulieren. Das schlechte, unwohle Befinden, das sich in den meisten Fällen nach dem Absetzen von Nikotin einstellt, macht es schwer, mit dem Zigarettenrauchen aufzuhören. Unser hoher Zigarettenkonsum ist durch diese starke Abhängigkeit bedingt. Daran haben bis heute weder die durch Tabak bedingte Mortalitätsrate noch die durch ihn verursachten Krankheiten etwas ändern können.

Unsere Ansichten über das Tabakrauchen ändern sich. Sah man darin früher vor allem eine störende und unschöne Angewohnheit, wird es nun als das angesehen, was es wirklich ist: als eine höchst gefährliche Drogenabhängigkeit. Es wird noch eine Zeitlang dauern, bis sich diese neue Erkenntnis durchgesetzt hat, denn der Gebrauch von Tabak ist nicht mit den üblichen Kennzeichen von Drogengebrauch verbunden. In keinem Land der Welt wird heute Tabak als Droge behandelt. Und doch enthüllt schon eine oberflächliche Prüfung des Tabakgebrauchs, daß er eine Form von Drogengebrauch ist. Obwohl es Millionen von Pflanzenspezies auf der Erde gibt, so sind doch nur drei in der Geschichte des *homo sapiens* durch Rauchen konsumiert worden. Das sind: Schlafmohn, die Hanfpflanze (Haschisch, Marihuana) und Tabak. Bereits durch die Gesellschaft, in der sie sich befindet, offenbart die Tabakpflanze ihre wahre Natur.

Tabakabhängigkeit

Wenn wir zugestehen, daß Tabakrauchen eine Art von Drogengebrauch ist – und wir werden darauf weiter unten ausführlich zurückkommen –, dann müssen wir feststellen, daß hier eine Drogenabhängigkeit vorliegt. Schon eine ganz oberflächliche Untersuchung des

Tabakgebrauchs genügt, um dies zu bestätigen. Die gesundheitlichen Gefahren von Tabak sind in der ganzen zivilisierten Welt wohlbekannt. Schon Schulkinder wissen, daß Rauchen schädlich ist und können einige der gesundheitlichen Folgeerscheinungen erklären. Trotzdem inhalieren weiterhin Millionen von Menschen in den Vereinigten Staaten und in Europa den tödlichen Rauch. Übte der Tabak nicht einen so mächtigen Zauber aus, wäre er dann nicht unter diesem Ansturm von Informationen über seine Gefährlichkeit längst verschwunden?

Auch die Geschichte bestätigt die Macht von Tabak auf die, die ihn benutzen. Tabakrauchen war eine Sitte der Neuen Welt, die Christoph Kolumbus in Europa einführte, wo sie sich wie ein Lauffeuer ausbreitete. Die Macht der Tabakgewohnheit mag man an der Strenge der Gesetze, die gegen sie erlassen wurden, ebenso ermessen wie an deren Fehlschlägen. 1691 wurde in Lüneburg die Todesstrafe für Raucher eingeführt. Ebenso wurde der Tabakgebrauch in der Türkei, in Persien und Rußland mit dem Tod geahndet (Jarvik 1970; Van Lancker 1977). Doch keines dieser Gesetze konnte die Ausbreitung des Tabakgebrauchs aufhalten. Das Suchtpotential von Tabak zeigte sich selbst in den Konzentrationslagern der Nazis, wo Inhaftierte manchmal ihre knappen Lebensmittelrationen gegen Tabak eintauschten.

Diese suchterregende Macht des Tabaks wird auch von «Suchtexperten» – Heroinsüchtigen – bestätigt. Die meisten Narkotikasüchtigen rauchen, und viele berichten, daß ein Verzicht auf das Rauchen sehr viel schwieriger sei als die Aufgabe von Heroin. Auf einer mehr wissenschaftlichen Ebene berichtet eine britische Studie (McKennell/ Thomas 1967), daß von Jugendlichen, die in ihrer Teenagerzeit zwei oder mehr Zigaretten rauchen, 85 % später einmal regelmäßig rauchen. Das verwundert besonders im Lichte der Tatsache, daß frühe Raucherfahrungen äußerst unangenehm sind, verursachen sie doch leichten Schwindel, Brechreiz, Würgereiz, Husten usw.

Alle Raucher, die eine Zeitlang geraucht haben, tun sich schwer, diese Gewohnheit aufzugeben. 60 % berichten, daß sie es aufgeben möchten, aber nicht in der Lage seien (*United States Public Health Service* 1969). Sogar mit Hilfe der Intensivbehandlung in Rauchentziehungskliniken können nur zwei Raucher von dreien erfolgreich vom Rauchen abgebracht werden. Von denjenigen, die wirklich das Rauchen aufgeben, werden drei von vieren innerhalb von sechs Monaten wieder das Rauchen anfangen (Hunt/Matarazzo 1973). Das bedeutet, daß nur die Hälfte derer, die mit den besten verfügbaren verhaltenstherapeutischen Technologien behandelt worden sind, wirklich ihre Tabakabhängigkeit aufgeben können.

Gesundheitsfolgen des Rauchens

Wenn man weiterraucht, «handelt» man sich eine Reihe medizinischer Risiken ein. Zigarettenrauchen ist gegenwärtig die größte vermeidbare Ursache von Krankheit und Tod in der westlichen Welt. Allein in den Vereinigten Staaten schätzt man jährlich 350 000 vorzeitige Todesfälle, die durch übermäßigen Tabakkonsum verursacht werden (*United States Public Health Service* 1979). Das heißt, fast tausend Menschen sterben täglich auf Grund ihres Rauchens. Der typische 30 bis 35 Jahre alte Raucher, der zwei Päckchen täglich konsumiert, dürfte etwa acht bis neun Jahre seines Lebens dem Rauchen «opfern» (Hammond 1967).

Die mit dem Rauchen am engsten zusammenhängende Krankheit ist natürlich der Lungenkrebs. Mehr als 90 % aller Lungenkrebsopfer rauchen (Fleckseder 1936). Rauchen verursacht noch viele andere Krankheiten des Atemsystems, vor allem Emphyseme, wobei die Lungengewebe allmählich zerstört werden, bis das Opfer gewissermaßen erstickt. Außer den örtlichen Wirkungen auf die Lungen trägt Rauchen auch in anderen Teilen des Körpers zu Krebs bei. Diese Effekte sind dem «Teer», d. h. den Kondensaten zuzuschreiben, die sich durch den Rauch in den Lungen ablagern (*United States Public Health Service* 1979). Ein einfaches Experiment genügt, dies zu beweisen: Zieht man Rauch durch ein Tuch oder ein Papiertaschentuch, dann hinterläßt der Rauch eine teerartige Substanz. Dieser Teer enthält buchstäblich Tausende von identifizierten Substanzen, von denen man weiß, daß sie Krebs verursachen.

Krebs ist indes nicht der wichtigste Raucherschaden. Der wirklich Schuldige für die tödlichen Auswirkungen des Rauchens ist eine Erkrankung der Herzkranzgefäße. Rauchen trägt zu einem von drei Todesfällen dieser Herzerkrankung bei. Man schätzt, daß das Rauchen für ungefähr 20 % der tödlichen Krebsfälle und sogar 60 % der tödlich verlaufenden Herzkrankheiten verantwortlich ist (Garfinkel 1980). Die tödlichen Auswirkungen auf das Herz werden nicht durch die oben erwähnten Teere, sondern durch zwei andere Komponenten des Zigarettenrauchens verursacht: durch Kohlenmonoxydgas und Nikotin.

Die Wirkung des Kohlenmonoxyds besteht darin, daß es ebenso wie Sauerstoff von den roten Blutkörperchen aufgenommen wird. Normalerweise reichern sich rote Blutkörperchen in den Lungen mit Sauerstoffmolekülen an und transportieren sie dann in das Zellgewebe des ganzen Körpers. Kohlenmonoxyd dagegen bindet anstelle des Sauerstoffs die roten Blutkörperchen, und diese Verbindung ist nicht mehr umkehrbar. Als Konsequenz bewirkt das Inhalieren von Koh-

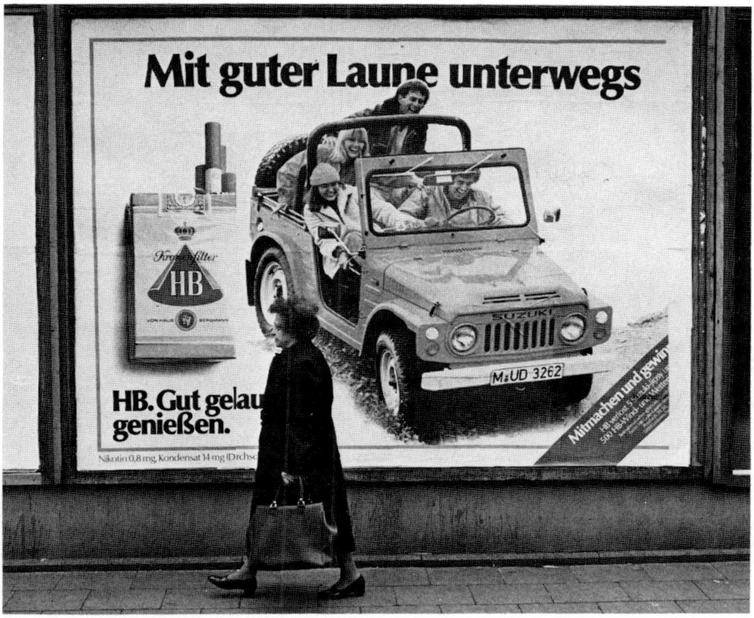

Die «truckene Trunckenheit des Tabaks» – so wurde Rauchen im 17. Jahrhundert bezeichnet. Man hatte zunächst keinen eigenen Ausdruck für den aus Amerika übernommenen Brauch und sprach von «Rauchtrinken» und «Tabaktrinken». Tabak enthält eine Reihe psychoaktiver Alkaloide. Seine Schädlichkeit wurde schon sehr früh erkannt, hat aber seinen Siegeszug bis heute nicht aufhalten können.

lenmonoxyd eine Verringerung der roten Blutkörperchen im Kreislauf und zwingt so das Kreislaufsystem zu höherer Leistung, um die gleiche Menge von Sauerstoff in die Gewebe zu transportieren (Van Lancker 1977).

Nikotin

Nikotin ist ein starkes Alkaloid, das nur in den Blättern der Tabakpflanzen enthalten ist und eine Vielzahl von Effekten sowohl auf den Kreislauf wie das zentrale Nervensystem hat. Nikotin ist ein Reizmittel, das das Herz schneller schlagen und damit stärker arbeiten läßt. Nikotin hebt auch den Blutdruck; teilweise geschieht dies durch das Zusammenziehen der peripheren Gefäße des Kreislaufsystems und durch den derart erhöhten Druck auf das Herz (Van Lancker 1977).

Die Wirkungen des Nikotins sind nicht nur auf das Herz-Kreislauf-System beschränkt. Seine Wirkungen auf das Nervensystem sind vermutlich noch nachhaltiger. Ihretwegen konsumieren die meisten Raucher Tabak. Das Inhalieren von Tabakrauch ist eine außerordentlich erfolgreiche Methode, dem Gehirn Nikotin zuzuführen. Schon acht Sekunden nach einem Zug aus der Zigarette erreicht das Nikotin das Gehirn (Russell 1976). Wenn auch die Wirkungen noch nicht genau bestimmt werden konnten, so wissen wir doch, daß Nikotin nachhaltigen Einfluß auf das System der Neurotransmitter hat. Neurotransmitter sind chemische Substanzen, durch die die Gehirnzellen in gegenseitiger Korrespondenz stehen. Von Nikotin ist bekannt, daß es in manchen Fällen die Freigabe dieser Neurotransmitter erhöht, in anderen Fällen jedoch die Kommunikation blockiert. Außerdem wirkt es auf die Formen der Gehirnströme, die die stets weitergehende elektrische Aktivität im Gehirn reflektieren (Gritz 1980; Jarvik 1970; Russell 1976).

Warum rauchen die Menschen?

Es gibt sehr viele Beweise, die vermuten lassen, daß die Menschen rauchen, um ihrem Körper Nikotin zuzuführen. Im Zusammenhang mit dem Thema dieses Materialienbandes verdient Nikotin unsere Beachtung vor allem auf Grund der Tatsache, daß es ein Alkaloid ist, das in hoher Konzentration im Tabak vorkommt. Bereits ein flüchtiger Blick in andere Kapitel dieses Buches zeigt, daß die meisten psychoaktiven Substanzen Alkaloide sind. Obwohl die Wirkungen von Nikotin eher undramatisch und schwer zu beschreiben sind, beobachtete Johnston (1942), daß Raucher (übrigens auch er selber) Injektionen von Nikotin als angenehm empfanden. Weiter bemerkte er, daß solche Injektionen das Verlangen zu rauchen für einige Zeit befriedigten (Johnston 1942).

Diese Beobachtung trifft den Kern der wichtigsten Untersuchungen über Nikotin, die meist unter der Rubrik Titrations-Studien erscheinen. Das beinhaltet die folgende Vorstellung: Wenn jemand raucht, um sich Nikotin zuzuführen – oder klarer gesagt, einen bestimmten Nikotinspiegel in seinem Blut aufrechtzuerhalten –, dann sollte eine Veränderung der im Blutspiegel enthaltenen oder das aus einer Zigarette zu absorbierenden Nikotinmenge den Raucher veranlassen, seinen Konsum anzupassen oder zu «titrieren». Im Experiment von Johnston zum Beispiel, bei dem der Nikotingehalt des Blutes durch Nikotininjektionen «künstlich» erhöht worden war, empfanden die Raucher einen geringeren Wunsch zu rauchen. Andere Forscher haben in ähnlicher Weise Rauchern intravenöse Infusionen von Nikotin injiziert und fanden, daß dadurch eine Verminderung des Rauchens zu beobachten war (Lucchessi/Schuster/Emley 1967).

Ein anderer Weg, um die gleiche Wirkung zu erreichen, ist der, den Nikotingehalt der von den Rauchern bevorzugten Zigaretten zu variieren. Gibt man Personen Zigaretten mit weniger Nikotin, als sie zu rauchen gewöhnt waren, dann rauchen sie mehr, vermutlich um die reduzierte Nikotinzufuhr zu kompensieren (Gritz 1980). Ungeklärt ist, warum sie die entzogene Nikotinmenge dabei nicht in proportionaler Weise kompensieren. Mit anderen Worten, wenn der Nikotingehalt der Zigarette halbiert ist, dann bedeutet das nicht eine Verdoppelung der Zigarettenzahl. Natürlich wäre es auch schwierig, sich plötzlich – als Reaktion auf die Manipulation des Forschers – von 20 auf 40 Zigaretten pro Tag zu steigern. Umgekehrt kann man auch den Nikotingehalt der Zigaretten erhöhen und dabei beobachten, daß die Raucher die Anzahl ihrer Zigaretten verringern (Russell/Wilson/Patel/Feyerabend/Cole 1975).

Andere Experimente von Stanley Schachter von der Columbia University haben gezeigt, daß eine Veränderung der Geschwindigkeit, in der Nikotin aus dem Blut ausgeschieden oder entfernt wird, in gleichem Maße den Nikotinkonsum beeinflußt. Wird Nikotin schneller aus dem Blut entfernt, dann raucht man mehr. Wenn die Rate der Nikotinausscheidung reduziert wird, raucht man weniger, vermutlich weil das Bedürfnis sinkt, dieses Nikotin zu ersetzen (Schachter/Kozlowski/Silverstein 1976).

Einige bedeutende Titrationsexperimente wurden von Murray Jarvik, einem Pionier der Nikotin- und Raucherforschung, und seinen Kollegen durchgeführt. Sie bewiesen, daß Raucher vor allem durch Nikotin und weniger durch Teer titrieren. Im allgemeinen ist die Menge von Nikotin und Teerkondensat in einer Zigarette hoch korreliert – das heißt, sie sind beide hoch oder beide niedrig. Jarvik verschaffte sich Tabaksorten, bei denen der Nikotingehalt unabhängig vom Teergehalt variierte. Er gab diese Zigaretten Rauchern und konnte zeigen, daß die Titration eher mit dem Nikotinspiegel als mit dem Teerspiegel im Zusammenhang stand (Goldfarb/Gritz/Jarvik/Stolerman 1976).

Ein anderes Experiment zeigt, daß für Raucher die Wirkungen von Nikotin auf das Zentralnervensystem wichtiger sind als die auf andere Körperorgane. Pentolinium ist eine Substanz, die Nikotinwirkungen im Körper, aber nicht im Gehirn blockiert. Gibt man Rauchern Pentolinium, so rauchen sie in gewohnter Menge weiter. Mecamylamin ist dagegen eine Substanz, die Nikotinwirkungen überall blockiert, auch im Gehirn. Gibt man Rauchern Mecamylamin, dann erhöhen sie ihren Konsum etwas – es scheint, als ob sie versuchen, die Blockade von

Mecamylamin zu durchbrechen (Stolerman/Goldfarb/Fink/Jarvik 1973).

Psychotrope Wirkungen von Nikotin

Diese Experimente lassen darauf schließen, daß beim Rauchen Nikotin ins Gehirn gelangt, aber mit welcher Wirkung? Unglücklicherweise sind die Wirkungsweisen von Nikotin auf das zentrale Nervensystem zu wenig bekannt, um diese Frage beantworten zu können. Des weiteren sind die psychoaktiven Eigenschaften von Nikotin nicht offensichtlich, so daß sich diese Frage nicht schlüssig beantworten läßt. Indes mehren sich die Belege, daß die positiven Eigenschaften des Nikotins aus seiner Fähigkeit herrühren, die Gemütsverfassung des Rauchers zu beeinflussen. Nikotin wird im allgemeinen als ein Stimulans klassifiziert, analog zu Amphetaminen, Koffein usw. Paradoxerweise scheint Nikotin aber auch beruhigende Wirkungen zu haben. Viele Raucher berichten, daß sie rauchen, weil das Rauchen sie entspannt (Ikard/Green/Horn 1969). Außerdem rauchen Personen in «Streß»-Berufen viel eher als andere. Es hat sich als außerordentlich schwierig erwiesen, diesen beruhigenden Effekt im Laboratorium zu zeigen, und er ist immer noch umstritten (Gilbert 1979).

Eine der aufregendsten unter den neueren Arbeiten zur Nikotinwirkung ist die von Heather Ashton und ihren Kollegen in Großbritannien. Ashtons Studie rückt die *Contingent Negative Variation* (*CNV*) in den Mittelpunkt. Dies ist eine Komponente von Gehirnströmen, die das Ausmaß von Aktivierung oder Aufmerksamkeit, die eine Person erfährt, reflektiert. Als Ashton die Wirkungen des Rauchens auf die *CNV* untersuchte, stieß sie auf eine paradoxe Wirkung. Bei geringen Dosierungen ergaben sich Muster der Gehirnströme, die Anregung, Aktivierung und Stimulierung anzeigten; bei höheren Dosen dagegen Entspannung oder Beruhigung. Diese zweigleisige Wirkungsweise von Nikotin mag seine Anziehungskraft auf Raucher erklären, die es gebrauchen, um ihr Erregungsniveau einzustimmen und es entweder nach oben oder nach unten anzupassen, so wie es den Umständen gerade entspricht (Ashton/Marsh/Millman/Rawlins/Telford/Thompson 1978).

Diese Wirkungen auf die Stimmung sind indes so flüchtig, daß sie kaum genügen, um die starke Anziehungskraft des Tabakrauchens zu erklären, und so sind noch andere Theorien vorgeschlagen worden. Murray Jarvik schloß, daß Nikotin auf irgendeine Weise direkt jenen Stromkreis im Gehirn beeinflußt, der für den Sinn von Lust oder Freude verantwortlich ist (Jarvik 1970). Eine andere Möglichkeit wäre die, daß die Wirkungen des Nikotins zwar nicht erwünscht sind, die

Wirkungen einer längeren Unterbrechung des Rauchens aber noch viel unerwünschter. Wenn Personen das Rauchen einstellen, dann erleben die meisten von ihnen ein sogenanntes Entzugssyndrom. Sie fühlen sich gereizt, ruhelos und haben Schwierigkeiten, sich zu konzentrieren. Sie schlafen entweder zuviel oder haben Schlafschwierigkeiten und leiden häufig unter Symptomen wie Kopfschmerzen, Brechreiz sowie Magen-Darm-Störungen (Shiffmann 1979). So mag also das, was Raucher am Rauchen festhalten läßt, nicht die Anziehungskraft irgendeiner der Nikotinwirkungen sein, sondern vor allem eine Abneigung gegen die unangenehmen Wirkungen, die beim Absetzen dieser süchtig machenden Substanz auftreten. Aus diesem Grund geraten sie in Abhängigkeit vom Rauchen.

Tabakrauchen ist, wie oben ausgeführt, eine Form der Nikotinabhängigkeit. Es ist außerdem außerordentlich gesundheitsschädlich. Mit dem Tabakrauchen zu beginnen, ist leicht – um so schwerer ist es, damit aufzuhören, und noch schwieriger ist es, ihm für immer zu entsagen. Heutzutage ist das Rauchen eine gesellschaftlich akzeptierte, ja unterstützte Art von Drogengebrauch und -abhängigkeit. Bis sich das ändert, wird das Rauchen weiterhin seinen tödlichen Zugriff auf Millionen von Menschen beibehalten.

Medizinischer Stand der Marihuana-Forschung

SIDNEY COHEN

In den letzten zehn Jahren ist man zu vielen neuen Erkenntnissen über Marihuana gelangt. Demnach handelt es sich weder um die harmlose Droge, für die es von vielen einst gehalten wurde, noch um das «Teufelskraut», von dem andere sprachen. Die Hauptsorgen bezüglich Cannabis sind folgende: die mögliche Einschränkung der Fahrtüchtigkeit und die Beeinträchtigung anderer Fertigkeiten, seine entzündlichen und möglicherweise karzinogenen Wirkungen bei chronischem Gebrauch sowie ein Motivationsverlust bei Jugendlichen, die Cannabis im Übermaß konsumieren. Es gibt auch die Hoffnung, daß Cannabis in Zukunft bei der Linderung einiger Erkrankungen wie Übelkeit und Erbrechen, bei der Chemotherapie von Krebskranken und beim Weitwinkelglaukom hilfreich werden könnte.

Marihuana (*Cannabis sativa*), die oberen Blätter und Blüten des indischen Hanfes, wird seit prähistorischen Zeiten als Stimmungsveränderer und als Volksmedizin verwendet. Es gibt Dutzende regionaler Bezeichnungen, wie *kif* (in Nordafrika), *ganjah* (in Indien), *maconha* (in Brasilien) und *pot* (in den Vereinigten Staaten).

Die wirksame Substanz, das Delta-9-Tetrahydrocannabinol (THC) ist isoliert und synthetisiert worden und bedeutet eine wertvolle Hilfe in der Cannabisforschung (Mechoulam 1973: 7). Der THC-Gehalt von Marihuana ist ziemlich unterschiedlich und kann von weniger als 1 % bis über 7 % reichen. Verbesserte Saatgutauswahl und verbesserte Anbaumöglichkeiten haben in den letzten Jahren zur Produktion der stärkeren Substanz geführt. Haschisch ist das Harz, das aus den Blättern und Blüten gewonnen wird. Sein THC-Gehalt reicht von 5 bis 12 %. Über 420 chemische Verbindungen sind aus Marihuana extrahiert worden, einschließlich vieler Cannabinoide, Steroide und Terpene (Turner et al. 1980: 9). Während der letzten zehn Jahre ist man zu zahlreichen neuen Erkenntnissen über Cannabis gelangt. Die Möglichkeit, THC in Körperflüssigkeiten nachzuweisen, hat bei der Korrelation des Blutspiegels mit psychophysiologischen Wirkungen geholfen.

Pharmakologie und Physiologie

THC ist wasserunlöslich, aber löslich in Fetten und flüchtigen Lösungsmitteln wie Alkohol. Es wird in erster Linie durch Rauchen eingenommen und ist auf diese Weise dreimal wirksamer als bei oraler Aufnahme. Außerdem tritt die Wirkung so innerhalb von Minuten ein, im Gegensatz dazu bei oraler Gabe erst nach 30–60 Minuten. THC verbleibt tagelang, sogar wochenlang im Körper, es wird im Fettgewebe gespeichert und nur langsam ausgeschieden.

Wenn Marihuana über einen längeren Zeitraum regelmäßig eingenommen wird, entwickelt sich das Phänomen der Toleranz, d. h., daß man mehr als zu Anfang von der Droge benötigt, um die gleichen Wirkungen hervorzurufen (Jones 1980: 6). Bei starkem Konsum und plötzlichem Abbruch ist ein ziemlich mildes Entziehungssyndrom zu beobachten, das in Übelkeit, Appetitlosigkeit, Schlaflosigkeit und Reizbarkeit für ein bis zwei Tage besteht. Die physische Abhängigkeit ist also minimal, aber psychische Abhängigkeit oder Sucht findet man bei einigen Rauchern.

Die eindringlichsten physiologischen Symptome sind Steigerung der Herzfrequenz und Rötung der Augen. Die Herzfrequenz kann um 50 % ansteigen, deshalb können Menschen mit Herzstörungen, wie Angina pectoris, negativ betroffen werden. Der psychische Zustand (*high* genannt) äußert sich in einer angenehmen, entspannten Euphorie mit traumartigen Sequenzen, die manchmal in lebhafter Farbigkeit wahrgenommen werden. Zu Angst, Panik oder gar kurzfristig psychotischen Zuständen kommt es recht selten.

Der Marihuana-Rausch unterbricht das Kurzzeitgedächtnis und stört wahrscheinlich auch die Übertragung vom Kurzzeit- in den Langzeitgedächtnisspeicher. Obwohl es auch zu Wahrnehmungs- und Aufmerksamkeitsveränderungen kommt, sind wahrscheinlich die Veränderungen in der Sprache, dem Denken und im Lernen sekundär im Vergleich zur Beeinträchtigung des Kurzzeitgedächtnisses (Ferraro 1980: 4). Das Abrufen aus dem Langzeitgedächtnis wird durch Marihuana nicht wesentlich gestört. Einige vorläufige Versuche zeigen, daß die Funktionen der linken Gehirnhemisphäre mehr als die der rechten gestört werden. Infolgedessen tritt bei einigen Leuten eine relative Dominanz der rechten Hemisphäre ein.

Ergebnisse von Umfrageforschungen

Offensichtlich nimmt der Konsum von Marihuana zu, hauptsächlich bei den 12- bis 25jährigen. Es gibt verstärkt Hinweise darauf, daß auch die Gruppe der 8- bis 11jährigen vermehrt betroffen ist, obwohl ein definitives Zahlenmaterial noch nicht vorliegt, um diesen Eindruck zu bestätigen. Halbjährliche Umfragen bei Haushalten in den Vereinigten Staaten deuten darauf hin, daß die Häufigkeit des Konsums ebenfalls zunimmt. Der tägliche Konsum unter Schülern der letzten Oberschulklasse hat sich in den letzten fünf Jahren verdoppelt und liegt jetzt bei 11 % insgesamt (Johnson et al. 1979: 5).

Negative Formen unmittelbar beim Gebrauch

Das wichtigste sofortige Problem beim Konsum von Marihuana betrifft das Autofahren unter Marihuana-Einfluß (Cohen 1980: 1). Zwei Drittel aller Konsumenten meinen, daß sie gut fahren können und haben in der Tat ein Fahrzeug gelenkt, als sie *high* waren. Untersuchungen haben gezeigt, daß die Fahrtüchtigkeit durch Cannabis definitiv herabgesetzt wird und die häufige Kombination von Alkohol und Cannabis die Fahrtüchtigkeit noch weiter herabsetzt. Tests unter Bedingungen, wie sie auf den Straßen herrschen, in Simulatoren, auf speziellen Teststrecken und Untersuchungen von Fähigkeiten, die für das Autofahren wichtig sind, die beweisen alle die Beeinträchtigung der Fahrtüchtigkeit. Bei einer Kontrolle in Kalifornien wurden 1800 Fahrer festgenommen, weil sie im Rauschzustand gefahren waren, 16 % von ihnen hatten THC im Blut.

Die Verminderung der Fahrtüchtigkeit hat mehrere Gründe. Die Aufmerksamkeit ist herabgesetzt, Eindrücke im peripheren Gesichtsfeld können übersehen werden, visuelle Täuschungen können ablenken, die Reaktionszeit insgesamt ist verlängert, und das Kurzzeitgedächtnis ist negativ beeinflußt. Die Fähigkeit, ein Flugzeug zu führen, ist noch mehr beeinträchtigt, vielleicht, weil diese Aufgabe komplexer ist, aber auch, weil die Orientierung im Raum gestört wird. Erfahrene Piloten, die schon früher Marihuana genommen und die nur eine Marihuana-Zigarette geraucht hatten, konnten in einem Flugsimulator eine Routinelandung nicht mehr zufriedenstellend vollziehen.

Negative Folgen bei chronischem Konsum

Eine ganze Reihe von möglichen unerwünschten Wirkungen bei starkem chronischen Marihuanakonsum ist nach mehreren Versuchen vermutet worden. Viele dieser Untersuchungen beruhen auf Forschungen *in vitro* oder Tierversuchen, und es bleibt unklar, inwieweit sie auch auf den Menschen anwendbar sind. Es wurden Störungen in der Immunreaktion, Abweichungen im Chromosomenmuster, Veränderungen im zellularen Stoffwechsel festgestellt, Fragen zu Veränderungen der Gehirnfunktion und Einflüsse auf das Funktionieren der Sexualorgane einschließlich der Spermatogenese aufgeworfen. Es wäre vernünftig, mit Meinungen zu diesen Themen zurückhaltend zu sein, bis zusätzliche bestätigende Untersuchungen vorliegen.

Andererseits gibt es zwei Gesichtspunkte beim chronischen Marihuanakonsum, die größere Beachtung verdienen. Der eine ist die Langzeitwirkung auf chronische Atemwegserkrankungen und der karzinogene Effekt, ein zweiter der Einfluß auf die Motivation. Marihuana enthält eine Reihe von Karzinogenen, Kokarzinogenen, Reizstoffen und ziliartoxische Agentien, die die Atemwege schädigen (Novotny 1975: 8). Akute Bronchitis und Pharyngitis sind keine seltenen Folgen von chronischem Konsum. Ob chronische Lungenerkrankungen, z. B. ein Lungenemphysem oder eine Lungenfibrose, nur vereinzelt vorkommen, kann erst entschieden werden, wenn mehr Langzeiterfahrungen mit chronischen Rauchern in industrialisierten Gesellschaften gemacht worden sind.

Ob Lungenkrebs durch Marihuana verursacht wird, ist unbekannt. Allerdings enthält Cannabis mehr Teerstoffe als Tabak. Wenn Teerstoffe aus Cannabis auf Mäusebäuche gepinselt werden, entwickeln sich Geschwülste, auch krebsartige. Bei der Bronchoskopie und Gewebsentnahme bei chronischen Konsumenten können prämaligne Veränderungen in den obersten Zellen der Bronchialwand gefunden werden. Obwohl starke Tabakraucher mehr Zigaretten pro Tag konsumieren, begünstigt die Art und Weise, wie Cannabis geraucht wird (mittels tiefer Inhalation und längstmöglichem Anhalten des inhalierten Rauches), die Möglichkeit, daß eine beträchtliche Marihuanaeinnahme zu Bronchialkarzinom führen kann. Praktisch gesehen ist dann derjenige, der sowohl Marihuana als auch Tabak regelmäßig raucht, dem höchsten Risiko ausgesetzt, an Krebs zu erkranken, und diese Kombination ist nicht selten.

Eine weitere Langzeitkomplikation bei chronischen, meist jüngeren Rauchern ist das Demotivationssyndrom (Dornbush et al. 1976: 3). Es besteht in Antriebsverlust, Mangel an Zielgerichtetheit und Energie bei einem vorher aktiven Jugendlichen oder jungen Erwachsenen. Ein schrittweiser Rückzug aus Alltagsaktivitäten wie Schule oder Arbeit ist zu beobachten. Häufig findet man Passivität, Apathie und einen pseudophilosophischen Anstrich von Ruhe. Entweder entscheidet sich der Betreffende willentlich dafür, oder er kann nicht mehr anders, als seine täglichen Gewohnheiten fallenzulassen und statt dessen den ganzen Tag damit zu verbringen, Cannabis zu rauchen, Platten zu hören oder fernzusehen.

Es stellt sich die Frage: Ist diese Persönlichkeitsveränderung eine Folge des Marihuana oder wäre der Betroffene sowieso auf irgendeine Weise «ausgestiegen» und das Marihuana verstärkt nur seinen Interessenverlust und seine Distanzierung von einer aktiven Teilhabe am

Leben? Das kann bis heute nur aus klinischer Sicht beantwortet werden. Wahrscheinlich können beide Prozesse stattfinden. Manche Jugendliche sind fasziniert von den psychischen Veränderungen, die durch Marihuana hervorgerufen werden, einschließlich der Beruhigung. Jedes Sedativum, Alkohol oder Schlaftabletten z. B. führt zu einem Motivationsverlust, wenn es in ausreichenden Mengen eingenommen wird. In anderen Fällen scheint es, daß Marihuana das Sichzurückziehen von den Belastungen und Anstrengungen des Alltags nur verstärkte und angenehmer erscheinen ließ. Unglücklicherweise lernen diese demotivierten jungen Leute nun nicht, mit schwierigen Situationen im Leben zurechtzukommen, und sie verharren in einem Zustand psychischer Unreife, da sie niemals gelernt haben, Frustrationserlebnisse zu bewältigen.

Mit dem Demotivationssyndrom ist ein gewisses Maß an geistiger Abstumpfung verbunden. Das wird von den Betroffenen selbst nicht wahrgenommen, doch diejenigen, die mit ihnen zu tun haben, beschreiben sie als «ausgebrannt». Wenn diese Menschen es schaffen, mit dem Cannabis für einige Monate aufzuhören, dann klären sie geistig langsam wieder auf und sagen, daß sie in der Zeit ihres Cannabiskonsums nicht klar denken konnten. Dementsprechend kann man also sagen, daß chronischer Konsum großer Dosen der Droge Motivationsstörungen und kognitive Veränderungen hervorruft, die mit der Zeit reversibel zu sein scheinen, wenn die Droge abgesetzt wird.

Marihuana-Mythen

Eine Reihe früher angestellter Vermutungen bezüglich Marihuana konnte weiteren Untersuchungen nicht standhalten. Obwohl es zu einer Cannabispsychose kommen kann, ist sie selten und nicht so häufig, wie in der östlichen Literatur beschrieben. Die Behauptung, Marihuana führe zu Heroin (Stufentheorie), ist durch Langzeitstudien nicht bekräftigt worden. Die einzige Verbindung besteht darin, daß Marihuana gewöhnlich die erste verbotene Droge ist und dementsprechend andere verbotene Drogen mit größerer Wahrscheinlichkeit probiert werden (vgl. den Beitrag von Kandel in diesem Band). Auch führt Marihuana nicht mit solcher Regelmäßigkeit zu gewaltsamem Verhalten, wie man einmal angenommen hat. Hierzu steht einzig in Bezug, daß Marihuana wie andere auf die psychische Verfassung Einfluß nehmende Drogen auch zu einem teilweisen Verlust der Verhaltenskontrolle führen kann; aber zu Gewalttaten kommt es nur gelegentlich.

Therapeutische Möglichkeiten

Die einstigen Forderungen nach medizinischer Verwendbarkeit und die ungewöhnliche Konfiguration der molekularen Struktur des THC führten in den letzten Jahren zu erneuten Untersuchungen hinsichtlich seines therapeutischen Wertes. Eine Reihe von therapeutischen Anwendungsmöglichkeiten des THC oder Cannabis wird derzeit aktiv erforscht, wobei man sich jedoch noch in der Erhebungsphase befindet. Außerdem sind einige synthetische Verbindungen, die dem THC in ihrer chemischen Struktur ähnlich sind, getestet worden, und diese scheinen gegenüber dem natürlichen Stoff Vorzüge zu haben.

1. Übelkeit und Erbrechen bei der Chemotherapie von Krebs: Die Chemotherapie maligner Tumoren hat Appetitverlust, Übelkeit und Erbrechen in der Mehrzahl der Fälle zur Folge. Die üblichen Antiemetika wie Chlorperazine (Hypodal oder Nipodal) sind nur bei einem Teil der Patienten wirksam. Offensichtlich sind gerauchtes Marihuana oder oral eingenommenes THC genauso wirksam wie die verfügbaren Antiemetika (Cohen/Stillman 1976: 2). Unklar bleibt, ob das THC in Fällen hilft, wo Chlorperazine nicht wirken, und ob die Kombination beider Drogen von größerem Nutzen ist als eine allein.

Einige Patienten lehnen eine Chemotherapie wegen der schweren gastrointestinalen Nebenwirkungen ab. Deshalb ist die Suche nach besseren Mitteln gegen Übelkeit und Erbrechen sehr wünschenswert. Eine andere Möglichkeit besteht darin, sehr wirkungsvolle Drogen zu finden, mit denen dann in der Chemotherapie größere Dosen ertragen werden können, die die Behandlung effektiver machten.

2. Weitwinkelglaukom: Das Glaukom ist eine Störung, die durch einen erhöhten Augeninnendruck zustande kommt. Es gibt hilfreiche Behandlungsmaßnahmen, aber sie sind nicht immer erfolgreich, und ein chirurgischer Eingriff oder sogar Verlust des Augenlichtes sind die möglichen Folgen. Bei der Untersuchung der Wirkungen des Marihuana auf den Menschen fand man heraus, daß die Droge den Augeninnendruck bei gesunden Menschen reduziert (Cohen/Stillman 1976: 2). Eine Untersuchung bei Patienten mit Glaukom zeigte, daß in einigen Fällen durch THC oder Marihuana eine Besserung eintrat. Da viele Glaukompatienten schon älter sind und den durch das Marihuana erzeugten Rausch nicht angenehm finden, sind THC-haltige Augentropfen entwickelt worden, aber sie müssen erst noch verbessert werden, da sie augenblicklich noch einen Reizeffekt auf das Auge haben.

3. Andere Erkrankungen: Zahlreiche weitere Erkrankungen sind behandelt worden, aber die bisher erreichten Ergebnisse zeigen keine entscheidenden Fortschritte gegenüber den bestehenden Behand-

lungsformen. Zur Zeit sind einleitende Untersuchungen im Gange, um herauszufinden, ob Cannabis bei Muskelspastizität, wie sie bei Patienten mit multipler Sklerose und Paraplegie vorkommt, hilfreich ist. Als Schlafmittel, Antidepressivum oder Anxiolyticum scheint es die vorhandenen Pharmaka nicht zu übertreffen. Ein nicht berauschendes Cannaboid, das Cannabidiol, scheint bei gewissen Formen von Epilepsie wirksam zu sein. Obwohl das THC selbst bronchodilatorisch wirkt und deshalb bei der Behandlung des Asthma von Nutzen sein könnte, wirken die anderen Komponenten des Marihuana so stark reizend, daß das Rauchen in einer Bronchokonstriktion resultiert. THC ist ein Analgetikum, aber man kennt mit ihm verwandte synthetische Verbindungen, die stärker schmerzstillend sind.

Es mag widersprüchlich erscheinen, gleichzeitig medizinische Vorteile von einer Droge zu erhoffen und ihre negativen Folgen zu erforschen. Es muß daran erinnert werden, daß ihre medizinische Verwendung nur vorübergehend wäre. Wo sie über längere Zeit gegeben werden müßte, wäre die Dosierung verschwindend klein (wie beim Glaukom) im Verhältnis zu den Dosen, die unerlaubt eingenommen werden. Alle therapeutisch wirksamen Medikamente sind gefährlich, wenn sie im Übermaß eingenommen werden. Dies gilt auch für Cannabis.

Die Zukunft

Obwohl in der letzten Zeit viel neues Wissen über Cannabis gewonnen wurde, bleibt noch vieles zu tun übrig. Die besonderen Risiken für junge Menschen, vor allem junge Frauen, sind ziemlich unbekannt, obwohl immer mehr Jugendliche betroffen sind. Dringend nötig sind prospektive Langzeitstudien, um herauszufinden, wie sehr sich Konsumenten von Nicht-Konsumenten oder sporadischen Konsumenten unterscheiden.

Die Wechselwirkung von Cannabis und Alkohol, Tabak oder anderen Drogen ist ein weiteres relativ unbekanntes Gebiet, obwohl es möglicherweise bedeutend ist.

Strategien zur Vorbeugung gegen den Mißbrauch von Drogen wie Marihuana, besonders bei ganz jungen Menschen, sind ein wertvolles Aufgabenfeld, das von einer Reihe von vielversprechenden Gesichtspunkten aus angegangen wird. Wenn wir mehr über die Gefahren des Marihuana erfahren, könnten solche Kenntnisse für die Kontrolle der Verbreitung entscheidend werden.

Gegenwärtiger Stand der Haschischforschung

Ambros Uchtenhagen

Das Interesse an den Auswirkungen des Haschisch-Konsums hat im gleichen Maß zugenommen wie der Konsum selbst durch vorwiegend junge und in ihrer gesundheitlichen Entwicklung deshalb rascher störbare Menschen. Je nach Interessenlage wird der Wissensstand mit dem «Drohfinger» oder verharmlosend dargestellt. Derzeit läßt sich, ohne abschließendes Urteil, zusammenfassen, daß die Wirkstoffe des Haschischs

- *eine seelische, aber keine körperliche Abhängigkeit (Sucht) bewirken können*
- *im akuten Rausch Bewußtseinsbeeinträchtigungen mit sich bringen, aber keine erhebliche körperliche Gefahr bilden*
- *beim akuten Rausch zudem Zustände von Geisteskrankheit, Selbstmordstimmung, Panik hervorrufen können*
- *bei langdauerndem mäßigem Gebrauch kaum körperliche Schädigungen verursachen*
- *bei langdauerndem intensivem Gebrauch Persönlichkeitsveränderungen und deutliche körperliche Schädigungen, vor allem an der Lunge, hervorrufen können.*

Stand der Haschischkontroverse

Meinungen und Urteile über die Eigenschaften und die Risiken der Wirksubstanzen des indischen Hanfes wiesen schon lange eine gewisse Streubreite auf. Sie variieren je nach subkultureller Zugehörigkeit, kultureller Orientierung, persönlicher Erfahrung etc. Es ist damit nicht anders als mit anderen suchtgefährdenden Mitteln auch. Seit einigen Jahren ist eine rege Kontroverse um die Schädlichkeit des Haschischs und des Marihuanas entstanden, die dem aufmerksamen Leser recht unterschiedliche Darstellungen beschert hat, immer aber mit Berufung auf wissenschaftliche Autoritäten. Was ist davon zu halten?

Zunächst folgendes: Zwei inhaltliche Schwerpunkte kennzeichnen diese Kontroverse. Da sind einmal die unterschiedlichen Ansichten über Gesundheitsschäden, welche der Gebrauch von Haschisch und Marihuana nach sich ziehen kann. Andererseits geht es um die Frage, ob der Haschischgebrauch zu liberalisieren sei, was Straffreiheit des

Konsums oder, als Maximalforderung, Straffreiheit der Produktion und des Handels meint. Häufig wird die erste Frage im Dienste der zweiten Frage abgehandelt, z. B. Harmlosigkeit des Haschisch-Rauchens als Argument des Haschisch-Handels ins Feld führt. Es ist heute für einen Wissenschaftler nicht mehr möglich, Forschungsresultate über die Eigenschaften des Haschischs zu diskutieren, ohne zugleich als Kronzeuge für das eine oder andere Lager im Kampf um die Legalisierung in Anspruch genommen zu werden. An diesem Kampf sind vielerlei Motive und Interessen beteiligt. Für die einen ist Haschischgebrauch ein wichtiges Symbol ihrer Subkultur, der sie sich zugehörig fühlen. Anderen ist es ein Symbol ihrer kulturellen Eigenständigkeit gegenüber fremden Einflüssen (z. B. in Jamaica als Symbol eines antikolonialistischen Bewußtseins). Wieder anderen ist der Haschischkonsum der Inbegriff einer Bedrohung der eigenen kulturellen Identität durch fremde Kultur, Rassen, Gebräuche. Den einen ist Haschischgebrauch der Inbegriff einer wünschbaren freien Lebensgestaltung, den andern der Inbegriff eines höchst unerwünschten Kontrollverlustes. Und schließlich ist nicht zu vergessen: Am Haschischkonsum läßt sich viel Geld verdienen, und der Kampf um die Legalisierung ist auch ein Kampf darum, in wessen Taschen dieses Geld fließt.

Blick in die Vergangenheit

Es ist erst zwanzig Jahre her, seit die Einheitskonvention von 1961 die Produkte des indischen Hanfs international als zu verbietendes Betäubungsmittel einstufte. Frühere internationale Vereinbarungen enthielten kein solches Verbot, obwohl einzelne Länder wie Ägypten und Türkei schon länger eine Kontrolle über diese Stoffe anstrebten. Beim Verbot stützte man sich auf medizinische Berichte und Forschungsarbeiten älteren Datums, vorwiegend aus orientalischen Ländern. Andere als wissenschaftliche Gründe hatten aber ebenfalls Anteil am Zustandekommen des Verbots. Federführend waren die Vereinigten Staaten, die schon früher durch ein rigoroses Steuergesetz den Marihuana-Konsum einzudämmen versucht hatten. Anlaß dafür waren nicht in erster Linie neue Erkenntnisse, sondern die Verbreitung des Konsums, damals vor allem in den unteren sozialen Schichten. Die verhältnismäßig geringe Verbreitung des Haschisch-Rauchens in europäischen Künstlerkreisen des 19. Jahrhunderts hatte zu keinen derartigen repressiven Maßnahmen geführt.

Der Haschisch-Rausch

Soweit gesundheitliche Belange interessierten, stand die akute Haschisch-Vergiftung zunächst im Mittelpunkt des Interesses. Wenig kontrollierbare Angaben vor allem über Gewalttätigkeiten unter Haschisch-Wirkung dominierten die Meinungsbildung, basierend auf der Geschichte einer fanatischen Moslembruderschaft (der Assassinen) aus dem 13. Jahrhundert. Die zum Teil auch noch in der jetzigen Literatur kolportierte Geschichte einer Verbindung von Haschisch-Konsum und Gewalttätigkeit widerspricht der übereinstimmenden Erfahrung, daß Haschisch-Konsumenten eher zu Passivität neigen und toxische Wirkungen im akuten Rausch mindestens so sehr von der momentanen Grundstimmung abhängen als von einer gleichartigen Wirkung bei allen Individuen.

Nachdem der Wirkstoff des Haschischs 1965 synthetisiert worden war, konnten gezielt Untersuchungen angestellt werden zur Frage der Auswirkungen akuter Intoxikationen. Folgende Feststellungen dürften heute unbestritten sein: Beeinflussung der Wahrnehmung, des Denkens, der Stimmung und der Antriebslage sind feststellbar in Abhängigkeit von der Dosis. Die üblicherweise benützte niedrige Dosierung beeinflußt die genannten Grundfunktionen nur geringfügig, bei höheren Dosen und intensiverem Gebrauch aber in ausgesprochenem Maße. Die daraus resultierende Verminderung der Konzentrationsfähigkeit, der Abschätzung räumlicher und zeitlicher Verhältnisse und der Merkfähigkeit macht sich insbesondere auch beim Fahrverhalten störend bemerkbar. Außerdem können psychotische Reaktionen auftreten im Sinne von Wahnstimmungen, Angst- und Panikzuständen, Verwirrungszuständen etc., die mitunter zu notfallmäßigen Hospitalisierungen führen können.

Körperliche Symptome der akuten Vergiftung beziehen sich auf das vegetative Nervensystem (z. B. Mundtrockenheit, Kältegefühl, Schwindel, Übelkeit, beschleunigter Puls). Todesfolgen durch Haschisch-Konsum sind in Einzelfällen bekannt geworden im Sinne von Suizidhandlung und Unfällen, jedoch nicht im Sinne letaler körperlicher Vergiftungsfolgen.

Auch nach der akuten Haschisch-Intoxikation kann, selbst nach Wochen und Monaten, erneut eine Bewußtseinsveränderung wie bei der akuten Vergiftung auftreten. Man nennt dieses Phänomen den sogenannten Echorausch; er betrifft vor allem Menschen, die zu gewissenhafter Selbstbeobachtung und neurotischer Verarbeitung neigen. Dieses Phänomen verschwindet fast stets wieder.

Eine Reihenuntersuchung an ca. 20 000 Rekruten in den USA hat ergeben, daß 1 bis 2 % der Cannabis-Konsumenten über unangenehme Nebenerscheinungen klagten. Am häufigsten kamen solche Nebenerscheinungen bei Experimentierern vor; sie entschieden häufig, ob der Betreffende sich zum weiteren Konsum entschloß oder nicht.

Wie wirkt der fortgesetzte Haschisch-Konsum

Die Fragen nach Folgen oder Schädigungen bei anhaltendem Haschischgebrauch gerieten bald einmal in den Vordergrund des Interesses. Frühere Untersuchungen an Cannabis-Konsumenten in Strafanstalten oder psychiatrischen Kliniken in Ländern, wo der Haschisch-Gebrauch häufig ist, erlauben keine sicheren Schlußfolgerungen. Auch heute sind, trotz verbesserter Untersuchungsmethoden, viele Unsicherheiten darauf zurückzuführen, daß die wenigsten sich mit dem Konsum von Haschisch begnügen, sondern – ob eine Abhängigkeit vorliegt oder nicht – eine Mehrzahl von möglicherweise schädigenden Substanzen gebrauchen.

In bezug auf körperliche Gesundheitsschäden läßt sich heute der Stand der Forschung folgendermaßen zusammenfassen: Beeinträchtigung der Atemkapazität durch Schädigung von Lungengewebe, ähnlich wie beim «normalen Raucher», aber rascher und intensiver. Hinweise auf mögliche Störungen der Zellteilung, der Infektionsabwehr, der Samenproduktion beim Mann, des hormonellen Zyklus bei der Frau. Hirnschädigungen sind bei Menschen nicht nachgewiesen, abgesehen von reversiblen Veränderungen im Hirnstrombild unter Haschisch-Einwirkung, die aber unspezifischer Natur sind und bei vielen anderen Substanzen ebenfalls beobachtet werden. Im Tierversuch Hinweise auf Chromosomen-Schädigungen mit der Gefahr von Mißbildungen bei Nachkommen, bei Menschen nicht nachgewiesen. Meldungen, wonach bei chronischen Haschisch-Rauchern eine Hirnatrophie entstehe, wurden wiederholt in Zweifel gezogen und bisher nicht bestätigt. Neuere Reihenuntersuchungen kommen im großen und ganzen zur Schlußfolgerung, daß auch bei länger dauerndem Haschisch-Genuß ohne exzessive Dosierung und Frequenz nicht mit gesundheitlichen Schäden gerechnet werden muß. Das Auftreten körperlicher Entzugserscheinungen beim plötzlichen Absetzen einer Droge nach chronischem Gebrauch weist auf die Ausbildung einer sogenannten Toleranz und einer körperlichen Abhängigkeit hin. Bei Haschisch-Konsumenten wird kein obligates Entzugssyndrom beobachtet, deshalb auch keine körperliche Abhängigkeit angenommen. Unter experimentellen Bedingungen mit hoher Dosierung läßt sich allerdings ein Entzugssyndrom provozieren mit Zeichen gestörter vegetativer Regulation.

Eine psychologische Abhängigkeit kann sich bei häufigem Haschisch-Gebrauch sehr wohl einstellen, obwohl die große Mehrheit der Konsumenten keine derartige Abhängigkeit aufweist. Wenn sie vorkommt, ist sie am ehesten mit derjenigen des Zigarettenrauchers zu vergleichen. Kommt es zu einer solchen Abhängigkeit, kann sich auch eine Persönlichkeitsveränderung entwickeln, wie sie bei allen Suchtkrankheiten bekannt ist. Die Veränderung besteht aus charakterlichen

Beeinträchtigungen im Sinne der verminderten Kritikfähigkeit, der Entdifferenzierung von Interessen und Emotionalität, allenfalls auch des Abbaues intellektueller Leistungsfähigkeit. An der Entstehung dieser Veränderungen sind nicht nur toxische Wirkungen des Haschischs beteiligt, sondern auch psychologische Faktoren.

Ob es außerdem eine spezifische Wesensänderung beim Haschischkonsumenten gibt im Sinne des sogenannten «amotivational syndrom», ist umstritten. Langzeitstudien konnten die Entstehung eines solchen Syndroms nicht oder wenigstens nicht als Regel bestätigen. Hingegen wird immer wieder auf die mögliche Reifungsverzögerung bei Jugendlichen hingewiesen, die sich im Gefolge des Haschisch-Gebrauchs wie in der Folge des Gebrauchs anderer – auch legaler – Suchtmittel ergeben kann. Wahrscheinlich handelt es sich hierbei nicht um eine spezifisch toxische Wirkung, sondern um ein komplexes Phänomen.

Ein Risiko besonderer Art bildet die Auslösung eigentlicher Zustände von Geisteskrankheit durch Haschisch. Solche Ereignisse sind eher selten (ca. drei Promille der Konsumenten) und in der Regel ohne dauernde psychische Schäden. Eine Erhöhung des Suizidrisikos durch Haschisch-Gebrauch ist nicht nachgewiesen.

Als besonderes Risiko ist dem Haschisch immer wieder seine Eigenschaft als Einstiegsdroge angelastet worden. Damit ist gemeint, daß der Haschisch-Konsum fast zwangsläufig früher oder später zum Konsum harter Drogen überleite. Eine solche Schrittmacherfunktion ist keineswegs erwiesen. Auch wenn eine Mehrzahl von Gebrauchern harter Drogen früher Haschisch nahm, so ist doch nur etwa 1 % der Haschisch-Konsumenten zum Gebrauch von Opiaten übergegangen.

Dieser Übergang von Haschisch auf Heroin etwa wird eher erklärbar durch psychologische und soziale Zusammenhänge als durch irgendwelche Eigenschaften des Haschischs.

Was wir nicht wissen

Mit den vorliegenden Ergebnissen sind allerdings noch lange nicht alle Fragen beantwortet. Insbesondere fehlen uns ausreichende Kenntnisse auf Grund breiter angelegter epidemiologischer Untersuchungen, ausreichende Kenntnisse über die Auswirkung des Haschisch-Konsums bei bestimmten Risikogruppen (z. B. psychiatrische Patienten, Herzpatienten etc.), ausreichende Kenntnis über Zusammenhänge zwischen Konsummuster und Schwere der Schädigung. Ebenfalls fehlen uns Vorstellungen darüber, wie weit die öffentliche und private Einstellung zum Haschisch-Konsum die Auswahl der Haschisch-Konsumenten und damit das Auftreten schwerer Schädigungen beeinflußt. Es ist damit zu rechnen, daß in dieser Beziehung noch einiges zur Kenntnis zu nehmen sein wird.

Forschungsergebnisse zum Kokaingebrauch

JAMES V. SPOTTS UND FRANKLIN SHONTZ

Dieser Aufsatz gibt einen kurzen Abriß der Geschichte des Kokains, beschreibt seine chemischen und pharmakologischen Eigenschaften und gibt eine Zusammenfassung der geläufigen Verwendungsarten sowie der physiologischen und psychologischen Wirkungen, die mit dem Kokain verbunden sind. Die Substanz Kokain ist ein Alkaloid, das aus den Blättern von Erythroxylon coca gewonnen wird, einer Staude, die auf den bergigen Hügeln von Peru, Chile und Bolivien gepflanzt wird, in kleinerem Umfang auch auf Java, in Mexiko, auf den Westindischen Inseln und in Indien. Da die Pflanze immergrün ist, können die Cocablätter mehrmals im Jahr geerntet werden. Nur ein Gewichtsprozent an Cocablättern ist verwendbar. Reines Kokain ist ein farblos-weißes Kristall bzw. ein kristalliner Puder, ist geruchlos, zerfällt an der Luft und hat seinen Schmelzpunkt bei 98° C. Kokainhydrochlorid löst sich zur Hälfte seines Gewichtes in Wasser. Seine gesättigte Lösung ist alkalisch (Adriani 1962, Clark 1973; Froede 1972).

Geschichte der Anwendung

Frühe Anwendung

Cocablätter werden in Südamerika seit mindestens 1200 Jahren verwendet. Die Angewohnheit, Cocablätter zu kauen, war weit verbreitet, bis die Inka die Pflanze für heilig erklärten und sie für den Adel und die Priesterschaft reservierten (Martin 1970; Mortimer 1901/1974). Nach dem Einmarsch von Pizarro und der Zerstörung des Inkareiches im 16. Jahrhundert beschränkte die Kirche den Gebrauch der Cocablätter. Als die Spanier jedoch feststellten, daß die Inka schwere Arbeit nicht ausführen konnten, wenn Coca verboten war, wurde das Verbot fallengelassen. Minenarbeiter und Sklaven wurden später sogar mit Cocablättern bezahlt, um ihre Produktivität zu steigern. Die Cocablätter werden noch heute von den Indios in den Anden gekaut: als Bestandteil von gesellschaftlichen Gebräuchen, zu medizinischen Zwecken und als Stimulans (Carroll 1977; Eiswirth, Smith und Wesson 1972).

Cocablätter kamen 1569 nach Spanien und etwas später nach England. 1860 isolierte Alfred Niemann, ein Wiener Biochemiker, das

Alkaloid Kokain (Byck 1974). In den achtziger Jahren des 19. Jahrhunderts experimentierte Sigmund Freud mit mäßigen Dosen von Kokain und vertrat dessen Anwendung als euphorisierendes Mittel; er schrieb eine Reihe von Aufsätzen, in denen er die Droge anpries (Bernfield 1953). Seine offene Stellungnahme für das Kokain brachte ihm strenge Kritik von seiten der Ärzteschaft ein und veranlaßte ihn schließlich, von dessen Verwendung und der wissenschaftlichen Arbeit damit Abstand zu nehmen (Jones 1953; Lewis 1968). Ein Bekannter und Kollege von Freud, Dr. Carl Koller, wurde als Entdecker der Lokalanästhesie durch seine Untersuchungen von Kokain berühmt und erntete so den Ruhm, den Freud in seinen Studien mit der Droge gesät hatte (Koller 1928; Becker 1963).

Verbreitung in den USA und in Europa

Zwischen 1890 und 1914 wurde Kokain in Europa und in Amerika in einer Vielzahl von Zubereitungsformen verwendet, so in Zigaretten, Zigarren, Weinen, likörartigen Herzmitteln, Tabletten, Injektionen, Salben und Sirupen, aber auch in einer Menge von patentierten Arzneimitteln, Hausmitteln und Getränken (Gay et al. 1973).

Im selben Zeitraum wurden überall auf der Welt Fälle von Kokainabhängigkeit bekannt. Lewis Lewin (1924/1974) stellte fest, daß bereits 1901 Mitglieder aller Berufsstände, von Ärzten, Politikern und Schriftstellern bis hin zu Prostituierten und Zuhältern, in starkem Maße Kokain nahmen. Die Beliebtheit des Kokains nahm in Europa bis zum Ersten Weltkrieg noch zu, als das Schnupfen in Frankreich, der russischen Armee und in Deutschland gebräuchlich wurde. Während der zwanziger und dreißiger Jahre des Jahrhunderts geriet das Kokain in den USA dank einer strengen Gesetzgebung, die seine Verwendung regulierte, weitgehend in Vergessenheit. Es wurden jedoch Schwierigkeiten im Zusammenhang mit dem Mißbrauch von Kokain in Österreich, Ägypten, Indien und anderen Teilen von Europa und Asien berichtet (Spotts/Shontz 1980: 11 f.). Mit einer strengeren Gesetzgebung nahm auch der starke Kokainkonsum während der dreißiger Jahre in Europa ab, und eine Zeitlang schien die Droge kein bedeutendes soziales Problem darzustellen.

Während der frühen sechziger Jahre wurde das Kokain in England «wiederentdeckt», und die rapide Zunahme seiner illegalen Verwendung wurde dort eine Angelegenheit beträchtlichen nationalen Interesses (Bewley 1965; Connell 1969; Wilson 1968). Der unerlaubte Gebrauch von Kokain verbreitete sich schnell in Europa und nach Amerika. In der Mitte der siebziger Jahre wurde das Kokain in den USA eine der beliebtesten verbotenen Stimulanzien (Olden 1973; Plate 1973; Sabbag 1976). Neuere nationale Umfragen zeigen, daß sich zwischen

1972 und 1979 die Zahl der Erwachsenen in Amerika, die Kokain probiert haben, verdoppelt hat, und daß sich unter den jungen Erwachsenen der Prozentsatz derer, die es verwendet haben, verdreifacht hat.

Chemische und pharmakologische Eigenschaften

Kokain hat zwei verschiedene pharmakologische Wirkungen: Es ist ein Lokalanästhetikum von hoher Wirksamkeit und hoher Toxizität, und zudem ist es eines der stärksten Stimulanzien des Zentralnervensystems (ZNS), die bekannt sind (Eiswirth et al. 1972). Kokain wird im Körper zu Benzoylekgonin hydrolysiert und wird in dieser Form 24 bis 36 Stunden nach seiner Anwendung durch die Niere ausgeschieden. Bei örtlicher Anwendung ist es vasokonstriktiv und verhindert die Bildung und Übertragung von Nervenimpulsen. Innerhalb von 20 bis 40 Minuten verschwindet die lokalanästhetische Wirkung wieder, und die Nervenzellen nehmen ihre normale Tätigkeit wieder auf. Wegen seiner kurzen Wirkungsdauer werden heute länger wirksame synthetische Ersatzsubstanzen – wie Novokain und Xylokain – in der berufsmäßigen Anästhesie verwendet (Barash 1977). Die einzige medizinische Anwendung von Kokain heutzutage besteht in der Betäubung der Schleimhäute bei manchen chirurgischen Eingriffen im Mund- und Rachenraum.

Kokain bewirkt keine physische, aber eine starke psychische Abhängigkeit bei häufiger Anwendung (Eddy et al. 1965; Isbell/White 1953). Da keine physische Abhängigkeit von Kokain existiert, gibt es auch kein charakteristisches Entzugs- oder Abstinenzsyndrom. Die meisten starken Verbraucher berichten von der raschen Entwicklung einer vorübergehenden Toleranz gegenüber Kokain, und chronische Verbraucher können Dosen weit über die normalerweise tödlichen Grenzen hinaus ohne tödlichen Ausgang zu sich nehmen. Tierversuche lassen vermuten, daß auch Kreuztoleranz eintreten kann (Downs et al. 1932; Post et al. 1975; Stripling et al. 1977), aber kein beschriebener Fall beweist Kreuztoleranz beim Menschen.

Kokainstimulation beginnt in den Zellen des Kortex und strahlt abwärts aus. Als Ergebnis davon können bei starkem Konsum verschiedene Zentren des Gehirns in ihrem aufeinander abgestimmten Rhythmus gestört werden, indem der Kortex z. B. in eine depressive Phase tritt, während tiefere Zentren der zerebrospinalen Achse sich noch in der Erregungsphase befinden. Überstimulierung von tieferen Hirnzentren kann Zittern, Krämpfe sowie den Zusammenbruch des kardiovaskulären oder des respiratorischen Systems bewirken. Der Tod durch Kokain wird einem Herzstillstand, der Depression des respiratorischen und des kardiovaskulären Zentrums, einer Hyperthermie oder Krämpfen zugeschrieben (van Dyke et al. 1977). Neuere Studien (Finkle et al. 1977) nehmen an, daß die Symptome des Endstadiums ausschließlich durch das ZNS vermittelt werden, nämlich gewöhnlich ein plötzlicher Anfall, dem Atemstillstand, Koma und Tod folgen.

Kokain wird an allen möglichen Anwendungsstellen absorbiert. Bei seiner Anwendung auf Schleimhäuten (Adriani et al. 1956) kann es nach drei Minuten im Blut gemessen werden, es erreicht den höchsten Wert der Plasmakonzentration in 15–60 Minuten und kann noch innerhalb von sechs Stunden nach der Anwendung festgestellt werden (Byck et al. 1977). Bei nichtmedizinischer Anwendung kann die Absorption leicht die Detoxifikationsrate überschreiten und toxische Reaktionen bewirken. Die Droge wird durch die Leber abgebaut, die ungefähr eine tödliche Dosis pro Stunde abbauen kann. So hat die Leber bei steigenden intravenösen Dosierungen die Fähigkeit, zehn Gramm Kokain pro Tag abzubauen (Gay et al. 1973).

Die tödliche Dosis von Kokain ist schwer zu bestimmen, da seine Wirkung hochspezifisch ist. Einige Forscher (Ritchie et al. 1970; Ritchie/Cohen 1975) nahmen eine tödliche Dosis (definiert als die Dosis, die in 100 Prozent aller Fälle den Tod verursacht) von 1,2 g (1200 mg) nach oraler Einnahme an. Diejenige tödliche Dosis, die in 50 Prozent aller Fälle den Tod verursacht, wird bei etwa 500 mg für einen 75 kg schweren Menschen vermutet. Bei Anwendung auf Schleimhäuten können schon Dosierungen von 20–30 mg tödlich sein (Ritchie et al. 1970).

Physiologische Wirkungen

Kokain bewirkt eine sympathomimetische Stimulation des kardiovaskulären Systems und bewirkt einen beschleunigten Herzschlag, eine beschleunigte Atemfrequenz sowie einen Anstieg des Blutdrucks. Die Meinungen darüber, ob die Droge kardiale Anomalien verursacht, sind gemischt: Einige Forscher berichten von kardialen Arrhythmien und Angina pectoris, andere fanden solche Wirkungen nicht (Orr/Jones 1968; Post et al. 1974; Resnick et al. 1977; Young et al. 1947).

Kokain bewirkt eine Reihe sensomotorischer Effekte einschließlich Unruhe und gesteigerten lokomotorischen Reaktionen bei Mäusen, Ratten und Rhesusaffen (Fog 1969; Johanson et al. 1976). Beim Menschen führt die Anwendung einer starken intravenösen Dosis zu gesteigerter Energie und Wachsamkeit sowie zu einem Gefühl von Macht und persönlicher Kraft (Spotts/Shontz 1980), aber charakteristischerweise können diese Fähigkeiten nicht konstruktiv verwendet werden. Andere sensomotorische Wirkungen sind Schüttelfrost, Gänsehaut und Haarsträuben, Überempfindlichkeit gegenüber Geräuschen, Ohrensausen, allgemeine Schwindelgefühle, Zittern und Krämpfe (insbesondere bei Überdosierung); ferner Taubheitsgefühle am Ort der Anwendung (Barash 1977; Clopra et al. 1930/1931; Post 1977; Woods 1977). Bei chronischer intravenöser Anwendung wurde auch über ein Gefühl von Lähmung des ganzen Körpers berichtet (Spotts/Shontz 1980).

Kokain produziert eine Vielzahl von Sehstörungen einschließlich Mydriasis und Pupillendilatation, Lichtempfindlichkeit, verschwommenen oder getrübten Bildern, Schwierigkeiten beim Binokularsehen, Lichtflecken oder -blitzen (der sogenannte «Schnee-Effekt», der bei starken intravenösen Dosen berichtet wird), Eindrücken von Bewegung und geometrischen Mustern im peripheren Gesichtsfeld – etwa Linien, Punkten, Streifen, Gräten oder Gittern. Einige Forscher berichten noch andere Sehstörungen, bei denen die Gegenstände kleiner oder größer erscheinen, als sie in Wirklichkeit sind, oder die Umrisse der Gegenstände verzerrt wahrgenommen werden (Byck et al. 1977; Shultz 1898; Siegel 1977; Spotts/Shontz 1980: 452 f.).

Starker Kokainkonsum führt zu Anorexie oder Appetitverlust; zu Schlaflosigkeit und anderen Schlafstörungen wie Reduzierung des REM-Schlafes und des gesamten Schlafes; zur Minderung des Müdigkeitsgefühls, zu Gewichtsverlust, Schwitzen und Hyperthermie bzw. zu einer Erhöhung der Körpertemperatur; zu Trockenheitsgefühl in Mund und Rachen; zu Übelkeit und Erbrechen sowie zu paradoxen Wirkungen auf die Verdauung, nämlich einer laxativen Wirkung, der sofortige Obstipation folgt (Spotts/Shontz 1980: 454 f.). Es kann gut sein, daß dieser laxative – obstipative Effekt Teil einer generellen Mobilisierungsreaktion des ZNS (der «Kampf- oder Fluchtreaktion» in Notfällen) ist, die durch dieses starke ZNS-Stimulans hervorgerufen wird.

Ein eindrucksvoller Befund war sowohl bei Tieren als auch beim Menschen die durch starken Amphetaminkonsum hervorgerufene Stereotypie, ein Zwang, bestimmte Handlungen zu wiederholen (Ellinwood 1972). Einige Beispiele von kokaininduzierter Stereotypie wurden bei Tierstudien berichtet, aber es herrscht keine Klarheit darüber, ob Kokain auch beim Menschen Stereotypie hervorruft (Post 1977; Spotts/Shontz 1980: 453 f.; Wallace et al. 1971).

Psychologische Effekte

Kokain führt zu Euphorie, Wohlgefühl und in einigen Fällen zu gesteigertem Selbstvertrauen. Bei kleinen Dosen steigert es die Gesprächigkeit und fördert die Geselligkeit; Konsumenten kleinerer Dosen neigen dazu, Kokain in Gruppen von vier, sechs oder mehr Personen zu nehmen. Bei hohen Dosen hat die Droge umgekehrte Wirkungen (Grinspoon et al. 1976; Resnick et al. 1977; Waldorf et al. 1977; Spotts/Shontz 1980: 464 f.). Dann halten es die Konsumenten auf

Grund ihrer starken paranoiden Erfahrungen oft für notwendig, soziale Kontakte einzuschränken.

Obwohl Konsumenten von hohen Kokaindosen in überdurchschnittlichem Maße an Gewalt und Verbrechen beteiligt sind, gibt es wenig Beweise dafür, daß Kokain gewalttätig macht. Es könnte als Enthemmungsmittel wirken, besonders bei Personen, die generell zu Gewalt neigen, und bei Fällen, wo paranoide Symptome zusammen mit Seh- und Hörstörungen Gefühle von Gefahr und Überempfindlichkeit hervorrufen (Cohen 1975; Siegel 1977; Wesson/Smith 1977).

Im Gegensatz zu früheren Ansichten (Williams 1914) hat die Droge keine nachweisbaren Wirkungen auf den Charakter; sie verwandelt die Menschen nicht in asoziale «Halunken». Kokain wird oft in größerem Umfang von Leuten verwendet, die in einem schlechten Ruf stehen, aber das kommt daher, daß die Verwendung der Droge selbst schon illegal ist, und andere Leute würden all das nicht tun, was notwendig ist, um den ständigen Nachschub von großen Mengen der Substanz aufrechtzuerhalten. Der Konsum von niedrigen Dosen ist mit hohem sozialen Status verbunden (Sabbag 1976), aber stärkerer Konsum wird auch für denjenigen attraktiv, der gewillt ist, sich der Kriminalität und den Gefahren, die das Dealen bedeuten, auszusetzen (Spotts/Shontz 1980: 466 f.).

Bei niedrigen Dosen verlängert Kokain die sexuelle Aktivität, indem es den Orgasmus hinauszögert und möglicherweise auch verstärkt (Ashley 1975; Gay et al. 1973; Waldorf et al. 1977; Wesson et al. 1977). Manche Konsumenten finden diese Wirkungen besonders wünschenswert. Bei Dosierungen von mehr als zwei Gramm pro Tag nimmt das Interesse am Geschlechtsverkehr ab, und die Erfahrungen auf Grund des Kokains können zu einem Ersatz dafür werden (Spotts/Shontz 1980: 468). Kokainkonsum führt nicht zu Homosexualität (Spotts/Shontz 1980: 468 f.).

Die meisten Autoren stimmen darin überein, daß starker Kokainkonsum verbunden ist mit Nervosität, Anspannung, Irritierbarkeit, Müdigkeit und Angst (Siegel 1980; Wesson et al. 1977). Neuere Befunde (Spotts/Shontz 1980: 470 ff.) zeigen, daß das Angstgefühl dosisabhängig ist. Bei chronischen Konsumenten führt weniger als ein Gramm pro Tag zu nur milder Euphorie. Höhere Dosen rufen sowohl Euphorie als auch Angst hervor. Diese beiden Gefühle sind typisch für die Droge selbst, während Depressivität und Dysphorie typisch sind für Entzug oder Abstinenz.

Auf kognitiver Ebene berichten die Konsumenten von einer gesteigerten Klarheit und von Beschleunigung der Gedanken, manchmal bis zu dem Punkt, daß es schwierig wird, die Aufmerksamkeit zu behalten (Siegel 1977; Waldorf et al. 1977).

Dem Kokain wird nachgesagt, daß es zu physischer Auszehrung, zu

Schwäche und Verblödung, zum Verlust intellektueller Fähigkeiten, zu geistigem und moralischem Verfall, zum Verlust der Willenskraft und zum Wahnsinn führt (Bleyer-Prieto 1965; Chopra/Chopra 1930/1931; Dale 1905; Gordon 1908; Mills 1905; Wiley et al. 1914). Genaue Untersuchungen von Personen, die die Substanz in hohen Dosen über längere Zeiträume verwendet haben, stützen solche Behauptungen nicht (Spotts/Shontz 1980: 473 f.).

Obwohl einige frühe Forscher dem Kokain die Eigenschaft zuschrieben, taktile Halluzinationen hervorzurufen (Magnan et al. 1898; Maier 1926), sind diese nicht so häufig, wie man angenommen hat. Wahnvorstellungen oder Täuschungen im Bereich des Gesichts- oder Hörsinns sind bei starken Konsumenten am häufigsten (Spotts/Shontz 1980: 477). Ein ernsthafter psychologischer Effekt bei starkem Konsum ist eine vorübergehende Psychose, beinahe immer mit ausgeprägt paranoiden Zügen (Isbell/White 1953; Kolb 1925). Allerdings sind die Wahnvorstellungen, die damit einhergehen, nicht so systematisiert und so blumig wie bei ähnlichen Zuständen, die durch Amphetamine hervorgerufen werden (Spotts/Shontz 1980: 476).

Die psychologischen Reaktionen auf das Kokain stehen wahrscheinlich nicht in einer linearen Beziehung zur Höhe der Dosis. Manche Wirkungen tauchen beinahe nie bei kleinen Dosen auf, aber erscheinen plötzlich bei mittleren oder hohen Dosierungen. Der Schwelleneffekt ist besonders deutlich bei negativ getönten Erfahrungen, wie z. B. Panik, Entsetzen, Wahnvorstellungen oder Halluzinationen. Die natürliche Reaktion des Menschen scheint zu sein, diese Reaktionen so lange zu verleugnen, bis sie so stark werden, daß sie nicht mehr abgewehrt werden können (Spotts/Shontz 1980: 443).

Heutige Gebrauchsmuster

Im Augenblick sind die beiden häufigsten Methoden, Kokain einzunehmen, das «Schnupfen» und die intravenöse Injektion. Beim Schnupfen wird der Puder in feinen «Streifen» von etwa 2 cm Länge (mit etwa 20–25 mg) vorbereitet und ruckartig durch ein Nasenloch eingeatmet, während das andere geschlossen gehalten wird. Bei der intravenösen Injektion wird üblicherweise eine höhere Dosis verwandt, was zu einer sofortigen Reaktion führt, die *flash* oder *rush* genannt wird. Manchmal wird Kokain auch mit Heroin gemischt (*speedball*), um die euphorischen Wirkungen zu verlängern und die negativen Reaktionen zu verringern. Die Folgen einer Injektion sind so stark und so unterschiedlich, daß gesagt wird, es sei, als ob man eine völlig andere Droge nähme. Auch ist ihre Wirkung so schnell vorübergehend, daß die Injektion häufig wiederholt werden muß, wenn der

Zustand aufrechterhalten bleiben soll. Infolgedessen unternehmen die Konsumenten oft *trips,* die mehrere Tage dauern. Während dieser *trips* wird die Substanz so oft als möglich injiziert, oft in steigenden Dosierungen. Am Ende eines langen *trips* sind Einzeldosen von 250–500 mg nicht selten. Schließlich geht der Nachschub aus, Müdigkeit setzt ein, und dann kommt der Zusammenbruch, meistens gefolgt von einer tiefen Depression und Gefühlen von Unwohlsein, bis durch Schlaf das Gleichgewicht wieder hergestellt ist. Viele Konsumenten nehmen Heroin, um die unangenehmen Folgen zu mildern, und so werden manche «aus Versehen» auch davon abhängig (Spotts/Shontz 1980: 18 f., 461).

Ende der siebziger Jahre wurde das Rauchen von Kokain wieder modern. In Dosen von 50–100 mg bewirkt das gewöhnliche Kokain (das Hydrochlorid) nur kleine Stimmungsaufhellungen. Durch einen chemischen Prozeß allerdings, der zwar etwas gefährlich ist, wofür das Zubehör aber in Fachgeschäften erhältlich ist, läßt sich das gewöhnliche Kokain in das Alkaloid oder die freie Base umwandeln, auch bekannt als *white tornado, baseball* und *snow toke.* Diese Substanz wird in Mengen von annähernd 300 mg in Zigaretten oder Wasserpfeifen geraucht. Die freie Base ist weniger hitzeempfindlich, wird von den Lungen schnell absorbiert und bewirkt einen *rush,* der anscheinend dem bei intravenöser Injektion ähnlich ist. Die Konsumenten gehen meist auf *trips,* die 24–96 Stunden dauern, und toxische Reaktionen sind häufig die Folge. Das sogenannte *free basing* kam zunächst an der Westküste der USA in Mode, aber es wird befürchtet, daß diese Praxis sich weiter verbreitet und zu einem ernsten Problem in den Vereinigten Staaten wird (Siegel 1979, 1980).

Gründe für den Konsum

Die Konsumenten von kleinen Dosen neigen dazu, Kokain hauptsächlich zur Steigerung ihres Wohlbefindens zu nehmen, um Sinneseindrücke zu verstärken und die Geselligkeit zu fördern oder um angenehme und wünschenswerte Phantasien zu wecken. Bei größeren Mengen wird der Kokainkonsum zu einem zentralen Problem des Betroffenen. Er hilft ihm, sein Selbstverständnis als wichtiger und erfolgreicher Mensch aufrechtzuerhalten, der energiegeladen und fähig ist, das Beste zu würdigen und sich zu leisten. Obwohl die Konsumenten von niedrigen Dosen Kokain nehmen, um in eine Welt von angenehmen Phantasien zu fliehen, sind auch die Konsumenten von großen Dosen sehr emotionale, leicht verletzbare Menschen, die die Droge nehmen, um aus einem Leben zu entkommen, das sie sehr ernst nehmen und das ihnen anders unerträglich wäre.

Der neueste Stand der Opiatforschung

Michael Wüster

Der Artikel beschreibt die rasante Entwicklung, die die Opiatforschung in der letzten Dekade gemacht hat. Ausgehend von der Demonstration der Opiatrezeptoren und der darauf folgenden Entdeckung der endogenen opiatartig wirkenden Peptide hat es in dieser Zeit bedeutende Erkenntnisse gegeben bei der Erforschung von Opiatsucht, Physiologie des Endorphinsystems und für die Entwicklung neuer verbesserter Pharmaka.

Allgemeines zur Opiat-Wirkung

Die Anwendung von Opium, dem getrockneten Milchsaft von *Papaver somniferum,* als Pharmakon läßt sich zurückverfolgen bis zu den Sumerern (4000 v. Chr.), bei denen die Droge hauptsächlich zur Therapie von Darmstörungen benutzt wurde. Die eigentliche Opiatforschung begann im Jahre 1803, als der Apotheker Friedrich Sertürner aus Opium erstmals das Alkaloid Morphin isolierte, eine stark analgetisch wirkende Substanz, die, trotz der Entwicklung von halb- und vollsynthetischen Opiaten, für die Medizin bis heute unentbehrlich geblieben ist. Neben ihrer Fähigkeit, auch stärkste Schmerzen zu lindern, zeigen die einzelnen Opiate eine Reihe weiterer Effekte, wie z. B. Hemmung der Darmperistaltik, Atemdepression und angstlösende, euphorisierende Wirkung. Mit letzterer eng verknüpft sein dürfte auch das hohe Suchtpotential, das alle bisher entwickelten Opiate besitzen. Jahrzehntelanges Bemühen, durch Abwandlung der chemischen Struktur zu Substanzen zu gelangen, die bei erhaltener analgetischer Wirkung nicht mehr zur Drogenabhängigkeit führen, zeigten erst in allerjüngster Zeit Teilerfolge. Diese wurden nicht zuletzt ermöglicht durch den bedeutenden Fortschritt, den die Opiatforschung in den letzten Jahren gemacht hat: die Identifizierung und Charakterisierung der Opiatrezeptoren und die damit in engem Zusammenhang stehende Entdeckung der körpereigenen Liganden dieser Rezeptoren, der Endorphine.

Demonstration von Opiatrezeptoren

Schon lange bevor der experimentelle Beweis für die Existenz von Opiatrezeptoren gelang, machten verschiedene Beobachtungen das Vorhandensein dieser Bindungsstellen wahrscheinlich: Opiate entwickeln ihre analgetische Wirkung ohne nennenswerte Beeinflussung anderer Sinneswahrnehmungen, wobei einige hochpotente Analgetika, wie z. B. das Etorphin oder Sufentanyl, bereits bei Gabe von wenigen tausendstel Gramm wirksam sind. Dies deutet darauf hin, daß diese Substanzen nicht ubiquitär auf die Zellmembran wirken, wie es für andere zentral dämpfende Pharmaka anzunehmen ist, sondern mit sehr speziellen Haftstellen (Rezeptoren) in Wechselwirkung treten. Auch andere Phänomene, wie etwa die spezifischen Opiatantagonisten, sprachen für die Existenz der Opiatrezeptoren: So gelangt man durch geringfügige Veränderungen in der chemischen Struktur des Morphins zu Substanzen wie Naloxon (Narcan®), denen eine eigene pharmakologische Wirkung fehlt, deren Applikation jedoch zu einem vollständigen Wirkungsverlust der gleichzeitig verabfolgten Opiate führt (Abb. 1). So werden Morphinvergiftungen durch Gabe des Antagonisten Naloxon fast augenblicklich beseitigt, ein Effekt, der schon auf Grund seiner Schnelligkeit für eine konpetitive Rezeptorinteraktion spricht.

Ein direkter biochemischer Nachweis der Opiatrezeptoren gelang erstmals im Jahre 1973, basierend auf einem von Goldstein (1971: 1742) entwickelten Konzept: Die Opiate zeigen Stereoselektivität, d. h., nur eines von zwei optischen Isomeren ist pharmakologisch aktiv, dementsprechend muß auch die Rezeptorbindung nur von dem pharmakologisch aktiven Isomer eingegangen werden. Ermöglicht durch die Synthese von hochradioaktiv markierten Opiaten gelang es verschiedenen Arbeitsgruppen fast gleichzeitig, mittels Bindungsstudien die spezifischen Opiatrezeptoren im Zentralnervensystem und auch in peripheren Organen verschiedener Spezies nachzuweisen (Pert/Snyder 1973: 1011; Simon et al. 1973: 1947; Terenius 1973: 377). In den weiterführenden Untersuchungen konnte gezeigt werden, daß die sehr unterschiedliche pharmakologische Wirkungsstärke der einzelnen Opiate in enger Korrelation steht mit den unterschiedlichen Substanzkonzentrationen, die für eine halbmaximale Rezeptorbesetzung in den Bindungsstudien erforderlich sind. Daraus kann geschlossen werden, daß die Bindung der Substanzen an die Rezeptoren nicht nur Voraussetzung für den Effekt, sondern auch die wirkungsbestimmende Größe darstellt.

Die Opiatrezeptoren zeigen im Zentralnervensystem keine gleichmäßige Verteilung, sondern sind in einigen Gebieten besonders hoch

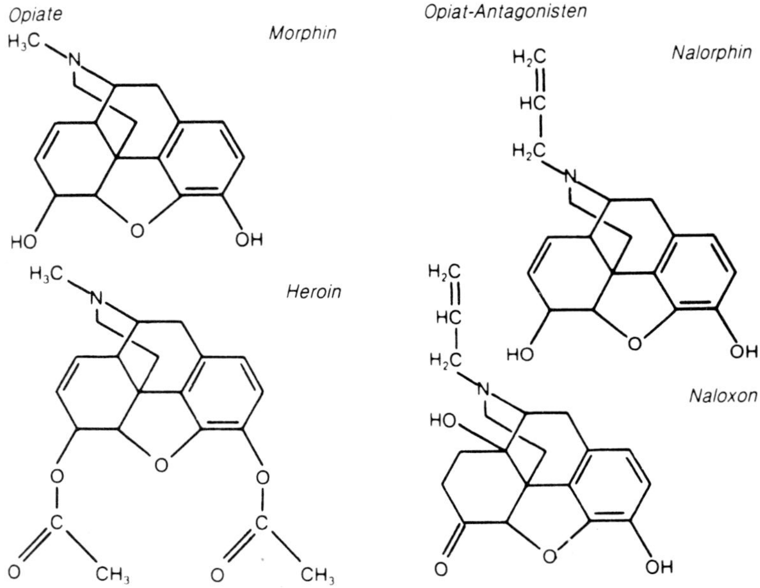

Strukturformeln des Morphins und des von diesem abgeleiteten Heroins sowie der beiden Opiat-Antagonisten Nalorphin und Naloxon. Man erkennt, daß sich die Strukturen der Opiate Morphin und Heroin von den Strukturen der Antagonisten nur in kleinen Einzelheiten unterscheiden. In den Molekülgerüsten hat man sich an jedem Eckpunkt ein Kohlenstoffatom (C) zu denken. Weitere Atomsymbole sind H = Wasserstoff, N = Stickstoff und O = Sauerstoff. Tiefgestellte Ziffern bedeuten mehrere Atome der gleichen Art.

konzentriert. Dies gilt vor allem für Teile des Mittelhirns, wie z. B. dem periaquäduktalen Grau, und des Rückenmarks, Areale, welche schon länger als entscheidend für die Schmerzübertragung angesehen werden. Auch im limbischen System haben Opiatrezeptoren eine große Dichte, möglicherweise kann dies in Zusammenhang gebracht werden mit den bekannten Opiateffekten auf Stimmung und Psyche, wie etwa das Auslösen von Wohlbehagen oder die Beseitigung von Angstgefühlen. Außerdem finden sich Rezeptoren in Strukturen, die entweder für die Regulation endokriner Funktionen oder für die Steuerung der unwillkürlichen Motorik verantwortlich sind; in anderen Gebieten, wie z. B. dem Kleinhirn, konnten keine Rezeptoren nachgewiesen werden.

Isolierung und Charakterisierung der Opiatrezeptoren

Nur wenig erfolgreich verliefen bisherige Versuche, die Opiatrezeptoren zu isolieren und ihre chemische Konstitution aufzuklären. Offenbar handelt es sich bei den Rezeptorproteinen um sehr empfindliche Strukturen, die bei der Herauslösung aus der Zellmembran ihre spezifischen Bindungseigenschaften verlieren.

Sehr viel aufschlußreicher waren dagegen Untersuchungen, welche eine pharmakologische Charakterisierung und Klassifizierung zum Ziel hatten. Die vielfältigen pharmakologischen Effekte der Opiate lassen bereits vermuten, daß es sich bei den Opiatrezeptoren nicht um eine einheitliche Klasse handeln kann. In der Tat haben ältere Untersuchungen mit verschiedenen synthetischen Opiaten bereits zu einer ersten Unterteilung in verschiedene Rezeptorpopulationen geführt (Martin 1967). Ein entscheidender Beitrag zur Entwicklung des Konzepts der «multiplen Opiatrezeptoren» kann jedoch nach der Entdeckung der Endorphine von den Versuchen an peripheren, opiatsensitiven Organen ausgehen (Lord et al. 1977: 495; Wüster et al. 1979: 193). Besonders die vergleichbaren Untersuchungen am Meerschweinchenileum und am Samenleiter der Ratte und Maus zeigten, daß Opiatalkaloide und Peptide sehr unterschiedliche relative Aktivitäten in den verschiedenen Präparationen besitzen. So reagiert z. B. Morphin bevorzugt mit den «μ-Rezeptoren» im Meerschweinchenileum und die Enkephaline mit den «δ-Rezeptoren» im Samenleiter der Maus. Insgesamt sind bisher fünf verschiedene Rezeptortypen im peripheren und zentralen Nervensystem charakterisiert worden (Tabelle 1).

Opiatrezeptoren und Sucht

Nach der Demonstration der Opiatrezeptoren lag es nahe, die Entwicklung von Opiattoleranz und Abhängigkeit mit möglichen Veränderungen dieser Rezeptoren zu erklären. Intensive Untersuchungen, die eine mögliche Veränderung der Rezeptordichte oder ihrer Bindungseigenschaften nach langdauernder Opiateinwirkung behandelten, verliefen jedoch ergebnislos (Höllt/Wüster 1977: 1). Offenbar betreffen die adaptiven Vorgänge nach chronischer Opiatzufuhr nicht die Bindungsstellen der Rezeptoren, sondern das nachgeschaltete Effektorsystem. Aus Versuchen an Zellkulturen läßt sich folgern, daß hierbei dem Enzym Adenylatzyklase eine entscheidende Bedeutung zukommt (Herz 1980: 79). Dieses Enzym katalysiert die Bildung von cyclischem Adenosinmonophosphat (cAMP), eines intrazellulären Boten der Informationsübertragung. Opiate führen nun in den Zell-

Tabelle 1: Multiple Opiatrezeptoren

Typ	Vorkommen	Charakteristisches Opiat bzw. Endorphin
μ	zentrales und peripheres Nervensystem	Morphin
δ	zentrales und peripheres Nervensystem	Enkephalin
ε	peripheres Nervensystem	β-Endorphin
κ	peripheres Nervensystem	Ketozyclazozin
DYN	peripheres Nervensystem	Dynorphin

kulturen durch Hemmung der Adenylatzyklase zur reduzierten Synthese von cAMP und vermindern damit die neuronale Aktivität. Fortwährende Einwirkung des Opiats führt jedoch innerhalb kurzer Zeit, in wenigen Tagen, zu adaptiven Prozessen, die ihrerseits die Adenylatzyklase aktivieren. Trotz Gegenwart eines Opiates erscheint dann also die Bildung von cAMP wieder «normal» (Toleranz), die Zelle ist jedoch auf die dauernde Opiatzufuhr angewiesen (Abhängigkeit). Wird nämlich diese Zufuhr unterbrochen, kommt es zu einer stark erhöhten Adenylatzyklase-Aktivität, die Zellen zeigen eine stark übersteigerte Reaktionsfähigkeit (Entzug). Obwohl bisher unbewiesen, sollten diese oder ganz ähnliche Prozesse auch bei der Einwirkung von Opiaten auf die Rezeptoren im intakten Organismus ablaufen.

Im Hinblick auf die im vorigen Abschnitt skizzierte Multiplizität der Opiatrezeptoren kann man auch Unterschiede in den Effektorsystemen dieser Rezeptoren vermuten. In der Tat scheinen neueste Untersuchungen die Existenz von Opiatrezeptoren zu demonstrieren, deren chronische Aktivierung zwar zur Entwicklung von Toleranz führt, bei denen sich aber auch nach plötzlichem Entfernen des Opiates keine Entzugszeichen aufzeigen lassen (Schulz et al. 1980: 242). Die momentane intensive Suche nach hochselektiven Liganden für die einzelnen Opiatrezeptortypen könnte demnach eine Möglichkeit bieten, zu Pharmaka mit reduziertem Suchtpotential zu gelangen.

Die endogenen Liganden der Opiatrezeptoren

Mit der in den vorigen Abschnitten beschriebenen Identifizierung der Opiatrezeptoren stellte sich zwangsläufig die Frage nach ihrer Funktion. Es erschien unwahrscheinlich, daß das Nervensystem hochspezifische Haftstellen für eine Substanz wie Morphin besitzt, die ja physiologischerweise nicht im Organismus vorkommt. So löste die Demonstration der Opiatrezeptoren eine intensive Suche nach den körpereigenen Liganden aus, die mit diesen Haftstellen interagieren. Einen ersten Erfolg stellte die Entdeckung der Pentapeptide Methionin- und Leuzin-Enkephalin im Schweinegehirn durch Hughes und Mitarbeiter (1975: 577) dar. Weitere, längerkettige «Endorphine» (endogenes Morphin) wurden in der Folgezeit in Gehirn, Hypophyse und anderen Organen entdeckt und in ihrer Struktur aufgeklärt (Teschemacher 1978: 67).

β-Endorphin (β-LPH 61–91)
Tyr-Gly-Gly-Phe-Met-Thr-Ser-Glu-Lys-Ser-Glu-Thr-Pro-Leu-Val-Thr-Leu-Phe-Lys-Asu-Ala-Ile-Ile-Lys-Asu-Ala-His-Lys-Lys-Gly-Glu

Met-Enkephalin (β-LPH 61–65)
Tyr-Gly-Gly-Phe-Met

Dynorphin 1–13
Tyr-Gly-Gly-Phe-Leu-Arg-Arg-Ile-Arg-Pro-Lys-Leu-Lys

Leu-Enkephalin
Tyr-Gly-Gly-Phe-Leu

Bei den bisher identifizierten Substanzen handelt es sich um Peptide verschiedener Kettenlänge, die chemisch zumindest teilweise Bruchstücke eines aus 91 Aminosäuren bestehenden Hypophysenhormons darstellen, des Lipotropins (β-LPH). Aus dieser Substanz, die selbst keine opiatartige Wirksamkeit besitzt, kann durch enzymatische Abspaltung das Opioid β-Endorphin entstehen (β-LPH 61–91). Methionin-Enkephalin ist identisch mit β-PH 61–65, neueste Befunde deuten jedoch darauf hin, daß die Enkephaline im Gegensatz zu β-Endorphin nicht aus β-LPH, sondern aus eigenen Vorstufen freigesetzt werden. Wiederum auf einem eigenen Syntheseweg entsteht wohl das erst kürzlich in der Hypophyse entdeckte Dynorphin, eine mit Leuzin-Enkephalin verwandte Substanz, die in ihrer Wirkungsstärke mit den stärksten synthetischen Opiaten vergleichbar ist (Goldstein et al. 1979: 6666). Bei den Endorphinen handelt es sich demnach um eine ganze Familie von Opiat-Peptiden, deren gegenseitige Beziehung noch weitgehend ungeklärt ist. Die Multiplizität der Endorphine läßt jedoch mit der beschriebenen Rezeptorvielfalt einige Übereinstimmung erkennen.

Pharmakologische Wirkung der Endorphine

Aus der Peptidnatur ergeben sich bei den Untersuchungen zur pharmakologischen Wirkung der Endorphine verschiedene Probleme: Die unterschiedliche, z. T. sehr rasche enzymatische Inaktivierung im Organismus sowie die schlechte Permeation durch die Blut-Hirn-

Schranke stellen entscheidende Schwierigkeiten dar. Wenn diese jedoch umgangen werden, wie z. B. durch die direkte Injektion in das Gehirn von Versuchstieren sowie die Verwendung von D-Aminosäureanalogen, bei denen ein enzymatischer Abbau stark verlangsamt ist, dann beobachtet man für die Endorphine pharmakologische Wirkungen, die nicht von den durch Opiate ausgelösten zu unterscheiden sind. Dies gilt leider auch für die Effekte, wie sie nach wiederholter Verabfolgung von Opiaten auftreten, die Entwicklung von Toleranz und Abhängigkeit. Die ursprünglich gehegten Hoffnungen, daß körpereigene Substanzen nicht zu diesen adaptiven Vorgängen führen würden, haben sich nicht erfüllt. Wiederholte Injektion von β-Endorphin oder eines der erwähnten D-Aminosäureanaloga führen zur Abschwächung der pharmakologischen Effekte (Toleranz), und nach Absetzen der Endorphinzufuhr kommt es zu Entzugserscheinungen (Abhängigkeit), die denen von morphinabhängigen Tieren entsprechen.

Nachdem sich aber beim nicht mit Opiaten vorbehandelten Tier oder Mensch durch Gabe des Antagonisten Naloxon diese Entzugszeichen nicht auslösen lassen, muß gefolgert werden, daß der Organismus von seinen eigenen Endorphinen nicht abhängig ist, d. h., daß das Endorphinsystem im Körper unter «normalen» Bedingungen wahrscheinlich nicht in Funktion ist.

Pharmakologische Modulation der Endorphinkonzentrationen

Eine große Zahl von Untersuchungen beschäftigte sich mit der Frage, ob Endorphinkonzentrationen in Gehirn- und Hypophyse durch akute oder chronische Gabe von Pharmaka verändert werden. Besonderes Interesse erregte hier der Befund, daß es nach Langzeitbehandlung von Ratten mit Morphin zu einer beträchtlichen Abnahme von Met-Enkephalin- und β-Endorphinkonzentrationen in der Hypophyse und einzelnen Hirnarealen kommt (Przewłocki et al. 1979: 357). Dies deutete zunächst auf einen Rückkoppelungsmechanismus hin, wie er bereits für andere hormonelle Systeme aufgezeigt worden ist: Das von außen zugeführte Morphin hemmt die Synthese der körpereigenen Opioide, diese Unterfunktion muß dann durch laufende weitere Gaben von Morphin ausgeglichen werden. Solche Theorien, die die Opiatsucht als eine Stoffwechselstörung im Organismus betrachteten, sind schon lange vor der Entdeckung der Endorphine aufgestellt worden (Dole 1967: 19), neueste Untersuchungen zeigen aber, daß es sich bei den beschriebenen Morphineffekten insofern um einen Sonderfall handelt, als die Langzeitbehandlung mit anderen Opiaten nicht zu ähnlichen Veränderungen der Endorphinspiegel führt (Wüster et al. 1980: 403).

Andere Experimente zeigen eine Erhöhung oder Verringerung der Endorphinkonzentration nach chronischer Verabfolgung von Neuroleptika (Haldol®), Alkohol (Äthanol) oder akuter Gabe von Benzodiazepinen (Valium®) und Halothan. Der Zusammenhang der induzierten Veränderungen mit der pharmakologischen Wirkung dieser Substanzen ist gegenwärtig noch unklar, insbesondere da die bisherigen Untersuchungen keine Aussagen über mögliche Veränderungen in der Umsatzgeschwindigkeit der Endorphine zulassen.

Physiologische Funktion der Endorphine

Nachdem angenommen werden muß, daß die Opiatrezeptoren im Organismus normalerweise nicht mit Endorphinen besetzt sind, erhebt sich die Frage, unter welchen Bedingungen dieses System aktiviert wird. Eine gute Möglichkeit für derartige Untersuchungen bietet das Naloxon: Die Substanz hat keine eigenen pharmakologischen Wirkungen, antagonisiert aber vollständig die Wirkung von Opiaten, also auch die endorphinergen Funktionen. Tatsächlich ist Naloxon nach akuter Gabe am unbehandelten Organismus ohne auffällige Wirkung, und erst detaillierte Untersuchungen unter z. T. sehr speziellen Bedingungen förderten gewisse Erkenntnisse zutage, wie etwa die anorexigene Wirkung (Schulz et al. 1979: 93). Die appetitzügelnde Wirkung von Naloxon korreliert daher mit der schon länger bekannten Stimulation der Nahrungsaufnahme durch Opiatantagonisten und deutet auf eine regulatorische Funktion evtl. hypothalamischer Endorphine auf das Hungergefühl hin. Eine ähnliche tonische Kontrolle der Endorphine auf endokrine Funktionen zeigt sich in Versuchen, die z. B. eine starke Erhöhung der Serumkonzentrationen des Gelbkörperhormons nach Naloxongabe anzeigen (Jeiri et al. 1979: 288).

Nachdem Opiate eine stark analgetische Wirkung besitzen, lag es nahe, eine Funktion der Endorphine auf die Schmerzempfindung zu vermuten. In der Tat führt die elektrische Stimulation des periaquäduktalen Graus, einer Hirnregion mit hoher Endorphin- und Rezeptordichte, zur Schmerzfreiheit, die durch Naloxon antagonisiert wird (Akil et al. 1976: 961). Ebenfalls über endorphinerge Mechanismen vermittelt wird die Akupunktur-Analgesie (Pomeranz/Chiu 1976: 1757). So konnte z. B. gezeigt werden, daß sowohl die Anwendung der klassischen chinesischen Akupunktur wie auch der Elektroakupunktur zu einer Erhöhung der Endorphinkonzentrationen in der Cerebrospinalflüssigkeit führt.

Eine weitere Bedeutung der Endorphine mag während des Streßgeschehens vermutet werden. In Streßsituationen wird von der Hypophyse nicht allein ACTH, sondern simultan auch β-Endorphin freigesetzt. Die physiologische Bedeutung des freigesetzten β-Endorphins ist jedoch z. Z. noch unbekannt und bedarf weiterer Untersuchungen. Obwohl die Konzentrationen nämlich bei Streß sehr stark (bis zu 100fach) ansteigen, liegen die Serumspiegel von β-Endorphin immer noch erheblich niedriger, als es für die Aktivierung der peripheren Opiatrezeptoren (etwa im Darm) nötig wäre. Für den Schock als extreme Streßsituation kann dagegen eine Beteiligung endorphinerger Einflüsse demonstriert werden: In Tierversuchen wurde gezeigt, daß Naloxonapplikation in kürzester Zeit den schockbedingten Blutdruckabfall normalisiert (Faden/Holaday 1979: 317). Hier erscheint erstmals, abgesehen von Opiatintoxikationen, eine vitale Indikation für die Anwendung von Naloxon in der Therapie angezeigt.

Neuester Stand der Heroinforschung

SIDNEY COHEN

Fragen der Heroinabhängigkeit werden auch in Zukunft ein wichtiges Forschungsgebiet in vielen Ländern sein. Neue Forschungsergebnisse über Wirkungsort und Wirkungsmechanismus des Heroins im Nervensystem könnten verbesserte Präventiv- und Behandlungsmaßnahmen zur Folge haben. Die Entwicklung von spezifischen Rezeptorstellen für Narkotika an der Nervenzelle sowie von endogen gebildeten Narkotika wird wahrscheinlich die Natur des Schmerzes und seine Steuerung klären. Außerdem scheinen diese natürlichen Substanzen bei der Regulation von Stimmungen und anderen psychischen Prozessen eine Rolle zu spielen.

Opium, die Milch aus den angeritzten Kapseln des orientalischen Mohns (*Papaver somniferum*), enthält viele Alkaloide, darunter als wichtigstes das Morphium. Etwa 10 % des Opiums bestehen aus Morphium. 1805 wurde Morphium zum erstenmal von einem jungen deutschen Pharmazeuten aus Hannover mit Namen Sertürner extrahiert und gereinigt. Morphium ist ein Narkotikum und eine der meistbenutzten Drogen bei der Behandlung von schweren Schmerzen. Morphium lindert den Schmerz, indem es die Übertragung von Schmerzimpulsen auf das Rückenmark und ins Gehirn reduziert und außerdem die psychische Reaktion auf Schmerz verändert (Hoffmeister 1975: 4).

Wenn man Morphium mit Essigsäureanhydrid behandelt, entsteht Heroin. Seine Name leitet sich wahrscheinlich von «heroisch» ab. Heroin ist etwa dreimal so stark wie Morphium. Im Körper wird es schnell zu Morphium zurückverwandelt und als solches im Urin ausgeschieden.

Außer in Großbritannien und einem oder zwei anderen Ländern ist Heroin für medizinische Zwecke nicht zugelassen. In Großbritannien wird es zur Zeit noch bei der Behandlung von Heroinsüchtigen verwendet, obwohl man es dabei nach und nach durch Methadon ersetzt. Oral wird es in vielen englischen Pflegeheimen und Krankenhäusern auch leidenden Krebspatienten im Finalstadium gegeben.

Es ist noch ungeklärt, ob Heroin dem Morphium gegenüber bei oraler Verabreichung irgendwelche Vorteile hat.

Unerlaubter Heroinkonsum

Heroin ist eine bedeutende Droge, nicht wegen seiner medizinischen Nützlichkeit, sondern wegen des Mißbrauchs, der von Millionen von Menschen damit überall in der Welt getrieben wird. Zwar werden Opium, Morphium und andere Narkotika auch mißbraucht, Heroin ist jedoch das am häufigsten verwendete Suchtmittel. Narkotikasüchtige wählen es wegen seiner stark euphorisierenden Wirkung, seiner raschen Wirksamkeit bei intravenöser Injektion und seiner größeren Wasserlöslichkeit im Vergleich zum Morphium.

Obwohl die Heroinsucht schon seit über 100 Jahren ein Problem darstellt, verbreitet sie sich erst seit 10 oder 20 Jahren auch in Ländern, in denen dieses Problem niemals zuvor existierte. In Kulturen, die schon seit altersher das Rauchen oder Kauen von Opium kennen, löst nun das Heroin den Rohstoff Opium ab. Nordamerika, Westeuropa, Südostasien und andere Teile der Welt erfahren die ernsthafte Problematik der Heroinsucht. Dieser moderne Anstieg im Heroinkonsum resultiert aus der verstärkten Produktion von Opium, den verbesserten Techniken bei der Umwandlung in Heroin und der größeren Effektivität des Verteilersystems. Die Gewinne sind enorm, und der relative Überfluß der Anbaugebiete motiviert kriminelle Syndikate, sich den Zugang zu den Vorräten zu ermöglichen. Man schätzt, daß nur 10 bis 15 % des gesamten in ein Land eingeführten Heroins von den Behörden konfisziert werden.

Die Probleme bei der Bekämpfung des Heroinhandels über nationale Grenzen hinweg sind enorm.

Endogene morphinartige Verbindungen und ihre Rezeptoren

Vielleicht eines der aufregendsten und möglicherweise nützlichen Forschungsergebnisse der letzten Jahre war die Entdeckung, daß sich Opioide (Drogen, die ähnlich wie Opium wirken) bei allen Wirbeltieren naturbedingt finden. Diese Verbindungen ähneln chemisch keinem der Narkotika. Vielmehr sind sie Ketten von fünf oder mehr Aminosäuren, also Peptide.

Zwei Sorten von endogenen Antischmerzverbindungen sind identifiziert worden, die Enkephaline und die Endorphine. Die Enkephaline bestehen aus zwei Ketten von fünf Aminosäuren, die bis auf die letzte Aminosäure identisch sind. Bei der einen Kette ist diese Aminosäure Methionin, bei der anderen Leucin. Man hat drei Endorphine gefunden: *alpha, beta* und *gamma*. Sie sind längere Peptidketten, die aus 16 bis 91 Aminosäuren gebildet werden. Alle drei enthalten irgendwo im Molekül die Methionin-Enkephalin-Sequenz. Die Endorphine haben eine längere Wirkungszeit als die Enkephaline, und sie sind – Molekül für Molekül – viel stärker wirksam als Heroin (Goldstein 1978: 3).

Schon seit längerer Zeit vermutete man und konnte es vor kurzem auch nachweisen, daß die Wirkungsweise einer Droge wie Heroin darin besteht, eine spezifische Stelle am Neuron (der Nervenzelle) zu besetzen. Dabei handelt es sich um hochspezifische Rezeptorstellen, die nur solche Verbindungen annehmen, die zu ihnen passen wie ein Schlüssel ins Schlüsselloch. Seit der Identifizierung dieser Bindungsstellen vor etwa zehn Jahren nehmen Wissenschaftler an, daß sie bei der Schmerzregulation des Organismus und bei der Regulation von Stimmungen eine Rolle spielen. Deshalb postulierte man, daß es endogen gebildete chemische Strukturen geben muß, die diese Rezeptorstellen besetzen können – damit begann die Suche nach den natürlichen Opioiden. 1973 haben Snyder (1978: 10) von der John Hopkins-Universität in Baltimore, Simon von der Universität in New York (1978: 9) und Terenius von der Universität in Uppsala, Schweden (1978: 11), gleichzeitig und unabhängig voneinander die spezifischen Rezeptorstellen identifiziert. Die verschiedenen Enkephaline wurden später von Snyder (1978: 10), Terenius (1978: 11), Goldstein von der Stanford Universität in Kalifornien (1978: 3) sowie Hughes und Kosterlitz (1975: 5) von der Universität in Aberdeen, Schottland, isoliert.

Die Analgesie ist eine wichtige Funktion der endogenen Opioide. Die Schmerzlinderung ist nur partiell, was lebensnotwendig ist, denn der Schmerz ist häufig ein Zeichen dafür, daß etwas nicht in Ordnung ist und behandelt werden muß. Die wenigen Menschen, die ohne die Fähigkeit, Schmerz zu empfinden, geboren werden, laufen große Gefahr, an einer Verletzung oder Infektion zu sterben. Außer der Analgesie bewirken die endogenen Opioide genauso wie narkotische Arzneimittel Euphorie, Unterdrückung von Hustenreiz und Obstipation. Dies sind noch sehr vorläufige Anzeichen dafür, daß die Endorphine und Enkephaline bei gewissen Geisteskrankheiten, wie der Schizophrenie, eine Rolle spielen könnten. Interessant ist, daß diese Transmitter von Nervenzelleninformationen in höchster Konzentration in den Bahnen gefunden werden, die Schmerzempfindungen übertragen, sowie in den Hirnzentren für Emotionalität.

Einige Untersuchungen zeigten, daß möglicherweise auch die Akupunktur über das Endorphin-Enkephalinsystem vermittelt wird. Eine Stimulierung der Produktion dieser endogenen Analgetika könnte die Schmerzbetäubung, die manchmal mit der Akupunktur einhergeht, erklären. Zumindest ein Experiment hat gezeigt, daß der Placebo-Effekt (Linderung von Schmerz oder Unbehagen bei Verabreichung einer inaktiven chemischen Substanz) zu einem Anstieg des Enkephalinspiegels führen kann. Das bedeutet, daß gewisse geistige Zustände die Verfügbarkeit endogener Opioide beeinflussen können.

Das könnte erklären, warum Menschen Schmerzempfindungen durch die Anwendung verschiedenster mentaler Techniken ausschalten können.

Die Antagonisten der Narkotika

Viele Fortschritte unserer Kenntnisse von den Rezeptorstellen für Narkotika und von den endogenen Opioiden sind möglich geworden, da chemische Verbindungen nutzbar gemacht werden konnten, die Narkotika neutralisieren oder auf eine den Narkotika entgegengesetzte Weise wirken. Man nennt sie «Antagonisten der Narkotika». Es handelt sich dabei um synthetische Verbindungen, die Narkotika wie Morphium, Kodein oder Hydromorphin (Dilaudid) in ihrer chemischen Struktur ähneln, aber entgegengesetzt wirken. Wenn sie vor einem Narkotikum gegeben werden, verhindern sie, daß sich dieses an einer Bindungsstelle festsetzt, und verhindern dadurch die Analgesie und die Euphorie. Wenn sie nach einem Narkotikum gegeben werden, kehren sie die Wirkungen des Narkotikums um. Mit anderen Worten: Wenn ein Antagonist im Körper vorhanden ist, kann die Injektion einer Droge wie Heroin nicht zu Euphorie oder den anderen Wirkungen des Heroins führen.

Auf Grund der obengenannten Eigenschaften können die Antagonisten wie Naloxon, Nalorphin und Naltrexon in der Behandlung gewisser Aspekte der Heroinsucht nützlich sein (Renick/Weshton 1978: 8). So sind sie zum Beispiel hervorragende Medikamente bei der Behandlung einer Heroinüberdosis, durch die ein Koma und eine starke Verminderung der Atemfrequenz eingetreten sind. Innerhalb von Minuten nach einer intravenösen Injektion von Naloxon kann der Patient wieder ausreichend atmen und das Bewußtsein wiedererlangen.

Aus theoretischer Sicht könnten die Antagonisten als eine ideale Methode bei der Behandlung Heroinabhängiger erscheinen. Sie würden die euphorischen Effekte des Heroins, das sich jemand selbst appliziert hat, blockieren. Außerdem haben sie selbst wenige oder gar keine negativen Wirkungen. Eine solche Behandlung wurde in einer Reihe von Zentren durchgeführt, besonders mit Naltrexon, weil bereits eine einzige Dosis davon länger als einen Tag wirksam ist. Man hat herausgefunden, daß der Patient Heroin gar nicht mehr nimmt oder nach einigen wirkungslosen Versuchen damit aufhört, falls er regelmäßig zur Naltrexon-Behandlung in die Klinik kommt. Die Problematik der Therapie mit Antagonisten liegt darin, daß die Patienten nichts Angenehmes dabei empfinden und daher nicht geneigt sind, ständig wieder zur Behandlung zu kommen. Deshalb geben Patienten, die nicht in hohem Maße zur Aufgabe des Heroins motiviert sind, leicht eine solche Behandlung mit Antagonisten auf. Vorläufige Versuche mit Naltrexon, das in ein injizierbares Plastikpolymer eingebettet ist, so daß seine Wirkungsdauer auf Wochen oder Monate ausgedehnt werden kann, sind ein vielversprechender Weg, der das Problem des Behandlungsabbruchs lösen könnte.

Ein anderer, nicht ganz so wichtiger Verwendungszweck der Antagonisten ist ihr Einsatz bei der Diagnose der Heroinsucht. Bereits bei kleinen Mengen haben sie beim Süchtigen sofortige Entzugserscheinungen zur Folge. Das ist von Nutzen, wenn über die Zulassung von Stabilisierungsprogrammen entschieden wird, d. h., falls Zweifel darüber bestehen, ob der Patient süchtig ist oder nicht.

Man hätte voraussagen können, daß die Antagonisten auch dem Effekt der Endorphine und Enkephaline entgegenwirken würden.

Ein Faktum, das durch Versuche bewiesen werden konnte. Also werden sogar die endogenen Opioide durch die Antagonisten von den Rezeptorstellen verdrängt.

Ein nicht süchtig machendes Narkotikum?

Lange Zeit hatten Mediziner und andere Wissenschaftler die Hoffnung, daß ein nicht zur Sucht führendes, schmerzstillendes Medikament entwickelt werden kann. Wenn es möglich wäre, eine solche Substanz zu finden, könnte man süchtig machende Verbindungen wie Heroin, Morphium und andere Narkotika aus der medizinischen Praxis verbannen, und es gäbe keinen Grund mehr, Opium anzupflanzen oder zur Sucht führende synthetische Narkotika herzustellen. Obwohl dieses Ziel noch nicht vollständig erreicht wurde, zeigt eine Reihe neuer narkotischer Analgetika eine verringerte Suchtgefahr.

Medikamente wie das Pentazocin, das Butyrophenol, das Nalbuphin und das Buprenorphin (Jaffe/Martin 1980: 6) sind wirksame Schmerzmittel. Diese Analgetika werden gemischte Agonisten-Antagonisten genannt, das heißt, daß sie nicht nur eine narkotische Wirkung haben, sondern auch einen antagonistischen Effekt, der es nicht erlaubt, sie ohne darauf folgende Entzugserscheinungen in größeren Dosen zu verwenden. Eine nicht-medizinische Selbst-Handhabung von solchen Substanzen ist bekannt, kommt aber nicht häufig vor. Weitere Erfahrungen werden zeigen, ob ein häufiger Gebrauch mit einem nicht toleranten Maß an verbotenem Konsum dieser neueren Drogen einhergeht. Ein anderer möglicher Schritt zur Entwicklung eines nicht zur Sucht führenden Narkotikums wäre die Trennung der analgetischen von den euphorisierenden Wirkungen. Doch dieser Versuch war bisher noch nicht erfolgreich.

Die Epidemiologie des Heroinmißbrauchs

Ein hervorstechendes Merkmal der letzten zwölf Jahre ist der weltweite Anstieg des Heroinmißbrauchs (Petersen 1978: 7). Einst begegnete man dieser Droge nur in wenigen Großstädten Nordamerikas, Europas und Südostasiens. Nun stellt sie ein ernstes Problem selbst in Ländern dar, in denen sie niemals zuvor existierte. Außerdem verlagerte sich das Problem der Heroinabhängigkeit zunehmend auch in Kleinstädte.

Die Gründe für diese gegenwärtige Entwicklung sind kompliziert. Ein wichtiger Faktor ist die Verfügbarkeit der Droge. Enorme Mengen von Opium werden für den unerlaubten Handel in vielen asiatischen Ländern und in Teilen von Zentralamerika angepflanzt. Verbesserte Techniken zur Herstellung und Verteilung von Heroin stehen zur Verfügung. Der Handel mit Heroin ist gut organisiert und lukrativ. Kultureller Wandel und soziale Belastungen haben ihren Teil zum Anstieg des Heroinkonsums beigetragen. Der Druck, den Gruppen auf Gleichaltrige ausüben, ist ein weiterer wichtiger Faktor, der das typische Verhalten Heroinabhängiger herbeiführt und erhält. Der Eintritt von unangenehmen Entzugserscheinungen bei plötzlichem Abbruch des Konsums führt dazu, daß Heroinsüchtige immer wieder rückfällig werden. Diese unangenehmen Symptome können ausgeschaltet werden durch eine Heroin-Injektion, die dann wiederum weiteren süchtigen Drogenkonsum zur Folge hat.

Die Behandlung der Heroinsucht

Die herkömmlichen Möglichkeiten bei der Behandlung der Heroinabhängigkeit sind folgende: 1. die Entgiftung, d. h. stufenweise Reduzierung eines Narkotikums (gewöhnlich Valoron oder Methadon) über einen Zeitraum von einigen Tagen oder Wochen; 2. Stabilisierung, d. h. orale Verabreichung einer konstanten Dosis eines Narkotikums wie Methadon über einen Zeitraum von Monaten oder Jahren, um das Verlangen nach Heroin sowie seine Wirkungen, falls injiziert wird, zu blockieren; 3. Verwendung eines Antagonisten wie Naltrexon, wie oben beschrieben; 4. Individual- oder Gruppenpsychotherapie; 5. therapeutische Gemeinschaften, in denen die Süchtigen mit anderen Suchtkranken oder ehemaligen Suchtkranken leben, um gemeinsam den Versuch zu unternehmen, abstinent zu bleiben und 6. Einsatz von

Beratung, Arbeitstherapie und anderen Hilfsmaßnahmen, um die Patienten vor einem Rückfall zu bewahren.

In letzter Zeit sind eine Reihe Verbesserungen in der klinischen Behandlung Heroinabhängiger erarbeitet worden. Eine langfristig wirksame methadonartige Droge, das Acetylmethadol (Blaine et al. 1978: 1), macht es nun möglich, mit einer einzigen Dosis eine ausreichende Stabilisierung über zwei bis drei Tage zu erreichen. Acetylmethadol könnte an Stelle der täglichen Dosis Methadon verabreicht werden. Man hat herausgefunden, daß eine nicht-narkotische Droge, Klonidin, wirksam bei der Entgiftung von Heroin ist (Gold/Kleber 1979: 2). Vorläufige Versuche mit Antagonisten in größerem Umfang versprechen, daß eine einzige Injektion von Naltrexon für einen Zeitraum von Wochen ausreichen könnte, um die Wirkungen von Heroin zu blockieren.

Drogenkonsum – Stand der Forschung aus medizinischer Sicht

Karl-Ludwig Täschner

Eingangs wird Suchtverhalten als ein psychisches Problem mit Sekundärfolgen umschrieben; es unterliegt einem eigengesetzlichen Ablauf und führt zum Verlust der Kontrolle über eigene Handlungen, damit letztlich zum Freiheitsverlust. Die Genese von Suchtverhalten ist zwar noch ungeklärt, doch spielen sicherlich individuelle biographische Komponenten ebenso eine Rolle wie die gesellschaftlichen Konfliktsituationen der heutigen Zeit. Es lassen sich je nach Droge sieben Formen der Drogenabhängigkeit unterscheiden. Für den Drogenkonsumenten sind immer die verschiedenen durch die Droge erzeugten Rauschzustände von Bedeutung, deren subjektive Erlebensqualität jedoch in der Regel mit dem Verlauf der Abhängigkeitsentwicklung nachläßt. Sucht kann dabei bis zu irreversiblen Persönlichkeitsdeformierungen führen. Angesichts dieser möglichen Langzeitfolgen mancher Drogen erscheint es bedenklich, heute noch illegale Drogen legalisieren zu wollen.

Sucht und ihre Entstehung

Drogenkonsum und Abhängigkeit sind zwei Seiten einer Medaille. Zwar kann grundsätzlich jedes menschliche Bedürfnis süchtig entarten, aber in aller Regel haben wir es in der Medizin doch mit stoffgebundenen Abhängigkeitsformen zu tun. Sucht äußert sich damit im medizinischen Bereich meist als Giftsucht (Toxikomanie) und ist damit stets von Vergiftung (Intoxikation) begleitet.

Drogenkonsum mündet in einer Vielzahl von Fällen in die Abhängigkeit ein. Die Zeit, die zwischen dem ersten Konsum und dem Beginn der Abhängigkeit verstreicht, ist u. a. gebunden an die Art der konsumierten Droge, an individuelle Faktoren des Konsumenten, aber auch an die Menge der konsumierten Droge. Bei einer Substanz mit einem hohen suchterzeugenden Potential, z. B. beim Heroin, genügt ein geringer Konsum in kurzer Zeit, um zur Abhängigkeit zu führen. Beim Konsum einer Substanz mit einer geringeren suchterzeugenden Potenz, etwa beim Haschisch, ist es möglich, lange Zeit einen kontinuierlichen Mißbrauch zu betreiben, ohne daß es zur Ausbildung einer echten Abhängigkeit kommt. Alkohol etwa wird von der Mehrzahl unserer Zeitgenossen in Mitteleuropa in aller Regel ein Leben lang mißbraucht, ohne daß es zur Ausbildung einer Sucht kommt.

Bei der Betrachtung von Drogenkonsum und Abhängigkeit müssen wir nach der individuellen Grundstörung fragen, die zu Konsum und Abhängigkeit führte, wir müssen aber auch nach den Folgen der Drogeneinnahme fragen, und wir müssen schließlich nach dem Grad der Suchthaltung dem Leben gegenüber, also der Süchtigkeit fragen. Süchtigkeit ist charakterisiert als eine besondere Art der Einstellung, des Ausweichens und Verdrängens, des Selbstverständnisses und des Lusterlebens, die im allgemeinen lebenslange Aufgabe der Daseinsbewältigung des Menschen bleiben. Es ist ein starkes, hemmungsarmes Verlangen nach bestimmten Werten oder Scheinwerten des Lebens.

Sucht ist in erster Linie ein psychisches Problem mit sekundären körperlichen und sozialen Folgen, die in aller Regel relativ schnell auftreten. Sie ist gekennzeichnet durch einen eigengesetzlichen Ablauf und den fortschreitenden Verlust freier Handlungsfähigkeit und Kontrolle über das eigene Verhalten. Sucht liegt dann vor, wenn eine prozeßhafte Abfolge in sich gebundener Handlungen kritisch geprüfte und sorgfältig und folgerichtig gesteuerte Handlungsabläufe ersetzt.

Sucht ist Krankheit, weil sie die Freiheitsgrade des betroffenen Menschen entscheidend und fortschreitend einengt. Sie ist die Ursache einer Fülle körperlicher, geistiger und sozialer Schäden und bedarf der qualifizierten Behandlung. Sucht kann zur Invalidität führen und die Lebenserwartung des Süchtigen verkürzen. Sucht schleift wesentliche charakterlich-individuelle Akzente der Persönlichkeit zunehmend ab und ähnelt darin gewissen defektbildenden Geisteskrankheiten. Dabei kommt es zu einer Entwicklung zur Unfreiheit, bei der seelische und soziale Ursachen-Konstellationen eine Rolle spielen, welche schließlich dazu führen, daß Süchtige in einer «immer-währenden Wiederholung des Gleichen» verharren, statt sich selbst durch «Fortschreiten und Aufsteigen zu immer neuen Stufen der individuellen Geschichte» zu verwirklichen (Zutt 1958). Freiheitsverzicht und Freiheitsverlust sind zwei entscheidende Momente, die jede süchtige Entwicklung begleiten.

Ein geschlossener theoretischer Ansatz zur Erklärung der Suchtentstehung fehlt bislang. Mit Hilfe bestimmter Modelle können Einzelerscheinungen im Umkreis der Sucht erklärt werden, nicht aber die Gesamterscheinung Sucht. Bislang können wir auch nicht sicher vorhersagen, wer einmal süchtig werden wird: Bei gleichen disponierenden individuellen und kollektiven Ausgangsfaktoren treten Suchtentwicklungen nicht zwangsläufig auf.

Das Zustandekommen einer Sucht sehen wir in der Regel als multifaktoriell verursacht an. Dabei spielen Persönlichkeitsfaktoren, die Eigenwirkung der Substanzen, soziale und soziokulturelle Faktoren, aber auch erbliche Momente eine Rolle. Bei der Untersuchung von Suchtentwicklungen und ihrer Beurteilung ist streng zu trennen zwischen Verursachung (Kausalität) und gleichzeitigem Auftreten von Einzelerscheinungen (Korrelation). In der Diskussion derjenigen Faktoren, welche zu Suchtentwicklungen führen, werden soziale Faktoren manchmal besonders stark gewichtet. Dabei sind Ursachen, Wirkungen und Begleiterscheinungen häufig nicht oder sehr schwer voneinander zu trennen.

Sucht stellt sich uns dar als ein unspezifisches Gefüge aus individueller Persönlichkeit und ihrer besonderen lebensgeschichtlichen und sozialen Situation vor dem Hintergrund der soziokulturellen Konflikte unserer Zeit. Es besteht eine enge Verflechtung zwischen psychologischen und gesellschaftlich-strukturellen Gegebenheiten, die die wissenschaftliche Bearbeitung von Suchtproblemen erschweren (Ferber 1968).

Formen der Drogenabhängigkeit

Drogenabhängigkeit ist von der Weltgesundheitsorganisation (WHO) als Zustand psychischer oder psychischer und körperlicher Abhängigkeit von einer Substanz mit Wirkung auf das Zentralnervensystem definiert worden, die zeitweise oder fortgesetzt eingenommen wird. Wir unterscheiden 7 Typen:

1. Die Abhängigkeit beim *Morphintyp* besteht aus einer starken seelischen Abhängigkeit in Gestalt des unwiderstehlichen Zwangs, mit allen Mitteln die Droge zu beschaffen, um sie konsumieren zu können, oder um aufgetretene unangenehme Zustände zu beseitigen und aus einer körperlichen Abhängigkeit, die entweder zur Dosissteigerung zwingt oder den Konsumenten auf eine Substanz mit analogen Eigenschaften ausweichen läßt. Beim Absetzen der Substanz kommt es zu starken körperlichen Entzugserscheinungen.
2. Beim *Barbiturat-/Alkoholtyp* finden wir seelische Abhängigkeit von verschieden ausgeprägter Intensität, die auch zu einem periodischen an Stelle eines kontinuierlichen Mißbrauchs führen kann. Wir finden daneben körperliche Abhängigkeit: Sinkt der Konsum unter einen kritischen Schwellenwert, so treten Entziehungserscheinungen auf.
3. Beim *Kokaintyp* kommt es zu einer starken seelischen bei fehlender körperlicher Abhängigkeit. Es treten keine körperlichen Entzugserscheinungen beim Absetzen des Stoffs auf, aber starke seelische Abstinenzsymptome. Toleranzbildung fehlt angeblich. Kokain wirkt zerstörend auf Einzelwesen und die Gesellschaft.

4. Beim *Cannabistyp* tritt eine mäßige bis deutliche seelische Abhängigkeit von der angestrebten Wirkung bei weitgehendem Fehlen körperlicher Abhängigkeit und typischer körperlicher Abstinenzsymptome sowie geringe Tendenz zur Dosissteigerung auf. Neuere Untersuchungen könnten für eine mäßige körperliche Abhängigkeit sprechen, zugleich muß betont werden, daß ein verschieden großer Zeitraum verstreichen kann, ehe es überhaupt zur Ausbildung einer Abhängigkeit kommt.
5. *Halluzinogentyp:* Hier kommt es zu einer verschieden stark ausgebildeten psychischen Abhängigkeit bei fehlender körperlicher Komponente. Die Toleranzerhöhung ist besonders beim LSD und beim Psilocybin zu beobachten, dort entwickelt sie sich relativ rasch. Bei Meskalin entsteht sie offenbar langsamer.
6. *Amphetamintyp:* variable psychische Abhängigkeit, keine körperliche Abhängigkeit, keine körperlichen Entziehungserscheinungen. Starke Toleranzbildung.
7. *Qattyp:* Mäßige psychische Abhängigkeit bei Fehlen körperlicher Symptome und bei Fehlen von Toleranzbildung.

Psychische Abhängigkeit spielt bei der Herausbildung einer Sucht eine entscheidende Rolle. Sie ist definiert als unbezwingbares, gieriges seelisches Verlangen, mit der Einnahme der Droge fortzufahren und sie sich um jeden Preis zu beschaffen. Sie ist bei allen vorstehend beschriebenen sieben Drogenabhängigkeitstypen vorhanden. Hingegen ist körperliche Abhängigkeit nur beim Morphin- und beim Barbiturat-/Alkoholtyp ausgeprägt. Als körperliche Entzugserscheinungen sind Schmerzzustände (Glieder-, Rücken-, Bauch-, Gelenk-, Nervenschmerzen) anzusehen, aber auch stark ausgebildete vegetative Erscheinungen, etwa Zittern, Frieren, Schweißausbrüche. Zu den körperlichen Entzugserscheinungen rechnen wir auch Durchfall, Erbrechen, Übelkeit, Schwindel und Abgeschlagenheit sowie Kreislaufstörungen.

Ein Modell für die Entstehung von körperlichen Entzugserscheinungen bei Opiatsüchtigen hat – basierend auf der Homöostasetheorie von Himmelsbach (1943) und in Abwandlung der Vorstellungen Klees (1975) – unlängst K. Kuschinsky (1977) vorgelegt. Danach ist der Anstieg der Konzentration des cyclischen 3,5-Adenosin-Monophosphats (cAMP) im Serum Heroinsüchtiger im Entzug verantwortlich für die entstehende Abstinenzsymptomatik. Zum Anstieg der Konzentration von cAMP bei Absetzen des Opiats kommt es offenbar, weil die Stimulation der Aktivität des abbauenden Enzyms durch das Opiat wegfällt, es mithin zu seiner normalen Aktivität zurückkehrt und die bislang umgesetzte Menge von cAMP nicht mehr bewältigen kann (s. Abbildung 1).

Psychische Entzugserscheinungen bestehen – etwa bei der Heroinsucht – aus Unruhezuständen, Angst, Getriebenheit, dem Drang zu erneuter Drogeneinnahme, aus depressiven Verstimmungen, Nervosität und Konzentrationsstörungen. Selbstmordgedanken runden das Bild ab. Eine hochgradige motorische Unruhe bemächtigt sich der im Entzug befindlichen Opiatsüchtigen.

Drogenabhängigkeit hat neben der psychischen und der sozialen Dimension stets auch eine organische Komponente. Der Organismus gewinnt durch die dauernde Zufuhr von Fremdsubstanzen allmählich die Fähigkeit, an sich giftige und in manchen Fällen tödlich wirkende Substanzmengen zu verarbeiten. Diese Umstimmung des Organismus bzw. den zugrunde liegenden organischen Umstrukturierungsprozeß bezeichnen wir als Toleranzerwerb (s. Abbildung 2).

Sowohl absinkende Empfindlichkeit der cellulären Rezeptoren an den Wirkorten als auch eine Beschleunigung des Fremdstoffabbaus im Organismus führt zu Toleranzerwerb. Diese Veränderungen sind der Grund, daß die ursprüngliche Dosis bei den meisten Drogen erheblich gesteigert werden muß, um noch eine spürbare Wirkung hervorrufen zu können. Die Dosissteigerung betrifft nicht nur die Einzeldosis, sondern auch die Einnahmefrequenz. Die Gesamtdosis wie auch die Einzeldosis übersteigt bei Abhängigen in vielen Fällen bald die für ungewohnte Personen tödliche Schwelle. Im Verlauf eines Toleranzerwerbs kann es auch zu paradoxen Wirkungen kommen, etwa dann, wenn Schlafmittel nicht mehr schlafanstoßend oder beruhigend wirken, sondern euphorisierend oder leistungssteigernd.

Rausch und Intoxikation

Über den Rausch finden sich in diesem Band aus verschiedener Sicht umfassende Darstellungen. Wir wollen hier den medizinisch-psychiatrischen Aspekt herausstellen, zumal es die Psychiatrie ist, die mit der Therapie von Rauschzuständen, Intoxikationen und Psychosen betraut ist.

Der *Rausch* ist an eine unmittelbare Drogenwirkung gebunden. Ohne die Anwesenheit und Wirkung einer Fremdsubstanz im Organismus gibt es keinen Rausch. Dabei sehen wir in unserem Zusammenhang von denjenigen Zuständen ab, die umgangssprachlich ebenfalls als Rausch bezeichnet werden, psychopathologisch von der Auswirkung her durchaus vergleichbar sind, aber ohne die Zufuhr von Fremdsubstanzen zustandekommen: gemeint sind nichtstoffgebundene Rauschzustände wie Goldrausch, Blutrausch oder Geschwindigkeitsrausch.

Charakteristisch für den stoffgebundenen Rausch ist der Umstand, daß er im Anschluß an den Drogenkonsum auftritt, in seiner Ausprä-

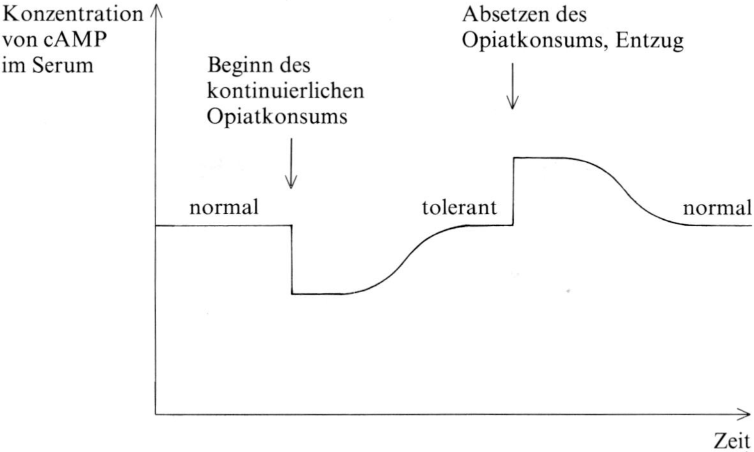

Abbildung 1: Konzentration von cAMP im Serum bei Opiattoleranz und Opiatentzug. Nach anfänglichem Abfall der Konzentration von cAMP steigt die Aktivität der Adenylatcyclase, es kommt zum Anstieg von cAMP. Nach Absetzen des Opiats fällt deren Stimulierung durch das Opiat weg. Als Ergebnis sinkt die Aktivität des Enzyms, und damit steigt die Konzentration von cAMP im Serum an. Dieser Anstieg löst die Entzugserscheinungen aus (nach Kuschinsky 1977).

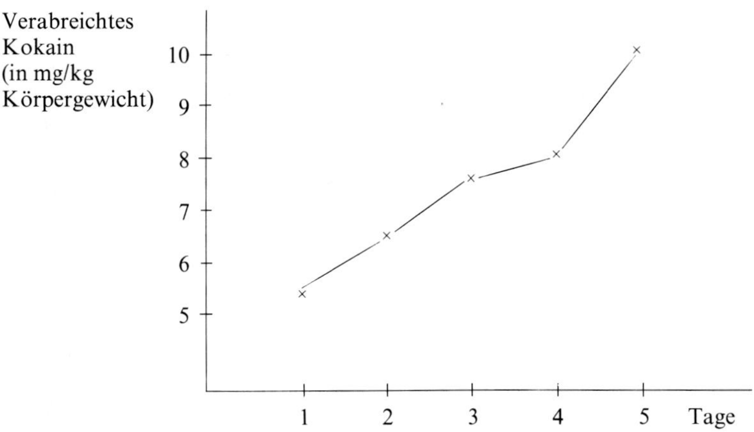

Abbildung 2: Toleranzerwerb im Tierversuch. Die Abbildung stellt die gerade noch krampferzeugende Wirkung von Kokain bei Affen dar. Die angegebenen Werte für den 2.–5. Tag steigen gegenüber dem ersten Tag jeweils signifikant an. Die Tiere sind gegenüber der krampferzeugenden Wirkung des Kokains zunehmend tolerant geworden (nach Matsuzaki 1976).

gung dosisabhängig ist und abklingt, sobald die Fremdsubstanz aus dem Organismus eliminiert ist. Jeder gesunde Mensch ist innerhalb individueller Abstufungen grundsätzlich berauschbar.

Der Rausch gehört zur menschlichen Existenz wie Freude und Glück, Trauer oder Angst. Was den Rausch seit Menschengedenken so attraktiv macht, aber auch so geheimnisvoll, ist die Euphorie, die zum typischen Rauschverlauf hinzugehört. Berauschte sind über die Maßen glücklich, fröhlich, freundlich, ohne Sorgen, sie sind kontaktfähig und kontaktwillig, dabei kontaktfreudig und sind eins mit der Welt. Sie kennen weder Konflikte noch Probleme, das Unwiederbringliche der dahinströmenden Zeit, das zeitlich Begrenzte ihrer Existenz ist wie weggewischt, bedeutungslos, ohne jede Relevanz für den Augenblick. Berauschte sagen «zum Augenblicke . . . verweile doch, Du bist so schön». Sie können sich ihrem Rauschzustand ganz hingeben, sie verschmelzen mit der Umgebung, nichts ficht sie an, die Last der Welt streifen sie ab, und das Alltägliche werfen sie in seiner Banalität fort.

Euphorie und Ekstase sind wesentliche Inhalte des typischen Rausches. Taumel und überirdische Beglückung, Abrücken von der täglichen Mühsal, Glück und Erfüllung machen den Rausch zu einem Zustand, der es lohnenswert erscheinen läßt, daß man ihn immer wieder herbeiführt. Aus der Übermacht solcher Erlebnisse in ihrer Wiederholung leitet sich die Eigengesetzlichkeit einer süchtigen Entwicklung ab.

Zum Rausch gehört neben Euphorie und Ekstase die *Bewußtseinsstörung*. In der Mehrzahl der Rauschzustände kommt es zu Bewußtseinstrübungen. Bei einzelnen Räuschen kann aber auch eine erhöhte Bewußtseinshelligkeit eintreten, etwa bei solchen Räuschen, die durch Konsum von Weckmitteln oder Kokain hervorgerufen werden. Die Bewußtseinsstörung steht aber nicht im Mittelpunkt des Rauschinhaltes, sondern sie begleitet ihn nur. Sie bleibt vielfach für Außenstehende und für den Berauschten unmerkbar.

Tritt der Teilaspekt der Bewußtseinsstörung in den Vordergrund der Rauschsymptomatik, so sprechen wir in aller Regel weniger von einem Rausch als eher von einer akuten Intoxikation, deren äußeres Bild wiederum von kaum merkbarer Benommenheit bis hin zu schwerer Bewußtlosigkeit reichen kann.

Der Rausch ist durch mehr oder weniger stark ausgeprägte Veränderungen der Bewußtseinstätigkeit gekennzeichnet, die ihrerseits von wechselnden, meist euphorischen Stimmungsschwankungen überlagert werden. Die einströmenden Sinneseindrücke und Wahrnehmungen werden nur noch teilweise kritisch gesichtet und geordnet, infolgedessen auch nur noch teilweise nach ihrem Bedeutungsgehalt verwertet. Vielmehr haften Berauschte vielfach am irrelevanten Detail, dem sie erhöhte Aufmerksamkeit zuwenden.

Zusammengefaßt besteht der *Rausch* aus euphorischen, lustbetonten, ekstatischen, dabei vielfach anregenden und erregenden Elementen, die von einer mehr oder weniger stark ausgeprägten Bewußtseinsstörung in die eine oder in die andere Richtung durchsetzt sind. Der Rausch ist für den Menschen attraktiv, weil er ihn bei typischem Verlauf neue Welten des Fühlens, Erlebens und Wahrnehmens kennenlernen läßt.

Nicht alle Räusche verlaufen aber typisch. Im *atypischen Rauschverlauf* stehen Angst und Unlust, Panik und Horror, motorische Erregung und das Gefühl des Ausgeliefertseins im Vordergrund. Es kommt zum Umschlag der Befindlichkeit ins Depressive. Dysphorie und quälende Erlebnisstörungen beherrschen das Bild.

Ein jugendlicher Patient wurde eines Abends in unsere Klinik gebracht, weil – offenbar nach dem Konsum eines LSD-Trips – er sich plötzlich verfolgt fühle und er vor seinen eigenen Familienangehörigen in panische Angst geriet. Er glaubte, sie wollten ihn töten, ihm das Blut aussaugen, ihn zu Tode quälen. Er war Argumenten in keiner Weise mehr zugänglich, verkroch sich gespannt und innerlich hoch erregt in eine Ecke und lehnte jeden Kontakt mit seiner Umgebung ab, weil er offenbar jeden Augenblick einen tödlichen Angriff auf sich erwartete. Schließlich gelang es, ihn in die Klinik zu bringen. Hier war nur schwer Kontakt zu ihm zu gewinnen, allerdings registrierte er den Wandel der Umgebung, er flehte um Hilfe, die er in einer «Todesspritze» sah. In den anwesenden Krankenpflegern erblickte er Vampire, die sich anschickten, ihm das Blut auszusaugen. Er ließ niemanden an sich heran. Auch geduldiges Zureden war in dieser akuten Situation erfolglos, so daß wir dem Patienten schließlich gegen seinen Willen eine beruhigende Injektion verabreichen mußten. Wenige Minuten danach klang das ängstlich-agitierte Zustandsbild ab, der Patient beruhigte sich und blieb noch einen Tag zur Beobachtung in der Klinik, bevor er in psychisch unauffälligem Zustand wieder nach Hause entlassen werden konnte.

An diesem Beispiel erkennen wir die atypischen Rauschinhalte: Angst, paranoide Erlebnisumformung, Erregung, Verkennung der Umgebung als Folge schwerer Wahrnehmungsstörungen. Wir sprechen in solchen Fällen von atypischen Rauschverläufen, weil in aller Regel z. B. Halluzinogenräusche weitgehend frei von derartigen Inhalten sind. Wir müssen davon ausgehen, daß praktisch jede Rauschdroge geeignet ist, solche atypischen Rauschverläufe herbeizuführen, in denen nicht selten eine akute Suizidgefährdung gegeben ist, weil die

Patienten keine andere Möglichkeit mehr sehen, den quälenden Zustand zu beenden.

Am Beispiel des Haschischrausches zeigen die beiden nachfolgenden Tabellen die Inhalte des typischen und des atypischen Rauschverlaufs.

Tabelle 1: Typischer Rauschverlauf bei einmaligem Konsum von Haschisch

1. Gehobene Stimmung, Heiterkeit, Euphorie
2. Verminderter Antrieb, Passivität, Apathie, Lethargie
3. Denkstörungen: bruchstückhaftes Denken, Herabsetzung der gedanklichen Speicherungsfähigkeit, Verlust der Erlebniskontinuität, Ordnung nach assoziativen Gesichtspunkten, ideenflüchtiges Denken
4. Störungen der Konzentration und der Aufmerksamkeit: erhöhte Ablenkbarkeit, abnorme Reizoffenheit (Störungen des Kurzzeitgedächtnisses)
5. Abnorme Fokussierung der Wahrnehmung: Ausrichtung auf irrelevante Nebenreize
6. Pathologische Wahrnehmungsstörungen: Illusionen, Pseudohalluzinationen, Synästhesien
7. Gedächtnis- und Erinnerungsstörungen (Langzeitgedächtnis)
8. Körperschemastörungen
9. Kritikschwäche (erhöhte Risikobereitschaft)
10. Störungen der Psychomotorik: Verändertes Ausdrucksverhalten (Mimik, Gestik)

Tabelle 2: Atypischer Rauschverlauf bei einmaligem Konsum von Haschisch

1. Niedergedrückte Stimmung (Depression, Verstimmung)
2. Gesteigerter Antrieb (Agitation, motorische Unruhe)
3. Angst, Panik, innere Unruhe
4. Paranoide Erlebnisproduktionen (eigenbezügliches Denken und Erleben)
5. Aggressive Impulse gegen die eigene Person bzw. gegen die Umgebung
6. Desorientiertheit, Verwirrtheit
7. Alle unter 3–10 beim typischen Rauschverlauf genannten Störungen.

Bleiben solche Erlebnisstörungen (wie sie im typischen bzw. atypischen Rauschverlauf auftreten können) bestehen, nachdem die Drogenwirkung bereits abgeklungen ist, so sprechen wir von einer drogeninduzierten Psychose.

Die Grenzen zwischen Rausch und *Intoxikation* sind schwer zu bestimmen. Der Rausch beruht – und wir sprechen hier wiederum nur von stoffgebundenen Räuschen – auf einer Intoxikation. Aber nicht jede Intoxikation führt zum Rausch. Rauscherlebnisse sind etwas Produktives, das eine immer noch weitgehend intakte Funktion des Zentralnervensystems voraussetzt. Diese ist bei der Intoxikation nur noch teilweise gegeben.

Besonders massive Intoxikationen überspringen in ihrem Verlauf das Rauschstadium und führen so schnell zum vorherrschenden Bild der Bewußtseinstrübung, so daß es zur Ausbildung rauschhafter Erlebnisveränderungen gar nicht kommen kann. Als Beispiel sei hier das Heruntertrinken einer großen hochprozentigen Alkoholmenge innerhalb kürzester Zeit genannt, wodurch es nicht zu einem Alkoholrausch in typischer oder atypischer Ausprägung kommen kann, sondern praktisch in kurzer Zeit zum Vorherrschen der Bewußtseinsstörung, so daß wir hier von einer Intoxikation durch Alkohol sprechen müssen.

Allerdings sind die Übergänge zwischen beiden Phänomenen fließend. Korrekt wäre es, wenn man bei jeder Rauschmittelwirkung zunächst von einer Intoxikation spräche und nur dort auch zusätzlich von einem Rausch, wo entsprechende Erlebnis- und Wahrnehmungsveränderungen bei den Intoxizierten vorliegen und nicht die Bewußtseinstrübung das Bild beherrscht. Für Rauscherlebnisse muß immer noch Raum bleiben, und dieser Raum schwindet mit dem Vorrücken der Bewußtseinsstörung. Auch für die Intoxikation gilt, daß sie an das Vorhandensein einer Fremdsubstanz im Organismus gebunden ist, daß ihre Ausprägung dosisabhängig ist und daß sie abklingt, wenn das Mittel aus dem Organismus ausgeschieden ist. Während der Rausch etwas Produktives und von Erlebnisinhalten gekennzeichnet ist, stellt die Intoxikation einen mehr oder weniger stumpfen Zustand dar, dessen Ausprägung durch das Vorrücken auf der Skala der Bewußtseinsstörungen in Richtung der Bewußtlosigkeit charakterisiert ist.

Im Verlauf einer Sucht nimmt die Zahl der erlebnisvollen Räusche ab zugunsten einer zunehmenden Zahl von inhaltsarmen Intoxikationen. Im Endstadium einer Abhängigkeit beherrscht die *chronische Intoxikation* die Szene. Die zugeführte Fremdsubstanz wird praktisch nie mehr vollständig aus dem Organismus eliminiert. Für den Drogenkonsumenten gilt es dann praktisch nur noch, den Zustand chronischer Vergiftung zu erhalten, weil bei nachlassender Intoxikation Entzugserscheinungen einsetzen. Abhängigkeit wird so als dauernder Freiheitsverlust entlarvt, als Enge, Angst, Verfallensein und schließlich Zerfall.

Drogenkonsum kann über eine sich ausbildende Abhängigkeit zu einem Endstadium führen, das wir als *Depravation* bezeichnen. Darunter wird eine typische Persönlichkeitsdeformierung verstanden, deren Grundlage offensichtlich organische, vor allem hirnorganische Veränderungen sind. Die Giftwirkung der zugeführten Substanzen setzt ja vor allem am Zentralnervensystem an und führt hier zu teilweise reversiblen, teilweise aber auch bleibenden Schäden, die sich zunächst als diskrete psychische Veränderungen zeigen können. Hinzu tritt im Verlauf ein fortschreitender Verlust der Kritik- und Urteilsfähigkeit und schließlich auch ein gewisser Intelligenzabbau. Es kommt zunehmend zum Verfall individueller Akzentuierungen und charakterlicher Ausformungen zugunsten einer Uniformierung und Monotonisierung der zurückbleibenden Restpersönlichkeit. In diesem Zusammenhang ist von einer Entkernung der Persönlichkeit gesprochen worden. Depravation muß als Folge eines Abbau- bzw. Nivellierungsprozesses angesehen werden. Am Schweregrad einer vorliegenden Depravation läßt sich das Ausmaß eines süchtigen Verlaufs ermessen.

Vom Vorliegen einer *Psychose* sprechen wir bei Drogenkonsumenten dann, wenn Erscheinungen ohne erneute Zufuhr der psychoaktiven Substanz auftreten, die sonst nur unter Mitteleinwirkung zustandekommen. Während sich das querschnitthafte Erscheinungsbild einer drogeninduzierten Psychose und eines Rausches nicht unbedingt voneinander unterscheiden lassen müssen, dient das Kriterium der Anwesenheit eines Rauschmittels im Organismus der (vorläufigen) differentialdiagnostischen Abgrenzung beider Zustandsbilder. Wenn die psychopathologischen Erscheinungen nach Abklingen der Drogenwirkung über Tage, Wochen und Monate persistieren, um schließlich einen eigengesetzlichen Verlauf zu nehmen, handelt es sich mit hoher Wahrscheinlichkeit um eine drogeninduzierte Psychose. Solche Psychosen beobachten wir insbesondere nach Cannabis- und Halluzinogenkonsum, sie sind aber auch eingehend bei Kokain- und Amphetaminkonsumenten beschrieben worden (Täschner 1980).

Ausblick

Der Überblick über das Problem der Drogenabhängigkeit aus medizinischer Sicht wäre unvollständig, erwähnte man nicht das Ausmaß dieses Problems. Die Zahlen über die Verbreitung des Drogenkonsums in der Bundesrepublik Deutschland finden sich an anderer Stelle dieses Bandes (Reuband). Aus der Sicht unserer Abteilung der Frankfurter Universitäts-Nervenklinik ist ergänzend festzustellen, daß hier 43% aller aufgenommenen Patienten suchtkrank sind. Davon sind zwei Drittel alkoholkrank, etwa 30% heroinsüchtig, ein kleiner Prozentsatz medikamentenabhängig. Psychiatrie ist aus dieser Sicht und gemessen an den Frankfurter Verhältnissen fast zur Hälfte die Wissenschaft von den Suchtkrankheiten geworden. Im Verhältnis dazu ist die wissenschaftliche Bearbeitung dieses Problems ein Stiefkind geblieben. Vertreter der alten Psychiatrie wehren sich zwar gegen die Berechtigung eigener Forschungsaktivitäten auf diesem Gebiet, die institutionell abgesichert werden müßten. Die Entwicklung wird aber eines Tages über sie hinweggehen. Heute zeichnet sich deutlicher denn je die Notwendigkeit der Schaffung von Einrichtungen und der Förderung von Programmen zur Erforschung des Alkoholismus und der Drogenabhängigkeit ab, analog etwa den in den USA seit langem existierenden Institutionen und Programmen (z. B. dem National Institut and Drug Abuse, NIDA).

Bibliographie

Völger – Zur Ausstellung und zum Materialienband

ABBE HUC (1856): Das Chinesische Reich. Leipzig.

BRECHER, E. M. and the Editors of Consumer Reports (1972): Licit and Illicit Drugs. The Consumers Union Report on Narcotics, Stimulants, Depressants, Inhalants, Hallucinogens, and Marijuana – including Caffeine, Nicotine, and Alcohol. Boston.

BOURGIGNON, E. (1977): Altered States of Consciousness, Myths, and Rituals. In: Du Toit, B. M.

CARROLL, L. (1865): Alice's Adventures in Wonderland.

CARROLL, L. (1872): Through the Looking-Glass.

CARROLL, L. (1876): The Hunting of the Snark.

DU TOIT, B. M. (Ed.) (1977): Drugs, Rituals, and Altered States of Consciousness. Rotterdam.

EBERHARD, W. (1967): Guilt and Sin. Los Angeles.

FAHRENKRUG, H. (1980): Zur Integration von Alkoholtrinken in das Alltagsleben. Theorie und Methode FAHRENKRUG, H. (1980): Zur Integration von Alkoholtrinken in das Alltagsleben. Theorie und Methode studentischen Trinkverhalten. In: Berger, H., Legnaro, A. und Reuband, K. H. (Eds.): Alkoholkonsum und Alkoholabhängigkeit. 53–72. Stuttgart.

FURST, P. T. (Ed.) (1972): Flesh of the Gods. The Ritual Use of Hallucinogens. New York.

GOLOWIN, S. (1974): Die Magie der verbotenen Märchen. Von Hexendrogen und Feenkräutern. Hamburg.

HSÜ, F. L. K. (1949): Under the Ancestor's Shadow: Chinese Culture and Personality. New York.

ISHI (1981): Mitteilung des Institute for the Study of Human Issues. Philadelphia.

NURGE, E. (1977): Blue Light in the Village. Daily Life in a German Village in 1965–1966. Ann Arbour.

RUBIN, V. (Ed.) (1975): Cannabis and Culture. The Hague.

SCHULTES, R. E. (1977): Themes for Future Ethnobotanical Research into New World Hallucinogens and their Uses. In: Du Toit, B. M.

SCHULTES, R. E. und HOFMANN, A. (1980): Pflanzen der Götter. Bern.

SPINDLER, G. D. (1973): Burgbach – Urbanization and Identity in a German Village. New York.

WOGGON, B. (1974): Haschisch, Konsum und Wirkung. Berlin.

1 Schultes – Botanik

COOPER, J. M. (1949): Stimulants and Narcotics. In: Handbook of South American Indians. Steward, J. H. (Ed.). Bureau of American Ethnology, Bulletin 143. Washington, D.C.

EFRON, D. H. (Ed.) (1967): Ethnopharmacologic Search for Psychoactive Drugs. Public Health Service Publ. No. 1645. Washington, D. C.

EMBODEN, W. J. Jr. (1972): Narcotic Plants. New York.

HARNER, M. H. (1973): Hallucinogens and Shamanism. New York.

HEIM, R. und WASSON, R. G. (1958): Les Champignons Hallucinogènes du Mexique. Paris.

HOFFER, A. und OSMUND, H. (1967): The Hallucinogens. New York.

PELT, J. M. (1971): Drogues et Plantes Magiques. Horizons de France. Straßburg.

SAFFORD, W. E. (1917): Narcotic Plants and Stimulants of the Ancient Americans. In: Annual Report of the Smithsonian Institution 1916. Washington, D. C.

SCHLEIFFER, H. (1973): Sacred Narcotic Plants of the New World Indians. New York.

SCHULTES, R. E. (1970): The Botanical and Chemical Distribution of the Hallucinogens. In: Annual Review of Plant Physiology 21.

SCHULTES, R. E. und HOFMANN, A. (1980): Pflanzen der Götter. Bern (Ausführliche Bibliographie).

2 Siegel – Sucht bei Tieren

BEVER, O. (1970): Why do plants produce drugs? Which is their function in the plants? In: Quarterly Journal of Crude Drug Research 10: 1541–1549.

CAPPELL, H. und LEBLANC, A. E. (1977): Gustatory avoidance conditioning by drugs of abuse. In: Milgram, N. W., Krames, L. and Alloway, T. M., (Eds.): Food aversion learning. 133–167. New York.

CARRINGTON, R. (1959): Elephants. New York.

DUKE, J. A., AULIK, D. und PLOWMAN, T. (1975): Nutritional value of coca. In: Botanical Museum Leaflets, Harvard University 24 (6): 113–119.

EISNER, T. und HALPERN, B. P. (1971): Taste distortion and plant palatability. In: Science 172: 1362.

LA BARRE, W. (1975): Anthropological perspectives on hallucination and hallucinogens. In: Siegel, R. K. und West, L. J. (Eds.): Hallucinations: Behavior, experience, and theory. 9–52. New York.

LEVI, W. M. (1957): The pigeon. Sumter: Levi.

MARAIS, E. (1936/1969): The soul of the ape. New York.

MELLO, N. K. (1978): Control of self-administration: the role of aversive consequences. In: Petersen, R. C. und Stillman, R. C. (Eds.): PCP. Phencyclidine Abuse: An appraisal (NIDA Research Monograph 21). 289–308. Washington, D. C.

POPE, H. G. (1969): Tabernanthe iboga: An African narcotic plant of social importance. In: Economic Botany 23: 174–184.

SIEGEL, R. K. (1971): Studies of hallucinogens in fish, birds, mice and men: the behavior of «psychedelic» populations. In: Vinar, O., Votava, Z. und Bradley, P. B. (Eds.): Advances in Neuro-Psychopharmacology. 311–318. Amsterdam.

SIEGEL, R. K. (1973): An ethologic search for self-administration of hallucinogens. In: The International Journal of the Addictions 8 (2): 373–393.

SIEGEL, R. K. (1979): Natural animal addictions: an ethological perspective. In: Keehn, J. D. (Ed.): Psychopathology in animals. 29–60. New York.

SIEGEL, R. K. und BRODIE, M. (1980): Alcohol self-administration by elephants. St. Louis.

SWAIN, T. (1974): Cold-blooded murder in the Cretaceous. In: Spectrum 120: 10–12.

TOLSTOY, L. (1890/1975): Why do men stupefy themselves? New York.

3 Dittrich – Veränderte Wachbewußtseinszustände

ALBERT, R., COHEN, S., SCHILLER, L. (1966): LSD. New York.

AMERICAN PSYCHIATRIC ASSOCIATION (1977): Position statement on meditation. In: Am. J. Psychiat. 134/6: 720.

ANONYMOUS (1975): Woman fails in attempt to swim around Manhatten. In: New York Times, Sept. 25: 1, 53.

BENZ, E. (1969): Die Vision – Erfahrungsformen und Bilderwelt. Stuttgart.

BERNSTEIN, P. (1976): I want to be alone. Penthouse 8 (1): 45.

BICKEL, P., DITTRICH, A. und SCHOEPF, J. (1976): Eine experimentelle Untersuchung zur bewußtseinsverändernden Wirkung von N,N-Dimethyltryptamin (DMT). In: Pharmakopsychiat. 9: 220–225.

BLUM, R. H. (1970): Society and Drugs. Drugs I: Social and cultural observations. San Francisco.

BOURGUIGNON, E. (1973): Religion, altered states of consciousness, and social change. Columbus, Ohio.

BRAID, J. (1843): Neurypnology or the rationale of nervous sleep in relation to animal magnetism or mesmerism. London.

COOPER, J. (1956): The Gros Ventre of Montana. In: Flannery, V.: Religion and ritual. Washington.

DEIKMANN, A. J. (1963): Experimental meditation. In: J. nerv. ment Dis. 126: 329–343.

DEIKMAN, A. (1966): Implications of experimentally induced contemplative meditation. In: J. nerv. ment Dis. 142: 101–116.

DEREN, M. (1953): Devine horseman. The living Gods of Haiti. London.

DITTRICH, A. (1974): Zum Einfluß von Körperbewegungen auf das Auftreten psychopathologischer Phänomene während kurzdauerndem Reizentzug. In: Z. Klin. Psychol. Psychother. 22 (4): 369–375.

DITTRICH, A. (1975 a): Vergleich veränderter Bewußtseinszustände induziert durch kurzdauernden Reizentzug und durch (–)Δ^9-trans-Tetrahydrocannabinol. In: Z. exp. angew. Psychol. 22: 547–560.

DITTRICH, A. (1975 b): Zusammenstellung eines Fragebogens (APZ) zur Erfassung abnormer psychischer Zustände. In: Z. Klin. Psychol. Psychother. 23: 12–20.

DITTRICH, A. (1977): Experimentelle Untersuchungen zur Struktur des veränderten Wachbewußtseins Gesunder. In: Festschrift aus Anlaß der Verleihung des Georg-Friedrich-Götz-Preises 1977 und der Tagung über interdisziplinäre Forschung in der Neurobiologie. Zürich.

DITTRICH, A. (1981): Aetiologie – unabhängige Dimensionen veränderter Wachbewußtseinszustände (VWB) – Ergebnisse experimenteller Untersuchungen. In: Bericht 32. Kongreß DGfPs.

DITTRICH, A. (1981): Aetiologie – unabhängige Dimensionen veränderter Wachbewußtseinszustände Gesunder. Ergebnisse empirischer Untersuchungen über Halluzinogene I. und II. Ordnung, sensorische Deprivation und Überflutung, hypnagoge Phänomene sowie hetero- und autohypnotische Verfahren. (In Vorbereitung.)

DITTRICH, A., BICKEL, P., SCHOEPF, J., ZIMMER, D. (1976): Vergleich veränderter Bewußtseinszustände unter den Halluzinogenen (–)Δ^9-trans-Tetrahydrocannabinol (Δ^9-THC) und N,N-Dimethyltryptamin (DMT). In: Arch. Psyhiat. Nervenkr. 223: 77–87.

DITTRICH, A. STAUB, S. und VON ARX, S. (1980): International study on altered states of consciousness. Unpubl. Manual, Zürich.

FLANNERY, V. (1956): Religion and ritual. Washington.

FORTUNE, R. (1932): Omaha Secret Society. New York.

Freedman, S. Y. und Marks, P. A. (1965): Visual imagery produced by rhythmic photic stimulation: Personality correlates and phenomenology. In: Brit. J. Psychol. 56: 95–112.

Gill, M. und Brenman, P. (1959): Hypnosis and related states: Psychoanalytic studies in regression. New York.

Gohr, R. (1972): Nicht sehen, nicht hören, nicht fühlen. In: Stern 42: 134–138.

Haer, J. L. (1971): Field dependency in relation to altered states of consciousness produced by sensory overload. In: Percept. Motor Skills 33: 192–194.

Henney, J. H. (1973): The shakers of St. Vincent: A stable religion. In: Bourguignon, E.: Religion, altered states of consciousness, and social change. Columbus.

Hürlimann, F., Malzacher, M., Merz, J. und Simmen, R. (1975): Experimentelle Induktion veränderter Bewußtseinszustände durch Reizüberflutung. Unveröffentl. phil. Liz., Zürich.

Huxley, A. (1959): The doors of perception. Heaven and Hell. Harmondsworth.

Ignatius von loyola (1959): Die Exerzitien. Einsiedeln.

Inayat khan, V. (1962): Stufen einer Meditation nach Zeugnissen der Sufi. München.

Kahn, T. C. (1954): Theoretical foundation of audio-visual tactile rhythmic induction therapy experiments. In: Science 120: 103–104.

Katz, R. (1977): Heilung durch Ekstase. In: Psychologie heute 4: 54–59.

Koukkou, M. (1981): The EEG correlates of the dimethyltryptamine (DMT)-induced subjective experiences. (In Vorbereitung.)

Koukkou, M., Dittrich, A. und Lehmann, D. (1975): Hypnagogic experiences and EEG: Assessment by post-awakening questionnaire. In: Sleep Research 4: 169.

Koukkou, M. and Lehmann, D. (1977): EEG spectra indicate predisposition to visual hallucinations under psilocybin, cannabis, hypnagogic and day-dream conditions. In: Electroenceph. Clin. Neurophysiol. 43: 499–500.

Leaning, F. E. (1925): An introductory study of hypnagogic phenomena. In: Proc. S. P. R. 94: 289–403.

Leuner, H. (1962): Die experimentelle Psychose. Berlin.

Leuner, H. (1981): Halluzinogene – Psychische Grenzzustände in Forschung und Therapie. Bern.

Lewis, I. M. (1975): Ecstatic religion. An anthropological study of spirit possession and shamanism. Middlesex.

Ludwig, A. M. (1966): Altered states of consciousness. In: Arch. Gen. Psychiat. 15: 225–234.

Ludwig, A. M. (1972): «Psychedelic» effects produced by sensory overload. In: Am. J. Psychiat. 128: 1294–1297.

Ludwig, A. M. (1975): Sensory overload and psychopathology. In: Dis. Nerv. Syst. 36: 357–360.

Ludwig, A. M. und Levine, J. (1965): Alterations in consciousness produced by hypnosis. In: J. Nerv. Ment. Dis. 140: 146–153.

Marshall, L. (1976): The Kung of Nyae Nyae. Harvard.

Maury, A. (1857): De certains faits observés dans les rêves et dans l'état intermédiaire entre le sommeil et la veille. In: Ann. méd. psychol. 3: 157–163.

Moreau de tour, J. J. (1845): Du haschisch et de l'aliénation mentale. Paris.

Morgan, W. P. (1978): Die Zweisamkeit des Langstreckenläufers. In: Psychologie heute 5: 60–66.

Morgan, W. P. und Costill, D. L.: Psychological characteristics of the marathon runner. In: J. Sports Med. Physical Fitness 12.

Murie, J. (1914): Pawnee Indian Society. Anthropology Papers New York. In: American Museum of National History 11: 543–644.

NARANJO, C. und ORNSTEIN, R. E. (1976): Psychologie der Meditation. Frankfurt/M.
OSTERFELD, M. (Sept. 1979): Psychotank: Wiedergeboren aus dem Wasser und dem eigenen Geist. In: Warum!: 48–51.
PATANJALI (1976): Die Wurzeln des Yoga. München.
PROBST, C. und STEPHAN, W. (1976): Die bewußtseinsverändernde Wirkung von Lachgas. Eine experimentelle Untersuchung über die Lachgaswirkung und ihre Abhängigkeit von den Persönlichkeitsdimensionen, Extraversion und Neurotizismus. Unveröffentl. phil. Liz., Zürich.
RAVENCROFT, K. (1965): Voodoo possession: A natural experiment in hypnosis. In: Int. J. Clin. Exp. Hypnosis 13: 157–182.
SARGANT, W. (1957): Battle for the mind. London.
SCHARFETTER, C. (1979): Über Meditation – Begriffsfeld, Sichtung der «Befunde», Anwendung in der Psychotherapie. In: Psychother. med. Psychol. 29: 78–95.
SCHULTZ, I. H. (1970): Das autogene Training. Stuttgart.
SCHÜTTLER, G. (1974): Die Erleuchtung im Zen-Buddhismus. München.
STACE, W. (1960): Mysticism and philosophy. Philadelphia.
STOKVIS, B. (1965): Lehrbuch der Hypnose. Basel.
SUEDFELD, P. (1980): Restricted environmental stimulation. Research and clinical applications. New York.
TART, C. T. (1969): Altered states of consciousness. – A book of reading. New York.
WEBER, M. (1920): Gesammelte Aufsätze zur Religionssoziologie, Band I. Tübingen.
WÜRMLE, O. (1977): Eine experimentelle Untersuchung über das Auftreten abnormer psychischer Zustände bei autogenem Training im Vergleich mit sensorischer Deprivation. In: Z. Klin. Psychol. Psychother. 25: 264–272.
ZUBEK, J. P. (1969): Sensory deprivation: Fifteen years of research. New York.

4 Legnaro – Soziologie des Rausches

ARENDSEN HEIN, G. (1972): Selbsterfahrung und Stellungnahme eines Psychotherapeuten. In: Josuttis, M. und Leuner, H. (1972).
ARIETI, S. (1956): Some Basic Problems Common to Anthropology and Modern Psychiatry. In: American Anthropologist 58.
ARONSON, B. und OSMOND, H. (1970): Psychedelics. Garden City, N.Y.
BALES, R. (1946): Cultural differences in rates of alcoholism. In: Quarterly Journal of Studies on Alcohol 6.
BECKER, H. S. (1963): Outsiders. New York.
BENJAMIN, W. (1972): Über Haschisch. Frankfurt/M.
BERGER, H. und LEGNARO, A. (1980): Die historischen Wandlungen von Drogenstereotypen: 250 Jahre Bewertung von Haschisch und Opium. In: Kutsch, T, und Wiswede, G. (1980): 143–157.
BERINGER, K. (1927/1969): Der Meskalinrausch. Berlin.
BEVERT, T. (1974): Cerebral Dominance in Musicians and Nonmusicians. In: Science Vol. 185, Nr. 4150.
BLACK, P. (1969): Drugs and the Brain. Baltimore.
BLUM, R. (1970): Society and Drugs I. San Francisco.
BORNEMAN, E. (1977): Psychoanalyse des Geldes. Frankfurt/M.
BUCKE, R. M. (1972): Cosmic Consciousness – A Study in the Evolution of the Human Mind. New York.
DEIKMAN, A. (1969): Deautomatization and the mystic Experience. In: C. Tart (1969): 25–46.

DELONG, J. (1972): The Drugs and Their Effects. In: Ford Foundation (1972): 62–122.

ELLIS, H. (1898): A New Artificial Paradise. In: The Contemporary Review Vol. 73: 131–141.

FIGGE, H. (1973): Versuch einer Systematisierung von Sonderzuständen des Bewußtseins. In: Kölner Zeitschrift für Soziologie und Sozialpsychologie 1: 836–842.

FISHER, R. (1970): Über das Rhythmisch-Ornamentale im Halluzinatorisch-Schöpferischen. In: Confinia Psychiatrica 13: 1–25.

FORD FOUNDATION (1972): Dealing with Drug Abuse. A Report to the Ford Foundation. New York.

FREI, G. (1968): Exstase in katholischer Schau. In: Bibl. psychiat. neurol. 134: 11–29.

GLASSNER, B. und BERG, B. (1980): How Jews Avoid Alcohol Problems. In: American Sociological Review Vol. 45: 647–664.

HARIMAN, W. u. a. (1969): Psychedelic Agents in Creative Problem Solving. In: C. Tart (1969): 455–472.

HUIZINGA, J. (1924/1969): Herbst des Mittelalters. Stuttgart.

HUXLEY, A. (1954): The Doors of Perception. Harmondswoth.

JOSUTTIS, M. und LEUNER, H. (1972): Religion und die Droge. Stuttgart.

JÜNGER, E. (1968): Drogen und Rausch. In: Antaios Bd. X: 1–17.

KRIPPNER, S. (1969): Der psychedelische Künstler. In: R. Masters und J. Houston.

KUTSCH, T. und WISWEDE, G. (1980): Drogen – Konsum – Einstieg – Abhängigkeit – Sucht. Königstein.

LEGNARO, A. (1980 a): Drogenkonsum und Wertstruktur – Aspekte der kulturellen Integration illegaler Drogen. In: T. Kutsch und G. Wiswede: 178–191.

LEGNARO, A. (1980 b): Aspekte des Rationalisierungsverhaltens bei Alkoholikern. Drogalkohol 2: 3–15.

LUDWIG, A. M. (1969): Altered States of Consciousness. In: C. Tart: 11–24.

MARTIN, A. von (1932/1974): Soziologie der Renaissance. München.

MASLOW, A. (1970): Religions, Values, and Peak-Experience. New York.

MASTERS, R. und HOUSTON, J. (1969): Psychedelische Kunst. München.

MATEFI, L. (1952): Mezcalin- und Lysergsäurediäthylamid-Rausch. In: Confinia Neurologica 12: 147–177.

MCANDREW, C. und EDGERTON, R. (1969): Drunken Comportment. Chicago.

MERTON, R. K. (1968): Social Theory and Social Structure, Part IV. New York.

MEUDT, V. (1979): Drogen und Öffentlichkeit. München.

MEYERS Konversations-Lexikon, vierte Auflage, Leipzig 1884–1890.

MICHAUX, H. (1971): Turbulenz im Unendlichen. Frankfurt.

MONOD, J. (1971): Zufall und Notwendigkeit. München.

MUMFORD, L. (1979): Die Stadt. München.

OSTHEEREN, K. (1964): Studien zum Begriff der «Freude» und seinen Ausdrucksmitteln in altenglischen Texten. Phil. Diss. Berlin.

PAHNKE, W. (1970): Drugs and Mysticism. In: B. Aaronson und H. Osmond: 145–165.

PAHNKE, W. und RICHARDS, M. (1969): Implications of LSD and Experimental Mysticism. In: C. Tart.

RANKE-GRAVES, R. (1974): Griechische Mythologie. Reinbek.

ROLFFS, E. und SCHMIDT, H. (1926): Die Alkoholfrage in der Religion. Berlin.

ROLLESTON, J. (1927): Alcoholism in Classical Antiquity. In: The British Journal of Inebriety 24: 101–120.

ROOM, R. (1968): Cultural Contingencies of Alcoholism: Variations Between and Within Nineteenth-Century Urban Ethnic Groups in Alcohol – Related Death Rates. In: Journal of Health and Social Behavior 9: 99–113.

SCHEIDT, J. vom (1972): Drogenabhängigkeit. München.
SCHMIDBAUER, W. (1972): Halluzinogene in Eleusis? In: J. vom Scheidt.
SCHMIDT, H. (1926): Die Alkoholfrage im Alten Testament. In: E. Rolffs und H. Schmidt.
SERKO, A. (1914): Im Meskalinrausch. In: Jahrbücher der Psychiatrie und Neurologie 34: 355–366.
TART, C. (1969): Altered States of Consciousness. Garden City, N.Y.
TART, C. (1971): On Being Stoned. A Psychological Study of Marihuana Intoxication. Palo Alto.
TENHOUTEN, W. und KAPLAN, C. (1973): Science and Its Mirror Image. A Theory of Inquiry. New York.
WATTS, A. (1972): Kosmologie der Freude. Darmstadt.
WEIZSÄCKER, C. F. von (1971): Über einige Begriffe aus der Naturwissenschaft Goethes. In: Voraussetzungen des naturwissenschaftlichen Denkens. Freiburg: 25–40.
WIESER, S. (1973): Das Trinkverhalten der Deutschen. Herford.
ZIEGLER, K. und SONTHEIMER, W. (1979): Der Kleine Pauly. München.

5 Austin – Revolution im Drogengebrauch

AFRICA, W. (1961): The opium addiction of Marcus Aurelius. In: Journal of the History of Ideas 22: 97–102.
ARCHIBALD, H. (1970): Alcohol and drugs: Government responsibility. In: Whitney, E. (Ed.): World Dialogue on Alcohol and Drug Dependence. 238–256. Boston.
ARENTS, G. (1938): Early Literature of Tobacco. Washington, D.C.
AUSTIN, G. (1978): Perspectives on the History of Psychoactive Substance Use. Washington, D.C.
BAINTON, R. (1945): The churches and alcohol. In: Quarterly Journal of Studies on Alcohol, 6: 45–58.
BAIRD, E. (1943): The alcohol problem and the law. 1. The ancient laws and customs. In: Quarterly Journal of Studies on Alcohol 4: 535–556.
BEWLEY, T. (1973): Smoking: The 16th and 17th century response. In: International Journal of the Addictions 7 (4): 587–611.
BLANKE, F. (1953): La réformation contre l'alcoolisme. In: Société de l'histoire du protestantisme français 99: 171–185.
BLUM, R. et al. (1969): Society and Drugs. San Francisco.
BOOKS, J. (1952): The Mighty Leaf: Tobacco Through the Centuries. Boston.
BRUNNER, T. (1973): Marijuana in ancient Greece and Rome: The literary evidence. In: Bulletin of the History of Medicine 47 (4): 344–355.
CORTI, C. (1931): A History of Smoking. London.
DICKSON, S. (1954): Panacea or Precious Bane: Tobacco in Sixteenth Century Literature. New York.
DIETHELM, O. (1965): Historical papers on the recognition of alcoholism as a medical-social problem. In: International Congress on Alcohol and Alcoholism. Selected Papers. Frankfurt/M. September 6–12, 1964. Vol. 1. Ontario, Canada: Addiction Research Foundation. 53–54.
EMBODEN, W. (1972): Ritual use of Cannabis sativa L.: A historical-ethnographic survey. In: Furst, P. T., (Ed.): Flesh of the Gods. New York.
HALLIDAY, J. (1975): Blast and counterblast. Blackwood's Magazine. Edinburgh. 327–338.
HAYTER, A. (19687): Opium and the Romantic Imagination. Los Angeles.

HESS, A. (1971): Deviance theory and the history of opiates. In: International Journal of the Addictions. 6: 585–598.

HORSCH, J. (1931): The Hutteran Brotheran. Goshen, Indiana.

INGLIS, B. (1975): Forbidden Game: A Social History of Drugs. London.

JAKOB, H. (1935): Coffee. New York.

JAMES I., King of England (1969): A Counterblaste to Tobacco. Amsterdam.

JANSSEN, J. (1910): History of the German people after the Close of the Middle Ages. Translated by M. A. Mitchell; edited by A. M. Christie. Vol. 15. London.

JELLINEK, E. (1941): A document of the Reformation period on inebriety: Sebastian Franck's «On the Horrible Vice of Drunkenness». In: Quarterly Journal of Studies on Alcohol 2: 391–395.

JELLINEK, E. (1945): A specimen of the sixteenth-century German drink literature-Obsopoeus' Art of Drinking. In: Quarterly Journal of Studies on Alcohol 5: 647–661.

JELLINEK, E. (1976 a): Drinkers and alcoholics in ancient Rome. In: Journal of Studies on Alcohol 37 (11): 1718–1741.

JELLINEK, E. (1976 b): Jellinek Working Papers on Drinking Patterns and Alcohol Problems. Edited by R. Popham. Toronto: Addiction Research Foundation.

KELLER, M. (1976): Problems with alcohol: An historical perspective. In: Filstead, W.; Rossi, J.; and Keller, M., (Eds.): Alcohol and Alcohol Problems. Cambridge, Massachusetts.

KOWSKOWSKI, W. (1955): The Habit of Tobacco Smoking. London.

KRITIKOS, P. and PAPADAKI, S. (1967): The history of the poppy and of opium and their expansion in antiquity in the eastern Mediterranean. In: Bulletin on Narcotics 19 (3): 17–35; 19 (4): 5–10.

LAUFER, B. (1924): Introduction of Tobacco into Europe. Chicago.

LEIBOWITZ, J. (1967): Studies in the history of alcoholism-11. Acute alcoholism in Ancient Greek and Roman medicine. In: British Journal of Addictions 62: 83–86.

LONGMATE, N. (1968): The Waterdrinkers. London.

LUCIA, S. (1969): The antiquity of alcohol in diet and medicine. In: Lucia, S. (Ed.): Alcohol and Civilization. New York. 151–166.

LUTHER, M. (1520): An open letter to the Christian nobility. In: Three Treatises. Philadelphia: Fortress Press, 1960. p. 108.

LUTHER, M. (1539): Sermon on soberness and moderation. In: Luther's Works. Edited by J. Doberstein and H. Lehman. Vol. 51. Philadelphia: Muhlenberg Press, 1955. pp. 291–299.

MACINNES, C. (1926): The Early English Tobacco Trade. London.

MATHIAS, P. (1959): The Brewing Industry in England, 1700–1830. Cambridge.

MCKINLAY, A. (1947): Temperate Romans. Classical Weekly 41: 140–149.

MCKINLAY, A. (1949): Ancient experience with intoxicating drugs: Non-Attic Greek states. In: Quarterly Journal of Studies on Alcohol 10: 289–315.

MCKINLAY, A. (1951): Attic temperance. In: Quarterly Journal of Studies on Alcohol 12: 61–102.

MONCKTON, H. (1966): A History of English Ale and Beer. London.

NAHAS, G. (1973): Marihuana-Deceptive Weed. New York.

ORTIZ, F. (1947): Cuban Counterpoint: Tobacco and Sugar. New York.

POPHAM, R. and SCHMIDT, W. (1976): The effectiveness of legal measures in the prevention of alcohol problems. In: Addictive Diseases 2 (3): 497–513.

PRICE, J. (1961): The Tobacco Adventure to Russia. Philadelphia, Pennsylvania: American Philosophical Society.

ROLLESTON, J. (1927): Alcoholism in classical antiquity. In: British Journal of Inebriety 14 (3): 101–120.

ROLLESTON, J. (1933): Alcoholism in medieval England. In: Britisch Journal of Inebriety 31: 33–50.
ROUECHE, B. (1960): The Neutral Spirit: A Portrait of Alcohol. Boston.
ROUECHE, B. (1963): Alcohol in human culture. In: Lucia, S. (Ed.): Alcohol and Civilization. New York. 167–182.
SATOW, E. (1878): The introduction of tobacco into Japan. Transactions of the Asiatic Society of Japan 6 (1): 68–86.
SCHULTES, R. (1973): Man and marijuana. In: Natural History 82 (7): 58–82.
SMART, R. (1976): Effects of legal restraint on the use of drugs: A review of empirical studies. In: Bulletin on Narcotics 28 (1): 55–66.
SONNEDECKER, G. (1962): Emergence of the concept of opiate addiction. In: Journal mondiale pharmacie 5 (3): 275–290.
UKERS, W. (1935): All About Coffee. New York.

6 Schweizer – Alkohol interkulturell

AHLSTRÖM-LAAKSO, S. (1976): European Drinking Habits: A Review of Research and Some Suggestions for Conceptual Integration of Findings. In: Everett, Waddell and Heath 1976: 119–132.
BACON, M. K. (1976): Cross-Cultural Studies of Drinking: Integrated Drinking and Sex Differences in the Use of Alcoholic Beverages. In: Everett, Waddell und Heath 1976: 23–33.
BACON, M. K., BARRY, H., CHILD, I. L. and SNYDER, C. R. (1965): A Cross-Cultural Study of Drinking, V: Detailed Defintions and Data. In: Quarterly Journal of Studies on Alcohol, supplement 3: 78–112.
BARRY, H. (1976): Cross-Cultural Evidence That Dependency Conflict Motivates Drunkenness. In: Everett, Waddell und Heath 1976: 249–263.
BERGER, H., LEGNARO, A. und REUBAND, K. H. (Eds.) (1980): Alkoholkonsum und Alkoholabhängigkeit. Stuttgart.
BOYATZIS, R. E. (1976): Drinking as a Manifestation of Power Concerns. In: Everett, Waddell u. Heath 1976: 265–286.
CHILD, I. L., BACON, M. K. und BARRY, H. (1965): A Cross-Cultural Study of Drinking, I: Descriptive Measurements of Drinking Customs. In: Quarterly Journal of Studies on Alcohol, supplement 3: 1–28.
COLLMANN, J. (1979): Social Order and the Exchange of Liquor: A Theory of Drinking Among Australian Aborigines. In: Journal of Anthropological Research 35: 208–224.
DOUGLAS, M. und ISHERWOOD, B. (1979): The World of Goods. Towards an Anthropology of Consumption. London.
EVERETT, M. W., WADDELL, J. O. und HEATH, D. B. (1976): Cross-Cultural Approaches to the Study of Alcohol. An Interdisciplinary Perspective. The Hague.
FIELD, P. B. (1962): A New Cross-Cultural Study of Drunkenness. In: Pittmann und Snyder 1962: 48–74.
FRAKE, C. O. (1964): How to Ask for a Drink in Subanun. In: American Anthropologist 66 (6, pt. 2): 127–132.
GIBSON, J. A. und WEINBERG, D. (1980): In Vino Communitas: Wine and Identity in a Swiss Alpine Village. In: Anthropological Quarterly 53: 111–121.
HAGE, P. (1972): Münchner Beer Categories. In: Spradley, J. P. (Ed.): Culture and Cognition, 263–278. San Francisco. (Der Aufsatz wurde in diesem Materialienband nachgedruckt, *15*.)
HEATH, D. B. (1962): Drinking Patterns of the Bolivian Camba. In: Pittman und Snyder 1962: 22–36.

HEATH, D. B. (1976): Anthropological Perspectives on Alcohol: An Historical Review. In: Everett, Waddell und Heath 1976: 41–101.

HORTON, D. (1943): The Functions of Alcohol in Primitive Societies: A Cross-Cultural Study. In: Quarterly Journal of Studies on Alcohol 4: 199–320.

KAY, P. und METZGER, D. (1973): On Ethnographic Method. In: Siverts 1973: 17–34.

MANDELBAUM, D. G. (1965): Alcohol and Culture. In: Current Anthropology 6: 281–293.

MARSHALL, M. (Ed.) (1979 a): Beliefs, Behaviors, and Alcoholic Beverages: A Cross-Cultural Survey. Ann Arbor.

MARSHALL, M. (1979 b): Weekend Warriors. Alcohol in a Micronesian Culture. Palo Alto.

NETTING, R. M. (1964): Beer as a Locus of Value Among the West African Kofyar. In: American Anthropologist 66: 375–384.

PITTMAN, D. J. und SNYDER, C. R. (Eds.) (1962): Society, Culture, and Drinking Patterns. New York.

REUBAND, K. H. (1980): Alkoholkonsum in der Bundesrepublik: Eine empirische Bestandsaufnahme. In: Berger, Legnaro und Reuband 1980: 26–53.

RICHARDS, A. L. (1939/1961): Land, Labour and Diet in Northern Rhodesia. An Economic Study of the Bemba Tribe. London.

ROBBINS, M. C. und POLLNAC, R. B. (1969): Drinking Patterns and Acculturation in Rural Buganda. In: American Anthropologist 71: 276–284.

RUDOLPH, W. und TSCHOHL, P. (1977): Systematische Anthropologie. München.

SANGREE, W. H. (1962): The Social Functions of Beer Drinking in Bantu Tiriki. In Pittman und Snyder 1962: 6–21.

SCHAEFER, J. M. (1976): Drunkenness and Culture Stress: A Holocultural Test. In: Everett, Waddell und Heath 1976: 287–332.

SCHWEIZER, T. (1978): Methodenprobleme des interkulturellen Vergleichs. Probleme, Lösungsversuche, exemplarische Anwendung. Köln.

SIMMONS, O. G. (1962): Ambivalence and the Learning of Drinking Behavior in a Peruvian Community. In: Pittman und Snyder 1962: 37–47.

SIVERTS, H. (Ed.) (1973): Drinking Patterns in Highland Chiapas. A Teamwork Approach to the Study of Semantics through Ethnography. Bergen.

TOPPER, M. D. (1976): The Cultural Approach. Verbal Plans, and Alcohol Research. In: Everett, Wadden und Heath 1976: 380–402.

WHITEHEAD, P. C. und HARVEY, C. (1974): Explaining Alcoholism: An Empirical Test and Reformulation. In: Journal of Health and Social Behavior 15: 57–65.

WHO (World Health Organization) (1979): Prevention of Alcohol-Related Problems. Vervielfältigtes Mskr. Genf.

WHO (World Health Organization) (1980): Problems Related to Alcohol Consumption. In: Technical Report Series 650. Genf.

WILSON, C. (1973): Expression of Personal Relations through Drinking. In: Siverts 1973: 121–146.

7 Legnaro – Alkohol Mittelalter und Neuzeit

ANONYM (1897): Kleines Kommersbuch. Leipzig.

ANTONS, K. und SCHULZ, W. (1976/1977): Normales Trinken und Suchtentwicklung. Göttingen.

ARNIM, ACHIM, L. von und BRENTANO, C. (o. J.): Des Knaben Wunderhorn. München.

BENEDICT, R. (1961): Patterns of Culture. New York.

BERGER, H. und LEGNARO, A. (1979): Die historischen Wandlungen von Drogenstereotypen. In: Kutsch, Th. und Wiswede, G. (Eds.): Drogenkonsum: 143–160. Königstein/Ts.

BERGER, H., LEGNARO, A. und REUBAND, K.-H. (1980): Alkoholkonsum und Alkoholabhängigkeit. Stuttgart.

BLUM, H. R. (Ed.) (1970): A History of Alcohol. In: Blum, R. (Ed.).

BLUM, R. H. (1970): Society and Drugs. Bd. 1. San Francisco.

BORST, A. (1973): Lebensformen im Mittelalter. Frankfurt/M.

BRAUDEL, F. (1974): Capitalism and Material Life 1400–1800. London.

BROST, E. (1974): Carmina Burana. Lieder der Vaganten. Heidelberg.

BURCKHARDT, J. (1976): Die Kultur der Renaissance in Italien. Stuttgart.

DÖRNER, K. (1969): Bürger und Irre. Frankfurt/M.

DUDEN, (1963): Band 7, Etymologie. Mannheim.

DUERR, H. P. (1978): Traumzeit. Über die Grenze zwischen Wildnis und Zivilisation. Frankfurt/M.

EIS, G. (1961): Altdeutsche Hausmittel gegen Trunkenheit und Trunksucht. In: Medizinische Monatsschrift 15 (4): 269–271.

ELIAS, N. (1939/1976): Über den Prozeß der Zivilisation. 2 Bände. Frankfurt/M.

ELIAS, N. (1969): Die höfische Gesellschaft. Neuwied.

ERIKSON, K. T. (1978): Die widerspenstigen Puritaner. Stuttgart.

FAHRENKRUG, H. (1980): Zur Integration von Alkoholtrinken in das Alltagsleben: Theorie und Methode einer interpretativen Alkoholsoziologie – dargestellt an einer explorativen Studie zum studentischen Trinkverhalten. In: Berger, H., Legnaro, A. und Reuband, K.-H. (Eds.): Alkoholkonsum und Alkoholabhängigkeit. 53–71. Stuttgart.

FISCHER, H. (1967): Der Stricker. Verserzählungen. Altdeutsche Textbibliothek 53. Tübingen.

FRIEDELL, E. (1927–1931/1976): Kulturgeschichte der Neuzeit. München.

GELPKE, R. (o. J.): Drogen und Seelenerweiterung. München.

GLEICHMANN, P. (1979): Materialien zu Nobert Elias' Zivilisationstheorie. Frankfurt/M.

GRUNEWALD, E. (1976): Die Zecher- und Schlemmerliteratur des deutschen Spätmittelalters. Phil. Diss. Köln.

GURJEWITSCH, A. J. (1978): Das Weltbild des mittelalterlichen Menschen. Dresden.

HORTON, D. (1943): The Function of Alcohol in Primitive Societies. A Cross-Cultural Study. In: Quarterly Journal of Studies on Alcohol 4: 199–311.

HUIZINGA, J. (1924/1969): Herbst des Mittelalters. Stuttgart.

ISRAEL, Y. (1978): Research Advances in Alcohol and Drug Problems. Bd. 4. New York.

JÜNGER, E. (1970): Annäherungen. Drogen und Rausch. Stuttgart. (Ein Abschnitt wurde in diesem Materialienband nachgedruckt, *97*.)

KEIL, G. (1960): Der deutsche Branntweintraktat des Mittelalters. In: Centaurus 7 (1): 53–100.

KLAUSNER, S. (1964): Sacred and Profane Meanings of Blood and Alcohol. In: Journal of Social Psychology 64: 27–43.

KUTSCH, Th. und WISWEDE, G. (1979): Drogenkonsum. Königstein/Ts.

LAERMANN, K. (1978): Kommunikation an der Theke. In: Kölner Zeitschrift für Soziologie und Sozialpsychologie. Sonderheft 20. Materialien zur Soziologie des Alltags: 420–430.

LEGNARO, A. (1979): Drogenkonsum und Wertstruktur – Aspekte der kulturellen Integration illegaler Drogen. In: Kutsch, Th. und Wiswede, G. (Eds.): Drogenkonsum. 178–191. Königstein/Ts.

LENDER, M. (1973): Drunkenness as an Offense in Early New England. In: Quarterly Journal of Studies on Alcohol 34: 353–366.

LEPENIES, W. (1969): Melancholie und Gesellschaft. Frankfurt/M.
LIPPMANN, E. von (1914): Thaddäus Florentinus (Taddeo Alderotti) über den Weingeist. In: Archiv für die Geschichte der Medizin 7: 379–389.
LYNN, R. und HAMPSON, S. (1970): National Anxiety Levels and Prevalance of Alcoholism. In: British Journal of Addiction 64: 305 ff.
MAUSE, L. de (1977): Hört ihr die Kinder weinen. Frankfurt/M.
MACANDREW, C. und GARFINKEL, H. (1962): A Concideration of Changes Attributed to Intoxication as Common Sense Reasons für Getting Drunk. In: Quarterly Journal of Studies on Alcohol 23: 252–266.
MACANDREW, C. und EDGERTON, R. (1969): Drunken Comportment. A Social Explanation. Chicago.
MCCARTHY, R. (1959): Drinking and Intoxication. New Haven.
MCLAUGHLIN, M. M. (1977): Überlebende und Stellvertreter: Kinder und Eltern zwischen dem neunten und dem dreizehnten Jahrhundert. In: Mause, L. de (Ed.): Hört ihr die Kinder weinen. Frankfurt/M.
MEYERS Konversations-Lexikon (1881–1890). Leipzig.
MOLLER, H. (1964): The Meaning of Courtly Love. In: Journal of American Folklore 73: 47 ff.
NAGEL, B. (1965): Meistersang. Stuttgart.
OSTHEEREN, K. (1964): Studien zum Begriff der «Freude» und seinen Ausdrucksmitteln in altenglischen Texten. Phil. Diss. Berlin.
PETERSEN, J. W. (1782/1979): Geschichte der deutschen National-Neigung zum Trunke. Dortmund.
POPHAM, R. E. (1978): The Social history of the Tavern. In: Israel, Y. (ed.): Research Advances in Alcohol and Drug Problems 4: 225–302. New York.
POZNANSKI, A. (1959): Our Drinking Heritage. In: McCarthy, R., Drinking and Intoxication. New Haven.
ROLLESTON, J. D. (1933): Alcoholism in Mediaeval England. In: The British Journal of Inebriety 31 (2): 33–49.
RÜEGG, W. (1962): Leon Battista Alberti. Vom Hauswesen. Zürich.
SCHIVELBUSCH, W. (1980): Das Paradies, der Geschmack und die Vernunft. München. (Ein Abschnitt wurde in diesem Materialienband nachgedruckt, *25*.)
SCHULZ, W. (1976/77): Funktionen des Trinkens für das Individuum. In: Antons, K. und Schulz, W. (Eds.): Normales Trinken und Suchtentwicklung. 1: 87–105; 2: 345 ff.
SEILER, F. (1922/1967): Deutsche Sprichwörterkunde. München.
STEINHAUSEN, G. (1913): Geschichte der deutschen Kultur. 2 Bde. Leipzig.
TUCHMAN, B. (1979): The Distant Mirror. London.
TURNER, T. (1979): The Diary of a Georgian Shopkeeper. Oxford.
VOSSLER, K. (1973): Baltasar Gracián. Handorakel und Kunst der Weltklugheit. Stuttgart.
WACHINGER, B. (1967): Oswald von Wolkenstein. Lieder. Stuttgart.
WIESER, S. (1973): Das Trinkverhalten der Deutschen. Herford.
WOUTERS, C. (1979): Informalisierung und der Prozeß der Zivilisation. In: Gleichnam, P. (Ed.): Materialien zu Norbert Elias' Zivilisationstheorie. 279–298. Frankfurt/M.

8 Stolleis – Trinkverbote

BASSERMANN-JORDAN, F. V. (1923): Geschichte des Weinbaus.
BAUER, M. (1903): Der Deutsche Durst.
BERG, G. H. v. (1802): Handbuch des Deutschen Polizeirechts. Bd. 2.
BODE, W. (1896): Kurze Geschichte der Trinksitten und Mäßigkeitsbestrebungen in Deutschland.

Borinski, K. (1894): Gracian und die Hofliteratur in Deutschland.
Gareis, G. (1910): Von Weingesetzen. Zugleich ein Beitrag zur Kapitularienlehre. Festschrift K. Güterbock.
Geyer, M. (1882): Altdeutsche Tischzuchten.
Glaubitz, W. (1979): Alkohol im Betrieb. In: Betriebs-Berater: 579.
Günther, W. (1981): Alkohol und Kündigung des Arbeitsverhältnisses. In: Betriebs-Barater: 499.
Hartung, H. (1863): Deutscher Trunk. Kulturhistorische Skizzen.
Hinschius, P. (1895): System des katholischen Kirchenrechts. Bd. 5.
Hofman, J. A. (1765): Unmaßgeblicher Entwurf von dem Umfange . . . des Policey-Wesens.
Kiesel, H. (1979): «Bei Hof, bei Höll.»
Maier, H. (1980): Die ältere deutsche Staats- und Verwaltungslehre (Polizeiwissenschaft).
Moser, J. J. (1773): Von der Landeshoheit in Policey-Sachen.
Petersen, J. W. (1782): Geschichte der deutschen National-Neigung zum Trunke.
Richter, G. (1963/64): Reichsgesetzliche und württembergische Verordnungen gegen das Zutrinken vom Ausgang des 15. Jahrhunderts bis zum Dreißigjährigen Krieg. In: Jahrbuch der Gesellschaft für die Geschichte und Bibliographie des Brauwesens.
Schmelzeisen, G. K. (1955): Polizeiordnungen und Privatrecht.
Schmelzeisen, G. K. (1968/69): Polizei- und Landesordnungen. 2 Bde.
Schultze, R. (1867): Geschichte des Weins und der Trinkgelage.
Stolleis, M. (1977): Luxusverbote. In: Handwörterbuch zur Deutschen Rechtsgeschichte.
Stolleis, M. (1980): Strafrecht und Sozialrecht. In: Lüderssen-Sack (Eds.): Abweichendes Verhalten IV.
Willoweit, D. (1980): Gebot und Verbot im Spätmittelalter. In: Hessisches Jahrbuch für Landesgeschichte 30.

9 Coffey – Beer Street

Campbell, R. (1747): The London Tradesman. London.
Fielding, H. (1751): An Inquiry into the Causes of the Late Increase of Robbers. London.
Fielding, H. (1752): A Proposal for Making an Effectual Provision for the Poor, for Amending their Morals, and for Rendering them Useful Members of the Society. London.
George, M. D. (1925): London Life in the Eighteenth Century. London.
Lecky, W. E. H. (1887): A History of England in the Eighteenth Century. Bd. 1. New York.
Marshall, D. (1962): Eighteenths Century England. London.
Mathias, P. (1959): The Brewing Industry in England, 1700–1830. Cambridge.
Plumb, J. H. (1956): Sir Robert Walpole: The Making of a Statesman. London.
Trevelyan, G. M. (1944): English Social History. Bd. 3. London.
Webb, S. und B. (1903): The History of Liquor Licensing in England, Principally from 1700–1830. London.
Willan, R. (1801): Reports on Diseases in London. London.
Williams, B. (1962): The Whig Supremacy. Oxford.

10 Vogt – Alkohol und Klassenkonflikte

Back, O. (1920): Die Bierindustrie und der Welthandel mit Bier unter besonderer Berücksichtigung Bayerns. Würzburg.
Bade, K. (1975): Friedrich Fabri und der Imperialismus in der Bismarckzeit, Revolution – Depression – Expansion. Freiburg.

BAER, A. und LAQUER, B. (1907): Die Trunksucht und ihre Abwehr. Berlin.
BLASIUS, D. (1979): Bürgerliche Gesellschaft und bürgerliche Ängste: Der Irre in der Geschichte des 19. Jahrhunderts – Eine Skizze. In: SOWI 8: 88–94.
BLOCHER, H. (1895): Die Alkoholfrage in ihrem Verhältnis zur Arbeiterfrage. Basel.
BÖHMERT, V. (1889): Der Branntwein in den Fabriken. Leipzig.
BRAUN, R. (1979): Industrialisierung und Volksleben. Göttingen.
BRIEFS, G. (1912): Das Spirituskartell. Karlsruhe.
BRÜGGEMEIER, F. J. und NIETHAMMER, L. (1978): Schlafgänger, Schnapskasinos und schwerindustrielle Kolonie. Aspekte der Arbeiterwohnfrage im Ruhrgebiet vor dem Ersten Weltkrieg. In: Reulecke, H. und Weber, W. (Eds.): Fabrik, Familie, Feierabend. 135–176. Wuppertal.
CHRISTOFFEL, K. (1957): Durch die Zeiten strömt der Wein. Hamburg.
DENKSCHRIFT, betreffend die Lage der deutschen Spiritusindustrie usw., 1885 (vom Verein der Spiritusfabrikanten).
ECKERLE, K. G. (1933): Die deutsche Brauindustrie und die moderne Konzentrations-und Expansionsbewegung. Freiburg i. Brsg.
ENGELS, F. (1845): Die Lage der arbeitenden Klasse in England. In: MEW 2: 225–506.
ENGELS, F. (1876): Preußischer Schnaps im deutschen Reichtsag. In: MEW 19: 37–50.
ENGELSING, R. (1973): Probleme der Lebenshaltung in Deutschland im 18. und 19. Jahrhundert. 11–25. In: Ders.: Zur Sozialgeschichte deutscher Mittel- und Unterschichten. Göttingen.
GÖHRE, P. (1891): Drei Monate Fabrikarbeiter und Handwerksbursche. Eine praktische Studie. Leipzig.
GROTJAHN, A. (1923): Soziale Pathologie. Berlin.
GRUNDMANN (1921): Die neuere und neueste privatwirtschaftliche Entwicklung der Branntweinindustrie. Frankfurt.
GUSFIELD, J. R. (1963): Symbolic Crusade. Chicago.
HENNING, F. W. (1978): Humanisierung und Technisierung der Arbeitswelt. Über den Einfluß der Industrialisierung auf die Arbeitsbedingungen im 19. Jahrhundert. In: Reulecke, J. und Weber, W., (Eds.): Fabrik, Familie, Feierabend. 57–88. Wuppertal.
HERKNER, H. (1906): Alkoholismus und Arbeiterfrage. Berlin.
HERKNER, H. (1921): Die Arbeiterfrage, 2 Bde. Berlin.
HERZOG, B. (1929): Die Konkurrenzverhältnisse im deutschen Braugewerbe. o. O.
HOFFMANN, W. G. u. a. (1965): Das Wachstum der deutschen Wirtschaft seit der Mitte des 19. Jahrhunderts. Berlin.
HOFSTAEDTER, R. (1944): Social Darvinism in American Thought. Philadelphia.
HOFSTAEDTER, R. (1955): The Age of Reform. New York.
KÖLLMANN, W. (1978): Aus dem Alltag der Unterschichten in der Vor- und Frühindustrialisierung. In: Reulecke, J. und Weber, W. (Eds.): Fabrik, Familie, Feierabend. 11: 38. Wuppertal.
KÖRNER, H. J. A. (1865): Lebenskämpfe in der Alten und Neuen Welt. Eine Selbstbiographie. 2 Bde. Leipzig.
KRAEPELIN, E. (1910): Psychiatrie. 2 Bde. Leipzig.
KROUT, J. A. (1925): The Origins of Prohibition. New York.
LEVINE, H. G. (1977): Colonial and Nineteenth Century American Thought about Liquor as a Cause of Crime and Accidents. Presented at the Annual Meetings of the Society for the Study of Social Problems. Chicago.
LEVINE, H. G. (1978): The Discovery of Addiction. In: J. Stud. Alc. 39: 143–174.
PANEL on Alternative Policies Affecting the Prevention of Alcohol Abuse and Alcoholism, Workshop on Alcohol Policies, May 15–17, 1980. Meeting Book.

REHBEIN, F. (1911): Das Leben eines Landarbeiters. Jena.
RITTER, G. A. und KOCKA, J. (Eds.) (1974): Deutsche Sozialgeschichte. München.
SCHIVELBUSCH, W. (1980): Das Paradies, der Geschmack und die Vernunft. München. (Ein Abschnitt wurde in diesem Materialienband nachgedruckt, *25*.)
STEHR, A. H. (1904): Alkoholgenuß und wirtschaftliche Arbeit. Jena.
STRUVE, E. (1902): Über wirtschaftliche Interessenvereinigungen und ihre Bedeutung für das Branntweingewerbe. Jahrbuch des Vereins Versuchs- und Lehrbrauerei.
TEUTEBERG, H. J. und WIEGELMANN, G. (1972): Der Wandel der Nahrungsgewohnheiten unter dem Einfluß der Industrialisierung. Göttingen.
VOGT, I. (1980): The Constraints of Cultural Beliefs on Government Propensities to Control or Ignore Drinking Problems. Paper presented to the National Academy of Sciences, Panel on Alternative Policies Affecting the Prevention of Alcohol Abuse and Alcoholism. Workshop on Alcohol Policies, May 15–17. San Juan, Puerto Rico.
VOGT, I. (1981): Einige Fragen zum Alkoholkonsum der Arbeiter. In: Geschichte und Gesellschaft. (Im Druck.)
WASSERMANN, L. (1909): Die deutsche Spiritusindustrie. Leipzig.
WEHLER, H.-U. (1974): Der Aufstieg des Organisierten Kapitalismus und Interventionsstaates in Deutschland. In: Winkler, H. A. (Ed.): Organisierter Kapitalismus. 36–57. Göttingen.
WLASSAK, R. (1929): Grundriß der Alkoholfrage. Leipzig.

11 Levine – Entdeckung der Sucht

ASBURY, H. (1950): The Great Illusion: An Informal History of Prohibition. New York.
BENEZET, A. (1925): The Mighty Destroyer Displayed. Neudruck in: Cherrington, E. (Ed.): Standard Encyclopedia of the Alcohol Problem Bd. 1. Ohio.
CASS, L. (1833): Secretary Cass's Speech. In: The American Quarterly Temperance Magazine II: 144. Albany, New York.
CHERRINGTON, E. (1920): The Evolution of Prohibition in the United States, Ohio.
CHERRINGTON, E. H. (1925–1930): Standard Encyclopedia of the Alcohol Problem. 6 Bde. Ohio.
COFFEY, T. G. (1967): Beer Street; Gin Lane: Some Views of 18th-Century Drinking. In: Quarterly Journal of Studies on Alcohol 27.
COLEMAN, J. W. (1976): The Myth of Addiction. In: Journal of Drug Issues 6: 135–141.
DAIN, N. (1964): Concepts of Insanity in the United States, 1789–1865. New Jersey.
DULLES, F. R. (1940): America Learns to Play: A History of Popular Recreation, 1607–1940. New York.
DUSTER, T. (1970): The Legislation of Morality: Laws, Drugs, and Moral Judgement. New York.
EDWARDS, J. (1966): Freedom of the Will. In: (ders.) Basic Writing. 218–219. New York.
FOUCAULT, M. (1973): Wahnsinn und Gesellschaft. Eine Geschichte des Wahns im Zeitalter der Vernunft. Frankfurt.
FOUCAULT, M. (1981): Die Geburt der Klinik. Eine Archäologie des ärztlichen Blicks. Berlin.
GUSFIELD, J. (1975): Categories of Ownership and Responsibility in Social Issues: Alcohol Abuse and Automobile Use. In: Journal of Drug Issues, Vol. 5.
HAYTER, A. (1970): Opium and the Romantic Imagination. Berkeley, California.
HESSE, A. G. (1971): Deviance Theory and the History of Opiates. In: International Journal of Addiction 6: 585–598.
HARRISON, B. (1971): Drink and the Victorians. Pittsburg, Penn.
JELLINEK, E. M. (1941): An Early Medical View of Alcohol Addiction and its Treatment.

Siehe: Dr. Trotter's-Essay, Medical, Philosophical and Chemical, On Drunkenness. In: Quarterly Journal of Studies on Alcohol 2.
JELLINEK, E. M. (1960): The Disease Concept of Alcoholism. Highland, Park, New Jersey.
KROUT, J. A. (1925): The Origins of Prohibition. New York.
KUHN, T. S. (1970): The Structure of Scientific Revolutions. Chicago.
LENDER, M. (1973): Drunkenness as an Offense in Early New England: A Study of «Puritan» Attitudes. In: Quarterly Journal of Studies on Alcohol 34 (2): 353–366.
LEVINE, H. G. (1980): Temperance and Women in 19th-Century Amerikca. In: Kalant, O. (Ed.): Alcohol and Drug Problems in Women. New York.
LINDESMITH, A. R. (1968): Addiction and Opiates. Chicago.
MATHER, I. (1673): Wo to Drunkards: Two Sermons Testifying Against the Sin of Drunkenness: Werein the Wofulness of the Evil, and the Misery of All that are Addicted to it, Is Discovered from the Word of God. Second Edition 1712. Cambridge, Mass.
McCORMICK, M. (1969): First Representations of the Gamma Alcoholic in the English Novel. In: Quarterly Journal of Studies on Alcohol 30.
MUSTO, D. F. (1973): The American Disease: Origin of Narcotic Control. New Haven, Conn.
RAMSEY (1957): Editor's Introduction. In: Edwards, J.: Freedom of the Will. New Haven.
RIESMAN, D. et al. (1953): The Lonely Crowd: A Study in the Changing American Character. New York.
RORABAUGH, W. J. (1979): The Alcoholic Republic: An American Tradition. New York.
ROTHMAN, D. (1971): The Discovery of the Asylum. Boston.
RUSH, B. (1772): Sermons to Gentleman upon Temperance. Philadelphia.
RUSH, B. (1810): Medical Inquiries and Observations Upon the Diseases of the Mind. New York.
RUSH, B. (1934): An Inquiry into the Effects of Ardent Spirits. Neudruck in: Henderson, Y. A.: A Deal in Liquor. New York.
SZASZ, T. (1970): The Manufacture of Madness. New York.
WATT, I. (1957): The Rise of the Novel. Berkeley.
WOODWARD, S. B. (1838): Essays on Asylums for Inebriates.

12 Levine – Prohibition

BLOCKER, J. S. (Jr.) (1976): Retreat From Reform: The Prohibition Movement in the United States: 1890–1913. Westport, Conn.
CLARK, N. H. (1976): Deliver us from Evil: An Interpretation of American Prohibition. New York.
DORCHESTER, D. (1884): The Liquor Problem in All Ages. New York.
EPSTEIN, B. L. (1980): The Politics of Domesticity. Middletown, Conn.
GUSFIELD, J. R. (1963): Symbolic Crusade: Status Politics and the American Temperance Movement. Urbana, III.
KOLKO, G. (1980): The Triumph of Conservatism. New York.
KROUT, J. A. (1925): The Origins of Prohibition. New York.
LENDER, M. (1973): Drunkenness as an Offense in Early New England: A Study of «Puritan» Attitudes. In: Quarterly Journal of Studies on Alcohol 34 (2): 353–366.
LEVINE, H. G. (1978): The Discovery of Addiction: Changing Conceptions of Habitual Drunkenness in America. In: Journal of Studies on Alcohol 39: 143–174.
LEVINE, H. G. (1980): Temperance and Women in 19th-Century America. In: Kalant, O. (Ed.): Alcohol and Drug Problems in Women. New York.
LEVINE, H. G. (1981): The Good Creature of God and the Demon Rum: Colonial and 19th Century American Ideas About Alcohol, Crime, and Accidents. Oakland, Cal.

ODEGARD, P. (1928): Pressure Politics: The Story of the Anti-Saloon League. New York.
RORABAUGH, W. J. (1979): The Alcoholic Republic: An American Tradition. New York.
TIMBERLAKE, J. H. (1970): Prohibition and the Progressive Movement: 1900–1920. New York.
TYRELL, I. R. (1979): Sobering Up: From Temperance to Prohibition in Antebellum America, 1800–1860. Westport, Conn.
WIEBE, R. H. (1967): The Search for Order: 1877–1920. New York.

13 Rootman – Projekt der WHO

RUSH, J. R. (1977): Opium Farms in Nineteenth Century Java; Institutional Continuity and Change in a Colonial Society, 1860–1910. Diss., Yale University.

14 Sulkunen – Kosmopolitisierung

ALLARDT, E. (1957): Drinking norms and drinking habits. In: Drinking and drinkers. The Finnish Foundation for Alcohol Studies. Helsinki.
BOTT, E. (1971): Family and social network. Second Social Science Paperback Edition. London.
BRUUN, K. (1959): Drinking behaviour in small groups. The Finnish Foundation for Alcohol Studies. Helsinki.
EDWARDS, G., CHANDLER, J. und HENSMAN, C. (1972): Drinking in a London suburb 1. Correlation of normal drinking. In: Quarterly Journal of Studies on Alcohol, Supplement 6: 69–93.
FALK, P. und SULKUNEN, P. (1980): Suomalainen humala valkokankaalla – suomalaisen miehen myyttinen fantasia (Drunken carousal in Finnish cinema – a mythical male phantasy). In: Sosiologia 17: 257–270. Auch in: Partanen, J. (Ed.): Finnish intoxication on the screen. Reports from the Social Research Institute of Alcohol Studies Nr. 143. Helsinki.
KUUSI, P. (1957): Alcohol sales experiment in rural Finland. The Finnish Foundation for Alcohol Studies. Helsinki.
LINDNER, R. (1977): Das Gefühl von Freiheit und Abenteuer. Ideologie und Praxis der Werbung. Frankfurt/M.
LOTMAN, Ju. M. und USPENSKIJ, B. A. (1977): Myth – name – culture. In: Lucid, D. (Ed.): Soviet semiotics. Baltimore.
MÄKELÄ, K., ÖSTERBERG, E. und SULKUNEN, P. (1981): Drink in Finland 1950–1975. Forthcoming in a companion volume to the International Study of Alcohol Control Experiences.
OTTOMEYER, K. (1977): Ökonomische Zwänge und menschliche Beziehungen. Soziales Verhalten im Kapitalismus. Hamburg.
PARTANEN, J. (1979): On national commodity consumption patterns and the use of alcohol. Reports from the Social Research Institute of Alcohol Studies Nr. 129. Helsinki.
SULKUNEN, P. (1976 a): Drinking patterns and the level of alcohol consumption. An international overview. In: Gibbins, R., Israel, Y., Kalant, H., Popham, R., Schmidt, W. und Smart, R. (Eds.): Research advances in alcohol and drug problems, Vol. 3.
SULKUNEN, P. (1978): Developments in the availability of alcoholic beverages in the EEC countries. Reports from the Social Research Institute of Alcohol Studies No. 121. Helsinki.
SULKUNEN, P. (1979): Abstainers in Finland 1946–1976. Reports from the Social Research Institute of Alcohol Studies Nr. 133. Helsinki.

SULKUNEN, P. (1980): Alkohol in kulutus ja elinolojen muutos toisen maailmansodan jälkeen (Alcohol consumption and changing living conditions since the Second World War). Sosiaalipolitiikka.

ZARETSKY, E. (1976): Capitalsm, The family and personal life. New York.

15 Hage – Münchner Beer Categories

GOODENOUGH, W. H. (1956): Componential Analysis and the Study of Meaning. In: Language 32: 195–216.

HOFERICHTER, E. und MOLL, P. (1964): München, Bilder einer fröhlichen Stadt. München.

MANDELBAUM, D. G. (1958): Alcohol and Culture. In: Current Anthropology 7: 281–293.

ROMNEY, A. K. und EPLING J. P. (1958): A Simplified Model of Kariera Kinship. In: American Anthropologist 60:59–74.

WALLACE, A. F. C. (1962): Culture and Cognition. In: Science 135: 351–357.

16 Scheffer – Chicha

APPUN, C. F. (1870): Die Getränke der Indianer Guayanas. In: Globus XVII. Braunschweig.

BALDUS, H. (1950): Bebidas e Narcóticos dos Indios do Brasil. In: Sociologia 12: 161–169. S. Paulo.

BIOCCA, E. (1965): Viaggi Tra Gli Indi. Alto Rio Negro – Alto Orinoco. Appunti di un Biologo. Vol. I: 131, 137, 203, 212, 278 f., 322, 476.

CASPAR, F. (1952): Die Tupari, ihre Chicha-Braumethode und ihre Gemeinschaftsarbeit. In: Zeitschrift für Ethnologie, LXXVII.

COOPER, J. M. (1948): Stimulants and narcotics. In: Handbook of South American Indians, Vol. 5. Washington.

CUTLER, H. C. und CARDENAS, M. (1947): Chicha, a native South American beer. In: Bot. Mus. Leaflets Harvard University 13 (3). Cambridge, Mass.

FRANKE, G. (et al.) (1977): Früchte der Erde. Gütersloh.

GHEERBRANT, A. (1953): Welt ohne Weiße. Im Urwald zwischen Orinoko und Amazonas. Wiesbaden.

HARTMANN, G. (1958): Alkoholische Getränke bei den Naturvölkern Südamerikas. Berlin.

HOLMBERG, A. R. (1948): The Sirionó. Handbook of South American Indians, Vol. 3.

KARSTEN, R. (1920): Berauschende und narkotische Getränke unter den Indianern Südamerikas. In: Acta Acad. Aboensis 1 (4): 28–72.

KOCH-GRÜNBERG, Th. (1967): Zwei Jahre unter den Indianern. Graz. 2 Bände. I: 65 f., 168 ff., 254 f., 178; II: 96, 209.

LA BARRE, W. (1938), Native American Beers. In: American Anthropologist, n. S., 40 (2).

MAURIZIO, A. (1970): Geschichte der gegorenen Getränke. Wiesbaden.

MORAN, E. F. (1975): Food, Development, and Man in the Tropics. In: Arnott, M. L.: Gastronomy. The Anthropology of Food and Food Habits. 169–186.

NACHTIGALL, H. (1954): Koka und Chicha. Kosmos 9. Stuttgart.

NORDENSKIÖLD, E. (1924): Forschungen und Abenteuer in Südamerika. Stuttgart.

PRADA RAMIREZ, M. (1969): Frenta a una cultura. Los Tucanos del Vaupés, en Colombian Sudamerica. In: Boletin de Antropologia. Medellin.

REICHEL-DOLMATOFF, G. (1971): Amazonian Cosmos. The Sexual and Religious Symbolism of the Tukano Indians. Chicago.

REICHEL-DOLMATOFF, G. (1977): Shaman and the Jaguar. A Study of Narcotic Drugs Among the Indians of Colombia. Philadelphia.

Treml, A. A. (1941): Lebensraum und Ernährungsweise der südamerikanischen Indianer mit aneignender Lebensform. Diss., Prag.
Weber, U. (1951): Die alkoholischen Genußmittel und die Psychopathie des Alkohols bei Primitiven. Diss. med. Fakultät, München.
Weule, K. (1922): Chemische Technologie der Naturvölker. Stuttgart.

17 Hartmann – Alkohol Südamerika

Crévaux, J. (1883): Voyages dans l'Amérique du Sud. Paris.
Hartmann, G. (1958): Alkoholische Getränke bei den Naturvölkern Südamerikas. Berlin.
Hartmann, G. (1960): Alkoholische Getränke bei südamerikanischen Naturvölkern. In: Baessler-Archiv. 8 (1) Berlin.
Hartmann, G. (1968): Destillieranlagen bei den südamerikanischen Naturvölkern. In: Zeitschrift für Ethnologie 93 (1/2). Braunschweig.
Schmidt, M. (1905): Indianerstudien in Zentralbrasilien. Berlin.
Steinen, K. v. d. (1886): Durch Zentralbrasilien. Leipzig.

18 Feest – Alkohol Nordamerika

Bynum, J.: Suicide and the American Indian. In Bahr, Chadwick, Day: Native Americans Today. 367–377.
Dailey, R. C. (1968): The Role of Alcohol among North American Indian Tribes as Reported in the Jesuit Relations. In: Anthropologica 10: 45–49.
Devereux, G. (1961): Mohave Ethnopsychiatry and Suicide. In: Bulletin of the Bureau of American Ethnology 175. Washington.
Dozier, E. P. (1966): Problem Drinking Among American Indians. In: Quarterly Journal of Studies on Alcohol 27: 72–87.
Fenton, W. N. (1941): Iroquois Suicide: A Study in the Stability of a Culture Pattern. In: Bulletin of the Bureau of American Ethnology 128: 80–137.
Ferguson, F. N. (1968): Navajo Drinking: Some Tentative Hypotheses. In: Human Organization 27: 159–167.
Gregor, G. M., Hassrick, R. und Henry, W. E. (1946): Warriors Without Weapons. Chicago.
Hallowell, A. I. (1946): Some Psychological Characteristics of the Northeastern Indians. In: Papers of the Robert S. Peabody Foundation for Archaeology 3: 195–225.
Horton, D. (1943/44): The Functions of Alcohol in Primitive Societies. In: Quarterly Journal of Studies on Alcohol 4: 199–320.
Hurt, W. R. und Brown, R. M. (1965): Social Drinking Patterns of the Yankton Sioux. In: Human Organization 24: 222–230.
La Barre, W. (1938): Native American Beers. In: American Anthropologist 40: 224–234.
Levy, J. E. (1965): Navajo Suicide. In: Human Organization 24: 308–318.
Levy, J. E. (1969): Suicide Among the American Indian: Two Workshops. Washington.
Levy, J. E. und Kunitz, S. J. (1974): Indian Drinking: Navajo Practices and Anglo-American Theories. New York.
Lurie, N. O. (1971): The World's Oldest On-Going Protest Demonstration: North American Indian Drinking Patterns. In: Pacific Historical Review 40: 311–332.
MacAndrews, C. und Edgerton, R. (1969): Drunken Compartment: A. Social Explanation. Chicago.
McCracken, R. D. (1971): Lactase Deficiency: An Example of Dietary Evolution. In: Current Anthropology 122: 479–517.

PITTMAN, D. J. und SNYDER, C. R. (Eds.) (1962): Society, Culture, and Drinking Patterns. New York.

REASONS, C.: Crime and the American Indian. In Bahr, Chadwick, Day: Native Americans Today. 319–326.

ROBINSON, D. (1918): The War on Whiskey in the Fur Trade. In: South Dakota Historical Collections 9: 169–234.

SLATER, A. D. und ALBRECHT, S. L.: The Extent and Cost of Excessive Drinking Among the Uinta-Ouray Indians. In: Bahr, Chadwick, Day: Native Amerinans Today. 358–367.

STEWART, O. C. (1964): Questions Regarding American Indian Criminality. In: Human Organization 23: 61–66.

WINKLER, A. M. (1968): Drinking on the American Frontier. In: Quarterly Journal of Studies on Alcohol 29: 413–445.

19 Haberland – Honigbier

DEONNA, W. (1956): L'abeille et le roi. In: Revue Belge d'Archéologie et d'Histoire de l'Art 25: 105–131.

EADIE, J. I. (1924): An Amharic Reader. Cambridge.

HABERLAND, E. (1963): Galla Süd-Äthiopiens. Stuttgart.

HABERLAND, E. (1965): Untersuchungen zum äthiopischen Königtum. Wiesbaden.

HALLPIKE, C. R. (1972): The Konso of Ethiopia. Oxford.

JENSEN, Ad. E. (1959): Altvölker Süd-Äthiopiens. Stuttgart.

NATIONAL LITERACY CAMPAIGN ORGANISATION (o. J.): Ethiopian and American Cook Book. Addis Abeba.

SEYFFERT, C. (1930): Biene und Honig im Volksleben der Afrikaner. Leipzig.

ULLENDORFF, E. (1980): Ethiopian good food guides. In: Studies in honour of J. D. Pearson: 217–224. London.

21 Fox – Palmwein

BARRETT, O. W. (1914): The Sugar Palm. In: The Philippine Agricultural Review 7: 216–228.

BECCARI, O. (1924): Palme della tribù Borasseae. Florence.

BLATTER, E. (1926): The Palms of British India and Ceylon. London.

BURKILL, I. H. (1966): A Dictionary of the Economic Products of the Malay Peninsula. 2 Bde. Kuala Lumpur.

CASSIER, A. (1901): Le Palmier à sucre du Cambodge. In: Bulletin Economique de l'Indo-Chine 4: 689–693.

FERGUSEN, W. (1850): The Palmyra Palm. Colombo.

FERNANDO, T. (1970): Arrack, toddy and Ceylonese nationalism. In: Ceylon Studies Seminar 9: 1–33. Colombo.

FOX, J. J. (1977): Harvest of the Palm. Cambridge, Mass.

GEBUIS, L. und KADIR, A. (1928–1929): Enkele gegevens omtrent den Siwalan op Madoera. In: Landbouw 4: 304–321. Buitenzorg/Bogor.

GRICARD, J. (1901): Produits et utilisations du rondier. In: Revue des cultures coloniales 9: 231–237.

HARDGRAVE, R. L. (1969): The Nadars of Tamilnad. Berkeley.

HEYNE, K. (1927): De muttige planten von Nederlandsch-Indië. 3 Bde. The Hague.

LUBEIGT, G. (1979): Le Palmier à sucre (Borassus flabellifer) en Birmanie Centrale. Paris.

ROXAS, M. L. (1929): The Manufacture of Sugar from Nipa Sap. In: The Philippine Journal of Science 40: 185–229.

RUMPHIUS, G. E. (1741–1755): Het Amboinsche Kruydboek. 6 Bde. Amsterdam.

22 Schaareman – Palmwein Bali

ENCYCLOPAEDIE van Nederlandsch-Indië (1917–1921): 4 Bde. Den Haag.

FOX, J. J. (1977): Harvest of the Palm. Ecological Change in Eastern Indonesia. Cambridge, Mass.

KORN, V. E. (1933): De Dorpsrepubliek Tnganan Pagringsingan. Santpoort.

LEEMANN, A. (1979): Bali. Innsbruck.

SCHAAREMAN, D. (im Druck): Ritual und Musik in einem ostbalinesischen Dorf. Lizentiatsarbeit. Basel 1977.

SCHLAGER, E. (1976): Rituelle Siebenton-Musik auf Bali. Forum Ethnomusicologicum. Series I: Basler Studien zur Ethnomusikologie 1. Bern.

23 Johansen – Vergorene und destillierte Milchgetränke

ADRIANOV, A. V. (1909): Arjan v žizni minusinskago inorodca. Zapiski imperatorskago russkago geografičeskago obščestva po otdeleniju ėtnografii XXXIV.

BARTOL'D, V. V.: Ceremonial pri dvore uzbekskich chanov v XVIIveke. Ebda.

BIČURIN, N. Ja. (1950–1953): Sobranie svedenij o narodach obitvšich v Srednej Azii v drevnie vremena. Bd. I–III. Moskau.

CYDENDAMBAEV, C. B. (1954): Russko-burjatmongol'skij slovar'. Moskau.

DEDE QORQUT – Kniga moego Deda Korkuta. (Ed.) (1962): Zirmunskij, V. M. und Knovov, A. N. Übers. v. V. V. Bartol'd. Moskau.

GEORGI, J. G. (1776): Beschreibung aller Nationen des Russischen Reichs. St. Petersburg.

GMELIN, J. G. (1771–1752): Reise durch Sibirien, Bd. II. Stuttgart.

DEGROOT, J. J. M. (1921): Chinesische Urkunden zur Geschichte Asiens I. Berlin.

HAENISCH, E. (1948): Die Geheime Geschichte der Mongolen. Leipzig.

GLUCHOV, A. (1926): «Tajėlga». Materialy po Etnografii III, 1. Leningrad.

HERODOT-HISTORIEN (1963): Haussig, H. W. (Ed.), Übers. v. A. Horneffer. Stuttgart.

JOCHELSON, W. (1933): The Yakut. In: Anthropological Papers of the American Museum of Natural History XXXIII, 2.

JOHANSEN, U. (1961): Tranken die Alten Türken Milchbranntwein? In: Ural-Altaiische Jahrbücher XXXIII, 3–4.

KONONOV, A. N. (1958): Rodoslovnaja Turkmen. Sočinenie Abu-l-Gazi Chana Chivinskogo. Moskau.

LEVŠIN, A. (1832): Opisanie Kirgiz-Kazač'ich ili Kirgiz Kajzackich ord i stepej. Bd. III. St. Petersburg.

MARCO POLO (1908): Die Reisen des Venezianers Marco Polo im 13. Jahrhundert. Bearb. u. hg. v. H. Lemke, Hamburg.

MAURIZIO, A. (1933): Geschichte der gegorenen Getränke. Berlin.

NIKOL'SKIJ, D. P. (1901): O spirtnych napitkach sredi našich inorodcev. Trudy antropologičeskogo obščestva pri imperatorskoj voennomedicinskoj akademii V.

POTAPOV, L. P. (1951): Drevnyj obyčaj, otražajuščij pervobytno-obščinnyj byt kočevnikov. Tjurkologičeskij sbornik I. Moskau.

POTAPOV, L. P. (1960): Trudy tuvinskoj kompleksnoj archeologo-ėtnografičeski ėkspedicii 1957–1958. Moskau.

Poucha, P. (1950): Die Geheime Geschichte der Mongolen. Archiv Orientálni. Supplementa IV.

Radloff, W. (1899): Versuch eines Wörterbuches der Türk-Dialekte, Bd. II. St. Petersburg.

Risch, F. (Ed.) (1930): Johann de Plano Carpini. Geschichte der Mongolen und Reisebericht 1245–1247. Veröffentlichungen des Forschungsinstituts für vergleichende Religionsgeschichte an der Universität Leipzig II, 11.

Risch, F. (Ed.) (1934): Wilhelm von Rubruk. Reise zu den Mongolen 1253–1255. Ebda. II, 13.

Rudenko, S. I. (1955): Baškiry. Moskau.

Seroševskij, V. L. (1896): Jakuty. St. Petersburg.

Sibirskaja sovetskaja enciklopedija (1929): Bd. I. Novosibirsk.

Vambery, H. (1868): Pišča i napitki, kotorye mne slučalos videt' na magometanskom vostoke. Vokrug sveta. (Nr. 8). Moskau.

Vjatkina, K. V. (1960): Mongoly Mongol'skoj Narodnoj Respubliki. Trudy Instituta Etnografii LX.

24 Walther – Kulturgeschichte Tabak

Aschenbrenner, H. und Stahl, G. (1939): Handbuch des Tabakhandels. Berlin.

Bernstein, H. (1644): Von des Tabaks Erziehungen und Tugenden.

Conte Corti, E. C. (1930): Die trockene Trunkenheit – Ursprung, Kampf und Triumph des Rauchens. Leipzig.

Cooper, J. M. (1949): «Stimulants and Narcotics». In: Handbook of South American Indians V, Bull. 143, Wash. D.C.

Cudell, R. (1927): Das Buch vom Tabak. Köln.

Cudell, R. (1930): Die Sammlung Haus Neuerburg – Ein Büchlein vom Rauchen und Rauchgerät. Köln.

Dunhill, A. (1969): The Pipe Book. London.

Hartmann, G. (1981): Tabak bei südamerikanischen Indianern. Köln.

Emboden, W. (1979): Narcotic Plants. London.

Hartwich, C. (1911): Die menschlichen Genußmittel. Leipzig.

Holzknecht, K. (1971): Die Genußmittel der Adzera in Neu-Guinea. In: Ethnomedizin: 241–249.

Kell, K. T. (1965): Tobacco in Folk Cures in Western Society. In: Journal of the American Folklore 78 (308): 99–114.

Laufer, B. (1924): Tobacco and its use in Asia. In: Field Mus. of Nat. Hist., Leaflet 18, Anthrop. Chicago.

Lewin, L. (1980): Phantastica – Die betäubenden und erregenden Genußmittel. Linden.

Lewis, A. B. (1924): Use of Tobacco in New Guinea and Neighbouring Regions. In: Field Museum of Nat. Hist., Leaflet 17, Anthrop. Chicago.

Lindblom, G. (1947): Tubular Smoking Pipes, especially in Afrika. In: Statens Etnografiska Museum Smärre Meddelanden 21: 5–37. Stockholm.

Linton, R. (1924): Use of Tobacco among North American Indians. In: Field Museum of Nat. Hist., Leaflet 15, Anthropol. Chicago.

Mason, J. A. (1924): Use of Tobacco in Mexico and South Amerikca. In: Field Museum of Nat. Hist., Leaflet 16, Anthrop. Chicago.

Pezolt, A. und Gertsch, M. (Eds.) (1976): Das Buch vom Tabak. Zürich.

Samson, O. W. (1960): The Geography of Pipe Smoking. In: Geographical Magazine 33: 217–230.

SCHLOEZER, A. L. von (1775–1781): Briefwechsel meist statistischen Inhalts. Göttingen.
STAHL, G. (1925): Der Tabak im Leben südamerikanischer Völker. In: Zeitschrift für Ethnologie 57: 81–152.
STAHL, G. (1930): Zigarre; Wort und Sache. In: Zeitschrift für Ethnologie 62: 45–111.
STAHL, G. (1931): Zur Frage des Ursprungs des Tabakrauchens. In: Anthropos 26: 569–582.
STAHL, G. (1943): Der Tabakgenuß in der Neuen Welt – Vor ihrer Entdeckung durch Kolumbus. In: Acta Nicotiana II. Berlin.
THOMSON, D. F. (1961): Narcotic from Nicotiana Ingulba, used by the Desert Bindibu – Chewing of a true tobacco in Central Australia. In: MAN 1/2: 5–8.
WEST, G. A. (1934): Tobacco, Pipes and Smoking Customs of the American Indians, Part II Plates. In: Bull. of the Publ. Mus. of the City of Milwaukee. Vol. XVII.
WILBERT, J. (1979): Magico-Religious Use of Tobacco among South American Indians. Chicago.

25 Schivelbusch – Tabak Europa

APPERSON, G. L. (1916): The Social History of Smoking. New York.
BÖSE, G. (1957): Im blauen Dunst. Eine Kulturgeschichte des Rauchens. Stuttgart.
COHAUSEN, J. H. (1720): Satyrische Gedancken von der Pica Nasi, oder der Sehnsucht der Lüstern Nase. Das ist: Von dem heutigen Mißbrauch und schädlichen Effect des Schnupf-Tabaks . . . usw. Leipzig.
CONTE CORTI, E. C. (1930): Die trockene Trunkenheit – Ursprung, Kampf und Triumph des Rauchens. Leipzig.
CURTIS, M. M. (1935): The Story of Snuff and Snuff Boxes. New York.
GLEICHEN-RUSSWURM, A. von (1914): Der Werdegang der Zigarette. In: Garbaty, E. (Ed.): Die Zigarette. Berlin.
HILL, J. (1761): Cautions Against the Immoderate Use of Snuff. London.
LICKINT, F. (1939): Tabak und Organismus. Stuttgart.
LÜTHGEN, G. E. (1914?): Der Tabak und das Rauchen in der Kunst. Köln.
MOTTELEY, C. (1826): Histoire des révolutions de la barbe des Français. Paris.
POHLISCH, K. (1954): Tabak. Betrachtungen über Genuß- und Rauschpharmaka. Stuttgart.
TIEDEMANN, F. (1854): Geschichte des Tabaks und anderer ähnlicher Genußmittel. Frankfurt/M.
WORK FOR CHIMNEY SWEEPERS, Or A Warning for Tobacconists. London 1601. Neudruck 1936.

26 Hartmann – Tabak Südamerika

BENZONI, H. (1565): Historia del Mundo Nuova. Venetia.
CREVAUX, J. (1883): Voyages dans l'Amérique du Sud. Paris.
EHRENREICH, P. (1905): Die Ethnographie Südamerikas am Beginn des XX. Jahrhunderts unter besonderer Berücksichtigung der Naturvölker. In: Archiv für Anthropologie, N. F. III. Braunschweig.
FRIEDERICI, G. (1947): Amerikanisches Wörterbuch. Hamburg.
HARTMANN, G. (1974): Zigarrenhalter Nordwest-Brasiliens. In: Ethnologische Zeitschrift I. Zürich.
HARTMANN, G. (1975): Sitzbank und Zigarrenhalter. In: Tribus 24. Stuttgart.
HARTMANN, G. (1975): Zigarrenhalter bei Naturvölkern Südamerikas. In: Umschau 75. Frankfurt.

KARSTEN, R. (1935): The Head-Hunters of Western Amazonas. Helsingfors.
KOCH-GRÜNBERG, T. (1909/1923): Vom Rororima zum Orinoko. Bd. 1 u. 3. Berlin, Stuttgart.
KRAUSE, F. (1911): In den Wildnissen Brasiliens. Bericht und Ergebnisse der Leipziger Araguaya-Expedition 1908. Leipzig.
LERY, J. de (1578): Histoire d'un voyage fait en la terre du Brésil autrement dite Amérique. Genua.
NORDENSKIÖLD, E. v. (1908): Südamerikanische Rauchpfeifen. In: Globus XCIII. Braunschweig.
SCHMIDT, M. (1905): Indianerstudien in Zentralbrasilien. Berlin.
SCHMIDT, M. (1917): Die Aruaken. Leipzig.
STAHL, G. (1926): Der Tabak im Leben südamerikanischer Völker. In: Zeitschrift für Ethnologie, LVII. Berlin.
STAHL, G. (1931): Zigarre, Wort und Sache. In: Zeitschrift für Ethnologie, LXII. Berlin.
STEINEN, K. v. d. (1886): Durch Zentralbrasilien. Leipzig.
THEVET, A. (1558): Les Singularités de la France antarctique autrement nommé Amérique. Paris.
TIEDEMANN, F. (1854): Geschichte des Tabaks und anderer ähnlicher Genußmittel. Frankfurt/M.
ZERRIES, O. (1964): Waika. München.

27 von Welck – Tabak Nordamerika

CASTETTER, E. F. (1943): Early Tobacco Utilization and Cultivation in the American Southwest. In: American Anthropologist, N. S. 45: 320–325.
DIXON, R. B. (1921): Words for Tobacco in American Indian Languages. In: American Anthropologist, N. S. 23 (1): 19–49.
DIXON, R. B. und STETSON, J. B. (1922): Analysis of Pre-Columbian Pipe Dottels. In: American Anthropologist, N. S. 24: 245–246.
DRIVER, H. E. (1969): Indians of North America. Chicago.
DUNHILL, A. (1924): The Pipe Book. London.
FEEST, Ch. (1976): Das rote Amerika. Wien.
FLETCHER, A. C. und LAFLESCHE (1911): The Omaha Tribe. Bureau of American Ethnology 27th Annual Report. 15–672.
HARTMANN, H. (1973): Die Plains- und Prärieindianer Nordamerikas. Berlin.
HODGE, F. W. (1907–1910): Handbook of American Indians North of Mexico. 2 Bde. Bureau of American Ethnology Bulletin 30.
LINDING, W. (1970): Geheimbünde und Männerbünde der Prärie- und der Waldlandindianer Nordamerikas. Untersucht am Beispiel der Omaha und Irokesen. Wiesbaden.
LINTON, R. (1924): Use of Tobacco among North American Indians. Chicago.
LOWIE, R. (1919): The Tobacco Society of the Crow Indians. Anthropological Papers of the American Museum of Natural History 21, 2. New York.
MCGUIRE, J. D. (1899): Pipes and Smoking Customs of the American Aborigines. In: Reports of the United States National Museum 1897.
SETCHELL, A. A. (1921): Aboriginal Tobaccos. In: American Anthropologist. N. S. 23: 397–415.
SCHULZE-THULIN, A. (1976): Weg ohne Mokassins. Die Indianer Nordamerikas heute. Düsseldorf.
STAHL, G. (1931): Zur Frage des Ursprungs des Tabakrauchens. In: Anthropos XXVI: 569–582.

STAHL, G. (1943): Der Tabakgenuß in der Neuen Welt vor ihrer Entdeckung durch Kolumbus. In: Acta Nicotiana II. Der Tabak Bd. III: 16–36.

WIENER, L. (1921–1922): Africa and the Discovery of America. 2 Bde. Philadelphia.

WISSLER, C. (1917): The American Indian. An Introduction to the Anthropology of the New World. New York.

WISSLER, C. (1940): Indians of the United States. New York.

28 Schopen – Tabak Jemen

BRAUER, E. (1934): Ethnologie der jemenitischen Juden. Heidelberg.

BROOKS, J. B. (1937–1952): Tobacco. Its history illustr. by the books, manuscrips and engravings in the library of George Arents. Bd. 1–5. New York.

DEQUIN, H. (1976): Arabische Republik Jemen. Riyadh.

FÜLLEBORN, F. G. H. (1906): Das deutsche Njassa- und Ruwuma-Gebiet, Land und Leute, nebst Anmerkungen über die Schire Länder. Berlin.

GABARTI, Ar. b. H. (1904): k. Aga ib al-àtàr fi't-tarà-gim wal-ahbàr. Kairo.

GERLACH, E. (1962): Aus dem Harem in die Welt. Leipzig.

GROHMANN, A. (1922–1933): Südarabien als Wirtschaftsgebiet. Bd. 1–2. Wien.

HAMMER-PURGSTALL, J. von (Rep. 1963): Geschichte des osmanischen Reiches. Bd. 1–10. Graz.

HARTWICH, C. (1911): Die menschlichen Genußmittel. Leipzig.

HEIN, W. (1970): Die Landwirtschaft der Jemenitischen Arabischen Republik. Geographische Berichte. 15. Jg. Leipzig.

ISAQI, M. Am. (1897): k. Ahbàr al-uwal fi man tasarrafa fi Misr min arbàb ad-duwal. Kairo.

KISSLING, H. J. (1957): Zur Geschichte der Rausch- und Genußgifte im osmanischen Reiche. Südost-Forschungen. Bd. 16. München.

KURAWI, M. T. (1967): Adabiyat as-say wal-qahwa wal-duhán. Gidda.

MEULEN, D. van der und WISSMANN, H. von (O964): Hadramaut. Some of its mysteries unveiled. Leyden.

NASIRI, A. A. (1954–1956): Istiqsa li-ahbar duwal al-magrib al-aqsá. Bd. 1–9. Casablanca.

NIEBUHR, C. (Rep. 1969): Beschreibung von Arabien. Graz.

PAULITSCHKE, P. (1893): Ethnographie Nordost-Afrikas. Bd. 1. Berlin.

PURCHAS, S. (1905): Hakluytus posthumus or Purchas his Pilgrims. Bd. 4. Glasgow.

SCHOPEN, A. (1978): Das Qāt. Geschichte und Gebrauch der Catha edulis Forsk in der Arabischen Republik Jemen. Wiesbaden.

SCHWARTZ, O. (1939): Flora des tropischen Arabien. Hamburg.

SCHWEINFURTH, G. (1912): Arabische Pflanzennamen aus Ägypten, Algerien und Jemen. Berlin.

SEMSAR, H. (1971): L'apparition du narghileh et de la chibouque. Objets et Mondes. Bd. 11. Paris.

SERJEANT, R. B. (1963): The Portuguese of the South Arabian Coast. Oxford.

SIYAGI, H. b. A. (Ed.) (1964): Qanun Sana. In: Magallat Mahad al-Mahtutat al-Arabiya. Bd. 10. Kairo.

TAMISIER, M. (1840): Voyage en Arabie. Bd. 1–2. Paris.

TIEDEMANN, F. (1854): Geschichte des Tabaks und anderer ähnlicher Genußmittel. Frankfurt/M.

WASI'I, Aw. b. Y. (1927): Tarih al-Yaman. Kairo.

ZABARA, M. b. M. (1952): Aimmat al-Yaman. Bd. 1. Taizz.

29 Volprecht – Tabak Afrika

ADAMS, P. (o. J.): Lindi und sein Hinterland. Berlin.

ALLGEMEINE Historie der Reisen zu Wasser und Lande. Bd. I–V (1747–1749). Leipzig.

BALFOUR, H. (1922): Earth-smoking Pipes from Africa and Central Asia. In: MAN, Vol. XXIII, Nr. 45.

BARTH, H. (1857): Reisen und Entdeckungen in Nord- und Central-Afrika. 3 Bde. Gotha.

BAUMANN, H. (1927): Die materielle Kultur der Azande und Mangbetu. In: Baessler-Archiv XI. Berlin.

BAUMANN, H. (1940): Völkerkunde von Afrika. Essen.

BEECH, M. W. H. (1911): The Suk. Oxford.

BURGT, J. M. M. van der (1903): Dictionnaire Français-Kirundi. Bois le Duc.

BÜTTIKOFER, J. (1890): Reisebilder aus Liberia. Leiden.

COLE, H. M. und ROSS, D. H. (1978): The arts of Ghana. Los Angeles.

DAGET, J. und LIGERS, Z. (1962): Un ancienne industrie malienne: les pipes en terre. In: Bulletin de l'I.F.A.N., T.XXIV.

DROST, D. (1968): Töpferei in Afrika, Jb. d. Mus. f. Vk. zu Leipzig. Bd. XXV. Berlin.

DUNHILL, A. (1969): The pipe book. London.

FALKENSTEIN, J. (1885): Afrikas Westküste. Leipzig.

FÜLLEBORN, F. (1906): Das Deutsche Njassa- und Ruwuma-Gebiet. Deutsch Ostafrika. Bd. IX. Berlin.

GEARY, Ch. (im Druck): Things of the Palace. A Catalogue of the Bamum Palace Museum in Foumban (Cameroon).

GEBAUER, P. (1972): Cameroon Tobacco Pipes. African Arts. V, 2.

GEBAUER, R. (1979): Art of Cameroon. Portland, Oregon.

GRÖBEN, O. F. v. d. (1694): Guinesische Reisebeschreibung. Marienwerder.

GRÜTZNER, H. (1877): Über die Gebräuche der Basutho. In: Verhandlungen der Berliner Ges. f. Anthropologie, Ethnologie und Urgeschichte. Berlin.

HAMBLY, W. D. (1930): Use of Tobacco in Africa. In: Leaflet 29. Field Museum of Natural History. Chicago.

HARRIS, W. C. (1845/46): Gesandtschaftsreise nach Schoa und Aufenthalt in Südabessinien. 3 Bde. Stuttgart.

HARTER, P. (1973): Les pipes cérémonielles de l'ouest camerounais. Arts d'Afrique noire, 8.

HARTWICH, C. (1911): Die menschlichen Genußmittel. Leipzig.

HEMMERSAM, M. (1669): Guineische Reißbeschreibung. Nürnberg.

HILDEBRANDT, J. M. (1878): Ethnographische Notizen über Wakamba und ihre Nachbarn. In: Zeitschrift für Ethnologie X.

HIMMELHEBER, H. und U. (1958): Die Dan. Stuttgart.

HUTTER, F. (1902): Wanderungen und Forschungen im Nord-Hinterland von Kamerun. Braunschweig.

KARASEK, A. (1908): Tabakspfeifen und Rauchen bei den Waschambaa. In: Globus 93.

KARASEK, A. (1913): Beiträge zur Kenntnis der Waschambaa. Eichhorn, A. (Ed.) In: Baessler Archiv III. Berlin.

KOLB, P. (1719/1922): Reise zum Vorgebirge der Guten Hoffnung. Bearbeitet von P. Germann. Leipzig.

LAUFER, B. (1930): The Introduction of Tobacco into Africa. In: Leaflet 29, Field Museum of Natural History. Chicago.

LEBEUF, J. P. (1962): Archéologie tchadienne. Paris.

LEBEUF, J. P. (1962): Pipes et plantes à fumer chez les Kotoko. Notes Africaines, 93, Jan.

LEGUAT, F. (1708): Voyage et avantures. London.

LEUZINGER, E. (1971): Die Kunst von Schwarz-Afrika. Recklinghausen.
LINDBLOM, G. (1947): Tubular smoking pipes, especially in Africa. Stockholm.
LINTON, R. (1930): Use of Tobacco in Madagascar. In: Leaflet 29. Field Museum of Natural History. Chicago.
LIVINGSTONE, D. (1874): The last journals of D. L. in Central Africa. London.
MERENSKY (1894): Deutsche Arbeit am Nyassa. Berlin.
MERKER, M. (1904): Die Masai. Berlin.
MERWE, N. J. van der (1975): Cannabis smoking in 13th–14th century Ethiopia: Chemical evidence. In: Rubin V. (Ed.): Cannabis and Culture. The Hague.
MEYER, H. (1916): Die Barundi. Leipzig.
MONTEIRO, J. (1875): Angola and the River Congo. London.
OZANNE, P. (1969): The diffusion of smoking in West Africa. ODU, N.S. No. 2, University of Ife Press and Oxford.
PASCH, H. (1980): Linguistische Aspekte der Verbreitung lateinamerikanischer Nutzpflanzen in Afrika. Magisterarbeit im Institut für Afrikanistik der Universität zu Köln.
RECHE, O. (1914): Zur Ethnographie des abflußlosen Gebietes Deutsch-Ostafrikas. In: Abhandlungen des Hamburgischen Kolonialinstituts. Bd. XVII. Hamburg.
REHSE, H. (1910): Kiziba, Land und Leute. Stuttgart.
RICHTER, E. (1928): Zu Leo Wiener's Africa and the Discovery of America. In: Anthropos, Bd. XXIII.
ROSCOE, J. (1924): The Bagesu. Cambridge.
SCHULTZE, L. (1907): Aus Namaland und Kalahari. Jena.
SCHWEINFURTH, G. (1874): Im Herzen von Afrika. 2 Bde. Leipzig.
SCHWEINFURTH, G. (1878): Im Herzen von Afrika. Leipzig.
SCHWEINFURTH, G. (1922): Was Afrika an Kulturpflanzen Amerika zu verdanken hat und was es ihm gab. Festschrift Eduard Seler, Lehman, W. (Ed.), Stuttgart.
SHAW, Th. (1960): Early smoking pipes in Africa, Europe and America. In: Journal of the Royal Anthropological Institute 90. London.
STAHL, G. (1931): Zur Frage des Ursprungs des Tabakrauchens. In: Anthropos, Bd. XXVI.
STUHLMANN, F. (1909): Beiträge zur Kulturgeschichte von Ostafrika. Berlin.
TESSMANN, G. (1913): Die Pangwe. Berlin.
TESSMANN, G. (1923): Die Bubi auf Fernando Po. Hagen.
WENTE-LUKAS, R. (1977): Die materielle Kultur der nicht-islamischen Ethnien in Nordkamerun und Nordostnigeria. Studien zur Kulturkunde Bd. 43. Wiesbaden.
WESTERMANN, D. (1921): Die Kapelle. Göttingen.
WIENER, L. (1920, 1922): Africa and the discovery of America. 2 Bde. Philadelphia.
WISSMANN, H. v. (1891): Im Innern Afrikas. Leipzig.

30 Michel – Tabak Neuguinea

AKEHURST, B. C. (1968/1973): Tobacco. Norfolk.
ANDERSON, H. R. (1974): Smoking habits and their relationship to chronic lung disease in a tropical environment in Papua New Guinea. In: Bull. physiopath. Resp. 10: 619.
BEHRMANN, W. (1917): Der Sepik und sein Stromgebiet. Mitt. aus d. deutsch. Schutzgeb. Ergz. – Heft 12.
BROWN, P. (1978): Highland Peoples of New Guinea. Cambridge.
DEMPWOLFF, O. (1911): Sagen und Märchen aus Bilibili. In: Baessler-Arch. Völkerk. 1: 63–102.
DWARS, C. A. (1945): A propos du tabac. In: Acta Tropica 2: 160–161.

ERNST, A. (1889): On the Ethnology of the word Tobacco. In: American Anthropologist 2: 133–142.
HADDON, A. C. (1931): Tobacco – New Guinea. In: American Anthropologist.
HADDON, A. C. (1946): Smoking and tobacco pipes in New Guinea. In: Phil. Trans. Roy. Soc. London. Ser. B, No. 586, Vol. 232: 1–278.
HEIMANN, W. (1969): Grundzüge der Lebensmittelchemie. Dresden.
HOLZKNECHT, K. (1971): Die Genußmittel der Adzara in Neu-Guinea. In: Ethnomedizin I (2): 241–299.
KARSTEN, G., WEBER, U. und STAHL, E. (1902/1962): Lehrbuch der Pharmakognosie. Stuttgart.
KELM, H. (1967/68): Kunst vom Sepik. 3 Bde. Berlin.
KNECHT, S. (1971): Rauchen und Räuchern in Nepal. In: Ethnomedizin I (2): 209–223.
KOCH, G. (1969/1976): Südsee. Berlin.
KONRAD, G. und U., und SCHNEEBAUM, T. (1981): Asmat – Leben mit den Ahnen (Ed.: F. Brückner). Glashütten/Ts.
LAUFER, B. (1924): Tobacco and its use in Asia. Field Museum of Nat. Hist. Anthropology 18.
LEROUX, C. C. F. M. (1948/1950): De Bergpapoea's van Nieuw-Guinea en hun Woongebied. 3 Bde. Leiden.
LEWIS, A. B. (1924): Use of tobacco in New-Guinea and neighbouring regions. Field Museum of Natur. Hist., Dept. of Anthrop., Leaflet No. 17. Chicago.
LEWIS, A. B. (1931): Tobacco in New Guinea. In: American Anthropologist.
LINDENBAUM, S. (1979): Kuru Sorcery. Palo Alto.
MERRILL, E. D. (1930): Tobacco in New Guinea. In: American Anthropologist 32.
PARKINSON, R. (1907): Dreißig Jahre in der Südsee. Stuttgart.
PEZOLT, A. und GERTSCH, M. (Eds.) (1946): Das Buch vom Tabak. Zürich.
RAPPAPORT, R. A. (1968): Pigs for the Ancestors. London.
RIESENFELD, A. (1951): Tobacco in New-Guinea and the other Areas of Melanesia. In: Journal of the Royal Anthropological Institute. Vol. LXXXI (81–1951): 69–102.
SCHULTZE-JENA, L. (1914): Forschungen im Innern der Insel Neuguinea. Mitt. aus d. deutsch. Schutzgeb., Ergz.-Heft 11. Berlin.
STAHL, G. (1931): Zur Frage des Ursprungs des Tabakrauchens. In: Anthropos 26: 569–582.
STERLY, J. (1970): Heilpflanzen der Einwohner Melanesiens. Hamburg.
THOMSON, D. F. (1961): A narcotic from Nicotiana iugulba, used by the Desert Bindibu. In: Man: 5–8.
WILLIAMS, F. E. (1936): Papuans of the Trans-Fly. Oxford.
ZÖLLNER, S. (1977): Lebensbaum und Schweinekult. Wuppertal.

31 von Cranach – Ägypten

ABD-ER-RAZIA, M. (1972): Die altägyptischen Weingärten bis zum Ende des Neuen Reiches. In: Mitteilungen des Deutschen Archäologischen Instituts. Abteilung Kairo. 39: 22 ff.
BONNET, H. (1952): Reallexikon der ägyptischen Religionsgeschichte. Berlin.
BREASTED, J. H. (1948): Egyptian Servant Statues. Washington.
BRUNNER-TRAUT, E. (1973): Altägyptische Märchen. Düsseldorf.
DARBY, J., GHALIOUNGHI, P. und GRIVETTI, L. (1977): Food: the Gift of Osiris. 2 Bde. London.
EMBODEN, W. (1979): Narcotic Plants. Hallucinogens, stimulants, inebriants and hypnotics, their origins and uses. London.

GRAPOW, H., DEINES, H. v. und WESTENDORF, W. (1954 ff.): Grundriß der Medizin der alten Ägypter. Berlin.
HELCK, W. (1971): Das Bier im Alten Ägypten. Berlin.
KEIMER, L. (1924): Die Gartenpflanzen im alten Ägypten. Hamburg.
KLEBS, L. (1922): Die Reliefs und Malereien des Mittleren Reiches. Heidelberg.
KLEBS, L. (1915): Die Reliefs des Alten Reiches. Heidelberg.
KLEBS, L. (1934): Die Reliefs und Malereien des Neuen Reiches. Heidelberg.
LESKO, L. (1978): King Tut's Wine Cellar. Berkley, Calif.
LUCAS, A. (1962[4]): Ancient Egyptian Materials. London.
LUTZ, H. F. (1922): Viticulture and Brewing in the Ancient Orient. Leipzig.
MONTET, P. (1913): Fabrication du Vin dans les Tombeaux antérieurs au Nouvel Empire. Paris. In: Recueil de travaux relativs à la Philologie et à l'Archéologie égyptiennes et assyriennes 35: 117–124.
MONTET, P. (1925): Les Scènes de la Vie Privée dans les Tombeaux Egyptiens de la Empire. Strasbourg.
RICCI, C. (1924–1926): La coltura della Vite e la Fabricazione del Vino nell' Egitto Greco-Romano. In: Studi della Scuola Papirologica, IV.
SCHOTT, S. (1948): Weinbau im Alten Ägypten. In: Die Weinzeitung 84: 330–333.
SCHOTT, S. (1950):Altägyptische Festdaten. In: Abhdlg. Mainzer Akad. d. Wiss. 10.
SCHOTT, S. (1950): Altägyptische Liebeslieder. Zürich.
WILKINSON, Sir J. G. (1883): Manners and Customs of the Ancient Egyptians. 3 Bde. Boston.
VANDIER, J. (1952–1969): Manuel d'Archéologie Egyptienne. 5 Bde. Paris.

32 Farber – Sumerer und Akkader

FINET, A. (1974–1977): Le Vin à Mari. In: Archiv für Orientforschung 25: 122–131.
FORBES, R. J. (1965): Studies in Ancient Technology III[2]. Leiden. Chapter II: Food, Alcoholic Beverages, Vinegar.
KRIKORIAN, A. D. (1975): Were the Opium Poppy and Opium Known in the Ancient Near East? In: Journal of the History of Biology 8 (I): 95–114.
LUTZ, H. F. (1922): Viticulture and Brewing in the Ancient Orient. Leipzig.
MEISSNER, B. (1920): Babylonien und Assyrien I. 1920 Heidelberg.
POEBEL, A. (1930): Sumerische Untersuchungen IV: XV. Zu den alkoholischen Getränken in Gudea Zyl. B Col. 6, 22 ff. In: Zeitschrift für Assyriologie 39: 146–164.
RÖLLIG, W. (1970): Das Bier im Alten Mesopotamien. Berlin. (Mit ausführlichen Angaben zur älteren Literatur.)
SODEN, W. von (1976): Trunkenheit im Babylonisch-Assyrischen Schrifttum. In: Al-bahit. Festschrift J. Henninger = Studia Instituti Anthropos 28, St. Augustin. 317–324.
THOMPSON, R. C. (1949): A Dictionary of Assyrian Botany, London.

33 Chatelain – Altes und Neues Testament

CAMERON ALLEN, Don (1963): The Legend of Noah. Urbana.
CHATELAIN, M. (1981): Le remède et le poison: essai sur le vin dans l'Ancien Testament. In: La Correspondance du Vin, ouvrage collectif, éd. Centre de Recherches Critiques.
CONTES DU TALMUD: In: Lattés, J. C. (Ed.): Coll. Judai'ques. (Vorwort von Claude Vigée.) Paris.
DURAND, G. (1969): Les structures anthropologiques de l'imaginaire. Paris.
ELIADE, M. (1964): Traité d'histoire des religions. Paris.

FRAZER, J. G. (1911–1915): The Golden Bough. Third edition. London.
JONES, E. (1928): Zur Psychoanalyse der Christlichen Religion.
JUNG, C. G. (1973): Métamorphoses de l'âme et ses symboles. Genève. Nouvelle édition. Les racines de la conscience.
KRAMER, S. N. (1975): L'Histoire commence à Sumer. Paris.
REINACH, S. (1905–1912): Cultes, mythes et religions. Paris.

34 Preiser – Griechische Antike

BLEGEN, C. W. und RAWSON, M. (1967): A Guide to the Palace of Nestor. Cincinnati.
BRUNS, G. (1970): Küchenwesen und Mahlzeiten. In: Archaeologia Homerica, II. Göttingen.
COMICORUM ATTICORUM FRAGMENTA. (Ed.) Kock, Th. I. Leipzig, (1880).
DEUBNER, L. (1932): Attische Feste. Berlin.
DODDS, E. R. (1960): Euripides. Bacchae edited with Introduction and Commentary. Oxford.
DODDS, E. R. (1970): Die Griechen und das Irrationale. Darmstadt.
FLASHAR, H. (1962): Aristoteles, Problemata physica, dt. Übers. (= Aristoteles, Werke 19). Darmstadt.
FRÄNKEL, H. (1969): Dichtung und Philosophie des frühen Griechentums. München.
FRAGMENTA COMICORUM GRAECORUM. Coll. et disp. MEINEKE, A., II. 1. (1839). Berlin.
GRIECHISCHE SATYRSPIELE VON EURIPIDES, SOPHOKLES UND AISCHYLOS. Übersetzung von WERNER, O. (1970). Stuttgart.
HOMER: Die Odyssee. Übersetzt von W. Schadewaldt (1958).
HOMER: Ilias. Neue Übertragung von W. Schadewaldt (1975). Frankfurt/M.
LEIBOWITZ, J. O. (1967): Studies in the History of Alcoholism II. Acute Alcoholism in Ancient Greek and Roman Medicine. In: Brit. J. Addict. 62: 83–86.
LESKY, A. (1971): Geschichte der griechischen Literatur. Bern.
NILSSON, M. P. (1906): Griechische Feste von religiöser Bedeutung mit Ausschluß der attischen. Leipzig.
NILSSON, M. P. (1967/1974): Geschichte der griechischen Religion. 2 Bde. München.
PLATON: Die Gesetze. Eingel. v. GIGON, O., übertragen v. RUFENER, R. (1974). Zürich.
POETARUM LESBIORUM FRAGMENTA. (Eds.): LOBEL, E. und PAGE, D. (1955). Oxford.
SCHOENE, R. (1976): Bibliographie zur Geschichte des Weines. Mannheim.
SELTMAN, Ch. (1957): Wine in the Ancient World. London.
SIMON, E. (1969): Die Götter der Griechen. München.
VENTRIS, M. und CHADWICK, J. (1973): Documents in Mycenaean Greek. Cambridge.
VERMEULE, E. T. (1974): Götterkult. In: Archaeologia Homerica, III. Göttingen.

35 Preiser – Römer

HISTORICORUM ROMANORUM RELIQUIAE. Disp. rec. praefatus est PETER, H. (1914), vol. I, g 2. Aufl. Leipzig.
LATTE, K. (1960): Römische Religionsgeschichte. München.
LUCIUS ANNAEUS SENECA: Philosophische Schriften, IV: Briefe an Lucilius II, übersetzt von APELT, O. (1924). Leipzig.
MARCUS TULLIUS CICERO: Gespräche in Tuskulum, eingl. u. neu übertragen von BÜCHER, K. (1952). Zürich.
THE ANNALS OF QUINTUS ENNIUS. (Ed.) by STEUART, E. M. (1925). Cambridge.

36 Jettmar – Skythen

GHULAM MUHAMMAD (1907): Festivals and Folklore of Gilgit. Memoirs of the Asiatic Society of Bengal I (7): 93–127. Calcutta.

GOODMAN, L. S. und GILMAN, A. (Ed.) (1975): The Pharmacological Basis of Therapeutics. New York.

HANCAR, F. (1952): The Euroasian Animal Style and the Altai Complex (Cultural historical interpretation with a consideration of the newest Pazyryk discoveries of 1946–1949) Artibus Asiae XI (1–2): 171–194.

JETTMAR, K. (1972): Schamanismus in Nord- und Zentralasien. In: Zutt, J. (Ed.): Ergriffenheit und Besessenheit. 105–115. Bern.

JETTMAR, K. (1975): Die Religionen des Hindukusch, mit Beiträgen von S. Jones und M. Klimburg. Die Religionen der Menschheit 4, 1. Stuttgart.

MEULI, K. (1935): Scythica. Hermes 70/1. Berlin.

MINNS, E. H. (1913): Scythians and Greeks. Cambridge.

LI, Hui-Lin (1974 a): The origin and use of Cannabis in Eastern Asia: linguistic-cultural implications. In: Econ. Bot. 28: 293–301.

LI, Hui-Lin (1974 b): An archaeological and historical account of Cannabis in China. In: Econ. Bot. 28: 437–448.

RUDENKO, S. I. (1953): Kul'tury naselenija Gornogo Altaja v skifskoe vremja. Moskva.

RUDENKO, S. I. und THOMPSON, M. W. (1970): Frozen Tombs of Siberia. The Pazyryk Burials of Iron Age Horsemen. Berkeley.

SNOY, P. (1960): Darden – Nordwestpakistan (Gilgitbezirk), Schamanistischer Tanz. In: Encyclopaedia cinematographica E 213/1959. Göttingen.

37 Majlis – China

BARNARD, N. und TAMOTSU SATO (1976): Metallurgical Remains of Ancient China. Tokyo.

BULLING, A. G. (1972): China, Archaeological Excavations 1966–1971. In: Expedition, Herbst.

CHANG, K. C. (1979): Food in Chinese Culture. New Haven.

CHUNG-KUO k'o-hsüeh yuan k'ao-ku yen-chiu-so Man-ch'eng fa chüeh tui (1972). In: K'ao Ku 1972, Nr. 1.

DAVIS, T. L. (1945): Introduction to: The Preparation of Ferments and Wines. Transl. Huang, T. und Chao, Y. In: Harvard Journal of Asiatic Studies 9.

GRANET, M. (1976): Die chinesische Zivilisation. München.

HUANG, T. und CHAO, Y. (1945): The Preparations of Ferments and Wines by Chia Ssu-hsieh of the later Weih. In: Harvard Journal of Asiatic Studies 9.

HUNAN SHENG PO-WU-KUAN (1973): Ch'ang-sha Ma-wan-tui i-hao Han-mu. Peking.

KATALOG PETIT PALAIS (1973): Trésor d'art chinois. Paris.

LEGGE, J. (Übers.) (1879): The Sacred Books of the East Vol. III; Edit. Max Müller, Oxford.

LINDUFF, K. M. (1977): The Incidence of Lead in Late Shang and Early Chou Ritual Vessels. In: Expedition 19 (3).

MARGOULIES, G. (1926): Le kou-wen chinois. Paris.

MEDLEY, M. (1976): The Chinese Potter. Oxford.

MIZUNO, S. (1959): Bronzes and Jades of Ancient China. Tokyo.

MOORE, M. (1948): Chinese Wine. Some Notes. In: Quarterly Journals of Studies on Alcohol, Bd. 9.

NEUE ARCHÄOLOGISCHE AUSGRABUNGEN IN CHINA (1974); Verlag für fremdsprachige Literatur. Peking.

POPE, J. A., GETTENS, R. J., CAHILL, J. und BARNARD, N. (1967): The Freer Chinese Bronzes. Washington.

RUDOLPH, R. C. (1978): Some Recent Archaeological Discoveries in China. Oriental Art, Neue Serie, Nr. 1.

SCHAFER, E. H. (1963): The Golden Peaches of Samarkand. Berkeley.

SCHAFER, E. H. (1979): T'ang Beverages. In: Chang, K. C.: Food in Chinese Cultures. New Haven.

WAGNER, R. G. (1973): Lebensstil und Drogen im chinesischen Mittelalter. In: T'oung P'ao. Hg. Niederl. und Franz. Akad. d. Wiss., LIX.

WEN-WU PRESS (1972): Vol. 9, Farbtafel 2, Abb. 3. Peking.

38 Wagner – Han Shi Pulver

BALAZS, E. (1948): Entre révolte nihiliste et évasion mystique. In: Etudes Asiatique 1/2.

NEEDHAM, J. und HE PING-YÜ (1959): Elixir Poisoning in mediaeval China. In: Janus 48.

NEEDHAM et al. (1968 ff.): Science and Civilization in China. Bd. 1, 2, 3. Cambridge.

WAGNER, R. G. (1973): Lebensstil und Drogen im chinesischen Mittelalter. In: T'oung Pao LIX.

39 Emboden – Cannabis Ostasien

ANDERSON, L. C. (1974): A study of systematic wood anatomy in Cannabis. In: Bot. Mus. Leafl. Harvard Univ. 24: No. 29.

BENETOWA, S. (1936): Le Chanvre dans les Croyances et les Coutumes Populaires. Warsaw, Poland: Institute of Anthropological Sciences.

BRETSCHNEIDER, C. (1870): On the study and Value of Chinese Botanical Works with Notes on the History of Plants and Geographical Botany from Chinese Sources. Fouchow.

DE BUNGE, M. (1860): Bulletin de la Société Botanique de France. Tide De Candolle.

DE CONDOLLE, A. (1886): Origin of Cultivated Plants. Hafner Pub. Col New York. (Reprint of the second edition, 1964.)

EMBODEN, W. (1972): Ritual Use of Cannabis Sativa L.: A Historical-Ethnographic Survey. In: Furst, P. T. (Ed.): Flesh of the Gods. New York.

HERODOTUS (1450/1941): The histories of Herodotus. (Übers. v. Rawlinson, G.) New York.

LI-SHIH-CHEN (1578/1973): Pen Ts'ao (Übers. v. Porter Smith, F. and Stuart, G. A.: Chinese Medicinal Herbs). San Francisco.

MERLIN, M. D. (1972): Man and Marijuana: Some Aspects of Their Ancient Relationships. Rutherford, New Jersey.

SCHULTES, R. E. (1973): Man and Marijuana. In: Natural History. Aug.–Sept.

SCHULTES, R. E., KLEIN, W. M., PLOWMAN, T., und LOCKWOOD, T. E. (1974): Cannabis: An Example of Taxonomic Neglect. In: Botanical Museum Leaflets. Harvard University, Cambridge. 23: No. 9.

SCHULTES, R. E. und HOFMANN, A. (1980): The Botany and Chemistry of Hallucinogenes. Revised and enlarged second edition. Springfield, Illinois.

SMALL, E. und CRONQUIST, A. (1976): A practical and natural taxonomy for Cannabis. In: Taxon., 25.

TURNER, C. E. and HADELY, K. W. (1974): Chemical analysis of Cannabis sativa of distinct origin. In: Arch. Invest. Med. 5, Suppl. 1.

VEVILOV, N. I. (1926): Studies on the origin of cultivated plants. In: Bull. Appl. Bot. 16.

COBO, B. (1890–1895): Historia del nuevo mundo, I–IV. Marcos Jiménez de la Espada, ed. Seville: Sociedad de Bibliofilos Andalucos.

DONNAN, Ch. (1976): Moche Art and Iconography. Los Angeles.

DONNAN, Ch. (1978): Moche Art of Peru: Pre-Columbian Symbolic Communication. Los Angeles: Museum of Cultural History, University of California at Los Angeles.

EMMERICH, A. (1965): Sweat of the Sun and Tears of the Moon: Gold and Silver in Pre-Columbian Art. Seattle.

FURST, J. L. (1978): Codex Vindobonensis Mexicanus I: A Commentary. Albany.

FURST, P. T. (1970): «The Tsité (Erythrina spp.) of the Popol Vuh and other psychotropic plants in pre-Columbian art». In: Annual Meeting of the Society for American Archaeology, April 29–May 2, Mexico.

FURST, P. T. (1972): Flesh of the Gods: The Ritual Use of Hallucinogens. New York.

FURST, P. T. (1974 a): Hallucinogens in Precolumbian Art. In: King, M. E. und Traylor, I. R., (Eds.): Art and Environment in Native America. 55–102. Lubbock/Texas.

FURST, P. T. (1974 b): Mother Goddess and Morning Glory at Tepantitla, Teotihuacan: Iconography and Analogy in pre-Columbian Art. In: Mesoamerican Archaeology: New Approaches. Norman Hammond, ed. Austin.

FURST, P. T. (1974 c): Archaeological Evidence for Snuffing in Prehispanic Mexico. In: Botanical Leaflets, Harvard University 23 (10): 368 ff.

FURST, P. T. (1976): Hallucinogens and Culture. San Francisco.

FURST, P. T. und COE, M. D. (1977): Intoxicating Enemas among the Ancient Maya. In: Natural History LXXVI (3): 88–92.

GILLIN, J. (1945): Moche: A Peruvian Coastal Community. Washington, D. C.

GUZMAN, G. und VERELA, L. (1978): Hongos de Columbia III. In: Caldasia 12: 309–338.

HAGEN, V. W. von (1964): The Desert Kingdoms of Peru. New York Graphic Society.

LA BARRE, W. (1970): Old and new world narcotics: a statistical question and an ethnological reply. In: Economic Botany XXIV: 73–80.

LA BARRE, W. (1972): Hallucinogens and the Shamanic Origins of Religion. In: Furst, P. T. (Ed.): Flesh of the Gods. 261–278. New York.

LOWY, B. L. (1971): New Records of Mushroom Stones from Guatemala. In: Mycologia 63: 983–993.

PEREZ DE BARRADAS, J. (1954): Orfebrería Prehispánica de Colombia: Estilo Calima. Madrid: Banco de la Republica (Bogota).

RAVINES, R. und ISBELL, W. H. (1975): Garagay: Sitio Temprano en el Valle de Lima. Lima, Peru. In: Revista del Museo Nacional 41: 253–275.

SCHULTES, R. E. (1941): A Contribution to our Knowledge of Rivea corymbosa, the Narcotic Ololiuhqui of the Aztecs. Cambridge, Mass.

SCHULTES, R. E. (1965): Ein halbes Jahrhundert Ethnobotanik amerikanischer Halluzinogene. In: Planta Medica 13: 126–157.

SCHULTES, R. E. (1972): An Overview of Hallucinogens in the Western Hemisphere. In: Furst, P. T. (Ed.): Flesh of the Gods. 3–54. New York.

SCHULTES, R. E. und BRIGHT, A. (1979): Ancient Gold Pectorals from Colombia: Mushroom Effigies? In: Botanical Museum Leaflets. Harvard University 27, Nos. 5–6.

SCHULTES, R. E. und HOFMANN, A. (1973): The Botany and Chemistry of Hallucinogens. Springfield, III.

SCHULTES, R. E. und HOFMANN, A. (1979): Plants of the Gods. New York.

SHARON, D. (1972): The San Pedro Cactus in Peruvian Folk Healing. In: Furst, P. T. (Ed.): Flesh of the Gods. 114–135. New York.

SHARON, D. (1978): Wizard of the Four Winds: A Shaman's Story. New York.
WASSON, R. G. (1973): The Role of «Flowers» in Nahuatl Culture: A Suggested Interpretation. In: Botanical Leaflets, Harvard University 23 (8): 305–324.
WASSON, R. G. (1980): The Wondrous Mushroom. New York.
WILLIAMS Garcia, R. (1963): Los Tepehuas. Jalapa, Mexico: Universidad Veracruzana, Instituto de Antropologia.

41 Dobkin de Rios – Moche und Nazca

ALTSCHUL, S. von R. (1971): Anadenanthera peregrina. The Wilka Snuff. In: Botanical Museum Leaflets, Harvard University.
ALTSCHUL, S. von R. (1972): The Genus Anadenanthera in Amerindian Cultures. In: Harvard University Botanical Museum. Cambridge, Mass.
BARBER, T. X. (1970): LSD, Marihuana, Yoga and Hypnosis. Chicago.
BENNET, W. C. und BIRD, J. B. (1946): The Archaeology of the Central Andes. In: Handbook of South American Indians, Vol. 2. The Andean Civilizations. Bulletin 143. Smithsonian Institution. Washington, D.C.
BENSON, E. P. (1972): The Mochica. New York.
BENSON, E. P. (1974): A Man and a Feline in Mochica Art. Dumbarton Oaks Studies in Pre-Columbian Art and Archaeology 14. Washington, D.C.
COBO, B. (1956): Obras de Padre B. Cobo. Bd. 1. Madrid.
DISSELHOFF, H. D. (1967): Daily Life in Ancient Peru. New York.
DOBKIN DE RIOS, M. (1972): Visionary Vine: Psychedelic Healing in the Peruvian Amazon. San Francisco.
DOBKIN DE RIOS, M. (1973): The Non-Western Use of Hallucinogenic Agents. In: Drug Use in America: Problem in Perspective. 2nd Report of the U.S. National Commission on Marihuana and Drug Abuse. Washington, D.C.
DOBKIN DE RIOS, M. (1976): Suggestive Halluzinogenic Motifs in New World Massive Earthworks. In: du Toit, B. (Ed.): Drugs, Rituals and Altered States of Consciousness. Amsterdam.
DOBKIN DE RIOS, M. (1976): The Wilderness of Mind: Sacred Plants in Cross-Cultural Perspective. Beverly Hills, California.
ELIADE, M. (1957): Schamanismus und archaische Ekstasetechniken. Stuttgart.
FRIEDBERG, C. (1960): Utilisation d'un Cactus à Mescaline au Nord du Perou (Trichocereus pachanoi). Proceedings, 6th International Congress of Anthropological and Ethnological Sciences 2: 21–26.
FURST, P. T. (1965): West Mexican tomb sculpture as evidence for shamanism in prehispanic Mesoamerica. In: Anthropologica 15: 29–80.
GREEN, C. (1968): Out-of-the-body Experience. New York.
HAWKINS, G. S. (1969): Ancient Lines in the Peruvian Desert. Final Scientific Report for the National Geographic Society Expedition, Smithsonian Institution Cambridge, Mass.
ISBELL, W. H. (1978): The Prehistoric Ground Drawings of Peru. In: Scientific American 140–153.
JANIGER, O. und DOBKIN DE RIOS, M. (1976): Nicotian: an Hallucinogen? In: Economic Botany 30: 149–151.
JANIGER, O. (1973): Suggestive Hallucinogenic Properties of Tobacco. In: Medical Anthropology Newsletter 4: 6–11.
KAUFFMANN, F. (1976): El Peru Arqueológico. Lima.
KOSOK, P. (1947): The Mysterious Markings of Nazca. In: Natural History 56: 200–209.

KOSK, P. und REICHE, M. (1949): Ancient Drawings in the Desert of Peru. In: Archaeology 11: 206–215.

LUDWIG, A. (1969): Altered States of Consciousness. In: Tart, C. (Ed.): Altered States of Consciousness. New York.

PITT-RIVERS, J. (1970): Spiritual Power in Central America. The Naguals of Chiapas. In Witchcraft Confessions and Accusation. In: Douglas, M. (Ed.). New York.

REICHE, M. (1949/1978): Mystery on the Desert. Lima.

ROARK, P. F. (1965): From monumental to proliferous in Nazca Pottery. Nawpa Pacha 3: 1–92.

ROWE, J. H. (1961): La Arqueologia de Ica. In: Revista del Museo Regional de Ica 12: 29–48.

SAWYER, A. R. (1966): Ancient Peruvian Ceramics: the Nathan Cummings Collection. Metropolitan Museum of Art, N.Y. Graphic Society. Greenwich, Conn.

SCHULTES, R. E. (1967): The Place of Ethnobotany in the Ethnopharmacologic Search for Psychotomimetic Drugs. In: Efron, D. (Ed.): Ethnopharmacologic Search for Psychoactive Drugs. PHS 1645. Washington, D.C.

SCHULTES, R. E. (1972): The Ethnotoxicological Significance of Additives to New World Hallucinogens. In: Plant Science Bulletin 18: 34–40.

SHARON, D. (1972): Eduardo the Healer. In: Natural History 81: 32–47.

SHARON, D. (1972): The San Pedro Cactus in Peruvian Folk Healing. In: Furst, P. (Ed.): Flesh of the Gods: the Ritual Use of Hallucinogens. New York.

SHARON, D. und DONAN, C. (1974): Shamanism in Moche Iconography. In: Ethnoarchaeology Monograph 4, Institute of Archaeology, University of California. Los Angeles.

TELLO, J. (1915): Los Antiguos Cementerios del Valle de Nasca. 2nd Congress of Panamerican Sciences. Washington, D.C.

TOWLE, M. (1961): The Ethno-botany of Pre-Columbian Peru. Viking Fund Publication. In: Anthropology 30. New York.

WASSEN, S. H. (1972): Ethnobotanical Follow-up of Bolivian Tiahuanacoid Tomb Material and of Peruvian Shamanism: Psychotropic Plant constituents and Espingo Seeds. Goteborgs Etnografiska Museum Arstryck 35–52.

YACOVLEFF, E. N. (1932): La Deidad Primitiva de los Nasca. Revista del Museo Nacional. Lima.

42 Robicsek

ARENTS, G. (1936): Tobacco. New York.

BARTHOLIN, T. (1936): Historiarum anatomicarum et medicorum rariorum. Copenhagen. In: Arents, G.: Tobacco. New York.

BENZONI, G. (1568): Historia del Mondo Nuovo. Venice.

BEVERWIJK, J. van (1649): Schat der Ghesondhijt. Amsterdam.

FUENTES Y GUZMAN, F. A. (1882/1932): Historia de Guatemala y recordación Florida. Guatemala City.

MENDIETA, G. (1870): Historia eclesiástica indiana. Mexico City.

NICOT, J. (1573): Dictionnaire France–Latin. Paris.

OVIEDO Y VALDES, G. F. de (1936): La Historia general de las Indias. Seville, 1535. In: Arents, G.: Tobacco. New York.

PASO Y TRONCOSO, F. de (1905): Papeles de Nueva Espana. Madrid.

ROBICSEK, F. (1978): The Smoking Gods. Tobacco in Maya Art. History, and Religion. Norman.

Caso, A. (1942): El Pariso Terrenal et Teotihuacán. In: Curanderos Americanos, Mexico, D.F.

Coe, M. (1973): The Maya Scribe and His World. The Grolier Club. New York.

Diaz, J. L. (1975): Etnofarmacologia de Plantas Alucinógenas Latinoamericanas. In: Curanderos Cientificos CEMEF 4. Centro de Estudios en Farmodependencia. Mexico, D. F. 174–178.

Diaz, J. L. (1977): Ethnopharmacology of sacred psychoactive plants used by the Indians of México. In: Ann. Rev. Pharmacol. Toxicol. 17: 647–675.

Dobkin de Rios, M. (1974): The influence of psychotropic flora and fauna on Maya religion. In: Current Anthropology 15: 147–164.

Emboden, W. A. (1979 a): The sacred narcotic lily of the Nile: Nymphaea caerulea. Sav. Economic Botany.

Emboden, W. A. (1979 b): Nymphaea ampla and other Maya narcotic plants. In: Mexicon. 1 (3): 50–52.

Emboden, W. A. (1981): Transcultural use of water lilies in Maya and Egyptian civilizations. In: Journal of Ethnopharmacology 3: 1–45.

Furst, P. T. (1976): Fertility, Vision Quest and Auto-Sacrificie: Some Thoughts on Ritual Bloodletting Among the Maya. In: Robertson, M. G. (Ed.): The Art, Iconography and Dynastic History of Palenque Part III. 181–193. Pebble Beach, California.

Garibay, K. A. M. (1953): Historia de la Literatura Náhuatl. 2 Bde. Porruá, México.

Garibay, K. A. M. (1964, 1965, 1968): Poesia Náhuatl. 3 Bde. UNAM, México D. F.

Hamy, E. T. (1899): Codex Borbonicus. Manuscrit Mexicain de la Bibliothéque du Palais-Bourbon. Fac. avec comm. par Hamy, E. T., Paris.

Heim, R. und Wasson, R. G. (1958): Les Champignons Hallucinogènes du Mexique. Editions du Muséum National D'Histoire Naturelle. Paris.

Heim, R., Cailleux, R., Wasson, R. G. und Thevénard, P. (1967): Nouvelles Investigations sur les Champignons Hallucinogènes. Editions du Muséum National D'Histoire Naturelle. Paris.

Kubler, G. (1967): The Iconography of the Art of Teotihuacán. Studies in Pre-Columbian Art and Archeology 4. Dumbarton Oaks. Washington, D.C.

Mayer, K. H. (1977): The Mushroom Stones of Mesoamerica. Ramona, California.

Miller, A. G. (1973): The Mural Painting of Teotihuacán. Dumbarton Oaks, Washington, D.C.

Molina, A. (1571): Vocabulario en Lengua Castellana y Mexicana.

Rands, R. L. (1953): The water lily in Maya art: a complex of alleged Asiatic origin. In: Anthrop. Papers. Bureau of Am. Ethnol. Bull. 151: 75–153.

Rose, R. M. (1977): Mushroom Stones and the Highland Maya Ball Game. Ph. D. Thesis, Harvard University, Cambridge, MA.

Schultes, R. E. (1940): Teonanacatl, the narcotic mushroom of the Aztecs. In: Am. Anthrop. 42: 429–443.

Thompson, J. E. S. (1972): Commentary on the Dresden Codex. The American Philosophical Society, Philadelphia, PA.

Wasson, R. G. (1974): Maria Sabina and Her Mushroom Velada. New York.

Wasson, R. G. (1980): The Wondrous Mushroom. New York.

Winning, H. von (1949): Shell designs on Teotihuacán Pottery. El Mexico Antiguo. VII. Mexico, D.F.

44 HAUSCHILD – Hexen

ANONYMUS (1707): Die gestriegelte Rockenphilosophie . . . Chemnitz.

BASCHWITZ, K. (1963): Hexen und Hexenprozesse. München.

BIEDERMANN, H. (1974): Hexen. Graz.

DUERR, H.-P. (1978): Traumzeit. Frankfurt/M.

FERCKEL, S. (1954): «Hexensalbe» und ihre Wirkung. In: Kosmos 50: 414–415.

FISCHER, L. (1917): Ein «Hexenrauch». In: Bayerische Hefte für Volkskunde 4: 193 ff.

FORBES, T. R. (1966): The Midwife and the Witch. New Haven.

FÜHNER, H. (1925): Solanaceen als Berauschungsmittel. In: Archiv f. experimentelle Pathologie und Pharmakologie 111: 281 ff.

GARDNER, G. B. (1965): Ursprung und Wirklichkeit der Hexen. Weilheim. Orig.: Witchcraft Today. London 1968.

GESSMANN, G. W. (1922): Die Pflanze im Zauberglauben und in der spagyrischen (okkulten) Heilkunst. Berlin.

GINZBURG, C. (1973): I benandanti. Turin. Dt.: Die Benandanti. Frankfurt/M. 1980.

GOLOWIN, S. (1974): Die Magie der verbotenen Märchen. Hamburg.

GREGORIUS, G. A. (1980): Magische Briefe (Nachdruck). Helfenstein.

GRIMM, Gebr. (o. J.): Kinder- und Hausmärchen. (Ed.): Spiekerkötter, G. von. München.

GUHLMANN, W. (1926): Magische und okkulte Räucherungen. Freiburg.

HAINING, P. (1972): The Warlock's Book. London.

HANSEN, H. A. (1980): Der Hexengarten. München.

HANSEN, J. (1900): Zauberwahn, Inquisition und Hexenprozeß im Mittelalter. München.

HARMENING, D. (1979): Superstitio. Berlin.

HAUSCHILD, T. (1980): Johann Kruses Beitrag zur Erforschung des neuzeitlichen Hexenglaubens. In: Mitt. a. d. Museum f. Völkerkunde Hamburg 10: 147 ff.

HAUSCHILD, T., STASCHEN, H. und TROSCHKE, H. (1979): Hexen. Katalog zur Ausstellung. Hamburg.

HOFFMANN-KRAYER, E. (1899): Luzerner Akten zum Hexen- und Zauberwesen. In: Archives Suisses des Traditions Populaires 3: 22 ff., 189 ff., 291 ff.

HUYSMANS, J. K. (1972): Tief Unten. Berlin. Orig.: Là-bas. Paris. 1891.

INSTITORIS, H. und SPRENGER, J. (1974): Der Hexenhammer. Darmstadt. Orig.: Malleus Maleficarum. 1487.

KLEIN, V. (1935): Der ungarische Hexenglaube. In: Zeitschrift für Ethnologie 76: 374 ff.

KÖNIG, T. (Ed.) (1974): Jules Michelet. Die Hexe. München.

KÖSTER, R. (1969): DGB Lexikon der deutschen Sprache. Berlin.

KÜHNAU, R. (1913): Schlesische Sagen. Bd. III. Berlin.

MARZELL, H. (1963): Zauberpflanzen und Hexengetränke. Kosmos Bibliothek, Bd. 241. Stuttgart.

MARZELL, H. (1967): Geschichte und Volkskunde der deutschen Heilpflanzen. Darmstadt.

MRSICH, W. (1957): Erfahrungen mit Hexen und Hexensalben. In: Mensch und Schicksal. Nachdruck in: Unter dem Pflaster liegt der Strand: 5: 109 ff.

MURRAY, M. (1928): The God of the Witches. London.

NAUMANN, H. (1922): Grundzüge der deutschen Volkskunde. In: Ders. (Ed.): Grundzüge der Volkskunde. Leipzig.

PEUCKERT, W. E. (1960): Hexen und Weiberbünde. In: Kairos 2: 101 ff.

PORTA, G. della (1558): Magia Naturalis. Neapel.

PREUSSLER, O. (1958): Die kleine Hexe. Darmstadt.

RICHTER, E. (1960): Der nacherlebte Hexensabbat. In: Forschungsfragen unserer Zeit 7: 97 ff.

SCHMIDBAUER, W. (1971): Hexensalben. In: Ders. und Scheidt, J. vom (Eds.): Handbuch der Rauschdrogen: 60 ff.
THOMS, K. (1971): Religion and the Decline of Magic. London.
TRENDELENBURG, A. (1922): Goethes Faust erklärt. Berlin.
WEIER, J. (1575): Von den Teuffeln/Zaubrern/Schwartzkünstlern/Hexen . . . Frankfurt/M.
WEILL, A. (1974): Das erweiterte Bewußtsein. Stuttgart.
WIEGELMANN, J. ZENDER, M. und HEILFURTH, P. (1977): Volkskunde. Berlin.
WUTTKE, A. (1869): Der deutsche Volksaberglaube der Gegenwart. Berlin.
ZACHARIAS, G. (1964): Satanskult und Schwarze Messe. Wiesbaden.

45 Schneider – Paracelsus

SCHNEIDER, W. (1968–1975): Lexikon zur Arzneimittelgeschichte. Frankfurt/M.
SCHNEIDER, W. (1972): Geschichte der pharmazeutischen Chemie. Weinheim/Bergstr.
ZEKERT, O. (1968): Paracelsus. Stuttgart.

46 Müller – Kräutergärten

ALBERTUS MAGNUS (1867): De vegetabilibus libri VII. (Ed.): Jessen, C. Berlin.
BEHLING, L. (1967): Die Pflanze in der mittelalterlichen Tafelmalerei. Köln.
BRAUNFELS, W. (1976): Abendländische Klosterbaukunst. Köln.
BRÜHL, C. (Ed.) (1971): Capitulare de villis, Cod. Guelf. 254 Helmst. der Herzog-August-Bibliothek Wolfenbüttel (= Dokumente zur deutschen Geschichte in Faksimiles. Reihe I. Bd. 1). Stuttgart.
COMES, O. (1879): Illustrazione delle piante rappresentate nei dipinti pompeiani. Napoli.
DESCRIPTIO positionis seu situationis Monasterii Clarae-Velensis. In: Migne, Patrologia Latina CLXXXV: 569–571. Teilübers. ins Deutsche in: Braunfels, W. (1976): Abendländische Klosterbaukunst. Köln. 304–307.
DUFT, J. (Ed.) (1961): Studien zum St. Galler Klosterplan (= MVG Bd. XLII). St. Gallen.
DUFT, J. (1975): Notker der Arzt. Klostermedizin und Mönchsarzt im frühmittelalterlichen St. Gallen. St. Gallen.
FESTSCHRIFT zum 800. Todestag der Hildegard von Bingen (1179–1979). Brück, A. P. (Ed.) (1979). Mainz. (= Quellen und Abhandlungen zur mittelrheinischen Kirchengeschichte 33.)
FISCHER, H. (1929): Mittelalterliche Pflanzenkunde. München.
FISCHER-BENZON, R. v. (1894): Altdeutsche Gartenflora. Untersuchungen über die Nutzpflanzen des deutschen Mittelalters, ihre Wanderung und ihre Vorgeschichte im klassischen Altertum. Kiel.
GENEWEIN, C. (1947): Des Walahfrid Strabo von der Reichenau Hortulus und seine Pflanzen. Med. Diss. Univ. München.
GESSNER, K. (1561): De hortis Germaniae liber recens. In: Valerius Cordus, Annotationes in Pedacii Dioscorides . . . Straßburg. (Deutsche Übers.: Die Gärten Deutschlands. In: Fretz, D. [1948]: Konrad Gessner als Gärtner. Zürich 97–133.)
GOTHEIN, M. L. (1926): Geschichte der Gartenkunst. Jena.
HENNEBO, D. (1962): Gärten des Mittelalters. Hamburg (= Hennebo, D. und Hoffmann, A. [1962–1963]: Geschichte der deutschen Gartenkunst in drei Bänden. Hamburg. Bd. 1).
MEYER, E. H. F. (1854–1857): Geschichte der Botanik. 4 Bde. Königsberg.
MÜLLER, I. (1977): Heilpflanzen aus Klostergärten. In: Österreichische Apotheker-Zeitung 31: 882–887.

RIBBE, W. (1980): Die Wirtschaftlichkeit der Zisterzienser im Mittelalter: Agrarwirtschaft. In: Elm, K., Joerissen, P. und Roth, H. J. (Eds.): Die Zisterzienser. Ordensleben zwischen Ideal und Wirklichkeit. Bonn (= Schriften des Rheinischen Museumsamtes, Nr. 10).

SCHMITZ, R. (1961): Über deutsche Apotheken des 13. Jahrhunderts. Ein Beitrag zur Etymologie des apoteca-apotecarius-Begriffes. Sudhoffs Archiv 45: 289–302.

SCHMITZ, R. und DÜBBER, I. (1981): Zur Geschichte des älteren deutschen Apothekenwesens. 10: Über Klosterpharmazie in Hessen. In: Pharmazeutische Zeitung 110: 1304–1308.

SÖRRENSEN, W. (1962): Gärten und Pflanzen im Klosterplan. In: Duft, J. (Ed.): Studien zum St. Galler Klosterplan (= MVG, Bd. XLII). 193–277. St. Gallen.

STOFFLER, H.-D. (1978): Der Hortulus des Walahfrid Strabo. Aus dem Kräuterbuch des Klosters Reichenau. Sigmaringen.

TACITUS (1972): Germania. Fuhrman, M. (Ed.): Stuttgart.

47 Schmitz – Opium

BIBRA, E. von (1855): Die Narkotischen Genußmittel und der Mensch. Nürnberg.

BRAU, J.-L. (1969): Vom Haschisch zum LSD. Geschichte der Droge. Frankfurt/M.

DUPOY, R. (1912): Les opiomanes. Mangeurs, buveurs et fumeurs d'opium. Etude chimique et médico-littéraire. Paris.

GELPKE, R. (1966): Vom Rausch im Orient und Okzident. Stuttgart.

HALLER, A. (1962): Abhandlung über die Wirkung des Opiums auf den menschlichen Körper. Bern.

HARTWICH, C. (1911): Die menschlichen Genußmittel. Ihre Herkunft, Verbreitung, Geschichte, Anwendung, Bestandteile und Wirkung. Leipzig.

HEEGER, E. F. und POETHKE W. (1948): Papaver somniferum L., der Mohn. Anbau/Chemie/Verwendung. Berlin.

HESSE, E. (1971): Rausch-, Schlaf- und Genußmittel. Stuttgart.

ISSEKUTZ, B. (1971): Die Geschichte der Arzneimittelforschung. Budapest.

JANTZ, V. (1974): Pharmacologia Browniana. Diss. rer. nat. Marburg/L.: 213.

JÜNGER, E. (1970): Annäherungen. Drogen und Rausch. Stuttgart.

KERN, W. (1955): Festschrift über die Sertürner-Gedenkfeier Paderborn. Stuttgart.

KEYS, T. E. (1968): Die Geschichte der chirurgischen Anästhesie. Berlin.

KÖRNER, O. (1929): Die ärztlichen Kenntnisse in Ilias und Odyssee. München.

KOTSCHENREUTHER, H. (1976): Das Reich der Drogen und Gifte. Berlin.

KRITIKOS, P. G. und PAPADAKI, S. P. (1967): The history of the poppy and the opium and their expansion in antiquity in the eastern Mediterranean area. In: Bulletin on narcotics 19 (3): 17–38.

KRÖMEKE, F. (Ed.) (1925): Friedrich Wilhelm Sertüner, der Entdecker des Morphiums. Lebensbild und Neudruck der Original-Morphiumarbeiten. Jena.

KUHLEN, F.-J. (1980): Betäubungsmittel. In: Lexikon des Mittelalters. Bd. 1. München. 2082 f.

LEWIN, L. (1920): Die Gifte der Weltgeschichte. Toxikologische, allgemeinverständliche Untersuchungen der historischen Quellen. Berlin.

LEWIN, L. (1927/1980): Phantastika. Die betäubenden und erregenden Genußmittel. Linden.

LEWIN, L. (1929): Gifte und Vergiftungen. Berlin.

LOCKEMANN, G. (1935): Dem Morphiumentdecker Sertürner zum Gedächtnis. In: Die Pharmazeutische Industrie: 265–268.

MAAS, K. (Ed.) (1975): Themen zur Chemie, Toxikologie und Analytik der Rauschgifte. Heidelberg.
MØLLER, K. O. (Ed.) (1951): Rauschgifte und Genußmittel. Basel.
PARACELSUS (1928): Sämtliche Werke. (Ed.): Sudhoff, K. Bd. X, München. 165.
PHARMAZEUTISCHE BIOLOGIE (1978–1981): 4 Bde. Stuttgart.
POROT, A. und M. (1976): Les toxicomanies. Paris.
PUSCHMANN, T. (1879): Alexander von Tralles. Original-Text und Übersetzung. Bd. II. Wien. 307.
REAVIS, E. (Ed.) (1967): Rauschgiftesser erzählen. Frankfurt/M.
RÖMPP, H. und SCHURZ, J. (1972): Chemische Zaubertränke. Anregung und Genuß – Rausch und Sucht. Stuttgart.
SCHADEWALDT, H. (1971): Medizinhistoische Betrachtungen zum Rauschgiftproblem. In: Ärztliche Praxis 23: 3591–3593; 3635–3638.
SCHENK, G. (1954): Das Buch der Gifte. Berlin.
SCHENK, J. (1975): Droge und Gesellschaft. Berlin.
SCHMIDBAUER, W. und SCHEIDT, J. vom (1975): Handbuch der Rauschdrogen. München.
SCHMITZ, U. (1974): Thesaurus medicaminum. Pharmaziehistorische Untersuchungen zu einer alemannischen Drogenkunde des Spätmittelalters. Würzburg. In: Quellen und Studien zur Geschichte der Pharmazie 13: 169.
SCHUMANN-INGOLSTADT, O. (1955): Morphium. Lebensroman des Entdeckers des Morphiums Friedrich Wilhelm Sertürner. Stuttgart.
SCHUNACK, W., MAYER, K. und HAAKE, M. (1981): Arzneistoffe. Lehrbuch der Pharmazeutischen Chemie. Braunschweig.
SONNEDECKER, G. (1963): Die Opiumsucht. Wandlung des Begriffs in historischer Sicht. In: Pharmazeutische Zeitung 108: 835–903.
STEINEGGER, E. und HÄNSEL, R. (1972): Lehrbuch der Pharmakognosie. Auf phytochemischer Grundlage. Berlin.
TABERNAEMONTANUS, J. (1731): Neu vollkommen Kräuter-Buch. 4. Aufl., Basel. 964 (= II 6/1).
THOMS, H. (1929): Betäubungsmittel und Rauschgifte. Ihre Gewinnung, Eigenschaften und ihre Gefahren. Berlin.
WAGNER, H. (1970): Rauschgift-Drogen. Berlin.
WALAHFRID, Strabo (1978): Liber de cultura hortorum. Stoffler, H.-D. (Ed.). In: ders.: Der Hortulus des Walahfrid Strabo. Aus dem Kräutergarten des Klosters Reichenau. Sigmaringen. 74–102. Hier: 90 (= 262–274).
ZEKERT, O. (1956): Opiologia. Ein Beitrag zur Geschichte des Opiums und seiner Wirkstoffe. Wien.

48 Gilbert – Tee Europa

CROLE, D. (1897): Tea: a text book of tea planting and manufacture. London.
GILBERT, R. M. (1981): Caffeine: overview and anthology. In: Nutrition in Health and Disease.
LEWIN, L. (1931): Phantastica: narcotic and stimulating drugs. London.
UKERS, W. H. (1935): All about tea. New York.
UNITED NATIONS STATISTICAL YEARBOOK (1978).

49 Müller – Kaffee Europa

ALPINO, P. (1591): De medicina Aegyptiorum libri quatuor. Venedig.
ALPINO, P. (1592): De plantis Aegypti liber. Venedig.
ANFT, B. (1937): Friedlieb Ferdinand Runge, sein Leben und sein Werk. Abhandlungen zur Geschichte der Medizin und Naturwissenschaften 23: 74–77.
AVICENNA (1507): Liber cannonis. Venedig, fol. 98 (Lib. II, tract. II, cap. XCII).
BACON, F. (1927): Sylva Sylvarum: 191. London.
BALLY, W. (1951): Der Kaffeebaum. Die Kultur des Kaffess. Ciba-Zeitschrift 11, 127: 4670–4685. Basel.
BALZAC, H. de (1940): Traité des excitants modernes. Oeuvres complètes, ed. M. Bouteron et H. Longnon. Bd. 40: 179–193, 770 f. Paris.
BINZ, C. (1878): Beiträge zur Kenntnis der Kaffeebestandteile. Archiv für experimentelle Pathologie und Pharmakologie 9: 31.
BINZ, C. (1886): Vorlesungen über Pharmakologie für Ärzte und Studierende: 262–273. Berlin.
BOERHAAVE, H. (1720): Index alter Plantarum quae in Horto Academico Lugduno-Batavo aluntur. 2 Bde. Leiden.
BONTEKOE, C. van (1685): Tractaat van het Excellenste Kruyd Thee . . . Vermeerdert . . . van noch twee korte Verhandelingen I. Van de Coffi; II. Van de Chocolate. Den Haag.
BRÜCHER, H. (1977): Tropische Nutzpflanzen. Ursprung, Evolution und Domestikation. Berlin, Heidelberg, New York.
CLUSIUS, C. (1754): Aromatum et Simplicium aliquot medicamentorum apud Indos nascentium Historia. Antwerpen. Lib. II, cap. XXI. – Auch in dem Sammelwerk: Exoticarum libri decem: quibus.
ANIMALIUM, Plantarum, Aromatum, aliorumque peregrinorum Fructuum historiae describuntur. Leiden 1605, fol. 236.
DUFOUR, P. S. (1671): De l'Usage du Café, du Thé et du Chocolate. Lyon. (Die verschiedenen Ausgaben s. W. Mueller 1960: 66–69.)
ELLIS, J. (1774): An historical account of coffee. London.
ESDORN, I. und PIRSON, H. (1973): Die Nutzpflanzen der Tropen und Subtropen in der Weltwirtschaft. 2. Aufl.: 59–65. Stuttgart.
FAUST, E. (1977): Medizinisches in Olfert Dappers Arabienbuch (1680): Hygiene, Pharmazie, Träume. Mit einer Prüfung der Quellen an den Beispielen Kaffee und Sesam: 48–71. Diss. Med. Fak. Univ. Köln.
GALLAND, A. (1699): De l'origine et du progrès du café. Sur un manuscrit arabe de la Bibliothèque du Roy. à Caen . . .Paris.
HAESER, H. (1881): Lehrbuch der Geschichte der Medizin und der epidemischen Krankheiten: 377. Bd. 2, 1. Aufl. Jena.
HAGERS HANDBUCH (1973): Hagers Handbuch der pharmazeutischen Praxis für Apotheker, Arzneimittelhersteller, Ärzte und Medizinalbeamte: 186–217. 4. Aufl., 4. Bd. Berlin.
HAHNEMANN, S. (1803): Der Kaffee in seinen Wirkungen. Leipzig.
HARTWICH, C. (1911): Die menschlichen Genußmittel, ihre Herkunft, Verbreitung, Geschichte, Anwendung, Bestandteile und Wirkung: 273–331. Leipzig.
HEISCHKEL-ARTELT, E. (1969): Kaffee und Tee im Spiegel der medizinischen Literatur des 17. bis 19. Jahrhunderts. Medizinhistorisches Journal 4: 250–260.
HOEGES, D. (1978): Aufklärung und die List der Form. Zur Zeitschrift «Il Caffè» und zur Strategie italienischer und französischer Aufklärung. Krefeld (= Schriften und Vorträge des Petrarca-Instituts, Köln, XXVIII).

ISSEKUTZ, B. (1971): Zur Geschichte der Arzneimittelforschung: 101–107. Budapest.

JACOB, H. E. (1964): Sage und Siegeszug des Kaffees. Reinbek b. Hamburg.

JARDIN, M. E. (1895): Le Cafétier et le Café. Monographie historique, scientifique et commerciale. Paris.

JUSSIEU, A. de (1753): Histoire des Cafee (!). Abhandlungen der Kgl. Akademie der Wissenschaften in Paris. Anatomische, Chemische und Botanische Abhandlungen (Deutsche Übers.), IV: 285–292. Breslau.

KEYNES, G. (1966): The life of William Harvey: 406–409. Oxford.

KORTUM, K. A. (1809): Der Kaffee und seine Stellvertreter. Leipzig.

KRAEPELIN, E. (1892): Über die Beeinflussung einfacher psychischer Vorgänge durch einige Arzneimittel. Jena.

KRUTZFELD, H. (1968): Geschichte des Kaffees. Hamburg.

LEUSSINK, B. A. G. (1957): Der Einfluß des Tee-, Kaffee- und Tabakgenusses auf die menschliche Gesundheit im Urteil deutscher Wochenzeitschriften, Zeitungen und Intelligenzblätter im Zeitraum von etwa 1730 bis 1780. Diss. Med. Fak. Münster.

LEWIN, L. (1927): Phantastica. Die betäubenden und erregenden Genußmittel: 324–342. 2. Aufl. Berlin.

LINNE, C. v. (1737): Hortus Cliffortianus. Amsterdam, fol. 59.

LINNE, C. v. (Praes.) und SPARSCHUCH, H. (Resp.) (1763): Potus Coffeae (Diss. Upsala 1761). C. v. Linné: Amoenitates academicae; seu Dissertationes variae, physicae, medicae, botanicae . . . vol. VI: 160–179. Stockholm.

MAMLOCK, G. (1951): Kaffee als Heilmittel. In: Ciba-Zeitschrift 11, 127: 4686–4690. Basel.

MUELLER, W. (1960): Bibliographie des Kaffees, des Kakaos, der Schokolade, des Tees und deren Surrogate bis zum Jahre 1900. Bad Bockle, Wien, Zürich, Florenz (= Bibliotheca bibliographica Bd. XX). Ergänzungen: Börsenblatt für den deutschen Buchhandel, Frankfurter Ausgabe 16 (1960), 89: 1947–1950.

NAIRONI, A. F. (1671): De saluberrima potione cahuè . . . seu cafe nuncupata discursus. Rom (Quelle für Dufour, 1671).

OLEARIUS, A. (Oelschlager) (1696): Viel vermehrte Moscowitische und Persianische Reiseberschreibung. Neue Ausgabe: 314 f. Hamburg.

PARTINGTON, J. R. (1964): A History of Chemistry. vol. IV: 244. London.

PETERS, F. (1666): Disputatio Physico-Medica de Potu Coffee . . . sub Praesidio . . . L. Straussen. Gießen.

RAUWOLFF, L. (1582): Beschreibung der Reyß . . . so er vor dieser Zeit gegen Auffgang in die Morgenländer . . . selbst vollbracht. 1. Teil: 98 ff. Frankfurt a.M.

RAY, J. (1693): Historiae Plantarum. Bd. 2, fol. 1691–1693. London.

REICH, W. (1951): Zur Geschichte des Kaffeehauses. In: Ciba-Zeitschrift 11, 127: 4696–4702. Basel.

ROBINSON, E. F. (1893): The Early History of Coffee Houses in England. London.

ROQUE, J. de la (1716): Traité historique de l'Origine et du progrès du Café, tant dans l'Asie que dans l'Europe; de son introduction en France, et de l'établissement de son usage à Paris. Roque, J. de la, Voyage de l'Arabie heureuse . . . fait par les Françaises . . .: 253–343. Amsterdam.

RUMSEY, J. W. (1657): An Instrument to cleanxe the stomach, As also divers Experiments of the Virtues of Tobacco and Coffee: How much they conduce to preserve humane health. London.

RUNGE, F. F. (1820/21): Neueste Phytochemische Entdeckungen zur Begründung einer wissenschaftlichen Phytochemie. 2 Bde., 146.

RUSKA, J. (1929): Altes und Neues vom Kaffee. Medizinische Welt 3: 473–474, 517–519.

SACY, S. de (1826): Chrestomathie Arabe. Bd. I, 2. T.: 138–169, 412–483 (Übers.).

SCHROETER, J. (1951): Aus der Geschichte der Kaffeesurrogate. In: Ciba-Zeitschrift 11, 127: 4703–4704. Basel.
SPRINGER, W. (1940): Die blaue Blume. Von der Schwester des Kaffees, der Zichorie und ihrer Industrie. Berlin.
STEINEGGER, E. und HÄNSEL, R. (1972): Lehrbuch der Pharmakognosie. 3. Aufl.: 338 ff. Berlin.
TSCHIRCH, A. (1923): Handbuch der Pharmakognosie. Bd. III: 371–386. Leipzig.
UKERS, W. (1922): All about Coffee. New York.
VOGT, P. F. W. (1838): Lehrbuch der Pharmakodynamik. 4. Aufl. Bd. 11: 260 ff. Gießen.
WOLFF, G. (1975): Kaffee aus ärztlicher Sicht. In: Medizinische Monatsschrift 29: 492–495.

50 vom Scheidt – Kokain

ASHLEY, R. (1974): Cocaine: its history, uses and effects. London.
BENN, G. (1917): Kokain. In: Ges. Werke in 4 Bänden, Bd. 3 (1968). Wiesbaden.
FREUD, S. (1884): Über Coca. In: Heitlers Centralblatt für Therapie. Wien.
FREUD, S. (1886): Brautbriefe. S. Fischer-Verlag. (Insbesondere der Brief vom 2. Februar 1886.)
FREUD, S. (1968): Brautbriefe. Frankfurt/M.
GANTZER, J., KASISCHKE, H. und LOSNO, R. (1975): Der Cocagebrauch bei den Andenindianern in Peru. Hannover.
LIPPERT, H. (1959): Einführung in die Pharmakopsychologie. Bern.
MAIER, H. W. (1926): Der Kokainismus. Leipzig.
MEYER, N. (1978): Kein Koks für Sherlock Holmes. München.
MOSER, B. und TAYLOR, D. (1965): The Cocaine Eaters. London.
NIESCHULZ, O. (1969): Kokaismus und Kokainismus. In: Münchner Medizinische Wochenschrift III: 2276–2284.
NIESCHULZ, O. (1971): Pharmakologische Untersuchungen über Cocain und Ecgonin. In: Arzneimittelforschung/Drug Research 21: 275–284.
PITIGRILLI (1921): Kokain. Neudruck München 1979.
RHEINER, W. (1979): Kokain und andere Prosa. Berlin.
SAGER, P. (1980): Jeder stirbt für sich allein. In: Zeit Magazin Nr. 50.
SCHEIDT, J. vom (1973): Freud und das Kokain. München. (Überarbeiteter Neudruck in: Schmidbauer, W. und vom Scheidt, J. [1981]: Handbuch der Rauschdrogen. München.)
SCHEIDT, J. vom (1981): Stichwort Kokain. In: Schmidbauer, W. und Scheidt, J. vom (1971): Handbuch der Rauschdrogen, überarb. Neuauflage München.
SCHLEICH, C. L. (1920): Kokainismus. In: Gartenlaube.
SCHULTZ, M. (1971): The «Strange Case» of Robert Louis Stevenson. In: Journal of the American Medical Association 216: 90–94.
STEVENSON, R. L. (1886): The Strange Case of Dr. Jekyll and Mr. Hyde. London.
STRAUSS, R.: Pitigrilli. München.
SÜLBERG, H. (1980): Kokain – der Weiße Riese. In: Stern Magazin Nr. 22.

51 Dieckhoff – Literatur

ARAGON, L. (1975): Pariser Landleben. München.
BAADER, F. von (1857): Sämtliche Werke. Bd. XV. Hrsg. von Hoffmann, Fr. et al. Leipzig.
BARZUM, J. (1956): Berlioz and his Century. New York.
BAUDELAIRE, Ch. (1964): Die künstlichen Paradiese. Nach der Übersetzung von Bruns, M., bearbeitet von Hess, W. Hamburg.

Baudelaire, Ch. (1974): Prosadichtungen. Übersetzungen v. Kückler, W. Heidelberg.
Baudelaire, Ch. (1975/76): Oevres Complètes. 2 Bde. (Bibliothèque de la Pléiade). Paris.
Beguin, A. (1972): Traumwelt und Romantik. München.
Behr, H.-G. (1980): Weltmacht Droge. Wien.
Benjamin, W. (1972): Über Haschisch. Novellistisches, Berichte, Materialien. Hrsg. von Rexroth, T. und Schweppenhäuser, H. Frankfurt/M.
Benjamin, W. (1972 ff.): Gesammelte Schriften. Hrsg. von Tiedemann, R. und Schweppenhäuser, H. Frankfurt/M.
Benn, G. (1955): Provoziertes Leben. Wiesbaden.
Benn, (1959): Gesammelte Werke, Bd. 1. Wiesbaden.
Blunden (Ed.) (1947): Life of George Crabbe by his Son. London.
Bohrer, K. H. (1969): Surrealismus und Terror. In: Merkur. Deutsche Zeitschrift für europäisches Denken 10: 921 ff. Stuttgart.
Bonnefoy, Y. (1980): Rimbaud. Durchgesehene und ergänzte Auflage. Hamburg.
Breton, A. (1968): Die Manifeste des Surrealismus. Dt. von Heury, R. Hamburg.
Caine, H. (1908): My Story. Heinemann.
Christoffel, K. (1948): Rebe und Wein in Goethes Weltbild. Heidelberg.
Cocteau, J. (1968): Opium. Ein Tagebuch. Übers. von Hagen, Fr. München.
Coleridge, S. T. (1954): The Complete Poems. Hrsg. von Bishop, M. London.
Coleridge, S. T. (1956/59): Collected Letters. 4 Bde. Hrsg. von Griggs, E. L. Clarendon Press.
Coleridge, S. T. (1957/62): Notebooks. Hrsg. von Coburn, K. London.
Conrady, K. O. (1974): Literatur und Herausforderung. Frankfurt/M.
Cysarz, H. (1966): Nachwort zu Charles Baudelaire: Die Blumen des Bösen. Deutsch und Französisch. Übers. von Fischer, C.: 442–445. Neuwied.
De Quincey, Th. (1956): The Confessions of an English Opium-Eater. Hrsg. von Elwin, M. London.
De Quincey, Th. (1962): Bekenntnisse eines englischen Opiumessers. Suspiria de profundis. Die englische Postkutsche. Der Mord als eine schöne Kunst betrachtet. Deutsch von Schmiele, W. Stuttgart.
Dickens, Ch. (1938): Letters. 3 Bde. Nonesuch Press.
Duthaler, G. (1976): Goethe und der österreichische Zapfenstreich. In: Jahrbuch des Freien Deutschen Hochstifts: 50 ff.
Forster, J. (1948): Life of Charles Dickens.
Friedrich, H. (1935): Die Sprachtheorie der französischen Illuminaten, insbesondere Saint-Martin. In: Deutsche Vierteljahresschrift für Literaturwissenschaft und Geistesgeschichte: 296 ff.
Friedrich, H. (1967): Die Struktur der modernen Lyrik. Erweiterte Neuausgabe. Hamburg.
Gelpke, R. (1966): Vom Rausch im Orient und Okzident. Stuttgart.
Gentes, J. (1939): Goethe und der Kölner Karneval. In: Deutscher Kulturwart: 28 ff.
Goethe, J. W. (1972): Sämtliche Werke, Bd. 18. Berlin.
Hayter, A. (1962): Mrs. Browning. London.
Hayter, A. (1968): Opium and the Romantic Imagination. London.
Heine, H. (1975): Sätmliche Schriften 6, I. hrsg. von Briegleb, K. München.
Hölderlin, Fr. (1965): Sämtliche Werke. Hrsg. von Beißner, Fr. Frankfurt/M.
Hoffmann, E. T. A. (1967): Werke in vier Bänden. Frankfurt/M.
Hoffmann, E. T. A. (1971): Tagebücher. Hrsg. von Schnapp, F. München.
Huysmans, J. K. (1981): Gegen den Strich. Übers. von Jacob, H. Zürich.
Keats, J. (1955): Selected Poems. Hrsg. von Blunden, E. London.

KESTING, M. (1973): Der Dichter und die Droge. Köln.
KLESSMANN, E. (1969): Die Welt der Romantik. München.
KÖRNER, W. (1980): Drogen-Reader. Frankfurt.
KRAUS, K. (1899 ff.): Die Fackel Nr. 845–846. Wien.
LEIBBRAND, W. (1956): Die spekulative Medizin der Romantik. Hamburg.
LEFEBURE, M. (1974): Samuel Taylor Coleridge: A Bondage of Opium. London.
LENNIG, W. (1959): Edgar Allan Poe. Hamburg.
LOCKHART, J. G. (1827): Memoirs of the Life of Sir Walter Scott. John Murray.
LAUTREAMONT (1976): Die Gesänge des Maldoror. Übers. von Soupault, R. München.
LOWES, J. L. (1927): The Road to Xanadu. Boston.
MALLARME, St. (1951): Oeuvres Complètes. (Bibliothèque de la Pléiade.) Paris.
MANN, K. (1968): Der Vulkan. München.
MARX, K. (1964): Die Frühschriften. Hrsg. von Landshut, S. Stuttgart.
MEYNELL, E. (1913): The Life of Francis Thompson. Bures & Oates.
NOVALIS (1953–1957): Werke/Briefe/Dokumente in 4 Bde. Hrsg. von Wasmuth, E. Heidelberg.
PETTET, E. C. (1957): On the Poetry of Keats. C.V.P.
PINDAR (1958): Die Dichtungen und Fragmente. Verdeutscht und erläutert von Walde, L. Wiesbaden.
PLATON (1957): Sämtliche Werke 1. In der Übersetzung von Schleiermacher, Fr. Hamburg.
POE, E. A. (1966): Das gesamte Werk in 4 Bänden. Dt. von Schmidt, A. und Wollschläger, H. Olten.
POLLARD, A. (Ed.) (1960): New Poems by Georg Crabbe. Liverpool.
QUENNELL, P. (Ed.) (1950): Byron, a Self-Portrait. Letters and Diaries 1798–1824. John Murray.
REAVIS, E. (Ed.) (1967): Rauschgiftesser erzählen. Frankfurt/M.
REID, J. C. (1959): Francis Thompson. Man and Poet. Routledge and Kegan Paul.
RIMBAUD, A. (1961): Briefe und Dokumente. Hrsg., übers. und erl. von Ochwald, C. Heidelberg.
RIMBAUD, A. (1965): Sämtliche Dichtungen. Französisch, mit deutscher Übertragung von Kückler, W. Heidelberg.
RITTER, J. W. (1810): Fragmente aus dem Nachlaß eines jungen Physikers. Hrsg. von Ritter, J. W. (Herausgeberschaft fingiert.) Heidelberg.
ROTH, J. (1956): Werke in drei Bänden. Köln.
SCHIVELBUSCH, W. (1980): Das Paradies, der Geschmack und die Vernunft. München.
SCHLEGEL, Fr. (1956): Schriften und Fragmente. Stuttgart.
SCHNEIDER, E. (1953): Coleridge. Opium and Kubla Khan. Chicago.
SHELLEY, P. B. (1964): Letters. Hrsg. von Jones, F. L. Clarendon Press.
SOUTHEY, R. (1851): Common-Place-Book. Hrsg. von Warter, J. W. London.
SUTHER, M. (1965): Visions of Xanadu. New York.
TRILLNIG, L. (1980): Das Ende der Aufrichtigkeit. München.
VORDTRIEDE, W. (1963): Novalis und die französischen Symbolisten. Stuttgart.
WEIBEL, P. (1979): Lebenssehnsucht und Sucht. Nachwort zu Pittigrilli: Kokain. Aus dem Italienischen von Gagliardi, M.: 273–327. München.
WITTGENSTEIN, L. (1969): Tractatus logico-philosophicus. Frankfurt/M.
WORBS, E. (1963): Novalis und der schlesische Physiker Johann Wilhelm Ritter. In: Aurora Eichendorff Almanach 23. Hrsg. von Schodrok, K. Regensburg.

ANTONIL (1978): Mama Coca. London.

ANDREWS, G. und SOLOMON, D. (1975): The Coca Leaf and Cocaine Papers. New York.

ASHLEY, R. (1975): Cocaine: its history, uses and effects. New York.

BLÄTTER DES iz3w (1980): Campesinos in Peru verteidigen eine jahrtausendalte Tradition: den Anbau der Cocapflanze. Freiburg. 46–50.

BRECHER, E. M. (1972): Licit and Illicit Drugs: The Consumers Union Report on Narcotics, Stimulants, Depressants, Inhalants, Hallucinogens, and Marijuana – Including Alcohol, Nicotine, and Coffein. New York.

BÜHLER, A. (1958): Koka. Über Anbau und Verwertung der Kokapflanze. Die Koka bei den Indianern Südamerikas. Zur Erforschung des Kokagenusses. (Buess, H.: Über die Anwendung der Koka und des Kokains in der Medizin.) In: Ciba-Zeitschrift Nr. 92, Band 8. Wehr/Baden.

BURCHARD, R. E. (1975): Coca Chewing: A new Perspective. In: Rubin, V. (Ed.): Cannabis and Culture. The Hague.

CACERES, B. (1978): La coca. el mundo andino y los extirpadores de idolatrias del siglo 20. In: America Indigena 38, 4: 769–789.

COMMISSION Of Inquiry Into The Non-medical Use Of Drugs (1973): Interim Report. Information Canada. Ottawa.

CIEZA DE LEON, P. (1553/1971): Auf den Königsstraßen der Inkas. (Ed.): von Hagen, V. W. Stuttgart.

DUKE, J. A., AULIK, D. und PLOWMAN, T. (1975): Nutritional Value of Coca (Erythroxylum Coca). In: Botanical Museum Leaflets. Harvard Univ. Vol. 24 (6): 113–119.

FUCHS, A. (1978): Coca chewing and high altitude stress: possible effects of coca alkaloids on erythropoiesis. In: Current Anthropology 19 (2): 277–293.

GAGLIANO, J. (1961): A social history of coca in Peru. Doctoral dissertation (history). Washington.

GAGLIANO, J. A. (1979): Coca and Popular Medicine in Peru: An Historical Analysis of Attitudes: 39–54. In: Browman, D. L. und Schwarz, R. A. (Eds.): Spirits, Shamans, and Stars. Perspectives from South America. The Hague.

GARCILASO DE LA VEGA («El Inca») (1609–1617/1964): Primera Parte de los Comentarios Reales de Los Incas, Lisbon: Segunda Parte de los Comentarios Reales de Los Incas: Historia General del Perú, Cordoba. Ed. and introduced by Alain Gheerbrant, New York.

GUTIERREZ-NORIEGA, C. und ZAPATA Ortiz, V. (1947): Estudios sobre la Coca y la Cocaína en el Perú. Lima. Ministerio de Educación Pública.

HARTWICH, C. (1911): Die Menschlichen Genußmittel. Leipzig.

HOLMSTEDT, B., LINDGREN, J., RIVIER, L. und PLOWMAN, T. (1979): Cocaine in the blood of a coca chewer. In: J. Ethnopharmacol. 1: 69–78.

KIRK, J. und MILLER, M. (1976): When Does This Stuff Take Effekt: Some Questions About the Uses and Gratifications of Coca. Irvine, California.

LATHRAP, D. W. (1976): Ancient Ecuador: Culture, Clay and Creativity, 3000–300B. C. Chicago. Illinois.

LEWIN, L. (1980): Phantastika. Die betäubenden und erregenden Genußmittel. Linden.

LITTLE, M. A. (1978): Comment. In: Fuchs, A.: Coca Chewing and High-Altitude Stress: Possible Effects of Coca Alkaloids on Erythropoiesis. In: Current Anthropology 19 (2): 277–291.

MARTIN, R. T. (1970): The role of coca in the history, religion and medicine of South American Indians. In: Andrews, G. und Solomon, D. (Eds.) (1975): The Coca Leaf and Cocaine Papers. New York. 20–34.

MONGE MEDRANO, C. (1952): La necesidad de estudiar el problemma de la masticación de las hojas de la coca. In: Perú Indigena III: 131–135. Lima.

MONTESINOS, A. und FERNANDO (1965): Metabolism of cocaine. In: Bulletin on Narcotics 17 (2): 11–17.

MORTIMER, W. G. (1901/1974): History of Coca, «The Divine Plant» of the Incas. With an Introductory Account of the Incas and Andean Indians of Today. San Francisco.

NIESCHULZ, O. (1971): Psychopharmakologische Untersuchungen über Cocain und Ecgonin; ein Beitrag zum Problem des Cocaismus und Cocainismus. In: Arzneimittel-Forschung 21: 275–285.

NIESCHULZ, O. und SCHMERSAHL, P. (1969): Untersuchungen über die Bedeutung des Kalkzusatzes beim Kauen von Coca-Blättern. Pharmakologische und Phytochemische Abteilung der Chemischen Fabrik Promota GmbH. Hamburg. 178–183.

PLOWMAN, T. (1967): Orthography of Erythroxylum (Erythroxylaceae). In: Taxon 25 (1): 141–144.

PLOWMAN, T. (1979): Botanical Perspectives on Coca. In: Journal of Psychedelic Drugs 11: 103–117.

PLOWMAN, T. (1980): Coca. In: Field Museum of Natural History Bulletin. Chicago.

REICHEL-DOLMATOFF, G. (1949/51): Los Kógi: un tribu de la Sierra Nevada de Santa Marta, Colombia. 2 Bde. Bogota.

REICHEL-DOLMATOFF, G. (1950): Report of the commission of enquiry on the coca leaf. U.N. Economic and Social Council. Lake Success, New York.

REICHEL-DOLMATOFF, G. (1971): Amazonian Cosmos. The Sexual and Religious Symbolism of the Tukano Indians. Chicago.

REICHEL-DOLMATOFF, G. (1975): Shaman and Jaguar. A Study of Narcotic Drugs Among the Indians of Colombia. Philadelphia.

SANCHEZ MENDEZ, M. (1977): Estupefacientes. Comentarios a la Legislation Colombiana. Bogotá. 21–26.

SCHMIDBAUER, W. und SCHEIDT, J. vom (1980): Handbuch der Rauschdrogen. Frankfurt/M.

UNITED NATIONS ECONOMIC AND SOCIAL COUNCIL. (1950): Report of the Commission of Enquiry on the Coca Leaf. Twelfth Session, Special Supplement Nr. I. Lake Success, New York.

WEDEMEYER, I. von (1971): Coca, Rauschmittel im alten Peru. In: Ethnomedizin I (1): 101–113.

WEIL, A. (1980): The Marriage of the Sun and Moon. Boston.

WIEDEMANN, I. (1979): The Folclore of Coca in the South-American Andes. Coca Pouches. Lime Calebashes and Rituals. In: Zeitschrift für Ethnologie 104 (2): 278–310.

53 Plowman – Baumdatura

BAILEY, L. H. und BAILEY, E. Z. (1976): Hortus Third. Macmillan. New York. 184–185.

BARCLAY, A. S. (1959): New Considerations in an Old Genus: Datura. In: Botanical Museum Leaflets Harvard Univ. 18: 245–272.

BRISTOL, M. L. (1966): Notes on the species of tree Daturas. In: Botanical Museum Leaflets Harvard Univ. 21: 226–248.

BRISTOL, M. L. (1969): Tree Datura Drugs of the Colombian Sibundoy. In: Botanical Museum Leaflets Harvard Univ. 22: 165–227.

BRISTOL, M. L., EVANS, W. C. und LAMPARD, J. F. (1969): The alkaloids of the genus Datura, section Brugmansia. Part VI. Tree Datura drugs (Datura candida cvs.) of the Colombian Sibundoy. Lloydia 32: 123–130.

BROWN, M. F. (1978): From the Hero's Bones: Three Aguaruna Hallucinogens. In: R. I. Ford (Ed.): The Nature and Status of Ethnobotany. Museum of Anthropology, University of Michigan. Anthropological Papers 67: 118–136.

BYE, R. A., Jr. (1979): Hallucinogenic Plants of the Tarahumara. In: Journal of Ethnopharmacology 1: 23–48.

COOPER, J. M. (1949): Stimulants and Narcotics. In: J. H. Steward (Ed.): Handbook of South American Indians. Vol. 5. Bureau of American Ethnology, Bulletin 143. Smithsonian Institution. Washington, D.C. 525–558.

FURST, P. T. (1976): Datura: a hallucinogen that can kill. In: Furst, P. T. (Ed.): Hallucinogens and Culture. San Francisco 134–145.

GARCIA-BARRIGA, J. (1975): Flora Medicinal de Colombia. Vol. 3. Instituto de Ciencias Naturales. Bogotá. 40–114.

HARNER, M. J. (1968): The Sound of Rushing Water. In: Natural History Magazine 77: 33.

HARNER, M. J. (1972): The Jívaro. New York.

HARNER, M. J. (1973): The role of hallucinogenic plants in European witchcraft. In: Harner, M. J. (Ed.): Hallucinogens and Shamanism. New York. 125–150.

HEISER, C. B. (1969): Nightshades: the paradoxical plants. San Francisco.

KROEBER, A. L. (1946): The Chibcha. In: Steward, J. H. (Ed.): Handbook of South American Indians, Vol. 2. Bureau of American Ethnology, Bulletin 143. Smithsonian Institution. Washington, D.C.

LEARY, J. D. (1970): Alkaloids of the seeds of Datura sanguinea. In: Lloydia 33: 264–266.

LEWIN, L. (1964): Phantastica: Narcotic and Stimulating Drugs. London. 129–140.

LOCKWOOD, T. E. (1973 a): A Taxonomic Revision of Brugmansia (Solanaceae). Doctoral dissertation. Cambridge, Massachusetts.

LOCKWOOD, T. E. (1973 b): Generic Recognition of Brugmansia. In: Botanical Museum Leaflets Harvard Univ. 23: 273–284.

LOCKWOOD, T. E. (1979): The Ethnobotany of Brugmansia. In: Journal of Ethnopharmacology 1: 147–164.

OTT, J. (1976): Hallucinogenic Plants of North America. 63–75.

PLOWMAN, T. (1977): Brunfelsia in Ethnomedicine. In: Botanical Museum Leaflets Harvard Univ. 25: 289–320.

PLOWMAN, T., GYLLENHAAL, L. O. und LINDGREN, J. E. (1971): Latua pubiflora: Magic Plant from Southern Chile. In: Botanical Museum Leaflets Harvard Univ. 23: 61–92.

SAFFORD, W. E. (1921): Synopsis of the genus Datura. In: Journal of the Washington Academy of Sciences 11: 173–189.

SAFFORD, W. E. (1922): Daturas of the Old World and New: an account of their narcotic properties and their use in oracular and initiatory ceremonies. In: Annual Report of the Smithsonian Institution 1920. 537–567.

SCHULTES, R. E. (1955): A new narcotic genus from the Amazon slope of the Colombian Andes. In: Botanical Museum Leaflets Harvard Univ. 17: 1–11.

SCHULTES, R. E. (1979): Solanaceous hallucinogens and their role in the development of New World cultures. In: Hawkes, J. G., Lester, R. N. und Skelding, A. D. (Eds.): The Biology and Taxonomy of the Solanaceae. Linnean Society Symposium Series no. 7. London. 137–160.

SCHULTES, R. E. und HOFMANN, A. (1979): Plants of the Gods. New York.

SCHULTES, R. E. und HOFMANN, A. (1980): The Botany and Chemistry of Hallucinogens. Second edition. Charles C. Thomas. Springfield, Illinois. 260–306.

SEEMANN, B. (1853): Narrative of the Voyage of H. M. S. Herald . . . Vol. 1: 256.

USCATEGUI, N. (1959): The present distribution of narcotics and stimulants amongst the Indian tribes of Colombia. In: Botanical Museum Leaflets Harvard Univ. 18: 273–304.

WEIL, A. T. (1977): Some notes on Datura. In: Journal of Psychedelic Drugs. 9: 165–169.
WILBERT, J. (1975): Magico-Religious Use of Tobacco among South American Indians. In: Rubin, V. (Ed.): Cannabis and Culture. The Hague. 439–461.

54 Sharon – San Pedro Kaktus

AGURELL, S. (1969 a): Identification of Alkaloid Intermediatires by Gas Chromatography-Mass Spectometry: I. Potential Mescaline Precursors in Trichocereus Species. In: Lloydia 32: 40–45.
AGURELL, S. (1969 b): Cactaceae Alkaloids. I. In: Lloydia 32: 206–216.
AGURELL, S., BRUHN, J. G., LUNDSTROM, J. und SVENSSON, U. (1971): Cactaceae Alkaloids. X. Alkaloids of Trichocereus Species and Some Other Cacti. In: Lloydia 34: 183–187.
BACKEBERG, C. (1959): Die Cactaceae. Handbuch der Kakteenkunde. Vol. 2. Jena.
BACKEBERG, C. (1966): Das Kakteenlexikon. Enumeratio diagnostica Cactacearum. Jena.
BERTONIO, L. (1879): Vocabulario de la lengua Aymara. Leipzig.
BRITTON, N. L. und ROSE, N. J. (1920): The Cactaceae: Descriptions and Illustrations of Plants of the Cactus Family. Publication No. 248, Vol. 2. Washington, D.C.
CALDERÓN, E. und SHARON, D. (1978): Terapía de la curandería. Trujillo.
CÁRDENAS, M. (1969): Manúal de plantas económicas de Bolivia. Cochabamba.
CARRERA, F. de la (1939): Arte de la lengua yunga. Tucumán: Instituto de Antropología (1644).
COBO, B. (1890–1895): Historia del nuevo mundo. 4 vols. Sevilla.
COWAN, R. und SHARON, D. (Film: 1878): Eduardo the Healer. Oakland.
CROSBY, D. M. und MCLAUGHLIN, J. L. (1973): Cactus Alkaloids. XIX. Crystallization of Mescaline HCl and 3-Methoxytyramine HCl from Trichocereus pachanoi. In: Lloydia 36: 416–48.
CRUZ-SANCHEZ, G. (1948 a): Estudio farmacológico de la Opuntia cylindrica. In: Revista de Farmacología y Medicina Experimental 1: 143–165.
CRUZ-SANCHEZ, G. (1948 b): Informe sobre las aplicaciones populares de la cimora en el norte del Perú. In: Revista de Farmacología y Medicina Experimental 1: 253–258.
CRUZ-SANCHEZ, G. (1951): Estudio foklórico de algunas plants medicamentosas y tóxicas de la región norte del Perú. In: Revista de Medicina Experimental 8: 159–166.
FRIEDBERG, C. (1959): Rapport sommaire sur une mission au Peróu. In: Journal d'Agriculture tropicale et de Botanique appliquée 6: 8–9; 439–450.
FRIEDBERG, C. (1959–1960): Rapport sur une mission au Peróu: description du matériel recueilli, exposé sommaire des recherches entreprises. In: Travaux de l'Institut français d'Etudes andines 7: 65–94.
FRIEDBERG, C. (1960 a): Ethnobotanique péruvienne: repartition des espèces utilisées par l'homme dans la médécine et la magie et ses rapports avec les zones floristiques. In: Compte Rendu Soc. Biogéographie 324: 46–56.
FRIEDBERG, C. (1960 b): Utilisation d'un Cactus a mescaline au nord du Peróu. (Trichocereus pachanoi Brit. et Rose). 6th International Congress of Anthropological and Ethnological Sciences 2: 2: 21–26.
FRIEDBERG, C. (1963): Mission au Peróu, mai 1961–mars 1962. In: Journal d'Agriculture tropicale et de Botanique appliquée 10: 1–9, 33–52, 245–258, 344–386.
FRIEDBERG, C. (1979): L'Imaginaire dans les thérapeutiques populaires. 42nd International Congress of Americanists, Proceedings 6: 427–443. Paris (1976).
GILLIN, J. (1947): Moche: A Peruvian Coastal Community. Smithsonian Institution. Institute of Social Anthropology. Publication No. 3. Washington, D.C.

GONZALES HOLGUIN, D. (1952): Vocabulario de la lengua general de todo el Perú llamada lengua Quichua o del Inca. Instituto de Historia de la Universidad Nacional Mayor de San Marcos. Lima.

GONZALES HUERTA, I. (1960): Identificación de la mescalina contenida en el Trichocereus pachanoi (San Pedro). In: Revista del Viernes Médico 11: 133–137.

GONZALES VIANA, E. (1979): Habla, San Pedro: llama a los brujos! Barcelona.

GUSHIKEN, J. (1979): Tuno: El curandero. Lima.

GUTIERREZ-NORIEGA, C. (1958): Area de mescalinismo en el Perú. In: America Indigena 24: 215–220.

GUITERREZ-NORIEGA und CRUZ-SANCHEZ, G. (1947): Alteraciones mentales producidas por la Opuntia cylindrica. In: Revista de Neuro-Psiquiatría 10: 422–468.

GUTIERREZ-NORIEGA und CRUZ-SANCHEZ, G. (1948): Psicósis experimental producida por la Opuntia cylindrica. In: Revista de Neuro-Psiquiatría 11: 155–170.

IBERICO MAS, L. (1971): El folklore mágico en Cajamarca. Trujillo.

ISBELL, B. J. (1978): To Defend Ourselves: Ecology and Ritual in an Andean Village. Latin American Monographs Nr. 47. Institute of Latin American Studies. Austin.

OLIVA, A. (1895): Historia del reino y provincias del Perú. Lima.

PARDANANI, J. H. and MCLAUGHLIN, J. L., KONDRAT, R. W. and COOKS, R. G. (1977): Cactus Alkaloids. XXXVI. Mescaline and Related Compounds from Trichocereus peruvianus. In: Lloydia 40: 585–590.

POISSON, J. (1960): Présence de mescaline dans une Cactacée péruvienne. In: Annales Pharmaceutiques 18: 764–765.

POLO DE ONDEGARDO, J. (1916): Los Errores y supersticiones de los indios, sacados del tratado y averiguación que hizo el licenciado Polo. Col. Libr. Doc. Ref. Hist. Peru. 1st series 3: 1–43. Lima.

RAMIREZ, M. J. (1966): Huancabamba: Su historia, su geografía, su folklore. Lima.

RAMIREZ, M. J. (1970): Acuarelas huancabambinas. Piura.

RODRIGUEZ SUY SUY, V. A. (1973): Lá medicina tradicional en la costa norte del Perú actual. In: Boletín Chiquitayap 1: 1.

SCHUMACHER, E. F. (1973): Small is Beautiful. Economics as if People Mattered. New York.

SEGUIN, C. A., (Ed.) (1979): Psiquiatría folklórica. Lima.

SHARON, D. (1978): Wizard of the Four Winds: A Shaman's Story. New York.

TURNER, J. and HEYMAN, J. J. (1960): The Presence of Mescaline in Opuntia cylindrica. In: Journal of Organic Chemistry 25: 2250–2251.

WASSEN, S. H. (1972 a): Ethnobotanical Follow-up of Bolivian Tiahuanacoid tomb material and of Peruvian shamanism, psychotropic plant constituents, and espingo seeds. In: Goteborg Etnografiska Museum, Arstryck, Goteborg. 35–47.

WASSEN, H. (1972 b): A Medicine-man's implements and plants in a Tiahuanacoid tomb in Highland Bolivia. In: Etnologiska Studier 32: 8–114.

YARROW, J. (1972): Enfoque del curanderismo en el departamento de Lambayeque. 39th International Congress of Americanists. Proceedings 6: 241–248. Lima (1970).

55 Furst – Peyote Mexiko

ANDERSON, E. F. (1980): Peyote: The Divine Cactus. Tucson.

ELIADE, M. (1964): Shamanism: Archaic Techniques of Ecstasy. Princeton, N.J.

FURST, P. T. (1976): Hallucinogens and Culture. San Francisco, California.

56 La Barre – Peyote Nordamerika

ABERLE, D. F. (1966): The Peyote Religion Among the Navaho. Chicago.

AMMON, G. (1971): «Bewußtseinserweiternde» Drogen in psychoanalytischer Sicht. In: Dynamische Psychiatrie. Sonderheft 1.

BARBER, (1941): A Socio-Cultural Interpretation of the Peyote Cult. In: American Anthropologist 43.

BERGMAN, L. (1971): Navajo Peyote Use: Its Apparent Safety. In: American Journal of Psychiatry 128.

CAMPBELL, T. (1958): Origins of the Mescal Bean Cult. In: American Anthropologist 60.

DITTMANN, A. und MOORE, H. (1957): Disturbance in Dreams as Related to Peyotism among the Navaho. In: American Anthropologist 59.

FERNBERGER, S. W. (1923): Observations on Taking Peyote. In: American Journal of Psychology 34.

FERNBERGER, S. W. (1932): Further Observations on Peyote Intoxication. In: Journal of Abnormal and Social Psychology 26.

GERBER, P. (1980): Die Peyote-Religion. Nordamerikanische Indianer auf der Suche nach einer Identität. Zürich.

HOWARD, J. (1957): The Mescal Bean Cult of the Central and Southern Plans: An Ancestor of the Peyote Cult? In: American Anthropology 59.

HUOT, M. C. (1936/1967): Peyote Songs. Transition 24, Reprint New York.

LA BARRE, W. (1938/1969): The Peyote Cult. New Haven, Reprint New York.

LA BARRE, W. (1947): Primitive Psychotherapy in Native American Cultures: Peyotism and Confession. In: Journal of Abnormal and Social Psychology 42.

LA BARRE, W. (1957): Mescalinism and Peyotism. In: American Anthropologist 59.

LA BARRE, W. (1960): Twenty Years of Peyote Studies. In: Current Anthropology 1.

LA BARRE, W. et al. (1951): Statement on Peyote. In: Science 114.

LANTERNARI, V. (1963): The Religions of the Oppressed. A Study of Modern Messianic Cults. New York.

LASSWELL, H. D. (1935): Collective Autism as a Consequence of Cultural Contact: Notes on Religous Training and the Peyote Cult at Taos. In: Zeitschrift für Sozialforschung IV.

LEGNARO, A. (1975): Drogen und soziokultureller Wandel. Wiso. Diss., Köln.

MALOUF, C. (1942): Gosiute Peyotism. In: American Anthropologist 44.

MERRIAM, A. und AZEVEDO, W. (1957): Washo Peyote Songs. In: American Anthropologist 59.

OPLER, M. E. (1938): The Use of Peyote by the Carrizo and Lipan Apache Tribes. In: American Anthropologist 40.

OPLER, M. E. (1939): A Description of a Tonkawa Peyote Meeting Held in 1902. In: American Anthropologist 41.

OPLER, M. K. (1940): The Character and History of the Southern Ute Peyote Rite. In: American Anthropologist 42.

OPLER, M. K. (1942): Fact and Fancy in Ute Peyotism. In: American Anthropologist 44.

PETRULLO, V. (1934): The Diabolic Root – A Study of Peyotism, the New Indian Religion. Among the Delawares Philadelphia.

RADIN, P. (1950): The Religious Experiences of an American Indian. In: Eranos-Jahrbuch 18.

SCHULTES, R. E. (1938): The Appeal of Peyote (L. williamsii) as a Medicine. In: American Anthropologist 40.

SCHULTES, R. E. (1940): Teonanacatl: The Narcotic Mushroom of the Aztecs. In: American Anthropologist 42.

SHONLE, R. (1925): Peyote, the Giver of Visions. In: American Anthropologist 27.
SLOTKIN, J. S. (1951): Early Eighteenth Century Documents on Peyotism North of the Rio Grande. In: American Anthropologist 53.
SLOTKIN, J. S. (1955): Peyotism, 1521–1891. In: American Anthropologist 57 (1).
SLOTKIN, J. S. (1956): The Peyote Religion. A Study in Indian-White Relations. Glencoe.
SMITH, M. (1934): A negro peyote cult. In: Journal of the Washington Academy of Science Vol. 24, Nr. 10.
SPINDLER, G. D. (1952): Personality and Peyotism in Menomini Indian Acculturation. In: Psychiatry 15.
SPINDLER, L. S. (1952): Witchcraft in Menomini Acculturation. In: American Anthropologist 54.
STEWART, O. C. (1941): The Southern Ute Peyote Cult. In: American Anthropologist 43.
TROIKE, R. (1962): The Origins of Plains Mescalinism. In: American Anthropologist 64.
WAGNER, G. (1932/1968): Entwicklung und Verbreitung des Peyote-Kultes. In: Baessler-Archiv Bd. XV, Berlin, Reprint New York.

57 Anwari-Alhosseyni – Opium Iran

AMID, H. (1347H): Farhang-e Amid. 2 Bde. Teheran.
ASADI, M. (1336H): Farhang-e Asadi. Teheran.
ATTĀR, F. (1339H): Diwan. Teheran.
DEHCHODĀ, A. (1937H – folgt): Logat-Nāmeh. Teheran.
DEHLAWI, A. (1946): Madschnun-o Leyli. Moskau.
CHĀQĀNI, A. (1328H): Diwan. Teheran.
CHAYYĀM, O. (1342H): Robāiyāt. Teheran.
HOUTSMA, M. Th. und ARNOLD, T. W. und andere (1913): Enzyklopädie des Islam (El). Leiden-Leipzig.
GIBB, H. A. R. und KRAMERS, E. und andere (1960): The Encyclopaedia of Islam. (New Edition). Leiden-London.
FARROCHI, A. (1335H): Diwan. Teheran.
FERDOWSI, A. (1960–1970): Schāhnāmeh. 8 Bde. Moskau.
GELPKE, R. (1975): Drogen und Seelenerweiterung. München. (Originalausgabe: Vom Rausch im Orient und Okzident.)
HĀFEZ (HAFIS), Sch. (1349H): Diwan.
HEDĀYAT, R. (1218–1288H): Farhang-e Andschomanārā. Teheran.
INDSCHU, H. (1035H): Farhang-e Dschahāngiri. Teheran.
JUNKERS, H. F. J. und ALAVI, B. (1965): Persisch-Deutsches Wörterbuch. Leipzig.
KEYHĀNI, A. (1350H): Farhang-e Mosawwar-e Olum-e Tabi'i. Teheran.
MADANI-YE TATAWI, A. (1337H): Farhang-e Raschidi. 2 Bde. Teheran.
MANUTSCHEHRI, A. (1326H): Diwan. Teheran.
MO'IN, M. (1963–1968): Farhang-e Fārsi. 4 Bde. Teheran.
MOSTAFĀĀBĀDI, M. (1242H): Qiyās ol-Loqāt. Teheran.
MOWLAWI, Dsch. (1344–1346H): Kolliyāt-e Schams. 10 Bde. Teheran.
MOWLAWI, Dsch. (1314H): Masnawi. 3 Bde. Teheran.
NAFISI, A. (1343H): Farhang-e Nafisi (Nāzem-ol-Atebbā'). 5 Bde. Teheran.
NĀSER-CHOSROW, A. (1353H): Diwan. Teheran.
NEZĀMI (NIZAMI), E. (1351H): Kolliyāt. Teheran.
PĀDESCHĀH (1335H): Farhang-e Ānandrādsch. 7 Bde. Teheran.
SA'DI, M. (1342H): Kolliyāt. Teheran.
SCHAMIM, A. (1343H): Farhang-e Amirkabir. Teheran.

SUZANI, M. (1341H): Diwan. Teheran.
TĀBATABĀI, M. (1973): Farhang-e Loqāt-e Peseschgi. Teheran.
TABRIZI, E. (1062H): Borhān-e Qate'. Teheran. (Ed. Mo'in).
TABRIZI, E. (1344H): Borhān-e Qate'. Teheran. (Ed. Abbāsi).
QARBI, M. (1337H): Darmān-Schenāsi. Teheran.
ZĀKĀNI, O. (1336H): Kolliyāt. Teheran.

59 Haberland – Kaffee Äthiopien

ARENDONK, C. van (1978): Ḳahwa. In: Encyclopaedia of Islam 4: 449–453. Leyden.
HABERLAND, E. (1963): Galla Süd-Äthiopiens. Stuttgart.
KULS, W. (1958): Beiträge zur Kulturgeographie der südäthiopischen Seenregion. Frankfurt/M.
LESLAU, W. (1965): Ethiopians speak. I. Harari. Berkeley.
STRAUBE, H. (1963): Westkuschitische Völker Süd-Äthiopiens. Stuttgart.
WINID, J. (1969): The History of Ethiopian Coffee. In: Africana Bulletin 10: 91–98. Warszawa.

60 Schopen – Qāt

BROOKE, C. (1960): Khat (catha edulis), its production, and trade in the Middle East. In: Geographical Journal 126.
CHELHOD, J. (1972): La société Yémenite et le Kat. In: Objets et Mondes 12.
RADT, Ch. (1969): Contribution à l'histoire ethnobotanique d'une plante stimulante: Le Kat au Yémen. In: Journal d'Agriculture Tropicale et de Botanique Appliquée. Nr. 2–5.
RADT, Ch. (1971): Contribution à l'histoire ethnobotanique d'une plante stimulante: Le Kat en Ethiopie. In: L'Ethnographie. Nr. 65.
RODINSON, M. (1977): Esquisse d'une monographie du Qāt. In: Journal Asiatique 265.
SCHOPEN, A. (1978): Das Qāt. Geschichte und Gebrauch des Genußmittels Catha edulis Forsk in der Arabischen Republik Jemen. Wiesbaden.

61 Kennedy – Qāt-Forschung

ALLES, G. A., FAIRCHILD, M. D. und JENSEN, M. (1961): Chemical and pharmacology of Catha Edulis. In: Journal of Medicinal and Pharmaceutical Chemistry 3: 323–352.
BEITTER, A. (1901): Pharmacognostisch-chemische Untersuchung der Catha edulis. In: Arch. Pharmazie 239: 17–33.
BRAENDEN, O. J. (1980): Research in the Chemical Composition of Khat. In: Harris, L. S. (Ed.) (1979): Problems of Drug Dependence. Proceedings of the 41st annual Scientific Meeting. The Committee on Problems of Drug Dependence. NIDA 27. DHEW Pub. No. (ADM) 80–901. Washington, D.C.
BROOKE, C. (1960): Khat (catha edulis): It's Production and Trade in the Middle East. In: Geographical Journal 126: 52–59.
EL MAHI, T. (1962): A Preliminary Study on Khat – Together with the Institutionalized History of Coffee as a Beverage in Relation to Khat. Mimeo, WHO Regional Office for the Eastern Mediterranean.
FLÜCKIGER, Prof. und GEROCK, J. E. (1887): Contributions to the knowledge of catha leaves. In: Pharm. J. Trans. 89: 221–224 und 677–678.
GETAHUN, A. und KRIKORIAN, A. D. (1973): Chat: Coffee's Rival From Harrar, Ethiopia I. Botany, Cultivation and Use. In: Economic Botany 27: 353–377.

HALBACH, H. (1972): Medical Aspects of Chewing Qāt Leaves, Bulletin WHO 47: 12–19. (1973): Defining Drug Dependence and Abuse. In: Bayer Symposium IV.

KARAWYA, M. S., ELKIEY, M. A. und GHOURAB, M. G. (1968): A Study of the Alkaloids of Catha edulis Forsk growing in Egypt. In: Journal of Pharmacological Science, U.A.R. 9: 147–157.

KENNEDY, J. G., TEAGUE, J. and FAIRBANKS, L. (1980): Qāt Use in North Yemen and the Problem of Addiction: A Study in Medical Anthropology, Culture, Medicine and Psychiatry 44: 311–344.

KNOLL, J. (1980): Studies on the Central Effects of (–) Cathinone. In: Harris, L. S. (Ed.) (1979): Problems of Drug Dependence. Proceedings of the 41st Annual Scientific Meeting. The Committee on Problems of Drug Dependence, Inc. National Institute on Drug Abuse Monograph 27, DHEW Pub. No. (ADM) 80–901. Washington, D.C.

KRIKORIAN, A. D. and GETAHUN, A. (1973): Chat: Coffee's Rival From Harrar: Ethiopia II. Chemical Composition. In: Economic Botany 27: 378–389.

MANCIOLI, M. and PARRINELLO, A. (1967): Il Qāt (Catha Edulis). In: La Clinica Terapeutica 43 (2): 103–172.

MOSSO, U. (1891): Azione fisiologica del principio attivo de Celastrus edulis. In: Revista Clinica (Milano) 30: 65–79.

MUSTARD, M. J. (1952): Ascorbic Acid Content of Some Miscellaneous Tropical and Subtropical Plants and Plant Products. In: Food Research 17: 31–35.

NIEBUHR, C. (1774/1792): Travels Through Arabia and Other Countries in the East. 2 Bde. Beirut.

PARIS, R. und MOYSE, H. (1958): Essai de caractérisation du Kat ou Thé des Abyssins (Catha edulis Forsk, Celastraceae). In: Bulletin of Narcotics, U.N. Dept. of Social Affairs 19: 29–34.

RAMADAN, M. E. A., TASH, F. M., FAHMI, M. and KHEIR, F. A. A. (1979): Metabolic Changes Caused by Khat Consumption in Yemen. In: Dirasat Yamaniyyah – A Journal of the Yemen Center for Studies and Research 3: 35–46.

ROSECRANS, J. A., CAMPBELL, C. L., DEWEY, W. L. and HARRIS, L. S. (1980): Discriminative Stimulus and Neurochemical Mechanism of Cathinone: A Preliminary Study. In: Harris. L. S. (Ed.) (1979): Problems of Drug Dependence. Proceedings of the 41st Annual Scientific Meeting. The Committee on Problems of Drug Dependence, Inc. National Institute on Drug Abuse Monograph 27. DHEW Pub. No. (ADM) 80–901. Washington, D.C.

SCHORNO, X. and STEINEGGER, E. (1979): The Phenylalkylamines of Catha edulis Forsk: The Absolute Configuration of Cathinone. United Nations Document MNAR/3.

SCHUSTER, C. R. and JOHANSON, C. E. (1980): Behavioral Studies of Cathinone in Monkeys and Rats. In: Harris, L. S. (Ed.) (1979): Problems of Drug Dependence. Proceedings of the 41st Annual Scientific Meeting. The Committee on Problems of Drug Dependence, Inc. National Institute on Drug Abuse Monograph 27. DHEW Pub. No. (ADM) 80–901. Washington, D.C.

SIERING, O. (1957): Über den abessinischen Tee (Kat). In: Pharmazeutische Ztg. Nachrichten (Berlin) 97: 791–792.

STOCKMAN, R. (1912): The active principles of Catha edulis. In: Pharm. J. and Pharmacist 35: 676–678 und 685–687.

STOCKMAN, R. (1912/13): The Pharmacological action of Catha edulis and its alkaloids. In: Journal of Pharmacology and Experimental Therapeutics 35: 251–262.

WOLFES, O. (1930): Über das Vorkommen von d-nor-iso-Ephedrin in Catha edulis. In: Archives Pharmazie und Berichte der deutschen Pharmazeutischen Gesellschaft 268: 81–83.

YANAGITA, T. (1980): Studies on Cathinones: Cardiovascular and Behavioral Effects in Rats and Self-Administration Experimentation in Rhesus Monkeys. In: Harris, L. S. (Ed.) (1979): Problems of Drug Dependence. Proceedings of the 41st Annual Scientific Meeting. The Committee on Problems of Drug Dependence. Inc. National Institute on Drug Abuse Monograph 27, DHEW Pub. No. (ADM) 80–901. Washington, D.C.

62 Du Toit – Cannabis Afrika

ALBERTI, K. (1968): Account of the tribal life and customs of the Xhose in 1807. Cape Town.

ASUNI, T. (1964): Socio-psychiatric problems of cannabis in Nigeria. In: Bulletin on Narcotics. Vol. 16.

BAARD, E. (1967): Dagga Stone pipes in the collection of the National Museum. Bleomfontein.

BAGSHAWE, F. J. (1924–1925): The peoples of the happy valley. In: Journal of the Royal African Society, Vol. 24.

BAINES, Th. (1964): Journal of Residence in Africa 1842–1843, Vol. 2. Cape Town.

BALFOUR, H. (1922): Earth Smoking Pipes from South Africa and Central Asia. In: Man 22.

BALKISSON, B. A. (1973): A Study of certain personality characteristics of male urban Indians with drinking problems. Unpublished Master's degree thesis. University of Durban-Westville.

BARNETT, H. G. (1953): Innovation: The Basis of Cultural Change. New York.

BIRD, J. (1888): The Annals of Natal 1495–1845. Vol. 1. Pietermaritzburg.

BOROFFKA, A. (1966): Mental Illness and Indian hemp in Lagos. In: East African Medical Journal, Vol. 43.

BRAATVEDT, H. P. (1949): Roaming Zululand with a Native Commissioner. Pietermaritzburg.

BRYANT, A. T. (1949): The Zulu People as they were before the White man came. Pietermaritzburg.

CAMPBELL, J. (1822): Travels in South Africa Undertaken at the Request of the London Mission Society. London.

CASALIS, E. (1861/1963): The Basutos or Twentythree years in South Africa. Cape Town.

CHILDS, C. N. (1949): Umbundu Kinship and Character. London.

CHITTICK, N. (1963): Kilwa and the Arab settlement of the East African Coast. In: Journal of African History, Vol. 4.

CHITTICK, N. (1965): The «Shirazi» Colonization of East Africa. In: Journal of African History, Vol. 6.

CODERE, H. (1975): The Social and Cultural Context of Cannabis Use in Rwanda. In: Rubin, V. (Ed.): Cannabis and Culture. The Hague.

CONDER, C. R. (1887): The Present Condition of the Native Tribes in Bechuanaland. In: Journal of the Royal Anthropological Institute. Vol. 16.

DECLE, L. (1898): Three Years in Savage Africa. London.

DICKIE-CLARK, H. F. (1966): The marginal situation: a sociological study of a Coloured group. New York.

DOKE, C. (1913): The Lambas of Northern Rhodesia. London.

DORAN, S. S. (1917): Some Notes on Rhodesian Native Poisons. In: South African Journal of Science, Vol. 13.

DORAN, S. S. (1925): Pygmies and Bushmen of the Kalahari. London.

DUNHILL, A. H. (1969): Pipe Smoking Encyclopaedia Britannica. London.

Du Toit, B. M. (1975): Dagga: The History and Ethnographic Setting of Cannabis sativa in Southern Africa. In: Rubin, V. (Ed.): Cannabis and Culture. The Hague.

Du Toit, B. M. (1976): Continuity and Change in Cannabis Use by Afrikcans in South Africa. In: Journal of Asian and African Studies, Vol. 11.

Du Toit, B. M. (1977): Ethnicity and Patterning in South African Drug Use. In: Du Toit, B. M. (Ed.): Drugs, Rituals and Altered State of Consciousness. Rotterdam.

Du Toit, B. M. (1977): Historical and Cultural Factors influencing cannabis use among Indians in South Afrika. In: Journal of Psychedelic drugs, Vol. 9.

Du Toit, B. M. (1980): Cannabis in Africa. Rotterdam.

Ellenberger, D. F. and MacGregor, J. C. (1912): History of the Basuto, Ancient and Modern. London.

Fagan, B. M. and Phillipson, D. W. (1965): Sebanzi: The Iron Age Sequence at Lochinvar, and the Tonga. In: Journal of the Royal Anthropological Institute, Vol. 95.

Fagan, B. M. (1965): Southern Africa. New York.

Fagan, B. M. (1969): Early Trade and Raw Materials in South Central Africa. In: Journal of African History, Vol. 10.

Gelfand, M. (1943): The Sick African. Cape Towa

Hambly, W. D. (1934): The Ovimbundu of Angola. Chicago.

Hewat, M. L. (1906): Bantu Folk Lore. Cape Town.

Hilton-Simpson, M. W. (1911): Land and People of the Kasai. London.

Hughes, J. E. (1933): Eighteen years on Lake Bangweulu. London.

Inskeep, R. R. (1969): The Archaeological Background. In: Wilson, M. and Thompson, L. (Eds.): The Oxford History of South Africa, Vol. 1. London.

Johnston, H. H. (1897): British Central Africa. London.

Johnston, H. (1908): George Grenfell and the Congo, Vol. 2. London.

Junod, H. A. (1912): The Life of a South African Tribe. London.

Kalant, O. J. (1972): Report of the Indian Hemp Drug Commission 1863–1894: a critical review. In: International Journal of Addiction, Vol. 7.

Khalifa, A. M. (1975): Traditional Patterns of Hashing Use in Egypt. Rubin, V. (Ed.): Cannabis and Culture. The Hague.

Kidd, D. (1904): The Essential Kafir. London.

Lambo, T. A. (1965): Medical and Social Problems of Drug Addiction in West Africa. In: Bulletin on Narcotics, Vol. 17.

Laufer, B. (1930): The Introduction of tobacco into Africa. In: Berthold, L., Wilfred, D. H. und Linton, R. (Eds.): Tobacco and its Use in Africa. Chicago.

Livingstone, D. (1857): Missionary Travels and Researchs in South Africa. London.

Livingstone, D. und Livingstone, Ch. (1865): Narrative of an Expedition of the Zambesi and its tributaries. London.

Marwick, B. A. (1940): The Swazi. Cambridge.

Monteiro, J. (1875): Angola and the River Congo, Vol. 2. London.

Nenguin, J. (1963): Notes on Some Early Pottery Cultures in Northern Katanga. In: Journal of African History, Vol. 4.

Nienaber, G. S. (1963): Hottentots. Pretoria.

Oliver, R. (1970): The Problem of the Bantu Expansion. In: Flage, J. D. and Oliver, R. A. (Eds.): Papers in African Prehistory. Cambridge.

O'Neil, O. R. (1921): Adventures in Swaziland. London.

Pachaj, B. (1971): The South African Indian Question 1860–1871. Cape Town.

Phillipson, D. W. (1965): Early Smoking Pipes from Sebanzi Hill, Arnoldia, Vol. 1. Zambia.

Raven-Hart, R. (1971): Cape Good Hope 1652–1702. The first fifty years of Dutch Colonisation as seen by callers, Vol. 1. Cape Town.

REPORT of the Indian Immigrants Commission 1885–1887 (1887): Pietermaritzburg.
ROSCOE, J. (1911): The Baganda. London.
ROSENTHAL, F. (1971): The Herb. Leiden.
SAGOE, E. C. (1966): Narcotics Control in Ghana. Bulletin on Narcotics, Vol. 18.
SCHACHTZABEL, A. (1923): Im Hochland von Angola. Dresden.
SCHAPERA, I. (1960): The Khoisan Peoples of South Africa. London.
SCHEBESTA, P. (1933): Among Congo Pygmies. London.
SHAW, M. (1938): Native Pipes and Smoking in South Africa. Cape Town.
SMITH, A. (1939): The Diary of Dr. Andrew Smith (1834–1836). Vol. 1. Cape Town.
SMITH, E. und DALE, M. (1920): The Ila-Speaking Peoples of Northern Rhodesia, Vol. 1. London.
STAYT, H. (1931): The Bavenda. London.
STERNE, J. und DUCASTAING, C. (1960): Les arterites du Cannabis Indica. Archives de Maladies du Cœur et des Vaisseaux, Vol. 53.
SUMMERS, R. (1971): Ancient Ruins and Vanished Civilizations in Southern Africa. Cape Town.
SUTHERLAND-HARRIS, N. (1970): Trade and the Rozwi Mambo. In: Grey, R. und Birmingham, D. (Eds.): Pre-Colonial African Trade. London.
TELLA, A., ASUNI, T. et al. (1967): Indian Hemp Smoking. In: Journal of Social Health in Nigeria.
TOBIAS, P. V. (1961): Physique of a Desert Folk. In: Natural History, Vol. 70.
TORDAY, E. (1925): On the trail of the Bushongo. London.
TURNBULL, C. (1965): Wayward Servants, the Two Worlds of the African Pygmies. New York.
VAN DER MERWE, N. J. (1975): Cannabis smoking in the 13th–14th Century Ethiopia: Chemical Evidence. In: Rubin, V. (Ed.): Cannabis and Culture. The Hague.
VANSINA, J. (1962): Long-distance trade-routes in central Africa. In: Journal of African History, Vol. 3.
VENTER, J. D. (1965): The drinking pattern of the Coloureds in the Cape and Natal. National Bureau of Educational and Social Research. Pretoria.
WALTON, J. (1953): The Dagga Pipes of Southern Africa. Bloemfontein.
WARD, H. (1910): A Voice from the Congo. London.
WATT, J. M. (1961): Dagga in South Africa. In: Bulletin on Narcotics, Vol. 13.
WERNER, A. (1906): The Natives of British Central Africa. London.
WISSMAN, H. (1891): My Second Journey through Equatorial Africa. London.

63 EIJNATTEN – Kola Afrika

ADEBAYO, A. A. (1967): Kola diseases. In: Ann. Rep. Cocoa Research Inst. Nigeria 1965/66: 127–130.
ADEBAYO, A. A. (1975): Studies on the Fomes root disease of kola. In: Chana J. Agric. Science 8 (1): 11–15.
ALIBERT, H. und MALLAMAIRE, A. (1955): Les charancons de la noix de cola en Afrique. Bull. Prot. Veg. Gouv. Gen. Afr. Occ. Franc. Dir. Gen. Serv. Econ. Inspection Gen. Agric.
ASHIRU, G. A. (1969): Effect of kinetin, thio-urea and thio-urea dioxide, light and heat on seed germination and seedling growth of kola. In: J. Amer. Soc. Hort. Sci. 94: 429–432.
BODARD, M. (1962): Contribution à l'étude systematique du genre Cola en Afrique Occidentale. In: Annales Fac. Sciences, Université de Dakar.
CHEVALIER, A. und PERROT, E. (1911): Les végétaux utiles de l'afrique tropicale française, Fasc. VI: Les kolatiers et les noix de kola. Paris.

DARAMOLA, A. M. (1974): Studies on the survival of the kola weevils between the seasons of kola production in Southern Nigeria. In: Turrialba IICA 24 (3): 309–310.

DARAMOLA, A. M. und TAYLOR, T. A. (1975): Studies on the reinfestation of kola in store by kola weevils in Southern Nigeria. In: J. Stored Products Research 11 (1): 61–63.

DUBLIN, P. (1961): Centre Rech. Agron. Boukoko. Republic Centrafricaine, Rapport Annuel 1961: 76–83.

EIJNATTEN, C. L. M. van (1968): The germination of kola nuts. In: Nigerian Agric. J. 5: 72–82.

EIJNATTEN, C. L. M. van (1969): Kolanut. In: Ferwerda, F. P. und Wit, F. (Eds.): Outlines of perennial crop breeding in the tropics. 289–307.

EIJNATTEN, C. L. M. van (1969): Kola, its botany and cultivation. In: Communication Dept. Agric. Research, Royal Tropical Inst. 59: 120.

EIJNATTEN, C. L. M. van (1973): Kola, a review of the literature. In: Tropical Abstracts 28 (8): 541–550.

GERARD, B. M. (1967): The control of Balanogastris kolae and Sophrorhinus insperatus in small samples of stored kola nuts using phoshine. In: Bull. Ent. Soc. Nigeria 1: 43–48.

HUTCHINSON, J. M. und DALZIEL, J. M. (1958): Flora of West Tropical Africa. Revised by Keay, R. W. J., London.

IBIKUNLE, B. O. (1975): The germination of Cola acuminata. In: Acta Horticulturae 49: 75–83.

IBIKUNLE, B. O., und MACKENSIE, J. A. (1974): Germination of kola (Cola nitida). In: Turrialba Rev. Interamer. Cienc. Agric., Turrialba Costa Rica 24 (2): 187–192.

KEAY, R. W. J., ONOCHIE, C. F. A. und STANSFIELD, D. P. (1960): Nigerian trees, Vol. 1. Lagos.

LEATHER, R. I. (1959): Diseases of economic plants in Ghana other than cocoa. Ghana Ministry of Foot and Agriculture. Bull, 1. Accra.

MALLAMAIRE, M. A. (1954): Catalogue des principaux insectes, nématodes, myriapodes et acariens nuisibles aux plantes cultivées en Afrique Occidentale Française et au Togo. Congrès Prot. Veg. Prod. sous les climats chauds, Inst. Franc. d'Outremer, Marseille.

OKOLOGO, G. E. und JACOB, V. J. (1967): Kola breeding in Nigeria. Progress in treecrop research in Nigeria. Ibadan.

OPUKU, A. A. (1969): Mineral nutrition of cola. In: Ann. Rep. Agr. Research Station Kade – Ghana 1967: 68.

RAPPORT ACTIVITES IFCC (1963): Research on cola in Central African Republic. Inst. Français Café, Cacao 1963: 158–160.

ROGER, L. (1954): Phytopathologie des Pays Chauds. Paris.

RUSSELL, T. A. (1955): The kola of Nigeria and Cameroons. In: Trop. Agric. Trinidad 32: 210–240.

SCHUMANN, K. (1900): Über die Stammpflanzen der Kolanuß. In: Tropenpflanzen 4: 219–223.

VEEN, H. A. G. van, AWONUSI, R. O., FURSTS, L. J., ODUSOLU, E. O., EIJNATTEN, C. L. M. van. und OLANIRAN, Y. A. O. (1976): Higher productivity of our kola farms. Final report of the kola pilot project, September 1970–April 1976, Ogun State Nigeria. Technical Assistance Department, Ministry of Foreign Affairs. The Hague.

64 Agiri – Kola-Handel

AGIRI, B. A. (1972): Kola in Western Nigeria, 1850–1950. A history of the cultivation of gbanja kola (c. nitida) in Egba-Owode, Ota, Ijebu-Remo and Iwo areas of Western Nigeria, Ph. D. Thesis University of Wisconsin, Madison.

AGIRI, B. A. (1975): The Yoruba and the Pre-Colonial Kola Trade ODU. In: A journal of West African Studies (new series) 12 (7): 55–68.
AGIRI, B. A. (1977): The Introduction of Nitida kola into Nigerian Agriculture, 1880–1920. In: Journal of African Economic History 3: 1–14.
CHEVALIER, A. und PERROT, E. (1911): Les Kolatiers et les noix de kola. Paris.
COHEN, A. (1966): Politics of the Kola Trade. In: Africa 36 (1): 18–35.
COHEN, A. (1969): Customs and Politics in Urban Africa: A Study of the Hausa Migrants in Yoruba Towns. London.
DALZIEL, J. M. und HUTCHINSON, J. (1958): Flora of West Africa. London.
EIJNATTEN, C. L. M. van (1964): Distribution of Various Cola Species and Location of Cultivated Kola of Research Importance, a review of Literature. Cocoa Research Institute of Nigeria, Ibadan Memo, No. 5.
EIJNATTEN, C. L. M. van (1964 a): Statistics on the Production of Kolanuts and the trade in this Commodity, with special reference to Nigeria. Cocoa Research Institute of Nigeria, Ibadan.
LELONG, M. H. (1948–49): La Route du Kola. In: La Revue de Géographie Humaine et d'Ethnologie 1 (4): 35–44.
LOVEJOY, P. E. (1970): The Wholesale Kola Trade of Kano. In: African Urban Notes. V (2): 129–142.
LOVEJOY, P. E. (forthcoming): Caravans of Kola. Hausa Trade with Asante 1700–1900. Zana.
NZEKWU, O. (1961): Kola Nut. In: Nigeria Magazine 71: 298–305.
RUSSELL, T. A. (1955): The Kola of Nigeria and the Cameroons. In: Tropical Agriculture 32 (3): 210–240.
SUNDSTROM, L. (1966): The Cola Nut. Functions in West African Social Life. In: Studia Ethnographica Upsabensia 27: 135–146.

65 Knoll-Greiling – Schamanen

BASH, K. W. et al. (1954): Über Präyantraformen und ein lineares Yantra. Studien zur analytischen Psychologie C. G. Jungs. Berlin.
BENNETT, W. C. und ZINGG, R. (1935): The Tarahumara. Chicago.
BERINGER, K. (1927): Der Mescalinrausch, seine Geschichte und Erscheinungsweise. Berlin.
BOGORAZ, W. (1904): The Chukchee. New York.
CUBINOV, G. (1914): Beiträge zum psychologischen Verständnis des sibirischen Zauberers. Halle.
ELIADE, M. (1956): Schamanismus und archaische Ekstasetechnik. Zürich.
GREILING, U. (1944): Beitrag zur Psychologie des Schamanismus bei einigen Völkern des nördlichen Asiens und Amerikas. Inaugural-Dissertation, Friedrich-Wilhelm-Universität, Berlin.
GODDARD, P. E. (1903): Life and Culture of the Hupa. Los Angeles.
HUXLEY, A. (1955): Doors of perception. New York.
JACOBI, J. (1951): Psychology of C. G. Jung. New Haven.
KARJALAINEN, B. (1927): Die Religionen der Jugra-Völker. Helsinki.
KNOLL-GREILING, U. (1950): Die sozial-psychologische Funktion des Schamanen. Berlin.
LAYARD, J. (1930): Shamanism. International Anthropological Institute. Great Britain, Bd. 60. London.
LEHTISALO, T. (1924): Entwurf einer Mythologie der Jurak-Samojeden. Mémoires de la société finno-ougrienne, LIII, Helsinki.

LEUBA, L. (1927): Die Psychologie der religiösen Mystik. München.
LEWIN, L. (1924): Phantastica. Berlin.
LOMMEL, A. (1951): Traum und Bild bei den Primitiven in Nordwest-Australien. In: Psyche 5.
LOWIE, R. (1924): Primitive Religion. New York.
MICHAUX, H. (1956): Misérable Miracle. Monaco.
METRAUX, A. (1944): Le chamanisme chez les Indiens de l'Amérique du Sud Tropicale. In: Acta America 2 (3): 197–219; (4): 320–341.
OHLMARKS, A. (1939): Studien zum Problem des Schamanismus. Lund.
RASMUSSEN, K. (1926): Thulefahrt. Frankfurt/M.
SHIROKOGOROV, S. M. (1939): Psychomental Complex of the Tungus. London.
SHONLE, R. (1925): Peyote, the Giver of Visions. In: American Anthropologist, Vol. 25.
STERNBERG, L. (1905): Die Religion der Giljaken. Leipzig.
RADLOW, W. (1884): Aus Sibirien. Leipzig.
SAFFORD, W. E. (1916): Narcotic Plants and Stimulants of the Ancient Americans. Washington.
STOLL, O. (1894): Suggestion und Hypnotismus in der Völkerkunde. Leipzig.
THURNWALD, R. (1914): «Rausch». In: Ebert, M. (Ed.): Reallexikon für Vorgeschichte.
WAGNER, G. (1931): Entwicklung u. Verbreitung des Peyote-Kultes. Hamburg.
WEBSTER, H. (1948): Magic. Stanford.
ZANGWILL, O. L. (1937): A study of the significance of attitude in recognition. In: British Journal of Psychology 28: 12–17.
ZUCKER, K. (1934): Psychologie des Schamanisierens. In: Zeitschrift für die gesamte Neurologie, Bd. 150. Berlin.

66 u. 67 Moser – Cannabis Indien

BENET, S. (1975): Early Diffusion and Folk Uses of Hemp. In: Rubin, V. (Ed.): Cannabis and Culture. World Anthropology. Den Haag.
BHARATI, A. (1965): The Tantric Tradition. London.
BHARATI, A. (1978): Great Tradition and Little Traditions: Indological Investigations in Cultural Anthropology. Varanasi.
FISCHER (1975): In Rubin, V. (Ed.): Cannabis and Culture. World Anthropology. Den Haag.
GLASENAPP, H. v. (1961): Die Literatur Indiens. Stuttgart.
GRIERSON, G. A. (1885/1975): Bihar Peasant Life. Delhi.
HASAN (1975): In: Rubin, V. (Ed.): Cannabis and Culture. World Anthropology. Den Haag.
LI, H.-L. (1975): The Origin and Use of Cannabis in Eastern Asia. In: Rubin, V. (Ed.): Cannabis and Culture. World Anthropology. Den Haag.
MONIER-WILLIAMS, M. (1899/1970): A Sanskrit-English Dictionary. Delhi.
PATRA, A. C. (1965): The Laws Governing Craftsmen and their Crafts from Ancient Days till Today in India. Census of India 1961, Vol. 1, Part VII-A, Monograph Series, Monograph No. 2, New Delhi.
RUBIN, V. (Ed.) (1975): Cannabis and Culture. World Anthropology. Den Haag.
SCHMIDBAUER, W. und SCHEIDT, J. vom (1975): Handbuch der Rauschdrogen. München.
VAN DER MERWE (1975): In: Rubin, V. (Ed.): Cannabis and Culture. World Anthropology. Den Haag.
YULE, H. und BURNELL, A. C. (1903/1979): Hobson-Jobson: A Glossary of Colloquial Anglo-Indian Words. New Delhi.
ZBAVITEL, D. und MODE, H. (Eds.) (1976): Bengalische Balladen. Leipzig.

68 Stöhr – Betel Asien

ARIANI, N. und KRUYT, A. C. (1950/51): Der Bare'e-sprekende Toradja's van Midden-Celebes. Amsterdam.

BAIER, M. (1977): Das Adatbußrecht der Ngadju-Dayak. Tübingen.

BELLWOOD, P. (1978): Man's conquest of the pacific. The prehistory of Southeast Asia and Oceania. Auckland.

BENIDICT, L. W. (1916): A study of Bagobo ceremonial, magic, and myth. In: Annals of the New York academy of science XXV. New York.

BIBRA, E. von (1855): Die narkotischen Genußmittel und der Mensch. Nürnberg.

CARPENTIER, C.-J. (1977): The use of betel in Ceylon. In: Anthropos 72: 108–118. St. Augustin.

COVARRUBIAS, M. (1937): Island of Bali. London.

DRABBE, P. (1940): Het leven van den Tanimbarees. In: Internationales Archiv für Ethnographie. Suppl.-Bd. zu 38. Leiden.

FUNKE, F. W. (1958/61): Orang Abung. Köln.

GRABOWSKY, F. (1888): Das Betelkauen bei den Malaiischen Völkern, besonders auf Java und Borneo. In: Internationales Archiv für Ethnographie 1: 188–191. Leiden.

GRAEBNER, F. (1927): Betel und Kola. In: Ethnologica 3: 295–296. Leipzig.

HARTWICH, C. (1905): Bijdrage tot de kennis van het gebruik van sirih in Nederlandsch-Oost-Indie II. In: Bulletin van het Koloniaal Museum te Haarlem 32: 49–97. Haarlem.

HARTWICH, C. (1911): Die menschlichen Genußmittel. Leipzig.

HUYSER, J. G. (1916/17): Het sirihstel in den loop der Euwen. In: Nederlandsch Indie Oud en Nieuw I: 133–142 und 175–180. Den Haag.

JAGER GERLINGS, J. H. (1952): Spekende weefsels. Amsterdam.

JAGER, J. E. und PIRNGADIE, M. (1912/30): De inlandsche kunst-nijverheid in Nederlandsch-Indie, 5 Bde. 's-Gravenhage.

KREEMER, J. (1915): Volksheelkunde in den Indischen Archipel. In: Bijdragen tot de Taal-, Land- en Volkenkunde 70: 1–112. 's-Gravenhage.

KRENGER, W. (1945): Le bétel. In: Revue Ciba 44: 1517–1548.

KRENGER, W. (1957): Betel. In: Ciba Zeitschrift 82: 2713–2744.

KRUYT, A. C. (1906): Het animisme in den Indischen Archipel. 's-Gravenhage.

LEWIN, L. (1889): Über Areca Catechu, Chavica Betle und das Betelkauen. Stuttgart.

LEWIN, L. (1890): Über das Betelkauen. In: Internationales Archiv für Ethnographie 3: 61–65. Leiden.

LUCARDIE, A. B. (1905): Bijdrage tot de kennis van het gebruik van sirih in Nederlandsch-Oost-Indie VII. In: Bulletin van het Koloniaal Museum te Haarlem 32: 159–173. Haarlem.

MARSCHALL, W. (1976): Der Berg des Herrn der Erde. München.

MEERWALDT, J. H. (1905): Bijdrage tot de kennis van het gebruik van sirih in Nederlandsch-Oost-Indie III. In: Bulletin van het Koloniaal Museum te Haarlem 32: 98–117. Haarlem.

MILLOT, J. (1965): Inde et bétel. In: Objets et Mondes V; 73–122. Paris.

MILLOT, J. (1966): Inde et bétel, notes complémentaires. In: Objets et Mondes VI: 19–30. Paris.

MILLOT, J. (1966): Le bétel au Népal. In: Objets et Mondes VI: 153–168. Paris.

MINER, H. (1939): Parallelism in alkaloid – alkali quids. In: American Anthropologist N.S. 41: 617–619. Washington.

NIEUWENHUJS, A. W. (1904): Quer durch Borneo, 2 Bde. Leiden.

PIGAFETTA, A. (1906): Magellan's voyage around the world. The original text of the Ambrosian MS., with English translation, notes, bibliography, and index by J. A. Robertson, 2 Bde. Cleveland.

PRUNNER, G. (1966): Meisterwerke burmanischer Lackkunst. Hamburg.
ROOKMAAKER, H. R. (1905): Bijdrage tot de kennis van het gebruik van sirih in Nederlandsch-Oost-Indie I. In: Bulletin van het Koloniaal Museum te Haarlem 32: 18–48. Haarlem.
SCHADENBERG, A. (1885): Die Bewohner von Süd-Mindanao und der Insel Samal. In: Zeitschrift für Ethnologie 17: 8–37. Berlin.
SCHÄRER, H. (1946): Die Gottesidee der Ngadju Dajak in Süd-Borneo. Leiden.
SCHÄRER, H. (1963): Ngadju Religion. Den Haag.
SCHÄRER, H. (1966): Der Totenkult der Ngadju Dajak in Süd-Borneo. Den Haag.
SCHERZER, K. von (1867): Statistisch-commercielle Ergebnisse einer Reise um die Erde. Leipzig.
SCHOLZ, F. (1977): Schwarze Lahu (Thailand, Tak-Provinz) Betelkauen. Encyclopaedie Cinematographica E 1283/1968. Göttingen.
SCHOMBURGK, R. (1868): Die Arekanuß und das Betelblatt als Reizmittel in Siam. In: Globus 14: 120–121. Braunschweig.
SCOTT, J. G. (1964): Indochinese. In: Gray, L. H. (Ed.): The Mythology of all Races, Bd. 11. New York.
STEINBRECHER, W. und SOLMS, H. (1975): Sucht und Mißbrauch. Stuttgart.
STÖHR, W. (1968): Über einige Kultzeichnungen der Ngadju-Dajak. In: Ethnologica N.F. 4: 394–419. Köln.
STÖHR, W. (1976): Die altindonesischen Religionen. In: Spuler, B. (Ed.): Handbuch für Orientalistik 3. Abt, 2 Bde, Abschnitt 2. Köln/Leiden.
SUNDERMANN, H. (1905): Niassische Texte mit deutscher Übersetzung. In: Bijdragen tot de Taal-, Land- en Volkenkunde 58: 1–72. 's-Gravenhage.
THIERRY, S. (1969): Le bétel. I. Inde et Asie du Sud-Est. Paris.
THOMSEN, M. (1979): Eine Sage vom Stammvater Hija. Ein Gesang aus Mittelnias. In: Zeitschrift für Ethnologie 104: 209–277. Braunschweig.
THOMSEN, M. (Ed.) (1980): Java und Bali. Mainz.
TILLEMMA, H. F. (1938): Apo Kajan. Amsterdam.
VROKLAGE, B. (1952): Ethnographie der Belu in Zentral-Timor, 3 Bde. Leiden.
WINKLER, J. (1925): Die Toba-Batak auf Sumatra. Stuttgart.
WINANGOEN, S. (1905): Bijdrage tot de kennis van het gebruik van sirih in Nederlandsch-Oost-Indie V. In: Bulletin van het Koloniaal Museum te Haarlem 32: 134–149. Haarlem.
WILKEN, G. A. (1912): Verspreide geschriften. 4 Bde. Semarang/Soerabaya/'s-Gravenhage.

69 Seyfahrt – Betel Melanesien

ATKINSON, L. (1964): Oral Cancer in New Guinea. A study in demography and etiology. In: Cancer 17: 1289–1298.
BLACKWOOD, B. (1935): Both Sides of Buka Passage. Oxford.
BRIDGES, P. (1923): Afoot in Papua. In: Proceedings of the Royal Geographical Society of Australasia, South Australian Branch 25: 29–56.
BURTON-BRADLEY, B. G. (1966): Papua and New Guinea Transcultural Psychiatry: some implications of betel chewing. In: The Medical Journal of Australia 2: 744–746.
CHINNERY, E. W. Pearson (1922): Piper metyhsticum in Betel-Chewing. In: Man 22: 24–27.
CHOWNING, A. (1977): An Introduction to the Peoples and Cultures of New Guinea. Menlo Park, Cal.
CODRINGTON, R. H. (1891): The Melanesians. Oxford.
GALIS, K. W. (1955): Papua's van de Humboldt-Baai. Den Haag.

GEURTJENS, H. (o. J.): Onder de Kaja-Kaja's van Zuid Nieuw Guinea. Roermund-Maeseyck.

GORMAN, C. F. (1972): Excavations at Spirit Cave North Thailand, Some interim interpretations. In: Asian Perspectives 13: 79–107.

HABERLAND, E. und SEYFARTH, S. (1974): Die Yimar am oberen Korowori (Neuguinea). Wiesbaden, (Studien zur Kulturkunde, Bd. 36).

HARTWICH, C. (1905): Beiträge zur Kenntnis des Betelkauens. In: Bulletin van het Koloniaal Museum te Haarlem 32: 49–97.

HASSELT, J. L. van (1891): Die Papuastämme an der Geelvinkbai (Neuguinea). In: Mitteilungen der Geographischen Gesellschaft Jena (9): 1–7, 99–106; (10): 1–14.

HOGBIN, H. I. (1951): Transformation Scene. London.

IVENS, W. G. (1927): Melanesians of the South-East Solomon Islands. London.

JENNESS, D. und BALLENTYNE, A. (1920): The Northern D'Entrecasteaux. Oxford.

JÜPTNER, H. (1968): Klinisch-experimentelle Beobachtungen über intensives Betelkauen bei den Eingeborenen der Trobriand-Inseln (Neu-Guinea). In: Zeitschrift für Tropenmedizin und Parasitologie 19: 254–257.

JÜPTNER, H. (1969): Über das Betelnußkauen auf den Trobriand-Inseln (Neuguinea). In: Baessler- Archiv, N.F. 17: 371–386.

KLEINTITSCHEN, A. (1906): Die Küstenbewohner der Gazellehalbinsel (Neupommern), ihre Sitten und Gebräuche. Hiltrup.

KRAUSE, F. (1906/07): Zur Ethnographie der Insel Nissàn. In: Jahrbuch des Städt. Museums für Völkerkunde in Leipzig 1: 44–159.

KRENGER, W. (1942): Kulturgeschichtliches zum Betelkauen (usw.). In: Ciba-Zeitschrift 84: 2922–2956.

LANDTMAN, G. (1927): The Kiwai Papuans of British New Guinea. London.

LE ROUX, C. C. F. M. (1948): De Bergpapoea's van Nieuw-Guinea en hun woongebied. Deel 1. Leiden.

LEWIN, L. (1889): Über Areca catechu, Chavica betle und das Betelkauen. Stuttgart.

MALINOWSKI, B. (1922): The Argonauts of the Western Pacific. London.

MALINOWSKI, B. (1935): Coral Gardens and their Magic, 2 Bde. London.

MEAD, M. (1938): The Mountain Arapesh. An importing culture. In: Anthropological Papers of the American Museum of Natural History 36: 139–349.

MURRAY, H. (1912): Papua or Britsh New Guinea. London.

NEVERMANN, H. (1934): Admiralitäts-Inseln. Ergebnisse der Südsee-Expedition 1908–1910. Hamburg.

OLIVER, D. L. (1955): A Solomon Island Society. Cambridge, Mass.

RANNIE, D. (1912): My Adventures among South Sea Cannibals. London.

RIBBE, C. (1903): Zwei Jahre unter den Kannibalen der Salomo-Inseln. Dresden.

RIESENFELD, A. (1947): Who are the Betle People? In: Internationales Archiv für Ethnographie 45: 157–215.

RIVERS, W. H. R. (1914): History of Melanesian Society, 2 Bde. Cambridge.

ROSS, W. (1936): Ethnological Notes on Mt. Hagen Tribes (Mandated Territory of New Guinea). In: Anthropos 31: 341–363.

SCHMITZ, C. A. (1960): Historische Probleme in Nordost-Neuguinea, Huon-Halbinsel. Wiesbaden (Studien zur Kulturkunde Bd. 16).

SCHUMANN, K. und LAUTERBACH, K. (1901): Die Flora der deutschen Schutzgebiete in der Südsee. Leipzig.

SCHWIMMER, E. (1973): Exchange in the Social Structure of the Orokaiva. London.

STEPHAN, E. und GRÄBNER, F. (1907): Neu-Mecklenburg (Bismarck-Archipel). Berlin.

TAYLOR, J. L. (1933): Mount Hagen Patrol Report. Administration of the Territory of New Guinea.

TURNER, W. Y. (1878): The Ethnology of the Motu. In: Journal of the Royal Anthropological Institute of Great Britain and Ireland 7: 470–498.
THURNWALD, R. (1912): Forschungen auf den Salomo-Inseln und dem Bismarck-Archipel, Bd. 1. Berlin.
WILLIAMS, F. E. (1924): The Natives of the Purar Delta, Port Moresby. (Territory of Papua, Anthropological Report Nr. 5).
WILLIAMS, F. E. (1930): Orokaiva Society. Oxford.
WILLIAMSON, R. W. (1912): The Mafulu, Mountain People of British New Guinea. London.
WIRZ, P. (1922): Die Marind-anim von Holländisch-Süd-New-Guinea, 2 Bde. Hamburg (Abhandlungen aus dem Gebiet der Auslandskunde, Völkerkunde, Kulturgeschichte und Sprachen, Bde. 10, 16).
YEN, D. E. (1977): Hoabhinian Horticulture? The evidence and the questions from Northwest Thailand. In: Allen, J., Golson, J. und Jones, R. (Eds.): Sunda and Sahel. London.

70 Koch – Kawa

BORSCHE, W. (1914, 1921, 1927, 1929, 1930, 1932, 1933): Untersuchungen über die Bestandteile der Kawa-Wurzel. I–XIV. Chem. Ber. 47, 54, 60, 62, 63, 65, 66.
BRAUNSCHWEIG, R. (1968): Südseedroge gegen den Leistungsknick. Ratgeber für Kranke und Gesunde. Oberhausen. 5 ff.
CHUANG, Ch. (1979): Eine neue chemische Analyse des Rauschpfeffers Piper methysticum Forst. Diss. Berlin.
COOK, J. (1784): A Voyage to the Pacific Ocean. I. London.
CUZENT, G. (1861): Composition chimique de la kavahine. In: Compt. rend. 52: 205.
EFRON, D., HOLMSTEDT, B., KLINE, N. S. (1967): Ethnopharmacologic Search for Psychoactive Drugs. U.S. Department of Health, Education and Welfare, Washington D.C.
FORSTER, G. (1786): De plantis esculentis insularum Oceani Australis commentatio botanica. Berlin. 76 f.
GIFFORD, E. W. (1929): Tongan Society. In: B. P. Bishop Mus. Bull. 61. Honolulu.
GOBLEY (1860): Recherches chimiques sur la racine de kawa. In: J. Pharm. Chim. 37: 19.
GRATTAN, F. J. H. (1948): An Introduction to Samoan Custom. Apia.
GRAUPNER, J. (1966): Grüne Medizin gegen das Altern. In: Die Natur. 74: 220–230.
HÄNSEL, R. (1964): Piper methysticum, der Rauschpfeffer. In: Dt. Apotheker-Zeitung 104 (15): 459–464; (16): 496–501.
HÄNSEL, R. (1968): Characterization and Physiological Activity of Some Kawa Constituents. In: Pacific Science, Vol. XXII (1): 293–313 Hawaii.
HÄNSEL, R. (1974): Neues über Kawain und biogenetisch verwandte Lactone. In: Dt. Apotheker-Zeitung 114 (28): 1057–1062.
HÄNSEL, R. und BEIERSDORFF, H.-U. (1959): Zur Kenntnis der sedativen Prinzipien des Kawa-Rhizoms. In: Arzneimittelforschung 9: 581–585.
HÄNSEL, R., WEISS, D. und SCHMIDT, B. (1966): Fungistatische Wirkung der Kawadroge und ihrer Inhaltsstoffe. In: Planta Medica 14: 1–9.
HAWKESWORTH, J. (1773): An Account of the Voyages Undertaken by the Order of His Present Majesty for Making Discoveries in the Southern Hemisphere, Vol. II. London.
KELLER, F. und KLOHS, M. W. (1963): A Review of the Chemistry and Pharmacology of the Constituents of Piper methysticum. In: Lloydia 26: 1–15.
KLOHS, M. W., KELLER, F., WILLIAMS, R. E. u. a. (1959): A Chemical and Pharmacological Investigation of Piper Methysticum Forst. In: Journ. of Med. and Pharm. Chemistry, Vol. I: 95–103. London.

KOCH, G. (1955): Südsee – gestern und heute. Braunschweig.
KOCH, G. (1955): Dorfleben im Tonga-Archipel III: Kawa-Gesellschaft und Tänze. Film C 659. IWF Göttingen.
KRÄMER, A. (1902, 1903): Die Samoa-Inseln. 2 Bde. Stuttgart.
KRETSCHMER, W. (1970): Kavain als Psychopharmakon. In: Münch. Med. Wochenschrift 112: 154–158.
KRETSCHMER, W. (1974): Psychische Wirkungen von Kavain. In: Med. Wochenschrift 116: 741–742. München.
KRETZSCHMAR, R. und TESCHENDORF, H.-J. (1974): Pharmakologische Untersuchungen zur sedativ-tranquilisierenden Wirkung des Rauschpfeffers (Piper methysticum Forst). In: Chemiker-Zeitung 98: 24–28.
KRYSPIN-EXNER, K. (1974): Wirkung von Kavain bei Alkoholkranken in der Entziehungsphase. In: Münch. Med. Wochenschrift 116: 1557–1560.
LESTER, R. H. (1941/42): Kava Drinking in Vitilevu, Fiji. In: Oceania XII: 97–121; 226–234.
LEWIN, L. (1886): Über Piper methysticum (Kawa). Berlin.
LEWIN, L. (1927): Phantastica. Die betäubenden und erregenden Genußmittel. Berlin.
MARTIN, J. (1817): An Account of the Natives of the Tonga Islands, 2 Bde. London.
MEYER, H. J. (1962): Pharmakologie der wirksamen Prinzipien des Kawa-Rhizoms (Piper methysticum Forst). In: Archives internat. d. Pharmacodynamie et de Thérapie 138: 505–536.
MEYER, H. J. (1964): Untersuchungen über den antikonvulsiven Wirkungstyp der Kawa-Pyrone ... In: Archives internat. d. Pharmacodynamie et de Thérapie 150: 118–131.
MEYER, H. J. (1965): Spasmolytische Effekte von Dihydromethysticin, einem Wirkstoff aus Piper methysticum Forst. In: Archives internat. d. Pharmacodynamie et de Thérapie 154: 449–467.
MEYER, H. J. (1965): Antagonistische Wirkungen genuiner Kawa-Pyrone ... In: Klinische Wochenzeitschrift 43: 469–470.
MEYER, H. J. und MAY, H. U. (1964): Lokalanästhetische Eigenschaften natürlicher Kawa-Pyrone. In: Klinische Wochenschrift 42: 407.
MEYER, H. J. und KRETZSCHMAR, R. (1966): Kawa-Pyrone – eine neuartige Substanzgruppe zentraler Muskelrelaxantien vom Typ des Mephenesins. In: Klinische Wochenschrift 44: 902–903.
NEVERMANN, H. (138): Kawa auf Neuguinea. In: Ethnos 3: 179–192.
PETARD (1939): Du kava ou ava. In: Bull. de la Soc. des Etudes Océaniennes 65: 240–245.
SCHOLING, W. E. und CLAUSEN, H. D. (1977): Über die Wirkung von D, L-Kavain. In: Wochenschrift f. Klinik u. Praxis 72: 1301–1306.
SCHWOERBEL, W. (1966): Grüne Medizin gegen das Altern. In: Deutscher Apotheker 18: 458–465.
STEINMETZ, E. F. (1960): Piper methysticum (kava). Amsterdam.
STERLY, J. (1967): Kawa in Melanesien. In: Ethnos 32: 97–121.
STERLY, J. (1970): Heilpflanzen der Einwohner Melanesiens. Beiträge zur Ethnobotanik des südwestlichen Pazifik. Hamburger Reihe zur Kultur- und Sprachwissenschaft, Bd. 6. Hamburg.
TITCOMB, M. (1948): Kava in Hawaii. In: Journal of the Polynes. Soc. 57: 105–171.
VEEN, A. G. van (1938): Over de bedwelmende stof uit de kawa-kawa of wati-plant (Piper methysticum). In: Geneesk. Tijdschr. Nederland. Indië 78: 1941–1953.
ZEPERNICK, B. (1972): Arzneipflanzen der Polynesier. In: Baessler-Archiv. N.F. Beiheft 8.

71 Rush – Opiumfarmen

BAUD, J. C. (1853): Proeve van eene geschiedenis van den handel en het verbruik van opium in Nederlandsch-Indie. In: Bijdragen tot de Taal-, Land- en Volkenkunde, I: 79–220. Leiden.

BROOSHOOFT, P. (1888): Memorie over den toestand in Indie. Amsterdam.

ELOUT VAN SOETERWOUDE, W. (1890): De Opium-vloek op Java. The Hague.

GROENEVELDT, W. P. (1890): Rapport over opium monopolie in Cochin-China. Batavia.

LIEM, T. J. (1933): Riwajat Semarang 1416–1931. Semarang.

OPIUM REGIE (1915–1933): Verslag betreffende den Dienst der Opiumregie. Batavia.

OPIUM- EN ZOUTREGIE (1934–1938): Verslag betreffende de Opium- en Zoutregie en de Zoutwinning. Batavia.

RUSH, J. R. (1977): Opium Farms in Nineteenth Century Java; Institutional Continuity and Change in a Colonial Society, 1860–1910. Dissertation, Yale University.

SCHELTEMA, J. F. (1903): De opiumpolitiek der regeering en de vrijheid der drukpers in Nederlandsch-Indie. The Hague.

THOMAS, T. (1893): Eenige opmerking naar aanleiding van het pachtstelsel op Java. Leiden.

VELDEN, B. N. VAN DER (1937): De Opiumregie in Nederlandsch-Indie. Batavia.

WISELIUS, J. A. B. (1886): De opium in Nederlandsch- en Britisch-Indie. The Hague.

72 Wälty – Drogengebrauch Bali

BAGUS, I. G. N. (1975): Sanur dan Kuta: Masalah Perobahan Sosial Budaya di Daerah Pariwisata. In: Bagus, I. G. N. (Ed.): Bali dalam Sentuhan Pariwisata. Denpasar.

BELO, J. (1960): Trance in Bali. New York.

BERTHIER, M.-TH. und SWEENEY, J.-TH. (1976): Bali. L'art de la magie. Paris.

BOURGUIGNON, E. (1977): Altered States of Consciousness, Myths, and Rituals. In: Toit, B. M. du (Ed.): Drugs, Rituals and Altered States of Consciousness. Rotterdam.

COVARRUBIAS, M. (1977): Island of Bali. Singapur.

DALDJOENI, N. (1974): Sosiologie dan Permasalahan Pemuda. In: Abdullah, T. (Ed.): Pemuda dan Perubahan Sosial. Jakarta.

FRANCILLON, G. (1975): Bali. Tourism, Culture, Environment. UNESCO (o. D.).

GEERTZ, C. (1973): The Interpretation of Cultures. New York.

GERIYA, I. W. (1976): Desa Sanur dan Pariwisata. Denpasar.

GREEN, J. (1979): Overview of Adolescent Drug Use. In: Beschner, G. M. and Friedman, A. S. (Eds.): Youth Drug Abuse. Lexington, Massachusetts.

HANNA, W. A. (1976): Bali Profile. Peopole, Events, Circumstances (1001–1976). New York.

HOSELITZ, B. F. und MERRILL, R. S. (1969): Sozialer Wandel in unterentwickelten Ländern. In: König, R. (Ed.): Handbuch der empirischen Sozialforschung, Bd. 2. Stuttgart.

JOHNSON, B. D. (1973): Marihuana Users and Drug Subcultures. New York.

KÖTTER, H., ROEDER, R. O. G. und JUNGHANS, K. H. (Ed.) (1979): Indonesien. Tübingen.

KRAMER, J. F. und CAMERON, D. C. (Eds.) (1975): A Manual on Drug Dependence. World Health Organization. Geneva.

LANSING, J. S. (1974): Evil in the Morning of the World – Phenomenological Approaches to a Balinese Community. Ann Arbor, Michigan.

LEEMANN, A. (1978): Sozioökonomische Erhebungen zum Tourismus in Bali (Indonesien). In: Zeitschrift für Fremdenverkehr, 33. Jg. Nr. 3.

LEEMANN, A. (1979): Bali. Insel der Götter. Innsbruck.

LEKKERKERKER, C. (1923): De tegenwoordige economische toestand van het geweest Bali en Lombok. In: Koloniaal Tijdschrift, 12. Jg.

Leu, D. (1980): Drogen – Sucht oder Genuß. Basel.
Noronha, R. (1977): Social and Cultural Dimensions of Tourism: A Review of the Literature in English. Draft Copy. World Bank. New York.
Noronha, R. (1979): Paradise reviewed: Tourism in Bali. Kadt, E. de (Ed.): Tourism. Passport to Development? Perspectives on the Social and Cultural Effects of Tourism in Developing Countries. New York.
Panteri, I. G. P. (1978): Masalah Ketergantungan Obat Narkotik di Bali. Denpasar.
Reuband, K. H. (1976): Normative Entfremdung als Devianzpotential. In: Reuband, K. H. (Ed.): Rauschmittelkonsum. Soziale Abweichung und institutionelle Reaktion. Wiesbaden.
Schmidbauer, W. und Scheidt, J. v. (1976): Handbuch der Rauschdrogen. Völlig überarb. Taschenbuchaufl., Frankfurt/M.
Schultes, R. E. und Hofmann, A. (1980): Pflanzen der Götter. Die magischen Kräfte der Rausch- und Giftgewächse. Bern.
Soloway, I. und Walters, J. (1977): Working the Corner: The Ethics and Legality of Ethnographic Fieldwork Among Active Heroin Addicts. In: Weppner, R. S. (Ed.): Street Ethnography. Bev. Hills, California.
Universitas Udayana (1975): Pengaruh Tourisme terhadap Pembangunan Masyarakat Desa. Team Report. Denpasar.
Universitas Udayana (1978): Penanggulangan Pengaruh Negatif Kebudayaan Asing terhadap Kebudayaan Bali. Team Report. Denpasar.
Wälty, S. (in Vorbereitung): Touristisches Verhalten in Kuta, Bali (Indonesien). Manuskript. Zürich.
Weppner, R. S. (1977): Street Ethnography. Problems and Prospects. In: Weppner, R. S. (Ed.): Street Ethnography. Selected Studies of Crime and Drug Use in Natural Settings. Bev. Hills, California.

73 Staufenbiel – Teezermonie Japan

Berliner, A. (1930): Der Teekult in Japan. Leipzig.
Castile, R. (1971): The way of Tea. New York.
Chanoyu Qauterley, Kyoto (Kamigyo-ku, Nishin, P-O. Box 10, Kyoto).
Fujikawa, A. (1957): Chanoyu and Hideyoshi. Tokyo.
Fukukita, Y. (1965): Tea Cult of Japan. Tokyo.
Gundert, W. (1935): Japanische Religionsgeschichte. Stuttgart.
Gundert, W. (1973 ff.): BI-YAN-LU (Die klassischen Texte des Zen, übersetzt und erläutert). München.
Hammitzsch, H. (1958/77): Cha-do. Der Tee-Weg. München.
Hammitzsch, H.: Zen in der Kunst der Teezeremonie. München.
Herrigel, E. (1968): Zen in der Kunst des Bogenschießens. Weilheim.
Iguchi, K. (1975): Tea Ceremony. Osaka.
Iwamoto (Übers.) (1943): Shobogenzo Zuimonki (Dogen über den Buddhismus.) Tokyo.
Izutsu, T. (1979): Philosophie des Zen-Buddhismus. Hamburg.
Munsterberg, H. (1978): Zen-Kunst. Köln.
Ohasama, S. (1968): Zen. Darmstadt (Nachdruck von 1925).
Okakura, K. (o.J.): Das Buch vom Tee. Frankfurt.
Suzuki, D. T. (1958): Zen und die Kultur Japans. Hamburg.
Tsujimura, K. (1969): Martin Heideggers Denken und die japanische Philosophie. Rede zu Heideggers 80. Geburtstag. Bürgermeisteramt der Stadt Meßkirch.
Tsujimura, K. (1973): Dogens Lehre von Sein-Zeit. Festschrift für Medard Boss. Bern.

TSUJIMURA, K. und BUCHNER, H. (1973): Der Ochs und sein Hirte. Eine Zen-Geschichte, erläutert von Daizohkutsu Ohtsu, übersetzt von Tsujimura/Buchner. Pfullingen.
TANAKA, S. O. (1974): The Tea Ceremony. New York.

74 Reuband – Rauschmittelkonsum BRD

ANTI-DROGEN-KONGRESS (1972): Sucht ist Flucht. Hamburg.
BECKER, H. S. (1972): Außenseiter. Zur Soziologie abweichenden Verhaltens. Frankfurt/M.
BERGER, H., REUBAND, K.-H. und WIDLITZEK, U. (1980): Wege in die Heroinabhängigkeit. Zur Entwicklung abweichender Karrieren. München.
BRÖMER, H., PETERSEN, H. C. und RUF, A. (1977): Theorie- und Therapiegrundlagen der Drogenabhängigkeit. Das Fixerproblem in West-Berlin, Analyse der Selbsthilfegruppe «Drogeninfo», unveröffentlichte Diplomarbeit, TU Berlin.
EISENBACH-STANGL, I. (1980): Freizeit, Alkohol und illegale Drogen: Ausgewählte Ergebnisse einer Befragung von Schülern aus einem Wiener Gemeindebezirk. Österreichisches Institut für Jugendkunde. Report No. 22, Wien.
FESTINGER, L. (1957): A theory of cognitive dissonance. Standford.
GAEDT, F., GAEDT, C. und REUBAND, K.-H. (1976): Zur Rauschmittelberichterstattung der Tageszeitungen in der Bundesrepublik und West-Berlin. In: Reuband, K.-H. (Ed.): Rauschmittelkonsum. Soziale Abweichung und institutionelle Reaktion. Wiesbaden: 77–107.
GÄRTNER, B. (1975): Der Zusammenhang von familiärer Sozialisation, schulischen Bedingungen und Drogenkonsum von Jugendlichen. Unveröffentlichte Diplomarbeit. PH Berlin.
GEBHARDT, C. (1981): In: Kreuzer, A., Gebhardt, C., Maasen, M., Stein-Hilbers, M.: Phänomenologie und polizeiliche Drogenkontrolle der Drogenabhängigkeit in der Bundesrepublik. BKA-Schriftenreihe. Wiesbaden.
GERDES, K. und WOLFFERSDORF-EHLERS, C. v. (1974): Drogenszene – Suche nach Gegenwart. Stuttgart.
HÄFNER, H. und WELZ, R. (Eds.) (1971): Drogenabhängigkeit und Alkoholismus.
HUNT, L. G. und CHAMBERS, C. D. (1976): Heroin epidemics. New York.
INFAS (1970): infas Report vom 5. 10. 70 Nr. 203/3289 «Tiere quälen frevelhafter als Kinder verprügeln». Bad Godesberg.
INFRATEST (1976): Drogen-Alkohol-Nikotin-Arzneimittel. Wiederholungsuntersuchung 1976. Vervielfältigter Bericht. München.
INFRATEST (1978): Alkoholaffinität. Wiederholung 1977. Tabellenband. München.
INSTITUT FÜR JUGENDFORSCHUNG (1979): Wiederholungsbefragung 1979 zum Thema Drogen. Tabellenband. München.
IRGENS-JENSEN, O. und RUD, M. G. (1979): Changes in the use of drugs, alcohol and tabacco among Norwegian youth year by year from 1968 through 1979. National Institute for Alcohol Research. SIFA mimeograph No. 27, Oslo.
JASINSKY, M. (1973): Rauschmittelkonsum Hamburger Schüler. Berichte und Dokumente aus der Freien Hansestadt Hamburg Nr. 387. November.
JOHNSON, B. D. (1977): The race, class and irreversibility hypotheses: myth and research about heroin. In: Rittenhouse, J. D. (Ed.): The epidemiology of heroin and other narcotics. Washington: 51–57.
KAUPEN, W., VOLKS, H. und WERLE, R. (1980): Compendium of results of a representative survey among the German population on knowledge and opinion of law and legal institutions. Arbeitskreis für Rechtssoziologie. Köln.

KREUZER, A. (1975): Drogen und Delinquenz. Eine jugendkriminologisch-empirische Untersuchung der Erscheinungsformen und Zusammenhänge. Wiesbaden.

KREUZER, A. (1980): Suchtmittel und Delinquenz bei jungen Soldaten. In: Suchtgefahren 26: 49–67.

NIDA (NATIONAL INSTITUTE ON DRUG ABUSE) Marihuana and Health. 6th Report. Rockville. Md. 1977.

PANKOW, J. (1970): Über das psychohygienische Verhalten und gesundheitliche Wissen von höheren Schülern. Med. Dissertation. Kiel.

PETERSON, B. und WETZ, R. (1975): Drogenerfahrung von Schülern. Stuttgart.

REUBAND, K.-H. (1977a): «Drogen», nicht mehr «in», aber noch lange nicht «out». In: Psychologie heute, September: 58–65.

REUBAND, K.-H. (1977 b): The pathological and the subcultural model of drug use. A test of two contrasting explanations. In: Madden, J. S., Walker, R. und Kenyon, W. (Eds.): Alcoholism and Drug Dependence. A multidisciplinary approach. New York: 151–169.

REUBAND, K.-H. (1978): Eine neue Drogengeneration? Zur Analyse sozialen Wandels im Bereich abweichenden Verhaltens. In: Angewandte Sozialforschung, Heft 5/6: 321–327.

REUBAND, K.-H. (1979): Drogengebrauch und soziale Merkmale von Fixern in der Bundesrepublik. In: Neue Praxis 9: 85–108.

REUBAND, K.-H. (1980): Wie man zum Drogenkonsumenten wird. Über den Einfluß motivations- und situationsspezifischer Bedingungen auf den ersten Drogenkonsum. In: Kutsch, Th. und Wiswede, G. (Eds.): Drogenkonsum. Einstieg – Abhängigkeit – Sucht. Königstein: 58–91.

REUBAND, K.-H. (1981): Gesellschaftlicher Wandel und Drogenkonsum. Unveröffentlichtes Manuskript.

SCHWARZ, J. (1972): Feststellungen zum Rauschmittelgebrauch Jugendlicher in Schleswig-Holstein. In: Schäfer, H. (Ed.): Grundlagen der Kriminalistik, Bd. 9: Rauschgiftmißbrauch, Rauschgiftkriminalität. Hamburg: 195–208.

SKARABIS, H. und BECKER, B. M. (1979): Epidemologische Untersuchung zur Schätzung des Umfangs und der Sozialstruktur der Heroinszene in Berlin (West). Zwischenbericht. Vervielfältigter Bericht. Berlin.

WORMSER, R. (1973): Drogenkonsum und soziales Verhalten bei Schülern. München.

WORMSER, R. (1976): Manifester Inhalt und latente Vorurteile der Drogenberichterstattung. Eine Inhaltsanalyse Münchner Tageszeitungen. In: Reuband, K.-H. (Ed.): Rauschmittelkonsum. Soziale Abweichung und institutionelle Reaktion. Wiesbaden: 109–125.

WAL, H. J. van der (1978): Roken, drinken en cannabisgebruik. SWOAD. Amsterdam.

76 McCoy – Handelsartikel Heroin

AUSTRALIAN PARLIAMENT, Senate Standing Committee on Social Welfare (1977): Drug Problems in Australia – An Intoxicated Society? Australian Government Publishing Service. Canberra.

CHENG U WEN (1961): Opium in the Straits Settlements, 1867–1910. In: Journal of Southeast Asian History 2, No. 1 (March).

DRUG ENFORCEMENT. Drug Enforcement Administration, U.S. Department of Justice.

EPSTEIN, E. J. (1977): Agency of Fear: Opiates and Political Power in America. New York.

FAIRBANK, J. K. (1953): Trade and Diplomacy on the China Coast. Cambridge.

FAULKNER, R. J. und FIELD, R. A. (1975): Vanguishing The Dragon: The Law of Drugs in Hong Kong. Centre of Asian Studies. Hong Kong.

HEALY, P. (1978): Patterns of Drug Abuse in Australia: 1970–1977. Health Commission of New South Wales. Sydney.

HSIN-PAO CHANG (1964): Commissioner Lin and the Opium War. Cambridge.
LEAGUE OF NATIONS, Advisory Committee on the Traffic in Opium and Other Dangerous Drugs. Annual Reports on the Traffic in Opium and Other Dangerous Drugs.
MCCOY, A. W. (1972): The Politics of Heroin in Southeast Asia. New York.
MCCOY, A. W. (1980): Drug Traffic: Narcotics and Organized Crime in Australia. Sydney.
MUSTO, D. F. (1973): The American Disease: Origins of Narcotics Control. New Haven.
NEW SOUTH WALES ROYAL COMMISSION INTO DRUG TRAFFICKING (1979): Report. Sydney.
PARLIAMENT OF NEW SOUTH WALES, the Joint Committee Upon Drugs (1978): Progress Report. Sydney.
PEYROUTON, B. M. (1913): Les Monopoles en Indochine. Paris.
THOMPSON, V. (1937): French Indochina. New York.
UNITED NATIONS, Department of Social Affairs (1953): Bulletin on Narcotics 5, No. 2 (April–June).
UNITED NATIONS (1967): Report of the United Nations Survey Team on the Economic and Social Needs of the Opium Producing Areas in Thailand. Bangkok.
U.S.CABINET COMMITTEE ON INTERNATIONAL NARCOTICS CONTROL (1972): World Opium Survey 1972. Washington, D.C.: CCINC.
U.S. HOUSE OF REPRESENTATIVES, 93rd Congress, 1st Session, Committee on Foreign Affairs (1973): The U.S. Heroin Problem and Southeast Asia. Washington, D.C.
U.S. HOUSE OF REPRESENTATIVES, 94th Congress, 1st Session, Committee on International Relations, Subcommittee on Future Foreign Policy Research and Development (1975): The Effectiveness of Turkish Opium Control. Washington, C.C.
U.S. CONGRESS, HOUSE OF REPRESENTATIVES, 94th Congress, 1st Session, Committee on International Relations (1975): The Narcotics Situation in Southeast Asia: The Asian Connection. Washington, D.C.
U.S. HOUSE OF REPRESENTATIVES, 94th Congress, 1st Session, Subcommittee on Future Foreign Policy Research and Development, Committee on International Relations (1975): Proposal to Control Opium From the Golden Triangle and Terminate the Shan Opium Trade. Washington, D.C.
U.S. HOUSE OF REPRESENTATIVES, 94th Congress, 2nd Session, Committee on International Relations (1976): The Shifting Pattern of Narcotics Trafficking: Latin America. Washington, D.C.
U.S. HOUSE OF REPRESENTATIVES, 95th Congress, 1st Session, Select Committee on Narcotics Abuse and Control (1977): Opium Production, Narcotics Financing and Trafficking in Southeast Asia. Washington, D.C.
U.S. HOUSE OF REPRESENTATIVES, 95th Congress, 1st Session, Select Committee on Narcotics Abuse and Control (1978): Southeast Asian Narcotics. Washington, D.C.
U.S. HOUSE OF REPRESENTATIVES, 95th Congress, 2nd Session, Select Committee on Narcotics Abuse and Control (1978): Study Mission on International Narcotics Trafficking and Production. Washington, D.C.
WALEY, A. (1958): The Opium War Through Chinese Eyes. New York.
ZARCO, R. M. (1975): Drugs in School 1974: A Five Philippine City Study. Two Research Monographs on Drug Abuse in the Philippines. Manila.
ZARCO, R. M. (1972): Street Corner Drug Use in Metropolitan Manila: A Comparison of Two Socio-Economic Categories of Illicit Social Drug Users. Manila.

77 Behrends – Tranquilizer

AKTIONSPROGRAMM DER GESUNDHEITSMINISTER (1975): Zur Eindämmung und Verhütung des Alkoholmißbrauchs. Bundeszentrale für gesundheitliche Aufklärung. Köln.

BALTER, M. B. und LEVINE, J. (1971): Character and extent of psychotherapeutic drug usage in USA. In: Excepts medica. Internat. Congress Series, No. 274: 80–88. Psychiatry (Part I). Amsterdam.

BAYERISCHES STAATSMINISTERIUM DES INNEREN UND FÜR ARBEIT UND SOZIALORDNUNG (1978): Alkohol, Drogen, Medikamente, Tabak – Dokumentation über eine Repräsentativerhebung bei Jugendlichen in Bayern 1976. München.

CAMERON, D. C. (1970): Abuse of Alcohol and Drugs – Concepts and Planning. In: WHO Chronicle.

COOPERSTOCK, R. (1973): Social Aspects of the Medical Use of Psychotropic Drugs, Addiction Research Foundation of Ontario. Toronto.

CRONHOLM, B., EKMAN, E. und MARTENS, ST. (1975): Rauschmittel. München.

CUSKEY, E. R. (1972): Self-Destinction, Suicide and Drugs. In: Lettieri, E. (Ed.): Drugs and Suicide. Annual Review of Drug and Alcohol Abuse 2. London.

DHS-INFORMATIONEN (1980): Zahlen zur Gefährdung durch Alkohol, Tabak, Rauschmittel und Medikamente. In: Beratungsstelle gegen die Suchtgefahren 1. Hamm.

DROGENKONFERENZ 8. JANUAR 1980: Protokoll. (Ed.): Landesregierung Nordrhein-Westfalen. Düsseldorf.

DROGEN-REPORT für Nordrhein-Westfalen 1, 81. Düsseldorf 1981.

FRIEDRICH, V., MEHN, A. und ROSENBROK, R. (1977): Neunmal teurer als Gold – Die Arzneimittelversorgung in der BRD. Hamburg.

GLOBETTI, G. (1975): An Appraisal of Drug Education Programs. In: Gibins, J., Israel, Y. und Kaland, H. (Eds.): Alcohol and Drug Problems 2: 93–122. Toronto.

GOLDBERG, M. (1970): Epidemiology of Drug Abuse. In: Tongue, A. und E. (Eds.): Papers presented at the International Institution on the Prevention and Treatment of Drug Dependence. Lausanne.

GUNNE, L. M. (1972): High Dose Amphetamin in Man. In: Papers of 30th Internat. Congress on Alcohol and Drug Dependence, ICAA-Congress-Papers S. Amsterdam.

HERUD, W. F., NICKOLEI, W. und SCHMIDTOBREICK, R. (1975): Erhebung über Gebrauch und Mißbrauch von Schlaf- und Beruhigungsmitteln. In: Suchtgefahren, 21. 2., Neuland Hamburg: 56–61.

JUGENDKRIMINALITÄT UND JUGENDGEFÄHRDUNG im Land Nordrhein-Westfalen (1980): Bericht des Landeskriminalamts Nordrhein 1979. Düsseldorf.

KEUP, W. (1980): Zahlen zur Gefährdung durch Drogen und Medikamente. In: Deutsche Hauptstelle gegen die Suchtgefahren. Infos 1: 11–19. Hamm.

KLEIN, H. (1975): Verkehrsmedizin. In: Mueller, B.: Gerichtliche Medizin, Bd. 1: 642–690. Berlin.

KOMO, E. (1978): Die verordnete Intoxikation. In: Medizin und Recht 4. Stuttgart.

KREITMANN, N. (1980): Die Epidemiologie von Suizid und Parasuizid. In: Nervenarzt 51: 131–138.

KREUZER, A. (1979): Das Drogenproblem und Grundstrategien einer Drogenpolitik. In: Suchtgefahren 25. 3.: 97 ff. Neuland Hamburg.

LANDE, A. (1970): Principles of Effective Drug Abuse Control. In: Tongue, A. und E. (Eds.): ICAA- Congress-Papers. Lausanne.

LEVITT, A. R. (1975): «Psychopharmacology»/Benzodiazepine compounds: 141–144. London.

MEYER, E. J. (1981): Suchtprobleme. In: Deutsches Ärzteblatt 3: 75–78. Köln.

NN (1970): Drug Dependence. Some Research Issues. In: ICAA-Papers presented at the International Institution on the Prevention and Treatment of Drug Dependence. Lausanne.

NN (1974): Chlordiazepoxide and Diazepam Prices. In: Lancet 1: 876. London.

NN (1977): DAWN-Statistical Limmary – June 1976: (Ed.): Natinal Institution of Drug-Abuse. Washington 1977.

Renfordt, E. und Wirtz, W. (1980): Mißbrauch von den norpseudoephedrinhaltigen Appetitzüglern. In: Nervenarzt 51: 691–693.

Schicke, R. K. (1976): Sozialpharmakologie. Stuttgart.

Steinbrecher, W. (1975): Die klinischen Gesamtsyndrome bei Mißbrauch und Sucht unter besonderer Berücksichtigung intern.-neurol. Befunde. In: Steinbrecher, W. und Solms, H. (Eds.): Sucht und Mißbrauch. Stuttgart.

Tongue, A. (1974): The Law as a Narcotic Control Agent, Proceedings of Interant. Conference on Prevention of Addictions. 169–172. Nassau.

Waldmann, H. und Zander, W. (1973): Zur Therapie der Drogenabhängigkeit. Göttingen.

Wartburg, W. P. von (1974): Drogenmißbrauch und Gesetzgeber. Basel.

Weise, C. E. und Price, S. F. (1975): The Benzodiazepines – Pattern of Use. In: Bibliographic Series 9. Addiction-Research-Foundation of Ontario.

78 Kandel – Drogengebrauch Jugendlicher

Goldstein, J. W., Gleason, T. C. und Korn, J. H. (1975): Whither the Epidemic? Psychoactive drug-use career patterns of college students. In: Journal of Applied Social Psychology 5: 16–33.

Goode, E. (1972): Drugs in American Society. New York.

Goode, E. (1974): Marihuana use and the progression to dangerous drugs. In: Miller, L. L. (Ed.): Marihuana: Effects on Human Behavior. New York: 303–338.

Jessop, K., Kandel, D., Elinson, J., Josephson, E. und Zanes, A. (1977): Comparative analyses of stages of drug use in different ethnic groups: Center Cross Study II (National Teenage Drug Study and New York State Sample). New York: Columbia University, Center for Socio-Cultural Research on Drug Use.

Jessop, D., Kandel, D. und Lukoff, I. (1976): Comparative analyses of stages of drug use in different ethnic groups: Center Cross-Study I (Bedford Stuyvesant and New York State). New York: Columbia University, Center for Socio-Cultural Research on Drug Use.

Kandel, D. (1975): Stages in adolescent involvement in drug use. In: Science 190: 912–914.

Kandel, D. und Faust, R. (1975): Sequence and stages in patterns of adolescent drug use. In: Archives of General Psychiatry 32: 923–932.

Kandel, D., Kessler, R. und Margulies, R. (1978): Antecedents of adolescent initiation into stages of drug use: A developmental analysis. In: Journal of Youth and Adolescence 7: 13–40; and Chapter 3 in Kandel, D.B. (Ed.): Longitudinal Research on Drug Use: Empirical Findings and Methodological Issues. Washington, D.C.

Kohlberg, L. (1973): Continuities in childhood and adult moral development revisited. In: Baltes, P. und Schaie, K. W. (Eds.): Life-Span Developmental Psychology. New York.

Loiselle, P. und Whitehead, P. C. (1971): Scaling drug use: An examination of the popular wisdom. In: Canadian Journal of Behavioral Science 3: 347–356.

O'Donnell, J. A. und Clayton, R. C. (1978): The stepping-stone hypothesis – marihuana, heroin and causality. Paper presented at the Meetings of the American Sociological Association. San Francisco.

Phillips, D. C. und Kelly, M. E. (1975): Hierarchical theories of development in education and psychology. In: Harvard Educational Review 45: 351–375.

Piaget, J. (1954): The Construction of Reality in the Child. New York.

SINGLE, E., KANDEL, D. und FAUST, R. (1974): Patterns of multiple drug use in high school. In: Journal of Health and Social Behavior 15: 344–357.
SINNETT, E., WAMPLER, K. S. und HARVEY, W. M. (1972): Consistency of patterns of drug use. In: Psychological Reports 31: 143–152.
WHITEHEAD, P. C. und CABRAL, R. M. (1975–76): Scaling the sequence of drug using behaviours: A test of the stepping-stone hypothesis. In: Drug Forum 5: 45–54.
WOHLWILL, J. F. (1973): The Study of Behavioral Development. New York.

79 Hofmann – LSD

HOFMANN, A. (1979): LSD – Mein Sorgenkind. Stuttgart.
HOFMANN, A. und TSCHERTER, H. (1960): Isolierung von Lysergsäure-Alkaloiden aus der mexikanischen Zauberdroge Ololiuqui (Rivea corymbosa [L.] Hall. f.). In: Experientia XVI(9): 414.
HOFMANN, A. (1961): Die Wirkstoffe der mexikanischen Zauberdroge «Ololiuqui». In: Planta Medica 9: 354.
HOFMANN, A., HEIM, R., BRACK, A., KOBEL, H., FREY, A., OTT, A., PETRZILKA, Th. und TROXLER, F. (1959): Psilocybin und Psilocin, zwei psychotrope Wirkstoffe aus mexikanischen Rauschpilzen. In: Helvetica Chimica Acta 42: 1557.

80 Leuner – Tiefenpsychologie

ABRAMSON, H. A. (Ed.) (1967): The use of LSD in psychotherapy and alcoholism. Indianapolis.
ARENDSEN, H. G. W. (1963a): Psychotherapeutische Möglichkeiten zur Überwindung einer Behandlungsresistenz unter Berücksichtigung der psycholytischen Methode. In: Z. Psychotherap. Med. Psychol. 13: 81.
CALDWELL, W. V. (1968): LSD Psychotherapy. New York.
GRINSPOON, L. und BAKALAR, J. B. (1979): Psychedelic drugs reconsidered. New York.
GROF, St. (1978): Topographie des Unbewußten – LSD im Dienst der tiefenpsychologischen Forschung. Stuttgart.
LEUNER, H. (1962): Die experimentelle Psychose (Springer Monographien 95). Berlin.
LEUNER, H. (1966): Psychotherapie mit Hilfe von Halluzinogenen. In: Arzneimittelforsch. 16: 256.
MARTIN, J. A. (1957/58): LSD (lysergic acid diethylamide) treatment of chronic psychoneurotic patients under dayhospital conditions. In: Int. J. soc. Psychiat. 3: 188.
MARTIN, J. A. (1962): The treatment of twelve male homosexuals with LSD (followed by a detailed account of one of them who was a psychopathic personality). In: Acta psychother. 10: 394.
MARTIN, J. A. (1967): LSD analysis. In: Abramson, A. (Ed.): The use of LSD on psychotherapy and alcoholism. Indianapolis.
MARX, H.: Zur Klinik des Haschischrauches III. Stoffwechselstörungen. In: Nervenarzt 5: 346.
MASCHER, E. (1967): Psycholytic therapy: statistics and indications. In: Brill, H., Cole, J. O., Hippius, H., Bradley, P. B.: Neuro-Psychopharmacology. In: Excerpta Medica Foundation. Amsterdam.
NARANJO, C. (1979): Die Reise zum Ich. Psychotherapie mit heilenden Drogen. Frankfurt/M.
NEWLAND, C. A. (1964): Abenteuer im Unbewußten. München.
SANDISON, R. A., WHITELAW, J. D. A. (1957): Further studies in the therapeutic value of LSD in mental illness. In: J. nerv. ment. Sci. 103: 332.

SCHLEMMER, I. (Ed.) (1980): Glauben als Bedürfnis. Berlin.
SERVADIO, E. (1973): Der Gebrauch von LSD in der psychoanalytischen Behandlung eines Falles von Angsthysterie. In: Z. Psychosom. Med. Psychoanal. 19: 77.
WHITAKER, L. H. (1964): Lysergic acid diethylamide in psychotherapy, Part I: Clinical aspects. Part II: Results. In: Med. J. Austr. 51/I: 36.

81 Johnson – Opiumpolitik

AUSTIN, G. (1978): Perspectives on the History of Psychoactive Substance Use. Rockville. Md: National Institute on Drug Abuse (a superior document containing a detailed chronology of events as well as extensive bibliographies and quotes from leading historians about the history of different drugs in major societies around the world).
BERRIDGE, V. (1980): The Making of the Rolleston Report. In: Journal of Drug Issues 10(1): 7–28.
FAIRBANKS, J. K. (1953): Trade and Diplomacy on the China Coast.
JOHNSON, B. D. (1975): Righteousness Before Revenue: The Forgotten Moral Crusade Against the Indo-Chinese Opium Trade. In: Journal of Drug Issues 5(4): 304–326.
JOHNSON, B. D. (1976): The Social Functioning of Opiate Maintenance Clinics in London and New York City. In: British Journal of Addiction 71: 175–182.
JUDSON, H. F. (1973): Heroin in Britain. New York Harcourt.
LINDESMITH, A. R. (1965): The Addict and the Law. Bloomington, Indiana.
MORSE, H. B. (1910–18): International Relations of the Chinese Empire.
MUSTO, D. (1974): American Disease. New Haven.
TAYLOR, A. H. (1969): American Diplomacy and The Narcotics Traffic, 1900–1939. Durham, N.C.

82 Huber – Drogengesetzgebung GB

ADVISORY COUNCIL on the Misuse of Drugs (1979): Report on a Review of the Classification of Controlle Drugs and of Penalties. London.
BEAN, PH. (1974): The Social Control of Drugs. London.
CANNABIS (1969): Report by the Advisory Committee on Drug Dependence. London.
CANNABIS (1979): In: Logan, F. (Ed.): Option for Control. London.
DEPARTMENTAL COMMITTEE (1926): Report on Morphine and Heroin Addiction. London (Rolleston Report).
DRUG ADDICTION (1961): Report of the Interdepartmental Committee. London (1. Brain Report).
DRUG ADDICTION (1965): The Second Report of the Interdepartmental Committee. London (2. Brain Report).
EDWARDS, G. (1978): Some Years on Evolutions in the «British» System. In: West, D. J. (Ed.): Problems of Drug Abuse in Britain. Cambridge.
EXPENDITURE COMMITTEE 15th Report (1979): The Reduction of Pressure on the Prison System. London.
FARRIER, D. (1980): Drugs and Intoxication. London.
HOME OFFICE (1980): Statistical Bulletin No. 6 u. 11. Home Office (1977): Prisons and the Prisoner. London.
LYDIATE, P. H. W. (1977): The Law Relating to the Misuse of Drugs. London.
PATON, W. D. M. (1978): Cannabis and related drugs: the significance of medical and experimental work for the formulation of social policy. In: West, D. I. (Ed.): Problems of Drug Abuse in Britain. Cambridge.

TEFF, H. (1975): Drugs, society and the law. Farnborough.
WEST, D. I. (Ed.) (1978): Problems of Drug Abuse in Britain. Cambridge.
YABLONSKI, L. (1967): Synanon: The Tunnel Back. New York.

83 Kreuzer – Drogengesetzgebung BRD

ARBEITSKREIS JUNGER KRIMINOLOGEN (1980): Kriminologisches Journal Heft 1 (mit Beiträgen von Kappel, Scheerer, Quensel, Stein-Hilbers u. a. sowie einer Resolution zur Drogengesetzgebung). München.
ERBS, G. und KOHLHAAS, M. (Eds.) (1971 ff.): Strafrechtliche Nebengesetze. Loseblattsammlung. München.
FEUERLEIN, W. (Ed.) (1980): Cannabis heute, Bestandsaufnahme zum Haschischproblem (mit Beiträgen von Glatt, Kolb, Rebscher u. a.). Wiesbaden.
GEBHARDT, C. (1980): Methadon-Erhaltungsprogramm. Technokratischer Reformoptimismus als Antwort auf ein gesellschaftliches Krisenphänomen. In: Neue Praxis: 240 ff.
HÜGEL, H. und JUNGE, W. K. (1977 ff.): Deutsches Betäubungsmittelrecht, 5. Auflage, Loseblattsammlung. Stuttgart.
JOACHIMSKI, J. (1978): Betäubungsmittelrecht, 2. Auflage. Stuttgart.
KÖRNER, H. (1980): Bekämpfung von Drogensucht und internationalem Drogenhandel. In: Zeitschrift für Rechtspolitik: 57 ff.
KREUZER, A. (1975): Drogen und Delinquenz. Wiesbaden.
KREUZER, A. (1975): Reform des Drogenstrafrechts. In: Zeitschrift für Rechtspolitik 8: 206 ff.
KREUZER, A. (1978): Beschluß des Bundesverfassungsgerichts über die Beschlagnahme von Klientenakten einer Suchtberatungsstelle mit Anmerkungen und einer Stellungnahme. In: Suchtgefahren: 84 ff.
KREUZER, A. (1979): Das Drogenproblem und Grundstrategien einer Drogenpolitik. In: Suchtgefahren: 97 ff.
KREUZER, A. (1980): Jugend-Rauschdrogen-Kriminalität. 2. Auflage. Wiesbaden.
KREUZER, A., GEBHARDT, C., MAASSEN, M. und STEIN-HILBERS, M. (1981): Drogenabhängigkeit und polizeiliche Kontrolle. Wiesbaden (im Druck).
LUDWIG-BOLTZMANN-INSTITUT FÜR KRIMINALSOZIOLOGIE (Ed.) (1980): Kriminalsoziologische Bibliographie, Heft 26–27. Cannabis-Prohibition und Legalisierung (mit Beiträgen von Eisenbach-Stangl, Pilgram, Burian u. a.). Wien.
LUDWIG-BOLTZMANN-INSTITUT FÜR SUCHTFORSCHUNG, Anton-Proksch-Institut (Ed.) (1980): Wiener Zeitschrift für Suchtforschung. Hefte 2 und 3 (mit Beiträgen von Pernhaupt, Ranefeld u. a.). Wien.
MADER, R. und STROTZKA, H. (Eds.) (1980): Drogenpolitik zwischen Therapie und Strafe (mit Beiträgen von Burian, Eisenbach-Stangl, Pilgram, Scheerer, Springer u. a.). Wien.
MADER, R. und EISENBACH-STANGL, I. (Eds.) (1981): Medizinische und sozialwissenschaftliche Aspekte des Cannabiskonsums (mit Beiträgen von Eisenbach-Stangl, Halbach, Hulsman, Kreuzer, Quensel, Springer u. a.). Wien (im Druck).
PFEIL, D., HEMPEL, L. und SCHIEDERMAIER, R. (laufend): Betäubungsmittelrecht. Loseblattsammlung. Frankfurt/M.
POLIZEI-FÜHRUNGSAKADEMIE (Ed.) (1980): Bekämpfung des Drogenmißbrauchs. Schlußbericht über die Arbeitstagung (mit Beiträgen von Kleiner, Kreuzer, Mellenthin, Thamm u. a.). Hiltrup.
WARTBURG, W. P. VON (1974): Drogenmißbrauch und Gesetzgeber. Basel.

ALBRECHT, H.-J. (1980): Die generalpräventive Effizienz von strafrechtlichen Sanktionen. In: Empirische Kriminologie. Hrsg. von der Forschungsgruppe Kriminologie. Freiburg: 305–327.

ANDERSON, L. S., CHIRICOS, T. G. und WALDO, G. P. (1977): Formal and Informal Sanctions: A Comparison of Deterrent Effects. In: Social Problems 25: 103–114.

BATAWIA, S. u. a. (1978): Zagadnienia nieprzystosowania spotecznego i przestepczości w Polsce (Probleme sozialabweichenden Verhaltens und der Kriminalität in Polen). Warschau (mit englischem Summary: 473 ff.).

BAXTER, R. und NUTALL, C. (1978): Severe Sentences: No Deterrent to Crime? In: Baldwin, I. und Bottomley, A. K. (Eds.): Criminal Justice – Selected Readings. London: 221–227.

BODGAN, M. und FALK, P. (1977): Reflections on some International and Swedish Legal Rules Relating to Drug Offences. In: Bulletin on Narcotics XXIX(3): 1–20.

BUNCHER, J. F. (1978): Crime and Punishment in America. New York.

DIETZE, L. (1972): Antidrogengesetz und Drogenprobleme. Eine kritische Würdigung der Novelle des Betäubungsmittelgesetzes und ihre wissenschaftlichen Grundlagen. GA: 129–162.

DÜNKEL, F. (1980): Legalbewährung nach sozialtherapeutischer Behandlung. Eine empirische vergleichende Untersuchung anhand der Strafregisterauszüge von 1503 in den Jahren 1971–1974 entlassenen Strafgefangenen in Berlin-Tegel. Berlin.

DÜNKEL, F. (1982): Strafrechtliche und kriminologische Aspekte der Drogendelinquenz. In: Kury, H. (Ed.): Ursachen und Behandlungsmöglichkeiten bei Drogenabhängigen. Köln 1982 (im Druck).

DÜNKEL, F. (1981): Prognostische Kriterien zur Abschätzung des Erfolgs von Behandlungsmaßnahmen im Strafvollzug sowie für die Entscheidung über die bedingte Entlassung. MschrKrim 64: 279–295.

EISENBACH-STANGL, J. und PILGRAM, A. (1980): Legalize it!? In: Kriminalsoziologische Bibliographie 7, Heft 26/27: 1–18.

ELLINGER, H. (1974): Betäubungsmittel und Strafbarkeit. Wiesbaden.

ERICKSON, P. (1976): Deterrence and Deviance: The Example of Cannabis Prohibition. In: Journal of Criminal Law and Criminology 67: 222–232.

HANAUSEK, T. und HANAUSEK, W. (1976): Narkomania. Studium kriminologicznokryminalistyzne. Warschau.

KAISER, G. (1979): Kriminologie. Eine Einführung in die Grundlagen. Karlsruhe.

KAISER, G. (1979a): Was wissen wir von der Strafe? Zu den Aufgaben, Problemen und Grenzen pönologischer Forschung heute. In: Kaufmann, A. et al. (Eds.): Festschrift für Paul Bockelmann zum 70. Geburtstag. München: 923–942.

KAISER, G. (1980): Kriminologie. Ein Lehrbuch. Heidelberg.

KAPPEL, S. und SCHERER, S. (1980): Das Fiasko der deutschen Drogenpolitik. In: KrimJ 12: 46–58.

KINDERMANN, W. (1979): Behandlung Drogenabhängiger im Justizvollzug. In: MschrKrim 62: 218–227.

KREUZER, A. (1975): Drogen und Delinquenz. Wiesbaden.

KREUZER, A. (1975a): Reform des Drogenstrafrechts. Kritik des Novellierungsantrags zum Betäubungsmittelgesetz. In: ZRP 8: 206–209.

KREUZER, A. (1978): Jugend-Rauschdrogen-Kriminalität. Wiesbaden.

LEUKAUF, O. und STEININGER, H. (1975): Strafrechtliche Nebengesetze mit erläuternden Anmerkungen und Entscheidungen. Eisenstadt.

MAREK, A. und REDO, S. (1978): Drug Abuse in Poland. In: Bulletin on Narcotics XXX(1): 43–53.

MUELLER, G. O. W. (1972): Rauschgift, Strafrecht und Forensische Medizin. In: Lüttger, H. (Ed.): Festschrift für E. Heinitz zum 70. Geburtstag. Berlin: 625–637.

NATIONAL ORGANIZATION FOR THE REFORM OF MARIJUANA LAWS (NORML) (1978): The Marijuana Issue. Washington. Deutsche Übersetzung in: Kriminalsoziologische Bibliographie Heft 26/27: 19–37 (1980).

NEUDEK, K. (1970): Rauschgiftkriminalität in den USA. In: Krim 24: 142–145.

NEUDEK, K. (1970 a): Die Rauschgift-Gesetzgebung Großbritanniens – Vorbild für die BRD? In: Krim 24: 481–482.

NOLL, A. (1977): Drug Abuse and Penal Provisions of the International Drug Control Treaties. In: Bulletin on Narcotics XXIX(4): 41–57.

REHN, G. (1979): Behandlung im Strafvollzug. Ergebnisse einer vergleichenden Untersuchung der Rückfallquote bei entlassenen Strafgefangenen. Weinheim, Basel.

SAGEL-GRANDE, J. (1978): Die Neufassung des Opiumgesetzes in den Niederlanden – unter Berücksichtigung der Neufassung des Betäubungsmittelgesetzes in der Bundesrepublik Deutschland – In: ZStW 90: 286–308.

SCHMITT, R. (1972): Strafrechtlicher Schutz des Opfers vor sich selbst? Gleichzeitig ein Beitrag zur Reform des Opiumgesetzes. In: Schroeder, F.-C. und Zipf, H. (Eds.): Festschrift für R. Maurach zum 70. Geburtstag. Karlsruhe: 113–126.

SCHROEDER, F.-C. (1973): Rauschgift, Bekämpfung des Drogenmißbrauchs. Aktuelle Dokumente. Berlin.

SMART, G. (1976): Effects of Legal Restraint on the Use of Drugs: A Review of Empirical Studies. In: Bulletin on Narcotics XXVIII: 56–65.

STIKSRUD, H. A. (1974): Probleme der Therapie Drogenabhängiger im Straf-/Behandlungsvollzug. In: KrimJ 6: 261–276.

SCHWARTZ, B. (1968): The Effect in Philadelphia of Pennsylvania's Increased Penalties for Rape and Attempted Rape. In: Journal of Criminal Law. Criminology and Police Science 59: 509–515.

STOOS, H.-U. (1977): Drogenprävention. Der strafrechtliche Beitrag. Jur. Diss. Zürich.

WALDMANN, H., BOEHM, R. und MROCZKOWSKI, M. (1971): Rückschrittliche Reform. In: JZ 26: 612–615.

WALDO, G. P. und CHIRICOS, T. G. (1972): Perceived Penal Sanction and Self-reported Criminality: A Neglected Approach to Deterrence Research. In: Social Problems 19: 522–540.

ZIMRING, F. E. (1977): Punishment and Deterrence. Bad Checks in Nebraska – A Study in Complex Threats. In: Greenberg, D. F. (Ed.): Corrections and Punishment. Beverly Hills: 173–189.

85 Kindermann – TUdrop-Projekt

ALGEIER, R. (1980): Psychosoziale Prozesse bei der Überwindung der Drogenbindung. In: Therapiewoche 30: 1194–1205.

BECKER, B. und SKARABIS, H. (1979): Epidemiologische Untersuchung zur Schätzung des Umfangs und der Sozialstruktur der Heroinszene in Berlin-West. Zwischenbericht 1979 im Auftrage des Senators für Familie, Jugend und Sport.

BILD DER WISSENSCHAFT (1980): Heroin. Teil I und II, Heft 10 u. 11.

BRANDSTÄTTER, J., REINERT, G. und SCHNEEWIND, K. A. (1979): Pädagogische Psychologie: Probleme und Perspektiven. Stuttgart.

BRÖMER, H., EYFERTH, K., KINDERMANN, W. und SILBEREISEN, R. K. (1979): Heroinabhängigkeit unbetreuter Jugendlicher. Forschungsplan. TU Berlin.

BSCHOR, F. (1978): Erste Erfahrungen mit der beruflichen Eingliederung junger Drogenabhängiger nach Überwindung der Drogenbindung. Referat.
CAPLAN, G. (1964): Principles of preventive psychiatry. New York.
HAAN, N. (1977): Coping and Defending. New York.
IRWIN, J. (1977): Scene. London.
KINDERMANN, W. (1980): Drogen in der Gesellschaft – Drogenabhängige im Gefängnis? Caritas.
KINDERMANN, W.: Kritische Lebenssituation und Drogenkonsum: Weiche Drogen in der Subkultur des Gefängnisses. Cannabis-Tagung. Nürnberg.
KINDERMANN, W. und SCHNEIDER, W.: Auf der Suche nach neuen Wegen in der Drogenarbeit. Im Druck. TUdrop M 3/2.
KINDERMANN, W., ZIMMERHÄKEL, I., BÜRCKEL, D. und NATHER, K. (1979): Analyse der Situation inhaftierter Frauen. TUdrop M 2/1. Institut für Psychologie. TU Berlin.
OERTER, R. (Ed.) (1978): Entwicklung als lebenslanger Prozeß. Hamburg.
PROJEKTGRUPPE TUdrop (1982): Heroinabhängigkeit Jugendlicher. Weinheim, im Druck.
SCHLENDER, J. V. und KAPLAN, C. D. (1980): Die veränderte Heroinszene: Wissenschaftliches Konzept und resultierende politische Konsequenzen. In: Kriminologisches Journal: 35–46.
SCHÖNHÖFER, P. S. (1980): Pharmakodynamische Faktoren bei der Entwicklung von Drogenabhängigkeit. In: Therapiewoche 30: 1167–1176.
SCHULTZE, N. (1980): Heroinsucht – ein Abwehrmechanismus? Forum Kritische Psychologie 6. AS49. Berlin.
SCHWARTZ, S. H. und HOWARD, J. A. (1980): Internalized Values as Motivators of Altruism. Warschau.
SIEGERT, M. TH. (1979): Adoleszenzkrise und Familienumwelt. Prozesse der Identitätsstörung bei opiatsüchtigen Jugendlichen. Frankfurt/M.
SILBEREISEN, R. K. & EYFERTH, K. (1981): Jugendentwicklung und Drogen. Eine prospektive Längsschnittszudie an einer Normalpopulation. Antrag an die Deutsche Forschungsgemeinschaft. Berlin.
TROSCHEIT, P. (1978): Perspektiven und Grenzen der Jugendberatung. Berlin.

86 Berger – Fixer

BERGER, H. (1976): Differentielle Karrieremuster bei jugendlichen Drogenkonsumenten. Diss. Köln.
BERGER, H., REUBAND, K. H. und WIDLITZEK, U. (1980): Wege in die Heroinabhängigkeit. München.
BLUM, R. H., et al. (1973): Drug Dealers – Taking Action. San Francisco.
BLUMENBERG, H. H. (1976): British Users of Opiate-type Drugs: A Follow-Up. In: British Journal of the Addictions 71.
GERDES, K., und WOLFFERSDORFF-EHLERT, C. von (1974): Drogenszene, Suche nach Gegenwart. Stuttgart.
JOITE, E. (1971): Fixen, Opium fürs Volk. Berlin.
KREUZER, A. (1975): Drogen und Delinquenz. Wiesbaden.
PREBLE, E. und CASEY, J. J. (1969): Taking Care of Business – The Heroin User's Life and the Street. In: International Journal of the Addictions 1 (4).
SCHEERER, S. (1980): Therapie als Strafe, Therapie als Kontrolle. In: Sozialmagazin 5 (7/8).
SCHLENDER, J. U. und KAPLAN, C. D. (1980): Die veränderte Heroin-Szene: Wissenschaftliches Konzept und resultierende politische Konsequenzen. In: Kriminologisches Journal 12 (1).

87 Harding – Kontrollierter Heroingenuß

ABELSON, H. I. und FISHBURN, P. M. (1976): Nonmedical Use of Psychoaktive Substances: 1975/6 Nationwide Study among Youth and Adults. Princeton, New Jersey: Response Analysis Corporation.

BECKER, H. S. (1967): History, Culture and Subjective Experience: An Exploration of the Social Bases of Drug-induced Experiences. In: Journal of Health and Social Behavior 8: 163–176.

BUNCE, R. (1979): Social and Political Sources of Drug Effects: The Case of Bad Trips on Psyche-delics. In: Journal of Drug Issues 9: 213–233.

CISIN, I., MILLER, J. und HARRELL, A. (1977): Highlights from the National Survey on Drug Abuse: 1971 Rockville, Maryland: National Institute on Drug Abuse.

CLAUSEN, J. A. (1968): Drug Addiction: Social Aspects. In: International Encyclopaedia of the Social Sciences 4: 298–304. New York.

GOODE, E. (1969): Multiple Drug Use among Marihuana Smokers. In: Social Problems 17: 48–64.

GOODE, E. (1972): Drugs in American Society. New York.

GRAEVEN, D. B. und JONES, A. (1976): Addicts and Experimenters: Dynamics of Involvement in an Adolescent Heroin Epidemic. Hayward, California: Unpublished manuscript.

GREENE, M., NIGHTINGALE, S. und DUPONT, R. (1975): Evolving Patterns of Drug Abuse. In: Annals of Internal Medicine 83: 402–411.

GUSFIELD, J. R. (1975): The (F)Utility of Knowledge?: The Relation of Social Science to Public Policy toward Drugs. In: Annals of the American Academy of Political and Social Science 417: 1–15.

HARDING, W. M. und ZINBERG, N. E. (1977): The Effectiveness of the Subculture in Developing Rituals and Social Sanctions for Controlled Use. In: du Toit, B. M. (Ed.): Drugs, Rituals and Altered States of Consciousness. Rotterdam: 111–133.

HARDING, W. M., STELMACK, S. M. und BARRETT, J. E. (1979): Occasional Opiate Use as an Alternative Treatment Goal. Paper presented at meetings of the American Psychological Association. September 6. New York.

HARDING, W. M., ZINBERG, N. E., STELMACK, S. M. und BARRY, M. (1980): Formerly-Addicted-Now-Controlled Opiate Users. In: The International Journal of the Addictions 15: 47–60.

JAFFE, J. H. (1975): Drug Addiction and Drug Abuse. In: Goodman, L. S. und Gilman, A. (Eds.): The Pharmacological Basis of Therapeutics. New York: 284–324.

JACOBSON, R. und ZINBERG, N. E. (1975): The Social Basis of Drug Abuse Prevention. Drug Abuse Council Publication No. SS-5. Washington, D. C.: The Drug Abuse Council, Inc.

JOHNSON, B. D. (1977): Once an Addict, Seldom an Addict. Paper presented at the National Drug Abuse Conference, San Francisco, California, May 6.

JOHNSTON, L. D., BACHMAN, J. G. und O'MALLEY, P. M. (1977): Drug Use Among American High School Students, 1975–1977. Rockville, Maryland: National Institute on Drug Abuse.

JOHNSTON, L. D., BACHMAN, J. G., und O'MALLEY, P. M. (1979): 1979 Highlights. Drugs and the Nation's High School Students. Five-year National Trends. Rockville, Maryland: National Institute on Drug Abuse.

KRAMER, J. C. (1976): From Demon to Ally – How Mythology has, and may yet, alter National Drug Policy. In: Journal of Drug Issues 6: 390–406.

LUKOFF, I. F. (1977): Consequences of Use: Heroin and Other Narcotics. In: Rittenhouse, J. D. (Ed.): The Epidemiology of Heroin and Other Narcotics: Research Monograph No. 16. Rockville, Maryland: National Institute of Drug Abuse.

MacAndrew, C. und Edgerton, R. B. (1969): Drunken Comportment: A Social Explanation. Chicago, Illinois.

Maloff, D., Becker, H. S., Fonaroff, A. und Rodin, J. (1969): Informal Social Controls and their Influence on Substance Use. In: Journal of Drug Issues 9: 161–184.

National Commission on Marijuana and Drug Abuse (1973): Drug Use in America: Problem in Perspective. Washington, D. C.

O'Donnell, J. S., Voss, H. L., Clayton, R. R., Slaten, G. T. und Room, R. (1976): Young Men and Drugs – A Nationwide Survey. Research Monograph No. 5. Rockville, Maryland: National Institute on Drug Abuse.

Rittenhouse, J. D. (1977): Selected Themes of the Discussion. In: Rittenhouse, J. D. (Ed.): The Epidemiology of Heroin and Other Narcotics. Research Monograph No. 16. Rockville, Maryland: National Institute on Drug Abuse.

Robins, L. N. (1976): Veterans' Drug Use Three Years After Vietnam. Rockville, Maryland: National Institute on Drug Abuse. Unpublished report.

Robins, L. N. (1979): Addict Careers. In: Dupont, R., Goldstein, A. und O'Donnell, J. (Eds.) In: Handbook on Drug Abuse. Washington, D. C.: 325–336.

Robins, L. N., Helzer, J. E. und Davis, D. H. (1975): Narcotic Use in Southeast Asia and Afterward. In: Archives of General Psychiatry 32: 955–961.

Robins, L. N., Helzer, J. E., Hesselbrock, M. und Wish, E. (1977): Vietnam Veterans Three Years after Vietnam: How our Study Changed our View of Heroin. Proceedings of the Thirty-ninth Annual Scientific Meeting, Commitee on Problems of Drug Dependence. Boston, Massachusetts.

Shaffer, H. und Gambino, B. (1979): Addiction Paradigms II: Theory, Research and Practice. In: Journal of Psychedelic Drugs 2: 299–304.

Smith, D. E. und Gay, G. R. (Eds.) (1972): It's So Good Don't Even Try It Once: Heroin in Perspective. Englewood Cliffs, New Jersey.

Szasz, T. (1975): Ceremonial Chemistry: The Ritual Persecution of Drugs, Addicts and Pushers. Garden City, New York.

Zinberg, N. E., Jacobson, R. C. und Harding, W. M. (1975): Social Sanctions and Rituals as a Basis of Drug Abuse Prevention. In: American Journal of Drug and Alcohol Abuse 2: 165–182.

Zinberg, N. E. (1976): Observations on the Phenomenology of Consciousness Change. In: Journal of Psychedelic Drugs 8: 59–76.

Zinberg, N. E. und Jacobson, R. C. (1976): The Natural History of Chipping. In: American Journal of Psychiatry 133: 37–40.

Zinberg, N. E., Harding, W. M. und Winkeller, M. (1977): A Study of Social Regulatory Mechanisms in Controlled Illicit Drug Users. In: Journal of Drug Issues 7: 117–133.

Zinberg, N. E., Harding, W. M., Stelmack, M. und Marblestone, R. A. (1978): Patterns of Heroin Use. In: Annals of the New York Academy of Sciences 311: 10–24.

Zinberg, N. E., Harding, W. M. und Apsler, R. (1978): What is Drug Abuse? In: Journal of Drug Issues 8: 9–35.

Young, J. (1971): The Drugtakers: Social Meaning of Drug Use. London.

88 Bühringer – Therapie bei Drogenabhängigen

Bauerle, D., König, H. und Pedina, H. (1979): Praxis der Drogenberatung. Stuttgart.

Bschorr, F. (1979): Langzeitstudien an Drogenabhängigen. In: Diskussionsberichte Drogen, Heft 1. Universität Berlin.

Bühringer, G. (1978): Psychosoziales Anschlußprogramm. Beschreibung des Modells und erste Ergebnisse. Forschungsberichte der Projektgruppe Rauschmittelabhängigkeit, Bd. 25. München.

BÜHRINGER, G. (1981): Planung, Steuerung und Bewertung von Therapieeinrichtungen für junge Drogen- und Alkoholabhängige. München.

BÜHRINGER, G., HACHMANN, E., KLETT, G., KRAUTHAN, G., HANEL, E., JAUSS, D. und SPIES, G. (1981): Zwischenbilanz des Psychosozialen Anschlußprogramms. Forschungsberichte der Projektgruppe Rauschmittelabhängigkeit, Bd. 40. München.

BÜHRINGER, G. und DE JONG, R. (1980): Manual für die stationäre Behandlung (Entwöhnung) von Drogenabhängigen. In: Kraemer, S. und de Jong, R. (Eds.): Therapiemanual für ein verhaltenstherapeutisches Stufenprogramm zur stationären Behandlung von Drogenabhängigen. 97–207. München.

BÜHRINGER, G., DE JONG, R., KALINER, B., KRAEMER, S., FERSTL, R. und FELDHEGE, F.-J. (1978): Beschreibung eines stationären verhaltenstherapeutischen Programms zur Behandlung jugendlicher Drogenabhängiger. In: De Jong, R. und Bühringer, G. (Eds.): Ein verhaltenstherapeutisches Stufenprogramm zur stationären Behandlung von Drogenabhängigen. 9–104. München.

DAUNDERER, M., KERSCHER, M. und BÜHRINGER, G. (1974): Entgiftung jugendlicher Drogenabhängiger in einem Allgemeinkrankenhaus. In: Med. Klinik 69: 1329–1332.

DITTRICH, J., GNERLICH, F., HÜNNEKENS, H., ROMETSCH, W. und THOMAS, B. (1976): Erfolg und Mißerfolg bei der stationären Behandlung von Drogenabhängigen. In: Suchtgefahren 4: 121–140.

DROGENBERATUNG WO? (1978): Bundesministerium für Jugend, Familie und Gesundheit. Bonn.

FELDHEGE, F.-J., KRAUTHAN, G., SCHULZE, B., SCHNEIDER, R. und VOLLMER, H. (1977): Ein ambulantes Breitbandprogramm zur Behandlung jugendlicher Drogenabhängiger. In: Wiener Zeitschrift für Suchtforschung 1(2): 15–32 und 1(3): 3–14.

FELDHEGE, F.-J. (1980): Selbstkontrolle bei rauschmittelabhängigen Klienten. Berlin.

HACHMANN, E. und BÜHRINGER, G. (1979): Jahresstatistik der Einrichtungen des Psychosozialen Anschlußprogramms (Berichtszeitraum 1. 1. 1978–31. 12. 1978). Forschungsberichte der Projektgruppe Rauschmittelabhängigkeit, Bd. 26. München.

HACHMANN, E. (1980): Jahresstatistik der Einrichtungen des Psychosozialen Anschlußprogramms (Berichtszeitraum: 1. 1. 1979–31. 12. 1979). Forschungsberichte der Projektgruppe Rauschmittelabhängigkeit, Bd. 31. München.

HACHMANN, E. und BÜHRINGER, G. (1980): Beschreibung des einrichtungsbezogenen Informationssystems EBIS mit beispielhaften Ergebnissen aus der Erprobungsphase von 1977 bis 1979. In: Suchtgefahren 26: 97–111.

HECKMANN, W., HUBER, H., KRETSCHMER, S. und THAMM, B. G. (1979): Zur Therapie junger Drogenabhängiger. Erfahrungen und Ergebnisse aus Therapeutischen Wohngemeinschaften. Freiburg.

HOBI, V. (1973): Das Drogenproblem bei Jugendlichen. Psychologische und sozialpsychologische Aspekte. Bern.

ISRAEL, Y., GLASER, F. B., KALANT, H., POPHAM, R. E., SCHMIDT, W. und SMART, R. G. (1978): Research advances in alcohol and drug problems 4. New York.

JONG, R. DE, BÜHRINGER, G., KALINER, B. und KRAEMER, S. (1976): Ergebnisse eines stationären Programms zur Behandlung jugendlicher Drogenabhängiger. Beschreibung der Klientel. Verlauf der Behandlung und erste Ergebnisse. Forschungsberichte der Projektgruppe Rauschmittelabhängigkeit, Bd. 12. München.

JONG, R. DE, BÜHRINGER, G., KALINER, B., KRAEMER, S. und HENRICH, G. (1978): Ergebnisse eines stationären Programms zur Behandlung jugendlicher Drogenabhängiger. Beschreibung der Klientel, Verlauf der Behandlung und erste Ergebnisse. In: De Jong, R.

und Bühringer, G. (Eds.): Ein verhaltenstherapeutisches Stufenprogramm zur stationären Behandlung von Drogenabhängigen. 105–279. München.

Joing, R. de und Henrich, G. (1978): Ergebnisse eines stationären Programms zur Behandlung jugendlicher Drogenabhängiger: Katamnesen nach einem bzw. zwei Jahren. In: De Jong, R. und Bühringer, G. (Eds.): Ein verhaltenstherapeutisches Stufenprogramm zur stationären Behandlung von Drogenabhängigen. 281–310. München.

Klett, F., Krauthan, G., Hachmann, E. und Tiesler, J. (1980): Sekundärprävention als Modellaufgabe im Psychosozialen Anschlußprogramm. Forschungsberichte der Projektgruppe Rauschmittelabhängigkeit, Bd. 29. München.

Klett, F. und Bühringer, G. (1981): Vergleich der Katamneseergebnisse bei der Behandlung von Drogenabhängigen (in Vorbereitung).

Kraemer, S. und Feldhege, F.-J. (1980): Manual für die Behandlung von Drogenabhängigen während der Entgiftung. In: Kraemer, S. und de Jong, R. (Eds.): Therapiemanual für ein verhaltenstherapeutisches Stufenprogramm zur stationären Behandlung von Drogenabhängigen. 11–96. München.

Krauthan, G. (1980): Einführung von Methadon-Erhaltungsprogrammen in der Bundesrepublik Deutschland? Eine kritische Literaturübersicht. Hamm.

Krauthan, G. und Klett, F. (1979): Ergebnisse der zweiten Befragung in den Modelleinrichtungen des Psychosozialen Anschlußprogramms (Berichtszeitraum: 1. 1. 1978–31. 12. 1978). In: Forschungsberichte der Projektgruppe Rauschmittelabhängigkeit, Bd. 27. München.

Lange, K.-J. (1974): Süchtiges Verhalten. Freiburg.

Leon, G. de und Lange, K.-J. (1980): Methodische Probleme bei der Evaluation therapeutischer Gemeinschaften für Drogenabhängige. In: Suchtgefahren 4: 199–202.

May, B. (1980): Erfahrungen bei der klinischen Entgiftung jugendlicher Drogenabhängiger in einer medizinischen Klinik im Rahmen eines Mehrstufen-Therapieprogramms. In: Ladewig, D. (Ed.): Drogen und Alkohol. Basel.

May, B., Prack, G. und Rosenstock, H. J. (1980): Akute und chronische somatische Erkrankungen bei jugendlichen Drogenabhängigen. In: Keup, W. (Ed.): Folgen der Sucht. Stuttgart.

National Drug Abuse Conference (1978): Critical concerns in the field of drug abuse. New York.

Petzold, H. (1974): Drogentherapie. Paderborn.

Reuband, K.-H. (1977): Untersuchungen zum Rauschmittelkonsum in der Bundesrepublik. Hamm.

Reuband, K.-H. (1979): Empirische Forschungen zum Rauschmittelkonsum in der Bundesrepublik – Ergebnisse einer Projektdokumentation. In: Literatur Rundschau: 114–119.

Schenk, J. (1975): Droge und Gesellschaft. Berlin.

Schenk, J. (1979): Die Persönlichkeit des Drogenkonsumenten. Göttingen.

Waldmann, H. (1980): Erfahrungen aus einer großstädtischen Drogenklinik. In: Ladewig, D. (Ed.): Drogen und Alkohol. Basel.

Welz, R. und Kleff, R. (1980): Drogenabhängigkeit – wie kann man sie messen? In: Suchtgefahren 26: 153–164.

89 Salber – Haben Drogen eine Seele?

Antons, K. und Schulz, W. (1976): Normales Trinken und Suchtentwicklung. In: Interdisziplinäre Forschung, Bd. 1. Göttingen.

Baettig, K. (1970): Drogenkonsum und Drogenwünsche bei Zürcher Studenten. In: Z. Präv. Med. 15.

BAUDELAIRE, C. (1973): Sämtliche Werke. München.
BAUER, G. (1972): Rauschgift. Lübeck.
BERGER, H. (Ed.) (1980): Alkoholkonsum und Alkoholabhängigkeit. Berlin.
BIENER, K. (1969): Genußmittel und Suchtgefahren im Jugendalter. In: Med. und Päd. Jugendkunde Heft 5. Basel.
BILZ, R. (1959): Trinker. Untersuchung über Erleben und Verhalten der Alkoholhalluzinanten. Stuttgart.
BURCHARD, J. M. (1972): Individuelle und kollektive Ursachen des Rauschmittelgebrauchs bei Jugendlichen. In: Materia Medica Nordmark 24/1–2, Jan./Febr.
COLERIDGE, S. T. (1956): Biographia Literaria. London.
DE QUINCEY, TH. (1823³): Confessions of an English Opium-Eater. London. Anonym erschienen.
DODGE, R. (1915): Psychological Effects of Alcohol. Washington.
DROGENERZIEHUNG DURCH LEHRER UND ELTERN (1975): Unesco-Bericht. Köln.
FEDERN, E. (1971): Drogenmißbrauch bei Jugendlichen aus einer sozial-pädagogischen Sicht. In: Praxis der Kinderpsychologie 20.
FELDHEGE, F. J. (1980): Selbstkontrolle bei rauschmittelabhängigen Klienten. Berlin.
FREUD, A. (1949³): Einführung in die Technik der Kinderanalyse. London.
FREUD, S. (1974): Cocain Papers. New York.
FREUD, S. (1969–1978): Gesammelte Werke. Frankfurt.
GROF, S. (1978): Topographie des Unbewußten. Stuttgart.
HARRIS, R. T. (Ed.) (1970): Drug Dependence. Texas.
HIRT, E. (1904): Einfluß des Alkohols auf das Nerven- und Seelenleben. Wiesbaden.
HOBI, V. (1973): Das Drogenproblem bei Jugendlichen. Stuttgart.
HUXLEY, A. (1954): The doors of perception. London.
KIELHOLZ, P. und LADEWIG, D. (1970): Über Drogenabhängigkeit bei Jugendlichen. In: Deutsche Med. Wochenschrift 95.
KIELHOLZ, P. und LADEWIG, D. (1972): Die Drogenabhängigkeit des modernen Menschen. München.
KLEINICKE, W. (1974): Psychologische Untersuchungen der Motivationen zum Rauschmittelgebrauch. Diss. Köln.
KUTSCH, T. und WISWEDE, G. (Eds.) (1980): Drogenkonsum. Einstieg, Abhängigkeit, Sucht. Königstein.
LANGE, K. J. (1974): Süchtiges Verhalten. Freiburg.
LENNERTZ, E. (1974): Verhaltensgewohnheiten und Drogenbindung. Freiburg.
LIDZ, TH. und ROTHENBERG, A. (1970): Psychedelismus: Die Wiedergeburt des Dionysos. In: Psyche 24.
MENG, H. (1939): Seelischer Gesundheitsschutz. Basel.
MITSCHERLICH, A. (1947): Der Ursprung der Sucht. Stuttgart.
PETERSON, B. und WETZ, R. (1975): Drogenerfahrung von Schülern. Stuttgart.
PFISTER-AMMENDE, M. (Ed.) (1955): Geistige Hygiene. Basel.
POE, E. A. (1966): Gesammelte Werke. Olten.
REAVIS, E. (Ed.) (1967): Rauschgiftesser erzählen. Frankfurt.
REUBAND, K. H. (1976): Rauschmittelkonsum. Wiesbaden.
RIEGER, J. (1972): Untersuchung über Binnenstrukturierungen des Rauschgift-Nehmens. Unveröff. Diplomarbeit. Köln.
RÖPER, B. (1978): Rauchmotivation Jugendlicher. Göttingen.
RUNGE, M., ARNOLD, W. und SCHREIBER, D. (1971): Aktuelle Formen der Drogenabhängigkeit unter besonderer Berücksichtigung von Haschisch und LSD. In: Med. Welt 22/35.

RYZIK, J. (1974): Untersuchungen über typische Verfassungen beim LSD-Rausch. Unveröff. Diplomarbeit. Köln.
SALBER, W. (1980): Konstruktion psychologischer Behandlung. Bonn.
SCHENK, J. (1979): Die Persönlichkeit des Drogenkonsumenten. Göttingen.
SCHEUCH, E. K. (1970): Haschisch und LSD als Modedrogen. Osnabrück.
SCHMIDBAUER, W. und SCHEID, J. VOM (1971): Handbuch der Rauschdrogen. München.
STEKEL, W. (1924[4]): Nervöse Angstzustände und ihre Behandlung. Leipzig.
STRAUS, E. (1935): Vom Sinn der Sinne. Berlin.
SÜLLWOLD, L. und ZIEGLER, B. (1970): Jugend und Rauschmittel-Prävention. Therapie und Rehabilitation. In: Rehabilitation 23.
SWIFT, J. (1967): Ausgewählte Werke. Berlin.
VOGLER, R. E. (Ed.) (1978): Alkoholmißbrauch. München.
WANKE u. a. (1971): Empirische Untersuchungen zum Rauschmittelmißbrauch in Frankfurt/M. Nachrichtendienst des Deutschen Vereins für öffentliche und private Fürsorge Nr. 11.
WOGGON, B. (1974): Haschisch, Konsum und Wirkung. Berlin.
ZAHLEN zur Gefährdung durch Alkohol, Tabak, Rauschmittel und Medikamente (1979): In: Deutsche Hauptstelle gegen Suchtgefahren Nr. 1/2, 32. Jahrgang.

90 Siegel – Castanedas Privatapotheke

CASTANEDA, C. (1968): The teachings of Don Juan: a Yaqui way of knowledge. Los Angeles.
CASTANEDA, C. (1971): A separate reality: further conversations with Don Juan. New York.
CASTANEDA, C. (1972): Journey to Ixtlan: the lessons of Don Juan. New York.
CASTANEDA, C. (1974): Tales of power. New York.
CASTANEDA, C. (1977): The second ring of power. New York.
DE MILLE, R. (1976): Castaneda's journey. The power and the allegory. Santa Barbara.
DE MILLE, R. (1980): The Don Juan papers. Further Castaneda controversies. Santa Barbara.
DRURY, N. (1978): Don Juan, Mescalito, and modern magic: The mythology of inner space. London.
HOFMANN, A. (1978): History of the basic chemical investigations on the sacred mushrooms of Mexico. In: Ott, J., und Bigwood, J. (Eds.): Teonanacatl. Hallucinogenic mushrooms of North America. Seattle: 45–61.
NOEL, D. (Ed.) (1976): Seeing Castaneda. Reactions to the «Don Juan» writings of Carlos Castaneda. New York.
PETRULLO, V. (1934): The diabolic root. Philadelphia.
POLLOCK, S. H. (1975): The psilocybin mushroom pandemic. In: Journal of Psychedelic Drugs 7(1): 73–84.
PRATT, F. (1929/1977): The Roger Bacon formula. In: Parry, M. (Ed.): Spaced out. London: 85–104.
SEBALD, H.: Roasting rabbits in Tularemia or the lion, the witch, and the horned toad. In: de Mille, R. (Ed.): The Don Juan papers. Santa Barbara: 34–38.
SIEGEL, R. K. (1976): Herbal intoxication. Psychoactive effects from herbal cigarettes, tea, and capsules. In: Journal of the American Medical Association 236(5): 473–476.
SIEGEL, R. K. (1977): Hallucinations. In: Scientific American 237(4): 132–140.
SIEGEL, R. K., COLLINGS, P. R. und DIAZ, J. L. (1977): On the use of Tagetes lucida and Nicotiana rustica as a Huichol smoking mixture: the Aztec «Yahutli» with suggestive hallucinogenec effects. In: Economic Botany 31(1): 16–23.

SIEGEL, R. K. und JARVIK, M. E. (1975): Drug-induced hallucinations in animals and man. In: Siegel, R. K. und West, L. J. (Eds.): Hallucinations: behavior, experience and theory. New York: 81–161.
SILVERMAN, D. (1975): Reading Castaneda. A prologue to the social sciences. London.

91 Linder – Kultischer Drogengebrauch

ABEL, F. (1980): Die heilige Droge. Geo 7: 8–36.
AIKEN, J. W. (1970): The Church of Awakening. In: Aaronson, B. und Osmond, H. (Eds.): Psychedelics. New York: 165–182.
ANDERSON, E. F. (1980): Peyote – The divine cactus. Tucson.
BLUM, R. H. (1966): Re: «Utopiates» – A reply to La Barre. In: American Anthropologist 68: 226–228.
BURDETTE, M. G. (1895): Young women among Blanket Indians. Chicago.
DOBKIN DE RIOS, M. (1975): Man, culture and hallucinogens: An overview. In: Rubin, V. (Ed.): Cannabis and culture. The Hague: 401–416.
DÜRR, H. P. (1978): Traumzeit – Über die Grenze zwischen Wildnis und Zivilisation. Frankfurt/M.
DU TOIT, B. M. (Ed.) (1977): Drugs, rituals and altered states of consciousness. Rotterdam.
ELLWOOD, R. S. (1971): Notes on a neopagan religious group in America. In: History of Religions 11: 125–139.
ELLWOOD, R. S. (1973): Religious and spiritual groups in modern America. Englewood Cliffs.
FERNBERGER, S. W. (1932): Further observations on Peyote intoxication. In: Journal of Abnormal and Social Psychology 26: 367–378.
FURST, P. T. (Ed.) (1972): Flesh of the gods – The ritual use of hallucinogens. New York.
GELPKE, R. (1969): Drogen und Seelenerweiterung. München.
GERBER, P. (1980): Die Peyote-Religion – Nordamerikanische Indianer auf der Suche nach einer Identität. Zürich.
GOLOWIN, S. (1974): Die Magie der verbotenen Märchen – Von Hexendrogen und Feenkräutern. Hamburg.
HARDING, W. M. und ZINBERG, N. E. (1977): The effectiveness of the subculture in developing rituals and social sanctions for controlled drug use. In: Du Toit 1977: 111–133.
HEIGL, P. (1980): Mystik und Drogenmystik – Ein kritischer Vergleich. Düsseldorf.
HEIM, R. (1967): Nouvelles investigations sur les champignons hallucinogènes. Paris.
HEIM, R. (1978): Les champignons toxiques et hallucinogènes. Paris.
ID (1978): Informations-Dienst zur Verbreitung unterbliebener Nachrichten, 13. 11. 1978. Frankfurt.
INS, J. VON (1979): Ekstase, Kult und Zeremonialisierung. Zürich.
LA BARRE, W. (1964): The narcotic complex of the New World. In: Diogenes 48: 125–138.
LA BARRE, W. (1965): Review of «Utopiates: The use and uses of LSD-25» by Blum, R., et al., New York 1964. In: American Anthropologist 67: 595–597.
LA BARRE, W. (1966): La Barre's Rejoinder. In: American Anthropologist 68: 228.
LA BARRE, W. (1970): The Ghost Dance – The origins of religion. New York.
LA BARRE, W. (1972): Hallucinogens and the shamanic origin of religion. In: Furst 1972: 261–278.
LA BARRE, W. (1975): The Peyote cult. 4th ed. enlarged. Hamden.
LAME DEER, J. (Fire) und ERDOES, R. (1979): Tahca Ushte – Medizinmann der Sioux. München.

LUMHOLTZ, C. (1902): Unknown Mexico Bd. I. New York.
OPLER, M. E. (1938): The use of peyote by the Carrizo and Lipan Apache tribes. In: American Anthropologist 40: 271–285.
SCHULTES, R. E. (1972): The utilization of hallucinogens in primitive societies – use, misuse or abuse? In: Keup, W. (Ed.): Drug abuse – Current concepts and research. Springfield: 17–26.
SCHULTES, R. E. (1976): Hallucinogenic plants. New York.
SCHULTES, R. R. und HOFMANN, A. (1980): Pflanzen der Götter – Die magischen Kräfte der Rausch- und Giftgewächse. Bern.
SLOTKIN, J. S. (1955): Peyotism 1521–1891. In: American Anthropologist 57: 202–230.
SLOTKIN, J. S. (1956): The peyote religion. Glencoe.
SLOTKIN, J. S. (1975): The peyote way. In: Lessa, W. A. und Vogt, E. Z. (Ed.): Reader in comparative religion – An anthropological approach. 3rd ed. New York: 519–522.
SMITH, M. G. (1934): A negro peyote cult. In: Journal of the Washington Academy of Sciences 24: 448–453.
SORENSON, E. R. (1977): Phenomenological inquiry in ethnobotanical studies. In: Du Toit 1977: 253–260.
STECKEL, R. (1974): Ende des Traums. In: Buck, I. (Ed.): Trug der Drogen. Hamburg: 17–24.
STEWART, O. C. (1953): Review of «Menomini Peyotism» by J. S. Slotkin, Philadelphia 1952. In: American Anthropologist 55: 586–587.
WARTBURG, W. P. VON (1974): Drogenmißbrauch und Gesetzgeber – Methodik und Möglichkeiten einer optimalen Kontrolle des Mißbrauchs von Drogen und Arzneimitteln. Basel.
WEIL, A. (1973): The natural mind. London.

93 Nilson-Giebel – Drogenerziehung – wozu?

ALKOHOL AKTUELL. Ausgabe Nr. 2/1. Febr. 79. Bonn.
BUNDESMINISTERIUM FÜR JUGEND, FAMILIE UND GESUNDHEIT (BMJFG) (1977): Alkohol- und Drogenmißbrauch sowie Kriminalität von Kindern und Jugendlichen. Bonn.
BZGA (1977): Schüler und Gesundheit. Stuttgart.
BZGA (1978): Jahreserfolgskontrolle 1978. Köln.
BZGA (1979): Die Entwicklung der Drogenaffinität Jugendlicher unter Berücksichtigung des Alkohol-, Medikamenten- und Tabakkonsums – Ergebnisse einer Trendanalyse 1973/1976/1979.
BUNDESZENTRALE FÜR GESUNDHEITLICHE AUFKLÄRUNG (BZgA) (1980): Unsere Kinder – frei von Drogen? Köln.
JAHRBUCH ZUR FRAGE DER SUCHTGEFAHREN 1981. Hamburg.
MEUDT, V. (1979): Drogen und Öffentlichkeit. München.
MITTEILUNG des Bundesministeriums für Jugend, Familie und Gesundheit. Bonn.
OLTMANNS, R. (1980): Du hast keine Chance, aber nutze sie. Reinbek b. Hamburg.
WEISGERBER, B. u. a. (o. S.): Unsere Sprache. Sprachbuch für die Grundschule. 3. Schuljahr. Bochum.
WINN, M. (1979): Die Droge im Wohnzimmer. Reinbek b. Hamburg.

96 Szasz – Krieg gegen Drogen

ANDERSON, J. (1980): Security lax for drug stockpiles. In: Syracuse Post-Standard: 20. Nov.: A5.

GREENSPAN, A. (1980): Gold-chain grabbers? Carey blames Soviet heroin-war strategy. In: New York Post: 26. Sept.: 10.
MEISLIN, R. J. (1980): Carey asks liquor tax rise for «war on heroin» in state. In: The New York Times: 1. Okt.: B1.
MEISLIN, R. J. (1980): A new carefree Carey roils political waters. In: The New York Times: 27. Okt.: B1–B4.
MOTAGU, A. (1966): The long search for euphoria. In: Reflections 1: 62–69.
NEW YORK POST (1980): Drug pair beat court forever – cyanide. November 8, 1980: 4.
NEW YORK POST (1980): It's a chain reaction as snatchers go wild. November 8: 5.
SZASZ, T. S. (1970): The manufacture of Madness. New York.
SZASZ, T. S. (1974): Ceremonial Chemistry. Garden City, New York.
SZASZ, T. S. (1977): The ethics of addiction. In: Szasz, T. S.: The Theology of Medicine 29–48; 47. New York.
SZASZ, T. S. (1980): Sex By Prescription. Garden City, New York.

97 – Kievelitz – Zu Thomas Szasz

BEHR, H.-G. (1980): Weltmacht Droge. Wien.
BEHR, H.-G. (1981): West-Östlicher Deal – Streifzüge durch den Heroin- und Waffenbazar. In: Transatlantik Febr.: 14–23.
BINDER, M. (1981): Haschisch und Marihuana. In: Deutsches Ärzteblatt 4: 117–126.
CHRISTIANE F. (1981): Wir Kinder vom Bahnhof Zoo. Hamburg.
GELPKE, R. (1975): Drogen und Seelenerweiterung. München.
KRIEG DEM RAUSCHGIFT. Tätigkeitsbericht der Anti-Drogen-Koalition Bd. 1 und 2. 1980.
RUDOLPH, W. und TSCHOHL, P. (1977): Systematische Anthropologie. München.
SIMMONS, L. R. (Ed.) (1979): Drugs, Politics and Diplomacy. London.
SZASZ, T. S. (1974): Die Fabrikation des Wahnsinns. Frankfurt/M.
SZASZ, T. S. (1980): Das Ritual der Drogen. Frankfurt/M.
SZASZ, T. S. (1980): Das Recht des Menschen auf sein Heroin. In: Penthouse 6: 52 f.
WHO EXPERT COMMITTEE ON ADDICTION PRODUCING DRUGS (1954–1978): Jahresberichte.

99 Gilbert – Koffein

ALDRIDGE, A., ARANDA, J. V. und NEIMS, A. H. (1979): Caffeine metabolism in the newborn. In: Clinical Pharmacology and Therapeutics 25: 447–453.
ANON. (1976): Caffeine, coffee, and cancer. British Medical Journal 1: 1031–1032.
ANON. (1977): AA members disgusted at higher coffee costs. In: Thunder Bay Chronicle Journal, Jan. 27.
ANON. (1979): Be leery of caffeine, pregnant are told. In: Globe and Mail. Toronto, Nov. 20.
ANON. (1979): Instant coffees. In: Consumer Reports. Oct.: 569–572.
ANON. (1980): Caffeine in Cola. In: Canadian Consumer. Feb.: 28–30.
ANON. (1980): Caffeine linked to birth defects. In: Toronto Star. Feb. 27.
ANON. (1980): Group tries to squeeze value from coffee beans. In: Globe and Mail. Toronto, Jun. 2.
ANON. (1980): Washington considers banning caffeine. In: Globe and Mail. Toronto, Mar. 5.
ARANDA, J. V. (1976): Coffee, tea, and apnea. In: Journal of the American Medical Association 236: 823.
ARANDA, J. V., COOK, C. E., GORMAN, W., COLLINGE, J. M. und LOUGHMAN, P. M. (1979): Pharmacokinetic profile of caffeine in the premature newborn infant with apnea. In: Journal of Pediatrics 94: 663–668.

Aranda, J. V., Gorman, W., Bergsteinsson, H. und Gunn, T. (1977): Efficacy of caffeine in treatment of apnea in the low-birth-weight infant. In: Journal of Pediatrics 90: 467–472.

Arnold, L. E., Christopher, J., Huestis, R. und Smeltzer, D. J. (1978): Methylphenidate vs dextroamphetamine vs caffeine in minimal brain dysfunction. In: Archives of General Psychiatry 35: 463–473.

Arushanian, E. B. und Belozertsev, Y. B. (1978): The effect of amphetamine and caffeine on neuronal activity in the neocortex of the cat. In: Neuropharmacology 17: 1–6.

Asogwa, S. E. (1978): Kola-nut and road traffic accidents in Nigeria. In: American Journal of Public Health 68: 1228.

Ax, R. L., Collier, R. J. und Lodge, J. R. (1976): Effects of dietary caffeine on the testis of the domestic fowl, Gallus domesticus. In: Journal of Reproduction and Fertility 47: 235–238.

Ax, R. L. und Lodge, J. R. (1976): Effects of dietary caffeine on the reproductive performance of chickens. In: Illinois Research 18: 18–19.

Bada, H. S., Khanna, N. N., Somani, S. M. und Tin, A. A. (1979): Interconversion of theophylline and caffeine in newborn infants. In: Journal of Pediatrics 94: 993–995.

Barkay, J., Zuckerman, H., Sklan, D. und Gordon, S. (1977): Effects of caffeine on increasing the motility of frozen human sperm. In: Fertility and Sterility 28: 175–177.

Bertrand, C. A., Pomper, I., Hillman, G., Duffy, J. C. und Michell, I. (1978): No relation between coffee and blood pressure. In: New England Journal of Medicine 299: 315.

Bonnet, M. H., Webb, W. B. und Barnard, G. (1979): Effect of flurazepam, pentobarbital, and caffeine on arousal threshold. In: Sleep 1: 271–279.

Borger, H. W., Schafmayer, A., Arnold, R., Becker, H. D. und Creutzfeldt, W. (1976): Der Einfluß von Kaffee und Coffein auf den Serumgastrinspiegel und die Säuresekretion beim Menschen. In: Deutsche Medizinische Wochenschrift 101: 455–457.

Bory, C., Baltassat, P., Porthault, M., Bethenod, M. und Frederich, A. (1979): Metabolism of theophylline to caffeine in premature newborn infants. In: Journal of Pediatrics 94: 6.

Boutroy, M. J., Vert, P., Royer, R. J., Monin, P. und Royermorrot, M. J. (1979): Caffeine, a metabolite of theophylline during the treatment of apnea in the premature infant. In: Journal of Pediatrics 94: 996–998.

Bowden, G. T., Hsu, I. C. und Harris, C. C. (1979): Effect of caffeine on cytotoxicity, mutagenesis, and sister-chromatid exchanges in Chinese hamster cells treated with dihydrodiol epoxide derivatives of benzo(a)pyrene. In: Mutation Research 63: 361–370.

Bunker, M. L. und McWilliams, M. (1979): Caffeine content of common beverages. In: Journal of the American Dietetic Association 74: 28–32.

Burg, A. W. (1975): How much caffeine in the cup? In: Tea & Coffee Trade Journal 147: 40–43.

Burg, A. W. (1975): Physiological disposition of caffeine. In: Drug Metabolism Reviews 4: 199–228.

Butt, N. M., Collier, H. O. J., Cuthbert, N. J., Francis, D. L. und Saeed, S. A. (1979): Mechanism of quasi-morphine withdrawal behaviour induced by methylxanthines. In: European Journal of Pharmacology 53: 375–378.

Callahan, M. M., Rohovsky, M. W., Robertson, R. S. und Yesair, D. W. (1979): The effect of coffee consumption on plasma lipids, lipoproteins, and the development of aortic atherosclerosis in rhesus monkeys fed an atherogenic diet. In: American Journal of Clinical Nutrition 32: 834–845.

CHESHIRE, B. (1980): Zip-a-Dee-Do-Dah, Zip-a-Dee-Ay. In: Maclean's. Jan. 28.

CHOU, D. T., FORDE, J. H. und HIRSH, K. R. (1978): Unit activity in medial thalamus: Comparative effects of caffeine and amphetamine. In: Federation Proceedings 37: 613.

CLARKE, R. J. (1979): International coffee standardization and legislation. In: Food Chemistry 4: 81–96.

CLIFFORD, M. N. (1975): Composition of green and roasted coffee beans. In: Process Biochemistry 10: 20–24.

COHEN, J. L., CHENG, C., HENRY, J. P. und CHAN, Y. L. (1978): GLC determination of caffeine in plasma using alkali flame detection. In: Journal of Pharmaceutical Sciences 67: 1093–1095.

COHEN, S. und BOOTH, G. H. (1975): Gastricacid secretion and lower-esophageal-sphincter pressure in response to coffee and caffeine. In: New England Journal of Medicine 293: 897–899.

COLLINS, C., LAIRD, R. I., RICHARDS, P. T., STARMER, G. A. und WEYRAUCH, S. (1979): Aspirin-caffeine interaction in the rat. In: Journal of Pharmacy and Pharmacology 31: 611–614.

COOK, C. E., TALLENT, C. R., AMERSON, E. W., MYERS, M. W., KEPLER, J. A., TAYLOR, G. F. und CHRISTENSEN, D. H. (1976): Caffeine in plasma and saliva by a radioimmunoassay procedure. In: Journal of Pharmacology and Experimental Therapeutics 199: 679–686.

COSTILL, D. L., DALSKY, G. P. und FINK, W. J. (1978): Effects of caffeine ingestion on metabolism and exercise performance. In: Medicine and Science in Sports 10: 155–158.

DAHANUKAR, S. A., POHUJANI, S. und SHETH, U. K. (1978): Bioavailability of aspirin and interacting influence of caffeine. In: Indian Journal of Medical Research 68: 844–848.

DAMEZIN, M. (1977): Conséquences des gelées de 1975 sur la caféiculture brésilienne et sur l'économie mondiale du café. In: Café, Cacoa, Thé 21: 58–65.

DARRAGH, A., LAMBE, R. F., HALLINAN, D. und O'KELLY, D. A. (1979): Caffeine in soft drinks. In: Lancet 1: 1196.

DAVIS, R. G. (1978): Increased bitter taste detection thresholds in Yucatan inhabitants related to coffee as a dietary source of niacin. In: Chemical Senses and Flavour 3: 423–429.

FREITAS, B. DE und SCHWARTZ, G. (1979): Effects of caffeine in chronic psychiatric patients. In: American Journal of Psychiatry 136: 1337–1338.

DONG, M., HOFFMANN, D., LOCKE, D. C. und FERRAND, E. (1977): The occurrence of caffeine in the air of New York City. In: Atmospheric Environment 11: 651–653.

DOUGHERTY, K. A., COCKETT, A. T. K. und URRY, R. L. (1967): Caffeine, theophylline, and human sperm motility. In: Fertility and Sterility 27: 541–544.

ESTLER, C.-J. (1979): Failure of phenoxybenzamine and pimozide to diminish changes in oxygen consumption and body temperature produced by caffeine. In: Archives Internationales de Pharmacodynamie et Thérapie 239: 326–330.

EYSENCK, M. W. und FOLKARD, S. (1980): Personality, time of day, and caffeine: some theoretical and conceptual problems in Revelle et al. In: Journal of Experimental Psychology: General 109: 32–41.

FIRESTONE, P., DAVEY, J., GOODMAN, J. T. und PETERS, S. (1978): Effects of caffeine and methylphenidate on hyperactive children. In: Journal of the American Academy of Child Psychiatry 17: 445–456.

FOGEL, M., YAMANISHI, K. und RAPP, F. (1979): Enhancement of host-cell reactivation of ultraviolet-irradiated herpes simplex virus by caffeine, hydroxyurea, and 5-bromodeoxyuridine. In: International Journal of Cancer 23: 756–762.

FRASER, L. R. (1979): Accelerated mouse sperm penetration in vitro in the presence of caffeine. In: Journal of Reproduction and Fertility 57: 377–384.

FRIEDMAN, L., WEINBERGER, M. A., FARBER, T. M., MORELAND, F. M. und PETERS, E. L. (1978): Testicular atrophy and imparied spermatogenesis in rats fed high levels of the methylxanthines caffeine, theobromine, or theophylline. In: Journal of Environmental Pathology and Toxicology 2: 687–706.

FUJII, T. (1976): Mitigation of caffeine-induced fetopathy in mice by pretreatment with beta-adrenergic blocking-agents. In: Japanese Journal of Pharmacology 26: 751–756.

GELLER, I. und MESSIHA, F. S. (1978): Effects of aminophylline on ethanol preference of rodents. In: Proceedings of the Western Pharmacology Society 21: 283–288.

GILBERT, R. M. (1976): Caffeine as a drug of abuse: In: Gibbins, R. J., et al. (Eds).: Research Advances in Alcohol and Drug Problems, Vol. 3: 49–176. Wiley, New York.

GILBERT, R. M. (1976): Dietary caffeine and alcohol consumption by rats. In: Journal of Studies on Alcohol 37: 11–18.

GILBERT, R. M. (1979): Augmentation of alcohol consumption by caffeine in malnourished rats. In: Journal of Studies on Alcohol 40: 19–27.

GILBERT, R. M. (1979): Coffee, tea, and cigarette use. In: Canadian Medical Association Journal 120: 522–524.

GOULD, L., REDDY, C. V. R., OH, K. C., KIM, S. G. und BECKER, W. (1979): Electrophysiologic properties of coffee in man. In: Journal of Clinical Pharmacology 19: 46–55.

GRAHAM, D. M. (1978): Caffeine – its identity, dietary sources, intake and biological effects. In: Nutrition Reviews 36: 97–102.

GREDEN, J. F. (1979): Coffee, tea and jou. In: The Sciences, January, 6–11.

GREDEN, J. F., FONTAINE, P., LUBETSKY, M. und CHAMBERLIN, K. (1978): Anxiety and depression associated with caffeinism among psychiatric patients. In: American Journal of Psychiatry 135: 963–966.

GROISSER, D. S. (1978): A study of caffeine in tea. I. A new spectrophotometric micromethod. II. Concentration of caffeine in various strengths, brands, blends, and types of teas. In: American Journal of Clinical Nutrition 31: 1727–1731.

GUNN, T. R., METRAKOS, K., RILEY, P., WILLIS, D. und ARANDA, J. V. (1979): Sequelae of caffeine treatment in preterm infants with apnea. In: Journal of Pediatrics 94: 106–109.

HABENICHT, H. (1979): Paper presented to the Third World Congress of the International Commission for the Prevention of Alcoholism and Drug Dependency. Acapulco. (As reported in The Medical Post, Sept. 25, 1979).)

HAIK, Z., KARPLUS, M. und GORODISCHER, R. (1976): Caffeine in the prevention of apnea of prematurity. In: Israel Journal of Medical Sciences 12: 1515–1516.

HARRISON, R. F. (1978): Insemination of husband's semen with and without addition of caffeine. In: Fertility and Sterility 29: 532–534.

HARVEY, D. H. P. und MARSH, R. W. (1978): Effects of decaffeinated coffee versus whole coffee on hyperactive children. In: Developmental Medicine and Child Neurology 20: 81–86.

HEALEY, M. L. und DYKSTRA, L. A. (1979): Joint effects of ethanol and caffeine on schedule-controlled responding in the pigeon. In: Psychopharmacology 62: 141–144.

HEDERRA, A., ALDUNATE, J., SEGOVIA-RIQUELME, N. und MARDONES, J. (1975): Effects of caffeine on the voluntary alcohol intake of rats. In: Sinclair, J. D. und Kiianmaa, K. (Eds.): The effects of centrally active drugs on voluntary alcohol consumption. Finnish Foundation for Alcohol Studies. Helsinki: 9–13.

HEMMINKI, E. und PESONEN, T. (1977): Regional coffee consumption and mortality from ischemic heart disease in Finland. In: Acta Medica Scandinavica 201: 127–130.

HENNEKENS, C. H., DROLETTE, M. E., JESSE, M. J., DAVIES, J. E. und HUTCHISON, G. B. (1976): Coffee drinking and death due to coronary heart disease. In: New England Journal of Medicine 294: 633–636.

HEYDEN, S. und HEISS, G. (1979): Coffee consumption. In: Archives of Internal Medicine 139: 1195.

HEYDEN, S., HEISS, G., MANEGOLD, ., TYROLER, H. A., HAMES, C. G. und BARTEL, A. G. (1979): Combined effect of smoking and coffeedrinking on LDL and HDL cholesterol. In: Circulation 60: 22–25.

HEYDEN, S., HEYDEN, F., HEISS, G. und HAMES, C. G. (1979): Smoking and coffee consumption in 3 groups: cancer deaths, cardiovascular deaths, and living controls. A prospective study in Evans County, Georgia. In: Journal of Chronic Diseases 32: 673–677.

HOLLOWAY, J. A. und HOLLOWAY, F. A. (1979): Combined effects of ethanol and stimulants on behavior and physiology. In: Neuroscience and Biobehavioral Reviews 3: 137–148.

HOSHINO, H. und TANOOKA, H. (1979): Caffeine enhances skin tumor induction in mice. In: Toxicology Letters 4: 83–85.

IPPEN, H. und KELMEL, K. (1977): Perkutane Coffeinvergiftung. In: Deutsche Medizinische Wochenschrift 102: 1851.

IVY, J. L., COSTILL, D. L., FINK, W. J. und LOWER, R. W. (1979): Influence of caffeine and carbohydrate feedings on endurance performance. In: Medicine and Science in Sports 11: 6–11.

JACOBSON, M. F. (1978): Caffeine poses risk to the fetus – FDA criticized for inaction. Brief submitted to the US Food and Drug Administration by the Center for Science in the Public Interest; August.

JAIN, A. K., MCMAHON, F. G., RYAN, J. R., UNGER, D. und RICHARD, W. (1978): Aspirin and aspirin-caffeine in postpartum pain relief. In: Clinical Pharmacology and Therapeutics 24: 69–75.

JOHN, T. J. und MUKUNDAN, P. (1979): Virus inhibition by tea, caffeine, and tannic acid. In: Indian Journal of Medical Research 69: 542–545.

KAPLAN, R. J., DAMAN, L., ROSENBERG, E. W. und FEIGENBAUM, S. (1978): Tropical use of caffeine with hydrocortisone in the treatment of atopic dermatitis. In: Archives of Dermatalogy 114: 60–62.

KARACAN, I., THORNBY, J. I., ANCH, A. M., BOOTH, G. H., WILLIAMS, R. L. und SALIS, P. J. (1976): Dose-related sleep disturbances induced by coffee and caffeine. In: Clinical Pharmacology and Therapeutics 20: 682–689.

KEUCHEL, I., KOHNEN, R. und LIENART, G. A. (1979): The effects of alcohol and caffeine on concentration test performance. In: Arzneimittel-Forschung/Drug Research 29: 973–975.

KOZLOWSKI, L. T. (1976): Effects of caffeine consumption on nicotine consumption. In: Psychopharmacology 47: 165–168.

KOZLOWSKI, L. T. (1976): Effect of caffeine on coffee drinking. In: Nature 264: 354–355.

KRUEGER, H., FAZEL-MADJLESSI, A. und PLAETSCHKI, I. (1979): The influence of 1,3,7-trimethylxanthine (caffeine) on the pain-caused dilation of pupil. In: Arzneimittel-Forschung/Drug Research 29: 1053–1055.

KRUEGER, H., ZÜLCH, J. und GANDORFER, M. (1979): Der Einfluß von Koffein auf die motorische Reaktions- und die visuell-mentale Verarbeitungszeit. In: Zeitschrift für Ernährungswissenschaft 18: 51–61.

KULKARNI, P. B. und DORAND, R. D. (1979): Caffeine toxicity in a neonate. In: Pediatrics 64: 254–255.

LEGATOR, M. S. und ZIMMERING, S. (1979): Review of the genetic-effects of caffeine. In: Journal of Environmental Science and Health C13: 135–188.

LEMBERGER, L. und RUBIN, A. (1976): Recreational drugs of abuse: caffeine, nicotine, and alcohol. In: Vesell, E. S. und Garottini, S. (Eds.): Physiologic Disposition of Drugs of Abuse. Vol. 1, Monographs in Pharmacology and Physiology. 197–267.

Lieb, J. (1980): Prostaglandin synthesis inhibitors in prophylaxis of coffee intolerance. In: Journal of the American Medical Association 243: 32.

Lutz, E. G. (1978): Restless legs, anxiety, and caffeinism. In: Journal of Clinical Psychiatry 39: 693–698.

MacCornack, F. A. (1977): The effects of coffee drinking on the cardiovascular system: Experimental and epidemiological Research. In: Preventive Medicine 6: 104–119.

Mace, J. (1978): Toxicity of caffeine. In: Journal of Pediatrics 92: 345–346.

McGee, M. B. (1980): Caffeine poisoning in a 19 year old female. In: Journal of Forensic Sciences 25: 29–32.

Mikkelsen, E. J. (1978): Caffeine and schizophrenia. In: Journal of Clinical Psychiatry 39: 732–736.

Minton, J. P., Foecking, M. K., Webster, D. J. T. und Matthews, R. H. (1979): Response of fibrocystic disease to caffeine withdrawal and correlation of cyclic-nucleotides with breast disease. In: American Journal of Obstetrics and Gynecology 135: 157–158.

Minton, J. P., Foecking, M. K., Webster, D. J. T. und Matthews, R. H. (1979): Caffeine, cyclic nucleotides, and breast disease. In: Surgery 86: 105–109.

Morrison, A. S. (1978): Geographic and time trends of coffee imports and bladder cancer. In: European Journal of Cancer 14: 51–54.

Nagao, M., Takahashi, Y., Yamanaka, H. und Sugimara, T. (1979): Mutagens in coffee and tea. In: Mutation Research 68: 101–106.

Nartowicz, V. B., Buchanan, R. L. und Segall, S. (1979): Aflatoxin production in regular and decaffeinated coffee beans. In: Journal of Food Science 44: 446–448.

Neil, J. F., Himmelhoch, J. M., Mallinger, A. G., Mallinger, J. und Hanin, I. (1978): Caffeinism complicating hypersomnic depressive episodes. In: Comprehensive Psychiatry 19: 377–385.

Neims, A. H., Bailey, J. und Aldridge, A. (1979): Disposition of caffeine during and after pregnancy. In: Clinical Research 27: A236.

Newton, J. M. (1979): Spectrophotometric determination of caffeine in coffee products: collaborative study. In: Journal of the Association of Official Analytical Chemists 62: 705–708.

Nichloson, A. N. und Stone, B. M. (1977): Studies on the sleep of the young adult after caffeine. In: British Journal of Clinical Pharmacology 4: 717.

Nolan, L. L. und Kidder, G. W. (1979): Caffeine: its action on purine metabolizing enzymes. In: Biochemical and Biophysical Research Communications 91: 253–262.

O'Brien, M. T. (1978): Caffeine should not be GRAS says Select Committee, must investigate possible effects on children. In: Food Product Development 12: 86–90.

Ostrow, D. H. und Lynch, D. L. (1976): Inhibition of some clinically important fungi by caffeine. In: Microbios Letters 3: 217–220.

Paalzow, G. (1979): Naloxone antagonizes theophylline-induced potentiation of morphine-inhibition of a nociceptive reaction in rats. In: Psychopharmacology 62: 235–239.

Palm, P. E., Arnold, E. P., Rachwall, P. C., Leyczek, J. C., Teague, K. W. und Kensler, C. J. (1978): Evaluation of the teratogenic potential of fresh-brewed coffee and caffeine in the rat. In: Toxicology and Applied Pharmacology 44: 1–16.

Parsons, W. D. und Neims, A. H. (1978): Effect of smoking on caffeine clearance. In: Clinical Pharmacology and Therapeutics 24: 40–45.

Patwardhan, R., Desmond, P., Johnson, R. und Schenker, S. (1979): Effect of age, sex, oral contraceptive steroids, and liver disease on the disposition of caffeine. In: Clinical Research 27: A684.

PIERCY, W. N., DAY, M A., NEIMS, A. H. und WILLIAMS, R. L. (1977): Alteration of ovine fetal respiratory-like activity by diazepam, caffeine, and doxapram. In: American Journal of Obstetrics and Gynecology 127: 43–49.

PRINEAS, R. J., JACOBS, D., CROW, R. und BLACKBURN, H. (1977): Coffee, tea, and VPB. In: Circulation 56: 15.

REVELLE, W., AMARAL, P. und TURRIFF, S. (1976): Introversion-extroversion, time stress, and caffeine: effect on verbal performance. In: Science 192: 149–150.

REVELLE, W., HUMPHREYS, M. S., SIMON, L. und GILBERT, K. (1980): The interactive effect of personality, time of day, and caffeine: a test of the arousal model. In: Journal of Experimental Psychology: General 109: 1–31.

ROBERTS, J. J. (1978): The repair of DNA modified by cytotoxic, mutagenic, and carcinogenic chemicals. In: Lett, J. T. und Adler, H. (Eds.): Advances in Radiation Biology Vol. 7: 211–414. New York.

ROBERTSON, D., FROLICH, J. C. CARR, R. K., WATSON, J. T., HOLLIFIELD, J. W., SHAND, D. G. und OATES, J. A. (1978): Effects of caffeine on plasma renin activity, catecholamines and blood pressure. In: New England Journal of Medicine 298: 181–186.

ROBERTSON, D., WADE, D., CARR, R. K., WORKMAN, R. J. und OATES, J. A. (1979): Tolerance to the humoral and hemodynamic effects of caffeine in man. In: Clinical Research 27: A738.

RONEN, A. und MARCUS, M. (1978): Caffeine and artificial insemination. In: Mutation Research 53: 343–344.

ROTENBERG, F. A., DEFEO, J. J. und SWONGER, A. K. (1976): Coffee, myocardial infarction, and sudden death. In: Lancet 2: 140–141.

SCHADE, D., SIMONELLI, C., STANDEFER, J. C. und EATON, R. P. (1979): Caffeine-induced hormonal changes during running. In: Federation Proceedings 38: 944.

SCHILL, W.-B., PEITSCH, W. und PREISSLER, G. (1979): Effect of caffeine and kallikrein on cryo-preserved human spermatozoa. In: International Journal of Fertility 24: 27–32.

SECHZER, P. H. und ABEL, L. (1978): Post-spinal anesthesia headache treated with caffeine. Evaluation with demand method. Part 1. In: Current Therapeutic Research – Clinical and Experimental 24: 307–312.

SECHZER, P. H. (1979): Post-spinal anesthesia headache treated with caffeine. Part 2: Intracranial vascular distention, a key factor. In: Current Therapeutic Research – Clinical and Experimental 26: 440–448.

SEEGERS, A. J. M., JAGER, L. P. und NOORDWIJK, J. VAN (1979): Effects of phenacetin, paracetamol, and caffeine on the erosive activity of acetylsalicylic acid in the rat stomach: dose-response relationships, time course of erosive development, and effects on acid secretion. In: Journal of Pharmacy and Pharmacology 31: 840–848.

SEGALL, J. J. (1978): Consumption of beverages and cigarettes by coronary patients: pilot study. In: British Journal of Clinical Practice 32: 15.

SHILON, M., PAZ, G., HOMONNAI, Z. T. und SCHOENBAUM, M. (1978): Effect of caffeine on guinea-pig epididymal spermatozoa – motility and fertilizing capacity. In: International Journal of Andrology 1: 416–423.

SHIRAISHI, Y., YAMAMOTO, K. und SANDBERG, A. A. (1979): Effects of caffeine on chromosome aberrations and sister-chromatid exchanges induced by mitomycin C in BrdU-Labeled human chromosomes. In: Mutation Research 62: 139–149.

SHOROFSKY, M. A. und LAMM, R. N. (1977): Caffeine-withdrawal headache and fasting. In: New York State Journal of Medicine 77: 217–218.

SIMON, N. M. (1978): Coffee and hypertension. In: New England Journal of Medicine 298: 1092.

SMITH, D. L., TONG, J. E. und LEIGH, G. (1977): Combined effects of tobacco and caffeine on the components of choice reaction-time, heart rate, and hand steadiness. In: Perceptual and Motor Skills 45: 635–639.

SOLDATOS, C. R., KALES, J. D., SCHARF, M. B., BIXLER, E. O. und KALES, A. (1980): Cigarette smoking associated with sleep difficulty. In: Science 207: 551–553.

SOYKA, L. F. (1979): Effect of methylxanthines on the fetus. In: Clinics in Perinatology 6: 37–51.

STAGG, G. V. und MILLIN, D. J. (1975): The nutritional and therapeutic value of tea – A review. In: Journal of the Science of Food and Agriculture 26: 1439–1459.

STANTON, M. F., AHRENS, R. A. und WOUGLASS, L. W. (1978): Coffee and cola beverage consumption as heart disease risk factors in men. In: Experientia 34: 1182–1183.

STATISTICAL ABSTRACT OF THE UNITED STATES: U. S. Bureau of the Census, Washington, D. C. (Annual; various years, 1947–1979).

STATISTICAL YEARBOOK: United Nations Department of International Economic and Social Affairs, New York. (Annual; various years, 1954–1978).

STATISTICS CANADA: Publications Nr. 31-211, 32-025, 32-211, 32-224, 32-226, 62-010, 62-011, 62-528, 62-534, 62-542, 62-545, 62-628. Treasury Board, Ottawa. (Annually or quarterly or monthly; various issues, 1961–1980).

STATLAND, B. E., DEMAS, T. und DANIS, M. (1976): Caffeine accumulation associated with alcoholic liver-disease. In: New England Journal of Medicine 295: 110–111.

STILLNER, V., POPKIN, M. K. und PIERCE, C. M. (1978): Caffeine-induced delirium during prolonged competitive stress. In: American Journal of Psychiatry 135: 855–856.

STOFFER, S. S. (1979): Coffee consumption. In: Archives of Internal Medicine 139: 1194–1195.

STREISSGUTH, A. P., MARTIN, D. C. und BARR, H. M.: Caffeine effects of pregnancy outcome. Unpublished manuscript; University of Washington, Seattle.

SULLIVAN, J. L. (1977): Caffeine poisoning in an infant. In: Journal of Pediatrics 90: 1022–1023.

SVENSSON, E., PERSSON, L.-O. und SJÖBERG, L. (1980): Mood effects of diazepam and caffeine. In: Psychopharmacology 67: 73–80.

TERADA, M. und NISHIMURA, H. (1975): Mitigation of caffeine-induced teratogenicity in mice prior chronic caffeine ingestion. In: Teratology 12: 79–82.

TIMSON, J. (1977): Caffeine. In: Mutation Research 47: 1–52.

TIMSON, J. (1978): How harmful is your daily caffeine? In: New Scientist 78: 736–737.

TURNBERG, L. A. (1978): Coffee and gastrointestinal-tract. In: Gastroenterology 75: 529–530.

TURNER, J. E. und CRAVEY, R. H. (1977): A fatal ingestion of caffeine. In: Clinical Toxicology 10: 341–344.

TYRALA, E. E. und DODSON, W. E. (1979): Caffeine secretion into breast milk. In: Archives of Disease in Childhood 54: 787–789.

WARSZAWSKI, D., GORODISCHER, R., MOSES, S. W. und BARK, H. (1977): Caffeine pharmacokinetics in young and adult dogs. In: Biology of the Neonate 32: 138–142.

WEATHERSBEE, P. S. und LODGE, J. R. (1977): Caffeine: Its direct and indirect influence on reproduction. In: Journal of Reproductive Medicine for Obstetrician and Gynecologist 19: 55–63.

WEATHERSBEE, P. S. und LODGE, J. R. (1979): Alcohol, caffeine, and nicotine as factors in pregnancy. In: Postgraduate Medicine 66: 165–171.

WEATHERSBEE, P. S., OLSEN, L. K und LODGE, J. R. (1977): Caffeine and pregnancy. In: Postgraduate Medicine 62: 64–69.

WEINBERGER, M. A., FRIEDMAN, L., FARBER, T. M., MORELAND, F. M., PETERS, E. L., GILMORE, C. E. und KHAN, M. (1978): Testicular atrophy and impaired spermatogenesis in rats fed high levels of the xanthines caffeine, theogromine or theophylline. In: Journal of Environmental Pathology and Toxicology 1: 669–688.

Wilhelmsen, L., Tibblin, G., Elmfeldt, D., Wedel, H. und Werko, L. (1977): Coffee consumption and coronary heart disease in middleaged Swedish Men. In: Acta Medica Scandinavica 201: 547–552.

Williamson, M. R. (1978): Blood pressure in coffee drinkers. In: New England Journal of Medicine 299: 1137.

Wright, L.F., Gibson, R. G. und Hirschowitz, R. I. (1977): Lack of caffeine stimulation of gastrin release in man. In: Proceedings of the Society for Experimental Biology and Medicine 154: 538–539.

Yano, K., Rhoads, G. G. und Kagan, A. (1977): Coffee, alcohol, and risk of coronary heart disease among Japanese men living in Hawaii. In: New England Journal of Medicine 297: 405–409.

Yasuda, Y. (1977): Polydactyly induced by caffeine in vitro. In: Teratology 16: 128–129.

Zajdela, F. und Latarjet, R. (1978): Inhibition of skin carinogenesis in vivo by caffeine and other agents. In: National Cancer Institute Monographs M50: 133–140.

Zuskin, E., Valic, F. und Skuric, Z. (1979): Respiratory-function in coffee workers. In: British Journal of Industrial Medicine 36: 117–122.

100 Feuerlein – Alkoholismus

Amit, Z., Meade, R. G., Levitan, D. E. und Singer, J. (1976): Effects of dorsal and ventral lateral hypothalamic lesions on voluntary alcohol consumption by rats. In: J. Stud. Alc. 37: 1188.

Bigelow, G. und Liebson, J. (1972): Cost factors controlling alcoholic drinking. In: Psychol. Rep. 22: 305.

Carlen, P. L., Wortzmann, G., Holgate, R. C., Wilkinson, D. A. und Rankin, J. G. (1978): Reversible cerebral atrophy in recently abstinent chronic alcoholics measured by computed tomography scans. In: Science 200: 1076.

Cruz-Coke, R. und Varela, A. (1970): Genetic factors in alcoholism. In: Popham, R. E. (Ed.): Alcohol and Alcoholism. Toronto.

Cutting, J. (1978): Specific psychological deficits in alcoholism. In: Brit. J. Psychiat. 133: 119.

Davis, V. E., Brown, H., Huff, J. A. und Cashew, J. L. (1967): Ethanol-induced alterations of norepinephrine metabolism in man. In: J. Lab. clin. Med. 69: 787.

Deutsche Hauptstelle gegen die Suchtgefahren (15. 4. 1980): Stellungnahme zur Frage der Alkohol-Grenzwerte. DHS Presse- und Informationsdienst. Hamm.

Feuerlein, W. (1969): Sucht und Süchtigkeit. In: Münch. Med. Wschr. 111: 2593.

Feuerlein, W., Küfner, H., Ringer, Ch. und Antons, K. (1977): Diagnose des Alkoholismus: Der Münchner Alkoholismustest (MALT). In: Münch. Med. Wschr., 119: 1275.

Feuerlein, W., Küfner, H., Ringer, Ch. und Antons, K. (1979): Der Münchner Alkoholismustest (MALT) – Testmanual Beltz. Weinheim.

Goodwin, D. W., Schulsinger, E., Hermansen, L., Guze, S. B. und Winokur, G. (1973): Alcohol problems in adoptees raised apart from alcoholic biological parents. In: Arch. gen. Psychiat. 28: 238.

Grünberger, J. (1977): Psychodiagnostik des Alkoholkranken. Wien.

Jones, K. L., Smith, D. W., Ulleland, C. N. und Streissguth, P. (1973): Patterns of malformation in offspring of chronic alcoholic mothers. In: Lancet I: 1267.

Kaij, L. und Dock, J. (1975): Grandsons of alcoholics. A test of sexlinked transmission of alcohol abuse. In: Arch. gen. Psychiat. 32: 1379.

KAMBACK, M. C. (1973): The effects of orbital and dorsolated frontal cortical ablations on ethanol selfsection and emotional behaviors in monkeys (Macaca nemestrina). In: Neuropsychologia (Oxford) 11: 1.

KOJIC, T., DOJCINOVA, A., DOJCINOV, D., STOJANOVIC, O., JAKULIC, S. und GLIGOROVIC, V. (1977): Possible genetic predisposition for alcohol addiction. In: Advanc. exp. Med. Biol. 85A: 7.

MAJEWSKI, F., BIERICH, J. R., MICHAELIS, R., LOESER, H. und LEIBER, B. (1977): Über die Alkohol-Embryopathie, eine häufige intrauterine Schädigung. In: Mschr. Kinderheilk. 125: 445.

MELCHIOR, Ch. L. und MYERS, R. D. (1977): Preference for alcohol evoked by tetrahydropapaveroline (THP) chronically infused in the cerebral ventricle of the rat. In: Pharmac. Biochem. Behav. 77: 19.

MYERS, R. D. und MELCHIOR, C. L. (1977): Alcohol drinking: Abnormal intake caused by tetrahydropapaveroline in brain. In: Science 196: 554.

NATHAN, P. E. und O'BRIAN, J. S. (1971): An experimental analysis of the behavior of alcoholics and nonalcoholics during prolonged experimental drinking: a necessary precursor of behavior therapy? In: Behav. Therapy 2: 455.

OLDS, J. und MILNER, P. (1954): Positive reinforcement produced by electrical stimulation of septal area and other regions of rat brain. In: J. comp. physiol. Psychol. 47: 419.

RYBACK, R. S., ECKHARDT, M. J., PAUTLER, Ch. P. und FELDMAN, D. J. (1. 5. 1978): Biochemical and hematological correlates. Diagnostic of alcoholism. Paper presented at the 9th annual medical-scientific meeting of the National Council on Alcoholism. St. Louis, Missouri.

SELZER, M. L. (1967): Michigan Alcoholism Screening Test (MAST): Preliminary report. In: Univ. Mich. Med. Cent. J.: 58.

SHAW, S., STIMMEL, B. und LIEBER, C. (1976): Plasma Alpha amino-n-butyric acid to leucine ratio: an empirical biochemical marker of alcoholism. Science 194: 1057.

THALER, H. (1977): Voraussetzungen für den alkoholischen Leberschaden. In: Therapiewoche 27: 6580.

WINOKUR, G., REICH, T., RIMMER, J. und PITTS, F. N. (1970): Alcoholism: III. Diagnosis and familial psychiatric illness in 259 alcoholic probands. In: Arch. gen. Psychiat. 23: 104.

WOLFF, D. (1972): Ethnic differences in alcohol sensitivity. In: Science 175: 449.

WORLD HEALTH ORGANIZATION (1952): Mental Health. In: Techn. Rep. Ser. Nr. 48 WHO. Genf.

101 Shiffman – Nikotinabhängigkeit

ASHTON, H., MARSH, J. R., Millman, J. E., RAWLINS, M. D., TELFORD, R. und THOMPSON, J. W. (1978): The use of event-related slow potentials of the brain as a means to analyse the effects of cigarette smoking and nicotine in humans. In: Smoking Behaviour.

FLECKSEDER, R. (1936): Über den Bronchialkrebs und einige seiner Entstehungsbedingungen. In: Münch. Med. Wschr. 83: 1585–1588.

GARFINKEL, L. (1980): Cardiovascular mortality and cigarette smoking. In: The Smoking Epidemic, a Matter of Worldwide Concern: 41–45. Stockholm.

GILBERT, D. G. (1979): Paradoxical tranquilizing and emotion-reducing effects of nicotine. In: Psychological Bulletin 86(4): 643–661.

GOLDFARB, T. L., GRITZ, E. R., JARVIK, M. E. und STOLERMAN, I. P. (1976): Reactions to cigarettes as a function of nicotine and «tar». In: Clinical Pharmacology and Therapeutics 19(6): 767–772.

GRITZ, E. R. (1980): Smoking behavior and tobacco abuse. In: Advances in Substance Abuse 1: 91–158. New York.

HAMMOND, E. C. (1969): World costs of cigarette smoking in disease, disability, and death. World Conference on Smoking and Health. New York. September 11, 1967: Summary of proceedings, American Cancer Society. New York.

HUNT, W. A. und MATARAZZO, J. D. (1973): Three years later: Recent developments in the experimental modification of smoking behavior. In: Journal of Abnormal Psychology 81(2): 107–114.

IKARD, F. F., GREEN, D. E. und HORN, D. (1969): A scale to differentiate between types of smoking as related to the management of affect. In: International Journal of the Addictions 4: 649–659.

JARVIK, M. E. (1970): The role of nicotine in the smoking habit. In: Learning Mechanisms in Smoking: 155–190. Chicago.

JOHNSTON, L. (1942): Tobacco smoking and nicotine. In: The Lancet 2: 742.

LANCKER, J. L. VAN (1977): Smoking and disease. In: Research on Smoking Behavior. NIDA Research Monograph No. 17. US Department of Health, Education, and Welfare. Public Health Service. Alcohol, Drug Abuse and Mental Health Administration. Rockville.

LUCCHESI, B. R., SCHUSTER, C. F. und EMLEY, G. C. (1967): The role of nicotine as a determinant of cigarette smoking frequency in man with observations of certain cardiovascular effects associated with the tobacco alkaloid. In: Clinical Pharmacology and Therapeutics (8)6: 789–796.

MCKENNELL, A. C. und THOMAS, R. K. (1967): Adults' and Adolescents' Smoking, Habits and Attitudes Government Social Survey. HMSO. London.

RUSSELL, M. A. H. (1976): Tobacco smoking and nicotine dependence. In: Research Advances in Alcohol and Drug Problems 3: 1–47. New York.

RUSSELL, M. A. H., WILSON, C., PATEL, U. A. und COLE, P. V. (1975): Plasma nicotine levels after smoking cigarettes with high, medium and low yields. In: British Medical Journal: 214–216.

SCHACHTER, S., KOZLOWSKI, L. T. und SILVERSTEIN, B. (1977): Effects of urinary pH on cigarette smoking. In: Journal of Experimental Psychology: General 106: 31–40.

STOLERMAN, I. P., GOLDFARB, T., FINK, R. und JARVIK, M. E. (1973): Influencing cigarette smoking with nicotine antagonists. In: Psychopharmacologia 28: 247–259.

U. S. DEPARTMENT OF HEALTH, EDUCATION, AND WELFARE (1969): Use of Tobacco, Practices, Attitudes, Knowledge and Beliefs. Public Health Service. Health Services and Mental Health Administration. National Clearinghouse for Smoking and Health. Washington.

U. S. DEPARTMENT OF HEALTH, EDUCATION, AND WELFARE. Public Health Service (1979): Smoking and Health. Washington.

102 Cohen – Marihuanaforschung

COHEN, S. (1980): Cannabis and driving. In: Abstracts in Alcohol and Driving 9: 1–4.

COHEN, S. und STILLMAN, R. S. (Eds.) (1976): The Therapeutic Potential of Marijuana. New York.

DORNBUSH, R. L., FRIEDMAN, A. L. und FINK, M. (Eds.) (1976): Chronic Cannabis Use. In: Annals N. Y. Academy Sciences 252: 1–57.

FERRARO, D. P. (1980): Acute effects of marijuana on human memory and cognition. In: Petersen, R. T. (Ed.): Marijuana Research Findings. Superintendent of Documents, U. S. Government Printing Office, Washington, D. C. 20402.

JOHNSTON, L. D., BACHMAN, J. G. und O'MALLEY, P. M. (1979): Highlights: Drugs and the Nations High School Students: Five Year National Trends. Superintendent of Documents, U. S. Government Printing Office, Washington, D. C. 90402.

JONES, R. T. (1980): Human effects: An overview. In: Petersen, R. T. (Ed.): Marijuana Research Findings. Superintendent Documents, U. S. Government Printing Office, Washington, D. C. 20402.

MECHOULAM, R. (Ed.) (1973): Marijuana: Chemistry, Pharmacology, Metabolism, and Clinical Effects. New York.

NOVOTNY, M. (1975): Possible basis for a high mutagenicity of marijuana smoke as compared to tobacco smoke. In: Experientia 32: 280.

TURNER, C. E., ELSOHLY, M. A. und BOEREN, E. G. (1980): A review of the chemical constituents of Cannabis sativa L. In: Lloydia 43(2).

103 Uchtenhagen – Haschischforschung

ABEL, E. L. (1977): The relationship between cannabis and violence. A review. In: Psychol. Bull. 84: 193–211.

BOULOUGOURIS, J., FINK, M., FRIEDMAN, A. M., LIAKOS, A. und STEFANIS, C. (1976): Chronic hashish use and mental disorder. In: Amer. J. Psychiat. 133: 225–227

DORNBUSH, R. L., FRIEDMAN, A. M. und FINK, M. (1976): Chronic cannabis use. In: Annals New York Acad. of Sciences 282: 1–430.

FEUERLEIN, W. (Ed.) (1980): Cannabis heute. Bestandsaufnahme zum Haschischproblem. Wiesbaden.

FISHER, G. (1974): Harmful effects of Marijuana use. Experiences and opinions of current and past Marijuana users. In: Brit. J. Addict. 69: 75–84.

FISHER, G. und STECKLER, A. (1974): Psychological effects, personality and behavioral changes attributed to Marijuana use. In: Intern. J. Addict. 9: 101–126.

GOODWIN, D. W., CO, B. T., GADO, M., MIKHAEL, M. und HILL, S. Y. (1977): Absence of cerebral atrophy in chronic cannabis users. Evaluation of computerized transaxial tomography. In: J. Amer. med. Ass. 237: 1229–1230.

HARRIS, L. S., DEWEY, W. L. und RAZDAN, R. K. (1977): Cannabis. Its chemistry, pharmacology and toxicology. In: Martin, W. R. (Ed.): Drug Addiction II. New York.

JOHNSON, B. D. (1973): Marijuana Users and Drug Subcultures. New York.

JONES, R. T. und BENOWITZ, N. (1976): The 30-day trip. Clinical studies of cannabis tolerance and dependence. In: Brande, M., Szara, S. (Eds.): Pharmacology of Marijuana. New York.

KAYMAKCALAN, S. (1975): Potential dangers of cannabis. In: Intern. J. Addict. 10: 721–735.

KROLL, PH. (1975): Psychoses associated with Marijuana use in Thailand. In: J. Nerv. Ment. Dis. 161: 149–156.

MEHNDIRATTA, S. S. und WIG, N. N. (1975/76): Psychological effects of long-term cannabis use in India. A study of fifty heavy users and controls. In: Drug and Alc. Depend. 1: 71–81.

MENDELSON, H. H. (1976): Marijuana use. Biological and behavioral aspects. In: Postgrad. Med. 60: 111–115.

NATIONAL INSTITUTE ON DRUG ABUSE (1974): Marijuana and Health. Rockville, Maryland.

PATTERSON, C. D. (1974): Self-reported unpleasant effects from illicit use of fourteen substances. In: Brit. J. Addict. 69: 249–256.

RUBIN, V. und COMITAS, L. (1975): Ganja in Jamaica. A medical-anthropological study of chronic Marijuana use. Den Haag.

SCHLEGEL, J. (1980): Soziographische Merkmale und Konsumverhalten 22jähriger Männer mit unterschiedlichem Cannabiskonsum. Med. Diss. Zürich.

SOUEIF, M. I. (1976): Some determinants of psychological deficits associated with chronic cannabis consumption. In: Bull. on Narc. 28: 25–41.

STEFANIS, C., DORNBUSH, R. und FINK, M. (1977): Hashish. Studies of long-term use. New York.

TASHKIN, D. P., SHAPIRO, B. J., LEE YE und HARPER, C. E. (1976): Subacute effects of heavy Marihuana smoking on pulmonary function in healthy men. In: New Eng. J. Med. 294: 125–128.

UCHTENHAGEN, A. (1980): Gutachten zu Händen des Zürcher Obergerichts zur Frage der Gefährlichkeit des Haschisch- und Heroinkonsums. In: Kriminalsoziologische Bibliografie 7: 63–70.

WALLER, C. W., JOHNSON, J. J., BUELKE, J. und TURNER, C. E. (1976): Marijuana. An annotated Bibliography. New York.

104 Spotts – Kokaingebrauch

ADRIANI, J. (1962): The Chemistry and Physics of Anesthesia. Springfield, III.

ADRIANI, J. und CAMPBELL, D. (1956): Fatalities following topical application of local anesthetics to mucous membranes. In: Journal of the American Medical Association 162: 1527–1530.

AGRIN, A. (1972): The great American drug scene. In: Journal of Occupational Medicine 2: 207–220.

ANONYMOUS (1924): Statistical data on cocainism and morphinism in Austria. In: Journal of the American Medical Association 83: 1936.

ANONYMOUS (1925): Cocainism and homosexuality. In: Journal of the American Medical Association 85: 1936.

ASHLEY, R. (1975): Cocaine: Its History and Effects. New York.

BALSTER, R. L. und SCHUSTER, C. R. (1973): Fixed interval schedule of cocaine reinforcement: Effects of dose and infusion duration. In: Journal of Experimental Analyses of Behavior 20: 119–129.

BARAS, P. G. (1977): Cocaine in clinical medicine. In: Petersen, R. C. und Stillman, R. C. (Eds.): Cocaine: 1977. (NIDA Research Monograph No. 13.) Washington, D. C.: 193–200.

BECKER, H. K. (1963): Carl Koller and cocaine. In: Psychoanalytic Quarterly 32: 309–373.

BEJEROT, N. A. (1970 a): A comparison of the effects of cocaine and synthetic central stimulants. In: British Journal of Addiction 65: 35–37.

BEJEROT, N. A. (1970 b): Addiction and Society. Springfield, III.

BENDER, L. (1963): Drug addiction in adolescence. In: Comprehensive Psychiatry 4: 181.

BENTLEY, W. H. (1974): Erythroxylon coca in the opium and alcohol habits. In: Detroit Therapeutic Gazette. September 15, 1880. Reprinted in Byck, R. (Ed.): Cocaine papers: Sigmund Freud. New York: 15–19.

BERNFIELD, S. (1953): Freud's studies on cocaine. In: Journal of the American Psychoanalytic Association 1: 516–613.

BEWLEY, T. (1965): Heroin and cocaine addiction. In: Lancet 738: 808–810.

BIGGAM, A. G., ARAFA, M. A. und RAGAB, A. F. (1932): Heroin addiction in Egypt. In: Lancet 21: 922–927.

BLEJER-PRIETO, H. (1965): Coca leaf and cocaine addiction: Some historical roles. In: Canadian Medical Association Journal 93: 700–704.

BRECHER, E. M. und EDITORS OF CONSUMER REPORTS (1972): Licit and Illicit Drugs. Boston.

BUCK, A. A., SASAKI, T. T., HEWITT, J. und MACRAE, A. A. (1968): Coca chewing and health: An epidemiological study among residents of a Peruvian village. In: American Journal of Epidermiology 88: 159–177.

BURROUGHS, W. (1959): Naked Lunch. New York.

BYCK, R. (Ed.) (1974): Cocaine Papers: Sigmund Freud. New York.

BYCK, R. und DYKE, C. VAN (1977): What are the effects of cocaine in man? In: Petersen, R. C. und Stillman, R. C. (Eds.): Cocaine: 1977 (NIDA Research Monograph No. 13): 97–117). Washington, D. C.

BYCK, R., JATLOW, P., BARASH, P. und DYKE, C. VAN (1977): Cocaine: Blood concentration and physiological effect after intranasal application in man. In: Ellinwood, E. H., Jr. und Kilbey, M. M. (Eds.): Cocaine and Other Stimulants: 629–645. New York.

CARROLL, E. (1977): Coca: The plant and its use. In: Petersen, R. C. und Stillman, R. C. (Eds.): Cocaine: 1977 (NIDA Research Monograph No. 13): 35–45). Washington, D. C.

CHAMBERS, G. D. TAYLOR, W. J. R. und MOFFETT, A. D. (1972): The incidence of cocaine use among methadone maintenance patients. In: International Journal of the Addictions 7: 427–441.

CHOPRA, I. C. und CHOPRA, G. S. (1930–1931): Cocaine habit in India. In: Indian Journal of Medical Research 18: 1013–1046.

CHOPRA, I. C. und CHOPRA, R. N. (1958): The cocaine problem in India. In: Bulletin on Narcotics 10: 12–24.

CLARK, R. (1973): Cocaine. In: Texas Medicine 69: 74–78.

COHEN, S. (1975): Cocaine. In: Journal of the American Medical Association 231: 74–75.

CONNELL, P. H. (1969): Drug taking in Great Britain: A growing problem. In: Royal Society for the Promotion of Health 89: 92–96.

«CONVENTIONAL WISDOM» on cocaine dangers challenged (1979): ADAMHA News. August 24: 1–2.

CROWLEY, A. (1917/1973): Cocaine. San Francisco.

DALE, G. M. (1903): Morphine and cocaine intoxication. In: Journal of the American Medical Association 1: 1215–1216.

DENEAU, G. W., YANIGITA, G. und SEEVERS, M. H. (1969): Self-administration of psychoactive substances by the monkey: A measure of psychological dependence. In: Psychopharmacologia 16: 30–48.

DIXON, W. E. (1923): The drug habit. In: British Medical Journal 3: 543–545.

DOWNS, A. und EDDY, N. B. (1932 a): The effect of repeated doses of cocaine in the dog. In: Journal of Pharmacology and Experimental Therapeutics 46: 195–198.

DOWNS, A. und EDDY, N. B. (1932 b): The effects of repeated doses of cocaine in the rat. In: Journal of Pharmacology and Experimental Therapeutics 46: 199–200.

EDDY, N. B., HALBACH, H., ISBELL, H. und SEEVERS, M. H. (1965): Drug dependence: Its significance and characteristics. In: Bulletin of the World Health Organization 32: 721–733.

EDMUNDSON, W. F., DAVIES, J. E., ACKER, J. D. und MYER, B. (1972): Patterns of drug abuse epidemiology in prisoners. In: Industrial Medicine and Surgery 41: 15–19.

EISWIRTH, N. A., SMITH, D. E. und WESSON, D. R. (1972): Current perspectives on cocaine use in America. In: Journal of Psychedelic Drugs 5: 153–157.

ELLINWOOD, E. H., Jr. und KILBEY, M. M. (Eds.) (1977): Cocaine and Other Stimulants. New York.

ENFORCEMENT can't impede S. American cocaine flow (1978): U. S. Journal of Drug and Alcohol Dependence. April: 3.

ERYTHROXYLON coca as an antidote to the opium habit (1880): Editorial. In: Detroit Therapeutic Gazette. June 15: 1.

Evans, M. A., Dwivedi, C. und Harbison, R. D. (1977): Enhancement of cocaine-induced lethality by phenobarbital. In: Ellinwood, E. H., Jr. und Kilbey, M. M. (Eds.): Cocaine and Other Stimulants. New York: 253–267.

Finkle, B. S. und McClosky, K. L. (1977): The forensic toxicology of cocaine. In: Petersen, R. C. und Stillman, R. C. (Eds.): Cocaine: 1977 (NIDA Research Monograph No. 13): 153–192. Washington, D. C.

Fischman, M. W., Schuster, C. R. und Krasnegor, N. A. (1977): Physiological and behavioral effects of intravenous cocaine in man. In: Ellinwood, E. H., Jr. und Kilbey, M. M. (Eds.): Cocaine and Other Stimulants: 646–664. New York.

Fischman, M. W., Schuster, C. R., Resnekov, L., Shick, J. F. E., Krasnegor, N. A., Fennell, W. und Freedman, D. X. (1976): Cardiovascular and subjective effects of intravenous cocaine administration in humans. In: Archives of General Psychiatry 33: 983–989.

Fish, R. und Wilson, W. D. C. (1969): Excretion of cocaine and its metabolites in man. In: Journal of Pharmacy and Pharmacology 21: supplement, 135–138.

Fog, R. (1969): Stereotyped and non-stereotyped behavior in rats induced by various stimulant drugs. In: Psychopharmacologia 14: 299–304.

Freud, S. (1974): Über Coca. 1884. Reprinted in Byck, R. (Ed.): Cocaine papers: Sigmund Freud: 49–73. New York.

Freud, S. (1887/1974): Craving for and fear of cocaine. Reprinted in Byck, R. (Ed.): Cocaine papers: Sigmund Freud: 171–176. New York.

Froede, E. (1972): Drugs of abuse: Legal and illegal. In: Human Pathology 3: 23–26.

Gay, G. R. und Sheppard, C. W.(1973): Sex crazed dope fiends! Myth or reality? In: Drug Forum 2: 125–140.

Gay, G. R. Sheppard, C. W., Inaba, D. S. und Newmeyer, J. A. (1973 a): An old girl: Flyin' low, dyin' slow, blinded by snow: Cocaine in perspective. In: International Journal of the Addictions 8: 1027–1042.

Gay, G. R., Sheppard, C. W., Inaba, D. S. und Newmeyer, J. A. (1973 b): Cocaine in perspective: Gift from the sun god to the rich man's drug. In: Drug Forum 2: 409–430.

Goode, E. (1971): Drug use and grades in college. In: Maitre 234: 225–227.

Gordon, A. (1908): Insanities caused by acute and chronic intoxication with opium and cocaine. In: Journal of the American Medical Association 2: 97–101.

Greene, M. H., Nightingale, S. und Dupont, R. (1975): Evolving patterns of drug abuse. In: Annals of Internal Medicine 83: 402–411.

Grinspoon, L. und Bakalar, J. B. (1976): Cocaine: A Drug and Its Social Evolution. New York.

Gutierrez-Noriega, C. (1944): Acción de la coca sobre la actividad mental de sujetos habituados. In: Revista de Medicina Experimental 3: 1–18.

Gutierrez-Noriega, C. (1949): Inhibición del sistema nervioso central producida por intoxicación cocaínica crónica. In: Revista de Farmacología y Medicina Experimental 224: 227.

Gutierrez-Noriega, C. und Zapata Ortiz, V. (1944): Cocainismo experimental: I. Toxicología general, acostumbramiento, y sensibilización. In: Revista de Medicina Experimental 3: 303.

Hammond, W. A. (1886): Remarks on cocaine and the so-called cocaine habit. In: Journal of Nervous and Mental Diseases 13: 754–759.

Hammond, W. A. (1887/1974): Coca: Its preparations and their therapeutic qualities with some remarks on the so-called cocaine habit. In: Byck, R. (Ed.): Cocaine papers: Sigmund Freud: 179–193. New York.

Hanna, J. M. (1974): Coca leaf use in southern Peru: Some biosocial aspects. In: American Anthropologist 76: 281–296.

HATCH, R. C. und FISCHER, R. (1972): Cocaine-elicited behavior and toxicity in dogs pretreated with synaptic blocking agents, morphine or diphenylhydantoin. In: Pharmacological Communications 4: 383–392.

HAWKS, R. (1977): Cocaine: The material. In: Petersen, R. C. und Stillman, R. C. (Eds.): Cocaine: 1977 (NIDA Research Monograph No. 13): 47–61. Washington, D. C.

HO, B. T., TAYLOR, D., ESTEVEZ, V. S., ENGLERT, L. F. und MCKENNA, M. L. (1977): Behavioral effects of cocaine – metabolic and neurochemical approach. In: Ellinwood, E. H., Jr. und Kilbey, M. M. (Eds.): Cocaine and Other Stimulants: 229–240. New York.

HRDLICKA, A. (1939): Trephination among prehistoric people. In: Ciba Symposium 1, Nr. 6.

HUTCHINSON, R. R., EMLEY, G. S. und KRASNEGOR, N. A. (1977): The effects of cocaine on the aggressive behavior of mice, pigeons, and squirrel monkeys. In: Ellinwood, E. H., Jr. und Kibey, M. M. (Eds.): Cocaine and Other Stimulants: 457–480. New York.

ISBELL, H. und WHITE, W. (1953): Characteristics of addictions. In: American Journal of Medicine 14: 558–565.

JAFFE, J. H. (1970): Drug addiction and drug abuse. In: Goodman, L. S. und Gilman, A. (Eds.): The Pharmacological Basis of Therapeutics (4th ed.): 276–313. New York.

JAVAID, J. T., DEKIRMENJIAN, H. und DAVIS, J. M. (1977): Effects of intravenous cocaine on MPG excretion in man. In: Ellinwood, E. H., Jr. und Kilbey, M. M. (Eds.): Cocaine and Other Stimulants: 665–673. New York.

JOEL, E. und FRANKEL, F. (1924): Der Cocainismus. Berlin.

JOEL, E. und FRANKEL, F. (1925): Cocainism and homosexuality. Kurzfassung in: Journal of the American Medical Association 85: 1436.

JOHANSON, C. E., BALSTER, R. L. und BONESE, K. (1976): Self-administration of psychomotor stimulant drugs: The effects of unlimited access. In: Pharmacology, Biochemistry, and Behavior 4: 45–51.

JOHNSON, K. G., ABBEY, H., SCHEBLE, R. und WEITMAN, M. (1972): Survey of adolescent drug use II: Social and environmental factors. In: American Journal of Public Health 62: 164–166.

JONES, E. (1953): The Life and Work of Sigmund Freud. New York.

KAPLAN, R. (1970): Drug Abuse: Perspectives on Drugs. Dubuque, Ia.

KOLB, L. (1924): The prevalence and trend of drug addiction in the United States and factors influencing it. In: Public Health Reports 39: 1179–1203.

KOLB, L. (1925 a): Drug addiction in its relation to crime. In: Mental Hygiene 9: 74–89.

KOLB, L. (1925 b): Pleasures and deterioration from narcotic addiction. In: Mental Hygiene 9: 699–724.

KOLB, R. (1962): Drug Addiction: A Medical Problem. Springfield, III.

KOLLER, C. (1884): Über die Verwendung des Cocain zur Anästhesierung am Auge. In: Wiener med. Wschr. 34. Nos, 43 und 44.

KOLLER, C. (1928): Historical notes on the beginning of local anesthesia. In: Journal of the American Medical Association 90: 1741–1742.

KRAMER, J. R. (1972): The adolescent addict: The progression of youth through the drug culture. In: Clinical Pediatrics 11: 382–385.

KURODA, M. (1915): On the action of cocaine. In: Journal of Pharmacology and Experimental Therapeutics 7: 423–439.

LEWIN, L. (1974): Cocainism. 1924. Reprinted in Byck, R. (Ed.): Cocaine Papers: Sigmund Freud: 237–251. New York.

LEWIN, L. (1931): Phantastica, Narcotic and Stimulating Drugs. Their Use and Abuse. New York.

LEWIS, A. (1968): Historical perspective. In: British Journal of Addiction 63: 241–245.

LINDEMANN, E. (1933/1934): The neurophysiological effects of intoxicating drugs. In: American Journal of Psychiatry 90: 1007–1037.

LINDEMANN, E. und MALAMUD, W. (1933/1934): Experimental analysis of the psychopathological effects of intoxicating drugs. In: American Journal of Psychiatry 90: 853–881.

LOURIA, D. (1966): Nightmare Drugs. New York.

LUDWIG, A. M. und PYLE, R. L. (1969): Danger potential of commonly abused drugs. In: Wisconsin Medical Journal 68: 216–218.

MAGNAN ET SAURY (1869): Trois cas de cocainisme chronique. In: Comptes Rendus des Séances de la Société de Biologie 1: 60–63.

MAIER, H. W. (1926): Der Kokainismus. Leipzig.

MANTEGAZZA, P. (1975): On the hygienic and medicinal virtues of coca. In: Andrews, G. und Solomon, D. (Eds.): The Coca Leaf and Cocaine Papers: 38–42. New York.

MARTIN, R. T. (1970): The role of coca and the history, religion and medicine of South American Indians. In: Economic Botany 24: 438–442.

MATSUZAKI, M., SPINGLER, P. J., MISRA, A. L. und MULE, S. J. (1976): Cocaine: Tolerance to its convulsant and cardiorespiratory stimulating effects in the monkey. In: Life Sciences 19: 193–204.

MATTISON, J. B. (1891): Cocaine poisoning. In: Medical and Surgical Reporter 65: 645–650.

MAYER, E. (1924): The toxic effects following use of local anesthetics. In: Journal of the American Medical Association 82: 876–885.

MAYER-GROSS, W., SLATER, E. und ROTH, M. (1960): Clinical Psychiatry. Baltimore.

McLAUGHLIN, G. T. (1973): Cocaine: The history and regulation of a dangerous drug. In: Cornell Law Review 57: 537–573.

McLAUGHLIN, J. J. und HAINES, W. H. (1952): Drug addiction in Chicago. In: Illinois Medical Journal 72: 27–77.

MENDIZABAL, F. R. (1944): Acción de la coca y de la cocaina in subjectos habituados. In: Revista de Medicina Experimental 3: 317–328.

MILLS, C. L. (1905): Morphinomania, cocamania and general narcomania and some of their legal consequences. In: International Clinics 1: 159–176.

MINKOWSKI, W. L., WEISS, R. C. und HEIDBREDER, G. A. (1972): A review of the drug problem: A national approach to youthful drug use and abuse. In: Clinical Pediatrics 7: 373.

MORTIMER, W. G. (1901/1974): History of Coca: «The Divine Plant» of the Incas. San Francisco.

MUSTO, D. F. (1974): A study in cocaine, Sherlok Holmes and Sigmund Freud. In: Byck, R. (Ed.): Cocaine papers of: Sigmund Freud: 257–270. New York.

NAIL, R. L., GUNDERSON, E. K. und KOLB, D. (1974): Motives for drug use among light and heavy users. In: Journal of Nervous and Mental Disease 159: 131–136.

NATIONAL CLEARINGHOUSE FOR DRUG ABUSE INFORMATION (1972): Cocaine (Report Series II: No. 1, January). Rockville, MD.: Alcohol, Drug Abuse and Mental Health Administration.

OFFERMAN, A. (1926): Über die zentrale Wirkung des Cocains und einiger neuer Ersatzpräparate. In: Archiv für Psychiatrie 76: 600–633.

OLDEN, M. (1973): Cocaine. New York.

ORR, D. und JONES, I. (1968): Anaesthesia for laryngoscopy: A comparison of the cardiovascular effects of cocaine and lidocaine. In: Anaesthesia 23: 194–202.

OSSENFORT, W. F. (1939): The treatment of drug addicts at the United States Public Health Service Hospital. Fort Worth, Teyas. In: Texas State Journal of Medicine 35: 428–432.

PARKE, DAVIS und Co. (1885/1974): Coca Erythroxylon and its derivatives. In: Byck, R. (Ed.): Cocaine Papers: Sigmund Freud: 127–150. New York.

PARTRIDGE, M. (1967): Drug addiction – a brief review. In: International Journal of the Addictions 2: 207–220.

PENFIELD, W. (1969): Halsted of Johns Hopkins: The man and his problem as described in the secret records of William Osler. In: Journal of the American Medical Association 210: 2214–2218.

PERRY, C. (1922): The star-spangled powder or through history with coke spoon and nasal spray. In: Rolling Stone. 18. August, Nr. 115.

PETERSEN, R. C. (1977 a): Cocaine: An overview. In: Petersen, R. C. und Stillman, R. C. (Eds.): Cocaine 1977 (NIDA Research Monograph No. 13): 5–15. Washington, D. C.

PETERSEN, R. C. (1977 b): History of Cocaine. In: Petersen, R. C. und Stillman, R. C. (Eds.): Cocaine: 1977 (NIDA Research Monograph No. 13): 17–34. Washington, D. C.

PETERSEN, R. C. und STILLMAN, R. C. (Eds.) (1977): Cocaine: 1977 (NIDA Research Monograph No. 13). Washington. D. C.

PHILLIPS, J. L. (1975): Cocaine: The Facts and Myths. Unpublished manuscript. Washington, D. C.

PICKENS, R. und THOMPSON, T. (1971): Characteristics of stimulant reinforcement. In: Thompson, T. und Pickens, R. (Eds.): Stimulus Properties of Drugs: 177–192. New York.

PLATE, T. (1973): Coke: The big new easy entry business. In: New York Magazine. October: 63–75.

POST, R. M. (1975): Cocaine psychosis: A continuum model. In: American Journal of Psychiatry 132: 225–231.

POST, R. M. (1976): Comparative psychopharmacology of cocaine and amphetamine. In: Psychopharmacology Bulletin 12: 39–41.

POST, R. M. (1977): Progressive changes in behavior and seizures following chronic cocaine administration: Relationship to kindling and psychosis. In: Ellinwood, E. H., Jr. und Kilbey, M. M. (Eds.): Cocaine and Other Stimulants: 353–372. New York.

POST, R. M. und KOPANDA, R. T. (1975): Cocaine, kindling, and reverse tolerance. In: Lancet 1: 409–410.

POST, R. M., KOPANDA, R. T. und BLACK, K. E. (1976): Progressive effects of cocaine on behavior and central amine metabolism in rhesus monkeys: Relationship to kindling and psychosis. In: Biological Psychiatry II: 403–419.

POST, R. M., KOTIN, J. und GOODWIN, R. (1974): The effects of cocaine on depressed patients. In: American Journal of Psychiatry 131: 511–517.

REINARMAN, C. (1977): A historical perspective. In: Waldorf, D., et al.: Doing Coke: an Ethnography of Cocaine Users and Sellers: 1–15. Washington, D. C.

RESNICK, R. B., KESTENBAUM, R. S. und SCHWARTZ, L. K. (1977): Acute systemic effects of cocaine in man: A controlled study of intranasal and intravenous route of administration. In: Ellinwood, E. H., Jr. und Kilbey, M. M. (Eds.): Cocaine and Other Stimulants: 615–628. New York.

RITCHIE, J. M. und COHEN, P. J. (1975): Local anesthetics. In: Goodman, L. S. und Gilman, A. (Eds.): The Pharmacological Basis of Therapeutics (5th Ed.): 379–403. New York.

RITCHIE, J. M., COHEN, P. J. und DRIPPS, R. D. (1970): Cocaine, procaine and other synthetic local anesthetics. In: Goodman, L. S. und Gilman, A. (Eds.): The Pharmacological Basis of Therapeutics: 371–401. New York.

ROSENBERG, C. W. (1968): Young drug addicts: Addiction and its consequences. In: Medical Journal of Australia 24: 1031–1033.

SABBAG, R. (1978): Snow Blind. New York.

SCHEEL-KRUGER, J. (1972): Behavioral and biochemical comparison of amphetamine derivatives, cocaine, benzotropine, and tricyclic antidepressant drugs. In: European Journal of Pharmacology 18: 63–73.

SCHEEL-KRUGER, J., BRAESTRUP, C., NIELSON, M., GOLEMBIOWSKA, K. und MOGILNICKA, E. (1977): Cocaine: Discussion on the role of dopamine in the biochemical mechanism of action. In: Ellinwood, E. H., Jr. und Kilbey, M. M. (Eds.): Cocaine and Other Stimulants: 373–405. New York.

SCHEPPEGRELL, W. (1898): The abuse and danger of cocaine. In: Medical News 73: 417–422.

SCHIORRING, E. (1977): Changes in individual and special behavior induced by amphetamine and related compounds in monkeys and man. In: Ellinwood, E. H., Jr. und Kilbey, M. M. (Eds.): Cocaine and Other Stimulants: 481–522. New York.

SCHULTZ, M. G. (1971): The «strange case» of Robert Louis Stevenson. In: Journal of the American Medical Association 216: 90–94.

SCHULTZ, P. (1898): Über die Wirkungsweise der Mydriaca und Miotica. In: Arch. Psychol. 23: 47–74.

SIEGEL, R. K. (1977): Cocaine: recreational use and intoxication. In: Petersen, R. C. und Stillman, R. C. (Eds.): Cocaine: 1977 (NIDA Research Monograph No. 13): 119–136. Washington, D. C.

SIEGEL, R. K. (1979): Cocaine smoking (letter). In: New England Journal of Medicine 300(7): 373.

SIEGEL, R. K. (1980): Freebase cocaine: Hazardous and costly habit. In: ADAMHA News 7, 19, September: 3.

SIGUEL, E. (1977): Characteristics of clients admitted to treatment for cocaine abuse. In: Petersen, R. C. und Stillman, R. C. (Eds.): Cocaine: 1977 (NIDA Research Monograph No. 13): 201–210. Washington, D. C.

SPOTTS, J. V. und SHONTZ, F. C. (1974): The empirical study of the life style and psychosocial correlates of cocaine use and abuse. Remarks given September 16, 1974, for the NIDA Conference, Cocaine Research: State of the Art, Rockville, Md.

SPOTTS, J. V. und SHONTZ, F. C. (1980): Cocaine users. New York.

STEELE, R., ANGREST, S., MONROE, S., BRINKLEY-ROGERS, P. und LESHER, S. (1977): The cocaine scene. In: Newsweek. May 30, 89 Nr. 22: 20–25.

STEPHENS, R. C. und WEPPNER, R. S. (1973): Patterns of cheating among methadone maintenance patients. In: Drug Forum 2: 357–366.

STOCKWELL, G. A. (1877): Erythroxylon coca. In: Boston Medical and Surgical Journal 96: 399–404.

STRIPLING, J. S. und ELLINWOOD, E. H. Jr., (1977): Sensitization to cocaine following chronic administration in the rat. In: Ellinwood, E. H. Jr. und Kilbey, M. M. (Eds.): Cocaine and Other Stimulants: 327–351. New York.

TATUM, A. L. und SEEVERS, M. H. (1929): Experimental cocaine addiction. In: Journal of Pharmacology and Experimental Therapeutics 36: 401–410.

THE GOURMET COKE BOOK (1972): White Mountain Press.

THOMPSON, T. und PICKENS, R. (1970): Stimulating self-administration by animals: Some comparisons with opiate self-administration. In: Federation Proceedings 29: 6–12.

VALLIANT, G. E. (1966): A twelve year follow-up on New York addicts IV: Some characteristics and determinants of abstinence. In: American Journal of Psychiatry 123: 573.

VAN DYKE, C. und BYCK, R. (1977): Cocaine: 1884–1974. In: Ellinwood, E. H., Jr. und Kilbey, M. M. (Eds.): Cocaine and Other Stimulants: 1–30. New York.

WALDORF, D., MURPHY, S., REINERMANN, C. und BRIDGET, J. (1977): Doing Coke: An Ethnography of Cocaine Users and Sellers. Washington, D. C.

WALLACE, M. B. und GERSHON, S. (1971): A neuropsychological comparison of d-amphetamine, L-dopa and cocaine. In: Neuropharmacology 10: 743–752.

WESSON, D. R. und SMITH, D. E. (1977): Cocaine: Its use for central nervous system stimulation including recreational and medical uses. In: Petersen, R. C. und Stillman, R. C. (Eds.): Cocaine: 1977 (NIDA Research Monograph No. 13): 137–152. Washington, D. C.

WETLI, C. V. und WRIGHT, R. K. (1979): Death caused by recreational cocaine use. In: Journal of the American Medical Association 241: 2519–2522.

WIEDER, H. und KAPLAN, E. H. (1969): Drug use in adolescents: Psychodynamic meanings and pharmacogenic effect. In: Psychoanalytic Study of the Child 24: 399–431.

WILEY, H. W. und PIERCE, A. L. (1914): The cocaine crime. In: Good Housekeeping 58: 393–398.

WILLIAMS, E. H. (1914): The drug habit in the south. In: Medical Record 85: 247–249.

WILSON, C. W. M. (1968): Drugs of dependence. In: Practitioner 200: 102–112.

WILSON, M. C., BEDFORD, J. A., BUELKE, J. und KIBBE, A. H. (1976): Acute pharmacological activity of intravenous cocaine in the rhesus monkey. In: Psychopharmacological Communications 2: 251–262.

WOLFF, P. (1932): Drug addiction – a worldwide problem. In: Journal of the American Medical Association 98: 175–184.

WOODLEY, R. A. (1971): Dealer: Portrait of a Cocaine Merchant. New York.

WOODS, J. (1977): Behavioral effects of cocaine in animals. In: Petersen, R. C. und Stillman, R. C. (Eds.): Cocaine: 1977 (NIDA Research Monograph Nr. 13): 63–95. Washington, D. C.

WOODS, J. H. und DOWNS, D. A. (1973): The psychopharmacology of Cocaine. In National Commission on Marijuana and Drug Abuse. Drug Use in America: Problem in Perspective Appendix Volume 1: Patterns and Consequences of Drug Use. 116–139. Washington, D. C.

WOODS, L. A., MCMAHON, F. G. und SEEVERS, M. H. (1951): Distribution and metabolism of cocaine in the dog and rabbit. In: Journal of Pharmacology and Experimental Therapeutics 104: 200–204.

WURMSER, L. (1968): Drug addiction and drug abuse. In: Maryland State Medical Journal 17: 68–80.

WYLIE, W. D. und CHURCHILL-DAVIDSON, H. C. (1966): A Practice of Anesthesia. Chicago.

YANAGITA, T. (1973): An experimental framework for the evaluation of dependence liability of various types of drugs in monkeys. In: Bulletin on Narcotics 1: 25–57.

YOUNG, D. und GLAUBER, J. J. (1947): Electrocardiographic changes resulting from acute cocaine intoxication. In: American Heart Journal 34: 272–279.

105 Wüster – Opiatforschung

AKIL, H., MAYER, D. J. und LIEBESKIND, J. C. (1976): Antagonism of stimulation-produced analgesia by naloxone, a narcotic antagonist. In: Science 191: 961–962.

DOLE, V. P. und NYSWANDER, M. (1967): Heroin addiction – a metabolic disease. In: Arch. Intern. Med. 120: 19–24.

FADEN, A. J. und HOLADAY, J. W. (1979): Opiate antagonists: A role in the treatment of hypovolemic shock. In: Science 205: 317–318.

GOLDSTEIN, A., LOWNEY, L. I. und PAL, B. K. (1971): Stereospecific and nonspecific interactions of the morphine congener levorphanol in subcellular fractions of mouse brain. In: Proc. Natl. Acad. Sci. 68: 1742–1747.

GOLDSTEIN, A., TACHIBANA, S., LOWNEY, L. I., HUNKAPILLAR, M. und HOOD, L. (1979): Dynorphin (1–13), an extraordinary potent opioid peptide. In: Proc. Natl. Acad. Sci. 76: 6666–6670.

HERZ, A. (1980): Biochemische und pharmakologische Aspekte der Drogensucht. In: Spektrum der Wissenschaft. April. 79–89.

HÖLLT, V. und WÜSTER, M. (1978): The opiate receptors. In: Herz, A. (Ed.): Developments in Opiate Research: 1–65.

HUGHES, J., SMITH, T. W., KOSTERLITZ, H. W., FOTHERGILL, L. A., MORGAN, B. A. und MORRIS, H. R. (1975): Identification of two related pentapeptides from the brain with potent opiate agonist activity. In: Nature 258: 577–579.

JEIRI, T., CHEU, H. T. und MEITES, J. (1979): Effect of morphine and naloxone on serum levels of luteinizing hormone and prolactin in prepubertal male and female rats. In: Neuroendocrinology 29: 288–292.

LORD, J. A., WATERFIELD, A. A., HUGHES, J. und KOSTERLITZ, H. W. (1977): Endogenous opioid peptides: multiple agonists and receptors. In: Nature 267: 495–499.

MARTIN, W. R. (1967): Opionid antagonists. In: Pharmacol. Rev. 19: 463–521.

PERT, C. B. und SNYDER, S. H. (1973): Opiate receptor: Demonstration in nervous tissue. In: Science 179: 1011–1014.

POMERANZ, B. und CHIU, D. (1976): Naloxone blockade of acupuncture analgesia: Endorphin implicated. In: Life Sci. 19: 1757–1762.

PRZEWLOCKI, R., HÖLLT, V., DUKA, Th., KLEBER, G., GRAMSCH, Ch., HAARMANN, I. und HERZ, A. (1979): Long-term treatment decreases endorphin levels in rat brain and pituitary. In: Brain Res. 174: 357–361.

SCHULZ, R., WÜSTER, M. und HERZ, A. (1979): Supersensitivity to opioids following the chronic blockade of endorphin action by naloxone. Naunyn-Schmiedeberg's Arch. In: Pharmacol. 306: 93–96.

SCHULZ, R., WÜSTER, M., KRENSS, H. und HERZ, A. (1980): Selective development of tolerance without dependence in multiple opiate receptors of mouse vas deferens. In: Nature 285: 242–243.

SIMON, E., HILLER, J. M. und EDELMANN, J. (1973): Stereospecific binding of the potent narcotic analgesic 3H-etorphine to rat brain homogenate. In: Proc. Natl. Acad. Sci. 70: 1947–1949.

TERENIUS, L. (1973): Stereospecific interaction between narcotic analgesics and a synaptic plasma membrane fraction of rat cerebral cortex. In: Acta pharmacol. 32: 317–320.

TESCHEMACHER, H. (1978): Endogenous ligands of opiate receptors (endorphins). In: Herz, A. (Ed.): Developments in Opiate Research: 67–152.

WÜSTER, M., SCHULZ, R. und HERZ, A. (1979): Specificity of opioids towards the μ-, δ-and ε-opiate receptors. In: Neurosci. Lett. 15: 193–198.

WÜSTER, M., SCHULZ, R. und HERZ, A. (1980): Inquiry into endorphinergic feedback mechanisms during the devolopment of opiate tolerance/dependence. In: Brain Res. 189: 404–411.

106 Cohen – Heroinforschung

BLAINE, J. D., RENAULT, P., LEVINE, G. P. und WEISNER, J. S.: Clinical use of LAAM. In: Annals New York Academy Sciences 311: 214–231.

GOLD, M. S. und KLEBER, H. D. (1979): A rationale for opiate withdrawal symptomalogy. In: Drug and Alcohol Dependence 4: 419–424.

GOLDSTEIN, A. (1978): Endorphins: Physiology and clinical implications. In: Annals New York Academy Sciences 311: 49–58.

HOFFMEISTER, F. (1975): Biochemie, Physiologie, Pharmacologie und Toxicologie der wichtigsten Genußmittel, psychotropen Medikamente und Rauschgifte. In: Steinbrecher, H. und Solms, H.: Sucht und Mißbrauch. Stuttgart.

HUGHES, J. W., SMITH, T., KOSTERLITZ, H., FOTHERGILL, L., MORGAN, B. und MORRIS, H. (1975): Identification of two related pentapeptides from the brain with potent opiate agonist activity. In: Nature 255: 577–579.

JAFFE, J. H. und MARTIN, W. R. (1980): Opioid analgesics and antagonists. In: Goodman, L. S. und Gilman, A. G.: The Pharmacologic Basis of Therapeutics. New York.

PETERSEN, R. C. (Ed.) (1978): The International Challenge of Drug Abuse. NIDA Research Monograph 19, 5600 Fishers Lane, Rockville, MD 20857.

RESNICK, R. B. und WASHTON, A. M. (1978): Clinical outcome with Naltrexone. In: Annals of New York Academy of Sciences 311: 241–247.

SIMON, E. J. und HILLER, J. M. (1978): The opiate receptors. In: Annual Review of Pharmacology and Toxicology 18: 371–394.

SNYDER, S. H. (1978): The opiate receptor and morphine-like peptides in the brain. In: American Journal of Psychiatry 135: 645–652.

TERENIUS, L. (1978): Endogenous peptides and analgesia. In: Annual Revue of Pharmacology and Toxicology 18: 189–204.

107 Täschner – Drogenkonsum – Stand der Forschung aus medizinischer Sicht

FERBER, Chr. v. (1968): Der Wandel in der Gesellschaftsstruktur. In: Med. Klin. 63: 1963–1966.

FEUERLEIN, W. (1974): Sucht und Abhängigkeit. Hamburg.

HESSE, E. (1971): Rausch-, Schlaf- und Genußgifte. Stuttgart.

HIMMELSBACH, C. K. (1943): Symposion: Can the euphoric, analgetic and physical dependence effects of drugs be separated? With reference to physical dependence. Fed. Proceed. 2, 201–203.

KLEE, W. A., SHARMA, S. K., NIRENRBERG, M. (1975): Opiate receptors as regulators of adenylate cyclase. Life Sci. 16 (1975), 1869–1874.

KUSCHINSKY, K. (1977): Opiate dependence. Progr. Pharmacol. Vol. 1, No. 2.

MATSUZAKI, M.: Behavioral, psychic, neuropharmacologic and physiologic aspects. In: MULE, S. J. (Eds.) (1976): Cocaine: Chemical, Biological, Clinical, Social and Treatment Aspects. CRC Press, Cleveland.

SCHRAPPE, O. (1968): Gewöhnung und Süchte. In: Nervenarzt 39: 337–350.

STEINBRECHER, W. und SOLMS, H. (Eds.) (1975): Sucht und Mißbrauch. Stuttgart.

STRINGARIS, M. G. (1939/1972): Die Haschischsucht. Berlin.

TASCHNER, K.-L. (1975): Zur Frage gesellschaftlicher Ursachen des Drogenkonsums Jugendlicher. In: Zeitschrift Sozialpsychol. 6: 76–79.

TÄSCHNER, K.-L. (1979): Das Cannabisproblem. Wiesbaden.

TÄSCHNER, K.-L. (1980): Rausch und Psychose. Stuttgart.

TÄSCHNER, K.-L. (1981): Haschisch-Traum und Wirklichkeit. Wiesbaden.

TÄSCHNER, K.-L., RICHTBERG, W. (1982): Kokain-Report. Wiesbaden.

WANKE, K., TÄSCHNER, K.-L. und HUNNEKENS, H. (1977): Soziale Dienste für Suchtkranke und delinquente Kinder und Jugendliche. Bonn.

WANKE, K. und TÄSCHNER, K.-L. (1978): Drogen und Gesundheitserziehung. In: Medizin Mensch Gesellschaft 3: 18–23.

ZUTT, J. (1958): Zur Anthropologie der Sucht. In: Nervenarzt 29: 439–445.

Die Autoren

Agiri, Babatunde A. Dr.; *geb.:* 1933; *Adresse:* University of Lagos, Dep. of History, Lagos, Nigeria; *Studium:* Geschichte, Wirtschaftsgeschichte Afrikas; *Tätigkeit:* Dozent an der Universität von Lagos; *Publikationen:* (1974): Aspects of Socio-Economic Changes among the Awori, Egba and Ijebu Remo Communities during the Nineteenth century. In: Journal of the Historical Society of Nigeria. 7: 465–483. – (1975): The Yoruba and the Pre-Colonial Kola Trade. In: ODU. 12: 55–68.

Anwari-Alhosseyni, Schams, M. A.; *geb.:* 1937; *Adresse:* Orientalisches Seminar, Universität zu Köln, Albertus-Magnus-Platz, 5000 Köln 41; *Tätigkeit:* Lektor für persische Sprache an der Universität zu Köln.

Austin, Gregory Dr.; *geb.:* 1948; *Adresse:* Southern California Research Institute, 6305 Arizona Place, Los Angeles, Ca. 90045; *Studium:* Geschichte; *Tätigkeit:* Forschungsleiter des Projektes «Drug History»; *Publikationen* (1978): Perspectives on the History of Psychoactive Substance Use. Washington, D.C.

Behrends, Kurt Dr.; *geb.:* 1935; *Adresse:* Institut für Lebensberatung, 4000 Düsseldorf 1; *Studium:* Medizin; *Tätigkeit:* Nervenarzt in der psychiatr.-neurolog. Abtlg. des Gesundheitsamtes Düsseldorf.

Berger, Herbert Dr.; *geb.:* 1946; *Adresse:* Dasselstr. 24, 5000 Köln 1; *Studium:* Soziologie, Sozialpolitik; *Tätigkeit:* Koordinator des Modellprogramms Psychiatrie im Oberbergischen Kreis; *Publikationen:* Mitherausgeber (1980): Alkoholkonsum und Alkoholabhängigkeit. – Mitherausgeber (1980): Jugend und Alkohol. – Mitherausgeber (1980): Wege in die Heroinabhängigkeit.

Bühringer, Gerhard Dipl.-Psych.; *geb.:* 1947; *Adresse:* Max-Planck-Inst. für Psychiatrie, Parzivalstr. 25, 8000 München 40; *Studium:* Psychologie; *Tätigkeit:* Geschäftsführender Assistent der Projektgruppe Rauschmittelabhängigkeit, Geschäftsführer des Inst. für Therapieforschung (IFT) München; *Publikationen:* (1978): Psychosoziales Anschlußprogramm, Beschreibung des Modells und erste Ergebnisse, Forschungsberichte der Projektgruppe Rauschmittelabhängigkeit, Bd. 25. München. – (1981): Planung, Steuerung und Bewertung von Therapieeinrichtungen für junge Drogen- und Alkoholabhängige, München.

Chatelain, Martine Dr.; *geb.:* 1944; *Adresse:* Faculté de Lettres, Université de Dijon, 2 Blvd. Gabriel, Dijon, Frankreich; *Studium:* klassische Literaturwissenschaften; *Tätigkeit:* Prof. der vergleichenden Literaturwissenschaft an der Universität Dijon; *Publikationen:* Le remède et le poison: essai sur le vin dans l'Ancien Testament (In Vorbereitung). In: La Correspondance du Vin. – (1981): Ruy Blas ou le miroir aux alouettes. Studi Francesi. – (1980): Sud mélodique et Nord symphonique: la géographie lyrique d'Elie Faure. In: Actes du XVIème congrès de littérature comparée. – Chanter le nectar, causer du pinard: le vocabulaire du vin (In Vorbereitung). – Pour casser sa pipe à force de se la fendre: l'expression populaire de la mort (In Vorbereitung).

Coffey, Timothy Dr.; *geb.:* 1931; *Adresse:* The Center of Alcohol Studies, Rutgers, the State University of New Jersey, Smithers Hall, Allison Road, Piscataway, New Jersey 08854, USA; *Studium:* Englische Literatur; *Tätigkeit:* Schriftsteller.

Cohen, Sidney Dr.; *geb.:* 1910; *Adresse:* Neuropsychiatric Institute, University of California, Los Angeles, Ca. 90024, USA; *Studium:* Psychiatrie; *Tätigkeit:* Professor der Psychiatrie am neuropsychiatrischen Institut der Universität von Los Angeles; *Publikationen:* (1967): The Beyond Within: The LSD-Story. New York. – (1970): The Drug Dilemma. New York. – (1981): The Substance Abuse Problem. New York.

Cranach, Diana von, M. A.; *geb.:* 1948; *Adresse:* Haarhof, 5760 Arnsberg 14; *Studium:* Ägyptologie, Assyriologie, Kunstgeschichte; *Tätigkeit:* cand. phil.

Dieckhoff, Reiner Dr.; *geb.:* 1941; *Adresse:* Trajanstr. 11, 5000 Köln 1; *Studium:* Philosophie, Germanistik, Kunstgeschichte; *Tätigkeit:* Kunsthistoriker; *Publikationen:* (1978): antiqui-moderni. Zeitbewußtsein und Naturerfahrung im 14. Jh. In: Legner, A. (Ed.): Die Parler und der Schöne Stil 1350–1400. Europ. Kunst unter den Luxemburgern, Bd. III: 67–93. Köln. – (1980): Vom Geist geistloser Zustände. Aspekte eines deutschen Jahrhunderts. In: Borger, H. (Ed.): Der Kölner Dom im Jahrhundert seiner Vollendung, Bd. II. Essays: 62–105. Köln.

Dittrich, Adolf Dr.; *geb.:* 1941; *Adresse:* Psychiatr. Universitätsklinik, Burghölzli, Forschungsdirektion, CH-8029 Zürich; *Studium:* Psychologie; *Tätigkeit:* Oberassistent der psychiatr. Universitätsklinik Burghölzli, Lehrbeauftragter der Univ. Zürich, Phil. Fak., Abt. für Klinische Psychologie; *Publikationen:* Dittrich, A. (1971): Alteration of behavioral changes induced by 3,4,5-trimethoxyphenylethylamine (mescaline) by pretreatment with 2,4,5-trimethoxyphenylethylamine – A self experiment –. In: Psychopharmacologia (Berl.) 21: 229–237. – Dittrich, A., Woggon, B. (1972): Subjective syndromes, physiological changes and after-effects of the acute 9-tetrahydrocannabinol-intoxication. – Two double-blind studies in volunteers –. In.: Arch. Psychiat. Nervenkr. 216: 301–309. – Dittrich, A., Baettig, K., von Zeppelin, I. (1973): Effects of (–) 9-trans-tetrahydrocannabinol (9–THC) on memory, attention and subjective state. – A double-blind Study – . In: Psychopharmacologia (Berl.) 33: 309–376.

Dobkin de Rios, Marlene Prof. Dr.; *geb.:* 1939; *Adresse:* National Institute of Mental Health, Rockville, Maryland, USA; *Studium:* Anthropologie; *Tätigkeit:* Prof. für Anthropologie an der California State Univ., Leiter des National Institute of Mental Health; *Publikationen:* (1972): Visionary Vine: Psychedelic Healing in the Peruvian Amazon. San Francisco. – (o.J.): The Wilderness of Mind: Sacred Plants in Cross-Cultural Perspective. Beverly Hills.

Dünkel, Frieder Dr.; *geb.:* 1950; *Adresse:* Max-Planck-Institut für ausländ. und internationales Strafrecht, Günterstalstr. 73, 7800 Freiburg; *Studium:* Rechtswissenschaften; *Tätigkeit:* Mitarbeiter am Max-Planck-Institut für ausländ. und internat. Strafrecht – Forschungsgruppe Kriminologie; *Publikationen:* – (1979): Probleme und Perspektiven in der Entlassenenhilfe. In: BewHi 26: 145–159. – (1979): Sozialtherapeutische Behandlung und

Rückfälligkeit in Berlin-Tegel. In: MschrKrim 62: 322–337. – (1980): Legalbewährung nach sozialtherapeutischer Behandlung. Eine empirische vergleichende Untersuchung anhand der Strafregisterauszüge von 1503 in den Jahren 1971–1974 entlassenen Strafgefangenen in Berlin-Tegel. Berlin. – (1980): Abbruch krimineller Karrieren durch sozialtherapeutische Maßnahmen? In: ZfStrVo 29 (Sonderheft Sozialtherapie und Behandlungsforschung 1980): 70–77.

Du Toit, Brian M. Prof. Dr.; *geb.:* 1935; *Adresse:* Center for African Studies, University of Florida, 470 L. E. Grinter Hall, Gainesville, Florida 32611, USA; *Studium:* Anthropologie; *Tätigkeit:* Professor der Anthropologie an der Universität von Florida; *Publikationen:* (Ed.) (1977): Drugs, Rituals, and Altered States of Consciousness. Rotterdam. – (1978): Drug Use and South African Students. Athens. – (1980): Cannabis in Africa. Rotterdam.

Eijnatten, Cornelis L. M. van Prof. Dr.; *geb.:* 1930; *Adresse:* Faculty of Agriculture, University of Nairobi, Nairobij/Kenia; *Studium:* Agronomie; *Tätigkeit:* Experte in der Abt. für Entwicklungshilfe, Auswärtiges Amt, Den Haag; *Publikationen:* – (1958): Preliminary investigations on the resistance to West African Stemborers in Zea Mays; West Afr. In Maize Res. Unit. – Moor Plantation, Ibadan, Memorandum 13. – (1959): Comments on the 1954/55 yield trials: In West Afr. Maize Res. Unit. – Moor Plantation, Ibadan, Memorandum 15. – (1959): Report on a series of cooperative trials; In West Afr. Maize Res. Unit. – Moor Plantation, Ibadan, Memorandum 16.

Emboden, William A. Dr.; *Adresse:* Department of Biology, California State University, Northridge, Ca. 91330, USA; *Studium:* Biologie; *Tätigkeit:* Herausgeber von Hortulus Aliquando und Mitherausgeber des Ethnopharmacology Newsletter; *Publikationen:* (1972): Ritual Use of Cannabis Sativa L.: A Historical Ethnographic Survey. In: Furst, P. (Ed.) Flesh of the Gods. New York. – (1981): Transcultural use of water lilies in Maya and Egyptian civilizations. In: Journal of Ethnopharmacology 3: 1–45.

Farber, Walter Prof. Dr.; *geb.:* 1947; *Adresse:* The Oriental Institute, University of Chicago, 1155 E. 58th Street, Chicago, Ill. 60637, USA; *Studium:* Assyriologie; *Tätigkeit:* Associate Professor of Assyriology, The University of Chicago; *Publikationen:* (1977): Beschwörungsrituale an Istar und Dumuzi. Wiesbaden. – (1977): Drogerien in Babylonien und Assyrien. In: Iraq 39. – (1977): Zwei medizinische Texte aus Assur. In: Altorientalische Forschungen 5. Lamastu. In: Reallexikon der Assyriologie, Bd. 6 (im Druck). Zur älteren akkadischen Beschwörungsliteratur. In: Zeitschrift für Assyriologie 71 (im Druck).

Feest, Christian F. Dr.; *geb.:* 1945; *Adresse:* Museum für Völkerkunde, Neue Hofburg, A-1014 Wien; *Studium:* Ethnologie, allg. Sprachwissenschaft; *Tätigkeit:* Wissenschaftl. Kommissär in der Amerika-Abt. des Museums für Völkerkunde, Wien; *Publikationen:* (1976): Das rote Amerika – Nordamerikas Indianer. Wien.

Feuerlein, Wilhelm Prof. Dr.; *geb.:* 1920; *Adresse:* Psychiatrische Poliklinik des Max-Planck-Institutes für Psychiatrie, München; *Studium:* Medizin; *Tätigkeit:* Leiter der Psychiatrischen Poliklinik des Max-Planck-Institutes für Psychiatrie, München; *Publikationen:* (1975): Alkoholismus – Mißbrauch und Abhängigkeit. Stuttgart. – Feuerlein, W., Dittmar, F. (1978): Wenn Alkohol zum Problem wird. Stuttgart. – (1967): Neuere Ergebnisse der Alkoholdelirforschung. In: Nervenarzt 38: 492–500. – (1969): Sucht und Süchtigkeit. In: Münch. Med. Wschr. 111: 2593–2600.

Fox, James J. Prof. Dr.; *geb.:* 1940; *Adresse:* The Australian National University, Canberra ACT 2600, Australien; *Studium:* Ethnologie; *Tätigkeit:* Professor an der Australian National University; *Publikationen:* (1977): Harvest of the Palm, Ecological Change in Eastern Indonesia. Harvard Univ. Press. – (1980): The Flow of Life: Essays on Eastern Indonesia. Harv. Univ. Press. – (1981): Indonesia: The Making School of Pacific Studies.

Furst, Peter T. Prof. Dr.; *geb.:* 1922; *Adresse:* The University at Albany, Institute for Mesoamerican Studies, 1400 Washington Ave., Albany, N.Y. 12222, USA; *Studium:* Anthropologie; *Tätigkeit:* Professor für Anthropologie an der Universität Albany; *Publikationen:* Furst, P. T. (Ed.) (1972): Flesh of the Gods. New York.

Gilbert, Richard Dr.; *Adresse:* Addiction Research Foundation, 33 Russell Street, Toronto, Ontario M5S2S1, Kanada; *Tätigkeit:* Forschungstätigkeit bei der Addiction Research Foundation.

Haberland, Eike Prof. Dr.; *geb.:* 1924; *Adresse:* Frobenius-Institut, Liebigstr. 41, 6000 Frankfurt am Main; *Studium:* Völkerkunde, Orientalistik, afrikanische Sprachen, Geschichte, Jura; *Tätigkeit:* Professor für Ethnologie an der Universität Frankfurt; *Publikationen:* (1964): Zum Problem von Beharrung und Wandel in der politischen Struktur Äthiopiens. – (1965): Untersuchungen zum äthiopischen Königtum. – Haberland, E. und Seyfarth, S. (1974): Die Yimar am Oberen Korowori.

Hage, Per Dr.; *geb.:* 1935; *Adresse:* University of Utah, Dep. of Anthropology, Salt Lake City, Utah 84117, USA; *Studium:* Anthropologie; *Tätigkeit:* Dozent an der Universität von Salt Lake City; *Publikationen:* (1981): On male initiation and dual Organization in New Guinea. In: MAN. – Hage, P./Harary, F. (1981): Pollution beliefs in highland New Guinea. In: MAN. – (1981): Mediation and Power in Melanesia. In: Oceania.

Harding, Wayne M.; *geb.:* 1947; *Adresse:* The Cambridge Hospital, Dep. of Psychiatry, 1493 Cambridge Street, Cambridge, Mass. 02139, USA; *Studium:* Psychiatrie; *Tätigkeit:* Projektleiter am National Institute on Drug Abuse, Washington. Forschungsmitarbeiter in der Abt. f. Psychiatrie, Cambridge Hospital; *Publikationen:* Zinberg, N. E. und Harding, W. M. (Eds.) (1979): Control over Intoxicant Use: Pharmacological, Psychological and Social Considerations. In: Journal of Drug Issues 9: 121–308. – Zinberg, N. E. und Harding, W. M. (1979): Introduction: Control and Intoxicant Use: A Theoretical and Practical Overview. In: Journal of Drug Issues 9: 121–143. – Harding, W. M. und Zinberg, N. E. (1980): Formerly-Addicted-Now-Controlled Heroin Users. In: International Journal of the Addictions 15: 47–60.

Hartmann, Günther Dr.; *geb.:* 1924; *Adresse:* Staatliche Museen Preußischer Kulturbesitz, Arnimallee 25, 1000 Berlin 33; *Studium:* Ethnologie; *Tätigkeit:* Oberkustos am Museum für Völkerkunde, Berlin; *Publikationen:* (1979): Ausstellungsformen von Ethnographica in nordamerikanischen Museen. Köln. – (1980): molakana, Volkskunst der Cuna, Panama. Berlin. – (1980): Textilkunst der Cuna-Indios. Koblenz.

Hauschild, Thomas Dr.; *geb.:* 1955; *Adresse:* Museum für Völkerkunde, Abt. Europa, Arnimallee 23/27, 1000 Berlin 33; *Studium:* Ethnologie; *Tätigkeit:* Museumsassistent in Fortbildung. Museum für Völkerkunde, Berlin; *Publikationen:* (1979): Der böse Blick. Ideengeschichtliche und sozialpsychologische Untersuchungen. Hamburg. – (1979): Sind Heilrituale dasselbe wie Psychotherapien? In: Curare, Bd. 2: 241 ff. – (1981): Ethno-

Psychoanalyse: Symboltheorien an der Grenze zweier Wissenschaften. In: Schmied-Kowarzik, W. und Stagl, J.: Grundfragen der Ethnologie. Berlin: 104 ff.

Hofmann, Albert Dr.; *geb.:* 1906; *Adresse:* CH-4117 Burg I. L., Rittimatte. *Studium:* Chemie; *Tätigkeit:* Chemiker; *Publikationen:* (1964): Die Mutterkornalkaloide. Stuttgart. – (1973): The Botany and Chemistry of Hallucinogens. Springfield. – (1980): Pflanzen der Götter. Bern. – (1979): LSD – Mein Sorgenkind. Stuttgart.

Huber, Barbara Dr.; *geb.:* 1935; *Adresse:* Max-Planck-Institut für ausländisches und internationales Strafrecht, Günterstalstr. 73, 7800 Freiburg i. Br.; *Studium:* Rechtswissenschaft; *Tätigkeit:* Wissenschaftlicher Referent am Max-Planck-Institut für ausländisches und internationales Strafrecht in Freiburg; *Publikationen:* (1962): Die Strafbarkeit des Versuchs im deutschen und anglo-amerikanischen Strafrecht. – (1976): Strafrechtsdualismus und Strafgerichtsbarkeit in Nigeria.

Jettmar, Karl Prof. Dr.; *geb.:* 1918; *Adresse:* Seminar für Ethnologie, Südasien-Institut, Im Neuenheimer Feld 330, 69 Heidelberg; *Studium:* Geschichte, Germanistik, Völkerkunde, Philosophie; *Tätigkeit:* Ordinarius für Völkerkunde, Heidelberg; *Publikationen:* (1975): Die Religionen des Hindukusch. Die Religionen der Menschheit, Bd. 4/1. Stuttgart.

Johansen, Ulla Prof. Dr.; *geb.:* 1927; *Adresse:* Institut für Völkerkunde, Universität zu Köln, Albertus-Magnus-Platz, 5000 Köln 41; *Studium:* Ethnologie, Geschichte, Geographie, Orientalistik; *Tätigkeit:* Leiterin des Instituts für Völkerkunde, Köln; *Publikationen:* (1963): Der Reitsattel bei den altaischen Völkern. In: Central Altaic Journal X. – (1967): Alacyq. In: Türk Kültürünü Arastirma Enstitüsü Yayinlav 19.

Johnson, Bruce D. Dr.; *geb.:* 1943; *Adresse:* Interdisciplinary Research Center, Division of Substance Abuse Services, 67th Floor, Two World Trade Center, New York, N.Y. 10047, USA; *Studium:* Soziologie; *Tätigkeit:* Direktor des Interdisciplinary Center sowie der New York State Division of Substance Abuse Services; *Publikationen:* Johnson, B., Jiyama, P. und Nishi, S. (1978): Drug Use and Abuse Among U.S. Minorities. New York. – Johnson, B. (1976): The Social Functioning of Opiate Maintenance clinics in London and New York City. In: British Journal of Addiction 71: 175–182. – (1975): Righteousness Before Revenue: The Forgotten Moral Crusade Against the Indo-Chinese Opium Trade. In: Journal of Drug Issues 5(4): 304–326.

Josuttis, Manfred Prof. Dr.; *geb.:* 1936; *Adresse:* Wellhausenweg 10, 3400 Göttingen; *Studium:* Theologie; *Tätigkeit:* Professor für Praktische Theologie an der Theologischen Fakultät der Universität Göttingen; *Publikationen:* Josuttis, M. und Leuner, H. (Eds.) (1972): Religion und Droge. Stuttgart. – Josuttis, M. (1980): Praxis des Evangeliums zwischen Politik und Religion. München. – Josuttis, M. und Daiber, K. F. (Eds.) (1982): Dogmatismus in der Theologie. München.

Jünger, Ernst; *geb.:* 1895; *Adresse:* Wilflingen; *Studium:* Naturwissenschaften und Philosophie; *Tätigkeit:* Schriftsteller; *Publikationen:* (1920): In Stahlgewittern. – (1939): Auf den Marmorklippen. – (1970): Annäherungen. Drogen und Rausch.

Kandel, Denise Prof. Dr.; *Adresse:* Columbia University, Center for Socio-Cultural Research on Drug Use, 60 Haven Ave., New York, N.Y. 10032, USA; *Studium:* Medizin; *Tätigkeit:* Professor für öffentliche Gesundheit und Psychiatrie am College of Physicians und Surgeons, Co-Direktor des Center for Sociocultural Research on Drug Use der Columbia University; *Publikationen:* (1975): Stages in adolescent involvement in drug use. In: Science 190: 912–914.

Kennedy, John G. Prof. Dr.; *geb.:* 1927; *Adresse:* Neuropsychiatric Institute, U. C. L. A., Los Angeles, Ca. 90024, USA; *Studium:* Psychiatrie, Anthropologie; *Tätigkeit:* Professor der Psychiatrie und Anthropologie; *Publikationen:* (1979): Nubian Ceremonial Life Studies in Islamic Syncretism and Culture Change. – Kennedy, J. und Lopez, R. (1980): Semana Santa in the Sierra Tarahumara. Los Angeles.

Kievelitz, Uwe; *geb.:* 1958; *Adresse:* Institut für Völkerkunde, Universität zu Köln, Albertus-Magnus-Platz, 5000 Köln 41; *Studium:* Völkerkunde, Geschichte, Geographie; *Tätigkeit:* Student.

Kindermann, Walter Dr.; *geb.:* 1952; *Adresse:* Institut für Psychologie der TU-Berlin, Olivaer-Platz 17, 1000 Berlin 15; *Studium:* Psychologie; *Tätigkeit:* Projektleiter am Institut für Psychologie der TU-Berlin; *Publikationen:* Kindermann, W. und Schneider, W.: Auf der Suche nach neuen Wegen in der Drogenarbeit. Informationsdienst Drogen der Dt. Hauptstelle gegen die Suchtgefahren. Im Druck. – Kindermann, W.: (1979): Behandlung Drogenabhängiger im Justizvollzug. In: MschrKrim 62. – (1980): Behandlungen Drogenabhängiger unter den Bedingungen einer Strafanstalt. Ein Bericht über die Drogenabteilung der Justizvollzugsanstalt Tegel. In: ZfStr Vo 2.

Knoll-Greiling, Ursula Dr.; *geb.:* 1915; *Studium:* Medizin, Ethnologie, Volkskunde, Philosophie; *Publikationen:* (1950): Die sozial-psychologische Funktion des Schamanen. Beitrag zur Gesellungs- und Völkerwissenschaft. Festschrift Thurnwald. Berlin.

König, René Prof. Dr.; *geb.:* 1906; *Adresse:* Marienstr. 9, 5000 Köln 40; *Studium:* Soziologie, Ethnologie, Philosophie; *Tätigkeit:* Professor für Soziologie an der Universität Köln (Emeritus); *Publikationen:* (Ed.) (1955 ff.): Kölner Zeitschrift f. Soziologie und Sozialpsychologie. – (Ed.) (1962 ff.): Handbuch der empirischen Sozialforschung. Köln. – (1973): Indianer wohin? Alternativen in Arizona. Opladen.

Koch, Gerd Dr.; *geb.:* 1922; *Adresse:* Museum für Völkerkunde Berlin, Arnimallee 23/27, 1000 Berlin 33; *Studium:* Ethnologie; *Tätigkeit:* Hauptkustos und stellvertretender Direktor des Museums für Völkerkunde, Berlin. Leiter der Abteilung Südsee; *Publikationen:* (1955): Südsee – gestern und heute. Braunschweig. – (1955): Dorfleben im Tonga-Archipel 3: Kawa-Gesellschaft und Tänze. Film C 659. Göttingen. – (1961): Materielle Kultur der Ellice-Inseln. Berlin. – (1969): Kultur der Gilbert-Inseln. Göttingen. – (1971): Materielle Kultur der Santa Cruz-Inseln. Berlin.

Kreuzer, Arthur Prof. Dr.; *geb.:* 1938; *Adresse:* Justus-Liebig-Universität, Licher Str. 64, 6300 Gießen; *Studium:* Rechtswissenschaften; *Tätigkeit:* Ordentlicher Professor für Kriminologie, Jugendstrafrecht, Strafvollzug an der Justus-Liebig-Universität, Gießen; *Publikationen:* (1975): Drogen und Delinquenz. Wiesbaden. – (1978): Jugend – Rauschdrogen – Kriminalität. Wiesbaden. – Kreuzer, A. und Plate (1981): Polizei- und Sozialarbeit. Wiesbaden. – Kreuzer et al. (1981): Drogenabhängigkeit und polizeiliche Kontrolle. BKA-Schriftenreihe. Wiesbaden.

La Barre, Weston Prof. Dr.; *Adresse:* 172 Carol Woods, Chapel Hill, North Car. 27514, USA; *Studium:* Anthropologie; *Tätigkeit:* Professor der Anthropologie (Emeritus); *Publikationen:* (1972): Hallucinogens and the shamanic origin of religion. In: Furst, P. (Ed.): Flesh of the Gods: 261–278.

Legnaro, Aldo Dr.; *geb.:* 1947; *Adresse:* Zugweg 12, 5000 Köln 1; *Studium:* Soziologie, Sozialpsychologie; *Tätigkeit:* Mitbegründer des Instituts zur Erforschung der europäischen Alltagskultur; *Publikationen:* (1979): Drogenkonsum und Wertstruktur – Aspekte der kulturellen Integration illegaler Drogen. In: Kutsch, Th. und Wiswede, G. (Eds.): Drogenkonsum. Meisenheim. – (1979): Aspekte des Rationalisierungsverhaltens bei Alkoholikern. In: Drogalkohol 2: 3–15. – Berger, H., Legnaro, A. und Reuband, K. H. (Eds.) (1980): Alkoholkonsum und Alkoholabhängigkeit. Stuttgart. – Berger, H., Legnaro, A. und Reuband, K. H. (Eds.) (1980): Jugend und Alkohol. Stuttgart.

Leonhardt, Rudolf Walter Dr.; *geb.:* 1921; *Adresse:* DIE ZEIT Pressehaus, 2000 Hamburg 1; *Tätigkeit:* Stellvertretender Chefredakteur der ZEIT; *Publikationen:* (1957): 77mal England. München. – (1961): X-mal Deutschland. München. – (1969): Wer wirft den ersten Stein. München. – (1970): Haschisch-Report. München. – (1974): Argumente. München. – (1976): Journalismus und Wahrheit. München.

Leuner, Hanscarl Prof. Dr.; *geb.:* 1919; *Adresse:* v.-Siebold-Str. 5, 3400 Göttingen; *Studium:* Medizin; *Tätigkeit:* Professor der Psychiatrie und Neurologie, Psychotherapie und Psychoanalyse: Leiter der Abteilung für Psychotherapie und Psychosomatik an der Universität Göttingen; Präsident der Europäischen Ärztlichen Gesellschaft für Psychoanalytische Therapie; *Publikationen:* Leuner, H. und Josuttis, M. (1972): Religion und Droge. Stuttgart. – (1981): Halluzinogene-psychische Grenzzustände in Forschung und Psychotherapie. Bern. – (Ed.) (1980): Katathymes Bilderleben. Ergebnisse in Theorie und Praxis. Bern.

Levine, Harry Gene Dr.; *geb.:* 1945; *Adresse:* Queens College, City Univ. of New York, Dep. of Sociology, Flushing, N.Y. 11367, USA; *Studium:* Soziologie; *Tätigkeit:* Dozent für Soziologie am Queens College; *Publikationen:* (1978): The Discovery of Addiction: Changing Conceptions of Habitual Drunkenness in America. In: Journal of Studies on Alcohol. – (1980): Temperance and Women in the United States. In: Kalant, O. (Ed.): Alcohol and Drug Problems in Women. New York.

Linder, Adrian; *geb.:* 1950; *Adresse:* Universität Bern, Institut für Sprachwissenschaft, Gesellschaftsstr. 6, CH-3012 Bern; *Studium:* Ethnologie; *Tätigkeit:* Wissenschaftlicher Assistent am Institut für Sprachwissenschaft der Universität Bern.

Lüderssen, Klaus Prof. Dr.; *geb.:* 1932; *Adresse:* Johann-Wolfgang-Goethe-Universität, Rechtswissenschaftliches Seminar, 6000 Frankfurt/M.; *Studium:* Jura; *Tätigkeit:* Professor für Strafrecht, Strafprozeßrecht, Rechtsphilosophie, Rechtssoziologie; *Publikationen:* (1967): Zum Strafgrund der Teilnahme. Baden-Baden. – Lüderssen, K., Wassemer, W. und Naucke, W. (1979): Hauptprobleme der Generalprävention. Frankfurt. – Lüderssen, K. und Sack, F. (1975–1980): Abweichendes Verhalten I–IV. Frankfurt. – Lüderssen, K. (1980): Vom Nutzen und Nachteil der Sozialwissenschaften für das Strafrecht. Frankfurt.

Majlis, Brigitte M. A.; *geb.:* 1951; *Adresse:* Eilersweg 7, 2000 Hamburg; *Studium:* Ethnologie; *Tätigkeit:* Z. Z. freie Mitarbeiterin am Rautenstrauch-Joest-Museum, Köln. Projekt: Bestandsaufnahme und Einordnung indonesischer Textilien.

Maurer, Ingeborg Dr.; *geb.:* 1921; *Adresse:* Rautenstrauch-Joest-Museum, Ubierring 45, 5000 Köln 1; *Studium:* Ethnologie, Geschichte, Vorgeschichte, Kunstgeschichte; *Tätigkeit:* Oberkustos im Rautenstrauch-Joest-Museum; *Publikationen:* (1975): Sammlung Ludwig – Altamerika. Ethnologica, Bd. 7. Köln.

McCoy, Alfred William Prof. Dr.; *geb.:* 1945; *Adresse:* School of History, University of New South Wales, PO Box 1, Kensington, N.S.W. 2033, Australien; *Studium:* Geschichte; *Tätigkeit:* Professor an der School of History, New South Wales; *Publikationen:* (1972): The Politics of Heroin in Southeast Asia. New York. – (1980): Southeast Asia Under Japanese Occupation. New Haven. – (1980): Drug Traffic: Narcotics and Organized Crime in Australia. Sydney.

Michel, Thomas Dr.; *geb.:* 1946; *Adresse:* Institut für Völkerkunde, Universität zu Köln, Albertus-Magnus-Platz, 5000 Köln 41; *Studium:* Ethnologie; *Tätigkeit:* Lehrbeauftragter am Institut für Völkerkunde, Köln; *Publikationen:* (1981/82): Interdependenz von Wirtschaft und Kultur bei einer Dorfschaft im zentralen Hochland von Irianjaya (West-Neuguinea). Berlin.

Moser-Schmitt, Erika Dr.; *geb.:* 1936; *Adresse:* Universität zu Köln, Institut für Völkerkunde, Albertus-Magnus-Platz, 5000 Köln 41; *Studium:* Lehrbeauftragte am Institut für Völkerkunde, Köln; *Publikationen:* (1973): Sonat Santal Samaj. In: Sociologus.

Müller, Irmgard Prof. Dr.; *geb.:* 1938; *Adresse:* Institut für Geschichte der Medizin, Biegenstr. 43, 3550 Marburg; *Studium:* Pharmazie; *Tätigkeit:* Professor an der Universität Marburg für Geschichte der Pharmazie und Naturwissenschaften; *Publikationen:* (1977): Heilpflanzen aus Klostergärten. In: Österreichische Apotheker-Zeitung 31: 882–887.

Nilson-Giebel, Margarete; *geb.:* 1946; *Adresse:* Kiefernweg 4, 5000 Köln 50; *Studium:* Psychologie; *Tätigkeit:* Referentin im Referat «Drogen, Sucht» der Bundeszentrale für gesundheitliche Aufklärung, Köln.; *Publikationen:* (1980): Jugendgruppen stehen im Mittelpunkt bei der Vorbeugung von Alkoholmißbrauch in der BRD. In: Internat. Journal für Gesundheitserziehung 1. – (1981): Eine Aufklärungskampagne zur Prävention des Alkoholmißbrauchs bei Jugendlichen. In: Feser, H. (Ed.): Drogenerziehung.

Plowman, Timothy Dr.; *geb.:* 1944; *Adresse:* Botany Department, Field Museum of Natural History, Chicago, Ill. 60605, USA; *Studium:* Botanik; *Tätigkeit:* Kustos im Field Museum of Natural History; *Publikationen:* (1969): Folk Uses of New World Aroids. In: Economic Botany 23(2): 97–122. – Plowman, T., Gyllenhaal, L. O. und Lindgren, J. E. (1971): Latua pubiflora: Magic Plant from Southern Chile. In: Bot. Mus. Leafl. Harvard Univ. 23(2): 61–92. – Plowman, T. (1973): Four New Brunfelsias from Northwestern South America. In: Bot. Mus. Leafl. Harvard Univ. 23(6): 245–272. – (1974): Two New Brazilian Species of Brunfelsia. In: Bot. Mus. Leafl. Harvard Univ. 24(2): 37–48.

Preiser, Gert Prof. Dr.; *geb.:* 1928; *Adresse:* Institut für Geschichte der Medizin der Johann-Wolfgang-Goethe-Universität, 6000 Frankfurt/Main; *Studium:* Medizin; *Tätigkeit:* Professor für Geschichte der Medizin (mit bes. Berücksichtigung des Klassischen Altertums). Geschäftsf. Direktor des Senckenbergischen Instituts für Geschichte der Medizin der Johann-Wolfgang-Goethe-Universität; *Publikationen:* (1976): Allgemeine Krankheitsbezeichnungen im Corpus Hippocraticum (= Ars medica II 5). Berlin, New York.

Reuband, Karl-Heinz Dr.; *geb.:* 1946; *Adresse:* Universität zu Köln, Zentralarchiv für empirische Sozialforschung, 5000 Köln 41; *Studium:* Soziologie, Psychologie und Sozialpädagogik; *Tätigkeit:* Wissenschaftlicher Assistent am Zentralarchiv für empirische Sozialforschung. *Publikationen:* (1976): Rauschmittelkonsum. Wiesbaden. – (1980): Alkoholkonsum und Alkoholabhängigkeit. Stuttgart. – (1980): Jugend und Alkohol. Stuttgart.

Rush, James R. Prof. Dr.; *geb.:* 1944; *Adresse:* Yale University, New Haven, Conn. 06520, USA; *Studium:* Geschichte; *Tätigkeit:* Prof. für südostasiatische Geschichte an der Yale Universität; *Publikationen:* Journeys to Java; Western Fiction about Indonesia (In Vorbereitung).

Rootman, Irving Dr.; *geb.:* 1941; *Adresse:* World Health Organisation, CH-1211 Genf 27; *Studium:* Soziologie; *Tätigkeit:* Projektleiter (Community Response Project) bei WHO – (Division of Mental Health).

Salber, Wilhelm Prof. Dr.; *geb.:* 1928; *Adresse:* Psychologisches Institut II der Universität zu Köln, Haedenkampstr. 2, 5000 Köln 41; *Studium:* Psychologie; *Tätigkeit:* Direktor des Psychologischen Instituts II der Universität Köln; *Publikationen:* (1980): Konstruktion psychologischer Behandlung. Bonn.

Saleh, Ahmed Dr.; *geb.:* 1934; *Adresse:* Hochschulbibliothekszentrum des Landes NRW, 5000 Köln 41; *Studium:* Politikwissenschaften; *Tätigkeit:* Wissenschaftlicher Angestellter am Hochschulbibliothekszentrum des Landes NRW.

Schaareman, Danker H. Dr. phil.; *geb.:* 1948; *Adresse:* Ethnologisches Seminar der Universität Basel, CH-4051 Basel; *Studium:* Ethnologie; *Tätigkeit:* Assistent am Ethnologischen Seminar der Universität Basel.

Scheffer, Karl-Georg; *geb.:* 1949; *Adresse:* Sankt Michaelstr. 20, 5169 Heimbach- Vlatten; *Studium:* Ethnologie; *Tätigkeit:* Cand. phil.; *Publikationen:* Tschohl, P., Nickel, H., Geweke, F. und Scheffer, K.-G. (1977): CATALOGO arquelógico y ethnohistórico de Puebla-Tlaxacala, Mexico, Tomo 2, CH-O. Köln.

Scheidt, Jürgen vom Dr.; *geb.:* 1940; *Adresse:* Postfach 28, 800 München 34; *Studium:* Psychologie, Soziologie, Philosophie, Psychopathologie; *Tätigkeit:* Selbständiger als klinischer Psychologe; *Publikationen:* (1973): Freud und das Kokain. München. – (1973): Innenwelt-Verschmutzung. München. – (1976): Der falsche Weg zum Selbst: Studien zur Drogenkarriere. München.

Schivelbusch, Wolfgang; *geb.:* 1941; *Adresse:* 310 Greenwich St. App. 25 c, New York, N.Y. 10013, USA; *Studium:* Literaturwissenschaft, Philosophie, Soziologie; *Tätigkeit:* Freier Schriftsteller; *Publikationen:* (1977): Geschichte der Eisenbahnreise. München.

Schmitz, Rudolf Prof. Dr.; *geb.:* 1918; *Adresse:* Institut für Geschichte der Pharmazie der Philipps-Universität Marburg/Lahn, Roter Graben 10, 3550 Marburg/Lahn; *Studium:* Geschichte, Pharmazie; *Tätigkeit:* Direktor des Instituts für Geschichte der Pharmazie der Philipps-Universität Marburg; *Publikationen:* (1966 u. 1978): Mörser, Kolben und Phiolen. Aus der Welt der Pharmazie. Stuttgart/Graz.

Schneider, Wolfgang; *geb.:* 1912; *Adresse:* Einsteinstr. 14, 3300 Braunschweig; *Studium:* Pharmazie; *Tätigkeit:* Vormals Leiter des Pharmaziegeschichtlichen Seminars der TU Braunschweig; *Publikationen:* (1968–1975): Lexikon zur Arzneimittelgeschichte. Frankfurt/Main. – (1972): Geschichte der pharmazeutischen Chemie. Weinheim/Bergstr.

Schopen, Armin Dr.; *geb.:* 1938; *Adresse:* Landgraf-Philipp-Str. 44, 6000 Frankfurt 50; *Studium:* Ethnologie, oriental. Philologie, Psychologie; *Tätigkeit:* Forschungsprojekt: Aufnahme und Erfassung traditioneller jemenitischer Heilmittel; *Publikationen:* (1978): Das Qāt. Geschichte und Gebrauch des Genußmittels Catha edulis Forsk. in der Arabischen Republik Jemen. Wiesbaden.

Schultes, Richard E. Prof. Dr.; *geb.:* 1915; *Adresse:* Botanical Museum, Harvard University, Cambridge, Mass., USA; *Studium:* Biologie; *Tätigkeit:* Professor für Biologie an der Harvard Universität, Kustos für Botanik am Botanical Museum; *Publikationen:* Schultes, R. E. und Hofmann, A. (1973): The Botany and Chemistry of Hallucinogens. – Schultes, R. E. (1976): Hallucinogenic Plants. – Schultes, R. E. (1979): Atlas des Plantes Hallucinogènes. – Schultes, R. E. und Hofmann, A. (1980): Pflanzen der Götter. Bern.

Schweizer, Thomas Dr.; *geb.:* 1949; *Adresse:* Institut für Völkerkunde, Universität zu Köln, 5000 Köln 41; *Studium:* Völkerkunde, Soziologie, Psychologie, Ur- und Frühgeschichte; *Tätigkeit:* Wissenschaftlicher Assistent am Institut für Völkerkunde der Universität zu Köln; *Publikationen:* (1978): Methodenprobleme des interkulturellen Vergleichs. Probleme, Lösungsversuche, exemplarische Anwendung. In: Kölner Ethnologische Mitteilungen, Bd. 6. Köln.

Seyfarth, Siegfried Dr.; *geb.:* 1930; *Adresse:* Frobenius-Institut an der Johann-Wolfgang-Goethe-Universität, Liebigstr. 41, 6000 Frankfurt/M.; *Studium:* Ethnologie, Vorgeschichte, Geographie; *Tätigkeit:* Bibliothekar, Wiss. Mitarbeiter; *Publikationen:* (1974): Studien zur materiellen Kultur und Kulturgeschichte der Yimar, Sepik-Distrikt, Neuguinea. Wiesbaden.

Sharon, Douglas Dr.; *geb.:* 1941; *Adresse:* San Diego Museum of Man, 1350 El Prado, Balboa Park, San Diego, Ca. 92101, USA; *Studium:* Sozialwissenschaften; *Tätigkeit:* Direktor des San Diego Museum of Man; *Publikationen:* (1978): Wizard of the Four Winds: A Shaman's Story. New York.

Shiffman, Saul M. Dr.; *geb.:* 1951; *Adresse:* Department of Psychiatry, University of California, Los Angeles, Ca. 90024, USA; *Studium:* Psychologie; *Tätigkeit:* Clinical Research Psychologist. Univ. of California; *Publikationen:* Relapse following smoking cessation: A situational analysis (In Vorbereitung). – (1979): The tobacco withdrawal syndrome. In: Krasnegor, N. M. (Ed.): Cigarette Smoking as a Dependence Process. Monograph 23, The National Institute on Drug Abuse, United States Department of Health, Education, and Welfare, Rockville, Maryland: 158–184. – Shiffman, S. M. and Jarvik, M. E. (1976): Trends in withdrawal symptoms in abstinence from cigarette smoking. In: Psychopharmacology 50(1): 35–39.

Shontz, Franklin C. Prof. Dr.; *geb.:* 1926; *Adresse:* University of Kansas, Dep. of Psychology, Lawrence, Kansas, USA; *Studium:* Psychologie; *Tätigkeit:* Professor der Pschychologie an der Universität von Kansas; *Publikationen:* (1965): Research methods in personality. New York. – (1975): The psychological aspects of physical illness and disability. New

York. – Spotts, J. V. und Shontz, F. C. (1977): Life styles of nine american cocaine users: Trips to the land of cocaine. Washington, D.C.: National Institute on Drug Abuse, Department of Health, Education and Welfare. – Spotts, J. V. und Shontz, F. C. (1980): Cocaine users: A representative case approach. New York.

Siegel, Ronald K. Dr.; *geb.:* 1943; *Adresse:* P.O. Box 84358, VA Branch, Los Angeles, Ca. 90073, USA; *Studium:* Psychologie; *Tätigkeit:* Associate Research Psychologist am Department für Psychiatry und Biobehavioral Sciences, School of Medicine, University of California in Los Angeles; *Publikationen:* (1977): Hallucinations. In: Scientific American 273(4): 132–140.

Spotts, James V. Dr.; *geb.:* 1929; *Adresse:* Mental Health Foundation, 600 East 22nd Street, Kansas City, Miss. 64108, USA; *Studium:* Psychologie; *Tätigkeit:* Stellvertr. Direktor, Greater Kansas City Mental Health Foundation; *Publikationen:* Spotts, J. V. und Spotts, C. A. (1980): Use and abuse of amphetamine and its substitutes. NIDA Research Issues 25, DHHS, Washington, D.C. – Spotts, J. V. und Shontz, F. C. (1980): A life-theme theory of chronic drug abuse. In: Lettieri, D. J., Sayers, M. und Pearson, H. W. (Eds.): Theories of drug abuse: Selected contemporary perspectives. NIDA Research Monograph No. 30, DHHS Pub. No. (ADM) 80–967. Washington, D.C. 59–70.

Sulkunen, Pekka Dr.; *geb.:* 1948; *Adresse:* The State Alcohol Monopoly, Social Research Institute of Alcohol Studies, Kalevankatu 12, 00100 Helsinki 10, Finnland; *Studium:* Staatswissenschaften; *Tätigkeit:* Forscher am Institut für soziolog. Alkoholforschung, Helsinki; *Publikationen:* (1977): International Statistics on alcoholic beverages – Production, trade and consumption 1950–1972. In: The finnish foundation for Alcohol Studies, Bd. 27. Forssa. – (1978): Developments in the availability of alcoholic beverages in the EEC countries. In: Reports from the Social Research Institute of Alcohol Studies, No. 121.

Staufenbiel, Gerhardt; *geb.:* 1940; *Adresse:* Münchner Volkshochschule, Seniorenprogramm, Rumfordstr. 29/31, 8000 München 34; *Studium:* Physikalische Technik, Philosophie; *Tätigkeit:* Hauptamtlicher Mitarbeiter bei der Münchener Volkshochschule in den Bereichen Gesundheit, Religion, Philosophie.

Stöhr, Waldemar Dr.; *geb.:* 1925; *Adresse:* Rautenstrauch-Joest-Museum, Ubierring 45, 5000 Köln 1; *Studium:* Völkerkunde, Philosophie, Ur- und Frühgeschichte; *Tätigkeit:* Oberkustos und Abteilungsleiter für Ozeanien im Rautenstrauch-Joest-Museum zu Köln; *Publikationen:* (1959): Das Totenritual der Dajak. In: Ethnologica N.F., Bd. 1. Köln. – (1971/72): Melanesien. Schwarze Inseln der Südsee. Köln. – (1976): Die altindonesischen Religionen. In: Handbuch d. Orientalistik. Köln/Leiden.

Stolleis, Michael Prof. Dr.; *geb.:* 1941; *Adresse:* Waldstr. 15, 6242 Kronberg 2; *Studium:* Rechtswissenschaft, Germanistik, Kunstgeschichte; *Tätigkeit:* Prof. für Öffentl. Recht an der Universität Frankfurt; *Publikationen:* (1967): Quellen zur Geschichte des Sozialrechts. – (1980): Arcana Imperii und Ratio Status. Bemerkungen zur politischen Theorie des frühen 17. Jahrhunderts.

Szasz, Thomas S. Prof. Dr.; *geb.:* 1920; *Adresse:* College of Medicine, Department of Psychiatry, 750 East Adams Street, Syracuse, N.Y. 13210, USA; *Studium:* Medizin, Psychiatrie; *Tätigkeit:* Professor für Psychiatrie, State University of New York; *Publika-*

tionen: (1974): Die Fabrikation des Wahnsinns. Frankfurt/M. – (1980): Das Ritual der Drogen. Das Drogenproblem in neuer Sicht. Frankfurt/M.

Täschner, Karl-Ludwig Dr.; *geb.:* 1943; *Adresse:* Abteilung Klinische Psychiatrie 2, Klinikum der Johann-Wolfgang-Goethe-Universität, Heinrich-Hoffmann-Str. 10, 6000 Frankfurt am Main 71; *Studium:* Medizin; *Tätigkeit:* Kommissarischer Leiter der Abteilung für Klinische Psychiatrie 2 des Universitätsklinikums in Frankfurt am Main; *Publikationen:* (1979): Das Cannabis-Problem. – (1980): Sucht. In: Heck, B. (Ed.): Bürgerhandbuch. Recklinghausen. – (1980): Haschisch für alle? In: Hess. Ärztebl. 41: 669–682. – (1980): Cannabispsychosen. In: Feuerlein, W. (Ed.): Cannabis heute. Wiesbaden.

Uchtenhagen, Ambros Prof. Dr. Dr.; *geb.:* 1928; *Adresse:* Sozialpsychiatrischer Dienst, Lenggstr. 31, CH-8029 Zürich 8; *Studium:* Psychiatrie, Psychologie; *Tätigkeit:* Psychiater und Psychotherapeut, Leiter des sozialpsychiatrischen Dienstes an der Zürcher Universitätsklinik.

Völger, Gisela Dr.; *geb.:* 1937; *Adresse:* Rautenstrauch-Joest-Museum, Ubierring 45, 5000 Köln 1; *Studium:* Ethnologie, Anthropologie, Vorgeschichte. *Tätigkeit:* Direktorin des Rautenstrauch-Joest-Museums; *Publikationen:* (1976): Nordamerikanische Indianer und zirkumpolare Völker. Katalog 4 des Deutschen Ledermuseums. Offenbach. – (1979): Markt in der Sahel. Katalog des Deutschen Ledermuseums. Offenbach.

Vogt, Irmgard Dr.; *geb.:* 1941; *Adresse:* Am Schloß 1, 4815 Schloß Holte- Stukenbrock; *Studium:* Psychologie; *Tätigkeit:* Diplom-Psychologin; *Publikationen:* (1980): Der Einfluß der Eltern auf den Drogenkonsum ihrer Kinder. In: Lukesch, H. et al. (Eds.): Familiäre Sozialisation und Intervention. Bern: 371–383. – (1980): Analyse der Anamnesedaten von alkoholabhängigen Frauen. In: DBS, Kongreßbericht «Frau und Sucht», 17.–30. 10. 1980, Saarbrücken. Im Druck. – (1980): The Constraints of Cultural Beliefs on Government Propensities to Control or Ignore Drinking Problems. National Academy of Sciences, Workshop on Alcohol Policies, May 15–17, 1980, San Juan, USA. – Einige Fragen zum Alkoholkonsum der Arbeiter. In: Geschichte und Gesellschaft (Im Druck).

Volprecht, Klaus Dr.; *geb.:* 1930; *Adresse:* Rautenstrauch-Joest-Museum, Ubierring 45, 5000 Köln 1; *Studium:* Völkerkunde, Germanistik, Theaterwissenschaft; *Tätigkeit:* Oberkustos, Leiter der Afrika-Abt.; *Publikationen:* (1971): Kulturen am Niger – Afrikanische Kunstwerke. Essen (Katalog). – (1973): Sammlung Clausmeyer – Afrika. Ethnologica 5. Köln.

Voltz, Michel; *geb.:* 1942; *Adresse:* Université B.P. 7021, Ouagadougou, Obervolta; *Tätigkeit:* Dozent an der Universität von Ouagadougou.

Walty, Samuel; *geb.:* 1952; *Studium:* Geographie; *Tätigkeit:* Wissenschaftlicher Assistent und Student am Geographischen Institut der Universität Zürich.

Wagner, Rudolf G. Dr.; *geb.:* 1941; *Adresse:* Martin-Luther-Str. 78, 1000 Berlin 62; *Studium:* Sinologie, Philosophie; *Publikationen:* (1980): Der moderne chinesische Untersuchungsroman. In: Hermand, J. (Ed.): Neues Handbuch der Literaturwissenschaft, Vol 21. Wiesbaden. – (1981): Staatliches Machtmonopol und alternative Optioner. Zur Rolle der westlichen «Barbaren» im China des 19. Jahrhunderts. In: Grevemeyer, J.-H. (Ed.): Traditionale Gesellschaften und europäischer Kolonialismus. Frankfurt.

Walther, Elisabeth Dr.; *geb.:* 1953; *Adresse:* Rautenstrauch-Joest-Museum, Ubierring 45, 5000 Köln 1; *Studium:* Ethnologie; *Tätigkeit:* Wiss. Assistentin am Rautenstrauch-Joest-Museum, Lehrbeauftragte des Instituts für Völkerkunde, Universität zu Köln.

Welck, Karin von Dr.; *geb.:* 1947; *Adresse:* Rautenstrauch-Joest-Museum, Ubierring 45, 5000 Köln 1; *Studium:* Ethnologie, Linguistik, Germanistik; *Tätigkeit:* Wiss. Referentin, Leiterin der Indonesien-Abteilung; *Publikationen:* (1975): Untersuchungen zum sogenannten Konservatismus der Pueblo-Indianer in Arizona und Neu-Mexiko. München.

Wüster, Michael Dr.; *geb.:* 1947; *Adresse:* Max-Planck-Institut für Psychiatrie, Kraepelinstr. 2, 8000 München 40; *Tätigkeit:* Mitarbeiter der Abteilung Neuropharmakologie des Max-Planck-Instituts für Psychiatrie in München.

Bildquellennachweis

Die Fotos sind pro Farbteil fortlaufend gezählt. Dabei gilt: von oben nach unten, von links nach rechts.

Farbteil I (Seite 225–240)

1, 2 Institut für Ägyptologie, Universität Heidelberg; 3, 4 Badisches Landesmuseum, Karlsruhe; 5, 6, Römisch-Germanisches Museum, Köln; 8, 9 Nach Medica antiqua, Codex Vindobonensis 93, fol. 117 und 118; 10, 11, 12, 13 F. P. Schwitter Holding AG, Zürich; 14 Nach Arano, L. C. (Ed.) (1976): Tacuinum Sanitatis (Wien, fol. 53 v), München; 15 Germanisches Nationalmuseum, Nürnberg; 16 Erhard Hehl, Stuttgart; 17 Nach Bürgin, E.C. (1978): Kaffee, Künzelsau; 18 Shelagh Weir, London; 19, 20 Werner Rauh, Heidelberg; 21 Hans Ritter, München; 22, 23, 24, 25 Ingo Hamacher, Bella Coola und Gergi Kocabas, Köln; 26 Nach Dioscorides: Materia medica, «Julia Anicia» Codex, Codex Vindobonensis Med. Gr. 1; Faksimile Akademische Druck- und Verlagsanstalt Graz, 1970.

Farbteil II (Seite 737–752)

1–2, 6–12, 15–18, 20 Karl-Georg Scheffer (1977), Vlatten; 4, 5 Otto Zerries, München; 13, 14 Ali Küper, Köln; 19 Werner Rauh, Heidelberg; 21 William A. Emboden, Los Angeles, California; nach Codex Vindobonensis; 22 William A. Emboden, Los Angeles, California; nach Tepantitla-Fresco in Teotihuacan; 23 Eugen Moll, Köln; 24 Bildarchiv Rautenstrauch-Joest-Museum, Köln; 25, 28–30 Norbert Sperlich, Santa Fé; 26, 27 Heiko Bimpage, Waldbröl.

Farbteil III (Seite 1297–1312)

1 Erika Moser-Schmitt, Buerstadt; 2 Werner Rauh, Heidelberg; 3 Ali Küper, Köln; 4–6 Michael Casimir, Köln; 7, 9–12 Jay Ullal, Hamburg; 8 Klaus Volprecht, Köln; 13, 14 James J. Fox, Canberra; 15, 17 Shelagh Weir, London; 16 Armin Schopen, Frankfurt/M.; 18, 19 Rupert Moser, Bern; 20, 21 Michel Voltz, Ouagadougou; 22 Gerhard Göttler, Freiburg i. Br.

Schwarz-Weiß-Abbildungen

Die erste Ziffer verweist auf die Nummer des Beitrags.
1: 3 Abbildungen: Fotos Werner Rauh, Heidelberg; 2: Holzschnitt: Nach H. Quentell, 1479; 4: El sueno: Nach Francisco Goya, 1797–1798 (Caprichos Tafel 43); 7: Holzschnitt: Nach Sebastian Brant (1494): Das Narrenschiff, Straßburg; 8: Holzschnitt: Nach Jodokus Willisch (1515): De generibus ebriosorum et ebrietate vitanda, Erfurt; 9: Beer Street – Gin Lane: Nach W. Hogarth, Germanisches Nationalmuseum Nürnberg, B 23426; 10: Kari-

katur: Nach E. Thöny, Simplizissimus 1897; Eisenbahn: Deutscher Brauerbund, Bonn; 15: 4 Abbildungen: Deutscher Brauerbund, Bonn; 16: Chicha-Trog: Nach Koch-Grünberg, T. (1923): Vom Roroima zum Orinoko, Bd. 3, Stuttgart; Chicha-Schöpfer: Foto Gisela Croon, Berlin; Chicha-Schale: Foto Gisela Croon, Berlin; Maniok-Presse: Foto Karl-Georg Scheffer, Köln, 1977; 17: Trinkfest der Coroados: Nach Spix-Martius «Reise in Brasilien», Atlas Tafel 5; Fest des cauim: Nach Thévet, A. (1557); Les Singularitez de la France Antarctique, autrement nomée Amérique . . . Paris; Trinkschale: Foto Gisela Croon, Berlin; Reibbrett: Foto Gisela Croon, Berlin; Trinkschale (m. Bem.): Foto Gisela Croon, Berlin; Chicha-Herstellung: Nach de Bry (1953): Americae, Frankfurt; 19: Zeichnungen Gisela Wittner, Frankfurt; 20: 5 Abbildungen: Fotos Michael Voltz, Ouagadougou (Obervolta); 21: 3 Abbildungen: Fotos James J. Fox, Canberra (Australien); 22: 3 Abbildungen: Fotos Danker Schaareman, Basel; 23 Schnapsherstellung: Foto Hans Findeisen, Bildarchiv, Rautenstrauch-Joest-Museum, Köln; 24 Tabakskollegium: Nach Adolph von Menzel; Tabakladen: Foto Arjun Nangaldas, Ahmedabad, Indien; Junge: Foto Karl-Georg Scheffer, Köln, 1977; Indianer: 26: Stich nach einer Zeichnung von F. de Bakker, 1738: Stich: Frontispiz zu Jakob Baldes «Die Trockene Trunckenheit», Hanser Verlag, München; 26 Tabakrauchender Indianer: Nach Thévet, A. (1557); Les Singularitez de la France Antarctique, autrement nommée Amérique . . . Paris; Indianer mit Zigarrengabel: Nach Koch-Grünberg, T. (1909): Zwei Jahre unter den Indianern, Bd. 1, Berlin; 3 Zigarrenhalter: Lindenmuseum für Völkerkunde, Stuttgart; Schneckenbehälter: Foto Gisela Croon, Berlin; Tabakbeutel: Foto Gisela Croon, Berlin; Zigarre: Foto Gisela Croon, Berlin; Tanz der Tupinamba: Nach de Bry (1593): Americae, Frankfurt; Krankenheilung: Nach Crévaux (1883): Voyages dans l'Amérique du sud, Paris; Tabakbehälter: Foto Gisela Croon, Berlin; Tabaktorte: Foto Gisela Croon, Berlin; Schnupfrohr: Foto Gisela Croon, Berlin; 27 Zelt: Nach Karl Bodmer (1970); Bildatlas, Frankfurt; Pfeiferauchender Indianer: Nach Karl Bodmer in H. Läng (1976: 101): Indianer waren meine Freunde, Bern; Gerätschaften: Nach Karl Bodmer (1970): Bildatlas; Pfeifenbeutel: Foto Gisela Croon, Berlin; Eskimopfeife: Foto Gisela Croon, Berlin; Vogelpfeife: Foto Dietrich Graf, Berlin; Bärenpfeife: Foto Dietrich Graf, Berlin; 28: Zeichnung: Gisela Wittner, Frankfurt; 29: Gruppe: Foto R. Oldenburg, Wien, um 1910, Bildarchiv Rautentstrauch-Joest-Museum, Köln; Figur: Foto Rautenstrauch-Joest-Museum, Köln; 30: 2 Abbildungen: Fotos Thomas Michel, Köln; 31: Bierbereitung: Deutscher Brauerbund, Bonn; 2 weitere Abbildungen: Fotos Diana von Cranach; 35: Weinschiff: Foto Landesmuseum Trier; 36: Cannabis-Samen: Foto William A. Emboden, Los Angeles, California; 2 Zeichnungen: Nach R. E. Schultes und A. Hofmann (1980: 92): Pflanzen der Götter, Bern; 37: 3 Bronze-Gefäße: Fotos Museum für Ostasiatische Kunst, Köln; 12 Zeichnungen: Nach Mizuno, S. (1959): Bronzes and Jades of Ancient China, Tokio; 39: Cannabis-Pflanze: Foto Werner Rauh, Heidelber; 2 Abbildungen: Fotos William A. Emboden, Kaiser Shen-nung, Los Angeles, California; 40: 3 Abbildungen: Fotos Peter T. Furst, Albany, New York; Steigbügelgefäß: Foto André Emmerich, New York; 42: Steinrelief: Nach Stephens, J. L. (1841): Incidents of travel in Central America . . . London; Gruppe: Nach Codex Florentino, Sahagun (1905), Bd. 5, Tafel 55; Maya-Rauchrollen: Nach G. Stahl (1930): Zigarre; Wort und Sache, in: Zeitschrift für Ethnologie 62: 45–111; 44: Hexenhaus: Nach Th. Hauschild et. al. (1979): Hexen, Ausstellungskatalog, Hamburg; Frauengruppe: Nach Hans Baldung Grien, 1514; Zauberey: Nach Michael Herr, ca. 1650; 46: St. Galler Klosterplan: Rheinisches Bildarchiv, Köln; 47: 2 Abbildungen: Nach R. Schmitz (1966: 81, 125): Mörser, Kolben und Phiolen; 48: Chinesen: Foto Mr. Ajong; Samowar: Nach Verneau, R. (1931): L'Homme, Races et Coutumes, Paris; 49: 5 Abbildungen: Werkfotos Kaffee Hag, Bremen; 51: Himmelfahrt: Nach Hieronymus Bosch; Coleridge, S. T.: Brustbild von van Dyck, 1795, Bildarchiv Preußischer Kulturbesitz; Novalis: Foto Heinz Ritter nach Original in Weißenfels, DDR; Stich: Nach E. T. A. Hoffmann: «Elixiere des Teufels»; Quincey, Th.

de: Nach J. Archer, Ullstein Bilderdienst; Poe, E. A.: Rowohlt-Bildarchiv; Baudelaire, Ch.: Ullstein-Bilderdienst; Schelling, F. W. J.: Foto Schiller Nationalmuseum, Marbach a.N.; Benjamin, W.: Foto Germaine Krull, Paris 1926, Bildarchiv Preußischer Kulturbesitz, Berlin; 52: Plakat: Sammlung Thimothy Plowman, Chicago; Coca-Esser: Foto Florian Deltgen, Ahaus, 1977; 53 Brugmansia aurea, Brugmansia sanguinea: Nach L. Teza Bates, Chicago; 3 Abbildungen: Fotos Timothy Plowman, Chicago; 54: Gefäß: Foto Douglas Sharon, San Diego, California; 3 Abbildungen: Fotos Werner Rauh, Heidelberg; 55: 4 Abbildungen: Fotos Peter T. Furst, Albany, New York; 56: San Pedro Kaktus: Foto Werner Rauh, Heidelberg; 57: Teekanne: Foto F. Kutsch, Köln; 59: Kaffee-Set: Tropenmuseum, Amsterdam; Zeichnungen: Gisela Wittner, Frankfurt; 60: Pflügen: Foto Shelagh Weir, London; Qāt-Ernte: Foto John G. Kennedy, Los Angeles, California; 62: alle Zeichnungen: B. M. du Toit, Florida; 61: Qāt-Verkauf: Foto John G. Kennedy, Los Angeles, California; 63: 3 Abbildungen: Fotos Cornelis van Eijnatten, Nairobi, Kenia; 64: 2 Abbildungen: Fotos Babatunde Agiri, Lagos, Nigeria; 65: Fliegenpilz: Foto Werner Rauh, Heidelberg; Schamane: Nach F. G. Georgi (1776–1780): Beschreibung aller Nationen des russischen Reiches . . . SPB; 66: Tempelmalerei: Foto J. Jain, Ahmedabad, Indien; 67: 4 Zeichnungen: E. Moser-Schmitt, Köln; 69: Zeichnung: Bildarchiv Rautenstrauch-Joest-Museum, Köln; 70: Kawa-Pflanze: Ulrich Gebauer, Berlin; Kawa-Wurzel: Ulrich Gebauer, Berlin; Karte: Brigitte Egger, Berlin; Kawa-Runde: Nach Cook, J. (1784): Voyage to the Pacific Ocean, Spec. Vol. Of I11 No. 13; 71: Opiumraucher: Bildarchiv Rautenstrauch-Joest-Museum, Köln; 73: 4 Abbildungen: Fotos Gerhardt Staufenbiel, München; 74: Rock-Festival: Foto Gernot Huber, Köln; 75: alle Abbildungen: Alfred W. McCoy, Kensington, Australien; 76: Opiumarmee: Foto Adrian Cowell, Washington D. C., USA; Opiumwaage: Nach Merwin, S. (1928): Drugging a Nation, New York; alle anderen Abbildungen: Fotos Alfred W. McCoy, Kensington, Australien; 79: 3 Abbildungen: Fotos Albert Hofmann, Basel; 81: 6 Porträts: Fotos Bruce D. Johnson, New York; Karikatur: Nach Puck: Illustriertes Humoristisches Wochenblatt. New York, 21. 8. 1878, Nr. 48: 16; 86: Hochhaus: Foto Gernot Huber, Köln; 97: 2 Skizzen: Nach Jean Cocteau (1968: 47, 100): Opium, ein Tagebuch; 99: 2 Abbildungen: Fotos Gernot Huber, Köln; 100: HB-Reklame: Foto Gernot Huber, Köln.

Glossar

Achäne die Nußfrucht der Korbblütler oder Kompositen wie z. B. Sonnenblume, Löwenzahn.

Adobe (span., aus dem Arab.) getrocknete Lehmziegel zum Hausbau (Indianer Nordmexikos und SW-USA).

Aguaruna Gruppe der Jivaro in den ecuadorianischen Anden, südlich des Flusses Marañón.

Algonkin nordamerikanische Sprach- und Völkerfamilie mit mehreren hundert Stämmen, die von der Hudson Bay bis zum Ohio siedeln. Einige Stämme zogen nach Westen und bildeten einen Teil der Prärie-Indianer. Vorwiegend Jäger und Sammler. Die südlichen Algonkin übernahmen den Bodenbau.

Alkaloid Naturstoff mit gebundenem Stickstoff von mehr oder weniger basischem Charakter. Einige Alkaloide gehören zu den stärksten Giften (z. B. Strychnin), finden jedoch auch als Heilmittel Verwendung. In halluzinogenen Pflanzen bilden die alkaloiden Bestandteile psychoaktive Elemente.

Alkohol eine farblose, brennend schmeckende, leicht entzündbare Flüssigkeit, Hauptbestandteil aller alkoholischen Getränke. Äthylalkohol oder auch Äthanol genannt, mit der chemischen Formel CH_3CH_2OH ist der «Grundalkohol». Daneben gibt es eine Reihe chemisch ähnlich gebauter Alkohole wie z. B. Methanol, Glykol etc. Alkohol wird durch die Gärung von Zuckerarten gewonnen, die durch die Hefe in Alkohol und Kohlendioxyd gespalten werden. Die Zuckerarten können durch die billigeren Stärken aus Kartoffeln, Mais etc. oder zuckerhaltige Abfallstoffe wie Melasse und die Sulfitablaugen der Zellstoffabrikation ebenfalls ersetzt werden. Alkohol kann für den menschlichen Genuß entweder durch Gärung oder durch Destillation gewonnen werden.

Alkoholdehydrogenase reduzierendes Enzym der Hefe, das die Alkoholbildung aus Acetaldehyd katalysiert.

Alraune (Mandragora officinarum) Giftpflanze, die angeblich in der

Herstellung von Flugsalben (Hexen) verwendet wurde. Auf Grund der menschenähnlichen Gestalt der Wurzel wurden dieser magische Kräfte zugeschrieben. Schon in der Bibel als Zaubermittel erwähnt.

Altnigritier Träger der altnigritischen Kultur, die besonders ausgeprägt im Gebirgsland des Sudan war. Sie zeichnete sich durch intensiven Feldbau (Hirse) und Eisengewinnung aus.

Amhara semitisch-sprachige Ethnie im Hochland von Äthiopien mit ca. 3 Mill. Angehörigen. Die Vorfahren der Amhara wanderten um die Zeitenwende von Arabien aus ein, sie wurden um das 4. Jh. christianisiert.

Amphetamine → *Weckamine.*

Analgesie (gr.) ist der Zustand der Schmerzlosigkeit entweder durch schmerzstillende Mittel, Narkosemittel, örtlich begrenzte Lokalanästhetika, Sensibilitätsstörungen, autogenes Training oder Hypnose.

Analgetika (gr.) schmerzstillende Mittel → *Analgesie.*

Anonyme Alkoholiker (A. A.) In den USA als *anonymous alcoholics* gegründeter Verein, mit dem Ziel, ehemaligen Alkoholikern ein Forum gegenseitigen Verstehens und Vertrauens zu geben, wo sie einander unterstützen können, «trocken» zu bleiben, d. h., keinen Alkohol mehr zu trinken.

anthropomorph (gr.) menschengestaltig.

Antidot (gr. Gegengabe) Gegenmittel, besonders gegen Gifte.

Antiemetika Mittel zur Verhinderung des Erbrechens und der vorübergehenden Übelkeit, z. B. Atropin, Scopolamin.

anturnen (dtsch.-engl.) sich durch Einnahme von Drogen in einen Rauschzustand versetzen.

Aphrodisiakum (gr. zum Liebesgenuß gehörend) Mittel zur Anregung und Steigerung des Geschlechtstriebes und der Potenz. Dem Volksmund nach gehören Sellerie, Spargel, Salbei, Austern, Kaviar und Trüffeln dazu.

apotropäisch (gr.) (Unheil) abwehrend.

Areka-Nuß → *Betel.*

Ataxie (gr.) Form der Bewegungsstörung; mangelndes geordnetes Zusammenwirken der für eine Bewegung erforderlichen Muskeln.

Atrophie (gr.-nlat.) «Mangel an Nahrung, Auszehrung». Bes. durch Ernährungsstörungen bedingter Schwund an Organen, Geweben, Zellen.

autochthon (gr.) bodenständig, an der betreffenden Stelle entstanden.

autogam (gr.) selbstbefruchtend.

Azteken indianische Ethnie mit einer hochentwickelten Kultur im Hochland von Mexiko. Im 13. Jh. n. Chr. dorthin eingewandert, gründeten sie 1325 die spätere Hauptstadt ihres Reiches Tenochtitlan. Die umliegenden Indianerreiche wurden unterworfen. Durch die Conquista (ab 1519) wurde das Reich vernichtet → (*Conquistador*).

Bantu Sammelbezeichnung für mehrere hundert Ethnien in West-, Zentral-, Ost- und Südafrika, die größte Sprach- und Völkerfamilie Afrikas (60 Mill. Angehörige). Nach ihren wirtschaftlichen und sozialen Verschiedenheiten unterscheidet man zwischen Nord-, Mittel-, Ost-, Südost- und Südwestbantu.

Barbiturate Bezeichnung für Medikamente auf der Basis von Barbitursäure, die eine beruhigende, einschläfernde oder narkotische Wirkung haben, je nach Dosierung. Wegen der Nebenwirkungen (Erbrechen etc.) sind alle Barbiturate rezeptflichtig. Da Barbiturate sehr langsam abgebaut werden, wird häufig versucht, die Wirkung – Zerschlagenheit, Müdigkeit, Schlappheit – durch Kaffee oder gar → *Weckamine* auszugleichen.

Batak Ethnie im nördlichen Sumatra. Ende des 1. Jh. n. Chr. geriet sie unter starken indischen Einfluß und übernahm als Wirtschaftsform den Reisanbau, den Pflug, das Schriftsystem und religiöse Phänomene. Zu Beginn des 19. Jh. wurden die Batak islamisiert, 1861 setzte die christliche Mission ein.

Bažkiren (Baschkiren) Turk-Volk im Gebiet des südlichen Ural. In der Vergangenheit Viehzüchter-Nomaden, betreiben sie heute in der Mehrzahl Ackerbau. 1919 wurde die Baschkirische Autonome Sozialistische Sowjetrepublik gegründet.

Betel die Nuß der Betelpalme (Areca catechu) und Blätter des Betelpfeffers (Piper betle) werden in Südasien und Melanesien unter Zusatz von Kalk, Tabak und anderen Substanzen als Genußmittel gekaut.

Bier jedes Getränk, das aus einer stärkehaltigen Substanz durch alkoholische Gärung gewonnen wird.

Bilsenkraut (Hyoscyamus niger) Nachtschattengewächs, angeblich ein wichtiger Bestandteil von Getränken und → *Flugsalben* der sogenannten Hexen.

bombilla (span.) Saugröhrchen mit angesetztem Filter zum Trinken des Mate-Tees.

Borana Gruppe der Galla, eines Volkes in Süd-Äthiopien und Nordost-Kenia. Die Borana sind im Gegensatz zu den anderen seßhaften Galla nomadisierende Viehzüchter.

Brandrodung Abholzen der Bäume und Verbrennen des Unterholzes zur Ermöglichung einer Kultivierung des Bodens. Durch das Anlegen von Bränden wird der Boden gedüngt (Aschedüngung).

Branntwein jedes Getränk, das durch Destillation aus gegorener, alkoholhaltiger Flüssigkeit hergestellt wird.

Brautpreis (bride-wealth) die Gesamtheit der Waren, Wertgegenstände oder Geldzahlungen, die bei einer Hochzeit vom Bräutigam oder seiner Verwandtschaft der Familie der Braut übergeben werden. Höhe und Zusammensetzung sind durch Brauch festgesetzt und hängen vom Status der beiden vertragschließenden Parteien ab. Der Ehevertrag wird dadurch besiegelt und die brautgebende Partei für den Verlust ihres Mitglieds ostentativ entschädigt. → *Mitgift.*

Caapi (Banisteriopsis caapi, Tetrapteris methystica) Lianenarten, die als Getränk aufbereitet von Indianergruppen im Amazonasgebiet genossen werden und halluzinogene Zustände verursachen. Caapi wird im allgemeinen in religiösen Zeremonien gebraucht, es findet als Heilmittel, in der Wahrsagerei und bei magischen Handlungen Verwendung.

Calumet die Zeremonialpfeife («Friedenspfeife») der nordamerikanischen Indianer, ursprünglich nur der Pfeifenstiel, kunstvoll geschnitzt und mit Federn, Perlen und sonstigem Zubehör geschmückt.

Cannabis (Cannabis sativa, Cannabis indica) altes, besonders in Vorderasien bekanntes Rauschmittel. Der Genuß von Cannabis hat sich in Form von → *Haschisch* und → *Marihuana* in den letzten Jahrzehnten über die ganze Welt verbreitet.

cash-crop (engl.) Anbaupflanzen, die für den Handel und Verkauf bestimmt sind.

Catechu gerbstoffreicher Extrakt, der durch Auskochen des Kernholzes der Akazie (Acacia catechu) gewonnen und beim Betelkauen verwendet wird.

Chakassen gehören zur Gruppe der sibirischen Turk-Völker und leben am Abakan in der Sowjetunion.

Chicha gegorenes, aus Mais, Knollenfrüchten oder Honig gewonnenes, berauschendes Getränk südamerikanischer Indianer.

clean (engl.) 1. Reinheit einer Droge; 2. Person, die keine Drogen besitzt und nimmt.

Coca (Erythroxylon coca) in der Andenregion Südamerikas heimischer Strauch, dessen Blätter von den Indianern gekaut werden. Sie sind ebenso Genuß- wie Stärkungsmittel.

Conquistador (sp.) spanischer Eroberer in Mittel- und Südamerika im 16. Jh.

Crow nordamerikanische Indianergruppe aus der Sprachfamilie der Sioux. Prärieindianer. Kennzeichnend für die Kultur der Prärieindianer war das Pferd als Reittier und die Spezialisierung auf die Büffeljagd.

Dajak Sammelbezeichnung für die Bevölkerung Zentral-Borneos. Die Dajak gliedern sich in mehrere sprachlich und kulturell unterschiedliche Ethnien → *Ngadju-Dajak*.

Datura (Datura stramonium, Datura metel, Datura ferox) Stechapfel, bei Völkern der Alten und Neuen Welt als halluzinogenes bzw. aphrodisisches Mittel verwendet.

Dealer (engl.) oft selbst abhängiger Gelegenheitsschwarzhändler, der Drogen vermittelt und in der «Rangordnung» zwischen Kleindealer (meist Drogenabhängige, die mit dem Handel ihren eigenen Bedarf bezahlen) und → *pusher* steht.

Destillation Reinigung und Trennung meist flüssiger Stoffe durch Verdampfung und anschließender Wiederverflüssigung; Verfahren, das zur Herstellung von Schnaps dient.

Divination Wahrsagekunst. Erforschung der Zukunft durch Beobachtung des Vogelflugs, Traumdeutung und Eingeweideschau bei Opfertieren, u. a. m.

Drawida große nicht-indogermanische indische Sprachfamilie.

Droge es existiert bis heute keine einheitliche Definition des Terminus. Im Rahmen dieses Materialienbandes ist die in der Einleitung (G. Völger) angeführte Arbeitsdefinition zu beachten.

Ebena → *Epená*.

Eidetik Fähigkeit, sich Objekte oder Situationen so anschaulich vorzustellen, als ob sie realen Charakter hätten.

eidetisch anschaulich, bildhaft → Eidetik.

Einstiegsdroge Droge, durch die der erste Kontakt zum Drogenkonsum erfolgt. Einstiegsdrogen können sein: Alkohol, Medikamente, Cannabis.

Ekstase psychischer Ausnahmezustand, der sich der Bewußtseinskontrolle entzieht. Während der Ekstase hat der Mensch das Gefühl, in Kontakt zum Überirdischen zu treten; seine Seele «verläßt» den diesseitsgebundenen Körper.

Endokannibalismus das Verzehren von Verstorbenen oder der Asche der verbrannten Leiche. Das geschieht als Zeichen der Verehrung der Verstorbenen, deren besondere Kräfte man sich auf diese Weise einverleibt. Bekannt besonders bei Indianergruppen im Nordwesten Südamerikas.

Entzug Entziehungskur; oft in Landeskrankenhäusern durchgeführte Behandlung von Drogensüchtigen zur Bekämpfung ihrer körperlichen Abhängigkeit.

Enzym in der lebenden Zelle gebildete organische Verbindung, die den Stoffwechsel des Organismus steuert.

Epená (Viola theiodora, Viola calophylla, Viola elongata) in Brasilien, Kolumbien, Venezuela und Peru bereiten Indianer aus der inneren Rinde oder dem Harz dieser Baumarten ein halluzinogenes Schnupfpulver, das meist in rituellem Zusammenhang eingenommen wird.

Ethnie Gruppe von Personen mit gemeinsamen rassischen und kulturellen Merkmalen. Die Angehörigen der Gruppe sind sich dieser Gemeinsamkeit bewußt.

Ethnozentrismus Einstellung der Mitglieder einer Gesellschaft, die ihre eigene Kultur zum Wertmaß erheben und andere Kulturen dementsprechend abwerten.

Ex-User (engl.) ehemaliger Drogenabhängiger.

Fermentierung Lebensmitteltechnik: biochem. Verarbeitungsverfahren zur Aromanentwicklung in Nahrungs- und Genußmitteln. Durch längeres Warmlagern unter Einfluß von Fermenten und Mikroorganismen werden chem. Veränderungen und damit die Aromaentfaltung bewirkt. Die Fermentierung wird angewandt bei der Verarbeitung von Tabak, Tee, Kaffee, Kakao und Gewürzen.

Fixer (engl.) Drogenabhängiger, der sich regelmäßig intravenös Heroin spritzt. Der häufige Heroinkonsum führt bald zu starken körperlichen Abhängigkeitserscheinungen.

Flash (engl.) das euphorische Glücksgefühl unmittelbar nach Injizieren einer Droge, z. B. Heroin. Der Flash wird durch das direkte Eintreten der konzentrierten Drogen in die Blutbahn bewirkt.

Fliegenpilz (Amanita muscaria) giftiger Pilz, der von sibirischen Ethnien als Rauschmittel vorwiegend gegessen wurde. Vereinzelt stellte man einen Sud daraus her. Verwendung fand der Fliegenpilz auch als Ekstase erzeugende Substanz bei sibirischen Schamanen.

Flugsalbe auch Hexensalbe; angeblich von den Hexen aus Nachtschattengewächsen wie Bilsenkraut, Tollkirsche, Mandragora, Stechapfel und anderen pflanzlichen Drogen unter Beifügung von Ölen hergestellte Salbe, mit der sich die Hexen den Körper einrieben und die ihnen zu Flugerlebnissen verhalf.

Freak (engl.) Drogenkonsument, der zur → *Scene* gehört.

Gambir gerbstoffreicher Extrakt. Durch Auskochen der Blätter einer in Südostasien vorkommenden Kletterpflanze (Uncaria gambir) gewonnen. Dient als Zusatz beim Betelkauen.

Geriatrie Altersheilkunde; Zweig der Medizin, der sich mit den Krankheiten des alternden und alten Menschen beschäftigt.

Glykosid organische Verbindung aus Zuckern mit Hydroxylgruppen enthaltenden Stoffen. Man unterscheidet je nach der Zuckerkomponente Glucoside, Galaktoside, Mannoside etc.

Glyphe (gr.) in Stein geschnittenes bzw. in Stein gegrabenes Zeichen.

Gonga zu den Sidamo (West- und Ost-Kuschiten) zählende Ethnie im Südwesten des heutigen Äthiopien. Die Gonga oder Kaffitscho gründeten das Kaiserreich Kaffa, das erst mit der Jahrhundertwende seine Unabhängigkeit verlor. Wie alle Sidamo betreiben die Gonga einen hochentwickelten Bodenbau.

Halluzination Sinnestäuschung, Trugwahrnehmung; Wahrnehmungserlebnis, ohne daß der wahrgenommene Gegenstand in der Wirklichkeit existiert.

Halluzinogen (lat., griech.) Medikament oder Droge, die halluzinationsartige Erscheinungen hervorruft (→ *Halluzination*).

Hanf → *Cannabis.*

Haschisch Produkt der → *Cannabis*-Pflanze; Harz aus den Blütenspitzen der weiblichen Pflanzen.

hebephren von Hebrephrenie: Jugendirresein; Form der → *Schizophrenie,* die in der Pubertät auftritt.

Heroin Diacetylmorphin, Derivat des Morphins, auf dessen Basis es durch Einführung von zwei Essigsäureresten synthetisch hergestellt werden kann. 1898 begann Bayer mit der Produktion von Heroin. Im Vergleich zum Morphin besteht bei Heroin eine erhöhte Gefahr des Süchtigwerdens.

Harari Untergruppe der → *Amphara.*

Hausa Sudanisches Volk. Im Norden Nigerias, Kameruns und im Süden von Niger lebend, zeigen die Hausa eine relative ethnische und kulturelle Einheitlichkeit. Sie sind im allgemeinen Feldbauern, leben aber auch als Handwerker und Händler in den Städten.

Hedonismus (gr.) philosophische Lehre, daß das Streben nach Lustgewinn das menschliche Handeln entscheidend bestimmt oder bestimmen sollte.

Herbarium Sammlung gepreßter und getrockneter Pflanzen oder Pflanzenteile.

high (engl.) seelische Hochstimmung.

Hopfen (Humulus lupulus) in Mitteleuropa heimische Schlingpflanze. Die Fruchtstände der weiblichen Pflanzen werden als Würze und zur Haltbarmachung des Bieres verwendet.

Hopi zu den Puebloindianern rechnende Gruppe im heutigen Arizona (USA). Bereits bei ihrem ersten Kontakt mit den Spaniern lebten sie in festen Dorfanlagen; sie betreiben intensiven Ackerbau mit künstlicher Bewässerung. Sprachlich gehören sie zu den Schoschonen.

Horrortrip (engl.) schlecht verlaufener Rausch nach Einnahme eines → *Halluzinogens.* Der Horrortrip ist gekennzeichnet durch angsterregende Eindrücke, die oft auch durch die reale Umgebung des Drogenkonsumenten verursacht oder verstärkt werden.

Huichol Nahua sprechendes Indianervolk im Norden Mexikos. Die Huichol betreiben Jagd und etwas Bodenbau. In der Religion spielt der → *Peyote*-Kaktus eine bedeutende Rolle.

Hypnagogum Schlafmittel.

Iowa Untergruppe der Sioux-Indianer, im gleichnamigen nordamerikanischen Bundesstaat lebend. Sie betrieben Bodenbau und Büffeljagd. Nach dem Verlust ihrer Territorien leben die meisten von ihnen heute in Reservationen.

Initiation Riten und Prüfungen, deren Ziel es ist, bestimmte Kandidaten (Initianden) in geschlossene Gruppen einzuführen, bzw. Zeremonien, in denen ganze Altersklassen von einem Status in den nächsten übergeführt werden (z. B. die Riten der Jugendweihe, d. h. Riten, die die Pubertät markieren).

Internodium durch Knoten (Nodien), an denen Blätter stehen, von den andern gesonderter Sproßabschnitt.

Isomere eine → *Isomerie* aufweisende chem. Verbindung.

Isomerie in der Chemie: unterschiedliches Verhalten chem. Verbindungen trotz der gleichen Anzahl gleichartiger Atome.

Jakuten Turkvolk in der Jakutischen Autonomen Sozialistischen Sowjetrepublik im Bereich des Lena-Beckens. Ursprünglich Pferdezüchter, gehen die Jakuten heute größtenteils der Rinderzucht und dem Ackerbau nach.

Jett Pechkohle.

Jivaro Indianervolk im Bergland von Ecuador. Die kaum von der Mission beeinflußten Jivaro sind Ackerbauern. Heute zählen sie noch etwa 15 000 Angehörige.

Joint (engl.) Zigarette mit einer Mischung aus Tabak und → *Haschisch*/*Marihuana*.

Junk (engl.) allg. Bezeichnung für Drogen, im amerikanischen Slang für Heroin, Morphin oder Kokain.

Junkie (am.) Heroinabhängiger.

Kaffee (Coffea arabica, Coffea liberica, Coffea canaphora) der Kaffeestrauch gehört zur Familie der Rubiazeen. Seine Samen (Kaffeebohnen) werden geröstet, gemahlen und mit Wasser und Würzstoffen versetzt zu einem Getränk aufbereitet. Der früheste Beleg für den Kaffeekonsum stammt aus dem Jemen (15. Jh.).

Kalebasse getrocknete und ausgehöhlte Kürbisschale, als Behälter oder Eß- bzw. Trinkgefäß benutzt.

Kalmücken Mongolen, zum Teil in der Dsungarei, zum Teil westlich der Wolga lebend. Letztere Gruppe wurde während des 2. Weltkriegs deportiert. Die Kalmücken sind Hirtennomaden, heute zum Teil Ackerbauern.

Kannibalismus rituelles Verzehren von Menschenfleisch. Dies geschieht vorwiegend in der Vorstellung, sich mit dem Fleisch bestimmte Kräfte oder Lebenskräfte aneignen zu können. Das Menschenfleisch wird dabei nicht als Nahrungs- und Genußmittel betrachtet.

kastalische Quelle nach der griechischen Nymphe Kastalia: Sinnbild für dichterische Begeisterung.

Katamnese abschließender Krankenbericht des behandelnden Arztes über einen Patienten.

Kawa (polyn.) aus der Wurzel des Kawapfeffer-Strauches (Piper methysticum) gewonnenes Getränk. Die Wurzeln werden zerkaut oder zerrieben und mit Wasser versetzt. Hauptverbreitungsgebiete der Kawa sind Polynesien und SW-Neuguinea.

Kazachen Turkvolk mit ca. 4 Mill. Angehörigen in der Kazachischen Sozialistischen Sowjetrepublik und in Usbekistan. Die Kazachen sind islamisiert und seit jeher nomadisierende Viehzüchter. Die sowjet. Regierung betreibt ihre Seßhaftmachung.

kiffen (arab.) das Rauchen von Haschisch in einer Pfeife.

Koffein 1,3,7-Trimethyl-2,6-Dioxypurin. Es kommt im Samen des Kaffeebaumes, in den Blättern des Teestrauchs (= Thein) und in der Kolanuß vor. Das Koffein wirkt erregend auf das Zentralnervensystem, in größeren Dosen verursacht es Übelkeit, Kopfschmerzen, Schwindel, bis hin zu Lähmungen.

Kokain Hauptalkaloid der Cocablätter (Erythroxylon coca). Wegen seiner narkotisierenden Wirkung fand es in der Vergangenheit in der Anästhesie Verwendung.

Kola-Nuß Nuß des Kola-Baums (Cola accuminata) in den Waldgebieten Afrikas. Wird vor allem in die westafrikanischen Sahelgebiete verhandelt, wo sie als koffeinhaltiges Stimulans beliebt ist.

Kult Ausdruck der Einstellung der Menschen gegenüber übernatürlichen Wesen und Mächten. Zum Kult gehören Gebet, Opfer, Riten, Symbole etc.

kulturspezifisch für eine bestimmte Kultur oder bestimmte Kulturen kennzeichnend oder eigentümlich.

Laudanum Lösung von Opium in Alkohol, Opiumtinktur. Beruhigungs- und Schmerzmittel. War im 19. Jh. frei verkäuflich.

Laxativum Abführmittel.

Levitation vermeintliche Aufhebung der Schwerkraft, freies Schweben. Besonders in Heiligenlegenden und als spiritistische Erscheinung erwähnt.

Libation Trankopfer für Götter und Verstorbene.

Ligand Atom, Molekül, Ion, das an das Zentralatom einer Komplex- oder Koordinationsverbindung gebunden ist.

Lotophagen (gr.) Lotosesser. In der griech. Mythologie ein sich von Lotos ernährendes Volk.

LSD Lysergsäurediäthylamid. Halluzinogen, das synthetisch auf der Basis von Mutterkorn, einem Pilz, hergestellt wird. Wurde 1943 von A. Hofmann erstmalig synthetisiert.

Macú Sammelbezeichnung für südamerikanische Indianer zwischen dem Rio Negro und dem Japurá in Brasilien. Die nicht-seßhaften Macú sind Sammler und Jäger.

Magie religiöse Grundhaltung und Praktiken, die darauf abzielen, die überirdischen Mächte oder Wesen zu einer bestimmten Handlungsweise zu veranlassen oder sogar zu zwingen. Man unterscheidet ‹schwarze›, Schaden zufügen wollende und ‹weiße›, in ihrer Absicht positive Magie.

Maische (mhd. meisch – Brei) in der Bierherstellung: mit Wasser verrührtes, geschrotetes Malz. In der Weinherstellung: gekelterte Trauben.

Makropsie (gr.) Sehstörung, bei der die Gegenstände größer erscheinen, als sie sind.

Mandragora → Alraune.

Maniok Knollenfrucht, die von den Indianern im östlichen Südamerika domestiziert wurde. Die Maniokknolle wird gepreßt, entgiftet, ihr Brei zu Fladen gebacken bzw. zu Mehl getrocknet. Maniok ist das Hauptnahrungsmittel vieler Indianergruppen Südamerikas und wird auch zu Bier verarbeitet.

Marihuana Produkt der → *Cannabis*-Pflanze; Gemisch aus deren getrockneten Blättern und den Blüten der weiblichen Pflanzen.

Marind-anim Papua-Stamm an der Südküste Neuguineas. Heute leben sie von primitivem Gartenbau und der Jagd, früher waren sie → *Wildbeuter*.

Masai Hirtennomaden aus der Ostgruppe der Niloten. Leben im südlichen Kenia und nördlichen Tansania.

Maya mittelamerikanisches Indianervolk mit einer hochentwickelten Kultur, im Gebiet von Südost-Mexiko, Guatemala, Honduras und San Salvador. Im 13. Jh. begann der Niedergang der Kultur, der durch das Eindringen der Spanier im 16. Jh. gefördert wurde.

Mbuti (Bambuti) größte Pygmäengruppe (ca. 32 000) am Ituri-Fluß. Wie alle Pygmäen sind die M. → *Wildbeuter.*

Medizinmann Person mit übernatürlichen Kräften und meist großer Erfahrung im Umgang mit natürlichen Wirkstoffen. Sein Aufgabenbereich ist vorwiegend die Krankenbehandlung. Der Terminus wird meist mit Bezug auf den nordamerikanischen Kontinent verwendet.

Mekonium (gr.-lat.) Mohnsaft.

Meskalin chem.: Trimethoxyphenyläthylamin; Alkaloid, das aus dem Peyote-Kaktus (Lophophora williamsii) gewonnen wird.

Methadon 1940 erstmals hergestelltes Derivat des Morphins, starkes Schmerzmittel. Methadon wird in einigen Ländern in der Entziehungstherapie bei Heroinabhängigen angewendet. In der BRD umstritten.

Mikropsie (gr.) Sehstörung, bei der die Gegenstände kleiner wahrgenommen werden, als sie sind.

Mithridaticum ein angeblich von Mithridates VI. (132–63 v. Chr.) stammendes Universalgegengift und Allheilmittel, zu dessen Bestandteilen auch Opium gehörte. Es wurde bis Ende des 18. Jh. in der Pharmazie verwendet.

Moche Mochica, präkolumbische Indianerkultur im Küstengebiet Nordperus im Flußtal von Moche. Die Kultur ist bekannt durch besondere Leistungen auf den Gebieten der Architektur (Pyramiden), Keramik und Metallbearbeitung.

Mongolen Hirtennomaden. Volk in der Mongolei und Zentral-Asien. Erste Erwähnung im 7. Jh., die politische Einigung erfolgte im 12. Jh. unter Temudschin («Dschingis Khan»), der das Reich über ganz Turkestan ausdehnte. In der 2. H. des 13. Jh. zerfiel das Großreich.

Monoideismus (gr.-nlat.) halluzinatorische Einengung des Bewußtseins in der Hypnose. Auch Beherrschtsein von einer Idee.

Morphin (gr.-nlat.) nach dem griech. Gott des Schlafes Morpheus: Hauptalkaloid des Opiums, Schmerzlinderungsmittel, das 1806 von F. W. Sertürner erstmalig isoliert wurde.

Morphium umgangssprachlich für → *Morphin.*

Morselle aus Zuckermasse gegossenes Täfelchen mit Schokolade, Mandeln u. a.

Muzin meist im Plural: Muzine. Schleimstoff, der von Hautdrüsen oder Schleimhäuten abgesondert wird.

Mythos Erzählung aus der Ur- oder Entstehungszeit einer Kultur. Sie behandelt den Bereich der Götter und großen Helden, oft den Beginn der Welt und die Entstehung des betreffenden Volkes bzw. der Gruppe.

Narkotikum (gr.-nlat.) Betäubungsmittel, Rauschmittel.

Nazca präkolumbische Indianerkultur des 1. Jt. n. Chr. im gleichnamigen Flußtal an der Südküste Perus. In großen Friedhofsanlagen wurden polychrome Keramik und Textilien gefunden.

Neurotransmitter chemische Substanzen, die an den Nervenenden die Erregungsübertragung garantieren. Sie werden aus Speicherorganen freigesetzt.

Ngadju-Dajak bedeutendstes Volk der → *Dajak* auf Südborneo, seit Mitte des 19. Jh. unter dem Einfluß christlicher Missionen.

Nodienseptum Nodium = Knoten; Septum = Scheidewand.

Nomadismus Wirtschaftsform auf der Grundlage der Viehzucht. Die tierischen Produkte werden für den Eigengebrauch bzw. zum Einhandeln agrarischer Erzeugnisse verwendet. Mit der Viehzucht verbunden ist die nicht-seßhafte Lebensform der Besitzer, die durch den ständig erforderlichen Weidewechsel zum Wandern mit den Herden gezwungen sind. Typische Nomaden sind die Viehzüchter der zentralasiatischen Steppe und der arabischen und nordafrikanischen Halbwüsten.

numinos (lat.-nlat.) göttlich, unbegreiflich, zugleich Vertrauen und Schauer erweckend.

Nupe Volk in Nigeria, an der Mündung des Kaduna im Niger lebend. Das erste Reich der Nupe wurde um 1400 n. Chr. gegründet.

Ojibwa größter Stamm der Sprach- und Völkergruppe der Algonkin; Ackerbau, Jagd und Fischfang betreibende Waldlandindianer Nordostamerikas. Heute leben noch etwa 50 000 in Reservationen.

Ololiuqui Trichterwinde (Turbina corymbosa), deren Samen von südmexikanischen Indianergruppen als Halluzinogen gebraucht wurden. Die Samen finden, zermahlen und mit Wasser versetzt, heute in der Wahrsagerei und bei magischen Praktiken Verwendung.

Omaha Stamm der Sioux im Nordwesten Nabraskas. Die Omaha waren Bodenbauer und Büffeljäger. Heute leben noch etwa 1000 Nachfahren in den Reservationen.

Ometo bedeutende Gruppe der Sidamo im Hochland von Äthiopien mit hochentwickeltem Ackerbau.

Opium Produkt des Schlafmohns (Papaver somniferum); wird durch Anritzen der unreifen Früchte gewonnen. Der ausquellende Saft trocknet ein und wird gesammelt. Von medizin. Bedeutung sind die im Opium enthaltenen Alkaloide Morphin und Kodein, Papaverinum und Narcotin (→ *Laudanum, Mekonium*).

Ordal (angels.-nlat.) auch Ordalium. Gottesurteil.

Oromo auch Galla, Volk in Südäthiopien und Nordostkenia. Früher fast ausschließlich Viehzüchter, heute auch Ackerbauern.

Osage bedeutender und sehr kriegerischer Stamm der Sioux, der von Bodenbau und Büffeljagd in Süd-Missouri und Nord-Arkansas lebte.

Papua Sammelbezeichnung für die alteingesessene Bevölkerung von Neuguinea, die sprachlich und kulturell von den später eingewanderten Melanesiern abgesetzt ist. Die Papua sind Gartenbauer und Jäger.

Pawnee nordamerikanischer Indianerstamm der Caddo-Gruppe zwischen dem heutigen Zentral-Nebraska und Nord-Kansas. Die seßhaften Ackerbauern betrieben auch Büffeljagd. 1879 wurden sie aus ihrer Heimat in die Indianer-Territorien von Oklahoma vertrieben.

peer-group Bezugsgruppe eines Individuums, die aus Personen gleichen Alters, gleicher oder ähnlicher Interessenslage und ähnlicher sozialer Herkunft besteht und es in bezug auf Handeln und Urteilen stark beeinflußt.

Peptid Spaltprodukt des Eiweißabbaus.

peristatisch umweltbedingt (Vererbungslehre).

Peyote (Lophophora williamsii) meskalinhaltige Kakteenart. Rauschmittel bei den Tarahumara, Huichol und anderen Indianergruppen Mexikos und den Mitgliedern der Native American Church in USA und Kanada.

Pharmokopöe amtliches Arzneibuch, Verzeichnis der offiziellen Arzneimittel mit Vorschriften über ihre Zubereitung, Beschaffenheit, Anwendung o. ä.

Pikierung im Gartenbau: Verpflanzen der Sämlinge auf größeren Abstand.

Placebo Scheinmedikament.

Polypragmasie das Ausprobieren vieler Behandlungsmethoden und Arzneien.

Primogenitur Erstgeburtsrecht; Vorzugsrecht des (fürstlichen) Erstgeborenen und seiner Linie bei der Erbfolge.

Prohibition (engl.) Verbot von Herstellung, Transport und Verkauf alkoholischer Getränke. In einigen Staaten der USA setzte sich die Prohibition basierend auf der weitverbreiteten Mäßigkeitsbewegung des 19. Jh. seit der Jahrhundertwende durch. 1919 bis 1933 war sie gesetzlich für alle Staaten der USA festgelegt.

Psilocybin Alkaloid, das z. B. in der mexikan. Pilzart Psilocybe mexicana (→ *Teonanacatl*) vorkommt. Psilocybin ruft Halluzinationen hervor, die denen von Meskalin und LSD gleichen.

Psychedelikum (gr.-engl.) Rauschmittel, das einen euophorischen, tranceartigen Gemütszustand verursacht.

Psycholyse bewirkt eine psychische Trennung vom Körper und damit die Loslösung der Schmerzempfindungen vom Bewußtsein.

psycholytische Therapie → *Psycholyse.*

Psychotogen Psychosen erregende Substanz.

psychotrop die Psyche beeinflussend, auf die Psyche wirkend.

purgieren 1. reinigen, läutern; 2. abführen, ein Abführmittel anwenden.

Pusher (engl.) halbprofessioneller Drogenhändler.

Pygmäen Sammelbezeichnung für kleinwüchsige Jäger- und Sammlergruppen in den Urwaldgebieten Zentralafrikas.

Qāt (Catha edulis) Strauch, dessen Blätter im Jemen als Genußmittel gebraucht werden.

Quinoa (Chenopodium quinoa) Körnerfrucht, die von Indianern im zentralen Andengebiet angebaut wird. Die Samen werden als Suppe zubereitet oder zu → *Chicha* vergoren, die Blätter als Gemüse gegessen, und die Asche der getrockneten Stengel dient als Zusatz beim → *Coca*-Genuß.

Regal seit fränkischer Zeit bestehende Hoheitsrechte, zunächst dem König vorbehalten. Zu den Regalien zählten Zoll-, Münz- und Marktrecht, Geleitschutz, Forst-, Jagd-, Fischereirecht und das Recht auf erbloses Gut.

Rezeptor Aufnahmeorgan für Sinnesreize.

Ritus religiöse Handlung, die meist in festgelegten Formen vollzogen wird.

Rotang (malai.) indisch-malaiische Palmenart (Calamus rotang), die das spanische Rohr liefert.

Rubiazeen Rötegewächse oder Krappgewächse. Große Pflanzenfamilie der Ordnung Rubiales mit fast 500 Gattungen und 6000–7000 Arten. Zu den wichtigsten Vertretern gehört der Kaffee.

sakral heilig, den religiösen Bereich betreffend.

Sanktion, Sanktionierung positive (Lob, Belohnung) oder negative (Tadel, Bestrafung) Maßnahme der Gesellschaft oder ihrer Gruppen zur Stützung oder Korrigierung des sozialen Handelns in Übereinstimmung mit den gesellschaftlich festgelegten Normen.

San Pedro-Kaktus (Trichocereus pachanoi) Rauschmittel, vor allem peruanischer, ecuadorianischer und bolivianischer Indianergruppen. Meist bei der Krankenheilung verwendet.

Scene (engl.) Ort, an dem Drogen verkauft werden; z. B. bestimmte Straßen und Lokale, die von Drogenhändlern und Abhängigen besucht werden.

Schamane religiöser Funktionsträger, der ein Berufungserlebnis erfährt, mit Hilfe von Geisterwesen in Kontakt zu übernatürlichen Kräften treten kann und die Fähigkeit zur ekstatischen Jenseitsreise besitzt. Er fungiert in seiner Gesellschaft als Mittler zwischen den Menschen und dem Jenseits. Ursprünglich nur auf die sibirischen Ethnien angewendet, bezieht sich der Term heute auch vielfach auf ähnliche Erscheinungen im asiatischen Bereich und bei den südamerikanischen Indianern.

Schizophrenie Bewußtseinsspaltung, Verlust des inneren Zusammenhangs der geistigen Persönlichkeit.

Sedativum Beruhigungsmittel; schmerzlinderndes Mittel. Dämpft außer sensorischen und vegetativen besonders motorische Zentren.

Seerose (Nymphaea ampla) wahrscheinlich bei den Maya und Ägyptern als Narkotikum benutzt.

Seklusion von der Gemeinschaft abgesonderter Aufenthalt der Initianden während der → *Initiation.*

Shit (engl.) → *Haschisch.*

Sioux große Sprach- und Völkerfamilie der nordamerikanischen Indianer, deren ursprüngliches Lebensgebiet östlich des Mississippi lag. Sie lebten von Ackerbau und Jagd, nach der Übernahme des Pferdes besonders von der Büffeljagd.

Sistrum (gr.-lat.) altägyptisches Rasselinstrument.

Skythen Volk von Reiterkriegern und Hirtennomaden, das sich im 1. Jt. v. Chr. über weite Teile Südrußlands und Westasiens verbreitet hatte.

Somali Volk von Viehhaltern und Feldbauern in der Republik Somalia, Südost-Äthiopien und Nordost-Kenia.

Stechapfel → *Datura*.

Stimulans psychisch und vegetativ erregende Heilmittel, z. T. euphorisierend.

Stoff allgemeine Bezeichnung für Drogen.

Straußwirtschaft Kranzwirtschaft (in Österreich Buschen- oder Heurigenschank). Ausschank selbst erzeugten Weines ohne Konzession drei Monate im Jahr in der Wohnung des Weinbauern. Zeichen für diese Wirtschaften sind grüne Besen, Sträuße und Kränze.

Suizidalität Neigung, Selbstmord zu begehen.

Swazi Bantu sprechendes Volk in Swaziland.

Synästhesie Miterregung eines Sinnesorgans bei Reizung eines anderen (z. B. Farbwahrnehmung bei akustischem Reiz; Med.).

Tabak (Nicotiana tabacum, Nicotiana rustica u. a. m.) Nachtschattengewächs, ursprünglich auf dem amerikanischen Kontinent beheimatet. Seit der Entdeckung Amerikas (1492) wurde der Tabak als Genußmittel weltweit verbreitet.

tabu (polynes. ta-pu = das als außerordentlich Bezeichnete) verschiedenartigste Meidungsgebote, die sich auf alles erstrecken, was mit übernatürlichen Kräften in Verbindung steht. So z. B. sind Häuptlinge, Priester, rituelle Gegenstände usw. tabuiert.

Tarahumara Pima-sprachiger Indianerstamm im Nordwesten Mexikos.

Teonanacatl (Psilocybe spp.) bereits bei den Azteken als heilig verehrt, werden die halluzinogenen Pilze rituell genossen.

Tetrahydrocannabinol (THC) der am stärksten den Gemütszustand und die Wahrnehmungsfähigkeit verändernde Wirkstoff von → *Cannabis*.

Theobromin 3,7-Dimethylxanthin, ein Purinabkömmling, der zu 1,4–1,8 % in den Keimblättern und zu 0,5–1,3 % in den Schalen der Kakaobohnen, und auch in Tee, Kaffee und Kolanüssen enthalten ist.

Theophyllin auch Theophyllinum, 1,3-Dimethylxanthin, das in geringen Mengen im Tee vorkommt. Es wirkt ähnlich wie das Koffein auf das Zentralnervensystem.

Titration Ausführung einer chemischen Maßanalyse.

Tollkirsche (Atropa belladonna) auf Grund ihrer alkaloiden, halluzinogen wirkenden Bestandteile spielte die Tollkirsche als Ingredienz in Hexentränken eine Rolle.

Toleranz im med. Sinn: begrenzte Widerstandsfähigkeit des Organismus gegenüber schädlichen äußeren Einwirkungen, besonders gegenüber Giftstoffen oder Strahlen.

Tranquilizer (lat.-engl.) unspezifisch beruhigend wirkende Arzneimittel, bei denen man stärker (major tranquilizer) und schwächer (minor t.) wirksame unterscheidet. Nebenwirkungen dieser Medikamente sind Nachlassen von Konzentrations- und Reaktionsfähigkeit.

Trepanation operative Öffnung der Schädeldecke bei schweren Kopfverletzungen, starkem Kopfschmerz, Epilepsie u. a.

Trip (engl.) Rausch nach Einnahme eines Halluzinogens.

Turkmenen Turkvolk in der Turkmenischen Sozialistischen Sowjetrepublik, in Usbekistan, im Iran und in Nordafghanistan. Ihre frühere Wirtschaftsform, den Hirtennomadismus, haben sie heute zugunsten des seßhaften Ackerbaus aufgegeben.

turkey (am.) Entzugserscheinungen bei Heroinmangel. Die Bezeichnung bezieht sich auf die Empfindung, eine eiskalte Haut bzw. Gänsehaut zu bekommen. Der Terminus wird auch ganz allgemein für eine abrupte Entziehung gebraucht.

Usbeken Turkvolk in der Usbekischen Sozialistischen Sowjetrepublik und mit kleinen Gruppen in Kasachstan, Kirgisistan und Nordafghanistan. Früher waren sie nomadisierende Viehzüchter, heute sind sie seßhafte Ackerbauern.

User (engl.) Drogenkonsument.

Weckamin der Müdigkeit und körperlich-geistigen Abspannung entgegenwirkendes Mittel mit geringer therapeutischer Anwendung. Häufig als «Appetitzügler» benutzt.

Wein durch alkoholische Gärung aus einem pflanzlichen Produkt gewonnenes Getränk. Im engeren Sinne aus dem Traubensaft der Weinrebe (Vitis vinifera) hergestelltes alkoholisches Getränk.

Wildbeuter Wirtschafts- und Kulturform; die betreffenden Gruppen bestreiten ihren Lebensunterhalt durch Jagen, Fischen und Sammeln.

Yebamasá Bodenbau und Jagd betreibende Tukano-Gruppe am Piraparaná in Südostkolumbien.

Yoruba großes Volk im Südwesten Nigerias, in Dahomey und Togo.

Zen-Buddhismus japanische Richtung des Buddhismus, die durch Meditation tätige Lebenskraft und damit das Einswerden mit Buddha zu erreichen sucht.

Zulu Volk der Bantu in Süd- und Südwestafrika, vorwiegend von der Rinderzucht lebend.

Quellen

Brockhaus-Enzyklopädie ([17]1966–1974). Wiesbaden.
Duden Bd. 5, Fremdwörterbuch ([3]1974). Mannheim.
Hirschberg, W. (1965): Wörterbuch der Völkerkunde. Stuttgart.
Klein, K. (Ed.) (1980): Taschenlexikon Drogen. Düsseldorf.
Leu, D. (1980): Drogen – Sucht oder Genuß. Basel.
Meyers Enzyklopädisches Lexikon ([9]1971–1979). Mannheim.
Schmidbauer, W. und vom Scheidt, J. (1975): Handbuch der Rauschdrogen. München.
Schultes, R. E. und Hofmann, A. (1980): Pflanzen der Götter. Bern.
Tietze, W. (Ed.) (1968–1970): Westermann-Lexikon der Geographie, 5. Bde. Braunschweig.

1015/2

Horst E. Richter

Alle redeten vom Frieden
Versuch einer paradoxen Intervention
253 Seiten. Brosch.

Der Gotteskomplex
Die Geburt und die Krise
des Glaubens an die Allmacht des Menschen
340 Seiten. Brosch.

Engagierte Analysen
Über den Umgang des Menschen mit dem Menschen
Reden, Aufsätze, Essays
325 Seiten. Brosch. und als rororo sachbuch 7414

Flüchten oder Standhalten
315 Seiten. Brosch. und als rororo sachbuch 7308

Lernziel Solidarität
320 Seiten. Brosch. und als rororo sachbuch 7251

Die Gruppe
Hoffnung auf einen neuen Weg, sich selbst und andere zu befreien
Psychoanalyse in Kooperation mit Gruppeninitiativen
352 Seiten. Brosch. und als rororo sachbuch 7173

Sich der Krise stellen
Reden, Aufsätze, Interviews
rororo sachbuch 7453

Eltern, Kind und Neurose
Psychoanalyse der kindlichen Rolle
rororo handbuch 6082

Patient Familie
Entstehung, Struktur und Therapie von Konflikten in Ehe und Familie
rororo sachbuch 6772

H. E. Richter / H. Strotzka / J. Willi (Hg.)

Familie und seelische Krankheit
Eine neue Perspektive der Psychologischen Medizin
und der Sozialtherapie
378 Seiten. Kart.

916/2

Band 2

Rausch und Realität

Drogen im Kulturvergleich

Herausgegeben von
Gisela Völger und Karin von Welck
Mit einem Vorwort von
René König

Rowohlt

Materialienbände zu einer Ausstellung des
Rautenstrauch-Joest-Museums für Völkerkunde der Stadt Köln
7. August bis 11. Oktober 1981 in Köln; 12. Dezember 1981
bis 30. Juni 1982 im Museum voor Land- en Volkenkunde
in Rotterdam.
Ein Teil der Originalauflage erschien als Band 9
der Schriftenreihe «Ethnologica», herausgegeben
von der Gesellschaft für Völkerkunde,
Verein zur Förderung des Rautenstrauch-Joest-Museums.

Veröffentlicht im Rowohlt Taschenbuch Verlag GmbH,
Reinbek bei Hamburg, September 1982

Papier: Scheufelen, Oberlenningen
Satz: Times, LibroSatz, Kriftel
Gesamtherstellung: Clausen & Bosse, Leck
Printed in Germany
4800 – ISBN 3 499 34006 2

Schirmherrschaft

Gerhart Rudolf Baum,
Bundesminister des Innern

Antje Huber,
Bundesminister für Jugend,
Familie und Gesundheit

Inhaltsverzeichnis

Die weltweit verbreitete Droge Alkohol

Band 2

Drogen in den frühen Hochkulturen

Drogen in der Kulturgeschichte Europas seit dem Mittelalter

Regionale Aspekte des Drogenkonsums – Indianisches Amerika

Regionale Aspekte des Drogenkonsums – Vorderer Orient und Afrika

Regionale Aspekte des Drogenkonsums – Asien und Ozeanien

Band 3

Regionale Aspekte des Drogenkonsums – Drogen in Industrieländern

Zur Drogendiskussion

Medizinische Forschungsergebnisse

* Dieser Aufsatz wurde bereits an anderer Stelle veröffentlicht

Drogen in den frühen Hochkulturen

Drogen im alten Ägypten

DIANA VON CRANACH

In der Geschichte Ägyptens gibt es außer Belegen für alkoholische Getränke kaum solche für den Gebrauch von anderen Drogen oder Rauschmitteln. Diese kurze Untersuchung wird die Rolle von Alkohol innerhalb der ägyptischen Kultur näher erläutern. Am Rande sind seltener belegte Mittel und Getränke behandelt, die der Autorin für das Thema wichtig erscheinen.

Bierherstellung

Laut der wichtigsten Untersuchung über altägyptisches Bier (Helck 1971) ist es wahrscheinlich durch Zufall irgendwann in der vorgeschichtlichen Zeit entstanden und dann in Gebrauch genommen worden. Bier ist in der sogenannten Negade-Kultur (vor 3000 v. Chr.) bezeugt und schon in den Texten der III. Dynastie (um 2635 v. Chr.) erwähnt.

Eine Art Getreideschleim muß dem Gärprozeß ausgesetzt gewesen sein. Die dabei entstandene Flüssigkeit wurde durch ganz dünnen Stoff geseiht, und das Resultat war eine am Anfang primitive Biersorte. In der Frühzeit muß es auch andere Biersorten gegeben haben, die noch nicht genau identifiziert sind. Diese sind aus anderen Getreidearten, aus Datteln oder Johannisbaumfrüchten hergestellt worden. Das Gerstenbier scheint sich jedoch relativ früh den anderen Biersorten gegenüber durchgesetzt zu haben.

Die Herstellungsmethode von Bier wurde zum erstenmal in der V. Dynastie (um 2500 v. Chr.) in dem Grab des Ti in Sakkara abgebildet. Brot- und Bierherstellung sind fast immer zusammen dargestellt; die hölzernen sogenannten «Grabmodelle» und «Dienerfiguren» aus dem Alten Reich und später geben uns ein plastisches Bild vom Ablauf des Herstellungsprozesses.

Bei der Bierherstellung im alten Ägypten ist das Brotbacken als Vorstadium des Bierbrauens wichtig. Da man weder das Destillieren noch den Gebrauch von Hopfen kannte, wurde Brotteig, vermischt mit gegorenem Dattelsaft oder Honig, als Maische verwendet. ▷

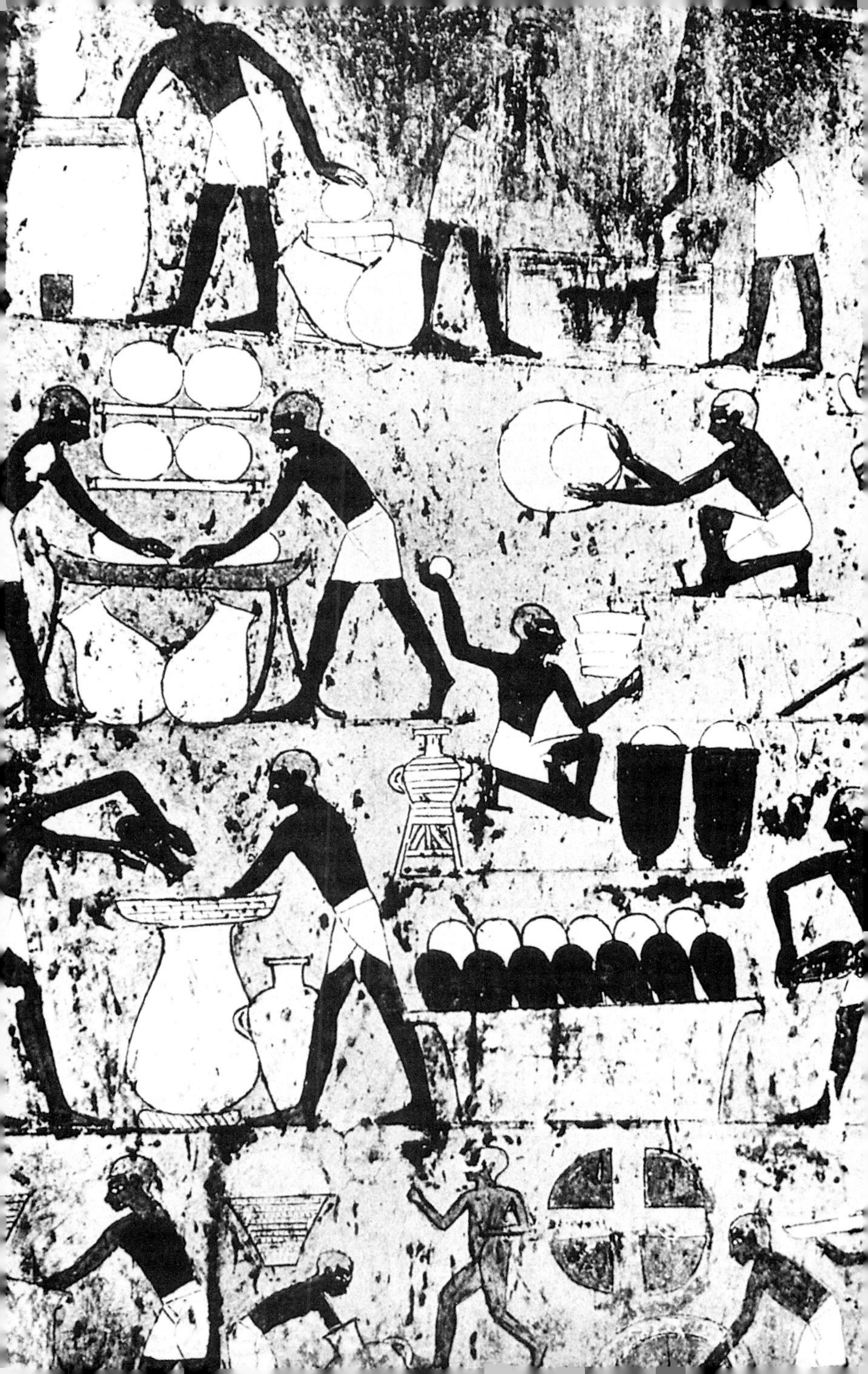

Das Brotbacken war als Vorstadium des Bierbrauens unentbehrlich, da das Bier aus einer Art einfachem Brot hergestellt wurde. Die Ägypter kannten den Destillationsvorgang und auch den Gebrauch von Hopfen nicht.

Nach der Brotherstellung wurde eine andere Flüssigkeit – wahrscheinlich gegorener Dattelsaft oder Honig – den Broten zugefügt und die Masse geknetet. Die daraus resultierende süße Maische wurde durch ein Sieb gepreßt, mit Wasser gemischt und dem Gärprozeß ausgesetzt.

Wilde Hefe unbekannter Herkunft ist zusammen mit Süßstoffen dem Bier zugegeben worden. Diese Hefe beschleunigte den Gärprozeß, und im Laufe der Geschichte gelang es den Ägyptern, diesen Gärerreger verhältnismäßig rein zu züchten. Das fertige Produkt wurde dann aus den großen Bierkrügen in kleinere umgefüllt und bald getrunken, da es nicht lange haltbar war.

Diese frühe Herstellungsart wurde durch Zerkneten von großen Fladenbroten in einem Gärbottich ergänzt. Das Bier wurde, nachdem es gegoren war, wie üblich durch ein Sieb gepreßt und zum Transport in kleinere Gefäße umgefüllt. – Das moderne Buza-Bier wird genau auf die gleiche Art hergestellt (Lucas 1962[4]: 11). – Es konnte je nach dem Verhältnis von Wasser- und Getreidemengen beliebig stark oder schwach gebraut werden (Helck 1971: 49).

Weinherstellung

Gegorene Fruchtsäfte sind den Ägyptern schon in der Vorgeschichte bekannt gewesen. Das ägyptische Wort *'irp* ist jedoch etymologisch nicht festlegbar, und obwohl man es sehr früh in Inschriften findet, ist es kein rein ägyptischer Ausdruck. Mehrere Weinsorten sind in den frühen Opferlisten, fünf verschiedene Sorten in den Pyramidentexten des Alten Reiches genannt.

Dattelwein war sehr beliebt, nicht nur zum Trinken, sondern auch für die Bierherstellung. Dattelsaft wurde in ähnlicher Weise hergestellt: Datteln wurden ausgepreßt und durch ein Sieb gestrichen; die Flüssigkeit wurde dann gegoren. Auch Palmwein war in Ägypten bekannt. Die Gewinnung war sehr verschwenderisch, da die Palmen starben, nachdem der Saft abgezapft worden war.

šdḥ-Wein war ein bevorzugtes Getränk. Es ist wahrscheinlich ein sehr süßer, alkoholreicher Granatapfelwein gewesen, offensichtlich ein Nebenprodukt des Weinberges. Dieser Wein wurde in Tempellibationen gebraucht und kommt in den Liebesdichtungen vor, da er sicherlich infolge des hohen Alkoholgehalts aphrodisische Qualitäten besaß.

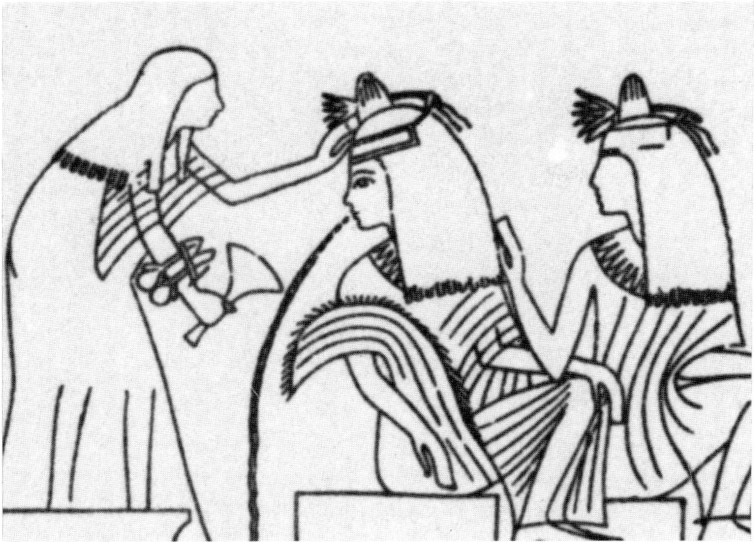

Betrunken zu sein galt bei altägyptischen Festen nicht als Schande. Darstellungen von Festteilnehmern, die an den Folgen ihrer Trunkenheit leiden, sind durchaus keine Seltenheit.

Wein wurde vornehmlich in ummauerten Gartenanlagen angebaut, zusammen mit anderen Früchten und Gemüsesorten (Abd-er-Razia 1972: 2). Es ist wahrscheinlich, daß die ersten Rebsorten aus dem mesopotamischen Raum nach Ägypten gebracht wurden, zur Zeit des Seßhaftwerdens der Nomadenstämme. Weinbau war im mesopotamischen Raum viel wichtiger, vielleicht wegen des Mangels an Getreide, das für die Bierherstellung nötig war. Die Könige der I.–III. Dynastie (3000–2635 v. Chr.) hatten schon eigene Weingüter für die Versorgung ihrer Familien und Haushalte. Das Weingut des Königs Djoser, des Erbauers der Stufenpyramide, war noch lange nach seiner Regierungszeit bekannt.

Immer wieder liest man, daß ausländische Winzer für den Weinbau bevorzugt wurden, obwohl auch die Ägypter, laut vielen klassischen Quellen, es verstanden, hervorragenden Wein zu produzieren. Rotwein muß das Hauptweinprodukt des alten Ägypten gewesen sein. Ägyptische Weine wurden von den klassischen Autoren fast immer sehr gelobt; im Gegensatz dazu bemerkte jedoch Herodot (II, 77), daß die Ägypter keinen Weinstock besäßen!

Die ersten Weinanbau-Darstellungen treten in der V. Dynastie (um

2500 v. Chr.) auf, die letzte in einem säitischen Grab (um 300 v. Chr.). Die Herstellungsmethoden bleiben jedoch durch die Jahrtausende fast gleich.

Der Wein wurde in bogenförmigen Lauben oder Pergolen gezogen. Die Trauben wurden von Hand gepflückt und in Körben aufgestapelt, danach mit bloßen Füßen gestampft (Abb. in Farbe) oder in sackartigen Gebilden ausgepreßt. Die Kelter muß aus Ton oder Lehm bestanden haben, da keine Beispiele in Ausgrabungen gefunden wurden (Abb. in Farbe). Den Saft füllte man in große Krüge zum Gären ab. Nach dem Gärprozeß kam der so gewonnene Wein in neue Krüge, die mit kegelförmigen, fein durchlöcherten Pfropfen verschlossen wurden. Die versiegelten Weingefäße erhielten das Herstellungsdatum und eine Inhaltsangabe, aus welcher das Weingut und der Winzer hervorging.

Alkohol im Jenseitsglauben und Kult

Die ersten uns bekannten Gefäße mit alkoholischem Inhalt sind Wein- und Bierkrüge aus den Gräbern der neolithischen Zeit. Entsprechend der täglichen Versorgung im Diesseits fand auch die Versorgung des Toten in den Gräbern mit Brot, Bier und Wein durch Opfergaben statt. Der Ablauf des Alltags wurde auf das Jenseitsleben übertragen und auf Kultkammerwänden abgebildet. Der Tote am Speisetisch, eine Szene, die sich schon im Alten Reich durchsetzte, sollte das Jenseitsmahl symbolisch darstellen. Der Tote feierte auch ein Todesfest mit den noch lebenden Familienmitgliedern im Grab mit einem Festessen, mit Tanz und Musik. Diesen Szenen gehen Darstellungen vom Schlachten, Backen und Bierbrauen als eine Art «Einleitung» zum Festablauf voran.

Der starke Glaube an die Verbindung zwischen Diesseits und Jenseits kulminierte in den vielen großen Totenfesten in der vom Luxus geprägten XVIII. Dynastie (1554–1305 v. Chr.). Die Totenkulte der V. Dynastie (2500 v. Chr.) waren Vorbilder für das sogenannte «Schöne Fest vom Wüstental» – ein Volksfest und hauptsächlich ein Gedenkfest, das erhebliche Vorbereitungen verlangte. Die Feiern scheinen einen durchaus exzessiven Ablauf gehabt zu haben, wobei der betrunkene, tanzende König als Hauptperson eines Festzuges die Barke des Amun und die feiernden Verwandten der Toten über den Nil zur westlichen thebanischen Gräberstadt leitete. Sängerinnen und Haremsdamen, die dem Kult der Liebes-, Musik- und Trunkenheitsgöttin Hathor dienten, geleiteten den Festzug mit Musik von Sistren und Halsketten.

Die Gräber waren für ein Festmahl vorbereitet, es wurde – hauptsächlich Wein – getrunken und getanzt. Bei dieser Art Fest verwischten sich die Grenzen zwischen Diesseits und Jenseits durch den trunkenen Zustand der Teilnehmer. «Feiert einen schönen Tag!» heißt es in den Begleitsprüchen zum Fest.

Im übrigen war Trunkenheit bei solchen religiösen Anlässen keine Schande, und es gibt viele ähnliche ägyptische Feste und Rituale, wo der König als Hauptteilnehmer tanzte und betrunken war. «Trinkstätten» als Festorte sind schon in den Pyramidentexten des Alten Reiches erwähnt.

Die Diener ermuntern die Festteilnehmer auch zum Trinken: «Dir zum Wohl! Trinke bis zur Trunkenheit!» Danach war es durchaus üblich, daß sich die Gäste erbrachen, Diener ihnen dabei halfen und sie gegebenenfalls auch wegtrugen, wie entsprechende Darstellungen zeigen.

Frauen brauchten in Ägypten bis zur römischen Zeit nicht auf den Alkoholgenuß zu verzichten. Sie sind bei Festessen auch betrunken gewesen: «Bring mir 18 Becher Wein! Ich möchte trunken werden . . .», ruft ein weiblicher Gast zum Diener (Grab des Paheri, J. J. Tylor & F. Ll. Griffith, London 1894, Taf. 12).

Alkoholgebrauch im täglichen Leben

Bier spielte innerhalb der ägyptischen Kultur eine selbstverständliche Rolle als Getränk, Nahrungsmittel und als Zahlungsmittel. Der normale Tageslohn für einen Arbeiter blieb fast beständig bei 5 Broten und 2ds-Krügen Bier (Helck 1971: 54).

Ägypten war reich an Getreide, produzierte es im Überfluß, so daß es meistens ausreichende Mengen gab, um die Arbeiter mit Bier versorgen zu können, während Wein schon von der frühesten Zeit an als ein besonderes Getränk galt und den Vornehmen vorbehalten war.

Brot- und Bierherstellung nahmen einen wichtigen Platz innerhalb des streng organisierten Verwaltungsapparates der Tempel und Paläste ein, nicht nur wegen der dafür benötigten Bäcker und Brauer, sondern auch als Grundlage für den täglichen Arbeitslohn. Die staatlichen Brauereien hatten sich auch an genaue Stärkeeinheiten zu halten, die sich nicht nach dem gemahlenen, sondern nach dem ungemahlenen Getreide richteten (Helck 1971: 43–49).

In den meisten privaten Haushalten wurde Bier für den täglichen Gebrauch als Nebenprodukt des Backens hergestellt, verantwortlich hierfür waren die Frauen.

Von der ältesten Zeit an leiteten manchmal ausländische, oft syrische Braumeister, die das spezielle süße *kdi*-Bier in kleinen Mengen nachbrauen konnten, die großen Brauereien. Dieses Bier bekamen nur die bevorzugten Schichten, selten auch Arbeiter als Extralohn, da es

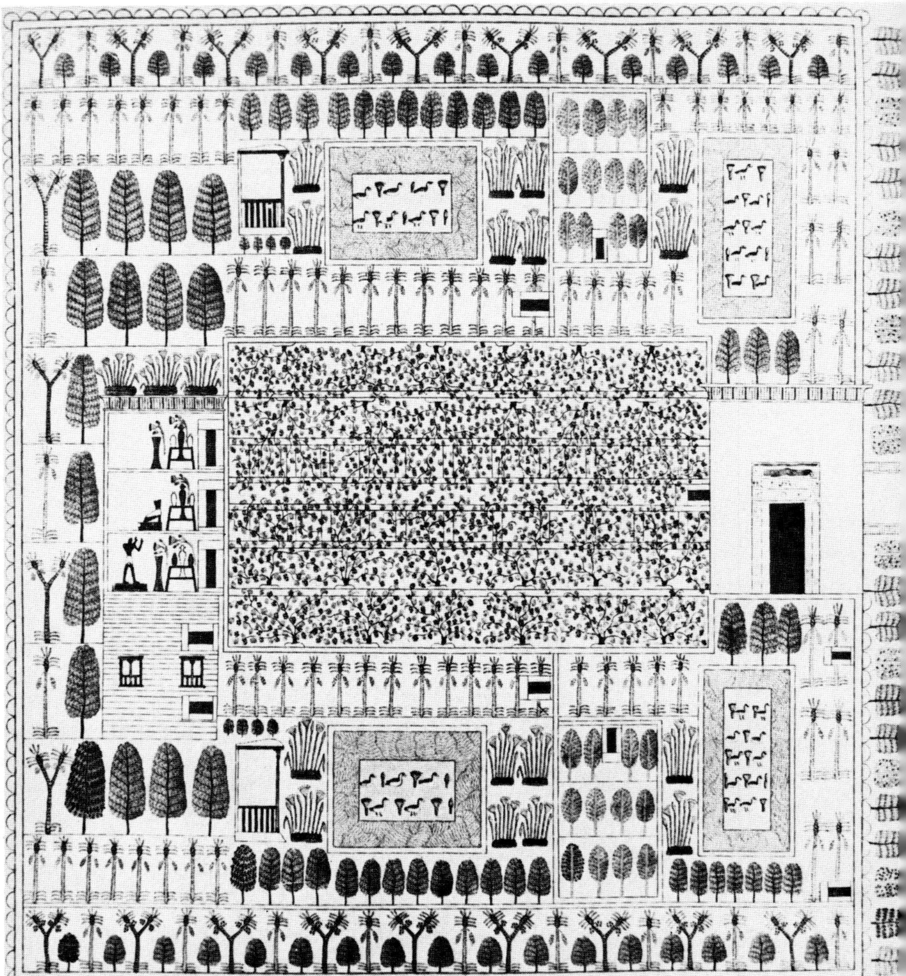

Auch im Landhausgarten eines Heerführers des Amenophis III (König von Ägypten, 1402–1364 v. Chr.) befanden sich Weinstöcke. Sie wurden durch ein ausgetüfteltes Kanalsystem künstlich bewässert.

auch als Importware für einen normalen Haushalt zu teuer war (Helck 1971: 50–52).

Die ägyptische Medizin stand innerhalb des Mittelmeerraumes in hohem Ansehen. Unter den zahlreichen Medikamenten finden sich auch alkoholische Essenzen als Mittel für Einläufe, gegen Würmer, gegen Magenschmerzen und Verstopfung. Wein wurde sogar zur Abtreibung verwandt. Eine andere wichtige Verwendung fand Alkohol in der Medizin auch als eine Art Rauschmittel gegen Schmerzen.

Bier war nicht nur gebräuchliches Heil- oder Nahrungsmittel, sondern auch Hauptgetränk in den verrufenen «Bierhäusern» und Schenken, wo leichte Mädchen junge Männer von ihrem Studium abhielten, so daß die Moralprediger der Ramessidenzeit mahnten: «Du verläßt die Bücher, und du gehst von Kneipe zu Kneipe, der Biergenuß allabendlich, der Biergeruch verscheucht die Menschen (von dir)!» An anderer Stelle wird empfohlen: «Ein Napf Wasser stillt schon den Durst . . .»

Die Gebräuchlichkeit von Alkohol im Volke spiegelt sich auch in den altägyptischen Märchen und Liebesliedern wider, wobei das Bier wahrscheinlich deswegen viel öfter genannt wird, weil es doch eine wichtige Rolle in der Alltagswelt spielte.

Alkoholgenuß war also den Ägyptern nicht fremd und wurde als ein durchaus fröhlicher Aspekt des Lebens angesehen; Trunkenheit jedoch tolerierte man nur in Verbindung mit religiösen Festen.

Drogenpflanzen

Klatsch- und Feldmohn sind in Ägypten nachgewiesen. Opium oder Schlafmohn (*papaver somniferum*) ist während der XVIII. Dynastie (1554–1305 v. Chr.) aus Palästina nach Ägypten importiert worden, wahrscheinlich nur zur Benutzung für medizinische Zwecke. Ein Mißbrauch dieses Mittels konnte jedoch bisher nicht nachgewiesen werden.

Neuere Forschungen schließen die Möglichkeit nicht aus, daß der Lotus (*nymphea caerulea*) auch als Rauschmittel Verwendung fand. Denn im Lotus, der wichtigsten Symbolpflanze Altägyptens, konnten jetzt starke narkotische Substanzen nachgewiesen werden (Emboden 1979: 12). Zwar konnten die Ägyptologen bisher außer der wichtigen mythologischen und symbolischen Bedeutung für die Blüte keine rein praktische Anwendung feststellen, doch geben die jüngeren Forschungsergebnisse vielleicht eine Erklärung dafür, daß der Lotus so häufig als ikonographisches Motiv und als Schmuck bei Festmahlen und Tempelfesten auftaucht.

Drogen im alten Mesopotamien – Sumerer und Akkader

WALTER FARBER

Im Hinblick auf Drogen bedarf die Assyriologie zur Interpretation materieller Befunde des Rückgriffs auf schriftliche Überlieferungen. In ihr ist die einzige mit Sicherheit zu allen Zeiten keilschriftlicher Zeugnisse nachweisbare Rauschsubstanz der Alkohol, und zwar auf Getreide- bzw. Dattelbasis gebrautes Bier, ein weiteres bierähnliches Getränk und Wein. Nachgewiesen werden konnte in den Texten bisher nicht das in jüngerer Zeit in ganz Vorderasien verbreitete Haschisch, wohl aber die medizinisch verwendete Pflanze azallû, deren Identität mit Haschisch freilich nicht gesichert ist. Unabhängig von der fragwürdigen Idenitifikation von Schlafmohn bzw. opiumhaltigen Mohnderivaten ist erweislich, daß deren narkotische Wirkung den babylonischen Ärzten nicht generell bekannt gewesen sein kann und Opium als Droge keine Verwendung fand; auch sichere Hinweise auf andere Narkotika, Halluzinogene oder Rauschmittel existieren bislang nicht.

Im Alltag war Bier neben Wasser zu sehr Getränk par excellence, als daß es unter dem Titel des Drogenkonsums betrachtet werden könnte. Außer gelegentlichen gab es keine generellen Einschränkungen des Alkoholkonsums; die kommunikativ-gesellige Seite des Trinkens in Schankstube oder aus individuellem Anlaß scheint wohlbekannt. Maßvoller Genuß wird toleriert bis positiv bewertet, während der (selten erwähnte) Alkoholrausch als unpassend empfunden wird; Anhaltspunkte für die Existenz von Alkoholsucht und deren Bewertung gibt es nur wenige. Daß Alkohol außer seiner Funktion als Vehikel zur Verabreichung von Medizinalia selbst medizinische Bedeutung hatte, ist nicht nachweisbar. Neben seiner Verwendung als Opfermaterie gibt es keinen Hinweis auf einen Gebrauch im Rahmen der Mantik, Prophetie und dgl.

Vorbemerkung

Der Beitrag, den die Assyriologie im Rahmen einer «Kulturgeschichte des Drogenkonsums» zu leisten vermag, ist zweifellos nicht sehr eindrucksvoll. Die materiellen Überreste, also die archäologischen Funde, stellen uns zwar vor eine Fülle von Gefäßen, Werkzeugen und Gebäuderesten, die sicherlich zum Teil mit der Herstellung und dem

Verbrauch alkoholischer Getränke zu tun hatten, doch fehlt uns heute jegliche Handhabe, die verschiedenen Funde, sei es mit verschiedenen Getränken, sei es mit speziellen Trinksitten oder deren gesellschaftlichem Kontext, zu verknüpfen. Gelegentliche Darstellungen geselligen oder kultischen Alkoholgenusses sind ebenfalls wenig hilfreich, da sie kaum jemals mehr Aussagekraft besitzen, als daß sie eben die Existenz solcher ohnehin vorauszusetzender Bräuche dokumentieren. Jeder ernsthafte Versuch einer Deutung muß daher auch hier auf der schriftlichen Überlieferung basieren. Hier stellt sich nun das zweite Problem: Zwar sind wir in der relativ glücklichen Lage, dank des billigen Schriftträgers Tontafel auch aus der privaten Sphäre des mesopotamischen Menschen eine fast unübersehbare Zahl von Texten zu besitzen, doch ist die Überlieferung trotzdem stark vom Zufall sowohl des im Altertum Aufgeschriebenen als auch natürlich des bisher Wiedergefundenen abhängig. Wir werden trotzdem nicht ohne *argumenta e silentio* auskommen können, wobei immer bewußt bleiben muß, daß schon morgen neue Funde oder neue Fortschritte im Verständnis der Texte die Lücken füllen, aber auch für einigermaßen gesichert gehaltene Aussagen relativieren können.

Ein Wort zur Terminologie scheint noch angebracht: Die Assyriologie bezeichnet herkömmlich alle in medizinischem Gebrauch belegten Pflanzen als «Drogen», was sich in vielen Buch- und Aufsatztiteln widerspiegelt. Der Versuch einer zusammenfassenden Aufarbeitung der textlichen Hinweise auf Drogen im hier gemeinten engeren Sinne des Wortes, also Konsum-, Rausch- und Halluzinationsdrogen, im Alten Orient ist dagegen bisher nicht unternommen worden.

Die Materien

Alkohol

Die einzige mit Sicherheit zu allen Zeiten keilschriftlicher Überlieferung und im ganzen vorderasiatischen Kulturgebiet nachweisbare Rauschsubstanz ist der Alkohol. Da die Technologie des Brennens oder Destillierens noch nicht bekannt war (s. Poebel 1930: 147 Anm. 1), kommen hier nur vergorene Getränke verschiedener Grundlage in Betracht, die je nach dem Zuckergehalt der Ausgangsflüssigkeit mehr oder weniger Alkohol enthielten (Forbes 1965: 61–64). Das alkoholische Getränk *par excellence* war das auf Getreidemalzebene eingebraute Bier (Röllig 1970). Wir kennen neben dem Oberbegriff «Bier» (sumerisch *kaš,* akkadisch *šikaru,* hethitisch *šieššar*) aus den betreffenden Sprachen eine große Anzahl verschiedener Biersorten mit Namen und z. T. mit ihren definierenden Braumerkmalen, die auf Geschmack, Stärke und verwendete Materialien (Getreidesorten, Würzstoffe etc.)

hinweisen, doch ist der Brauprozeß in vielen Einzelheiten, nicht zuletzt mangels überlieferter Rezepte, noch unklar (Röllig 1970: 19 ff.).[1] Wann und in welchem Maße das herkömmliche Bier dann von einem Gebräu auf Dattelbasis überlagert und verdrängt wurde (Forbes 1965: 64), ist bisher nicht sicher festzustellen, da offenbar das neue Getränk auch die Bezeichnung *šikaru* («Bier») mit übernahm. Die Verwendung von Datteln im Brauprozeß ist jedenfalls im 1. Jtsd. v. Chr. eindeutig belegt (s. Röllig 1970: 41).[2]

Daneben treffen wir in Texten derselben Zeit des öfteren ein weiteres offenbar recht alkoholreiches Getränk, *kurunnu* (sumer. *kurun*), das in der Literatur verschiedentlich (zu Unrecht!) als «Dattelschnaps» oder «Branntwein» bezeichnet wurde. Über Grundsubstanzen und Herstellung wissen wir nichts, das Getränk muß jedoch recht bierähnlich gewesen sein, da es zumindest gelegentlich unter den Oberbegriff «Bier» subsumiert wurde (Röllig 1970: 30 f.; Poebel 1930: 147 ff.).

Die dritte in unseren Quellen häufig genannte Form, in der Alkohol genossen wurde, war der Wein, sum. *geštin,* akkad. *karānu, heth. u̯ii̯ana-* (Lutz 1922: 37 ff. und 99 ff., weitgehend veraltet). Die Weinrebe (Thompson 1949: 327 ff.) ist in den Flußniederungen des mesopotamischen Mutterlandes nicht heimisch, wurde jedoch in den Nachbargebieten seit früher Zeit angebaut (Meissner 1920: 242; Lutz l.c.; Forbes 1965: 78).[3] Von hier wurde Wein dann auch nach Mesopotamien importiert. Wieder kennen wir die Bezeichnungen für verschiedene Sorten[4], doch fehlt eine neuere umfassende Untersuchung zu Weinbau und Kelterung (s. vorläufig Lutz l.c.; cf. Finet 1974/77). Der Wein war stets das teurere Getränk der Oberschicht.

Weitere alkoholische Getränke (etwa Met, Palmwein oder vergorene Milchprodukte) sind aus den Keilschrifttexten bisher nicht sicher erschließbar, doch scheint gelegentlich auch vergorener Fruchtsaft (Brombeerwein) getrunken worden zu sein (Finet 1974/77: 127).[5]

Haschisch?

In jüngerer Zeit in ganz Vorderasien verbreitet, ist Haschisch in Keilschrifttexten bisher nicht sicher nachweisbar. Medizinische Texte erwähnen allerdings des öfteren eine Pflanze *azallû,* die auch die Bezeichnung «Pflanze des die Sorgen Vergessens» trägt. Dies führte zu einer versuchsweisen Identifizierung mit Haschisch, obwohl die Etymologie keine Hilfe bietet.[6] Es muß jedoch betont werden, daß diese Gleichsetzung keinesfalls als gesichert gelten kann und auch nicht allgemein akzeptiert wurde. Der Gebrauch von *azallû* ist bisher nur in medizinischen Rezepten nachweisbar, wo auch Teile der Pflanze (Samen, Wurzeln, Ästchen) in verschiedenartigen Zubereitungen Verwendung finden. Belegt ist bisher innere Anwendung in Tränken (meist mit vielen anderen Medizinalia gemischt), äußerlich in Salben, sowie im Randbereich der Magie in Räuchermitteln (nicht zu verwechseln mit dem im Alten Orient nie und mit keiner Substanz belegbaren inhalierenden Rauchen zu Genuß- oder Heilungszwecken), und in phylakterienartigen Beuteln. Die Erkrankungen, gegen die diese Rezepte gerichtet sind, sind meist nicht genau definierbar, ein Schwergewicht scheint jedoch bei Potenzstörungen und durch magische Einflüsse verursachten Krankheiten zu liegen. *azallû* hat in keinem dieser Rezepte einen vom normalen Gebrauch medizinischer Kräuter abweichenden Stellenwert und wird nie allein gegessen, gekaut oder geraucht. Eine größere Verbreitung, oder gar ein allgemeiner Gebrauch, wie er sich etwa in Nachrichten über Anbau von oder Handel mit *azallû* dokumentieren müßte, ist nirgends nachweisbar.

Eine weitere Medizinalpflanze, *qunnabu,* wurde wegen der Wortähnlichkeit ebenfalls versuchsweise mit *cannabis sativa* identifiziert[7], doch fehlt hierfür jegliche sonstige Stütze.

Mohn und Opium?

Noch fragwürdiger ist die Identifikation von Schlafmohn (*papavera somnifera*) bzw. opiumhaltigen Mohnderivaten. Von den früher hierfür angeführten philologischen Argumenten (s. vor allem wiederum Thompson 1949: 223 ff.) ist nach dem heutigen Stand der Assyriologie nicht eines stichhaltig: Eine positive Identifizierung von Mohn ist bisher weder auf der Grundlage der Etymologie noch der Pflanzenbeschreibung oder ihrer aus den medizinischen Texten ablesbaren Wirkung möglich (Reiner, *apud* Krikorian 1975: 102 ff.). Die für Mohn in Anspruch genommenen Darstellungen auf assyrischen Reliefs sind ebenfalls sämtlich äußerst zweifelhaft und nicht geeignet, die Kenntnis der Pflanze (von ihrer Drogenwirkung ganz zu schweigen) nachzuweisen (Krikorian 1975: 104 ff.). Auch die Paläobotanik konnte bisher im gesamten Alten Orient keine Reste von Mohn oder Mohnsamen identifizieren (Helbaek, *apud* Krikorian 1975: 113 Anm. 86). Selbst wenn Mohn, von dem heute einige Arten im Iran als Wildpflanzen verbreitet sind, unter einer noch unbekannten Benennung in den medizinischen Texten vertreten sein sollte, kann schon heute mit Sicherheit gesagt werden, daß seine narkotische Wirkung den babylonischen Ärzten nicht generell bekannt gewesen sein kann und Opium als Droge in diesem Kulturkreis keine Verwendung fand.

Andere Drogensubstanzen

Einigermaßen sichere Hinweise auf andere narktotische bzw. halluzinogene Drogen oder Rauschmittel sind bisher ebenfalls nicht bekannt. Wohl scheint es auch hier nicht völlig undenkbar, daß eine entsprechende spezifische Wirkung gewisser Medizinalpflanzen etwa im schmerzstillenden Bereich oder unter den Aphrodisiaka einzelnen mesopotamischen Ärzten nicht entgangen ist und von ihnen auch ausgenützt wurde, doch liegen uns zumindest keinerlei Nachrichten über den Genuß solcher Substanzen außerhalb der normalen Rezeptliteratur oder Hinweise auf entsprechende Wirkungsweisen innerhalb derselben vor, die die Behandlung der Pflanzen unter dem Stichwort «Drogen» rechtfertigen könnten.

Der Alkohol im täglichen Leben

Normaler Konsum

Es fällt schwer, den Alkoholgenuß im Bereich der mesopotamischen Kultur unter dem Aspekt des Drogenkonsums zu betrachten. Zu sehr war das Bier (und sein Nachfolger, der Datteltrank, sowie in den umliegenden Gebieten der Wein) neben Wasser das Getränk *par excellence,* dem wir buchstäblich überall begegnen und dessen Konsum so alltäglich war, daß er offenbar nirgends normierenden Einschränkungen unterworfen wurde. Seit frühester Zeit ist «Bier» neben Brot und Öl die Grundlage aller Ernährung, wie sie sich in Lieferungslisten, Rationenverbuchungen usw. viele tausend Male widerspiegelt. Dies ist nur verständlich, wenn wir – zumal in Anbetracht des Klimas – mit sehr alkoholarmen Biersorten (bzw. stark verdünntem Wein), ja, vielleicht gar mit dem Genuß auch des unvergorenen Aufgusses von Substanzen der Bierbereitung, die dann unter derselben Bezeichnung verbucht worden wären, rechnen (Röllig 1970: 40). Schon allein diese Möglichkeit muß uns zur Vorsicht mahnen, nicht unbedingt den aus den Texten abzulesenden hohen «Bierkonsum» mit «Alkoholgenuß» gleichzusetzen. Da andererseits das Fehlen eines eigenen Begriffs «Alkohol» (trotz der bis zum akkadischen *guḫlu* «Augenschminke» zurückverfolgbaren Etymologie dieses durch die Araber verbreiteten Kulturworts) es dem Philologen oftmals unmöglich macht, zu entscheiden, ob wir es mit alkoholischen oder nicht alkoholischen Getränken zu tun haben, wird die Aussagekraft der Wirtschaftsurkunden für unsere Fragestellung insgesamt etwas zweifelhaft.

Dennoch kann mit Zuversicht behauptet werden, daß vergorenes Bier und Wein (für den die obige Unsicherheit nicht im selben Maße gilt) im täglichen Leben mit Sicherheit eine weite, fast unbegrenzte Verbreitung gehabt haben. Allgemein gültige Einschränkungen des Konsums etwa nach Alter oder Geschlecht, Herkunft ober Stellung (z. B. für bestimmte Priesterklassen), oder auch nach Ort und Zeit des Trinkens, sind uns bisher nirgends sicher nachweisbar. Wenn allerdings ein hethitischer König seinem designierten Nachfolger das Trinken berauschender Getränke vor seiner Volljährigkeit untersagt[8], oder wenn ein akkadisches Gebet bei der Beschreibung der Nachtruhe auf die Feststellung Wert legt, daß die (Bier-)Krüge fest verschlossen sind[9], dürfen wir darin sicherlich Hinweise auf vernunftgebotene Individualregelungen zur Vorbeugung störenden Alkoholmißbrauchs sehen. Dagegen sind gelegentliche Trinkverbote für einzelne Tage, unter Ankündigung von Krankheit oder Unglück im Fall der Zuwiderhandlung, wie sie uns in Hemerologien überliefert sind[10], Erzeugnisse abergläubenhaften Denkens und stellen sich nahtlos neben parallele Verbote, etwa Knoblauch zu essen oder einen Brunnen zu graben.

Anders geartet ist dagegen offenbar das Verbot für bestimmte Priesterinnen, den Ort des geselligen Trinkens, die Kneipe, aufzusuchen. Hier ist nicht der Ort, aufs neue die oft zwielichtige Rolle dieser öffentlichen Ausschankstellen zu beleuchten (vgl. ausführlich Röllig 1970: 48 ff.), wiewohl ihre Funktion als zumindest öffentlich geduldete Spielstätten, Bordelle und im Fahrwasser davon als beliebter Treffpunkt krimineller Elemente sicherlich einen ursächlichen Zusammenhang mit dem dort gegen Bezahlung ausgeschenkten Alkohol besaß. Diese sekundären Aspekte der Schankstube waren es offenbar, was mit der Reinheit des priesterlichen Berufs nicht zu vereinbaren war, nicht der Alkohol selbst, den die betreffenden Damen bei anderer Gelegenheit ohne weiteres zu sich nehmen durften.

Es ist mit Sicherheit anzunehmen, daß die Schenke trotz dieser Gefahren, die sie jedoch sicher nicht nur förderte, sondern gleichzeitig kanalisierte und damit kontrollierbar machte, auch eine positive Rolle im Bereich der Kommunikation und Geselligkeit spielte. Leider wird dieser Aspekt jedoch in den bisher bekannten Texten nirgends greifbar.

Für die andere Form des geselligen Trinkens, das zyklisch oder aus individuellem Anlaß gefeierte Fest bzw. die «Party», besitzen wir etwas mehr Texthinweise, jedoch kaum, was den Ablauf einer solchen Veranstaltung und den Stellenwert des Alkoholkonsums innerhalb derselben betrifft. Es mag immerhin kein Zufall sein, daß in so gut wie allen Texten, die von Festivitäten dieser Art handeln, der Bier- und Weingenuß im Zusammenhang einer Mahlzeit oder zumindest eines Imbisses steht (Röllig 1970: 74). Trinken als alleiniger Zweck oder Anlaß von Geselligkeit scheint demnach höchstens in sehr begrenztem Maße stattgefunden zu haben, wenn wir nicht der Beobachtung von Lutz (1922: 118) Gewicht zubilligen wollen, daß auf den assyrischen Reliefs so gut wie ausschließlich reine Trinkszenen, aber keine Mahlzeiten oder gemischte Eß- und Trinkdarstellungen überliefert sind. Jedenfalls dürften auch umgekehrt nach allem, was wir wissen, festlichere und gesellige Mahlzeiten nicht nur in den wohlhabenderen Schichten der Bevölkerung ohne Bier und Wein kaum denkbar gewesen sein.

Wertung

In einer Kultur, die dem Alkohol ohne Restriktionen erlaubte, eine derart große Rolle im täglichen Leben zu spielen, wäre es sicherlich überraschend, wenn seine allgemeine Wertung, etwa in Dichtung und Weisheitsliteratur, negativ ausfiele. In Übereinstimmung damit ist mir aus dem mesopotamischen Schrifttum nicht eine einzige Stelle bekannt, an der der Rauschtrank selbst wegen seiner Wirkung oder den davon ausgehenden Gefahren einer abwertenden Kritik unterzogen worden wäre. Dies bedeutet selbstverständlich nicht, daß die Wirkungen des Mißbrauchs, der Vollrausch oder die Sucht, ebenfalls positiv oder indifferent beurteilt wurden (s. dazu unten). Uneingeschränkt positiv dagegen ist die Wertung des maßvoll genossenen Alkohols. Vor allem wohl seine entspannende Wirkung, die durch die Herabsetzung der Hemmschwelle sowohl die Kommunikation fördern als auch die Bereitschaft zur (wenn auch manchmal vereinfachenden) Lösung komplexer Probleme steigern kann, wurde offenbar hoch eingeschätzt und manchmal geradezu als zivilisationsbildender Faktor angesehen.

Aus der Fülle entsprechender Textstellen (s. Röllig 1970: passim) mögen als Beispiel zwei Zitate aus der epischen Literatur stehen: Im Gilgameš-Epos vollzieht sich der Wandel des tierähnlichen Urmenschen Enkidu zum Mitglied der menschlichen Gesellschaft durch sein (von Gilgameš in die Wege geleitetes) Zusammentreffen mit einer Dirne, die ihm, der an Gras und Wasser gewöhnt war, Brot und Bier kredenzt, das «zum Leben gehört». Der Text fährt fort: «Enkidu aß Brot, bis er satt wurde, er trank 7 Krüge Bier. Da wurde er entspannt und heiter, er wurde glücklich und sein Angesicht strahlte. Er badete seinen zottigen Leib in Wasser, salbte sich mit Öl – und wurde zum Menschen.»[11] Im Weltschöpfungsepos nützt der Göttervater Anšar die Wirkung des Alkohols, um die sonst in Fragen der Priorität oft wenig kompromißbereiten Götter dazu zu bewegen, den Helden Marduk mit ungewöhnlichen Machtkompetenzen auszustatten und als uneingeschränkten Anführer im Kampf gegen die Macht des Chaos, Tiāmat, zu akzeptieren, indem er vor der Entscheidung ein Mahl servieren läßt: «Sie aßen Brot, tranken Starkbier, . . . Beim Trinken des Bieres wurden sie fröhlich, sie legten ihre Hemmungen ab, waren bester Laune: Dem Marduk, der sie rächen sollte, teilten sie seine Schicksalsrolle zu.»[12]

Alkoholmißbrauch

Der Rausch

Wie schon W. von Soden (1976: 317 ff.) betont hat, ist es auffällig, wie selten der Rausch in den keilschriftlichen Quellen Erwähnung findet. Wo immer allerdings von einem Rauschzustand die Rede ist, scheint dieser primär negativ beurteilt zu werden – jedoch nicht in einem moralischen Sinn von «böse», sondern eher von «unpassend, Leistung und Zusammenleben störend». So kann dann auch der Tiefschlaf dessen, «der (zuviel) Wein getrunken hat, des ‹Sohnes der Schankwirtin› (= Wirtshaushockers?)»[13], oder das Rülpsen eines Betrunkenen[14] durchaus wieder postiv mit dem in einer Beschwörung angestrebten Schlaf des Kleinkinds bzw. dem «Bäuerchen» verglichen werden, oder die Trunkenheit kann in Form von Witzhistörchen glossiert werden. Es scheint mir daher unmöglich, die Seltenheit der Erwähnung des Phänomens «Rausch» im Akkadischen mit einer Tabuisierung des Begriffs zu erklären (von Soden 1976: 322), zumal dies für sumerische Texte, wo wir des öfteren Götter im Rausch bei unvernünftigen Handlungen beobachten können (l.c. 320 f.), sowieso nicht in Betracht kommt – und auch in sumerischen Texten ist die Frequenz der Nennung des Rausches insgesamt nicht höher, ja, wir kennen noch nicht einmal ein eigenes Wort für «Trunkenheit» in dieser Sprache.

Ich möchte daher annehmen, daß die altmesopotamische Gesellschaft so, wie sie den gemäßigten Alkoholkonsum primär wertfrei zuließ und seine Folgen sogar eher positiv einschätzte, auch den Mißbrauch nicht durch besondere Verbote und Tabus aufwertete, sondern im Rahmen des Akzeptablen bereit war, ihn als unvermeidbar in Kauf zu nehmen. Dieses Regulativ der relativen Nichtbeachtung, unterstützt durch gelegentlich wohl auch ironische Warnung vor den kurz- und langfristigen Folgen des exzessiven Trinkens in Sprichwörtern und anderen Gattungen edukativer Literatur, scheint dann, wenn wir dem aus dem Gesamtbild der Keilschrifttexte abzulesenden *argumentum e silentio* Glauben schenken, tatsächlich trotz des erheblichen Konsums Auswüchse weitestgehend vermieden zu haben.

Die Sucht

Nach den vorangegangenen Bemerkungen kann es nicht erstaunen, daß wir noch weniger Nachrichten über Trunksucht besitzen als schon für den individuellen Rausch. Vielleicht einen singulären Hinweis auf das Phänomen der echten Alkoholsucht enthält die diagnostische Angabe eines medizinischen Textes: «Wenn (des Kranken) Reden verworren ist und er andauernd nach Bier (bzw. Wein) verlangt»[15], doch steht diese Aussage bisher ganz allein und ist vielleicht im Kontext des alle Arten von «verwirrtem Reden» behandelnden Passus ganz anders zu deuten. Mit Sicherheit auf regelmäßiges Trinken, aber nicht unbedingt auf krankhafte Sucht bezogen ist weiterhin der Satz aus einer sumerischen Weisheitslehre: «Ein Trinker läßt die Ernte ersaufen»[16], sowie die in einem Brief erhaltene Charakterisierung einiger jüngst beförderter assyrischer Offiziere: «Es sind Säufer; sobald sie trinken, werden sie gewalttätig!»[17]

Abgesehen von der inhärent negativen Wertung der beiden letztgenannten Textstellen besitzen wir keine Hinweise auf die Beurteilung der oder Präventivmaßnahmen gegen die Alkoholsucht. Es wäre sicherlich zu weit gegriffen, wenn wir – einer Andeutung von Sodens (1976: 319) folgend – in zwei medizinischen Rezepten gegen schwere Rausch- oder Katersymptome («Wenn ein Mann Bier getrunken hat und es dann mit seiner Standfestigkeit vorbei ist, er schlecht sieht», bzw. «Wenn ein Mann Bier getrunken hat, und er dann unter ständigen Kopfschmerzen leidet, seine eigenen Worte vergißt, sie beim Weiterreden austilgt (d. h. sich widerspricht), nicht ganz bei Sinnen ist»[18]), die jeweils verschiedene Medizinalia in Wein auf nüchternen Magen bzw. in Öl und Bier vor Sonnenaufgang «vor dem Guten-Morgen-Kuß» verordnen, von weiterem Trinken abschreckende, scheußliche Medizinen sehen und dies sozusagen als Vorläufer der Entziehungskur interpretieren wollten.

Dies gibt die Stelle, die ja zudem ein Alkoholverbot für die Zukunft nicht einmal andeutet, im Kontext der Rezeptliteratur und des Krankheitsbegriffs im Alten Orient nicht her.

Drogenverwendung

Medizin

Schon bei der Besprechung der Materien wurde darauf hingewiesen, daß für keine der bisher mit mehr oder weniger Wahrscheinlichkeit in Keilschrifttexten nachgewiesenen Drogensubstanzen eine wirkungsspezifische Verwendung in der Medizin greifbar wird. Der Gebrauch alkoholischer Getränke beschränkt sich hier allgemein auf eine Funktion als Vehikel, in dem die eigentlichen Medizinalia verabreicht (eingenommen, eingerieben etc). werden. Nirgends ist mit Sicherheit nachzuweisen, daß dem Alkohol selbst medizinische Bedeutung innerhalb der Rezeptur zukam. Eine gewisse Wahrscheinlichkeit dafür konnte allerdings daraus abgelesen werden, daß neben Rezepten, die Wasser, Öl, Bier, Wein oder andere Flüssigkeiten als Vehikel zur Wahl stellen, auch eine große Anzahl von Präskriptionen an ein bestimmtes, nicht austauschbares alkoholisches Vehikel gebunden sind, doch kann dies wohl leichter als Ergebnis der Tradierung individuell in einer bestimmten Form erprobter Rezepte erklärt werden.

Ein noch ungelöstes Problem stellt eine kleine Gruppe von drei medizinischen Rezepten dar, die den ausdrücklichen Zweck nennen, «einen Mann betrunken zu machen»; hierzu wird jeweils eine (leider in allen drei Fällen ganz unklare) Substanz in Wein gegeben, und das Rezept schließt «Er trinkt es, und er wird betrunken». Ein viertes Rezept, das auf derselben Tafel überliefert ist, gibt als Zweck an, «einen Mann durstig zu machen».[19]

Andere Bereiche

Wir besitzen bisher keinerlei Hinweise auf die gezielte Verwendung von Alkohol oder anderen Drogen und Stimulanzien auf den Gebieten der Mantik, Prophetie, gottesdienstlichen Ekstase, Musik, des Tanzes etc. Als Opfermaterie sind dagegen alle alkoholischen Getränke oft verwendet worden, doch dürfte nach allem, was wir oben über die Rolle des Biers und Weins gesagt haben, nicht damit zu rechnen sein, daß dies speziell mit der berauschenden Wirkung zu tun hatte; es ist vielmehr mit Sicherheit anzunehmen, daß die entsprechenden Getränke den Göttern im Rahmen normaler Speise- und Trankopfer dargebracht wurden, so, wie sie eben auch zur normalen oder gehobenen Tafel der Sterblichen unabdingbar gehörten.

Anmerkungen

N. B. Für weiterführende Literatur zum Thema s. die Hinweise auf die Bibliographie im Text. Die Anmerkungen enthalten nur Nachweise einzelner philologischer Details und der zitierten Textstellen. Abkürzungen hier nach R. Borger, Handbuch der Keilschriftliteratur I–III (Berlin 1967–75).

1 Vgl. weiter Stol. BiOr 28, 167 ff.; AHw. 1232 f.; sowie AHw. und CAD unter den dort angegebenen Sorten- und Fachausdrücken.

2 Cf. YOS 6, 66, 16; Landsberger, AfO Beih. 17, 56; AHw. 1233 a: 12 a.

3 Für Weinbau in Mari s. Finet, 1 c.; Alalaḫ: Dietrich/Loretz, UF 1, 37 ff.; Karanâ: Walker, Tell al Rimah 171 ff.; Kalḫu: Kinnier Wilson, CTN 1; etc. Für Urartu vgl. etwa den Hinweis bei Barnett, Iraq 21, 1.

4 AHw. 446 f.; CAD K 202 ff.; cf. noch Paul, IEJ 25, 42–44.

5 Der Feigenwein (Lutz 1922: 40 f.) ist dagegen obsolet; lies an der dort zitierten Stelle *kanni! ša titti* und vgl. CAD K 157 b.

6 So vor allem Thompson 1949: 220 ff.; auch fragend AHw. 92 a. Vgl. aber auch CAD A/II 524 f. und N/II 275 a.

7 Thompson 1949: 222; AHw. 928 a. Ablehnend CAD Q s.v.

8 Falkenstein-Sommer, Bilingue S. 12 f. Z. 28–31 (Deutung der Stelle nach H. G. Güterbock, mdl.).

9 Maqlû Taf. VII, 11; lies dort *šipassu* «Krugverschluß» (Hinweis E. Reiner).

10 Z. B. K 10 629 Rs. II 32 zitiert CAD K 204 a.

11 Gilgameš-Epos Taf. II Z 95–105.
12 Enūma eliš Taf. III 134–138.
13 BM 122 691 (unpubl. altbab. Beschwörung), Rs. 10–12.
14 Craig, ABRT II 8 Rs. 4; cf. von Soden 1976: 319, der statt. «Rülpsen» «Erbrechen» übersetzt, und CAD N/II 127 b.
15 Labat, TDP 66, 69 f.
16 «Rat des Šuruppag» Z. 225 (cf. Wilcke, ZA 68, 210).
17 Harper, ABL 85 Rs. 5 ff.
18 Köcher, BAM 575 II 49–54.
19 Köcher, BAM 260, teilweise dupliziert durch ibid. 414 Rs. 7–8.

Berichte über Drogenkonsum im Alten und Neuen Testament

Martine Chatelain

Wenn jede Gesellschaft, die den Gebrauch einer Droge gutheißt, auf diese Weise zu kontrollieren versucht, was sie bedroht, wovor schützt sich die jüdisch-christliche Kultur, wenn sie darauf beharrt, aus dem Wein ein Symbol der Kultur und eine für die Männer reservierte Sache zu machen? Die Weinmythen verraten eigentlich den gefährlichen Wunsch einer Rückkehr zum Ursprung und zur Mutter; sie bewahren sich aber davor, indem sie diesen Wunsch in ein Phantasma von Selbsterzeugung versetzen, wobei die Mutterschaft ein männliches Attribut wird, da die Frau davon ferngehalten wird. Der Wein ist die mütterliche Substanz, die der Mann für sich selbst herstellt.

Die Droge: eine Metaphysik

Die Umgangssprache, die oft viel mehr als die akademische Sprache ausdrückt, erkennt in der Droge ein Transportmittel. Der Drogensüchtige «macht eine Reise», *he takes a trip;* der betrunkene Alkoholiker *est déjà bien parti* (ist schon ganz weggetreten) oder sogar *parti pour la gloire*. Um schneller zu gehen, nimmt der Drogensüchtige *speed* und der Säufer segelt «mit Wind in den Segeln». Zwar besteht das Risiko, daß es sich um die letzte Reise handelt; die Umgangssprache, die dieselben Wörter verwendet, um die Trunkenheit und den Tod auszudrücken, weiß es gut. Aber die Trunkenheit soll dabei nicht entwertet werden, indem man ihre Gefahren hervorhebt, sondern wie eine Reise ins Jenseits definiert werden. Es gibt Metaphysik in jedem Drogengebrauch. So ist es nicht erstaunlich, daß die Erörterungen des Abendlandes über seine eigene Droge (den Wein und den Alkohol) seit Jahrhunderten die beiden Metaphysiken, die ihm zugrunde liegen, wiederholen. Man liest nicht immer «Das Gastmahl» von Platon, aber keinem französischen Winzer ist der Name Bacchus unbekannt, und Meßwein wird jeden Tag getrunken.

Ein soziales Jenseits

Die Bibel beurteilt den Wein widersprüchlich: Er ist gleichzeitig ein Übel und ein Segen. Vielleicht ist er ein Übel, weil er zu gut ist? Er verkörpert eine üppige Vitalität. Er fließt von dem Gelobten Land wie ein Fluß. Er wird von dem Riesen Nephilim hergestellt, der Trauben preßt, die so groß sind wie Menschen (Viertes Buch Moses, 13). Er sprudelt, läßt die Schläuche bersten, die Becher fließen von Wein über. Er inspiriert den Eros des «Hohenlieds Salomos»:

... Dein Bauchnabel ist ein rundes Becken, wo der gewürzte Wein nicht ausgehen könnte ... Ach! Seien deine Brüste wie die Trauben des Weinbergs ... und sei dein Gaumen wie der gute Wein!

Aber diese Ausschweifung selbst droht der sozialen Ordnung, die sich vor der Gewalt des Lebens wie des Todes schützt. In der Bibel ist der Weintrinker ein störendes Individuum, das zu viel spricht, das lauthals singt und den Streit sucht. Er ist feurig, «erwärmt wie ein heißer Ofen» (Hosea, 7), in einer Gesellschaft, die sich im Gegenteil durch die Lauwärme definiert. Er überschreitet die Grenzen und nicht nur die Gesetze der Lebensart, sondern auch und besonders die Grundverbote: Die Geschichte der Töchter von Loth, die ihren Vater betrunken machen, um ihm beizuschlafen, kündigt alle biblischen Erzählungen an, in denen der Wein, als Komplize des Inzestes und des Mords, die Gesetze verletzt. Seinetwegen brechen die Schranken zusammen, und die Grenzen verschwinden. Deshalb wird er vom Levitikus den Priestern, die opfern wollen, verboten: «Um nicht zu sterben ... und um zwischen Sakralem und Weltlichem, zwischen Unreinem und Reinem unterscheiden zu können.» Der Wein bringt mit sich die Verwirrung, d. h. den Tod. Denn die biblische Gesellschaft beruht auf einem äußerst sorgfältigen klassifikatorischen System, das von der Sorge, genaue Identitäten zu unterscheiden und Mischungen zu vermeiden, beherrscht wird. Indem der Wein das Sehen und vor allem die Vernunft durcheinanderbringt, zerstört er das Bewußtsein für diese Unterscheidungen. Er führt den Trinker außerhalb der sozialen und väterlichen Ordnung, in den undifferenzierten Fluß, ohne Grenzen und ohne Anhaltspunkte, den Fluß – der jeder Droge eigen ist – des zusammenfügenden Verhältnisses mit der Mutter: der Zustand vor dem Gesetz, vor der Trennung, vor der Identität.

Das Weibliche zähmen

Unsere Trinklieder machen aus dem Weinberg eine Mutter oder eine Amme, und aus dem Wein eine Muttermilch. Der Betrunkene «saugt», «er nimmt die Milchflasche». Wie kann man aber diese mütterlichen Bilder mit dem des Bluts eines Gottessohnes, des Christus vereinigen? Wenn sich eine Gesellschaft den Gebrauch einer Droge erlaubt, zähmt sie, was ihr droht: nicht die Droge selbst, sondern was sie imaginär darstellt, das Jenseits der Gesellschaft, ihre Rückseite, ihr Anderes.

Der totale Ausschluß würde das Risiko einer unkontrollierbaren Rückkehr des Verdrängten eingehen lassen. Und so wie durch die Institution des heiligen Opfers der verbotene Mord wiedereingeführt wird, indem der Mord in ein symbolisches System integriert wird, kontrollieren die sozialen Praktiken und die religiösen Riten die dunklen Kräfte, die der Drogenverbrauch entstehen läßt, indem sie diesen Verbrauch reglementieren.

Ohne uns auf den praktischen Gebrauch des Weins in der Bibel zu beschränken, möchten wir eher seine Mythen erfragen und zeigen, wie der Wein sich in dieses System integriert hat und dabei eine neue Bedeutung gewonnen hat. Vom Alten zum Neuen Testament haben die Darstellungen des Weins dieses Getränk allmählich in die Richtung des Männlichen verschoben. Die mütterliche Substanz, die von Christus und dem Heiligen Geist übernommen wurde, ist von nun an der Jurisprudenz einer männlichen Dreifaltigkeit unterstellt, hinter der man noch die Indizien einer verborgenen Weiblichkeit erkennen kann.

Der Weinberg von Eden

Offiziell erscheint der Wein erst nach der Sintflut. Aber der Jesuit Athanasius Kircher wies schon 1675 in seinem *Arca Noe* nach, daß er vor Noah existiert hat. Die Geschichte der Religionen scheint ihm heutzutage Recht zu geben. Im ganzen Nahost hat man früher tatsächlich den Wein mit den Motiven des irdischen Paradieses verbunden: der Frau, dem Lebensbaum und der Schlange.

Er ist eine Gabe der ursprünglichen weiblichen Gottheiten; die Milch der Muttererde. In Ägypten ist auch die Kuh Hathor, die die lebenswichtige Milch austeilt, die Göttin der Trunkenheit. Ein sumerischer Text erzählt, wie die Erde «fruchtbare Kuh», Lebenspflanzen gebärt und den Wein und den Honig fließen läßt. Dieser Mythos tritt in der Bibel wieder hervor, trotz aller Zensuren, mit den Bildern des Gelobten Landes, aus dem Milch, Honig und Wein rieselt. Und wenn das Alte Testament die Idee der Fruchtbarkeit hervorbringt, bedient es sich der Metapher des Weinberges: «Deine Gattin wird wie ein fruchtbarer Weinberg sein», «deine Mutter ähnelt einer fruchtbaren und laubreichen Rebe».

Die Darstellung dieser mütterlichen Gottheit vermischt sich mit der des Lebensbaums, der nichts anderes ist als ein Weinberg. In Mesopotamien begegnet Gilgamesh neben einem wunderbaren Baum der Wächterin der Unsterblichkeit, einem göttlichen Mädchen, einer sogenannten *sabitu,* «der Weinfrau». Auf sumerisch bedeutet *tin* «leben» und «sich betrinken» und *geshtin:* «der Lebensbaum» und «der Wein». In Ninive trägt Ishtar den Titel von «Mutter-Rebe». Schließlich identifizieren die Mishna und das Buch von Henoch den Baum als Weinberg, nach der Interpretation, die man auch im Mandeismus und in der Alchemie wiederfindet. Indem die christliche Ikonographie selbst die Vorstellung hat, daß Adam und Eva ihre Nacktheit unter einem Rebenblatt (während die Genesis von Feigenbaumblatt spricht) versteckt haben, entdeckt sie die Identität des Paradiesbaumes wieder.

Als drittes Element des Bildes scheint die Schlange ursprünglich nur ein Doppelgänger der in dem Weinberg verkörperten Göttin zu sein. In Ägypten steht die Schlangen-Göttin Renetoutet der Weinlese vor. In Kanaan bewacht Anat, unter der gleichen tierischen Form, den Lebensbaum. In den semitischen Sprachen bedeutet *heve* oder *hava,* woher der Name Eva kommt, gleichzeitig «Schlange» und «Leben». Schließlich kann man in den Darstellungen des Edens sowie in den Gärten der persischen Miniaturen eine offenbare formelle Verwandtschaft zwischen der Schlange und dem Weinstock bemerken, wenn sich die eine und der andere um den Baum schlängeln.

Die Genesis hat also all diese Figuren wiederaufgenommen, indem sie nur bedeutungsträchtige Verwandlungen auf sie ausgeübt hat. Die Rebe und der Wein, einmal von der ursprünglichen Weiblichkeit befreit, werden Noah zugeschrieben. Was das Bild der Schlangen-Göttin betrifft, erleidet es eine Trennung, die Eva als sündige Frau isoliert. Die Bibel erinnert sich doch an diese ursprüngliche Verwandtschaft zwischen Wein und Schlange: «Schaue nicht den Wein an: wie er hochrot ist! wie er in dem Becher schimmert! . . . aber am Ende beißt er wie eine Schlange und sticht wie eine Viper!» (Sprüche, 23). Die Verführung des Weines ist auch die der versuchenden Schlange.

Bevor wir das Thema des Eden zu Ende bringen, muß auf eine rabbinische Tradition hingewiesen werden, die von Salomon Reinach bemerkt wurde. Indem die Schlange Eva in die Ferse sticht, verursacht sie deren erste Menstruation. Der thematischen Gruppe Wein–Baum–Schlange–Frau muß also das Thema des Bluts hinzugefügt werden. Es handelt sich dabei um das weibliche Blut, das für unrein gehalten wird, während das Neue Testament aus dem Wein ein reines und männliches Blut machen wird.

Der Wein von Noah

Indem die Bibel die Erscheinung des Weins nach der Sintflut festsetzt, verleiht sie ihm eine neue Bedeutung. Sie macht daraus zuerst eine Männersache. Noah kann ihn erst erfinden, nachdem er die ursprünglichen und mütterlichen Gewässer, die er für eine neue Geburt durchquert hat, besiegt hat. Später, bei der Hochzeit von Cana, bevor Jesus das Wasser der rituellen Reinigungen durch den Wein ersetzt, fährt er seine Mutter an, die sich mit einem Getränk, das die Frauen nichts angeht, beschäftigt: «Weib, was gibt es zwischen dir und mir?» Die Trennung des Wassers und des Weins setzt die des Mannes und der Mutter voraus. Sie kennt aber als Gegensatz den Vertrag mit dem Vater. Das Pflanzen der Reben und die Entdeckung des Weins werden in dem gleichen Kapitel erzählt, in dem Gott den Bund mit Noah schließt. Das neue Testament erneuert diese Konvention mit dem Wein des Abendmahles: *Dieser Kelch ist der neue Bund.* Wieviele Verträge werden noch heutzutage um eine Flasche Wein abgeschlossen und durch den Spruch: «Laßt uns darauf trinken!» gefeiert?

Als Bestätigung eines frei geschlossenen Bundes, der an die Stelle des biologischen und natürlichen Verhältnisses der Kindschaft gesetzt wird, nimmt der Wein einen Platz unter den Symbolen der Kultur ein. In allen Wein produzierenden Ländern, sei es dem biblischen Israel, der griechisch-römischen Welt oder dem weinbauenden Europa von heute, wird dieses Produkt für ein Zeichen der Kultur gehalten, und diejenigen, die keinen Wein verbrauchen, werden als Barbaren betrachtet.

Die Geschichte von Noah erzählt es auf eine andere Weise: Der Wein wird zu den Nahrungsarten gerechnet, die kulturell durch die Zulassung des Fleischverbrauchs gekennzeichnet sind. Das Paradies kennt nur das Sammeln der Früchte. Noah, «der Mann des Bodens», d. h. der Landwirt, erfindet den Wein, nachdem Gott ihm erlaubt hat, ein Fleischesser zu werden. Im Gegensatz dazu wird der Wein bei bestimmten vegetarischen Sekten in den Anfängen des Christentums verboten. Wein trinken und Fleisch essen sind gleichbedeutend, denn der Wein ist für das Imaginäre eine fleischhaltige Nahrung. Eine jüdische Sage erzählt, daß sich Satan mit Noah für den Weinbau assoziiert hat und daß er die Reben mit dem Blut eines Lamms, eines Löwen und eines Affen «getränkt» hat. Eine Variante dieser Sage im mittelalterlichen Frankreich erzählt, daß Noah schlechten Wein machte, bis zum Tage, an dem er die Idee hatte, dem Wein Blut eines Lamms, eines Löwen, eines Schweins und eines Affen hinzuzufügen; erst dann erhielt er einen guten süßen Wein! Heutzutage erzählt man noch auf den griechischen Inseln, daß Sankt Dionysos den ersten Weinberg geschaffen habe, indem er drei Knochen (den eines Vogels, eines Löwen und eines Esels) pflanzte. Der Weinberg hat also wohl – wie es auch in den Sagen erzählt wird – einen tierischen Ursprung, als wären in ihm die beiden Praktiken einer zivilisierten Wirtschaft, der Ackerbau und die Viehzucht, vereint. Im übrigen nennt man auf Französisch *élevage,* «Viehzucht», die gesamten Arbeitsgänge, die für die Weingewinnung nötig sind, und *éleveur,* «Viehzüchter», den Spezialisten, der sich damit beschäftigt.

Die wilden Männer

A contrario beweisen bestimmte Fälle der Enthaltung diese Symbolik des Weins als Darstellung der Kultur. Der Stamm der Rekabiten z. B. wehrt sich gegen die Seßhaftwerdung von Israel und erhält das Ideal des Nomadismus aufrecht, indem er gleichzeitig den Ackerbau, das Bauen von Häusern und den Weinverbrauch verbietet. Auf dieselbe Weise stehen die Gott gewidmeten *nazirs* symbolisch am Rande der weltlichen sozialen Ordnung, indem sie keinen Wein trinken und sich nicht die Haare schneiden lassen. Beides hat die gleiche Bedeutung. In der Tat nennt der Levitikus den unbeschnittenen Weinberg *nazir,* d. h. der Berg, der nicht abgeerntet werden darf. Das lange Haar, der Weinberg, der nicht mehr bebaut wird, und die Abschaffung des Weines lassen auf eine Rückkehr zu einer natürlichen Ordnung, in die der Mensch nicht eingreift, schließen. Mit Johannes dem Täufer aber, dem letzten der *nazirs,* bekommt diese Enthaltung einen negativen Wert, im Gegensatz zu Christus: In der Gegenüberstellung dieser beiden Figuren erkennt man die Antithesis zwischen Natur und Kultur. Johannes, der in der Wüste lebt, verbraucht weder Brot noch Wein; er ernährt sich von Heuschrecken und von wildem Honig. Er ist mit Kamelhaaren und einem Lendenschurz aus Leder bekleidet. Seine Ernährung und seine Kleidung sind also doppelt durch den tierischen Ursprung gekennzeichnet, im Gegensatz zu den Lebensmitteln und den Textilien, die vom Ackerbau kommen. Außerdem besitzen sie «natürlichen Charakter», d. h., sie sind nicht das Ergebnis einer menschlichen Arbeit. Im populären Christentum wird Johannes der Täufer ein Buschmann, der wilde Mann der europäischen Folklore. Im Neuen Testament stellt er aber schon einen Bruch der alten kulturellen Ordnung dar, eine Passage der Initiation durch eine Rückkehr zum Natürlichen, bevor Christus eine neue Ordnung einführt. Jesus nimmt die Mission von Noah wieder auf: Als zivilisierender Held gründet er eine neue Kultur unter dem gleichen Zeichen des Weines, nachdem das Taufwasser des Johannes die Menschen gereinigt hat, wie es schon die Sintflut getan hatte.

Von einem noch zu natürlichen und vor allem zu weiblichen Garten Eden abgeschafft, hat der biblische Wein dreimal eine einweihende Funktion, indem er auf eine Reorganisation des Reiches hinweist: Da ist der Wein von Noah nach der Sintflut, der Wein Christi nach der Buße des Johannes und der Wein des Ewigen Gastmahls, das den Auserwählten nach dem Ende der Zeiten versprochen war.

Die Rückkehr des Weiblichen

Die Symbolik des Weines als Darstellung einer männlichen Kultur scheint auf dem Ausschluß des Weiblichen zu basieren. Wir haben hier nicht den Platz, um alle Beispiele anzuführen, die in unserer Kultur die Verdrängung der Frau aus diesem Bereich, sei es vom Altar (Priesterstand) oder aus dem Weinkeller, belegen. Aber am Phantasma des Blutes erkennt man am deutlichsten den Abstand zwischen der Frau und dem Wein. Heutzutage glaubt man noch, daß eine Frau dem Wein schadet, wenn sie sich ihm während ihrer Menstruation nähert. Das Blut der von der Schlange gestochenen Eva, das als kalt und unrein gilt, ist die Antithesis des Wein-Blutes, des reinen und warmen, von einem männlichen Gott geschaffenen Wein-Blutes; außerdem ist die einzige Frau, die am Rande der Dreifaltigkeit angenommen ist, Maria, die Jungfrau, *bethulah,* d. h. nach der Mischna, «diejenige, die nie einen menstruellen Fluß erlitten hat».

Zahlreiche Indizien lassen darauf schließen, daß die ursprüngliche Weiblichkeit des Weinbergs imaginär wieder in den Bildern des Christus und des Heiligen Geistes auftaucht. Wie Dionysos, der am wenigsten mannhafte Gott unter den griechischen Göttern, kann Christus diese Symbolik des Weines nur erfüllen, wenn er sich verweiblicht. Er besetzt den Platz der ursprünglichen Göttin-Mutter, indem er zum Weinberg wird («Ich bin der wahrhafte Weinberg»), indem er seine Jünger in ein Verhältnis der Zusammengehörigkeit einbezieht, in einen gleichen Körper, dessen Muster natürlich das mütterliche Muster ist («Derjenige, der mein Blut trinkt, wohnt in mir und ich in ihm») und indem er sie mit der Lebensflüssigkeit ernährt. Die christlichen Mystiker wie Franziskus von Sales oder die Heilige Theresia haben nicht gezögert, die Ekstase der frommen Seele, die «die köstlichen Brüste Christi saugt», zu beschreiben. Daß diese mystische Trunkenheit, wie jede Trunkenheit, eine Rückkehr an die mütterliche Brust ist, schließt man auch aus dem Symbol des Weines des Heiligen Geistes, das bereits bei den Kirchenvätern entwickelt ist. Zahlreiche Autoren wie Frazer oder Ernest Jones haben nachgewiesen, daß der Heilige Geist, dessen Name im Hebräischen und Griechischen weiblich ist und den Christus als seine Mutter im Evangelium der Hebräer – wie von Origenes zitiert – bezeichnet, das Substitut einer früheren Göttin-Mutter ist.

Der Wein, ein Phantasma von Selbsterzeugung

Indem Christus sein Wein-Blut als Lebensgetränk gibt, setzt er sich an die Stelle der Frau des ursprünglichen Gartens: Alle Symbole, die wir im Garten Eden identifiziert haben, finden sich im Bild der Kreuzigung, wo der gekreuzigte Christus gleichzeitig das Symbol des Weinbergs von Eden und der Schlange ist. Die Sage erzählt, daß das Kreuz aus dem Holz des Lebensbaumes des Paradieses gemacht ist. Jesus, der sich selbst «der wahrhafte Weinberg» nennt, ist in der mittelalterlichen Auslegung eine an ihrer Rebe hängende Traube, und man kann auch heute noch in den französischen Friedhöfen Kreuze finden, die mit Rebblättern und Trauben versehen sind. Was das Symbol von Christus als der Schlange anbelangt, so wird Christus im Evangelium von Johannes mit der ehernen Schlange verglichen, und Sankt Ambrosius nennt ihn «die an das Holz gehängte Schlange»: Das Bild wird häufig verwandt, sowohl bei den Kirchenvätern als auch in der Alchemie oder bei den Gnostikern.

Alle Symbole des Gartens Eden werden also hier wiederholt, nur hat Christus den Platz der ursprünglichen Göttin eingenommen. Dieser scheinbare Ausschluß der Weiblichkeit ist jedoch nichts als eine Verschiebung, die aus den Symbolen der Göttin Attribute des Männlichen macht! Mit dem christlichen Wein wird der Mann in einem Phantasma der Selbsterzeugung selbst Frau und Mutter. Die Frau ist ausgeschlossen, aber die Mutterschaft verwandelt sich in eine männliche Funktion, die des mütterlichen Gott-Sohnes, die des Mannes, der sich von seiner eigenen Substanz ernährt. Wenn Christus sich selbst beim Abendmahl verbraucht, indem er den Wein, der sein eigenes Blut ist, trinkt, wie Sankt Johannes Chrysostomus bemerkt, ist er der Doppelgänger der Schlange Ouroboros, derjenigen, die sich selbst ißt und sich selbst befruchtet. Er ist auch der Doppelgänger von Melchisedech, dem König, der Abraham das Brot und den Wein geschenkt hat und von dem die Epistel an die Hebräer sagt, daß er weder Vater noch Mutter noch sonstige Vorfahren hat und daß seine Tage ohne Beginn und ohne Ende sind.

Das Jenseits, wohin der Wein führt, scheint wohl ein Diesseits zu sein, das das Suchen des Ursprungs wiederfindet: Das Imaginäre des Weines ist von der Kreisförmigkeit heimgesucht. Der Wein mag das Symbol einer Kultur, die das Natürliche beherrscht, sein, er mag die Hauptstufen einer linearen Geschichte, die vom Sündenfall bis zum Himmelreich geht, kennzeichnen. Diese offiziellen Funktionen sind vielleicht nur ein Alibi, eine Vorsichtsmaßnahme gegenüber dem tiefen Wunsch, der in allen Mythen und allen Hymnen über den Wein zum Ausdruck kommt: der Wunsch einer kreisförmigen Ewigkeit, wo das Ende mit dem Beginn übereinstimmt, der Sohn mit der Mutter, der Tod mit der Geburt. Auch wenn der Trinker weiß, daß er sich tötet, ist er *rond, bourré* und *plein comme un œuf* (wörtlich: rund, gestopft, voll wie ein Ei): Er hat den Körper seiner von ihm schwangeren Mutter.

«Was heißt existieren», fragt Sartre. «Das heißt, sich selbst ohne Durst trinken.»

Wein im Urteil der griechischen Antike

Gert Preiser

Wein war für die Bewohner des antiken Griechenlands seit früher Zeit Grundnahrungsmittel und Genußmittel und damit auch Opfergabe im Kultus und Mittel sozialen Kontaktes. Beobachtungen und Urteile zum Weingenuß und zu seinen Folgen finden sich in allen Literaturgattungen in Fülle, und so werden Belege aus Homer, aus der nachhomerischen archaischen Literatur sowie aus der klassischen und hellenistischen Epoche vorgelegt und erörtert, die insgesamt ein Bild differenzierter und kritischer Beurteilung des Weingenusses durch die Griechen ergeben.

Die mykenische Zeit

Wein war für die Bewohner des antiken Griechenlands in der Zeit, für die uns schriftliche Quellen zur Verfügung stehen, stets ein Grundnahrungsmittel. Schon in der Linear-B-Schrift der mykenischen Kultur des 2. Jahrtausends v. Chr. begegnet uns das Wort für Wein. Weinkrüge und Trinkgefäße verschiedener Art für Wein waren in den Burgen und Palästen der mykenischen Zeit in Fülle vorhanden: 2853 Trinkgefäße wurden allein in einem kleinen Raum des Palastes von Epano Englianos in der Peloponnes gezählt, und ein großes Weinmagazin wurde im Bereich dieses Palastes entdeckt.

Auf Linear-B-Täfelchen wurde aber auch der Name Dionysos identifiziert, der Name des Weingottes, den die Vorfahren der Griechen bei ihrer Einwanderung nach Griechenland antrafen, und zwar in zweierlei Ausprägung: Im nordgriechisch-thrakischen Bereich lernten sie den Gott der Mänaden, den Erreger der Ekstase, kennen, auf den ägäischen Inseln den Vegetationsgott, den Herrn der Weinberge, dessen Gefolge die Satyrn und Silene bilden. Dementsprechend gab es schon in mykenischer Zeit zwei Dionysosfeiern, die diese beiden Seiten des Gottes widerspiegelten: Aus der einen erwuchs das gemeingriechische Fest der Lenäen, das zu Ehren des Dionysos Lenaios gefeiert wurde und durch ekstatisches Treiben der *lenai,* der Mänaden, gekennzeichnet war; aus der anderen mykenischen Dionysosfeier entstand das attisch-ionische Fest der Anthesterien, das Blütenfest, das dem weinbringenden Vegetationsgott galt.

Die homerischen Gedichte

In den frühesten erhaltenen Werken der griechischen Literatur, den homerischen Epen Ilias und Odyssee, die aus dem 8. Jahrhundert v. Chr. stammen, aber in vieler Hinsicht der Erinnerung an die mykenische Zeit verpflichtet sind, begegnen wir bereits vielen Aspekten des Weingenusses. Jedoch tritt Dionysos dort nicht als Weingott unmittelbar in Erscheinung, er wird vielmehr überhaupt nur insgesamt viermal beiläufig erwähnt. Dabei wird er einmal als «rasend» (IL. 6, 132) und einmal als «Freude für die Sterblichen» (IL. 14, 325) bezeichnet.

Getrunken wird der Wein in aller Regel mit Wasser gemischt. Nur aus List reicht Odysseus dem Kyklopen ungemischten Wein, um ihn zu überwältigen (Od. 9, 196–212; 345–374).

Als Grundnahrungsmittel gehört der Wein zu jeder Mahlzeit. So rät Odysseus dem Achill, die Griechen nicht nüchtern in den Kampf ziehen zu lassen, und fährt fort (IL. 19, 160 sq.; nach Schadewaldt):

«Nein, zu essen befiel bei den schnellen Schiffen den Achaiern von Brot und Wein; denn darin liegt Mut und Kampfkraft.»

Anschließend begründet Odysseus noch ausführlich den Wert der Stärkung durch Wein und Speise. Dieselbe Einschätzung des Weines zeigen die Worte, mit denen sich Hekabe an ihren Sohn Hektor wendet (IL. 6, 258–262; nach Schadewaldt):

«Aber warte, bis ich honigsüßen Wein dir bringe, daß du für Zeus, den Vater, und die anderen Unsterblichen spendest zuerst und dann auch dich selber erquickst, wenn du trinkst. Dem ermüdeten Mann pflegt große Kraft der Wein zu mehren, so wie du ermüdet bist, kämpfend für die Deinen.»

Doch aus Hektors Antwort werden andere Folgen des Weingenusses deutlich (IL. 6, 264–268; nach Schadewaldt):

«Reiche mir nicht den Wein, den honigsinnigen, hehre Mutter. Daß du mir nicht die Glieder lähmst, und ich Mut und Kraft vergesse. Mit ungewaschenen Händen aber dem Zeus den funkelnden Wein zu spenden, das scheue ich. Geht es doch nicht an, den schwarzwolkigen Kronion mit Blut und Schmutz besudelt anzuflehen.»

Diese Stelle lehrt zugleich, wie viele andere, daß der Wein als Trankopfer für die Götter gebraucht wurde. Besonders aufmerksam opfert Achill dem Zeus funkelnden Wein, indem er einen besonderen Becher sorgfältig zunächst mit Schwefel, dann mit Wasser reinigt und sich selbst die Hände wäscht (IL. 16, 220–254).

Außer als Grundnahrungsmittel und als Opfertrank finden wir den Wein bei Homer vor allem als Genußmittel und zugleich als ein Mittel sozialen Kontaktes. An einem Höhepunkt der Ilias, bei der Bittgesandtschaft der Griechen zu dem unversöhnlichen Achill, tritt dies besonders deutlich hervor. Als die Gesandten bei ihm eintreffen, begrüßt er sie mit herzlichen Worten und sagt dann zu seinem Freunde Patroklos (IL. 9, 202–204; nach Schadewaldt):

«Einen größeren Mischkrug, Sohn des Menoitios, stelle nun auf und mische einen kräftigeren (Wein) und bereite jedem einen Becher! Denn diese sind als die liebsten Männer unter mein Dach gekommen.»

So sehr aber der Weingenuß, zumal bei einer solchen stärkeren Konzentration, die Festfreude und gute Stimmung erhöhen mag, so sehr birgt er auch seine Gefahren. Zwei Szenen der Ilias beruhen auf der offenbar verbreiteten Erfahrung, wie enthemmend übermäßiger Weingenuß wirken kann: Als Hektor und die Troer am zweiten Schlachttag fast bis zu den Schiffen der Griechen vordringen und diese aufs äußerste bedrängen, versucht Agamemnon, die Griechen zum Kampf anzufeuern (IL. 8, 228–235; nach Schadewaldt):

«Schämt euch, Argeier! Übles Schandvolk! An Aussehen stattlich! Wo sind die Ruhmreden hin, als wir sagten, wir seien die Besten, die von damals, als ihr in Lemnos geredet als leere Prahler, essend viel Fleisch von Rindern, aufrecht gehörnten, trinkend Mischkrüge, randvoll gefüllt mit Wein: Gegen der Troer hundert und zweihundert wolltet ihr stehen jeder im Kampf – jetzt aber sind wir nicht einem gewachsen, Hektor, der bald die Schiffe verbrennt mit loderndem Feuer.»

Der Hinweis auf die vorangegangene Prahlerei beim Festmahl also bildet die alleinige Argumentation, und ganz entsprechend begründet es auch Apollon, als er den Aeneas zum Kampf gegen Achill aufzureizen sucht (IL. 20, 83–85; nach Schadewaldt):

«Aeneas, Ratgeber der Troer! Wo sind dir die Drohungen, die du den Königen der Troer beim Weine versprochen: Du wolltest dem Peliden Achill mit Gewalt entgegen kämpfen?»

Die Abscheu vor solch prahlerischen Reden Betrunkener ist offenbar auch der Grund dafür, daß Achill seine Rede mit dem Schimpfwort «weinbeschwert» einleitet, als er dem Agamemnon Feigheit vorwirft (IL. 1, 225–228; nach Schadewaldt):

«Weinbeschwerter! Mit den Augen eines Hundes und dem Herzen eines Hirsches! Weder zum Kampf dich zu rüsten zugleich mit dem Volk noch auf eine Lauer zu gehen mit den Besten der Achaier hast du jemals gewagt im Mut: Das scheint dir der Tod zu sein!»

Mit einer schlimmeren Anrede also konnte Achill den Agamemnon nicht herabsetzen.

Aus der Odyssee läßt sich das Bild negativer Folgeerscheinungen übermäßigen Weingenusses erweitern. Leicht kann ein solcher das fröhliche Beisammensein in Streit und Tätlichkeiten ausarten lassen. Dieser Zusammenhang war so geläufig, daß ihn der schlaue Odysseus nutzt, als er seine Rache an den Freiern plant und dabei vorsorglich die

Waffen aus der Halle, in der die Gelage stattfanden, entfernt sehen möchte. Er empfiehlt nämlich seinem Sohn, diese Maßnahme den Freiern gegenüber ganz unverdächtig folgendermaßen zu begründen (Od. 16, 292–294; nach Schadewaldt):

«Daß ihr nicht etwa, wenn ihr vom Weine berauscht seid und unter euch einen Streit ausbrechen laßt, einander verwundet und dem Mahle und der Brautwerbung Schande macht! Denn es zieht das Eisen von selbst den Mann an.»

Für das enthemmte Vorgehen Betrunkener gab es im übrigen ein warnendes Beispiel aus der Sage, das einer der Freier dem Odysseus vorhält (Od. 21, 293–301; nach Schadewaldt):

«Der Wein sticht dich, der honigsüße, der da auch andere schädigt, wer ihn mit klaffendem Munde nimmt und nicht das Gebührende trinkt! Wein hat auch den Kentauren, den hochberühmten Eurytion, zu Schaden gebracht in der Halle des hochgemuten Peirithoos, als er zu den Lapithen gekommen war. Als diesem die Sinne durch den Wein geschädigt waren, tat er im Zustand der Raserei schlimme Dinge im Hause des Peirithoos. Die Helden aber ergriff Unmut, und durch das Vortor zur Tür hinaus schleppten sie ihn, aufgesprungen, nachdem sie ihm mit dem erbarmungslosen Erz die Ohren und die Nase abgeschnitten hatten.»

Die weitere Folge dieses betrüblichen Vorfalls war der Kampf der Lapithen und Kentauren gewesen, der einer der beliebtesten Stoffe der bildenden Kunst werden sollte und seine wohl prominenteste Darstellung auf den Metopen der Südseite des Parthenon fand.

Daß es äußerst gefährlich werden kann, wenn man durch Weingenuß die Kontrolle über sich selbst verliert, lehrt auch die Erzählung des Odysseus von seinem Abenteuer bei der Zauberin Kirke. Über seinen jüngsten Gefährten muß er nämlich das Folgende berichten (Od. 10, 554–560; nach Schadewaldt):

«Der hatte sich mir, fern von den Gefährten, auf Kirkes Palast niedergelegt, weil ihn nach Kühlung verlangte, beschwert vom Weine. Doch als er nun den Lärm und das Getöse von den aufbrechenden Gefährten hörte, sprang er plötzlich auf und vergaß in seinem Sinne, zurückzugehen und die breite Treppe hinabzugehen, sondern stürzte gerade vor sich vom Dache herab, und es ward ihm der Hals herausgebrochen aus den Wirbeln, und seine Seele ging hinab zum Hades.»

Aber auch wenn es nicht zum Schlimmsten kommt, kann der Zustand eines Betrunkenen doch von äußerster Kraftlosigkeit gekennzeichnet sein. Wie bekannt dies war, erhellt aus der Tatsache, daß der Dichter der Odyssee den Telemach einen solchen Zustand als erläuternden Vergleich heranziehen läßt. Telemach äußert im Gespräch mit seiner Mutter den Wunsch, die Freier möchten im Kampf überwältigt mit den Köpfen schwanken, und zwar (Od. 18, 239–242) *«so wie jetzt jener Iros an den Türen des Hofes sitzt und mit dem Kopfe schwankt, einem Betrunkenen ähnlich, und kann nicht aufrecht auf den Füßen stehen noch auch heimkehren, nachhause, wo immer seine Heimat ist, da seine Glieder ihm gelöst sind.»*

Kein Wunder allerdings, daß Iros in solcher Verfassung war; hatte ihn doch Odysseus kurz zuvor im Faustkampf besiegt und dabei die Knochen unter dem Ohr zerschmettert (Od. 18, 95–99).

Die Folgen eines Weinrausches schildert schließlich Odysseus drastisch bei seinem Kyklopenabenteuer: Er hatte dem Kyklopen einen honigsüßen Wein von solcher Güte gereicht, daß sogar dann noch ein göttlicher, süßer Duft aus dem Mischkrug aufstieg, wenn man einen Becher dieses Weines auf zwanzig Becher Wasser füllte. Von diesem Wein also trank der Kyklop drei Näpfe, jedesmal unvermischten Trank. Da umfing der Wein seine Sinne, und nach wenigen Worten war es um ihn geschehen (Od. 9, 371–374; nach Schadewaldt):

«Sprach es und lehnte sich zurück und fiel hintenüber und lag alsdann, den feisten Nacken zur Seite geneigt, und der Schlaf ergriff ihn, der Allbezwinger. Und aus seinem Schlunde brach Wein hervor und Brocken von Menschenfleisch, und er erbrach sich, weinbeschwert.»

Die Enthemmung, die zu leerer Prahlerei verführt, die Enthemmung, die Streit und Tätlichkeiten nach sich zieht, der Orientierungsverlust, der zum tödlichen Unfall führt, schließlich die Lähmung der Glieder, die physische Labilität des kraftlos Schwankenden, das hemmungslose Einschlafen zur Unzeit und das Erbrechen – alle diese Folgen übermäßigen Weingenusses sind in den homerischen Gedichten erfaßt. Wenn sie meist nur kurz angedeutet, nicht breit ausgeführt sind, so zeigt das nur, daß der Dichter die Tatbestände als solche bei seinem Publikum als bekannt voraussetzen konnte.

Die homerischen Gedichte bildeten während der ganzen griechisch-römischen Antike die literarische Grundlage jeglicher Bildung und Erziehung, was nicht ausschloß, daß sie von einzelnen und in einzelnem durchaus kritisch betrachtet wurden. Doch war ihr Inhalt Gemeingut aller Griechen und auch – jedenfalls von der Spätzeit der Republik bis weit in die Kaiserzeit hinein – der gebildeten Römer. Dementsprechend muß man davon ausgehen, daß auch nahezu alles, was wir nach Homer über den Weingenuß lesen, in Kenntnis seiner Dichtungen geäußert worden ist. Tatsächlich ist seit Homer ungemein viel über dieses Thema geschrieben worden, es begegnet in allen Gattungen der Dichtung, so im Epos, in der Lyrik, in der Tragödie, in der Komödie und im Mimos und ebenso in allen Zweigen der Prosa, so in Philosophie und Geschichtsschreibung, in Rhetorik und Sophistik, in naturwissenschaftlicher und medizinischer Fachliteratur, im griechischen Roman und in der polyhistorischen Schriftstellerei; und nicht zuletzt gab es eine eigene Gattung der Symposion-Literatur, die sich mit den Gesprächen bei festlichen Gelagen befaßte. Angesichts dieser Sachlage werden im folgenden nur Texte vorgelegt, die neue Gedanken zum Thema geben oder besonders charakteristisch für ihre Zeit sind oder von Dichtern und Denkern überzeitlichen Ranges stammen, wobei in den meisten Fällen alle diese Kennzeichnungen zutreffen.

Die archaische Zeit

Als Spender des Weines finden wir Dionysos bei dem boiotischen Dichter Hesiod, dessen etwa um 700 v. Chr. verfaßte Epen sich in ihrer Thematik deutlich von den homerischen abheben. Hesiod bezeichnet nämlich die geernteten Trauben als «Gaben des vielerfreuenden Dionysos» (Erga 614). Die Wirkung des Weines aber beschreibt er an anderer Stelle mit folgenden Worten (Ehoiai, 121, 2–4 Rzach):

«Wer zur Genüge trinkt, dem regt sich der Wein rasend, er fesselt ihm Füße, Hände, Zunge und Verstand mit ungeheuren Fesseln; es umfängt ihn aber lieblicher Schlaf.»

Der Dionysoskult gewann im Laufe der archaischen Zeit dann zunehmend an Bedeutung. In Athen stieg Dionysos zu einem der wichtigsten Kultgötter auf, indem hier im 6. Jahrhundert unter dem Tyrannen Peisistratos zusätzlich zu den Anthesterien und den Lenäen die großen oder städtischen Dionysien eingeführt wurden, deren Mittelpunkt ein Dionysosbild mit dem Beinamen Eleuthereus bildete. Dem Kult des Eleuthereus wurde das Theaterspiel eingefügt, sein heiliger Bezirk lag am Südhang der Akropolis und schloß das athenische Dionysos-Theater mit ein, in dem dann im 5. Jahrhundert die Dramen der drei großen Tragiker aufgeführt wurden.

Das Trinkgelage, das die Adelsgesellschaft der archaischen Zeit als Form fröhlichen Beisammenseins pflegte und bei dem Ehefrauen und Kinder ausgeschlossen waren, gab den Anlaß, eine eigene Gelagepoesie zu entwickeln. Ein bekannter Vertreter dieser Form der Lyrik wurde Alkaios, der im ersten Drittel des 6. Jahrhunderts auf der Insel Lesbos seine Lieder schrieb. Auf ihn geht jener berühmte Satz zurück, der Wein offenbare die Wahrheit (366 LP, 66 D; vgl. 333 LP, 104 D). Jeder Umstand konnte dem Alkaios als Anlaß zum Trinken dienen, so auch der Tod des politischen Gegners (332 LP, 39 D; nach Fränkel):

«Jetzt heißt es zechen, mehr als man kann und mag, und sich betrinken, da ja Myrsilos starb!»

Aber nicht nur bei überschäumender Freude, auch im Unglück ist der Wein das richtige Mittel (335 LP, 91 D; nach Fränkel):

«Nicht soll man seinen Sinn dem Unglück zuwenden, denn unser

Kummer fördert nichts, mein Byckchis, sondern das beste Heilmittel ist es, Wein sich zu holen und sich zu betrinken.»

Der Weingenuß rief aber nicht nur eine eigene Dichtung hervor, sondern auch etwas ganz anderes, eine besondere gesetzliche Regelung. Pittakos von Mytilene, der wie Alkaios und Myrsilos in die politischen Kämpfe der Adligen auf Lesbos verwickelt war, herrscht im ersten Viertel des 6. Jahrhunderts v. Chr. in Mytilene und war als Gesetzgeber tätig. Dabei erließ er ein Gesetz, wonach die Betrunkenen, wenn sie jemanden geschlagen hatten, härter bestraft werden sollten als die Nüchternen. Aristoteles meint dazu (Polit. II 12, 1274 b 18–24), Pittakos habe, weil mehr Gewalttätigkeiten in der Trunkenheit als im nüchternen Zustand begangen werden, nicht auf den Entschuldigungsgrund, den die Trunkenheit darbiete, gesehen, sondern einzig auf den Nutzen! Pittakos genoß in der griechischen Welt übrigens hohes Ansehen, wie die Tatsache zeigt, daß er dem Kreis der Sieben Weisen zugerechnet wurde.

Eine kritische Haltung zum Weingenuß verraten auch Äußerungen aus der Zeit des Übergangs von der archaischen zur klassischen Epoche, also vom 6. zum 5. Jahrhundert. Heraklit von Ephesos hat das Phänomen der Trunkenheit offenbar im Zusammenhang mit der Betrachtung der Seele gestreift. Da diese für ihn dem Durchgang von der Tiefe zur Höhe und der Umsetzung von «Wasser» zu «Feuer» unterworfen ist, so ist die trockene Seele die weiseste und beste (22 VS B 118), während der feuchten das Gegenteil gelten muß (22 VS B 117; nach Fränkel):

«Wenn sich ein Mann betrunken hat, wird er von einem unreifen Knaben geführt; unsicher geht er und weiß nicht, wohin; denn feucht ist seine Seele.»

Unter dem Namen des Theognis aus Megara ist eine umfangreiche Sammlung von Gedichten und Sprüchen überliefert, die zum Vortrag beim Trinkgelage bestimmt waren. Maßvolles Lob für den Wein und die Mahnung zu mäßigem Weingenuß spricht aus den Gedichten (so I 475–498), geschildert werden aber auch die Folgen ausgiebigen Weingenusses (I 503–510):

«Wein macht schwer mir das Haupt, Onomakritos; und bezwingt mich; Herr bin ich nicht mehr über den eigenen Geist, und das Zimmer dreht sich um mich. Doch ich erhebe und prüfe mich, ob nicht der Wein die Füße mir hemmt und den Verstand in der Brust. Ich fürchte, daß ich bezecht etwas Törichtes tun werde und große Schande davontrage.»

Vor allem jedoch wird auch der Zwang zu bestimmten Verhaltensweisen im gesellschaftlichen Umfeld angesprochen (I 627 sq.):

«Schimpflich ist es, betrunken unter nüchternen Männern zu sein, schimpflich aber auch, wenn man nüchtern unter Betrunkenen bleibt.»

Die Dichtung der archaischen Zeit hat ihren abschließenden Höhepunkt durch die Chorlyrik Pindars erhalten, dessen Lebenszeit zwar bis nach 446 v. Chr. reicht, der aber in seinen Anschauungen noch ganz der alten Zeit verhaftet blieb. In einem Trinklied malt er einmal die Empfindungen der Zecher mit folgendem Bilde (124 b; nach Fränkel):

«Wenn wir auf dem Ozean goldprangenden Reichtums alle gleichermaßen zur Lügenküste segeln. Wer mittellos ist, wird dann vermögend, die Wohlhabenden wiederum . . . (zu ergänzen etwa: werden mittellos).»

Die vorgelegten Zeugnisse aus der nachhomerischen Literatur der archaischen Epoche zeigen, wie der Wein als Genußmittel durchaus differenziert gesehen wurde: Er steigert die Stimmung in guten Zeiten, dient aber auch als Sorgenbrecher in schlechten, er bringt erwünschten Schlaf, aber er fesselt den Körper und den Verstand, macht das Haupt schwer und verursacht unsicheren, unselbständigen Gang und läßt die Wände sich um den Betrunkenen drehen, er vermittelt Wahrheit, aber er verführt auch zum Lügen und zur Selbsttäuschung. Mit allen diesen Wirkungen werden die Einsichten und Anschauungen, die wir in den homerischen Gedichten gefunden haben, bestätigt und auch bereichert. Es kommt aber vor allem noch die Erfahrung hinzu, daß der einzelne nicht schlechthin die Freiheit besitzt, alle diese Wirkungen nach Belieben zu suchen oder zu meiden; gesellschaftlicher Zwang lastet auf ihm, sich mit anderen zu betrinken oder mit anderen nüchtern zu bleiben.

Die klassische Zeit

In der klassischen Zeit ist der Dionysosmythos und -kult in unterschiedlichem Maße von Tragödien- und Komödiendichtern behandelt worden. Aischylos hat in einer Trilogie die Sage von dem thrakischen König Lykourgos, einem Widersacher des Dionysos, gestaltet, und er hat sich in weiteren Stücken dem dionysischen Stoffkreis gewidmet. Von Sophokles stammt jedenfalls ein Satyrspiel über die Jugend des Dionysos. Euripides aber hat im hohen Alter in den «Bakchen» das Schicksal des thebanischen Königs Pentheus dargestellt. Dieser widersetzt sich dem Gott der Ekstase und wird deswegen von den Bakchen, den Mänaden, zerrissen, deren Schwarm seine eigene Mutter mit ihren Schwestern anführt. In den «Bakchen» werden die Vorzüge des Weins verschiedentlich gerühmt; so preist ihn Teiresias (278–285), weil er Schlaf und Vergessen der Mühen des Tages bringe und das einzige Heilmittel gegen Leiden sei, und weil er außerdem als Opferspende den Menschen alles Gute vermittle. Wenn aber Pentheus das wilde Toben der Bakchen mit dem Weingenuß in Zusammenhang bringt (260–262), so berichtigt ihn der Bote ausdrücklich (686), als er von deren Verhalten berichtet (680–768). Das rasende Treiben der Mänaden ist nicht durch Weingenuß hervorgerufen, sondern durch die Ekstase, in die sie Dionysos versetzt hat.

Wirkungen des Weines werden auch sonst verschiedentlich in den Tragödien angesprochen. Bei Sophokles heißt es einmal (TGF 843), jeder betrunkene Mann sei seinem Zorn unterworfen und ohne Verstand und bekomme später unfreiwillig zu hören, was er freiwillig gesagt habe. Umgekehrt wird bei Euripides (TGF 265) gerade der Umstand, daß der Wein den Verstand geraubt habe, als Erklärung dafür angeführt, daß man zwar Unrecht getan habe, dies aber unfreiwillig.

Grobes Benehmen läßt Euripides den Herakles zeigen, wenn dieser bei Admet im Trauerhaus ungeniert Wein genießt, überdies ungemischten, und dann noch laut singt (Alc. 749–762). Euripides hat schließlich das Kyklopenabenteuer des Odysseus zum Thema eines Satyrspiels gemacht und dabei den Silen und einen Chor von Satyrn als Gehilfen des Kyklopen eingeführt. Nachdem der Kyklop wiederholt getrunken hat, muß er feststellen (578–580; nach Werner):

«Mir ist, als ob der Himmel, mit der Erde bunt gemischt, sich drehe, und den Thron des Zeus seh' ich, der Götter ganzen Glanz und Herrlichkeit.»

Danach aber kommt bei ihm, bevor er vom Schlaf überwältigt wird (591), sexuelle Begierde auf (581–584), wie dies schon bei Silen nach dem Weingenuß der Fall war (169–171).

Auch in der attischen Komödie erscheint das Kyklopenabenteuer auf der Bühne: Kratinos, der erste bedeutende Vertreter dieser Literaturgattung, hat es in einer Odysseus-Komödie behandelt, und er hat ferner – darin Nachfolge findend – den Satyrn ein eigenes Stück gewidmet. Ebenso erfahren wir manches zum Dionysoskult aus der Komödie. Aristophanes hat in einem seiner frühesten Werke, den «Acharnern» aus dem Jahre 425 v. Chr., als Szenerie einmal die Choën, das Kannenfest, gewählt, die den zweiten Tag und Höhepunkt der Anthesterien bildeten. An diesem Tage fand in Athen ein Schiffskarrenumzug des Dionysos statt, dem sich der Hieros Gamos, die Heilige Hochzeit, anschloß. Dann folgte als Hochzeitsfeier das Choëngelage mit dem Wetttrinken, bei dem jeder Teilnehmer seine eigene Kanne hatte, aus der er sich seinen Wein in die Trinkschale goß, während man sonst aus einem gemeinsamen Mischkrug schöpfte. Bei Aristophanes ruft der Herold (1000–1002):

«Hört, ihr Bürger! Nach altem Brauch trinkt die Weinkannen unter Trompetenschall; wer aber ausgetrunken hat, als allererster, wird den Weinschlauch des Ktesiphon erhalten.»

An diesem Choënfest erfolgte auch ein Segensritus für die Kinder der Athener, die im dritten Lebensjahr standen. Sie wurden mit einem

Blütenkranz geschmückt, erhielten ein kleines Kännchen und durften zum ersten Mal am Weintrinken teilnehmen.

Die Komödie bringt aber vor allem noch einen neuen wichtigen Aspekt zu unserem Thema. Kratinos wurde im Jahre 424 v. Chr. von seinem jüngeren Konkurrenten Aristophanes in dessen «Rittern» lächerlich gemacht, weil er ganz unproduktiv geworden sei (532–533) und, am Durst zugrunde gegangen (534), als Greis umherirre (533). Daraufhin raffte sich Kratinos auf und erlangte im folgenden Jahre mit seiner «Pytine» – das bedeutet Weinflasche – auf äußerst originelle Weise den ersten Preis. Er persiflierte sich darin selbst, indem er sich als kraftlos herumtappenden, trunksüchtigen Greis auf die Bühne brachte. Er argumentierte (FCG 6; CAF 199), wenn man Wasser trinke, könne man wohl nichts Vernünftiges hervorbringen. Während alle bisher betrachteten Zeugnisse die unmittelbaren Folgen einmaligen Weingenusses sichtbar gemacht haben, geht es hier also um die Beobachtung, daß ein Mensch von ständigem Weingenuß abhängig wird.

Das Phänomen der Trunksucht begegnet auch sonst in der attischen Komödie. Im Jahre 411 v. Chr. widmete Aristophanes sein gleichnamiges Stück den Thesmophoriazusen, den Frauen, die das Thesmophorienfest zu Ehren der Demeter und ihrer Tochter Persephone feiern; bei diesem Fest waren Männer nicht zugelassen. Doch schleicht sich ein als Frau verkleideter Mann bei den Feiernden ein, wird entlarvt und bedroht und raubt daraufhin das Kindchen einer der anwesenden Frauen als Geisel. Als er es auszieht, muß er aber feststellen, daß es sich in Wirklichkeit um einen gefüllten Weinschlauch handelt. Seiner Überraschung macht er mit den Worten Luft (735–738):

«Ihr allerheißesten Weiber, ihr übermäßigen Zecherinnen, die ihr alle Schliche ersinnt, um zu trinken! Ihr großes Glück für die Krämer, Unglück aber für uns, Unglück aber auch für den Haushalt und die Handarbeit.»

Die Neigung der griechischen Frauen zum Weingenuß wird in der älteren Komödie noch öfters verspottet, in der neueren der hellenistischen Zeit zum festen Motiv. Sie wäre schwerlich zum Gegenstand der Spottlust geworden, wenn sie nicht tatsächlich in gewissem Umfang zu beobachten gewesen wäre. Die weitgehende Isolierung der attischen Ehefrauen, deren Leben im wesentlichen auf den eigenen Haushalt beschränkt blieb, mag eine solche Neigung eher hervorgerufen oder begünstigt als verhindert haben.

Nicht nur die Dichter der Komödie mit ihrem scharfen Blick für die Schwächen ihrer Mitmenschen haben das Phänomen der Trunksucht festgehalten. Wie uns Herodot, der tiefgründige Historiker am Beginn der abendländischen Geschichtsschreibung, berichtet (6, 84), waren die Spartiaten der Auffassung, ihr König Kleomenes sei deshalb wahnsinnig geworden, weil er von skytischen Gesandten die Gewohnheit übernommen habe, den Wein ungemischt zu trinken. Seit dieser Zeit sei es auch, so meinten die Spartiaten nach Herodot, bei ihnen Sitte, wenn man weniger gemischten Wein trinken wolle, einfach zu sagen: «Gieß skythisch zu!» Bei Herodot (1, 207) lesen wir sodann die Kriegslist, die der Lyder Kroisos dem Kyros bei dessen Feldzug gegen die Massageten empfiehlt: Er solle im Lager ein üppiges Mahl zubereiten und reichlich Krüge mit ungemischtem Wein dazustellen lassen, dann dort nur eine schwache Besatzung zurücklassen und sich selbst mit dem Hauptteil des Heeres zurückziehen. Tatsächlich überfallen die Massageten das Lager, halten ein Siegesmahl und betrinken sich und werden im Schlaf von Kyros leicht überwältigt (1, 211). Diese List wurde später in den verschiedensten Versionen erzählt und für entsprechende Situationen empfohlen. Bei seinem lebhaften Interesse für fremde Völker berichtet Herodot noch mancherlei Interessantes über den Weingebrauch außerhalb Griechenlands, was hier aber übergangen werden muß. Unerläßlich sind dagegen einige weitere Aspekte des Weingenusses, wie sie in der Prosa des 5. und 4. Jahrhunderts v. Chr. in Erscheinung treten.

In den Gerichtsreden begegnet der Sachverhalt, daß Straftaten im Weinrausch begangen werden und dies bei der Urteilsfindung zu berücksichtigen ist. So wird bei Antiphon (gegen 480 v. Chr.–411 v. Chr.) einmal (Tetral. 3, 3, 2) zur Ermittlung des Tatherganges mit der Überlegung argumentiert, es sei wahrscheinlicher, daß junge Leute mit Händeln begönnen als ältere, und dies unter anderem damit begründet, sie hätten keine Erfahrung mit den Wirkungen des Rauschzustandes. Bei Lysias (nach 450 v. Chr.–nach 380 v. Chr.) heißt es in einer Verteidigungsrede, ein Mann sei betrunken in ein Haus eingedrungen (3, 6), später hatte es eine Schlägerei gegeben, bei der die Gegenpartei durch Trunkenheit enthemmt gewesen sei (3, 18 sq.). Gegen Ende seiner Rede erklärt der Angeklagte, warum er seinerseits trotz einer erlittenen Kopfverletzung keine Klage erhoben habe, und schließt diese Ausführungen folgendermaßen (3, 43):

«Und es wäre doch schrecklich, wenn ihr, wo immer einer im Rausch und aus Zanksucht oder im Scherz oder wegen einer Beschimpfung oder wegen eines Mädchens in Kampf geraten ist und eine Wunde empfangen hat, wenn ihr wegen solcher Dinge, die jeder, sobald er wieder zu besserem Verstand gekommen ist, bereut, so schwere und schreckliche Strafen festsetzen würdet, daß ihr Bürger aus ihrem Vaterlande verbannntet.»

Die Sophistik hat sich seinerzeit vieler aktueller Themen angenommen, und so ist auch bezeugt, daß der Sophist Antisthenes (etwa 455 v. Chr.–360 v. Chr.) eine Schrift mit dem Titel «Über den Weingebrauch oder über den Rausch oder über den Kyklopen» verfaßt habe, worin er offenbar, wie es von den Sophisten geübt wurde, an eine Gestalt der Mythologie anknüpfend ethische Probleme erörterte.

Als Gegenstand ärztlichen Beobachtens und Forschens werden tatsächliche oder vermutete Folgen übermäßigen Weingenusses zum ersten Male in der medizinischen Fachliteratur der klassischen Zeit faßbar, die später sämtlich unter dem Namen des Hippokrates gestellt wurde: Es werden Affektion der Lunge (Morb. II 55), Zittern der Hände (Acut. II 29), Kopfschmerzen (Morb. III 8; Epid. II 6, 30), Sprachverlust (Morb. III 8), apoplektische Erscheinungen (Morb. II 6, 22) und Wahnsinnszustände (Aph. VII 7; Prorrh. II 2) genannt. Veränderungen des Bewußtseins werden durch Blutansammlung infolge aufsteigender Hitze erklärt (Flat. 14), und dies bedeutet überhaupt den ersten Versuch, die Wirkung des Weines rational zu erklären. Ganz entsprechend wird man auch den Gebrauch des Weines als Therapeuticum in solchen Fällen verstehen müssen, wo etwa, wie bei einer der verschiedenen Nephritisarten, ein Blutfluß aus der Nase künstlich durch einen Rausch erzeugt wird (Int. 18) oder wo der Wein – jedenfalls nach der Erklärung des Galen (XVIII A 154) – durch seine Wärme Schwierigkeiten beim Harnlassen beseitigen soll (Aph. VII 48). Schließlich begegnet die prophylaktische Anweisung, der Mann dürfe nicht betrunken sein, wenn er zeuge (Superf. 30), eine Warnung, die auch als Lehre der pythagoreischen Schule (58 VS D 8) und bei Platon überliefert ist.

In der ersten Hälfte des 4. Jahrhunderts v. Chr. tritt die Symposion-Literatur in Erscheinung, und zwar durch zwei bedeutende Dialoge, die zu Vorbildern für diesen Literaturzweig wurden: durch Platons Symposion, in dem die Macht des Eros gefeiert wird, und durch Xenophons gleichnamiges Werk.

Platon, für den doch die Begrenzung der Begierde durch die Vernunft so entscheidend war, hat uns eine Erzählung bewahrt, in der die Schätzung des Weinrauschs aufs äußerste gesteigert ist: Im zweiten Buch seines Staates (363 c 3–d 2) berichtet er, nach Musaios – dem sagenhaften Dichter – und seinem Sohn würden die Gerechten in den Hades geführt, ließen sich dort nieder und feierten ein Symposion und lebten dann alle Zeit im Rausche dahin; der schönste Lohn der Tugend sei für Musaios und seinen Sohn nämlich ewiger Rausch. Offenbar polemisiert Platon hier gegen Vorstellungen der orphischen Mystik.

Ausführlich läßt Platon im ersten Buch seiner «Gesetze» die Gesprächsteilnehmer das Erzieherische, das im Weingenuß liegen kann, erörtern, und zwar mit der Zielsetzung, das Weintrinken als ein Mittel des Staates einzusetzen, durch das die Sophrosyne, also die Beherrschung der Lust, die Selbstzucht geprüft und geübt werden kann. Im zweiten Buch wird das Gespräch fortgeführt über Fragen der Erziehung und der Musik und schließlich zum Problem des Weintrinkens zurückgelenkt. Dabei wird auch eine zeitliche Ordnung aufgestellt (666 a 3–c 2): Knaben bis zum 18. Lebensjahr sollen überhaupt keinen Wein kosten, danach maßvoll bis zum 30., wobei es aber nie bis zum Rausch und zur Vieltrinkerei kommen soll. Wenn sie aber auf die 40 Jahre zugehen, mögen sie an den gemeinsamen Mahlzeiten teilnehmen und sich den Wein schmecken lassen. In diesem Zusammenhang läßt Platon auch Gesetze für das Gelage vorschlagen (671 c 4–8; nach Rufener),

«die bewirken, daß jener hoffnungsfrohe und übermütige Trinker, der hemmungsloser wird, als er sein dürfte, und nicht bereit ist, Ordnung zu halten und zu schweigen und zu reden, zu trinken und zu singen, wenn die Reihe an ihm ist, nun bereit wird, gerade das Gegenteil von alldem zu tun.»

Dies soll vor allem dadurch erreicht werden, daß die Leitung der Gelage Nüchternen anvertraut wird (671 d 5–8). Die Erörterung über den Weingenuß schließt mit Vorschlägen für sein Verbot (674 a 3–b 6). Danach soll während eines Feldzuges nur Wasser getrunken werden, und folgende Personen sollen ihn überhaupt meiden: Sklavinnen und Sklaven, Archonten im Jahr ihrer Amtsführung, Steuerleute und Richter bei der Ausübung ihrer Tätigkeit, alle, die sich zu einer wichtigen Beratung einfinden, sowie jedermann während des Tages, es sei denn zur Stärkung für körperliche Übungen oder krankheitshalber; schließlich auch Mann oder Frau bei Nacht, wenn sie beabsichtigen, Kinder zu zeugen.

Platons Schüler Aristoteles hat ebenfalls ein «Symposion» verfaßt, von dem jedoch nur wenige Fragmente erhalten sind. Er hat sich aber darüber hinaus an anderen Stellen zum Weingenuß geäußert: Er sei nicht gut für Säuglinge, da er bei ihnen Krankheiten erzeuge, wie die Beobachtung anderer Lebewesen und fremder Völker lehre (Polit. VII 17, 1336 a 5–8). Die meisten Frauen würden durch Weingenuß während der Schwangerschaft ohnmächtig (Hist. anim. VII 5. 585 a 38).

Vor allem hat sich Aristoteles in seiner Nikomanischen Ethik deutlich zur Verantwortlichkeit des Betrunkenen geäußert (III 2. 1110 b 24–27):

«Verschieden zu sein scheint aber das Handeln aus Unwissenheit von demjenigen, das man in (zeitweiligem) Zustand des Nichtwissens vollzieht; denn der Betrunkene oder Zornige scheint nicht aus Unwissenheit zu handeln, sondern infolge einer der genannten Befindlichkeiten, wobei er sich jedoch nicht im Zustand des Wissens befindet, sondern des Nichtwissens.»

Und etwas später schreibt Aristoteles (III 7. 1113 b 30–33):

«Sie bestrafen nämlich auch beim Zustand des Nichtwissens, wenn einer schuld zu sein scheint an seiner Unwissenheit, wie zum Beispiel den Betrunkenen die doppelte Strafe zuerkannt wird; denn die Ursache lag

bei ihm; denn es stand ihm frei, sich nicht zu betrinken, dies aber ist der Grund für seine Unwissenheit.»

Hellenistische Zeit

Das Thema Rausch ist nach Aristoteles in der peripatetischen Schule noch des öfteren behandelt worden. Eine Sammlung von Erörterungen zu diesem Bereich ist uns als drittes Buch der *problemata physica* erhalten, eines Werkes, das zwar unter dem Namen des Aristoteles überliefert, in seinem Grundbestand aber wahrscheinlich erst um die Mitte des 3. Jahrhunderts abgefaßt worden ist. Manche der Untersuchungen betreffen den Zustand der Betrunkenen als unmittelbare Folge von Weingenuß, so etwa die folgenden (10, 11, 15; nach Flashar):

«Warum erscheint den Betrunkenen manchmal ein Objekt vervielfacht, obwohl sie doch nur das eine sehen? Warum sind die Betrunkenen zum Geschlechtsverkehr unfähig? Warum können diejenigen, die keinen Sport treiben, mehr bis zur Trunkenheit trinken als die, die Sport treiben, und warum werden sie die Trunkenheit auch wieder los?»

Andere beziehen sich auf die Trunksucht, ihre Entstehung und ihre Folgen, so diese (4, 5, 28; nach Flashar):

«Warum ist bei Trunksüchtigen der Samen meist nicht fruchtbar? Warum zittern die Trunksüchtigen, und zwar um so stärker, je mehr sie ungemischten Wein trinken? Warum wird man nicht trunksüchtig nach süßem Wein, obwohl er doch angenehmer ist?»

Die Fragen selbst zeugen von aufmerksamer Beobachtung, die Erklärungen dazu beruhen durchweg auf Spekulation.

Römische Kaiserzeit

Im zweiten Jahrhundert n. Chr. hat der griechische Arzt Galen aus Pergamon, der jahrzehntelang in Rom erfolgreich tätig war, die hippokratische Medizin mit der aristotelischen Philosophie verknüpft und auf dieser Grundlage eine Theorie der Medizin geschaffen, die über mehr als anderthalb Jahrtausende hinweg die Ausübung der Heilkunst im Abendland bestimmt hat und die erst im Laufe der Neuzeit schrittweise modifiziert und schließlich ganz ersetzt wurde. Durch Galens Werk sind dementsprechend auch viele Beobachtungen, Erklärungsversuche und Urteile über den Weingebrauch aus der Antike den Ärzten späterer Jahrhunderte vermittelt worden, und nicht nur dies: Angesichts der Autorität, die Galen gewann, wurden sie zum unbezweifelbaren Dogma, was der Einstellung der Griechen des ersten vorchristlichen Jahrtausends, die sich um diese Fragen wie um viele andere bemüht hatten, sicher am allerwenigsten entsprach.

Wein im Urteil der Römer

Gert Preiser

Die Römer haben den Wein schon seit frühester Zeit gekannt, und schon ihre früheste Literatur befaßt sich mit dem Weinbau und mit dem Weinkonsum und seinen Folgen. Den Frauen war der Weingenuß verboten, den Männern maßvoller Weingebrauch angemessen. Bedeutende Autoren, wie vor allem der ältere Cato, Cicero, Horaz, Seneca und Martial, haben sich zu diesem Thema geäußert.

Um die Mitte des 8. Jahrhunderts v. Chr. gründeten Ansiedler von der Insel Euboia, wie antike Autoren berichten, als erste griechische Kolonie auf italischem Boden die Stadt Kyme, das heutige Cuma. Und aus demselben Jahrhundert stammen Weinkrüge, Oinochoen, die an der tyrrhenischen Küste gefunden wurden und deren heute als italisch-geometrisch bezeichnete Bemalung teils euboiisch-kykladischen, teils korinthischen Einfluß verrät. Wein wurde also damals in den Latium benachbarten Gegenden konsumiert, und die heutige Forschung nimmt an, daß die Römer den Wein durch die Griechen oder die Etrusker oder beide kennenlernten.

Jedenfalls sind für die Römer seit der Zeit, für die uns literarische Quellen zur Verfügung stehen, Weinkonsum und Weinanbau bezeugt. So findet sich schon in den altehrwürdigen Zwölftafelgesetzen, die aus dem 5. Jahrhundert v. Chr. stammen sollen, eine Bestimmung zum Schutze der Weinberge.

Der Weinbau wird bezeichnenderweise auch schon in der ältesten erhaltenen Prosaschrift der lateinischen Sprache ausführlich berücksichtigt, in der fachwissenschaftlichen Spezialschrift *De agri cultura* des M. Porcius Cato Censorinus (234 v. Chr.–149 v. Chr.). Zum Weinkonsum hat sich Cato an anderer Stelle geäußert, nämlich in einer Rede *De dote,* über die Mitgift. Dort hat er – nach einem Zitat des Gellius (*Noctes Atticae* X 23, 4) – hinsichtlich der richterlichen Gewalt eines Mannes, der mit seiner Ehefrau in Scheidung liegt, festgestellt, sie werde von ihm bestraft, wenn sie Wein getrunken habe. Schließlich hat Cato – wie der ältere Plinius mitteilt (*Naturalis historiae* XIV 13. 89) – geschrieben, die Verwandten gäben den Frauen Küsse, um zu wissen, ob sie nach Wein röchen.

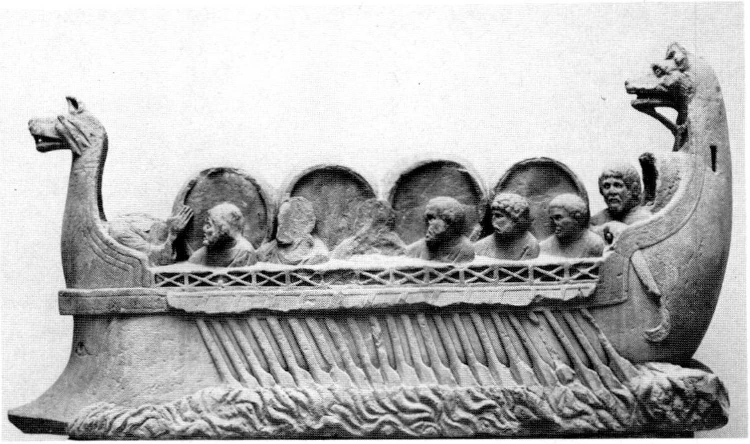

Die Ausdehnung des römischen Reiches begünstigte den Weintransport und den Weinanbau in nichtitalische Gebiete. Trier galt bald als Mittelpunkt einer gepflegten Rebenkultur. Im 11. und 15. Jahrhundert wurde übrigens sogar in Ostpreußen und Pommern Wein angebaut.

Zum Verbot des Weingenusses für Frauen erfahren wir noch weiteres von einem anderen berühmten Römer dieser Epoche, von Q. Fabius Pictor. Er war ein Angehöriger eines der vornehmsten Geschlechter Roms und wurde im Jahre 216 v. Chr. als Gesandter nach Delphi geschickt. Er wurde der erste römische Historiker, schrieb aber seine Darstellung der römischen Geschichte in griechischer Sprache, um die hellenistische Öffentlichkeit über die historischen Ereignisse und das römische Wesen aus der Sicht Roms aufzuklären. In diesem heute verlorenen Werk, von dem nur einige Fragmente aus späteren Schriftstellern gewonnen werden konnten, schrieb Fabius (*Historicorum Romanorum Reliquiae* 27 I 39, 9–11), eine Ehefrau sei von ihren Familienangehörigen zum Hungertod gezwungen worden, weil sie ein Schränkchen entsiegelt habe, in dem die Schlüssel zum Weinkeller waren.

Was Fabius Pictor und Cato über das Weinverbot mitteilen, wird durch eine Äußerung des griechischen Historikers Polybios (um 200 v. Chr.–nach 120 v. Chr.) ergänzt. Im sechsten Buche seines Geschichtswerkes berichtete er nämlich (Fragment 11 a 4–7), bei den Römern sei es den Frauen verboten, Wein zu trinken. Eine Frau könne es nicht verbergen, wenn sie Wein getrunken habe; denn sie habe keinen Zugang zum Weinkeller, und außerdem müsse sie ihre Verwandten und die ihres Mannes bis hin zu den Vettern küssen, und dies jeden Tag, wenn sie sie zum ersten Mal sehe. Da es nun ungewiß sei, wem sie begegnen wird, hüte sie sich; denn wenn sie auch nur ein wenig gekostet habe, verrate sich das von selbst.

Daß der Weingenuß der Frauen verpönt war, zeigt aber auch eine ganz andere Quelle, die römische Komödie. Plautus (etwa 250 v. Chr.–184 v. Chr.), der erste lateinische Schriftsteller, von dem vollständige Werke erhalten sind, nutzte das Repertoire der hellenistischen Neuen Komödie für seine Stücke. In seiner *Cistellaria* läßt er einen Sklaven, Lampadio, sein ungläubiges Erstaunen seiner Herrin, der Phanostrata, gegenüber mit folgenden Worten äußern (666 sq.):

L. Sanane es? Ph. Haec sunt profecto. L. pergin? Ph. Haec sunt. L. Si mihi alia mulier istoc pacto dicat, dicam esse ebriam.

(«L. Bist du normal? Ph. Sie sind's wirklich. L. Du bleibst dabei? Ph. Sie sind's! L. Wenn mir eine andere Frau das so sagen würde, würde ich sagen, sie sei betrunken.»)

Und in den *Menaechmi* sagt der eine der Titelhelden zu seinem Sklaven Messenio (373 sq.):

Certo haec mulier aut insana aut ebria est, Messenio, quae hominem ignotum compellet me tam familariter.

(«Bestimmt ist diese Frau entweder verrückt oder betrunken, Messenio, da sie mich, einen Unbekannten, so vertraulich anspricht.»)

An beiden Stellen ist das Betrunkensein als Alternative hinter das (geistig) Nichtgesundsein, das Verrücktsein gestellt, und beide Male bezieht sich die Aussage auf Frauen.

Wie abstoßend aber das Verhalten auch beim Manne sein kann, wenn er betrunken ist, zeigt eine Szene aus dem *Pseudolus,* wo der Herr zu seinem betrunkenen Sklaven sagt (1295):

Quid tu, malum, in os igitur mi ebrius inructas?

(«Was rülpst du, zum Henker, mir betrunken ins Gesicht?»)

Zuvor hatte dieser Sklave, der Titelheld des Stückes, seinen Rausch in einer Monodie (1246–1282) besungen, die den frühesten erhaltenen Preis des Weingenusses in der lateinischen Literatur darstellen dürfte.

Bei Plautus erfahren wir auch manches über den Ablauf eines Festgelages. In seinem *Stichus* feiern zwei Sklaven mit einer Magd ein solches *convivium* (683–775): Sie bestimmen einen *strategus,* einen Feldherrn, der den Vorsitz innehat (683, 702); sie wollen Vorbeikommende als Gäste einladen (686 sq.); sie weisen sich Plätze an (696–700). Damit schaffen sie die üblichen Voraussetzungen für einen ordnungsgemäßen Ablauf des Gelages.

Zu den Kriegslisten aber hat es immer gehört, die Gelegenheit zu nutzen, wenn der Feind betrunken war. Aus dem historischen Epos *Annales* des vielseitigen und gebildeten Dichters Q. Ennius (239 v. Chr.–169 v. Chr.) ist ein Vers erhalten, der sich offenbar auf diese Situation bezog (VIII Fragment 24 in der Ausgabe von Steuart):

Nunc hostes vino domiti somnoque sepulti.
(«Jetzt [sind] die Feinde vom Wein bezwungen und in Schlaf versunken.»)

Zwei Jahrhunderte später schrieb Vergilius Maro (70 v. Chr.–19 v. Chr.) im zweiten Buch seiner *Aeneis* (265):

Invadunt urbem somno vinoque sepultam.
(«Sie dringen in die in Schlaf und Wein versunkene Stadt.»)

Es dürfte nicht zweifelhaft sein, daß Vergil den Ennius-Vers gekannt und variiert hat.

Wein spielte auch bei den dionysischen Mysterien eine Rolle; diese aber waren in der hellenistischen Zeit im gesamten Mittelmeergebiet sehr verbreitet, und zu Beginn des 2. Jahrhunderts v. Chr. nahmen die bacchischen Orgien in Rom und in ganz Italien ein solches Ausmaß an, daß der Senat im Jahre 186 v. Chr. mit seinem *Senatus consultum de Bacchanalibus* die gesetzliche Voraussetzung für die Verfolgung und Bestrafung der Bacchanalienanhänger schuf. Der römische Historiker T. Livius (59 v. Chr.–17 n. Chr.) hat ausführlich über die Orgien, ihre Aufdeckung und ihre Ausrottung berichtet (39, 8–19), und er hat dabei auch die Wirkung des Weines erwähnt (39, 8, 5 sq.).

Üble Folgen übermäßigen Weingenusses hat sodann L. Calpurnius Piso Frugi, Konsul des Jahres 133 v. Chr., vor Augen, wenn er im ersten Buch seiner *Annales,* einer Darstellung der römischen Geschichte, in der er die Sittenlosigkeit der Jugend seiner Zeit beklagt, die folgende Geschichte erzählt (*Historicorum Romanorum Reliquiae* 8 I 121, 13–17): «Von demselben Romulus erzählt man sich, daß er, als er einst zu einem Gastmahl geladen worden war, daselbst nicht viel getrunken habe, weil er am nächsten Tage ein Staatsgeschäft zu erledigen habe. Man machte zu ihm deshalb die Bemerkung: ‹Wenn es alle Menschen so machen wollten, Romulus, wäre der Wein ziemlich billig.› Darauf antwortete er: ‹Ganz im Gegenteil teuer, wenn jeder tränke, so viel er wollte; denn ich habe getrunken, so viel ich wollte.›»

Der sagenhafte Gründer Roms zeigt also die Mäßigung, die dem *mos maiorum,* der Tüchtigkeit der Vorfahren, angemessen ist.

Es entspricht dieser Wertung, wenn in den Kämpfen der untergehenden Republik der Vorwurf der Trunkenheit geradezu zum Kampfmittel geworden ist: C. Iulius Caesar (100 v. Chr.–44 v. Chr.) hat in seiner Schrift *Anticato* seinem Hauptfeind, dem M. Porcius Cato (95 v. Chr.–46 v. Chr.), *ebrietas,* Trunksucht, vorgeworfen, wie wir insbesondere von dem jüngeren Plinius (*Epistulae* III 12,2) und von Seneca (*De tranquillitate animi* 17,9) erfahren.

Vor allem aber hat M. Tullius Cicero (106 v. Chr.–43 v. Chr.) in seinen Philippischen Reden den M. Antonius (82 v. Chr.–30 v. Chr.) in der heftigsten Weise angegriffen und dabei auch den Vorwurf der Trunksucht erhoben. So hält er ihm in der zweiten Rede vor (63), er habe einmal so viel getrunken, daß er sich am nächsten Tage im Angesicht des römischen Volkes habe erbrechen müssen. Es wäre schon schimpflich gewesen, fährt Cicero fort, wenn ihm dies beim Essen zu Hause zugestoßen wäre. Und schließlich, seinen Vorwurf noch einmal wiederholend und steigernd, ruft Cicero aus:

In coetu vero populi Romani negotium publicum gerens, magister equitum, cui ructare turpe esset, is vomens frustis esculentis vinum redolentibus gremium suum et totum tribunal implevit.

(«In der Versammlung des römischen Volkes aber, bei der Erledigung eines Amtsgeschäftes, als Magister equitum, für den es schon schimpflich wäre zu rülpsen, hat er sich erbrochen und mit nach Wein riechenden Speisebrocken seinen Schoß und den ganzen Amtssitz besudelt.»)

Später (101) gebrauchte Cicero noch die Fügung *furiosa vinolentia,* rasende Trunksucht.

Enge Vertrautheit mit der griechischen Kultur ist für Cicero besonders bezeichnend, und so mögen hier zwei Stellen aus seinen philosophischen Schriften folgen, an denen er, wie so oft, Beispiele aus dem griechischen Bereich heranzieht. In seiner Schrift *De fato* behandelt er die Frage, wie weit die Menschen ungeachtet ihrer unterschiedlichen Anlagen Herr über ihre Willensentscheidungen sind. Er führt dabei Stilpon, einen Philosophen der megarischen Schule aus dem 4. Jahrhundert v. Chr., an (5, 10), der zu seiner Zeit ein scharfsinniger und angesehener Mann gewesen sei. Über ihn schrieben seine Freunde, er habe dem Trunk und den Frauen zugeneigt – *et ebriosum et mulierosum fuisse* –; das schrieben sie aber nicht, um ihn zu tadeln, sondern eher zu seinem Lobe:

vitiosam enim naturam ab eo sic edomitam et conpressam esse doctrina, ut nemo umquam vinolentum illum . . . viderit.

(«Seine zum Laster neigende Natur sei nämlich von ihm durch die Grundsätze seiner Bildung so völlig bezähmt und unterdrückt worden, daß keiner ihn jemals betrunken . . . sah.»)

Und in der Schlußpartie der *Tusculanae disputationes* heißt es (V 118; nach Büchner):

«Mir scheint, man muß im Leben jenes Gesetz befolgen, das bei den Gastmählern der Griechen gilt: ‹Er soll trinken›, besagt es, ‹oder weggehen›. Und mit Recht; denn entweder soll einer in gleicher Weise wie die anderen die Freude des Trinkens genießen oder, damit er nicht nüchtern in den Tumult der Trunkenen gerät, vorher weggehen. So soll man die Unbilden des Schicksals, die man nicht ertragen kann, fliehend verlassen.»

Für ein so ernstes Thema wie den Selbstmord also zieht Cicero hier das griechische Gebot heran, das er lateinisch mit den Worten *aut bibat aut abeat* wiedergibt und das er seinen Lesern offenbar als einprägsame Formel mit auf den Weg geben möchte.

Von den Dichtern der augusteischen Zeit ist für unser Thema Q. Horatius Flaccus (65 v. Chr.–8 v. Chr.) zu nennen, unter dessen zahlreichen Gedichten man sechzehn Weinlieder findet. Er hat sich für seine Oden von den griechischen Lyrikern der archaischen Zeit, besonders von Alkaios, anregen lassen.

Die Gedanken und Empfindungen, die sich mit dem Wein verbinden lassen, hat er versammelt und kunstvoll in der 21. Ode des dritten Buches ausgedrückt, von deren sechs Strophen hier die beiden ersten zitiert seien:

O nata mecum consule Manlio,
seu tu querellas sive geris iocos
seu rixam et insanos amores
seu facilem, pia testa, somnum,
quocumque lectum nomine Massicum
servas, moveri digna bono die
descende Corvino iubente
promere languidiora vina.

(«Du treuer Tonkrug, der du zugleich mit mir im Konsulat des Manlius entstanden bist, magst du nun Klagen enthalten oder Scherze oder Streit und heillose Verliebtheit oder einen angenehmen Schlaf, unter welchem Namen auch immer du den Massikerwein verwahrst, du bist es wert, an einem Glückstag angebrochen zu werden. So steig denn herab, da Corvinus befiehlt, einen milderen Wein hervorzuholen.»)

Maßvoll aber soll der Weingenuß sein, und so schreibt Horaz in einer anderen Ode (III 19, 13–16), der Dichter, der die Musen mit ihrer ungeraden Zahl verehre, werde in seiner Begeisterung dreimal drei Becher verlangen; mehr als drei zu nehmen verbiete aber die Grazie, die Streitigkeiten fürchte.

L. Annaeus Seneca (etwa 4 v. Chr.–65 n. Chr.) war nicht nur ein bedeutender Staatsmann, der jahrelang die Politik des römischen Reiches bestimmte, sondern auch ein sehr produktiver Schriftsteller, der sich vor allem auch der philosophischen Prosa zuwandte. Besondere Bedeutung kommt hier seinen *Epistulae morales* zu, Lehrbriefen, in denen Seneca zu sinnbewußter Lebensführung anzuleiten sucht und die sich durch gedankliche Vielfalt und durch einen dynamischen, den Leser aufrüttelnden Stil auszeichnen. In seinem 83. Brief behandelt er umfassend das Problem der Trunkenheit. Nachdem er sich in längeren Ausführungen mit Argumentationen gegen die Trunksucht auseinandergesetzt hat, die ihm nicht beweiskräftig zu sein scheinen (9–17), fordert er dazu auf (17), die Trunkenheit offen anzuklagen und ihre Lasterhaftigkeit darzulegen (18–27; nach Apelt):

«Mache einfach klar, wie schimpflich es sei, sich zu überladen und das Maß seines Magens nicht zu kennen; was ein Trunkener alles tue, worüber der Nüchterne errötet; Trunkenheit sei nichts anderes als freiwillige Geistesstörung. Laß des Betrunkenen Zustand sich auf mehrere Tage ausdehnen: kannst du dann noch an seinem Wahnsinn zweifeln? Auch so ist er nicht geringer, sondern nur kürzer. Halte ihnen des mazedonischen Alexander Beispiel vor, der seinem liebsten und treuesten Freund Clitus beim Trinkgelage den Todesstoß versetzte und, als er erkannte, was er getan, sich den Tod geben wollte, wozu er auch alle Ursache hatte.

Wie die Trunkenheit jedem Laster Vorschub leistet, so enthüllt sie es auch und verscheucht jede Scheu vor etwaigen verwerflichen Absichten, denn häufiger ist es die Scham vor der Sünde als der gute Wille, der von dem Verbotenen abhält. Sobald des Weines überwältigende Kraft die Herrschaft über uns gewonnen, tritt jedes bisher verborgene Laster zutage. Die Trunkenheit erzeugt nicht unsere Untugenden, sie bringt sie nur ans Licht. Da dauert es dem Wollüstling viel zu lange, bis er in sein Schlafgemach kommt, gleich auf der Stelle erlaubt er seinen Begierden, wonach sie Verlangen getragen. Da läßt der Schamlose den Schleier fallen und gibt sein Laster der Öffentlichkeit preis. Der Frechling hält nicht zurück, weder mit seiner Zunge noch mit seinem Arm. Es wächst der Übermut des Anmaßenden, die Grausamkeit des Unbarmherzigen, die Bosheit des Scheelsüchtigen. Jedes Laster wird entfesselt und drängt sich hervor. Dazu gesellt sich jene Verdunkelung des Selbstbewußtseins, die stammelnde und unsichere Art des Sprechers, der irre Blick, der taumelnde Gang, der Schwindel im Kopf, der das ganze Haus in Bewegung erscheinen läßt, als würde es von einem Wirbelsturm im Kreise herumgetrieben, die quälenden Magenbeschwernisse, wenn der Wein aufgärt und die Eingeweide in Spannung versetzt. Doch dieser Zustand ist immerhin noch erträglich, solange der Trunkene noch bei Kraft ist. Aber wie, wenn diese Kraft unter dem Einfluß des Schlafes schwindet und die bisherige Trunkenheit in Unverdaulichkeit umschlägt?

Bedenke ferner, welche Verwüstungen die zum Volkslaster gewordene Trunkenheit angerichtet hat: Die mutvollsten und kriegerischsten Völkerschaften hat sie dem Feinde in die Hände geliefert; den Zugang durch Mauern hat sie ermöglicht, die in jahrelangem Kampfe hartnäckig verteidigt worden waren, hat die trotzigsten und gegen jedes Joch sich aufbäumenden Menschen fremder Botmäßigkeit unterworfen, hat Männer, die in der Schlacht unüberwindbar waren, durch den Weinrausch bezwungen. Alexander, dessen ich oben gedachte, hatte so viele Märsche, so viele Schlachten, so viele Winterfeldzüge unter Überwindung zeitlicher und örtlicher Schwierigkeiten überstanden, hatte Flüsse unbekannten Ursprungs in großer Zahl und weite Meeresflächen ungefährdet hinter sich gelassen: aber die Maßlosigkeit im Trinken und jener verhängnisvolle Herkulespokal brachten ihn ins Grab.

Was ist's für ein Ruhm, die Kraft zu haben, viel in sich hineinzuschütten? Wenn du auch die Siegespalme errungen, wenn auch deine Zechgenossen, vom Schlaf überwältigt und das Genossene von sich gebend, taub sind gegen deinen Zuruf zum Trinken, wenn du auch als einziger das ganze Gelage überdauerst, wenn du auch alle an großartiger Mannhaftigkeit hinter dir gelassen und es dir niemand an Trunkfestigkeit gleich getan, so wird doch das Faß dich hinter sich lassen.

Was war es anderes, was den Antonius, diesen hervorragenden und geistbegnadeten Mann, zugrunde gerichtet und zum Sklaven fremder Sitten und unrömischer Laster gemacht hat als die Trunksucht und, was dieser die Waage hielt, die Liebe zur Kleopatra? Das war es, was ihn zum Feind des Staates, was ihn seinen Gegnern unterlegen machte. Das machte ihn grausam genug, um sich beim Mahle die Häupter der Großen des Staates zur Besichtigung bringen zu lassen, um inmitten der ausgesuchtesten Tafelgenüsse und der Entfaltung königlicher Herrlichkeit die Gesichter und Hände der Geächteten wiederzuerkennen, um vom Weine überladen doch noch nach Blut zu dürsten. Es war ganz unausstehlich, daß er während solcher Prüfung sich trunken machte; aber wieviel unausstehlicher noch war es, daß er auch noch in der Trunkenheit selbst in dieser Prüfung fortfuhr. Der Trunksucht gesellt sich eben in der Regel die Grausamkeit bei. Denn unter der Trunksucht leidet die geistige Gesundheit und schlägt in Roheit um. Wie langwierige Krankheiten die Menschen verdrießlich und geneigt machen, beim geringsten störenden Anlaß in Wut zu geraten, so bringt andauernde Trunkenheit die Seele in einen Zustand der Verwilderung. Denn da sie oft nicht bei sich sind, wird diese Verdunkelung des Geistes zur dauernden Gewohnheit, und die durch den Wein erzeugten Schwächen bleiben in anhaltender Wirkung auch ohne Wein.

Sage also, warum der Weise sich nicht betrinken darf. Weise die Verwerflichkeit und Ungebührlichkeit der Sache durch Tatsachen nach, nicht durch Worte. Es ist leicht genug. Zeige, daß, was man Vergnügen nennt, sobald es das Maß überschreitet, zur Strafe wird.»

Der langen, ernsten und eindringlichen Warnung läßt sich noch aus demselben Jahrhundert eine kurze, witzige und ebenso eindringliche Empfehlung gegenüberstellen, und zwar ebenfalls von einem prominenten Autor, dem bedeutendsten Epigrammatiker Roms nämlich: Wohl um das Jahr 84 n. Chr. hat der Dichter M. Valerius Martialis (um 40 n. Chr.–104 n. Chr.) sein Buch *Xenia,* Geschenke, veröffentlicht, dessen Schlußteil zwanzig Epigramme auf verschiedene Weinsorten bilden (106–125). Dann folgt, an vorletzter Stelle des Buches (126), dieser Rat:

Unguentum heredi numquam nec vina relinquas. Ille habeat nummos, haec tibi tota dato.

(«Salböl hinterlasse dem Erben so wenig wie Weine. Er empfange das Geld, jene lass' er dir ganz.»)

Skythen und Haschisch

Karl Jettmar

Herodot (IV 73–75) berichtet, daß sich die Pontischen Skythen nach Abschluß des Bestattungsrituals durch ein Schwitzbad reinigen. Dabei streuen sie Hanfsamen auf glühende Steine. Der entstehende Dampf macht die Teilnehmer froh und bringt sie zum «Heulen». Tatsächlich wurden im Inventar der Hügelgräber von Pazyryk im Hochaltai (5. bis 4. Jh. v. Chr.) Inhalationsgarnituren für Haschisch gefunden. Ein entsprechendes Brauchtum ist auch für andere Reitervölker der eurasiatischen Steppen während des gleichen Zeithorizonts anzunehmen. Das kollektive oder individuelle Einatmen berauschender Dämpfe kann heute noch im Hindukusch beobachtet werden, allerdings ohne Verwendung von Cannabis. Schamanen leiten damit die Séance ein. Neuerdings rechnet man mit der Möglichkeit, die Steppenvölker könnten die halluzinogene Wirkung des Hanfs von Ostasien gelernt haben.

Die Aussage der antiken Quellen

Herodot berichtet von den Skythen des Schwarzmeergebietes, daß sich die Angehörigen eines Verstorbenen nach Abschluß der Feierlichkeiten reinigen (IV 73–75). Der – etwas gekürzt wiedergebende – Text lautet:

«Zuerst reiben sie sich den Kopf ein und waschen ihn ab. Um aber den Körper zu säubern, verfahren sie folgendermaßen: Sie bauen ein Zeltgerüst aus drei zueinander geneigten Stangen und ziehen darüber Wollfilzdecken, die sie so gut wie möglich abdichten. In diese Hütte stellen sie ein flaches Gefäß mit glühenden Steinen gefüllt . . . Dann schlüpfen sie unter die Filzplanen und werfen mitgebrachte Hanfsamen zwischen die Steine. Sofort beginnt es zu rauchen und zu dampfen, mehr noch als in einem griechischen Schwitzbad. Begeistert heulen die Skythen auf.»

Die Erwähnung des Hanfes, dem ein Exkurs gewidmet ist (IV 74), machte schon den Altphilologen des 19. Jahrhunderts klar, daß das Motiv der körperlichen, wohl kultisch überhöhten Reinigung nicht genügt, um den Vorgang zu erklären. Hier muß ein Rauschzustand intendiert worden sein unter Benutzung jener Droge, die wir meist unter der Bezeichnung Marihuana oder Haschisch kennen. Man fragt sich, ob nicht zwei verschiedene Rituale miteinander vermengt worden sind, um einerseits Reinigung, andererseits ekstatische Steigerung des Lebensgefühls zu erreichen. Meuli (1935: 122 f.) stellt die vorausgegangene Diskussion, an der so berühmte Gelehrte wie Niebuhr und Rohde sowie der Archäologe Minns beteiligt waren, zusammenfassend dar. Er zieht ethnographisches Vergleichsmaterial heran und kommt zu dem Schluß, hier werde eine Kulthandlung beschrieben, bei der die Angehörigen des Toten in schamanistischer Trance die Seele des Abgeschiedenen ins Jenseits geleiten. Es handele sich um eine Form des «Familienschamanismus», bei der noch kein ausgeprägtes Spezialistentum auftritt. Nach den Erkenntnissen der Völkerkundler sei dieser Familienschamanismus als besonders altertümlich anzusehen, sein Auftreten bei den Skythen daher nicht weiter verwunderlich. Dieses Ritual sei nicht auf die Skythen beschränkt gewesen. Meuli glaubt, daß «quaedam semina», mit denen sich nach Pomponius Mela die Thraker einen heiteren Rausch zu verschaffen wußten, ebenfalls Hanfsamen gewesen seien. Auch die Massageten, ein Volk der asiatischen Steppen, pflegten sich scharenweise um Feuer zu lagern, in die man die Früchte gewisser Bäume hineinwarf. Der Geruch versetzte die Massageten in Trunkenheit, so daß sie aufsprangen, um zu singen und zu tanzen. Auch dort müsse es sich um Hanfsamen gehandelt haben.

Da man inzwischen wisse, daß die Reitervölker in den letzten Jahrhunderten v. Chr. im gesamten Steppenraum zwischen Südrußland und dem Grenzgebiet Chinas in vieler Hinsicht ähnliche Traditionen hatten, könnte «Familienschamanismus» ein integrierendes Element im Brauchtum dieser Kulturgemeinschaft gewesen sein.

Die archäologische Bestätigung

Bald nach dem zweiten Weltkrieg setzte S. I. Rudenko die 1929 begonnene Untersuchung der Hügelgräber von Pazyryk im Hochaltai fort. Holzkonstruktion sowie Grabbeigaben aus vergänglichem Material waren durch Einfrieren in einer Eislinse unterhalb der Steinkappe, die den Hügel abdeckte, der Zerstörung entgangen. Allerdings waren die Bestattungen unmittelbar nach der Aufschüttung beraubt worden. Die exzeptionellen Erhaltungsbedingungen erlaubten jedoch Beobachtungen, die eine erstaunliche Bestätigung der Aussage Herodots über den Haschischgebrauch der Skythen ergaben. Die Materialpublikation Rudenkos ist ins Englische übertragen worden (Rudenko/Thompson 1970), dennoch ist es nötig, auf den Originaltext (Rudenko 1953: 333 f.) zurückzugehen:

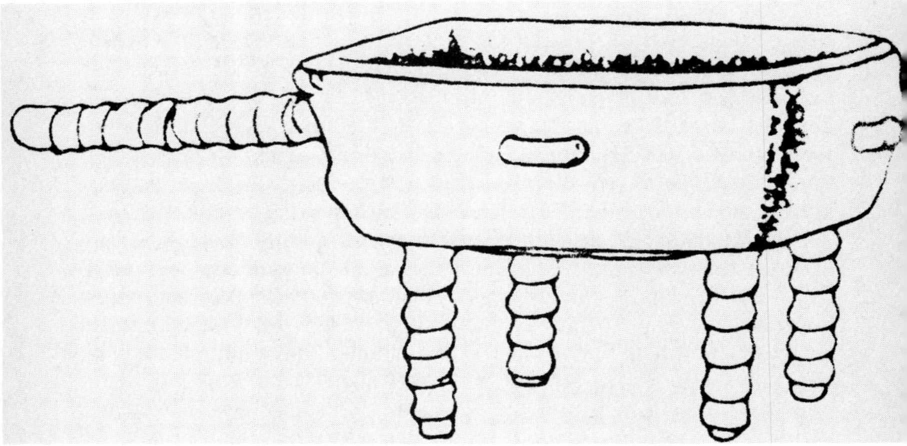

Der Fund dieses rechteckigen Bronzegefäßes auf vier Beinen in einer Grabkammer von Pazyruk (Hochaltai), angefüllt mit zerschlagenen Steinen und zum Teil verkohlten Hanfsamen, beweist, daß die Skythen Hanfinhalationen durchführten.

Das zweite Gefäß, das gefunden wurde, hatte den gleichen Inhalt wie das rechteckige Gefäß. Darüber lagen Zelt-Stäbe sowie Leder- und Filzüberwürfe und komplette Utensilien für das Inhalieren von Hanfdämpfen.

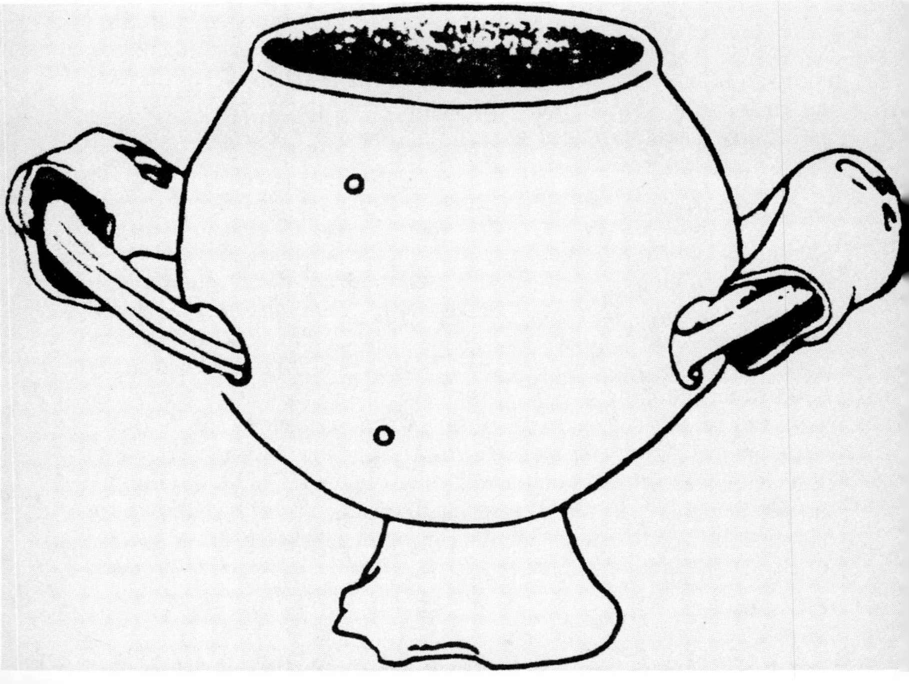

«In der Südwestecke der Grabkammer des II. Pazyryk-Kurgans wurde ein Bündel von 6 Stäben gefunden. Darunter stand ein rechteckiges Bronzegefäß auf vier Beinen, angefüllt mit zugeschlagenen Steinen. Die Länge der Stäbe beträgt 122,5 cm, ihr Durchmesser etwa 2 cm, am unteren Ende ungefähr 3 cm. Durch Öffnungen an jedem Stab im Abstand von 2 cm unterhalb des oberen Endes war ein Riemchen gezogen, das die Stäbe zusammenhielt. Alle Stäbe sind spiralig mit einem schmalen Streifen aus Birkenbast beklebt. Nördlich davon, in der Westhälfte der Kammer, wurde ein zweites Bronzegefäß entdeckt, und zwar vom Typ eines skythischen Kessels. Es war ebenfalls mit Steinen gefüllt. Darüber lagen ausgespreizt, beim Einbruch der Räuber teilweise gebrochen und umgeworfen, 6 ebensolche Stäbe, die zusammen mit dem Räuchergefäß von einem großen Lederüberwurf bedeckt waren.

In beiden Gefäßen wurde außer den erwähnten Steinen eine große Menge Hanfsamen (*Cannabis sativa L.* der Varietät *C. ruderalis Janisch*) festgestellt. Hanfsamen befanden sich auch in einer bereits beschriebenen Lederflasche (Taf. XXIII), die an einem der Stäbe des Sechsfußes befestigt war, der über dem Gefäß in Form eines skythischen Kessels stand. Die Steine in den Räuchergefäßen waren angeglüht, ein Teil der Hanfsamen verkohlt. Außerdem waren die Griffe des als Räuchergefäß benutzten Kessels mit Birkenbast umwickelt. Offenbar wurde das Gefäß von den glühenden Steinen so erhitzt, daß man es mit bloßen Händen nicht hätte angreifen können.»

Rudenko erwähnte, daß auch bei dem zweiten Räuchergerät ein allerdings stark beschädigter Überwurf aus Filz gefunden wurde, und kommt zu dem Schluß:

«Folglich haben wir hier vollständige Garnituren jener Utensilien vorliegen, die für die Durchführung des Reinigungsrituals notwendig waren, von dem Herodot in bezug auf die Pontischen Skythen so präzise berichtet. Garnituren für die Hanfinhalation gab es in allen Pazyryk-Kurganen ohne Ausnahme. Wenn auch die Gefäße sowie die Überwürfe abgesehen vom II. Kurgan von Plünderern geraubt wurden, so blieben doch die Stäbe in allen Kurganen erhalten. Das Rauchen von Hanf wurde folglich nicht nur bei Reinigungsritualen praktiziert, sondern auch im täglichen Leben . . . Dabei rauchten sowohl Männer wie Frauen.»

Mit dieser Interpretation beschäftigte sich Hančar (1952). Er fragte sich, was die Darstellungen bedeuten, die Lederdecke und Lederflasche schmücken.

Anschließende Überlegungen

Daß gerade die Früchte der Cannabis-Pflanze zur Raucherzeugung verwendet wurden, kann nach dem Befund des II. Pazyryk-Kurgans nicht mehr bezweifelt werden. Damit besteht aber offenbar eine Diskrepanz zur gegenwärtigen Praxis. Nach einem führenden pharmazeutischen Handbuch (Goodman/Gilmann 1975: 306) finden sich die wirksamen Substanzen, vor allem das Tetrahydrocannabinol, konzentriert in den Triebspitzen und Blütenknospen der weiblichen Pflanze. Daneben verwendet man harzige Ausscheidungen, Blätter und Stengelteile der weiblichen und gelegentlich auch der männlichen Pflanze. Abgesehen von den Skythen verwendeten anscheinend die Völker der Antike (Meuli 1935: 123) die Samen nur als Heilmittel und zwar als Sedativum.

Man fragt sich ferner, wie das beschriebene Inhalationsgerät in der Praxis benutzt worden ist. Da die Stäbe 122,5 cm lang waren, kann das daraus errichtete Zelt nur noch niedriger gewesen sein. Die Lederdecke, als deren Maße 150 × 175 cm angegeben werden (Rudenko 1953: 98), war zum Abdecken nicht allzu geeignet. Auf jeden Fall mußte sich der Inhalierende auf den Boden hocken (setzen oder knien), für das Räuchergefäß blieb wenig Platz. Wenn nur der Insasse des Zelts in seiner Stellung verblieb, dann kann man kaum von einer schamanistischen Séance sprechen. Der Schamane veranstaltet ja die Ekstase nicht für sich allein, er gestaltet sie dramatisch und wirkt so auf seine Gemeinde, die er an seinem Erleben teilhaben läßt (Jettmar 1972).

Es besteht natürlich die Möglichkeit, daß nur die Einleitung der Ekstase in der Enge des Miniaturzeltes erfolgte. Sobald die Trance erreicht war, konnte das leichte Zelt abgehoben werden und jenes Tanzen und Singen beginnen, von dem der Bericht über die Massageten erzählt. An diese Möglichkeit ist zu denken, weil die Schamanen des Hindukusch eine Inhalation nur in der Anfangsphase des Rituals kennen. Allerdings werden ihnen dort glosende Wacholderzweige auf einer Pfanne vorgehalten. Kniend beugt sich der Schamane zu ihnen herab, manchmal wird ihm eine Decke übergeworfen, jedenfalls tritt die Wirkung schon nach wenigen Augenblicken ein. Ein von Snoy (1960) gedrehter und kommentierter wissenschaftlicher Film zeigt den Ablauf mit der kurzen Inhalationsphase deutlich. Ein Zusammenhang mit dem skythischen Ritual ist nicht ausgeschlossen, manche Traditionen der Steppenvölker wurden nicht nur in der nördlichen angrenzenden Taigazone, sondern auch in den Gebirgen des Südens bis heute bewahrt.

Zum gleichen Brauchtumskomplex gehört im Hindukusch die Rei-

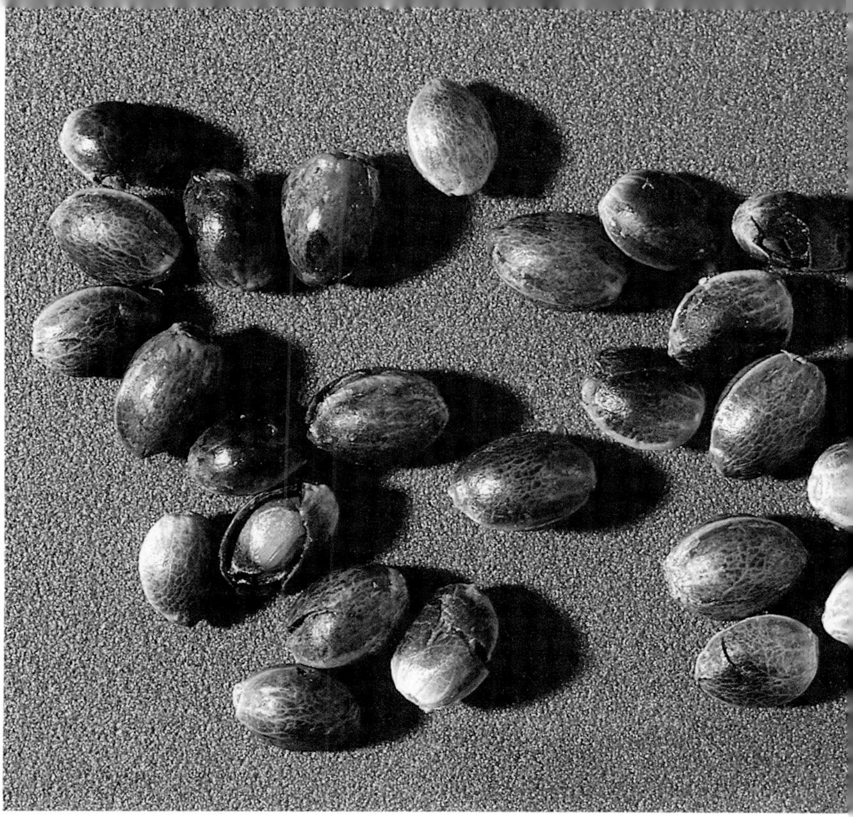

Der Bericht von Herodot über die Verwendung von Hanfsamen bei den Skythen war in der Fachwelt lange umstritten. Erst neueste Grabungsfunde im Hochaltai ergaben die erstaunliche Bestätigung der Aussagen Herodots.

nigung von Mensch und Vieh, Haus und Land durch den Rauch glosender Wacholderzweige. Man umschreitet das Objekt, das man reinigen will, wobei man die Pfanne mit den Wacholderzweigen vor sich herträgt. Bei bestimmten Zeremonien werden Innenräume mit Wacholderduft erfüllt, um die darin Versammelten in gehobene Stimmung zu bringen. Die Pfanne wird dann von einem Würdenträger im Tanz geschwenkt (Ghulam Muhammad 1907).

Möglicherweise hat man die Räucherbecken, die man im II. Pazyryk-Kurgan vorfand, in ähnlicher Weise verwendet. Das würde erklären, warum eines der Gefäße einen langen Griff aufweist. Auch die Umwicklung der Henkel des skythischen Kessels mit Birkenbast wäre vermutlich bei stationärer Verwendung nicht notwendig gewesen.

Wenn die Räuchergefäße in den meisten Fällen aber bewegt wurden und nur die Einstimmung bei einer religiösen Zeremonie in den Miniaturzelten erfolgte, dann muß man sich weiter fragen, ob solche Zelte nicht als «survivals», als letzter Rest eines älteren Brauchtums aufzufassen sind. Die Zelte, von denen Herodot schreibt, scheinen jedenfalls groß genug zu sein, um mehrere Personen aufzunehmen. Nach der Planskizze der Ausgrabung (Rudenko 1953: 53, Fig. 25) hat aber der Basisdurchmesser des Zeltchens nur etwa 50 cm betragen.

Auf jeden Fall ist es interessant, daß es heute noch in Rückzugsgebieten Zentralasiens üblich ist, den berauschenden Rauch nicht etwa durch eine Pfeife, sondern als Teil der Atemluft aufzunehmen. Dabei sei erwähnt, daß bisher in Wacholderblättern keine halluzinogene Substanz festgestellt worden ist. Die «Bewußtseinserweiterung» erfolgt durch den starken Duft ähnlich wie beim Weihrauch (Jettmar 1975: 478).

Die Steppenvölker als Vermittler des Hanfgebrauchs?

Spezialisten für die Ethnobotanik Ostasiens sind der Auffassung, Hanf sei ebenso wie zahlreiche andere Kulturpflanzen, die man zunächst aus anderen Gebieten ableitete, ursprünglich in China, und zwar in der nördlichen Hälfte, in den Dienst des Menschen gestellt worden, und zwar als Faserpflanze, als nahrhafte Körnerfrucht und als Rauschmittel (Li 1974a, 1974b). Seine Eigenschaft als Rauschmittel wird in einem Werk beschrieben, das aus dem 1. oder 2. Jh. n. Chr. stammt. Ein Glied des verwendeten Schriftzeichens zeigt aber deutlich, daß der halluzinogene Charakter der Früchte und Blätter schon lange bekannt gewesen sein muß. In dem Zusammenhang wurde die Vermutung geäußert, die Reitervölker der Steppen könnten seine Anwendung als Rauschmittel von den Chinesen gelernt und dann weiter nach West- und Südasien vermittelt haben. Diese Vermutung muß allerdings erst überprüft werden.

Alkoholische Getränke im Alten China

BRIGITTE MAJLIS

Alkoholische Getränke waren in China schon im Neolithikum vor rund viertausend Jahren bekannt. Es handelt sich dabei um Hirse- und Reisweine. In der Shang-Zeit wurde Wein in kostbaren Bronzegefäßen bei Ahnenkult und Opferungen eingesetzt. Die nachfolgende Chou-Zeit verurteilte den Weingenuß als staatszersetzend, und bezeichnenderweise verschwinden entsprechende Bronzegefäßtypen. Grabfunde und literarische Hinweise aus der Han-Zeit deuten auf einen verstärkten Genuß im säkularen Bereich. In den folgenden Jahrhunderten reglementiert sich der Weingebrauch, artet aber im Zusammenhang mit einer anderen Droge zu Exzessen aus. In der Tang-Zeit ist eine Fülle verschiedenster Weinsorten vertreten, unter anderen der ursprünglich aus Zentralasien eingeführte Traubenwein. Er wird nun auch in China hergestellt und hoch geschätzt. Im ganzen zeigt sich, daß alkoholische Getränke in China als fest integrierter Bestandteil sowohl im Ritus als auch im Alltag seit frühester Zeit eine wichtige Rolle spielten.

Eine Legende zum Ursprung des Weins

Nach einer chinesischen Legende wurde der Wein vor etwa viertausend Jahren am Hofe des Kaisers Yü, dem Begründer der legendären Hsia-Dynastie, erfunden, um die Sorgen des Kaisers zu zerstreuen. Dieser grübelte angeblich ununterbrochen darüber nach, ob er seinem Volke ein fähiger Herrscher sei. Schließlich konnte er kaum noch essen und schlafen. Eines Tages wurde ihm ein unbekanntes, süß duftendes Getränk kredenzt. Es war Wein. Er mundete dem Kaiser so gut, daß er Becher um Becher trank und zum erstenmal seit langem seine Sorgen vergaß. Seither wurde der Wein am Hofe häufig genossen und verbreitete sich schließlich unter der übrigen Bevölkerung (Moore 1948: 272; Legge 1879: 173).

Weinherstellung

Der Ausdruck für «alkoholisches Getränk» *chiu* wird meist mit «Wein» übersetzt und auch im folgenden so benutzt, obwohl es sich im frühen China nicht um Gegorenes aus Früchten handelte, sondern um Biere aus Reis und Hirse (Chang 1979: 30; Schafer 1979: 119).

Ein Text aus dem 6. Jh. n. Chr. behandelt ausführlich die Herstellung solcher Alkoholika. Die Art der Brauweise hat sich bis heute in China und Japan erhalten (Davis 1945: 28). Man kann annehmen, daß es in den Jahrtausenden vor der oben erwähnten Niederschrift nicht viel anders zuging. Als erstes wurde ein Art Fermentfladen – auch «Mutter des Weins» *chiu mu* genannt (Schafer 1979: 139) – aus Weizen oder Roggen hergestellt. Man zerrieb dazu je einen Teil geröstetes, über Dampf gequollenes und unbehandeltes Korn. Das Ganze wurde mit Wasser verknetet und zu kleinen Fladen geformt. Zum Teil setzte man auch den Sud aromatischer Kräuter wie Wermut oder Hartriegel hinzu. Die Fladen wurden für mehrere Tage auf den Boden einer versiegelten, zugfreien Hütte gelegt. Während dieser Zeit siedelten sich Schimmel- und Hefepilze an, die die Stärke in Zucker verwandelten. Die Fladen wurden dann in der Sonne getrocknet. Zum Brauen setzte man feingeriebene Fermentfladen mit Wasser an. Nachdem die Gärung begonnen hatte, wurde nach und nach über Dampf gequollener Reis oder Hirse hinzugefügt. Nach ein paar Tagen war die Gärung beendet, und die Mischung konnte gefiltert und abgefüllt werden (Huang und Chao 1945).

Wein im Neolithikum und in der Shang-Zeit (16.–11. Jh. v. Chr.)

Die Legende hatte sicherlich recht, die Kenntnis vom Wein schon in die Vor-Shang-Zeit anzusetzen, wie Keramik für den Weingebrauch der Lung-shan-Kultur aus dem 3.–2. Jt. v. Chr. bezeugt (Chang 1979: 30; Barnard/Samotsu 1976: 4; Medley 1976: gegenüber Titelblatt).

Opfergefäße aus Bronze

In der Shang-Zeit hatte sich der Umgang mit Wein schon zu einem komplexen System entwickelt. Bei archäologischen Grabungen kam eine große Anzahl prächtiger Bronzegefäße aus Bestattungen und Hortfunden zum Vorschein (Abb. 1 u. 2). Sie dienten u. a. zur Darbietung von Speiseopfern beim Ahnenkult. Der Erfolg der Opfer hing von der genauen Einhaltung der Riten ab. Für Weinopfer gab es mindestens zwölf verschiedene Gefäßtypen, die zum Aufbewahren, zum Anwärmen, Trinken und Ausschenken bestimmt waren (Abb. 3) (Mizuno 1959: Fig. 4; Linduff 1977: 15).

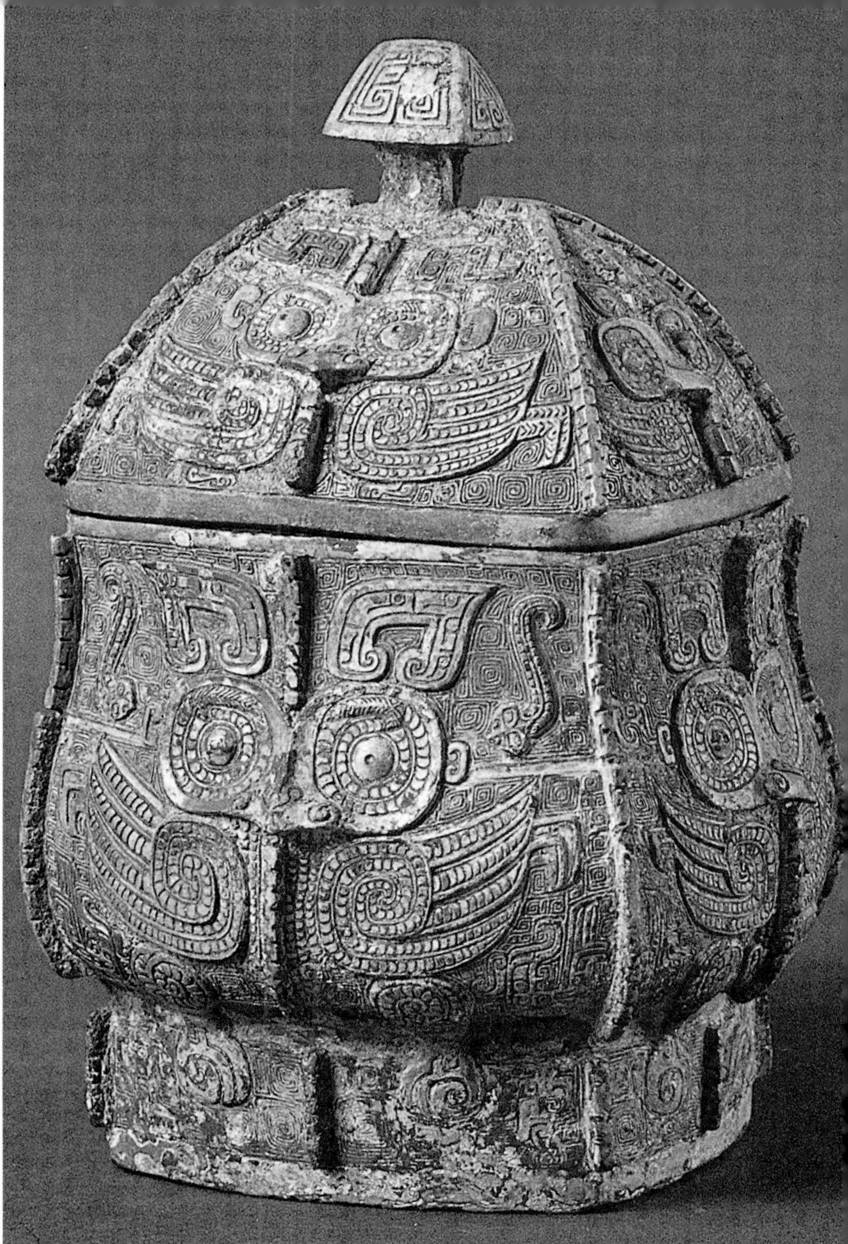

Abb. 1: Rituelles Bronzegefäß (Fang-i) der Shang-Zeit (1750–1100 v. Chr.), das zur Darbietung von Weinopfern beim Ahnenkult diente. Museum für Ostasiatische Kunst, Köln, Inv. Nr. 26333.

Weingebrauch

Wein spielte nicht nur bei der Ahnenverehrung eine Rolle, sondern wurde auch bei fast allen anderen kultischen Zeremonien eingesetzt. Der mit Kräutern vermischte Wein sollte dabei mit seinem Duft die Ahnen und Götter besonders erfreuen (Li Chi 1977: 254; Legge 1879: 174 f.; Schafer 1979: 119).

Bei den großen Winter- und Frühlingsfesten der bäuerlichen Bevölkerung gab es regelrechte Sauf- und Freßgelage (Granet 1976: 34, 66 f.). Jedoch scheint auch die Nobilität in bezug auf Alkoholgenuß nicht gerade zurückhaltend gewesen zu sein. So ist das X. Buch des *Shu-ching* ganz dem Thema Trunkenheit gewidmet. Darin wird als warnendes Beispiel auf den letzten König der Shang-Dynastie, Chou-hsien, hingewiesen. Er hatte sich mit seinen Gefolgsleuten völlig der Trunksucht hingegeben und dadurch den Zerfall der Dynastie verursacht (Legge 1879: 177 f.).

Möglichkeiten von Bleivergiftungen

Ein Umstand mag eine zusätzliche Gefahr für die Weintrinker gewesen sein: Die Bronzegefäße weisen nämlich fast alle einen gewissen Bleigehalt auf. Alkohol wirkt nun besonders stark bleilösend. Wenn Wein aus Bronzegefäßen getrunken wurde, gab es sicherlich viele Fälle von Bleivergiftungen. So kann es durchaus sein, daß durch die Symptome der Bleivergiftung ein viel stärkeres Trunkenheitsbild als normal hervorgerufen wurde (Linduff 1977: 11, 15). Die Führungsschicht war besonders betroffen, da eigentlich nur sie sich Bronzegefäße leisten konnte. Die übrige Bevölkerung delektierte sich auch am Wein, aber gefahrloser aus Keramikgefäßen oder Kalebassen.

Wein in der Chou-Dynastie (1027–256 v. Chr.)

Nachdem sich die Chou-Dynastie fest etabliert hatte, scheint man dem Wein für eine Weile nur noch sehr beschränkt zugesprochen zu haben. Viele Gefäßtypen, die für Wein bestimmt waren, verschwinden aus dem Repertoire (Linduff 1977: 10; Pope et al. 1967: 9). Im schon erwähnten *Shu-ching* wird immer wieder zur Mäßigung gemahnt, auch bei Gelegenheiten, wo der Weingenuß erlaubt war. Das waren Opferungen und Familienfeste, bei denen Wein zur Erbauung der Alten ausgeschenkt werden sollte (Legge 1879: 175). Sie scheinen in dieser Hinsicht überhaupt verwöhnt worden zu sein. Im *Li chi* werden einige

Abb. 2: Zum Anwärmen des Weins für Opfergaben wurde in der Shang-Zeit ▷ auch dieses bronzene Gefäß (Chia) benutzt. Museum für Ostasiatische Kunst, Köln, Inv. Nr. 29593.

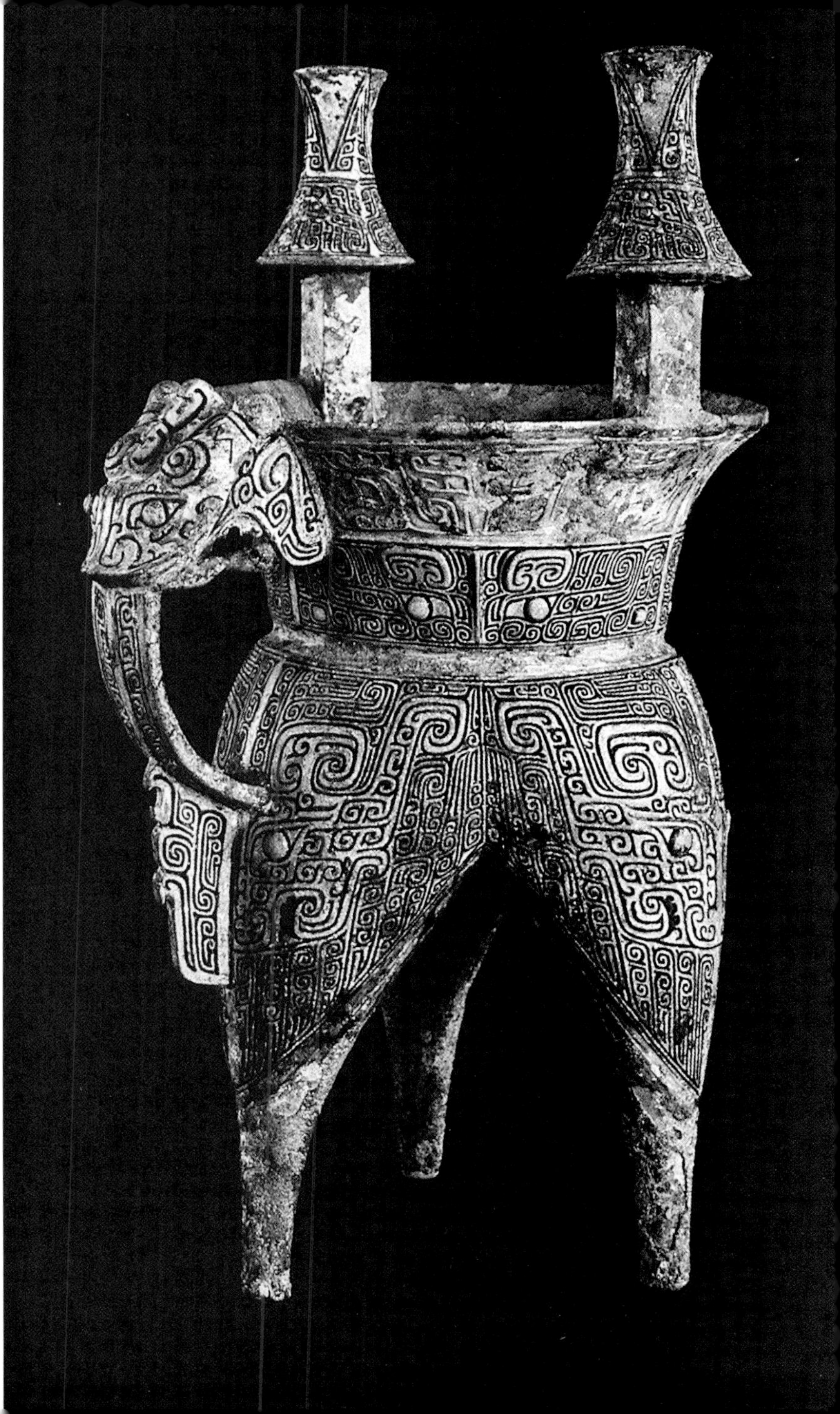

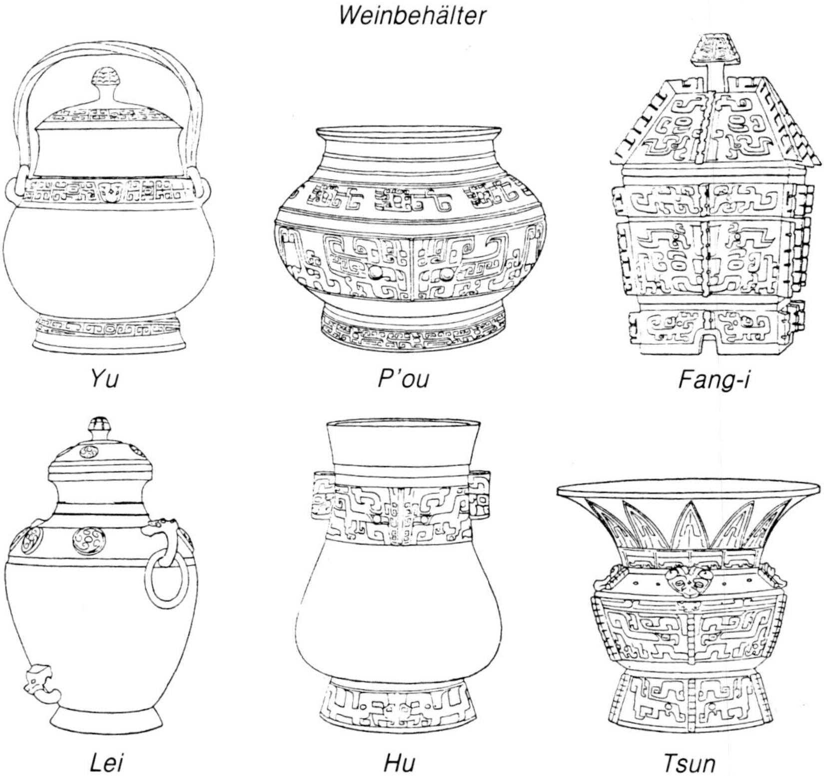

Abb. 3: Die Vielfalt der Gefäße, die in der Shang-Zeit als Behälter, Kannen, Wärmegefäße und Pokale für Wein dienten, weist auf die Bedeutung des Weinkultes hin (nach Mizuno 1959: Fig. 4).

Delikatessen aus der Chou-Zeit aufgeführt, die speziell für alte Leute bestimmt waren. Dabei wird die sogenannte «eingeweichte Delikatesse» erwähnt, wo kleingeschnittenes Rindfleisch einen Tag lang in gutem Wein marinierte (Chang 1979: 52). Übermäßiger Weingenuß wurde scharf verurteilt. Bei grundloser Trunkenheit wurde sogar vorgeschlagen, die Todesstrafe anzuwenden (Legge 1879: 178).

Weinkannen *Weinwärmegefäße* *Weinpokale*

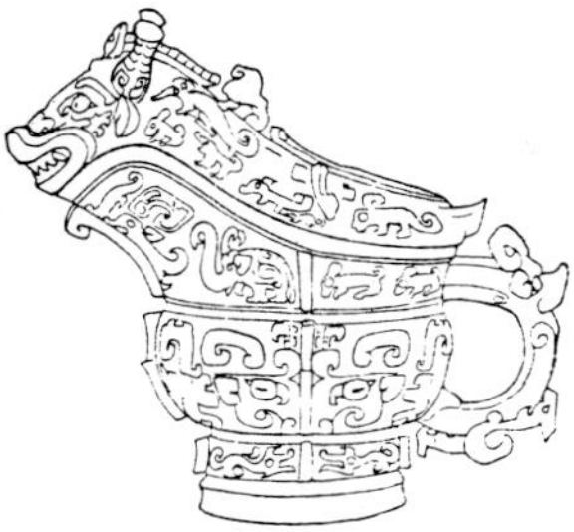

Kuang

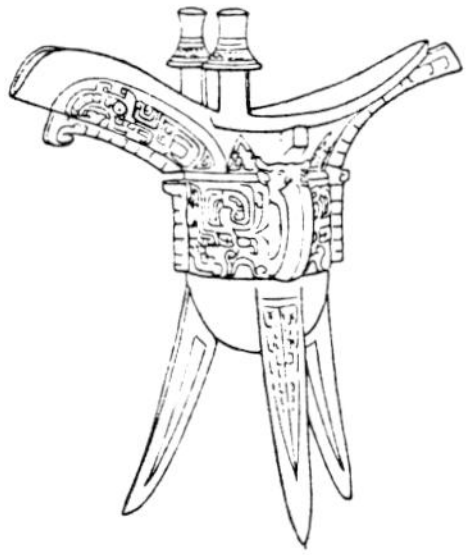

Chüeh

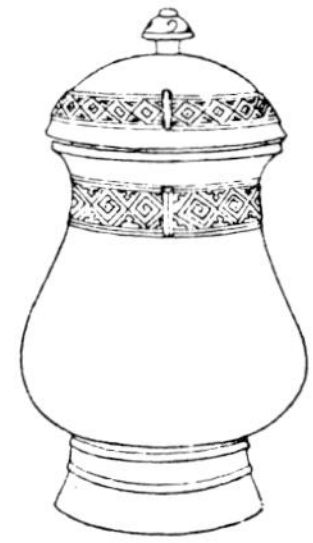

Chih

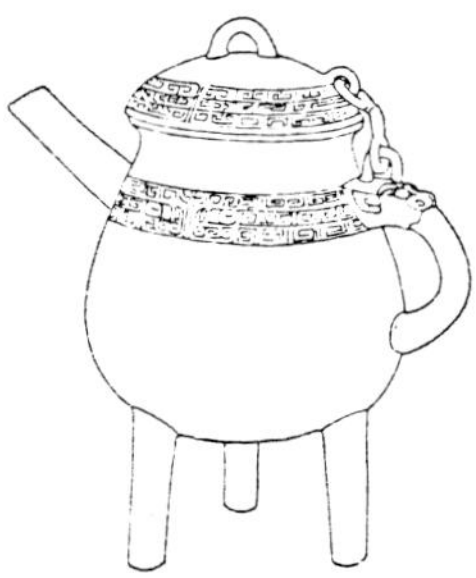

Ho

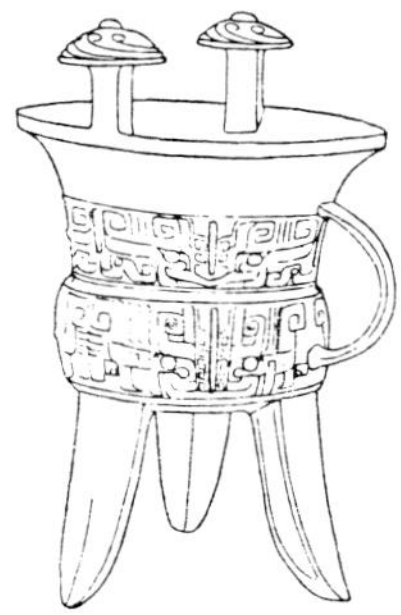

Chia

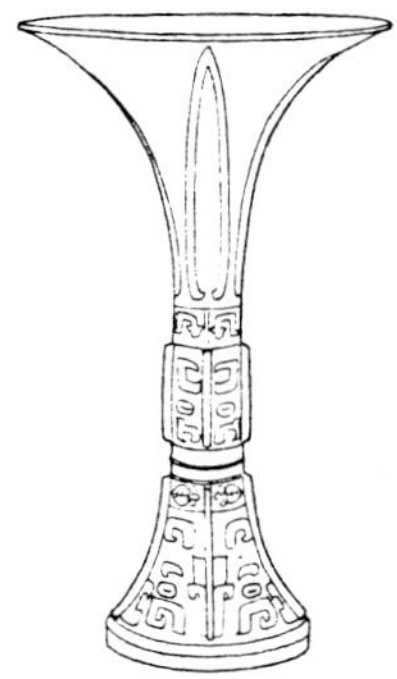

Ku

Wein in der Han-Dynastie (207 v. Chr.–220 n. Chr.)

Die Abstinenzler der Chou-Zeit scheinen keinen bleibenden Einfluß auf die Trinksitten der Bevölkerung ausgeübt zu haben. In der nachfolgenden Han-Zeit, die noch stark von den Lehren des Konfuzius geprägt war, gibt es nicht nur literarische Hinweise auf verschiedene Weinsorten und Qualitätsunterschiede, Wandbilder von Gelagen, sondern auch Grabfunde, die die Bestatteten als trinkfreudige Gourmets ausweisen. (Wobei man natürlich nicht ausschließen kann, daß es sich um Ausnahmen handelte.)

Grabbeigaben des Prinzen Liu Sheng

1968 entdeckte man die Gräber des Prinzen Liu Sheng (er starb 113 v. Chr.) und seiner Gemahlin in der Nähe von Man-ch'eng (Provinz Hopei). Aufsehen erregten die reiche Grabausstattung von über 2800 Objekten und besonders die Jadepanzer, in denen beide bestattet worden waren. Von Prinz Liu Sheng berichtete schon Ssu-ma ch'ien in seinem *Shih-chi,* daß er den Freuden des Weins und der Frauen allzusehr zugeneigt war (Bulling 1972: 29). Die beiden Gräber enthielten unter anderem dreiunddreißig wohl ehemals gefüllte Keramikweinkrüge mit Inschriften, die die Weinsorte angaben. Es handelte sich um *shu*-Wein (aus gequollener Hirse), «süßen *lao*», Reiswein, und *shu*-Wein der Shang tsun-Qualität (Chung-Kuo 1972: 14), welcher ein besonders schweres Getränk war (Chang 1979: 69). In den Gräbern befanden sich auch bronzene Weinbehälter, die mit Gold- oder Silbereinlegearbeiten verziert waren (Abb. 4). Diese Bronzebehälter dienten zum Teil auch als Maßkrüge, wie aus ihren Inschriften hervorgeht (Bulling 1972: 29, 31; Rudolph 1978: 56; Katalog Petit Palais 1972: 135 f.).

Grabbeigaben der Fürstin Tai

Daß Standardgrößen für Flüssigkeiten üblich waren, zeigen Weinschalen aus dem berühmten Grab der Fürstin Tai von Ma-wang-tui in der Nähe von Chang-sha. Die ovalen Lackschalen hatten an den Längsseiten kompakte Griffe (Wen-wu 1972/9: 52–73). Sie faßten 4 sheng, 2 sheng, 1,5 sheng und 1 sheng (200 ml) (Hunan Sheng 1973: 76–96, 1974: 44 f.). Zum Teil trugen sie Inschriften wie: *Chun hsin chiu,* was soviel heißt wie: «Bitte trinken Sie Wein, mein Herr.» Im übrigen waren unter den 180 Lackobjekten die Lackschalen der am häufigsten vertretene Gegenstand (Chang 1979: 78; Rudolph 1978: 55).

Traubenwein

In der Han-Zeit scheinen die Chinesen zum erstenmal mit Weintrauben und daraus gegorenem Wein in Berührung gekommen zu sein. Im *Shih-chi* wird von Abgesandten berichtet, die Weintrauben aus Ferghana mitbrachten. Gegen Ende des 2. Jh. n. Chr. wurde Traubenwein, der aus westlichen Regionen kam, hoch gepriesen (Chang 1979: 80). In China selbst wurde er damals jedoch noch nicht produziert.

Abb. 4: Prachtvolle bronzene Weinkanne (oder Maßkrug) mit Gold- und Silbereinlegearbeiten aus den Gräbern des Prinzen Liu Sheng und seiner Gemahlin. Von dem Prinzen wird berichtet, daß er den Freuden des Weins und der Frauen allzusehr zugeneigt war. ▷

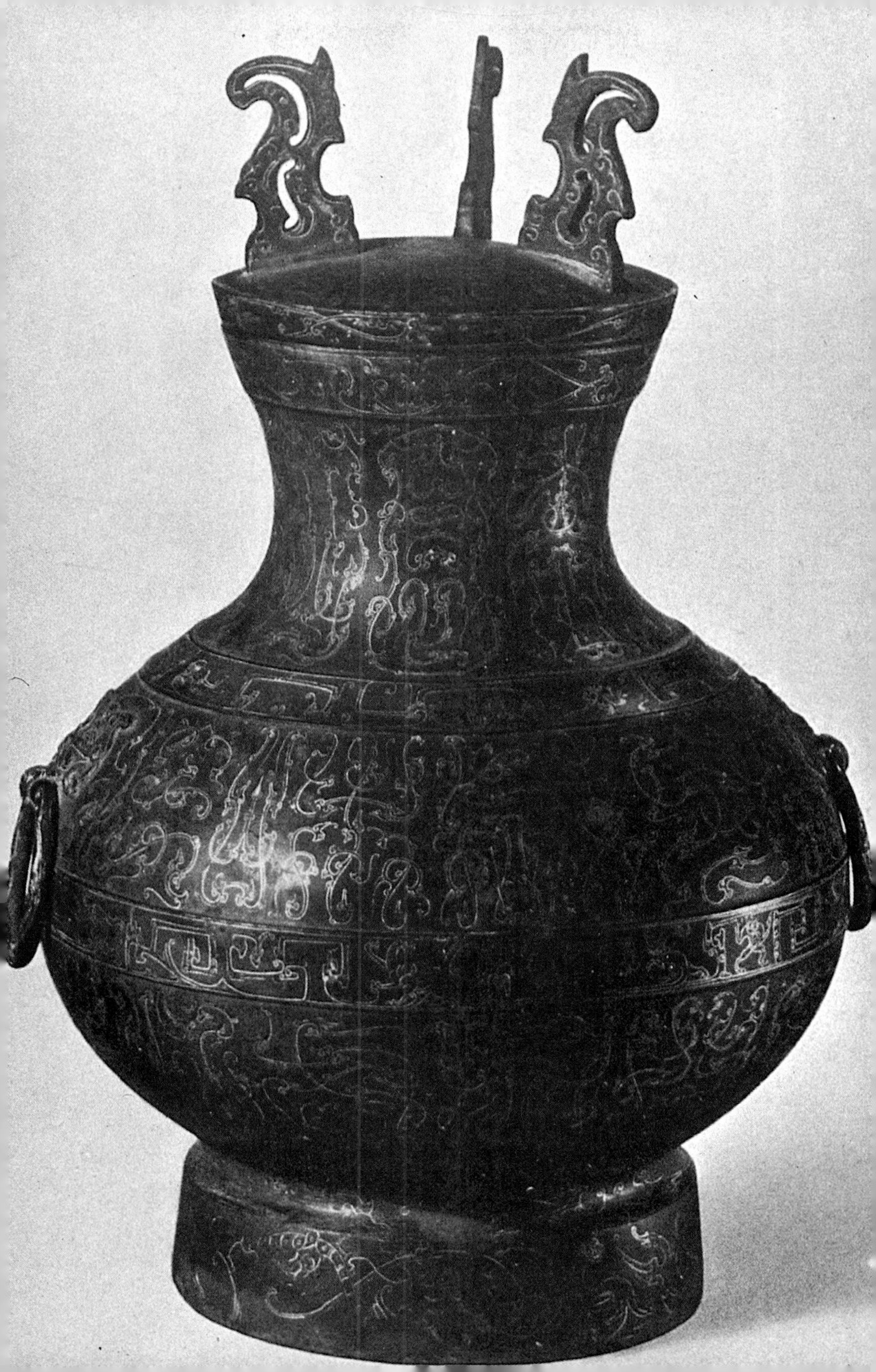

Wein in der Wei- bis zur T'ang-Dynastie (220–618 n. Chr.)

Im Laufe der Zeit scheint sich eine regelrechte Weinkultur entwickelt zu haben. Das Verhalten beim Weingenuß war reglementiert, Dichter widmeten sich dem Thema Wein, und es existierte eine Art «Weinvokabular» (Wagner 1973: 120).

Wein und die Droge Han-shi

Von der Wei-Zeit an trifft man Wein in einem ganz neuen Zusammenhang. Er wurde mit einer bewußtseinserweiternden und potenzfördernden Droge, dem Han-shi-Pulver, von der Feudalschicht konsumiert. Laut Vorschrift des Erfinders Huang-fu Mi mußte die Droge mit heißem, erstklassigem Wein eingenommen werden, um ihre Wirkung entfalten zu können (Wagner 1973: 113). Die damalige Literatur berichtet verschiedentlich von Weingesellschaften, die in Wirklichkeit Drogenparties waren. Die geballte Wirkung von Wein und Droge ließ manchmal die Kontrolle entgleiten. So wurde von dem reichen Shi Ch'ung erzählt, daß er bei Gelagen seine Gäste von sogenannten «schönen Frauen» zum Weintrinken animieren ließ. Falls der Gast dem Wein nicht bis zum Äußersten zusprach, ließ er seine Animierdame hinrichten (Wagner 1973: 121). Durch die Einnahmevorschriften für das offiziell sanktionierte und von weiten Kreisen der Oberschicht und Intellektuellen konsumierte Han-shi-Pulver konnte man sich leicht über den Weinkodex hinwegsetzen. In der Literatur finden sich immer wieder Hinweise auf bekannte Leute, die zu Säufern wurden (Wagner 1973: 122 f.). Darunter war der Dichter Liu Ling, einer der sieben Weisen des Bambushaines, der ein berühmtes Lobgedicht auf den Wein verfaßt hatte (Margoulies 1926: 124 f.). Angeblich wurde ihm eine Reihe von Weinkrügen mit ins Grab gegeben (Schafer 1963: 249).

Weitere Regeln und Riten bei der Weinherstellung

Die Bedeutung, die dem Wein beigemessen wurde, schlug sich auch in dem schon eingangs erwähnten, sehr ausführlichen Bericht über die Weinherstellung nieder. Darin werden fünf verschiedene Arten zur Gewinnung von Fermentfladen aufgezählt, gefolgt von der dazugehörigen Weinherstellung. Genau erklärt wird, in welchen Monaten bestimmte Weine angesetzt werden und welche Unterschiede beim Brauen beachtet werden müssen. Außerdem finden die Riten Erwähnung, die man während des delikaten Vorgangs der Fermentfladenzubereitung abhält. Demnach wurden aus dem Fermentteig fünf Figuren geformt, die die fünf Fermentkönige darstellten. Man opferte ihnen Wein und Schinken und hielt eine Zeremonialansprache. Dieser

Brauch war aber im Aussterben begriffen. Man glaubte festgestellt zu haben, daß die Unterlassung des Opfers keinen Einfluß auf das Ergebnis hatte (Huang Chao 1945).

Wein in der T'ang-Dynastie (618–906 n. Chr.)

In den zwei Jahrhunderten der T'ang-Zeit pflegte China eine intensive Außenhandelspolitik und verbesserte bedeutend die Transportwege des Reiches zu Wasser und zu Lande. Chang-an, die kosmopolitische Hauptstadt, zog Fremde aus allen Regionen an, die Produkte und Fertigkeiten ihrer Heimat mitbrachten. Vielfalt und neue Einflüsse herrschten auf fast allen Gebieten, nicht zuletzt auf den kulinarischen.

Weinsorten

Die alkoholischen Getränke sind zahlreich: Neben den alteingesessenen Weinen aus Hirse und Reis gab es solche, die mit Pfeffer, Safran, Myrobalan, Honig oder Ingwer gewürzt waren. Man trank Chrysanthemen- und Granatapfelblütenwein. Andere bevorzugten Wein, der mit Wasser aus Kalksteinhöhlen gebraut wurde, das alkalihaltig ist und so der Weinsäure entgegenwirkt. Berühmt war der sogenannte «Frühlingswein», der im Frühling seine Reife entfaltete. Der Adel bevorzugte *sang-lo*-Wein, der im Herbst, wenn die Maulbeerblätter (*sang*) fielen (*lo*), fertig gebraut war. Aus dem Süden kamen verschiedene Palmweine (Schafer 1979: 120 f.). Möglicherweise kannte man auch schon Branntwein. Schafer wertet einen Ausdruck, nämlich *shao chiu* = gebrannter Wein, aus zwei T'ang-Gedichten in diesem Sinne (Schafer 1979: 122).

Traubenwein

Ganz bedeutend war der Import von Traubenwein aus Zentralasien. Er gehörte bald zu den beliebtesten Getränken, und die Eigenherstellung nahm zu. Einige Gegenden wie Kansu und Shansi wurden zu bedeutenden Weinanbaugebieten. In Shantung wurde nun auch eine kleine, dunkle einheimische Weintraube (*Vitis thunbergii*), die bislang nicht vergoren wurde, zu Wein verarbeitet. Die berühmteste Traubensorte war wohl die sogenannte «Stutenzitzentraube». Sie war von länglicher Form, purpurfarben und wurde oft in Gedichten besungen. Ursprünglich aus Turfan, wurde sie 640 nach der Eroberung von Kotscho (Turfan) in den Palastgärten angepflanzt und gedieh dort prächtig. Sinnigerweise ließ der Kaiser T'ai Tsung den Sieg über diese Weinbauprovinz mit einem dreitägigen öffentlichen Trinkgelage in der Hauptstadt feiern (Schafer 1979: 122; 1963: 144).

Tavernen

Weine der verschiedensten Sorten konnte man in den über das ganze Land verstreuten Tavernen und Gasthäusern genießen. Diese Weinschenken waren an ihren besonderen Flaggen zu erkennen. In den größeren Städten und besonders in Chang-an wurde der Wein oft von Mädchen tocharischer oder sogdianischer Herkunft ausgeschenkt. Dazu unterhielt man die Gäste mit Musik und Gesang. Schon damals wollte die Regierung diese Pfründe nicht ungenutzt lassen, und hin und wieder war der Ausschank alkoholischer Getränke Regierungsmonopol. Man begnügte sich aber auch manchmal mit einer einfachen Steuer (Schafer 1979: 136 bis 139).

Weingebrauch

In der Mitte des 8. Jh. war es üblich, daß die Verwaltungsangestellten jedes Jahr ein Fest feierten, auf dem zu Ehren der Ältesten des Distriktes musiziert und Wein getrunken wurde (Schafer 1979: 134).

Die kaiserlichen Küchen – immer darauf bedacht, das Beste vom Besten zu bekommen – bestellten regelmäßig Spezialitäten wie getrocknete Austern in Wein aus Kwangtung und weißen Karpfen, in Wein mariniert, aus Nord-Anwei (Schafer 1963: 140).

Wein wurde fast überall im rituellen Gebrauch eingesetzt. Daneben war er bei Festen wie Hochzeiten, Geburten, Beerdigungen nicht wegzudenken. Üblich war es, den Gästen nach dem Essen Wein zu reichen. Und falls ein Weingenießer des Guten einmal zuviel getrunken hatte, wurden zur Ausnüchterung Gewürznelken empfohlen (Schafer 1963: 172; 1979: 134).

Wein und Gesundheit

Die Bekömmlichkeit war damals wie heute ein strittiges Thema. Ein gelehrter Pharmakologe warnte, daß übermäßiger Genuß das Leben verkürze und den Verstand beeinträchtige. Ein anderer dagegen lobte die wohltuende Wirkung auf den Blutkreislauf und pries als das Beste, daß Wein die Sorgen vertreibe (Schafer 1979: 120)!

Das Han-shi-Pulver – eine «moderne» Droge im mittelalterlichen China

Rudolf G. Wagner

Zwischen dem 3. und 12. Jahrhundert unserer Zeitrechnung war in der obersten chinesischen Schicht eine Droge, das «Han-shi-Pulver», weit verbreitet, die innerhalb eines neuen, durch Individualität und Ablehnung des formalisierten höfischen Lebens gekennzeichneten Lebensstils eingebettet und sanktioniert war. Ihr wurden bewußtseinserweiternde und sexuell stimulierende Wirkungen nachgesagt.

Im Gegensatz zu anderen chinesischen Drogen, die stärker philosophisch-alchemistisch eingebettet sind, handelt es sich hier um eine «moderne» Droge, die pragmatisch allein nach ihrer Wirksamkeit im gewünschten Sinne beurteilt wird. Die kollektive Sanktionierung durch die herrschende Schicht führte dazu, daß wohl zahlreiche Handbücher entstanden, die Anleitungen für die korrekte Einnahme und vor allem richtige Bekämpfung der Nebenwirkungen gaben, jedoch erst sehr spät gegen die Einnahme der Droge polemisiert wird. Die mit der Droge erreichte «Freiheit» von den Zwängen des Amtslebens, dem fast alle Einnehmenden nachgingen, und die von ihr bewirkte Förderung der innerhalb der Wertordnung dieser Oberschicht am höchsten rangierenden intellektuellen, kulturellen und sexuellen Fähigkeit bewirkten, daß auch die Bekanntheit der furchtbaren Nebenwirkungen der Droge nicht zu einer Einstellung des Konsums führte, sondern erst das Entstehen eines neuen Menschenbildes.

Der gesellschaftliche Rahmen, in dem das Han-shi-Pulver sich ausbreitete

Während der beiden Han-Dynastien (206 v. u. Z. – formal 220 n u. Z.) herrschte in China ein relativ starker Zentralstaat, der das früher in Fürstentümer zersplitterte Reich auf Dauer vereinheitlicht hatte. Die rasche Wirtschaftsentwicklung dieser Jahrhunderte ließ eine Reihe von Großen Familien mit erheblicher regionaler politischer und Wirtschaftsmacht entstehen, die sich gegen eine von Eunuchen zeitweise dominierte starke Zentrale wandten.

Im ersten und zweiten Jahrhundert unserer Zeitrechnung kam es zu erbitterten Kämpfen, die Verwaltung versank in Unfähigkeit und

Korruption, und die darauf folgenden Volksaufstände taten ein übriges zum Sturz der Dynastie. Das Reich zerfiel in drei dann als Staaten konsolidierte Herrschaftsgebiete, die zunächst unter Leitung von Militärführern standen. Der stärkste dieser Staaten war Wei in der nordchinesischen Ebene.

Der neuerliche wirtschaftliche Aufschwung nach den Jahrzehnten des Bürgerkrieges stärkte die alten Großen Familien, die bald selbst die Herrschaft übernahmen und in der Mitte des 3. Jahrhunderts die Jin-Dynastie gründeten. Bis hinein in das siebte und achte Jahrhundert beherrschten diese Familien den Teil Chinas, der nicht unter die Kontrolle der überall vordringenden chinesischen Nachbarvölker geraten war.

Während der *zhengshi*-Ära von 240–249 kam es in einer Pattstellung der das Kaiserhaus in Wei stellenden Cao-Familie und der Großen Familien zu einer kurzen geistigen Blütezeit der verschiedensten Schulen, der Generationen chinesischer Intellektueller später nacheiferten und nachtrauerten, weil sie einige der brillantesten Köpfe des mittelalterlichen China sich hatte artikulieren lassen, und welche den Stil der folgenden Jahrhunderte entscheidend prägte.

Seit den dreißiger Jahren hatte die Jugend dieser großen Familien begonnen, Zirkel zu bilden wie die «Acht Intellektuellen», die «Vier Scharfsinnigen» oder die «Sieben Klugen vom Bambushain», in denen sich der neue Lebensstil herausbildete, dessen Teil auch das *Han-shi*-Pulver ist.

Als wesentliche geistige Qualität, an der sie Menschen maßen, galt nicht die Korrektheit, die formale Loyalität und Pietät, sondern zunehmend die geistige Originalität. Sie zeigte sich in künstlerischem Genie und in der Fähigkeit, bereits als Kind und ohne weitere Ausbildung spontan die schwersten Passagen des tiefsinnigen Philosophen Laozi (Lao-tse) und des Orakelhandbuches *Zhouyi* (*I-ching*), an der sich Generationen von Kommentatoren die Zähne ausgebissen hatten, mit einem Bonmot zu erklären. Sie zeigte sich in der Verachtung der höfischen Etikette und der Hierarchien, so daß z. B. Juan Ji (210–263), der neben Xi Kang berühmteste Dichter dieser Jahre, nach dem Tode seiner Mutter am kaiserlichen Hofe Fleisch aß und Wein trank. Ihr Tod hatte ihn tief getroffen, aber er verweigerte den traditionellen ritualisierten Ausdruck dieser Trauer.

Neue zwischenmenschliche Beziehungen entstehen und finden Beachtung, persönliche Freundschaften (und Feindschaften), die nicht hierarchisch bestimmt sind.

Neben der geistigen Originalität und Spontaneität fand die Schönheit von Männern Bewunderung; sie mußten aussehen wie die Genien, bleich und durchgeistigt. Man puderte sich kräftig und benutzte zur

Hervorhebung der Bleichheit ein rotes Taschentüchlein; ein junger Mann ging Anfang des 3. Jahrhunderts so weit, sich angetan mit einem Schwanenfederkleid auf einem weißen Wagen von sechs weißen Widdern durch die Hauptstadt ziehen zu lassen, worauf die Gaffer ihn als «Jademenschen» bezeichneten, der es mit den größten Gestalten der *zhengshi*-Ära aufnehmen könne.

Das neu entdeckte Individuum mit seiner «Natur» stand im direkten Zusammenhang mit der «Natur» selbst. Diese war zuvor Gegenstand kosmologischer Spekulation, landwirtschaftlicher oder imperialer Riten. In der neuen Lyrik wurde sie zum ungestutzten Gegenstück des Hofes, der Bereich der Freiheit, in dem sich das neue Individuum entfalten kann. Es entsteht eine neue Privatwelt außerhalb der Hauptstadt (oder in ihr im eigenen Park) mit Landhäusern, isokephalischen Beziehungen, informeller Kleidung, Beschäftigungen, die sonst dem Handwerker (Schmieden) oder Schausteller (Musik) überlassen blieben. Hier wird getrunken, hier werden die Drogen genommen und Gedichte geschrieben.

Die buddhistischen Klöster, die schon im vierten Jahrhundert viele Angehörige dieser Oberschicht in den landschaftlich oft reizvollsten (unbebauten) Bergen um sich versammelten, waren auch ein Bestandteil dieses privaten Bereiches, wo das Individuum sich um seine «Erleuchtung» bemühte.

Der Zusammenbruch und die ostentative Ablehnung der alten Wertordnung setzten allerdings auch Kräfte frei, die man sich vielleicht lieber mehr unter Kontrolle gewünscht hätte. Unverhohlene und offen ausgelebte Gier nach Macht, beispielloser Protz mit dem Reichtum, brutalste Ausschweifungen und hemmungslose Einnahme sehr gefährlicher Drogen waren in denselben Kreisen an der Tagesordnung, von denen die großartigsten Gedichte, Kommentare und feinsinnigen Bonmots stammen.

Es mag viele Elemente dieses neuen Lebensstils auch zuvor gegeben haben, jetzt aber wurden sie als das Typische der Zeit erfaßt und überliefert. Auf Reliefs der Zeit sitzen die «Sieben Klugen vom Bambushain» beisammen, verschiedene Anekdotensammlungen der Zeit überliefern die Charakterisierungen, Situationen und Bonmots der bekanntesten Köpfe.

Das Han-shi-Pulver

Das *Han-shi-* (Kalte-Mineralien-) oder *Wu-shi-* (Fünf-Mineralien-) Pulver wurde von keinem anderen als He Yan in seiner besonderen Wirkung entdeckt. Zwischen 240 und 249 war er führender Politiker, er gehörte zu den bedeutendsten Philosophen seiner Zeit und erfüllte zudem alle Kriterien der Schönheit. Er entdeckte eine «Nebenwirkung» dieser Droge: «Wenn man das Fünf-Mineralien-Pulver einnimmt, werden nicht nur Krankheiten geheilt, sondern auch der Geist wird erweckt und zur Klarheit geöffnet.»

Huangfu Mi (215–282) schreibt: «In jüngster Zeit ergab sich . . . He Yan der Musik und schätzte Sex, und als er die Droge zum ersten Mal einnahm, erlangte sein Bewußtsein zusätzliche Klarheit und seine Körperkräfte wurden allmählich stärker. In der Hauptstadt reichte (auf Grund dessen) nach kurzer Zeit jeder die Droge herum . . . Nach seinem Tode wurden derer, die sie einnahmen, noch viel mehr, und das hörte auch mit der Zeit nicht auf.»

Hier bezieht sich die «Klarheit des Bewußtseins» auf die Schärfung der Sinne für die Musik, die Stärkung der Körperkräfte auf die sexuelle Genußfähigkeit. Gleichwohl ist in dieser Betonung der sinnlichen Ausschweifungen He Yans auch eine Kritik enthalten; den Tatsachen nahe liegen dürfte wohl eine Interpretation, die die allgemeine Schärfung der Sinne – d. h. auch des Intellekts – als Wirkung unterstellt. Das Vokabular des «Glänzens», «Gleißens», der «Klarheit» und «Öffnung», welches neben den Reise- und Fluchtmetaphern die Lyrik, die nachgewiesenermaßen unter Wirkung dieser Droge geschrieben wurde, dominiert, deutet auf eine enge Übereinstimmung mit dem Ziel der geistigen und künstlerischen Originalität und Brillanz hin, die allerdings nicht in der kühlen Rationalität gesehen wurde. Die Droge wurde mit Branntwein (wohl aus Gaoliang) eingenommen, einer anderen Droge, die zu dieser Zeit in dasselbe kulturelle Milieu gehört und helfen sollte, die Hemmungen der eigenen Originalität abzubauen und die Frustration der Intrigen am Hofe vergessen zu lassen.

Das Rezept der Droge liegt vor. Neben verschiedenen Kalziumbestandteilen (Stalaktiten, Austernschale, beides gemahlen) und zahlreichen Kräutern enthält es vor allem auch das giftige Aconit. Leider hat sich noch kein Pharmakologe dieser komplexen Droge angenommen, so daß keine Aussagen über Experimente oder theoretische Wirkungen vorliegen.

Verschiedene Quellen belegen, daß sich die Droge, deren Preis durch den hinzukommenden Branntwein erheblich stieg, in den obersten Rängen der Gesellschaft stark verbreitete und auch in buddhistischen Klöstern eingenommen wurde. Noch im 11. Jahrhundert schreibt der bekannte Dichter Su Shi (1036–1101):

«Es hat mit He Yan begonnen, daß die Leute Stalaktiten mit Aconit einnahmen und sich hemmungslos dem Wein und dem Sex hingaben, um so ihr Leben zu verlängern. He Yan war in seiner Jugend reich und geehrt, wie sollte es einen da erstaunen, daß er das *Han-shi*-Pulver einnahm, um so seine Begierden zu befriedigen?

Was er damit anrichtete (daß sich durch ihn das Pulver verbreitete), reichte aus, um Menschen zu töten und Familien zugrunde zu richten, Tag für Tag. Wie gräßlich ist es, am *Han-shi*-Pulver zu sterben – aber was kann ich allein dagegen ausrichten! Diejenigen, die das *Han-shi*-Pulver einnehmen und denen es den Rücken zerfrißt (sind so zahlreich), daß sie sich gegenseitig auf die Füße treten.»

Der kulturelle Kontext des Han-shi-Pulvers

Das Pulver schuf keine eigene Drogenkultur, sondern wirkte lediglich verstärkend innerhalb eines gegebenen psychischen, sozialen und kulturellen Kontextes, wie er in der Einleitung skizziert wurde. Es wurde zur Mode in der Oberschicht, und «diejenigen, die es einnahmen, suchten gegenseitig ihre Gesellschaft», wie es im vierten Jahrhundert heißt.

Die Droge wurde in verschiedenen sozialen Situationen eingenommen, bei gemeinsamen Parties im Landhaus, um schwere persönliche Schicksalsschläge zu überstehen (Entfernung aus dem Amt, Tod der Mutter), um «in» bei der Jugend der Großen Familien zu sein und schließlich als «Wiederbelebungsdroge» bei schwerer körperlicher und geistiger Erschöpfung. Manche bauten sich unterirdische Räume mit künstlicher Beleuchtung, da man durch die Droge sehr in Hitze kam und Kühlung brauchte, die Musik spielte eine große Rolle, die leichte Kleidung setze sich möglicherweise sogar auf Grund der Droge allgemein durch, da die Einnahmeanweisungen ausdrücklich erwähnten, man dürfte nur solche Kleidung tragen oder laufe am besten nackt herum, «unter der Wirkung der Droge» wurden Gedichte geschrieben, die sich freilich in Sprache und Metaphorik nicht von anderen Gedichten unterscheiden.

Dieser kulturelle Kontext unterscheidet das *Han-shi*-Pulver von anderen Drogen, die ebenfalls gängig waren. Dies sind einmal die meist auf alchimistischer Basis aufbauenden Lebensverlängerungsdrogen, die in der Regel Zinnober enthalten. Sie sind in einen philosophisch-alchimistischen Zusammenhang eingebettet und wurden im Selbstversuch (oder bei Kriegsgefangenen) erprobt. Daneben war der Branntwein verbreitet, der jedoch ebenfalls nicht religiös oder rituell, sondern lediglich durch «moralische» Grenzen umgeben war, die es verdammten, sich zu betrinken. Viele der Intellektuellen, von denen wir wissen, daß sie das *Han-shi*-Pulver einnahmen, experimentierten auch mit anderen Drogen (Wein, Pilzen) sowie sexuellen Praktiken. Gerade am *Han-shi*-Pulver wird jedoch deutlich, daß sie hier relativ wahllos und pragmatisch vorgingen; nirgends gibt es einen Versuch, das Pulver mit irgendeinem höheren Sinn zu versehen oder in irgendeinen religiösen oder kosmologischen Zusammenhang einzubetten, allein die Wirkung entschied die Verbreitung. Das erlaubt auch einen Rückschluß auf das Verhältnis zu anderen Drogen, die ähnlich pragmatisch «probiert» wurden. Insofern ist das *Han-shi*-Pulver in seinem damaligen Kontext durchaus eine «moderne» Droge, der die traditionellen Kontrollformen abgehen, die sich in anderen Gesellschaften und auch in China für den Genuß bestimmter Drogen herausgebildet haben. Dies lag nicht daran, daß diese Droge ungefährlich war.

Die Nebenwirkungen des Han-shi-Pulvers

Es gibt eine reiche Literatur zu diesem Punkt, da ganze Handbücher ausschließlich zu dem Zweck geschrieben wurden, die Nebenwirkungen und die Mittel zu deren Bekämpfung für die Familienangehörigen, die Hilfestellung leisten mußten, darzulegen. Häufig werden psychische Nebenwirkungen erwähnt. Huang-fu Mi schreibt:

«Mir ging es einmal so, daß ich vor meinem Essen saß und mir die Tränen nur so herunterliefen. Ich nahm ein Messer und wollte mich umbringen, kam aber nicht dazu, dies auszuführen, weil meine Familie das merkte und mir das Messer abnahm.»

Von Kaiser Tuoba Gui im 5. Jahrhundert heißt es, nach dem Tode des Vorsitzenden des Medizinalamtes sei die Droge bei ihm «häufig zu stark zur Wirkung gekommen, und das ging soweit, daß sich unheildräuende Erscheinungen in großer Zahl zeigten. Der Kaiser war besorgt, deprimiert und unruhig, bisweilen aß er für mehrere Tage überhaupt nichts ... der Wechsel zwischen guter Laune und Wut war unberechenbar ... im übrigen geriet sein Gesicht bisweilen zu wilden Grimassen, ein andermal ging sein Nasenatem nicht regelmäßig, bisweilen verlor er beim Laufen oder Gehen die Balance, bisweilen wurden seine Worte und Sätze konfus. Alle, die der Ansicht waren, das Üble, das er im Herzen trage, zeige sich nun (unter dem Einfluß des Pulvers) auch äußerlich, schlug er eigenhändig tot und ließ sie allesamt vor der ‹Halle zum Himmlischen Frieden› öffentlich ausstellen.»

Natürlich schimmert in dieser Beschreibung auch die Schilderung der «barbarischen» Natur dieses Kaisers durch, dessen Volk Teile des Han-chinesischen Siedlungsraumes besetzt hatte. Die körperlichen Erscheinungen sind vor allem durch Krampfzustände und Geschwulstbildung gekennzeichnet. Unfähigkeit zum Wasserlassen und Stuhlgang, Verkrampfung der Kaumuskeln, Schmerzen an Händen und Füßen, starrer Blick stehen hier neben Knotenbildung an Kopf und Körper, Schwellung des Bauches, «daß er platzen will», Herzstichen, Geschwüren am After und Rücken, Verfaulung des Hodensacks.

Huangfu Mi selbst schreibt, man überlebe die Einnahme der Droge höchstens «einige zehn Jahre», während viele schon nach «fünf oder sechs Jahren» sterben. Aus seiner eigenen Bekanntschaft führt er einige Beispiele an:

«Bisweilen kommt nämlich die Droge gewaltig zur Wirkung und ist ungewöhnlich stark; dadurch werden Leute noch in jungen Jahren getötet. Durch (die Wirkung des Pulvers) verstopfte sich mein jüngerer Vetter . . . mit der Zunge den Hals (und erstickte), Wang Liangfu zerfraß ein Geschwür den Rücken, dem Xin Zhangxu zersetzte es das Fleisch am Rücken, Zhao Gonglie hatte in seiner engeren und weiteren Familie sechs Todesfälle, die alle durch diese Droge verursacht wurden.»

Soziale Kontrolle des Han-shi-Pulvers

Wie bereits angesprochen, gab es keine rituelle oder religiöse Einbettung dieser Droge; bei der offensiven Frontstellung gegen die traditionelle Moral (mit der Beherrschtheit und Mäßigung als zentralen Werten) kamen auch von hierher keine Einschränkungen. Die zahlreichen z. T. überlieferten Handbücher kritisieren nirgends die Drogeneinnahme, selbst in den Buchkatalogen ist nicht ein einziges Werk gegen diese Droge verzeichnet. Erst im 11. Jahrhundert kommen kritische Stimmen. Die Anstrengungen konzentrierten sich darauf, die «sozialen Kosten» der Droge tragbar zu machen, indem die Einnahmeregeln verbessert und Mittel gegen die Nebenwirkungen entwickelt wurden. Die kollektive Sanktionierung der Droge innerhalb dieser Schicht im Rahmen ihrer Wertordnung war so eindeutig, daß nirgends gegen diese Droge als solche vorgegangen worden wäre. Wie die Sanktionierung der Droge erlosch, ist noch unerforscht.

Neben den Handbüchern, die ja ein Eingeständnis der massiven Probleme enthalten und auf die Symptome reagieren, hat die *Han-shi*-Drogen-Gemeinschaft eine elitäre Ideologie entwickelt, nach der eben nur Leute, die wirklich tiefes Verständnis und hohe Intelligenz haben, sich an eine solche Droge heranwagen dürfen. Bereits im dritten Jahrhundert findet sich diese Auffassung in einem der ersten Traktate über das Pulver von Cao Xi, der schreibt: «Diejenigen, die heutzutage in hohen Rängen sind, sehen das Grundrezept dieser Droge und rufen aus: ‹Das ist das göttliche Pulver, mit dem man das Leben festhält.› Und schon kommt der Tag, an dem sie es einnehmen, sich die Kleider ausziehen, sich in den Wind stellen und klares Wasser über sich laufen lassen.» Dieser unbedachte Umgang mit der Droge wird auch von anderen kritisiert. Huangfu Mi schreibt: «Die Menschen der Menge (= Leute in hohen Rängen ohne hohes geistiges Vermögen) waren so begeistert von dem unmittelbaren Effekt der Droge, daß sie die furchtbaren Nachwirkungen außer acht ließen.» Einige Jahrzehnte später heißt es: «Die oberflächlichen, unsorgfältigen und nur zu halben Sachen fähigen Adligen mit dem Brett vor dem Kopf, die es heute gibt – wenn die das für ein Symptom (der Nebenwirkungen) angemessene Mittel sehen, überprüfen sie nicht weiter die Argumentation (daraufhin, ob die Anweisungen) des Huangfu Mi oder des Cao Xi herangezogen werden müssen. Darum kommt unermeßliches Unglück zustande. Wenn sie nicht wieder auf die Beine kommen und sterben, so (zeigt) das nur, daß die Subtilität der Droge von nur mittelmäßig Begabten nicht zu verstehen ist.» Und im 7. Jahrhundert schreibt Xue Yao unzweideutig: «Die Dummen können sie nicht meistern und verlieren so ihr Leben.» Der buddhistische Mönch Shi Huiyi (372–444) schreibt: «Dies jedoch (wenn sich das Pulver gegen die eigene Natur richtet, d. h. einen tötet) ist ein Fehler des (das Pulver) Einnehmenden und nicht der Fehler der Drogenmineralien.»

Diese Argumentationskette erledigte nicht nur die zahlreichen Todesfälle als Belege für die mindere geistige Qualität der Pulverschlucker, sondern produzierte zugleich einen erheblichen sozialen Druck, diese Droge einzunehmen, um die Zugehörigkeit zur obersten Gesellschaftsschicht und ihrer Kultur zu dokumentieren. Es sind sogar Fälle bekannt, in denen Leute, die einfach Fieber hatten, behaupteten, bei ihnen sei die Droge zu stark aufgekommen, um sich «fälschlich das Aussehen von Reichen und hochstehenden Personen» zuzulegen.

Die elitäre Ideologie der Einnehmenden wirkte so nicht als soziale Kontrolle gegen eine ausufernde Verwendung der Droge, sondern als sozialer Druck, es ebenfalls mit ihr zu versuchen.

Cannabis in Ostasien – Herkunft, Wanderung und Gebrauch

William A. Emboden

Archäologische und botanische Belege unterstützen die Annahme, daß Cannabis ursprünglich im heutigen Afghanistan südöstlich des Kaspischen Meers heimisch war und von dort im Neolithikum nach Hunan und Chekiang in China gelangte. Die frühesten erhaltenen Ideogramme deuten darauf hin, daß zwei Arten von Cannabis in Gebrauch waren: einmal als Faser, zum anderen als Heilmittel. Alle Spezies von Cannabis wurden als Lebensmittel genutzt, indem man die Samen röstete. Der Gebrauch der Vorsilbe «ta» für das Ideogramm «ma» zeigt an, daß eine größere und eine kleinere Art bekannt waren. Man vermutet, daß es sich bei der kleineren Art um die rauschwirksamere Cannabis indica, bei der größeren Art um die faserhaltige Cannabis sativa handelt. Nahrungsmittel, Seile, Stoffe, Arzneimittel und der «magische Stab» aus einem Hanfstengel wurden aus dieser Art hergestellt. Ihre Bedeutung wird durch die Tatsache erhellt, daß aus dieser Faser die Kopfbedeckung des ersten Kaisers der Chou-Dynastie gefertigt wurde, die er bei seiner Krönung im Jahre 1027 v. Chr. trug.

Zur Taxonomie

Zwar besteht zwischen den Botanikern bezüglich der Klassifikation Übereinstimmung, daß *Cannabis* eine deutlich unterschiedene Art innerhalb der Familie der *Cannabaceae* bildet, doch ordnen einige Botaniker (Small/Cronquist 1976: 405) dieser Art nur eine Spezies zu, deren Unterkategorien sich aus chemischen und morphologischen Varianten zusammensetzen. Da sich die chemische Zusammensetzung von *Cannabis* von Tag zu Tag verändern kann (Turner et. al. 1974: 141), ist das Kriterium dieser Autoren, auf dem ihre Taxonomie basiert, von geringem Wert. Ein Schlüssel für die Definition einer Spezies anhand morphologischer Unterschiede findet sich bei Schultes et. al. (1976) und wird jedem von Nutzen sein, der mit traditionellen Ansätzen der Ordnung von Spezies vertraut ist. Dieser kurze Kommentar soll das Verständnis der im folgenden Text verwendeten taxonomischen Kategorien erleichtern.

Gewöhnlich kommt *Cannabis* getrenntgeschlechtlich (diözisch) vor;

es gibt sowohl männliche wie weibliche Pflanzen, das mag die beiden Ideogramme *ma* erklären, die die chinesische Schrift kennt. Eine andere Erklärung wäre, daß das Ideogramm sich auf zwei Spezies innerhalb einer Art bezieht. *Cannabis* findet sich nämlich auch, wenn auch wesentlich seltener, als eingeschlechtliche (monözische) Pflanze. Sie trägt dann männliche und weibliche Blüten getrennt an einer Pflanze. Eine noch ungewöhnlichere Form des Blühens liegt dann vor, wenn die einzelnen Blüten bisexuell oder hermaphroditisch sind. Alle diese verschiedenen Systeme werden durch Geschlechtschromosome gesteuert.

Die meisten Autoren bezeichnen *Cannabis* als einjährige Pflanze. Mir sind indes fünfjährige Exemplare bekannt, die kleine holzige Bäume geworden sind. Dies geschieht jedoch nur in südlichen Breiten, weil die Pflanzen auf Frost sehr empfindlich reagieren. Das rasche Wachstum und die langen Internodien von *Cannabis sativa* machen die Fasern des Pflanzenstengels so begehrt. Die Pflanze kann in einer einzigen Saison eine Höhe von mehr als sechs Metern erreichen. Andererseits haben die kleinen und eng verzweigten Pflanzen von *Cannabis indica* nur sehr kurze Internodien und kleine Fasern. Der sonst im Prozeß des Rottens abzubauende Pflanzenleim (Pektin) fehlt ganz (Anderson 1974: 29). Nach der Ansicht von Carlton Turner (vgl. Schultes 1980: 99) werden chemische Unterschiede eher genetisch als durch die Umgebung bestimmt.

Wie Schultes gezeigt hat (1973), ist nahezu nichts über die chemische Zusammensetzung, den Zellaufbau und die Ökologie von *Cannabis* bekannt, obgleich es zu den ältesten kultivierten Pflanzen zählt. Dem kann ich hinzufügen, daß ein Großteil unseres Wissens über die Geschichte von *Cannabis* und seine Verwendung durch den Menschen auf Vermutungen und literarischen Fragmenten beruht. Archäologische Funde haben einige Klarheit gebracht, aber es liegt noch jahrelange Arbeit vor uns, bei der Anthropologen mit Botanikern und Chemikern zusammenwirken müssen.

Herkunft und Verbreitung

Die Herkunft von *Cannabis* ist weder zeitlich noch geographisch exakt zu bestimmen. Frühe Botaniker lokalisieren übereinstimmend das ursprüngliche Zentrum von *Cannabis* östlich des Kaspischen Meeres, nahe dem Irtysch, über die Wüsten Kirgisistans bis nach Dahurien jenseits des Baikal-Sees. Dieser Meinung waren De Bunge (1860: 30) und De Candolle (1886: 148). In dieser Gegend wachsen heute die

Ausgereifte weibliche Pflanze von Cannabis sativa. ▷

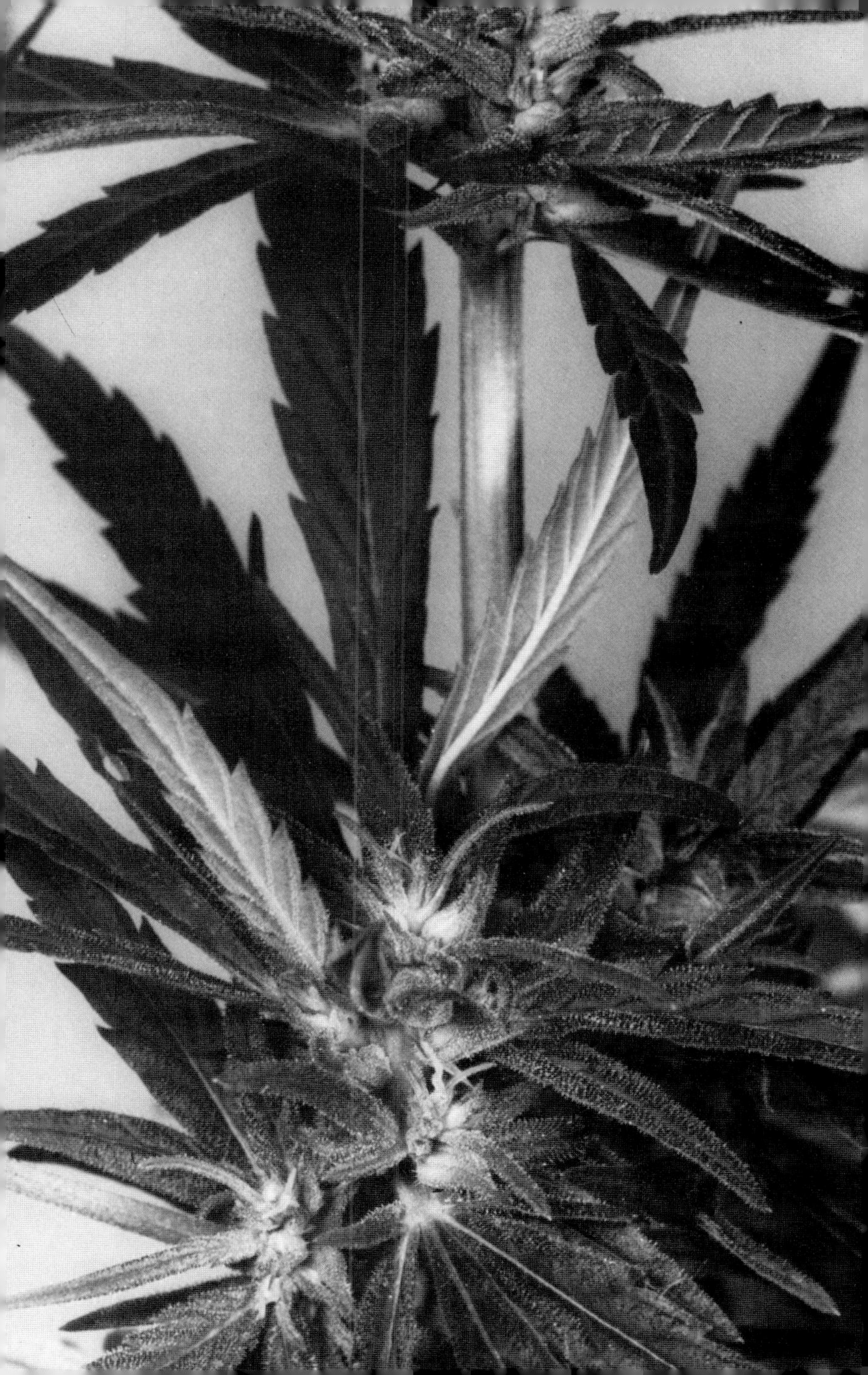

unterschiedlichsten und interessantesten wilden Formen der Art (Schultes 1973). Von diesen wilden Vorfahren leitet sich die domestizierte, wie Unkraut wachsende Pflanze ab, die heute überall in gemäßigten und tropischen Zonen bekannt ist.

Die am schwierigsten zu klärende Frage betrifft den Eingriff des Menschen in die Entwicklung von *Cannabis*. Die Entdeckung der Pflanze mag Zufall gewesen sein, als der Mensch verrottete umgeknickte Exemplare fand und in ihnen kräftige Fasern entdeckte, die sich zu Seilen verarbeiten ließen. Eine ebenso plausible Erklärung wäre, daß Menschen bei ihrer Suche nach Nahrung aus Zufall die prallen eßbaren Achänen (Samen oder vielmehr Früchte) entdeckten und sie für geschmackvoll und nahrhaft befanden. Die stärke- und fetthaltigen Samen dürften schnell großen Anklang gefunden haben. Nach einem dritten und gleichermaßen glaubhaften Szenario hätte der Mensch die Blätter der Pflanze für eßbar gehalten, und nach ihrem Genuß begann das exstatische Abenteuer. Auf jeden Fall begann die Nutzbarmachung der Pflanze nicht lange nach der Ankunft des Menschen in dieser Gegend. Die schmerzstillenden (analgetischen) und antibiotischen Eigenschaften der frischen Blütenspitzen der weiblichen Pflanzen legen den Gedanken nahe, daß *Cannabis* für das Überleben des frühen Menschen bedeutsamer gewesen ist, als man früher annahm. Es ist auch nicht unrealistisch zu glauben, daß die ersten Kleidungsstücke, die der Mensch neben Tierhäuten trug, aus einem Stoff bestanden, den man aus den gerötteten Fasern der *Cannabis*-Pflanze wob.

Aus den Fasern von *Cannabis* gefertigte Textilien sind im östlichen Sibirien, in Taiwan, Hongkong, Kansu und Chinesisch-Turkestan ausgegraben worden. Abdrücke der Pflanzenfaser finden sich auf Töpfereiwaren des neolithischen Dorfes Pan P'o in der Provinz Shesi im nördlichen Zentralchina (Schultes 1973). Diese lassen sich auf ca. 4000 Jahre vor Chr. zurückdatieren. Zu dieser Zeit wurde die Faser möglicherweise zu Fischnetzen, Seilen und Stoffen für Kleidung verarbeitet. Sie ist außergewöhnlich haltbar. Ihre Bedeutung muß in einer Gegend, in der Flachs (*Linum usitatissimum*) unbekannt war, besonders groß gewesen sein.

Cannabis ist ein notorischer «Kulturfolger». Wo immer der Mensch hingelangte, wird man fast sicher auch *Cannabis* finden. Durch die stickstoffhaltigen Abfälle, die bei jeder menschlichen Wohnsiedlung anfallen, gedeiht es besonders gut. Der Mensch mag die Samen mit sich geführt haben, vor allem aber tragen viele Tiere die unverdauten Achänen in ihren Mägen oder Krallen und bringen sie so in neue Gegenden. Die frühesten Verbreitungsmuster der Pflanzen hängen zweifellos mit den Wanderbewegungen bestimmter Vögel und Säuge-

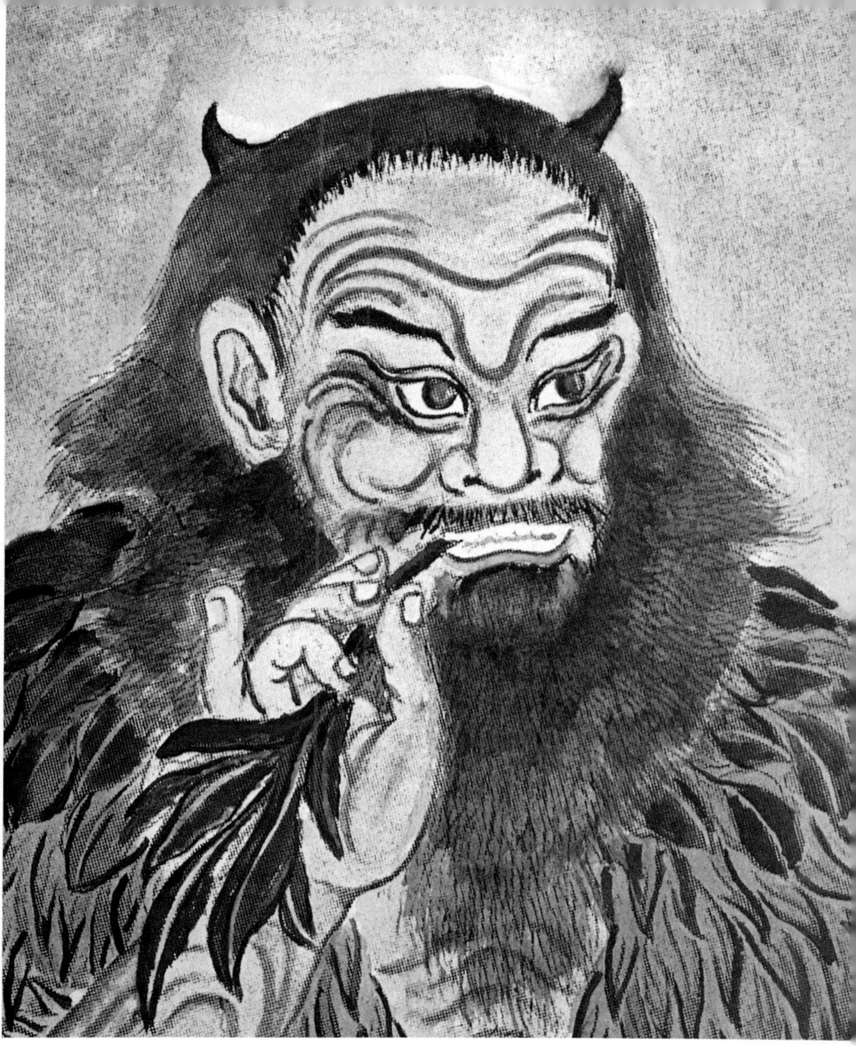

Von Kaiser Shen-nung gibt es zahllose Abbildungen aus allen Zeiten. Auffällig an dieser auf alte Vorbilder zurückgehenden französischen Darstellung des 18. Jahrhunderts sind die Hörner, die diesen legendären vorzeitlichen Kulturbringer als Schamanen kennzeichnen.

tiere zusammen; ebenso spiegeln die nachfolgenden Verbreitungen die Wanderungen nomadischer Völker in den gemäßigten Zonen Asiens zwischen Osteuropa und China bis nach Indien.

Gebrauch

Vor 6000 Jahren war *Cannabis* für die Chinesen eine göttliche Pflanze, die wertvolle, schmackhafte Nahrung, Kleidung, Fischnetze und Lampenöl und ein Medikament gegen gereizte Haut lieferte. Außerdem war die Pflanze ein Hilfsmittel zur Erreichung eines kontemplativen Zustandes. Nach einer mündlichen Überlieferung, die erst später schriftlich niedergelegt wurde, empfahl im Jahre 2737 der Kaiser Shen-Nung das Harz von Cannabis als Heilmittel bei *Beriberi,* Verstopfung, Frauenkrankheiten, Gicht, Malaria, Rheumatismus und Geistesabwesenheit. Zwar mag die letztere Anwendung etwas außergewöhnlich scheinen, doch muß man sich vor Augen halten, daß in Indien schon zu früher Zeit die wichtigste Anwendung von *Cannabis* darin bestand, die Konzentration beim Lesen heiliger Texte zu erhöhen: Man durfte diese Texte überhaupt erst nach dem Genuß von *Cannabis* lesen. Dies sollte verhindern, daß der Leser durch weltliche Gedanken abgelenkt wurde. Die Chinesen nannten den veränderten Bewußtseinszustand nach *Cannabis*-Genuß «göttliche Transzendenz».

Eine noch merkwürdigere Art der Verwendung war schon im 15. Jahrhundert v. Chr. in Mode. Der holzige Stengel von *Cannabis sativa* wurde mit einer rundherum gewundenen Schlange beschnitzt, manchmal auch mit zwei Schlangen. Mit diesem Ornament galt der Stengel als Totem von großer Macht und wurde bei Heilverfahren benutzt. Verwandte und Freunde legten den Kranken woanders hin, schlugen sein Bett und stießen dabei Verwünschungen aus, die die dämonischen Geister vertreiben sollten (Emboden 1972). Das findet seine Entsprechung in europäischen Sitten des späten Mittelalters. Krankheit wurde oft als eine Besessenheit von bösen Geistern angesehen. Um einen Menschen zu heilen, wurde er von seinen Freunden angegriffen, die die Geister aus ihm herausprügelten (*to beat the hell*). Der Ausdruck ist uns noch heute (im Englischen) erhalten, wenngleich nur wenige seinen Ursprung aus der chinesischen Geschichte sehen. Der *Cannabis*-Stengel war ein magischer Stab, vergleichbar dem Aronsstab oder jenem Stab, den Moses benutzte. In allen Fällen handelt es sich um im wesentlichen magische Handlungen.

Um die mit *Cannabis* verbundenen Ideogramme herrscht bei Philologen und Etymologen immer noch einige Verwirrung. Das soll hier nicht im einzelnen dargestellt werden, aber es bleibt festzuhalten, daß

Auf den legendären chinesischen Kaiser Shen-nung, einen Kulturbringer der Vorzeit (circa 3000 v. Chr.), gehen Kenntnisse des Feldbaus, der Medizin und der Diätetik zurück, die um die Zeitenwende im pen-ts'ao, dem frühesten und im Laufe der Geschichte immer wieder abgeschriebenen Arzneibuch, schriftlich fixiert wurden. Er hat zum erstenmal Cannabis erwähnt. ▷

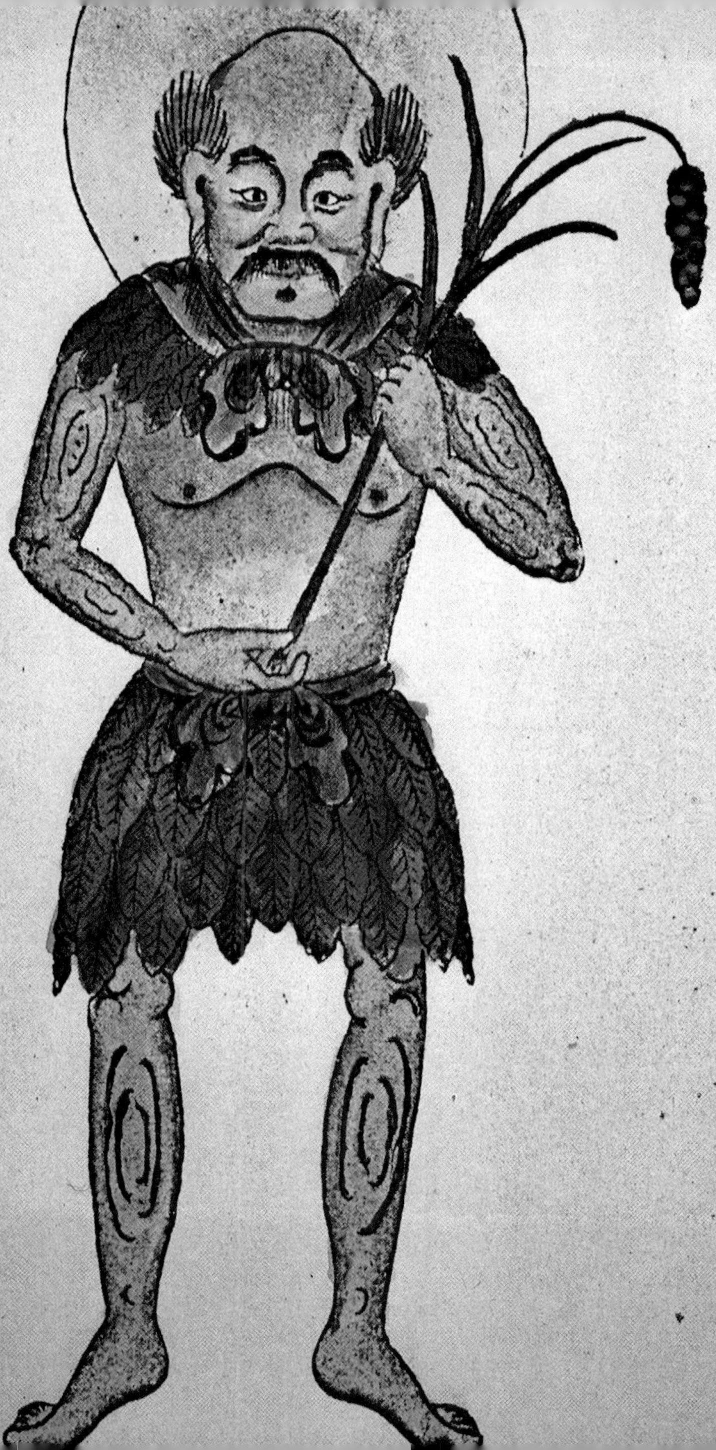

das als *hanma* übersetzte Ideogramm chinesischen Hanf bezeichnet, das als *huma* übersetzte Ideogramm dagegen skythischen Hanf. *Cannabis* wird generell als *ma* bezeichnet, während die Vorsilbe zusätzliche Fakten wie Region und Größe angibt. Nachsilben wie *po* und *fen* beziehen sich auf männliche bzw. weibliche Pflanzen. Wenn also eine Unterscheidung nach chinesischem und skythischem Hanf gemacht wird, dann handelt es sich um einen Unterschied in den Pflanzen, der über eine Beschreibung nach ihrem Geschlecht hinausgeht (die meisten sind getrenntgeschlechtlich und haben männliche und weibliche Pflanzen). Diese Bezeichnungen beziehen sich auf unterschiedliche Arten.

Die Skythen verfügten über eine andere Art von *Cannabis* als die Chinesen, die *ta-ma* oder den großen Hanf kennen (*Cannabis sativa*). Zwar wurde er den Skythen zugeschrieben, war den Chinesen aber bekannt, weil sie eine Bezeichnung dafür hatten. Die Skythen sind am besten durch die Beschreibung ihrer Begräbnisriten bei Herodot bekannt. Er gab ihnen den Namen «heulende Skythen». Die Trauernden salbten sich mit Öl, verhüllten ihre Köpfe und inhalierten dann die *Cannabis*-Dämpfe aus kleinen Zelten, die aus etwa 60 cm hohen Stangen gebaut waren und über dem schwelenden *Cannabis* ein Gestänge bildeten. Da Geheul und folgendes Gelächter sehr intensiv waren, können wir annehmen, daß es sich hierbei nicht um die vergleichsweise wenig narkotische Art *Cannabis sativa,* sondern um die viel wirksamere Art *Cannabis indica* handelte. Das wird durch neuere Ausgrabungen bestätigt, bei denen Urnen mit teilweise verbrannten Körnern gefunden wurden. Diese Körner waren viel kleiner und runder als die Früchte der Art *Cannabis sativa*. Die Skythen handelten mit ihrem Hanf, *Cannabis indica,* und tauschten dafür von den Griechen vielerlei Gerätschaften, sogar Goldgefäße. Wir können annehmen, daß er für die Skythen das wichtigste Tauschobjekt überhaupt darstellte.

Im 15. Jahrhundert erwähnt das *rhya* zum ersten Mal rituellen oder schamanistischen Gebrauch von *Cannabis*. Das während der Han-Dynastie zusammengestellte Arzneibuch des Shen-Nung erwähnt *tama* als Grundstoff eines Elixiers der Unsterblichkeit. Dieses Elixier verwandelte einen Sterblichen in einen transzendenten Göttlichen. Die Lehre des Tao betont, daß man zur Erreichung der Ziele des Tao sein eigenes Bewußtsein vergessen müsse. Genau dieser Zustand läßt sich mit *Cannabis* erzielen. Es war ebenfalls bekannt, daß übermäßiger Genuß von *Cannabis*-Zubereitungen Halluzinationen und das Erscheinen von Dämonen hervorruft. Als idealer Zustand wurde es angesehen, eine mäßige Menge über längere Zeitintervalle hin zu nehmen. So würde der Körper schwerelos und könne mit der Geisterwelt in Verbindung treten. Dies wird Ekstase genannt – die Trennung von Körper und Seele. Vielleicht war die Pflanze deswegen Teil des Kopfschmucks, den der erste Kaiser der Chou-Dynastie während seiner Krönung im Jahre 1627 v. Chr. trug (Merlin 1972).

Bei den meisten medizinischen Präparaten mit *Cannabis* wurden noch andere Pflanzen hinzugefügt. Im Jahre 1578, als Li-Shih-Chen sein berühmtes *Pen-Ts'ao* schrieb, waren über 120 verschiedene Formen der Medikation bekannt. Zu den dort aufgeführten Krankheiten, die sich mit *Cannabis* heilen lassen, zählen unter anderem: nervöse Verstimmungen, lokale Anästhesien, Senilität, Ausfluß, Komplikationen nach der Geburt, Vergiftungen mit Eisenhut (*Aconitum napellus*), Bleivergiftung, Verstopfung, schweres Erbrechen, Hautausschläge, Geschwüre, Kopfflechten, Wunden, Haarausfall, Schwefelvergiftung, ein trockenes Gefühl im Rachen, Skorpionstiche, Unregelmäßigkeiten der Menstruation, Urinverhaltung, Blasengrieß, Hämorrhoiden nach der Geburt und schließlich außergewöhnliche Durstgefühle.

Das *Pen Ts'ao* vermerkt unter dem Titel *man-t'o-lo,* der sich auf *Datura alba,* eine Pflanze mit stark halluzinogener Wirkung aus der Familie der *Solanaceae,* bezieht: «Wenn man gleiche Mengen *man-t'o-lo* und *Cannabis* im siebten und achten Monat des Jahres sammelt, sie im Schatten trocknet, pulverisiert und in Wein auflöst, wird diese Zubereitung nach der Einnahme eine narkotische Anästhesie bewirken und die Durchführung kleinerer Operationen und Ausbrennungen schmerzfrei erlauben.» *Ma-fei-san* war der Name einer sprudelnden Mischung, die auch *Cannabis* enthielt und von Hua T'o, einem Chirurgen des zweiten Jahrhunderts, als anästhetisches Mittel bei Operationen benutzt wurde. Der für das Sprudeln verantwortliche Grundstoff war wahrscheinlich fermentiertes Reisbier.

Es sollte angemerkt werden, daß im 16. Jahrhundert zunehmend Verwirrung über das Ideogramm zur Bezeichnung von *Cannabis* aufkam. Das Ideogramm *ma* wurde nun für eine Vielzahl von Pflanzen benutzt, aus denen sich Fasern herstellen lassen, wie *Corchorus, Boemeria* und *Linum.* Außerdem bezeichnete es auch *Sesamum indicum,* das zwar keine Fasern, aber einen ölhaltigen Samen hat. Dies ist die einzige Ähnlichkeit mit *Cannabis.*

Der detaillierteste frühe Bericht zum Gebrauch von *Cannabis* findet sich im *Shu-King,* das 500 v. Chr. verfaßt wurde (Bretschneider 1870; Emboden 1972). Hier wird zum erstenmal beschrieben, wie man den Stengel von *Cannabis* mit einer Schlange beschnitzt, um Ähnlichkeit mit einer um einen Stab geringelten Schlange herzustellen. Die zuvor erwähnte Praxis, diesen Stab zum Austreiben böser Geister zu benutzen, wird ebenfalls beschrieben. Die Ähnlichkeit mit dem *caduceus,* dem Stab des Äskulap (dem traditionellen Symbol der Mediziner), drängt sich auf, der ja heute noch als Symbol üblich ist. War dies nicht der *kaneh* oder das Schilfrohr des Alten Testaments? Benato wa (1936) argumentiert zwingend für diese These. Es ließe sich dann annehmen, daß *Cannabis* zu den Bestandteilen des heiligen Öls gehörte, wie es Moses nach Gottes Anweisungen herstellte. Es hätte dann ebenfalls als Ingredienz der Tempelgewürze eine Rolle gespielt. Eine Herleitung des *Cannabis* von *Kaneh* (Schilfrohr) und *bosom* (Duft) scheint philologisch und etymologisch richtig zu sein. Das ergibt eine direkte Verbindung des Gebrauchs vom altertümlichen chinesischen magischen Stab über das semitische «wohlduftende Schilfrohr» bis zu dem Zeichen, das heute die westliche Heilkunst symbolisiert.

Im *Shih Ching,* dem «Buch der Oden» (ca. 700 v. Chr. zusammengestellt), steht: «Das *ma,* das Hou Tsi pflanzte, wuchs stark und dicht.» Vermutlich wird hier auf *Cannabis sativa* angespielt, da Bretschneider (1870) feststellt, wie dieses Werk im Anschluß daran Aspekte des Pflanzens und Erntens aufführt, wie Fasern aus dem Stiel geröttet und zu Seilen gewunden werden.

In den Beifügungen des Shen-Nung zum *Pen Ts'ao Kang Mu,* die nach mündlicher Überlieferung schließlich im 2. Jahrhundert v. Chr. gedruckt wurden, wird *ma* mit der Vorsilbe *ta* versehen. Die Vorsilbe *ta* vor dem dualen Ideogramm *ma* zeigt das starke Wachstum des kultivierten *Cannabis* an. Das Werk fährt dann mit einer Aufzählung der verschiedenen Krankheiten fort, die sich mit *Cannabis* heilen lassen.

Vavilov (1926) hat geschlossen, der Faserhanf (*Cannabis sativa*) sei in China heimisch, *Cannabis indica* dagegen, dessen Fasern nicht besonders lang sind, habe seinen Ursprung in Zentralasien und Indien. Schultes und Hofmann (1980) und die meisten anderen zeitgenössischen Botaniker glauben, *Cannabis* sei in Zentralasien heimisch, hauptsächlich in den heutigen sowjetischen Republiken nördlich von Afghanistan und in der Gegend des Altai-Gebirges. Diese Autoren stellen fest, daß die Pflanze bei den Chinesen bereits vor 8500 Jahren große Wertschätzung genoß. Anscheinend sind die Pflanzen also von Zentralasien rasch in verschiedenen Gegenden der Welt verstreut worden, wo sie vielfältigen Zwecken dienten. Vielleicht war jedoch kein Volk so einfallsreich bei der Ausnutzung der Pflanze wie die Chinesen.

Abschließend kann festgestellt werden, daß die Spezies von *Cannabis* im Fernen Osten als magisches Mittel, als Medizin, als Nahrung, zur Produktion von Seilen, Kleidung und Fischnetzen, als Lampenöl und zum Erreichen von Ekstase benutzt worden ist. Die Pflanze ist damit für die Entwicklung der östlichen Zivilisationen vielleicht von größerer Bedeutung gewesen als jede andere Pflanze, berücksichtigt man die Vielzahl der angeführten Verwendungsmöglichkeiten.

Pflanzenhalluzinogene in frühen amerikanischen Kulturen – Mesoamerika und die Anden

PETER T. FURST

Heilige halluzinogene Pflanzen spielten in der Religion und dem weissagenden Ritual der komplexen Kulturen Mesoamerikas und der Anden eine ebenso bedeutende Rolle wie früher und heute noch bei Jägern, Sammlern und Kulturen mit primitiver Landwirtschaft. Ein Grund dafür dürfte die tiefe Verwurzelung aller genannten Kulturen im Schamanismus und seiner Ideologie sein, deren Hauptmerkmal die persönliche Begegnung mit dem Übernatürlichen in ekstatischer Trance ist. Beweise für einen frühen Gebrauch halluzinogener Pflanzen liefern uns Ikonographie, Ethnohistorie, Ethnobotanik, Chemie und sogar die Linguistik. Mit der Ikonographie allein läßt sich der Gebrauch dieser Pflanzen nicht beweisen. Es bedarf der Bestätigung durch andere Quellen. Pilze, Peyote und Trichterwinde werden neben anderen in der Kunst Mesoamerikas dargestellt sowie San Pedro, «vilca» (Anadenanthera colubrine) u. a. seit der Chavin-Zeit in der Kunst des alten Peru. Von besonderem Interesse ist eine wachsende Zahl archäologischer Zeugnisse, die die Angewohnheit des Schnupfens im alten Mexiko belegen, das frühe spanische Chronisten jedoch nicht erwähnen.

Die in der Neuen Welt fortdauernde, im wesentlichen schamanistische Weltsicht, die tiefe Wurzeln im Paläolithikum und Mesolithikum hat, liefert uns die beste Erklärung für ein Phänomen, das zuerst von spanischen Chronisten im 16. Jahrhundert bemerkt wurde: ein weitverbreiteter Gebrauch einer Vielzahl von Pflanzen mit außergewöhnlichen, zu Weissagungen und Ekstasen führnden Wirkungen auf die Sinne.

Schamanismus in Amerika

Weston La Barre (1970, 1972) hat als erster die entscheidenden Zusammenhänge aufgedeckt. Als Antwort auf Beobachtungen von Richard Evans Schultes hat dieser Botaniker etwa achtzig unterschiedliche halluzinogene Spezies bestimmt, die früher – oder noch heute – unter den Eingeborenen Amerikas gebraucht wurden bzw. werden. Nur etwa ein Dutzend ist für die Alte Welt belegt, und diese Pflanzen werden im großen und ganzen heute nicht mehr gebraucht. La Barre meinte, daß das an der unterschiedlichen Entwicklung des Schamanismus in der Alten und der Neuen Welt läge. Kennzeichen des Schamanismus, so bemerkte er, sei die ekstatische Erfahrung, die persönliche Begegnung in ekstatischer Trance mit dem Übernatürlichen. Der Schamanismus war also sozusagen «programmiert» auf eine bewußte Erforschung der Umgebung nach Mitteln, die dies bewirken konnten. Wenn die frühesten Einwanderer aus Nordostasien – früher und heute ein Zentrum schamanistischen Gebrauchs des Fliegenpilzes, *Amanita muscaria,* – nicht nur eine paläolithische und mesolithische Technologie mitbrachten, sondern ebenso wesentliche ideologische Vorstellungen schamanistischer Religionen, dann mußten ihre Gelehrten – die Schamanen – vom ersten Augenblick an motiviert gewesen sein, in ihrer neuen Umgebung Pflanzen mit außergewöhnlichen Kräften zu suchen. Es handelt sich dabei um die Pflanzen, für die kürzlich der Begriff «entheogen» – abgeleitet aus dem Griechischen mit etwa der Bedeutung von «Gott darin» – anstelle des ungenauen und bedeutungsgeladenen Wortes «halluzinogen» vorgeschlagen wurde (vgl. Wasson 198). Eine erfahrene Pflanzenkenntnis läßt sich bei den intellektuellen Fähigkeiten dieser Einwanderer des vollentwickelten Menschentyps vermuten: Jüngste Ausgrabungen in Shanindar, Irak, haben gezeigt, daß es bereits unter den Neandertalern vor etwa 60 000 Jahren Spezialisten für heilende Pflanzen und ihren Gebrauch gab; also Jahrtausende vor den ersten Einwanderern nach Nordamerika.

Der Schamanismus blieb jedoch nicht nur die fundamentale Religion jener Indianer, die, wie ihre Vorgänger im Paläolithikum der alten Welt, ihren Lebensunterhalt mit Jagen und Sammeln bestritten. Schamanistische Vorstellungen und Praktiken kennzeichneten ebenso die großen Ackerbaukulturen Mesoamerikas und der Anden sowie die einfacheren Gartenbaukulturen Nord- und Südamerikas. So wie die Schamanen der Jäger von Wild und der Sammler wilder Nahrungspflanzen und die Dorf- oder Familienschamanen ihrer Völker, so suchten auch die Priester der großen Tempel in Mexiko und Peru den persönlichen Kontakt mit der Welt der Götter und Ahnen mit Hilfe von Pflanzen, die wiederum personifiziert und als göttlich verehrt wurden. Ethnohistorische Quellen lassen keinen Zweifel darüber, daß beide Ebenen der Eingeborenen-Religion – die offizielle, repräsentiert

Präklassische Pilzsteine, wie sie nicht nur aus dem Hochland von Guatemala ▷ bekannt sind, stellen bis heute ein Rätsel für die Fachwelt dar. Die meisten Wissenschaftler sehen in ihnen den Beweis für einen frühen Pilzkult, der bis in die Mitte des ersten vorchristlichen Jahrtausends zurückreichen könnte. (Guatemala um 500 v. Chr., Sammlung Edwin Janss.)

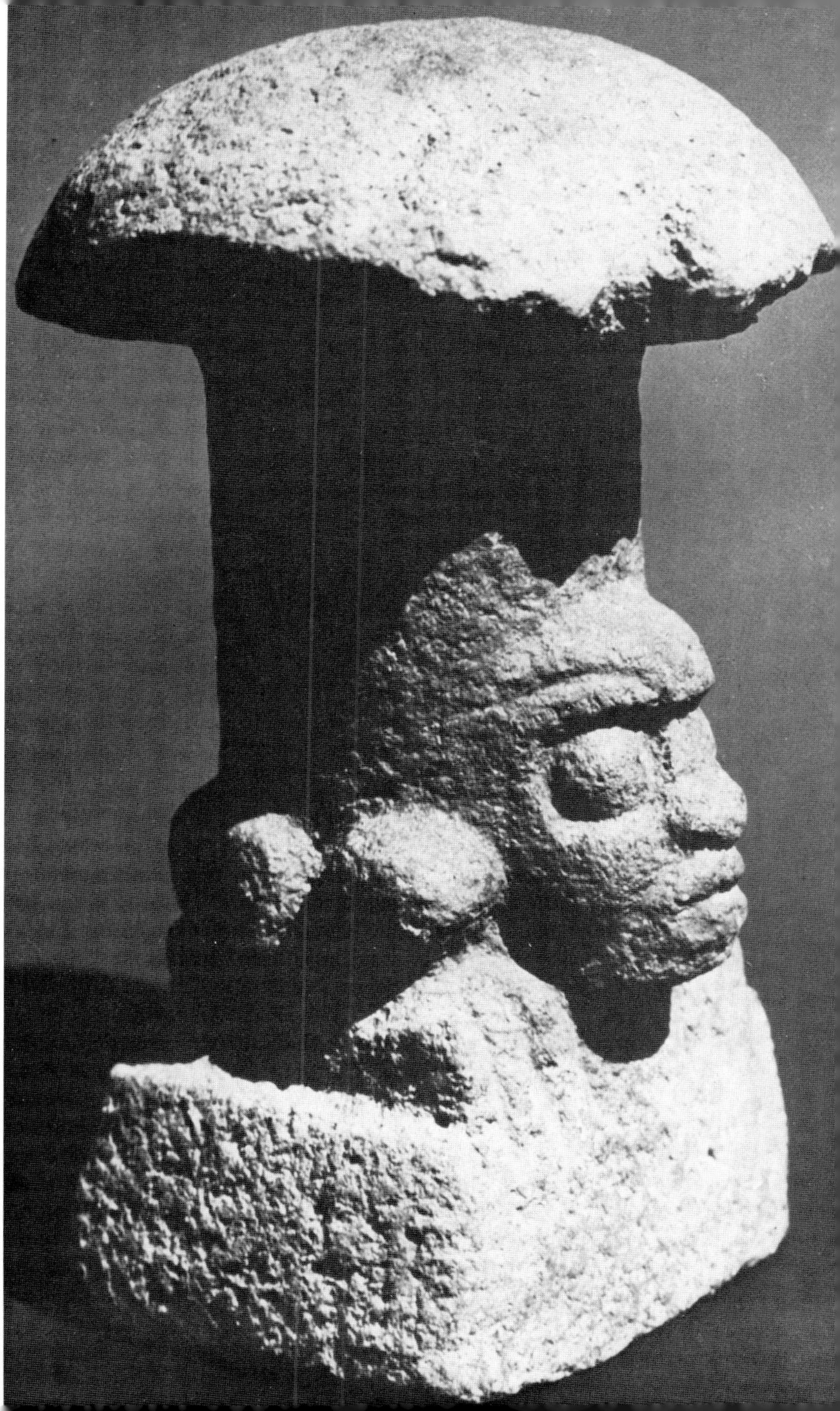

durch die Priesterschaft mit ihrer engen Verbindung zur weltlichen Herrschaft (mit der sie sich auch gelegentlich vermischte), und jene der Dorf- oder Sippengemeinschaften, verkörpert durch den Schamanen – teil hatten am erfahrenen Wissen und am Gebrauch der Kraft der heiligen Pflanzen. Doch während die offizielle Religion mit ihren komplizierten Ritualen gewaltsam durch die *conquista* ausgerottet wurde, paßte die des gemeinen Volkes sich an und überlebte – und mit ihr die Verehrung und der Gebrauch der göttlichen Rauschmittel für Zwecke der Weissagung.

Heilige Pflanzen

In Mesoamerika gehörten zu diesen vor allem Peyote, Samen der Trichterwinde, Pilze, *Datura* (spp.), Tabak und – in Südamerika kamen hinzu unter anderen der San Pedro-Kaktus (*Trichocereus pachanoi*), *Datura,* Tabak, *ayahuasca* (*Banisteriopsis* spp.) und verschiedene Arten berauschender Schnupfmittel, von denen einige aus den Samen von *Anadenanthera peregrina* und andere aus der Rinde von *Virola* hergestellt wurden. In den Anden spielt heute noch, wie auch zur Zeit der *conquista, vilca,* gewonnen aus den Samen von *Anadenanthera colubrina,* eine wichtige Rolle als Schnupfmittel.

Die heiligen Pilze geben einige interessante kulturhistorische Probleme auf. Bekannt vor allem aus Mesoamerika, wo die Azteken sie *teonanácatl,* d. h. Fleisch Gottes, nannten, scheint es nun ziemlich sicher, daß sie auch in Südamerika, vor allem am oberen Amazonas und in Peru, weitverbreitet waren und schon früh gebraucht wurden. Als erster wies wohl José Perez de Barradas (1954) in seiner klassischen Studie über präspanische Goldarbeiten darauf hin. Er meinte, daß die kuppelförmigen, pilzähnlichen Verzierungen, die kennzeichnend für die sogenannten Darien-Pektorale («Telefongötter») aus dem südlichen Panama und Kolumbien seien, mit «einem möglichen Gebrauch halluzinogener Pilze» bei schamanistischen Zeremonien in Verbindung gebracht werden könnten, die in der Zeit der Kolonialisierung verschwanden. Die Vermutung von Perez de Barrada wurde von Emmerich (1965: 76–77) bestätigt, der eine zeitliche Entwicklung in Pektoralen des Darien-Stils vom Naturalismus zu immer stärkerer Abstraktion aufzeigt. Frühe Pektorale hatten realistische Pilzabbilder mit sphärischen Hüten auf schlanken Stielen; auf späteren Beispielen verschwinden die Stiele allmählich, und die Hüte werden in einer vertikalen, brustartigen Lage dargestellt (vgl. Furst 1974a: 63–64). 1972 zitierte Schultes, die führende Autorität auf dem Gebiet der Pflanzenhalluzinogene der Neuen Welt, einen frühen spanischen Kolonialbericht aus Peru, in dem von den Yurimagua-Indianern gesagt wird, daß

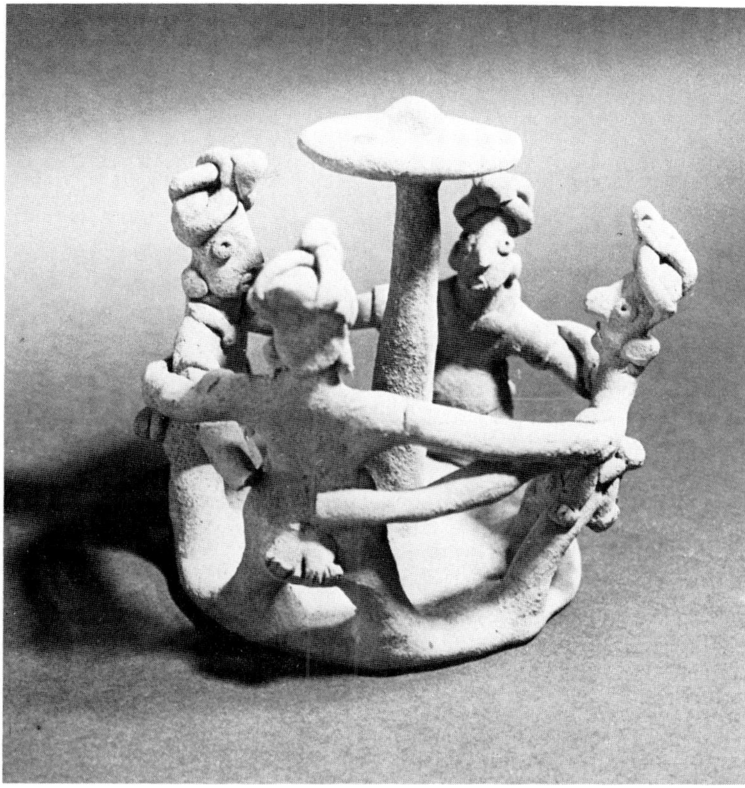

Vier Menschen feiern eine Pilzzeremonie und tanzen um einen langstieligen Pilz, den R. E. Schultes als Psilocybe identifiziert (Colima, etwa 100 v. Chr.–200 n. Chr., Höhe: 18 cm, Privatsammlung).

sie sich mit einem nicht identifizierten Pilz betäubten. Dazu bemerkte Schultes, daß es sich um *Psilocybe yungensis* gehandelt haben könnte, einer Spezies aus dem Amazonasgebiet Perus, die, wie man herausfand, berauschende Eigenschaften ähnlich denen der mesoamerikanischen *Psilocybes* hat (Schultes 1972: 11). Vor kurzem hat derselbe Autor eine beachtliche Menge ikonographischer wie ethnobotanischer Daten zusammengestellt, die die Abbildung von Pilzen auf Darien-Pektoralen bestätigen. Damit lassen sich zumindest indirekt schamanistische Glaubensvorstellungen und Praktiken in Panama und Kolumbien nachweisen; sie sind mit jenen vergleichbar, die durch präkolumbische Kunst, Ethnogeschichte und Ethnobotanik für Mesoamerika belegt sind (Schultes/Bright 1979; vgl. auch Schultes/Hofmann 1979: 64). Die Publikation von 1979 zeigt auch eine außerordentlich interessante kleine Quimbayafigur aus Gold: einen sitzenden Mann mit zwei Pilzen auf seinem Kopf und Tukanschnäbeln als Beinen.

Pilz-Kult in Süd- und Mittelamerika

Die mögliche Verbindung zwischen pilzförmigen Ornamenten auf dem Kopfschmuck und einem altperuanischen Pilz-«Kult» ist in der jüngsten Literatur schon berücksichtigt worden. Man findet solche Ornamente auf Moche-Gefäße – vor allem auf jenen, die Schamanen als Heiler zeigen – und auf einigen der berühmten «Porträtgefäße» dargestellt (vgl. Furst 1974a). Donnan meinte, daß bei der Grabkunst der Moche Darstellungen von Heilungsszenen mit ausschließlich rituellen oder übernatürlichen Themen nicht ungewöhnlich seien (vgl. Donnan 1976; 1978: Fig. 193–194). Eine der interessantesten dieser Heilungsszenen hat von Hagen veröffentlicht (1964: Pl. 85): ein sitzender Schamane, vor dem eine Kranke liegt. Auf dem Kopfschmuck des Heilers ist eine Kröte mit katzenartigen Zügen zu erkennen, die von einem großem pilzförmigen Gegenstand mit einer halbkugelförmigen Kappe überragt wird. Diese Darstellung von Kröte und Pilz auf einem peruanischen Grabgefäß ist in Stil und Ikonographie denen auf einigen Pilzsteinen in Guatemala mit dem Thema Raubkatze–Kröte erstaunlich ähnlich. Eine Abbildung solcher Pilzsteine ist von Lowy (1971: 989, Fig. 6), eine andere von mir selbst (1972: 189, Fig. 30) veröffentlicht worden. Schultes bestätigt den Gebrauch von Pilzen bei den Moche mit der Abbildung von zwei Porträtgefäßen der Periode IV – etwa 200–500 n. Chr. – aus Virú und dem Chicamac-Tal, Peru (Schultes/Bright 1979: Pls. 39, 39). Auf dem einen springt ein «Pilz» an der linken Stirnseite eines in Trance dargestellten Mannes hervor; auf dem anderen erhebt sich ein Pilz von der Stirnmitte, an der Basis des Steigbügelausgusses.

Wie dem auch sei, die Liste möglicher berauschender Pilze in den nördlichen Anden und dem tropischen Inland des nördlichen Südamerika hat sich beachtlich erweitert, seit der Erwähnung der einen Spezies von *Psilocybe* durch Schultes (1972). Allein aus Kolumbien haben kürzlich Guzmán und Varela (1978) die folgenden Spezies von *Psilocybe* aufgeführt: *P. antillarum* (Fr.) Quel., *P. argentina* (Spec.) Sing., *P. bullacea* (Bull. ex Fr.) Kumm., *P. columbia* Guzmán, *P. Pintonii* Guzmán und *P. subcubensis* Guzmán (Schultes/Bright 1979: 121). Die zuletzt genannte Spezies wird auch als Variante von *Stropharia cubensis* angesehen, einem berauschenden Pilz von beachtlicher Bedeutung und weiter Verbreitung in Mesoamerika einschließlich Guatemala.

Aus Kolumbien melden Guzmán und Varela das Vorkommen von *Panaeolus sphinctrinus* (Fr.) Bresadola, einem weiteren wichtigen mexikanischen Halluzinogen. Guzmán führt in einem von Schultes zitierten Brief (1979: 121–122) dreißig Arten von *Psilocybe* aus ganz Südamerika an, und vielleicht sind noch weitere auszumachen. Er vermutet, daß nicht nur die Indianer der Anden, sondern auch die der Atlantikküste ursprünglich Pilze als religiöse Rauschmittel benutzten. Weitere Forschungen, vor allem in der Ikonographie, Ethnogeschichte und vielleicht auch der Mythologie, können sicherlich zu einer genaueren Rekonstruktion örtlicher Kulturgeschichte beitragen.

Zum Gebrauch von Pilzen im Maya-Gebiet bleiben ebenfalls noch viele Fragen offen – wenn heute überhaupt noch Antworten gefunden werden können. Die meisten Wissenschaftler sehen jetzt die zahlreichen «Pilzsteine» Guatemalas – davon manche höchst naturalistische Wiedergaben und einige mit Einzelheiten, die die dargestellte Spezies vermuten lassen – als Beweis für einen früheren Pilz-«Kult», der zumindest bis in die Mitte des ersten vorchristlichen Jahrtausends zurückreichen könnte. Tatsächlich sind Pilzsteine nicht auf das Hochland Guatemalas beschränkt, sondern tauchen vereinzelt auch in Chiapas, Veracruz, Oaxaca und Guerrero auf. Sie stammen aus dem späten Präklassikum, dem Klassikum und den letzten Jahrhunderten vor der *conquista*. Aus allen genannten Gebieten Mexikos ist neuerlicher oder früherer ritueller Gebrauch bekannt, während aus dem Hochland von Guatemala solche Zeugnisse lange zu fehlen schienen. Moderne Forscher, die mehr mit den religiösen Traditionen und den Sprachen dieser Gegenden vertraut sind, als das bisher üblich war, vermuten, daß dies wohl eher an oberflächlichen Untersuchungen als an einem tatsächlichen Mangel an möglichen Beweisen liegt. Einer meiner Studenten zum Beispiel, Duncan Earle, berichtet von hervorragenden Kenntnissen unter Religionsspezialisten der Quiché über Eigenschaften und Wirkungen einer Spezies wie *Stropharia cubensis,* eines Dung-Pilzes, der in großer Zahl auf Hochlandwiesen gedeiht, die von Schafen und Ziegen geweidet werden. Diese Wiederkäuer altweltlicher Herkunft haben das Hochwild ersetzt, in dessen Exkrementen dieser Pilz vermutlich vor der Einführung europäischer Haustiere gedieh (vgl. Furst 1976: 172–173).

Die Bedeutung der Pilze in den Quellen

Skeptiker, die nach wie vor die rein utilitaristische Erklärung der Pilzsteine bevorzugen, haben darauf hingewiesen, daß heilige Pilze in frühen ethnohistorischen Quellen zu den Maya nicht erwähnt werden, im Gegensatz dazu aber in Quellen aus Zentralmexiko ihr Gebrauch detailliert beschrieben und beklagt wird. Auf den ersten Blick hin trifft das zu, denn weder Landa noch Las Casas weisen zum Beispiel auf Pilze unter den Rauschmitteln der Maya hin. Thomas Gage, der interssante englische Dominikaner des 17. Jahrhunderts, der so vernichtend von der Praxis der Pokoman berichtet, Kröten und Tabak einem berauschenden Getränk zuzufügen, um ihm größere Wirkung zu verleihen (vgl. Furst 1974a: 97), schweigt ebenfalls zu dem Thema Pilze. Die frühkolonialen Quellen zeigen aber auch allgemein bezüglich der «Halluzinogene» bei den Maya eine bemerkenswerte Zurückhaltung, die sich entweder mit ihrem wirklichen Fehlen in dieser Kultur erklären läßt (höchst unwahrscheinlich – bedenkt man ihre Bedeutung im übrigen Mesoamerika seit dem frühesten Präklassikum bis heute), mit der absichtlichen Verdunkelung seitens der kirchlichen Autoren oder auch mit einer erfolgreichen Verheimlichung solch heidnischer Sitten durch die Indianer selbst.

Tatsächlich hat ein näheres Studhum der ethnohistorischen Literatur gezeigt, daß das Schweigen über den Pilzgebrauch bei den Maya nicht so groß ist, wie allgemein angenommen wurde. Die einschlägigen Angaben finden sich indes nicht in Beschreibungen der Eingeborenenkulturen, sondern in frühen linguistischen Werken. Eine der ältesten kolonialzeitlichen Wortlisten aus Guatemala, das Vico Wörterbuch der Quichesprache, wurde offensichtlich vor 1550 zusammengestellt und erwähnt ausdrücklich einen Pilz mit Namen *xibalbaj okox* (*xibalbaj* – Unterwelt, Reich der Toten; *okox* – Pilz), mit der Implikation, daß er ekstatische Trancezustände hervorruft (die Spezies ist nicht identifiziert, gehört aber vermutlich zu *Psilocybe* oder *Stropharia cubensis*) (vgl. Furst 1976: 77–79). Tatsächlich bezieht sich in diesem Zusammenhang *xibalbaj* nicht nur auf die Unterwelt der Quiche-Maya mit ihren neun Ebenen und neun Herren, sondern auch auf die durch den Pilz verursachten Visionen. Der Namen kann also auch bedeuten: «Pilz, der Visionen der Welt der Toten gibt». Der gleiche berauschende Pilz wird auch in einer späteren Wortliste von etwa 1690 erwähnt, in Fray Tomás Cotos *Vocabulario de la lengua Cakchiquel* (einer dem Quiche nahe verwandten Sprache). Dieses Wörterbuch faßt viel von dem vorher zusammengestellten Material über die Cakchiquel-Maya zusammen. Nach Coto also wurde *xibalbaj okox,* Pilz der Unterwelt, auch *k'aizalah okox* genannt, was man mit «Pilz, der einen das eigne Urteilsvermögen verlieren macht» übersetzen kann.

Das Coto-Wörterbuch beschreibt auch einen Pilz mit Namen *k'ekc'un,* der berauscht oder trunken macht, und einen anderen, *muxan okox,* d. h. «Pilz, der den Esser verrückt macht»; *mox* bedeutet «Pilz» in den Mixe-Zoque-Sprachen des südlichen Mexiko und «verrückt» oder «in Ohnmacht fallen» in der Chakchiquel-Sprache.

In Anbetracht dieser Hinweise aus den kolonialen Quellen des 16. und 17. Jahrhunderts und des kürzlich bestätigten lebendigen Wissens über Pilze bei den heutigen Hochlandvölkern Guatemalas dürfen wir annehmen, daß der Gebrauch von Pilzen weder mit dem Ende der klassischen Maya-Kultur noch mit der *conquista* ausgestorben ist. Das Wissen wurde vielleicht nur von den schamanistischen Praktikern geheim gehalten. Eines muß jedoch entschieden zurückgewiesen werden: Die These, derzufolge die Priesterherrscher der Maya, die den Gebrauch von Pilzen in der Zauberei gegen sich selbst fürchteten, alles Wissen über die außerordentlichen Kräfte dieser Pflanzen für sich behalten und die Pflanzen nur für ihren eigenen Gebrauch benutzt hätten. Mit dem Ende der klassischen Epoche und der Zerstörung der Priesterklasse soll dieses komplexe Wissen verschwunden sein. Für dieses Denkmodell, das in jüngster Zeit in der Drogenliteratur aufgestellt wurde, gibt es keine relevanten Beweise. Es sollte den offensichtlichen Widerspruch zwischen den archäologischen Funden und den ethnohistorisch-ethnographischen Zeugnissen heiliger Pilze bei den Maya erklären.

Diese so behauptete Ausschließlichkeit wäre nicht nur unvereinbar mit den grundlegenden Voraussetzungen und Praktiken mesoamerikanischer Ideologie – die, wie ganz allgemein in der Religion der amerikanischen Indianer, vor allem die individuellen Wege zum Übernatürlichen schätzte und respektierte – und mit der Rolle des Schamanen als geistigem Führer und Vertrautem des traditionellen Wissens, sondern wäre auch in jedem Fall undurchführbar gewesen. Die Mayakultur zeigte sich nie in Gestalt eines geeinten Imperiums mit einer zentralen weltlichen und religiösen Autorität, sondern war vielmehr eine lose Anhäufung unabhängiger oder halb-unabhängiger Zeremonialzentren mit verstreut liegenden Weilern und kleinen Stadtstaaten, die ihre eigenen lokalen Loyalitäten hatten, über ein riesiges, meist bewaldetes Gebiet verteilt waren und untereinander nur begrenzt Kontakt hatten. Nur die aztekischen Herrscher hätten Grund gehabt, Zauberei (*sorcery*) zu befürchten («Hexerei» – *witchcraft* ist wesentlich ein europäischer Begriff), die sich gegen sie von den unterworfenen Völkern aus hätte richten können, die über die aztekische Herrschaft mit dem weitreichenden Tributimperium aufgebracht war. Aber wir wissen, daß jedes göttliche Rauschmittel, daß die Priester von Tenochtitlan mit ihren ekstatischen Riten benutzten – von *ololiuhqui* (dem Samen der Trichterwinde *Rivea*), *Turbina corymbosa* bis zu Peyote, *toloatzin* (*Datura* spp.), *piciétl* (*Nicotiana rustica*) und den Pilzen –, auch im geheiligten Arzneibuch des Dorfschamanen zu finden war. Das ergibt sich eindeutig aus den Schriften von Ruiz de Alarcón und de la Serena. In ihrer Zeit, ein Jahrhundert nach der *conquista,* gehörten die Priester der offiziellen aztekischen Religion und sogar diese Religion selbst der fernen Vergangenheit an, an die man sich – wenn überhaupt – kaum mehr erinnerte. Aber die göttlichen Halluzinogene und ihre übernatürliche Macht blieben im Besitz der schamanistischen Wahrsager und Heiler im *campo* bis auf den heutigen Tag.

Die Ikonographie allein ist auf jeden Fall eine unsichere Grundlage für die Rekonstruktion der Kulturgeschichte der Pflanzenhalluzinogene in Amerika. Selbst die Wiedergabe einer nachgewiesen psychoaktiven Pflanze in der präkolumbischen Kunst kann nicht allein als schlüssiger Beweis dafür dienen, daß diese Pflanze mehr als nur das Symbol oder Emblem einer bestimmten Vorstellung war. Sicherlich kann es sich nicht um einen Beweis für ihren Gebrauch handeln. Sieht man in den Pilzsteinen das Zeugnis für einen alten «Kult» um heilige Pilze, so müssen Beweise aus anderen Gebieten hinzukommen – aus Ethnohistorie, Ethnobotanik, Chemie, ethnographischer Analogie und anderen. Für die Pilzabbildungen gibt es bereits zahlreiche zusätzliche Zeugnisse.

Ololiuhqui und San Pedro-Kaktus

Bei *ololiuhqui,* dem Samen der Trichterwinde, stellt sich ein anderes Problem: Es gibt viele ethnographische, ethnohistorische und ethnobotanische Zeugnisse, aber wenige ikonographische. Erst Ende der sechziger Jahre war es mit der Hilfe von Schultes möglich, den rankenartigen blühenden «Baum», der das berühmte Fresko des *tlalocan* in Tepantitla, Teotihuacan, beherrscht, erstmals als vermutlich stark stilisierte Form der Trichterwinde zu bestimmen (Furst 1970, 1974a). Diese Identifizierung wäre natürlich ohne die kolonialzeitliche Literatur des 16. und 17. Jahrhunderts und vor allem ohne die neueren Untersuchungen, zu denen in erster Linie die klassische Monographie von Schultes über *ololiuhqui* zu zählen ist, relativ wertlos gewesen: Schultes hat mit seiner Arbeit zum erstenmal Klarheit in die Diskussion über die botanische Bestimmung von *ololiuhqui* gebracht.

Hofmann hat später eine enge Verbindung zwischen den aktiven Wirkstoffen von *ololiuhqui* und Derivaten der Lysergsäure feststellen können; außerdem haben wir Blas Pablo Rekos und Gordon Wassons

Gefäße wie dieses Steigbügelgefäß der Chavinzeit (1200–600 v. Chr.), das einen Jaguar und einen San Pedro-Kaktus aufweist, legen die Vermutung nahe, daß der halluzinogene San Pedro-Kaktus bereits vor 3000 Jahren eine bedeutende Rolle in den Ritualen im nördlichen Peru gespielt hat. (Sammlung des Munson Williams Proctor-Institut, Utica, New York.) ▷

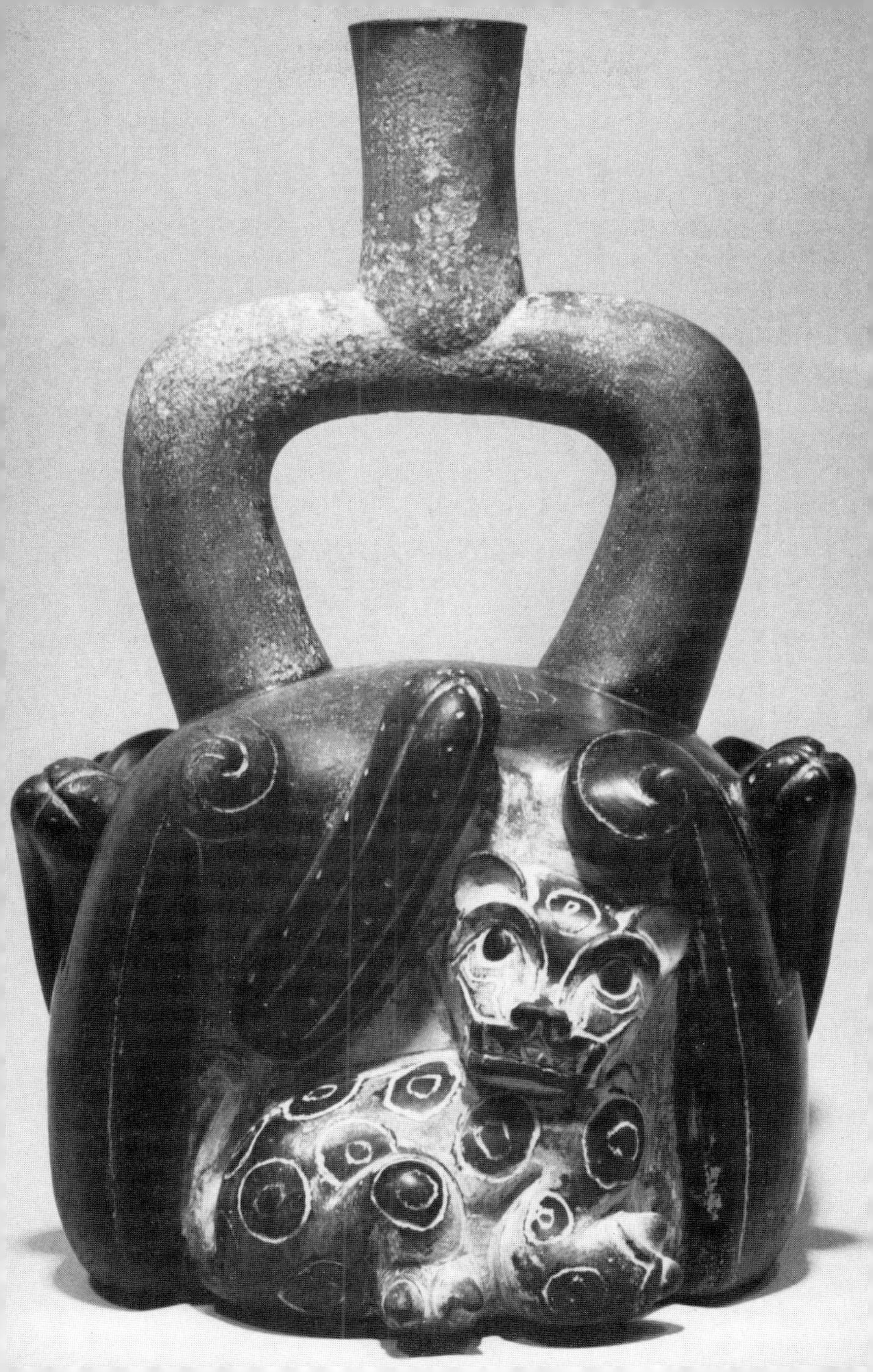

Arbeiten in Oaxaca sowie eine Unmenge anderer Untersuchungen über die Rolle der Trichterwinde bei schamanistischen Weissagungen. Trotzdem hat man bis heute in der mexikanischen Ikonographie wenig gefunden, das mit Sicherheit im Zusammenhang mit *ololiuhqui* und seiner Mutterpflanze gesehen werden kann.

Die Zusammenarbeit mit Schultes und dem Ethnologen Douglas Sharon führte zur gleichen Zeit auch zur Bestimmung des großen Säulenkaktus, der auf einigen Töpfereien und Textilien der Chavin-Zeit dargestellt ist (etwa 1200–1000 v. Chr.). Es ist *Trichocereus pachanoi,* der meskalinreiche San Pedro der zeitgenössischen peruanischen Volksmedizin (Furst 1972: 115, Fig. 21). Noch deutlicher ist die Nazca-Ikonographie, denn hier finden wir auf einigen bemerkenswerten Bildgefäßen aus dem ersten nachchristlichen Jahrtausend San Pedro unmißverständlich als Gottheit personifiziert. Unterstützt wurde diese Identifizierung durch andere Zeugnisse: 1. ein früher Chronist, Bernabé Cobo, erwähnt 1653 San Pedro und beschreibt seine Wirkung folgendermaßen: Jene, die ihn genießen, träumen von «tausend Ausschweifungen, als ob sie Wirklichkeit wären» (Cobo 1890–95); 2. ethnographische Arbeiten berichten über den heutigen Gebrauch – von Gillin (1945) bis zu den jüngsten Studien von Sharon (1972, 1978; vgl. auch in diesem Band); 3. der Hauptwirkstoff ist als Meskalin bestimmt worden, das auch das wichtigste psychoaktive Alkaloid unter den rund dreißig ist, die die komplexere Chemie des Peyote ausmachen. Es wurde nicht ohne Grund angenommen, daß der Gebrauch von San Pedro schon zur Chavin-Zeit üblich war, jedoch blieb es, solange archäologische Beweise fehlten, bei Vermutungen. Beweise ergaben sich, als William Isbell in einem frühen peruanischen Horizont (bis etwa 1000 v. Chr.) Stacheln entdeckte, die wissenschaftlich als solche von *Trichocereus pachanoi* bestimmt werden konnten (Ravines/Isbell 1975). Die alte Kunst der Anden ist sicherlich ebenso reich – und tatsächlich etwas reicher – an erkennbaren Darstellungen göttlicher Rauschmittel als die von Mesoamerika. Nicht nur San Pedro, sondern auch *Anadenanthera colubrina,* die Grundlage von *vilca,* wird häufig in feinlinigen Bildern auf Moche-Gefäßen des 5. und 6. Jahrhunderts n. Chr. wiedergegeben.

In diesen Szenen steht die Pflanze mit den charakteristischen Samenschalen und Stacheln oft in Verbindung mit einer rituellen Hirschjagd (vgl. Furst 1974 a: 85, Fig. 18). Es überrascht auch nicht, daß rituelles Kauen von Coca ein nicht ungewöhnliches Thema in der Ikonographie der alten Andenkunst Perus, Ekuadors und Kolumbiens ist. Kalkbehälter aus gegossenem Gold, die bei Cocaritualen benutzt werden – manche in menschlicher Form –, und kostbare Metallgefäße, die den Kürbisflaschen auf bemalten Töpferarbeiten nachgebildet

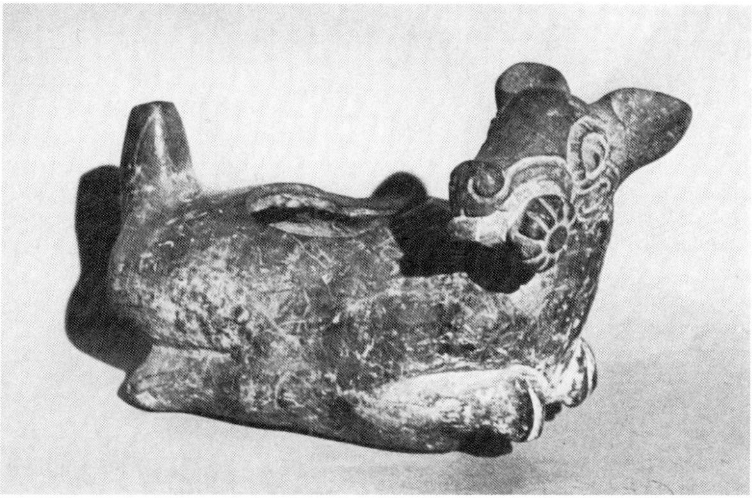

Das Alter der indianischen Mythen, in denen der Hirsch mit dem Peyote gleichgesetzt wird, beweist diese Pfeife mit der Darstellung des Hirsches, der Peyote im Fang hält. (Monte Alban I–II, etwa 300–100 v. Chr., Länge: 13,5 cm, Privatsammlung.)

sind, gehören zu den formschönsten Beispielen der großen Goldschmiedekunst des alten Kolumbiens. Man sollte aber festhalten, daß Coca kein Halluzinogen ist, sondern ein Euphorie erzeugendes Mittel, obwohl es, wie Schultes und Hofmann (1979: 62) betont haben, in großen Dosen genossen, auch zu Visionen führen kann. Im allgemeinen diente und dient es dem Benutzer in erster Linie dazu, in einen Zustand euphorischer Empfänglichkeit für heilige Aktivitäten versetzt zu werden, und es modifiziert eher seine Stimmung, anstatt tiefe Veränderungen in der Wahrnehmung der Umgebung, des Raumes, der Zeit und des eigenen Ichs auszulösen, die für die eigentlichen Halluzinogene kennzeichnend sind. Wegen dieser wohlbekannten Unterschiede bezüglich der Vereinigung mit dem Übernatürlichen und der psychodynamischen Wirkungen sollten Coca und die göttlichen Rauschmittel außer bei einer sehr oberflächlichen Betrachtung nicht als analog angesehen werden.

Als altweltliche Pflanze, die erst nach der *conquista* nach Amerika kam, spielte Marihuana (*Cannabis* spp.) natürlich in präspanischen Ritualen keine Rolle. Alle veröffentlichten Behauptungen, der aztekische Herrscher Montezuma habe es bei seinen Andachtsübungen gebraucht, sind grundsätzlich falsch. Indes hat Marihuana heutzutage einen begrenzten rituellen Wert bei einigen indianischen Gruppen Mexikos, besonders den Hochlandindianern von Veracruz, erhalten (Williams Garcia 1963).

Im großen und ganzen wird man enttäuscht, wenn man als Gegenstück zu der eindrucksvollen Sammlung von in der präspanischen Religion und im Ritual dokumentierten Halluzinogenen eine ebenso reiche Darstellung in der präkolumbischen Ikonographie erwartet. Solche Darstellungen sind sehr selten – als ob die göttlichen Pflanzen zu große Macht besessen hätten, um beiläufig in zwei- oder dreidimensionaler Kunst wiedergegeben zu werden. Vielleicht ließ aber auch die allgemeine Vertrautheit mit ihrer natürlichen Form ihre Wiedergabe unnötig erscheinen, außer in besonderen Zusammenhängen.

Darstellung in der Kunst

Das Problem mag aber auch mehr im Erkennen als in der relativen Seltenheit der Darstellung in der präkolumbischen Ikonographie liegen. Die göttlichen Rauschmittel mögen tatsächlich in der Kunst ziemlich häufig auftreten, jedoch nicht als Pflanzen, sondern in anderen Formen. Verwandlung – die leichte Austauschbarkeit der äußeren Form zwischen Phänomenen, die als gleichwertig angesehen werden – ist schließlich eines der wichtigsten Kennzeichen schamanistischer Ideologie. Im Wahrnehmungssystem der Huichol ist zum Beispiel der göttliche Peyote gleichzeitig Wüstenpflanze, Hirsch und Mais, und er kann in jeder dieser Formen erscheinen. Darüber hinaus ist seine häufigste Metapher «Blume». Mit den immer wiederkehrenden Blumen in der textilen Kunst der Huichol und mit den Anspielungen auf «Blumen» in Gebeten und Mythen mögen in einem Fall wirklich Blumen, in einem anderen Peyote gemeint sein. Obwohl nichts sich mehr von einem Baum unterscheiden könnte als ein kleiner Peyotekaktus, habe ich ihn in einem Sühnegebet als «Baum unseres Lebens» angesprochen gehört. Wenn in der rituellen Kunst oder Poesie der Huichol Peyote als Hirsch, Blume, Mais oder sogar als Baum dargestellt werden kann und wenn eine Hirschjagd sich in Wirklichkeit auf eine Peyotewallfahrt bezieht, wie können wir dann mit Sicherheit die wirkliche Bedeutung eines bestimmten Symbols in der präkolumbischen Kunst ausmachen? Warum zum Beispiel sind erkennbare, naturalistische Darstellungen von Tabak – der allgegenwärtigsten aller geheiligten Pflanzen in Amerika – so selten, ja eigentlich gar nicht existent? Liegt das vielleicht daran, daß zum Beispiel die aztekischen Priester ihn mit «weiße Dame» und anderen rituellen Begriffen anredeten, die mehr den göttlichen Bestandteil dieser Pflanze als ihre natürliche Form betonten?

Die Zahl der Zeugnisse für einen in ganz Mesoamerika verbreiteten Pilz-«Kult» ist überwältigend. Noch heute benutzen Wahrsager und Heiler in vielen Teilen Mexikos die heiligen Pilze bei ihren Ritualen. Sieht man jedoch von den wohlbekannten «Pilzsteinen» ab, die überwiegend aus einer sehr frühen Periode stammen, so wird der heilige Pilz kaum einmal so naturalistisch dargestellt, daß eine Diskussion über die Bestimmung auszuschließen wäre.

Die zapotekisch-sprechenden Nachkommen der Erbauer der großen Kultur von Monte Albán und auch viele andere eingeborene Völker in Oaxaca verwenden Pilze bis zum heutigen Tag so, wie es ihre Vorfahren vor der *conquista* wahrscheinlich sehr viel umfassender taten. Und doch gibt es keine einzige unmißverständliche Darstellung eines Pilzes in der so umfangreichen Sammlung erhaltener keramischer oder bildlicher Kunst von Monte Albán – von ihren Anfängen um 500 v. Chr. bis zu ihrem Ende etwa 1500 Jahre später. Auch die mixtekischen Nachfolger von Monte Albán hinterließen ein umfangreiches Werk zeremonieller Kunst von höchster Qualität, doch der einzig sichere Hinweis auf die Rolle heiliger Pilze im Glauben und Ritual der Mixteken ist eine Seite einer präspanischen illustrierten Handschrift: Seite 24 des *Codex Vindobonensis Mexicanus I* (auch bekannt unter dem Namen «Wiener Codex», weil sich das Original dieses seltenen und schönen Dokuments seit langem im Besitz der Österreichischen Nationalbibliothek in Wien befindet). Auf dieser Seite werden einige der wichtigsten männlichen und weiblichen Gottheiten des mixtekischen Pantheon dargestellt. Sie halten Paare von Pilzen in den Händen, Rauschmittel und kostbare Substanzen, die sie in einem Ritual dem Blumengott anbieten, der das mixtekische Gegenstück und vielleicht der Vorläufer des aztekischen «Blumenprinzen» Xochipilli ist. In dieser bemerkenswerten Szene werden Pilze in pflanzlicher wie in menschlicher Form als ein Paar von Erdgottheiten gezeigt. Aus ihren Köpfen sprießen Pilze hervor, die die Identifikation leicht machen. Alfonso Caso, der große mexikanische Gelehrte, hat als erster die Bedeutung dieser Szene erkannt. In neuerer Zeit hat J. L. Furst die Erklärungen mit ethnographischen Analogien erweitert, indem sie das alte mixtekische Ritual mit noch lebendigen Pilzzeremonien im heutigen Oaxaca in Verbindung gebracht hat (J. L. Furst 1978: 203–207).

Auf einige mehr oder weniger naturalistische Wiedergaben von Pilzen trifft man in der dreidimensionalen keramischen Kunst, z. B. bei westmexikanischen Grabbeigaben und im Remojadas-Stil des klassischen Veracruz. Doch die Gesamtzahl der Pilzkonographien ist in der Tat gering, wenn man sie mit dem tatsächlichen Ausmaß der früheren und heutigen Verehrung der Pilze vergleicht.

Aber das trifft noch mehr für ein anderes heiliges Halluzinogen von größter Bedeutung und weiter Verbreitung unter den präspanischen mesoamerikanischen Völkern zu: *ololiuhqui.* Wenn auch eine gewisse Zahl rankenartig blühender Pflanzen in der präkolumbischen Kunst tatsächlich die Trichterwinde wiedergeben mag, so bleibt doch die Identifizierung des mythischen «Baums» vom Fresko in Tepantitla das einzige, was mir einleuchtet. Das heißt aber nicht, daß *ololiuhqui* oder sein Ursprung, die Trichterwinde, nicht in der präkolumbischen Kunst außerhalb von Teotihuacan vorkommt – es heißt vielmehr, daß wir ihn in Unkenntnis der alten metaphorischen Systeme nicht in der einen oder anderen Verwandlung erkennen. So ist auch *Datura,* ein weiteres wichtiges Halluzinogen, kaum in der Kunst wiederzufinden, obwohl es häufig in der Natur vorkommt und in den einheimischen Religionen und der Volksmedizin bedeutend ist. Tatsächlich finden wir seine erste naturalistische Wiedergabe in der mexikanischen Kunst im Florentiner Codex von Fray Bernadino des Sahagun, der aus der Mitte des 16. Jahrhunderts stammt.

Die umfangreichste Ansammlung von heiligen mexikanischen Halluzinogenen in der Kunst wurde von Wasson (1973) auf der berühmten Steinplastik von Xochipilli, dem Gott der Blumen, des Tanzes und der Freude, im *Museo Nacional de Antropologia* in Mexiko erkannt. Der Gott ist sitzend dargestellt, mit gekreuzten, angezogenen Beinen, und eine Maske auf seinem Gesicht deutet auf Entrückung oder freudvolle Trance hin. Seine Arme, Schultern und Beine hat der Bildhauer in flachem Relief mit Rosetten geschmückt, die Querschnitte von Pilzhüten, geöffnete und ungeöffnete Blüten der Trichterwinde, Tabakblüten und Knospen von *sinicuichi* (*Heimia salicifolia*) darstellen. Letztere war ein heiliges Halluzinogen in aztekischer Zeit, das angeblich vor allem Geräuschempfindungen in Form von Stimmen, Musik und anderen angenehmen Lauten, die von weither zu kommen schienen, verursachte. Drei Arten von *Heimia* werden heute noch in der Volksmedizin benutzt. Aus Querschnitten von Pilzhüten bestehende Rosetten erscheinen auch auf dem Relief auf der rechteckigen Plattform, die den Sitz der Gottheit bildet.

Schnupfen und Spritzen

Ein höchst interessantes, noch anstehendes Problem für die Rekonstruktion des Gebrauchs pflanzlicher Halluzinogene in Mesoamerika betrifft das Schnupfen. Gut dokumentiert ist es für Westindien und Südamerika in frühesten ethnohistorischen Quellen und in der Archäologie und Ethnobotanik Zentral- und Südamerikas. Doch über den Gebrauch von Halluzinogenen in Form von Schnupfmitteln sagen die spanischen Quellen über das früheste Mexiko nichts aus, so als habe diese Sitte überhaupt nicht bestanden. Und doch ist in den letzten Jahren eine immer größere Zahl von mexikanischen archäologischen Objekten ans Tageslicht gekommen, die als Schnupfutensilien erkannt wurden und von denen einige bis ins 2. Jahrtausend v. Chr. zurückzudatieren sind. Schnupfpfeifen wurden in Nayarit, Jalisco, Guerrero und Oaxaca gefunden, und manche erinnern stark an solche aus Panama und Costa Rica (Furst 1974 a, 1974 c, 1976). Nicht identifiziert werden konnten jedoch bisher die Schnupfmittel, die mit jenen zu vergleichen sind, die von den westindischen Inseln, aus Zentral- und Südamerika bekannt sind (z. B. *Anadenanthera* [form. *Piptadenia*] *peregrina, A. colubrina, Virola* und *Nicotiana* spp.). Indes eignet sich fast jede halluzinogene Spezies dazu, getrocknet und in Pulverform inhaliert zu werden. Es wird berichtet, daß der Samen der Trichterwinde in dieser Weise tatsächlich noch von einigen Schamanen in entlegenen Bergregionen von Oaxaca und Guerrero gebraucht wird (pers. Mitteilung von Tim Knab aus den unveröffentlichten Feldforschungsnotizen des verstorbenen Ethnobotanikers Thomas McDougal).

Schließlich bliebe noch eine andere Frage näher zu unterscheiden: der Gebrauch von psychodynamischen Klistieren. Klistierrituale und Spritzen sind in zunehmender Zahl auf mit Figuren bemalten Gefäßen der Maya erkannt worden, und zwar in Zusammenhängen, die auf eine rituelle Berauschung schließen lassen (Furst/Coe 1977). *Balché,* ein ritueller Trank aus Rindenextrakt des Balché-Baums und fermentiertem Honig, könnte das hier von den Maya benutzte Rauschmittel gewesen sein. Doch sind auch Halluzinogene in tatsächlich flüssiger Form, etwa Aufgüsse von Samen der Trichterwinde oder der heiligen Pilze, nicht auszuschließen. So wird auch berichtet, daß Peyote von einer älteren Huichol-Schamanin mit Hilfe einer Spritze gebraucht wurde, die aus der Blase und dem Knochen eines Hirsches gefertigt war und damit selbst der tierischen Erscheinungsweise von Peyote entsprach.

Natürlich ist das Kapitel der kulturhistorischen Rekonstruktion dieses Themas noch nicht abgeschlossen – und es wird vielleicht nie abgeschlossen sein. Jedoch haben neuere Untersuchungen so vieler heiliger Arten und sorgfältiges Zusammenfügen von Ikonographie und Ethnohistorie, Ethnologie, Botanik, Chemie, Archäologie und Linguistik schon heute die botanischen Halluzinogene in das richtige Blickfeld gerückt: Sie sind weder allbedeutend noch unwichtig, sondern göttliche Hilfsmittel für die ekstatische Begegnung mit dem Übernatürlichen. Von San Pedro in Peru bis zu Peyote in Nordamerika werden daher die geheiligten Rauschmittel als zu erwartender Bestandteil der schamanistischen Grundlagen der eingeborenen amerikanischen Religionen angesehen.

Religion und Pflanzenhalluzinogene im präkolumbischen Peru – Moche und Nazca

Marlene Dobkin de Rios

Die Autorin untersucht die Rolle verschiedener pflanzlicher Halluzinogene aus den nördlichen und südlichen Küstengebieten Perus und deren Einfluß auf Religion und Glaubenssysteme der alten Moche und Nazca. Sie belegt, wie eine Reihe von Motiven weltweit mit der Einnahme von pflanzlichen Halluzinogenen verbunden sind, und zeigt ihre Darstellung in der Kunst beider Kulturen – in Keramik, Textilien und Scharrbildern.

In diesem Artikel soll die Existenz und eventuelle Bedeutung von pflanzlichen Halluzinogenen in zwei vergangenen Kulturen nachgeprüft und erforscht werden. Es handelt sich dabei um ein Gebiet, in dem heute bewußtseinsverändernde Pflanzen zu finden sind. Rückschlüsse auf die Vergangenheit können wir durch verschiedene Vorgehensweisen erzielen. Wir können uns z. B. den noch erhaltenen Kunstgegenständen wie Skulptur, Metallarbeiten, Keramik, Textilien zuwenden. Hier können jedoch Probleme beim Erkennen von Halluzinogenen auftreten, denn die Künstler befolgen oft uns unbekannte Konventionen der Stilisierung. Ein anderer Ansatz zur Erforschung halluzinogener Pflanzen und deren Einfluß auf eine vergangene Kultur und deren Religion ist die Untersuchung gegenwärtiger mythologischer Glaubensvorstellungen und anderer Werte der entsprechenden Region. Mit Hilfe rezenter Ethnographie können frühere Formen rekonstruiert werden.

Wenden wir uns nun dem Studium von zwei alten Völkern in Peru zu: den Moche von Nordperu und den südperuanischen Nazca. Während meiner Untersuchungen des San Pedro-Kaktus (*Trichocereus pachanoi*) und seines Gebrauchs in der Volksmedizin (1967) erwachte mein Interesse für die möglichen prähistorischen Wurzeln des Gebrauchs pflanzlicher Halluzinogene. Neue Anregungen zu dieser Frage fand ich in mehreren Veröffentlichungen über die Moche (Benson 1972, 1974; Sharon/Donan 1974), die eine große Menge von Moche-Keramik zu interpretieren versuchten. Die Autoren vernachlässigten allerdings weitgehend die umfangreiche Literatur zum gegenwärtigen Gebrauch pflanzlicher Halluzinogene.

Ich möchte in diesem Aufsatz zeigen, daß sowohl die Moche- als auch die Nazca-Kunst am besten aus der Beziehung von komplexen schamanistischen Vorstellungen und der magischen Kontrolle über die Natur durch religiöse Spezialisten erklärt werden kann.

Zuerst sollen die Merkmale des gegenwärtigen Gebrauchs pflanzlicher Halluzinogene der peruanischen Nord- und Südküste zusammengefaßt und die halluzinogenen Pflanzen beider Gebiete vorgestellt werden.

Danach möchte ich die Wiedergabe des botanischen Materials in den Zeugnissen der Kunst untersuchen.

Gegenwärtiger Gebrauch halluzinogener Pflanzen an der Nordküste Perus

Die peruanische Küste ist ein trockenes Wüstengebiet, das von wenigen Flüssen, die in Ost-West-Richtung fließen, bewässert wird. Einige der dortigen Bauerndörfer haben durch ihre spezialisierten Heiler, *maestros* genannt, Berühmtheit erlangt. Diese behandeln ihre Patienten mit pflanzlichen Halluzinogenen. Am häufigsten wird der San Pedro-Kaktus verwendet. Er wird in kleine Stücke geschnitten und einige Stunden unter Zugabe von *misha* (*Datura arborea*), *candrillo* (*Lycopodium* sp.) und *hormamo* (nicht identifiziert) gekocht. Zusätzlich inhaliert der Heiler mit Wasser gemischten Tabak, um die Wirkung der Droge zu verstärken (vgl. Janiger/Dobkin de Rios 1976).

Seit der spanischen Eroberung im 16. Jahrhundert gibt es einen Synkretismus von katholischen Glaubensvorstellungen mit den traditionellen und ihrem Pflanzengebrauch. Der San Pedro wird heute hauptsächlich zur Behandlung von Krankheiten benutzt, die durch Zauberei hervorgerufen sein sollen. Wie auch andere halluzinogene Pflanzen wird der San Pedro dazu gebraucht, die Zauberkraft zu ermitteln, die für Krankheit und Unglück verantwortlich ist (vgl. Dobkin de Rios 1972). Die Sitzungen zur Krankenheilung finden nachts in *tambos* statt; das sind wandlose Schutzdächer auf dem Feld, in einiger Entfernung von der Siedlung. Der Heiler, sein Assistent und mehrere Patienten versammeln sich um ein auf der Erde liegendes Tuch, das *mesa* genannt wird. Eine große Anzahl ritueller Gegenstände, darunter polierte Schilde und Stäbe, werden zur Abwehr des bösen Einflusses des Zauberers zusammen mit anderen magischen Stücken auf die *mesa* gelegt.

In Interviews mit Heilern fand ich 1967 heraus, daß polierte Steine die Gestalt von Menschen und Tieren annehmen sollen, die Feinde angreifen. Während der Sitzung singt und flötet der *maestro,* um die Geisterkräfte anzurufen, die die Heilung bewirken und den Grund für die Krankheit aufzeigen sollen. Die Heiler behaupten, daß die durch den Kaktus hervorgerufenen Visionen sie befähigen, die magische Krankheit ihrer Patienten zu durchschauen (vgl. auch Sharon 1972 a zur Beschreibung einer anderen *mesa*).

Die Moche-Kultur (100 v. Chr. bis 700 n. Chr.)

Die Subsistenz der Moche beruhte auf intensivem Ackerbau mit künstlicher Bewässerung. Bemerkenswert sind die über 30 m hohen burgartigen Festungen aus getrockneten Lehmziegeln. Verteidigungswälle aus Stein und Adobe erstrecken sich kilometerweit durch die Wüste. Aquädukte erbauten die Moche in gleicher Länge. Von den Handwerkserzeugnissen interessiert uns vor allem die Töpferware. Auf den Gefäßen finden sich Krieger, Handwerker, Bettler und Schamanen. Die Schichtung der Gesellschaft kommt durch Einzelheiten in Kleidung und Schmuck zum Ausdruck. Es werden chirurgische und andere medizinische Praktiken dargestellt. Daneben finden sich Abbildungen schamanistischer Sitzungen auf den Töpferwaren, die den oben beschriebenen und anderen rezenten Praktiken sehr ähneln. Bennett und Bird (1946) haben z. B. Heiler beschrieben, die ihre Patienten massieren und durch Saugen eine fremde Substanz aus dem Körper zu entfernen suchen. Friedberg (1960) interpretiert Darstellungen auf Keramik als Moche-Zauberer, die Kakteenstümpfe in der Hand halten. Diese Kakteen ohne Dornen haben eine beachtliche Ähnlichkeit mit dem San Pedro. Außerdem beschreibt Friedberg in Tiere verwandelte Individuen, die auf der Keramik im Zusammenhang mit einem dornlosen Kaktus dargestellt werden. Es finden sich auch Tierdarstellungen, die dem *nagual* (s. u.), einem Tierschutzgeist, entsprechen könnten. Eine andere wertvolle Quellenart für unsere Fragestellung bieten die Berichte der Chronisten aus der Eroberungszeit, die auch auf botanische Fragen eingehen. Viele Angaben sind jedoch schwer interpretierbar, da die Pflanzennamen nur in der einheimischen Sprache wiedergegeben werden. Cobo (1956) beschreibt den Gebrauch des San Pedro-Kaktus z. B. unter dem Namen *achuma*.

Gebrauch halluzinogener Pflanzen bei den Moche

Die Darstellung des San Pedro ohne Wurzeln wurde oben beschrieben. Daneben meint Towle (1961), *cereus*-Kakteen auf Kunstgegenständen der Moche identifizieren zu können. Schultes (1967, 1972 b) weist auf ein altes Getränk namens *cimora* hin, das den Kaktus *Neoraimondia macrostibas* enthält. Coca (*Erythroxylon coca*) spielte eine wichtige wirtschaftliche Rolle bei den Moche. Disselhoff (1967) enthält die Reproduktion einer Keramik, auf der ein Chicha trinkender Mann dargestellt wird, der einen Coca-Beutel in der Hand hält. Halluzinogene Schnupfmittel konnten auf der Moche-Keramik nicht nachgewiesen werden.

Religiöse Darstellungen in der Moche-Kunst

In seiner klassischen Studie über Schamanismus hat der Religionshistoriker Eliade (1957) die Rolle des Schamanen als geistigen Beschützer seiner Gemeinschaft beschrieben. Der Schamane besitzt die Fähigkeit, sich in mächtige Tierfiguren, Hilfsgeister oder *naguals* zu verwandeln. Er steigt auch in die Unterwelt herab, um Kontakt mit den Geistern der Ahnen aufzunehmen, oder reist in himmlische Sphären.

Der Schamane als Krieger

Was traditionell als der Krieger der Moche-Kultur bekannt ist, kann auch als Schamane interpretiert werden, der gegen seine Widersacher kämpft. Auf der Keramik dargestellte Rüstungen, Keulen, Trophäenköpfe und verschiedene Waffen können den schamanistischen Schutz gegen böse Kräfte und deren Vernichtung versinnbildlichen. Einzelheiten in Kleidung und Kopfschmuck können Ränge der Schamanen widerspiegeln. Stufenmotive und sorgfältig dargestellte Gebäude weisen auf den *tambo* hin (s. o.), unter dem pflanzliche Halluzinogene eingenommen werden.

Der Schamane als Heiler

Einen Streitpunkt bei der Interpretation von Moche-Keramik bildet die Rolle des nackten Mannes, oft mit wirrem Haar dargestellt, der zu einem stilisierten *tambo* geführt wird. Im Vergleich zu Mittelamerika wird dies gern so interpretiert, daß ein Gefangener zum Opfer geführt wird. Ich würde die Nacktheit und die gedrehte Schnur um den Nacken des Mannes als Zeichen der tiefen Verwirrung eines Patienten erklären, dem der Heiler *Trichocereus pachanoi, Datura arborea* oder andere Pflanzen verabreicht hat, um den Rasenden zu beruhigen. Kleidung und Waffen des nackten Individuums sind auf einer Keramik an der Keule seines Führers befestigt.

Für die gedrehte Kordel ergab sich nach einigen Untersuchungen noch eine genauere Erklärung. Ein keramisches Motiv zeigt eine Figur, die unter einem *tambo* sitzt und auf einen großen Topf schaut, der den Gefäßen gleicht, in denen noch heute gekochte Getränke aus dem San Pedro und anderen halluzinogenen Pflanzen aufbewahrt werden. Um diesen Topf ist eine gedrehte «Kordel» geschlungen, die waagerecht absteht und wie eine doppelköpfige Schlange wirkt. So gesehen kann die gedrehte Kordel um den Nacken des Nackten eine doppelköpfige Schlange darstellen, die wiederum für den siegreichen Tierhilfsgeist des Schamanen im Kampf gegen den zauberischen Gegner steht.

Ein Hauptgrund für die Annahme von religiösen Themen auf der Moche-Keramik ist das häufige Vorkommen von Musikanten. Denn Musik ist in allen Drogen einnehmenden Gesellschaften ein wichtiges Attribut beim Drogenkonsum (vgl. Dobkin de Rios 1973).

Die erotischen Darstellungen der Moche-Keramik sind weit bekannt. Auch dieses Gebiet fällt in die Zuständigkeit des Schamanen, der die Unfruchtbarkeit von Frauen behandelt und die Angst bekämpft, die durch den Fortpflanzungsprozeß im allgemeinen verursacht wird.

Der Schamane als geistiger Reisender und Wahrsager

Mehrere Moche-Keramiken sind runde, spiralförmig gewundene Töpfe, die die «klassische» Reise des Schamanen in die Unterwelt illustrieren mögen, wo er Kontakt mit den Ahnengeistern aufnimmt, um göttliche Botschaften zurückzubringen oder den Grund für Krankheit oder Mißgeschick zu suchen.

Die traditionelle Interpretation von Moche-Keramik kennt auch den «Bohnenkrieger». Da Bohnen gelegentlich auch im Zusammenhang mit Boten auftauchen (Sawyer 1966), werden sie als Mittel zur Wahrsagerei erklärt. Ich sehe in den Bohnen eher die Darstellung der Metamorphose eines Schamanen in einen Pflanzenhilfsgeist.

Der Schamane und seine Verwandlung in Tierhilfsgeister

In einer Studie von Pitt-Rivers (1970) wird der Terminus *nagual* (Tierhilfsgeist) eingeführt. Auf Moche-Töpfen werden oft Tierhilfsgeister dargestellt, wie Schlangen, Katzentiere, Füchse und andere mehr. In der Moche-Kunst treten sie nie in Kampfszenen auf. Die einzelnen Tierarten, die als *nagual* vorkommen, unterscheiden sich in Stärke und Kraft und repräsentieren so auch eine Hierarchie der mit ihnen dargestellten Menschen. Schamanen und Zauberer können die Gestalt eines bestimmten Tieres annehmen, um in Aktion zu treten. Der Jaguar als räuberisches Lebewesen dürfte in seiner Funktion als *nagual* seinem Besitzer z. B. eher schädliche Absichten beilegen als ein vegetarisches Tier.

In Bensons letzter Studie über das Katzen-Motiv in der Moche-Kunst diskutiert sie Darstellungen der Metamorphose von Menschen in Jaguare, die einen tranceartigen Zustand des Menschen zeigen. Eine ihrer Interpretationen ist, daß sich der Schamane in einem Rauschzustand befindet, wobei er die Halluzination einer Raubkatze hat. Diese Wirkung einer schamanistischen Transformation kann durch mehrere Pflanzendrogen herbeigeführt werden. Die pflanzlichen Halluzinogene dienen hier also als Mittel zur Transformation.

Die Nazca-Kultur (100 v. Chr. bis 800 n. Chr.)

An der Südküste Perus erreichte die Nazca-Kultur ihre Blüte um 100 v. Chr. bis 800 n. Chr., gleichzeitig mit der der Moche im Norden.

Parallel zum Meer erstreckte sich ein Wüstenstreifen. Die wenigen Flüsse führten nur unregelmäßig Wasser, so daß für die Landwirtschaft mit Ausnahme der Regenzeit von Dezember bis März die Wasserversorgung nicht gesichert war. Die Quellen der Flüsse lagen im Hochland. Die meisten Flüsse erreichten das Meer nicht, weil ihr Wasser für die Bewässerung der Täler verbraucht wurde.

Die Nazca-Kultur ist für ihre Aquädukte, Friedhöfe und andere materielle Hinterlassenschaften bekannt. Die Anlage der Aquädukte umfaßte ein komplexes System von überdeckten Kanälen. Viele von ihnen sind noch heute in Gebrauch. Sie zeugen von einer Organisation und den nötigen kollektiven Kräften, um den maximalen Nutzen aus den geringen Wasserressourcen zu ziehen. In den Leitungen wurde das Wasser auf seinem Weg zu den Tälern bestmöglich konserviert.

Berühmt wurde die Nazca-Kultur durch die sogenannten «Nazca-Linien», die am überzeugendsten von folgenden Autoren beschrieben wurden: Kosok (1947), Kosok und Reiche (1949), Reiche (1949), Hawkins (1969) und Isbell (1978). Diese Erdlinien mögen landwirtschaftlichen und astronomischen Zwecken gedient haben. Dobkin de Rios (1976) schlägt jedoch vor, darin auch schamanistische ikonographische Repräsentationen zu sehen. In den folgenden Seiten werde ich darlegen, wie die massiven Erdlinien mit außerkörperlichen Erfahrungen zusammenhängen können, die durch pflanzliche Halluzinogene hervorgerufen wurden, und daß sie symbolisch Tierfhilfsgeister repräsentieren.

Die Keramik ist der wichtigste Schlüssel zu Fragen des Nazca-Weltbildes und seiner Glaubensvorstellungen. Die komplexe Welt der Nazca zeigt sich in der Kombination von Elementen wie Vögeln, Menschen, Pflanzen, Fischen, und Symbolträgern wie Trophäenköpfen, Federn und verschiedenem Zubehör. Das oft dargestellte menschliche Wesen mit magischen Attributen wird durch eine besondere Körperhaltung und die langen Haare, Arme und Beine, die in Bewegung sind, charakterisiert. Es wurde in der Literatur «markiertes mythologisches Wesen», «degenerierter Dämonenkopf» (Tello 1915), «Augenwesen» (Rowe 1961) oder als Wesen in direkter Beziehung zum «fliegenden Gott vor Paracas» genannt (Kauffmann 1976). Die Paracas-Kultur ging der der Nazca voraus (1000–200 v. Chr.). Der «fliegende Gott von Paracas» findet sich auf vielen berühmten bestickten Tüchern. Er wird als verkleidete oder maskierte Person dargestellt, ausgestattet mit einer Kriegskeule und variierenden magischen Attributen, Trophäenköpfen und vielfarbigen Kleidern. Das Vorkommen dieser Gottheit in der Nazca-Kunst zeigt eine Kontinuität von der Paracas- zur Nazca-Kultur.

Heute vorkommende pflanzliche Halluzinogene im Gebiet der Nazca

Auch an der Südküste Perus gibt es zahlreiche bewußtseinsverändernde Pharmakopöa. Die Coca-Pflanze (*Erythroxylon coca*), ein Stimulans, ist für den zentralen Küstenort Huaca Prieto bereits für 2500 v. Chr. belegt. Sie stammt von den östlichen Andenabhängen. Towle (1961) berichtet über das Vorkommen des Kaktus *Trichocereus pachanoi* an der Südküste, dessen aktiver Bestandteil Meskalin bekannt ist. Daneben finden sich *Datura spp.* Auch zum *wilka*-Schnupftabak hatten die alten Nazca wie später die Inka freien Zugang (Altschul 1971, 1972). Wassen (1972) hat die Rolle des *espingo*-Samens vom Küstentiefland beschrieben. Er ist ein Bestandteil der Chicha (vgl. Scheffer in diesem Band). Chronisten berichten, daß sie den Menschen geistesgestört macht. Joseph de Arriaga, einer der Chronisten, bemerkte, daß eine rote Frucht mit runden Kernen als Gabe in den *huacas* oder heiligen Schreinen im Tiefland, südlich von Chancay, benutzt wurde.

Die Wiedergabe von pflanzlichen Halluzinogenen in der Nazca-Kunst

Cabieses, Direktor des Museums für das Gesundheitswesen in Lima, hat eine interessante Sammlung von Nazca-Keramik mit Darstellungen des San Pedro und anderen Kakteen zusammengetragen. In einem unveröffentlichten Manuskript weist er nach, daß der Querschnitt des San Pedro-Kaktus mit seiner typischen kreisförmigen Färbung in der Mitte mit einer häufig vorkommenden sternförmigen Darstellung in der Nazca-Kunst übereinstimmt. Er identifiziert auch Kakteenblüten auf Zeugnissen der Nazca-Kunst. Weiter erkennt er in einem stilisierten Motiv von gebogenen Linien die *Datura*-Pflanze *floripondio.* Dagegen kommen andere die Psyche beeinflussende Pflanzen, wie Coca oder *Anadenanthera peregrina,* in der Nazca-Kunst nicht vor.

An anderer Stelle (1976) habe ich dargelegt, daß nur wenige präkolumbische Völker pflanzliche Drogen *per se* in ihrer Kunst dargestellt haben. Diese Pflanzen nahm man nur ein, um Kontakt mit dem Jenseits aufzunehmen und die Naturgewalten zu beherrschen. Nie benutzte man sie um ihrer bloßen bewußtseinsverändernden Wirkung willen. Dies vor Augen, wenden wir uns nun den schamanistischen Themen zu, die mit Drogengenuß zu tun haben, um so gewisse Aspekte der Nazca-Kunst verstehen zu lernen.

Schamanistische Themen bei den alten Nazca

Die ästhetische und technische Qualität der Nazca-Keramik ist von vielen Autoren beschrieben worden. Roak (1965) hat in seiner Dissertation den Kunststil und die formalen Elemente der Nazca-Töpferei sorgfältig beschrieben, aber die Interpretationsmöglichkeiten der Darstellungen aus der Perspektive des Einflusses pflanzlicher Halluzinogene und die Thematik der schamanistischen Glaubensvorstellungen außer acht gelassen. Unter diesen Gesichtspunkten habe ich die Nazca-Keramik untersucht und dabei auch über 750 Stücke aus Museen in Lima selbst analysiert.

Ein Hauptthema in der Nazca-Kunst ist das «maskierte mythologische Wesen», die oben erwähnte mehr oder weniger menschliche Figur, die eine Kriegskeule, einen oder mehrere Trophäenköpfe und charakteristischen Schmuck trägt. Darstellungen dieser Art finden sich in über 25 % der von Roak untersuchten Stücke und sind auch das vorherrschende Thema der von mir analysierten Keramik. Das Wesen trägt eine Mundmaske. Bei den anatomischen Details zeigen sich Variationen, die je später die Keramik, desto weniger «menschlich» sind, wobei dann ein Riesenkopf zur Hauptsache wird, der verzierte Körper und die Füße weniger wichtig erscheinen (Roak 1965). Roak benutzt den Terminus «Bedeutungsträger» für das lange fließende Band, das neben dem Kopf des Wesens auftaucht und sorgfältig ausgearbeitete Muster aufweist. In den Bedeutungsträgern finden sich Trophäenköpfe, Stacheln, Fische oder andere Elemente, auch Vogelflügel, eine Pflanze, Schwänze, Katzengesichter oder Schlangen. Nach Roak sollen die Bedeutungsträger die einzelnen Ausprägungen des «maskierten mythologischen Wesens» betonen. Die am häufigsten dargestellten tierischen Merkmale sind die von Füchsen, Katzentieren, Vögeln und Mörderwalen.

Ich möchte darlegen, daß diese variierten «maskierten mythologischen Wesen» mächtige schamanistische Führer repräsentieren. Die tierischen Merkmale der Bedeutungsträger stehen für ihre Tierhilfsgeister, über die sie mittels pflanzlicher Halluzinogene Macht ausüben. So kann das Zusammenkommen von verschiedenen Merkmalen im Bedeutungsträger die Ausdehnung der Macht eines bestimmten religiöspolitischen Führers anzeigen. Wie schon im Abschnitt über die Moche gesagt, ist eins der wesentlichen Konzepte des Schamanismus das der Hierarchie in der Welt der Natur, wodurch Tiere je nach ihren Machtattributen in eine Rangordnung gebracht werden.

Ein anderes Thema ist das des Kampfes. Das «maskierte mythologische Wesen» trägt die Keule immer in der rechten, den Trophäenkopf in der linken Hand. Den Symbolismus von links-rechts gleich gut-böse hat Furst (1965) für die westmexikanischen Figuren herausgearbeitet. Die Kriegskeule weist oft Blutspuren auf (Roak 1965). Das Blut fließt, während alles andere in der Nazca-Kunst statisch dargestellt wird. Die Kriegskeule ist in der Form mit dem Grabstock identisch, der auf anderer Keramik von Bauern getragen dargestellt wird. Dies zeigt die vielfältigen Funktionen des Schamanen als Verteidiger seiner Gruppe und Sicherer von Fruchtbarkeit des Bodens und Wachstums der Ernte. Außerdem finden sich auf zahlreichen Abbildungen des «maskierten mythologischen Wesens» auf dem Lendenschurz der mächtigen Figur Trophäenköpfe. Dies ist ein Zeichen für den Zusammenhang von kriegerischem Element, der sexuellen Funktion und dem machtvollen Führer.

Ein Hauptmerkmal des «maskierten mythologischen Wesens» ist das des Stachels, im Spanischen auch *chonta* genannt. Er spielt eine wichtige Rolle in der mit Halluzinogenen verbundenen Heiltätigkeit, einer der wichtigsten Funktionen des Schamanen. Wie wir bei den Moche gesehen haben, ist es die Aufgabe eines Schamanen, den Gegenstand aus dem Körper seines Patienten zu entfernen, z. B. auszusaugen, den ein Zauberer dort hineingebracht hat, um ihn krank zu machen oder zu töten. Die Darstellung von Dornen in den Bedeutungsträgern des «maskierten mythologischen Wesens» versinnbildlichen die Macht des Schamanen, sowohl mit Hilfe solcher Dornen Feinde zu töten als auch aus den Körpern seiner Patienten zu entfernen. Letzteres wird auch durch die Abbildung von Kolibris und deren Fähigkeit zu saugen verdeutlicht.

Ein anderes Motiv ist das des «Schreckenvogels», der von Yacaleff (1932) diskutiert wurde. Die Nazca-Töpferei kennt viele Vogelmerkmale, die für eine mystische Identifikation des Menschen mit den sogenannten «Hochfliegern» stehen mögen. Als Raubvogel ist ihre Macht einzigartig in der Tierwelt. Zusätzlich kann der Schwanz als Teil des Bedeutungsträgers auf die Bedeutung des Fluges hinweisen, den Eliade (1957) als Repräsentation der schamanistischen Transzendenz erkannt hat. Das Fliegen als außerkörperliche Erfahrung kann durch pflanzliche Halluzinogene oder spontan hervorgerufen werden und ist in der psychiatrischen Literatur ausführlich belegt (Dobkin de Rios 1972). In diesem Zusammenhang kann der Vogelhilfsgeist gesehen werden. Schamanen haben außerkörperliche Erlebnisse, in denen sie die Gestalt des Hilfsgeistes annehmen, um den Feinden Schaden zuzufügen oder die Zukunft vorherzusagen. Auf einigen Nazca-Töpfen kommt auch der Trophäenkopf zusammen mit Flügeln vor. Dies mag das Endresultat eines Fluges, bei dem der Feind besiegt wurde, repräsentieren. Ein weiteres Motiv ist das des Mörderwals. Zu diesem Hilfsgeist gehören eckige Kiefer und Blut. Manchmal sind zusätzlich Messer am Kopf des «maskierten mythologischen Wesens» angebracht (Roak 1965). Hier wird die Beziehung des Schamanen zum Meer ausgedrückt und auch seine Beherrschung dieser Naturgewalt.

In Phase 6 taucht ein neues Merkmal auf, das von Roak nicht erklärt wird. Es handelt sich um eine beträchtliche Vergrößerung des Kopfes und der Mundmaske, wobei Trophäenköpfe oder tierische Darstellungen fehlen. Im drogenbezogenen Schamanismus spielt der Atem eine wichtige Rolle, weil mit ihm Tabakrauch über Kopf und Körper des Kranken geblasen wird und er als Schutzmittel gegen böse Geister dient. Janiger und Dobkin de Rios (1973, 1976), haben dargelegt, daß im Rauchkondensat von *Nicotiana rustica* zwei neue Alkaloide, *harman* und *norharman,* gebildet werden, die beide halluzinogene Wirkungen hervorrufen. Es ist zwar nicht genau klar, in welchem Maß Tabak verwendet wurde, aber in anderen Küstengebieten spielt er bei zeitgenössischen Drogenritualen eine wichtige Rolle.

Die außerkörperliche Erfahrung

Greene (1968) hat eine bestimmte Wirkung, die sowohl spontan als auch durch Drogengenuß hervorgerufen werden kann, eine außerkörperliche Erfahrung oder Reise in der Luft, den «ökosomatischen Effekt» genannt. Sie beschreibt die ökosomatische Wirkung so, daß ein Beobachter die wahrgenommenen Objekte aus einem anderen Blickwinkel als dem seines physischen Körpers betrachtet. Diese Erfahrung wird auch der Entpersönlichungseffekt genannt (Ludwig 1969). Barber (1970) faßt verschiedene klinische Studien über LSD und andere bewußtseinsverändernde Drogen zusammen und berichtet, daß fast alle Versuchspersonen ein «komisches Gefühl» beschreiben. Bei höheren Dosen «verschmilzt der Körper mit der Umwelt oder schwebt im All». Wie Eliade belegt, gehören ökosomatische Erfahrungen zur schmananistischen Religion. Den «magischen Flug» hat er folgendermaßen beschrieben (1957: 441 f.):

«Sibirische, nordamerikanische und Eskimoschamanen fliegen. Auf der ganzen Erde schreibt man den Zauberern und Medizinmännern dieselbe magische Fähigkeit zu ... Diese Züge erinnern an den Vogelsymbolismus auf dem Kostüm des sibirischen Schamanen ... Nach zahlreichen Traditionen erstreckte sich in mythischer Zeit die Flugkraft auf alle Menschen; alle konnten den Himmel erreichen, entweder auf den Flügeln eines Vogels oder auf Wolken ... Doch genau genommen nehmen hier diese Kräfte oft einen rein geistigen Charakter an; der ‹Flug› drückt nur die Erkenntnis geheimer Dinge und metaphysischer Wahrheiten aus ... Dieser magische Flug ist zugleich Ausdruck für die Autonomie der Seele wie für die Ekstase ... Dieser Seelenmythos enthält keimhaft eine ganze Metaphysik der Autonomie und geistigen Freiheit der Menschen ... Der Hauptpunkt ist für uns, daß die den Schamanen und Zauberern eigenen Mythen und Riten des magischen Flugs ein Hinauswachsen über den menschlichen Zustand verkünden: Wenn die Schamanen durch die Lüfte fliegen, sei es in Vogelgestalt oder in ihrer eigenen, verkünden sie gewissermaßen den Niedergang der Menschen ...

Die Scharrbilder

In diesem Abschnitt möchte ich darlegen, daß die prähistorischen Scharrbilder oder Erdlinien der Nazca auf Grund der außerkörperlichen schamanistischen Erfahrungen, der sogenannten Reise in der Luft, entstanden sind. Die Absicht eines solchen Aufwands an Zeit und Arbeit ist, sowohl Botschaften an die übernatürlichen Mächte zu senden als auch an Mitglieder der Gemeinschaft und an feindliche Schamanen.

Die archäologischen Gegebenheiten

Das ausgedehnte Netzwerk aus Tausenden von geraden Linien und einigen hundert großen Erdzeichen in den Wüstenhochebenen wurde von verschiedenen Forschern beschrieben (Reiche 1949, Kosok 1947, Kosok/Reiche 1949). Sie wurden errichtet, indem man kleine Steine, die die Fläche der neuentstehenden Wege in der Wüste bedeckten, an deren Seiten aufschichtete. Da in diesem Gebiet kein Regen fällt, ist der Erhaltungszustand recht gut. Die Pfade laufen ununterbrochen, kreuzen sich nie und vollenden die Figur nahe dem Anfang. Erkennbare Formen zeigen fliegende Vögel, Insekten, Katzentiere, Mörderwale, Fische, Spiralformen (möglicherweise zusammengerollte Schlangen), Schlangenhalsvögel, fliegende Pelikane und eine große pflanzliche Form. Einige sind über 1,7 km lang, während sich andere über 2,5 km ausdehnen. Alle Motive kommen auch auf den Webarbeiten und der Keramik der Region vor. Kosok, ein Archäologe, meint, die Figuren dienten bei festlichen Anlässen als Prozessionsweg. Reiche, Astronomin und Mathematikerin, schlägt eine Reihe von astronomischen Bedeutungen vor und deutet die Linien als solstitische und Äquinoktialpunkte am Horizont (1949). Interessant ist, daß die wichtigsten Analysen der Erdlinien erst nach 1944 erstellt wurden, nachdem Luftaufnahmen zur Verfügung standen.

Wie oben bereits dargelegt, können sich Schamanen in mächtige Tierfiguren, Hilfsgeister, verwandeln. Ich meine, daß die Tierfiguren unter den Nazca-Linien solche schamanistischen Hilfsgeister darstellen.

Die massiven Erdlinien der Nazca sind für uns außerhalb eines Flugzeugs schwer zu erfassen. Ich möchte sie jedoch aus der Sicht des Schamanen erklären, der so in den Höhen der Ekstase seinen Tierhilfsgeist sieht.

Die geometrischen Muster der Erdlinien können als Wiedergabe von kaleidoskopartigen Mustern verstanden werden, die nach der Einnahme von Drogen wie LSD gesehen werden. Barber (1970) erklärt sie durch eine Veränderung der Netzhautstruktur.

Wenn man die militante Natur des Schamanen, seinen Beschützerauftrag durch die Gemeinschaft und seine Vermittlerrolle zum Übernatürlichen bedenkt, wurden die monumentalen Erdlinien der Nazca errichtet, um gegnerische Schamanen zu warnen, den Kontakt zum Übernatürlichen aufrechtzuerhalten und die Solidarität innerhalb der Gemeinschaft zu festigen. Die nötige Kooperation zur Errichtung der Erdlinien verband die Gemeinschaft.

Francis Robicsek: Die rauchenden Götter – Tabak in Kunst, Geschichte und Religion der Maya

INGEBORG MAURER

In Robicseks Buch «The Smoking Gods» ist zum erstenmal das Thema des Tabaks in der Neuen Welt, vor allem aber bei den Maya, umfassend ergründet worden. Nicht nur eine Fülle von archäologischem Material wurde zusammengetragen – wobei man den Photographen Robicsek ebenso bewundern muß wie den Autor. Auf 265 farbigen Abbildungen und 234 teils sie erklärend begleitenden schwarz-weißen Zeichnungen ist eine überzeugende Materialfülle ausgebreitet. Hinzu kommt ein ausführliches Literaturverzeichnis (in dem auch deutsche Titel vertreten sind!). Es ist in dem für einen Materialband zur Verfügung stehenden Umfang hier nicht möglich, Robicsek bei seinen archäologischen Untersuchungen nachzugehen, zumal das ohne sein reiches Abbildungsmaterial nicht möglich wäre.

Dr. Robicsek hat mir erlaubt, das, was im Zusammenhang des Materialienbandes von Bedeutung sein könnte, aus seinem Buch in Übersetzung zu bringen, wofür ihm herzlich gedankt sei in der Hoffnung, daß das, was in den folgenden Seiten angeführt wird, auch ihm wichtig erschienen wäre. Im wesentlichen wurde das fünfte Kapitel zusammengefaßt.

Robicseks Werk ist in zwei große Abschnitte geteilt: erstens der historische und ethnographische Hintergrund. Und zweitens archäologisches Material.

Zum ersten Abschnitt gehören sechs Kapitel:

Tabak in der Neuen Welt – Tabak und die Maya – Tabak und Religion – Tabak als Medizin – Ungewöhnliche Wirkungen von Tabak – Gott K, die Gottheit mit der rauchenden Zigarre.

Frühe Berichte

Robicsek hebt hervor, daß frühe Berichte, die sich auf den Gebrauch von Tabak bei den Maya zum Zeitpunkt der *Conquista* beziehen, höchst fragwürdig und außergewöhnlich verwirrend sind. Nach frühen Beschreibungen dürfte oft ein «Räuchern» mit Tabakrauch als Zeichen der Ehrerbietung erfolgt sein. Berichte über Tabakanbau bei

Ob mit dem berühmten «Raucher am Kreuztempel von Palenque» (Mexiko) ein Zigarre oder Pfeife rauchender Regengott oder ein anderer feuerblasender oder flötenspielender Gott dargestellt ist? Die Befürworter der «Raucherthese» werden durch die Tatsache bestärkt, daß die Regengötter Tlaloc und Chac als leidenschaftliche Raucher beschrieben werden. Zuweilen wird auch der Kopfschmuck als aus Tabakblättern bestehend gedeutet.

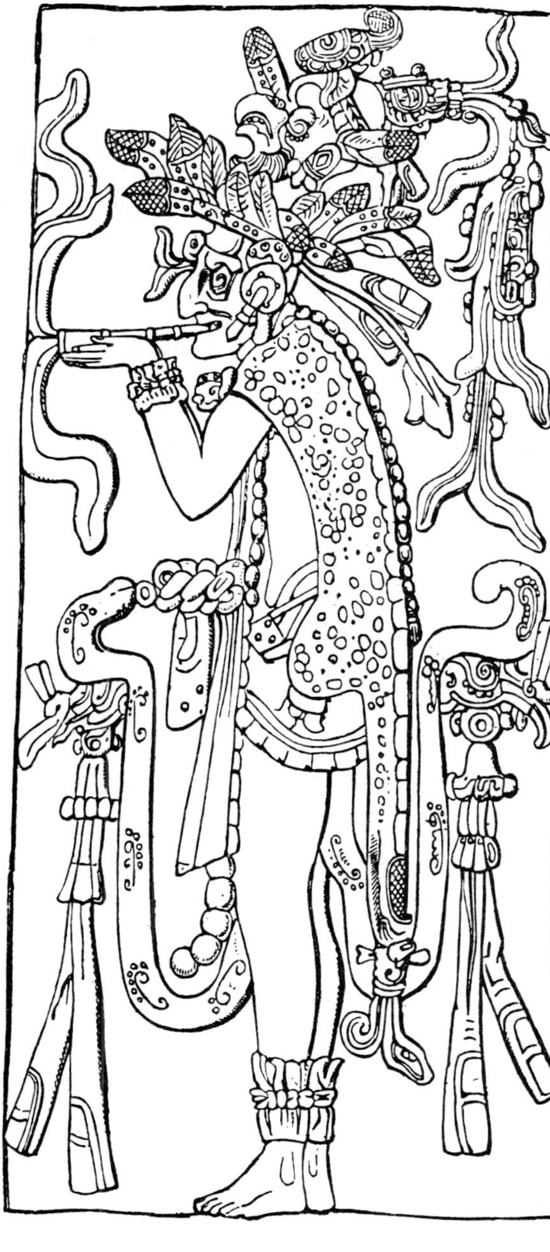

den Maya, der heute von großer wirtschaftlicher Bedeutung für sie ist, gibt es nicht. Den alten Maya war der Genuß von Tabak vor allem als Zigarre oder «kleine Zigarre», wie man die Zigarette nennen darf, bekannt, auch gekaut oder getrunken wurde er. Die wenigen Pfeifen, die archäologisch gefunden wurden, dürften Importartikel aus Mexiko gewesen sein.

Wohl die ungewöhnlichste Form, sich Tabak zuzuführen, dürfte für unsere Vorstellung darin bestehen, ihn mittels eines Klistiers einzuführen. Vasenmalereien zeigen solchen Gebrauch. Daß auch die europäische Medizin sich solcher Praktiken einmal bediente, erwähnt Robicsek unter Hinweis auf eine 1661 in Kopenhagen gedruckte Abhandlung des in seiner Zeit bekannten Anatomen Thomas Bartholin, der seinen unglücklichen dänischen Patienten sowohl Tabaksaft wie -rauch als Klistier empfiehlt.

Waren die Maya stets leidenschaftliche Raucher, so waren es auch ihre Götter. Die Lacandones glauben noch heute, daß die weißhaarigen, bärtigen Götter von Regen und Donner, die den obersten Himmel bewohnen, gerne Zigarren rauchen: Sternschnuppen, die am tiefblauschwarzen Tropenhimmel erscheinen, sind nach ihnen nichts anderes als die von den Göttern weggeworfenen und noch glimmenden Zigarren. In alten yukatekischen Überlieferungen werden weiter die Balam, die Götter der Winde und der vier Richtungen, als kräftige Raucher beschrieben, die schwere Felsen gegeneinander schlagen, um mit den dabei entstehenden Funken ihre Zigarren anzuzünden.

Daß auch die Götter der Alten Maya leidenschaftliche Raucher waren, das zeigen uns ihre Darstellungen in Codices und auf Vasenmalereien, aber auch Reliefs von Steinmonumenten. Eine ungelöste Frage ist hier übrigens, ob die dargestellten Gestalten immer Gottheiten sind oder ob nicht auch Fürstlichkeiten sich hier «porträtieren» ließen. Der größte Raucher unter den Gottheiten dürfte wohl Gott L, sein, und von ihm gibt es auch das bis jetzt einzige Steinrelief am Kreuztempel von Palenque, wo er eine beachtlich lange Zigarre im Mund hat, die er mit der rechten Hand in waagerechter Lage hält. Als Gelegenheitsraucher sieht Robicsek die Götter A, B, D, F und N. Unter den mythologischen Tieren haben die Affen einen starken Hang zum Rauchen, in größerem Abstand folgen ihnen an zweiter Stelle Jaguare und seltener noch Frösche.

In der Medizin spielte Tabak bei vielen Indianergruppen eine wichtige Rolle: gegen Abszesse, Schlangenbisse, Magengrimmen, bei Erkältungen und zum Verheilen von Wunden. Was Wunder, daß sich der heilende Ruhm des Krautes mit Windeseile in der Alten Welt verbreitete. So liest man in Jean Nicots französisch-spanischem Wörterbuch von 1573 über *Nicotiana:* «Dies ist ein Kraut von wunderbarer Wirksamkeit bei Wunden, Geschwüren, noli me tangere (Gesichtslupus), Herpes und allen anderen Dingen.» Der Niederländer Jan Beverwijk (1594–1647) schreibt, daß Tabak «eine wunderbare Art hat, den Kopf von aller Feuchtigkeit und Schleim zu befreien; er hat eine Tendenz, Austrocknung zu fördern ... er dreht den Magen um und lockert die Eingeweide ... Er ist ein hervorragendes Mittel gegen die Pest, und zuverlässige Personen erzählten mir, daß, als viele Menschen zu London an der Pest starben, jene dagegen, die die Tabakhäuser regelmäßig aufsuchten, sich niemals an dieser Krankheit ansteckten.» Eigentlich bedauerlich, daß man die vielgerühmten edlen Eigenschaften des Tabaks heute nur noch verteufeln darf.

In der heutigen Volksmedizin spielt Tabak in der Hand des *yerbatero* immer noch eine große Rolle, zusammen mit den verschiedensten Kräutern und Gewürzen.

Eines der interessantesten Kapitel, in dem der Verfasser als gründlicher Kenner früher Berichte wie auch als Mediziner auftritt, ist jenes über die unerklärbaren Wirkungen von Tabak.

Der bekannte und zuverlässige guatemaltekische Historiker Fuentes y Guzmán spricht von der großen Verehrung, die die Hochlandmaya dem Tabak entgegenbrachten, den sie gottähnlich verehrten. «Indem sie ihn rauchten und indem sie davon berauscht wurden, riefen sie den Dämon an, um zukünftige Ereignisse zu erfahren und um Rat zu fragen für Bitten anderer, die sie damit beauftragt hatten.»

Auch andere frühe Beobachter haben dieses trunkene Verhalten von Rauchern beschrieben. So zum Beispiel Jéronimo Mendieta: «Andere sagen, daß einige das Kraut, genannt *picietl*, das die Spanier Tabak nennen, als den Körper der Göttin Ciuacoatl ansehen. Und aus diesem Grund hat es einige medizinische Wirkungen. Es muß sehr vorsichtig geraucht werden, denn es ist sehr gefährlich, nimmt es doch jenen den Verstand, die es zu sich nehmen und läßt sie sich verrückt und toll aufführen.»

Benzoni (1568) beschreibt den berauschenden Effekt so: «Sie entzünden das eine Ende der Zigarre, stecken das andere in den Mund, atmen dadurch und füllen sich ganz mit dem gräßlichen Rauch, so daß sie ihren Verstand verlieren. Manche nehmen soviel davon, daß sie umfallen, als seien sie tot und bleiben den größten Teil des Tages oder der Nacht bewußtlos.»

Oviedo y Valdés (1526): «Und in dieser Weise wurden sie bewußtlos und lagen ausgestreckt auf dem Boden wie Männer im Schlaf der Trunkenheit.»

Auch einem scharfsinnigen Beobachter wie Sahagún entgingen solche Wirkungen nicht: «Derjenige, der *piciete* verkauft, zerstößt zuerst die Blätter, mischt es mit Kalk und pulverisiert dann beides zwischen den Händen. Einige tun es mit dem Weihrauch der Erde, nehmen es dann in die Hände und ihren Mund, um Kopfschmerzen zu lindern oder Trunkenheit zu verursachen.»

Hypothesen zur Erklärung der frühen Berichte

Diese und noch andere Berichte, die Robicsek sorgfältig aus einer reichen Literatur ausgesucht hat, lassen ihn nachdrücklich der Frage nachgehen, ob es das heute von Millionen gerauchte *Nicotiana tabacum* gewesen war, von dem solche berauschenden Wirkungen gewiß nicht ausgehen. Könnten die Maya eine andere Art von Tabak gehabt haben mit narkotischen oder halluzinogenen Wirkungen, wie sie uns unbekannt sind? Vier mögliche Erklärungen bietet Robicsek an:

1. Die Alten Maya haben eine sehr viel stärkere Tabaksorte geraucht, also nicht *Nicotiana tabacum,* sondern *Nicotiana rustica,* das ja bekanntlich einen sehr viel höheren Nikotingehalt hat. Nikotin (C 10 H 14 N 2), der wichtigste Wirkstoff, wird seit Jahren wissenschaftlich

Zu den umstrittensten Darstellungen der «Maya-Rauchrollen» gehört diese des Codex Troano. Ein Nestor der Altamerikanistik, Walter Lehmann, sah in den drei Figuren Zigarrenraucher: «Die erste Figur (rechts vom Beschauer) scheint eine Art junger Maisgott zu sein; er faßt elegant die brennende Zigarre mit der Rechten. Die mittlere Figur ist eine Todesgestalt; die letzte, dritte Figur ist ein alter Gott mit zahnlosem Unterkiefer und einem affenartigen Kopfe.»

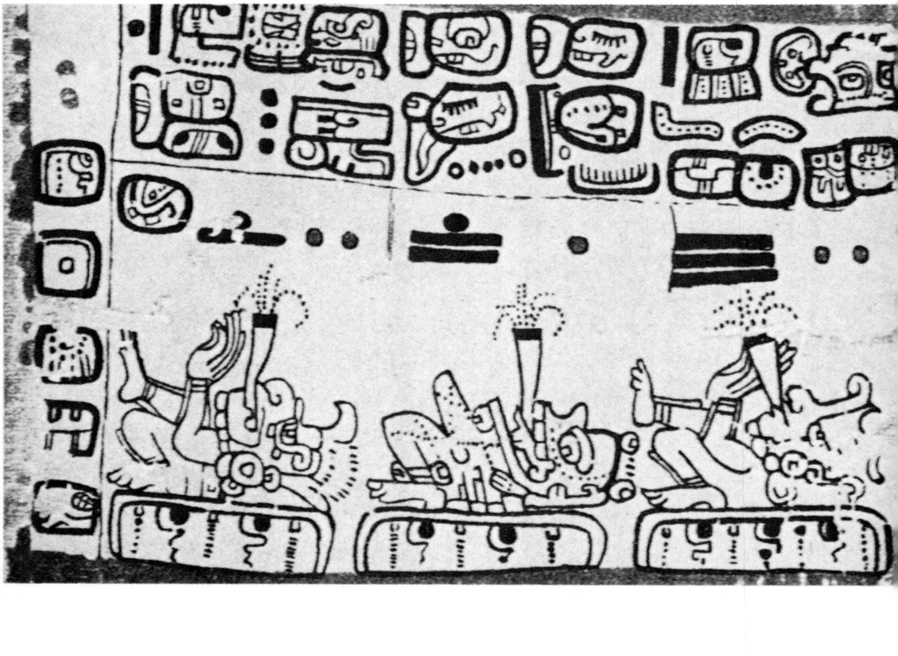

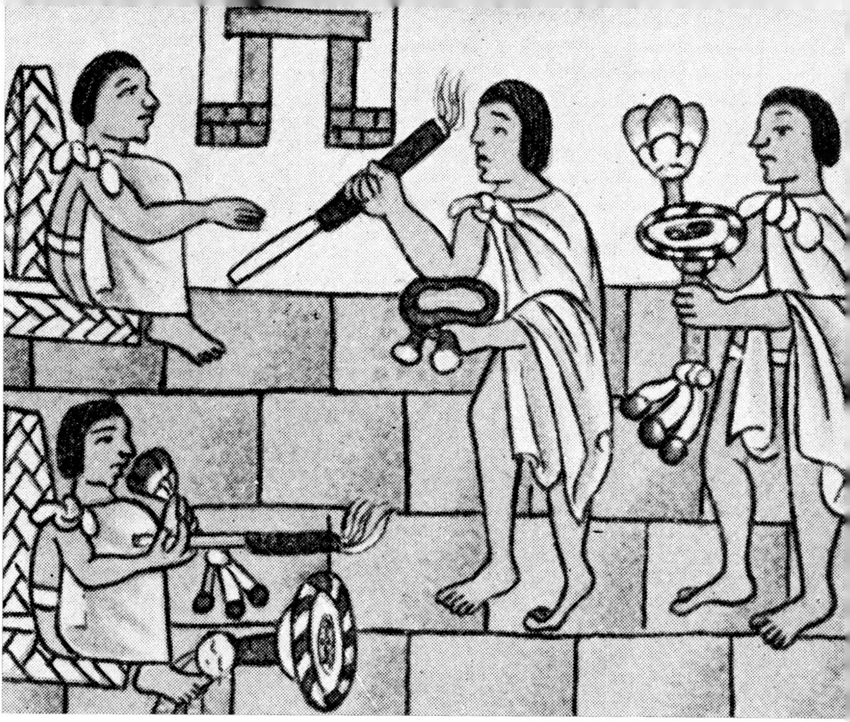

Zigarren in verschiedenartigster Ausführung spielten für Azteken zur Zeit der Ankunft der Spanier in Mexiko eine bedeutende Rolle bei Hochzeiten, Taufen und überhaupt allen Festen. Eine Fülle von Situationen dieser Art sind in den Codices festgehalten.

untersucht, aber erst in jüngster Zeit beginnt man, seine Wirkungen auf das zentrale Nervensystem zu erkennen. Nikotin scheint auf das Gehirn durch ein Verändern der Konzentration biogenetischer Amine zu wirken und ebenso durch eine Veränderung des Metabolismus von Vitamin B 6. Der kommerziell angebaute *Nicotiana tabacum* enthält selten mehr als 2–3 % Nikotin, *Nicotiana rustica,* den Maya wohlbekannt, dagegen bis zu 10 % in seinen Blättern. *Nicotiana rustica* wird heute kaum noch geraucht; nur in einigen entlegenen Gebieten Mesoamerikas, aber auch in den Wasserpfeifen des Mittleren Orients. Man könnte annehmen, daß *picietl,* das heilige Kraut aztekischer Rituale, wie auch der göttliche Tabak der Indianer der östlichen Länder und das *Nicotiana rustica* in präkolumbischen Zeiten weiter verbreitet war und das *petum* der Eingeborenen von Brasilien war und gelegentlich noch ist. Übrigens wird in den USA *Nicotiana rustica* für hochwirksame Insektizide benutzt, und amerikanische Farmer müssen ihre Rinder und Schafe nachhaltig vor so behandelten Pflanzen schützen!

Viele Forscher sind heute der Ansicht, daß die Indianer verschiedene Arten von Tabak für verschiedene Zwecke benutzten. Auch in alten Manuskripten stößt man immer wieder auf die Beschreibung verschiedener Tabaksorten. Hier sei nur eine Passage aus dem Ritual der Bacab erwähnt, wohl ein Heilungsgesang für einen Asthmakranken: «Vier Tage soll er trinken den Saft vom roten Tabak, den weißen Tabak, den schwarzen Tabak, dann wird er einschlafen, dann wird er sich winden.» In diesem Zusammenhang erwähnt der Verfasser auch einen echten Fall von «Krautvergiftung» durch indische *Hare Rama Bidis*-Zigaretten, deren Nikotingehalt mit 6,42 bis 9,03 % festgestellt wurde.

2. Die Maya könnten die gleiche Art von Tabak wie heute geraucht haben, aber in beachtlich größeren Mengen. Auch hierzu gibt es genügend Berichte, so auch bezüglich der Länge der von den Eingeborenen gerauchten Zigarren. Aber dabei werden niemals die wichtigen rituellen Zusammenhänge vergessen.

3. Die Maya könnten die Wirkung des Tabaks mit Hilfe von nichtpharmakologischen Mitteln verstärkt haben, den harmlosen Tabak als milde psychotrope Kraft, als *Agens* stärkerer Mittel, um halluzinogene Effekte zu erzielen. Es ist allgemein bekannt, daß der Gebrauch von psychedelischen Mitteln nur einer von vielen Wegen ist, um tranceartige Zustände zu erlangen, die dazu dienen, das Übersinnliche zu sehen oder mit ihm in Berührung zu kommen. In anderen Kulturen kennt man andere Methoden wie Singen, Suggestionen, Massage, Fasten, Selbstquälerei, Empfindungsentbehrung, Atemübungen, Yoga-Meditation, rituelles Tanzen oder Trommeln. Es gibt reiche ältere ethnographische Beweise, und in einigen Gebieten werden noch heute Reflexion, Gesänge, Tänze und verschiedene Musikarten verwandt, entweder um tranceartige Zustände herbeizuführen oder um sie zu vertiefen. Noch wichtiger sind die vielen Angaben, daß in alten Zeiten Fasten und selbst auferlegte Marterungen weit verbreitet waren. Manche dieser Riten, wie z. B. die auf den Linteln von Yaxchilan dargestellten, waren zweifellos mit Visionen und Halluzinationen verbunden. Hier wird vor allem auf Lintel 24 hingewiesen, auf dem eine kniende Frau sich eine dornige Schnur durch die Zunge zieht. Ihr gegenüber steht eine herrscherliche männliche Gestalt mit einem langen, am oberen Ende «blättrigen» Stab. Dieser mannslange Stab nun wird von E. Benson als «Zeremonialfackel» beschrieben, P. T. Furst dagegen sieht in ihm eine lange röhrenförmige Zigarre oder ein Rauchrohr und erinnert an ähnliche, die von den Schamanen der Warao (Venezuela) noch heute gebraucht werden, um sich in einen ekstatischen Trancezustand zu versetzen. Die Verbindung von Selbstmarterung und Tabakgenuß wird auch von anderen mesoamerikanischen Völkern, wie Zapoteken und Mixteken, berichtet.

In den *Relaciones geográficas,* die Francisco del Paso y Troncoso 1579 auf Befehl Philipp II. von Spanien schrieb, berichtet er, daß die Zapoteken von Macuilxochtli ein Idol mit Namen «Coquebila» verehrten. Zu Ehren dieser Gottheit fasteten sie vierzig bis achtzig Tage, während welcher Zeit sie nur große Mengen von Tabak rauchten und Blut aus ihren Zungen und Ohren opferten. Von Mixteken aus Zacatepec heißt es: Wenn ihr *kazike* ein Fest anordnete, kasteiten sich die Priester des Ortes fünf oder sechs Tage, sie aßen nichts und inhalierten nur Mengen von Tabakrauch.

4. Die Maya könnten andere Kräuter als Tabak genutzt haben, nämlich solche mit psychotropen Eigenschaften, entweder mit oder anstelle von Tabak.

In dieser seiner letzten Hypothese sieht der Verfasser die beste Erklärung für die von frühen Beobachtern beschriebenen eigenartigen Verhaltensweisen. Es wäre also kein Tabak geraucht, oder aber es wären nur geringe Mengen mit anderen Kräutern von bekannten psychotropen Eigenschaften vermischt worden. Der Begriff «psychotrop» wird ganz allgemein zur Beschreibung von Substanzen angewandt, die psychologische Veränderungen oder Modifikationen der geistigen Aktivität verursachen, indem sie als Beruhigungs- und Anregungsmittel oder als «psychische Deviatoren», d. h. als Halluzinogene wirken. Solche Drogen, vor allem aber Halluzinogene, verursachen ekstatische Zustände, wie sie uns die frühen Beobachter beschrieben haben.

Von vielen indianischen Kulturen ist ja bekannt, daß sie in ihren Kulten das Göttliche mit Hilfe halluzinogener Pflanzen verehrten, z. B. Peyote, Trichterwinde, Mescalbohnen, Stechapfel u. a. Es ist sehr wohl vorstellbar, daß die ersten Spanier, die kaum etwas über diese Pflanzen wußten, wohl aber den Tabakgebrauch auf den karibischen Inseln gesehen hatten, annahmen, daß alles, was die Maya qualmten oder kauten, Tabak gewesen sein mußte. Waren andere Dinge beigemischt, konnten sie es nicht bemerkt haben.

Daß viele indianische Gruppen meist aromatische Substanzen mit Tabak mischten und noch mischen, ist aus zahlreichen Quellen bekannt. Ein Beispiel ist Kinnikinnick aus Nordamerika. Von kalifornischen Stämmen und von den Azteken ist bekannt, daß sie ihrem Tabak das starke Narkotikum *Jimson weed* (Stechapfel – *Datura stramonium*) zufügten.

Hier bringt der Verfasser einen eher amüsanten Bericht, wie der zufällige Genuß von *Jimson weed* einer britischen Truppe 1676 bekam, die auf dem Weg war, Nathaniel Bacons Revolte niederzuschlagen. Wer immer ihr Koch war, sie aßen davon als Salat. Ihr Benehmen danach war noch tagelang recht «bizarr». Man beobachtete sie, wie «sie nackt herumliefen, törichte Spiele trieben und erst nach elf Tagen zu sich kamen, sich aber an nichts mehr erinnern konnten.» Die Fülle der Beispiele, die Robicsek zu diesem Abschnitt bringt, sind zu viele, um sie in einem so kurzen Artikel aufzuführen. Doch sie sind alle so überzeugend, daß man dem Verfasser zustimmen muß, wenn er seine als letzte genannte Theorie zur Erklärung der eigenartigen Effekte vorträgt.

Etymologische Bemerkungen

Die ganze Verwirrung rührt letztlich daher, daß alles, was die Maya «rauchten», sehr früh schon immer wieder mit Tabak bezeichnet wird. Robicsek erklärt dies u. a. damit, daß zur Zeit der *Conquista* das arawakische Wort *tobaco*, das nahuatl *picietl* und das Mayawort *zigar* nicht nur die Tabakpflanze bezeichneten oder Gegenstände, die aus Tabak gemacht waren, sondern alles, was sich rauchen ließ, ja auch den Akt des Rauchens selbst. Auch dazu gibt es frühe Beispiele. So gebraucht Oviedo y Valdés (um 1532) den Begriff *tobaco* widersprüchlich, manchmal für das Rauchen selbst, dann für das Rauchutensil oder auch für das Kraut selbst:

«Die Indianer dieser Insel haben neben anderen Untugenden vor allem eine, nämlich sich dem Rauchen, das sie *tobaco* nennen, hinzugeben, um ihre Sinne zu verlieren. Sie nutzen dazu das Rauchen eines gewissen Krauts, das, wie wir in Erfahrung brachten, die Eigenschaft von Bilsenkraut hat.»

Las Casas, ein hervorragender Linguist, gebraucht das Wort *tobaco*, wenn er sich auf die Zigarren und nicht auf die Pflanze selbst bezieht.

Die Wurzeln der Wörter *ciq*, *ziq* oder *cii* in den verschiedenen Mayadialekten bezeichnen manchmal Tabakzigarren und dann wieder alles, was rauchbar oder entflammbar ist.

Die Entwicklung der Worte Tabak und Zigarre wäre demnach klar: In präkolumbischen Zeiten und kurz nach der *Conquista*, als die Eingeborenen das rauchten, was wir heute Tabak nennen, wie auch mögliche andere Kräuter mit stärkeren narkotisierenden Eigenschaften, bedeuteten diese beiden Worte einfach «zu rauchen», was immer sich rauchen ließ. Nach der *Conquista*, als Halluzinogene allmählich in Ritualen weniger benutzt wurden und Tabakrauchen zur Kurzweil wurde, erhielten die Worte die Bedeutung, die sie heute haben: Tabakpflanze und Tabakzigarre. In unserer heutigen Kultur, wo Halluzinogene eine Wiederkehr erleben, scheint sich ein etymologischer Prozeß in umgekehrter Richtung anzubahnen. Wenn man vor etwa zehn Jahren um etwas Rauchbares fragte (*for a smoke*), dann war man sicher, eine Zigarette angeboten zu bekommen. Heute kann man da nicht mehr so sicher sein!

Pilz oder Seerose – literarische und bildliche Zeugnisse von Nymphaea als rituellem Psychotogen in Mesoamerika

William A. Emboden

Bei der Rekonstruktion des frühen Gebrauchs von Psychotogenen in Mesoamerika haben Pilze eine fast übertriebene Beachtung durch Botaniker und Anthropologen erfahren, andere Pflanzenmotive wurden fast ganz außer acht gelassen. Doch nicht alle vorhandenen Abbildungen und literarischen Fragmente lassen sich mykologisch interpretieren. Einige Autoren haben die schildförmigen Blätter und Blütenknospen des Psychotogens Nymphaea ampla als grüne Pilze und/oder als gestielte Seemuscheln interpretiert. Der Zusammenhang, in dem die Seerose dargestellt wird, Berichte über sie bei den alten Maya und neueste Informationen über die chemische Zusammensetzung dieser weißen Seerose legen es nahe, die Rolle von Nymphaea ampla neu zu durchdenken. Bei einer Neubewertung dieser alten literarischen und ikonographischen Quellen scheint es, daß sowohl Pilze als auch Seerosen wichtige rituelle Psychotogene waren. Während der Zusammenhang, in dem Pilze benutzt wurden, gut bekannt ist, hat man die Seerose weitgehend unbeachtet gelassen. Die folgende Darstellung liefert einige Perspektiven zu diesen beiden bedeutenden neuweltlichen Narkotika.

Pilze in Mesoamerika

Seit welcher Zeit Pilze in Mesoamerika benutzt werden, läßt sich nicht mehr genau feststellen, aber eine Pilzverehrung können wir mindestens bis 100 v. Chr. verfolgen, wobei wir uns auf neun kleine Pilzsteine aus einem spätpräklassischen bis frühklassischen Fundort nahe der Stadt Guatemala berufen können. Fortlaufende Funde sind von Veracruz im Norden bis El Salvador und Honduras im Süden gemacht worden. Die Art dieser Pilzsteine und die Verbreitung von Pilzkulten wurden von Mayer (1977) beschrieben, der die Steine und die dazugehörigen Figuren vermessen hat. Alles in allem hat er über 290 solcher Steinbilder registriert.

Verschiedene Meinungen sind zu den Pilzsteinen vorgebracht worden. Die Idee des 19. Jahrhunderts, daß sie mit phallischen Kulten in Zusammenhang stehen, hat man schon lange fallengelassen. Rose (1977) hat die Ansicht geäußert, die Pilzsteine hätten zum Formen der

Gummibälle für die heiligen Ballspiele der alten Maya gedient. Mag dieser Gedanke auch einigermaßen stichhaltig sein, so erklärt er doch nicht die Miniatursteine und jene, die mit Reibsteinen zusammen gefunden wurden. Furst (1976) fand in Wörterbüchern der Quiche und Cakchiquel aus den Jahren 1550 bzw. 1690 Eintragungen, die auf eine Verbindung zwischen Pilz und Verlust des Urteilsvermögens und zwischen Pilz und Unterwelt hinweisen. Mayer (1977) weist nach, daß das Wörterbuch von Fray Thomas Coto von 1690 berauschende Pilze erwähnt. Ethnomykologen bezweifeln nicht länger die Bedeutung berauschender Pilze für die Funktion der priesterlichen Kasten im alten Mesoamerika. Die Entwicklung dieser Tradition bis heute ist von Wasson (1974) in einer Wort-für-Wort-Übertragung der *Velada* (Nachtwache) und auch durch musikalische Belege dokumentiert worden.

Erste Feldberichte über halluzinogene Pilze gab Weitlaner, der sakrale Riten bezeugt, bei denen heilige Pilze, *teonanacatl,* eine Rolle spielten. Hinzu kamen in den Jahren 1938 und 1939 die Studien von Schultes (1940 veröffentlicht) im Gebiet von Oaxaca. Die Sammlungen von Schultes lieferten das Material für die Identifizierung verschiedener Arten von *Psilocybe* und *Paneolus,* die halluzinogen wirken. Diese ersten Studien spornten R. Gordon Wasson und seine Frau und Kollegin Valentina zu weiteren Arbeiten über Pilzgebrauch in diesem Gebiet bei den Mazateken und anderen Stämmen an. Die Zusammenarbeit zwischen dem französischen Mykologen Roger Heim und Wasson (1958) führte zu einem Werk von großer Bedeutung für die Ethnomykologie. Die erste Ausgabe ihres Werkes wurde von Heim und anderen 1967 erweitert. Da beide Ausgaben nur in Französisch erschienen sind, erreichten die Erkenntnisse dieser Forscher nur einen kleinen Kreis von Gelehrten. Mit der Veröffentlichung von Wassons Buch *The Wondrous Mushroom* (1980) haben wir eine hervorragende Zusammenstellung der Pilze, die in einem rituellen Zusammenhang in Mexiko und Mesoamerika benutzt werden.

Das Feld der Ethnomykologie ist durch Wassons jüngste Veröffentlichung enorm erweitert worden. Doch trotz Wassons peinlich genauer wissenschaftlicher Forschungsarbeit gibt es doch einiges in seinem Buch, das den Ethnobotaniker stört. Es sind die gleichen Dinge, die sich schon bei seiner früheren Zusammenarbeit mit Heim finden. Da ist vor allem die Behauptung, daß mit Wasser zusammenhängende Motive grüne Basidiomyceten (Ständerpilze) darstellen. Weiterhin scheint die Interpretation von Nahuat-Versen in einem mykologischen Zusammenhang unangemessen. In dieser Abhandlung soll gezeigt werden, daß diese Motive und Verse sehr viel überzeugender im Zusammenhang mit der weißen Seerose gesehen werden können, mit

Nymphaea ampla, und daß diese Pflanze jene psychotropen Eigenschaften hat, die der rituellen Natur der Ikonographie und den poetischen Beschreibungen entsprechen.

Seerosen als Halluzinogene

In den vergangenen Jahren sind verschiedene Abhandlungen erschienen, in denen behauptet wird, daß bestimmte Seerosen (*Nymphaea*) in der Kultur der Maya als Halluzinogene gedient haben und heute in einigen Gebieten von Chiapas immer noch benutzt werden (Dobkin de Rios 1974; Diaz 1977; Emboden 1979 b und 1981). Die Meinung, daß Seerosen als rituelle Psychotogene gedient haben könnten, wurde auf die alte ägyptische Kultur ausgedehnt (Emboden 1979 a).

Sämtliche Zeugnisse über die Seerose in der Alten und Neuen Welt weisen auf den Gebrauch als rituelles Psychotogen hin. Diese Zeugnisse stammen von Maya- und Nach-Maya-Keramiken, Codices, Steinreliefs und Fresken. Die alten Ägypter hinterließen uns ähnliche Nachrichten auf Grabplastiken, Keramiken, Fresken und Papyri (Emboden 1979 a).

Wasson (1980) behauptet, daß viele bildliche Darstellungen der alten Kulturen Mexikos, die im Zusammenhang mit Wasser gefunden wurden, Pilze zeigen, die Rauschzustände verursachen, oder – um mit Wassons Worten zu sprechen – Entheogene (Halluzinogene) sind. Die Umgebung von Wasser, in der sie gefunden werden, bezeuge dessen heilige Natur und Reinigungskraft. Die grüne Farbe dieser vermeintlichen Basidienpilze sei ein Zeichen für ihre Heiligkeit.

Ich möchte eine andere Hypothese vorschlagen. Dabei muß ich mich bei meiner Beweisführung mehr auf eine Interpretation denn auf genaue wissenschaftliche Zeugnisse stützen. Es ist gewiß nicht meine Absicht, der Darstellung von Wasson Abbruch zu tun, doch botanische Argumente und eine Vertrautheit mit der vorhandenen bildlichen Darstellung zwingen mich, eine plausiblere Erklärung dieser grünen Basidienpilze vorzuschlagen. Ich werde dazu einige der Texte, Darstellungen und Verse kritisch untersuchen, mit denen sich Wasson befaßt hat, und werde weitere Beweise aus zusätzlichen Quellen anführen.

Ich kann der Vorstellung nicht zustimmen, daß alle diejenigen, die einer mykologischen Interpretation der grünen Abbildungen nicht folgen, «Mykophoben» sein müssen. Wir alle sind bestrebt, so genau und folgerichtig wie möglich die Daten wiederzugeben, die wir aus Quellen gewinnen, die sich oft nur verschlüsselt oder höchst stilisiert – wenn überhaupt – äußern. Diese Studie sollte als eine Suche nach Klarheit und Verständnis angesehen werden und nicht als eine Herausforderung der Gelehrsamkeit von R. Gordon Wasson, einem Menschen, für den ich große Hochachtung hege.

Blumen in der Dichtung der Nahuatl

Bei der Beschäftigung mit Blumen in der Dichtung der Nahuatl, Gegenstand von Kapitel 4 bei Wasson (1980), wird Garibays *Poesía Náhuatl* (1968) mit beachtlicher Häufigkeit zitiert. In den Übersetzungen von Garibay werden häufig Blumen im Zusammenhang mit Rauschzuständen erwähnt. Obwohl Garibay verneint, daß irgendwelche halluzinogenen (entheogenen) Elemente in diesen Texten vorkommen, müssen wir doch Wasson in seiner Feststellung unterstützen, daß diese Gedichte der Náhua-Adligen ohne «die Knochen und Sehnen, das Blut und die Muskeln» flach und fade wären. Was zu erörtern wäre, sind die Gattungen und Spezies der *flores,* auf die in diesen Texten angespielt wird. Villeicht gehen wir zu weit, wenn wir Wassons Behauptung annehmen, daß *flores* der bildliche Ausdruck für Entheogene ist. Das hieße, diese Dichtung in eine Prokrustesbett zu zwingen. Bei manchen Beispielen scheint es, daß die Blüten nur Schönheit und Zerbrechlichkeit und nichts anderes haben; in anderen Versen jedoch spricht der Dichter klar von ihren berauschenden Eigenschaften. Zum Beispiel: *«De dónde las flores que embrigan?»* (I: 77). «Woher kommen die Blüten, die berauschen?» Die Frage wird an die *sacerdote,* die Priester, gerichtet, jene nämlich, die die Hüter der Mysterien sind. Ähnlich: *«He llegado a su presencia y hago estremecer . . . mis flores embriagadores»* (II: 34–35). «Angekommen in deiner Gegenwart, schwinge ich meine berauschenden Blüten.» Weiter: *«Deleitaos con las embriagadores flores que están en nuestras manos»* (I: 50). «Freut euch über die berauschenden Blüten, die wir in den Händen halten.» Weiter hören wir, daß jene, die die Blüten halten, ihren Hals mit Girlanden der gleichen Blüten schmücken, was uns an ähnliche ägyptische Sitten beim Umgang mit Seerosen erinnert.

Wasson betrachtet in größerem Zusammenhang das oben Angeführte und fügt seine eigenen Gedanken über die Verse hinzu. Er folgert, daß die Blüten «berauschende Pilze oder die Samen der Trichterwinde» seien. Ich möchte darauf hinweisen, daß bis heute kein Beweis zur genauen Bestimmung der Art der Blüten erbracht wurde. Jedoch ist die Feststellung, daß «Blüten» eine Metapher und «berauschend» keine Metapher ist, eine Interpretation, die die dichterische Freiheit bei weitem überschreitet. Desgleichen werden in Garibays Versen *hongos,* d. h. Pilze, erwähnt. Wären sie also gemeint gewesen, würde das in den Texten zu lesen sein. Als einziges Argument für

Wassons These mag gelten, daß der Dichter die wahre Natur der «Blüten» verbergen wollte.

Auf Seite 86 überprüft Wasson Garibays Übersetzung von *«Brotaron las flores. Abren sus corolas ante él que da vida»* (II: 113): «Blüten schießen hervor, öffnen ihre Krone vor dem Lebensspender.» Bei der Überprüfung setzt Wasson nach dem Wort «hervor» «wie Küken aus dem Ei» ein. Entsprechende Worte fehlen in Garibays Übersetzung. Hier wurde also ein neuer Sinn aufgedrängt. Das wäre sicher unnötig, geschähe es nicht, um eine mykologische Bedeutung einzufügen. Das Auftauchen eines Pilzes aus seinem eiähnlichen Ursprung würde die These unterstützen, daß *flores* wirklich stellvertretend für *hongos* und ganz besonders für entheogene Pilze stehen. Die Beweisführung beruht auf dem Náhuatl-Verb *cueponi,* von Molina (1571) als «hervorbrechen 1. wie ein Küken aus der Schale, 2. wie eine geröstete Kastanie und 3. wie eine Blüte aus ihrer Knospe» übersetzt. Da Molina die Ei-Metapher als erste Analogie anführt, hat sie Wasson vor derjenigen der Knospenöffnung aufgegriffen. Jedoch fährt das Gedicht fort mit der Beschreibung von «reich duftenden Blüten . . . geschmückt mit blumigen Schmetterlingen» (II: 113). Das wiederum paßt nicht zu einem Pilz, und die Ei-Küken-Einschiebung ist sicherlich fehl am Platz. Ebenso hätte man Molinas Kastanienbeispiel anführen können. Die Texte bedürfen keiner dieser Alternativen. Da es sich um «Blüten» handelt, auf die sich die Texte beziehen, wäre die logische Erklärung für das «Aufbrechen» das Sich-Öffnen der Blüte. Viele Blüten öffnen sich so schnell, daß der geduldige Beobachter diesen Prozeß verfolgen kann. Einige Blüten brechen wirklich auf, wenn sich die Spitzen des Kelches scheiden. *Nymphaea*-Arten öffnen und schließen sich im allgemeinen sehr schnell.

«Se va pintando tu corazón con flores policromas; pintas tú» in *Poesía Náhuatl* (I: 49) wird wiedergegeben mit «Dein Herz ist mit bunten Blüten bemalt; du malst». Das ruft die vielen erhaltenen vielfarbigen Maya-Gefäße in Erinnerung, auf denen häufig Seerosen abgebildet sind. Obwohl das vor allem für Maya-Gefäße der klassischen und vorklassischen Epoche gilt, leben sie noch in diesen vorspanischen Gedichten weiter. Das Seerosenmotiv ist bei weitem häufiger als alle Darstellungen, die als Pilze interpretiert werden könnten.

In einem Monolog von Nezahualcóyotl heißt es: *«Hay cantos floridos: que se diga yo bebo flores que embrigan, ya llegaron las flores que causan vértigo, ven y serás glorificado»* (3: 11). «Es gibt blühende Gesänge: laßt es gesagt sein, ich trinke die Blüten, die berauschen; schon kamen Blüten, die mich schwindeln ließen. Komm und du wirst frohlocken.» Hier fügt Wasson *poyoma* nach *flores* in den Text ein und erläutert seine Wahl mit der Behauptung, daß das Náhuatl-Wort *poyomatli Quararibea funebris* bezeichnen sollte, einen Baum, dessen wohlriechende Blüten mit Kakao (*Theobroma cacao*) zu einem Getränk vermischt wurden. Die Problematik solch einer Erklärung wird in Garibays *History of Náhuatl Literature* (1953, 1: 181) deutlich, wo wir auf *«. . . aquellas flores, anelhuayo y raiz no conocen»* stoßen, was übersetzt wird mit «jene Blumen gedeihen, doch Wurzeln haben sie nicht». Diese gleiche Feststellung wird in *Poesía Náhuatl* wiederholt: *«hay flores perfectas, hay flores sin raices»* (1: 29). «Es gibt vollkommene Blumen, es gibt Blumen ohne Wurzeln.» Und wieder in den Gedichten finden wir *«flores anelhuayo desarraigadas»*. Ein weiterer Hinweis auf die Art dieser «Blumen ohne Wurzeln» findet sich in der gleichen Verssammlung auf derselben Seite: *«aquí se yergue la Flor Blanca»* (3: 39). Das wird übersetzt mit «hier steht hoch die weiße Blume». Wasson sieht sie als «Pilzgewächs», denn Pilze haben ja keine Wurzeln.

Für eine weitere Erklärung möge man einen Blick auf *Nymphaea ampla* in diesem Gebiet werfen. Es ist eine weiße und wohlriechende Blume, deren Blütenknospen berauschen, dank ihres Nuparidin-Gehaltes wie auch möglicher Apomorphine, die auf Grund von apomorphinartigen Bestandteilen, die von Diaz isoliert werden konnten (1977), vermutet werden. Ein vorhergehender Vers (auch 3: 39) deutet an, daß diese Blumen von einem weit entfernten Gebiet kommen, wo Wasser hervorbricht. Das läßt den Schluß zu, daß es sich um Wasserpflanzen handelt. Mit dem ersten Tageslicht bricht die weiße Blüte aus dem grünen Kelch hervor, gerade wie in den Versen des Gedichtes. Die Blütenknospe ist eiförmig. Wenn man die Blumen aus dem stillen Wasser herauszieht, haben sie keine Wurzeln; man muß sie ausgraben, um den Wurzelstock zu gewinnen. Dieses knollige Gebilde hat wenige Wurzeln und eine bemerkenswerte Form. Warum also nicht eine Seerose statt eines Pilzes?

Wasson (1974) führt folgenden Gesang aus Maria Sabinas Pilz-*Velada* an: «Frau (einer) Wurzel unter dem Wasser bin ich, Herr Jesus Christus, zarte Wurzelfrau bin ich» (61: 19–21). Wasson sieht dies als ein wichtiges Gebiet der Forschung für Botaniker an. Da Diaz (1975) den Gebrauch von *Nymphaea ampla* in Chiapas aufzeigte, wo der Wurzelstock eingenommen wird, und da Wasserpflanzen von medizinischem Wert recht selten sind, wäre es möglich, daß Maria Sabina die Seerose anruft.

Wenn in den vorangehenden Versen von Pilzen die Rede hätte sein sollen, warum benutzt dann Garibay *hongos* nur im folgenden Beispiel (2: 55): *«He bebido vino de hongos y llora mi corazón»* «Ich habe Wein von Pilzen getrunken und mein Herz zum Weinen gebracht». Das Náhuatl-Wort für Pilz war im Originaltext *nanacaoctli,* wobei sich das

Suffix-*octli* auf jegliches berauschende Getränk bezieht. Es sind wohl nicht *xochitl* oder Blüten wie in früheren Zitaten. Wir sollten die Pilze nicht aus allen Texten ausschließen, aber wir sollten sie auch nicht dort finden, wo sie nicht sind. Da der Text ausdrücklich eine weiße Blüte erwähnt, warum sollten wir den Baum *Quararibea funebris* (*Bombacaceae*) hier hineinbringen, dessen becherartige Blüten gelb oder, mit den Worten von Wasson (101), von einem «blendenden Gelb» sind?

Seerosen und Pilze in den Codices

Es ist nicht notwendig, aus all den verschiedenen vorspanischen Versen, Fresken und Codices entweder einen Pilz oder eine Seerose herauszusuchen. Ein Beispiel dazu findet man in dem berühmten *Codex Vindobonensis,* einer mixtekischen Handschrift. In einem späteren Artikel über dieses Werk werde ich auf die mannigfachen Beispiele hinweisen, in denen man die Seerose im Zusammenhang mit Göttern, Wasser und Honig findet. Ich behaupte (1979), daß die Seerose (*Nymphaea ampla*) eine bedeutende Rolle in der Kultur der Maya spielte und daß sie in dieser und in abgeleiteten Kulturen als ein wichtiges Halluzinogen benutzt wurde. Wasser, Honig und die allgegenwärtige Hefe bildeten ein schäumendes Getränk, dem *Lonchocarpus yucatanensis* und *Nymphaea ampla* zugefügt wurden (Emboden 1979). Diese gleiche weiße Seerose kann man auch auf jener Seite 24 finden, auf der Caso (1963) «entheogene Pilze» entdeckte.

Auf Seite 24 dieses Codex sieht man Quetzalcóatl, der eine Frau trägt, die «der Geist der Pilze» ist, wie durch Pilze in ihrem Haar angezeigt wird. Weiter wendet er sein Gesicht Piltzintecuhtli, dem «allervornehmsten Prinzen» zu, der zwei Pilze in der Hand hält. Zwischen beiden steht eine Blüte auf einem Schaft aus sieben Kugeln. Piltzintecuhtli ist ein alter ego von Xochipilli, dem Sonnengott und Blumenprinzen. In der folgenden Szene halten sieben Götter und Göttinnen Pilze hoch. Zwischen der fünften und sechsten Person sehen wir die gleichen vorhin erwähnten Kugeln, diesmal fünf an der Zahl, überragt von einer länglichen – oder in der Terminologie von Rands «brustförmigen» – Blütenknospe. Wasson bemerkt, daß die fünfte Gestalt in der Götterreihe nur einen Pilz hält. Ist es die *Nymphaea*-Knospe, die die Ikonographie vervollständigt?

Wassons Kommentar zu dieser Seite des Codex hört auf mit seiner Beschreibung von dem, was er als Pilz-*Velada* interpretiert. Ich möchte nicht gegen diese Erklärung Position beziehen, wohl aber sie erweitern. Unterhalb der siebten Figur ist die *Nymphaea*-Knospe auf einem geknoteten Zweig zu sehen. Rands (1953) bemerkt in seiner umfangreichen Untersuchung des Seerosenmotivs und seiner Häufigkeit im

Mayagebiet, daß der geknotete Blütenzweig stets mit einem besonderen religiösen Ritual verbunden war. Ich möchte annehmen, daß dieser gleiche Zusammenhang auch hier zutrifft. Genau unterhalb sind die Seerosenknospe und die fünf geknoteten Kugeln abgebildet und links davon ein See und ein Taucher. Unter der vorher erwähnten geknoteten Seerose und der Knospe mit Kugeln wird das gleiche Motiv wiederholt, und links davon ist die Begegnung von zwei Gottheiten zu erkennen. Beide können auf der Wasseroberfläche wandeln. Die rechte Figur hält drei Seerosenknospen aufrecht in der Hand wie eine Art Machtemblem, ähnlich wie im alten Ägypten (Emboden 1979 a). Unter dem Wasser erkennt man eine geknotete Seerose mit grünem Stiel und weißer Blüte. Wasson gibt zwar diese Seite nicht in Farbe wieder, aber ich kann mich auf eine farbige Faksimile-Ausgabe für diese Feststellung berufen. Auf dieser Seite sind Pilze und Seerosen in einem göttlichen Zusammenhang zu sehen, ebenso wie man sie in einem seherischen Zusammenhang bei den Maya findet.

Die Wandbilder von Teotíhuacán

Die Interpretation von Wandbildern in Teotíhuacán beschäftigt Wasson im achten Kapitel seines Buches. Die labyrinthartigen Gebäude sind nach Wasson Zellen, in denen kleine Pilgergruppen wahrscheinlich rituelle Handlungen vollzogen. Während Wasson Pilze, Samen der Trichterwinde sowie *cacao-* und *poyomatli*-Blüten als Teile der Riten nennt, läßt er die Seerose unerwähnt. Ich habe diese Wandbilder Wasson im Frühjahr 1979 gezeigt und sie mit ihm diskutiert, aber leider sind meine Interpretationen nicht erwähnt worden. Indes wird Miller (1973) kritisiert, weil er Publikationen von Wasson und Heim nicht erwähnt: Wegen dieser Unterlassung ist er (mit den Worten von Wasson) «sicherlich weder mit der botanischen Ikonographie noch mit den Halluzinogenen vertraut». Wasson behauptet weiter, daß, wenn Miller seinen Artikel von 1957 gelesen hätte und sich noch an ihn erinnern könnte, «sein Text völlig anders ausgefallen wäre». Auf meine recht ausführliche Diskussion im Jahre 1979 mit Wasson wird auf Seite 158 in seinem Text mit dem Satz verwiesen: «Einige haben vermutet, daß es (bezugnehmend auf die grünen Pilze seiner Interpretation) sich um das Blatt der Seerose handeln könnte.» Nach einigen wenigen knappen Sätzen, die die ihm vorgetragenen Argumente nicht treffen, wird diese Hypothese als «Mykophobie» abgetan. Ich hätte die Erwähnung dessen erwartet, der die Seerose auf den Wandbildern von Teotíhuacán zuerst identifiziert hat. Zu meiner Verteidigung muß ich anführen, daß ich nicht unter Mykophobie leide. Im Gegenteil: Ich habe ungezählte Sorten und Arten von Pilzen sowohl der Alten als auch der Neuen Welt gegessen. Ja, ich habe sogar die entheogene Erfahrung von *Psilocybe cubensis* (früher *Stropharia cubensis*) genossen. Ich möchte nun meine Interpretation dieser Wandbilder vorbringen, so wie sie Wasson 1979 dargelegt wurde. Auf einer Wand eines «Teopancaxco» genannten Baus befindet sich ein Gemälde, das als Figur 2 auf Seite 157 bei Wasson (1980) wiedergegeben wird. Es muß hier daran erinnert werden, daß fast der gesamte Rand dieses Wandbildes zur Zeit seiner Entdeckung verschwunden war. Eine Kopie eines Fragments erscheint als Figur 1 auf Seite 156 von Wassons Abhandlung. Nimmt man beide Wiedergaben als authentische Darstellungen, dann finde ich abwechselnd schildförmige Blätter von *Nymphaea ampla* und Blüten sowie Knospen dieser Süßwasserpflanze. Die Abbildungen, die Wasson als grüne (daher heilige) Pilze ansieht, sind in meinen Augen die schildförmigen Blätter mit dem gezackten Rand von *Nymphaea*. Die dritte und die fünfte Glyphe der ursprünglichen Umrandung (Figur 1 bei Wasson) werden von Wasson als Muscheln oder Schnecken gedeutet, wobei nach Meinung des Autors die erstgenannte Deutung die gängigere ist. Es ist leicht zu sehen, daß es sich im ganzen um eine Wasserszene handelt. Muscheln und Schnecken haben keine Stiele – auf diesem Randmuster sind jedoch alle Elemente gestielt. Sieht man sie als *Nymphaea*-Blüten, getragen durch einen dreiteiligen Kelch, dann gibt es keine Probleme mit der Interpretation. Jeder Blüte folgt ein schildförmiges Blatt und umgekehrt. Der Blattstiel ist in der Mitte des Blattes wie bei einem Regenschirm befestigt. Spuren von grüner Farbe sind auf den originalen Blättern des Randes noch erkennbar.

Wasson meint, daß die Seerosenblätter «eine tiefe Spalte» haben müßten, wo der Stil herauskommt, wenn diese schildförmigen Darstellungen wirklich Abbilder von Seerosenblättern wären. In der Natur, so meine Antwort, zeigt das Blatt dies nicht so deutlich, daß es unbedingt auffällt. Erst im Herbarium wird dieser Aspekt des Blattes stark betont. Ich möchte fragen, warum sie als Pilze identifiziert werden sollten, wenn die angeblichen «Lamellen» nicht von dem Stiel ausgehen, sondern vielmehr nichts anderes sind als verkürzte Randschlitze. Außerdem erscheinen sie nicht auf der sechsten Abbildung (Figur 1, von oben nach unten gesehen). Wie soll man den Kelch der dritten und fünften Darstellung erklären? Wie bei den stilisierten Abbildungen im alten Ägypten sind sie dreigeteilt. Welcher Ständerpilz ist grün und wächst im Wasser? Grün ist eine Metapher für Heiligkeit und geheiligt durch die Verbindung mit Wasser, nach der Erklärung von Wasson.

Es ist schon verwirrend, auf die Feststellung zu stoßen, daß jene, die an eine Seerose denken (offensichtlich Emboden), «auf keine Spezies hinweisen und nur nichtige Vermutungen anstellen». Das ist irreführrend, denn ich habe *Nymphaea ampla* Wasson am 6. April 1979 in der *Nash-Hall* des Botanischen Museums von Harvard genannt. Dabei habe ich auch Diapositive von dieser Pflanze vorgeführt. Noch seltsamer erscheint es, daß er in Abbildung 3 seines Textes *Nymphaea tuberosa* anführt, eine Seerose, die niemals erwähnt wurde und die weder die charakteristischen gezackten Ränder hat, noch im Zusammenhang mit Riten gesehen wurde. Es sei hier daran erinnert, daß die Wiederholung von Blatt, Blüte oder auch Knospe der *Nymphaea* in Darstellungen der Maya allgemein üblich war und auch gut von Rands (1953) dokumentiert ist. Es handelt sich um die gleiche alternierende Reihenfolge, die im *Codex Borbonicus* (Hamy 1899) in der Gestalt von Tlaloc, dem Gott des Regens, der Flüsse und der Seen, zu erkennen ist, wiedergegeben in Wassons Buch als Figur 4. Indes finden sich die alternierenden Abbildungen in dieser etwa tausend Jahre jüngeren Darstellung an den äußersten Enden von Nebenflüssen oder Wellen, und sie sind so stark stilisiert, daß ihre Identifizierung nur Mutmaßung sein kann. Wir sollten uns an Primärquellen halten, die wirklich etwas sichtbar werden lassen, und nicht an zweitrangige Motive, die ihre wahre Identität verloren haben. Die Veränderung von Symbolen kann man leicht erkennen, wenn man das Wandbild von Teopancaxco (Wasson, Figur 2) mit der weiterentwickelten Version im *Codex Borbonicus* (Wasson, Figur 5) vergleicht. Ich kann keinen Übergang erkennen von dieser zuletzt genannten Darstellung zu Figur 6, einer Abbildung aus dem nachkolumbischen Atlas von Fray Diego Duran, die einen See mit Rändern zeigt, auf denen neun kleine konzentrische Kreise zu sehen sind. Solche Motive kommen auf vielen Wasserdarstellungen der erhaltenen Codices vor und werden als Schaum gedeutet. Müssen wir unsere Phantasie dazu zwingen, darin Pilze zu sehen?

Wenden wir unsere Aufmerksamkeit einer anderen Zone von Teotíhuacán zu. Jedermann kann die herrlichen Wandbilder aus dem Komplex Tepantitla betrachten, die von Augustin Caleti restauriert wurden und heute im *Museo Nacional de Antropología* in Mexiko zu sehen sind. Mit vielen anderen hatte ich die große Freude, diese Restaurierung des begabten Wandmalers Villagra zu studieren. Glücklicherweise hat Villagra seine Restaurierung beinahe zwanzig Jahre vor jeglicher Diskussion über entheogene Elemente an diesem Wandbild ausgeführt.

Im oberen Teil des wichtigsten Freskos von Tepantitla ist eine wuchtige Gottheit zu sehen, die Kubler (1967) als weiblich interpretiert hat. Über ihrem Haupt erscheint ein riesiger blühender Baum. Zur Rechten und Linken der Göttin sind Priester, aus deren Händen Wasser in einen großen See fließen, der die Basis der Szene bildet. Entlang den Rändern des fließenden Wassers begegnen wir wieder dem Motiv, das Wasson als «alternierende Muscheln und Pilze» identifiziert, das ich aber als Seerosenblätter und -knospen deute. Man beachte wieder (Wassons Figur 10), daß die Blätter grün und die Ränder gezackt sind. Es gibt keine Lamellen zum Pilzhut hin, wie es für Ständerpilze kennzeichnend ist. Diese Wasserelemente sind alle gestielt.

Im unteren Teil des eben erwähnten Wandgemäldes findet sich eine Darstellung der «Spielwiese des Paradieses» (Caso 1942: 127–136). Die Wiedergabe bei Wasson (1980) ist nicht so klar wie die bei Heim und Wasson (1958), doch man erkennt unten rechts einen heiligen See, in dem ein riesiger Frosch oder eine Kröte nach Wasson von «Muschel und Pilz» umgeben ist. Wieder möchte ich darauf hinweisen, daß es keine Anzeichen von Lamellen gibt, nur die auffallend gezähnten Ränder. Aus den drei Gruppen aus Seerosenblatt und Blütenknospenpaar möchte ich vor allem die Aufmerksamkeit auf die untere rechte lenken, nahe der Analzone des Frosches oder der Kröte. Das Blatt hat eine deutliche Spalte. Eben diese Spalte war früher von Wasson als ein negatives Zeugnis hervorgehoben worden. Er lenkt die Aufmerksamkeit des Lesers nicht auf diese Darstellung. Ich würde zustimmen, wenn er behauptete, dies sei «die reale Welt der entheogenen Vision». Doch ich behaupte, daß es sich um die narkotisierende Seerose handelt, die die visionäre Erfahrung hervorruft.

Weitere Einzelheiten in Wassons Figuren 13 und 14 bezeugen ebenfalls das grüne Seerosenblatt mit seinen gezackten Rändern, das aus dem Maul eines Jaguars ragt. Ich möchte den Leser für eine Erörterung der Beziehung zwischen Jaguar und Seerose auch auf Thompsons (1972) *Commentary on the Dresden Codex* hinweisen. Eine noch sehr viel umfangreichere Erörterung dieses Themas findet man bei Coe (1973) in seinem Buch *The Maya Scribe and His World.* Es gibt eine so enge und regelmäßige Verbindung zwischen Seerose und Jaguar, daß Coe den Begriff «Seerosenjaguar» zur Kennzeichnung dieser Gottheit einführt. Sicher, Tepantitla ist nicht Maya, aber es finden sich die gleichen Verbindungen. Im Detail sehen wir bei Wassons Figur 14 nicht vollständig entwickelte schwimmende Amphibien (metamorphisch) mit Seerosenblättern und -knospen (Pilzen und Muscheln?) in ihren Mäulern. Interessanterweise erkennt man dort am Boden, in der Mitte der Figur 14, ein Blatt und zwei Knospen mit hervorsprießender Feder. Bei Darstellungen der Maya findet man häufig die Blütenkrone mit Quetzalfedern besteckt. Das ist vor allem der Fall, wenn eine Gestalt von großer Macht die Blüte auf ihrer Stirn trägt (Emboden 1981). In dem Baukomplex von Zacuala gibt es ein Wandgemälde des heiligen Sees, in dem sich ein «strahlender Mund» befindet. Hasso von Winning (1949) sprach in diesem Zusammenhang von dem *vagina-*

dentata-Motiv. Aus den vier Ecken des heiligen Sees wachsen vier schildförmige, gezackte, grüne Seerosenblätter, die von Wasson als «zweifelsfrei grünliche Pilze» bezeichnet werden. Abbildung 21 bei Wasson, eine Zeichnung Mendozas von einer rekonstruierten Schale aus Zacuala, zeigt das gleiche sich wiederholende Motiv, das in diesem Aufsatz behandelt worden ist. Es ist ein häufiges Thema bei den Maya (Thompson 1966: 61).

Nach eigener Erfahrung habe ich herausgefunden, daß Pilze mit entheogenen Eigenschaften jede Seerosenart im Hervorrufen ekstatischer Erregungen, die buchstäblich die Seele vom Körper befreien, übertreffen. Nicht einen Augenblick zweifle ich daran, daß Wassons Forschungen über halluzinogene Pilze zu den bedeutendsten ethnobotanischen Untersuchungen in diesem Jahrhundert zählen. Vieles in seinem jüngsten Buch ist aus seinem früheren Werk, das er zusammen mit dem verstorbenen Roger Heim verfaßt hat, übersetzt, das ja nur in der französischen Ausgabe des Naturkundemuseums in Paris erschienen war. Jedoch gibt es auch neue Enthüllungen in seinem neuen Buch *The Wondrous Mushroom*. Ich habe diesen meinen Artikel auf der Grundlage meiner persönlichen Überzeugung begonnen, daß in den angeführten Beispielen Wassons gemachte Identifikationen nicht korrekt sind. Wasson und ich gehen von unterschiedlichen Interpretationen aus, und nur die mit halluzinogenen Pilzen und Seerosen vertrauten Leser können eine Entscheidung darüber treffen, welche Argumente die überzeugenderen sind. Nur durch Hypothesen und deren Herausforderungen werden wir zu einem genaueren Bild wesentlicher Aktivitäten der alten Völker Mesoamerikas gelangen.

Ich glaube, wir müssen uns nicht für oder gegen Pilz oder Seerose entscheiden. Denn beide spielen eine große Rolle in der Literatur und Ikonographie der priesterlichen Kasten im vorkolonialen Mesoamerika.

Drogen in der Kulturgeschichte Europas seit dem Mittelalter

Hexen und Drogen

Thomas Hauschild

Im Vergleich zu unseren Kenntnissen vom Gebrauch des Opiums in der chinesischen oder von Bier in der deutschen Kultur ist das Wissen über die den europäischen Hexen zugeschriebenen Drogen sehr bruchstückhaft. Wenn im vorliegenden Aufsatz über Hexensalben usw. berichtet wird, dreht sich die Darstellung deshalb oft weniger um die eigentlichen Rezepturen und Wirkungen und mehr um die Wahrhaftigkeit der zu diesem Gegenstand existierenden Quellen. Im folgenden wird zunächst die Verdunkelung des Wissens um Hexendrogen durch die inquisitorische Propaganda skizziert. Dann schildere ich die Wiederentdeckung der Rezepturen durch die moderne Wissenschaft und schließlich heutige Überreste ihrer Anwendung.

Hexenbilder

Ziel der kirchlichen Polemik und der Heiligen Inquisition war, nichtchristliche Kultpraktiken in vorgegebene Wahrnehmungsmuster einzupassen und diesen Schemata entsprechend zu verfolgen (Ginzburg 1973; Harmening 1979). Das Wort «Hexe» bekam dadurch vielfältige Bedeutungen. Verstehen wir unter «Hexen» die Gesamtheit aller zur Zeit des europäischen Hexenwahns (etwa 1450 bis 1700) verbrannten Menschen, so wird man schwerlich von *den* Hexendrogen sprechen können. Dazu war diese Gruppe nicht einheitlich genug, die Angeklagten konnten durch rote Haare ebenso aufgefallen sein wie durch Denunziationen aus ihrer Nachbarschaft oder die Ausübung des Hebammenberufes (Hansen 1900; Institoris/Sprenger 1974; Forbes 1966).

Indessen enthält das von den Hexenjägern, ihren Anhängern im damaligen Pressewesen und bis heute in Dichtung und Märchen verbreitete Hexenbild deutliche Anspielungen auf bestimmte Formen des Drogengebrauchs, die wir an einigen Beispielen demonstrieren wollen: Um 1500 entstand der anonyme Holzschnitt «Das Hexenhaus» (Abb. 1, König 1974: Bildteil; Hauschild/Staschen/Troschke 1979: 37). Ein Mann beobachtet heimlich die verschiedenen Stadien der «Ausfahrt» der Hexen, vom Einsalben bis zum Flug durch den Kamin. Die Abfolge legt eine zauberische oder Drogenwirkung der

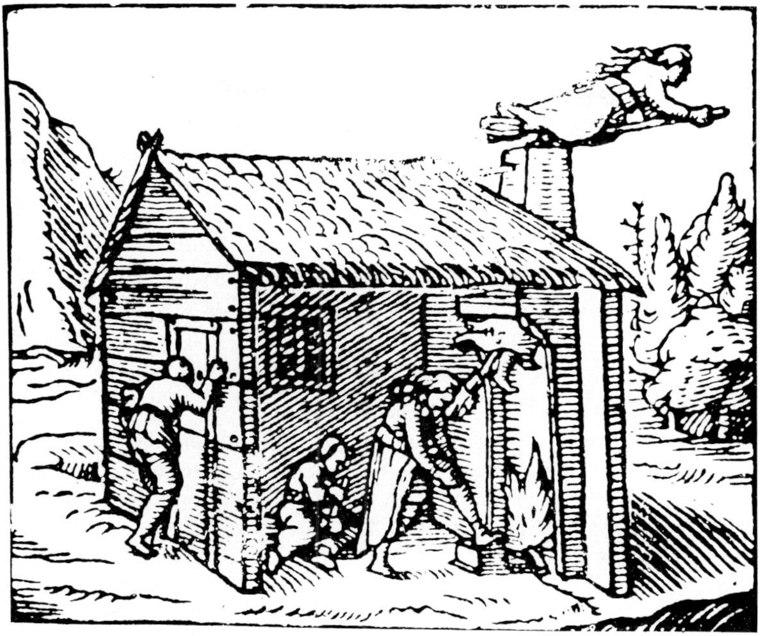

Abb. 1: Heimlich und neugierig beobachtet ein Mann Hexen, die sich mit Flugsalbe einreiben, um dann aus dem Kamin zu fliegen. Dieser frühe Holzschnitt (um 1500) beschreibt nicht nur die märchenhaften Vorstellungen, die über Hexen existierten, sondern auch die Neugier und das Unverständnis, das ihnen entgegengebracht wurde.

Salbe nahe. Den Betrachter des Bildes selbst zum Voyeur machte zur gleichen Zeit Hans Baldung Grien mit seiner am damaligen Neubeginn der erotischen Kunst stehenden Darstellung der «Hexen beim Einsalben» (Abb. 2, Hauschild/Staschen/Troschke 1979: 83; briefl. Mitt. v. Siegrid Schade 1980), welche die rauschhafte Wirkung der Salbe mehr als andeutet. Die Vorstellung eines berauschenden Festes, welche man sich damals gerne vom Hexensabbat machte, faßte um 1650 Michael Herr zusammen (Abb. 3, Hauschild/Staschen/Troschke 1979: 10/11; vgl. ebd. 74 ff.). Hier ist der Werdegang der Hexe eng mit dem Erlernen der Salbenzubereitung verbunden. Das kleine Mädchen (rechts unten) wird in den Zirkel erst eingeführt; die beiden Frauen links von ihr müssen noch fleißig die Hexenbücher studieren und den Anweisungen des Meisters zuhören. Sie sind auch noch ganz oder teilweise bekleidet. Erst die ganz ausgekleidete dritte Hexe rührt schon den Salbentopf, das Rezept zu Füßen, in welches sie aber nicht mehr hineinzuschauen braucht (Trendelenburg 1922: 127 f.). Weiter links im Vordergrund sehen wir zwei Frauen, die berauschende Dämpfe aus kleinen Tiegeln einatmen, ihre sich mit dem Teufel einlassende Gefährtin (links unten) trinkt aus einem großen Humpen Wein oder das konventionellere Bier. Über ihnen wirbeln die Berauschten zum Blocksberg (links oben), wo sie wiederum ein riesiges Weinfaß erwartet (Hauschild/Staschen/Troschke 1979: 9 ff.). U. a. beeinflußt von Herrs Hexenbild ließ Goethe im «Faust» den Hexenchor eine Beziehung zwischen Flug und Salbe andeuten (n. Trendelenburg 1922: 436):

Die Salbe gibt den Hexen Mut
Ein Lumpen ist zum Segel gut
Ein gutes Schiff ist jeder Trog
Der fliegt nie, der heut nicht flog.

Andeutungen wie diese wurden meist nur unvollständig in die heute noch gängigen Hexenvorstellungen der Grimmschen Märchen (Grimm o. J.; vgl. Golowin 1974: 105 ff.) oder moderner Kinderbücher (Preußler 1958) überliefert. Die «Hexenküche» mit ihren grausigen Zutaten, von denen wir einige schon um den Kessel des Herrschen Hexensabbat herum erkennen, steht in keinem direkten Zusammenhang mehr mit Fluggeschichten oder anderen Rauscherlebnissen. Inquisition, protestantische Hexenjagd und aufgeklärte Polemik gegen den Hexenglauben haben das Wissen von den Hexendrogen bis zur Unkenntlichkeit verzerrt. Ein früher Theoretiker der Hexensalbe, Adolf Wuttke (1869: 145), mußte sich deshalb wie viele andere vor und nach ihm auf Spekulationen und unsichere Quellen berufen:

«Bei allen damaligen Hexengeschichten ging der Hexenfahrt eine Einreibung mit einer Hexensalbe voraus . . . Die Zusammensetzung jener ist leider nicht genau bekannt; Bilsenkraut wird dabei genannt . . .»

Nachtfahrten

1925 machte der Pharmakologe Fühner den ersten in der wissenschaftlichen Literatur bis heute akzeptierten Versuch, den Vermutungen um die Hexensalben eine quellengerechte und pharmakologisch gesicherte Grundlage zu geben. Er wies auf eine bis dahin nicht systematisch ausgewertete Quellentradition hin, welche genauere Angaben erbrachte als die bis dahin meist verwendeten sehr unzuverlässigen Hexenprozeßakten: Rezepturen und Augenzeugenberichte von Salbungen bei spätmittelalterlichen Ärzten und Geistlichen (z. B. Nyder, Hartliepp, zit. bei Biedermann 1974: 79 ff.; Duerr 1978: 170) sowie bei verschiedenen Gelehrten und Magiern der Renaissance (z. B. Weier, Porta, Cardanus, zit. bei Biedermann 1974: 82 ff.; Duerr 1978: 167 f., 183). Die in diesen Rezepturen oft angegebenen Nachtschattengewächse (*Solanaceen*) wurden wegen ihres Gehaltes an berauschenden Alkaloiden als Hauptursache der Salbenwirkung dingfest gemacht. Die Nachtschattengewächse, besonders Bilsenkraut (*Hyoscyamus niger*) und Tollkirsche (*Atropa belladonna*) sowie das oft erwähnte Hahnenfußgewächs Eisenhut (*Aconitum napellus*) sind seit dem Altertum als Rauschmittel bzw. Gifte bekannt. Die enthaltenen Alkaloide Hyoscyamin, Atropin, Scopolamin und Akonit lösen Gefühle des Fliegens, erotische Phantasien, visionäre Begegnungen und Haut- oder Körperveränderungsgefühle aus, wenn sie in entsprechenden Dosen eingenommen werden (Fühner 1925; Marzell 1967: 86 ff., 216 ff.). (Der ebenfalls gerne zu den Hexendrogen gerechnete hochwirksame Stechapfel [*Datura stramonium*] wurde anscheinend erst zu Beginn der Neuzeit in Mitteleuropa eingeführt [Duerr 1978: 91 f., 284 f.; Wuttke 1869: 145]).

Es fällt nicht schwer, diese pharmakologischen Wirkungszuschreibungen mit den Vorstellungen über das wilde Treiben der Hexen auf dem Sabbat in Zusammenhang zu bringen: Imaginäre Gesellschaften, erotische Freizügigkeit, Nacktheit, Hauterregung, Flugerlebnisse, Körperverwandlungen (z. B. in Tiere) bieten sich als Bilder für die im Alkaloidrausch erlebten Dinge an. In einer Reihe nachfolgender Untersuchungen (bes. Richter 1960; Biedermann 1974) konnten weitere Quellen vor allem aus dem Umkreis der gelehrten Renaissancemagie beigebracht werden, welche die These erhärten, daß die Hexensalben Teil einer von der Inquisition unterdrückten Drogenkultur gewesen sind. Hans-Peter Duerr hat schließlich mit dem Kapitel «Hexensalben» seines Buches «Traumzeit» (1978) die erste umfassende kritische Sichtung der bekannten und einer Reihe bisher unentdeckter Quellen vorgelegt. Duerr stellt die Drogenkultur der durch Hexensalben berauschten «Nachtfahrenden» in Zusammenhang mit antiken Rauschkulturen und Mutterkulten, schamanistischen Ekstasetechniken sowie den zahlreichen Berichten über wilde Heere, Maskenbräuche und Tierverwandlungen. Laut «Traumzeit» und anderen neueren Untersuchungen zur Sozialgeschichte der frühen Neuzeit (Peuckert 1960; Thomas 1971; Ginzburg 1973; Forbes 1966) ist nachweisbar, daß die Praktiken der Nachtfahrenden oder anderer Unterschichtskulturen (Fruchtbarkeitszauberer, Hebammen, Weiberbünde, magische Heiler) zur schnell verformten und schematisierten Grundlage wurden für die Vorstellungen der Inquisition vom gefährlichen Tun der Hexen. Ältere, spekulative Ansätze der Beschreibung eines von der Inquisition verfolgten «Hexenkultes» (Murray 1928; Michelet, s. König 1974) erhielten damit kritische Bestätigung auf soliderer Datenbasis – allerdings mit der wichtigen Einschränkung, daß der Anteil der «Nachtfahrenden» usw. an der Menge der von Hexenjägern Verbrannten verschwindend gering gewesen sein muß. Die Inquisition richtete sich nicht primär gegen die Subkulturen, sie entnahm nur deren Praktiken ihr Feindbild, das sich letztlich gegen jeden richten konnte. Inquisitionell beeinflußte Hexenbilder wie die eingangs beschriebene Sabbatdarstellung von Michael Herr (Abb. 3) sind aus dieser neuen historischen Perspektive heraus verstehbar als stark verformte Schilderungen u. a. auch der Rauscherlebnisse der Nachtfahrenden. Im folgenden soll die Beweisführung dieser Theorie der Hexensalbe am Beispiel der wohl bekanntesten renaissance-magischen Quelle im einzelnen nachvollzogen werden.

1558 veröffentlichte der neapolitanische Universalgelehrte Giambattista della Porta seine *Magia naturalis,* mit der er versuchte, den magischen Praktiken seiner Zeit eine Erfahrungsgrundlage im Sinne der aufkommenden Naturwissenschaften zu geben. In diesem Buch stehen auch Rezepturen der Salbe und Portas Bericht von ihrer Einnahme durch eine «Hexe» (Amsterdamer Ausgabe 1561: 85; Lugduner Ausgabe 1561: 180/81; dt. Sulzbach 1680, n. Duerr 1978: 168, 183 u. Biedermann 1974: 83/84). Danach kann die Salbe aus Fett oder Öl und folgenden Substanzen zusammengestellt sein: Entweder «Epfich (Sellerie), Wolffswurtz (Eisenhut), Pappelzweige und Weihrauch» oder «Wasser Merck, Ackerwurtz, Fünf-Fingerkraut (*Pentaphyllum*), Fledermaus-Blut, Nachtschatten . . .» (Biedermann 1974: 83/84). Nicht drogenwirksame, sondern mehr dem Bereich der stets ungewöhnlichen Zaubermittel zuzuordnende Substanzen (wie Weihrauch oder Fledermausblut) mischen sich hier mit alkaloidhaltigen Rauschmitteln. Die Deutungen Fühners und der nachfolgenden Autoren orientierten sich natürlich an den letzteren, besonders den hier erwähnten Nachtschattengewächsen und am Eisenhut. Ansichten der modernen Pharmakologie über die Wirkung dieser Pflanzen decken sich sowohl mit Portas Beschreibung der Nachtfahrt einer «alten Vettel», eines «nachtuogels», wie mit den Ergebnissen späterer Selbstversuche. Porta schrieb:

«Nach dem sie nun außgezogē / hat sie sich gantz vnd gar / ich weiß nit mit was Salbē / geschmieret / welches vns den durch ein spaltlein der Thüren wol ist zusehen gewest. Also ist sie auß krefftiger wirckung der schlaffmachenden Salben zu boden gefallen / vnd in einen tiefen schlaff versuncken. Wir aber sind zu gefahren / die Thür geöffnet / vnd jr die haut ziemlich erbehrt. Aber so hert hat sie geschlaffen / daß sie es nit vmb ein haar empfunden hette. Nach solchem sind wir widerumb hinauß gewichen / der sachen weiters außwarten wöllē. So bald nun der

Abb. 2:
Der Betrachter wird zum Voyeur: «Hexen beim Einsalben» von Hans Baldung Grien – ein Bild, das die rauschhafte Wirkung der Flugsalbe mehr als andeutet.

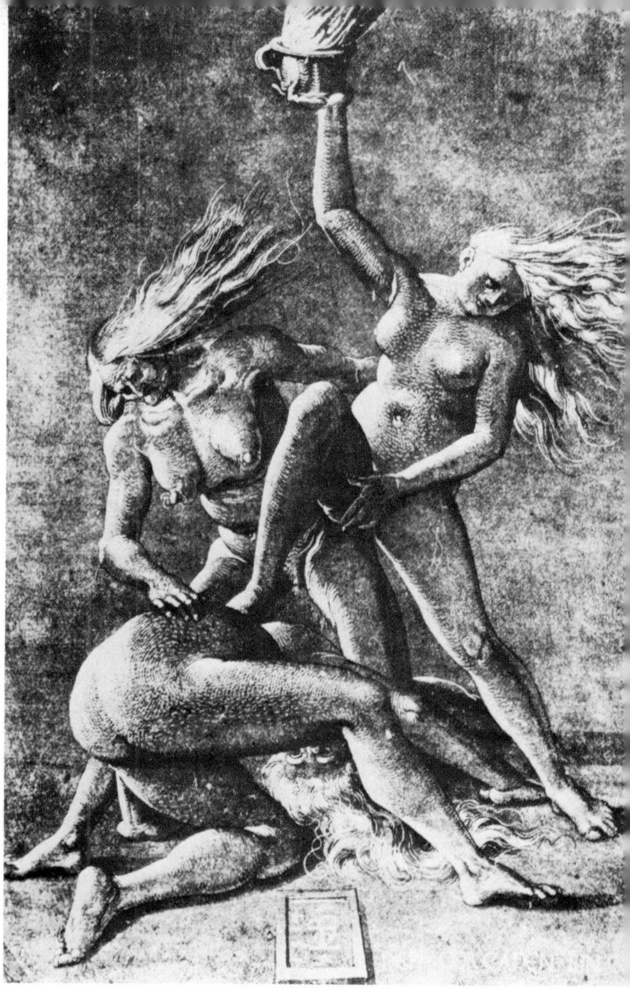

Salbung krafft nachgelassen / ist sie eins mals erwachet / vnd viel seltzamer stemoneyen / wie sie vber Berg vnd thal gefahren sey / erzahlet. Wir verneineten es / sie wolt recht haben / wir wiesen jhr die streich / aber es war verlorn / in summa / es war bey Jhr all vnser fürnemen vnd handeln / nit anderst / denn als der in einen kalten Ofen blast.» (Weier 1575: 433 f., zit. n. Duerr 1978: 21/22).

Die Szene entspricht dem bereits beschriebenen anonymen Holzschnitt (Abb. 1), wo auch ein Mann durch «ein spaltlein der Thüren» der Salbung zuschaut. Soll der Vergleich zutreffen, müssen wir uns allerdings vorstellen, daß der Holzschnitt durch eine Diagonale von links unten nach rechts oben geteilt ist: Links sehen wir die von einem Mann beobachtete Szenerie, rechts die «Halluzinationen» der ausfahrenden Frau. Portas Bericht war in die Form einer Satire auf Lukians «Lucius und der Esel» (2. Jh. n. Chr., Biedermann 1974: 2, 78; Duerr 1978: 22) gestellt, wo Lucius die Hexe Pamphile bei der Verwandlung in einen Nachtvogel beobachtete und durch die Salbe selbst zum Esel wird. Bei Porta ist der Beobachter sicher, die Hexe erlebe nur einen rauschhaften Traum. Sie selbst dagegen ist von der Realität ihrer Ausfahrt überzeugt (vgl. auch den Bericht des Dominikaners Nyder bei Biedermann 1974: 79).

Will Porta die «alte Vettel» von seiner Version des Vorganges überzeugen, ist das so ergebnislos wie das Blasen in einen erkalteten Ofen. In schlesischen (Kühnau 1913: 68) und steirischen Sagen (Kainz n. Biedermann 1974: 78) wird diese Problematik gewissermaßen aus der Sicht der Berauschten behandelt: Die Hexen fliegen nach der Salbung oder nach dem Satteln eines verzauberten Pferdeknechtes (Abb. 3, Mitte unten) mit dem Ruf «Oben naus und nirgends an» zum Tanzplatz (Bocksberg). Männer, welche sich die Salbe oder das Halfter ohne Recht aneignen, rufen in Unkenntnis des richtigen Spruches «Oben naus und überall an». Daraufhin stoßen sie selbst oder die nun zum Roß degradierte Hexe an alle Hindernisse und machen die Erfahrung des Hexensabbats zunichte. Nichtkompatible Erlebnisbereiche oder Welterfahrungen «stoßen» auch bei der Diskussion über moderne Selbstversuche mit Hexenrezepten aneinander. 1960 erregte der Volkskundler Will-Erich Peuckert großes Aufsehen mit seinem Bericht über eine Nachtfahrt nach Portas Rezept:

«Wir hatten wilde Träume. Vor meinen Augen tanzten zunächst grauenhaft verzerrte menschliche Gesichter. Dann plötzlich hatte ich das Gefühl, als flöge ich meilenweit durch die Luft. Der Flug wurde wiederholt durch tiefe Stürze unterbrochen. In der Schlußphase schließlich das Bild eines orgiastischen Festes mit grotesken sinnlichen Ausschweifungen» (Richter 1960: 97).

Peuckert vertrat nun die Theorie, das Bild der Inquisition vom Hexenflug müsse in der Drogenwirkung der Salbe seine Grundlage haben. Dagegen hielt Baschwitz (1963: 113) die Erfahrungen einer Gruppe holländischer Journalisten, welche sich mit der Salbe eingeschmiert und gar nichts erlebt hatten. Die Drogenwirkung scheint sich also in einem schwer bestimmbaren Niemandsland zwischen pharmakologischer Wirkung, Erwartungshaltung des Berauschten, äußerer Umgebung bei der Einnahme und Kritik der Nichtberauschten einzustellen (*set* und *setting* bei Weill 1972: 26 ff.). Die wohl noch weiter als bei Peuckert gehende Erwartungshaltung eines anderen Experimentators, Mrsich (1957), führte dazu, daß er den Rausch unbedingt in einem Backtrog erleben wollte und in Ermangelung schließlich einen ausgehöhlten Baumstamm nahm. Er hatte anscheinend von den Backtrögen bei Nyder (Biedermann 1974: 79) oder Goethe (oben zitiert) gelesen. Der moderne Experimentator (siehe auch Ferckel 1954) kann sich nicht mehr lösen von den historisch überlieferten Klischees der «Ausfahrt», wie wir sie auch auf Herrs Sabbatbild (Abb. 3) erkennen. Aber ebenso schwierig dürfte es für Baschwitz und die von ihm beeinflußten Journalisten sein, sich von der Vorstellung zu lösen, die Salben hätten keinerlei Wirkung und so auch keinen Einfluß auf die Geständnisse vor der Inquisition gehabt (Duerr 1978: 292). Duerr entwickelt aus diesem Widerspruch das erkenntnistheoretische Argument seines Buches, man könne zwischen der Welt des Rausches und der Welt der «realistischen» Wahrnehmung sitzen wie auf einem Zaun, von dem aus man in beide Bereiche hineinschaut, ohne gleich das jeweils Fremdartige als «Illusion» abzutun. Damit bekommt auch die ohnehin weit verbreitete Etymologie des Wortes «Hexe» vom althochdeutschen *hagazussa* (Köster 1969: 428; Duerr 1978: 133, 180, 248), Zaunreiterin, neue Nahrung.

Betrachten wir abschließend die Inquisition als Versuch der Abgrenzung gegen die am Ende des Mittelalters verstärkt sich regenden alternativen Weltbilder aus Subkulturen, fremden Ländern und den Wissenschaften, dann erscheint verständlich, daß gerade die vorchristliche Zaunreiterin, die Hexe, zum Symbol für das Fremdartige, Verabscheuungswürdige werden konnte. Die «natürliche» Erklärung der Nachtfahrt mit der Drogenwirkung der Salben wurde damit für die Kirchen wertlos. Sie betonten das völlig Abseitige, Teuflische der Hexen und ließen kein «Zaunreiten» zwischen den verschiedenen Erlebniswelten zu. In den Akten der Hexenprozesse sind die Berichte der Angeklagten über Nachtschattendrogen daher oft umgedeutet zu Geständnissen der Giftmischerei oder des Schadenzaubers (Duerr 1978: 165). Die wenigen Salbenrezepte der Inquisitionsakten enthalten völlig unsinnige, nicht drogenwirksame Zutaten (z. B. Hoffmann-Krayer 1899: 310; Duerr 1978: 16, 171).

Berichte von Hexensalben vermengten sich für den Inquisitor mit seiner Polemik gegen das Hebammenwesen zu der Behauptung, es würden «abscheuliche Salben» aus Kinderfett hergestellt (Forbes 1966; vgl. Herrs Bild, Abb. 3, ganz rechts: Kinderleichen, Mitte: Hochschwangere, die nach dem Gebären ihr Kind kochen soll). Es wurde auch gesagt, die Nachtfahrenden würden ihren Besenstiel oder den Reitstuhl einreiben, um fliegen zu können (Hoffmann-Krayer 1899: 310). Bezeichnend ist, daß Portas *Magia naturalis* ohne kirchliche Druckerlaubnis erschien. Die Abschnitte über Hexensalben wurden schon in der venezianischen Ausgabe 1560 und von da an in weiteren Drucken gestrichen, um, wie es hieß, der Salbenbenutzung und damit der Verführung durch den Teufel vorzubeugen (Duerr

1978: 183). Einige realistische Beschreibungen der Rezepte zur Nachtfahrt stehen ausdrücklich im Zusammenhang mit beginnender Kritik an der Hexenjagd (Weier 1575: 435 f.).

Aber auch in der nachfolgenden Ära aufklärerischer Polemik gegen den «Aberglauben der alten Vetteln» (Anonymus 1707, dazu Hauschild 1979: 63 ff.) war wirkliche Kenntnis der Hexensalben für die oberschichtliche Tradition nicht erwünscht. Malern und Dichtern wie Herr und Goethe blieb es vorbehalten, Erinnerungen an die Praktiken der Nachtfahrenden wachzuhalten. Angesichts dieses tiefgreifenden Verdrängungsprozesses stellt sich die Frage nach einer weiteren möglichen Quelle der Erkenntnis über Hexendrogen. War es möglich, daß sich Reste dieser Rauschkultur in geheimen Traditionen des abendländischen Okkultismus oder im Rahmen des Volksglaubens halten konnten, daß Rezepte heimlich mündlich bis heute weitergegeben wurden?

Überreste

Eine Reihe moderner Hexensekten und satanistischer Gruppen nimmt für sich in Anspruch, in ungebrochener Tradition das Erbe der alten «Hexenkulte» zu pflegen. Gardner (1965: 50), ein Vertreter des britischen *wicca*-Kultes, berichtet von der Verwendung einer Salbe aus Eisenkraut und zerbröckeltem Pfefferminz. Bereits 1891 hatte Huysmans in seiner literarischen – aber durch eigene Erfahrungen in der Pariser Subkultur (Zacharias 1972: 186) verbürgten – Schilderung einer Schwarzen Messe das Räuchern mit «Hexendrogen» und seine enthemmende Wirkung auf die Satanisten beschrieben:

«Raute, Blätter von Bilsenkraut und Stechapfel, trockene Solandren und Myrrhe; das sind Gerüche, angenehm dem Satan, unserem Herrn.» (Huysmans 1972: 186)

Guhlmann (1926: 20) ein «weißmagischer» Okkultist, warnt seine Leser ausdrücklich vor Räucherungen mit diesen «gefährlichen Substanzen».

Gegen die Vermutung einer ungebrochenen Tradierung der Rezepte durch überlebende Hexenkulte spricht die Pflege der bekannten literarischen Quellen in okkultistischen Kreisen. Guhlmann bezieht seine Kenntnisse aus den magischen Werken Agrippas (1926: 20 ff.). Rezepte in Geßmanns (1922: 158 ff.) Buch über die Pflanze in der «spagyrischen Heilkunst» sind teilweise bei Porta kopiert, den er an anderer Stelle (ebd. 143 ff.) neben ähnlichen Autoren auch mit Herkunftsangabe zitiert. Gregor A. Gregorius (1980: 104), ein Weggefährte des wohl bekanntesten Okkultisten unseres Jahrhunderts, Aleister Crowley, bekannte bereits in den zwanziger Jahren, daß seine Salbenrezepturen (Tollkirsche, Bilsenkraut, tierisches Fett u. a.) nicht aus Geheimtraditionen stammten. Sie seien in «jüngster Zeit» von «tiefschürfenden Alchymisten» rekonstruiert worden – wir können annehmen, daß sich dahinter eine Rezeption der Arbeiten Fühners und Marzells verbirgt. Die Verarbeitung alter Quellen (vgl. auch Haining 1972: 69 ff.) und pharmakologischer Literatur wird von den Okkultisten anscheinend zu Gebrauchszwecken betrieben. Eine Fortsetzung lebendiger mündlicher Traditionen des Gebrauchs ist von dieser Seite her noch nicht überzeugend nachgewiesen worden.

Andererseits hat auch noch kein Volkskundler oder Ethnologe die Existenz einer Hexensalben-Tradition im heutigen europäischen Volksglauben bewiesen, einmal abgesehen von den unsicheren Angaben Valesca Kleins (1935: 396), die wiederum ausschließlich auf eine Budapester Spiritistin zurückgehen.

Allerdings findet man im Volksglauben auch heute noch in ihrer Funktion verformte Anklänge an Hexenrezepte. Im Hamburgischen Museum für Völkerkunde befindet sich eine umfangreiche Sammlung von «Enthexungsmitteln», die Johann Kruse seit den dreißiger Jahren bis etwa 1978 in norddeutschen Apotheken erworben hat. Der Hamburger Lehrer und Aufklärer hatte sich stets als Hexengläubiger ausgegeben, der ein Mittel gegen den «bösen Einfluß» braucht. Unter den etwa vierzig verschiedenen Substanzen findet man vor allem Räuchermittel (z. B. Teufelsdreck, *Asa foetida,* ein Gummiharz) sowie wegen ihrer Form mit dem «Bösen» in Zusammenhang gebrachte Pflanzen (z. B. Teufels Bocksbart, *Pulsatilla alpina*). Daneben erhielt Kruse aber Anfang der fünfziger Jahre noch einige Drogen, z. B. Bilsenkrautsamen (Aufschrift des Apothekers: *Semen Hyoscyami, Deu-Dill* – «Dull Dill» ist eine alte volkstümliche Bezeichnung für Bilsenkraut [Marzell 1967: 224]) und Eisenkrautpulver (*Aconitum napellus,* Aufschrift von Kruse). Von Hexengläubigen und Hexenbannern werden diese Drogen nicht wegen ihrer Rauschwirkung verwendet, sondern zur (sympathetischen?) Ausräucherung von Stall und Haus, welche die hexerischen Einflüsse beseitigt (Hauschild 1980: 143 f.). Bereits in Tiroler «Hexenrauch»-Rezepten des 17. Jahrhunderts zur Abwehr von Schadenszauber wird verschiedentlich das «Dullkraut» (*Hyoscyamus niger*) aufgeführt (Fischer 1917: 199, 205; Duerr 1978: 169).

Die «Nachtfahrenden» und die Hexensalben haben also Inquisition und Aufklärung wahrscheinlich nicht überlebt. Sichtbar wird aber, daß die Hexendrogen als Abwehrmittel im Volksglauben weiterleben und daß ihr Gebrauch – vermittelt durch Quellen des 16. Jahrhunderts und die heutige wissenschaftliche Auseinandersetzung mit diesen – in Subkulturen wieder aufgenommen wird. Ein Beispiel aus jüngster Zeit soll diesen Aufsatz abschließen:

Stephan Kinkele, Student am Seminar für Völkerkunde der Universität Hamburg, überließ mir freundlicherweise seine in einem Interview-Projekt über den Gebrauch einheimischer Drogen entstandenen Aufzeichnungen, die mit folgenden Worten beginnen:

«Frage: Wann und in welchem Zusammenhang hast Du Bilsenkraut eingenommen?
A.: Ich kannte in X. (norddeutsche Großstadt) einen Typen, der hat sich mit spirituellen Sachen beschäftigt, sich auch so Hexensalben zusammengemischt und der sagte mir einmal, daß diese Atropine (von Tollkirsche, *Atropa belladonna* u. ä.!), diese Dr. Körbers Asthmazigaretten (richtig: «Bronchialzigaretten», das Produkt wurde wegen verstärkten Mißbrauchs Mitte der siebziger Jahre aus dem Verkehr gezogen) – wie sie so schön heißen – sehr guten Törn verursachen und ich das mal ausprobieren sollte. Na ja, und dann bin ich durch die Apotheken gezogen und hab' noch so ein paar von den Dingern erwischt» (Manuskript S. 1).

Nachdem A. neun alkaloidhaltige Zigaretten – in wenig Wasser aufgebrüht – eingenommen hatte, erlebte er intensive, mehrere Stunden anhaltende Rauschzustände mit vielen der auch in bisherigen Selbstversuchen festgestellten Wirkungen: Er hatte Gefühle der Körperveränderung («Meine Beine kribbelten. Ich hatte das Gefühl einer Hautkrankheit», S. 2), schwebte über dem Boden, konnte sich nach Wunsch in als realistisch erlebte Situationen versetzen, beschleunigte sich bis zur «Lichtgeschwindigkeit» und flog dann durch Menschen und Häuser hindurch in eine benachbarte Stadt (S. 3/4), wo er Bekannte in einem Lokal traf. Bis heute ungeklärt ist für A., ob er am nächsten Tag nüchtern bestätigte, sehr «realistische» Eindrücke (ein bestimmtes Geschäft, ein bestimmtes Auto) von seiner «Reise» erst während des Rausches oder unbewußt schon in den Tagen vorher aufgenommen hat (S. 4). Die einzige auffällige Differenz zwischen A.s Aussagen und den Berichten der Nachtfahrenden oder modernen Experimentatoren ist, daß er keine sexuellen Erlebnisse hatte. Allerdings könnte man ein «Aufwallen» oder «Gebrodel» in dieser Richtung interpretieren, das er beim Durchfliegen einer Frau verspürt hatte (S. 3). Wir können annehmen, daß der «Typ», welcher A. zur Einnahme von Atropinen anregte, seine Kenntnnis der Nachtschattendrogen aus einigen auch in der Drogen-Subkultur sehr populären wissenschaftlichen Arbeiten bezogen hat (wie z. B. Marzell 1963; Schmidbauer 1971; Golowin 1974; ähnlich, aber weitaus spekulativer, neuerdings Hansen 1980).

Jahrhundertelang überdauerte die Erinnerung an die Zusammensetzung der Hexensalben nur in literarischen oder malerischen Andeutungen, halbvergessenen Quellen und wissenschaftlichen Diskussionen. Diese sehr brüchige oberschichtliche Tradition wird aber

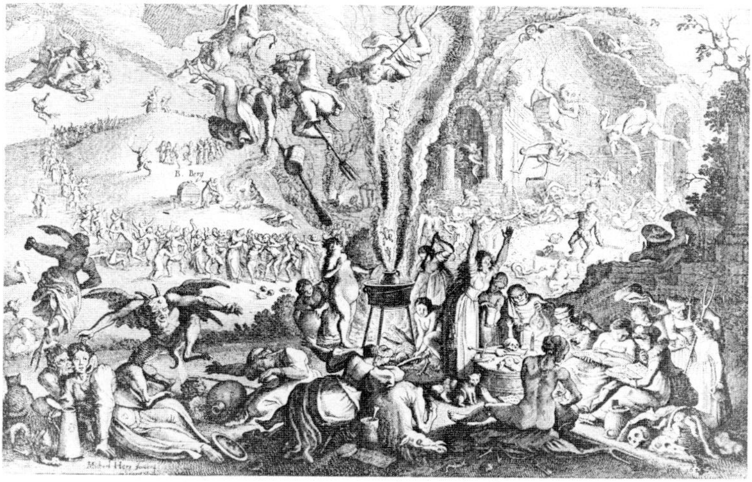

Abb. 3: So sollte ein Hexensabbat ablaufen: wildes Treiben der Hexen mit ihren Meistern, Bereiten der Salben und Tränke (u. a. aus Kinderkörpern!), Flüge zum Blocksberg. Vorwürfe der Inquisition vermengen sich mit Volksglauben und Phantasien über zauberische Frauen und Männer.

immer aufs neue von okkultistischen Zirkeln, Hexengläubigen oder der Drogen-Subkultur aufgenommen und in ihrem Sinne verwendet. Die katholischen Inquisitoren und protestantischen Hexenjäger wirkten zerstörend auf die Unterschichtkulturen ein und konnten das Bild, welches sich die Nachwelt von diesen machte, entscheidend verzerren. Zugleich bewahrten Universalgelehrte der Renaissance und die sie wiederentdeckenden Historiker und Pharmakologen einige Rezepte. Sie ermöglichten damit neuerliche Versuche der Anwendung, nicht nur zu wissenschaftlichen Zwecken. Diese werden dann, wie in dem Hamburger Interview-Projekt und mit vorliegendem Aufsatz geschehen, wieder von der Wissenschaft registriert. Wissen oder «Kulturgut» der rauschfeindlichen Oberschichten wird also aus rauschfreundlichen Traditionen der Unterschichten entnommen und sinkt wieder in sie ab (vgl. Naumann 1922; Wiegelmann/Zender/Heilfurth 1977: 39 ff.), beide Kulturen stehen in einem komplizierten Wechselverhältnis.

Mittelalterliche Arzneidrogen und Paracelsus

WOLFGANG SCHNEIDER

Die Arzneidrogen des Mittelalters entstammten hauptsächlich dem Pflanzenreich. Sie waren großenteils schon in der Antike gebräuchlich gewesen; die Araber hatten einiges Neue hinzugefügt, ihre Rezepturen wurden apothekenüblich. Zu den Mineraldrogen gehörten außer Erdprodukten solche aus «chemischer» Verarbeitung. Die Alchimie brachte hier wichtigen Zuwachs, besonders durch Paracelsus, der ihre Aufgabe direkt in der Arzneiherstellung sah. Aus der Alchimie entwickelte sich die Chemie, erst ihre «anorganische» Richtung, dann die «organische». In ihren Arzneiprodukten haben sich alchimistische Träume verwirklicht.

Mittelalterliche Arzneidrogen stammten in erster Linie von Pflanzen ab, wobei sie in der Regel getrocknete Teile davon waren, wie Wurzeln, Blätter, Blüten, Samen, auch einige Pflanzenprodukte, wie Harze u. ä., diese Produkte ebenfalls meist fest, trocken. Das Trockene (= *drög*) ist im Namen Droge verankert, ohne Zwang, die Konsistenz zu genau zu nehmen, so daß auch flüssige Balsame, selbst Frischpflanzen dazu gehören können.

Außer dem Pflanzenreich lieferte das Tier- und das Mineralreich Drogen, viel weniger an Zahl, je etwa $^1/_{10}$ von dem, was an Pflanzendrogen gebraucht wurde. Diese Relationen lassen sich aus historischen Quellen schließen, die europäischen Apotheken des 15./16. Jahrhunderts entstammen. Man kann darüber hinaus abschätzen, daß es in früheren Zeiten und in anderen Kontinenten nicht anders gewesen sein wird, so daß diese Aussage zum mittelalterlichen Arzneischatz global gilt, auch für Länder niederer Entwicklungsstufen, in denen die Arbeitsteilung zwischen Heilpersonen (Medizinmann, Arzt) und Arzneihersteller (Apotheker) noch nicht vollzogen war.

In Europa gibt es Apotheken als Spezialstätten für Arzneibereitung etwa seit dem 13. Jahrhundert, allgemeiner verbreitet erst im späten Mittelalter. Wir pflegen diese Geschichtsperiode gegen 1500 enden zu lassen, dürfen jedoch nicht vergessen, daß wir nur eine von vielen kulturellen Entwicklungslinien im Auge haben, eben die europäische, die allerdings nach und nach – im Bereich der Arzneimittelgeschichte, aber auch in anderen – die ganze Welt beeinflußt hat.

Unser europäisches Mittelalter hatte drei Grundpfeiler: die Antike (grob gesagt: die griechisch-römische Kultur), das Germanentum und das Christentum. Starke Einflüsse kamen später vom arabisch-islamischen Kulturkreis hinzu. Bezüglich der mittelalterlichen Arzneidrogen heißt dies, daß ihre Verwendung hauptsächlich aus antiker und arabisch-islamischer Tradition kam, letztere selbst von der Antike beeinflußt, aber mit originellen Beiträgen. Eigenständige Einflüsse der europäischen Volksmedizin sind feststellbar. Das Christentum hat besonders durch seine Wissensvermittlung über die Klöster eine Rolle gespielt.

Pflanzendrogen und Rezepte

Gegen Ende des Mittelalters war die Situation in der offiziellen Medizin, d. h. bei den studierten Ärzten und den Apothekern, deren Warenlager allerdings auch einigen nicht-medizinischen Bedürfnissen Rechnung zu tragen hatte, etwa folgende:

Es stand fest, daß die Wirkung der Arzneidrogen durch ihre «Qualität» (kalt, warm, trocken, feucht) bedingt war, Vorstellungen, die auf den Griechen Hippokrates (um 450 v. Chr.) zurückgingen, von dem griechisch-römischen Arzt Galen (um 150 n. Chr.) übernommen und ausgebaut, auch von den islamischen Ärzten, an ihrer Spitze der Perser Ibn Sina (= Avicenna; um 1000 n. Chr.), anerkannt worden waren.

Die Drogen wurden weniger einzeln angewandt als in Kombination. Die Rezepte dafür gingen nur zum geringen Teil auf antike Autoren zurück, die meisten auf arabische. Die Ärzte lernten die Vorschriften beim Studium kennen, frühzeitig (12./13. Jahrhundert) in Süditalien auf der Universität Salerno, wo der kulturelle Austausch zwischen Morgen- und Abendland, wie auch in Spanien (Toledo u. a.), am lebendigsten war. Gegen Ende des 15. Jahrhunderts gab es in Europa keinen Arzt und Apotheker, der sich hiermit nicht auskannte, zumal Vorschriftenbücher (Dispensatorien, Antidotarien) längst aus dem Arabischen ins Lateinische übersetzt und bearbeitet waren. Diese Rezepte wurden meist aus vielen Bestandteilen zusammengestellt, manche waren geradezu unglaublich vielseitig, mit mehr als 100 Komponenten: Kein Arzt hätte ein solches Rezept vollständig für einen Patienten aufschreiben können, dafür genügte ein Stichwort, das die Überschrift in einem der üblichen Arzneibücher bildete. So war *Theriak* eine fast sagenumwobene Heillatwerge antiker Tradition gegen sämtliche Krankheitsgifte, andere opiumhaltige Kompositionen hießen *Philonium, Requies, Tryphera,* eine Salbe mit (nur) zwölf Bestandteilen, dieser Zahl wegen *Unguentum apostolicon* (= Apostelsalbe) genannt, eine Sorte Abführpillen *Pilulae sine quibus esse nolo* (soviel wie: die Unentbehrlichen).

Da die meisten dieser Rezeptformeln aus arabischer Tradition kamen, waren die Einzelbestandteile solcher Latwergen, Pulvermischungen, Morsellen, Pillen, Sirupe, Öle, Pflaster usw. gleichfalls «arabischer» Herkunft. Dabei ist zu unterscheiden zwischen solchen, die von der Antike übernommen worden waren – was griechisch-römische Autoren als *Materia medica* (= Arzneischatz) beschrieben hatten, findet sich praktisch vollzählig in der arabischen Arzneimittelliteratur wieder – und solchen, die erst durch die Araber im Abendland bekannt wurden. Die wichtigsten von den letzteren kamen aus Kulturkreisen, mit denen die Araber intensive Handelsbeziehungen unterhielten, so aus Indien und China, wo sie seit langem zum Arzneischatz der dortigen Medizin gehörten. Bis zum 20. Jahrhundert sind zahlreiche dieser «arabischen» Drogen wichtig geblieben, so z. B. Sennesblätter, (Abführ-)Rhabarber, Citrusfrüchte, Brechnuß und diverse Gewürze wie Kurkuma, Kubeben, Muskat.

Die Pflanzendrogen der antiken Schriftsteller sind nur gut zur Hälfte von der medizinisch-pharmazeutischen Praxis des Abendlandes übernommen worden, obwohl der Strom der direkten Überlieferung antiker Schriften, vermittels der Mönchsklöster seit dem 6. Jahrhundert in Italien und danach über Europa sich ausbreitend, später über die Universitäten weitergeflossen war. Der Hauptgrund für diese Reduzierung ist gewesen, daß vieles Beschriebene undeutbar blieb oder nicht beschafft werden konnte. Von dem Übernommenen jedoch hat sich vieles bis zum 20. Jahrhundert erhalten, darunter so wichtige Pflanzendrogen wie Baldrian, Enzian, Süßholz, Melisse, Kümmel, Fenchel, Anis, Leinsamen, Myrrhe, Opium, von Mineraldrogen Weißer Ton und Talkum, Alaun, Pottasche, Bleiweiß usw.

Dem beträchtlichen Abgang an antiken und auch an einigen typisch «arabischen» Pflanzendrogen im Mittelalter stand ein Zuwachs im Abendland gegenüber, der aus der eigenen Volksmedizin geschöpft war. Auch hiervon ist manches bis zur Gegenwart in Gebrauch geblieben, z. B. Angelicawurzel, Rainfarn, Wacholder, Veronica.

Mineraldrogen und Alchimie

Bei den mineralischen Drogen ist es ähnlich gewesen wie bei den pflanzlichen bezüglich Übernahme aus der Antike auf direktem Wege ober über die Araber und bezüglich der Bereicherung durch diese. Die Gesamtzahl der «Mineralien» war viel geringer, viele von ihnen im einzelnen jedoch sehr wichtig, besonders für die Herstellung von Arzneien zu äußerlichem Gebrauch, wie Pflaster, Salben, und unter den Neuerungen der arabischen Zeit waren einige, die den Keim jener Entwicklung in sich trugen, der schließlich die Oberherrschaft der Chemie über die Botanik mit sich brachte.

Das Mineralreich der Antike war etwas anderes als das der heutigen Wissenschaft, die Grenzen waren viel weiter gezogen. Heute versteht man unter Mineralien nur einheitliche (kristallisierte), natürlich gebildete Körper der Erdkruste, mit definierten Eigenschaften und Zusammensetzungen. So etwas gab es unter den «Mineralien» früher auch, z. B. den Bergkristall, man zählte jedoch dem Mineralreich weiterhin alles zu, was aus natürlichen Erdprodukten gewonnen wurde, z. B. die Metalle, wie Kupfer, Eisen, und was aus ihnen entstand oder zu machen war, wie Vitriole, Rost, die Schlacken von der Verhüttung und vieles andere.

Auch in diesem Bereich hatten die «Araber» Kenntnisse vermittelt, die über das Wissen der griechisch-römischen Antike hinausgingen. Das gilt für die Mineraldrogen damaliger Art: Borax, Salmiak, Quecksilbersublimat wurden dem abendländischen Arzneischatz dadurch einverleibt, es gilt für mehr: Besonders in Indien und China hatten die Araber Dinge gesehen und Gedanken kennengelernt, die dort schon seit langem nichts Neues mehr waren. Sie gewannen für die Araber selbst und später für das Abendland Interesse. So sah man z. B., daß der als Mineral bekannte und als Arzneimittel geschätzte Zinnober künstlich aus Quecksilber und Schwefel hergestellt werden konnte; man hörte, daß heilende Pflanzenkräfte auf Metalle durch gemeinsame Veraschung übertragbar waren, daß eine Allheilpflanze – wirksam gegen alle Krankheiten, gedacht, aber noch nicht gefunden – einen Saft besäße, der das Leben verlängern und Metalle wie Eisen, Kupfer usw. in Gold verwandeln könnte.

Einige Philosophen im islamisch-arabischen Kulturbereich nahmen sich dieser Sachen – etwa seit dem 8./9. Jahrhundert – näher an. Sie sahen sich einem Meer von Eigentümlichkeiten der Natur gegenüber, in das zuvor schon, seit dem 3./4. Jahrhundert, griechisch-byzantinische Philosophen eingetaucht waren. Auch bei diesen hatten die Gedanken um das Gold gekreist, seine künstliche Bereitung wurde theoretisch untermauert und von Versuchen – heute kann man sie chemische Experimente nennen – begleitet. Die «Araber» nahmen davon noch vor der Jahrtausendwende Kenntnis, fügten es ihrem Wissen um alte ägyptische Tempelpraktiken, in die sie seit ihrer Besetzung dieses Landes vom 7. Jahrhundert an Einblick hatten, hinzu, und mit noch anderen Einflüssen zusammen, wie den Riten der Metall-Herstellung und -Verarbeitung bei den Schmieden, babylonischer Sternkunde, jüdischer Kabbala, frühchristlichem Gnostizismus, entstand die Alchimie mit ihrer gedanklichen und praktischen Suche nach dem Großen Elixier bzw. dem Stein der Weisen, mit dessen Hilfe Metalle zu Gold verwandelt und das Leben auf ungeahnte Weise verlängerbar sein sollte.

Alchimistische Praktiken, bie denen Destillation und Sublimation apparativ von griechisch-byzantinischen und von islamisch-arabischen Philosophen zu einer gewissen Reife gebracht worden waren, bescherten der Welt in spätmittelalterlicher Zeit eine große Zahl wertvoller Entdeckungen, ganz zu schweigen vom Schießpulver, mit seiner ebenso dem Stein der Weisen zugeschriebenen Ambivalenz (= Gut und Böse zugleich): Man lernte Mineralsäuren, wie Schwefelsäure, Salpetersäure, herzustellen, auch den Geist des Weines *Spiritus Vini* bzw. *Alcohol* (als «das Feinste» des seit ältesten Zeiten bekannten Weines).

Die Mineralsäuren hätte man, wären sie in der Antike bekannt gewesen, dem Mineralreich zugeordnet, waren es doch Produkte aus Mineralien. Durch trockene Destillation von Vitriolen ließ sich aus ihnen das Wertvollste, der Geist *Spiritus Vitrioli,* abscheiden und isolieren, getrennt vom wertlosen Körper. Dies war im Prinzip das gleiche wie bei der uralten Metallgewinnung, wo man aus bestimmten Steinen (besser: Erzen) gelernt hatte, Kupfer, Eisen, selbst Silber zu erschmelzen, damit das Wertvolle von den Schlacken trennend.

Wie beim *Spiritus Vini* lernte man jedoch nun auch mit Kräutern entsprechend zu hantieren, indem man ihre Kräfte mit ihrem eigenen Wasser oder unter Zusätzen auf dem Feuerofen herausbrannte und sie als «Gebrannte Wässer» in der Destillationsvorlage auffing; hiermit glaubte man nun «das Feinste» aus den Pflanzen (und auch Tierdrogen) isoliert zu haben. Solche Präparationen, wie z. B. ein Kümmeldestillat, das man *Aqua Vitae* (Lebenswasser – der Aquavit unserer Zeit) nannte, oder Kräuterliköre, bei denen man «das Feinste» mittels *Spiritus Vini* auszog – Erfindungen von Mönchen aus dem Orden der Benediktiner, Dominikaner –, konnte man nicht mehr dem Mineralreich zurechnen, auch nicht dem Pflanzenreich, standen doch alchimistische Wandlungstheorien dahinter. So fügte sich im Spätmittelalter den Pflanzen-, Tier- und Mineraldrogen und den vielen Kompositionen daraus eine neue Gruppe von Präparaten hinzu, die am alchimistischen Wege zur Lebensverlängerung gefunden worden waren.

Paracelsus

Zu Beginn der 90er Jahre des 15. Jahrhunderts wurde einem Arzt aus dem Geschlecht der Bombaste von Hohenheim (bei Stuttgart gelegen) – selbst ein unehelicher Sohn aus schwäbischem Hochadel, verheiratet mit einer Schweizerin und wohnhaft sowie praktizierend in Einsiedeln/Schweiz – ein Sohn geboren, den er nach dem griechischen Botaniker der Antike Theophrast nannte und der sich später den Namen Paracelsus beilegte. Dieser Knabe sollte zu einem der Weltbeweger werden, wie sie Renaissance und Humanismus so vielfältig hervorgebracht haben. Die Zeit war reif geworden für zahlreiche Veränderungen, und hier fühlte sich ein junger Mann berufen, die Heilkunde zu erneuern.

Als er in Basel (1527) Stadtarzt geworden war und damit Vorlesungen an der Universität halten durfte, gab er es öffentlich bekannt. Er wollte vortragen, was die Erfahrung und eigene Arbeit ihn gelehrt hatten; Erfordernisse des Arztes wären nicht, Worte eines Hippokrates, Galen oder Avicenna zu befolgen, sondern tiefste Kenntnis der Naturdinge und der Naturgeheimnisse.

Bruch mit mittelalterlichem Autoritätsglauben, dieses «auf eigene Füße stellen», selbst sehen und urteilen, gab es an der Schwelle vom Mittelalter zur Neuzeit in vielen Bereichen, und in der Medizin war Paracelsus nicht der einzige und nicht der erste, der an Überkommenem zweifelte und rüttelte. Seine Weise war jedoch die spektakulärste. Nicht ein humanistischer Gelehrter, eine Art Bücherwurm, legte Überliefertes neu aus und fügte Eigenes in klassischer Sprache hinzu, sondern ein starker Einzelgänger hatte sich auf den Weg gemacht, ein Gebildeter (d. h. mit dem Wesentlichen Vertrauter) in Medizin und Pharmazie, in Alchemie und Naturphilosophie, selbst in Theologie. Gut belehrt im Vaterhaus, in Bergwerken und Laboratorien, auf Universitäten, war er danach durch eine höllische Praxis gegangen, hatte auf weiten Reisen rund durch Europa in Kriegen Verwundeten geholfen, kannte sich bei Dirnen und Landstreichern aus, auch bei feinen Leuten, die oft seine ärztliche Hilfe beansprucht hatten; den Umgang mit Heilkundigen aus dem Volke suchte er, ging jedoch den etablierten Ärzten aus dem Wege. So gewann er die «tiefste Kenntnis der Naturdinge und der Naturgeheimnisse», einem Arzt seiner Vorstellung vonnöten und ihm selbst vertraut aus vielen Quellen, aus denen er überall mit wachen Sinnen geschöpft hatte.

Wie die antike Medizin ihre Arzneidrogen ursprünglich der Volksmedizin verdankte, ihnen nur eine neue, rationale Deutung gegeben hatte, als die Einteilung in kalte, warme, trockene oder feuchte Drogen mit verschiedenen Wirkungsstärken aufkam, ebenso griff Paracelsus auf die Volksmedizin zurück. Er lernte vieles kennen, was im griechisch-römischen Raum unbekannt, aber in Deutschland, Dänemark, Polen und wo er sonst hinkam, landesüblich war. Der Ähnlichkeitszauber als Prinzip der Drogenwahl für Krankheitsbehandlung faszinierte ihn mehr als die Qualitäten des Hippokrates und die Einteilung in Wirkungsgrade des Galen. Was Gott selbst durch Farbe, Form usw. gezeichnet («signiert») hatte, sollte der Mensch entsprechend berücksichtigen: Rotes verwies auf Blut, Gelbes auf Galle, handförmige Blätter auf menschliche Hände usw. Die Ähnlichkeitsmagie wurde durch Paracelsus zur Signaturenlehre mit langdauernder Wirkung auf therapeutische Gewohnheiten in der Neuzeit, heute noch in der Homöopathie nachweisbar.

Außer solchen «Naturgeheimnissen» spürte Paracelsus verwandte in ganz anderen Bereichen auf. So wie er die Pflanzendrogen vom Boden aus, auf dem sie gewachsen waren, zu verstehen versuchte, so die Mineraldrogen aus den Bergen und Bergwerken, aus den Hütten, wo sie verarbeitet und umgewandelt wurden. Auch hier fand er «Ähnlichkeiten», beispielsweise in der Labormethode, Gold-Silber-Legierungen durch Zusammenschmelzen mit Grauspießglanz («Antimonium») zu trennen. Das durch Silber gleichsam verunreinigte, krankgewesene Gold wurde so gesund, gereinigt («finiert»). Entsprechend müßte Antimonium den kranken Körper finieren können. Diese Mineraldroge, jahrtausendelang als äußerliches Arzneimittel benutzt, wurde dadurch zu einem Mittel innerer Verwendung. Die Antimontherapie nahm mit Paracelsus ihren Anfang, ausgedehnt auf weitere Antimonpräparate, die aus dem Grauspießglanz gewinnbar waren und den Alchimisten teilweise schon längst bekannt, nur nicht als Arzneimittel. Ein Buch vom Beginn des 17. Jahrhunderts trug den bezeichnenden Titel «Triumpfwagen des Antimons». Es waren giftige Substanzen, aber man konnte sie nutzbringend anwenden, wenn man sie richtig, d. h. vorsichtig dosierte: Eine Grunderkenntnis von Paracelsus, die sich auf alle Gifte übertragen ließ. So wurde der Anwendung von Mineraldrogen eine neue Dimension erschlossen, der innerliche Gebrauch, der sich auf breiter Front durchsetzte, vor allem im 19. Jahrhundert, wo solche anorganisch-chemischen Mittel die Verwendung von Pflanzendrogen zurückzudrängen begannen.

Das prähistorische Hüttenwesen war eine der stärksten Wurzeln der Alchimie gewesen, wie man z. B. praktisch und gedanklich mit der Gewinnung von reinem Kupfer aus dem Erz fertig wurde: Scheidung des Reinen von seinen Schlacken. Vergleichbares hatten die spätmittelalterlichen Alchimisten erreicht, als sie aus Drogen die Quintessenzen herausdestillierten. Paracelsus setzte diese Richtung erfolgreich fort und verhalf ihr zum Durchbruch in der offiziellen Therapie, wobei er den Anstoß zur Einführung neuer Arzneiformen gab, wie Tinkturen, Essenzen, Spiritusse. Ihr gemeinsames Merkmal war wiederum, das Reine vom Unreinen zu scheiden, das Wirksame vom Unwirksamen. Dies wurde überhaupt zum Prinzip der frühen Chemie, die sich als «Scheidekunst» von der Alchimie, die wesentlich Spekulation gewesen war, abtrennte. Paracelsus hatte diesen Vorgang vorgelebt nach dem klar herausgestellten und praktizierten Grundsatz: Aufgabe der Alchimie ist es, Arzneien zu machen.

Als Paracelsus 1541 in Salzburg starb, hatte er in einem Leben unter dem Motto *continuus labor* (= ständig arbeiten) eine Flut von Anregungen, von denen hier nur einige angedeutet werden konnten, in die Welt gesetzt, sein Erfolg war jedoch – scheinbar – nur gering gewesen. Er hatte sehr vieles geschrieben, aber nur ganz wenige Verleger gefunden, seitdem er als Hochschullehrer in Basel gescheitert war, dieses nicht wegen mangelnden Interesses der Studenten, sondern wegen verständlicher Empörung der Fakultätskollegen, die alles, was sie vorzutragen wußten, verächtlich gemacht sahen, ersetzt durch Faseleien eines Großmauls (wie sie meinten). Dies blieb zeitlebens an Paracelsus hängen. Verleger rückten von ihm ebenso ab wie Ärzte und Fakultäten. Aber er verstand es oft, zu helfen, wo andere versagten. Daß dies mit neuartigen Mitteln geschah, vom Geheimnis der Alchimie umraunt, machte ihn trotz allem berühmt, und auf seinen Grabstein meißelte man, in lateinischer Sprache, ein:

«Hier liegt begraben Philippus Theophrastus, der hochangesehene Doktor der Medizin, welcher auch die schrecklichsten Wunden, Lepra, Podagra und Wassersucht und andere unheilbar scheinende Krankheiten auf wunderbare Weise durch seine Kunst heilte. Und der sein Hab und Gut unter die Armen verteilen ließ. Im Jahre 1541, am 24. September, vertauschte er das Leben mit dem Tode.»

In einer Zeit, in der die Humanisten überzeugt davon waren, daß die Ärzte der Antike mehr gekonnt und an wirksamen Arzneien gekannt hatten, als überliefert war, und die ihre Arbeit daran wandten, das Verschüttete freizulegen, konnte es nicht ausbleiben, daß einige Gelehrte den unbekannten Arzneimitteln des Paracelsus nachspürten. So kamen, seit etwa 1560, die Manuskripte von Paracelsus zum Druck und die Lawine ins Rollen. Gegen Ende des 16. Jahrhunderts sah es zwar noch so aus, als hätte sich bezüglich der Arzneimittel nicht viel gegenüber dem späten Mittelalter geändert, aber danach war der Triumphwagen des Antimons ebensowenig mehr aufzuhalten wie der anderer, gegenüber dem mittelalterlichen Bestand völlig neuer Zubereitungen alchimistischer Art. Das war viel folgenschwerer als der Zuwachs, den die Erforschung fremder Erdteile – Amerikas, Afrikas und Asiens – an neuen Drogen brachte.

Ausblick

Zieht man eine ganz kurze Summe aus der späteren Entwicklung in Europa, die auf die gesamte Welt übergriff, so ist als charakteristisch zu erkennen, daß die Bedeutung der einst alles überragenden pflanzlichen Drogen trotz wertvoller Neueinführungen zurückging und daß die Chemie die Oberherrschaft gewann, erst die anorganische, dem Mineraldrogenreich von einst noch verwandt, dann die organische Chemie, beginnend im 19. Jahrhundert. In ihr verwirklichten sich

Träume der Alchimisten, allerdings mit ganz anderen Mitteln und Methoden, als jenen zu Gebote standen. Das Wirksame vom Unwirksamen trennen! Die Isolierung des Morphiums aus dem Opium, des Chinins aus der Chinarinde waren hier Marksteine. Reine Wirkstoffe ließen sich aus allen so lange bekannten Drogen gewinnen, die «Scheidekunst» war perfekt geworden.

Und dann hatten die Alchimisten danach gestrebt, die Natur zu übertreffen. Man hat dies «den zweiten Sündenfall» genannt. Nicht nur vom Baum der Erkenntnis gegessen haben, sondern mehr Schöpfer sein zu wollen als Gott! Lange natürliche Reifeprozesse wollte man einst künstlich beschleunigen, das Wachstum der Metalle im Berg und ihre Reifung zu Gold abkürzen, durch Mittel der Kunst wie den Stein der Weisen. Letzten Endes scheiterte man. Aber die Künstler der neuen organischen Chemie schafften es. Sie lernten nicht nur, die Wirkstoffe der Drogen zu isolieren (z. B. Morphium aus Opium, Sertürner 1817), sie sogar künstlich nachzumachen, mit genau den gleichen Eigenschaften wie den natürlichen (Morphiumsynthese durch Gates und Tschudi 1952), sie lernten auch, die Substanzen zu verändern (Heroin ist zweifach acetyliertes Morphium) und ganz neuartige, in der Natur nicht vorhandene, mit starken Arzneiwirkungen versehene zu schaffen (z. B. das schmerzlindernde Dolantin). Man hat Gutes und Böses damit erreicht, wie es die ambivalenten Symbolfiguren des Steins der Weisen schon im Mittelalter angedeutet hatten.

Und der Traum von der Lebensverlängerung? Seit um 1930 das Penicillin entdeckt und die Sulfonamide erfunden wurden, hat sich das durchschnittliche Lebensalter der Menschen drastisch verlängert.

Der Triumphwagen der Alchimie in ihrer modernen Ausprägung, bis hin zur Atomchemie, zur künstlichen Umwandlung von Elementen, zur Schaffung neuer, die es in der Natur nicht gibt, mit gewaltigen Wirkungen, deren Ambivalenz jedem Menschen des ausgehenden 20. Jahrhunderts schaudernd klar geworden ist, dieser «Wagen» bekam in einem frühen, aber einschneidenden Stadium durch Paracelsus wesentliche Antriebe. Seine Klarstellung, daß die alleinige Aufgabe der Alchimie in der Schaffung von Arzneien bestünde, leitete durch die Diskussionen seiner Theorien und vor allem durch zielstrebige Laboratoriumsarbeit die Geburt der chemischen Wissenschaft ein. So hat Paracelsus mehr bewirkt, als seine vielen Gegner und wenigen Freunde ahnten, die nicht viel anderes in seinem Wirken sehen konnten, als daß dem mittelalterlichen Drogen- und Heilmittelschatz einige neue Hilfsmittel zur Behandlung von Krankheiten zugefügt waren.

Kräutergärten im Mittelalter

IRMGARD MÜLLER

Die Benediktinermönche, die in den südlichen Ländern die hochentwickelte Pflanzen- und Gartenkultur der Antike kennengelernt hatten, vermittelten die Kenntnisse des Pflanzenanbaus und das Wissen über die Heilkraft vieler Pflanzen über die Alpen nach Norden. Zahlreiche mediterrane Pflanzen fanden auf diese Weise über die Klostergärten Eingang in die deutschen Bauerngärten. Die verschiedenen Entwicklungsstadien bis hin zur breiten Palette der Gartenkultur im 16. Jahrhundert werden an Hand der wichtigsten erhaltenen Dokumente verfolgt.

Gartenbau in der Antike

Während die Landwirtschaft und Gartenkultur in der Antike bereits hoch entwickelt war, wissen wir über die Anfänge des Gartenbaus im westlichen Europa nur wenig. Aus einer lakonischen Bemerkung in der *Germania* des römischen Historikers Publius Cornelius Tacitus (um 55–120 n. Chr.), die ebenso den Stolz wie die heimliche Verachtung des Römers gegenüber den Barbaren erkennen läßt, geht hervor, daß zu jener Zeit bei den nicht unter römischem Einfluß stehenden Völkern Germaniens weder abgezäunte Wiesen noch vom Hausland abgetrennte Äcker, angepflanzte Gärten oder gar Obstbaumkulturen existierten: «. . . ihr Arbeitsaufwand (gemeint sind die Germanen) wetteifert nicht mit der Fruchtbarkeit und Ausdehnung des Bodens: Sie legen keine Obstpflanzungen an, noch säumen sie Wiesen oder bewässern sie Gärten; einzig Getreide soll der Boden hervorbringen.» Selbst der Begriff für den Herbst oder die Erntezeit sei ihnen fremd, «der Name ebenso wie die Gaben» (Tacitus 1972: 38 f.).

Tacitus' abfälliges Urteil wird verständlich, wenn man den hohen Kenntnisstand, den die Römer zu jener Zeit in der Bodenbearbeitung und Pflanzenkultur erreicht hatten, betrachtet (Meyer 1854: Bd. 1 u. 2). Die Kunst der Obstveredlung, das Okulieren und Pfropfen beherrschten sie ebenso wie die Akklimatisierung ausländischer Gewächse, die ihnen mit einfachsten Mitteln, gleichsam «mobilen Treibhäusern» gelang: Aus der Naturgeschichte des C. Plinius Secundus d. Ä. (23/24–79 n. Chr.) ist bekannt, daß bereits kälteempfindliche Pflanzen wie Zitronen und

Melonen kultiviert wurden, indem man sie in große, auf Rädern bewegliche Kübel pflanzte, um sie nach Belieben an rauhen Wintertagen ins Haus, an sonnigen Tagen ins Freie transportieren zu können (Hist. nat. XIX, 5). Die einstige Pracht der unter südlichem Himmel üppig gedeihenden Gartenkunst lassen die Blumenkompositionen und illusionistischen Gartenarchitekturen der pompejanischen Wandgemälde noch heute erahnen (Comes 1879).

Benediktiner als Überträger südlicher Gartenbaukultur über die Alpen

Im Gegensatz zu den Römern fehlte den mit Kriegs- und Eroberungszügen beschäftigten Germanen zunächst jegliche Tradition oder praktische Erfahrung in der Landwirtschaft. Erst mit der Beendigung der Völkerwanderungswirren und langsamen Vermischung römischer und germanischer Kultur änderte sich die Situation. Die wichtigsten Vermittler zwischen den verschiedenen Kulturen und Traditionen waren die Benediktiner, die in Italien die ersten Klöster auf abendländischem Boden gegründet und dort die hochentwickelte Gartenbaukultur sowie die römische Landwirtschaft kennengelernt hatten. So gelangten erst mit der Ausbreitung des Benediktinerordens nach Norden und Westen im 8. und 9. Jahrhundert praktische Kenntnisse in der planmäßigen Bodenbearbeitung und im Pflanzenanbau auch in den westeuropäischen Raum diesseits der Alpen (Fischer 1929: 126 ff.). Einige deutsche, ursprünglich aus dem Lateinischen abgeleitete Pflanzennamen wie Salbei (von lat. *salvia*) und Raute (von lat. *ruta*) deuten noch heute darauf hin, daß die Benediktinermönche eine große Zahl römischer Kulturpflanzen über die Alpen in die zu besiedelnden Gebiete mitbrachten, wo sie sich einbürgerten und unter ihren volkstümlichen, germanisierten Bezeichnungen ausbreiteten.

Ohne Zweifel wurde einerseits durch die Übernahme, Verarbeitung und Umdeutung des antiken Bildungsgutes in den Klöstern, durch das Studium der antiken agronomischen und naturwissenschaftlichen Schriften die Gartenliebe und Naturfreude der Mönche geweckt und gefördert (Hennebo 1962: 26 ff.), andererseits entsprach aber auch die Verpflichtung der Mönche zur geistigen ebenso wie zur körperlichen Tätigkeit und damit zur Kultivierung und zum Gartenbau der von den Ordensstatuten geforderten, autarken Wirtschaftsstruktur der Klöster. Im 66. Kapitel der *regula sancti Benedicti* lautet der entsprechende, für die Entwicklung des abendländischen Klosterwesens außerordentlich bedeutsam gewordene Passus: «Wenn immer möglich, soll das Kloster so angelegt sein, daß alles Notwendige, das heißt

Wasser, Mühle, Garten und Werkstätten, in denen die verschiedenen Handwerke ausgeübt werden, innerhalb der Klostermauern sich befindet.»

Gärten des St. Galler Klosterplans

Ein frühes Zeugnis dieser Bemühungen, auch die notwendigen Heil- und Nutzpflanzen möglichst innerhalb der Klostermauern selbst zu züchten, um sich von der Einfuhr ausländischer Erzeugnisse weitgehend unabhängig zu machen, ist der sogenannte St. Galler Klosterplan, der um 820 als Bauplan für das Kloster St. Gallen entstanden ist (Duft 1962; Duft 1975: 32–38; Sörrensen 1962: 216–241). Obwohl er niemals realisiert wurde und eher ein Modell denn das Abbild eines wirklichen Klosterkomplexes wiedergibt, gestattet er doch, sich eine Vorstellung von der Vielfalt der Funktionen und Aufgaben, die ein Kloster zu leisten hatte, zu machen. Auf diesem Musterplan ist bereits eine deutliche Differenzierung in einen Nutzgarten (*hortus*), der im Gegensatz zu den feldmäßig angebauten Grobgemüsen die feineren Würz- und Gemüsepflanzen wie Zwiebeln, Rettich, Dill, Knoblauch, Salat und Lauch enthielt, und einen Obst- und Kräutergarten (*herbularius*) zu erkennen.

Der Kräutergarten ist unmittelbar neben dem Infirmarium, dem ausschließlich der Pflege kranker Ordensbrüder dienenden Gebäude, sowie dem Ärztehaus mit dem Dispensierraum für die Heilmittel gelegen. Er ist in 16 deutlich voneinander getrennte Beete unterteilt, in die jeweils die Namen von ebenso vielen, im Mittelalter als Heilkräuter benutzten Pflanzen eingetragen sind. Die Namen der Kräuter sind folgende: *lilium,* (Weiße Lilie), *rosas* (Gartenrose), *fasiolo* (Stangenbohnen), *sata regia* (Bohnenkraut), *costo* (Frauenminze), *fena graeca* (Bockshornklee), *rosmarino* (Rosmarin), *menta* (Pfefferminze), *salvia* (Salbei), *ruta* (Raute), *gladiola* (Schwertlilie), *pulegium* (Poleiminze), *sisimbria* (Krauseminze), *cumino* (Kreuzkümmel), *lubestico* (Liebstöckel), *feniculum* (Fenchel).

Da es sich um einen Musterplan, die grundsätzliche Einfügung eines Kräutergartens in den Gesamtplan des Klosters, handelt, ist anzunehmen, daß die Aufzählung nicht den tatsächlichen Bestand der bekannten und angebauten Heilkräuter, sondern nur eine beliebige Auswahl umfaßt, also auch keine verbindliche Richtschnur darstellt. Die im Kräutergarten angebauten Pflanzen wurden vermutlich zusammen mit den in der Umgebung eingesammelten Arzneipflanzen in dem auf dem Plan als *armarium pigmentorum* gekennzeichneten Raum aufbewahrt bzw. weiterverarbeitet. Das lateinische Wort *armarium* in der Bedeutung von «Gestell, Regal, Schrank» zur Aufbewahrung wertvol-

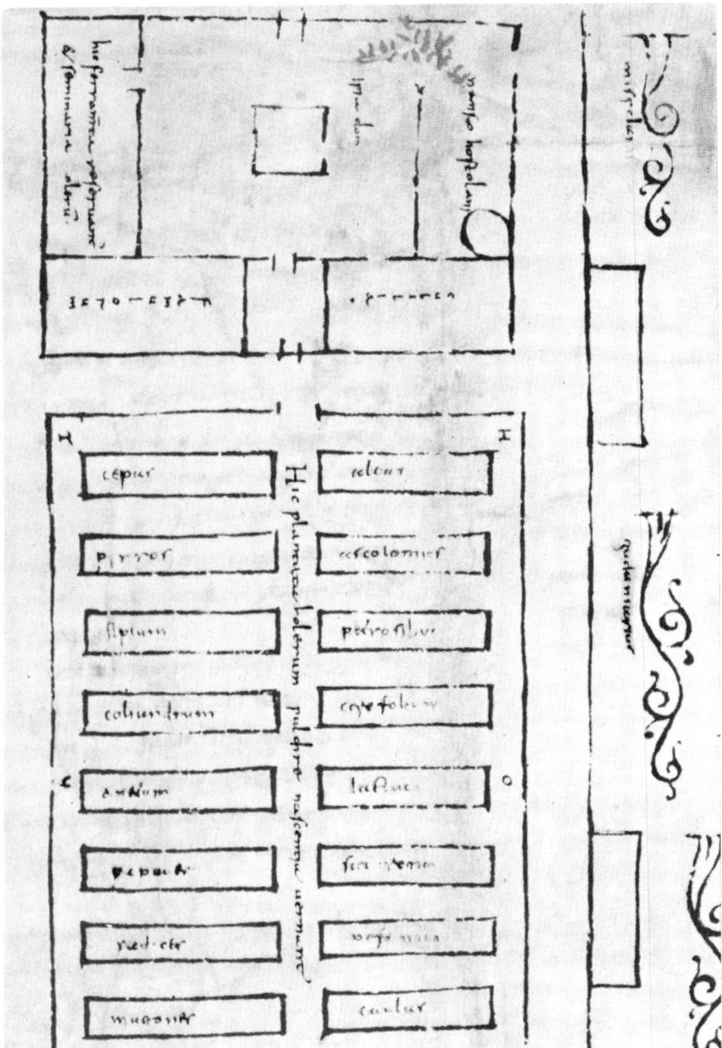

Zwei Ausschnitte aus dem berühmten St. Galler Klosterplan: einmal der Gemüsegarten mit der lateinischen Inschrift «Hier grünen die schön aufwachsenden Gemüsepflanzen»; zum andern der in der Nordecke des Klosterplans, gleich neben dem Arzthaus gelegene Kräutergarten. Im Arzthaus, als *armarium pigmentorum* gekennzeichnet, hat der Aufbewahrungsort für Drogen und Gewürze seinen Platz, eine Vorform der heutigen Apothekenoffizin.

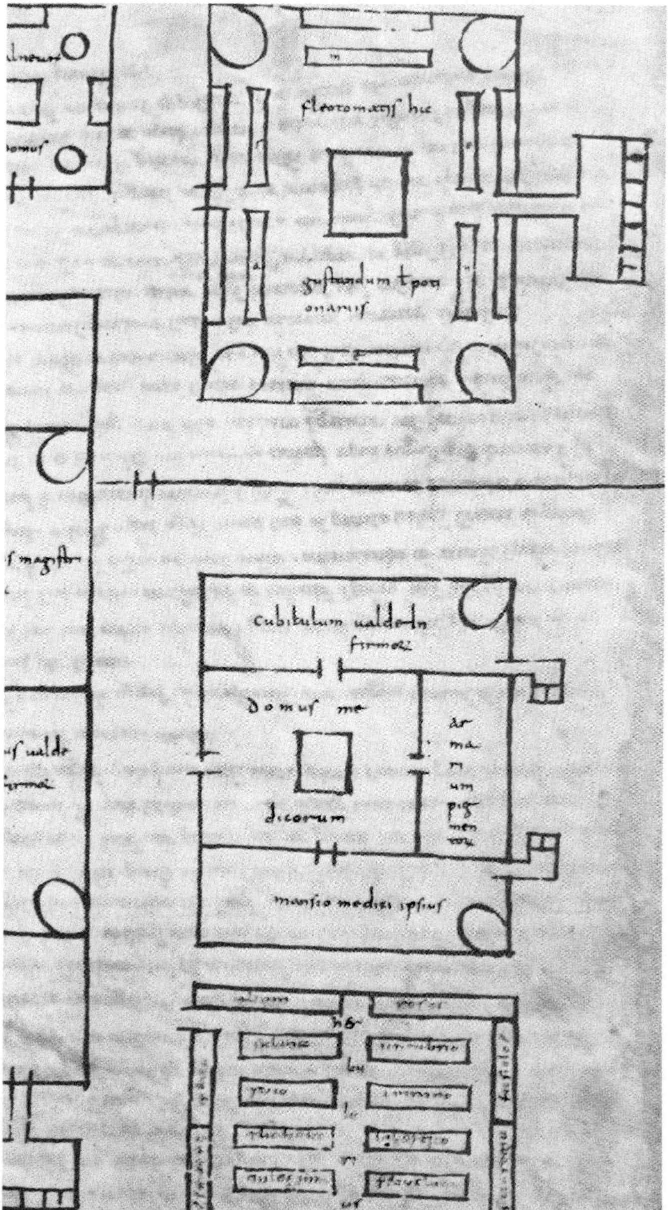
fleotomatis hic
gustandum tpori
onariis
cubitulum valde in
firmor
domus me
dicorum
ar
ma
ri
um
pig
men
tor
mansio medici ipsius

ler Dinge dürfte eine direkte Übersetzung des griechischen Wortes *apotheke* sein, das ebenfalls ganz allgemein eine «Niederlage», ein «Magazin» oder einen «Lagerraum» bezeichnete, ehe es die spezielle Bedeutung einer Apotheke im heutigen Sinne erhielt. Der Zusatz *pigmentorum* indes charakterisiert den Aufbewahrungsort bereits deutlich als Drogen- und Gewürzkammer und schränkt den allgemeinen Wortgebrauch in spezifischer Weise ein. Dem medizinischen Funktionsablauf entsprechend dürfte es sich also bei dem dargestellten *armarium pigmentorum* um eine Art Dispensierraum oder Vorform der heutigen Apothekenoffizin gehandelt haben, wo die getrockneten oder schon aufbereiteten Drogen aufbewahrt und rezeptiert wurden. In der Tat läßt sich nachweisen, daß die den Infirmarien inkorporierten Kloster- bzw. Spitalapotheken neben den aus dem Handel hervorgegangenen Apotheken der Städte eine wichtige Keimzelle für die Entstehung der neuzeitlichen Apotheken gewesen sind (Schmitz 1961; Schmitz/Dübber 1971).

Das «Capitulare de villis» aus der Zeit Karls des Großen

Über die tatäschlich in den Klostergärten angebauten Pflanzen existieren kaum schriftliche Zeugnisse. Aufschluß über den Stand der Pflanzenkultur in karolingischer Zeit im allgemeinen sowie Anhaltspunkte für die vermutlich in den Klostergärten kultivierten Kräuter bietet die als *Capitulare de villis* bekannt gewordene Verordnung (um 800) aus der Zeit Karls d. Großen, die genaue Vorschriften über den Anbau und die Bewirtschaftung der königlichen Domänen enthält (Fischer-Benzon 1894: 183 f.; Brühl 1971). Im Schlußparagraphen dieser Verordnung werden in einer Pflanzenliste, an deren Entwurf wahrscheinlich Benediktiner mitgewirkt haben, bunt durcheinander rund 90 Gemüse-, Obst- und Heilpflanzen aufgeführt, die auf den Krongütern anzubauen sind. Dazu zählen neben den schon im St. Galler Klosterplan genannten Arten die folgenden als Heilmittel bedeutsamen Pflanzen: Meerzwiebel, Anis, Koloquinthen, Petersilie, Sellerie, Sadebaum, Brunnenkresse, Diptam, Rainfarn, Tausendgüldenkraut, Mohn, Haselwurz, Wolfsmilch, Hauswurz, Senf und Malve.

Der «Hortulus» des Walahfrid Strabo

Einen lebendigen Einblick in einen mittelalterlichen Kräutergarten vermittelt ein etwas später entstandenes, als *Hortulus* überschriebenes botanisches Lehrgedicht des Walahfrid Strabo (808/09–849), Abt des Benediktinerklosters auf der Insel Reichenau (Genewein 1947; Stoffler 1978). In diesem frühen Dokument über den Arzneipflanzenanbau beschreibt Strabo nicht nur den wirklichen Bestand eines Klostergartens, dessen Anlage sich sogar rekonstruieren läßt, sondern er macht auch Angaben über die verschiedenen Gartenarbeiten, das Pflanzen, Säen und die Bodenbearbeitung, aus denen deutlich die eigene Praxis und selbständige Naturbeobachtung hervorgeht.

In den 444 lateinischen Hexametern des Gedichtes, in denen er 23 Gartenpflanzen besingt, ihren charakteristischen Habitus, ihre Farben, symbolische Bedeutung wie medizinischen Nutzen erläutert, spiegelt sich die enge Verflechtung medizinisch-naturkundlicher Kenntnisse mit magisch-religiösen und ästhetischen Vorstellungen wider, die das frühmittelalterliche Verständnis pflanzlicher Wirkung charakterisiert. Denn der therapeutische Effekt der Pflanze wurde ebenso mit der Schönheit, dem Duft und magischen Kräften wie mit den pharmakologischen Eigenschaften in Zusammenhang gebracht.

So versieht Strabo mit besonderem Lob die Lilie und Rose, weil sie dem Menschen physisches und psychisches Heil zugleich spenden: Das blendende Weiß der wohlduftenden Lilie, die ihre wunderbare Kraft gegen das falsche Gift der Schlange entfaltet, und die Purpurblüte der Rose, deren Öl zu unzähligen Kuren nützlich ist, versinnbildlichen für ihn die Reinheit des Glaubens, den Sieg der Kirche, Lohn und Vollendung des Martyriums Christi. Andere Kräuter wiederum preist Strabo vor allem wegen ihrer spezifischen Heilkraft: den lieblich duftenden Salbei, die Raute als wirksames Mittel gegen Gifte, den Fieber und Kopfschmerz lindernden Wermut, den verdauungsfördernden Fenchel oder die harntreibende Sellerie. Der Anbau der nur in südlichen Breiten reifenden Melone, die nach «leichter Mühe des Essens das Innere durch ihre natürliche Kraft kühlt», ist in ihrer Gestalt so genau beschrieben, daß man annehmen kann, die Frucht wurde auf der klimatisch besonders begünstigten Insel Reichenau mit Erfolg gezogen.

Wie einem um das Jahr 1000 verfaßten Brief zu entnehmen ist, bestand unter den Klöstern offensichtlich auch ein lebhafter Austausch an Sämereien und Pflanzen, um den eigenen Bestand nützlicher und schmückender Gewächse zu bereichern (Fischer 1929: 130 f., 141 f.) – zweifellos ein Brauch, der die weite Verbreitung der Pflanzen durch die Klöster gefördert haben dürfte.

Der Beitrag der Zisterzienser

Unter den neu gegründeten Orden des Mittelalters haben vor allem die Zisterzienser zur Entwicklung der Pflanzenzucht, Gartenkultur und Verbreitung der Gewächse beigetragen, da gerade sie als Reformorden durch ihre strenge Ordensregel zur Handarbeit und landwirtschaftlichen Erschließung von Brach- und Ödland verpflichtet waren (Ribbe 1980: 203–215). Wenn eine kleine Kolonie aus dem Mutterkloster auszog, um eine neue Zisterze zu gründen, so nahm sie regelmäßig Samen und Pflänzlinge von allen Sorten für die Gärten des neuen Klosters mit; von diesem Kloster gelangten sie dann in ein anderes usw. Wenn die Mönche auf ihren steten Wanderungen eine neue Art entdeckten, so brachten sie auch diese mit in ihr Kloster (Fischer 1929: 141). Aus dem Klostergarten aber wurden sie verpflanzt in die Gärten der benachbarten Dörfer, so daß die Bauerngärten mehr oder minder vollständige Nachbildungen der Klostergärten darstellten.

Wenngleich der Klosterplan von St. Gallen für lange Zeit die ausführlichste Nachricht über die mittelalterlichen Kräutergärten blieb, fehlt es nicht an Hinweisen, die die Integration des Kräutergartens neben dem Obst- und Gemüsegarten als festen Bestandteil in die Klosteranlage bestätigen. Dies wird nicht nur an dem Plan des Klosters in Canterbury (um 1160) deutlich, der ursprünglich die Wasserversorgung demonstrieren sollte, zugleich aber auch zwischen den Mönchsgebäuden und dem Hospital die Anlage eines *Herbarius* genannten Kräutergartens nachweist (Braunfels 1976: 128, Abb. 23), sondern geht ebenso aus einer Beschreibung der bekannten Zisterzienserabtei Clairvaux vom Beginn des 13. Jahrhunderts hervor, in der es heißt: «Hinter der Abtei findet sich ein ebenes und weites Land, das zum großen Teil von der Mauer umfaßt wird, deren weiter Umkreis den Umfang der Abtei kennzeichnet. Dort befinden sich, vereint in der Einfriedung der Abtei, zahlreiche und verschiedenartige Bäume, die reich an Früchten verschiedener Sorten sind: Dies ist ein Obstgarten, der einem Hain vergleichbar ist. Neben der Krankenabteilung gewährt er den kranken Brüdern eine große Erleichterung; wenn sie sich ein wenig Bewegung verschaffen wollen, so finden sie dort einen ausgedehnten Spazierweg, und wenn sie müde sind, einen lieblichen Ort der Erholung. Es sitzt der Kranke auf grünem Rasen unter dem Laub der Bäume, und zum Trost duftet seiner Nase der Kräutergarten entgegen ...» (*Descriptiones* ...).

Das Heilkräuterwissen Hildegards von Bingen

Als Zeugnis für das konkrete Wissen und die praktische Erfahrung, welche sich die Ordensmitglieder im Umgang mit den Heilkräutern, ihrem Anbau und ihrer Anwendung erwarben, sei schließlich die Äbtissin des Benediktinerinnenklosters auf dem Rupertsberg, Hildegard von Bingen, genannt. Ihre beiden medizinisch-naturkundlichen Werke lassen erkennen, daß sie nicht nur die traditionelle Verwendung der Heilpflanzen in der gelehrten und volksmedizinischen Tradition kannte, sondern auch über ausgezeichnete Kenntnisse der einheimischen Flora und Fauna verfügte, die auf eigene Beobachtung in der Umgebung und Übung im Kräutergarten des Klosters schließen lassen (Literaturnachweise zum Schrifttum von und über Hildegard von Bingen: Festschrift . . . Hildegard v. Bingen 1979).

Albertus Magnus' Theorie des Feld- und Gartenbaus

Neben der Förderung der rein praktischen Gartenbaukunst haben die Kräutergärten der Klöster, in Verbindung mit der reichen, aus der Antike überlieferten, medizinisch-botanischen Literatur, die die Klosterbibliotheken bewahrten, auch manche Anregung zur wissenschaftlichen Beschäftigung mit der Theorie des Pflanzen-, Feld- und Gartenbaus gegeben, deren Fundament bereits die antiken Schriftsteller Cato, Varro und Columella gelegt haben. Als bedeutendstes botanisches Werk des Mittelalters ist die Abhandlung *De vegetabilibus libri VII* des Albertus Magnus (1193–1280) zu nennen, der nach dem Studium der Philosophie und Medizin 1223 in den Dominikanerorden eintrat und zeitweise auch in Köln als Lehrer und Wissenschaftler gewirkt hat. In den «Sieben Büchern über die Pflanzenkunde», die neben der Erläuterung aristotelischer Gedanken zahlreiche selbständige, auf seinen ausgedehnten Reisen gesammelte Beobachtungen enthalten, behandelt er ausführlich alle Gebiete der allgemeinen Pflanzen züchtung und des speziellen Pflanzenanbaus, wobei seine Darstellung von der Bearbeitung und Düngung des Bodens, über Probleme der Aussaat und Pfropfung der Bäume bis hin zur Rebenveredlung in den Weinbergen und zur Schädlingsbekämpfung reicht. Darüber hinaus enthält das Werk eine Beschreibung von insgesamt 390 verschiedenen Pflanzenarten sowie eine Pflanzenphysiologie (Albertus Magnus 1867).

Von besonderem Interesse für die Kenntnis der damaligen Gartenkunst ist seine ausführliche Schilderung der «grünen und lustbarlichen, weniger dem Nutzen als der Ergötzung dienenden Gärten» (*viridantia sive viridaria . . . quaedam utilitatis magnae aut fructus loca, sed ob delectationem parata;* Albertus Magnus 1867: 636 ff.; vgl. Hennebo 1962: 41 ff.), die, wenngleich sie eher südländische Verhältnisse zum Vorbild hatte, doch den Eindruck von der mittelalterlichen Gartenkultur vermittelt. Auf jenen Plätzen, wie sie Albertus Magnus beschrieb und ein unbekannter oberrheinischer Meister auf dem Gemälde des sogenannten Paradiesgärtleins (um 1410) bis in die feinsten Details ausmalte (Behling 1967: 20 f.), gibt es weder Wege noch Beete, sondern die Zierblumen sprießen unmittelbar aus dem Rasen empor, so wie sie die Natur hervorbringt. Einzig hinter dem Rasen sollen Beete mit aromatischen Heilkräutern wie Raute, Salbei, Basilikum und den im Mittelalter so beliebten Symbolpflanzen wie Veilchen, Akelei, Rose und Schwertlilie gezogen werden. Rebenumrankten Spalieren oder schattenspendenden Bäumen im Süden des rechteckigen Gartens kommt die Aufgabe zu, den Rasen vor der einfallenden Sonne zu schützen, während durch die Mitte des Gartens eine reine Quelle fließen soll.

Das hier noch deutlich zu spürende Bestreben, den Garten nach den Gesetzen des organischen Wachsens zu formen und zu ordnen, änderte sich allerdings im Lauf der Jahrhunderte gemäß dem sich wandelnden Stilempfinden grundlegend. Die natürlichen Elemente des Gartens wie Bäume, Beete, Hecken und Rabatten wurden später einem streng architektonischen Konzept unterworfen, das in seiner geometrisierenden Ornamentik eher im Kontrast zur Natur als im Einklang mit ihr stand und die Natur durch Kunst zu überbieten versuchte.

Der orientalische Einfluß

Von den kirchlichen Einrichtungen der Klostergärten lernten nicht nur die Bauern mit Gewinn die Pflanzen- und Gemüsezucht kennen, sondern auch die weltlichen Fürsten und Adeligen erkannten sehr bald den Wert und Schmuck derartiger Gartenanlagen. Einen nicht unwesentlichen Einfluß auf die Entwicklung der Gartenkunst hat dabei die Begegnung der Europäer zur Zeit der Kreuzzüge mit der orientalischen Kultur genommen, die den umzäunten Garten mit seinen vier Ecken, exotischen Bäumen und durchströmendem Wasser als Wiederholung oder Abbild des biblischen Paradieses, als Sinnbild des Lebens schlechtin auffaßte. Der orientalische Garten war daher mit besonderer Pracht und überschwenglicher Phantasie ausgestattet, die einen Nordländer nicht unbeeindruckt ließ. So gelangten mit dem Eindringen orientalischer Elemente zur Zeit der Kreuzzüge auch zahlreiche orientalische Kulturgewächse wie Pistazie, Limone, Aprikose, Sesam und Johannisbrotbaum zunächst in die Mittelmeerländer, schließlich auch nach Mitteleuropa (Fischer 1929: 151 f.). Bald wurde es Mode, die fürstlichen Schlösser und Adelshäuser mit kunstvollen Parks, Vergnügungsgärten und seltenen Pflanzen zu zieren (Hennebo 1962: 110 ff.), und als im Zeitalter der Entdeckungsreisen die Neue und Alte Welt ihre botanischen Schatzkammern öffneten, überboten sich die Gelehrten, die reichen Bürger und Fürsten in der Zucht exotischer Gewächse und der Pracht ihrer Anlagen.

Vielfalt der Gärten im 16. Jahrhundert

Nichts demonstriert die mannigfaltigen Richtungen, in die sich der Pflanzenbau und die Gartenkunst, ausgehend von den mittelalterlichen Kräutergärten der Klöster als den eigentlichen Keimzellen der Gartenkultur, entwickelten, eindringlicher als die Übersicht über Zahl und Art der deutschen Gärten, wie sie der Schweizer gelehrte Botaniker Konrad Gessner (1516–1565) in der Mitte des 16. Jahrhunderts gegeben hat. Er unterschied 1. gewöhnliche Nutzgärten mit Gemüse, Wein, Obst und Rasen zur Nahrung für Menschen und Vieh, 2. Medizinalgärten mit einheimischen und ausländischen Heilkräutern, 3. Gärten, in denen sich außer Heilmitteln seltene Gewächse zur Betrachtung und Bewunderung der Natur finden (vergleichbar den heutigen Botanischen Gärten), 4. elegante Gärten, welche nur zur Zierde dienen mit Lauben, Lusthäusern und Irrgärten, mit edlen immergrünen Bäumen und allen Arten künstlicher Figuren, schließlich 5. die Prachtgärten der Fürsten und Staatsoberhäupter mit prachtvollen Gebäuden, Teichen und Wasserwerken, künstlichen Hügeln, Turn- und Ballplätzen (Gessner 1561).

Daß dieses Bild einer blühenden und fruchtbaren Landschaft im Laufe der Zeit die eingangs geschilderte *tabula rasa* Germaniens ersetzt hat, ist allein der jahrhundertelangen, segensreichen Tätigkeit und Kulturleistung der Mönche zu verdanken.

Opium als Heilmittel

Rudolf Schmitz

Großenteils an Hand wissenschaftlicher Belegstellen wird die Entwicklung des bereits in der Antike vorhandenen Wissens um die schlafverursachende Kraft und damit mittelbar therapeutische Funktion des aus Schlafmohn gewonnenen Opiums in Mittelalter und Neuzeit (insbesondere in der Arznei- und Kräuterbuchliteratur) geprüft und skizziert. Die Frage, ob Opium suchterzeugend sei, konnte auch mit Entdeckung des schlafmachenden Prinzips in ihm (daher «Morphium») im Jahre 1804 nicht geklärt werden, wiewohl hierdurch exaktere Dosierung ermöglicht wurde; erst Beobachtung morphiumbehandelter Kriegsverwundeter offenbarte den auch heute noch trotz aller Fortschritte der Morphinchemie janusköpfigen Charakter des Opiums als schmerzlinderndes Mittel.

Es gibt auf der Welt wohl kein anderes pflanzliches Produkt, das zugleich so viel Segen und Unheil gestiftet hat wie das Opium (von griechisch *ὀπός* = Saft). Es handelt sich dabei um den Milchsaft von *Papaver somniferum,* den man durch Einschnitte in die unreife Fruchtkapsel des Schlafmohns gewinnt und anschließend an der Luft trocknen läßt; er wird sodann mit Blättern zu braunen Kugeln geformt und so in den Handel gebracht.

Opium in der Antike

Diese Gewinnungsweise dürfte so alt sein wie der Umgang mit Opium selbst, wenn man sich auf assyrische, altägyptische und altgriechische Bild- und Textzeugen verlassen will. Zunächst war es dessen schlafmachende Kraft, die faszinierte und die den Römer Ovid dazu inspirierte, den Wohnsitz von Morpheus, dem Sohn des Schlafgottes Hypnos, an die Pforte der Unterwelt zu verlegen, in deren Umgebung Mohnblumen ihre üppige Pracht entfalteten. Griechische und römische Schriftsteller und Ärzte, die großen christlichen wie auch arabischen (medizinischen) Enzyklopädisten der zweiten Hälfte des 1. nachchristlichen Jahrtausends berichteten in immer differenzierterer Form über die äußerliche und innerliche Anwendung von Opium bei den verschiedensten Krankheiten. Opium brachte die Ruhr zum Stehen und löste

Magenkrämpfe, es wurde als Salbe verschrieben oder zusammen mit Bitumen zu Räucherungen gegen Zahnschmerzen eingesetzt. Als Augenmittel war es ebenso beliebt wie als Arznei gegen Husten oder Gelenkschmerzen. Als Catapotium (eine bohnenartige Pille; eigentlich: Bissen) fand es mit verschiedensten Ingredienzien, z. B. Kalmus, Rautensamen, Bibergeil und Zimt Verwendung, aber auch mit magischen Pflanzen wie der alkaloidhaltigen Alraune (*Mandragora*) oder Panaxwurzel (= allgemein: Allheilkraut; vgl. Panazee = das Allheilmittel) sowie mit Pfeffer und Myrrhe bei Atembeschwerden, Kopf-, Leber- und Milzschmerzen. In der Gynäkologie galt es bei Entzündung des Uterus ebenso als indiziert wie bei Hysterie, die man für frauenspezifisch hielt. Immer wieder wurde die heilende Wirkung des Opiums durch die Herbeiführung des Schlafes und damit verbundene Schmerzbefreiung betont, wobei man sich der Mittelbarkeit seiner therapeutischen Funktion mehr oder minder bewußt war. So berichtete z. B. Alexander von Tralles (523–606 n. Chr.): «Diese Arzneien haben sich sehr bewährt in Fällen, in denen heftige Magenschmerzen und Krämpfe auftreten. Wenn der Kranke sie genießt, so werden sie ihm Beruhigung verschaffen.»

Opium im Mittelalter

Der erste einschlägige Textzeuge nördlich der Alpen findet sich in dem um 827 von Walahfrid Strabo (809–849) auf der Reichenau verfaßten sogenannten *Hortulus* (= Gärtchen), eigentlich *Liber de cultura hortorum,* einem aus 444 Hexametern bestehenden Lehrgedicht, wo es im Titulus XV *De Papavere* heißt:

«Weiter soll des der Ceres (Göttin der Feldfrüchte) geheiligten Mohns in diesem Teil des Gedichts gedacht sein, von dem überliefert ist, daß ihn Latona, die über den Raub ihrer Tochter betrübt war, gegessen habe, um im ersehnten Vergessen Befreiung von ihren unendlichen Sorgen zu erhalten.»

Ungeachtet dessen, daß Walahfrid Latona mit Demeter verwechselte, die über den Raub Proserpinas trauerte, interessiert hier allein der Hinweis, Mohn sei zur Flucht in das Vergessen benutzt worden, womit sicherlich nicht allein der Schlaf gemeint war.

In der fernöstlichen Hochkultur Chinas ist Opium von altersher ebenso bekannt gewesen wie im pflanzenreichen Indien. Es kann deshalb auch nicht verwundern, daß es vor allem die an der Nahtstelle zwischen Orient und Okzident angesiedelten arabischen und persischen Autoren waren, die die Palette der aus der Antike überkommenen Opiumzubereitungen bereicherten. Als ihre Kenntnisse durch die salernitanischen und toledanischen Übersetzungen des 11. und

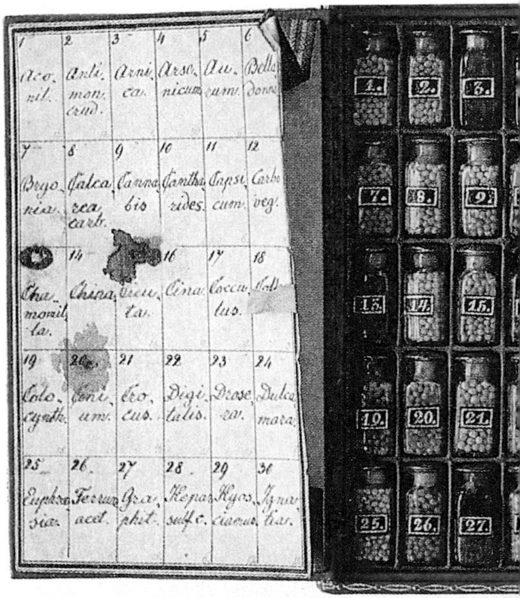

Aus der ersten Hälfte des 19. Jahrhunderts stammt die prachtvolle, in rotes Saffianleder gebundene Reiseapotheke, die nicht nur Opium (Fach 42), sondern auch Belladonna (Fach 6) enthält. (Stadtarchiv Stuttgart.)

12. Jahrhunderts dem Abendland zugänglich wurden, bereiteten diese auch den Boden für den gezielten Umgang mit Opiumarzneien in der sich formierenden Schulmedizin Europas vor. Davon unberührt war Opium schon sehr früh Hauptbestandteil der klassischen Wundermedizin von Altertum und Mittelalter, dem *Theriak,* einem Schlangenfleisch enthaltenden *Antidot* (= Gegengabe), also eines Gegengiftes, das auf Mithridates, den König von Pontus (132–63 n. Chr.), zurückgeht. Der *Theriak,* vor allem derjenige venezianischer Provenienz, stellte schon vom 13. Jahrhundert an als «Fertigarznei» ein beliebtes Handelsgut dar und blieb bis zum 18. Jahrhundert das Allheilmittel schlechthin, das auch die amtlichen Arzneibücher aufführen. Der an der Schwelle zur Neuzeit niedergeschriebene *Thesaurus medicaminum* (etwa 1479) des Zürcher Apothekers Hans Minner faßt das mittelalterliche Wissen über Opium noch einmal zusammen:

Es (das Opium) fürdrot den Schlaf und stillet die schmertzen im Haupt, so von hitz kumpt; . . . es ist narcoticum und zerstört den sinn und die verstandnusß. . . . aber ich hab ein schröcken davor . . .

Wie soll man den letzten Satz interpretieren, vor allem wenn man ihn im Kontext zu dem heute noch in gleicher Weise benutzten Terminus «Narcoticum» liest?

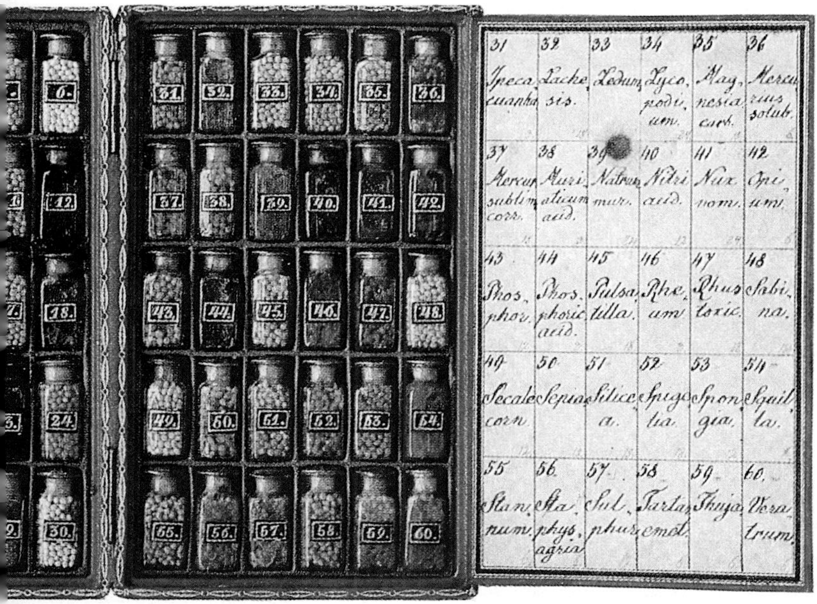

Opium zu Beginn der Neuzeit

Ganz anders klingt es bei dem wenig später schreibenden Paracelsus (1493–1541), dem medizinischen Revolutionär aus der Hochzeit des deutschen Humanismus. Der Hohenheimer war ein Freund der arzneilichen Anwendung des Opiums und pries es als sein wirksamstes Mittel:

«Ich habe ein Arcanum, heiß ich Laudanum (das Lobenswerte), ist über das alles, wo es zum Tode reichen will.»

Auffallend, daß sich die von ihm vorgeschriebenen Rezepturen stark auf Solanazeenalkaloide, wie die der Alraune, des Bilsenkrauts und der Tollkirsche, aber auch den Taumellolch, womit alle möglichen Getreideunkräuter gemeint sein konnten, abstützen. Kombinationen damit tauchen im übrigen in den verschiedensten Varianten bei Hexentränken und in Vorschriften auf, die die bei Folterungen oder Hinrichtungen den Delinquenten zu reichenden *Spongiae somniferae* (= Schlafschwämme) betreffen. Was bei Paracelsus in gutem Wein oder in gutem Wasser bis zum Ende der Heilung verabreicht werden sollte, ließ der Luzerner Ratsschreiber Renwart Cysat mit Essig mischen.

Hier drängt sich das Bild von dem in Essig getränkten Schwamm, der Christus am Kreuz gereicht wurde, geradezu auf.

Opium in der Arznei- und Kräuterbuchliteratur

Die Reihe der amtlichen Arzneibücher beginnt in Deutschland 1546 mit dem sog. *Dispensatorium Norimbergense* des damals 29jährigen Valerius Cordus (1515–1544). Wie dieses, so enthalten auch alle späteren Pharmakopöen bis auf den heutigen Tag Opiumpräparate. Schon bei Cordus trugen sie die verschiedensten Namen, die sich meist von den medizinischen Autoren, die bestimmte Vorschriften überlieferten, herleiteten. Neben dem *Philonium* (= Latwerge) des Arabers Mesue (9. Jh.) findet sich die *Aurea Alexandrina*, der *Theriak* des Andromachus sowie das *Mithridaticum*.

Zur gleichen Zeit prägte sich in Deutschland eine Literaturgattung aus, die unter dem Einfluß der italienischen Renaissance ein Hauptbetätigungsfeld der sogenannten deutschen Väter der Botanik wurde, die Kräuterbuchliteratur. In ihr erhielt die bildliche Wiedergabe der Pflanze nicht nur aus Demonstrationsgründen, sondern auch zu Zwecken der Identifikation eine bis dahin unbekannte Bedeutung. Gleichsam ein Nebenprodukt dieser Entwicklung war die genauere Differenzierung der einzelnen Pflanzen. Für den Mohn bedeutete das neben Kenntniszuwachs botanisch-systematischer Art auch die Möglichkeit, das aus ihm gewonnene Produkt hinsichtlich seiner Wirksamkeit zu unterscheiden. Unter der Überschrift *Von Magsamen* (= Mohnsamen) warnte z. B. Jacobus Theodorus, gen. Tabernaemontanus (1520–1590), in seinem *Neuw vollkommentlich Kreuterbuch* vor dem «Saft des Magsamens/Opium genennet», dessen Gebrauch «billich» und deshalb nicht ohne Grund verworfen worden sei:

Dann in Wahrheit von diesen Opio zu reden/ist nichts anders denn ein schädlich Gift . . . So man es für die Augen hält und anstreicht, macht es ein blödes Gesicht/und vertunckelt die Augen. In die Ohren getan/bringt es die Taubsucht . . ., es benimmt die Empfindlichkeit aller Gliedmassen . . . und bringt den Menschen schlafend umb . . .

Soll derwegen nimmer gebraucht werden/es sey dann die höchste und größte Not fürhanden als stättigs wachen/unleydtlicher und unüberwindlicher Schmertz. Da sonst kein ander Artzeney nichts außrichten will/da soll man es mit sonderlicher guter Bescheidenheit gebrauchen.

Hier sind in wenigen Sätzen die wichtigsten – auch heute noch gültigen – Kriterien für den therapeutischen Einsatz von Opium niedergelegt. Wie ernst es Tabernaemontanus war, zeigt, daß er es aber bei diesen Feststellungen nicht allein belassen wollte und einige Zeilen später nochmals schrieb, gerade weil die alten Ärzte, sogar Galen (129–199), «oft und vielmals sehr» mit diesem Saft gefrevelt hätten, so «will ich den Leser gewarnet haben».

Die dem Opium hier zugewiesene Funktion, *ultima ratio,* d. h. letztes Mittel zu sein, ist schließlich zur Maxime des ärztlichen Umgangs mit ihm und seinen Abkömmlingen geworden. Bis sich die Gesetzgebung in Form internationaler Konventionen der Gesamtproblematik annahm, war allerdings noch ein weiter Weg.

Opium als Studienobjekt

Zu Beginn des 17. Jahrhunderts wurden Zubereitung und Anwendung von Opiumpräparaten im akademischen Unterricht erstmals von den sog. Iatrochemikern praktisch gelehrt. Die Iatrochemie oder Chymiatrie (etwa: ärztliche Chemie) ist eine direkte Konsequenz der paracelsischen Idee, auch die unbelebte, die mineralische Welt der Medizin dienstbar zu machen. Ihr erster Hochschulvertreter war Johannes Hartmann (1568–1631), hessischer Leibarzt und zunächst Professor für Mathematik an der Universität Marburg. 1608 zum Doktor der Medizin promoviert, erhielt er 1609 den neugeschaffenen Lehrstuhl für das Fach Chymiatrie, von dem es hieß, es sei *vix nomine notus,* also kaum dem Namen nach bekannt. Mit seinen aus ganz Europa zusammenströmenden Schülern veranstaltete J. Hartmann im Sommersemester 1615 ein Praktikum, in dem die verschiedensten Präparationen des Opiums systematisch gelehrt und geübt wurden. Das erhalten gebliebene Labortagebuch (Universitätsbibliothek Erlangen) berichtet minuziös über die Tätigkeit der Studierenden und des Dozenten. Hauptunterrichtsgegenstand war die Zubereitung des *Laudanum Paracelsi,* das mit kostbaren Ingredienzien, die allerdings physiologisch keine Rolle spielten, angereichert wurde. Zu letzteren zählten Moschus und Ambra ebenso wie ägyptische Mumie, ferner Bernstein, Bezoarstein, Einhorn, Trinkgold, Korallen, Perlen, aber auch das Öl von Anis, Kümmel, Pomeranzen, Zitronen, Muskatnuß, Nelken und Zimt, die man alle somit in die Opiumpillen verarbeitete. Die Polypragmasie der Zeit hatte sich des Opiums auf ihre Weise bemächtigt.

Einen echten Fortschritt stellte die 1674 in Jena veröffentlichte *Opiologia ad mentem Academiae Naturae Curiosorum* des Georg Wolfgang Wedel (1645–1721), zuletzt Professor der Medizin und Chemie in Jena, dar. Das in zwei Bücher mit jeweils zahlreichen Kapiteln aufgeteilte Werk faßte das damalige Wissen über Opium zusammen. Dabei ging Wedel nach Kriterien vor, die aus heutiger Sicht als recht modern bezeichnet werden können. Beginnend mit allgemein wissenswerten Dingen wie Geschichte, Etymologie, Grundeigenschaften, General-

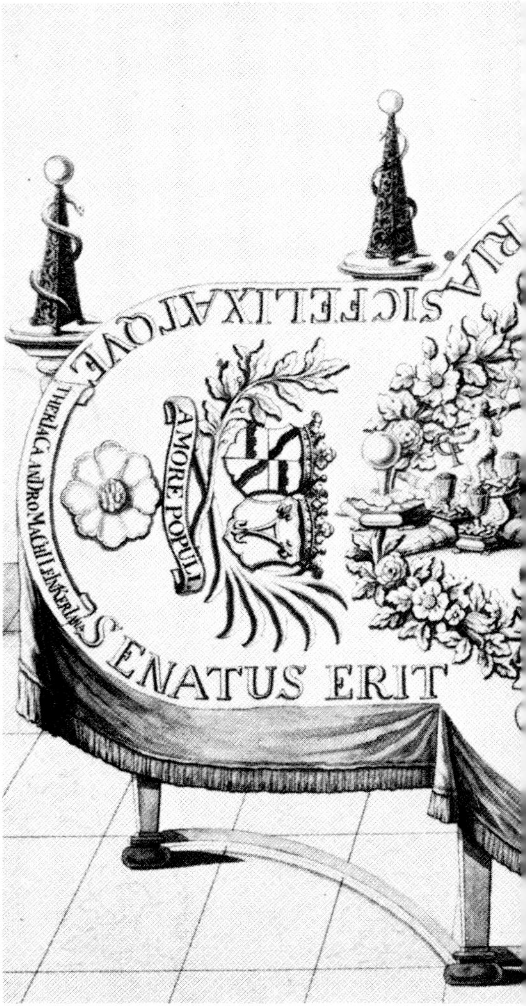

Zusammen mit Venedig galt Nürnberg als führend in der Herstellung eines der angesehensten Allheilmittel des Mittelalters, des opiumhaltigen Theriak. Der für die Stadt bedeutende Handelsartikel wurde bis 1754 unter großem Aufwand und Anteilnahme der Öffentlichkeit auf dem Marktplatz zubereitet.

wirkung, Ökonomie und Herkunft des Opiums, wandte er sich phytochemischen und pharmazeutisch-technologischen Problemen zu, wobei er sich eingehend mit der Extraktion der Opiuminhaltsstoffe unter den verschiedensten Bedingungen auseinandersetzte. Sodann beschrieb er, wie Opiumarzneien zu innerlichem Gebrauch in «mittlerer», «fester» sowie «flüssiger Form» herzustellen seien. In pharmakologischer Hinsicht erweiterte er das Indikationsspektrum des Opiums

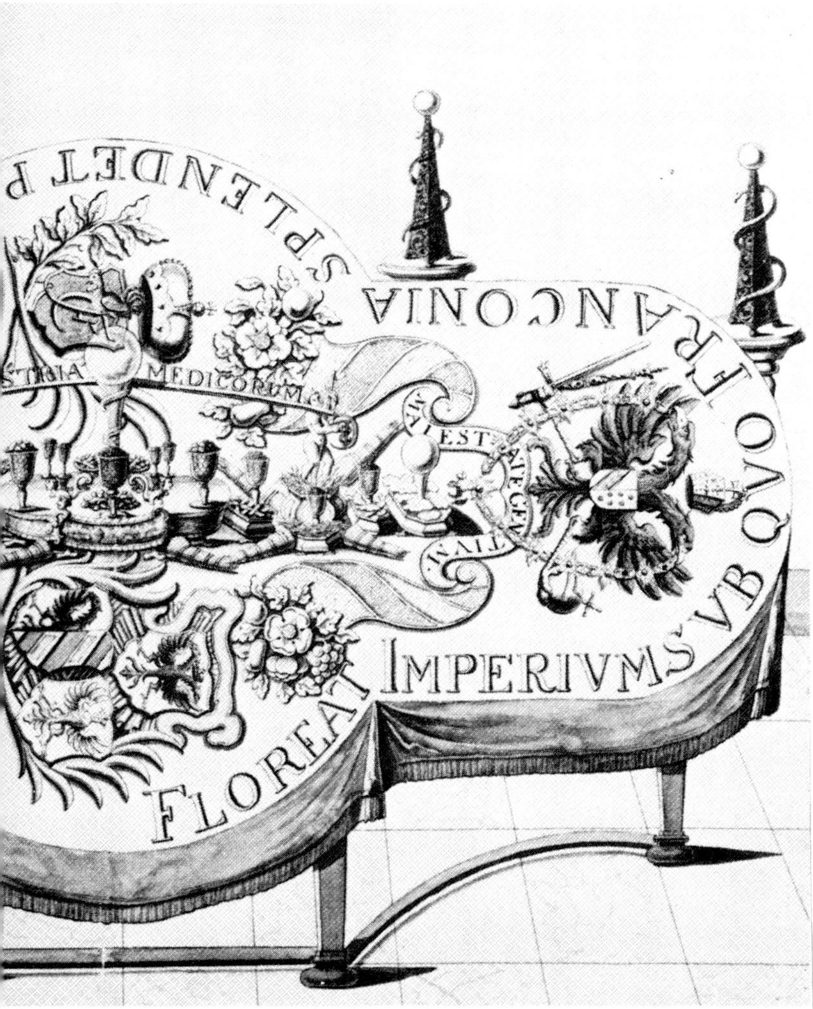

beträchtlich, indem er es gleichsam in die Nähe eines Allheilmittels rückte. So ließ er Opium gegen «Flüsse» und zur Schweißbildung, zum Purgieren und gegen Fieber, bei Kopf-, Brust-, Unterleibs-, Magen- und Milzleiden, bei Krankheiten des Darmes sowie der Nieren und Gelenke, gegen Hysterie und als Aphrodisiakum, bei heißem und kaltem Brand verabreichen. Schließlich fügte er im Kapitel *Invectivae in opium deciduntur* eine Widerlegung der Angriffe auf das Opium hinzu, womit er ungewollt bestätigte, daß die Furcht nach wie vor vorhanden war, mit der Opiumanwendung könnten Gefahren verbunden sein.

Opium als Rauschmittel

In eben diese Richtung zielt eine Schilderung des deutschen Arztes und Naturforschers Engelbert Kämpfer (1651–1716), der in seinen 1712 erschienenen *Amoenitates exoticae* über einen bei dunkelhäutigen Indern verbreiteten Mißbrauch des Opiums berichtete:

«Leute, die einen unüberwindlichen Ekel vor ihrem Leben oder vor Kränkungen, die sie erdulden müssen, haben, weihen sich dem Tode und suchen dabei in ihrer Rachgier auch andere umzubringen. Dazu verschlucken sie einen Klumpen Opium; dadurch werden sie aufgeputscht und so zur Raserei gebracht, daß sie mit gezücktem Dolch auf die Straße stürzen, um alle ihnen Begegnende, Freunde wie Feinde niederzustechen, bis sie selbst, von einem anderen durchbohrt, hinstürzen . . .»

Das Phänomen des aggressiven Rauschzustandes allein würde genügen, sich mit dieser Schilderung auseinanderzusetzen. Doch scheint die sozio-psychologische Begründung für die übermäßige Einnahme von Opium in bezug auf die Rauschgiftwelle in den letzten zwanzig Jahren wesentlich interessanter, weil offenbar signifikant. Denn vom Lebensüberdruß bis zur vermeintlichen oder tatsächlichen Kränkung als Motivation für eine zum Exzeß gesteigerte Flucht aus der Wirklichkeit werden hier Erscheinungen vorweggenommen, die heute leider zum traurigen Alltagsgeschehen gehören.

Opium in der Reiztherapie

Gegen Ende des 18. Jahrhunderts vertrat der Engländer John Brown (1735–1788) eine verblüffende pharmakologische Theorie. Ungeachtet aller schon damals bekannten Nebenwirkungen des Opiums war es nämlich vorherrschende Meinung sowohl der Schul- als auch der Volksmedizin geblieben, dieses sei ein Sedativum, also ein Beruhigungsmittel. J. Brown verkehrte diese Auffassung nun in ihr Gegenteil und behauptete, Opium stelle ein Reizmittel dar. Eine seiner Begründungen lautet, Opium – «Wein der Türken» genannt – wirke auf den orientalischen Menschen offensichtlich erregungsvermehrend. Wenn dem aber so sei, könne für den Europäer Analoges angenommen werden:

«Wirkt nicht Opium wie Wein auf uns? Oder soll man im Gegentheile annehmen, daß türkische Soldaten, wenn sie zur Schlacht ausziehen, Opium in der Absicht schlucken, um ihre natürlichen Bewegungen zu besänftigen und ihren Muth niederzudrücken?»

Brown saß wahrscheinlich dem Irrtum auf, die türkischen Truppen erhielten Opium – ähnlich wie andere Alkohol – vor der Schlacht und nicht nachher als Belohnung. Sein zweites Argument fügte sich dagegen in die Skala der damals bekannten Opiumwirkungen ein, doch zog er einen verblüffenden, neuen Schluß. Brown, der selbst an starken Gichtanfällen litt, hatte sich schließlich – wie er meinte mit «Erfolg» – des Opiums bedient, um seine Schmerzen zu vertreiben und zugleich die Gesundheit zu befestigen. Dieser naiv anmutende Glaube konnte zu dieser Zeit nur deshalb ernst genommen werden, weil das sachimmanente Suchtproblem noch nicht erkannt war. Zwar hatte schon Albrecht von Haller (1708–1777) in seinen «Vorlesungen über die gerichtliche Arzneiwissenschaft» (1784) indirekt auf etwas derartiges hingewiesen, als er schrieb, die Türken gewöhnten «sich so stark an ihn (den Opiumgebrauch), daß sie sterben, wenn man ihnen denselben eine Zeitlang entzieht». Doch war man noch weit davon entfernt, aus dieser Feststellung die richtigen Schlüsse zu ziehen.

Das wirksame Prinzip im Opium

Selbst die 1804 erfolgte Entdeckung des schlafmachenden Prinzips im Opium (deshalb «Morphium» benannt) durch den Paderborner Apotheker Friedrich Wilhelm Adam Sertürner (1783–1841) änderte an dieser Fehleinschätzung zunächst nichts. Pharmaziegeschichtlich gesehen sind die Vorgänge um die Isolierung des Morphiums eine Tragödie. Als nämlich die entscheidende Arbeit Sertürners dem Trommsdorffschen «Journal der Pharamzie» zur Publikation angeboten wurde, fand sie wegen angeblicher wissenschaftlicher Unseriösität zunächst keine Aufnahme und, als sie endlich erschienen war, über ein Jahrzehnt lang keine Beachtung. Erst der französische Physiker Gay-Lussac (1778–1850) erkannte ihre Bedeutung und verhalf Sertürner zwölf Jahre später zur verdienten Anerkennung. Mit der Gewinnung des Morphiums, der ersten bekannten Pflanzenbase, war zugleich eine neue Sparte der Chemie, die Alkaloidchemie, begründet worden, die in kurzer Zeit eine unglaubliche Fülle von Neuentdeckungen hervorbrachte.

Der wesentliche Fortschritt in der Opium- bzw. Morphiumanwendung aber war, daß mit der Isolierung der reinen Substanz nach und nach eine exaktere Dosierung der Einzelgaben möglich wurde. Sertürner beschrieb 1817 in den Gilbertschen «Annalen der Physik», wie er zusammen mit drei Personen, von denen keine über 17 Jahre alt war, selbst Versuche unternahm:

«Der Erfolg war bei den drei jungen Männern schnell und im höchsten Grade entschieden. Er zeigte sich durch Schmerz in der Magengegend, Ermattung und starke, an Ohnmacht grenzende Betäubung. Auch ich hatte dasselbe Schicksal; liegend geriet ich in einen traumartigen Zustand . . .»

Wenn es in der Folgezeit auch gelang, die Dosierung des Morphiums zu handhaben, so blieb doch die Frage, ob es süchtig mache, offen. Auch Sertürner scheint ein Opfer dieser Unkenntnis geworden zu sein. Es bedurfte erst eines technischen Fortschritts bei der Applikation von Medikamenten, nämlich der Einführung der Injektionsspritze, um das Phänomen der Suchtwirkung zu erkennen.

Opium als Suchtmittel

Dies geschah allerdings auf einem bemerkenswerten Umweg. Schon bei den amerikanischen Sezessionskriegen (1861–1865) war beobachtet worden, daß viele der Verwundeten, denen man zur Schmerzbekämpfung Morphiuminjektionen verabreicht hatte, diese auch nach ihrer Genesung in steigendem Maße verlangten. Ein ähnliches Phänomen trat nach dem Deutsch-Französischen Krieg von 1870/71 auf, als man den Verwundeten die Selbstinjizierung von Morphium nach Belieben überließ. Die Folge war eine große Anzahl Süchtiger. – Im Rahmen einer von der Preußischen Akademie der Wissenschaften ausgegebenen Preisfrage nach dem suchtmachenden Prinzip des Morphiums widmeten sich viele Chemiker nunmehr dessen Konstitutionsaufklärung. 1881 berichteten Vongerichten und Schrötter (1802–1875), daß bei der Destillation von Morphium mit Zinkstaub Phenanthren zurückbleibe. Dies war der Grund für jahrzehntelang in die falsche Richtung unternommene Versuche, die tatsächliche Formel des Morphins zu finden, die erst Robinson und Gulland (1925) sowie Schöpf (1927) aufklären konnten. Damit wäre theoretisch der Weg frei gewesen, unter Beibehaltung der erwünschten Wirkungen – vor allem der zentralen Schmerzbekämpfung – die suchtmachende Komponente des Morphiums und damit des Opiums auszuschließen. Dies schien durch die Arbeiten von G. Ehrhard, O. Eisleb und O. Schaumann und durch die Darstellung der inzwischen weltberühmten Präparate Dolantin und Polamidon Anfang der vierziger Jahre in den Laboratorien der *Hoechster Farbwerke* auch gelungen zu sein. Eine Reihe von gleichzeitig entwickelten Husten- und Asthmamitteln bildete dabei eine unerwartete Zugabe im Indikationsbereich der historischen Opiumanwendung. Doch im Laufe der Zeit stellte sich heraus, daß den meisten Präparaten die Suchteigenschaft nicht genommen war.

Die moderne Morphinchemie

Die zentrale Bekämpfung des Schmerzes ist wie ein siamesischer Zwilling nicht nur mit der Herbeiführung des Schlafes, sondern auch mit der Herbeiführung einer Sucht verbunden. Längst ist die Klasse der Methadone und anderer Stoffe sowie deren Verwandte den Betäubungsmitteln im Gesetz gleichgestellt. Dennoch ließ die Morphinchemie die Synthetiker nicht ruhen. Durch Veränderungen an den Substituenten ist eine unübersehbare Zahl von Morphinderivaten – inzwischen über 4000 – dargestellt worden, deren Wirksamkeit je nach Zusammensetzung und Konfiguration von physiologisch neutral bis hochwirksam reicht. Zu ihnen gehören bekannte Hustenblocker wie die suchtfreien Codein und Dionin und die suchtmachenden Dicodid und Acedicon sowie das altbekannte, in unseren Tagen aber zu traurigem Ruhm gelangte Diacetylmorphin (= Heroin). Sie alle belegen nicht nur die Vielfalt der Natur eines einzigen Pflanzenprodukts, sondern fordern den Menschen auch dazu auf, sich seiner mit Verantwortungsbewußtsein zu bedienen.

Die Chemie des Morphins aber scheint – auch nachdem seine Vollsynthese gelungen ist (Grewe und Mondon 1948) – noch längst nicht abgeschlossen. Opium selbst aber kann nur aus der sich ständig erneuernden Natur gewonnen werden.

Es hat zudem seinen Januskopf behalten.

Einführung des Tees in Europa

RICHARD GILBERT

Die Einführung des Tees nach Europa wurde 1935 von William H. Ukers umfassend beschrieben. Niemand hat Ukers Bericht verbessert: Es wäre auch schwierig, das zu tun. Der folgende Aufsatz ist im wesentlichen eine ausgewählte Zusammenfassung der ersten Kapitel seiner dreibändigen Enzyklopädie des Tees (Ukers 1935). Die Einführung und Verbreitung des Tees in Europa sowie die unterschiedlichen Konsumgewohnheiten in Großbritannien und auf dem europäischen Festland bis zum heutigen Tag werden behandelt. Außerdem wird auf die Bedeutung des Kaffees als Rivalen des Tees eingegangen.

Vorgeschichte

Schon mindestens 1000 Jahre vor seiner nachgewiesenen Einführung nach Europa im Jahre 1610 und vielleicht sogar seit noch längerer Zeit (Lewin 1931) ist Tee in China als Pflanze angebaut und als Getränk genossen worden. Den Arabern war Tee im 9. Jahrhundert bekannt. Durch sie könnten nicht dokumentierte Mengen von Tee Europa erreicht haben. Marco Polo erwähnte in dem Bericht über seine Orientreise im 13. Jahrhundert den Tee nicht, aber er beobachtete zweifellos seinen Gebrauch und trank ihn wahrscheinlich auch. Er könnte eine kleine Menge mitgebracht haben, möglicherweise sogar ohne es zu wissen, so wie es vielleicht auch andere Reisende und Händler in den folgenden drei Jahrhunderten getan haben.

Schriftliche Berichte

Der erste überlieferte schriftliche Bericht über Tee in einer europäischen Sprache erschien 1559. Giambattista Ramusio zeichnete einige der vielen Reisen auf, die er in seiner Eigenschaft als Sekretär des Großen Rates in Venedig unternahm, sowie die des persischen Kaufmannes Hajji Mahommed, der vom Tee gehört hatte, während er in Indien war. Es wurde berichtet, daß Tee im Gebiet der heutigen chinesischen Provinz Szetschuan gebraucht wurde, und zwar hauptsächlich als Arzneipflanze von höherer Qualität als Rhabarber zur

Linderung von Fieber, Kopfschmerzen, Magenschmerzen und anderen Übeln.

Tee wurde in dieser Zeit in ganz China verwendet. Der Handel war beträchtlich, und es ist seltsam, daß es keinen früheren Bericht über Tee gibt, etwa von den Portugiesen, die bei Macao eine Siedlung errichtet hatten. Der erste Jesuitenmissionar in China veröffentlichte 1560 in Lissabon einen kurzen Bericht über Tee. Gegen Ende des Jahrhunderts waren Beschreibungen von Tee in England, Italien, den Niederlanden und Rußland veröffentlicht worden. Diese berichteten unter anderem von seinem Gebrauch in Japan, wo Tee 1000 Jahre früher zusammen mit der Sprache, Zivilisation, Kunst und Religion Chinas eingeführt worden war und wo Tee angeblich zum Schutz gegen Schleimhautbeschwerden, Kopfschwere und Augenleiden benutzt wurde.

In Japan wurden nach einem anderen, 1610 veröffentlichten Bericht Teeblätter pulverisiert, mit kochendem Wasser gemischt und getrunken. In China wurde nur der Aufguß von Blättern getrunken; die Blätter wurden in der Aufgußkanne gelassen.

Die erste Verschiffung

Die anderen großen Orientreisenden zu dieser Zeit, die Holländer, verschifften Tee von Macao und Japan zurück zu ihrem Stützpunkt auf Java und von da aus nach Europa. Die erste Schiffsladung kam wahrscheinlich 1610 in Holland an. Innerhalb der nächsten sechzig Jahre erreichte der meiste Tee Europa auf Schiffen der Niederländischen Ost-Indien-Kompanie. Eine geringe Menge kam auf dem langen Überlandweg nach Rußland, in einer mühsamen Reise von achtzehn Monaten.

Tee wurde weiterhin als Medizin betrachtet. Als solche hatte er seine Kritiker, von denen der früheste die möglichen Vorteile des Tees im Orient zugab, aber behauptete, daß er im andersartigen europäischen Klima fatale Eigenschaften annähme.

Die Verbreitung von Tee

Um 1640 war das Teetrinken in Holland zu einem modischen, wenn auch teuren Zeitvertreib geworden. Bald danach verbreitete sich sein Gebrauch langsam bis nach Deutschland, was immer noch hauptsächlich auf seinen Ruf als Medizin und Vorbeugemittel zurückzuführen war. Dr. Cornelius Decker, der wahrscheinlich im Dienste der Niederländischen Ost-Indien-Kompanie stand, soll der Hauptverantwortliche für die allgemeine Übernahme des Tees in Europa gewesen sein.

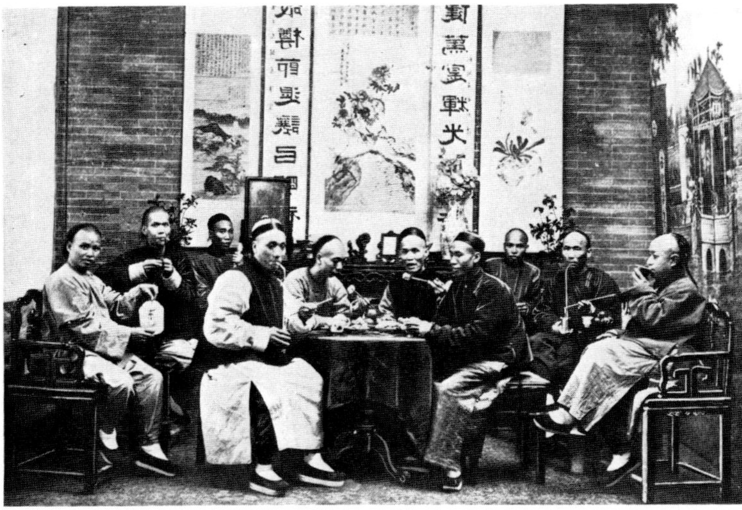

Seit mindestens 1500 Jahren trinken Chinesen Tee. Durch Handelskontakte mit China erlangte Tee in der übrigen Welt zunächst vor allem als Arznei Anerkennung, nach und nach jedoch auch als erfrischendes, wohlschmeckendes Getränk.

1679 empfahl er den regelmäßigen Genuß von zehn Tassen pro Tag und hielt den häufigen Konsum einer zwanzigfachen Menge für vertretbar!

Zu dieser Zeit war Tee in den meisten Hauptstädten Europas aufgetaucht. Er war ein Hauptgesprächsstoff, meistens unter denen, wie wegen der hohen Kosten kaum die Möglichkeit hatten, ihn regelmäßig zu genießen. Die Diskussion wurde durch die Androhung kirchlicher und medizinischer Sanktionen angeheizt. Gelehrte Gesellschaften engagierten sich in ernsten Debatten, wobei sie stärker durch die verhältnismäßig große politische Macht der Teegegner und Kritiker als von der ernsthaften Abschätzung seiner Wirkungen angeregt wurden. Tee wurde geraucht wie Tabak, aber ohne ersichtlichen Genuß. Viele Rezepte für Getränke auf Teebasis wurden erfunden, aber wenige fanden Anklang.

Verdrängung durch Kaffee

Die Menge des nach Europa importierten Tees nahm von Jahr zu Jahr zu – besonders seit 1669, als er zum erstenmal durch die Britische

Ost-Indien-Gesellschaft verschifft wurde. Aber Tee hatte zwei ernstzunehmende Rivalen, Kaffee und Schokolade, die beide aus Südamerika importiert wurden.

Im Europa des 18. Jahrhunderts wurde vor allem Kaffee populärer als Tee. Die Ausnahme bildete Großbritannien, wo zuerst Kaffee beliebter war – der meiste Tee wurde in «Kaffeehäusern» getrunken –, aber gegenüber dem Tee an Boden verlor, als die Preise des letzteren fielen. Diese Unterschiede zwischen Großbritannien und dem europäischen Festland spiegelten in hohem Maße die Handelsbeziehungen wider. Der Handel Großbritanniens mit Indien und China verstärkte sich, während der meiste Kaffee in spanischen und französischen Kolonien in der Karibik und später in Niederländisch-Ostindien produziert wurde.

Zunehmende Bedeutung Indiens

Der Massenkonsum von sowohl Tee als auch Kaffee begann nicht vor dem 19. Jahrhundert. Im Falle des Tees wurde dies unterstützt durch das Anlegen von riesigen Teeplantagen auf dem indischen Subkontinent als Antwort auf die Unzuverlässigkeit der chinesischen Zufuhr und die Konkurrenz holländischer Plantagen auf Java. Noch 1886 kam der meiste nach Großbritannien importierte Tee aus China, aber der Wechsel zu Tee, der im Britischen Empire angebaut wurde, erfolgte sehr schnell, wie Tabelle 1 zeigt.

Tabelle 1: Tee-Importe nach Großbritannien, 1876–1896

Jahr	Gesamtimporte: (in 1000 Tonnen)	Prozente aus:		Pro-Kopf-Verbrauch (kg)
		China	Indien & Ceylon	
1876	67,8	83%	17%	2,0
1886	81,3	58%	42%	2,2
1896	103,5	11%	89%	2,6

Indien und Sri Lanka bleiben bei weitem die Hauptexporteure von Tee. Zusammen produzieren sie ungefähr 55 % der jährlichen Weltemte von fast 1,8 Millionen Tonnen und eine wesentlich höhere Prozentzahl an gehandelter Menge. China, Japan und die UdSSR produzieren zusammen 35 % der Gesamternte, wovon jedoch fast alles im Lande selbst konsumiert wird. Großbritannien bleibt der Hauptimporteur, wobei die derzeitige Menge fast 200 000 Tonnen jährlich beträgt (Gilbert 1981).

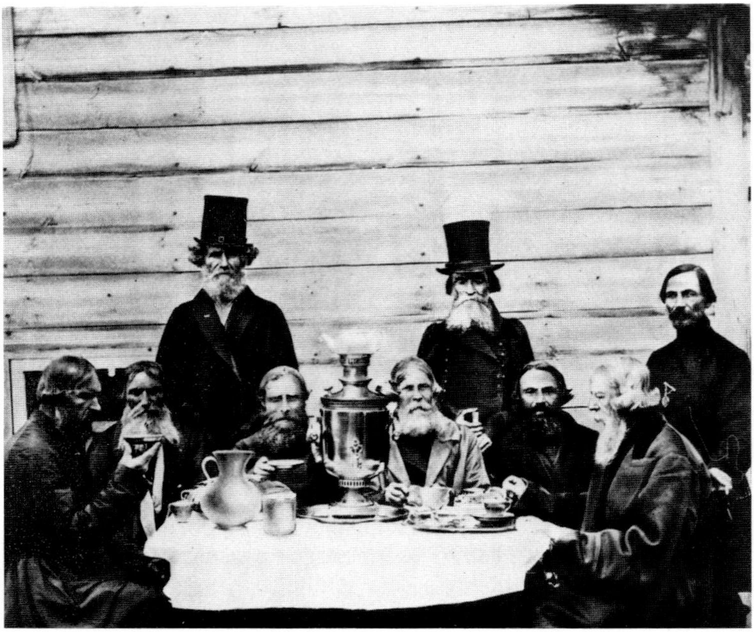

China, Japan und die UdSSR produzieren zusammen 35 % der Tee-Welternte. Der Bedarf in diesen Ländern ist jedoch so groß, daß von diesen Erträgen fast gar nichts exportiert wird. Zur russischen Teekultur gehört seit Ende des 18. Jahrhunderts der Samowar, der «Selbstkocher», mit dem das Teewasser stundenlang heiß gehalten werden kann. Hier im Gebrauch von russischen Bauern am Ende des 19. Jahrhunderts.

Gegenwärtiger Verbrauch

Die im 18. und 19. Jahrhundert entstandenen Verbrauchsgewohnheiten für koffeinhaltige Getränke dauern bis heute an. Das ist in Tabelle 2 veranschaulicht.

Die verheerenden Fröste in Brasilien von 1975 führten 1977 zu einem gewaltigen Anstieg der Kaffeepreise im Einzelhandel und daraus folgend zu einer Verminderung des Verbrauchs. Die Teepreise stiegen wegen der zunehmenden Nachfrage ebenfalls an.

Als Folge davon ändern sich derzeit die Gewohnheiten des Konsums koffeinhaltiger Getränke in Europa. Aber es ist anzunehmen, daß die Unterschiede zwischen den Britischen Inseln und dem europäischen Festland, die größtenteils die Folge der kolonialzeitlichen Erfahrungen des 18. Jahrhunderts sind, bis ins 21. Jahrhundert andauern werden.

Tabelle 2: Pro-Kopf-Verbrauch von Tee und Kaffee in ausgewählten europäischen Ländern, 1976

Land	Tee (kg)	Kaffee (kg)
Dänemark	0,5	12,1
Frankreich	0,1	5,5
Westdeutschland	0,2	5,9
Irland	4,0	1,2
Italien	0,1	3,8
Niederlande	0,7	9,6
Schweden	0,4	14,0
Schweiz	0,3	6,5
Verein. Königreich	3,5	2,1

Anmerkung: Ein kg Tee enthält fast dreimal soviel Koffein wie ein kg Kaffee und ergibt nahezu fünfmal mehr an zubereitetem Getränk.

Einführung des Kaffees in Europa

Irmgard Müller

Im Artikel werden zunächst Etymologie und Legenden um den Kaffee besprochen, die darauf verweisen, daß Kaffee eine der antiken fremde, der islamischen Kultur eigene Droge gewesen ist. Verfolgt wird die Ausbreitung von der übereinstimmend angenommenen Ursprungsregion, dem abessinischen Hochland, mit Hilfe der Araber über den Jemen, Konstantinopel, Europa bis in die Kolonien imperialer Staaten; differente Kaffeesorten zeigen sich zugleich als von einer einzigen botanischen Art, der Coffea arabica, abstammend.

Literarische Rezeption unter medizinisch-botanischen wie genußmäßigen Aspekten wird für Europa seit Beginn des 16. Jh. ebenso belegt wie die Einführung der Kaffeehäuser und deren Entwicklung bis zu Stätten emanzipatorischen Anspruchs. Kontroverse Einschätzung des Kaffees als Panazee trifft sich im ablehnenden Fall mit merkantilistischen Interessen, was schließlich Auffinden eines Ersatzmittels, des Aufgusses aus gerösteter Zichorienwurzel, mitbedingt.

Gesicherte therapeutische Beurteilung des Kaffees wurde erst mit Entdeckung des Hauptwirkstoffs, des Koffeins, 1820 ermöglicht und mit der gezielten pharmakologischen Erforschung seiner Wirkungsweise.

Coffea arabica . . . Haec est unica de tribus mysteriosis istis plantis (*Nicotiana, Thaea, Coffea*) *quas vel misericors vel iratus Deus proposuit orbi* (Linné 1737)[1].

Etymologie

Obwohl über die Geschichte des Kaffees eine unübersehbare Fülle an Literatur vorliegt (s. die umfassende, keineswegs vollständige Bibliographie von W. Mueller 1960 mit mehr als 1500 Titeln), die aufzuführen schon Carl von Linné (Linné 1763: 162) als eine Herkulesarbeit betrachtete, sind bisher weder die Entdeckung des Kaffeestrauches, noch sein Ursprungsland eindeutig bekannt. Selbst die Etymologie ist eher irreführend als die Geschichte erhellend: Weder weist das Wort «Kaffee» auf die abessinische Provinz «Kaffa» hin, obwohl dort tatsächlich Kaffeebäume wild vorkommen, noch leitet sich das deutsche

Wort «Bohne» von der arab. Bezeichnung des Samens *bon* oder *bunnu* ab, noch ist die Stammpflanze, anders als die botanisch-taxonomische Nomenklatur *Coffea arabica* vermuten läßt, jemals in Arabien wild gefunden worden. Stammwort für das in Europa als Kaffee, caffè, café, coffee bekannt gewordene Getränk ist vielmehr die türkisch-arabische Bezeichnung *kahwe/qahwa* für dieses Genußmittel, das die Türken von den Arabern übernommen und nach dem Westen gebracht haben (Brücher 1977: 457). Ursprünglich bezeichnete das altarabische *qahwe* weder den Strauch, die Frucht oder das Getränk, sondern allein den Wein als das anregende Getränk schlechthin, mit dessen stimulierender, berauschender Wirkung der Kaffee anfangs verglichen wurde (Ruska 1929).

Kaffeelegenden

Wie bei vielen Pflanzen mit geheimnisvollen, das Bewußtsein beeinflussenden Wirkungen ist auch die Entdeckung des Kaffeestrauches, um das Unbegreifliche verständlich zu machen, mit einer Legende verwoben. Nach einer im 17. Jahrhundert verbreiteten Erzählung sollen Ziegen zuerst von dem Strauch gefressen und arabische Hirten an ihnen die sonderbare, wachhaltende Wirkung beobachtet haben (Naironi 1671). Daraufhin entdeckten wandernde Bettelmönche nach dem Genuß der Früchte die anregende Kraft, und sie empfahlen die roten Beeren ihren Ordensbrüdern gegen die Müdigkeit während der nächtlichen Gebetsstunden; ja, selbst der Prophet Mohammed soll durch das bitter schmeckende, schwarze Getränk von schwerer Schlafsucht geheilt worden sein (Jacob 1964: 14). Die Legenden enthalten den ohne Zweifel richtigen Kern, daß der Kaffee, der heute zwar in der Weltwirtschaft nächst dem Petroleum die wichtigste Stelle einnimmt (Brücher 1977: 459), ursprünglich eine der islamischen Kultur eigene Droge gewesen ist, welche der Antike, die den berauschenden Weingenuß bevorzugte, durchaus fremd war. Die Kaffeelegende demonstriert überdies die in der Arzneimittelgeschichte nicht selten zu beobachtende Tatsache, daß die Naturvölker die in ihrem Lebensraum vorkommenden Pflanzen unabhängig voneinander fanden und als Genußmittel verwendeten. Denn der Hauptwirkstoff des Kaffees, das Koffein, kommt nicht nur in *Coffea*-Arten, sondern in verschiedenen anderen Gattungen des Pflanzenreichs vor, die, obwohl sie keine taxonomische Verwandtschaft haben und über die drei Erdteile Asien, Afrika und Amerika verteilt sind, von den Eingeborenen dennoch entdeckt und als Stimulantien genutzt wurden.[2]

Ursprungsland des Kaffees

Obwohl beweiskräftige Fakten fehlen, wird heute übereinstimmend angenommen, daß das abessinische Hochland das genetische Ursprungsland des Kaffees gewesen ist, wo die primitiven Eingeborenen die Kaffeebeeren zwar nutzten, aber nicht über die notwendigen Kenntnisse zur Kultivierung der wild wachsenden Kaffeesträucher verfügten (Brücher 1977: 457; Esdorn/Pirson 1973: 59–65). Die Domestikation von *Coffea arabica* gelang erst jenseits des Roten Meeres auf der arabischen Halbinsel, vermutlich zwischen dem 11. und 14. Jahrhundert, mit Hilfe der hochentwickelten Bewässerungskulturen der Araber. Sie pflanzten die aus dem westlichen Abessinien nach dem Jemen gebrachten Samen vorwiegend in der Umgebung der Siedlung Mocha (= Mokka) an, die einer besonderen Kaffeesorte ihren heute weltweit verbreiteten Namen gab.

Die frühesten Nachrichten über die Einführung des Kaffees in Südarabien gehen nicht über die Mitte des 15. Jahrhunderts zurück. Nach der ältesten überlieferten Quelle, dem Manuskript eines arabischen Autors aus dem 16. Jahrhundert, Ad al-Qadir al-Dschaziri, das 1699 von dem französischen Orientalisten Antoine Galland (1646 bis 1715) übersetzt (Galland 1699) und von Silvestre de Sacy (1758–1838) ediert (Sacy 1826) wurde, soll die Gewohnheit des Kaffeetrinkens um die Mitte des 15. Jahrhunderts nach Aden gebracht, von dort zu den Handelszentren des Islam, Mekka und Kairo, gelangt und weiter nach Syrien und schließlich nach Konstantinopel transportiert worden sein (s. a. Ruska 1929).

Einführung des Kaffees in Europa

Den ersten eindeutigen Bericht eines Europäers über den Kaffeestrauch verdanken wir dem Arzt und Professor der Botanik in Padua, Prospero Alpino (1553–1617), der während seines Aufenthaltes in Ägypten im Garten eines hohen Offiziers in Kairo einen kultivierten Baum mit eigenen Augen sah. In seiner Beschreibung der orientalischen Flora (Alpino 1592: 26 f.) verglich er die Pflanze, deren Samen *bon* oder *ban* genannt wurden, mit dem bekannten Pfaffenhütchen (*Evonymus*) und fügte dem lateinischen Text eine allerdings nicht sehr charakteristische Abbildung eines Zweiges hinzu. Alpino scheint weniger die Botanik, hingegen die medizinische Verwendung des *caova*

Die Hauptzeit der Bekämpfung des Kaffees lag im 17. und 18. Jahrhundert, ▷ verstummte danach aber nicht ganz, wie Edward Smith's ins Deutsche übersetztes Traktat belegt.

Kaffee ist wirklich Gift!

Keine Ironie;

leider nur zu sehr Ernst!

Ein ernstes Wort

an

alle Kaffeetrinker und Menschenfreunde.

Frei nach dem Englischen

des

Edw Smith. Esq.

Hamburg,

B. S. Berendsohn.

1845.

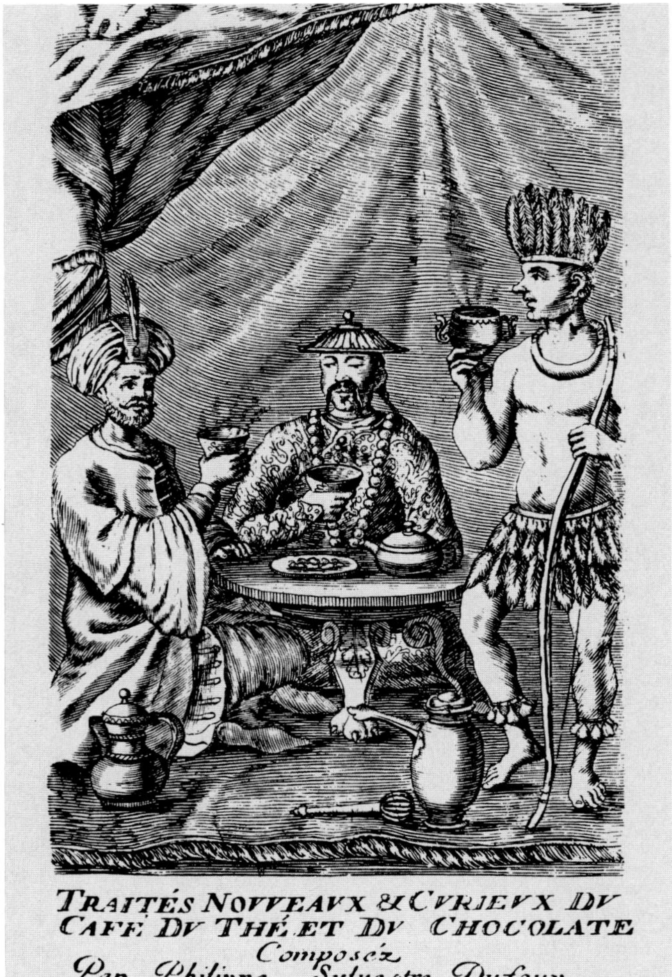
TRAITÉS NOVVEAVX & CVRIEVX DV
CAFÉ DV THÉ ET DV CHOCOLATE
Composéz
Par Philippe . Syluestre Dufour.

Eine französische Darstellung von 1685 reflektiert die Herkunft des Kaffees aus Arabien, des Tees aus China und des Kakaos aus Mittelamerika. Die Kannenformen der Vorbilder haben sich seither nicht verändert. Tee- und Kaffeebecher sind in ihrer Glockenform von ihren Vorbildern, den Bechern für Reiswein, noch nicht zu unterscheiden. Nur die Schokoladentasse hat Henkel. Man liebte es, Schokolade sehr heiß zu trinken, und montierte Bechern aus Porzellan, Steingut oder Keramik Henkel aus Metall an. Als das Porzellan auch in Europa erfunden war, führte man die Henkel im gleichen Material aus.

bzw. *chaova* genannten Mittels interessiert zu haben, er hob vor allem die verdauungs- und menstruationsfördernde Wirkung des Trankes hervor, dessen Zubereitung aus den gerösteten Samen er an anderer Stelle ausführlich mitteilte (Alpino 1591: 122^{v}f).

Früher als die Kunde von dem Kaffeestrauch kamen die Bohnen selbst nach Europa. Die früheste Abbildung der deutlich als Kaffeebohnen zu erkennenden Samen befindet sich in der Drogenkunde des portugiesischen Arztes Garcia D'Orta (1501–1568), die der weit gereiste Botaniker und spätere Direktor des Botanischen Gartens in Leiden, Carolus Clusius (1526–1609), 1574 ins Lateinische übersetzt und um eigene Bemerkungen und Beobachtungen vermehrt hatte (Clusius 1574). Die Samen, *buna* genannt, hatte ihm der Professor der Medizin in Ferrara, Alphonsus Pancius, als botanische Rarität mit dem Hinweis gesandt, in Alexandria bereite man daraus ein erfrischendes Getränk.

Ausführlichere Angaben über den Genuß des auch *chaube* genannten Getränkes, das «gar nahe wie Dinten so schwartz ist» und die Einwohner von Aleppo «auß irdinen und Porcellanischen tieffen Schälein am Morgen früh zu trinken pflegen», machte der Augsburger Stadtarzt Leonhard Rauwolff (1533–1596), der 1573–1576 den Orient bereiste. Zu seinen Ehren ist die erst in jüngster Zeit als Lieferant wirksamer Alkaloide wiederentdeckte, hauptsächlich in Indien beheimatete Gattung *Rauwolfia* benannt worden, die Rauwolff selbst, der Indien nicht besuchte, allerdings niemals gesehen haben dürfte. Rauwolff, der als erster über den Kaffee nicht nur als Genuß- sondern auch als magenstärkendes Heilmittel berichtete, gab als Herkunft der Früchte (*bunnu*) irrtümlicherweise noch Indien an (Rauwolff 1582: 98 ff.). Ebenso zweifelhaft ist seine Identifizierung der Kaffeebohnen mit den bei Avicenna (980–1037) als *buncho* beschriebenen, ebenfalls magenstärkenden Samen (Avicenna 1507: 98^{r}), die sich jedoch anhand der knappen Angaben bei Avicenna nicht verifizieren läßt.

In den medizinisch-botanischen Werken sowie Reiseberichten des 17. Jahrhunderts häufen sich die Hinweise auf den Kaffee und seine Verwendung. Als einer der ersten in England pries der Gelehrte, Philosoph und Politiker Francis Bacon (1561–1626), bekannt durch seine Propagierung des Experiments und der Induktion als neuen Methoden naturwissenschaftlicher Erkenntnis, den türkischen Kaffeetrank als gehirn- und herzstärkende sowie verdauungsfördernde Arznei (Bacon 1627: 191). Sein jüngerer Zeitgenosse und Landsmann, William Harvey (1578–1657) hingegen, der als Entdecker des Blutkreislaufs in die Geschichte der Medizin eingegangen ist, schätzte den Kaffee weit weniger seiner medizinischen Qualitäten als seines stimu-

Zur Abbildung S. 675: Jungfer Rebecca Kneißelin ist eine «Kaffeetante». Dieses Wort drückt wie der «Kaffeeklatsch» den Spott der Bier bevorzugenden deutschen Männer auf die Vorliebe der Frauen für Kaffee aus. Zur Zeit der Geburt von Rebecca Kneißlein wurde Kaffee erstmalig in Deutschland eingeführt und erweckte den Widerstand aller Schichten der Bevölkerung. Ärzte behaupteten, Kaffeegenuß beeinträchtigte die Gebärfähigkeit. Johann Sebastian Bach machte sich mit seiner Kaffee-Kantate über den Widerstand der Frauen gegen die Kaffeerestriktionen lustig. Die schädlichen Wirkungen des Koffeins werden heute wieder diskutiert.

lierenden Effektes wegen. Den Kaffeebohnen, seiner «Quelle von Glück und Geist», war er offensichtlich schon in ähnlicher Weise verfallen wie zwei Jahrhunderte später der französische Dichter Balzac, der zu seiner Inspiration bis zu 60 Tassen Kaffee zu sich genommen haben soll. Harvey betrachtete daher als den größten Schatz seines Laboratoriums einen Sack voll Kaffee, den er testamentarisch dem Londoner Ärztekollegium mit der Bestimmung vermachte, sich alle vier Wochen bei einer Tasse Kaffee zu seiner Erinnerung zu versammeln. Wenngleich sich die Angaben nicht bestätigen ließen (Keynes 1966: 406–409), so spiegeln sie doch die hohe Wertschätzung des Kaffees zu jener Zeit wider.

Die erste umfassende botanische Beschreibung des Kaffeebaumes mit guten Abbildungen und detaillierten Angaben über die Anbaubedingungen und Aufzucht der Bäume ist dem Reisewerk des Franzosen Jean de la Roque (1661–1745) zu verdanken, der umfassende Informationen und zahlreiche Einzelheiten zur Aussaat, Bewässerung und zum Verarbeitungsprozeß der Samen gesammelt hatte (Roque 1716). Denn angesichts des steigenden Kaffeeverbrauchs war das Interesse auch unter den europäischen Staaten erwacht, an dem lukrativen Geschäft des Kaffeehandels teilzunehmen und den Kaffeeanbau in den eigenen Kolonien zu betreiben. So kam auf verschlungenen Wegen zu Beginn des 18. Jahrhunderts die erste lebende Pflanze in Europa selbst an: Auf Veranlassung des Amsterdamer Bürgermeisters Nicolas Witsen hatte der Gouverneur von Batavia um 1690 von Mokka aus in diese Besitzung der Holländisch-Ostindischen Compagnie Samen transportieren lassen, die dort vortrefflich gediehen. Von diesen ersten Kulturen in Java empfing 1706 Nicolas Witsen in Amsterdam ein junges Bäumchen als kostbares Geschenk, das er sogleich dem dortigen Botanischen Garten übersandte, der als einer der wenigen Gärten in Europa ein großes Gewächshaus besaß. Die junge Pflanze brachte Früchte hervor, aus denen in kürzester Zeit neue Keimlinge gezogen wurden (Ellis 1774; Boerhaave 1720: 2/217; Bally 1951). Aus dem Amsterdamer Garten gelangte 1714 ein lebendes Exemplar in den

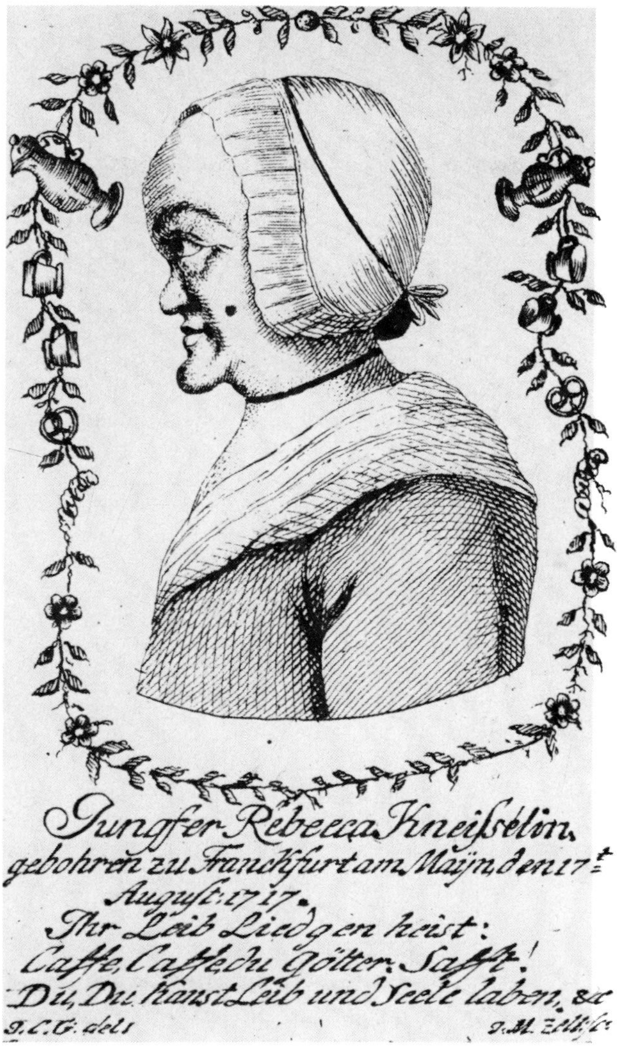
Jungfer Rebecca Kneißelin.
gebohren zu Franckfurt am Mayn den 17.ten
August: 1717.
Ihr Leib Liedgen heist:
Caffe, Caffe du Götter Safft!
Du, Du kanst Leib und Seele laben, &c
J.C.G. del.

Pariser Botanischen Garten, wo das Bäumchen großes Staunen und Aufsehen erregte und in die Obhut des Professors der Botanik, Antoine de Jussieu (1686–1758), gegeben wurde (Ellis 1774: 17). Jussieu hatte ein Jahr zuvor eine ausführliche botanische Analyse des von ihm

Jasmium arabicum (wegen seines jasminähnlichen Duftes) benannten Strauches veröffentlicht, die er nun an Hand des lebenden Exemplars korrigieren mußte (Jussieu 1753). Den noch heute gültigen botanischen Artnamen *Coffea arabica* führte allerdings erst später Carl von Linné (1707–1778) in die botanische Nomenklatur ein (Linné 1737) – in Anlehnung an die Bezeichnung *coffee frutex,* die der englische Botaniker John Ray (1693: 1691 f.) geprägt hatte. Auf Veranlassung Linnés erschien später eine ausführliche Genußbeschreibung samt Darstellung der Geschichte, Botanik und medizinischen Verwendung von seinem Schüler Sparschuch (Linné 1763).

Von Amsterdam aus wurde der Kaffeestrauch in die holländische Kolonie Surinam verpflanzt, wo 1718 die ersten Kulturen entstanden. Von dort brachten ihn die Franzosen, angeblich auf illegalem Wege (Ellis 1774: 17), nach Cayenne, das Ausgangspunkt für weitere Kulturen auf den Antillen wurde. Verfolgt man den anschließenden Wanderweg des Kaffeestrauches in groben Zügen – um 1727 gelangte er nach Martinique, 1732 wird er bereits in Jamaica kultiviert, etwas später entstehen die ersten Kaffeeplantagen in Brasilien (1770), 1775 in São Paulo, 1784 in Venezuela, 1790 in Mexiko (Hartwich 1911; Brücher 1977: 458) –, so wird deutlich, daß fast sämtliche Kaffeesorten, die heute aus den verschiedensten Ländern eingeführt werden, ursprünglich von einer einzigen botanischen Art, *Coffea arabica,* abstammen, also einheitlichen Ursprung haben. Die Unterschiede in Geschmack, Farbe, Gestalt und Größe der Bohnen sind nur ausnahmsweise genetisch bedingt, meist sind sie auf andere Faktoren, Einflüsse des Klimas, Bodens und unterschiedliche Röstmethoden zurückzuführen (Bally 1951). Erst seit den achtziger Jahren des vorigen Jahrhunderts haben noch zwei andere Arten als Lieferant des Kaffees Bedeutung erlangt: die in Sierra Leone und Liberia an der Westküste Afrikas beheimatetete *Coffea liberica* sowie *Coffea canephora,* deren Ursprungsland das Kongogebiet ist (Brücher 1977; Steinegger/Hänsel 1972).

Kaffee als Genußmittel – Einführung von Kaffeehäusern

Untrennbar mit der Geschichte des Kaffees ist die Entwicklung der Kaffeehäuser verbunden, fordern doch die Eigenschaften des Kaffees wie kaum eine andere Droge zum Gespräch und geselligen Zusammensein heraus. Schon aus der älteren arabischen Literatur geht hervor, daß sich die Freunde des Kaffees in bestimmten öffentlichen Lokalen oder Kaffeeschenken, die auch «Schulen der Weisheit» oder «Schulen der Erkenntnis» hießen, in gemeinsamer Runde zusammenfanden, aber auch schon durch heftige Diskussionen und politische Agitatio-

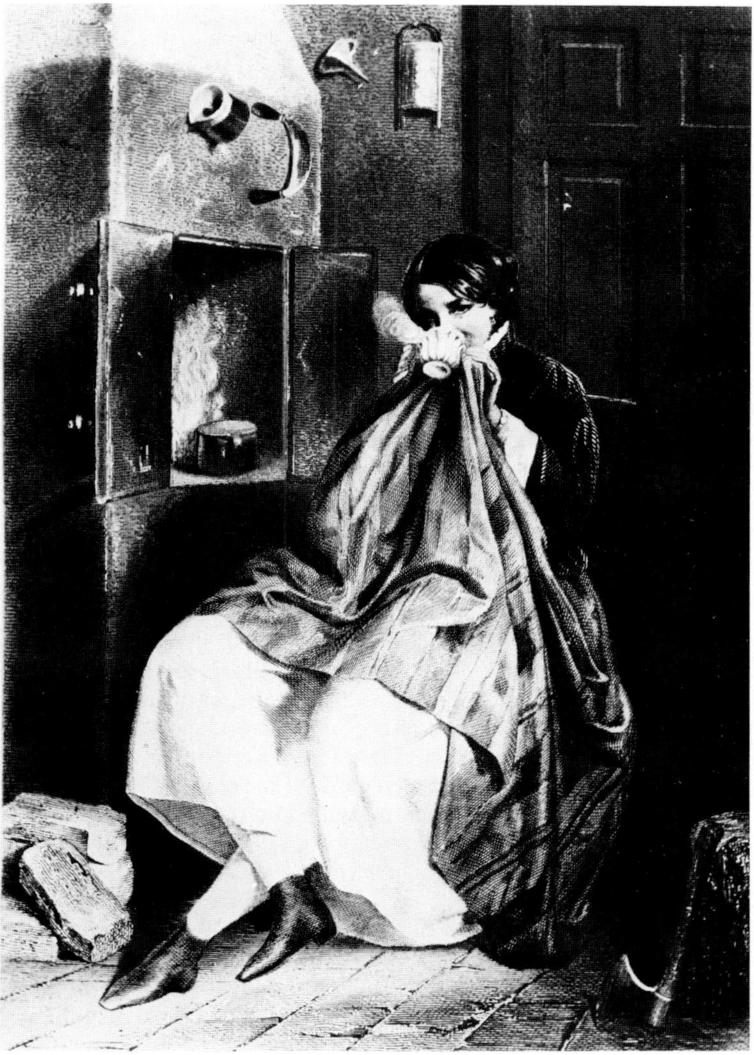

Kaffeepause in der Küche im 19. Jahrhundert. Inzwischen ist der im 18. Jahrhundert noch bekämpfte Kaffee ein Getränk aller Schichten geworden. Um sich an der heißen Tasse nicht zu verbrennen, benutzt die junge Dame ihren Rock.

nen gelegentlich Anstoß erregten (Reich 1951; Ruska 1929; Hartwich 1911), so daß die ersten Kaffeehäuser wiederholt geschlossen wurden. Für die Kaffeehäuser in Mekka ist ein derartiges Verbot aus dem Jahre 1511 überliefert, wodurch zugleich belegt wird, daß zu jener Zeit dort bereits derartige Einrichtungen bestanden (Ruska 1929). Obwohl die mohammedanischen Geistlichen an der Sitte des Kaffeetrinkens mehrfach Anstoß nahmen und sie zu verhindern suchten, ließ sie sich nicht mehr ausrotten. Bereits im 16. Jahrhundert hatten sich die Kaffeehäuser zu unentbehrlichen Bestandteilen des öffentlichen Lebens entwickelt, und sie bürgerten sich auch in anderen Städten des Nahen Orients ein. Um 1554 ist das erste Kaffeehaus in Konstantinopel nachweisbar, und ein Jahrhundert später entstand in Venedig, dem Zentrum des Orienthandels, das erste Kaffeehaus auf europäischem Boden (Reich). Während die erste Gründung auf englischem Boden, 1650 in Oxford, glücklos verlief, hatte zwei Jahre später der englische Kaufmann Daniel Edwards, als er in London das erste Kaffeehaus errichtete (1652), das er mit einem eigens zu diesem Geschäft mitgebrachten erfahrenen Kaffeekoch aus Ragusa betrieb, weitaus größeren Erfolg (Robinson 1893). Seine Einrichtung fand großen Zulauf und zahlreiche Nachahmer, so daß schon 1693 John Ray von dem «sehr verbreiteten Kaffeegenuß» «. . . als einer allgemein bekannten Sitte» sprechen konnte (Ray 1693: 1691). Ebenso schnell scheint sich auch in Frankreich nach Eröffnung des ersten Kaffeehauses in Marseille (1671) die Zahl der Cafés vermehrt zu haben, denn schon wenige Jahre später, 1676, wurden in Paris die Cafetiers gemeinsam mit den Limonaden- und Likörverkäufern in einer Zunft zusammengeschlossen, ein Jahrhundert später verfügte Paris bereits über mehr als 800 Kaffeehäuser (Jardin 1895; Reich 1951). Eine führende Rolle in der Entwicklung der Kaffeehauskultur nahm auch Wien ein, dessen erste Kaffeehausgründung gewöhnlich mit der Türkenbelagerung in Wien 1683 in Zusammenhang gebracht wird. In Deutschland hingegen, das zu jener Zeit weder über eine nennenswerte Handelsflotte noch über Kolonien verfügte, breitete sich der Kaffeegenuß nur zögernd aus. Über Holland, wo 1666 das erste Kaffeehaus in Amsterdam nachweisbar ist, kam zwar um 1670 der erste geröstete Kaffee nach Hamburg, die ersten Kaffeehäuser entstanden jedoch nicht vor 1686 in Nürnberg und Regensburg, 1687 in Hamburg, 1694 in Leipzig und erst 1721 in Berlin (Hartwich 1911).

Die Kaffeehäuser bedeuteten weit mehr als nur einen Ort, um Kaffee zu trinken, sondern sie entwickelten sich schon bald zu einer Stätte der Begegnung und des angeregten Gesprächs, einem Treffpunkt der Künstler, Literaten und Dichter. Dort wurden nicht nur Geschäfte und Versicherungen abgeschlossen, Stellen vermittelt, Zeitungen gelesen und Informationen gesammelt, sondern auch die öffentliche Meinung gebildet und politische Entscheidungen getroffen. Einen lebendigen Eindruck von dem bunten Treiben an diesen Stätten vermittelt Carlo Goldonis (1707–1793) Theaterstück *«La bottega del caffè»* (1750), eine meisterhafte Schilderung des Kaffeehausmilieus jener Zeit.

Manch ein Café erlangte Weltruhm auf Grund seiner bevorzugten Lage und prominenten Gäste, die es beherbergte, wie das 1720 am Markusplatz in Venedig gegründete Café Florian, das Goethe, Rousseau, Casanova und Goldoni, um nur einige zu nennen, zu seinen Besuchern zählte. Andere hingegen wurden bekannt als Umschlagplatz revolutionärer Ideen und Ausgangspunkt oppositioneller Bewegungen. Die Rolle des Kaffeehauses als Provokateur aufklärerischer Bestrebungen kommt deutlich zum Ausdruck, wenn 1764 in Paris eine literarische Zeitschrift mit dem Titel *«Il Caffè»* gegründet wurde, die sich mit der gleichlautenden Stätte wie mit dem stimulierenden Getränk durch das gemeinsame emanzipatorische Band der Aufklärung verbunden fühlte und zu ihrem Programm erhob, nicht nur die öffentliche Meinung zu bilden, das Publikum zu Wissen, Glück und Tugend zu führen, sondern auch die überkommenen Traditionen durch die Errungenschaften und Fortschritte der Vernunft zu ersetzen (Höges 1978).

Kaffee als Heilmittel

Je mehr sich der Kaffeegenuß ausbreitete, um so stärker wuchs auch das Interesse an seinen medizinischen Eigenschaften. Schon die ersten Orientreisenden hatten die magenstärkenden, verdauungs- und menstruationsfördernden Wirkungen hervorgehoben. Die erste eingehende, nur den medizinischen Eigenschaften gewidmete Abhandlung erschien jedoch erst 1657, verfaßt von einem Schüler Harveys, J. W. Rumsey, der die orientalische Droge in Form einer Latwerge, als wirksames Brechmittel sowie zur Behandlung von Steinleiden, Gicht und Trunksucht empfahl (Rumsey 1657). Schon in dieser Schrift kündigt sich an, was im weiteren Verlauf der medizinischen Literatur des 17. und 18. Jahrhunderts deutlich hervortreten sollte (Heischkel-Artelt 1969): Der Kaffee geriet schon bald in den Ruf eines Allheilmittels (Naironi 1671; Dufour 1671), dessen Indikationen von Podagra über Husten, Hysterie bis hin zu Rheuma, Trunksucht und den berühmten *vapeurs* reichte, jenen mysteriösen Ohnmachtsanfällen, in die die Damen der Gesellschaft gelegentlich fielen. Einer der größten Propagandisten des Kaffees war der Leibarzt des Großen Kurfürsten, Cornelis Dekker, genannt Bontekoe (1647–1685), der die Vortrefflichkeit des

Kaffees, Tees und Tabaks mit einer Beredsamkeit und Ausschließlichkeit rühmte (Bontekoe 1685), daß er sich später den Vorwurf gefallen lassen mußte, seine medizinischen Absichten seien nicht frei von den merkantilen Interessen holländischer Kaufleute gewesen (Haeser 1881: 377). Ähnlichen Beifall zollte der englische Arzt Thomas Willis (1621–1675) der günstigen Wirkung des Kaffees, den er vor allem bei Gehirn- und Nervenkrankheiten, Schwindel und Lethargie als wirksames Mittel empfahl, so daß er seine Patienten nicht selten lieber ins Kaffeehaus als in die Apotheke schickte (Keynes 1966). Daß der Kaffee seinen Charakter als Panazee auch im 19. Jahrhundert noch nicht verloren hatte, geht aus dem damals weit verbreiteten Lehrbuch der Pharmakodynamik von Philipp Friedrich Wilhelm Vogt hervor, in dem folgende Indikationen des Kaffees aufgeführt sind: Nervenfieber, Koliken, Erbrechen, Krämpfe, Blasenlähmung, nervöses Kopfweh, Schwindel, Trunkenheit, Asthma, Wechselfieber, rheumatische Beschwerden, schwache Wehentätigkeit, Verdauungsstörungen (Vogt 1838: 1/260–263).

Nicht alle Ärzte teilten die uneingeschränkte Bewunderung des neuen Modegetränks. Vor allem die, wie man heute weiß, völlig unsinnige Bemerkung des Orientreisenden Adam Olearius (Oelschlager) (1600–1671), der Kaffee «mache die Natur unfruchtbar» und vertilge «die fleischlichen Lüste, zu welchen doch die Perser von Natur sehr geneiget» (Olearius 1696: 314), hatte den Kaffee sowohl bei den Patienten als auch bei manchen Ärzten, die nun vor seinem Genuß warnten, in Mißkredit gebracht (Mamlock 1951). Ein entschiedener Gegner des Kaffees war nicht nur der Begründer der Homöopathie Samuel Hahnemann (1755–1843), der einen sorgfältigen Plan zur Entziehungskur für die «Kaffeeschwelger» entwarf (Hahnemann 1803; s. a. Heischkel-Artelt 1969), sondern auch der Bochumer Bergarzt und Dichter der Jobsiade Karl Arnold Kortum (1745–1824), der den Kaffee geradezu als «Pest des Körpers und des Geldbeutels» bezeichnete und ihn lieber durch die Pferdebohnen ersetzt wissen wollte (Kortum 1809).

Die medizinischen Bedenken und vermeintlich bevölkerungspolitischen Konsequenzen kamen den merkantilistischen Bestrebungen Friedrichs II. bestens entgegen, der den Kaffeegenuß durch hohe Steuern und Behinderungen des Kleinhandels einzudämmen versuchte (s. die Deklarationen bei Mueller 1960: 84 f.).

In ähnlicher Weise bemühten sich auch andere Regierungen, durch hohe Abgaben und Verbot des Kaffeeröstens den Kaffeeverbrauch einzuschränken (Hartwich 1911). Die staatlichen Restriktionen führten zur Suche nach einheimischen Kaffee-Ersatzmitteln, unter denen der Aufguß aus gerösteter Zichorienwurzel (*Cichorium intybus,* Wegwarte), mit dessen Geschmack schon Prospero Alpino den Kaffee verglichen hatte (Alpino 1591: 123), das bekannteste Surrogat gewesen ist. Besonders in Preußen und Braunschweig entstanden zahlreiche Produktionsstätten des Zichorienkaffees, die mit Privilegien ausdrücklich gefördert wurden. Daneben galt seit altersher geröstetes Getreide als Kaffee-Ersatz, das in der speziellen Zubereitung des Pfarrers Kneipp in Wörishofen als «Kathreiners Malzkaffee» die größte Popularität erlangte (Schroeter 1951).

Gewißheit in der therapeutischen Beurteilung des Kaffees ließ sich erst gewinnen, nachdem 1820 der Chemiker Friedrich Friedlieb Runge (1795–1867) und unabhängig von ihm die französischen Chemiker Caventou und Robiquet das Hauptwirkprinzip des Kaffees, das Koffein, entdeckt hatten (Partington 1964: 4/244; Anft 1937), das nun die planmäßige pharmakologische Erforschung des Kaffees und seines Wirkungsmechanismus ermöglichte (Binz 1886: 262–273; Binz 1878; Kraepelin 1892; Issekutz 1971: 101–107; Wolff 1975). Wenngleich das Koffein die großen Erwartungen, die man einst von dem Kaffee als Universalheilmittel erhofft hatte, nur teilweise erfüllte, so hat es in der Therapie bis heute seine Bedeutung als Kopfschmerz- und Migränemittel, leichtes Diureticum und Psychoanalepticum, nicht verloren und hat der Kaffee selbst als stimulierendes, die Assoziations- und Denkfähigkeit steigerndes Getränk an Beliebtheit nicht eingebüßt.

Anmerkungen

1 «Die Kaffeepflanze ist eine von jenen drei mysteriösen Pflanzen (Tabak, Tee, Kaffee), die entweder der barmherzige oder der erzürnte Gott in die Welt gesetzt hat.»

2 Seit mehr als zweitausend Jahren werden in Ostasien die koffeinhaltigen Blätter des Teestrauches, *Camellia sinensis* (*Theaceae*), genossen; in Mexiko verstanden die Eingeborenen, lange vor Ankunft der Europäer, aus den Kakaofrüchten von *Theobroma cacao* (*Sterculiaceae*), die außer Koffein das ihm verwandte Theobromin enthalten, einen anregenden Trank zuzubereiten, und ebenso benutzten in den Urwäldern Paraguays die Indianer seit den ältesten Zeiten die Blätter des *Ilex paraguariensis* (*Aquifoliaceae*) zur Herstellung des erfrischenden und euphorisierenden Maté oder Jesuitentees, während im tropischen Westafrika die Eingeborenen die koffeinreichen Samen des Colabaumes (*Cola acuminata* und *C. nitida, Sterculiaceae*) seit altersher als ein Excitans und Tonikum schätzen (Lewin 1927: 324 ff.; Steinegger/Hänsel 1972: 338 f.; Brücher 1977: 468 ff.).

Kokain

JÜRGEN VOM SCHEIDT

Kokain ist ein weißes Pulver, das aus den Blättern der südamerikanischen Coca-Pflanze gewonnen wird. Anders als die Coca-Blätter, die beim Kauen die gefährlichen Eigenschaften des Rauschgifts verlieren, ist reines Kokain – geschnupft oder gespritzt – ein höchst bedrohliches Rauschgift, das sich von daher dem Heroin gleichstellen läßt. Während letzteres auch körperlich abhängig macht, besteht die Suchtgefährdung bei Kokain in dem starken psychischen Verlangen nach der aufputschenden Wirkung der Droge, die – bei stärkerer Dosierung – einhergeht mit Sinnestäuschungen bzw. Halluzinationen.

Die Droge hat im Kulturleben der zwanziger Jahre keine geringe Rolle gespielt, nicht zuletzt, weil sie bei Künstlern und Literaten bekannt und beliebt war, die ihre Wirkungen ausführlich behandelt haben. Seit Ende der 70er Jahre läßt sich – nach den USA – auch bei uns eine erneute Welle des Kokainmißbrauchs beobachten, die besorgniserregende Maße anzunehmen scheint. Kokain wird damit zu einer weiteren Bedrohung, insbesondere der jüngeren Jahrgänge, zusätzlich zu Alkohol, Haschisch und Heroin.

Geschichte und Wirkung

«Mach doch keinen Kokolores» – wer hat nicht schon diesen Ausdruck gehört oder selbst benützt? Es ist heute kaum mehr bekannt, daß dieser «Kokolores» (gemeint ist soviel wie: unsinniges Geschwätz, exaltiertes Verhalten) sich einmal auf das oft groteske Benehmen Kokainberauschter bezog.

«Koks» war in den zwanziger Jahren, als der Ausdruck aufkam, eine Art Kosename für die hochgiftige Rauschdroge Kokain, auch «Schnee» genannt, wegen des weißen pulvrigen Aussehens. Wie das ebenfalls synthetisch hergestellte Heroin ist Kokain eine vergleichsweise «späte» Droge, verglichen mit Alkohol, Haschisch und Opium, die vielen Völkern der Erde seit Jahrtausenden bekannt sind. Diese Klassifizierung gilt allerdings nicht für den Lieferanten der Droge, den Coca-Strauch (*Erythroxylon coca*): Seine Blätter wurden – und werden heute noch – in Südamerika ebenfalls seit Jahrtausenden gekaut und als Stärkungsmittel, Aphrodisiakum und im Rahmen religiöser Zeremonien benützt. Das kristalline weiße Pulver, also die hochkonzentrierte Wirksubstanz der Pflanze mit Namen Kokain, wurde erst Mitte des 19. Jahrhunderts entdeckt und dann bald auch in größeren Mengen hergestellt. Die chemische Isolierung gelang erstmals 1860 dem Göttinger Forscher Albert Niemann, der das Hauptalkaloid isolierte und «Kokain» nannte.

Man vergleicht die Wirkung solcher synthetischer Drogen gegenüber dem natürlichen pflanzlichen Produkt gerne mit dem Unterschied zwischen Wein (mit vergleichsweise geringem Alkoholgehalt) und Weinbrand, der entsprechend höher konzentriert ist. Dieser Vergleich geht noch an, wenn man Marihuana dem aus denselben weiblichen Hanfpflanzen gewonnenen Haschischharz gegenüberstellt, das etwa zehnmal so intensive Räusche auslöst. Bei Coca-Blättern (gekaut) bzw. Kokain (geschnupft oder gespritzt) stimmt dieser Vergleich überhaupt nicht mehr. Beim Kauen wird die schwache Konzentration von Kokain in den Blättern des Strauchs durch den Speichel, anschließend durch die Magensäfte zu dem weit harmloseren Ecgonin abgebaut, wobei es seine euphorisierende Wirkung verliert und lediglich wie ein Aufputschmittel nach Art der Weckamine wirkt (Nieschulz 1969, 1971).

Deshalb ist der Cocaismus, das ist das chronische Kauen von Coca-Blättern, zwar eine auf die Dauer der Gesundheit abträgliche Gewohnheit der indianischen Einwohner Mittel- und Südamerikas – aber er ist vergleichsweise harmlos, stellt man ihn dem Kokainismus in den hochindustrialisierten Ländern des Nordens, vor allem in den USA und Europa, gegenüber (Gantzer u. a.).

Ein für die Münchner Staatanwaltschaft Anfang 1981 erstelltes wissenschaftliches Gutachten stuft die Gefährlichkeit gängiger Rauschmittel auf einer zehnteiligen Skala so ein:

- Haschisch mit ein bis zwei Punkten,
- Kokain auf Rangplatz neun,
- Heroin an zehnter Stelle.

Damit rangiert Kokain gleich nach der gefährlichsten Droge, die derzeit in größerem Ausmaß auf dem (Schwarz-)Markt[1] ist (Südd. Zeitung vom 24. 1. 1981).

Diese Gefährlichkeit wächst dem Kokain, wie jeder anderen Rauschdroge, auf mehrfache Weise zu, entsprechend ihren Auswirkungen in drei verschiedenen Bereichen:

1. durch die biochemischen bzw. physiologischen Reaktionen des Nervensystems und des gesamten Organismus auf die Gifteinwirkung;
2. durch die seelischen Effekte, bei denen man kurzfristige Bewußt-

seinsstörungen bzw. -veränderungen im akuten Rauschzustand und langfristige Veränderungen des Charakters unterscheiden muß;
3. durch sozialpsychologische und allgemeinere soziale Veränderungen, etwa durch die Zerstörung von Familienverbänden oder durch die Gefährdung weiter Bevölkerungsteile, vor allem der jüngeren Jahrgänge, bei epidemieartiger Verbreitung des Drogenmißbrauchs.

Außerdem ist nicht zu unterschätzen, wie die Wirkungen einer solchen Droge bei den Kulturträgern bzw. den «Multiplikatoren» (Erzieher, Massenmedien etc.) zu Sekundäreffekten führen, welche über einen längeren Zeitraum hinweg gefährlich verharmlosend wirken. Dies gilt für die Vorbildwirkung von Publikums-Idolen ebenso wie für die – meist nicht einmal beabsichtigte – Propagandawirkung von Berichten in Illustrierten und anderen Massenmedien. Wobei die immer wieder zu machende Erfahrung gilt, daß nicht so sehr das Verharmlosen oder Anpreisen bestimmter Drogen und Drogenwirkungen ihren Konsum steigert, sondern überhaupt ihre öffentliche Erwähnung: So konnte man im Gefolge von Aufklärungskampagnen in den USA beobachten, daß der Drogenkonsum ruckartig in die Höhe schnellte, wo immer warnende Vorträge gehalten wurden. Kokain hat hier eine besonders reiche und bunte Wirkung zu verzeichnen, in den 20er Jahren etwa mit dem bekannten Schlager «Mutter, der Mann mit dem Koks ist da», in unseren Tagen mit dem Film «Deutschland im Herbst», wo der Regisseur Fassbinder in einer kleinen Nebenrolle «schnieft».

Wie gefährlich Kokain sofort auf den menschlichen Organismus wirkt, zeigt die Tatsache, daß schon geringe Fehldosierungen tödlich sein können. Ein bis zwei Gramm gelten als tödliche Menge, bei einmaligem Genuß (geschnupft oder gespritzt); aber es wird auch von Todesfällen nach Konsum von 0,1 Gramm, ja sogar schon bei nur 0,08 und 0,04 Gramm berichtet. Eine zusätzliche Gefährdung entsteht dadurch, daß die Dealer (Händler) das Kokain mit einer Vielzahl von ähnlich aussehenden Substanzen verschneiden bzw. verfälschen: Von der Borsäure über doppelt-kohlensaures Natron bis hin zum seinerseits schon hochgefährlichen Strychnin und dem Herbstzeitlosengift Colchicin wurden bereits eine Menge solcher Zusätze festgestellt.

Die unmittelbare psychische Wirkung einer Kokainprise gleicht ein wenig der leichten Trunkenheit eines Alkoholschwipses, begleitet von einem Kältegefühl im Gesicht. Rasch stellt sich ein Gefühl einer enormen Energie ein, dazu große Lust zu handeln bzw. («Kokolores») zu reden. Auch die Libido wird – zunächst bei den ersten Räuschen – sehr aktiviert, so daß Kokain in den Ruf eines mächtigen Aphrodisiakums kam, den es allerdings nicht lange halten kann. Nach einer halben bis dreiviertel Stunde wird die anfängliche Erregung durch eine ebenso intensive Müdigkeit abgelöst. Wenn der Konsument bereits süchtig ist, also das Kokain bereits über einen längeren Zeitraum hinweg genommen hat, kommt es zum Kokainkater oder «post coke blues». Der Atem wir keuchend, der Blick starr, die Pupillen weiten sich. Es kommt zu Anfällen von Todesangst und zu Wahnvorstellungen.

«Das Schrecklichste an der Angst ist die Anonymität, ihre Objektlosigkeit, gegen die man keine Verteidigung aufbauen kann. Es wird daher versucht, sie ... zu konkretisieren. Aus diesem Bedürfnis erwachsen Illusionen und Halluzinationen» (Lippert).

So wird von einem Süchtigen berichtet, der in seinem Zimmer zwischen Schrank und Wand einen Mann ‹sah›; er betonte, daß er sich dabei völlig im klaren sei, daß der Raum zwischen Schrank und Wand nur wenige Zentimeter betrage und dort folglich niemand stehen könne; trotzdem wurde er vor Entsetzen so geschüttelt, daß er aus dem Fenster seiner im Erdgeschoß liegenden Wohnung sprang und auf die Straße lief, wo er auf eine in voller Fahrt befindliche Trambahn aufsprang.

Der Kokainist schläft immer schlechter, der kaum vermeidbare soziale Abstieg – schon bedingt durch den hohen Preis der Droge (z. Z. pro Gramm bis zu 300 Mark!) – führt zu sekundären Mangelerscheinungen:

«... der große Schaden, den das Kokain anrichtet, beschränkt sich nicht darauf ... die Lungen zu schwächen, die Herztätigkeit zu stören. Das Hauptübel ist rein psychischer Natur. Das Kokain reißt die Persönlichkeit auseinander; es verrichtet eine gewaltige, beinahe elektrolytische Arbeit bei der Spaltung des Gewissens ... Die ersten Dinge, die das Kokain vernichtet, sind der Wille und die Scham» (Pitigrilli).

Körperliche Spätfolgen sind eine vom Schnupfen des intensiven Giftes zerstörte Nasenscheidewand und frühzeitige Vergreisung. Vergleicht man Kokain mit den anderen Rauschdrogen, so kann man sagen, daß es in sich die Wirkungen eines aufputschenden Amphetamins (Weckamin) und eines Halluzinogens (in der Art wie Haschisch oder LSD) vereint, wobei letztere Wirkung allerdings nur bei hohen Dosierungen auftritt. Solange der Kokainist seinen Drogenkonsum zu kontrollieren vermag, wird er in der Regel schwächere Dosierungen vorziehen, die lediglich seine Vitalität ankurbeln, insbesondere seine Sexualität und seine Kreativität (vermeintlich) anregen. Deshalb ist die Droge bei Managern und Künstlern so beliebt geworden.

Wie bei jeder Rauschdroge sind die anfänglichen Erfolgserlebnisse nur auf «Pump» gewonnen und noch dazu für einen sehr hohen Preis

– nicht nur, weil die Droge so teuer ist, sondern weil die Stimulation bald nachläßt und die neuerliche Drogenzufuhr bestenfalls den «Kater» für eine gewisse Zeit zu beseitigen vermag. Drogenexperten sprechen entsprechend von einer «aushöhlenden» Wirkung des Kokains, in jeder Hinsicht. Anders als bei Alkohol und den Opiaten besteht die Suchtgefährdung nicht in einer körperlichen Gewöhnung an das Gift (Entzugsschmerzen bei Unterbrechung der Giftzufuhr), sondern in einer psychischen Gewöhnung an die – vor allem stimulierenden – Effekte der Droge auf das Bewußtsein.

Kulturgeschichtliche Beobachtungen

Diente der Genuß der Coca-Blätter den Inkas noch als Teil eines religiösen, in die Gesamtkultur eingebetteten Zeremoniells, gelegentlich auch als Genußmittel, so ist das Kokain in unseren Tagen zur Rauschdroge degeneriert, die der Süchtige in seiner Einsamkeit oder im engen Zirkel Gleichgesinnter zu sich nimmt, um eben seiner Einsamkeit und Sinnlosigkeit zu entfliehen.

Nachdem Niemann den Hauptwirkstoff entdeckt hatte, dauerte es fast vier Jahrzehnte, bis 1898 die genaue chemische Strukturformel ermittelt wurde und es dem späteren Nobelpreisträger Richard Willstätter 1902 gelang, Kokain auch synthetisch im Laboratorium herzustellen und einer industriellen Massenproduktion zugänglich zu machen.

Zunächst hatte die Droge nur im engeren Bereich der Medizin eine Bedeutung. Wie bei mancher Substanz dieser Art glaubte man zunächst, ein regelrechtes Wundermittel entdeckt zu haben. Amerikanische Ärzte verschrieben es gegen nahezu jede schwer zu behandelnde Krankheit, so gegen chronischen Katarrh. Auf diese Weise soll es – unwissend – im Herbst 1885 auch der englische Romancier Robert Louis Stevenson erhalten haben, der unter seinem Einfluß den bizarren Roman «Dr. Jekyll und Mr. Hyde» geschrieben haben soll – in dem ziemlich exakt der Persönlichkeitszerfall wie beim Kokainmißbrauch intuitiv erfaßt wird (Schultz).

Im Winter 1883 verabreichte der Arzt von Aschenbrandt den erschöpften Soldaten eines bayerischen Regiments eine schwache wäßrige Lösung der Droge (nachdem er von ihren aktivierenden Wirkungen auf die südamerikanischen Indios gelesen hatte) und konstatierte überrascht, daß auch Europäer erstaunlich angeregt und zu Höchstleistungen befähigt wurden.

Diese Untersuchung fiel dem damals 27jährigen Sigmund Freud in die Hände, der gerade verzweifelt nach einer Möglichkeit suchte, seinen ärmlichen Verhältnissen als angehender Arzt durch eine epochemachende medizinische Entdeckung zu entkommen. Er probierte das Kokain – allerdings in vergleichweise niedrigen Dosen – während dreier Jahre an sich selbst und verschrieb es auch Bekannten und Freunden, darunter seiner Braut Martha Bernays. Erst als er feststellen mußte, daß er seinen besten Freund, Ernst von Fleischl-Marxow, in eine regelrechte Kokainsucht trieb (als er ihn mit der neuen Droge vom Morphinismus zu heilen versuchte) und als die Vorwürfe in der Ärzteschaft gegen diese «dritte Geißel der Menschheit» (nach Alkohol und Morphium) immer erregter wurden, gab Freud seine Kokainexperimente wieder auf. Liest man sein Hauptwerk, die zehn Jahre später geschriebene «Traumdeutung», so kann man sich allerdings des Eindrucks nicht erwehren, daß das Kokain bzw. die von ihm bei Freud verursachten Euphorien eine nicht beabsichtigte, aber um so eindrucksvollere Wirkung zeitigten: Wie eine Analyse der darin behandelten Träume ergibt, muß das Kokain Freuds Unbewußtes mächtig angeregt und bestimmte Verdrängungsschranken gelockert haben, was nachhaltig zur Entdeckung der unbewußten Vorgänge und damit zur Schöpfung der Psychoanalyse beitrug – und damit zu mächtigen Veränderungen unserer gesamten westlichen Kultur (vom Scheidt 1973).

Obwohl man die katastrophalen Neben- und Nachwirkungen der Droge um die Jahrhundertwende rasch erkannte und entsprechend einzudämmen suchte, war das Mittel lange Zeit aus dem ärztlichen Repertoire nicht wegzudenken. Freuds Kollege Karl Koller entdeckte, wie man es zur örtlichen Betäubung bei Augenoperationen einsetzen konnte (Freuds Vater war einer der ersten Patienten, die diese segensreichen Wirkungen am eigenen Leib erfuhren); der Berliner Chirurg August Bier spritzte Patienten eine schwache Lösung des Gifts direkt in den Rückenmarkskanal, worauf alle Körperteile unterhalb der gespritzten Stelle, genau wie bei einer Querschnittslähmung, schmerzunempfindlich und operativen Eingriffen zugänglich wurden (als Lumbal-Anästhesie, inzwischen allerdings mit weniger gefährlichen Präparaten wie Novocain, ist dieses Verfahren noch heute gebräuchlich).

Aber was sind diese medizinischen Anwendungen des Kokains, vergleicht man sie mit ihren anderen – wenngleich höchst fragwürdigen! – Erfolgen in unserer Kultur!

Vor allem den Künstlern und Literaten hat es die Droge mit ihren überwältigenden Wirkungen auf das menschliche Bewußtsein angetan. 1928 beispielsweise widerfuhr Richard Strauß etwas Ähnliches wie zuvor Stevenson. Wie der ihn damals behandelnde Arzt später mitteilte, schob man dem Komponisten bei einem kleinen Eingriff zur örtlichen Vorbetäubung fünf Minuten lang zwei mit Kokain getränkte

Wattebäuschchen in die Nasenlöcher. Als der Arzt den Patienten zwei Stunden später besuchte, fand er «den Boden des Krankenzimmers und die Bettdecke mit frisch beschriebenen Notenblättern bedeckt». Strauß offenbarte ihm, «das Zeug» habe ihn «ganz munter gemacht» und zu zwei Arien für seine Oper «Arabella» angeregt, an der er damals gerade arbeitete («Aber der Richtige, wenn's einen für mich gibt», «Und du wirst mein Gebieter sein»).

Jean Cocteau beschrieb 1923 in *«Le Grand Ecart»* die schlimmen Erfahrungen eines Selbstmörders, der sich eine Überdosis Kokain einverleibt; es ist anzunehmen, daß Cocteau, der auch Opium ausprobierte und davon lange süchtig war, die Wirkung der Indianerdroge selbst gut kannte. In dem Roman «Annerl» beschrieb Max Brod 1937, wie diese Frau durch eine Kokainsucht zu einer erbarmungswürdigen Existenz absinkt – ein häufiges Schicksal in jenen Jahren, Überrest der ersten Kokainwelle, die in den (nicht zuletzt wegen Kokain) *roaring twenties* Europa und Amerika überrollte und sich in unseren Tagen zu wiederholen scheint.

Hans Fallada war nicht nur dem Alkohol und dem Morphium ergeben, sondern suchte gelegentlich auch den – wie er es nannte – «kleinen Tod» im Kokain (Sager 1980).

Gottfried Benn hat die Wirkungen des Kokains in (mindestens) zwei Gedichten eindrucksvoll beschrieben («Kokain», «O Nacht»).

Kokain

Den Ich-Zerfall, den süßen, tiefersehnten,
den gibst du mir: schon ist die Kehle rauh,
schon ist der fremde Klang an unerwähnten
Gebilden meines Ichs am Unterbau.

Nicht mehr am Schwerte, das der Mutter Scheide
entsprang, um da und dort ein Werk zu tun,
und stählern schlägt –: gesunken in die Heide,
wo Hügel kaum enthüllter Formen ruhn!

Ein lautes Glatt, ein kleines Etwas, Eben –
und nun entsteigt für Hauche eines Wehns
das Ur, geballt, Nicht-seine beben
Hirnschauer mürbisten Vorübergehns.

Zersprengtes Ich – o aufgetrunkene Schwäre –
verwehte Fieber – süß zerborstene Wehr –:
verströme, o verströme du – gebäre
blutbäuchig das Entformte her.

Gottfried Benn

O Nacht –:

O Nacht! Ich nahm schon Kokain,
und Blutverteilung ist im Gange,
das Haar wird grau, die Jahre fliehn,
ich muß, ich muß im Überschwange
noch einmal vorm Vergängnis blühn.

O Nacht! Ich will ja nicht so viel,
ein kleines Stück Zusammenballung,
ein Abendnebel, eine Wallung
von Raumverdrang, von Ichgefühl.

Tastkörperchen, Rotzellensaum,
ein Hin und Her und mit Gerüchen,
zerfetzt von Worte-Wolkenbrüchen –:
zu tief im Hirn, zu schmal im Traum.

Die Steine flügeln an die Erde,
nach kleinen Schatten schnappt der Fisch,
nur tückisch durch das Ding-Gewerde
taumelt der Schädel-Flederwisch.

O Nacht! Ich mag dich kaum bemühn!
Ein kleines Stück nur, eine Spange
von Ichgefühl – im Überschwange
noch einmal vorm Vergängnis blühn!

O Nacht, o leih mir Stirn und Haar,
verfließ dich um das Tag-verblühte;
sei, die mich aus der Nervenmythe
zu Kelch und Krone heimgebar.

O still! Ich spüre kleines Rammeln:
Es sternt mich an – es ist kein Spott –:
Gesicht, ich: mich, einsamen Gott,
sich groß um einen Donner sammeln.

Gottfried Benn

Der italienische Journalist Pitigrilli (ein Pseudonym) beschrieb 1921 die eigene Kokainsucht wie die seiner ganzen Epoche in dem Roman «Kokain», der 1979 in Deutschland neu aufgelegt wurde. Der Maler Otto Dix stellte realistisch-verkommen «Die Koksgräfin» der damaligen Bohème dar; ein Literat aus seinem Umkreis, Walter Rheiner, schrieb seine Novelle «über das fatale Wort, das mich langsam zerhackt: Ko-ka-in».

Schon lange zuvor ließ ein anderer Autor, Conan Doyle, seinen unsterblichen Detektiv Sherlock Holmes sich die Eigenschaft zunutze machen, daß Kokain die höheren Gehirnzentren und den Einfallsreichtum stimuliert. Sein Kriminalheld ist der wohl berühmteste «Kokainist» der Welt geworden. In seiner geistreichen Nachschöpfung «Kein Koks für Sherlock-Holmes», die auch erfolgreich verfilmt wurde, hat dann Nicholas Meyer das Naheliegende getan und den – fiktiven – Kokainfreund Holmes mit dem – sehr realen – Kokainfreund Sigmund Freud zusammentreffen lassen; damit der berühmte Arzt und Psychotherapeut ihn von seiner Sucht heile . . .

Wer sich den magischen Sog der Droge veranschaulichen möchte, dem seien diese Zeilen – gewissermaßen zum «Abgewöhnen» – anempfohlen, die 1859 der italienische Gelehrte und Schriftsteller Paolo Mantegazza von sich gab (dessen Begeisterung auch Freud eine Weile nachhaltig ansteckte):

«Von zwei Kokablättern als Flügeln getragen, flog ich durch 77 348 Welten, eine immer prächtiger als die andere. Gott ist ungerecht, daß er es so eingerichtet hat, daß der Mensch leben kann, ohne immer Koka zu kauen. Ich ziehe ein Leben mit Koka einem Leben von einer Million Jahrhunderten ohne Koka vor.»

Die heutige Situation

Nachdem es jahrzehntelang von der Bildfläche wie verschwunden war und nur noch in den Erzählungen von mit Kokain angetörnten Jagdfliegern des Ersten Weltkrieges und Sechs-Tage-Radfahrern ein Schattendasein führte, ist die südamerikanische Droge urplötzlich wieder aufgetaucht. Mächtige Händlerorganisationen bauen derzeit offensichtlich Verteilerringe auf, die nach den USA auch den europäischen Drogenmarkt mit Kokain versorgen. Die Beschlagnahmungen durch die Drogenfahnder spiegeln den neuerlichen Aufschwung der Droge deutlich wieder:

1970: 0,040 kg; 1975: 1,383 kg

1. Hälfte 1980: 20,4 kg.

Die Dunkelziffer läßt sich nicht einmal schätzen und ist sicher mindestens zehnmal so hoch.

Die Zahl der Kokainisten in der BRD wird vorsichtig auf 12 000 geschätzt (zum Vergleich: Alkoholiker 1,8 bis 2 Millionen, Heroinisten ca. 150 000).

Ganz gleich, wie es mit dieser neuen Kokainwelle ausgehen wird: Die Droge wird uns erhalten bleiben. Und sei es auch nur in Liedern wie J. J. Cales *Cocain* oder Dillingers *Cokane*. Oder in dem Markennamen einer weltberühmten Limonade: Allerdings ist im Coca Cola schon seit 1903 kein Kokain mehr enthalten, sondern nur noch ein (koffeinhaltiger) Auszug der Kola-Nuß. Aber man spekuliert bei der Werbung, unterschwellig, wohl immer noch auf den etwas verruchten Ruf der Rauschdroge Kokain.

Versucht man eine Deutung des Kokain-Gebrauchs bzw. -Mißbrauchs, so liegt es nahe, Coca Cola als eine Art Brücke zum Verständnis zu benützen.

Dieses Getränk soll ja – und ist dank seines Zucker- bzw. Koffein-Gehalts auch dazu in der Lage – leichtere Zustände von Ermüdung bzw. Erschöpfung durch kurzzeitige Aufputschung neutralisieren; es sind dies Zustände von Energiemangel, die typisch für unsere moderne Arbeits- und Lebensweise geworden sind.

Der Gedanke, mit Kokain sich aus noch massiveren Zuständen von Erschöpfung, Langeweile und Einfallslosigkeit gewissermaßen herauszukatapultieren, ist nur naheliegend. Es ist wohl kein Zufall, daß der technische Krieg und der Hochleistungssport, diese beiden unsinnigsten «Kultur»leistungen unserer Zeit, auch aufs engste mit dem Konsum von Kokain verbunden sind: Die Jagdflieger und die Radrennfahrer bedienten sich seiner, um ihre extremen «Ziele» zu erreichen.

Heute sind es leitende Angestellte und Filmkünstler, die mittels Kokain der kräftezehrenden Mühle ihrer Arbeit für Stunden zu entfliehen und zu neuen Ideen zu kommen suchen – aber dabei ganz konform mit den entfremdeten Zielen einer auf grenzenloses Wachstum ausgerichteten Gesellschaft verpflichtet bleiben, ja diese geradezu ideal verkörpern.

Kokain kann man deshalb – solange es nicht zu ausgesprochenen Leistungsausfällen kommt – als durchaus zum Arsenal der Anpassungs- und Leistungssteigerungspräparate der modernen Medizin und Pharmazie gehörig betrachten. Es gehört damit ans extreme eine Ende des Drogenspektrums, dem sich Haschisch/Marihuana, Heroin/Morphium und LSD als ausgesprochene «Aussteiger»-Drogen im anderen Extrem gegenüberstellen lassen, mit der Betäubungs- und Anpassungsdroge Alkohol ziemlich genau in der Mitte.

Anmerkung

1 Für die Zukunft ist allerdings das Vordringen neuer synthetischer Drogen wie des berüchtigten «Engelstaub» (PC) zu befürchten, die sowohl Kokain wie Heroin wegen der leichten Herstellbarkeit und der intensiveren Wirkung leicht den Rang auch bei uns ablaufen könnte – in den USA ist das bereits zum Teil der Fall (vom Scheidt 1981).

Rausch und Realität
Literarische Avantgarde und Drogenkonsum von der Romantik bis zum Surrealismus

Reiner Dieckhoff

Die Ästhetik des Rauschs weist zurück auf Ursprünge bei den Theoretikern der Frühromantik, den «Entdeckern» des modernen zerrissenen Bewußtseins, die sich nach einem Leben sehnten, in dem Dichtung Wirklichkeit werde. Die Destruktion religiösen Bewußtseins mit seiner paradiesischen Jenseitshoffnung durch die Aufklärung schien neben den konkreten Sozialutopien allein die Errichtung einer irdischen Metaphysik mit Hilfe von Traum und Rausch offenzulassen, ein Weg, der von jenen begangen wurde, die sich einerseits literarhistorisch als Avantgarde, als Wegbereiter moderner Ästhetik überhaupt auszeichneten, zugleich aber in einer Genealogie der Drogenbeeinflussung ihren Platz haben. Dies Verhältnis von Avantgarde und Drogenkonsum beleuchtet der Autor vom Beginn der Romantik bis zum Surrealismus. Für die deutschsprachige Literatur kommt vor allem Novalis ausführlich zu Worte. Aus der englischen Romantik werden Coleridge, Keats und «The Confessions of an Englisch Opium-Eater» de Quinceys vorgestellt, und Überlegungen zu E. T. A. Hoffmann und E. A. Poe leiten über zu Baudelaire als dem Dichter der «modernité». Von hier aus werden Verbindungen gezogen zu der Literaturgattung, die den Traum als Konstruktionsprinzip einsetzt (Lautréamont, Proust, Joyce), andererseits über Rimbaud und Mallarmé zum Surrealismus, der die Erfahrungen des Rauschs und die «Eroberung des Traums» zum politischen Programm erhob und somit den Hermetismus der romatischen Vorläufer einzulösen trachtet. Dieser verzweifelte Versuch ist als gescheitert anzusehen. Übrig bleibt nach dem Wegfall der Hoffnungen, Rausch und Realität zu versöhnen, der «süchtige» Schriftsteller schlechthin, der nunmehr im 20. Jahrhundert den harten Drogen Morphium, Heroin, Kokain und vor allem Alkohol ausweglos verfallen ist.

O, ein Gott ist der Mensch, wenn er träumt, ein Bettler, wenn er nachdenkt.

Hölderlin, Hyperion

Zur Genese der Ästhetik von Traum und Rausch

Die Ästhetik des Rauschs hat keine eigene Geschichte. Zu sehr ist sie verwoben mit der Ästhetik des Traums. Ihr gemeinsamer Fluchtpunkt liegt im Ursprung der modernen Poesie und Poetik selbst, verweist also zurück über Baudelaire, dem Dichter der *modernité,* auf die Theoretiker der Frühromantik als die Wegbereiter moderner Ästhetik überhaupt. Keineswegs kann deshalb das Thema Dichter und Drogen in der Art abgehandelt werden, wie sie für die wohl recht nützlichen, aber auch recht beiläufigen literaturwissenschaftlichen Spezialuntersuchungen üblich ist, wie etwa jene innerhalb der kaum mehr überschaubaren Goethebibliographie (Gentes 1939, Duthaler 1976, Christoffel 1948). Eine Genealogie der Drogenbeeinflussung führt uns vielmehr Dichter vor Augen, die sich literarhistorisch als die Avantgarde auszeichnen: Novalis und Friedrich Schlegel, die geistigen Urheber der deutschen Romantik (der Begriff der romantischen Poesie wurde von ihnen 1798 eingeführt und zum Programm erhoben), Coleridge, als der charakteristischste, sowie Keats, als der begabteste Vertreter der englischen Romantik, E. T. A. Hoffmann, der scharfsinnige Pathologe des modernen zerrissenen Bewußtseins, Edgar Allan Poe, dessen unmittelbare Wirkung auf Baudelaire und die Moderne kaum überschätzt werden kann, Rimbaud, Verlaine, Trakl und die Surrealisten, die Baudelaires postulierte «Verschwisterung von Traum und Tat» am konsequentesten umzusetzen suchten. Alle genannten Dichter haben mehr oder weniger bewußt Drogen, meist Opium, zur Stimulierung ihrer Einbildungskraft eingesetzt. Denn Einbildungskraft oder Imagination ist das neue Zauberwort für mehrere Generationen von Dichtern seit der Wende vom 18. zum 19. Jahrhundert. Dabei wird der Ablauf des Traumgeschehens als Vorbild für das poetische Schaffen hingestellt.

Die Dichter des 18. Jahrhunderts, des Jahrhunderts ohne Staunen, standen dem Phänomen des Traumes noch äußerst mißtrauisch gegenüber. In einem Brief an Herder aus dem Jahre 1788 heißt es bei Goethe: «Man wird selbst zum Traum, zur Niete, wenn man sich ernstlich mit diesen Phantomen beschäftigt.» Goethes berühmtes Diktum: «Das Klassische nenne ich das Gesunde und das Romantische das Kranke» (am 2. 4. 1829 zu Eckermann) bezeichnet den geistigen Umschlagpunkt noch krasser. Wenn die Romantiker im Traum die Offenbarungen einer unsichtbaren Wirklichkeit und zugleich den Ausdruck eines höheren, durch poetische Magie zu erlangenden Bewußtseins sehen, das bestimmt ist, eines Tages die Hauptwidersprüche des Lebens aufzulösen, so ist dies eine Auffassung, die der psychoanalytischen entgegengesetzt ist. Der modernen Psychoanalyse geht für ein solches geistiges Abenteuer, ob mystisch oder romantisch, jedes Verständnis ab, sie vermag darin nichts anderes als einen klaren Fall von Psychose zu sehen. Der Ausspruch von Novalis (1800): «Die Welt wird Traum, der Traum wird Welt» (Novalis 1953/57: I,181), heißt ja nichts anderes als das, was noch Traum ist, einst totales Bewußtsein sein wird. Den eigentlichen Gewinn aus dem Traum sahen die Romantiker jedoch in der Tatsache, daß wir überhaupt träumen können, daß in uns selbst diese ganze Welt der Freiheit und der Bilder existiert und erfahren läßt, daß die augenfällige Ordnung der Dinge nicht die einzige Ordnung ist. Denn die dumpfe Ahnung, die in jedem Menschen schlummert, vermag im Traum, und erst recht in einem mit Opium stimulierten, auf eine scheinbar weit zurückliegende Zeit zu verweisen, in der der Mensch sich harmonischer und weniger zerspalten in die Harmonie der Natur einfügte. Das mythische Goldene Zeitalter, für das die Erinnerung an die Kindheit oft als Bild herhalten muß, ist aber nur als Zustand der Ungeschiedenheit einer Welt der Wirklichkeit draußen und einer Welt der Phantasie drinnen faßbar. Denn dessen war sich auch der wichtigste Philosoph der romantischen Bewegung, Friedrich Wilhelm Schelling, sicher: «Alles Philosophieren besteht in einem Erinnern des Zustandes, in welchem wir *eins* waren, mit der Natur» (Klessmann 1929: 269). Das grenzenlose Heimweh nach dem Ursprung, die Sehn-Sucht nach dem verlorenen Paradies – das sind Berunruhigungen, die seit der Romantik bis hin in unsere Zeit in der Dichtung zum Ausdruck gelangen.

Die Gefahren dieser Vergötterung des Unbewußten liegen jedoch in dem drohenden Abgrund, der zum Verlust der Individualität im Labyrinth der Seele führt. So oberflächlich Goethes Definition der kranken Romantik auch sein mag, traf sie doch ihren Kern: Im Gegensatz zur Klassik hatte die Romantik das Pathologische und Dekadente entdeckt. So ist in ihr auch der Anfang der europäischen Dekadenz zu sehen, die in der zweiten Jahrhunderthälfte durch Namen wie Baudelaire, Verlaine, Huysmans, Lautréamont und Oscar Wilde (alle drogenabhängig und dem Satanismus und Dandyismus huldigend) gekennzeichnet ist. Verlaine hat das treffende Stichwort von den *poètes maudits,* den verfemten Dichtern, gefunden. Ihr Leiden als Unverstandene an der von ihnen selbst hervorgerufenen Ächtung durch die Gesellschaft und ihr Rückzug in die mit sich selbst beschäftigte Innerlichkeit wird zum Akt des Stolzes: Die Ächtung meldet sich als Anspruch auf Überlegenheit. Ein Schema, das man unschwer bei Dichtern und Künstlern des 20. Jahrhunderts wiedererkennt. Im Grunde

«Aufstieg zum himmlischen Paradies», Detail eines Gemäldes von Hieronymus Bosch (1453–1516). Venedig, Dogenpalast. ▷

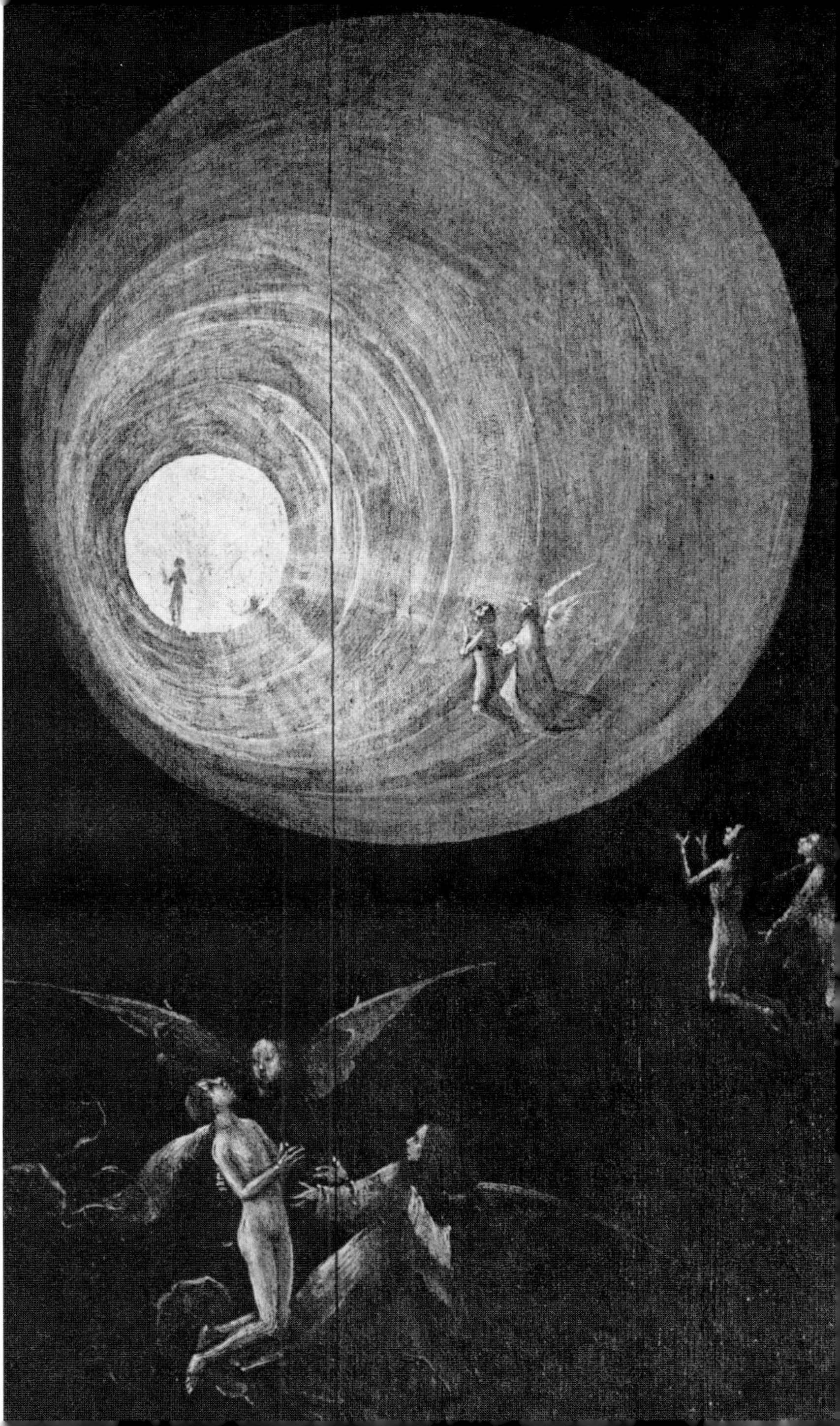

sehnten sich die Romantiker nach einem Leben, in dem Dichtung zur Wirklichkeit wird, was Brentano «poetische Existenz» nannte. Er war der Meinung, daß die Poeten bei der bürgerlichen Natur zugrunde gehen. Die Kunst soll nicht mehr die Realität, sondern die Realität soll die Kunstwerke nachahmen. In der ästhetischen Kritik des Weltlaufs ist die Kunst das Utopikum schlechthin, das als transzendentaler Entwurf des Nichtseienden, das sich zu allem, was ist, wie das total Andere verhält, das Prinzip des revolutionären Umbaus der Welt sein soll. Traum und Rausch, durch Opium seinerzeit am zuverlässigsten herbeigeschafft, wurden zum Vehikel einer Dichtung, deren eigentliche Ästhetik die der Imagination war.

Diese Ästhetik, die sich bis heute nicht grundsätzlich geändert hat, ist einer ganz besonderen gesellschaftlichen Situation entsprungen. Die Destruktion des religiösen Bewußtseins durch die voraussetzungslos, also radikal fragende Vernunft der Aufklärung des 18. Jahrhunderts wurde von dem empfindenden Subjekt als die erneute Vertreibung aus dem Paradies erfahren, da es sich mit der kalten und grausamen Wahrheit des Verstandes nicht abfinden konnte. Es sind im wesentlichen zwei Grundsatzentscheidungen nach dem Wegfall paradiesischer Hoffnungen und Tröstungen der christlichen Religion, die bis heute die Ideengeschichte der Moderne bestimmen: die Errichtung einer irdischen Metaphysik mit Hilfe des Traums und des Rauschs und die Entwürfe einer konkreten Sozialutopie, die von der Französischen Revolution bis zu Marx der Gesellschaft irdischen Ersatz ihrer paradiesischen Hoffnungen schaffen wollte. Daß beide Richtungen einander leidenschaftlich bekämpften, zeugt eben davon, daß sie gleichen Ursprungs waren (Kesting 1973). Dies kann aus einem Brief von Karl Marx an Ruge aus dem Jahre 1843 deutlich werden: «Unser Wahlspruch muß also sein: Reform des Bewußtseins nicht durch Dogmen, sondern durch Analysierung des mystischen, sich selbst unklaren Bewußtseins, trete es nun religiös oder politisch auf. Es wird sich dann zeigen, daß die Welt längst den Traum von einer Sache besitzt, von der sie nur das Bewußtsein besitzen muß, um sie wirklich zu besitzen. Es wird sich zeigen, daß es sich nicht um einen großen Gedankenstrich zwischen Vergangenheit und Zukunft handelt, sondern um die *Vollziehung* der Gedanken der Vergangenheit» (Marx 1964: 171). Diese Sätze vermögen kaum, zumindest nicht im Vokabular, ihre geistige Herkunft aus der Romantik zu verbergen. «Die Vollziehung der Gedanken der Vergangenheit» – eben darum ging es ja gerade den Theoretikern der Frühromantik, wenn sie auf die dunklen Schriften Jakob Böhmes, Meister Eckharts oder Plotins, also auf die esoterischen Traditionen zurückgriffen. Gerade die Mystik (d. h. die «negative Theologie») war es ja, die sich im Unterschied zur dogmatischen

Religion dem Rationalisierungsprozeß der Aufklärung weitgehend entziehen konnte, da sie auf ureigenster subjektiver Erfahrung beruht. Weltentsagung und Suche nach dem verlorenen Paradies sind die Essenz der Mystik, idiosynkratische Regung gegenüber der Wirklichkeit und die Flucht in den Traum und den Drogenrausch, in den Bereich des inneren Ichs, den sie zu einem totalen auszubauen strebte, sind das Programm der Romantik, mit dem sie die absonderlichsten Grübeleien alter Gnostiker und Mystiker aufgreift und überbietet. Idiosynkrasie ist die Affektion der Sensibilität, die auf etwas mit unüberwindbarem Widerwillen, mit Abscheu, ja Ekel reagiert. Die Wahrheit der Kunst ist somit nichts anderes als die Wahrheit des Ekels, mit der sich die sensible Subjektivität gegen die verdinglichte Gesellschaft wendet.

Die Romantik hat die tiefe Verwandtschaft zwischen den dichterischen Zuständen und den Offenbarungen religiöser Art erkannt und bekräftigt. Der Dichter als Seher oder Visionär übernimmt die Aufgabe, Zeugnis abzulegen für die gemeinsame Angst aller, die Urangst der Kreatur, die in ihr zeitliches Dasein eingesperrt ist, und Sehnsucht zu wecken nach den Möglichkeiten des Glücks, die im Innern schlummern. Aus «trostloser Einsamkeit», aus «der tiefsten Tiefe der Traurigkeit, die uns dem Leben entfremdete» (Béguin 1972: 485) ist für Hölderlin, den Verkünder des «wunderbaren Sehnens dem Abgrund zu», der selber dem Wahn verfiel, «heiliger Wahnsinn höchste menschliche Erscheinung» (Hölderlin 1965: 263, 1243). Heiliger Wahnsinn meint aber nichts anderes als das, was Platon in seiner Ästhetik mit *mania* bezeichnet, einen rauschhaften Zustand, in welchem das Subjekt seiner selbst enthoben ist (Platon 1957: 102 f.). So stellt sich am Ursprung der modernen Poesie, in einer nur halb aufgeklärten Welt die Gestimmtheit der mythisch-archaischen Weltverfassung wieder her, wie sie Pindars achte Pythische Ode beispielhaft auszudrücken vermag (Pindar 1958: 106):

Wir Flüchtigen! Was wir sind,
Schon sind wir's nicht mehr. Ein Traum
Des Schattens, das ist der Mensch.
Aber, kommt nur ein Strahl von
Gott her, gleich ist es hell, und das
Leben dünket uns freundlich.

Die Erlösung aus dämmernder Apathie und der Aufstieg in himmlische Euphorie – Generationen von Dichtern sollten dies nicht mehr von Gott selbst, sondern von einer anderen Macht empfangen, die sie allerdings göttlich verehrten, so etwa de Quincey in seiner Eloge von 1821: «Du allein teilst dem Menschen diese Gaben aus, und du verwahrst die Schlüssel des Pardieses, o gerechtes, unendlich zartes, machtvolles Opium!» (de Quincey 1962: 85).

Der Weg nach Innen und die deutsche Frühromantik

Der Einfluß des Opiums auf die Theorie und die Dichtung der deutschen Romantik ist in der bisherigen Forschung noch nicht einmal als Frage formuliert worden. Darin ist weniger ein Versäumnis als vielmehr eine geradezu typische Einstellung der Germanistik als «deutsche Wissenschaft» zu sehen, die allzugerne alles aus dem Geist schlechthin deduzieren möchte und eine Ableitung von Poesie aus Drogenerfahrungen für zu banal hält. Dagegen hat die Literaturwissenschaft in England, dem Mutterland der empirischen Wissenschaften, das Thema in einer schier unübersehbaren Fülle von Untersuchungen abgehandelt, so daß leicht der Eindruck entstehen kann, Opium sei ein spezifisches Problem der Insel gewesen. Natürlich war Opium – meist in der Form von *Laudanum,* einer Lösung aus Opium und Alkohol (*Tinctura Opii simplex*) – auch in Deutschland seit Beginn des 19. Jahrhunderts ein so allgemein verbreitetes Beruhigungs- und Schmerzmittel, daß es eine ähnliche Rolle spielte wie heute das Aspirin (Schivelbusch 1980: 217). Besonders die Theorien des schottischen Mediziners John Brown (1735–1788), dessen «System der Heilkunde» im Jahre 1796 in deutscher Übersetzung erschien und entscheidend zu spekulativen Medizin der Romantik beigetragen hat – der Name Brown taucht in den Schriften Novalis' und Schellings immer wieder auf – haben den Gebrauch des Opiums als Reizmittel zur Mode werden lassen (Leibbrand 1956: 76 ff., 80 ff.). Schelling war es auch, der im Jahre 1800 die kranke Tochter Caroline Schlegels, die fünfzehnjährige Auguste, mit Opium behandelt hatte, die schon nach wenigen Tagen unerwartet starb. Obwohl ihm angelastet wurde, durch sein Dilettieren eine mögliche Rettung vereitelt zu haben, wie aus den Briefen Dorothea Schlegels hervorgeht, erhielt er 1802 das Diplom des medizinischen Ehrendoktors von Landshut und wurde noch 1808 zum Ehrenmitglied der Erlanger *Societas physicomedica* ernannt (Leibbrand 1956: 97).

Wer von den bekannten Romantikern Opium selbst erprobt hat, kann zwar nicht mit Sicherheit gesagt werden, anzunehmen ist jedoch, daß wohl alle zumindest die Wirkung des Rauschmittels erfahren haben, fraglich bleibt, wer ihm verfiel. Unentbehrlich war es schon für den Schweizer Dichter Albrecht von Haller (1708–1777) gewesen, dem es Melancholie und Migräne verscheuchte und der als unermüdlicher Forscher an sich selbst die Wirkung beobachtete, über die er noch kurz vor seinem Tode eine Abhandlung schrieb. Doch zur Stimulation der dichterischen Phantasie scheinen es erst die Romantiker bewußt eingesetzt zu haben. Das jedenfalls spricht aus den Sätzen Friedrich Schlegels, wenn er bedauernd feststellt: «Ich hätte mehr Opium neh-

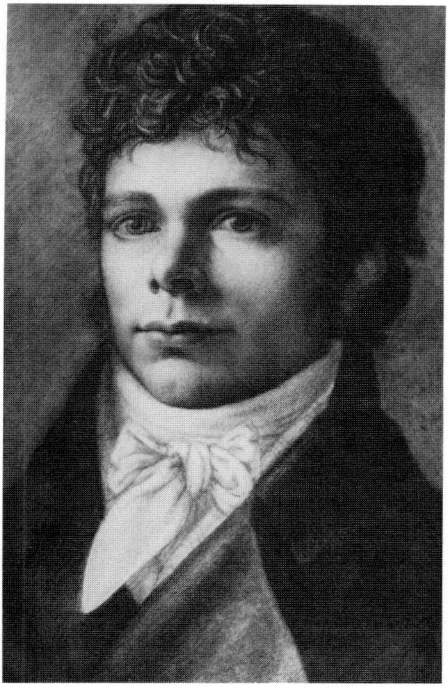

Friedrich Wilhelm Joseph Schelling (1775–1854). Man lastet ihm an, daß er den Tod der Tochter von Karoline Schlegel mitverschuldet hat – er hatte das Mädchen mit Opium behandelt. 1802 erhielt er dennoch das Diplom eines medizinischen Ehrendoktors der Universität Landshut.

men sollen, als ich den ‹Alarcos› schrieb, dann würde ich mit ihm erreicht haben, was ich gewollt» (Weibel 1980: 279). Der ohne Zweifel absonderlichste und zugleich faszinierendste Theoretiker unter den Frühromantikern, der junge Physiker Johann Wilhelm Ritter (1776 bis 1810), um den sich eine eigentliche Sekte bildete und der von Novalis, Schelling, den Brüdern Schlegel sowie von Dorothea und Caroline, von Tieck und Brentano fast abgöttisch verehrt wurde (Worbs 1963: 85 ff.), rechtfertigte sich (1808) in einem Brief an Baader, der ihm vorgeworfen hatte, an seiner Kränklichkeit durch Überreizung und Unmäßigkeit selbst schuld zu sein, daß er Opium erst seit zwei Jahren nehme (Baader 1857: 222). Seine «Fragmente aus dem Nachlasse eines jungen Physikers», die der geniale Wirrkopf kurz vor seinem frühen Tod 1810 selbst herausgab – in ihnen beschreibt er unter anderem wie er «die Ur- oder Naturschrift auf electrischem Wege wiederfinden oder doch suchen» wollte (Ritter 1810: 2, 230) – sind ein Musterbeispiel romantischer Intuition und Spekulation.

Die posthume Verklärung von Leben und Werk des Novalis, d. h. Friedrich von Hardenbergs (1772–1801), zum Symbol der gesamten

Romantik – Rudolf Steiner sieht in ihm gar eine Reinkarnation des Evangelisten Johannes und des italienschen Künstlers Raffael – ließ es bisher als undenkbar erscheinen, in dem ätherischen Dichter, der mit seinem bekanntesten poetischen Bild, dem Traum von der blauen Blume, einen Inbegriff von Sehnsucht selbst schuf, einen «Rauschgiftabhängigen» zu vermuten. «Die blaue Blume sehn' ich mich zu erblicken. Sie liegt mir unaufhörlich im Sinn» (Novalis 1953/57: I, 1). Wahrscheinlich ist, daß der kränkliche Novalis besonders nach dem Tod seiner geliebten Sophie von Kühn am 19. März 1797 – zwei Jahre zuvor hatte er sich mit der dreizehnjährigen verlobt – immer mehr dem Opium verfiel. In seinen wenigen tagebuchartigen Notizen taucht das Rauschmittel mehrfach auf. So etwa 1798: «Gehts ohne Hoffnung oder sonst zu übel, so bleibt mir Bitter-Mandel-Wasser und Opium» (Novalis 1953:/57: IV, 401, vgl. auch 591). Eintragungen wie «Es gibt so manche Blumen auf dieser Welt, die überirdischen Ursprungs sind, die in diesem Klima nicht gedeihen und eigentlich Herolde, rufende Boten eines besseren Daseins sind» (Novalis 1953/57: IV, 555), auch wenn es nur als poetisches Bild benutzt wird, sowie die über die Wirkungen eines Mittels, das er am 6. September 1800 gegen seine Magenschmerzen nahm – «Die Welt wird dann in einem Augenblick anders. Selbst das Traurigste erscheint mild (...) Alle Hoffnungen erwachen; der Nebel verschwindet ...» (Novalis 1953/57: IV, 560) – können ebenfalls auf Opium schließen lassen. Auch die gelassene und beseelte Hoffnungsfreudigkeit seines euphorischen Sterbens – der 29jährige erlag der Lungenschwindsucht – was nicht nur seine Freunde damals so bewunderten, sondern Ärzte und Dichter immer wieder erschüttert hat (z. B. Strindberg, der in Anlehnung an Novalis' Tod seine Novelle, «Sterben» schrieb), dürfte wohl einen simplen Grund haben: Geistige Wärme und männliche Entschlossenheit hatte der Dichter durch Opium verliehen bekommen (Leibbrand 1956: 229, 232).

Die bis zur Identifikation gehende Ähnlichkeit von Traum, Rausch und der Dichtung, die sich der Imagination hingibt, macht es fast unmöglich festzustellen, welche Dichtungen unter Drogeneinfluß entstanden sind. Als Opiumtraum wären bei Novalis am ehesten seine «Hymnen an die Nacht» (1800) anzusehen, wo es unter anderem heißt: «Aus dem Bündel Mohn / In süßer Trunkenheit / Entfaltest du die schweren Flügel des Gemüts / Und schenkst uns Freuden / Dunkel und unaussprechlich / Heimlich, wie du selbst bist, / Freuden, die uns / Einen Himmel ahnden lassen» und wo die Wirkung von dem «braunen Safte des Mohnes», womit nur *Tinctura Opii simplex* gemeint sein kann, als Auslöser erotischer Visionen besungen wird (Novalis 1953/57: I, 379, 381).

Friedrich von Hardenberg (Novalis) (1772–1801) schuf mit seinem bekanntesten poetischen Bild, dem Traum von der blauen Blume, einen Inbegriff von Sehnsucht selbst. Novalis nahm Opium.

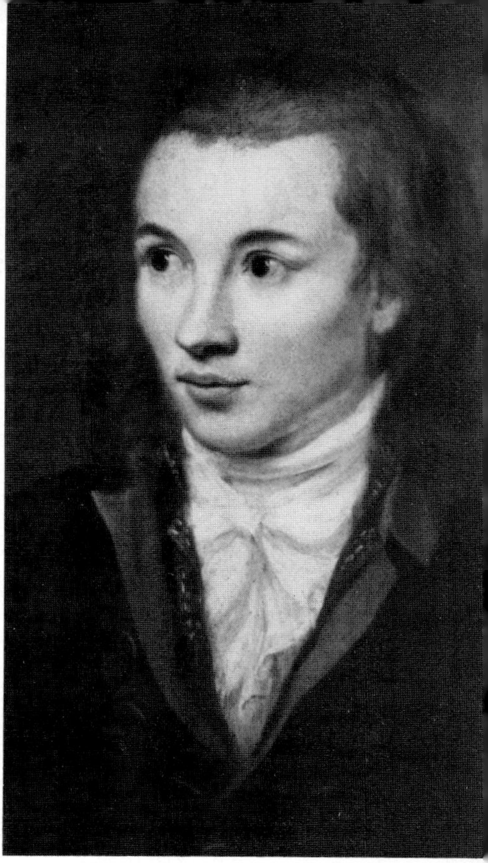

Die Struktur von Träumen ist nicht nur abhängig von den Individuen, sondern auch von einer ganz bestimmten generellen Situation, die überhaupt eine Dichtung der Imagination hervorbrachte. Die allgemeine geschichtliche und gesellschaftliche Situation aber ließ wiederum die Dichter vermehrt zur Droge greifen, was besonders im Falle der intensiven psychischen und physischen Nähe innerhalb des Jenaer Kreises der Romantiker mit ihren Hausgemeinschaften anzunehmen ist. Natürlich bewirkt die Droge nur die Stimulierung der Imagination, wenn ohnehin große Fähigkeit zur Imagination vorhanden ist, und man muß konstatieren, daß manche Dichter der Romantik ähnliche Träume und Vorstellungen vielleicht auch ohne Stimulans entwickelten (Kesting 1973). Das Bild des Bergmanns in den metallischen Gärten der unterirdischen Welt als romantische Sehnsucht, in die Urgründe hinabzusteigen, um dort Erkenntnis zu finden, gibt es nicht nur in Novalis' «Heinrich von Ofterdingen» (1800). Höhlenlabyrinthe – oft auch als Symbol des Mutterschoßes – begegnen auch bei Tieck

1799 im Venusbergmotiv («Der getreue Eckart») und in seinem «Runenberg» (1802). Doch ist bei Novalis das Bild Ausdruck einer Theorie: «So ist also das Genie dies Vermögen, von eingebildeten Gegenständen wie von wirklichen zu handeln, und sie auch wie diese zu behandeln. (. . .) Das willkürlichste Vorurteil ist, daß dem Menschen das Vermögen außer sich zu sein, mit Bewußtsein jenseits der Sinne zu sein, versagt sei. Der Mensch vermag in jedem Augenblick ein übersinnliches Wesen zu sein. (. . .) Es ist kein Schauen, Hören, Fühlen; es ist aus allen dreien zusammengesetzt, mehr als alles Dreies (. . .) Auffallend wird die Erscheinung besonders beim Anblick mancher menschlicher Gestalten und Gesichter, vorzüglich bei der Erblickung mancher Augen, mancher Mienen, mancher Bewegungen, beim Hören gewisser Worte, beim Lesen gewisser Stellen. (. . .) Sehr viele Zufälle, manche Naturereignisse (. . .) Gewisse Stimmungen sind vorzüglich solchen Offenbarungen günstig. Die meisten sind augenblicklich, wenige verweilend, die wenigsten bleibend.» (Novalis 1953/57: I, 312 f.). Was Novalis hier so präzise beschreibt, daß zweifellos echte persönliche Erfahrungen dahinterstehen, ist nichts anderes als eine Ex-stasis, ein aus sich selbst Heraustreten, wie sie sonst nur bei Mystikern begegnen. Das Vermögen, blitzartige Erleuchtungsaugenblicke mit ihrem Zusammenfall der Sinne (Synästhesie) zu erzielen, wie sie später Baudelaire als eine typische Drogenrauscherfahrung beschreiben sollte, gilt bei Novalis als höchstes Zeichen und Gipfel der Genialität, die allerdings dem Wahnsinn bedrohlich nahe kommt. Gottfried Benn war 150 Jahre später davon überzeugt, daß Genialität, Dekadenz und Psychopathie unweigerlich zusammengehören (Benn 1955: 53 ff.). Als programmatisches Glaubensbekenntnis des Novalis, das seine Aktualität bis hin zur heutigen Drogenbewegung mit ihrem Ziel der «Bewußtseinserweiterung» bewahrt hat, kann das Fragment aus der Sammlung «Blütenstaub» gelesen werden, die Friedrich Schlegel zusammen mit den oben zitierten Sätzen 1798 im «Athenäum» herausgab: «Wir träumen von Reisen durch das Weltall; ist denn das Weltall nicht *in uns*? Die Tiefen unseres Geistes kennen wir nicht. – Nach Innen geht der geheimnisvolle Weg» (Novalis 1953/57: I, 3).

«And drunk the milk of Paradise» (Romantik in England)

Es mag fast wie ein okkulter Vorgang anmuten, daß zur selben Zeit, da in Deutschland diese Theorien gedankenvoll formuliert wurden, in England deren konsequenteste poetische Realisierung stattfand. 1798 schrieb Samuel Taylor Coleridge (1772–1834), im selben Jahr geboren wie Novalis und Friedrich Schlegel, die vielleicht berühmtesten imaginativen Gedichte der Romantik, darunter mit *Kubla Khan* den zugleich bekanntesten Opiumtraum der Weltliteratur. Es gibt wohl kaum ein Gedicht, das in der Forschung intensiver studiert worden ist als die 54 Verszeilen, die mit der fließenden, suggestiv lautmalerischen Melodik einsetzen:

In Xanadu did Kubla Khan
A stately pleasure-dome decree:
Where Alph, the sacred river, ran
Through caverns measureless to man
Down to an sunless sea.

Coleridge hat eine eindrucksvolle Entstehungsgeschichte dieses Gedichtes bei der Veröffentlichung 1816 mitgeliefert. Er sei, so berichtet er, unter Einwirkung eines *Anodyn* (*Laudanum*) in einen tiefen dreistündigen Schlaf versunken, gerade als er in *Purchas his Pilgrimage* (1617) einen Satz über Kubla Khan und seinen Palast gelesen habe. Dabei seien ihm die Bilder mit ihrer sprachlichen Äquivalenz aufgestiegen. Nach dem Aufwachen, mit dem Bewußtsein, ein Gedicht von ungefähr dreihundert Versen geschaffen oder empfangen zu haben, habe er begonnen, sie niederzuschreiben, bis ein unvermuteter Besuch ihn unterbrochen und alles bis auf wenige Verse in seinem Gedächtnis ausgelöscht habe (Coleridge 1954: 210 f.). Daß dieses Vorwort aus dem Jahre 1816 den Tatsachen so nicht entsprechen kann, hat Elisabeth Schneider auf Grund moderner Erkenntnis der Wirkung des Opiums nachgewiesen. In einer anderen, früheren Version der Entstehungsbedingungen, in dem erst 1934 entdeckten Crewe-Manuskript, schreibt Coleridge: *composed in a sort of Reverie brought on by two grains of Opium, taken to check a dysentery* (zit. nach Schneider 1953: 25). Die Stimulans mit einer nicht zu hohen Dosis Opium entspricht wohl eher der Kreativität des künstlerischen Schaffensprozesses. Coleridge verstand unter *Reverie* nicht eigentlich einen Traum (*not properly a dream*), sondern einen Zustand, der mehr dem Somnambulismus verwandt ist und bei dem der Verstand und das ethische Bewußtsein weiterhin wachbleiben (Coleridge 1957/62: 2086, 15.52), wobei die Nähe zu dem oben zitierten Fragment des Novalis über das Vermögen des Genies nur allzu evident ist. Im Untertitel hat Coleridge seine Reise in den inneren Orient *A Vision in a Dream. A Fragment* genannt. Ohne diesen Zusatz würde niemand auf die Idee kommen, das *Kubla Khan* ein Fragment sei, da es vollkommen durchorganisiert erscheint. Nach der Beschreibung des künstlichen Paradieses unter anderem mit dem Paradoxon der Verbindung von Sonne und Eis (*A sunny pleasuredome with caves of ice*) – das Wunder entspricht einem Plan von seltener Kunst (*a miracle of rare devise*) – endet das Gedicht mit einer Vision innerhalb der Vision, wobei der zuvor in der Realität

Xanadus entstandene Palast seine Erdenschwere ablegt und zur reinen Imagination des heilig-berauschten Dichters wird:

To such a deep delight 'twould win me,
That with music loud and long,
I would build that dome in air,
That sunny dome! those caves of ice!
And all who heard should see them there,

And all should cry, Beware! Beware!
His flashing eyes, his floating hair!
Weave a circle round him thrice,
And close your eyes with holy dread,
For he on honey-dew hath fed,
And drunk the milk of Paradise.

Coleridge ist schon im Alter von acht Jahren Opium als Medizin verabreicht worden. 1791 nahm er es als Student in Cambridge gegen Rheumatismus (Coleridge 1956/59: I, 353 f., 18), seit 1796 auch aus psychischen Gründen (Coleridge 1956/59: I, 188). Erst im Winter 1803/1804 stellte er fest, daß er ohne Opium unfähig war, irgend etwas zu tun (Coleridge 1956/59: II, 1019, 1027, 1097). Er nahm die Droge täglich, zeitweilig sehr hohe Dosen, bis an sein Lebensende, wobei er zunehmend an Depressionen litt.

In *Dejection: An Ode* (1802) gibt er den düsteren Traum der Wirklichkeit (*reality's dark dream*) wieder, die Erfahrung einer leblosen kalten Welt (*that inanimate cold world*), die der Dichter mit seiner gestaltenden Kraft der Imagination (*my shaping spirit of imagination*) überwinden muß, um nicht in ihr zu erfrieren (Coleridge 1954). Schon in seiner grandiosen Ballade *The Rime of the Ancient Mariner* (1798) hat er die trostlose Einsamkeit in der Figur des alten Seemanns, in dem die des wandernden Juden transparent wird, eindringlich beschrieben, wobei der Eindruck der Realität im phantastischen Geschehen jenseits aller Wirklichkeitserfahrung hervorgerufen und kein Freispruch vom Fluch des Lebens-im-Tode erteilt wird (Coleridge 1954: 564):

Alone, alone, all all alone
Alone on the wide wide Sea;
And Christ would take no pity on
My soul in agony.

Samuel Taylor Coleridge (1772–1834), hier nach einem Gemälde von P. Vandyke 1795, war einer der Hauptvertreter der englischen Romantik. Auf Grund eines Nervenleidens wurde er opiumsüchtig. ▷

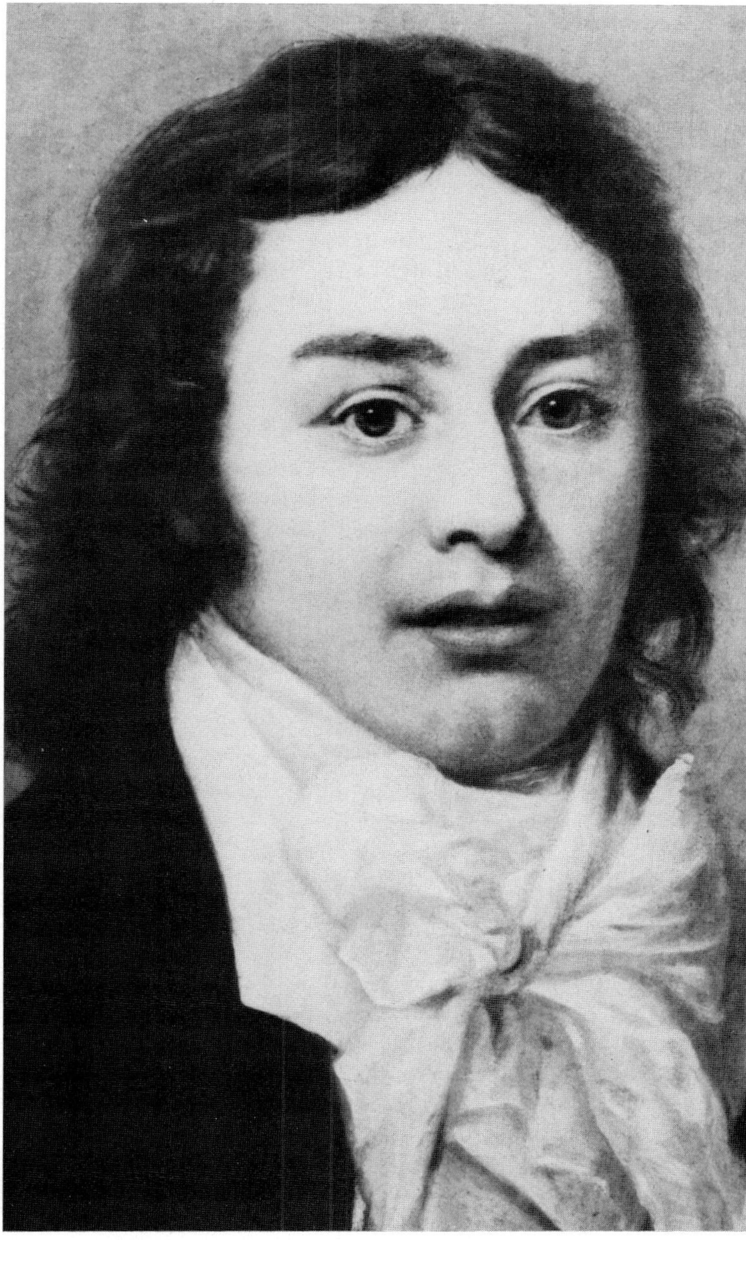

Die kurze schöpferische Periode Coleridges gehört in die Zeit seiner Zusammenarbeit mit Wordsworth im Lake District um 1797/98, in der fast alle seine Gedichte entstanden. Sein letztes bedeutendes Gedicht *The Pains of Sleep* (1803), das wie *Dejection: An Ode* wohl in einer kurzen Zeit relativer Abstinenz vom Opium geschrieben wurde, hat er zusammen mit *Kubla Khan* erst 1816 veröffentlicht. Doch hier bestimmen nicht mehr *delight, honey-dew* und *Paradise* seine Visionen, sondern er erkennt, nachdem er durch seinen eigenen Angstschrei aus einem teuflischen Traum erwacht, daß er zu den endgültig Verdammten gehört (Coleridge 1954: 214):

For aye entempesting anew
The unfathomable hell within,
The horror of their deeds, to view,
To know and loathe, yet wish and do!

Auch wenn er nur eine Handvoll großer Gedichte hinterlassen hat, kann der Einfluß seines Denkens auf das 19. Jahrhundert kaum hoch genug eingeschätzt werden.

Als das eigentliche Genie der englischen Romantik ist aber John Keats (1795–1821) anzusehen, der 25jährig an der Lungenschwindsucht zugrunde ging. Ähnlich wie Novalis schrieb Keats alles, was seine dichterische Hinterlassenschaft ausmacht, in einer Frist von vier Jahren nieder, wobei er zu Lebzeiten wenig Anklang fand, sogar gehässig abgeurteilt wurde. Schon früh brach er sein medizinisches Studium ab und gab sich mit einer dänonischen Besessenheit im platonischen Sinne einer ästhetischen Existenz hin, die im Keim die Problematik der modernen Poesie birgt: die Frage nach dem erkenntnisstiftenden Vermögen der Dichtung, die ohne Rücksicht auf das Denken ganz in Phantasie und Sprache aufgeht.

Wie Alethea Hayter vermutet, hat Keats spätestens seit Beginn des Jahres 1819, in dem seine größten Gedichte entstanden, Zuflucht zum Opium genommen (Hayter 1968: 311 ff.). In seinem Sonnett *On Sleep* (1819), das der Sehnsucht Ausdruck verleiht nach dem Zustand, wo die Vernunft biologisch bedingt aussetzt, finden sich in der frühen Fassung die Worte: . . . *'ere thy poppy throws/–Around my bed its dewy Charities.* Anzunehmen ist, daß auch *honey wild and manna dew,* das dem Ritter der Ballade von *La Belle Dame Sans Merci* (1819) gegeben wird und in einen Traum versinken läßt (Keats 1955: 362), eine Metapher für *poppy* (Mohn) ist, erinnert es doch allzusehr an *honey-dew* des berauschten Visionärs in Coleridges *Kubla Khan.* Die Antriebsfeder zu Keats Dichten ist der Ekel vor der Wirklichkeit, der durch Imagination und beständige Beschwörung der Schönheit überwunden werden soll, obwohl er in seinem schönsten Gedicht *Ode to a Nightingale*

(1819), wo es zu Beginn heißt: *Or emptied some dull opiate to the drains,* nur allzugut weiß, daß in einer Welt, *Where youth grows pale, and spectre-thin, and dies; / Where but to think is to be full of sorrow / And leaden-eyed despairs,* der Trug der Phantasie dies nicht zu leisten fähig ist: *the fancy cannot cheat so well* (Keats 1955: 255 ff.). Sein Genügen fand er eher in einer Stimmung von *indolence,* einem Zustand von wohl opiatisierter Trägheit und schwereloser Lässigkeit, den er 1819 in der *Ode of Indolence* besang (Keats 1955: 344 f.).

Zahlreiche englische Dichter des 19. Jahrhunderts waren mehr oder minder vom Opium abhängig. George Crabbe (1754–1832) nahm es täglich über vierzig Jahre lang, ohne daß dies seinen Zeitgenossen bekannt war. Sie sollten es erst aus der Biographie seines Sohnes erfahren (Blunden 1947). Der angesehene Geistliche hinterließ Opiumgedichte, die teilweise erst 1960 veröffentlicht wurden, darunter *The Flowers* (Crabbe 1960: 167 ff.), das mit den Versen beginnt:

Deep is the Poppy's blushing red;
Ah! take it from our joyous bowers.
With baneful Dew its flower is fed,
Until, replete with deadly powers,
Its heavy influence round is shed,
That ease and cheerfulness o'erpowers.

Der mit Keats eng befreundete Percy Bysshe Shelley (1792–1822) nahm *Laudanum* gegen Migräne (Shelley 1964: I, 232, 246). Auch seine Frau Mary (1797–1851) kannte die Wirkung der Droge, mit der sich ihre Halbschwester Fanny Imlay das Leben nahm. Unter ihrem Mädchennamen Wollstonecraft veröffentlichte sie 1818 den Geisterroman «Frankenstein», der bis heute überlebt hat. Daß George Gordon Lord Byron (1788–1824) *user* war, geht zumindest aus einer Tagebuchstelle von 1821 hervor: *I don't like laudanum now as I used to do* (Quennell 1950: II, 566). Robert Southey (1774–1843) beschrieb und sammelte schon 1799 seine *laudanum visions,* die sich in seinen Gedichten teilweise wiederfinden (Southey 1851: 20 f.). Sir Walter Scott (1771–1832) nahm in der Zeit, als er *The Bride of Lammermoor* (1819) schrieb, zur Bekämpfung seiner Magenkrämpfe täglich oft zweihundert Tropfen *Laudanum,* zuzüglich sechs Grains Opium (Lockhart 1827: IV, 253). Später konnte er sich an keinen Satz des von ihm verfaßten Schauerromans erinnern (Lockhart 1827: IV, 274 f.). Völlig abhängig von der Droge war Wilkie Collins (1824–1889), der Scotts «Braut von Lammermoor» als *the greatest of all prose tragedies* ansah und mit Hamlet verglich (Caine 1908: 333), und der selbst mit *Woman in White* (1860) einen der frühesten Kriminalromane schuf. Durch ihn, seinen zeitweiligen Mitarbeiter, ist vielleicht Charles Dickens (1812–1870) zum

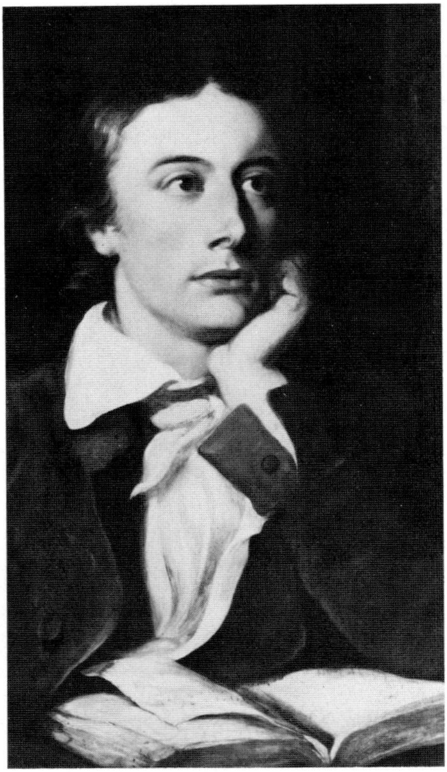

John Keats (1795–1821) – einer der hervorragendsten englischen Odendichter, der zur «zweiten Generation» der englischen Romantiker gehörte. Opiumsüchtig.

Opium animiert worden. Zumindest in seinen letzten Lebensjahren nahm er es regelmäßig, unter anderem, um seine Neuralgie zu bekämpfen (Dickens 1938: III, 776). Literarisch spiegeln sich diese Erfahrungen in dem unvollendet gebliebenen Roman *The Mystery of Edwin Drood* (1870). Einige der brillant beschriebenen Opiumszenen, wie etwa jene mit der alten Vettel, die ein Tintenfaß als Opiumpfeife benutzt, hat der realistische Erzähler zuvor in Begleitung von Polizisten in den Slumvierteln von London beobachten können (Dickens 1938: III, 775; Forster 1948: II, 347). Suggestive Opiumszenen finden sich in dem Roman *Vilette* (1853) von Charlotte Brontë (1816–1855), deren Sucht allerdings umstritten ist. Nahezu lebenslänglich abhängig waren jedoch Elizabeth Barrett-Browning (1806–1861), die auch Morphium nahm – den Einfluß auf ihre *Poems* von 1844 hat Hayter nachzuweisen versucht (Hayter 1962: 62 ff.) – sowie Francis Thompson (1859–1907), der am Ende des vergifteten Jahrhunderts literarisch auf die Poesie von Coleridge, Keats und Shelley zurückgriff, sein Lebensschicksal aber einem Buch verdankt, das er als Zwanzigjähriger von seiner Mutter, einer Arztfrau, zum Lesen erhielt: *The Confessions of an English Opium-Eater* (vgl. die Biographen Meynell 1913: 46 ff.; Reid 1959: 21 f.).

Confessions of an English Opium-Eater

Der Verfasser des Buches, das 1822 anonym erschien und in dem man noch 1838 allgemein Coleridge vermutete (Poe 1966: I, 192, 978), ist Thomas de Quincey (1785–1859). Die Bekenntnisse wurden 1845 mit *Suspiria de Profundis,* den Seufzern aus der Tiefe, fortgesetzt. Obwohl aus dem Bewußtsein der eigenen Sucht verfaßt, auch die «Leiden des Opiums» beschreibend – sind sie doch eine einzigartige Apologie des Rauschs: «Dies ist die Lehre der wahren Kirche vom Opium, deren einziger Anhänger, wie ich wohl weiß, ich selber bin – ihr Alpha und ihr Omega» (de Quincey 1962: 73). In der fünfunddreißig Jahre später überarbeiteten Fassung (1856) ernennt er sich gar selbst zum «konsequenterweise unfehlbaren» Papst dieser Kirche, die ihre eigenen Mysterien und Märtyrer hat (de Quincey 1956: 265; 1962: 232 f.). Als *poor opium-martyr* pflegt er nun auch Coleridge zu grüßen. Das «Paradies der Opiumesser» öffnete sich für de Quincey im Herbst 1804, als er unter Zahnschmerzen litt und ihm *Laudanum* als Medizin empfohlen wurde. Der Erfolg des Mittels war durchschlagend: «Hier war das Geheimnis der Glückseligkeit, über das die Philosophen so vieler Jahrhunderte gestritten hatten, auf einmal enthüllt. Nun konnte man für einen Penny die Glückseligkeit kaufen und in der Westentasche bei sich tragen. Verzückungen waren transportabel geworden und ließen sich in kleinen Flaschen verkorken» (de Quincey 1962: 68 f.). Neun Jahre lang nahm de Quincey die Droge alle zwei bis drei Wochen mit der Absicht «zwischen die einzelnen Akte der Ausschweifung lange Pausen einzuschalten, um die Sensation des Genusses zu erneuern» (de Quincey 1962: 19). Erst 1813 ließen ihn sowohl ein heftiges Magenleiden als auch eine Gemütsverdüsterung täglich zum *Laudanum* greifen: «Der Leser hat mich von diesem Datum ab als einen regelmäßigen und eingefleischten Opiumesser zu betrachten, den zu fragen, ob er an einem bestimmten Tage Opium genommen habe oder nicht, soviel hieße, als ihn fragen, ob seine Lunge geatmet oder sein Herz geschlagen habe» (de Quincey 1962: 92). Schon nach drei Jahren war sein Konsum auf 8000 Tropfen pro Tag angestiegen. Unterbrochen von wenigen vergeblichen Versuchen, der Sucht Herr zu werden oder sie zumindest einzudämmen, über die er ausführlich berichtet, blieb der

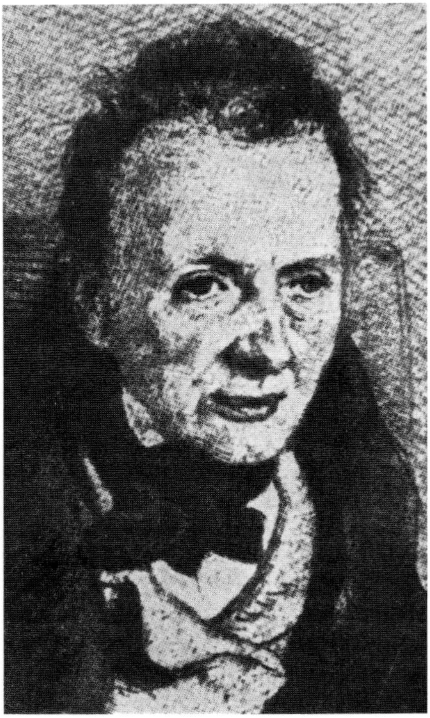

Thomas De Quincey (1785–1859), Verfasser der berühmten «Bekenntnisse eines Opiumessers» (erschienen 1822).

geistreiche Schriftsteller und Kritiker bis an sein Lebensende der Droge verfallen. Ein Brief an seinen Verleger (Wordsworth-Library, Grasmere), das mitgesandte Manuskript betreffend, endet mit dem bezeichnenden Satz: *I must beg you to excuse the stains of laudanum etc. which I hope have not made it more difficult to read* (zit. nach Hayter 1968: 230). Auch dieser Brief selbst ist mit braunen Flecken übersät.

Dem Leser der Bekenntnisse, besonders der *Suspiria,* wird der Eindruck vermittelt, de Quincey habe die Droge genommen, weil ihm daran lag, «die Fähigkeiten der Traumproduktion (...) zu untersuchen» (de Quincey 1962: 151). Kulturkritisch und scharfsinnig zugleich geht de Quincey mit der progressiven Entfesselung der Elementarkräfte mittels Technik und Industrie ins Gericht: «Es liegt auf der Hand, daß diese rapide Fortschrittsgeschwindigkeit gebremst werden muß (was zu erhoffen, nicht zu erwarten ist) ... Sich selbst überlassen, wird die innere Tendenz dieser chaotischen Entwicklung zum Verhängnis führen: zum Wahnsinn ... Der Sinn für Größe und Schönheit, den jeder von uns in sich trägt, wird abgestumpft von dieser ewigen Hetzjagd ... Um sie ins Meditative zurückzuwenden, muß man sich von der Menge absondern ... Soviel Einsamkeit, soviel Geistesmacht ... Unter der intensiven Anspannung der sozialen Instinkte leidet keine unserer Fähigkeiten so wie unser Traumvermögen ... Aber wie auf der einen Seite unser Traumvermögen unter dem Verfall der Einsamkeit leidet, so gibt es andererseits physikalische Medien, die es fast ins Übernatürliche steigern ... Bei weitem am stärksten wirkt aber das Opium» (de Quincey 1962: 150 f.). Die Droge schärft also das Traumvermögen. Den Träumen ist auch der größte Teil seiner Beschreibungen gewidmet, wobei zwei Grundstimmungen die Visionen bestimmen: die tiefe, alles bejahende Euphorie und das alpdruckartige Grauen. Gemeinsam ist beiden die Verschiebung im Koordinatensystem von Raum und Zeit, beides dehnt sich so ins Unermeßliche aus, «daß der Versuch, sie im Wachbewußtsein mit Begriffen des menschlichen Daseins darzustellen, lächerlich wirkt» (de Quincey 1962: 177): «Als ich so die äolische Musik vernahm ... geriet ich in einen ekstatischen Zustand. Der weite blaue Himmel schien sich im Zenit zu öffnen, schien plötzlich eine Höhle, die aufwärts ins Unendliche führte. Wie von Wellen getragen, erhob sich mein Geist in immerwährender Bewegung nach oben, und die Wogen schienen hinter dem Thron Gottes herzufluten, doch dieser entfernte sich weiter und weiter ... Entzückung und Verfolgung schienen mir endlos weiterzugehen» (de Quincey 1962: 176). Den Verzückungen entsprechen auf der anderen Seite die unendlichen inneren Gefängnisse. So gibt de Quincey eine verblüffend exakte Beschreibung und phantasievolle Deutung der Tafel VII aus dem Kupferstichwerk *Carceri iventioni* von Piranesi, zu der dieser 1742 im Fieberdelirium inspiriert worden sein soll. De Quincey, der in den unendlichen Treppenfluchten und Abgründen seine architektonischen Träume wiedererkennt, hat den Stich selbst nie gesehen; Coleridge, der das imaginäre Gefängnis bereits als das Gefängnis des Ichs ausgemacht hatte, hat ihm lediglich davon erzählt (de Quincey 1962: 117 ff.). Dieses Gefängnis ist bei de Quincey auch oft recht exotischer Art: «Von einem Gefühl tropischer Hitze und vertikaler Sonnenstrahlen gepeinigt, erschuf sich mein Geist alle Kreaturen ... Affen, Papageien, Kakadus starrten mich an ... Ich stürzte in eine Pagode und wurde jahrhundertelang in Geheimräumen gefangengehalten oder hing auf Turmspitzen aufgespießt. Ich war Götze und Priester zugleich ... Ich wurde für Jahrtausende mit Mumien und Sphinxen in Steinsärgen, in engen Kammern, in den Eingeweiden ewiger Pyramiden bestattet. Krokodile küßten mich ...» (de Quincey 1962: 122 f.). Unschwer erkennt der Eingeweihte hierin den Diskurs eines Horrortrips – eine für Opium an sich völlig untypische Wirkung,

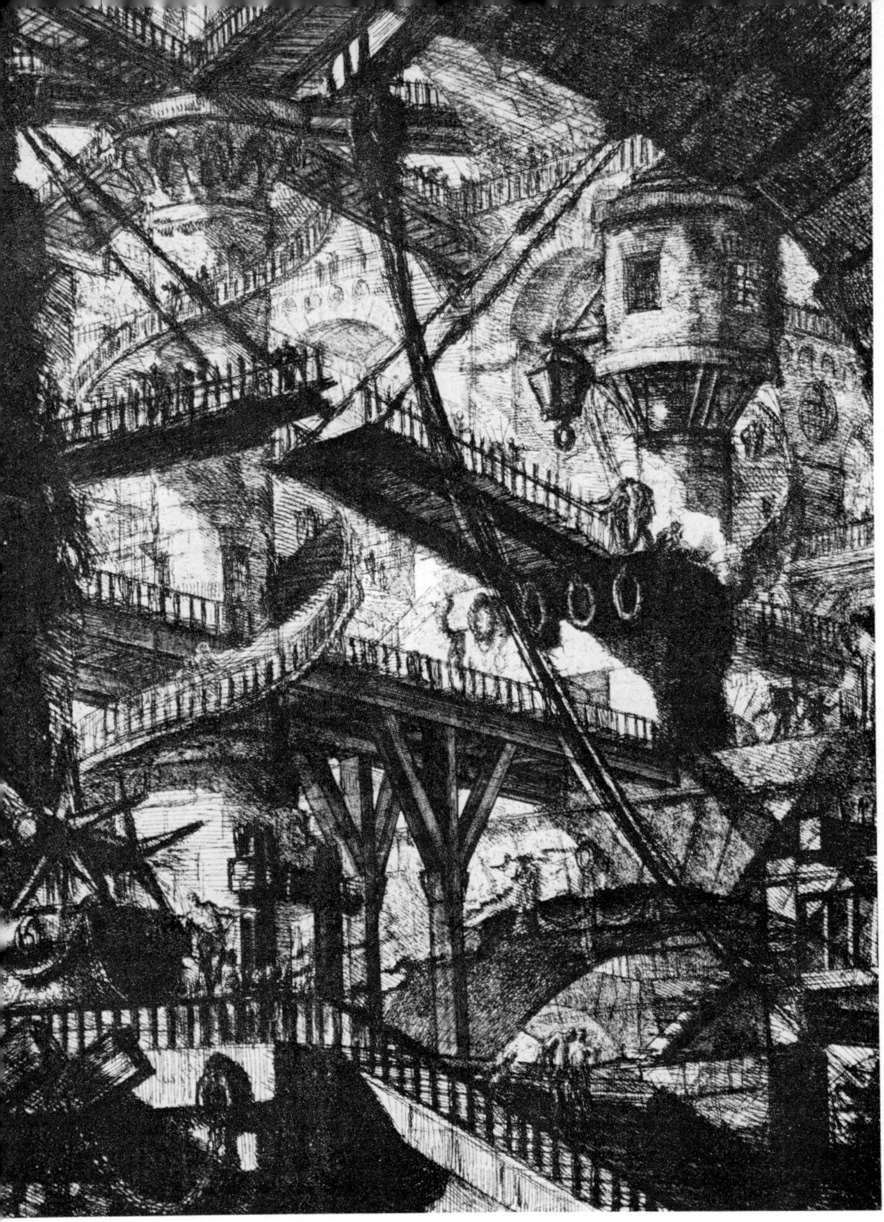

Das imaginäre Gefängnis, Giovanni Battista Piranesi, 1760. Tafel VII aus den *Carceri* (Ausschnitt).

die vielleicht durch die unselige Verbindung mit Alkohol (*Laudanum*), in hohen Dosen genossen, zustande kommt. Die düsteren nächtlichen Prozessionen von Spukgestalten dagegen (de Quincey 1962: 113) lassen an manches späte Gedicht Heinrich Heines (1797–1856) denken, der seit 1848 gelähmt in seiner Matratzengruft sehr hohe Dosen Opium und Morphium nahm, etwa an das dritte aus der Reihe «Zum Lazarus» (Heine 1975: 202 f.). Für de Quincey ist das menschliche Gehirn ein «kolossaler Palimpsest», in dem unzählige Schichtungen sich bis zur Unkenntlichkeit überlagert haben. In der Reproduktion verschiedener Gedächtnisinhalte sieht er ein «Mysterium, das den Zweifel ausschließt; denn den Märtyrern des Opiums wiederholt es sich . . . im Rausch zehntausendmal» (de Quincey 1962: 232 f.); so etwa Erlebnisse aus der Kindheit, die der Autor besonders liebevoll beschreibt (de Quincey 1962: 188 ff.). Ebenso liebevoll und von höchster Anziehungskraft ist seine sarkastische philologisch-kenntnisreiche Arbeit, die eine rein ästhetische Betrachtung über den Mord anstellt. De Quincey, der von sich selbst einmal sagte, daß er «eine rasende Leidenschaft für den Unsinn» habe, ließ sie 1854 unter dem bezeichnenden Titel erscheinen: *On Murder considered as one of the Fine Arts* (de Quincey 1962: 369 ff.).

Das gespaltene Ich und die Faszination des Grauens (E. T. A. Hoffmann und E. A. Poe)

«Ich glaube allerdings nicht», so schrieb de Quincey 1822, «daß ein Mensch, der einmal die himmlischen Lüste des Opiums gekostet hat, je wieder zu den groben und vergänglichen Freuden des Alkohols herabsteigen wird.» An einer anderen Stelle heißt es, daß «während der Wein die geistigen Fähigkeiten in Unordnung bringt, das Opium, in der angemessenen Weise genommen, sie in die erlesenste Ordnung, Gesetzmäßigkeit und Harmonie überführt. Der Wein raubt dem Menschen die Macht über sich selbst, das Opium stärkt sie in hohem Maße . . .» (de Quincey 1962: 14, 71). Ernst Theodor Amadeus Hoffmann (1776–1822) und Edgar Allan Poe (1809–1849) haben Opium als produktives Stimulans gekannt, doch starben beide an den Exzessen des Alkohols, der ihnen zur Betäubung diente. An den Wahnvorstellungen und der genialen Imaginationskraft der Geistesverwandten scheinen beide Drogen ihren Anteil zu haben.

Der beängstigenden Schar von Doppelgängern im Werk E. T. A. Hoffmanns liegt eine Erfahrung zugrunde, die sich auch in den Tagebüchern des Dichters niedergeschlagen hat. «Alle Nerven excitiert von dem gewürzten Wein – Anwandlung von Todes-Ahndungen – Doppelt-Gänger» schreibt er am 6. Januar 1804. Ein andermal, auf einem Ball im Jahre 1809, glaubt er sich gar plötzlich vervielfältigt zu sehen wie durch ein Prisma, und er ärgert sich über das Treiben all dieser Ichs um ihn herum (Hoffmann 1971: 65, 107). In der zum großen Teil autobiographischen Gestalt seines Lieblings Kreisler schuf sich Hoffmann seinen eigenen literarischen Doppelgänger. Der exaltierte Kapellmeister Kreisler ist nicht imstande, aus dem täglichen Leben, das er prosaisch empfindet, Inspirationen zu holen. Er benötigt daher zum Komponieren und Spielen Reizmittel, die ihn von der Zensur des Intellekts befreien und in die künstliche Schönheit einer anderen Realität führen. Das Erlebnis der Kunst ist für ihn von Halluzinationen nicht zu scheiden, wie etwa im 5. «Kreisleriana»: «Nicht sowohl im Traume als im Zustande des Delirierens, der dem Einschlafen vorhergeht, vorzüglich wenn ich viel Musik gehört habe, finde ich eine Übereinkunft der Farben, Töne und Düfte. Es kömmt mir vor, als wenn alle auf die gleiche geheimnisvolle Weise durch den Lichtstrahl erzeugt würden und dann sich zu einem wundervollen Konzerte vereinigen müßten. – Der Duft der dunkelroten Nelken wirkt mit sonderbarer magischer Gewalt auf mich; unwillkürlich versinke ich in einem träumerischen Zustand und höre dann wie aus weiter Ferne die anschwellenden und wieder verfließenden tiefen Töne des Bassetthorns» (Hoffmann 1967: I, 46). Wechselseitige Entsprechung innerhalb der Sinneswahrnehmung beschrieb schon der Mystiker Angelus Silesius: «Die Sinne sind in Gott all ein Sinn und Gebrauch, wer Gott beschaut, der schmeckt, fühlt, riecht und hört ihn auch.» Baudelaire ist wohl durch die zitierte Passage des «*divin* Hoffmann» zu seinem berühmten Gedicht *Correspondances* angeregt worden (Vordtriede 1963: 58). Wahnsinn wird bei Hoffmann zur Chiffre der existentiellen Tragödie. In der modernen Welt muß der Künstler gezwungenermaßen ein Clown sein; zugleich ist er jedoch ein wenn auch unwirksamer Protest gegen die Tyrannei der falschen bürgerlichen Moral. Die extremste Ausprägung einer Spaltung des Subjekts findet sich in den «Elixieren des Teufels» (1815/16), der großartigen psychologischen, kulturellen und moralischen Parabel von der Dissoziation einer Seele. In den «Elixieren» wird die objektive Zeit fast gänzlich zum Verschwinden gebracht und von Delirien absorbiert, die Handlungen werden in Allegorien von halluzinierten Abenteuern der Seele verwandelt. Man spürt förmlich die Angst in einem Menschen pochen, den unablässig der Kummer quält über den Verlust der Harmonie und dem das Leben nichts als eine einzige Höllenqual ist. Für Hoffmann waren die Schriften Novalis' eine wahre Offenbarung (Hoffmann 1967: I, 122). Hölle ist für ihn alles, das von dem entfernt, was von Novalis «der harmonische Gesang der Welt» genannt wird. Zweck der Kunst ist, «von allem niederbeugenden Druck des Alltagslebens wie von unsauberen Schlacken» zu befreien (Hoffmann 1967: I, 118).

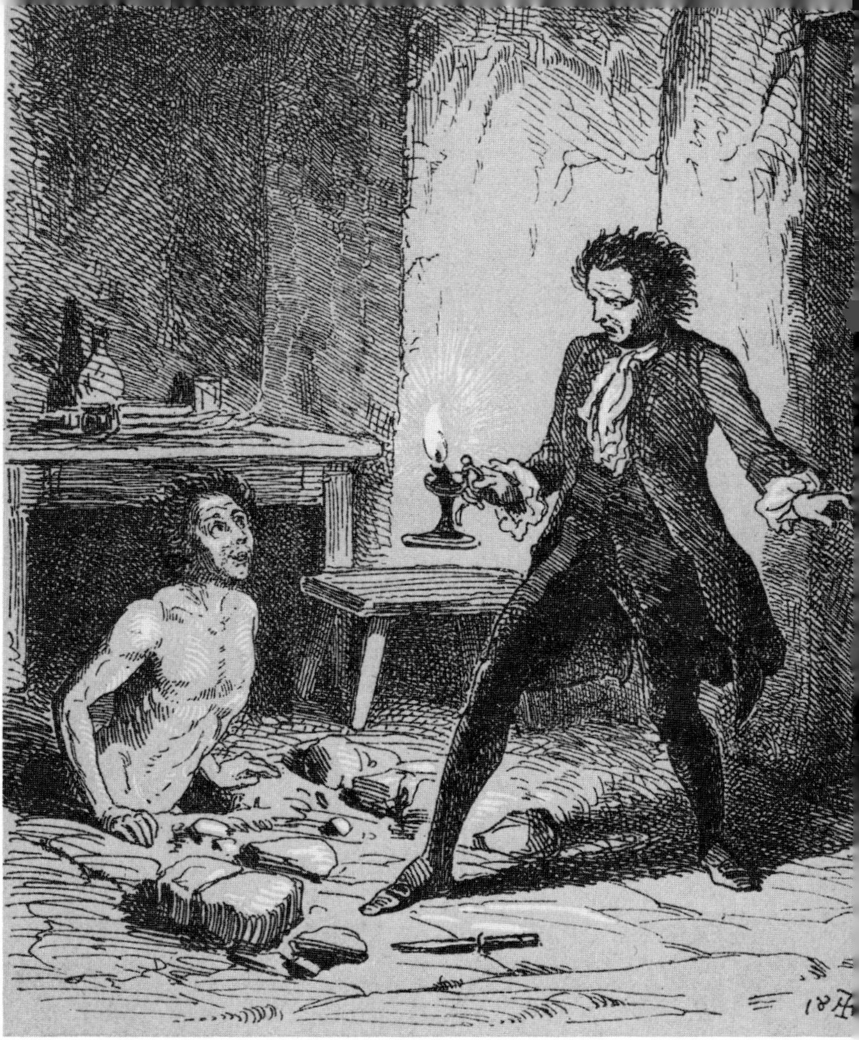

«Begegnung mit dem Doppelgänger» aus E. T. A. Hoffmann (1776–1822): «Die Elixiere des Teufels». Illustration (Ausschnitt) von Theodor Hosemann. E. T. A. Hoffmann war Alkoholiker.

Aus dem Tagebuch Hoffmanns – einem Konvolut bizarrer Chiffren, Hieroglyphen und Abkürzungen – wird deutlich, daß der Dichter unumwunden als Säufer bezeichnet werden muß. Er trinkt alles, was ihm vorkommt, außer Bier, das er als geist- und seelenloses Getränk verachtet. Die Eingebungen und Bilder, die er im Rausch gehabt hat, schrieb er, ebenso wie Poe, in den grauen Stunden des Katzenjammers mit dem durch die psychische Depression sowie durch Opium geschärften Sinn nieder. Die rätselhafte Chiffre eines geflügelten Glases in seinen Tagebüchern (ein einfaches Glas bedeutet dort Alkohol) könnte für *Laudanum* stehen. Scott, dessen Opiumkonsum schon oben beschrieben wurde, hat Hoffmann in einer Kritik disqualifiziert: «Fürwahr, die Begeisterungen Hoffmanns gleichen oft den Einbildungen, die ein unmäßiger Gebrauch des Opiums hervorbringt und welcher mehr den Beistand des Arztes als des Kritikers fordern möchte» (*The Foreigen Quarterly Review,* July 1827). Goethe beeilte sich, diesem Verriß zuzustimmen und ihn sogar noch zu überbieten (Goethe 1972: 360 f.). Auf den letzten Seiten der «Serapions-Brüder» wehrt Hoffmann sich gegen die Vorstellung, daß Dichter im Zustand der Trunkenheit phantastische Werke schrieben, da der «erregte Seelenzustand zwar einen glücklichen genialen Gedanken, nie aber ein in sich gehaltenes, gegründetes Werk erzeugen kann, das eben die größte Besonnenheit erfordert».

Diese Besonnenheit besaß auch E. A. Poe, mit dem der Begriff des Kalküls in die Dichtungstheorie einzog und der damit die moderne Ästhetik als erster in aller Konsequenz formulierte. In seiner *Philosophy of Composition* (1846) fordert er, daß in einer Dichtung alles durch den Dichter selbst gebaut, also eigene Erfindung sein müsse (Poe 1966: IV, 531 ff.). Dies trifft selbst auf Landschaften, Städte, Architekturen sowie auf das Interieur zu. In der Erzählung *Ligeia* (1838), die er bis an sein Lebensende für seine beste hielt, schafft sich der Gemahl der Ligeia seine Umwelt gar nach dem Bild seiner Opiumträume: «Ach, ich fühl' es durchaus, wieviel sich sogar von beginnendem Wahnsinn hätte entdecken lassen in der Überpracht & Fantastik dekorativer Wandbehänge, in den feierlichen Bildwerken Ägyptens, in den wilden Kehlungen der Leisten & Möbel, in den Tollhausmustern der Teppiche aus büschlig-langhaarigem Goldbrokat! Ich war zum regelrechten Sklaven in den Fesseln des Opiums geworden, und all meine Unternehmungen, wie das, was ich in Auftrag gab, trug etwas von der Farbe meiner Träumungen an sich» (Poe 1966: I, 622 f.). Ähnlich wie nach ihm Baudelaire witterte Poe selbst im Kehricht der Großstädte ein Mysterium. In bezug auf ihren Wirklichkeitsgrad unterscheidet sich die Phantasiewelt des Dichters Poe in keiner Weise von derjenigen des Wahnsinnigen. Urangst und Ursehnsucht rauschen in einem flackernden Opiumtraum, in dem der Geist Ligeias beschworen wird, symbolhaft zusammen. Hoffmann weiß noch darum, daß es sich um eine andere Wirklichkeit handelt. Bei Poe wird die Duplizität aufgehoben. Die Erzähler in *Berenice* (1835) und *Eleonore* (1842) sowie der opiumsüchtige Dichter Roderick in *The Fall of the House of Usher* (1839) sind vom Wahnsinn gezeichnet. In *Berenice* heißt es: «Die Realitäten dieser

Welt berührten mich wie Halluzinationen, und *nur* wie Halluzinationen; während statt dessen die wilden Gebilde des Reiches der Träume ihrerseits zu – ja nicht bloß zur Basis meines Alltagsdaseins wurden – vielmehr, gewiß & wahrhaftig & einzig & ausschließlich, dies Dasein selbst» (Poe 1966: I, 558). Schon 1827 hat sich Poe in seinem Gedicht *Dreams* entschieden: *Yes! Tho' that long dream were of hopeless sorrow, / 'Twere better than the cold reality* (Poe 1966: IV, 26). Die Wirkung von Opium bzw. Morphium war Poe wohl vertraut, in *A Tale of the Ragged Mountains* (1844) heißt es denn auch: «Derweilen tat das Morphium seine gewohnheitsmäßige Wirkung – die nämlich, der gesamten Außenwelt ein hochgespanntes Interessant-Sein zu verleihen. Im leisen Zitterrascheln eines Blatts – im Farbschatten eines Grashalms – im Formgebild des Kleeblatts – im Summen einer Biene – im Schimmern eines Tautropfens – im Hauch des Winds – in den linden Düften, die vom Walde herüberstrichen – in all diesem tat sich eine ganze Welt von Suggestionen auf – all diesem entstieg ein lustiger und buntscheckiger Zug von rhapsodischen und unmethodischen Gedanken» (Poe 1966: II, 776). 1848, nach dem frühen Tod seiner schönen Frau Virginia, die er als Dreizehnjährige geheiratet hatte, unternahm er, wie vor ihm schon Hector Berlioz (Barzun 1956: 135) und später Francis Thompson (Reid 1959: 46 f.), einen Selbstmordversuch mit Opium, über den er in einem Brief ausführlich berichtet (Lennig 1959: 144 f.). Es scheint, daß sich in Poes wirrem Leben Perioden ablösten, in denen er jeweils vorwiegend unter dem Einfluß von Alkohol oder von Opium stand. «Doch mein Leiden – und welches Leiden ist dem Alkohol gleich» (Poe 1966: II, 757), heißt es in *The Black Cat* (1843), der Geschichte eines Alkoholwahnsinns. Im Oktober 1849 wird Poe bewußtlos in einer Gosse Baltimores aufgefunden. Noch nicht einundvierzigjährig sollte der größte amerikanische Dichter aus seinem letzten, dreitägigen Alkoholdelirium nicht mehr erwachen. Auf Grund der nahezu einhelligen Verdammung von seiten der öffentlichen Meinung wäre der «lasterhafte» Poe bald vollständig vergessen worden, wenn nicht seine wundersame Entdeckung in Frankreich erfolgt wäre. Die Wesensähnlichkeit, die geistige Verwandtschaft, wie auch weitgehend die Schicksalsentsprechung seines Retters Baudelaire sind nicht minder erstaunlich.

Die Welt als Exil (Baudelaire)

Wenn von Charles Baudelaire (1821–1867) als dem «Dichter der Modernität» die Rede ist, so hat dies seine Berechtigung nicht zuletzt darin, daß er selbst der Urheber dieses Wortes ist. Er entschuldigt sich 1859 seiner Neuheit, benötigt aber den Ausdruck, um das Besondere des modernen Künstlers auszudrücken: die Fähigkeit, in der Wüste der Großstadt nicht nur den Verfall des Menschen zu sehen, sondern auch eine bisher noch unentdeckte, geheimnisvolle Schönheit zu wittern (Friedrich 1967: 35). Es gibt wohl kaum einen nobleren Grund, die französische Sprache zu erlernen, als den, die *Fleurs du Mal* (1857) im Original lesen zu können. Diese unvergleichbare Gedichtsammlung, «eines der verwegensten Wunder in menschlicher Sprache, eine der strahlendsten, zündendsten Lichtgarben zwischen den untermenschlichen Greueln und den übermenschlichen Geheimnissen im Menschen; . . . die Vers- und Weltwerdung eines Chaos von Schmerz, Kot, Sünde und Glorie» (Cysarz 1966: 442), kann nicht beschrieben werden, es sei denn als parodistisches Unterfangen. «Wovon man nicht sprechen kann, darüber muß man schweigen» (Wittgenstein 1969: 115). Vielleicht solltest Du, lieber Leser, die Lektüre hier unterbrechen, den schönen und schwerwiegenden Materialienband beiseitelegen und erst einmal Dir ein, zwei Stunden gönnend, zu den *Fleurs du Mal* greifen, dort aber zumindest die Gedichte *L'Albatros, Correspondances, La Vie Antérieure, Le Poison, Spleen* (Nr. 4) aus der Sammlung *Spleen et Idéal* und *A une Passante, Le Jeu, Rêve Parisien* aus den *Tableaux Parisiens* sowie noch *La Mort des Artistes* aufsuchen.

«Man muß immer berauscht sein. Darin liegt alles: das ist die einzige Frage. Um nicht die fürchterliche Bürde der Zeit zu spüren, die eure Schultern zerbricht und euch zu Boden drückt, müßt ihr euch berauschen ohn Unterlaß» (Baudelaire 1974: 134). Diesen Schluß zieht Baudelaire in den *Petits Poèmes en Prose,* jenen, die in dem Zeitraum von 1855 bis 1864 vereinzelt in Zeitschriften, gesammelt und vollständig aber erst postum unter dem Titel *Le Spleen de Paris* (1869) erschienen sind. Baudelaire beabsichtigte mit ihnen, wie er im Vorwort ausführt, «die Beschreibung des modernen Lebens . . . in den Riesenstädten, das Durcheinander ihrer zahllosen Beziehungen» in einer poetischen Prosa auszudrücken, «die musikalisch wäre ohne Rhythmus und Reim». Die Welt der Prosagedichte ist so vom *horreur de la vie* gezeichnet, daß dem Menschen keine Rückzugsmöglichkeit mehr offen bleibt. Selbst die Natur, ehemals Refugium des lyrischen Poeten, bleibt ihm verschlossen und wird, nur als gerahmte, künstliche Natur in Form von Parkanlagen erwähnt. Die *modernité* verurteilt den Menschen zum Alltäglich-Unbedeutenden und Gewöhnlichen, zum *ennui* und zur Angleichung und damit zum Verlust seiner Subjektivität. Ein Symptom dieses Verlustes der Individualität sind in den Prosagedichten die vorkommenden Personen, die gewöhnlichen Berufen – wie Gerichtsvollzieher, Bäcker, Kellner, Theaterdirektor, Falschmünzer usw. – nachgehen, doch keine charakteristischen Merkmale besitzen und nur durch ihre Funktionalität bestimmt sind. Einzig den Armen, Schwachen und Einsamen bleibt eine Sympathie vorbehalten, alle anderen erscheinen Baudelaire mehr als Gespenster, die ihn – wie im fünften Prosagedicht – schockhaft aus seinen Träumen reißen und Forderungen stellen. Das Erscheinungsbild der realen Wirklichkeit ist bestimmt durch Brutalität, Dummheit, Eitelkeit, Gefräßigkeit, Geldgier und Profitsucht. Bürgerliche Moral und Verlogenheit sind für Baudelaire Synonyme schlechthin (vgl. dazu Trilling 1980). Um nichts Geringeres sollte es ja später Georg Grosz und John Heartfield gehen, wenn sie den Spießbürger als Monster darzustellen suchten. Nach Erscheinen der *Fleurs du Mal* kam der lauteste Widerhall der Zeit aus den Gerichten. Baudelaire und seine Verleger wurden wegen «Verhöhnung der öffentlichen Moral und der guten Sitten» zu Geldstrafen verurteilt, das Werk selbst beschlagnahmt. Sechs Gedichte der Sammlung blieben auch weiterhin verboten. Baudelaire zeichnet eine Welt, die zum *spleen* verurteilt ist. *Spleen* ist die Steigerung des Übels menschlicher Existenz, *une oasis d'horreur dans un désert d'ennui* (vgl. *Voyage* VII in den *Fleurs du Mal*).

«Ich liebe die Wolken . . . die Wolken, die vorüberziehen dort . . . dort . . . die wunderbaren Wolken!» Das ist im ersten Stück der *Poèmes en Prose* die Antwort des *Etranger* auf die Frage, was er in der Welt am meisten liebe, nachdem er Eltern, Freunde, Vaterland, Schönheit und Gold zurückgewiesen hat. In einem der letzten Prosagedichte (*Anywhere out of the world ou n'importe où*) begegnet eine ähnliche Situation. Hier ist es des Dichters Seele selbst, die, befragt, wo sie sich am liebsten aufhalten würde, nach langer Stummheit herausbricht: «Ganz gleich wo, wenn es nur außerhalb dieser Welt ist.» Es scheint, daß des Fremdlings Sehnsucht nach den Wolken ein poetisches Bild für das ist, was gegen Ende der Sammlung eindeutiger ausgesprochen wird: Der Traum von einer anderen Welt, die jenseits alles Irdischen zu suchen ist. Baudelaire erlebt die Wirklichkeit gleichsam als Fremder – die reale Welt ist ihm ein Exil. Die Prosagedichte thematisieren somit die Konfrontation von *spleen* und *idéal,* von äußerer Wirklichkeit und innerer Traumvorstellung. In der Stellung der «Sinnfrage» ist Baudelaires Denken letztlich theologisch bestimmt. Die Kriterien für ein sinnvolles Leben werden von einer Instanz aus definiert, die außerhalb der bestehenden Welt zu suchen ist. Baudelaire hat ausdrücklich Josephe de Maistre und E. A. Poe als seine Lehrmeister genannt (Baudelaire 1975/76: I, 669). Über de Maistre war er mit dem französischen Illuminatentum des 18. Jahrhunderts vertraut, d. h. den mystischen Lehren Claude de Saint-Martins (1743–1803), die letztlich in der spätantiken Gnosis ihre Heimat haben (Friedrich 1935: 296). Die Essenz so gut wie aller mystischen und theosophischen Schulen ist das dualistische Prinzip Gottheit und Materie, das Leiden des Menschen am materiellen Verhaftetsein und das Heimweh nach dem verlorenen Paradies, die Sehnsucht nach dem Ursprung. Wahre Erkenntnis ist nach Baudelaire nur in den Grenzbereichen der Wahrnehmung möglich, so im Traumbewußtsein, im Rausch und in der magischen Wirklichkeitserfahrung des Kindes. Das Genie ist folgerichtig für ihn nur das klar formulierende Kind, das alles im Lichte der *nouveauté* sieht, weil es immer berauscht ist (Baudelaire 1975/76: II, 690).

In dem Prosagedicht *La Chambre Double* (V) hat Baudelaire die Dialektik von Spleen und Ideal als die von Rausch und Realität an ein und demselben Gegenstand sichtbar gemacht, wie es schon in der Titelgabe zum Ausdruck kommt: das doppelte oder – figurativ gesehen – das doppelgesichtige Zimmer. Das Zimmer wird zunächst opiatisiert als idealer paradiesischer Ort erlebt, doch dann, nach der schockhaften Konfrontation mit der Realität als spleenhaft und infernalisch: «Ein Zimmer, das einer Träumerei gleicht, ein wahrhaft spirituelles Zimmer, in dessen stickiger Luft feine Töne von Rosa und Blau schweben. Die Seele nimmt darin ein Bad von Trägheit . . . ein Traum von Wollust zur Zeit der Sonnenverfinsterung. Die Möbel haben langgezogene, hingesunkene, erschlaffte Formen. Die Möbel sehen aus, als ob sie träumten; man könnte meinen, sie wären mit schlafwandlerischem Leben begabt . . . Die Stoffe sprechen eine stumme Sprache . . . Welch freundlichem Dämon verdanke ich, daß ich so von Geheimnis, Schweigen, Friede und Düften umgeben bin? O Glückseligkeit! Was wir gemeinhin Leben nennen, selbst wenn es noch so viel Glück ausströmt, hat nichts mit jenem höchsten Leben gemeinsam, von dem ich jetzt weiß . . . Die Zeit ist verschwunden; die Ewigkeit herrscht, eine Ewigkeit von Entzückungen!

Aber ein furchtbarer, schwerer Schlag dröhnte an die Tür, und es war mir, wie in den höllischen Träumen, als ob der Hieb einer Axt mich in den Leib träfe. Und dann erschien ein Gespenst. Ein Gerichtsvollzieher . . . oder gar der Laufbursche eines Zeitungsdirektors, der die Fortsetzung eines Manuskripts haben will. Das paradiesische Zimmer, das Götterbild, die Herrin der Träume . . . diese ganze magische Welt ist verschwunden. Entsetzlich! Jetzt erinnere ich mich! Jetzt erinnere ich mich! Ja! Dieses Loch, diese Stätte der ewigen Öde, ist wirklich meine Wohnung. Das da sind die albernen, verstaubten, abgestoßenen Möbel . . . Und dieser Duft einer anderen Welt, an dem sich mein höchst verfeinertes Empfindungsvermögen berauschte, ach! er ist verdrängt worden . . . Jetzt atmet man hier den ranzigen Duft der Trostlosigkeit ein. In dieser engen, aber mit Ekel gefüllten Welt lächelt mir ein einziger bekannter Gegenstand zu: Das Fläschchen mit Laudanum; eine alte und schreckliche Freundin; wie alle Freundinnen, ach!

trächtig von Zärtlichkeiten und Verrat ... Ja, die Zeit herrscht; sie übt ihre rohe Gewaltherrschaft wieder aus. Und sie stößt mich, als ob ich ein Ochse wäre, mit ihrem Doppelstachel vorwärts. – He! Vorwärts! alter Esel! Schwitz nur, Sklave! Leb' doch, Verdammter!» (Baudelaire 1974: 60 ff.). Was Baudelaire hier schildert, ist die Verwandlung des alltäglichen Gegenstandes, seines Zimmers, durch die Phantasie, wozu das Opium das Medium abgab, in Metaphern. Diese Metaphern sind nicht mehr zum Vergleich für eine äußere Welt gesetzt, sie werden vielmehr zur «absoluten Metapher». Die Dinge gleichen sich dem Zustand des Träumers an, werden zu Figurationen seines Traumes, scheinen gar selbst zu träumen. Die Zeit steht still, ist verschwunden. Man kann diese Rauschextase auch als einen vorweggenommenen Tod sehen. Für die Mystiker war die Todesnähe der Ekstase eine Grunderfahrung, was sie auch zu jeder Zeit mit der größten Selbstverständlichkeit ausgesprochen haben. «Sterbe, weil ich noch nicht sterbe», ist das Leitmotiv einer leidenschaftlichen Christushymne der Therese von Avila. Hieraus erklärt sich auch Baudelaires Verlangen, «immerfort zu schlafen», ja selbst die Sehnsucht nach dem ewigen Schlaf des Todes: *Je veux dormir! dormir plutôt que vivre! / Dans un sommeil aussi doux que la mort* (vgl. *Le Léthé* aus den *Fleurs du Mal*). Sowohl in den *Poèmes en Prose* wie in den *Fleurs du Mal* erscheint immer das gleiche Thema: die grauenvolle Disharmonie des alltäglichen Lebens, d. h. die Verbannung des Menschen in die Zeit (daher auch Baudelaires Horror vor Uhren), und demgegenüber das Bewußtsein, daß es hinter den Dingen und in der Tiefe der Seele eine geheimnisvolle Gegenwart der Ewigkeit gebe. Diese Gewißheit hatte Baudelaire jedoch nicht zuletzt aus den flüchtig erspähten Paradiesen im Opium- oder Haschischrausch.

Opium war Baudelaire schon mit neunzehn Jahren als Student an der Sorbonne vertraut. Vier Jahre später lernte er das Haschisch kennen. Vom Oktober 1843 bis zu seinem Selbstmordversuch am 30. Juni 1845 bewohnte Baudelaire drei Zimmer der dritten Etage in dem schönen, 1657 erbauten Hôtel de Pimodan oder Lauzun am Quai d'Anjou Nr. 17 (auf der Ile Saint-Louis). Sein Wohnungsnachbar war der Dichter Théophile Gautier (1811–1872), dem er später seine *Fleurs du Mal* widmete. Im zweiten Stock des Palais, den der Hausbesitzer nicht benutzte, trafen sich einmal in der Woche in den goldgetäfelten Salons ihre Freunde vom «Club der Haschischesser», zu dessen Mitgliedern unter anderen Victor Hugo, Alfred de Musset, Honoré de Balzac, Gérard de Nerval und der Zeichner Honoré Daumier gehörten. Gautier hat 1846 mit seinem recht schwülstigen Bericht eines Haschisch-Gelages, *Le Club des Haschischins* der Bohèmerunde ein Denkmal gesetzt, wodurch sie zur Legende wurde. Doch ist das grundlegende Buch über Haschisch erst mit Baudelaires *Les Paradis artificiels* 1860 erschienen, nachdem es in Teilen bereits in Zeitungen vorveröffentlicht worden war. Es gliedert sich in *Le Poème du Haschisch* und *Un Mangeur d'Opium*. Letzteres ist eine gekürzte Übersetzung der «Bekenntnisse» de Quinceys, in dem Baudelaire einen zweiten «Geistesbruder» entdeckte.

Für jeden Haschischgenießer ist Baudelaire bis heute der subtilste Physiognomiker dieses Rausches geblieben. Keiner hat so sensibel die verschiedenen sich ablösenden Phasen nach Einnahme des Mittels beschrieben. Im ersten Satz der Vorrede wird noch einmal seine grundsätzliche Weltauffassung deutlich: «Der gesunde Menschenverstand sagt uns, daß die Dinge der Erde nur sehr wenig Realität besitzen und daß es wahre Wirklichkeit einzig in den Träumen gibt» (Baudelaire 1964: 7). Ausdrücklich wird Haschisch gesehen als ein Mittel des Menschen «zur Flucht ... aus seiner Kotbehausung, um, wie der Dichter des ‹Lazarus› sagt: ‹mit *einem* Flügelschlag / das Paradies zu nehmen!›» (Baudelaire 1964: 10). Dabei verläßt man nie «das Gebiet des natürlichen Traumes», denn das Haschisch ist für die Eindrücke und Gedanken lediglich «ein Vergrößerungsspiegel – aber ein klarer Spiegel» (Baudelaire 1964: 16 f.). Dennoch ist nach Baudelaire eine absolute Steigerung möglich: «Niemand wird erstaunen, daß ein letzter, höchster Gedanke aus dem Gehirn des Träumenden hervorbricht: ‹Ich bin zum Gott geworden!›» (Baudelaire 1964: 43) – ein Gedanke, der in diesem Sinne schon von Hölderlin formuliert worden war (vgl. Motto). Die recht unsinnige rhetorische Frage: «Kann man sich einen Staat vorstellen, in dem sämtliche Bürger sich an Haschisch berauschen würden? Welche Bürger! welche Krieger! welche Gesetzgeber!» (Baudelaire 1964: 44), bleibt offen, d. h., es bleibt undiskutiert, was eigentlich verloren oder gewonnen würde. Dennoch scheint Haschisch, im Gegensatz zu Wein, die Droge für die «unglückseligen Müßiggänger» zu sein, also etwa für den Flaneur, dessen Typus Baudelaire selbst, der sich die ganze Stadt Paris zum Interieur gemacht hat, am eindrucksvollsten vertritt. Baudelaire sah in der Droge wohl auch eine *méthode de travailler,* wie er es in seinem Aufsatz über Poe ausdrückt. «Der Mensch, der beschenkt wird mit dieser – leider so seltenen und flüchtigen – Glückseligkeit, fühlt sich gesteigert durch einen künstlerischen Sinn und zugleich durch klarere Urteilskraft» (Baudelaire 1964: 9), befähigt den Künstler aber auch, dem Bild Ausdruck zu verleihen. «Die Seele ahnt in der Dichtung und zugleich durch die Dichtung hindurch die Herrlichkeit, die uns hinter dem Grab erwartet; und wenn sich über einem kostbaren Gedicht das Auge mit Tränen füllt, so sprechen diese Tränen nicht etwa von einer Übermächtigung, sie zeugen vielmehr von einer aufgereizten Melancholie, von einem

Bedürfnis der Nerven, von einer in die Unvollkommenheit verbannten Natur, die am liebsten schon jetzt, schon hier auf Erden ein offenbar gewordenes Paradies erobern möchte» (über Poe, vgl. Baudelaire 1975/76: II, 334). Baudelaire scheint mit Ausnahme einer kurzen Periode dem Opium den Vorzug gegeben zu haben. Die Bildsprache seiner Gedichte, so die von *Rêve Parisien* (*Fleurs du Mal*), läßt darauf schließen – ist sie doch zu verwandt etwa mit den unterirdischen Tempeln in Keats *Endymion* (vgl. dazu Pettet 1957: 161 ff.) sowie mit manchen Visionen de Quinceys.

«Ein Labyrinth. Niemals komme ich da heraus. Für immer bewohne ich ein Gebäude, das einstürzen muß, ein Gebäude, das von einer geheimen Krankheit bearbeitet wird.» Mit diesen Sätzen aus den *Listes de projets* zu den *Poèmes en Prose* reagiert fünfzig Jahre vor Kafka die sensible Subjektivität auf den Zustand der Welt, die als «verkehrte Welt», als Hölle der Moderne erfahren wird (Baudelaire 1975/76: II, 372). Das Verhältnis zu ihr ist von Ausweglosigkeit und Ekel bestimmt. Baudelaire erweist sich als ein Theoretiker des Verfalls, als ein Prophet des Weltuntergangs – und steht damit konträr zu den Tendenzen seiner Zeit, die im Fortschrittsglauben ein fundamentales Menschheitsideal sahen. Die Negation des total Falschen der bestehenden Welt wird von Baudelaire temporär in der mystischen Erfahrung (Rauschekstase) vollzogen. In der Tradition illuministischer Lehren stehend, bleibt der «hermetische Auftrag» bei Baudelaire auf die Poesie bezogen. Der Erschaffung der Welt durch die Magie des Wortes in der Kosmogonie des jüdisch-christlichen Mythos («Und Gott sprach: es werde Licht! und es ward Licht») entspricht nach dem «Fall der Welt» die Tätigkeit des Dichters. In einer gleichsam okkulten Praxis soll die Wiederherstellung der ursprünglichen Totalität erfolgen: Poesie wird zur Beschwörung, zur Magie, zum Bann: *Tout poète lyrique, en vertu de sa nature, opère fatalement un retour vers l'Eden perdu* (Baudelaire 1975/76: II, 165).

Die Eroberung des Traumes (Rimbaud)

So wie E. A. Poe – wichtige Impulse von E. T. A. Hoffmann, dem Bewunderer Novalis' aufnehmend – für Baudelaire zum Urerlebnis geworden war, so wurde dieser zum Ausgangspunkt der gesamten Moderne. Baudelaires Vergötterung des Traums führte einerseits zur traumartigen Literatur (als Gattung), der der Traum als Konstruktionsprinzip zugrundeliegt. Sie reicht von Lautréamonts (Isodore Ducasse) *Chants de Maldoror* (1869), die teilweise in einem wohl durch Drogen erreichten «unbewußten» Zustand verfaßt worden sind, über Marcel Prousts *A la recherche du temps perdu* (1913–1922) bis hin zu

James Joyce' *Finnegan's Wake* (1922–1939), in dem die unbewußte Welt des Traumlebens in genialer Weise ihren bisher adäquatesten sprachlichen und kompositorischen Ausdruck erhielt. Andererseits führten die mystischen Implikationen über Rimbauds geforderte Aufhebung des Widerspruchs von Traum und Leben zum Surrealismus, der die Eroberung des Traums zum politischen Programm erhob.

Arthur Rimbaud (1854–1891) widmete sich bereits im Alter von fünfzehn Jahren der Dichtung, um sich ihr im Alter von neunzehn Jahren für immer zu entsagen. Sein Schicksal, die Gewaltsamkeit seiner Revolte, sein Zorn und das Geheimnis seines Schweigens bildeten bald einen Mythos. Durch seinen älteren Freund Paul Verlaine (1844–1896) hat er 1871 Drogen wie Haschisch und Opium kennengelernt. Die flüchtig erschauten Paradiese wurden in der Folgezeit zum Maßstab seines Denkens: «Dieses Gift bleibt in allen meinen Adern, selbst wenn die Fanfare verklungen ist und ich den alten Mißtönen zurückgegeben bin . . . Es fing an mit all dem groben Unfug und, sieh da, es endete mit der Erscheinung der Engel in Flamme und Eis . . . Ich bejahe dich, Methode! Ich vergesse nicht, daß du gestern mein Leben verklärt hast. Ich setze mein Vertrauen auf das Gift» (Rimbaud 1965: 203 f.). Diese Erfahrung ließ ihn nach der Formel suchen, die «das Leben zu verwandeln» imstande sei, – denn eines war ihm klar: «Das wahre Leben ist woanders. Wir sind nicht auf der Welt» (Rimbaud 1965: 291, 293). Basierend auf den mystischen Lehren des Eliphas Lévi, den Baudelaire persönlich gekannt hat, und auf dessen «Okkulte Philosophie» (1862) auch Mallarmé zurückgreift, schrieb Rimbaud im Mai 1871 seine berühmten «Seher-Briefe», in denen er die Poesie zum einzigen Erkenntnismittel weiht: «Und so arbeite ich daran, mich zum Seher zu machen» (Rimbaud 1961: 22 ff.). Der Dichter kann nach dieser Lehre «ins Unbekannte gelangen», wo das Ich sich selbst nicht mehr wahrnimmt, sondern nur noch Ort des Ereignisses ist, um das «Unbekannte in Augenschein zu nehmen und das Unerhörte zu hören». 1873 kann er notieren: «Ich gewöhnte mich an die einfache Halluzination: ich sah ganz deutlich eine Moschee an der Stelle einer Fabrik, ich sah, wie Engel Unterricht im Trommeln erteilten, sah Kutschen auf den Straßen des Himmels, einen Salon auf dem Grunde eines Sees» (Rimbaud 1965: 303). Bei Rimbaud wird also der Versuch gemacht, die öde, häßliche Wirklichkeit durch das Traumbewußtsein zu negieren, bevor er als letzte Konsequenz den inneren Orient des Rauschs und damit auch den der Dichtung (1874) mit seiner Abkehr von Europa und seiner Zuflucht in den geographischen Orient (Batavia, Aden, Abessinien) aufhob und zu realisieren trachtete. Die zitierten Sätze lesen sich, als stammten sie aus André Bretons *Nadja* (1928) oder Louis Aragons *Paysan de Paris* (1929), also aus den klassischen Werken des Surrealismus. In der surrealen Mythologie Aragons ist die Großstadt in «mystische Natur, die üppig wuchert» zurückverwandelt, wo selbst die «Tanksäulen manchmal etwas von den Gottheiten Ägyptens oder jener Kannibalenstämme an sich haben» (Aragon 1975: 149, 141).

Nach Rimbaud, für den Baudelaire «der erste Sehende, König der Dichter, ein wahrer Gott» ist, macht der Dichter «sich *sehend* durch eine lange, gewaltige und überlegte *Entregelung aller Sinne* . . . er erschöpft alle Giftwirkungen in sich, um nur den innersten Kern davon zu bewahren» (Rimbaud 1961: 33, 28): «Denn Ich ist ein Anderes. Wenn das Blech als Trompete aufwacht, ist es nicht selbst daran schuld. Dies ist mir offensichtlich: helfend tätig habe ich an der Erschließung meines Gedankens teil: ich sehe und höre ihn . . . in den Tiefen setzt sich der Zusammenklang in Bewegung» (Rimbaud 1961: 26). Wer Haschisch raucht oder kaut, arbeitet nicht mit seinen Gedanken, sondern spielt mit ihnen. «Das Haschisch macht gottgleich» schreibt Gérard de Nerval (1808–1855) in *Le Voyage en Orient,* dessen Einfluß auf Rimbauds *Illuminations* evident ist, «indem der Rausch die Augen des Leibes trübt, erleuchtet er die der Seele» (zitiert nach Bonnefoy 1980: 152).

Faszination durch Dunkelheit und Sprachmagie zeichnet ebenso die Lyrik Stéphane Mallarmés aus (1842–1898), der zusammen mit Rimbaud bis heute der Anreger der modernen Lyrik Europas geblieben ist. Mallarmé sprach vom «Wortklavier». «Der Dichter überläßt die Initiative den Worten, die in Bewegung gebracht werden durch den Zusammenstoß ihrer Ungleichheit» (Mallarmé 1951: 366). In seinem Aufsatz «Magie» schreibt er: «Es besteht zwischen den alten Praktiken und der in der Poesie wirkenden Zauberei eine geheime Verwandtschaft», und nennt den Dichter einen «Buchstabenzauberer» (Mallarmé 1951: 399). Beide Vorstellungen, sowohl die vom Dichter als «Seher» als auch die von der Dichtung als Magie, verweisen unmittelbar auf die Ästhetik des Novalis zurück: «Der Sinn für Poesie hat viel mit dem Sinn für Mystizismus gemein. Er stellt das Undarstellbare dar. Er sieht das Unsichtbare, fühlt das Unfühlbare . . . Der Sinn für Poesie hat nahe Verwandtschaft mit dem Sinn der Weissagung und dem religiösen, dem Sehersinn überhaupt» – und an anderer Stelle: «Der Poet braucht die Dinge und Worte wie *Tasten,* und die ganze Poesie beruht auf tätiger Ideenassoziation – auf selbsttätiger, absichtlicher, idealistischer Zufallsproduktion» (Novalis 1953/57: III, 43; II, 364). Zur Ideologie dieser Vorstellung hat die kritische Studie von Karl Otto Conrady Stellung bezogen (Conrady 1974: 97 ff.; vgl. besonders 106 ff.).

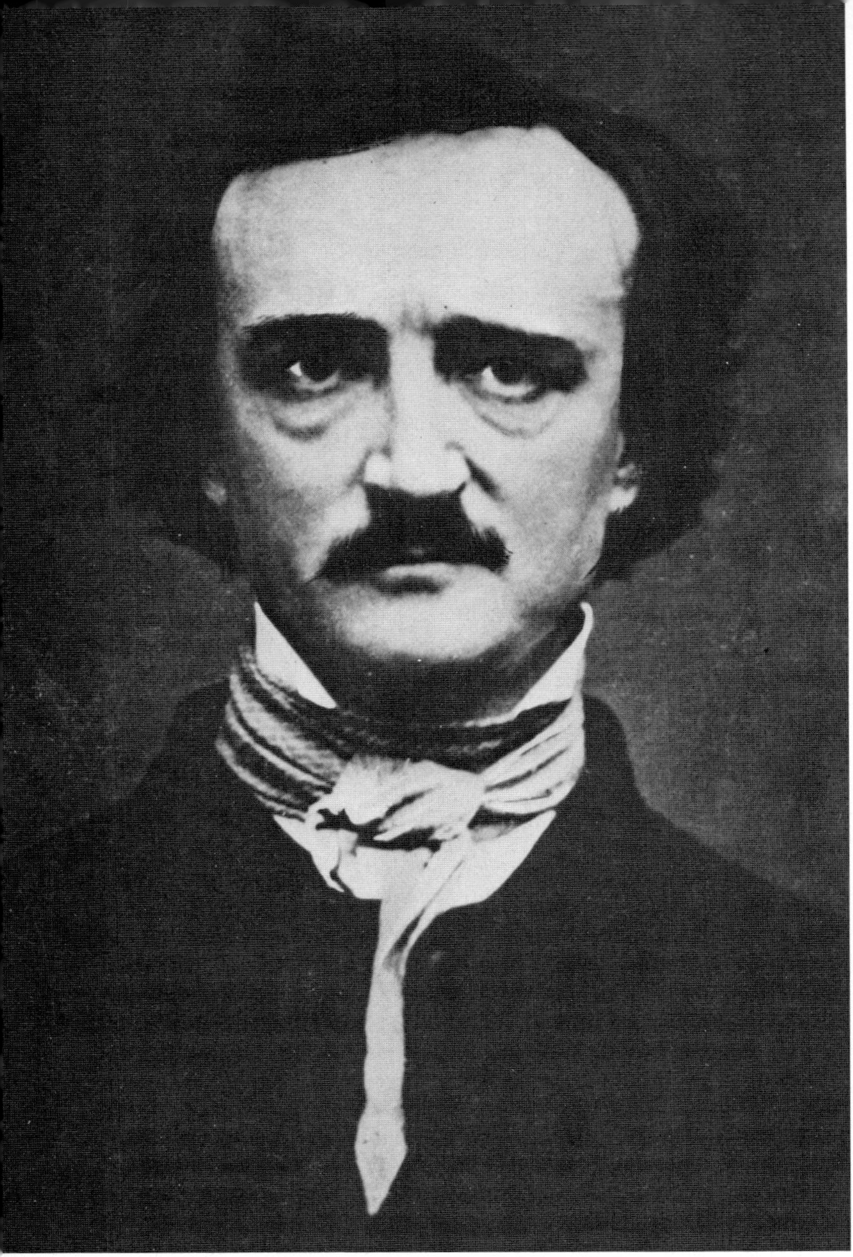

Edgar Allan Poe (1809–1867) – in der Forschung ist es umstritten, ob er Alkoholiker oder opiumsüchtig war. Auf jeden Fall hatte er genaue Kenntnisse über die Wirkungen des Opiums.

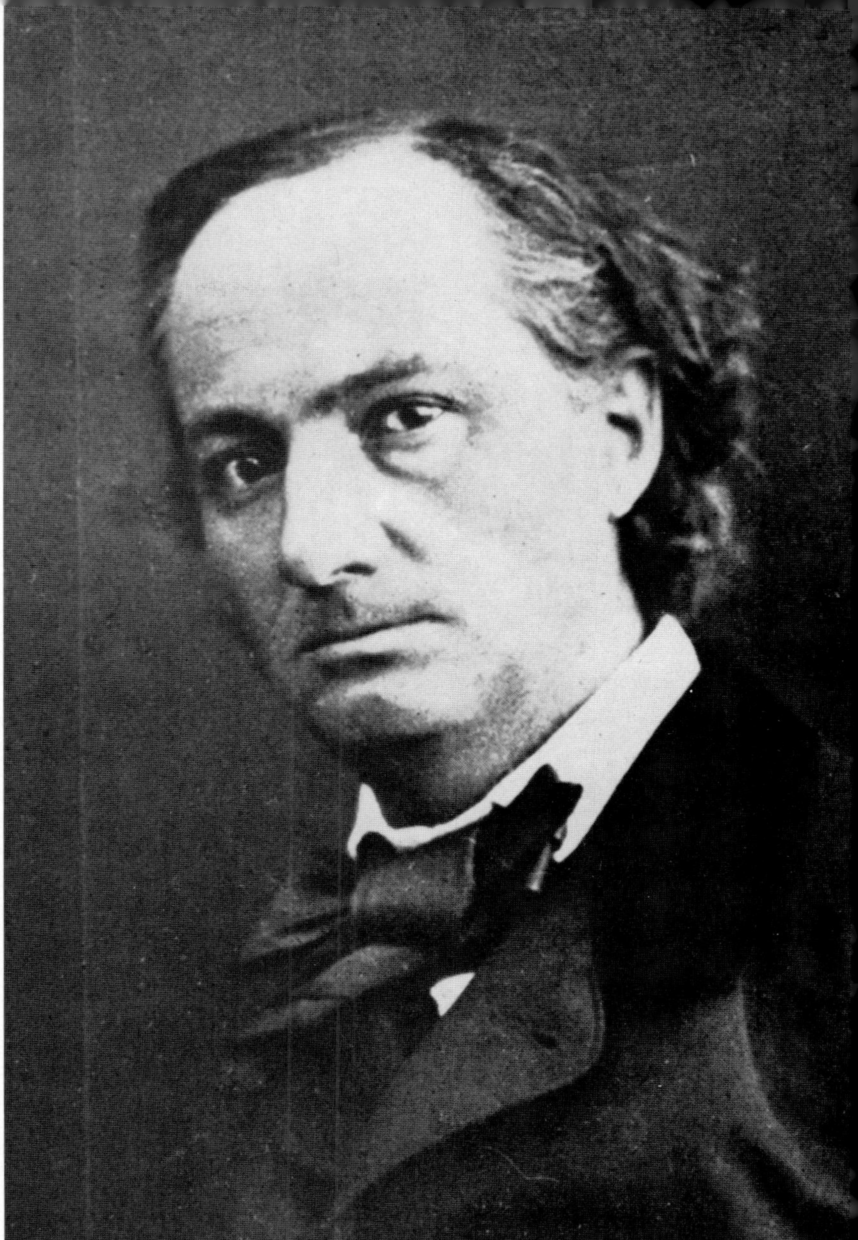

Erfahrungen sowohl mit Opium als auch mit Haschisch und Alkohol hatte Charles Baudelaire (821–1867), als er 1857 die «Fleurs du Mal», die «Blumen des Bösen» schrieb.

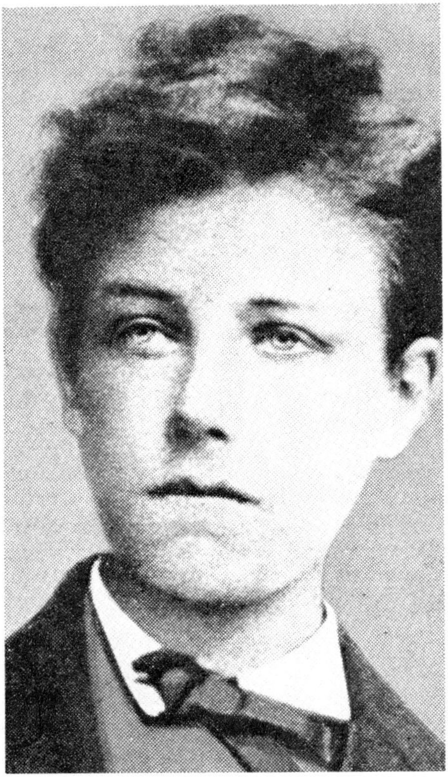

Arthur Rimbaud (1854–1891), hier im Alter von siebzehn Jahren, seiner Hauptschaffensperiode, hat am konsequentesten von allen Avantgardisten des 19. Jahrhunderts Wunschträume und gelebtes Leben vereint.

Die versklavte Dingwelt und die Revolution (Surreale Mythologie)

Novalis, Baudelaire, Lautréamont, Rimbaud und Mallarmé – das sind die Dichter des 19. Jahrhunderts, die sich die surrealistische Bewegung (seit 1919) zu Ahnherren erkor. Viele der Thesen, die das Wesentliche des «Surrealistischen Manifests» (1924) ausmachen, finden sich bei den Genannten vorformuliert. André Breton (geb. 1896) gab folgende Definition: «Surrealismus, Subst. m. – Reiner psychischer Automatismus, durch den man mündlich oder schriftlich oder auf jede andere Weise den wirklichen Ablauf des Denkens auszudrücken sucht. Denk-Diktat ohne jede Kontrolle über die Vernunft, jenseits jeder ästhetischen oder ethischen Überlegung» (Breton 1968: 26). Der Surrealismus, das Wort geht auf Apollinaire (1880–1918) zurück, der 1917 sein Stück *Les Manuelles de Tirésias* als «surrealistisches Drama» bezeichnete, verstand sich also zunächst als eine literarische Methode. Poesie wird als eine Reihe von Exerzitien gesehen, durch welche – nicht unähnlich denen der Mystiker – die dichterische Gnade erwirkt werden soll. Alogische Dichtung wird erreicht, indem man durch Drogengenuß sowie planmäßige Verwertung ermüdungsbedingter Halluzinationen, also durch künstlich hervorgerufenen Wachtraum, jene Bewußtseinszustände hervorruft, worin der Geist in eine engere Verbindung mit seinen unbekannten Tiefenbereichen tritt. Mit Vorliebe wandte man sich deshalb auch, ähnlich wie die behandelten Dichter des 19. Jahrhunderts, den hermetischen Überlieferungen (Kabbala, Gnosis, Alchimie) zu. Das erste «automatisch» geschriebene Werk der Literatur entstand 1919 mit *Les Champs Magnétiques* von Breton und Philippe Soupault. Soupault gilt auch als der eigentliche Entdecker Lautréamonts, der sich partiell schon der unbewußten Schreibweise bediente. Bei Lautréamont fand Breton auch seine surrealistische Bestimmung des Schönen: «Schön wie . . . die unvermutete Begegnung einer Nähmaschine und eines Regenschirms auf einem Seziertisch» (Lautréamont 1976: 206). Die Entheimatung (*le dépaysement*) der Dinge wird zum Schlüsselbegriff surrealer Ästhetik. Diese Ästhetik ist aber grundsätzlich die des Traums, wobei es Breton weniger wie den Romantikern um eine völlige Hingabe an den Traum, als vielmehr um eine Eroberung des Traums geht, in der Absicht, ihn für das Bewußtsein nutzbar zu machen: «Ich glaube an die künftige Auflösung dieser scheinbar so gegensätzlichen Zustände von Traum und Wirklichkeit in einer Art absoluter Realität, wenn man sagen kann: Surrealität» (Breton 1968: 18). Die Surrealisten hatten sich die beiden Losungsworte zu eigen gemacht: «Das Leben ändern» (Rimbaud) und «Die Welt verändern» (Marx). 1927 trat Breton mit einem Teil der Gruppe in die Kommunistische Partei ein – die Zeitschrift *La Révolution Surréaliste* (1924 bis 1929) wurde bald durch die neue Zeitschrift *Le Surréalisme au service de la Révolution* (1929 bis 1933) abgelöst. Diese Entwicklung war von Anfang an der Bewegung inhärent. Denn ähnlich wie die Dadaisten (1916–1925), die angewidert von den Schlachtfeldern des Weltkrieges, denen sie als Emigranten (Zürich) entkommen waren, den Widerspruch zwischen der Praxis des Lebens und der Schönheit der Kunst empfanden, so sind auch die Surrealisten voller Abscheu gegen die kapitalistische Gesellschaft aus dem Krieg zurückgekehrt. Der Krieg hatte das Leben zertrümmert, sie unternahmen es, die Kunst zu zertrümmern, bzw. die Kunstanschauungen. Vor allem richtete sich aber ihre Revolte gegen das System und seine Träger. Schon Rimbaud hatte, von der Pariser Commune begeistert, 1871 einen «Plan für eine kommunistische Verfassung» geschrieben. Eine radikale Verurteilung der bürgerlichen Gesellschaft findet sich auch schon

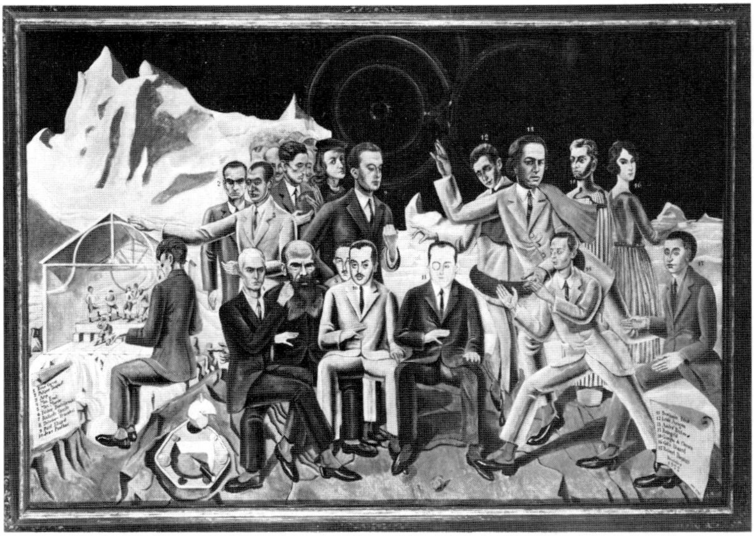

Louis Aragon und André Breton, die Max Ernst 1922 zusammen mit seinen anderen Freunden malte, versuchten sich im rauschhaften «automatischen Schreiben». Museum Ludwig, Inv.-Nr. WRM 3219.

in Joris-Karl Huysmans (1848–1907) Roman *A Rebours* (1884), dem wichtigsten Buch der sogenannten Dekadenz, aus dem nicht nur die Drogenerfahrung seines Verfassers ablesbar wird, sondern auch, besonders in der berühmten Episode der Duftorgel, der Geist der *Correspondances* Baudelaires: «Verbrecherischer, verächtlicher als der verarmte Adel und die heruntergekommene Geistlichkeit nahm die Bourgeoisie noch deren frivoles Protzentum und hinfällige Großsprecherei an; durch ihren Mangel an Manieren war sie noch würdeloser; sie stahl deren Fehler und verwandelte sie in scheinheilige Laster; autoritativ und verschlagen, feige und niedrig ging die Bourgeoisie mitleidlos auf ihr ewiges Opfer, die Proletarier, los, denen sie selbst den Maulkorb abgenommen und sie dazu abgerichtet hatte, den alten Kasten an die Gurgel zu springen! Jetzt war es soweit. Das Volk hatte seine Schuldigkeit getan und sich aus hygienischen Gründen weißgeblutet; der wieder sicher gewordene Bürger saß dank seines Geldes und der Ansteckungskraft seiner Dummheit als jovialer Herrscher auf dem Thron. Das Ergebnis seiner Thronbesteigung war die Unterdrückung jeder Intelligenz, die Verneinung jeder Ehrlichkeit, der Tod jeder Kunst» (Huysmans 1981: 365 f.). Mit einer ähnlichen Kritik rechtfertigte später

Gottfried Benn (1886–1956) die Flucht in den Drogenrausch: «Es gab in Europa zwischen 1910 und 1925 ... überhaupt keine Wirklichkeit, höchstens noch ihre Fratzen. Wirklichkeit, das war ein kapitalistischer Begriff. Wirklichkeit, das waren Parzellen, Industrieprodukte, Hypothekeneintragungen ... das war der Krieg ... die Rechtlosigkeit, die Macht. Der Geist hatte keine Wirklichkeit. Er wandte sich der inneren Wirklichkeit zu ... Die Methode, dies zu erleben ... war Ekstase, eine bestimmte Art von innerem Rausch» (Benn 1959: 242 ff.). Was den Surrealisten aber vorschwebte, war nichts Geringeres als «die Kräfte des Rauschs für die Revolution zu gewinnen» (Benjamin 1972 ff.: II, 307). Dieser Weg vom Hermetismus zur Politik ist – wenn strukturell auch bei Novalis angelegt – die letzte Konsequenz einer literarischen Avantgarde, die sich anschickt, die Träume der verfemten Dichter des 19. Jahrhunderts einzulösen.

Walter Benjamin (1892–1940) hatte den Surrealismus 1929 im Untertitel seiner Kritik «die letzte Momentaufnahme der europäischen Intelligenz» genannt. In seiner Einschätzung der surrealistischen Bewegung, mit der er sich weitgehend identifizierte, ist zugleich ein vorläufiges Resümee seiner eigenen Haschischversuche zu sehen, die in die Zeit von 1927 bis 1934 fielen und an denen zuweilen auch Ernst Bloch (1885–1977) teilnahm. Benjamin hat die Erfahrungen im Rausch in engster Beziehung zu seinen philosophischen Arbeiten gesehen, so hat er etwa den Anstoß zu seiner Theorie von der Aura eines Kunstwerkes, die für seinen epochemachenden Essay: «Das Kunstwerk im Zeitalter seiner technischen Reproduzierbarkeit» (1935) fundierend ist, im Haschischrausch erhalten, wie die Protokolle jener Sitzung bezeugen (Benjamin 1972: 106 ff.). Rauscherfahrungen werden für Benjamin zu einem Medium der Aufklärung. Somit genügen ihm auch nicht die quasi religiösen Ekstasen der Surrealisten: «Die wahre, schöpferische Überwindung religiöser Erleuchtung aber liegt nun wahrhaftig nicht bei den Rauschgiften. Sie liegt in einer *profanen Erleuchtung* einer materialistischen, anthropologischen Inspiration, zu der Haschisch, Opium und was immer sonst nur die Vorschule abgeben können» (Benjamin 1972 ff.: I, 297). Die «fruchtbare» Erfahrung des Rauschs besteht darin, daß er die Dinge ohne Bruch wahrnehmen läßt. Die Sprache der Dinge wird vernehmbar, weil der Rausch zart und höflich gegen sie macht und «der Ekel schwindet» (Benjamin 1972: 96). Ernst Bloch notierte 1928: «Es ist, als ob einem phonetisch die Worte eingegeben würden. Es gibt hier Selbstanschluß. Es kommen Dinge zu Wort, ohne um Erlaubnis zu fragen ... Es gibt ein lautloses Paßwort, mit dem gewisse Dinge durchs Tor treten» (Benjamin 1972: 76). Die Dinge werden von der Fron befreit, nur nützlich zu sein: «Die toten und gegenwärtigen Gegenstände können eine Sehnsucht erwecken, wie man sie sonst nur beim Anblick eines Menschen, den man liebt, kennt» (Benjamin 1972: 129). Karl Marx sah in den «Pariser Manuskripten» als wesentliches Resultat einer aufgehobenen Entfremdung die «vollständige Emanzipation aller menschlichen Sinne», die an Stelle des degenerierten Sinns des Habens tritt: «Erst durch den . . . entfalteten Reichtum des menschlichen Wesens . . . wird ein musikalisches Ohr, ein Auge für die Schönheit der Form, kurz, werden erst menschliche Genüsse und fähige *Sinne,* Sinne, welche als *menschliche* Wesenskräfte sich betätigen, teils erst ausgebildet, teils erst erzeugt» (Marx 1964: 240, 242). Der Rausch birgt also das Bild der zukünftigen Erlösung. Die Dingwelt erweist sich aber für den, der aus dem Bannkreis des Rauschs heraustritt, als eine versklavte und eine versklavende. Diese Erfahrung sollte nach Benjamin den Surrealisten zu einem «Seher und Zeichendeuter» machen, der auf die «revolutionären Energien» stößt, die insbesondere im «Veralteten» erscheinen. Die in den Dingen verborgen erhaltene Stimmung, die «auf traurigen Eisenbahnfahrten . . . an gottverlassenen Sonntagnachmittagen in den Proletariervierteln der großen Städte» erfahren wird, kommt zur «Explosion». Denn «der Trick, der diese Dingwelt bewältigt . . . besteht in der Auswechslung des historischen Blicks aufs Gewesene gegen den politischen». Nur so kann «das Elend, nicht nur das soziale, sondern genauso das architektonische, das Elend des Interieurs, die versklavten und die versklavenden Dinge in revolutionären Nihilismus umschlagen» (Benjamin 1972 ff.: I, 299 ff.). Die im Drogenrausch sur-real gesehene und erlebte Realität – darin soll nach Benjamin die Heimat der befreiten, d. h. klassenlosen Gesellschaft liegen – als erschlossener «Bildraum». Dabei käme es darauf an, die Künstler bürgerlicher Abkunft «als Verräter ihrer Ursprungsklasse», wie Aragon es formulierte, an wichtigen Orten dieses Bildraums in Funktion zu setzen. Es ist evident, daß Benjamin die dem Surrealismus objektiv innewohnende Politik überschätzte, weshalb er sich 1935 von seinen früheren Äußerungen distanzierte (Benjamin 1972 ff.: I, 776 ff.). Es war hingegen vielmehr der Faschismus, der in seiner Überbietung der Realität den Machtkampf um den Bildraum für sich entscheiden konnte. In ihm meldete sich nicht die kommunistische Zukunft, sondern die Macht der Vergangenheit: Volk, Boden, Reich und Führer in der Form einer politischen Romantik, die das Erbe Richard Wagners und Friedrich Nietzsches mit sich trug, dessen Nähe zum Faschismus ohne Zweifel größer ist als die von Karl Marx zum Stalinismus. Der kollektive Mythos des Faschismus hat die Aufhebung des Unterschieds von Sakralem und Profanem, von Ästhetik und Politik in der ekelhaftesten Weise realisiert. Selbst die überdimensionierten, neoklassizistischen Bauten Speers erinnern fatal an die gemalten mythischen Tempel-

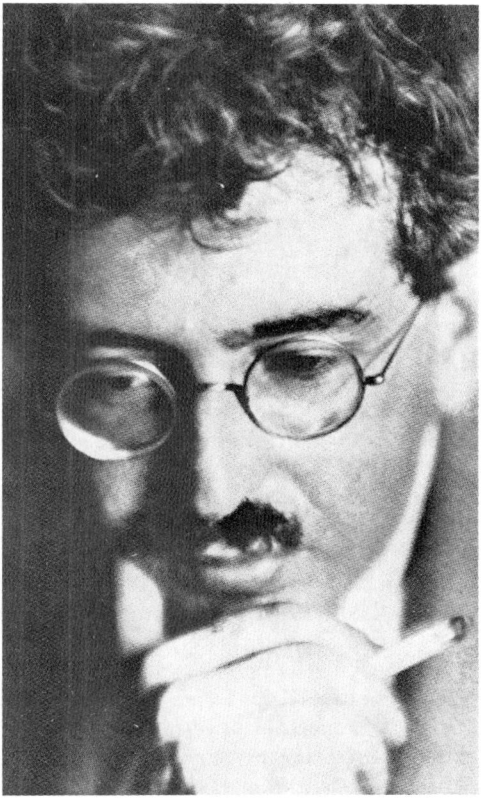

Walter Benjamin (1892–1940) hatte Meskalin- und Haschischerfahrungen. 1940 brachte er sich mit Morphium um.

städte John Martins (1789–1854), in denen die Opiomanen ihre Träume wiedererkannten.

Dennoch sollte der Surrealismus als Vehikel kulturrevolutionärer Tendenzen eine Renaissance als Ästhetik der Revolution erleben. Seine Aktualität wurde angesichts der blumengeschmückten Barrikaden des Pariser Mai 1968 offenbar sowie in den Parolen: «Die Wirklichkeit ist tot, es lebe die Phantasie!» und «Die Freude an der Zerstörung ist eine schöpferische Freude!» (Bohrer 1969: 925). Schließlich ist auch nach einer Definition Bretons ein Akt wie eine Kaufhausbrandstiftung eine surrealistische Handlung. Es fällt schwer, nach Dada und Surrealismus eine Avantgarde noch als eine solche anzuerkennen. Malewitschs «Weißes Viereck auf weißem Grund» (1918) und Duchamps unter der Bezeichnung «Fontaine» (1917) ausgestelltes Pissoir dürften einleuchtend genug sein.

Georg Trakl (1887–1914) ist der erste bedeutende Dichter, der in ausswegloser Weise im heutigen Sinne «an der Nadel hing». Im Unterschied zu den Opiomanen des 19. Jahrhunderts, die die Droge in «sanfterer» Form rauchten oder als *Laudanum* zu sich nahmen, ist er dem synthetischen, härteren Stoff verfallen: Morphium, Heroin, Kokain sind eine neue und gnadenlose Stufe der Drogenabhängigkeit, die nahezu hoffnungslos erscheint. Jean Cocteau (1889–1963) hatte noch eine ästhetische Existenz mittels Rauchopium gesucht, das ihm trotz zweier Entziehungskuren – 1929 schrieb er in der Klinik «Opium. Ein Tagebuch» – als Stimulans für seine künstlerische Kreativität unentbehrlich blieb. Auch Picasso hatte sich lange Jahre durch Opium inspirieren lassen, ohne ihm zu verfallen. Cocteau hat den Ausspruch Picassos überliefert: «Von allen Gerüchen der Welt ist der Geruch des Opiums der am wenigsten dumme» (Cocteau 1968: 49). Doch scheint erst die wahre Hölle der Sucht durch Morphium und Heroin (letzteres «Ein Produkt der Bayerforschung») erreicht worden zu sein. «Der sachliche Bericht vom Glück, ein Morphinist zu sein» von Hans Fallada (d. h. Rudolf Ditzen, 1893–1947), der an einer Überdosis starb, sollte für jeden Pflichtlektüre sein, der nur im leisesten mit dem Gedanken spielt (vgl. Behr 1980: 137 ff.; Körner 1980: 81 ff.). Ein ebenso bedrückendes Beispiel ist die Sucht Klaus Manns (1906–1949), die er in seinem Roman «Der Vulkan» (1939) sowie in der Autobiographie «Der Wendepunkt» (1942) literarisch verarbeitet hat, bevor er sich ihr durch Freitod entzog.

Die verbreitetste und damit die gefährlichste Droge ist heute jedoch der Alkohol – zugleich ist sie die einzige legale der hier abgehandelten. Die Schriftsteller, die ihr verfallen waren, und das waren nur allzuviele, hatten wohl das traurigste Los aller Süchtigen. Während die Opiumesser des 19. Jahrhunderts in der Regel trotz vier oder fünf Jahrzehnte langer Abhängigkeit ein hohes Alter erreichten, sollte von ihnen kaum einer wesentlich älter als vierzig werden. Nichts ist trostloser als die Welt bodenlosen Grauens und unaufhebbarer Einsamkeit des Trinkers, der seine durch Alkohol hervorgerufenen Depressionen wiederum im Alkohol zu ertränken sucht. «Gebe Gott uns allen, uns Trinkern, einen so leichten und so schönen Tod» (Roth 1956: III, 178). Mit diesen hoffnungsvollen Worten beendete Joseph Roth (1894 bis 1939) seine «Legende vom heiligen Trinker» (1939), einen Monat bevor er selber qualvoll im Delirium tremens starb, wie so viele vor und nach ihm: Christian Dietrich Grabbe mit 35, Dylan Thomas mit 39, Jack London mit 40, Brendan Behan mit 41 Jahren. Es hilft nichts, man muß es so unumwunden feststellen: Die harten Drogen lassen sich in zwei Gruppen einteilen; an der einen, den synthetischen Stoffen Heroin, Kokain usw. verdient die internationale Mafia, an der anderen, dem Alkohol (der Domäne der amerikanischen Mafia in den

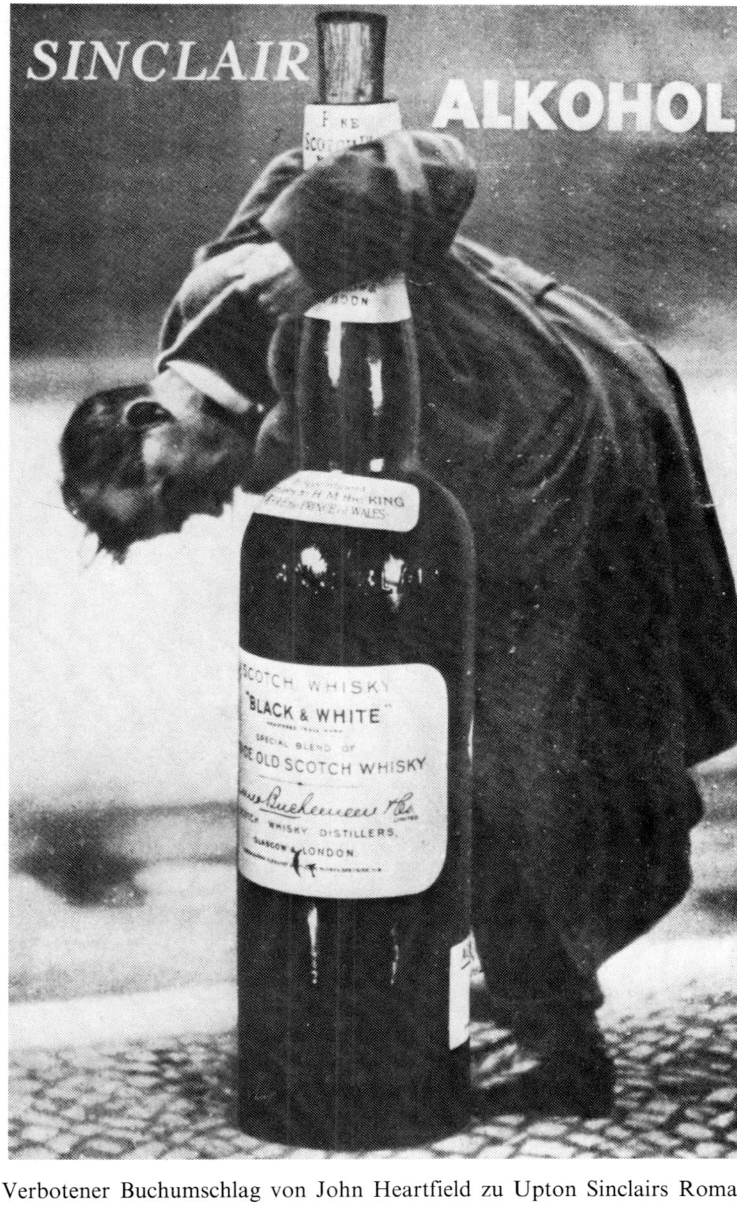

Verbotener Buchumschlag von John Heartfield zu Upton Sinclairs Roman «Alkohol» (Malik-Verlag, Berlin 1932.)

zwanziger Jahren) der Staat. Für Alkohol, den legalen «Stoff», ist somit auch öffentliche Werbung erlaubt. Der Umschlag zu dem Roman «Alkohol» von Upton Sinclair mit der grandiosen Fotomontage John Heartfields von 1932 – sie zeigt einen Betrunkenen, der sich an einer laternenhohen Whiskyflasche festhält – wurde auf Grund der Klage der betreffenden Whiskyfirma wegen Schädigung ihres Rufes durch eine einstweilige gerichtliche Verfügung verboten.

Walter Benjamin, der sensible Physiognomiker der Dingwelt, glaubte schon 1927 überall auf den zunehmenden universalen Verfall zu stoßen: «Aus den Dingen schwindet die Wärme. Die Gegenstände des täglichen Gebrauchs stoßen den Menschen sacht aber beharrlich von sich ab. In summa hat er tagtäglich mit der Überwindung der geheimen Widerstände – und nicht etwa nur der offenen –, die sie ihm entgegensetzen, eine ungeheure Arbeit zu leisten. Ihre Kälte muß er mit der eigenen Wärme ausgleichen, um nicht an ihnen zu erstarren, und ihre Stacheln mit unendlicher Geschicklichkeit anfassen, um nicht an ihnen zu verbluten» (Benjamin 1972 ff.: IV, 99). Aufhalten läßt sich dieser Verfall nicht, denn er ist an die Zeit gebunden, und sein motorischer Antrieb ist der Fortschritt. Kurz bevor sich Benjamin 1940 auf der Flucht vor den Nazischergen mit einer Überdosis Morphium das Leben nahm, unfähig, seine ungeheure Melancholie zu meistern, wußte er: «Der Begriff des Fortschritts ist in der Idee der Katastrophe zu fundieren.» Das Gegenteil von Fortschritt ist Stillstand. «Den Weltlauf zu unterbrechen – das war der tiefste Wille in Baudelaire. Der Wille Josuas» (Benjamin 1972 ff.: I, 683, 667).

Schon 1909 hatte Karl Kraus notiert (mit beängstigender Prophetie): «Der Fortschritt macht Portemonnaies aus Menschenhaut» (Kraus 1899 ff.: 287, 11), und 1930 steht für den Autor der «Letzten Tage der Menschheit» (1918) fest: «Die Wahrheit ist, daß vor dem Weltuntergang, dem wir heillos überantwortet sind – welchen politischen Namen und Vorwand die Lumperei immer führen mag, die die Macht erringt –, daß da nichts übrig bleibt als die Flucht in die geistigen Dinge, solange Gewalt, Gestank und Geräusch sie nicht völlig versperren» (Kraus 1899 ff.: 845–846, 3).

Hölderlin hatte einst die schönen Worte «heilig-nüchtern» geprägt, bevor auch er resignierte – und dem Wahn verfiel.

In keinem Erdteil der Welt werden Drogenpflanzen so vielfältig und intensiv genutzt wie in Südamerika. Den einhundertdreißig bekannt gewordenen Drogenpflanzen der Neuen Welt stehen nur etwa zwanzig der Alten Welt gegenüber. Yebamasá-Indianer in Kolumbien freuen sich über einen Tontopf voll Coca-Pulver, das sie aus den zerstampften Blättern des Cocastrauches gewonnen haben. Coca wird in unterschiedlicher Weise eingenommen: Die Blätter werden frisch mit alkalischen Zusätzen gekaut, das Pulver gegessen oder auch gelegentlich geschnupft. ▷

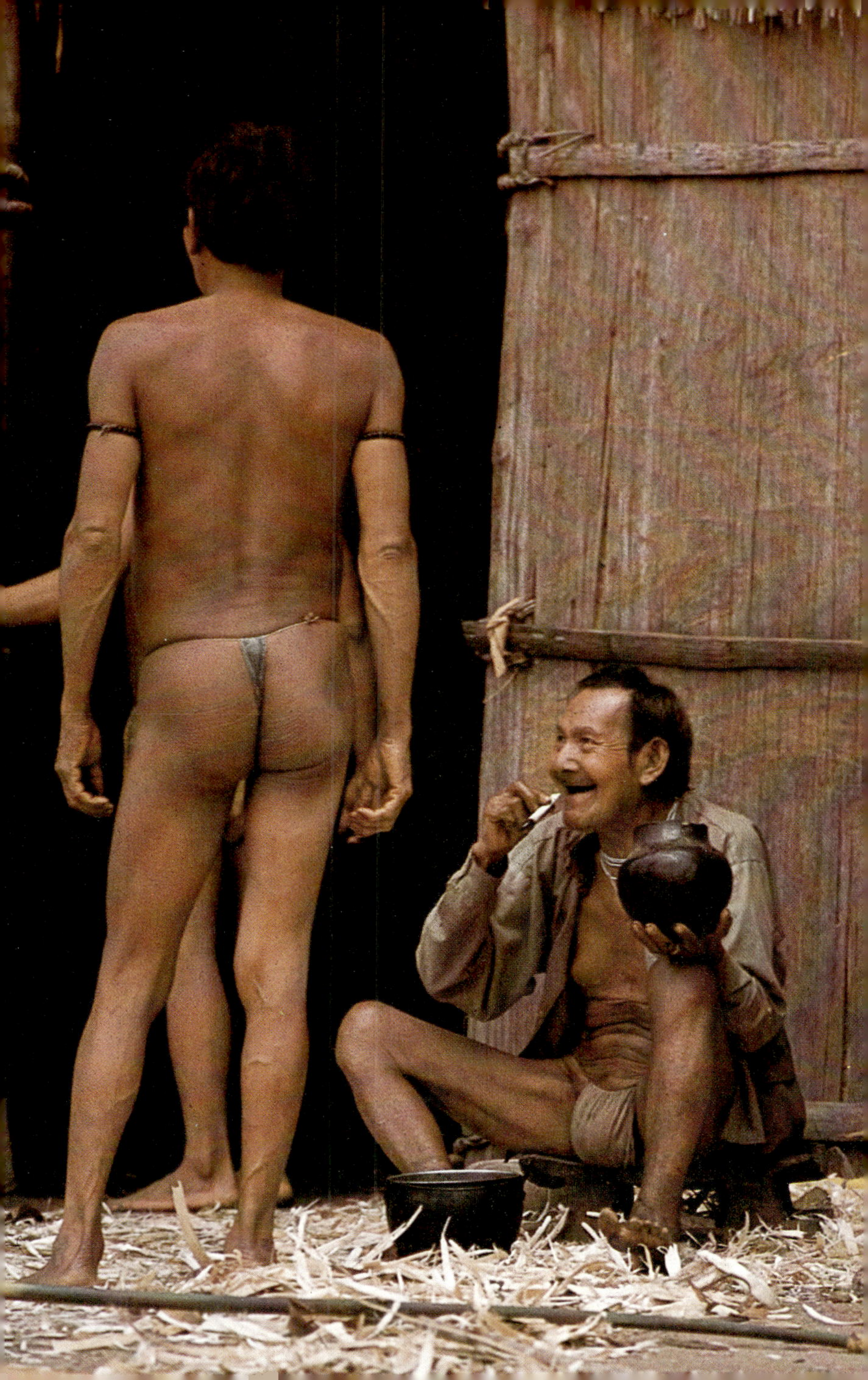

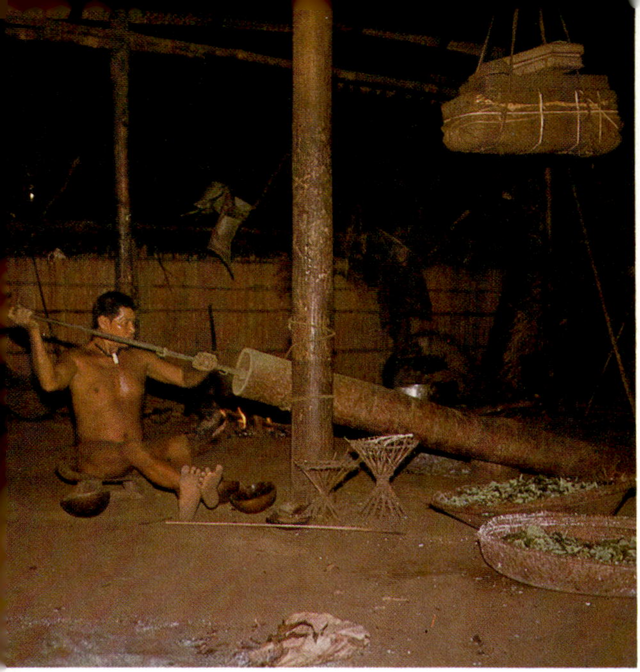
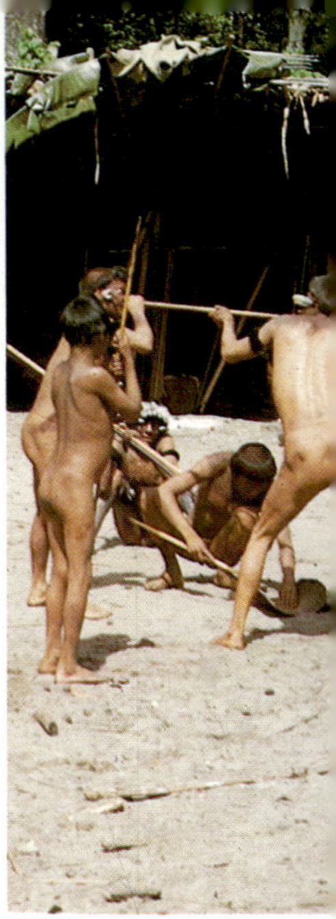
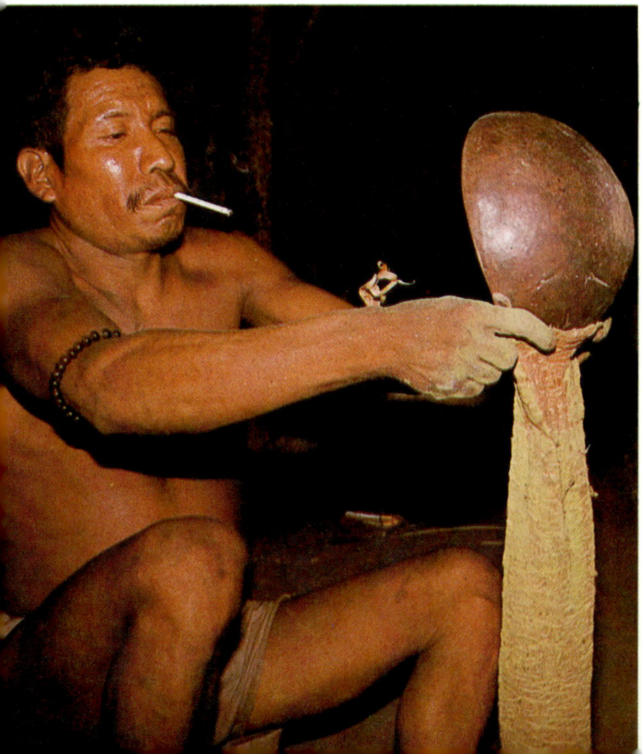
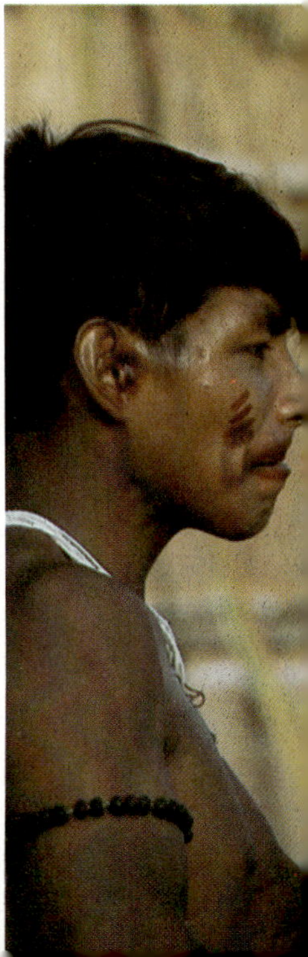

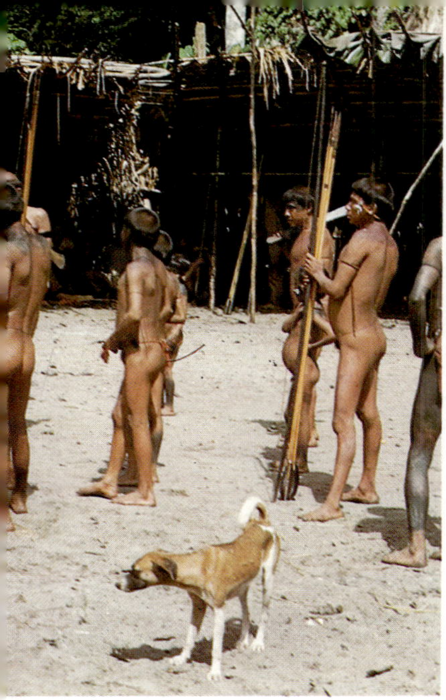

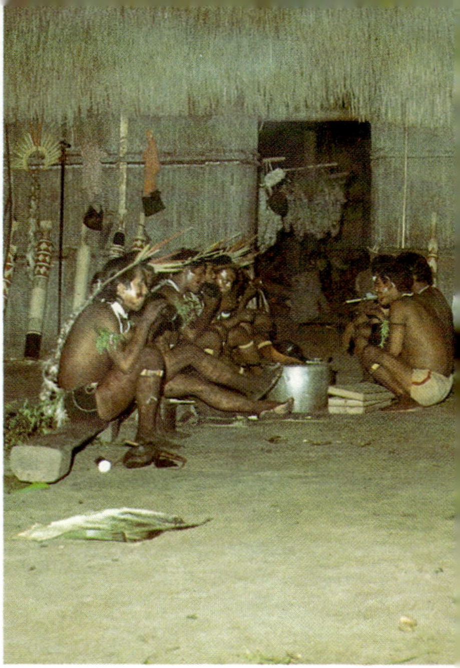

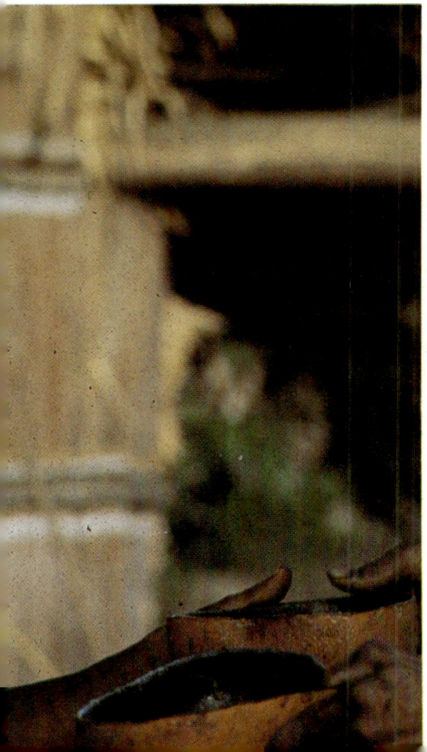

Zur Herstellung des Coca-Pulvers werden die Coca-Blätter geröstet, zerstampft, mit Pflanzenasche vermischt und schließlich durch ein Bastsäckchen gesiebt. Während eines Palmfruchtfestes blasen sich Waika-Indianer in Venezuela mit einem langen Rohr gegenseitig die halluzinogene Droge Yopo (Ebena) in die Nase.

Halluzinogene Drogen werden bei südamerikanischen Indianern nur selten im Alltag genossen. In einer Tanzpause sitzen die Tänzer eines Festes bei den Yebamasá in Kolumbien vor der *maloca*, dem großen Gemeinschaftshaus, und erfrischen sich mit Chicha-Bier, das in Kalebassen angeboten wird.

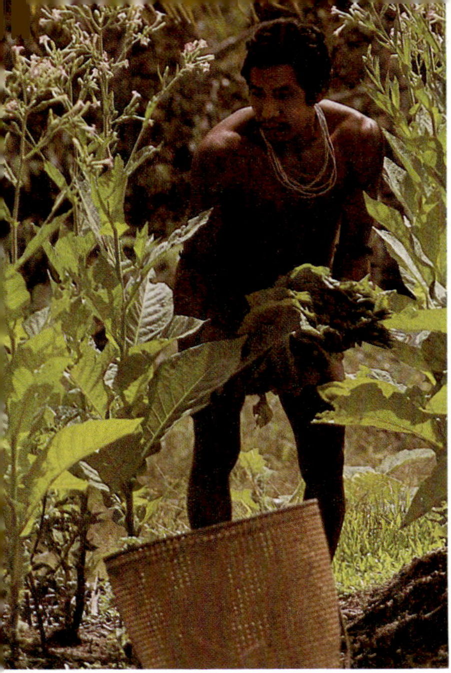
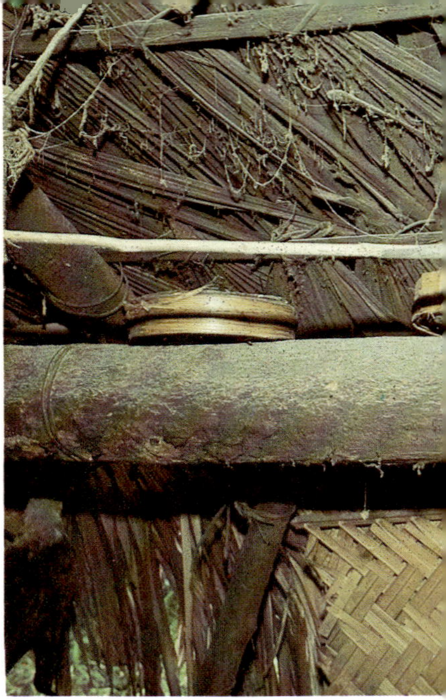
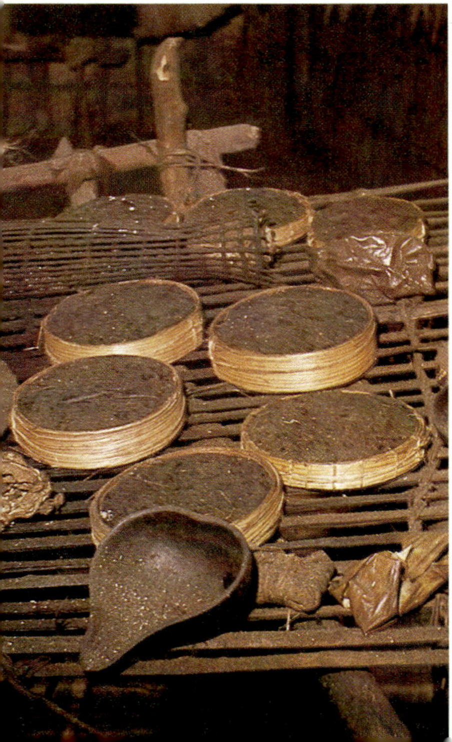
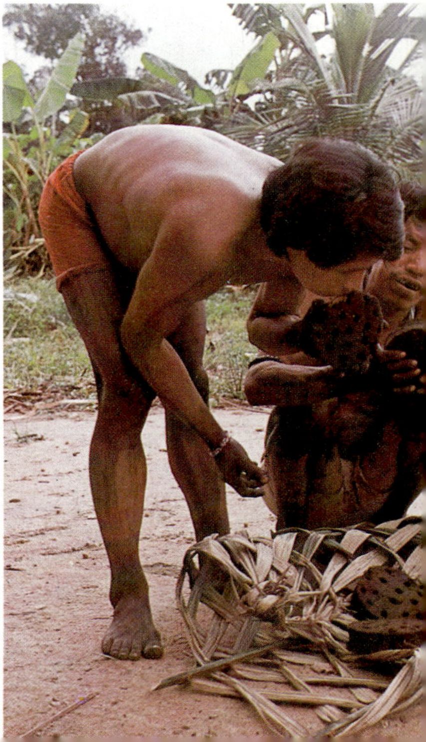

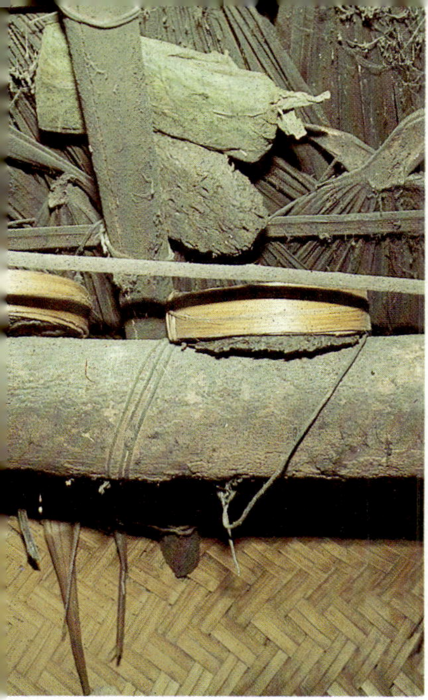

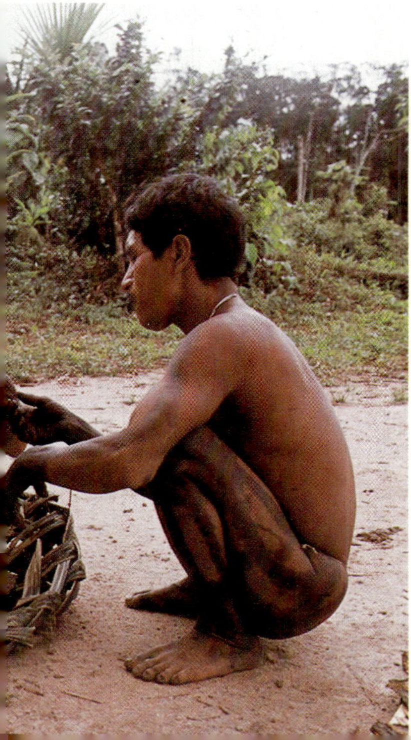

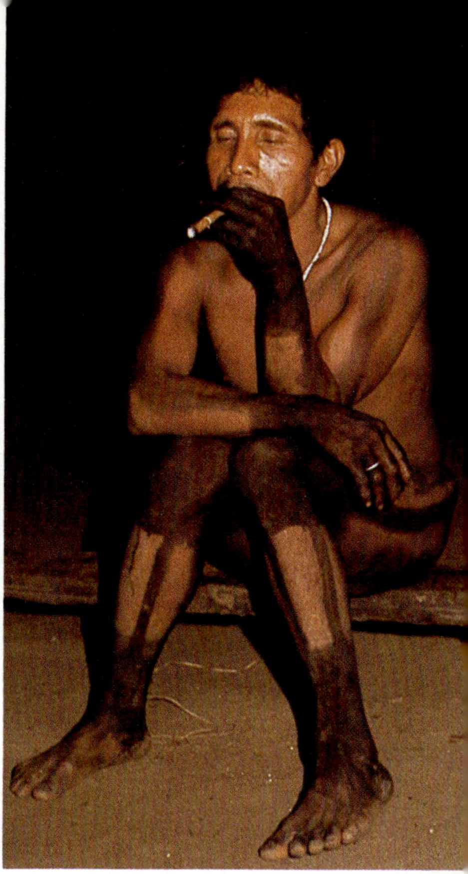

Auch Tabak wird in den traditionellen Kulturen Südamerikas fast ausschließlich rituell genossen. Ein Schamane (*payé*) kümmert sich um Anbau und Verarbeitung des Tabaks. Nach und nach erntet er die jeweils größten Blätter, die er dünstet, zerstampft und in einen Ring aus Baumrinde preßt. Diese «tortas de tabaco» werden geräuchert und können dann lange aufbewahrt werden. Vor einem Fest überprüfen Yebamasá-Indianer ihre Tabakvorräte. Brösel der «tortas» werden in Röhren aus getrockneten Bananenblättern gefüllt und als Zigaretten geraucht. Die Bemalung des Zigarette rauchenden *capitan* der Yebamasa stammt noch vom letzten Fest.

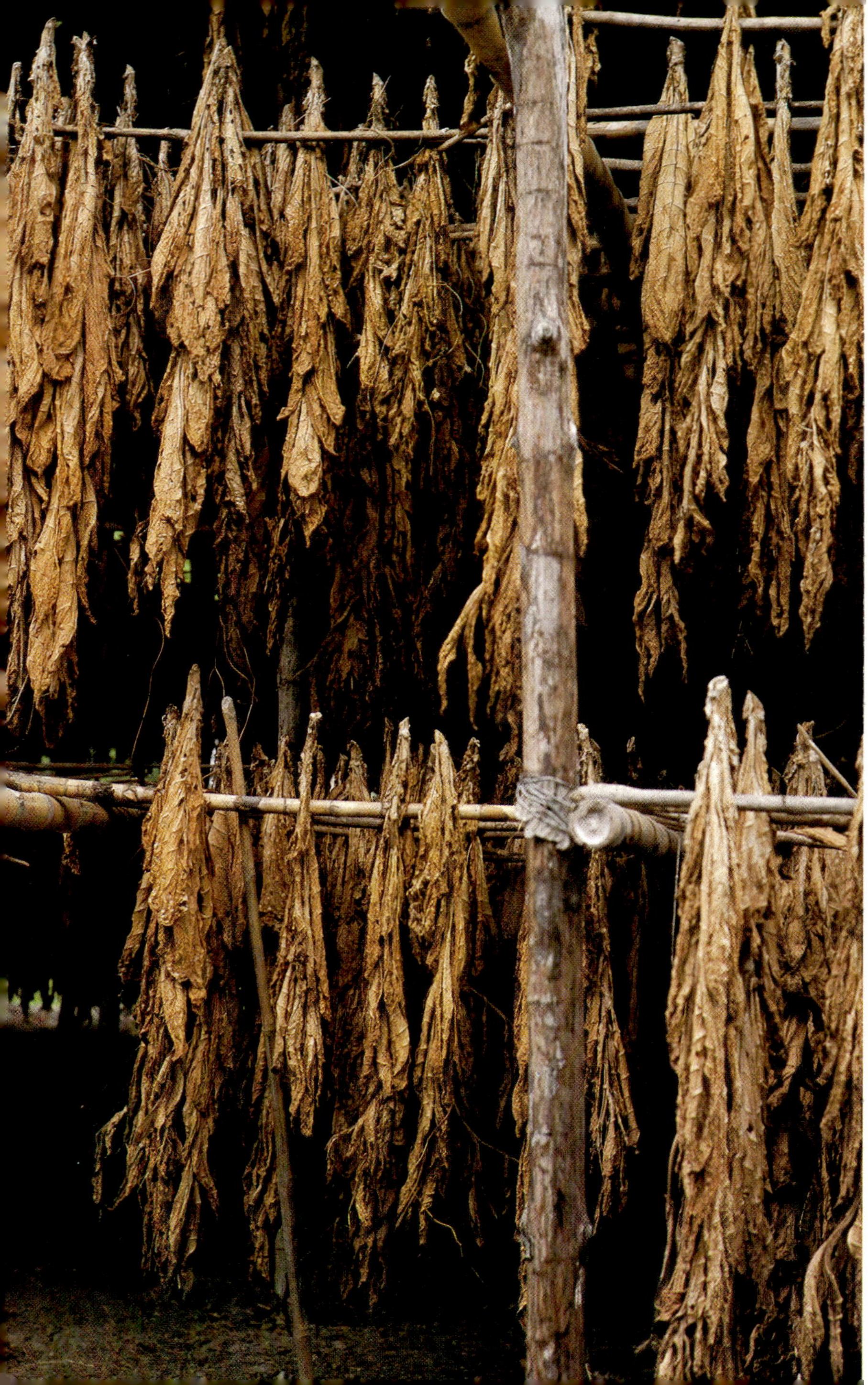

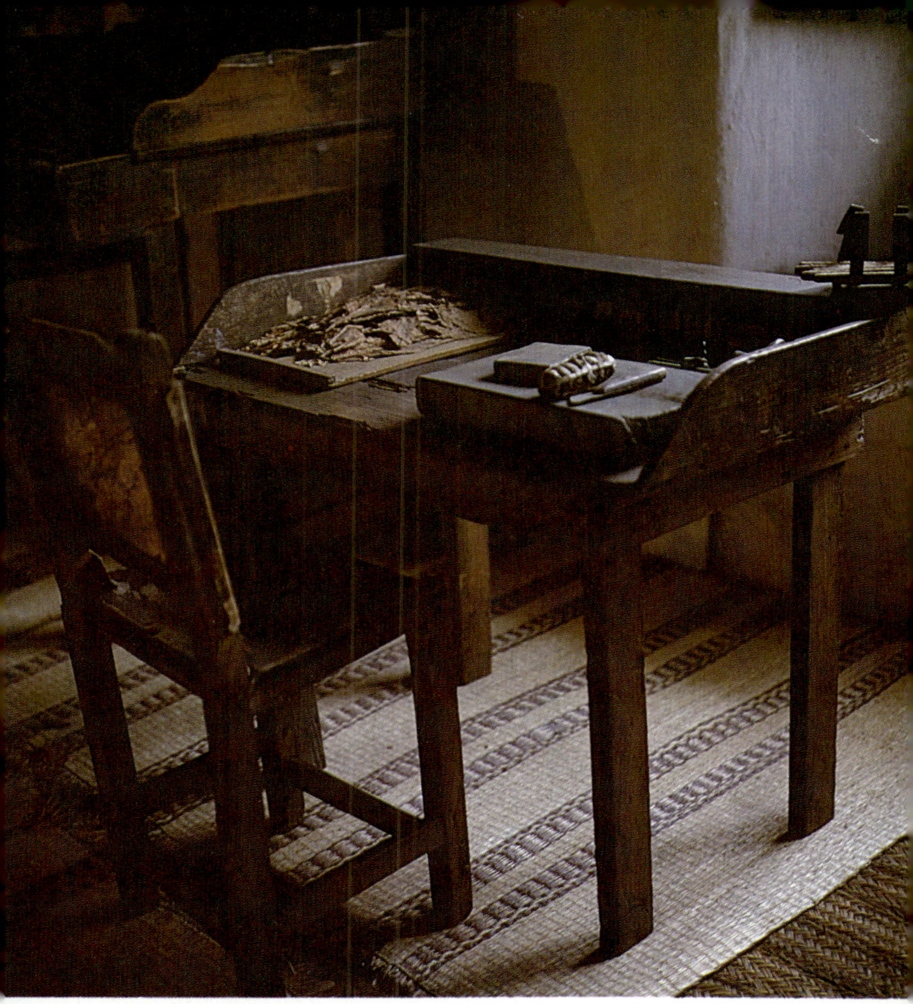

Nach 1957, d. h. nach Aufhebung des Verbots der Verwendung von Maschinen bei der Zigarrenherstellung, erlebte die Zigarrenindustrie in Deutschland einen wesentlichen technologischen Wandel. Dennoch ist auch heute noch der Weg vom Trocknen des Tabaks bis zur fertigen Zigarre sehr arbeits- und lohnintensiv geblieben.

Die Arbeitstische der Zigarrenmacher des 19. Jahrhunderts sind heute fast nur noch in den Museen zu finden. In Norddeutschland leisteten sich die Zigarrenmacher häufig einen Vorleser, d. h. einen Kollegen, der während der Arbeit den anderen vorlas, und dessen Arbeitsausfall von den Zuhörern mitgetragen wurde. So waren die Zigarrenmacher über die Schriften der Sozialreformer derartig gut informiert, daß es kein Zufall ist, daß der Arbeiterbildungsverein «Vorwärts» von zwölf Zigarrenmachern gegründet wurde.

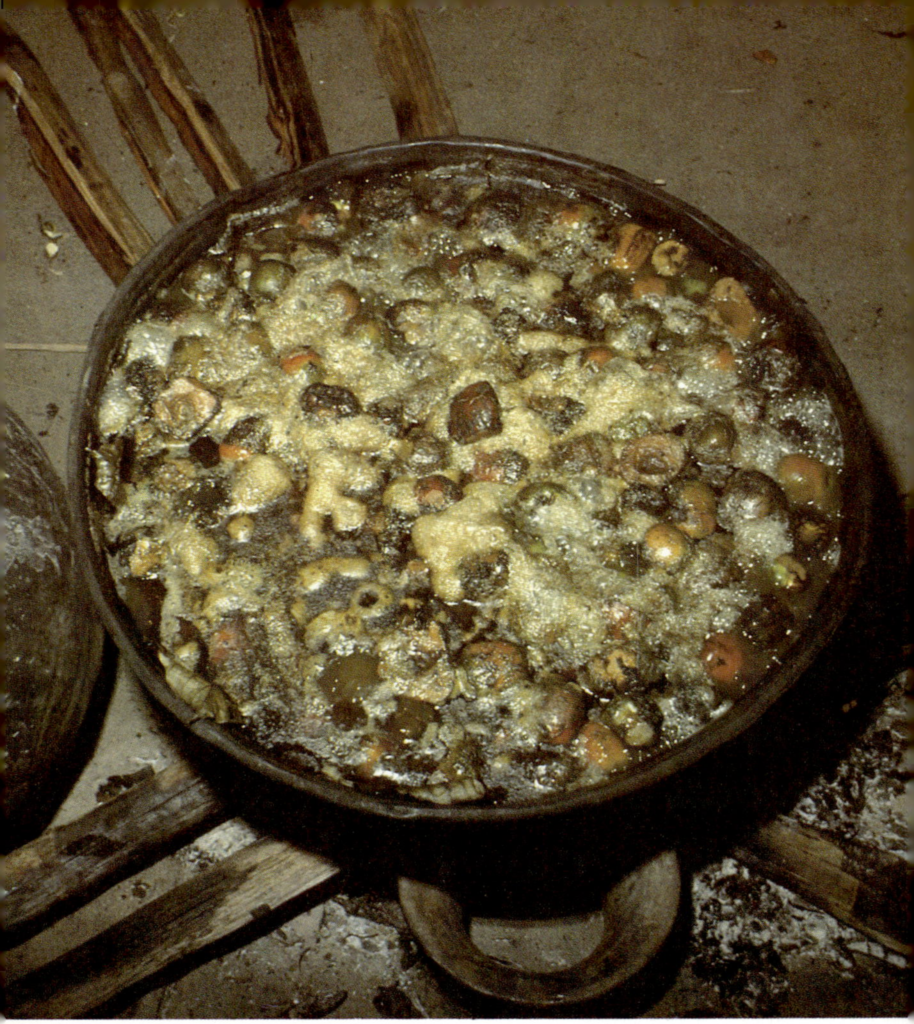

Chicha-Bier wird von nahezu allen Indianergruppen Südamerikas hergestellt. Alle möglichen stärke- und zuckerhaltigen Früchte und Pflanzen werden dazu verwendet. Hier werden bei den Yebamasá-Indianern die harten Früchte der Pupuña-Palme stundenlang über dem Holzfeuer gekocht. Wenn Bier aus einem stärkehaltigen Grundstoff hergestellt wird, wie beispielsweise Maismehl, setzt man ihm zur Beschleunigung der Gärung Zuckerrohrsaft zu, der durch Auspressen in einer Walzenpresse gewonnen wird. In einem großen Tontopf, der mit Bananenblättern verschlossen ist, gärt das Bier ein bis zwei Tage, bevor es getrunken wird.

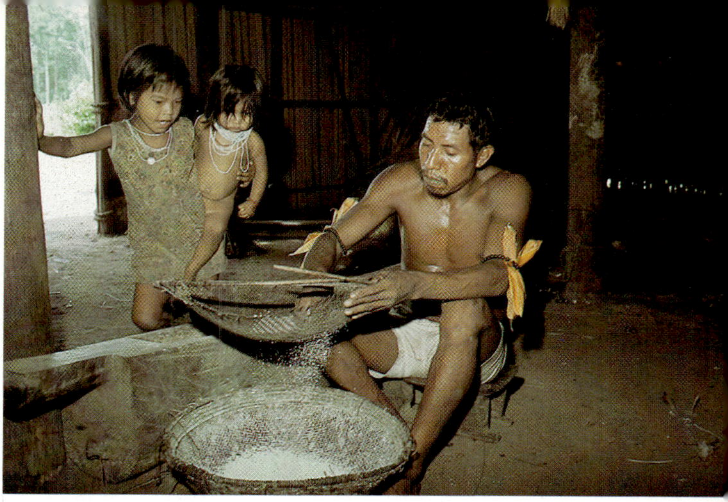

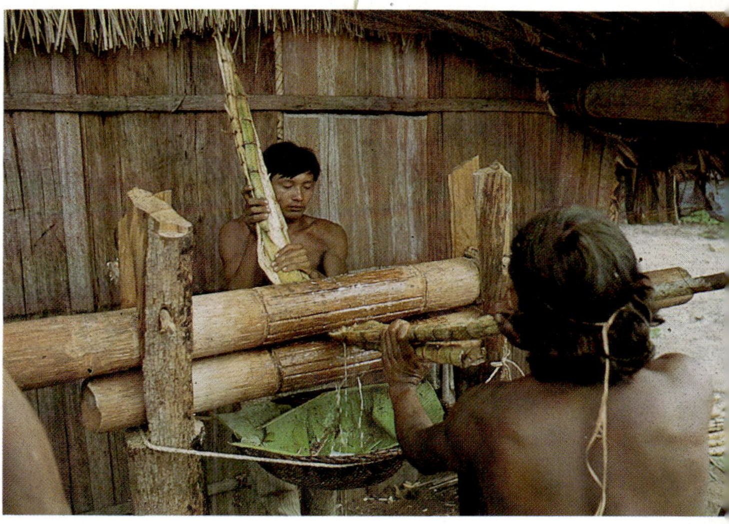

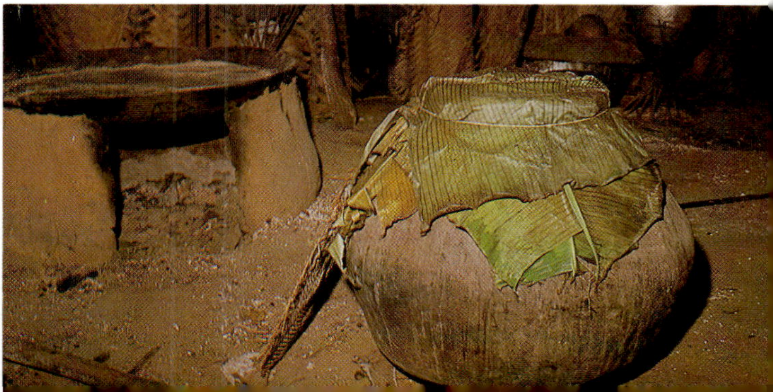

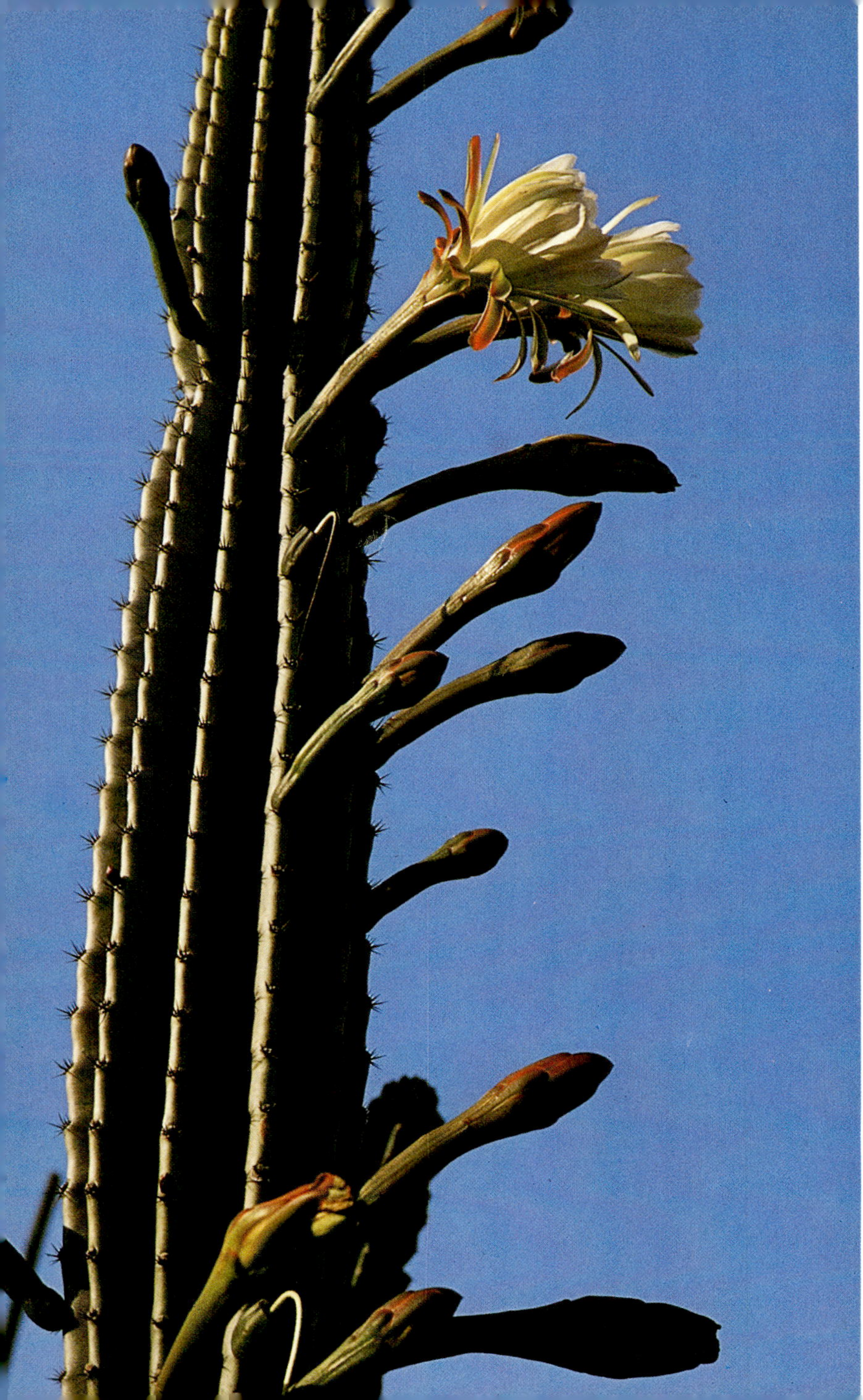

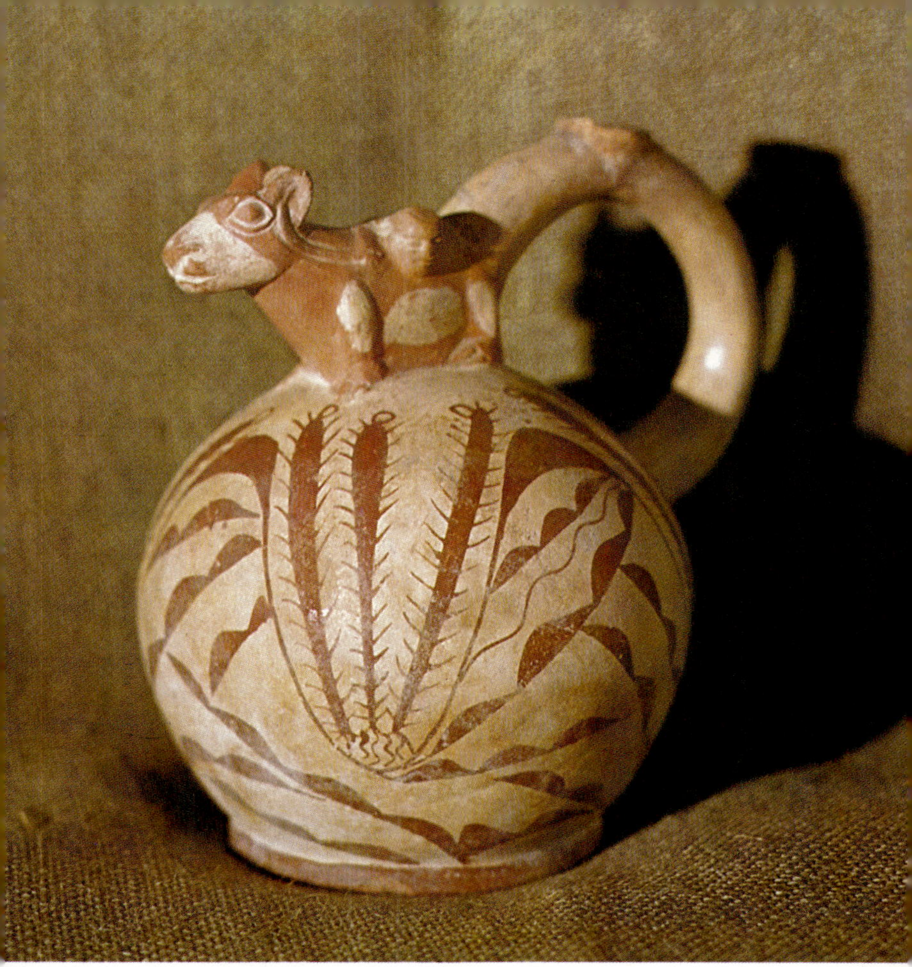

Der alkaloidhaltige San Pedro-Kaktus hat in Peru als Halluzinogen eine uralte Vergangenheit, die allerdings erst vor wenigen Jahren mit dem Aufschwung der Ethnobotanik aufgedeckt wurde. Peruanische Medizinmänner verwenden auch heute noch den San Pedro-Kaktus bei der Krankenbehandlung, die die psychosomatischen Ursachen der Krankheit mehr berücksichtigt als die Krankheit selbst.

Das 20 cm hohe Steigbügelgefäß der Moche IV-Kultur (300 bis 500 n. Chr.) von Peru bildet in botanischer Deutlichkeit den San Pedro-Kaktus ab. Das mit Ohrpflöcken geschmückte Maultier trägt auf seinem Rücken einen vom San Pedro-Kaktus offenbar berauschten Patienten nach Hause. (Rautenstrauch-Joest-Museum, Köln; Inv. Nr. 37837; Höhe: 20 cm, Bodendurchmesser: 10 cm.)

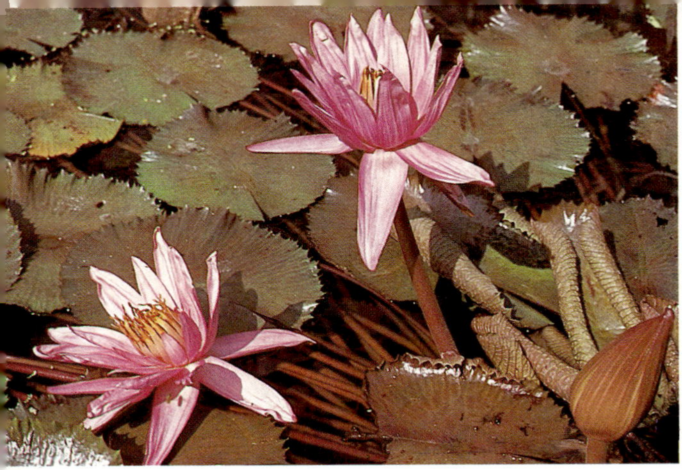

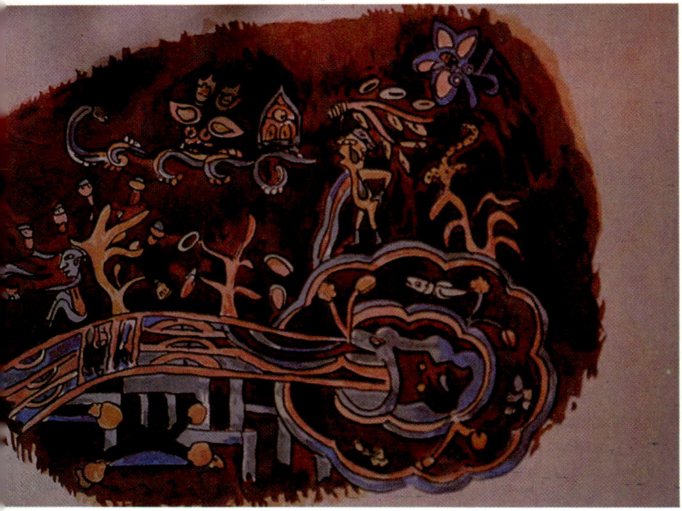

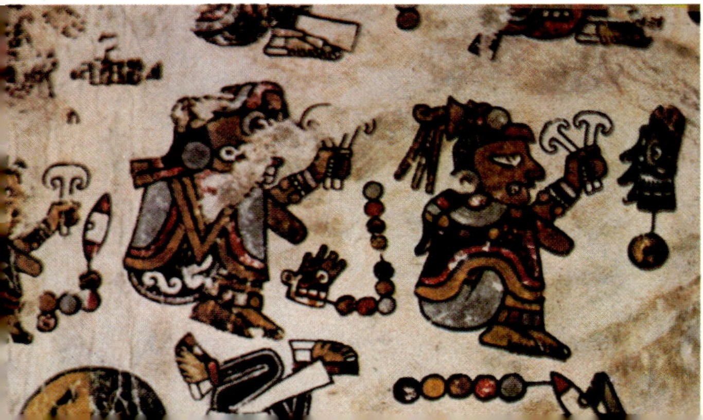

Untersuchungen der letzten Jahre verlegen sich darauf, daß auch das Narkotikum aus der Wurzelknolle der Seerose *(Nymphaea ampla)* von den Mexikanern rituell verwendet wurde. Umstrittene Belege glaubt man in der altmexikanischen Dichtung, aber auch in Wandbildern von Tepantitla in Teotihuacan zu finden.

«Fleisch der Götter» – *Teonanacatl* – nannten die Azteken halluzinogene Pilze, über deren rituellen Gebrauch spanische Quellen des 16. und 17. Jahrhunderts berichten. So sehr sich Missionare auch bemühten, diese Bräuche zu unterdrücken, konnten sich Relikte in Südmexiko bis heute halten.

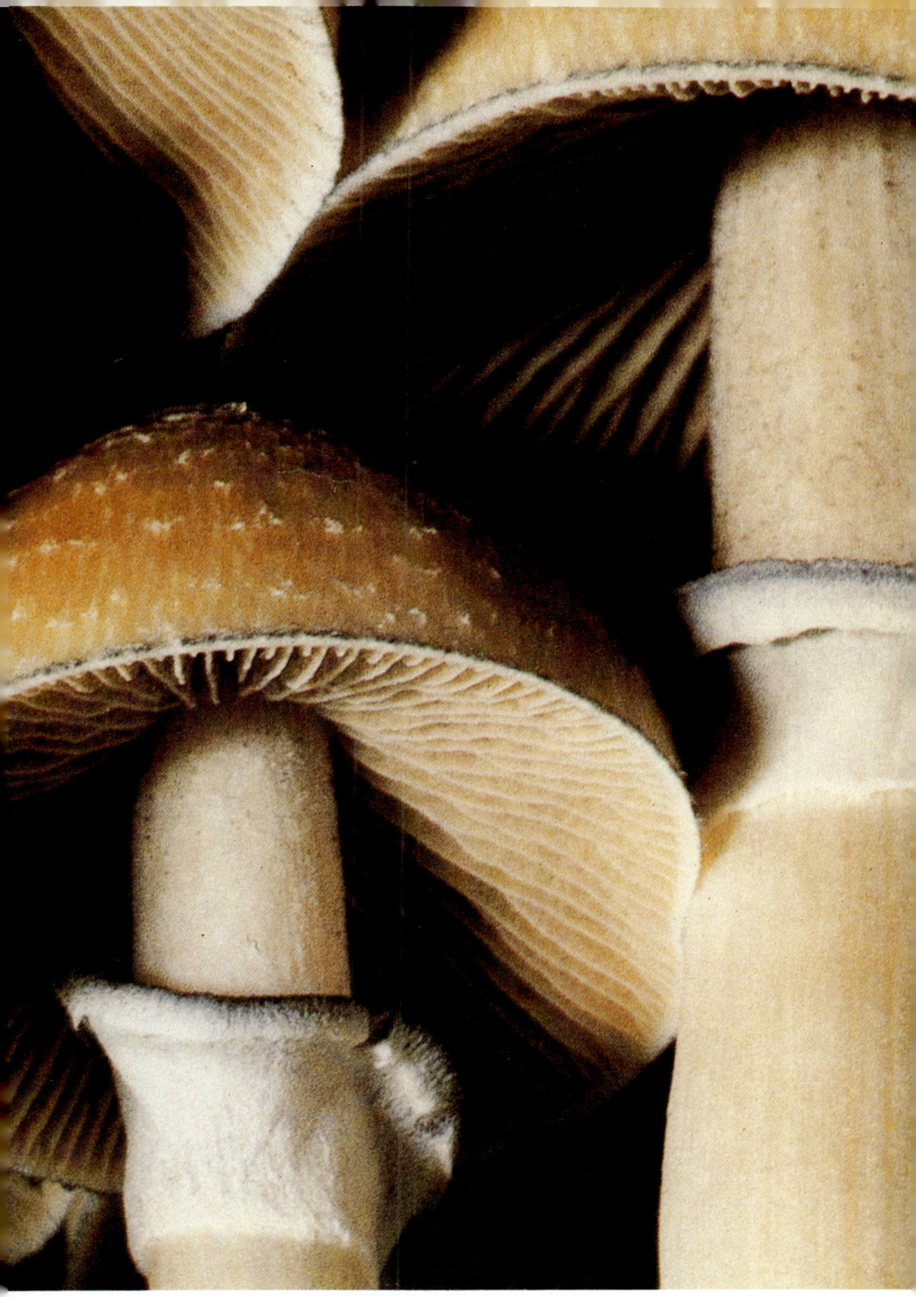

Mexikanische Bilderhandschriften wie hier der Codex Vindobonensis (linke Seite unten) belegen Alter und Verbreitung des Pilzkults.

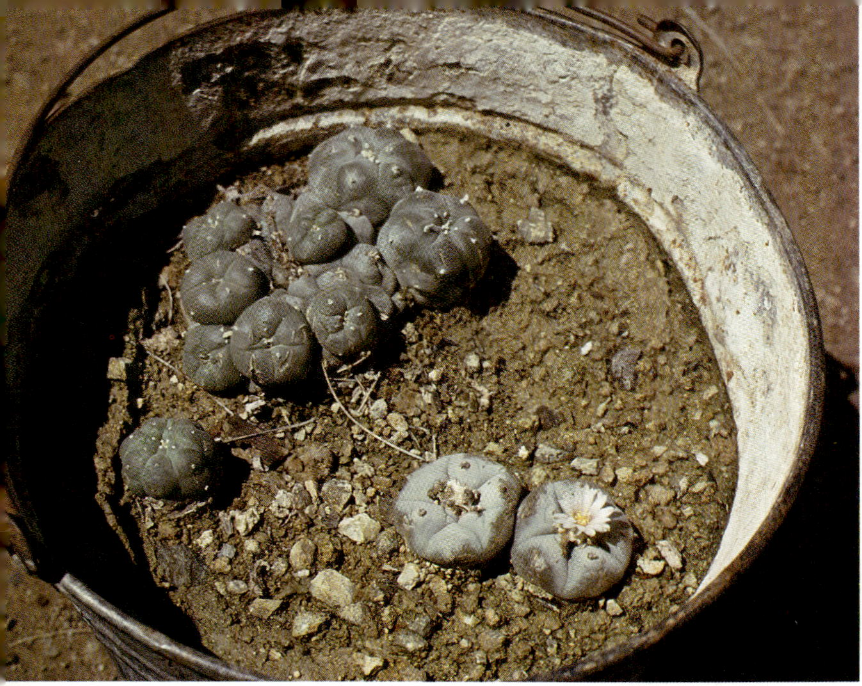

Eine der ersten von den spanischen Eroberern Mesoamerikas entdeckten halluzinogenen Pflanzen war der Peyote-Kaktus, dessen Wirkungen sie verurteilten und als «teuflisch» empfanden. Dennoch spielt die «Götterpflanze» in den religiösen Zeremonien insbesondere der Huichol-Indianer in Mexiko bis heute eine wichtige Rolle. Während der Visionen, die durch den Verzehr des Kaktus hervorgerufen werden, gelangen sie in Verbindung mit den Ahnen. Die jährliche Wallfahrt zu den «Jagdgründen» des Peyote ist der Höhepunkt des religiösen Lebens, die «Erlegung» des ersten aufgefundenen Peyote bleibt dem Anführer der Pilgergruppe vorbehalten. Bei der Rückkehr werden die Pilger von ihren Freunden und Familien mit einem Fest empfangen, für das nicht selten Stiere geopfert werden. Heutzutage wird die «Jagd» auf Peyote immer schwieriger, da sich der halluzinogene Kaktus nicht nur bei den Huichol, sondern auch bei den Mitgliedern der nordamerikanischen *Native American Church* und zunehmend bei Europäern größter Beliebtheit erfreut.

Die Fadenbilder der Huichol-Indianer in Mexiko (übernächste Seite) handeln fast immer von Peyote-Mythen. Im oberen Bild geht es um das Fest, das nach der Rückkehr der Peyote-Pilger veranstaltet wird. Rechts unten werden in einer Art Analogiezauber Schnüre verbrannt, deren Knoten sexuelle Verfehlungen symbolisieren. Über dem Feuer führt der Weg ins heutige Peyote-Land Wirikúta. Die weißen Punkte sind die Stationen der Pilgerreise. Vor dem Fest bemalen die Pilger ihre Gesichter im Spiegel (rechts im unteren Bild). Unter dem Hirschkopf steht der Korb mit der Ausbeute der «Peyote-Jagd». Während die Huichol früher ihre Opferbilder mit aufgeklebten Muscheln und später mit Perlen verzierten, verwenden sie heute bunte Wollfäden. Solche Opferbilder werden inzwischen auch für den Verkauf angefertigt.

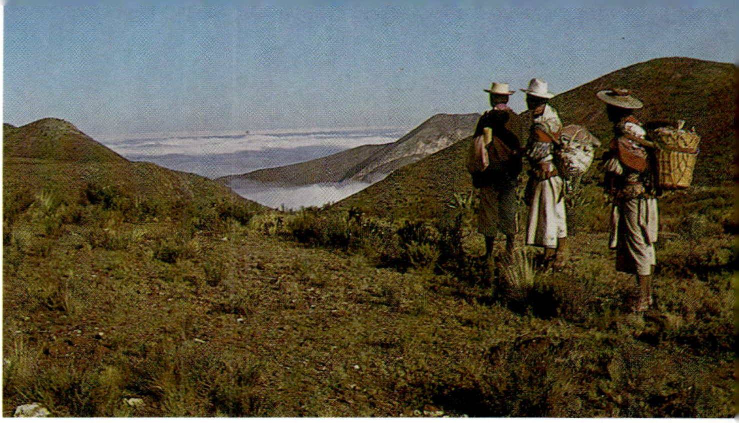
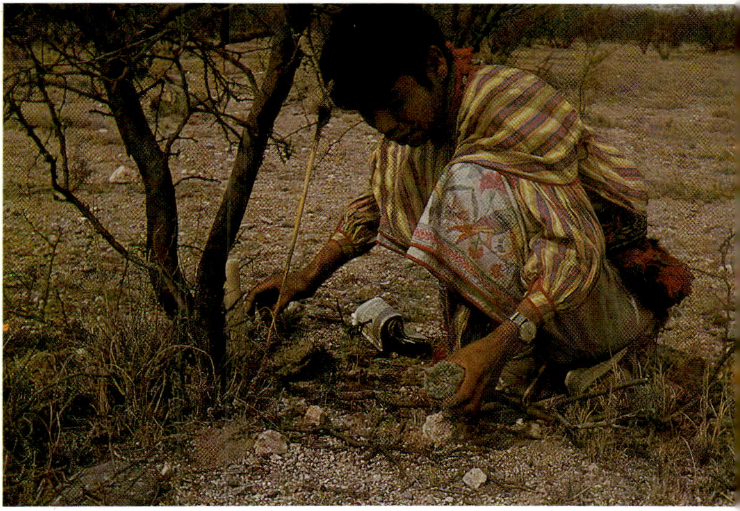
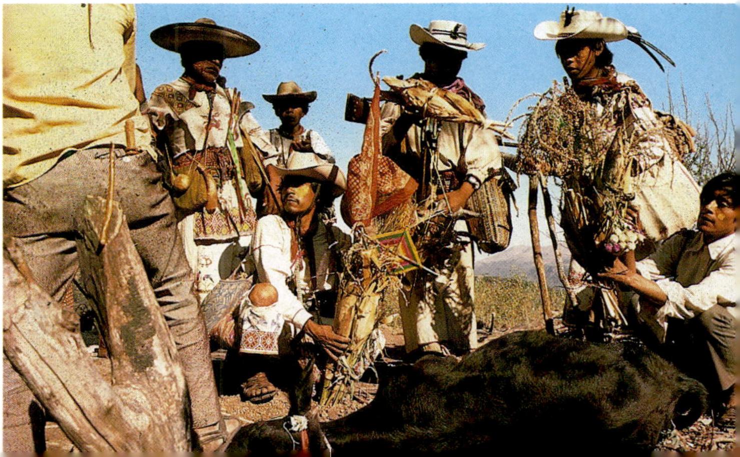

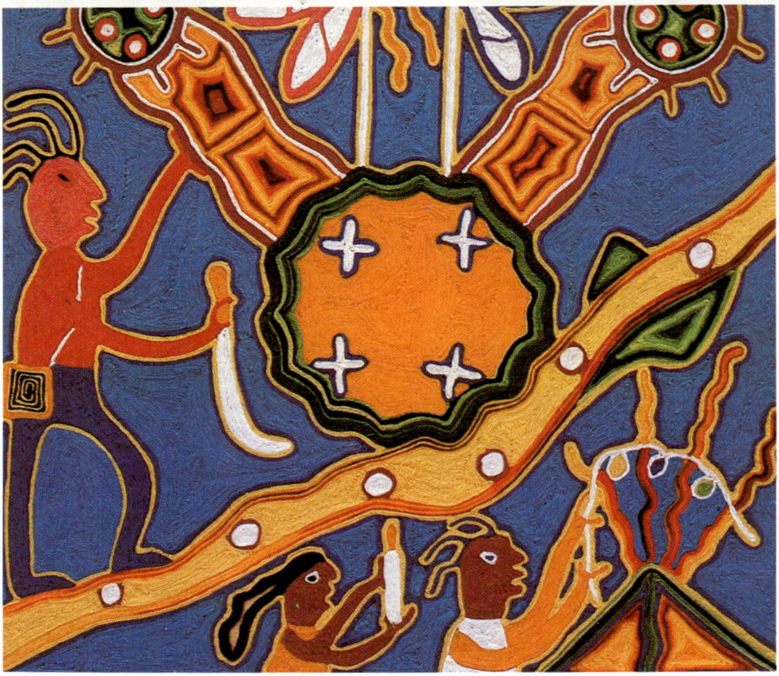

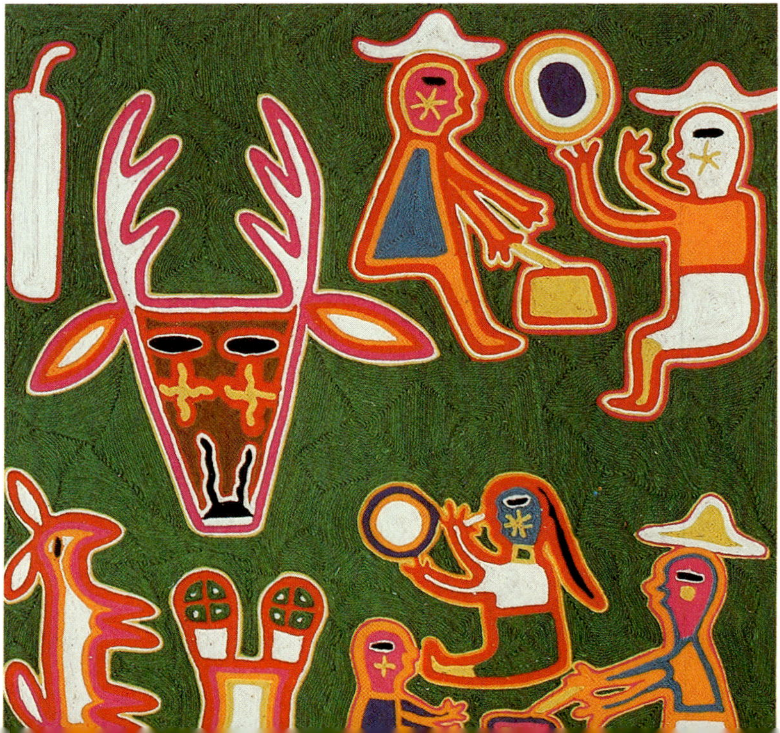

Regionale Aspekte des Drogenkonsums Indianisches Amerika

Coca in Südamerika

KARL-GEORG SCHEFFER

Das Genußmittel Coca kann nach heutiger Kenntnis auf eine mehr als 5000jährige Tradition zurückblicken. Die Coca ist eine in vieler Hinsicht bemerkenswerte Pflanze. Als eine der ältesten Kulturpflanzen der Neuen Welt ist ihre Bedeutung im Kontext von Geschichte, Religion, dem Heilwesen und dem täglichen Leben zahlreicher Ethnien in Südamerika nicht zu übersehen. Die genaue Zahl derjenigen, die Coca in irgendeiner Form als Genußmittel gebrauchen, läßt sich nicht genau ermitteln, doch gibt es Schätzungen, die von 15 Millionen ausgehen. Botanisch gesehen handelt es sich bei der Coca-Pflanze um die Gattung Erythroxylum aus der Familie der Erythroxylazeen. Von Bedeutung sind die beiden Arten Erythroxylum coca und E. novogranatense (Morris) Hieron. Jede Art ist noch durch eine Unterart vertreten.

Die Blätter der Coca-Pflanze werden – zusammen mit alkalischen Zusätzen unterschiedlicher Herkunft – entweder gekaut, als Pulver «gegessen» und manchmal auch geschnupft. Die Blätter enthalten eine Vielzahl von Alkaloiden, von denen das Alkaloid Kokain quantitativ überwiegt. Darüber hinaus kennt man noch Vitamine und Spurenelemente. Bis vor kurzem wurde das Alkaloid Kokain für die Wirkung des Coca verantwortlich gemacht, entsprechend negativ fiel die Beurteilung dieses Genußmittels aus. Der Körper nimmt aber in Ecgonin umgewandeltes Kokain auf. Über dieses Alkaloid sowie über die Wirkung und gegenseitige Beeinflussung bei der Aufnahme weiß man bislang sehr wenig. Es gibt jedoch keine eindeutigen Hinweise auf eine gesundheitsschädigende Wirkung des Kau-Genusses. Darauf weisen die Autoren des Consumer Report 1972 ausdrücklich hin. Vielleicht haben wir es versäumt, uns ein wichtiges Stimulans und Heilmittel zunutze zu machen.

Europa entdeckt das Coca

«Die Indianer der meisten Stämme, ... haben ständig die Blätter des sogenannten Coca-Strauches im Mund, und aus kleinen Kürbisflaschen, die sie ständig bei sich tragen, tropfen sie sich eine Mixtur in den Mund, fügen eine Prise kalkhaltiger Erde bei und kauen das Ganze.

Überall in Peru ist es Sitte, Coca im Mund zu haben, und sie behalten sie vom Morgen bis zum Schlafengehen darin. Als ich die Indianer fragte, warum sie ständig den Mund voll von diesem Zeug haben (sie essen sie nicht, sondern halten es nur zwischen den Zähnen), erhielt ich die Antwort, die Coca vertreibe den Hunger und verleihe ihnen Kraft. Vielleicht hat diese Pflanze tatsächlich eine derartige Wirkung; trotzdem finde ich, daß es eine ekelhafte Angewohnheit ist, wie man sie von diesen Indianern auch nicht anders erwarten kann» (Cieza de Leon 1553: 412).

Der Geistliche Thomas Ortiz hatte schon im Jahre 1500 bei seiner Rückkehr nach Spanien dem päpstlichen Pronotar Petrus Martyr D'Anghiera berichtet, daß die Indianer aus der Gegend von Cumaná an der Nordküste von Südamerika ein Kraut namens *hayo* als Genußmittel gebrauchen. Diese Bezeichnung ist heute noch in Kolumbien für Coca üblich. Die ersten ausführlichen Angaben über den Anbau und die Verwertung von Coca stammen jedoch von Piedro Cieza de Leon, der 1532 mit Pedro de Heredia in die Neue Welt reiste, um dort sein Glück zu suchen.

Nachdem Pizarro Peru erobert hatte, flossen die Nachrichten der spanischen Schriftsteller reichlich nach Europa. Sie berichteten nicht nur von den Eroberungszügen der *conquistadores,* sondern übermittelten die ersten ethnographischen Daten in die Alte Welt. Nahezu alle Autoren erwähnen die Coca und berichten von der auffallenden Wirkung sowie dem hohen Ansehen, welches diese Pflanze genießt.

Im 15. und 16. Jahrhundert – dem «Zeitalter der Entdeckungsreisen» – war das Coca nur eine unter vielen Drogen, die Europa erreichten, und dieser Droge zollte man nicht jene Aufmerksamkeit, wie man sie dem Tabak, dem Tee, dem Kaffee oder dem Opium entgegenbrachte. Im Jahre 1566 veröffentlichte Nicolas Monardes das erste Buch über Coca in Europa. Doch das Interesse an der Coca-Pflanze blieb gering. Man war sich nicht sicher, ob die dem Coca zugeschriebenen Wirkungen nicht pure Einbildung sind, außerdem enthielten die nach einer langen Seereise in Europa eintreffenden Coca-Blätter kaum noch Wirkstoffe.

Im Jahre 1750 wurden Coca-Pflanzen, die der französische Naturforscher Joseph de Jussieu nach Europa brachte, von Antonio José Cavanilles und Jean-Baptiste Lamarck untersucht und als *Erythroxylum coca* Lamarck klassifiziert.

Vom Coca zum Kokain

Goedecke isolierte 1855 als erster das Hauptalkaloid aus den Blättern der Coca-Pflanze und nannte es Erythroxylin. Ab 1860 wurden genauere Untersuchungen von Niemann und Lossen durchgeführt. Ihnen standen Blätter zur Verfügung, die Scherzer, der wissenschaftliche Leiter der österreichischen Novara-Expedition (1857–1859), aus Peru mitgebracht hatte. Sie nannten den nun genau charakterisierten Stoff Kokain (Hartwich 1911: 485). In der Folgezeit fand man weitere Alkaloide und stellte diese rein dar.

In der Zeit um 1865 bereicherte Angelo Mariani den Getränkemarkt mit seinem *Vin Mariani,* eine Mischung aus Wein und einem Extrakt aus Coca-Blättern. Dieses Getränk wurde sehr beliebt, sein Erfinder erhielt vom Papst Leo XIII. nicht nur eine Goldmedaille, sondern wurde auch zum Wohltäter der Menschheit erklärt. Leo XIII., so wird berichtet, soll dieses Getränk sehr geschätzt haben (Ashley 1976: 55). Gut 20 Jahre später kam ein weiteres Getränk auf den Markt. John Stythe Pemberton erfand *Coca-Cola,* eine Mischung aus Coca und Koffein. Noch heute werden zur Herstellung von diesem Erfrischungsgetränk die Coca-Blätter einer Unterart von *Erythrocylum coca* verwendet, denen man das Alkaloid Kokain entzogen hat.

Nachdem man gelernt hatte, Kokain rein darzustellen, entdeckte man bald seine Fähigkeit, Nerven gefühllos zu machen. Schon 1873 wies Alexander Bennett darauf hin, doch erst im Jahre 1884 wird es von Carl Koller, einem Freund von Siegmund Freud, bei einer Augenoperation zur lokalen Betäubung angewendet. Im gleichen Jahr veröffentlichte Freud sein «Über Coca», ein Bericht über Selbsterfahrungen mit Kokain.

Neben seiner Eigenschaft zu betäuben besitzt das Alkaloid Kokain eine Reihe weiterer Eigenschaften, auf die hier nicht ausführlich eingegangen werden kann (ich verweise in diesem Zusammenhang auf den Beitrag «Kokain» von J. vom Scheidt in diesem Band). Zusammenfassend kann man sagen, daß Kokain gefäßzusammenziehend und schleimhautabschwellend wirkt; zentral steigert es die Gehirnfunktionen, erzeugt gehobenes Wohlbefinden und bei größeren Gaben Halluzinationen. Über die Anregung des Stoffwechsels kommt es zu einer leichten Körpertemperaturerhöhung.

Von den in den Coca-Blättern enthaltenen Alkaloiden ist Kokain quantitativ am stärksten vertreten. Mit der Erforschung des Wirkmechanismus von Kokain glaubte man den Schlüssel für die Droge Coca gefunden zu haben.

Die Betäubung der Magenschleimhäute unterdrückt das Hungergefühl, die stimulierende Wirkung ist für die Leistungssteigerung verantwortlich, und eine euphorisierende Wirkung kann man auch bei Coca und Kokain feststellen.

Noch heute geistert in der Literatur dieses «Kokainmodell» als Wirkprinzip von Coca herum. So ist es nicht verwunderlich, daß 1914

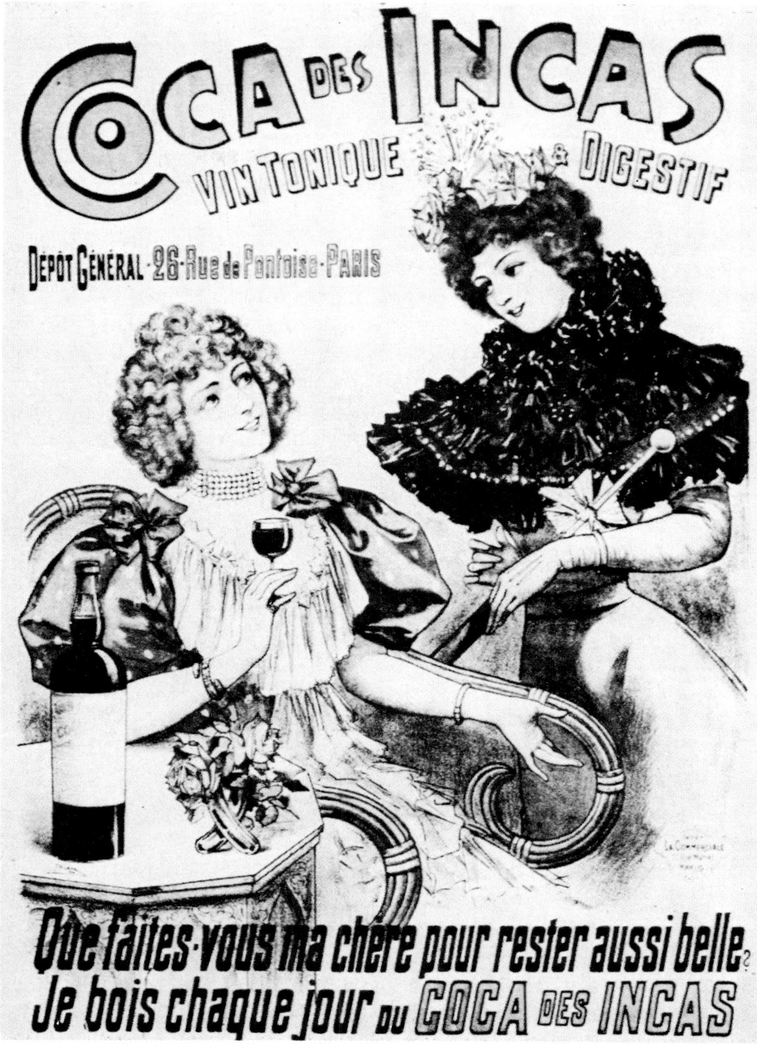
COCA DES INCAS
VIN TONIQUE & DIGESTIF
DÉPÔT GÉNÉRAL · 26 · Rue de Pontoise · PARIS
Que faites-vous ma chère pour rester aussi belle?
Je bois chaque jour du COCA DES INCAS

Um die Jahrhundertwende gab es rund hundert verschiedene Getränke auf dem Markt, die einen Extrakt aus Coca-Blättern enthielten und frei käuflich waren. Mit diesem Plakat warb man 1896 in Frankreich um die Gunst des Käufers.

durch den *Harrison Act* nicht nur Kokain, sondern auch Coca als extrem gefährliche Droge eingestuft wurde.

Vom Ursprung des Coca

Die Geschichte des Coca reicht weit zurück und ist in vielen Einzelheiten noch nicht geklärt. Die ältesten bislang vorliegenden Hinweise auf einen Gebrauch von Coca fand man an der Küste von Ecuador. Es handelt sich um Kalkbehälter sowie um figürliche Nachbildungen von Menschen, die Coca-Blätter kauen. Diese Funde werden der *Valdivia*-Kultur zugerechnet und auf 3000 v. Chr. datiert (Lathrap 1976).

Die ältesten, noch gut erhaltenen Coca-Blätter fand man in Peru. Sie werden auf 1300 v. Chr. datiert. Weitere archäologische Funde und Befunde lassen den Schluß zu, daß Coca in den frühen Hochkulturen im andinen Bereich regelmäßig von Priestern und Schamanen in Verbindung mit religiösen Handlungen und Heilpraktiken verwendet wurde.

Darüber hinaus war der Gebrauch auch höhergestellten Persönlichkeiten erlaubt. Neben der Bedeutung als Stilmulantia gab es einen breiten Fächer von Anwendungsmöglichkeiten im Bereich des Heilwesens, eine Rolle, die der Coca noch heute zukommt, besonders in jenen Regionen, in denen eine regelmäßige ärztliche Versorgung nicht gewährleistet ist. Erwiesen ist auch die Tatsache, daß Coca als Betäubungsmittel bei Trepanationen eingesetzt wurde (Plowman 1980: 17 ff.).

Das Coca im Reich der Inka

Mit Eintreffen der ersten Europäer verbessert sich die Quellenlage zur Erforschung der Geschichte des Coca. Die ersten ethnographischen Daten finden sich in den Berichten jener Geschichtsschreiber, die mit den *conquistadores* zogen, und in den Reisebeschreibungen nachfolgender Abenteurer.

Die Inka verehrten die Coca-Pflanze als eine heilige Pflanze. Garcilaso de la Vega berichtet von einer Legende, die erzählt, wie die Kinder der Sonne nach der Bildung des Reiches den Inka die Coca als Geschenk gegeben haben. Ein Geschenk, mit dem der Hunger vertrieben werden kann, welches die Schwachen stärkt und den Unglücklichen Trost spendet (Lewin 1980: 106). Coca war bei den Inka den Priestern und den Adligen vorbehalten, konnte von ihnen jedoch zur Auszeichnung anderer Personen vergeben werden.

Bei dem *huaraca,* der Initiationsfeier der jungen Adligen, fanden Wettläufe statt, bei denen junge Mädchen den Läufern unterwegs

Chicha und Coca anboten. Am Ziel angekommen, überreichte man jedem Teilnehmer zum Zeichen seiner Mannbarkeit eine mit Coca-Blättern gefüllte *chuspa,* eine Umhängetasche, wie sie auch heute noch in Gebrauch ist.

Coca bot der Sieger auch den Adligen unterworfener Stämme an, wenn sie dem Reich angegliedert wurden. Die *yaravecs,* Männer mit einer außergewöhnlichen Gedächtnisleistung, die als mnemotechnisches Hilfsmittel die *quipu* – Knotenschnüre – benutzten, durften Coca kauen, um ihre Fähigkeiten zu verstärken. Da die Inka keine schriftlichen Aufzeichnungsmöglichkeiten nach unserem Verständnis benutzten, oblag ihnen die Speicherung von wichtigen Fakten, die der Überlieferung für wert erachtet wurden.

Diese Aussage steht im Gegensatz zu der Behauptung, auf die man in der Literatur häufig trifft, Coca-Konsum sei die Ursache für eine Minderung der Gedächtnisleistung und beeinträchtige außerdem den Intelligenzquotienten.

Man weiß von Zeremonien, bei denen Coca-Blätter geopfert wurden. Aus dem Rauch verbrannter Coca weissagten die Priester der Inka die Zukunft, und «Bittsteller» durften sich dem Altar nur mit Coca im Mund nähern (Martin 1975: 23).

Einfluß der Europäer auf den Coca-Konsum

Pizarro unterwarf mit seinen 180 Männern ein Reich, das sich vom heutigen Venezuela bis Zentral-Argentinien erstreckte und Nord-Chile mit einschloß. Vor der Ankunft der Europäer wurde Coca schon von einer breiteren Bevölkerungsschicht konsumiert, der Gebrauch war nicht mehr bestimmten Personengruppen vorbehalten. Doch kam dem Kauen von Coca immer eine religiöse Bedeutung zu.

Die *conquistadores* fanden die Sitte, Coca-Blätter zu kauen, also weit verbreitet. Sie schenkten ihr aber keine große Beachtung. Erst als die Spanier erkannten, welches Ansehen die Coca bei den Einheimischen fand, und sie auch die erstaunlichen Wirkungen beobachten konnten, griffen sie ein.

Sie sahen sich einem vermeintlichen Problem gegenübergestellt. Sie «verstanden» das Coca nicht, erklärten es mit Unterstützung der Kirche als Teufelswerk und brauchten den Anbau und den Konsum dann nur noch zu verbieten. In den Jahren 1551 und 1567 wurde Coca von der katholischen Kirche geächtet als «unnützes, verderbliches, zum Aberglauben verführendes Ding und Blendwerk des Teufels» (Schmidbauer/Scheidt 1980: 66).

Das Verbot konnte in der Folgezeit jedoch nicht aufrechterhalten werden. Verschiedene Faktoren zwangen die Spanier, den Coca-

Konsum freizugeben, ja sogar den Anbau zu intensivieren. Die Auswirkungen der *conquista* hatten das Wirtschaftsgefüge, und damit auch die Nahrungsmittelproduktion stark beeinträchtigt. Coca war in der Lage, den Mangel an Nahrungsmitteln auszugleichen.

Darüber hinaus steigerte bzw. ermöglichte diese Droge die Leistungsfähigkeit der in den Gold- und Silberminen zwangsverpflichteten indianischen Arbeitskräfte. Zeitweilig waren Coca-Blätter als Geld im Umlauf.

Es entwickelte sich eine regelrechte Coca-Industrie, die gegen Ende des 16. Jahrhunderts 2000 Spanier beschäftigte. Der hier gemachte Profit läßt sich mit dem der Edelmetallminen durchaus vergleichen (Wiedemann 1979: 303). Der Kirche stand ein Zehntel der jährlichen Ernte als Abgabe zu (Ashley 1975: 21).

Gegen Ende des 18. Jahrhunderts wurde das Staatsmonopol für Coca aufgehoben, man überließ den Anbau wieder privaten Unternehmen.

Taxonomie der Coca-Pflanze

«Yebá kannte auch keine Coca-Blätter. Iáwira sah ihn, als er wilde Urwaldblätter kaute. ‹Mein Vater hat Coca, ich hole welche›, sagte sie. Iáwira ging zu Idé-hino und kehrte zurück. Sie trug Yebá auf, zwei breite, sich kreuzende Wege in der Chagra anzulegen. Yebá tat, wie ihm geheißen. Um Mitternacht kam Idé-hino und beging beide Wege. Dann kehrte er ins Wasser zurück. Als Yebá am nächsten Tag in die Chagra kam, fand er dort, wo er die Wege angelegt hatte, viel Coca»[1] (Trupp 1977: 44).

Obwohl es sich bei der Coca-Pflanze um eine der ältesten Kulturpflanzen der Neuen Welt handelt, hat man sich erst in neuerer Zeit mit dem Ursprung und der Domestikation der Coca beschäftigt. Ethnologen wiesen schon früh auf die Bedeutung als kultivierte Pflanze hin, fanden bei den Botanikern jedoch wenig Beachtung, nachdem sie als *Erythroxylum coca* Lamarck klassifiziert worden war. Ein Mangel, der wiederum oft die Arbeit der Ethnologen und Archäologen beeinträchtigte.

Die Indianer aus dem Andenbereich und dem sich im Osten anschließenden Amazonasbecken können mit ihren Mythen verschiedene Entstehungsgeschichten erzählen. Das vorangegangene Beispiel soll darauf hinweisen, daß Coca nicht nur im andinen Bereich gebraucht wird, eine Tatsache, die oft nicht beachtet wird, wenn Autoren den Coca-Konsum mit einer dem Hochland angepaßten Lebensweise in Verbindung bringen. Das Coca wird von vielen Waldlandindianern neben anderen Drogen gebraucht. Interessant ist in diesem Zusammenhang, daß die Yebamasá, eine Tucano-Gruppe in Südost-Kolumbien, in ihrer Sprache nur ein Wort für das Genußmittel Coca und die halluzinogene Droge *Banisteriopsis caapi* kennen: *caji*.

Im weiteren Sinn versteht man unter Coca Pflanzen der Gattung *Erythroxylum* aus der Familie der *Erythroxylazeen*. Gleichberechtigte Bezeichnungen für Coca sind *hayo* in Kolumbien und *ipadú* in Brasilien, daneben haben die Namen der einzelnen Sprachgruppen nur regionale Bedeutung.

Die Botaniker rechnen mehr als 250 Arten zu dieser Gattung, die meisten davon sind im tropischen Amerika einheimisch. Alle Arten bilden Büsche oder kleine Bäume aus. «Viele der Arten von *Erythroxylum* sind auf Grund ihrer kleinen, unauffälligen Blüten, dem Mangel an gut definierten taxonomischen Eigenschaften sowie wegen der großen Variabilität bestimmter Eigenschaften nur schwer zu unterscheiden. Eines der größten Hindernisse bei der Identifizierung ist ihre bloße Anzahl» (Plowman 1979: 104). So kann z. B. die Menge, Art und Zusammensetzung der in der Pflanze vorkommenden Alkaloide, Spurenelemente und Vitamine bei einer Art mit den Wachstumsbedingungen stark variieren.

Die Gattung *Erythroxylum* ist die einzige natürliche Quelle des Alkaloids Kokain und verwandter Verbindungen. Charakteristisch für die Pflanze sind Schuppenblätter an der Basis junger Zweige. In deren Achseln stehen hauptsächlich die kleinen, unscheinbaren Blüten. Die Frucht ist eine einsamige, rote, längliche Steinfrucht.

Kultiviert werden nur zwei Arten: *Erythroxylum coca* Lamarck und *Erythroxylum novogranatense* (Morris) Hieron. Viele Autoren sehen in der zweiten Art eine Unterart von *Erythroxylum coca*. Doch scheint sich die zuerst genannte Klassifizierung besonders unter jenen Botanikern durchzusetzen, die nicht nur mit Herbariums-Exemplaren gearbeitet haben, sondern Coca-Pflanzen auch in natürlichen Habitaten untersuchen konnten.

Beide Arten sind noch durch eine Unterart vertreten. Bolivianische oder *Huánuco*-Coca (*Erythroxylum coca*) findet man an den feuchten Osthängen der Anden, ihre Unterart *Erythroxylum coca* (*var. ipadú*) wird im Tiefland des Amazonasbeckens kultiviert. Die zweite, auch bekannt als Kolumbianische Coca (*Erythroxylum novogranatense*) wächst in trockeneren Gebieten in Kolumbien und an der Küste von Venezuela, ihre Unterart ist die *Trujillo*-Coca, *Erythroxylum novogranatense* (*var. truxillense*) (Plowman 1980: 17).

Die *Trujillo*-Coca ist begehrt wegen ihrer Fülle von Aromastoffen. Coca-Blätter dieser Art, denen das Alkaloid Kokain entzogen wurde, werden bei der Herstellung von *Coca-Cola* verwendet. Das wirksame Alkaloid aus der *Cola*-Nuß ist Koffein.

Verschiedentlich glaubten Botaniker, eine «wilde» Coca-Pflanze gefunden zu haben. Doch immer konnte man nachweisen, daß «verwilderte» Exemplare ehemals kultivierter Pflanzen vorlagen. Die Samen waren durch Vögel verschleppt worden, oder es handelte sich bei dem Fundplatz um eine alte Pflanzung. Bislang hat man also nicht die wilde Coca-Pflanze gefunden, die zur Domestikation herangezogen worden ist. Dies erschwert ebenfalls die Taxonomie dieser Pflanze, gibt aber auch einen Hinweis auf die weit zurückreichende Kultivationsdauer.

Vom Gebrauch des Coca

Neben einer Vielzahl von schon angeführten Anwendungsmöglichkeiten der Coca-Blätter in Verbindung mit religiösen Handlungen oder Heilpraktiken wird die Coca als Genußmittel benutzt. Drei Einnahmeformen lassen sich unterscheiden: Kauen – Essen – Schnupfen.

Die am häufigsten vorkommende Form ist das Coca-Kauen. Hartwich beschreibt diesen Vorgang sehr treffend:

«Der Indianer trägt an der Seite eine rotblaue, aus Lamawolle oder seltener aus Seide gefertigte, oft mit Quasten hübsch verzierte Tasche (*chuspa* oder *huallqui*), in der sich der Vorrat an Blättern befindet. 10–20 Blätter bilden einen Bissen. Meist wird der Blattstiel und der Hauptnerv entfernt (...), die Blätter in den Mund geschoben und gekaut, indem man sie zu einer Kugel (*acullio*) formt. Das Kauen wird dann so lange fortgesetzt, bis nur Gefäßbündel und Fasern der Blätter übrig sind. In der Regel kaut man die Blätter nicht allein, sondern gibt ihnen einen alkalisch reagierenden Zusatz (*Llipta, Llucta* ...), der recht verschiedenen Ursprungs sein kann. Es wird genannt: gebrannter Kalk, Asche von *Chenopodium Quinoa* L., der alten südamerikanischen Getreidepflanze, die man mit Wasser, Salzwasser oder Urin zu einem Teig anknetet, den man in Formen bringt und trocknet ... Die fein gepulverte *Llipta* trägt der Kokakauer in einem kleinen Flaschenkürbis (*poporo, ishcapuru*) oder einem Gefäß aus Horn oder Silber oder aus der Fruchtschale der *Crescentia Cujete* bei sich in der *Chuspa*. Der Kürbis hat einen an den Seiten übergreifenden breiten Deckel aus Flechtwerk, der mit Harz oder Kautschuk gedichtet zu sein scheint und in der Mitte ein Loch hat. Durch dieses Loch geht ein spitzes Holzstäbchen oder eine lange Metallnadel. Ist die Kugel aus den halb zerkauten Blättern geformt, so nimmt sie der Kokakauer zwischen die Lippen, nachdem er das Stäbchen mit Speichel befeuchtet hat, taucht dieses in die *Llipta* und durchstößt damit die Kugel, wobei das am Stäbchen haftende Pulver in die Blattkugel gelangt, welche Prozedur einige Male wiederholt wird» (Hartwich 1911: 490 f.).

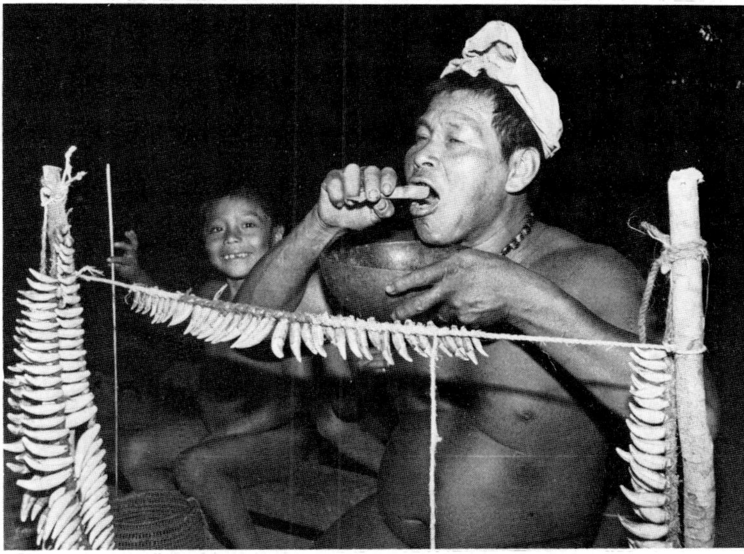

Viele Indianer des tropischen Regenwaldes nehmen Coca in Pulverform zu sich. Dieser Bará repariert Tanzgürtel aus Jaguarzähnen vor einem Fest. Mit einem Knochenlöffel «schaufelt» er sich Coca in den Mund. Mit dem Speichel gelangt es in den Magen und wird verdaut. Alle Männer, und gelegentlich auch ältere Frauen, konsumieren jeden Tag diese Droge.

In geringen Details sowie in der Ausführung des Zubehörs gibt es bei verschiedenen Indianergruppen Unterschiede. Der Vorgang an sich ist jedoch überall gleich, und soweit unser Wissen zurückreicht, auch in der Vergangenheit so durchgeführt worden.

Es gibt Hinweise darauf, daß Coca nördlich vom Amazonas bis hin zum Orinoko von einigen Indianergruppen geschnupft wurde. Doch dürfte es sich hierbei um eine wenig verbreitete Einnahmeform handeln (Verh. d. Berl. Ges. f. Anth. 1890: 304).

Das Coca-Essen ist im Amazonastiefland die gebräuchliche Form des Coca-Konsums. Sie setzt wie das Coca-Schnupfen eine andere Zubereitungsform voraus. Im folgenden soll am Beispiel der Yebamasá-Indianer gezeigt werden, wie im tropischen Regenwald von Südamerika Coca zubereitet wird.

Die Yebamasá leben am Rio Piraparaná in Südost-Kolumbien und gehören zur Sprachfamilie der Tucano-Indianer. Sie legen Wert darauf, sich von den dort ebenfalls lebenden Macú-Indianern abzuheben, indem sie betonen, daß sie Bodenbau betreiben. Auf ihren *chacras,*

Brandrodungslichtungen im Urwald, bauen sie neben vielem anderen die Coca-Pflanze an. Kultivierung, Ernte und Zubereitung der Blätter ist bei ihnen den Männern vorbehalten, ebenso der Gebrauch. Doch Ausnahmen für ältere, wohlverdiente Frauen konnten beobachtet werden. Die Umweltbedingungen verhindern eine dauerhafte Seßhaftigkeit selbst kleiner Gruppen. Spätestens nach zehn Jahren ist der brauchbare Boden für *chacras,* die man nur drei Jahre benutzen kann, erschlossen, und die Gruppe muß weiterziehen, will man nicht lange Anmarschwege zu den Feldern in Kauf nehmen. Diese Lebensweise erschwert den Anbau von Coca beträchtlich. Indem die Yebamasá die Coca über Stecklinge vermehrten, lösten sie das Problem der jahrelangen Wartezeit zwischen Aussaat und Beginn der Ernte.

Von jeder Pflanze werden nur wenige Blätter gepflückt, ihr Wachstum wird dadurch nicht beeinträchtigt. In großen Körben transportieren die Männer die Blätter nach Hause, unterwegs sammeln sie noch getrocknete Blätter bestimmter Baumarten, *Cecropia discolor* und *Pourouma apaporiensis.* In der *maloca,* dem Gemeinschaftswohnhaus, werden die Cocablätter in einem Tongefäß über einem kleinen Feuer unter fortwährendem Rühren geröstet. Danach gibt man sie in einen Holzmörser, wo sie zu einem feinen, grünen Pulver zerstoßen werden. Die getrockneten *yarumo-* oder *caimaron-*Blätter werden verbrannt und deren Asche etwa zu gleichen Teilen mit dem Coca-Pulver vermengt. Entscheidend für das Mischungsverhältnis ist für den Indianer aber nicht ein bestimmtes Mengenverhältnis, sondern der Farbton der Mischung. Die beiden Substanzen werden in einer *cuja,* einer Kürbishalbschale, vermengt. Ein längliches Bastsäckchen dient danach zur Filterung des Pulvers. Die Coca wird darin entleert, das Säckchen auf einen Holzstab gebunden und in einem langen, ausgehöhlten Baumstamm an den Innenwänden hin- und hergeschlagen. Nur sehr feines Pulver dringt durch den Baststoff. Die gröberen Bestandteile, die im Filtersack verbleiben, werden weggeschüttet. Jenes feine Pulver, das sich am Boden des Filterrohres ansammelt, ist das Coca, welches die Yebamasá als Genußmittel gebrauchen.[2]

Auch hier gibt es geringfügige Abweichungen unter den verschiedenen Gruppen. Bei den Cubeo werden die Coca-Blätter auf der «Herdplatte» geröstet, auf der sonst die *yuca* (*Manihot esculenta* Crantz) zubereitet wird. Bei den Cubeo dürfen sich die Frauen auch an der Herstellung des Coca beteiligen (Weil 1980: 154).

In einigen *malocas* konnte ich beobachten, daß das Coca-Pulver in einer großen Blechbüchse ausgestäubt wurde, oft ein Relikt durchreisender Ethnologen. So eine Vorrichtung läßt sich leicht in einem Kanu transportieren und ermöglicht bei einem Besuch in einer anderen *maloca* die Herstellung eigener Coca. Die sonst üblichen Filterrohre können bis drei Meter lang sein, ihr Transport wäre zu umständlich und zu risikoreich, die Herstellung ist äußerst schwierig.

Beim Coca-Pulver ist der alkalische Zusatz in der beigefügten Pflanzenasche enthalten. Man braucht demnach nur Aufbewahrungsbehälter für das Pulver, diese gibt es in verschiedenen Ausführungen, und einen «Löffel» zum Einnehmen. Der «Löffel» sollte aus dem Oberschenkelknochen eines Jaguars geschnitzt sein, wird heute, da es kaum noch Jaguare gibt, aber in der Regel aus dem betreffenden Knochen eines Tapirs geschnitzt.

Mehrmals am Tag nehmen die erwachsenen Männer, und damit sind nach unseren Vorstellungen auch Kinder gemeint, etliche Löffel Coca-Pulver in den Mund. Zusammen mit dem Speichel bildet sich ein schmieriger Klumpen, den man so lange im Mund behält, bis er sich allmählich aufgelöst hat, d. h., mit dem Speichel beim Schlucken in den Magen gelangt. Ich bezeichne diese Art des Coca-Konsums daher als Coca-Essen.

Das Coca ist eng mit dem Weltbild der Tucano-Indianer verknüpft. Die Desana, eine Gruppe dieser Sprachfamilie, nennen Coca in ihrer Sprache *ahpí* und die Muttermilch *ahpikón*. Die Verwandtschaft ist augenscheinlich: Wie die Mutterbrust stillt auch das Coca den Hunger. *Ahpikon-diá* nennen sie die Milchstraße, und deren Farbe ist grün wie das Coca. *Ahpikon-yebá* ist das Land, in dem ewig ein feines, grünes Licht von der Farbe der Coca-Blätter scheint (Reichel-Dolmatoff 1971: 46).

Pharmakologie des Coca

Es ist eine erstaunliche Tatsache, daß bis zum heutigen Tag die genaue chemische Zusammensetzung der Coca-Pflanze nicht bekannt ist. Mit Sicherheit kennt man etwa 15 Alkaloide im Coca-Blatt. Von der Gesamtmenge stellt Kokain ca. 80 % dar. Daraus darf jedoch nicht gefolgert werden, es sei ausschließlich für die Wirkung der Droge Coca verantwortlich. Schon früher haben Wissenschaftler auf die Unterschiede in der Wirkweise von Coca und reinem Kokain hingewiesen. Heute greift man diese Gedanken wieder auf und sieht die Notwendigkeit, sich mit den anderen Inhaltsstoffen zu beschäftigen, ein. Doch liegen augenblicklich noch keine grundlegenden Untersuchungen über die weiteren in der Coca enthaltenen Alkaloide sowie anderer Bestandteile vor (Plowman 1980: 19).

Außer den Alkaloiden enthalten die Blätter Vitamine und Spurenelemente. So enthalten z. B. 100 Gramm bolivianischer Coca-Blätter genug Kalzium, Eisen, Phosphor, Vitamin A, B_2 und E. Schätzungen geben einen durchschnittlichen Konsum von 60 Gramm, die also wesentlich zur Deckung des täglichen Bedarfs an jenen Vitaminen und Spurenelementen beitragen (Plowman 1980: 19).

Die Bedeutung des alkalischen Zusatzes

In der Literatur gibt es verschiedene Erklärungen für den Zusatz alkalischer Substanzen. Die Wirkung werde verstärkt, erst ermöglicht oder vermindert. Hartwich fand schon früh heraus, daß der Zusatz zwar die Alkaloide leichter aus ihren Verbindungen im Blatt herauslöst, man aber daraus nicht schließen kann, sie würden dadurch auch vom Körper leichter resorbiert. Er stellte in Versuchen fest, daß der alkalische Zusatz, in welcher Form auch immer, die Menge der vom Körper aufgenommenen Alkaloide vermindert (Hartwich 1911: 491).

Neuere Untersuchungen haben gezeigt, daß das in den Coca-Blättern enthaltene Kokain durch den Speichel und die Magensäfte zu Ecgonin umgewandelt wird (Montesinos 1965; Nieschulz 1969).

Burchard schlägt deshalb vor, vom sogenannten «Kokain-Modell» abzukommen und empfiehlt, sich mit einem «Ecgonin-Modell» als Wirkprinzip der Droge Coca zu beschäftigen (Burchard 1975).

Über Ecgonin weiß man nicht sehr viel, es konnte aber nachgewiesen werden, daß die toxischen Eigenschaften 80fach schwächer als bei Kokain sind (Nieschulz 1971: 285).

Weiterhin konnte Nieschulz nachweisen, daß die dem Kokain zugeschriebenen Eigenschaften nur bei intakten Molekülen auftreten können. Da Kokain aber zu Ecgonin umgewandelt wird, weist er darauf hin, daß der Unterschied zwischen dem Kauen von Coca-Blättern und dem Kokainismus nun pharmakologisch untermauert sei (Nieschulz 1971: 282).

Über die Wirkung der Droge Coca

Als Auswirkungen des Coca-Genusses verstand man bislang, in Zusammenhang mit dem «Kokain-Modell», Energiesteigerung, Verminderung des Appetits, lokale Betäubung, Körpertemperaturerhöhung und eine «Verbesserung der Stimmung».

Das Konsumieren von Coca bewirkt aber auch eine verbesserte Nahrungsumsetzung, indem der Speichelfluß und die Magensäfte angeregt werden. Mit anderen Worten, der in vielen Fällen vorhandene Nahrungsmangel kann etwas ausgeglichen werden. Der Gehalt an Vitaminen und Spurenelementen wurde schon erwähnt. Eine Körpertemperaturerhöhung um etwa 3° C erleichtert das Leben im kalten Hochland. Die Auswirkungen des Sauerstoffmangels in großen Höhen werden positiv beeinflußt, die Atmung wird erleichtert. Monge weist eine direkte Beziehung zwischen Coca-Kauen und der physiologischen Anpassung an Leben in großen Höhen nach (Monge 1952).

Aus Blättern und Samen wird ein Absud zubereitet, der bei bestimmten Erkrankungen des Magen-Darm-Traktes eingenommen wird. Weitere Anwendungsmöglichkeiten als Heilmittel ließen sich aufzählen.

Meiner Meinung nach gibt es grundlegende Schwierigkeiten, die Wirkung des Coca-Genusses zu beschreiben. Direkt beobachtbar sind sicher nicht alle Wirkungen. Eine Befragung der Benutzer kann weitere Hinweise geben, zwingt aber auch hier, den Beweis für einen Verursachungszusammenhang zu erbringen. Wirkungsvoraussagen sind erst sinnvoll, wenn die pharmakologischen Eigenschaften der in den Coca-Blättern bzw. dem -Pulver enthaltenen Wirkstoffe genau bekannt sind und sie in ihrer gegenseitigen Beeinflussung verstanden werden.

Davon kann z. Z. aber keine Rede sein. «Grundlegende Fragen, die den Einfluß von Coca-Konsum auf den Körper betreffen, können nur gelöst werden, wenn wir genaue Informationen über die Zahl der Coca-Alkaloide haben, die wirklich das Kreislaufsystem beeinflussen. Es gibt Techniken, die es ermöglichen, Kokain und seine Metaboliten im Blutplasma und Urin aufzuspüren. (. . .) Biochemische Analysen von lebenden Cocapflanzen sollten durchgeführt werden als erste grundlegende Arbeit, bevor man die Diskussion über die Funktion des Coca in großen Höhen fortsetzt» (Little 1978: 286).

Coca als angebliches Suchtmittel

Den Ruf, daß Coca-Konsum zu einer Abhängigkeit führt, hat es nie ganz verloren. Vielleicht weil es schwierig ist, einen auf Opiate ausgerichteten Suchtbegriff auf Kokain zu übertragen. Selbst bei reinem Kokain kommt es zu keiner Sucht. Es gibt keine Toleranzerhöhung, d. h., der gleiche Effekt muß nicht mit immer größeren Mengen verursacht werden. Es kommt auch nicht zu Entzugserscheinungen. So führte man den Begriff der psychischen Abhängigkeit ein.

Coca, so wurde gezeigt, enthält einen geringen Anteil an Kokain, wenngleich es unter den vorhandenen Alkaloiden am stärksten vertreten ist. Es kommt im Körper aber nicht zur Geltung, da es zu Ecgonin abgebaut wird.

Es gibt keinen eindeutigen Hinweis auf schädliche Auswirkungen auf den menschlichen Körper. Es läßt sich keinerlei Abhängigkeit von dieser Droge nachweisen, und es sind auch keine Entzugserscheinungen bekannt.

Angaben über die Zahl der *coqueros,* der Coca-Kauer, schwanken zwischen 8 und 15 Millionen, doch nimmt man allgemein an, daß 90 % der Indianer diese Droge gebrauchen (Ashley 1975: 21).

Bei dieser Größenordnung von Konsumenten sind natürlich Fälle bekannt, bei denen es zu übermäßigem Konsum kam, mit Auswirkungen auf die körperliche Verfassung. Doch hier muß man klar sehen, daß es sich um Ausnahmen handelt. Der Mißbrauch von Koffein, Alkohol und Nikotin in unserer Gesellschaft ist bedeutend ernster zu nehmen.

Außerdem sollte bei jedem Fall von «Mißbrauch» untersucht werden, ob die «negativen» Auswirkungen auf den Konsum des Coca oder auf die Bedingungen, die die verstärkte Einnahme von Coca verursachten, zurückzuführen sind (Martin 1970: 32 f.). Der Begriff «Abhängigkeit» wird oft nicht klar umrissen gebraucht. Abhängigkeit an sich ist nichts Schlechtes. In unserer Gesellschaft kennen wir Abhängigkeit vom Fernsehen, Musik, Sex, bestimmten Nahrungsmitteln und vielen anderen Dingen. Ein bestimmter Grad von Abhängigkeit ist eine allgemeine und normale psychologische Bedingung. Man sollte deshalb nicht fragen, ob eine Abhängigkeit auftreten kann, sondern ob sie in irgendeiner Form schädlich ist (Commission of Inquiry ... 1973).

«Zusammenfassend möchte ich wiederholen, daß Coca ein wesentlicher Bestandteil der indianischen Lebensweise ist, tief verflochten mit Tradition, Religion, Arbeit und Medizin. Den Indianern den Coca-Konsum zu untersagen, wäre eine ernsthafte Mißachtung der Menschenrechte, vergleichbar mit einem Bierverbot in Deutschland, Kaffeeverbot im Nahen Osten oder einem Betelverbot in Indien. Die augenblicklichen Versuche, den Cocagebrauch zu unterdrücken und zu kontrollieren, können als letzter Versuch des Weißen Mannes gesehen werden, die indianische Lebensweise auszurotten, um die Indianer vollständig von der fremden Gesellschaft und Wirtschaftsweise abhängig zu machen, die sie allmählich umschlossen hat» (Martin 1970: 34).

Die Coca-Kontroverse

In Zusammenhang mit den Problemen, die westliche Industrieländer mit Kokain haben und sehen, ist der Gedanke aufgetaucht, durch ein Verbot des Coca-Anbaus in Südamerika den Kokain-Konsum einzuschränken. So verabschiedete die peruanische Militärregierung am 21. 2. 1978 ein Gesetz (*Decreto Ley No. 22095*), in dem das Kauen von Coca sowie der Genuß des aus den Coca-Blättern hergestellten Kokains als schwerwiegendes soziales Problem, welches man beseitigen müsse, dargestellt wird. Mit dem Artikel 33 dieses Gesetzes wird der

Anbau von Coca verboten und damit unter Strafe gestellt. Der Staat kündigte an, alle Coca-Pflanzungen zu vernichten. Ausschließlich die staatliche Firma ENACO ist berechtigt, für medizinische Zwecke, für Export und industrielle Verarbeitung oder wissenschaftliche Untersuchungen Coca anzubauen und zu verkaufen. Auch hier wird das Coca mit Kokain auf eine Stufe gestellt (Blätter des iz3w 1980: 46 ff.).

Zwei Fronten prallen aufeinander. Da die Coca-Pflanze die einzige natürliche Quelle für die Droge Kokain ist, hat der illegale Anbau zur ausschließlichen Gewinnung von Kokain die Aufmerksamkeit von Institutionen wie der DEA (*Drug Enforcement Agency*) erregt, die nun wiederum versuchen, durch Druck auf die Regierungen der betroffenen Länder, wie z. B. Peru und Bolivien, den Anbau einzuschränken.

Die Praxis hat indessen gezeigt, daß eine wirksame Kontrolle des Anbauverbots nur in leicht zugänglichen Regionen möglich ist. Hinzu kommt, daß in den erwähnten Ländern ein eigener Markt für Coca-Blätter besteht. Ein großer Teil der Bevölkerung lebt vom Anbau der Coca.

Das Mißbrauch-Potential von Kokain ist vielleicht sehr hoch, man mag auch einsehen, daß etwas unternommen werden muß, um die Herstellung und Verteilung von Kokain zu kontrollieren. Es fällt aber schwer zu verstehen, warum das auf dem Rücken jener ausgetragen werden muß, die die Droge Coca seit Jahrtausenden kennen und gebrauchen, die weder Kokain herstellen noch kokainsüchtig sind.

1 Auszug aus dem Mythos: Yebá und Iáwira.
chagra = Brandrodungslichtung
Idé-hino = mythischer Vorfahr; Besitzer von Kulturpflanzen
Yebá = mythischer Vorfahr der Yebamasá
Iáwira = Tochter von Idé-hino
Trupp verwendet die Bezeichnung «Makuna» als Sammelbezeichnung für verschiedene kleine patrilineare Bevölkerungsgruppen. Als eine Untereinheit sieht er die Yebamasá an. Nach unseren Felddaten (Scheffer/Deltgen 1977) trifft das so nicht zu. Die Yebamasá stehen gleichrangig neben den Makuna. Dafür sprechen die angetroffenen Verbindungen zwischen diesen beiden Gruppen. Das Gebot der Exogamie widerspricht der Klassifikation von Trupp.

2 Die Daten über die Yebamasá wurden vom Autor 1977 bei einem siebenmonatigen Feldforschungsaufenthalt in San Miguel am Rio Piraparaná in Südostkolumbien gesammelt. Ein Projekt unter der Leitung von Dr. Deltgen.

Brugmansia (Baum-Datura) in Südamerika

Timothy Plowman

Die Gattung Brugmansia, die Baum-Datura von Südamerika, unterscheidet sich morphologisch von den weiter verbreiteten krautartigen Spezies der verwandten Gattung Datura. Chemisch jedoch sind sie sehr ähnlich und werden in der Volksmedizin und im Schamanismus in fast gleicher Weise verwendet. Diese Pflanzen enthalten das stark wirksame und potentiell giftige Alkaloid Skopolamin, welches die starken, oft bizarren psychischen Effekte der Droge verursacht. Brugmansia werden heute nur noch von einigen isolierten Stämmen am Fuße der Anden und im oberen Amazonas-Becken als Halluzinogen gebraucht, um Visionen zu erzeugen bei Krankenheilungen und bei Initiationsriten.

Einführung

Die alkaloidreiche Familie der Solanazeen, gemeinhin Nachtschattengewächse genannt, weist mehrere Gattungen und zahlreiche Arten auf, die als Narkotika und als Halluzinogene verwendet werden. In der Alten Welt finden wir *Atropa* (schwarzer Nachtschatten), *Hyposcyamus* (Bilsenkraut), *Mandragora* (Alraun) und *Duboisia* (Pituri) (Lewin 1964; Heiser 1969; Harner 1973; Schultes/Hofmann 1979, 1980). Die wichtigsten Gattungen der Neuen Welt sind *Nicotiana* (Tabak), *Latua* (*Latué*), *Brunfelsia* (*Chirisanango*) und *Brugmansia* (*Floripondio*) (Bristol 1969; Wilbert 1975; Plowman et al. 1971; Plowman 1977; Schultes 1979; Lockwood 1979). In beiden Hemisphären ist die Gattung *Datura* weit verbreitet, die in so unterschiedlichen Kulturen wie die von Alt-Indien, Europa, vom östlichen Nordamerika, Mexiko und Südamerika Verwendung fand (Safford 1922; Lewin 1964; García Barriga 1975; Furst 1976; Ott 1976; Schultes/Hofmann 1979, 1980).

Eigentlich gehören zu *Datura* zwei verschiedene Gruppen von Pflanzen, die früher als zwei Untergenera der Gattung *Datura* angesehen wurden. Jetzt aber hält man sie für zwei unterschiedliche Gattungen (Lockwood 1973 a, 1973 b). Die Gattung *Datura* besteht aus etwa zehn Spezies krautartiger Pflanzen mit aufrechten weißen oder purpurnen Blüten. Sie wachsen oft als Unkraut und bevorzugen trockene Gegenden. Die größte Vielfältigkeit zeigt *Datura* in Mexiko, verschiedene Arten finden sich aber auch in Europa, Asien und Australien. Die zweite Gruppe umfaßt die «Baum-*Datura*», die nun als Gattung *Brugmansia* deklariert werden (früher *Datura,* Untergattung *Brugmansia*). Wie der gewöhnliche Name anzeigt, sind *Brugmansia* eine Gruppe kleiner Bäume. Man kann sie leicht an ihren sehr großen, hängenden Blüten erkennen, die weiß, gelb, zartorange, rot oder rosa sein können. Zur *Brugmansia* gehören fünf verschiedene Arten, die in Südamerika, besonders in den nördlichen Anden, beheimatet sind. Zusätzlich sind noch zahlreiche Unterarten, Züchtungen und Hybride bekannt (Lockwood 1973 b).

Der Gebrauch sowohl von *Datura* als auch *Brugmansia* in Medizin und Zauberei der Kulturen der Neuen Welt wird durch das Vorhandensein stark wirksamer Mixturen der sogenannten Belladonna-Alkaloide ermöglicht. Das bedeutsamste ist Skopolamin, gewöhnlich auch Hyoscin genannt, eins der stärksten der bekannten Halluzinogene. Verwandte, aber weniger toxische Verbindungen, die häufig in diesen Pflanzen gefunden werden, sind die Alkaloide Hyoscyamin, Atropin und Meteloidin (Schultes/Hofmann 1980).

Die Alkaloide haben auffallende Effekte sowohl auf das periphere als auch auf das zentrale Nervensystem. Im peripheren Bereich verursachen sie eine verschwommene Sicht und stark erweiterte Pupillen. Sie unterbinden die Drüsensekretion, was zu einem trockenen Mund und trockener, heißer Haut führt. Die Wirkung auf das zentrale Nervensystem wird hauptsächlich durch den Hyoscin-Gehalt verursacht. Dieses Alkaloid wirkt intensiv auf das Gehirn und ruft eine anfängliche Stimulierung, Erregung, Disorientierung und Konzentrationsschwäche hervor. Höhere Dosierung kann zu Konvulsionen, erschreckenden Halluzinationen und Delirien führen. Schließlich folgt eine tiefe Erschöpfung, Euphorie und ein traumloser Schlaf, wonach man oft eine komplette Amnesie beobachtet.

Weil (1977) war der Ansicht, daß Skopolamin intensive Energien aus dem Unbewußten freisetzt. Das halluzinäre Erlebnis wird später unterdrückt, wie die darauffolgende totale Amnesie beweist. Skopolamin wurde früher als eine das Bewußtsein auslöschende Droge bei Geburten eingesetzt, um einen Dämmerschlaf zu bewirken. Es führte jedoch häufig zu aufgeregtem, feindseligem oder gestörtem Verhalten der Patienten. Die halluzinogenen Effekte des Skopolamins sind oft bizarr, unberechenbar und unkontrollierbar. Die Wirkung wird subjektiv als ganz verschieden von der anderer Halluzinogene wie Mescalin oder den Indol-Alkaloiden empfunden. Auf Grund der Gefährlichkeit skopolaminhaltiger Pflanzen machen oft nur einige geschulte Schamanen oder Zauberer in einheimischen Kulturen davon Gebrauch. Selbst dann zieht man ihnen oft halluzinogene Drogen vor, die sichere und konstruktivere Erfahrungen bewirken.

Die krautartigen Datura

In Mexiko und im Südwesten der USA werden mehrere Spezies der krautartigen *Datura* seit langem in der Medizin und als Halluzinogene geschätzt. Die wohl bedeutsamste Art ist *Datura inoxia* Mill., die, wie andere *Datura,* von den Mexikanern *toloache* genannt wird, was von dem alten aztekischen Wort *toloatzin* (Schulte/Hofmann 1980) herrührt. Alle Teile der Pflanze – Wurzeln, Blätter, Samen – werden verwendet, nicht nur um visuelle Halluzinationen hervorzurufen, sondern auch bei vielen medizinischen Behandlungen. *Datura*-Präparate werden oft extern aufgetragen, um rheumatische Schmerzen und Prellungen zu lindern und um Schwellungen zu reduzieren. Die Pflanze wird auch als Betäubungsmittel beim Einrichten gebrochener Knochen gebraucht, und um die Schmerzen bei der Geburt zu erleichtern (Schultes/Hofmann 1979).

In Mexiko finden *Datura* auch verbreitet Verwendung, um bei religiösen Zeremonien Visionen und Träume hervorzurufen, okkulte Kräfte zu erlangen und die Zukunft vorhersagen zu können. Schamanen versuchen mit Hilfe von *Datura* übernatürliche Helfer und geistige Führer zu gewinnen. Meist wird ein Getränk zubereitet, indem man die Blätter, Stengel und Wurzeln der Pflanze mit Wasser zerstampft. Die Tarahumara-Indianer von Mexiko fügen *Datura* einem fermentierten Maisgetränk, dem *tesgüino,* zu, um es stark zu machen. Die Medizinmänner der Tarahumara nehmen *Datura*-Getränke, um Visionen hervorzurufen und um Krankheiten zu diagnostizieren. Man glaubt, daß im Gegensatz zu Peyote dem Halluzinogen *Datura* ein böser Geist innewohnt (Bye 1976; Schultes 1979; Schultes/Hofmann 1979, 1980).

Datura ist außerordentlich wichtig und ein zentraler Bestandteil des Lebens bei den Stämmen Kaliforniens und der südwestlichen Wüsten in Nordamerika. Die Pflanze wird bei der individuellen oder gemeinschaftlichen Suche nach Visionen eingesetzt, und um in Verbindung mit Ahnen und Geistern zu treten. In der Pubertät gibt man jungen Männern und Mädchen *Datura* bei Einweihungszeremonien, und zu dem Zweck ein persönliches Totem zu finden (Safford 1922).

Mehrere Spezies der krautartigen *Datura* in Südamerika sind vorgestellt worden. Sie sind in Spanisch-Amerika unter dem Namen *chamico* bekannt. Wie in Nordamerika findet man sie häufiger in trockeneren Gebieten. Im allgemeinen spielen die krautartigen *Datura*

Peruanischer Medizinmann in seiner *Brugmansia*-Pflanzung. Die hochwirksame Alkaloide enthaltende Pflanze verwendet er in der Krankenheilung. Tarapoto, San Martin. ▷

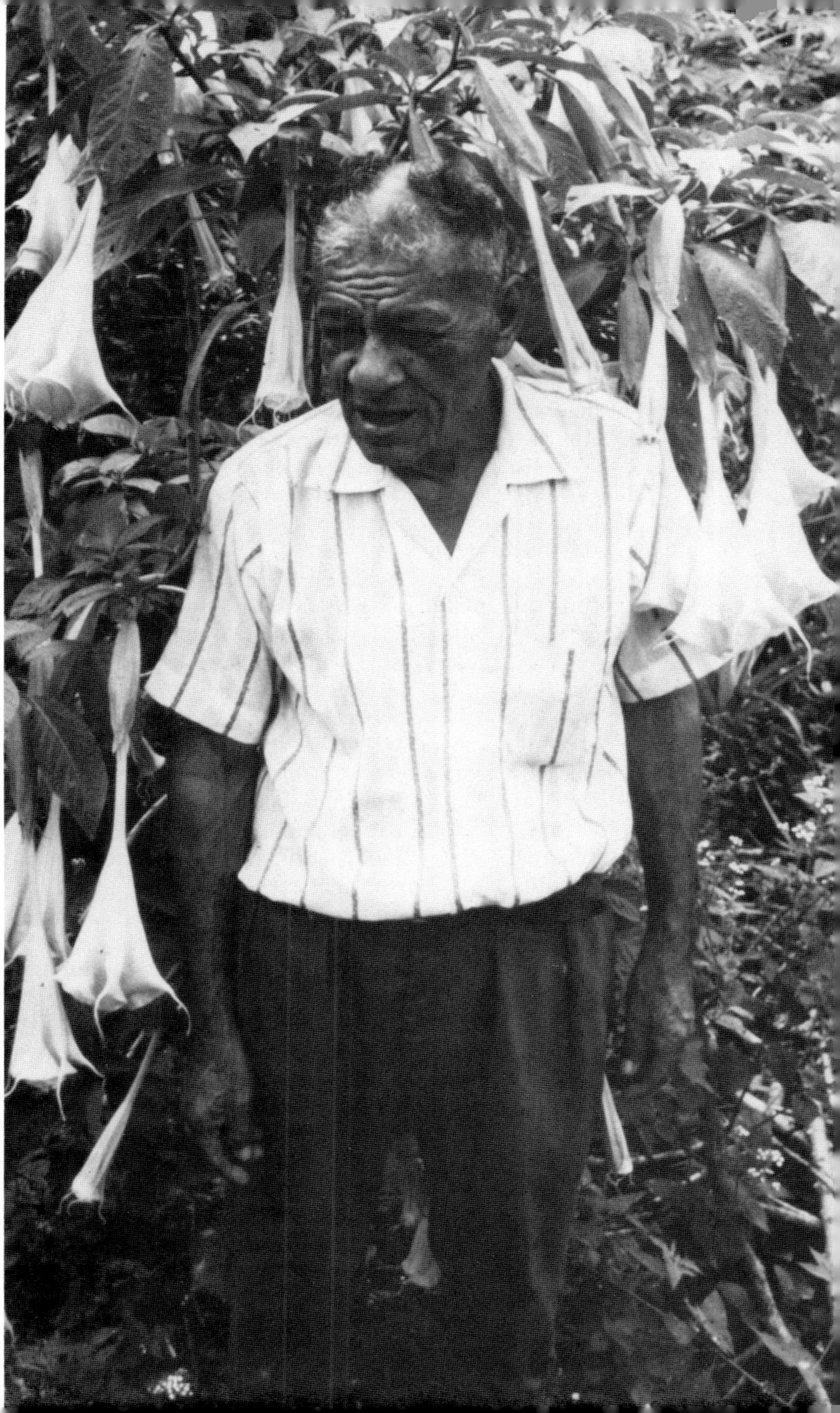

in Südamerika aber keine so bedeutende Rolle wie die einheimischen Arten der Baum-*Datura* und andere ansässige halluzinogene Solanazeen. Im folgenden beschränke ich mich deshalb auf die wichtigste Gattung, die *Brugmansia.*

Botanik und Chemie der Brugmansia

In der Literatur herrschte in bezug auf die *Brugmansia*-Spezies, die in Südamerika als Medizin und Halluzinogen gebraucht werden, große Verwirrung. Was die Interpretation der Arten betraf, waren die Botaniker höchst unterschiedlicher Meinung. Frühe Arbeiten versuchten die Klassifikation zu erklären, leider geschah dies jedoch ungenügend und nicht immer vollständig (Safford 1921; Barclay 1951; Bristol 1966, 1969; Schultes 1955, 1979). Erst in der Arbeit von Lockwood, die bis jetzt erst teilweise veröffentlicht ist, haben wir eine wissenschaftliche Grundlage zum eingehenderen Verständnis der Taxonomie der betroffenen Arten (Lockwood 1973 a, 1973 b, 1979; Bailey/Bailey 1976).

Die meisten ethnographischen Berichte über Baum-*Datura* erfassen die verwendeten Arten unter der Bezeichnung *Brugmansia* (*Datura*) *arborea* (L.) Lagerh. Dieser Name wurde ohne Unterschied jeder weißbblühenden *Datura* gegeben. Zwar wird diese Art sehr gerne verwandt, gehört jedoch zu den selteneren Spezies. Sie wächst gewöhnlich in den höheren Regionen von Ecuador und südlich nach Bolivien hin. Viel gebräuchlicher ist *Brugmansia aurea* Lagerh. Diese Pflanze wächst in Höhen zwischen 2000 m und 3000 m vorwiegend in den nördlichen Anden Venezuelas in Richtung Süden nach Ecuador, wo man sie häufig entlang der Wegränder, der Flüsse und Entwässerungskanäle findet. Die Blüten sind manchmal auch goldgelb.

Eine andere gebräuchliche Andenart ist *Brugmansia sanguinea* (R. & P.) D. Don. Dieser rot oder gelb blühende Baum wächst in Höhen zwischen 2000 m und 3300 m und findet sich von Nordkolumbien südlich bis nach Bolivien und Chile. Auf Grund ihrer auffallenden roten Blüten wurde diese Art in den Berichten öfters korrekt identifiziert. *Brugmansia versicolor* Lagerh., deren Blüten weiß, aber auch aprikosenfarbig sein können, ist eine Tieflandart, im Guayaquil-Becken von Ecuador heimisch. Sie wird unter anderem entlang der Pazifikküste von Kolumbien und Peru auf weiten Flächen angepflanzt. Die fünfte Spezies der Baum-*Datura, Brugmansia suaveolens* (Humb./Bonpl.) Bercht./Presl. kommt in den Regenwäldern der Küste Südostbrasiliens vor. Es gibt aber keine Belege, daß sie hier je verwen-

Datura inoxia, Kalifornien. Im Gegensatz zu ihrer nahen Verwandten, der ▷ baumartigen *Brugmansia,* ist *Datura* ein Strauch mit aufrechten Blüten.

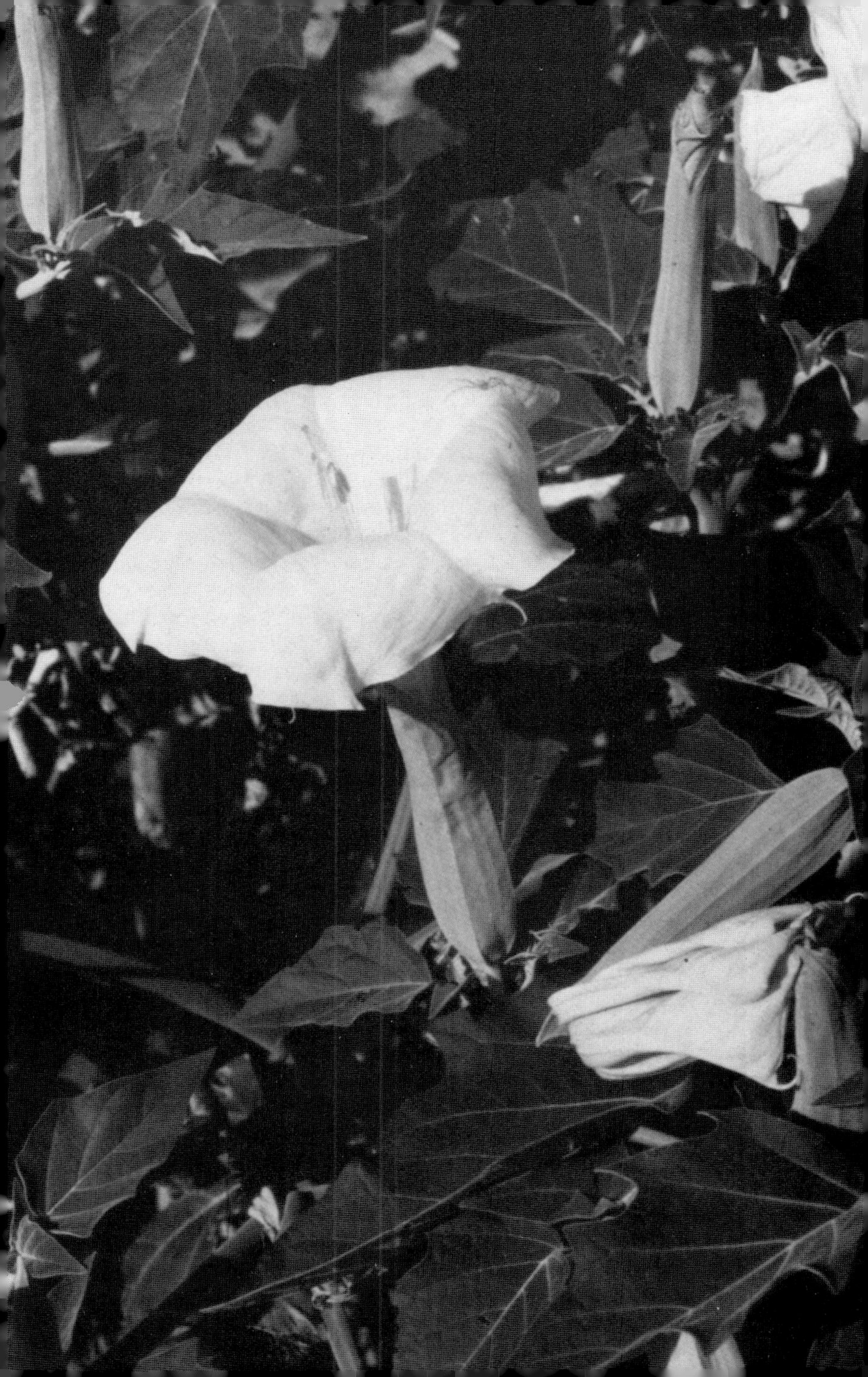

det wurde. Diese Art und eine verwandte Hybridform *Brugmansia* X *insignis* (Barb. Rodr.) Lockwood wurde jedoch viel im Amazonasbecken angepflanzt. Viele Stämme gebrauchen sie dort regelmäßig als Medizin und Halluzinogen. Häufig wird sie als Zutat dem halluzinogenen Getränk des Amazonasgebietes, dem *ayahuasca,* beigemischt. Eine andere Hybridform, bekannt als *Brugmansia* X *candida* Pers. (*Brugmansia aurea* X *Brugmansia versicolor*) kommt sporadisch in den nördlichen Anden vor, ist aber in den tropischen Gebieten beider Hemisphären weit verbreitet. Die größte Vielfalt an *Brugmansia* findet man in den nördlichen Anden, vornehmlich in Ecuador und in Südkolumbien. Möglicherweise ist hier auch das Ursprungszentrum zu suchen (Lockwood 1973 b).

Alle *Brugmansia* haben auffallende, große und dekorative Blüten, die sie in Hülle und Fülle hervorbringen. Sie sind als Gartenschmuck hochgeschätzt. Außer zum Drogengebrauch wurden *Brugmansia* in ganz Südamerika oft zur Zierde angepflanzt. Nur wenige der Arten wachsen heute noch wild. Man findet sie gewöhnlich in der Nähe menschlicher Siedlungen oder in Gegenden, die früher bewohnt waren. Man kann sie leicht durch Stecklinge von Zweigen fortpflanzen. Auch lassen sie sich ohne Umstände bei Ortswechseln transportieren. Man nimmt an, daß sie in der Andenregion seit langem kultiviert werden. Da sie sich vegetativ fortpflanzen, lassen sich genetische Spielarten leicht beibehalten, seien es nun unterschiedliche Farbgebungen der Blüten oder chemische Varianten, die einen ungewöhnlich hohen Anteil an Alkaloiden produzieren. Zufällige oder gewollte Hybride kommen ebenfalls vor, oftmals durch Chromosomenveränderung, die dann vom Menschen fortgesetzt werden. Die Kultivierung, Selektion und Kreuzung der *Brugmansia* durch den Menschen hatte zur Folge, daß ihre botanischen Beziehungen bis vor kurzem unklar waren (Lockwood 1973).

Wie die krautartigen *Datura* enthalten die *Brugmansia* unterschiedliche Mengen an Belladonna-Alkaloiden in allen Pflanzenteilen. Der Gesamtalkaloidgehalt der getrockneten Pflanze kann von 0,3 bis 0,55 % variieren (Schultes/Hofmann 1980). Den höchsten Anteil an den Alkaloiden hat das Skopolamin mit 31–60 % vom Gesamtgehalt. Bei den Alkaloiden der Samen von *Brugmansia sanguinea* wurde 78 % Skopolamin gefunden (Leary 1970). Die Blätter und Stengel von *Brugmansia aurea* enthielten insgesamt 0,3 % Alkaloide, von denen 80 % Skopolamin war (Schultes/Hofmann 1979). Wie bei der Gattung *Da-*

Brugmansia versicolor, Ecuador. Es gibt fünf *Brugmansia*-Arten, deren Verbreitung auf Südamerika, insbesondere die nördlichen Anden, beschränkt ist. Charakteristisch für *Brugmansia* sind die hängenden Blüten. ▷

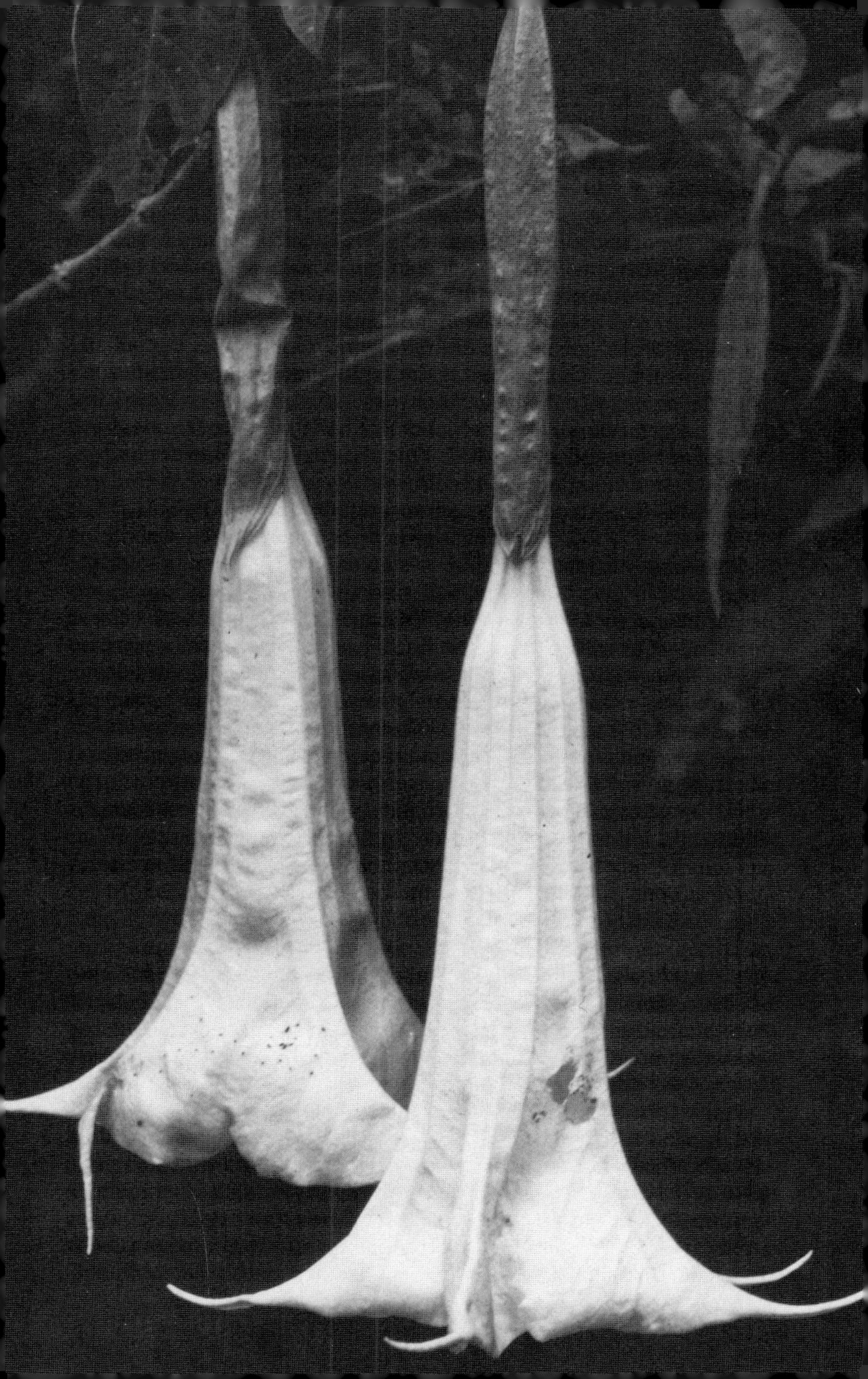

tura verursacht das Skopolamin in den *Brugmanisa* die bizarren Wirkungen auf die geistige Verfassung. In Ecuador wird *Brugmansia sanguinea* kommerziell angebaut, um Skopolamin für die pharmazeutische Industrie zu gewinnen.

Die Rolle der Brugmansia in den südamerikanischen Kulturen

Brugmansia sind in Südamerika unter einer Reihe von Bezeichnungen in der Umgangssprache bekannt. In Spanisch-Amerika nennt man sie für gewöhnlich *floripondio.* In Kolumbien lautet die Bezeichnung *borrachero,* was «berauschend» bedeutet. Bei den Jívaros in Ecuador heißen sie *maikoa.* Im Hochland von Peru und Ecuador werden sie als *huanto* oder variiert als *guandu* bezeichnet. Im peruanischen Amazonasgebiet nennt man sie *toé.* Der am häufigsten benutzte englische Name ist *Angel's trumpet* (Engelstrompete).

Brugmansia-Arten nehmen in der Medizin der Bewohner der Anden und der Amazonasregion einen bedeutenden Platz ein. Überraschenderweise gibt es nur wenige historische oder ethnographische Berichte über die tatsächliche Verwendung dieser Pflanzen. Es ist abzusehen, daß der Gebrauch der Pflanzen zusammen mit den Stämmen ausstirbt, und eine baldige umfangreiche Forschungsarbeit wäre vonnöten.

Cooper (1949) berichtet von der Verwendung der *Brugmansia* bei mehreren Stämmen: Chibcha und Chocó (Kolumbien), Quechua (Ecuador, Peru, Bolivien), Mapuche-Huilliche (Chile), Siona, Piojo und Omagua (andines Bergland) und Záparo, Jívaro, Canelo und Ingano (oberer Amazonas). Vor kurzem wurden weitere Stämme der Liste hinzugefügt: Kamsá (Bristol 1969), Kofán (Schultes/Hofmann 1980), Paez (Uscategui 1959) in Kolumbien und die Aguaruna (Brown 1978) im Amazonasgebiet Perus.

Die Samen und äußeren Stammrinden der *Brugmansia* werden am häufigsten benutzt. Ein traditioneller Zusatz bei *chicha* (Maisbier) und anderen berauschenden Getränken sind zerriebene Samen, um eine stark berauschende Wirkung zu erzielen. Von jungen Blättern und Zweigen werden Aufgüsse hergestellt, indem sie einfach mit Wasser übergossen werden. Normalerweise wird *Brugmansia* für sich allein genommen. Sie kann aber auch mit anderen psychoaktiven Pflanzen wie *Banisteriopsis* spp., Tabak u. a. gemischt werden.

Es gibt nur wenige frühe Aufzeichnungen über den Gebrauch von *Brugmansia.* Castellanos berichtete, daß vor der *conquista* bei den Chibcha die Frauen und Sklaven toter Könige und Häuptlinge mit einer Mischung aus *chicha,* Tabak und *Brugmansia*blättern betäubt wurden, bevor sie zusammen mit ihren Herren lebendig begraben wurden (Schleiffer 1973). In ihrem benommenen Zustand fühlten sie

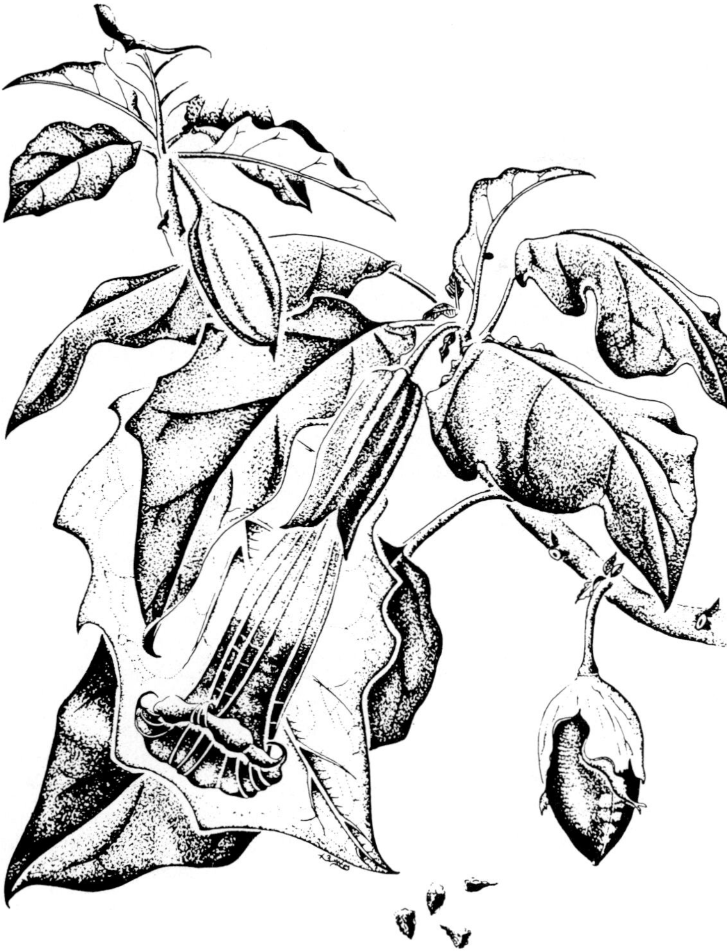

Brugmansia sanguinea. Zeichnung von Teza Bates.

keine Schmerzen. Vor Erreichung der Pubertät gaben die Chibcha Kindern ebenfalls *Brugmansia.* Sie beobachteten dann, ob die Jungen Werkzeuge oder Waffen ergriffen und ob die Mädchen nach Spindeln oder Mahlsteinen faßten. In solchen Fällen glaubte man, daß diese Kinder gute Arbeiter würden (Kroeber 1946).

Humboldt und Bonpland erwähnen die Verwendung der rotblühenden *Brugmansia sanguinea* bei den Priestern des Sonnentempels in

Sogamosa (nördlich von Bogotá, Kolumbien) für die Zubereitung eines narkotisierenden Getränks, das sie *tonga* nannten (Lockwood 1979). Auch in Peru wurde das berauschende *tonga* aus *Brugmansia sanguinea* hergestellt. Die Indianer glaubten, durch dieses Medium mit ihren Ahnen in Kontakt treten zu können, die ihnen dann die Schätze in alten Gräbern verraten würden. Deshalb nannten sie diese Pflanzen *huaca* oder *huacacachu,* was «Grab» oder «Grabpflanze» bedeutet.

Die Darien- und Choco-Indianer in Kolumbien hatten eine ähnliche Vorstellung. Sie verabreichten Kindern ein Gebräu aus Samen von *Brugmansia sanguinea* in *chicha,* um einen Erregungszustand hervorzurufen, in dem sie dann angeblich die Fähigkeit hatten, Gold zu entdecken (Seemann 1853).

Von Tschudi beschrieb einen Indianer unter Einfluß von *Brugmansia* (Schleiffer 1973): «Kurz nachdem er das Getränk zu sich genommen hatte, verfiel er in eine tiefe Betäubung; er saß da, die Augen leer zu Boden gerichtet, seinen Mund krampfhaft geschlossen und mit geblähten Nasenflügeln. Nach etwa einer Viertelstunde begannen seine Augen zu rollen, Schaum trat vor seine halb geöffneten Lippen, und sein ganzer Körper wurde von heftigsten Krämpfen geschüttelt. Nachdem diese erschreckenden Symptome abgeklungen waren, folgte ein tiefer Schlaf von mehreren Stunden. Am Abend sah ich den Indianer wieder. Er erzählte einem aufmerksamen Zuhörerkreis Einzelheiten seiner Vision; angeblich war er mit den Geistern seiner Vorfahren in Verbindung getreten. Er schien sehr schwach und erschöpft.»

Nach der spanischen Eroberung und der nachfolgenden Unterdrückung indianischer Sitten durch christliche Eiferer starb der Gebrauch von *Brugmansia* zusammen mit dem anderer psychoaktiver und «magischer» Pflanzen in vielen Gegenden aus. Glücklicherweise kultivierten einheimische Medizinmänner weiterhin *Brugmansia* in einigen abgelegenen Teilen des oberen Amazonas und gebrauchten sie in althergebrachter Weise als Rauschmittel und Medizin.

Eins der interessantesten Gebiete, wo *Brugmansia* weiter benutzt wird, ist das isolierte Sibundoy-Tal im südlichen Kolumbien. Hier kultivieren die Schamanen der Kamsá sprechenden Sibundoy- und der Inga sprechenden Santiagueno-Indianer mindestens zwei Arten *Brugmansia,* nämlich *Brugmansia aurea* und *Brugmanisa sanguinea.* Sie unterhalten auch zahlreiche mutante Klone der ersteren, die bei weitem die bedeutendere der beiden ist. Die Klone der *Brugmansia aurea* sind oft von bizarrer Erscheinung. Sie werden häufig von Viren infiziert (Bristol 1969). Es gibt mindestens neun verschiedene Züchtungen, jede mit einem anderen Namen und mit einzigartigen morphologischen und chemischen Charakteristika. Sie werden nur durch Stecklinge vermehrt, und einige sind persönliches Eigentum bestimmter

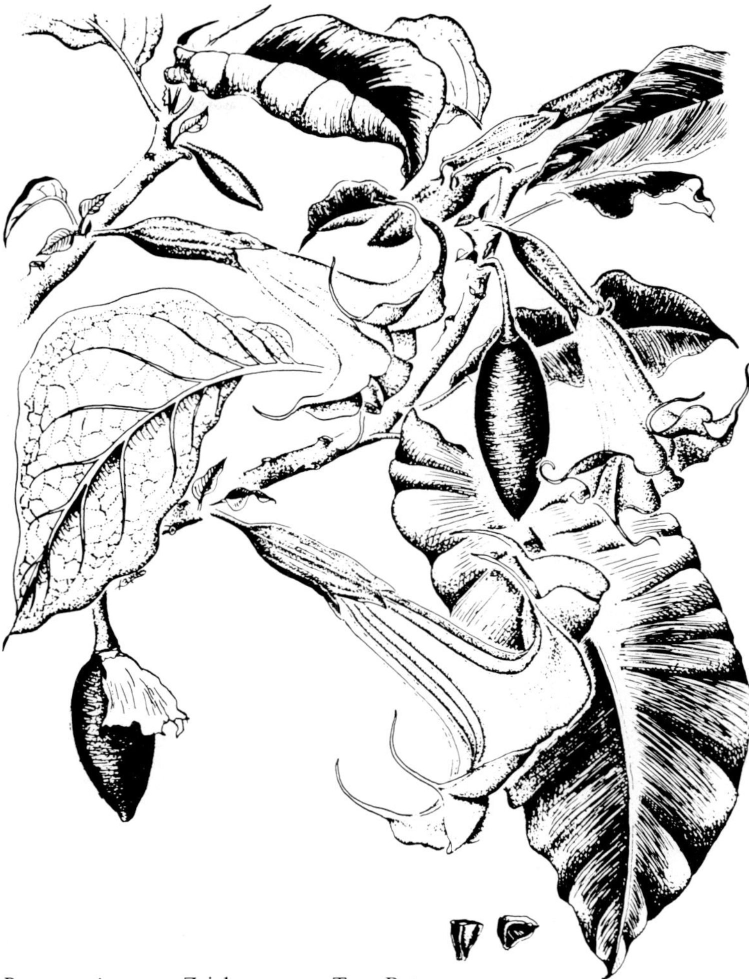

Brugmansia aurea. Zeichnung von Teza Bates.

Schamanen. Die Botanik und Ethnobotanik dieser Züchtungen wurden nacheinander von Schultes (1955), Bristol (1966, 1969), Bristol/Evans/Lampard (1969), García-Barriga (1975) und Lockwood (1973 b, 1979) studiert.

Einzelne Züchtungen und Klone der Sibundoy-*Brugmansia* werden unterschiedlich verwendet. Einige dienen ausschließlich als medizinische Heilmittel; andere werden häufiger ihrer halluzinogenen Wirkung wegen benutzt. Die spezialisierte Kenntnis um die Wirkung und Giftigkeit einer jeden Züchtungsart hat nur der Schamane, der der Besitzer ist. Zum Beispiel werden die Blätter der Züchtung *buyes* und *amaron* hauptsächlich äußerlich angewandt, um Rheumatismus zu lindern. Die Züchtung *munchira* wird medizinisch als Anti-Rheumatikum, Brechmittel, gegen Blähungen, als Wurmmittel und gegen Wundrose angewendet. Andere Züchtungen werden sowohl als Heilmittel als auch ihrer psychotropen Eigenschaften wegen gebraucht. Der Saft aus den Blättern und Blüten von *salamán* und *quinde* wird normalerweise allein und nicht erhitzt eingenommen. Die Blätter werden zerkleinert und der ausgepreßte Saft allein oder gemischt mit Zuckerrohralkohol oder Wasser getrunken (Bristol 1969; Lockwood 1979; Schultes/Hofmann 1979, 1980).

Eine der ungewöhnlichsten Züchtungen ist *culebra*, das «Schlangen-Rauschmittel». Die Blätter und Blüten dieses verkümmerten Klons (*Brugmansia aurea*) sind derart bizarr, daß Schultes sie zur neuen Gattung *Methysticodendron* (Schultes 1955) erklärte. Diese Pflanze wird bei der Behandlung von Erkältungen, Fieber und geschwollenen Gelenken gebraucht, aber auch zur Wahrsagung, bei der Therapie und zum Erlernen von Zauberei. Schultes (1955) stellte fest, daß «sich einige Geheimnisse des Medizinmannes dem Novizen nur dann erschließen, wenn er unter dem Schutz der Droge steht». Bristol (1969) fand jedoch bei den Sibundoy keinen direkten Hinweis darauf, daß dieses Mittel bei Zauberei eingesetzt wird. 1978 entdeckte ich einzelne Züchtungen von *culebra* und anderen Sibundoy-Arten von *Brugmansia aurea* in der Nähe von Maldonado entlang des Rio San Juan im äußersten Nordwesten von Ecuador. Früher waren diese ungewöhnlichen, verkümmerten Formen nur im Sibundoy-Tal selbst gesichtet worden.

Anscheinend beschränkt sich der Gebrauch der Sibundoy-*Brugmansia* nicht nur auf Schamanen. Bristol (1969) berichtete, daß auch andere die Pflanzen benutzen dürfen, und beschrieb ihre Wirkung wie folgt: «Es betäubt sie, schaltet die Sinne aus, und trocknet Mund und Kehle derart aus, daß sie für mehrere Stunden weder schlucken noch sprechen können. Ihre Sicht ist gestört, Objekte erscheinen näher oder weiter entfernt, und einige erleben visuelle Halluzinationen, besonders von Tieren, die sie fürchten.»

Bei einigen anderen Gruppen, besonders bei den Jívaro in Ecuador und bei den verwandten Aguaruna im benachbarten Peru hat sich der geheiligte Gebrauch von *Brugmansia* ebenfalls erhalten. Diese Stämme konnten der spanischen Herrschaft erfolgreich widerstehen, so daß ihre kulturellen Traditionen zusammen mit dem Gebrauch psychoaktiver Drogen überlebten.

Die Jívaro glauben, daß das normale Leben eine Illusion ist und daß über Leben und Tod unsichtbare Kräfte bestimmen, die man nur mit Hilfe psychoaktiver Pflanzen sehen und erleben kann (Harner 1972). Wenn ein Jívaro-Junge sechs Jahre alt geworden ist, muß er eine äußere Seele erlangen, eine *arutam wakani.* Dies ist die besondere Seele, die *arutam,* die Vision, hervorbringt. Sie ermöglicht ihm, mit seinen Ahnen in Verbindung zu treten. Teil des Prozesses zur Erlangung einer *arutam*-Seele ist die Pilgerfahrt zu einem heiligen Wasserfall. Hier badet, fastet und trinkt der Junge Aufgüsse von Tabakwasser und von der halluzinogenen Schlingpflanze *natemä (Banisteriopsis caapi*). Falls diese Drogen keine Vision oder *arutam* hervorbringen, so trinkt der Junge oft den Saft der rohen, frischgepreßten Rinden von *Brugmansia*-Stämmen, *maikoa* genannt. Falls der Junge Glück hat, erscheint ihm *arutam* in Gestalt eines großen Tieres, wie z. B. eines Jaguars oder einer Anaconda. Die Seele von *arutam* dringt dann in seinen Körper und wird sein persönlicher Beschützer (Harner 1972; Lockwood 1979; Schultes/Hofmann 1979).

Die Jívaro kennen sechs verschiedene Arten *maikoa.* Sie verwenden die Droge auch, um aufsässige Kinder zu disziplinieren, die die Autorität und das Wissen ihrer Eltern anzweifeln. Man nimmt an, daß die Kinder durch *maikoa* Visionen von der übernatürlichen Welt erleben und feststellen, daß die Eltern mit ihren Ansichten recht haben. Man hofft, daß sie daraufhin mehr Respekt zeigen (Harner 1972). Jívaro-Schamanen verwenden ebenfalls *Brugmansia*-Drogen, jedoch weniger häufig als das sichere und leichter zu kontrollierende *natemä.* Sie kennen die starke Wirksamkeit und Giftigkeit der *Brugmansia* und glauben, daß ein häufiger Gebrauch Irrsinn hervorrufen kann (Harner 1968, 1972).

Die Aguaruna am oberen Rio Mayo verwenden mindestens dreierlei *Brugmansia*-Arten, um Visionen und Halluzinationen hervorzurufen. Diese Pflanzen sind für die Aguaruna das stärkste Halluzinogen. Auch sie halten sie auf Grund ihrer unvorhersehbaren Wirkungen für potentiell gefährich. Ihre große Wirksamkeit macht sie jedoch unersetzlich; ohne sie erhielte man keine Visionen, um zu töten, seine Feinde zu zerstören oder zu heilen und Leben zu erretten. Man verwendet je nach erwünschter Wirkung verschiedene Arten von *Brugmansia* (Brown 1978).

Schlußfolgerung

Brugmansia-Arten, die Baum-*Datura,* nehmen auf Grund ihrer schönen, duftenden Blüten in den Gärten Südamerikas einen besonderen Platz ein. Alter Tradition folgend, werden diese Pflanzen noch immer weitverbreitet als Heilmittel gegen Rheuma, Asthma, Infektionen und Wunden eingesetzt. Ihre Verwendung als Halluzinogen nimmt jedoch rapide ab, einesteils wegen der fortschreitenden Akkulturation vieler Gruppen, die sie benutzen, andernteils wegen ihrer ausgesprochen starken, nicht voraussehbaren und oft unangenehmen Wirkungen. Ihr Gebrauch in Magie und Schamanismus beschränkt sich gewöhnlich auf schwierige Probleme und Extremfälle. Man greift nur auf *Brugmansia*-Drogen zurück, wenn sichere psychotrope Pflanzen versagt haben.

Immer wieder werden Fälle zufälliger *Brugmansia*-Vergiftung und Berauschung besonders bei Kindern aus Gegenden gemeldet, wo man *Brugmansia* kultiviert. Wie bei der krautartigen *Datura* experimentieren häufig junge Leute mit *Brugmansia,* weil sie neugierig auf die Wirkung sind. Nicht selten berichten sie dann von unerwarteten und unangenehmen Erlebnissen, die zeitweilige Geistesverwirrung, erschreckende physische Nebeneffekte und einzelne Todesfälle durch Überdosierung mit einschließen. Bei den meisten Gesellschaften, die *Datura* und *Brugmansia* kennen und verwenden, haben sie einen üblen Leumund, der mit Unheil und Zauberei verbunden ist. In den meisten Fällen ist dieser Ruf wohlverdient.

San Pedro-Kaktus – Botanik, Chemie und ritueller Gebrauch in den mittleren Anden

Douglas Sharon

Die Medizinmänner in Nordperu verwenden in der Krankenheilung und in der Psychotherapie den alkaloidhaltigen San Pedro-Kaktus. Obwohl sich die ethnologische Forschung seit langem mit dem Medizinmannwesen dieser Region befaßt, ist die Entdeckung des Alkaloidgehalts des San Pedro-Kaktus und damit seiner bewußtseinsverändernden Eigenschaften durch Ethnobotaniker erst relativ spät erfolgt. Diese Entdeckung hat der Deutung des Medizinmannwesens eine naturwissenschaftliche und medizinische Dimension gegeben, die ihr bis dahin fehlte. Nach einem Exkurs über die Taxonomie, die Verbreitung und das kulturgeschichtliche Alter der Verwendung des San Pedro-Kaktus berichtet der Autor über seine eigene Arbeit mit Eduardo Calderón und acht weiteren Medizinmännern in den siebziger Jahren. Die Heilmethode dieser heilkundigen Männer wird als eine kulturspezifische Psychotherapie beschrieben, für die sich inzwischen auch die westliche Medizin, insbesondere die Sozialpsychiatrie, interessiert.

Einführung

Bei den Mestizenvolksgruppen Nordperus hat die Volksheilkunst der Medizinmänner eine starke, bislang ungebrochene kulturelle Tradition, deren Ursprung tief in der Kulturgeschichte dieser Region verwurzelt ist (vgl. Sharon 1978: 39–44). Die Schamanistische Therapie findet in nächtelangen Sitzungen statt, auf denen einheimische Heilkundige den halluzinogenen San Pedro-Kaktus verabreichen und mit Kult- und Zaubergegenständen, die auf dem Boden wie auf einem Altar – als *mesa* (Tisch) bekannt – angeordnet sind, rituelle Handlungen vollziehen. Ziel dieser Therapie ist es, die Macht der bösen Geister zu überwinden, und damit allen Krankheitserscheinungen des Menschen in der gesamten Bandbreite psychisch bedingter «Leiden» – von familiären Problemen bis hin zu finanziellen Schwierigkeiten – zu begegnen.

Chemische, pharmakologische und taxonomische Aspekte

1945 erstellte der amerikanische Anthropologe John Gillin (1947: 117–129) bei der Erarbeitung einer ethnographischen Studie über die an der Nordküste Perus gelegene Gemeinde Moche die erste systematische Dokumentation über die Medizinmänner (*curanderos*) dieser Region. Obwohl die Einnahme des San Pedro-Kaktus bei rituellen Heilverfahren als auslösender Faktor für «Erbrechen, Durchfall und Gesichtshalluzinationen» erkannt und beschrieben wurde, unterließ man eine botanische Bestimmung und übersah seine – in späteren Arbeiten herausgefundene – entscheidende Bedeutung als bewußtseinsveränderndes Therapeutikum (ebenda: 121–122). Ende der vierziger Jahre berichtete der peruanische Wissenschaftler Guillermo Cruz-Sanchez (1948 a) über eine pharmakologische Studie über den San Pedro-Kaktus, bei der Alkaloide abgesondert und in einem Tierversuch auf ihre schädigende Wirkung hin untersucht wurden. In zwei Abhandlungen, mitherausgegeben von Carlos Gutierrez-Noriega (1947; 1948), berichtete er auch über die Auswirkungen bei 34 Versuchspersonen, denen die Substanz in unterschiedlichen Dosen von 5 bis 22 mg pro Kilogramm oral verabreicht worden war. Zwei Versuchspersonen erlitten daraufhin eine kurze, im Zusammenhang mit dem Experiment stehende Psychose, während alle anderen hingegen deutliche Veränderungen in ihrem sinnlichen Wahrnehmungsvermögen, ihrer Gemütsverfassung, ihrem Denken und ihrem Persönlichkeitsbild erlebten, was allerdings je nach der psychischen Verfassung des einzelnen unterschiedlich ausfiel. Die psychischen Veränderungen sowie die Zurichtungs- und Dosierungsmethode und die chemischen Eigenschaften des extrahierten Alkaloids ließen den Schluß zu, daß es sich um Meskalin handelte. Zu diesem Zeitpunkt war jedoch ein exakter Nachweis noch nicht möglich, da keine geeigneten Laboreinrichtungen zur Bestimmung zur Verfügung standen. Die klinischen Untersuchungen wurden allerdings durch Feldstudien im Bezirk von Lambayeque ergänzt (Cruz-Sanchez 1948 b; 1951; Gutierrez-Noriega 1950).

Die Schwierigkeit, die wirksame Ingredienz im San Pedro-Kaktus festzustellen, wurde noch durch ein zusätzliches botanisches Problem vergrößert. Cruz-Sanchez und Gutierrez-Noriega ordneten den Kak-

Den in den zentralen Anden von Ecuador, Peru und Bolivien wild wachsenden ▷ San Pedro-Kaktus baut man gerne an Feldrainen als Windschutz an. Der verästelte Säulenkaktus wird bis zu sechs Metern hoch. Sein Stamm wird in Scheiben geschnitten und in Wasser gekocht. Der stark meskalinhaltige Trank wird in der Krankenheilung, der Wahrsagerei und als Gegenmittel bei Zauberei verwendet.

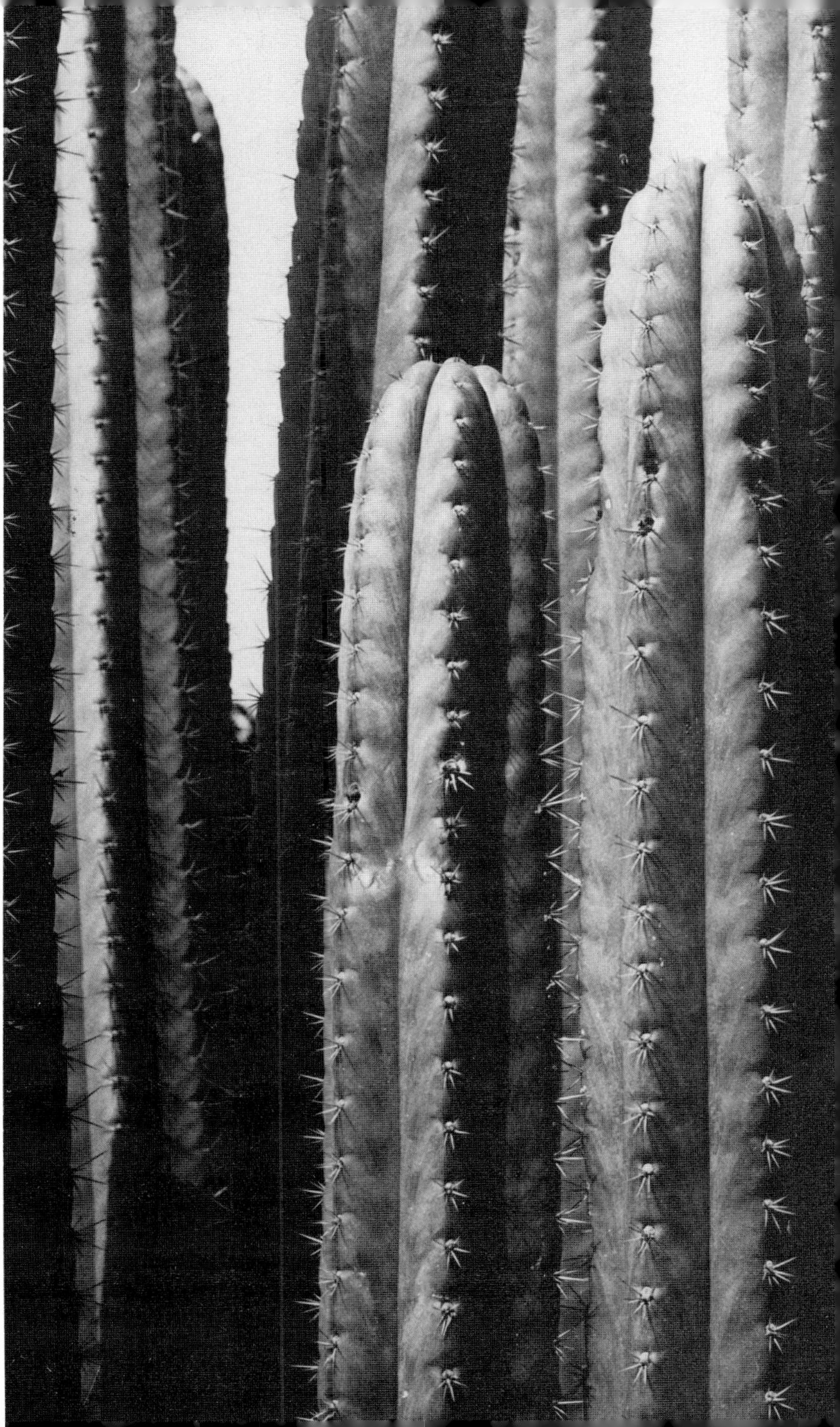

tus als *Opuntia cylindrica* ein, eine Zuordnung, die später von der französischen Ethnobotanikerin Claudine Friedberg (1959; 1959/60; 1960 b; 1963; 1979) widerlegt wurde. Auf Grund einer umfangreichen und gründlichen Studie im nördlichen Teil Perus, besonders im Hochland bei Huancabamba, identifizierte Friedberg (1959: 446–447) ihn als *Trichocereus pachanoi* und war mitverantwortlich für die Untersuchung durch den französischen Pharmakologen M. J. Poisson (1960), der das Vorhandensein von Meskalin (2 % pro Kilogramm bei Trockenmasse, 1,2 % bei der frischen Pflanze) nachwies. Dieser Nachweis wurde von dem peruanischen Pharmakologen Gonzáles Huerta (1960) sowie den Amerikanern William Turner und Jack Heyman (1960) bestätigt, obwohl von den beiden letzgenannten die getrockneten Proben, die mit dem Schiff von Peru nach Amerika verbracht worden waren, irrtümlich als *Opuntia cylindrica* bestimmt wurden. Erst ein Jahrzehnt später stellte der schwedische Pharmakologe Stig Agurell (1969 b: 212) bei der Durchsicht von Arbeiten über in Kakteen vorkommende Alkaloide abschließend fest: «Der von uns untersuchte Kaktus *Opuntia cylindrica* enthält keine Alkaloide.»

Was den San Pedro-Kaktus in botanischer Hinsicht betrifft, so waren die amerikanischen Botaniker N. L. Britton und J. N. Rose (1920: 134–135) die ersten, die die Pflanze als *Trichocereus pachanoi* einordneten und als ihr Verbreitungsgebiet die Anden in Ecuador angaben, wo sie auch unter der Bezeichnung *aguacolla* oder *gigantón* bekannt war. Sie unterstellten, daß sie an der Westseite der ecuadorianischen Anden heimisch war. Eines der wesentlichen Merkmale dieses glatten, säulenartigen und zur *Cereus*-Familie zählenden Kaktus wurde wie folgt beschrieben: «Stacheln fehlen meistens ganz, wenn dennoch vorhanden, höchstens drei bis sieben in unterschiedlicher Form und einer maximalen Länge von ein bis zwei Zentimetern.» Der deutsche Botaniker Curt Backeberg (1959: 1117–1119) stimmte der von Britton und Rose vorgenommenen Klassifizierung zu, weitete aber das Verbreitungsgebiet aus, indem er das nördliche Hochland Perus (wo die Pflanze, wie er bemerkt, als San Pedro bekannt war), das nördliche peruanische Zentralhochland (Cordillera Blanca) und Bolivien (Provinz Cochobamba, wo die Pflanze *achuma* genannt wurde) mit einbezog. Er nahm an, daß diese Pflanze ein Alkaloid enthielt. Friedberg (1959: 446) wies nach, daß *Trichocereus pachanoi* überall im Norden Perus zu finden war, wobei diese Pflanze an der Küste als San Pedro und im Hochland als *huachuma* bekannt war.

Zusammen mit vielen anderen Früchten und Produkten von Medizinpflanzen ▷ findet man San Pedro-Kaktus auf den Ständen des Marktes von Lima im September 1976.

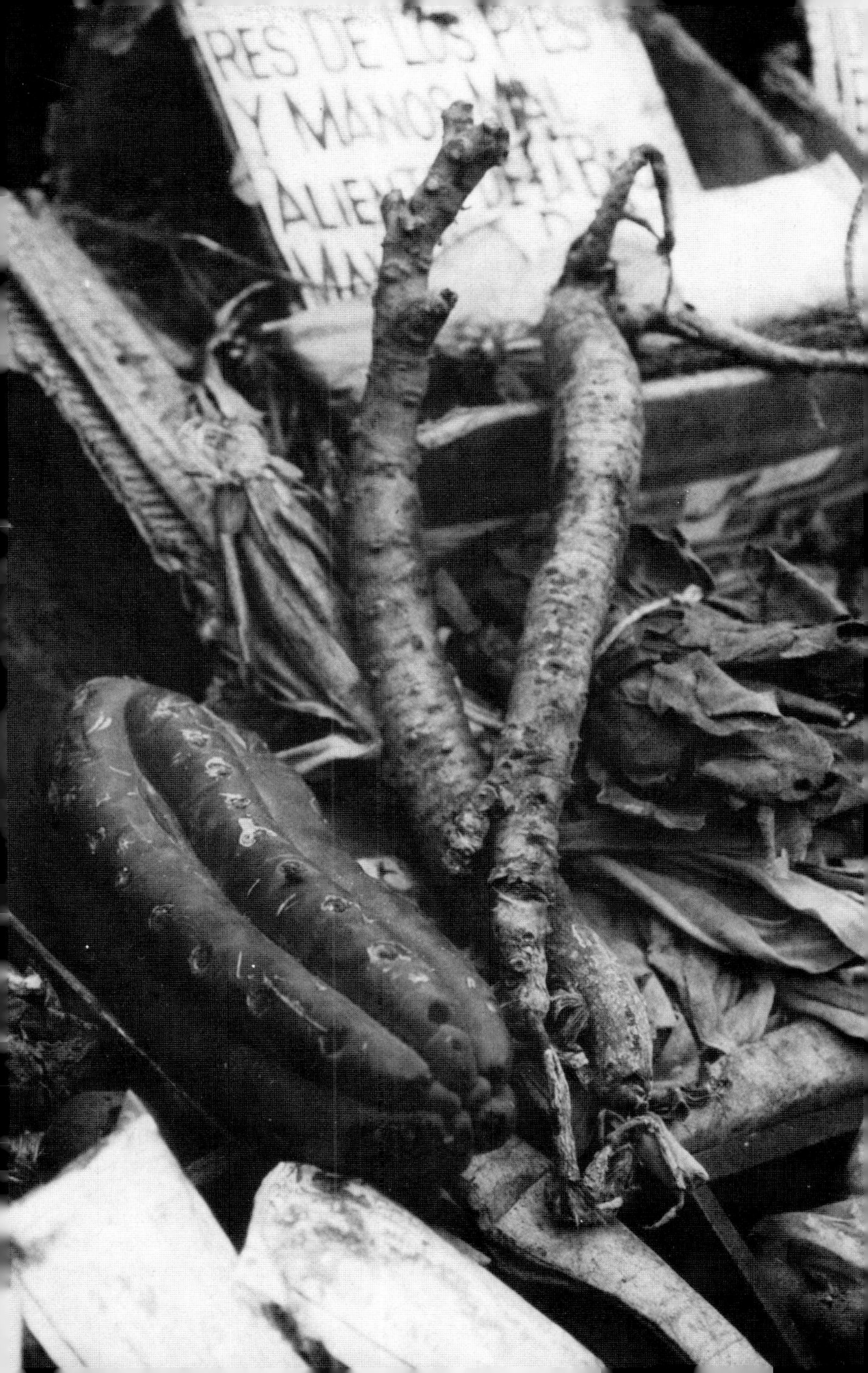
RES DE LOS PIES
Y MANOS

Gegen Ende der sechziger Jahre und weiter in den siebziger Jahren wurden sechsundzwanzig der gut vierzig von Backeberg als der *Trichocereus*-Art zugehörig erkannten Exemplare pharmakologisch untersucht. Bei allen wurden alkaloide Substanzen festgestellt. Bei zehn (darunter *Trichocereus pachanoi*) von sechsundzwanzig Proben wurde Meskalin in unterschiedlicher Quantität nachgewiesen (vgl. Agurell 1969 a; 1969 b; Agurell u. a. 1971), wobei als letztes Exemplar *Trichocereus peruvianus,* «dessen Meskalingehalt dem von Peyote gleichkommt oder ihn sogar noch übersteigt» (vgl. Pardanani u. a. 1977: 585), untersucht wurde. In dieser Zeit des verstärkten pharmakologischen Interesses an Kaktusalkaloiden kamen die amerikanischen Forscher D. M. Crosby und J. L. McLaughlin (1973: 416) bei ihren Kristallisationsexperimenten von Meskalin in *Trichocereus pachanoi* zu dem Schluß, daß «die Konzentration von Meskalin bei *Trichocereus pachanoi* in etwa der von Peyote entspricht». Ein weiteres interessantes Ergebnis in jüngster pharmakologischer Forschung ist die Entdeckung, daß *Trichocereus bridgesii,* die in der Nähe von La Paz in Bolivien und auf der Sonneninsel wächst (vgl. Cardenas 1969: 234), Meskalin in etwa gleicher Menge wie *Trichocereus pachanoi* enthält (vgl. Agurell 1969 a: 42; 1969 b: 212–213). Auch ist bekannt, daß Jugendliche, die der Mittelschicht in La Paz angehören, diese Substanz wegen ihrer stimulierenden Wirkung auf die Psyche nehmen (Tim Plowman, persönliche Mitteilung). Die Tatsache, daß die bolivianischen Indianer *Trichocereus bridgesii* als *achuma* bezeichnen, genauso also wie sie *Trichocereus pachanoi* benennen (vgl. Cardenas 1969: 234), kann, wie wir bei der Diskussion des Ursprungs dieses Wortes sehen werden, von großer Bedeutung sein.

Überlegungen zur Verbreitung, Linguistik und Archäologie

Die botanischen Arbeiten von Britton und Rose sowie Backeberg haben gezeigt, daß die Art *Trichocereus,* zu der auch *Trichocereus pachanoi* gehört, in subtropischen und gemäßigten Gebieten der Andenregion von ungefähr Zentralecuador über Peru und Bolivien bis zum Nordwesten Argentiniens und Norden Chiles zu finden ist. Anders ausgedrückt, ihre Verbreitung entspricht in etwa der maximalen Ausdehnung des Inkareiches. Im Norden Perus, wo von dieser Pflanze intensiv Gebrauch gemacht wird, kann man auf eine zunehmende umfassendere ethnographische Literatur zurückgreifen (s. außer den bereits erwähnten Autoren auch jene, die im Anhang zu diesem Artikel aufgeführt sind). Friedberg (1963: 374–377) wies zwar nach, daß die Pflanze auch bei Heilverfahren in Ecuador verwandt wird, wobei dort bis heute keine weitergehenden Untersuchungen unternommen worden sind. Ob nun *Trichocereus pachanoi* – oder aber die auch stark in Betracht kommenden *Trichocereus bridgesii-* und *Trichocereus peruvianus*-Arten – in den südlichen Bereichen des *Trichocereus*-Verbreitungsgebietes Verwendung finden oder nicht, ist eine Frage, die sich zu diesem Zeitpunkt nicht klar beantworten läßt. Obwohl bei den Quechua und Aymara sprechenden Gruppen in der gesamten südlichen Region die Verabreichung von Coca, Tabak und Alkohol durch einheimische Medizinmänner stark verbreitet ist, gibt es bis heute noch keine Berichte über den Gebrauch des halluzinogenen Kaktus bei diesen Menschen. Jüngste Forschungsarbeiten haben jedoch die Verwendung eines halluzinogenen Puders, *willka* (*Anadenanthera colubrina*), in einer *Llampu* genannten Mixtur, die bei Tierritualen eingenommen wird, im Bezirk Ayacucho nachgewiesen (vgl. B. J. Isbell 1978: 161–163). Wir wissen auch von zwei Chronisten der frühen Kolonialzeit (vgl. Polo 1916: Kap. 10; Cobo 1890–1895; Buch 13, Kap. 36), daß zur Zeit des Inkareiches Medizinmänner zur Erreichung eines Trancezustandes Bier aus Maiskorn mit *willka* (oder *vilca*) anreicherten. Dieselbe Substanz wurde auch von Wassén (1972 a, 1972 b) im Grab eines präkolumbischen Zauberpriesters aus der südlichen Hochebene zur Zeit der Tiahuanaco-Kultur (600–1100 n. Chr.) nachgewiesen. Von daher erscheint es unwahrscheinlich, daß einheimische Medizinmänner, die über andere ihnen zugängliche Betäubungsmittel sowie über die Möglichkeit von mindestens drei Bezugsquellen für Meskalin genau Bescheid wußten, gerade die Psyche verändernden Substanzen der *Trichocereus*-Art übersehen haben sollen. Vielleicht hatten jedoch die Ethnographen – wie auch schon bei *willka* – kein ausreichendes Gespür für diesen Aspekt der einheimischen Rituale.

Nicht nur die ethnographischen Studien über den Gebrauch von *Trichocereus* bei den Einheimischen, sondern auch entsprechende archäologische Funde sind überwiegend im Norden Perus vertreten (vgl. Sharon 1978: 39–44). So gibt es für den Norden der Chavin-Kultur (1400–400 v. Chr.) bis hin zur Kolonialzeit eine lückenlose Beweiskette. Im Süden hingegen sind Funde spärlich. Das älteste Beweisstück ist ein aus dem ersten Jahrtausend vor Christus von der Südküste stammender Chavin-Webstoff, auf dem der San Pedro-Kaktus zusammen mit Lamas, Vögeln und Jaguaren dargestellt ist. Es liegt daher die Vermutung nahe, daß Chavin-Künstler gerade Textilien als Ausdrucksmittel für die sinnbildliche Darstellung ihrer religiösen Botschaften benutzten. Ganz offensichtlich war die Aussagekraft des San Pedro-Symbols auch noch den Künstlern der Nasca-Kultur (100 v. Chr.–500 n. Chr.) bekannt, denn sie bildeten ihn – möglicherweise in Verbindung mit dem Totenkult – auf Grabkeramiken ab. Von diesem Zeitpunkt ab – zumindest soweit bis heute bekannt – gibt es für die

Südküste keine weiteren archäologischen Nachweise für die bildliche Darstellung des San Pedro-Kaktus. Daher muß man auch heute noch davon ausgehen, daß der rituelle Gebrauch des San Pedro-Kaktus in der präkolumbischen Religion zuerst im Norden von der Chavin-Kultur eingeführt wurde, um dann, ähnlich wie die Kunst und Bildniskunde bei der Verehrung des Stab-Gottes, richtungweisend für die Kulturen des Südens zu sein. Ausdrücklich betont werden muß jedoch, daß die Anwendung des San Pedro-Kaktus allem Anschein nach bereits vor der Vorbereitung von Kulten der Staatsreligion im Norden und Süden im Volksbrauchtum verankert war und später wahrscheinlich noch neben diesen offiziellen Institutionen, so wie heute noch im Norden, weiterbestand.

Die ethnographischen und archäologischen Hinweise auf den Umgang mit dem San Pedro-Kaktus werden durch einige, wenn auch unvollständige sprachwissenschaftliche Erkenntnisse gestützt. Mitte des 17. Jahrhunderts beschrieben zwei Chronisten, die Ordensbrüder Anello Cliva (1895: Kap. 13) und Bernabé Cobo (1890–1895: Buch 5, Kap. 7), wie Eingeborene den Saft eines nichtstacheligen Kaktus bei rituellen Weissagungen und medizinischen Anwendungen einnahmen. Wer von dem Gebräu trank, war wie «betäubt» und «verlor das Urteilsvermögen». In diesem Zustand erlebte er auch prophetische Träume und Visionen. Der Name des Kaktus war *achuma* – wahrscheinlich ein Wort aus der Aymara-Sprache. In dem von Bertonio (1612) im 17. Jahrhundert erstellten Aymara-Wörterbuch wird es folgendermaßen definiert: «Achuma: großer Kaktus, auch Getränk, das einen eine Zeitlang den Verstand verlieren läßt» (vgl. Bertonio 1879: 7). In dem von Gonzales Holguin (1608) ebenfalls im 17. Jahrhundert erarbeiteten Quechua-Wörterbuch ist es nicht aufgeführt. Eine mögliche Erklärung dafür ist der Umstand, daß die von *Trichocereus* in der Cuzco-Region vertretene Art *Trichocereus cuzcoensis* nur geringe Mengen von Meskalin aufweist. Das Hauptalkaloid dabei ist 3-Methoxytyramin (vgl. Agurell u. a. 1971: 184, 186). Die von Carrera (1644) im 17. Jahrhundert veröffentlichte Grammatik für die an der Nordküste verbreitete Yunga-Sprache enthält hingegen auch Sätze zum Thema Trunkenheit, die z. B. mit den Wörtern *cycemep, chumep, cyumep* gebildet werden (vgl. Carrera 1939: 73, 79, 80, 108). Diese Begriffe ähneln der von Bertonio gefundenen Bezeichnung für die Pflanze, «die kopflos macht». Obwohl die Sätze nicht Wort für Wort übersetzt wurden, können sie doch auf Grund ihrer Ähnlichkeit mit den Yunga-Wörtern für «betrunken» wie z. B. *chuma, chumay, chumai,* die Anfang des 20. Jahrhunderts vor dem Aussterben dieser Sprache zusammengetragen wurden, eindeutig bestimmt werden (ebenda xi, xv). Zweifellos war im 19. Jahrhundert das Verb *chumarse,* was soviel wie «betrunken werden» bedeutet, überall in Peru und Chile verbreitet, ohne daß man sich seines Ursprungs aus der Eingeborenensprache bewußt war (vgl. Cobo 1890: 451, Anmerkungen von Jiménez de la Espada).

Da das Wort *achuma* heute noch in Bolivien im modernen Sprachgebrauch für zwei Arten der *Trichocereus*-Gattung, die die Psyche stimulierende Ingredienzien enthalten, benutzt wird, scheint es nur schlecht vorstellbar, daß Aymara- oder Colla-Medizinmänner diese Pflanzen nicht bei rituellen Handlungen verwandt haben – besonders dann, wenn man bedenkt, daß Bolivien die Heimat der berühmten *callawayas* ist, deren Vorfahren die Ärzte der Inkas waren und die bis auf den heutigen Tag überall in den Anden einen ausgezeichneten Ruf als Medizinmänner und Kräuterheilkundige genießen.

Der sich beim Studium der Sprachquellen aufdrängende Vergleich des durch *achuma* hervorgerufenen Trancezustandes mit den vorher beschriebenen Erscheinungen der Trunkenheit wurde von den vom Verfasser befragten Heilkundigen aus der Chiclayo-Region analog bestätigt. Ein 75jähriger Schamane schildert die Wirkung der San Pedro-Einnahme als ein Gefühl von «Schläfrigkeit; es ist eine Schläfrigkeit, die einen betäubt, so als ob man unter einer Narkose steht». Ein anderer 76jähriger Medizinmann nannte es «eine unfreiwillige Reaktion auf die ‹Pflanze› (d. h. San Pedro); das heißt, manchmal weiß man am nächsten Tag nicht mehr, was in der Nacht vorher geschah». Er umschrieb dieses Erlebnis auch als «einen Zustand totaler Trance; alle Körperbewegungen, sogar die Stimme sind anders».

Die Psychotherapie des Medizinmannes Eduard Calderón

Aber was weiß man darüber hinaus noch über den heutigen Gebrauch des San Pedro-Kaktus bei den Bewohnern Nordperus, über die wir am umfassendsten informiert sind? Nach der einführenden Ethnographie von Gillen, den bereits zitierten Klinik- und Felduntersuchungen von Gutierrez-Noriega und Cruz-Sanchez sowie dem ethnobotanischen Werk Friedbergs wurden Ende der sechziger Jahre in der Stadt Salas (sie gilt als Zentrum der überlieferten Volksheilkunst im Norden) umfangreiche Studienarbeiten vom *Instituto de Psiquiatria Social* durchgeführt. Dieses Institut war vom peruanischen Sozialpsychiater Carlos A. Seguin gegründet worden (1979 – es archiviert die wesentlichen von Chiappe, Dobkin de Rios und Seguin veröffentlichten Artikel sowie die unvollständigen Bibliographien ihrer späteren Beiträge zu der einen immer stärkeren Raum einnehmenden Literatur über «Volksheilkunde»). Außer der Ergänzung der ethnographischen Literatur und der Darlegung von Zusammenhängen zwischen Volksheil-

Was die Indianer seit Jahrtausenden wissen und anwenden, wurde von amerikanischen Wissenschaftlern erst 1973 «entdeckt»: in Kristallisationsexperimenten konnte nachgewiesen werden, daß der Meskalingehalt des San Pedro-Kaktus ebenso hoch ist wie der von Peyote. Auf dem Markt von Lima wird San Pedro-Kaktus als ein gängiges Heilmittel verkauft. In Europa benutzen ihn Kakteengärtner aufgrund seiner robusten Eigenschaften seit eh und je als Basismaterial zum Veredeln.

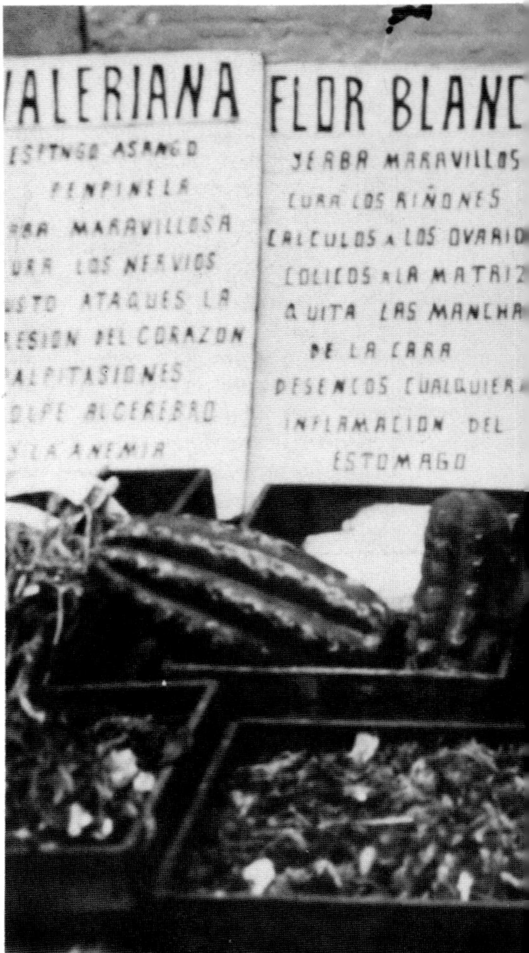
ALERIANA
LOS NERVIOS
ATAQUES LA
DEL CORAZON
FLOR BLAN
CURA LOS RIÑONES
COLICOS A LA MATRI
DE LA CARA
INFLAMACION DEL
ESTOMAGO

kunst und soziologisch-wirtschaftlichen Verhältnissen wies die Arbeit dieser Gelehrtengruppe nach, daß die Heilpraktiken dieser einheimischen *curanderos* eine echte, kulturspezifische Psychotherapie darstellen. Weitere darstellende Studien von Pater Miguel Justino Ramirez (1966, 1970) für Huancabamba, von Luis Ibérico Más (1977) für Cajamarca, von Jorge Yarrow (1972) für den Bezirk Lambayeque und von Victor Rodriguez Suy Suy (1973) für Trujillo wurden durch Arbeiten des Autors, die sich von 1970 bis 1977 vornehmlich mit der

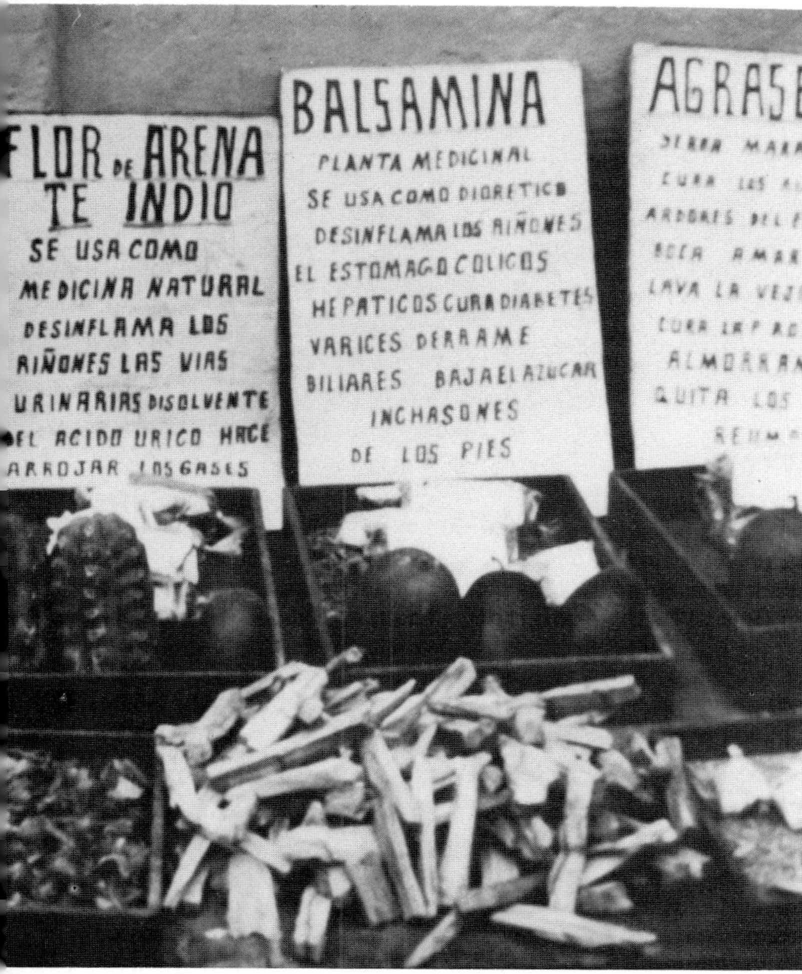
FLOR DE ARENA
TE INDIO
SE USA COMO
MEDICINA NATURAL
DESINFLAMA LOS
RIÑONES LAS VIAS
URINARIAS DISOLVENTE
ACIDO URICO HACE
ARROJAR LOS GASES
BALSAMINA
PLANTA MEDICINAL
SE USA COMO DIORETICO
DESINFLAMA LOS RIÑONES
EL ESTOMAGO COLICOS
HEPATICOS CURA DIABETES
VARICES DERRAME
BILIARES BAJA EL AZUCAR
INCHASONES
DE LOS PIES

Analyse der Symbole und der Kosmologie befaßten, ergänzt. Grundlage hierfür bildete die einführende Unterrichtung durch einen sehr zugänglichen Medizinmann aus der Trujillo-Region, Eduardo Calderón (vgl. Sharon 1978). Vorteilhaft für dieses anthropologische Unternehmen war der Umstand, daß Eduardo von Hause aus ein Intellektueller ist und von daher eine Zusammenarbeit zwischen Schamanen und Wissenschaftlern als für beide Parteien gleichermaßen nutzbringend ansah. Daraus ergab sich, daß er wesentlichen Anteil an der

Erweiterung unserer Kenntnisse über die Heilkunst der Medizinmänner im Norden hatte; so beteiligte er sich als Mitautor an einem Buch (vgl. Calderón/Sharon, 1978), wirkte dann in einem Film (Eduardo der Heiler, 1978) mit und lieferte auch Beiträge zu zwei von den peruanischen Wissenschaftlern Eduardo González Viana (1979) und José Gushiken (1979) herausgegebenen Büchern. Diese geben unter anderem ausführliche und wortgetreue Interviews mit Eduardo wieder. Obwohl die drei Autoren bei ihrer Arbeit mit Eduardo von ganz verschiedenen Ansatzpunkten zur Erforschung des von ihm vertretenen Schamanismus ausgingen, ergänzten sie sich nicht nur in ihren Untersuchungstechniken, sondern kamen auch bei der Dokumentation seiner Gebräuche und Überzeugungen als Medizinmann zu übereinstimmenden Resultaten.

Bei genauer Betrachtung der von Eduardo bei Heilverfahren verwandten Gegenstände und Riten kam der Verfasser dieses Artikels zu der Feststellung, daß Eduardos Therapie von einer dualistischen Ideologie oder der Dialektik des «Guten gegen das Böse» bestimmt war. Auf seiner *mesa* oder Altar wurden z. B. Ikonen und Kultgegenstände (wozu Heiligenbilder, Muscheln, archäologische Artefakte, Krüge mit Kräutern, Steine, Kristalle, Stäbe, Schwerter und Rasseln gehören) immer nach einem bestimmten Muster so ausgelegt, daß sich die Artefakte des «Guten» auf der rechten und die des «Bösen» auf der linken Seite befanden, wobei dazwischen ein neutraler Raum oder «das Feld der Mitte» entstand. Die Heilriten (u. a. Gesänge und von einer Rassel begleitetes Pfeifen, Einnahme von San Pedro, Einsaugen von Tabaksaft durch die Nase, Versprühen von Parfums mit dem Mund, Grüßen der vier Himmelsrichtungen und katholische Gebete) setzten symbolisch einen dialektischen Prozeß in Gang, in dem die Mächte des Guten und des Bösen – im Menschen wie in der Natur – über das Feld der Mitte in eine sinnvolle Wechselbeziehung treten. Die durch dieses Ritual erreichte Harmonie oder das «Sich-Ergänzen-von-Gegensätzen» wurde dann symbolisch auf den Patienten übertragen (vgl. Sharon, 1978: 62–72, 101–111, 159–174).

Dem ersten Anschein nach war die Ideologie, die Eduardo präkolumbische mit im Volk verwurzelten katholischen Glaubensanschauungen und -praktiken vermischen ließ, im wesentlichen von der christlichen Morallehre abgeleitet. Für den spanisch sprechenden und der Mittelklasse angehörenden Teil der Mestizenbevölkerung des Nordens, dessen offizielle Religion der römische Katholizismus ist, schien dies auch zutreffend zu sein. Eine erneute Durchsicht der Literatur über die Hochlandkulturen der Quechua und Aymara ergab allerdings, daß auch dort – obwohl Coca ihr ritualer Katalysator war – *mesas* benutzt wurden, und die dialektische Ideologie des in Einklang gebrachten Dualismus bzw. der sich ergänzenden Gegenstände vorherrschte. Ethnohistorische Analysen stellen dies Prinzip als integralen Bestandteil der Kosmologie der Anden heraus, das sich bis zur Inkakultur zurückverfolgen läßt (vgl. Sharon 1978: 73–100).

Eines der Probleme, mit denen sich der Autor bei seiner Arbeit mit Eduardo auseinandersetzen mußte, war die Frage, inwieweit seine Philosophie glaubwürdig und übertragbar, d. h., das von ihm praktizierte System für die in Nordperu vertretene Subkultur der Medizinmänner repräsentativ war. Beruhte es nur auf der persönlichen Philosophie eines extrem wahrnehmungsfähigen und kultivierten Informanten, oder aber war es wirklich Teil der nördlichen Tradition?

Trotz der Untermauerung dieser Erkenntnisse durch vergleichbare Literaturquellen war es klar, daß – nachdem man von Eduardo genug Wissen vermittelt bekommen und damit den ersten Schritt in eine Welt, die dem Uneingeweihten sonst verschlossen bleibt, getan hatte – eine weitere Kontaktaufnahme mit anderen Heilkundigen zur umfassenden und gründlichen Erforschung ihrer Anschauungen und Praktiken unbedingt erforderlich werden würde. Danach wäre es dann möglich, einen Vergleichsrahmen zu schaffen, mit dessen Hilfe die Parameter der subkulturellen Volksheilkunde in Nordperu definiert werden könnten.

Seit 1978 hat der Autor daher den Kreis seiner heilkundigen Informanten ständig erweitert. Bei Abfassung dieses Artikels arbeiteten acht weitere Medizinmänner mit dem Autor zusammen. Bei der Dokumentation ihrer schamanistischen Heilkunde wurde mit der gleichen Sorgfalt und Gründlichkeit wie im Falle Eduardos vorgegangen. *Mesas* wurden katalogisiert, Rituale beobachtet und dokumentiert und die Lebensgeschichten der einzelnen Schamanen beleuchtet und registriert. Vorrangig wurde allerdings versucht, im persönlichen Gespräch die psychologische Einstellung, therapeutischen Maßnahmen und allgemeine Weltanschauung des einzelnen Medizinmannes zu erforschen. Da nicht alle der neu hinzugekommenen Informanten so mitteilsam und beredt wie Eduardo sind, ist dies natürlich ein langwieriger und mühsamer Prozeß Dennoch kristallisieren sich aus dem wachsenden Datenmaterial einige sehr ermutigende Erkenntnisse heraus. Ohne auch nur den geringsten Zweifel können wir heute sagen, daß sich *mesas* und Heilritual in Form und Funktion in einem bemerkenswerten Umfang ähneln. Eine weitere Erkenntnis ist, daß alle bis jetzt in der Stichprobe erfaßten Medizinmänner von derselben – bei der Arbeit mit Eduardo entdeckten – Ideologie des in Einklang gebrachten Dualismus ausgehen. Einige von ihnen sind dabei zwar in ihren Anschauungen etwas bodenständiger als die anderen, alle lassen sich aber von derselben Grundidee leiten.

Die auf allen peruanischen *mesas* und bei allen Heilritualen stattfindende dialektische Auseinandersetzung zwischen den Kräften des Guten und des Bösen ist der tiefempfundene Ausdruck einer Volksweisheit. Dabei werden nicht nur zwei ganz unterschiedliche ethnische und historische Traditionen – nämlich der spanische Katholizismus und der ursprüngliche Glaube, daß alle Dinge beseelt seien – miteinander verbunden, sondern auch eine symbolische Umschreibung für Problemlösungen im täglichen Leben geliefert. Der britische Wirtschaftswissenschaftler E. F. Schumacher (1973: 98–99) formulierte es folgendermaßen:

«Die wahren Schwierigkeiten im Leben . . . sind immer Probleme, bei denen es Gegensätze zu überwinden oder in Einklang zu bringen gilt. Es sind voneinander abweichende Problemstellungen, und es gibt keine Lösungsmöglichkeit im eigentlichen Sinne des Wortes. Dabei wird vom Menschen nicht nur der Einsatz seines Verstandes, sondern das Engagement seiner ganzen Persönlichkeit verlangt.»

Trotz der Atmosphäre des Geheimnisvollen und Märchenhaften, die die nördlichen Medizinmänner bei ihren Aktivitäten umgibt, kann der erfahrene Fachmann in voller Kenntnis des kulturellen Zusammenhanges ihrer Arbeit nicht umhin, von der pragmatischen und erdgebundenen Art und Weise ihrer Dienste an ihren Mitmenschen beeindruckt zu sein. Bei einem Teil der jüngsten Forschungsarbeiten des Verfassers arbeitete R. Donald Skillman, ein Kollege, mit. Hierbei handelte es sich um eine ein Jahr dauernde (August 1979 bis September 1980) Studie über die von den *curanderos* betriebene Psychotherapie, bei der auch die Krankheitsgeschichten der einzelnen Patienten untersucht wurden. Aus den auf Tonband aufgenommenen Gesprächen zwischen Patient und Heilkundigem ergab sich in allen Fällen, daß irgendwo eine Störung in den sozialen Beziehungen vorlag, wobei sich der Patient selbst entweder als Opfer oder als Schuldiger fühlte. Typische Beispiele hierfür waren soziale Ächtung durch die eigene Gruppe, Unstimmigkeiten mit dem Arbeitgeber oder Geschäftspartner, Konkurrenz auf wirtschaftlichem Gebiet, Ehe- und/oder Familienschwierigkeiten, Eifersucht auf den Exgatten oder Liebhaber usw. Daraus ergab sich zwangsläufig, daß die sich anschließende Therapie in einer Form durchgeführt wurde, die sich wohl am besten als Gruppenrollenspiel beschreiben läßt. Hierbei wurde das besondere Verhältnis, das für den Zustand ursächlich und in den Augen sowohl des Patienten als auch des Heilkundigen das Ergebnis von «Zauberei» war, direkt angesprochen. Manchmal bestand die Behandlung aus einem «Aufmunterungsgespräch», das dem Patienten sein Selbstvertrauen wiedergeben sollte. Bei anderen Gelegenheiten hingegen übernahm der Therapeut die Rolle des «Widersachers», um den Patienten aus der Reserve zu

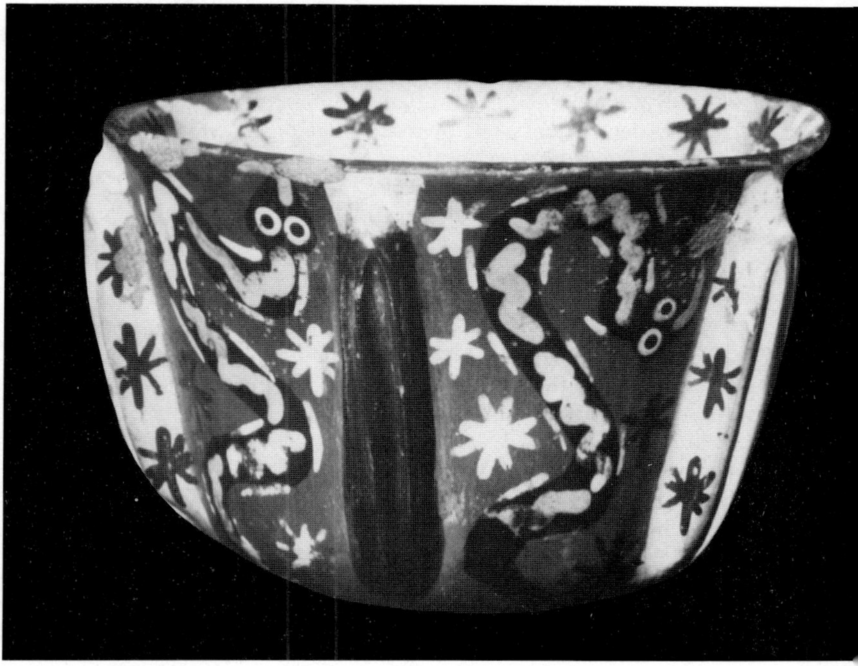

Auf einer Keramik der Chavin-Kultur von Peru aus dem 7. Jahrhundert v. Chr. ist der San Pedro-Kaktus mit und ohne Blüten zusammen mit Schlangen abgebildet. Es scheint sich um die heute als besonders zauberkräftig geltende vierrippige Art, den «Kaktus der vier Winde», zu handeln.

locken und ihn dann für sein Fehlverhalten zurechtzuweisen. Im Vordergrund all dieser Gespräche stand jedoch, mit welchem Geschick und welcher Gabe der Heilkundige ein großes Repertoire von reichen, aus seiner Welt stammenden symbolischen Bildern anzuwenden wußte.

Was das therapeutische Vermögen des nördlichen Schamanen ausmacht, beschreibt Friedberg (1979: 430) in einem sehr einfühlsamen Artikel als «persönliche Fähigkeit, als eine Gabe, die nicht wie ein Rezept verabreicht werden kann ... die sich nur schwerlich erklären läßt». Ihrer Auffassung nach besteht «die Kunst des *maestro* (Schamanen) unter anderem darin, diese Vorstellung (d. h. das Bild, das sich der Patient auf Grund seiner sozialen Beziehungen von seinem Leiden macht) so zu beeinflussen, daß sie in das Aktionsfeld seiner therapeutischen Maßnahmen einfließen kann, gleichzeitig aber auch dort unter

Kontrolle gebracht wird ... unter Kontrolle des Umfelds, in dem er (der Heiler) lebt» (ebenda: 441). Dieses traditionelle Milieu liefert eine echte Alternative zu dem uns von der Industriegesellschaft aufgezwungenen «System der Rollenverteilung und Selbstdarstellung». Schließlich muß der Patient die Enge seines weltlichen, täglichen Einerleis hinter sich lassen. So wie Friedberg (ebenda: 434) es beschreibt, «fühlt sich der Patient, der von Zwängen seines Alltags befreit ist und Alkohol, Tabak und Halluzinogene zu sich genommen hat, auf einmal dazu angeregt, sich seiner ursprünglichen Phantasien und Gefühle zu besinnen und sie als den eigentlichen Ort seines wahren existentiellen Geschehens zu begreifen.»

Abschließend, um noch einmal auf den Katalysator für diese Erforschung des Innenlebens zurückzukommen, ist anzumerken, daß der volkstümliche Name für *Trichocereus pachanoi,* nämlich San Pedro, auf Grund von Untersuchungen auf dem Gebiete der Poesie vermutlich auf den heiligen Petrus und sein Amt als Bewahrer des Schlüssels zum Himmelreich zurückgeht (vgl. González Viana 1979: 59). Diese Metapher gewinnt eine noch größere Bedeutung, wenn man den Hinweisen von Gutierrez-Noriega und Cruz-Sanchez (1947: 464) folgt. In ihrer klinischen Forschungsarbeit über geistige Veränderungen nach Einnahme von San Pedro stellen sie nämlich als wichtigste – und von fast allen untersuchten Personen bestätigte – Erscheinung «das Ausdrücken von Gedanken in symbolischen Bildern» fest:

«Wenn man einmal davon ausgeht, daß derjenige, der diese Bilder erlebt, in seiner Vorstellungskraft nicht so beschränkt ist, bei den ihm vorgegebenen Ideen und Gedanken nur die entsprechenden naheliegenden Bilder zu produzieren, dann kommt es nicht nur zu einfachen optischen Umsetzungen, sondern vielmehr zu echten symbolischen Bildern. Sie entsprechen in etwa denen der Träume und sind im besonderen der sinnbildlichen Darstellung der Poesie verwandt. Dieses Phänomen macht deutlich, daß die Droge mit Sicherheit mehr ursprüngliche denn abstrakte Denkansätze fördert. Visuelle Eindrücke sind stärker als akustische und im allgemeinen auch stärker als jegliche sprachliche Darstellung. Einfacher, beinahe physiologisch ausgedrückt, kann man diese Erscheinung wie folgt umschreiben: Das Vermögen zur sinnlichen Wahrnehmung ist stärker als das der gedanklichen Umsetzung.»

Peyote und die Huichol-Indianer in Mexiko

Peter T. Furst

Vor allem für die Huichol ist die jährliche Wallfahrt in die «Jagdgründe» des Peyote wichtigster Bestandteil ihres ganzen ideologischen und religiösen Systems. Raubbau an den langsam wachsenden Kakteen durch Sammler und Hippies haben die traditionelle Ernte immer schwieriger gemacht. Die heilige Wallfahrt stellt die Rückkehr der Huichol in ihre alten Siedlungsgebiete dar. Die Reise mit ihren wichtigsten Stationen, heiligen Plätzen und Ritualen auf dem Wege wird schon den Kindern erzählt, die so, wenn die Zeit für die Wallfahrt für sie da ist, die wichtigsten Regeln und Rituale, die für das Gelingen unumgänglich sind, schon kennen. Im fernen Land von «Hirsch» Peyote suchen die Huichol aber auch ihre Ahnen auf und vereinigen sich mit ihnen beim rituellen Peyote-Genuß, um so «ihr Leben» zu finden.

Der Verfasser hat selbst an einer solchen Wallfahrt und den Vorbereitungen dazu 1968 teilgenommen und kann sie bis in alle Einzelheiten also aus eigener Erfahrung beschreiben.

Lophophora williamsii – Peyote, Vorkommen und Mythen

Mit seinem langsamen Wachstum, seinem auf die Wüste von Chihuahua beschränkten natürlichen Standort, dem steigenden Verlangen nach Peyote durch kommerzielle Kaktussammler sowie durch die über eine Viertelmillion zählenden Anhänger der *Native American Church* und einige tausend mexikanische Indianer, die Peyote in ihren traditionellen Religions- und Heilritualen benutzen, ist heute *Lophophora williamsii* eine Pflanze mehr auf der wachsenden Liste gefährdeter Arten.

«1961, als ich in der Wüstenregion im mexikanischen Bundesstaat Querétaro arbeitete», schreibt Edward F. Anderson (1980: 175), der führende Wissenschaftler auf dem Gebiet der Botanik und Biogeographie des Peyote, «fand ich Peyote in Hülle und Fülle an vielen Hängen wachsen. Als ich wenige Jahre später in das gleiche Gebiet zurückkehrte, waren nur wenige Pflanzen übriggeblieben ... In der Nähe wohnende Bauern erzählten mir, daß kommerzielle Kaktussammler dort gewesen wären und Tausende von Pflanzen weggeschleppt hätten.» 1968, als ich eine Gruppe von Huichol aus Westmexiko auf einer Peyote-Pilgerfahrt in die nordzentrale hochgelegene Wüste im Bundesstaat San Luis Potosí begleitete, mußten wir sechzehn Kilometer weiter wandern als auf einer früheren Pilgerfahrt 1966, denn in diesen beiden Jahren war das ganze Gebiet beraubt worden. Örtliche Eisenbahnarbeiter erzählten uns, daß Gruppen von «Hippies» wochenlang in dem Wüstengebiet kampiert und täglich Peyote gegessen hätten; als sie wegzogen, hätten sie noch große Mengen zum weiteren Verkauf mitgenommen. All dies läßt nichts Gutes für die Huichol ahnen, deren traditionelle Religion wie auch ihr ganzes ideologisches System (das einzige, das bei den Millionen mexikanischer Indianer noch übrig geblieben ist, ohne in irgendeinem bedeutenden Punkt durch eine Überlagerung durch den Katholizismus abgewandelt worden zu sein) auf diesen göttlichen Kaktus eingestellt sind. Für die Huichol ist *Lophophora williamsii* ein empfindendes Wesen, gleichwertig und körperlich austauschbar mit dem heiligen Hirsch-Kulturheros, Herr der Wildarten, moralischer Führer sowie Hüter und Geisterhelfer der Schamanen. Mehr noch ist dieser Kaktus dem wichtigsten Erzeugnis des einheimischen Ackerbaus, dem heiligen Mais, in einer mystischen Vereinigung von göttlichem Tier, geheiligter Pflanze und Geisternahrung gleichgestellt; diese Vereinigung ist für den frommen Huichol ebenso unteilbar wie die Trinität für den gläubigen Katholiken.

Mehr als zehntausend Huichol sprechen heute ihre eigene Sprache, die, wie die der Hopi in Arizona oder die der Nachkommen der Azteken in Mexiko, zu der weit verbreiteten uto-aztekischen («größeres Nahua») Sprachfamilie gehört. Ihre Wohnorte sind keine Dörfer, sondern eher weit voneinander entfernte Familiengehöfte oder Weiler (span. *rancho* oder *rancheria*), die inmitten der rauhen Berge der Sierra Madre Occidental liegen. Trotz der ungeheuren Emotionen und der körperlichen Anstrengungen, die die Huichol in den Peyote investieren, war dieser kleine Kaktus niemals heimisch in ihrem heutigen Siedlungsgebiet. Das erklärt, warum kleine Gruppen von Huichol unter Führung eines angesehenen Schamanen (*mara'akáme*) jährlich außerordentlich mühsame und zeitraubende Pilgerfahrten unternehmen, um Peyote in einem fast 400 km in etwa nordöstlicher Richtung liegenden Gebiet zu erwerben, das sie *wirikúta* nennen. Hier wohnen die Ahnen, die *kakauyarixi*. Hier offenbart sich *hikúri*, der magische Kaktus, als der Ältere Bruder Hirsch, der Vermittler, dessen göttliches Fleisch nicht nur den *mara'akáme* oder Schamanen, sondern ebenso den einfachen Huichol in die Lage versetzt, die engen Grenzen des Menschendaseins zu überschreiten – «sein Leben zu finden», wie die Indianer sagen – und in ganz eigener Trance der Welt der Geister und der toten Verwandten zu begegnen.

Der Jagdbogen als magisches Musikinstrument bei der Peyotejagd. Durch das Schlagen der angespannten Sehne mit der Spitze eines Jagdpfeils entsteht ein Klang, der die übernatürlichen Ahnenwesen und den göttlichen Hirsch-Peyote auf die nahe bevorstehende Ankunft der Peyotesucher aufmerksam machen soll.

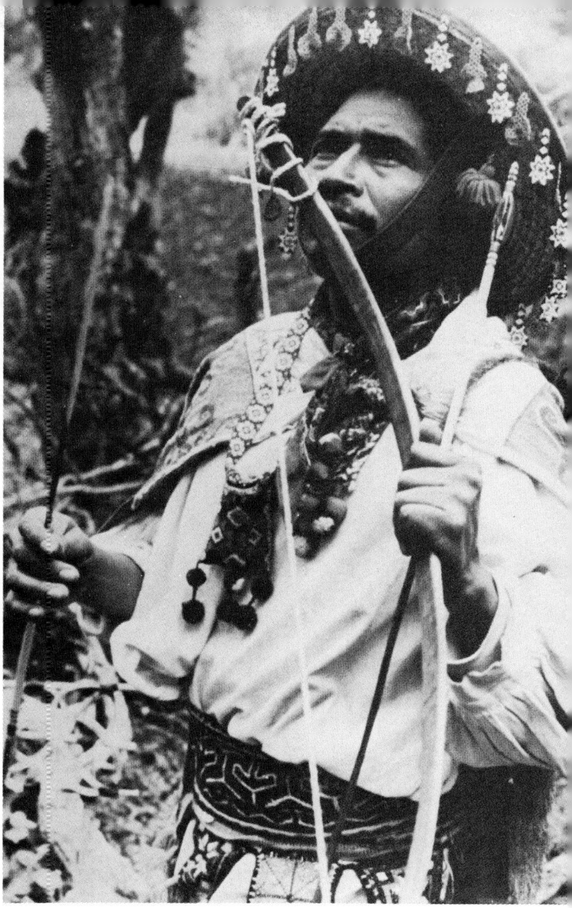

Auf mexikanischen Landkarten erscheint *wirikúta* als der alte kolonialzeitliche Silbergrubendistrikt *Real de Catorce,* nahe dem Wendekreis des Krebses im Bundesstaat San Luis Potosí. Die großen Gefahren einer Pilgerfahrt in der Kolonialzeit, als spanische Sklavenjäger die Wüste durchstreiften, um Indianer einzufangen, die sich dann in den Silberminen zu Tode schinden mußten, klingen immer noch in einigen Traditionen der Huichol um den Peyote nach. Doch ist *wirikúta* als Land der Ahnen mehr als ein Mythos: So unmißverständlich wird es als Herkunftsort beschrieben, als ein Paradies jener Art, wo es Wild und Wildpflanzen im Überfluß gegeben hatte, wo Hirsch-Peyote in enger Gemeinschaft mit dem Volke lebte und wo die *kakauyarixi* zurückgeblieben sind, um die Huichol bei ihren jährlichen Besuchen zu begrüßen – in der Tat ist die heilige Geographie von *wirikúta* und der Weg zu dem heiligen Gesuchten so genau beschrieben und mit Huichol-Namen für jeden Grenzstein versehen, daß man die Pilgerfahrt ebenso gut als eine rituelle Wiederholung der alten Wanderung lesen kann, die wenigstens einige Vorläufer der heutigen Huichol südwestwärts gebracht hat, aus ihren alten Jagdgründen in die nördlichen Wüsten.

Ich erinnere mich gut an einen älteren *mara'akáme* namens Colás, der ein Mann von großer Weisheit und großem Ansehen war. Von ihm wurde gesagt, daß er die schwierige Reise nicht weniger als zweiunddreißig Male unternommen habe – und immer zu Fuß! In beiden Richtungen zu wandern, das war die alte Tradition, aber heute können nur wenige Peyotesucher sich einen solchen Zeitaufwand (ein Weg dauert mindestens zwanzig Tage) erlauben, und so bedienen sie sich jedes nur möglichen Beförderungsmittels – Auto, Lastwagen, Bus, Pferdewagen und sogar der Eisenbahn, denn die Linie von Mexiko-Stadt nach Texas führt durch *wirikúta.* Das gilt noch als annehmbar unter der Voraussetzung, daß die heiligen Plätze entlang des Weges richtig benannt und mit Opfern und Gebeten geehrt werden und daß ferner alle anderen rituellen Bedingungen erfüllt werden, wozu strenges Fasten und die Enthaltsamkeit von Sex und Salz gehören. Diese Regeln wurden vor langer, mythischer Zeit festgelegt, als der Große *mara'akáme*, den man mit *tatewarí,* Unser Großvater, Feuer, anredet, die göttlichen Ahnen bei der uranfänglichen Peyotesuche anführte. Es wird erzählt, daß der Erste Schamane zu ihnen kam, als sie im Kreise im *tuki* saßen, dem runden, strohgedeckten Heiligtum, dessen Grundriß an die runden *kivas* des nordamerikanischen Südwestens erinnert, und jeder über ein anderes Leiden klagte. Als sie den *mara'akáme* baten, die Ursachen dieser Übel zu enthüllen, antwortete er ihnen, daß sie krank seien, weil sie nicht den heiligen Hirsch (Peyote) in *wirikúta* gejagt hätten, wie es ihre Vorfahren in alten Zeiten getan, und daß sie sich dadurch selbst der heilenden Kräfte seines wunderbaren Fleisches beraubt hätten. Da entschlossen sie sich, Pfeil und Bogen aufzunehmen und *tatewarí* zu folgen, um «ihr Leben zu finden» in dem weit entfernten Land von Hirsch-Peyote.

Diese göttlichen Ahnen waren alle Männer, doch da die Huichol davon überzeugt waren, daß nur die Vereinigung und ein genaues Gleichgewicht von weiblich und männlich das Leben garantierten, begegnete ihnen auf dem halben Weg nach *wirikúta,* bei den heiligen Wasserstellen in der Wüste, die die Huichol «Wo Unsere Mutter Lebt» nennen, die weibliche Komponente des Huichol-Pantheons, die Muttergottheiten der irdischen Wasser und des Regens, der Fruchtbarkeit und der befruchtenden Kraft der Erde und aller Naturerscheinungen. In ihrer Tiergestalt sind diese Gottheiten Schlangen, eine symbolische Identifizierung, die die heutigen Huichol mit vorspanischen Völkern gemeinsam haben.

Als die göttlichen Pilger die Quellen erreicht hatten, waren sie fast verdurstet, hatte doch kein Wassertropfen ihre Lippen benetzt, seit sie sich auf ihre Wanderschaft begeben hatten. Die Mütter reichten ihnen Wasser aus Kürbisschalen, und *tatewarí,* der Große *mara'akáme,* goß etwas Wasser über ihre Köpfe, um so ihr Haar zeremoniell zu waschen. Sie hinterließen Opfer für die Mütter und setzten dann alle zusammen die heilige Suche fort, indem sich Frauen und Männer in einer Reihe hintereinander für die letzte Runde des Weges aufstellten. Tage später erreichten sie *wirikúta* und sahen vor sich in einiger Entfernung jenen Hirsch, der *hikúri,* Peyote, war. *Tatewarí* nahm das Bogenende an seine Lippen und spielte mit der Spitze seines Pfeils eine magische Weise, die den Hirsch zu bezaubern schien, denn er bewegte sich nicht, drehte nur seinen Kopf, um sie anzustarren. Auf *tatewarís* Befehl hin krochen sie vorwärts, bis er sie bat, einzuhalten. Er hob seinen Bogen, legte einen Pfeil darauf, zielte und schoß. Der Pfeil fand sein Ziel. Ein zweiter Pfeil folgte, ein dritter, ein vierter. Der fünfte traf ins Herz, und der Hirsch sank auf die Erde. Indem er niedersank, offenbarte er sich als *hikurí;* sein Schwanz, der Rücken, die Seiten, der Kopf – alles war Peyote. *Tatewarí* nahm das Geweih und begrub es, und es wurde zu Peyote. In einer Kalebassenschale mischte er geriebenen Peyote mit Wasser aus den heiligen Quellen der Mütter, und jeder trank davon. Das Fleisch des Hirsches war Peyote, und *tatewarí* schnitt es in Scheiben, mit denen er Kopf, Augen, Kehle und Herz eines jeden Pilgers berührte, bevor er ihm das Stück in den Mund legte. Er mahnte sie, gut zu kauen, denn nur auf diese Weise würden sie geheilt werden. In der Nacht tanzten und sangen sie, wobei sie vom Fleisch des Hirsches aßen, also Peyote aßen. So wurden sie geheilt.

Der magische Flug der Kinder

Es gibt verschiedene Versionen dieser Geschichte, die aber alle im wesentlichen übereinstimmen. Jeder Huichol kennt sich aus in der Überlieferung und der heiligen Reiseroute. Jedes Jahr wird im frühen Herbst, wenn der erste Mais und die ersten Kürbisse auf den Feldern gereift sind, eine längere Zeremonie für die jüngeren Kinder abgehalten, die gleichgesetzt werden mit den ersten Früchten auf dem Feld. Für sie rezitiert der Schamanenälteste der Verwandtschaftsgruppe die Geschichte in sich wiederholendem Gesang, den er mit seiner magischen Trommel begleitet. Diese ist ein dreifüßiges, aufrecht stehendes Instrument, das aus einem ausgehöhlten Baumstamm gemacht und mit einem Hirschfell bespannt ist. Diese Trommel erinnert sehr an jene *huehuetl* genannte der Azteken, doch nennen die Huichol sie *tepu,* von *teponaztli* abgeleitet, dem Nahuawort für die horizontale hölzerne

Zungentrommel aus vorspanischen Zeiten. Mit seinem Gesang und den Schwingungen seiner Trommel verwandelt der Schamane die teilnehmenden Kinder in Vögel, die er in einem magischen Flug über den Weg der Peyotewallfahrt führt, wobei er auf alle wichtigen Stellen hinweist, sie einzeln benennt und die Kleinen dabei über die Geschehen in alten Zeiten belehrt, als die göttlichen Peyotesucher oder, wie die Huichol sie nennen, die *hikuritámete,* die heilige Suche einführten und den Hirsch-Peyote erfolgreich in *wirikúta* jagten. Wenn die Kinder dann alt genug sind, um selbst auf eine solche Pilgerfahrt zu gehen, ist die heilige Geographie unauslöschlich in ihr Gedächtnis eingeprägt.

Die Suche nach «Unserem Leben»

Was ich im folgenden beschreibe, beruht auf Beobachtungen bei der Peyotewallfahrt im Dezember 1968, die von meinem verstorbenen Huichol-Freund Ramón angeführt wurde, einem Künstler und Schamanen, für den es die fünfte und wichtigste Jagd nach dem heiligen *hikurí* war, denn sie bedeutete seine Vollendung als selbständiger *mara'akáme* (Furst 1976: 109–133).

Unbedingt erforderlich für die Wallfahrt ist ein Ritual, das den Abendländer überaus erstaunen mag, der geschlechtliche Eifersucht als «natürlich» und somit allgemein menschlich und nicht kulturgebunden ansieht. Das Ritual ist eine geschlechtliche Reinigung und hat zum Ziel, den Pilger in einen vorgeburtlichen oder neugeborenen Zustand zu versetzen. Dieses Ritual wird von jedem Anwesenden verlangt, Männern wie Frauen, und sowohl von jenen, die wirklich nach *wirikúta* gehen werden als auch von jenen, die zurückbleiben, um das Feuer zu hüten, das die Verkörperung von *tatewarí* ist, dem übernatürlichen Schutzherrn der Peyotejagd sowie der wichtigsten Gestalt im Pantheon der Indianer. Alle Teilnehmer – die wirklichen wie die gedanklichen – werden aufgefordert, öffentlich jeden, aber auch jeden sexuellen Partner seit der Pubertät zu nennen, und indem sie ihn oder sie nennen, wird die Tatsache der geschlechtlichen Reife ausgelöscht. Für jeden so benannten Partner (und einige davon sind stets bei der Zeremonie anwesend) knüpft der Schamane – in diesem Falle war es Ramón –, der die Pilgerfahrt als Verkörperung von *tatewarí* anführen wird, einen Knoten in eine Sisalschnur. Am Ende der Zeremonie wird diese Schnur verbrannt, denn – so sagen die Huichol – *tatewarí* reinigt alles. Es ist eine unabdingbare Forderung, daß keiner der Anwesenden, sei es nun Ehemann, Ehefrau oder Liebhaber, den geringsten Ärger oder Eifersucht zeigen oder gar nur fühlen darf. Täte das jemand, dann wäre das ganze Unterfangen gefährdet, das unter anderen Zielen auch jenes hat, die göttlichen Ahnen, vor

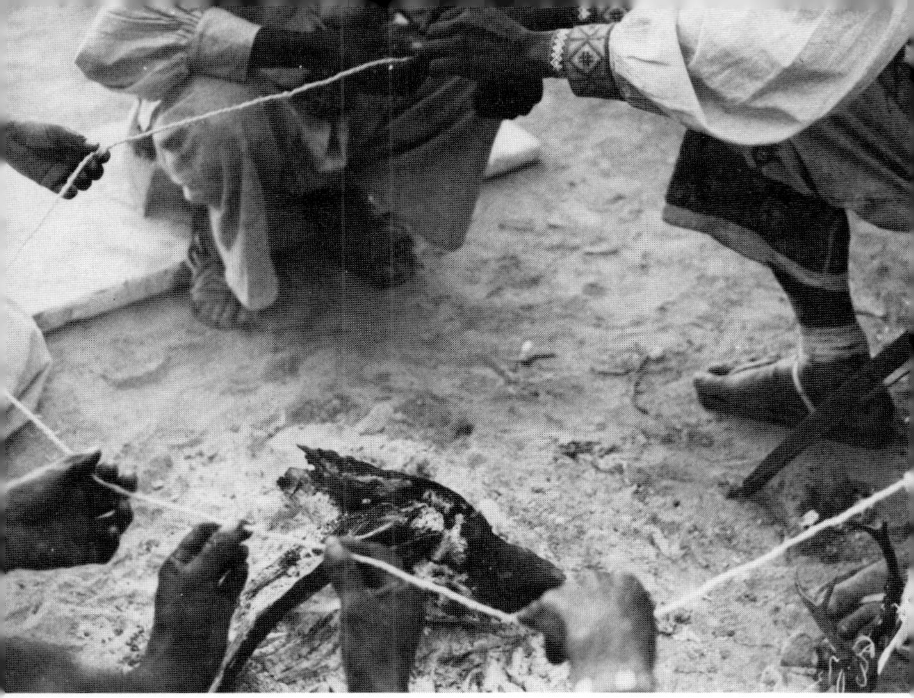

In einem der ungewöhnlichsten Rituale der Peyotejagd nennen die Peyotesucher öffentlich all ihre sexuellen Erfahrungen. Für jeden Partner wird ein Knoten in eine Schnur geknüpft. Danach wird die Schnur verbrannt, und die Pilger sind symbolisch in einen «ungeborenen Zustand» zurückverwandelt worden.

allem die Mütter, um Regen zu bitten, von dem die Ernte des kommenden Jahres abhängt. Der «zerbrechliche», geradezu hilflose Zustand der Pilger ist noch in einer anderen Schnur versinnbildlicht, in die der Schamane Knoten knüpft und die dann eine symbolische Nabelschnur für jeden der Teilnehmer zu sein scheint. Es handelt sich tatsächlich in einem ganz realen Sinn um die Wiederholung von Tod und Wiedergeburt, denn die Novizen, die *wirikúta* besucht haben, werden bald «blind» sein und eine Zeitlang in absoluter Dunkelheit wandern.

Nun haben die Pilger symbolisch ihr Erwachsenensein und ihr menschliches Wesen abgeschüttelt und sind Geister. Denn so wie ihr Anführer zu *tatewarí* wird, so werden sie die göttlichen Ahnen, die ihm auf seiner uranfänglichen Peyotejagd folgten. Wie Eliade einmal bemerkte (1964), kann man nämlich nur, wenn man zu einem Geist geworden ist, «übersetzen», das heißt, sicher durch den gefahrvollen und paradoxen Gang schreiten, der die alltägliche von der nichtalltäglichen Welt trennt. Die Huichol stellen diese Durchfahrt (man vergleiche die Symplegaden der griechischen Mythologie, die zusammenstoßenden Eisberge der Eskimo-Schamanen oder den sich erhebenden und fallenden Himmel der Irokesen) als zusammenstoßende Wolkentore bei der Peyotesuche, aber auch als berstende Berge oder Felsen in ihrer Begräbnismythologie dar. Daß dieser mythische Durchgang in das Jenseits heute begleitet ist von einer belebten asphaltierten Autostraße nahe der Stadt Zacatecas, das berührt die Huichol nicht im geringsten – es ist ein wirklicher Ort, doch in einer Zeit, die außerhalb der Erinnerung steht, der magischen Zeit, in der alles möglich war und die bei den Peyotewallfahrten so vollkommen mit der heutigen verschmilzt, daß der Tag der Ahnen und der ihrer Nachkommen zu einer unteilbaren Einheit werden.

Dieser gerade Durchbruch durch das unablässig zusammenfallende Wolkentor ist nur mit Hilfe von *kauyumarie* möglich, dem Kulturheros, der als uranfänglicher Hirsch sowohl verschieden von als auch eins mit dem Herrn der Wildarten ist, dem Hirsch-Peyote, der die Pilger in *wirikúta* erwartet. Wieder spielt der Schamane seinen Bogen, schlägt auf die angespannte Sehne wie auf eine Trommel, da die Tiergeister diesen Klang lieben und als Dank die Pilger bei ihrem Eintritt und beim Durchqueren der gefährlichen Durchfahrt beschützen. Auf der anderen Seite, noch einige Tage entfernt, liegt der Ort «Unserer Mütter», an dem der Schamane den Peyotesuchern das erste Wasser und die erste feste Nahrung reicht, und zwar in Form kleiner Kuchen, die Hirsche, andere Tiere oder auch göttliche Ahnen in menschlicher Gestalt darstellen. (Ohne Zweifel ist dieses Ritual dem gemeinschaftlichen Verspeisen von Gebildkuchen aus Amaranthsamen, Honig und Blut verwandt, die Huitzilopochtli und andere Götter der Azteken darstellten. Dieses heilige Mahl haben spanische Chronisten beschrieben, die dabei recht beunruhigt wurden, da es sie an den allerheiligsten Ritus ihres eigenen Glaubens, das Heilige Abendmahl, erinnerte. Sie glaubten, der Teufel selbst hätte die Indianer dies als eine satanische Parodie gelehrt.)

Hier, im Angesicht der «göttlichen Mütter», erlangen auch die Novizen, die *matewámete,* ihr Augenlicht wieder. In genau diesem Augenblick, in dem *tatewarí* eine Kalebasse voll Wasser aus den heiligen Quellen über ihre Köpfe gießt, entläßt er die «Blinden» zum erstenmal nach vielen Tagen. Nach einer langen Reise durch die Finsternis – im übertragenen Sinn: durch den Schoß der Erde – kommen sie heraus ans Licht, neugeboren in ihrer neuen Wesenheit. Die Pilger füllen Flaschen und Kalebassen mit dem heiligen Wasser «Unserer Mütter», das sie mitnehmen nach *wirikúta* und zurück in die Sierra. Dort wird man es mit Blumenbündeln über Frauen, Kinder, Haustiere und die Felder sprenkeln, um damit Fruchtbarkeit und Fülle zu sichern.

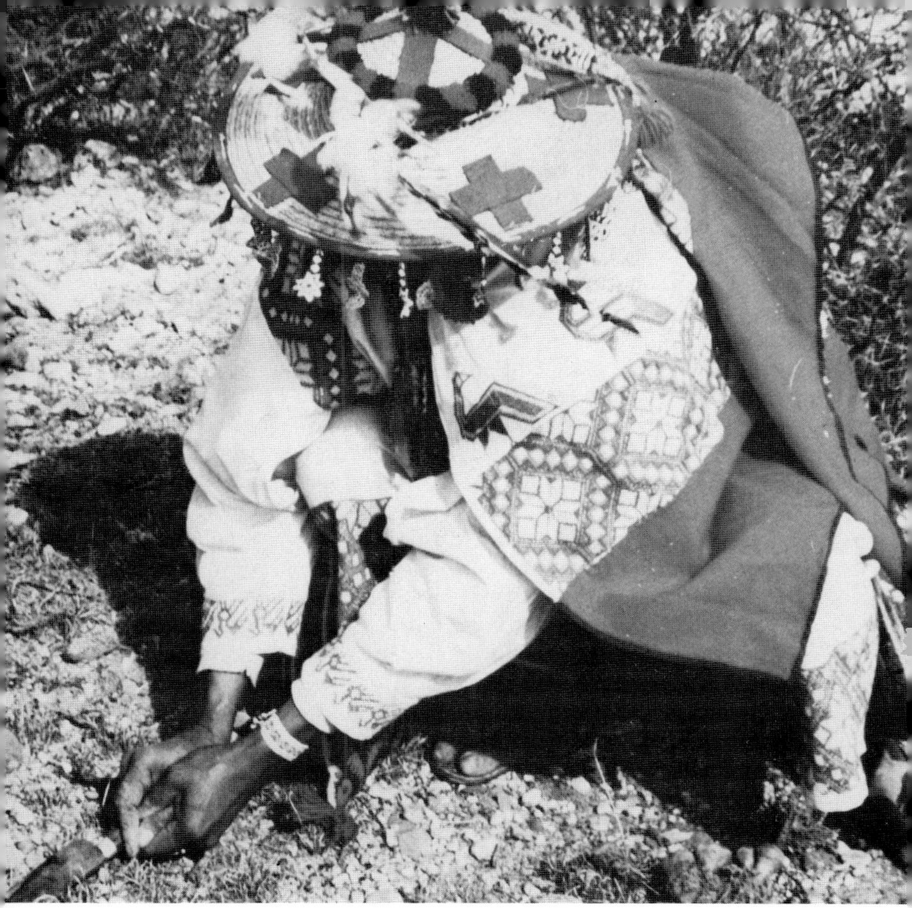

Sorgfältig wird ein junger Peyotekaktus aus der Erde gehoben. Die Huichol schätzen vor allem Peyotepflanzen mit fünf Rippen, denn die Fünf ist eine magische Zahl, die Vollendung bedeutet, d. h. die vier heiligen Lebensrichtungen und die Lebensmitte.

Die Jagd nach «Älterem Bruder»

Zwischen dem «Ort Unserer Mütter» und *wirikúta* selbst sind noch mehrere Lager, in denen jene Ereignisse, die in mythischer Zeit geschahen, ins Gedächtnis zurückgerufen werden. Gebete werden gesungen, Bienenwachskerzen angezündet und Opfergaben hingelegt. Am letzten Tag brachen wir das Lager vor Sonnenaufgang in bitterster Kälte ab (es war Mitte Dezember, und wir befanden uns in etwa 2000 m Höhe). Es gab wenig Unterhaltung auf der letzten Wegstrecke, ausgenommen die Zeiten, wenn die beiden Fahrzeuge, in denen wir reisten, bei einer besonders schwierigen Strecke durch Sand, Schlamm oder Wasser verlassen werden mußten. Ramóns Frau Lupe und ihr Onkel José, der Älteste der Reisegesellschaft, zündeten Kerzen an, als wir uns in Bewegung setzten, und sie hielten sie den ganzen Weg über brennend als Miniaturabbilder von Großvater Feuer, dem Beschützer dieses heiligen Unternehmens.

Es war etwa sieben Uhr früh, als Ramón die Wagen anhalten ließ und den Indianern befahl, auszusteigen und sich in einer Reihe hintereinander aufzustellen. Nun war es an der Zeit, zu Fuß weiterzugehen, denn wir waren in den «Patio Unserer Großväter» eingetreten, und auf welche Weise auch immer man hierher gekommen war, man mußte den heiligen Platz genau so verlassen, wie es *tatewarí* und die göttlichen Pilger in alten Zeiten getan hatten – zu Fuß, ein Horn blasend und auf dem Jagdbogen die magische Musik erklingen lassend, um «den Hirsch, den *hikúri* (Peyote) ‹erstarren› zu lassen». Bei ihrem Gesang lasen die Peyotesucher trockenes Holz und Äste vom Kreosotbusch auf. Sie waren Nahrung für *tatewarí,* d. h. für das zeremonielle Lagerfeuer. Die Pilger hielten an, Ramón kauerte nieder, und schon Sekunden später sah man einen blauen Rauchring und eine winzige Flamme. *Tatewarí* war «herausgebracht» aus dem Holz. Nunmehr ist Eile geboten, denn man ist in einer gefährlichen Situation in dem heiligen Land, und *tatewarí,* «Unser Großvater», in seiner Verkörperung durch das Feuer, wird inständig um Schutz gebeten. Erst im allerletzten Augenblick des Aufenthaltes darf das Feuer erlöschen, nachdem vorher Tabak und dann heiliges Wasser in die Asche geschüttet werden. Der *mara'akáme* sucht schließlich ein Stück Kohle heraus, Lebenskraft von *tatewarí,* die er seiner Sammlung von schamanistischen Kraftgegenständen zufügt. Singend und weinend schichtete Ramón Reisig auf, das sich schnell entflammte, während die übrigen das Feuer umstanden, dabei mit großer Leidenschaft und unverkennbarer Erregung beteten, wobei sie ihre Stücke von brennbarem Material *tatewarí*s «Nahrung» zufügten.

Etwa in der Mitte des Vormittags gab Ramón das Zeichen für die eigentliche «Jagd». Bogensehnen wurden geprüft, Opfergaben vorbereitet. Noch mehr Reisig wurde in das Feuer gelegt, begleitet von inständigen Bitten, *tatewarí* möge während der Abwesenheit der Pilger nicht hinausgehen.

Etwa hundert Meter vom Lager entfernt überquerten wir ein Eisenbahngeleis und dann einen Stacheldrahtzaun. Pfeile und Bogen waren bereit, auf einem erklang die magische Musik. Nur zweihundert Meter weiter verharrte Ramón plötzlich mäuschenstill, legte die Finger auf seine Lippen, um so Ruhe zu gebieten. Die Spuren des Hirsches waren nahe. Nun kroch Ramón vorwärts, duckte sich tief und beobachtete gespannt den Boden. Der Musikbogen schwieg, die Frauen blieben zurück. Plötzlich hielt Ramón an, zeigte auf den Boden und flüsterte eindringlich: «Seine Spuren, seine Spuren!» Die ihm am nächsten waren, umringten ihn und stimmten bei: «Ja, *mara'akáme,* seine Spuren, seine Spuren!» Und: «Ach, dort sieh, dort ist auch der Mais!» Der «Mais» war ein trauriges kleines Gesteck von dürren Zweigen. Die Jäger halten Ausschau nach irgendeinem Gewächs, das mit Mais in Zusammenhang gebracht werden kann, denn der heilige Hirsch ist nicht nur Peyote, sondern auch das lebenspendende Korn.

Ramón bewegte sich weiter vor, die nächsten Begleiter folgten ihm dicht, ihre Gesichter erhoben mit dem Ausdruck von Freude und Erwartung. Auf einmal hielten sie alle an, bewegten sich zueinander, um nahe zusammen zu sein. Sechs oder sieben Meter entfernt stand ein kleiner, stacheliger Strauch. Er wies darauf: «Dort, dort, *wawatsári!» Wawatsári* ist der Name des «Großen Hirschen», des Herrn der Wildarten, Peyote in seiner Tierform. Kaum sichtbar über dem Boden im Schutz des Strauches waren einige Flecken staubigen Grüns – ein Büschel von jungen *Lophophora williamsii.* Ramón zielte, und die hölzerne Spitze des ersten der gebündelten Pfeile grub sich nur einen halben Zentimeter entfernt von der Krone des nächsten *hikúri* in den Boden, einen zweiten schoß er ab, der den Peyote leicht an einer Seite streifte. Der alte Mann, José, lief nach vorn und schoß einen dritten fast senkrecht hinunter. Ramón beendete die «Tötung», indem er einen zeremoniellen Pfeil, der mit Falkenfedern geschmückt war, an der den Pilgern abgewandten Seite des *hikúri* in den Boden stieß. Der Hirsch-Peyote war nun an jedem seiner Weltviertel von Pfeilen eingeschlossen. Der *mara'akáme* kauerte nieder, um die heiligen Pflanzen zu untersuchen. «Schaut her», sagte er, «wie heilig er ist, wie wunderschön, der fünfzackige Hirsch!» Und tatsächlich: Jede der Peyotepflanzen des Büschels hatte die gleiche Rippenzahl – fünf, die heilige Zahl der Vollendung im symbolischen Gefüge der Huichol, die das Oben und Unten der Weltachse den vier Kardinalpunkten hinzuzählen.

Die Peyotesucher bildeten einen Kreis um den Platz, an dem «Älterer Bruder Hirsch» «sterbend» lag. Alle schluchzten. Alle beteten laut. Der Peyotesucher, der die Verkörperung des göttlichen Ahnen, bekannt als Urgroßvater, angenommen hatte, enthüllte Ramóns *takwátsi,* das längliche Schamanenbündel, gefüllt mit Gebetspfeilen und anderen Kraftgegenständen, und legte es offen vor Ramón zum Gebrauch für das Ritual der Aussöhnung, zur Besänftigung des Tiergeistes, damit er sich nicht an seinen Tötern rächen möge. «Sei nicht böse, Älterer Bruder», bat Ramón flehentlich, während seine Begleiter laut weinten, «strafe uns nicht, weil wir Dich getötet haben, denn Du bist nicht wirklich gestorben. Du wirst Dich wieder erheben.» Ramóns Anrufung wurde von den anderen nachgebetet. «Wir werden Dich gut ernähren», fuhr er fort, «denn wir haben Dir viele Opfergaben mitgebracht, wir brachten Dir Tabak, wir brachten Dir Wasser von Unseren Müttern, wir brachten Dir Pfeile mit Falkenfedern, wir brachten Dir Opferkalebassen, wir brachten Dir Mais und Deine Lieblingsgräser, wir brachten Dir *tamales* (Maiskuchen), und wir brachten Dir unsere Gebete. Wir ehren Dich und zeigen uns Dir ergeben. Nimm dies alles, Älterer Bruder, nimm es und gib uns unser Leben. Wir bieten unsere Ergebenheit den *kakauyaríxi* an, die hier in *wirikúta* leben, wir sind gekommen, um von ihnen empfangen zu werden, denn wir wissen, daß sie uns erwarten. Von weit her sind wir gekommen, um dich zu grüßen.

Ramón erklärte nun seinen Begleitern, daß die Lebenskraft, die Seele, des «Älteren Bruders» die Gestalt eines Regenbogens habe, der sich erhebt, um in den fernen Bergen zu verschwinden, von denen der höchste, ein erloschener Vulkan, der Geburtsort von *tatewarí* selbst war. Um die Seele (die er nur als *tatewarí* sehen konnte) wieder in den Hirsch zurückzuführen, hob Ramón seinen Schamanenpfeil (*muviéri*) gegen den Himmel und die Weltrichtungen und preßte ihn dann langsam herunter, als ob dies mit großer Anstrengung geschehe, bis die Falkenfedern die Kronen der erschlagenen Tier-Pflanze berührten. In seinem Gesang beschrieb er, wie alle Peyotepflanzen um den sterbenden «Älteren Bruder» nun aufsprießen würden, wachsen würden, wo sein Geweih, sein Rücken, sein Schwanz, seine Schienbeine und seine Hufe gewesen waren. «*Tamátsi* (Älterer Bruder) *wawatsári*», stimmte er an, «gib uns unser Leben.» Er nahm ein Messer aus seinem Bündel und begann, die Erde rund um den Kaktus wegzuschneiden. Dann, anstatt die Pflanze ganz herauszuziehen, schnitt er sie unten ab, wodurch die Wurzel in der Erde blieb. Das wird getan, damit «Älterer Bruder wieder aus seinen Knochen erstehen kann», ebenso wie in einer weltweiten schamanistischen Vorstellung, die auch von den Huichol geteilt wird, Tiere aus ihren Skeletteilen wiedergeboren werden, wenn nur die genauen Knochenrituale beachtet werden. Ramón schnitt den zähen Boden der Pflanze ab und schälte die braune rauhe Haut ab, wobei er sorgfältig den Abfall für die spätere rituelle Beseitigung aufbewahrte. Dann teilte er den Kaktus entlang der natürlichen Grate in fünf Teile und legte sie in eine Opferkalebasse. Dieser Vorgang wurde mit verschiedenen weiteren Pflanzen wiederholt, bis genug da war, um jedem der Begleiter, den Indianern wie auch dem Ethnologen, etwas vom «Fleisch des Älteren Bruders» zu geben. Jene, die schon früher solche Pilgerfahrten unternommen hatten, erhielten als erste davon. Einer nach dem anderen hockte oder kniete vor Ramón, der ein

Stück Peyote aus der Kalebasse entnahm und dem Pilger, nachdem er ihm Stirn, Augen, Kehlkopf und Herz damit berührt hatte, das Stück in den Mund gab. Dem Pilger wurde gesagt: «Kaue es gut, kaue es gut, denn dann wirst du dein Leben sehen.» Nachdem jeder etwas vom ersten Opfer-*hikúri* gekaut hatte, nahm Ramón seine selbstgefertigte Geige hervor und ein anderer Mann seine Gitarre, und die erfahrenen Männer standen dabei, um den *matewámete* zu singen und zu tanzen. Damit sollen die Neu-Initiierten in einen «aufnahmebereiten Zustand» versetzt werden, das heißt, sie sollen sehr schnell die übernatürliche Wirkung der heiligen Speise spüren, von der man ihnen mehrere Stücke zum Kauen und Hinunterschlucken gegeben hat. Später dann, nachdem alle den ersten Geschmack und die ersten Wirkungen erfahren hatten und nachdem die Opfergaben für «Älteren Bruder» an der Stelle seines Todes durch das Pfeilopfer verbrannt worden waren, begann die richtige Ernte von *hikúri.* Die Pilger gingen einzeln, oder wenn sie verheiratet waren, zu zweit in die Wüste. Gegen vier Uhr nachmittags erhob sich Ramón dort, wo er Peyote ausgegraben hatte, und rief, daß es nun Zeit sei, ins Lager zurückzukehren. Einer der Peyotesucher war gerade auf ein besonders großes Büschel gestoßen und sträubte sich verständlicherweise, seinen reichen Fund zu verlassen. Doch Ramón ermahnte ihn: «Unsere Beutesäcke sind gefüllt! Man darf nicht mehr nehmen, als man braucht.» Tut man das, läßt man nicht in dem Maße Geschenke zurück, in dem man geerntet hat, so versöhnt man sich nicht ordentlich und dankt nicht dem erschlagenen Hirsch-Peyote (ebenso wie man die Geister von erjagten Tieren versöhnen muß oder den Mais, den man erntet, oder den Baum, den man fällt). Dann wäre «Älterer Bruder» beleidigt und würde *hikúri* verbergen oder gar gänzlich wegnehmen, so daß beim nächsten Mal die Erscheinungssucher mit leeren Händen zurückkehren müßten. Wir würden das «Erhaltung der Arten» nennen; für den Huichol ist es Teil des Gegenseitigkeitsprinzips, nach dem er seine gesellschaftlichen Verhältnisse ebenso wie sein Verhältnis zur natürlichen und übernatürlichen Welt ordnet.

Die Kinder des Peyote

Die *hikúri*-Jäger verließen *wirikúta,* wie sie gekommen waren: zu Fuß, in langer Reihe, einzeln hintereinander, wobei sie ihren Dank «Älterem Bruder Hirsch» und den *kakauyaríxi* zuriefen. Ihre ehemals weiße Kleidung war vom gelben Wüstensand verschmutzt, denn während der Nacht, in der sie gesungen, getanzt und die Mysterien des Geistes erfahren hatten, die dem Verzehr von beachtlichen Mengen dieses mächtigen kleinen Kaktus folgten, hatte es geregnet – ein überraschendes Ereignis auf dem Höhepunkt der Trockenzeit und sicherlich ein glückverheißendes Vorzeichen. Hinter ihnen erhob sich eine kleine blaue Rauchfahne vom zeremoniellen Feuer. Sie hatten es umstanden, wie es vorgeschrieben war. Sie hatten ihre Opfergaben von Tabak, zeremonieller Nahrung und heiligem Wasser dargebracht. Sie hatten im Tanz mit ihren Sandalen auf den Boden gestampft, um die toten Verwandten und die Geisterwesen der Unterwelt wachzurufen, damit auch sie an dieser freudigen Wiedersehensfeier teilnehmen konnten. Sie hatten bittere Abschiedstränen um die *kakauyaríxi,* den «Älteren Bruder» und die «Mütter», geweint. Sie hatten ihr Leben gefunden. Sie hatten die heiligen Wahrheiten in ihrem eigenen Bewußtsein gefestigt durch die innere Vision, zu der es nur dann kommt, wenn man das Fleisch des göttlichen Hirsch-Peyote ißt. Nun waren sie wirklich *vixárika* (Huichol).

Nach einigen hundert Metern auf dem Weg herab hielten sie noch einmal an. Nach Osten schauten sie in Richtung der heiligen Berge und der aufgehenden Sonne, sie schrien ihre Freude heraus, daß sie ihr Leben gefunden hatten, aber auch ihre Enttäuschung, daß sie so bald fortgehen mußten. «Geht nicht hinweg», flehten sie die Alten an, «gebt eure Plätze nicht auf, denn wir werden in einem anderen Jahr wiederkommen.» Und sie sangen, Gesang um Gesang, ihr Abschiedsgeschenk an die *kakauyaríxi:*

Welch schöne Hügel, welch schöne Hügel,
So wunderbar grün hier, wo wir sind.
Ach nicht ist es mir danach,
So gar nicht ist mir danach,
Ach nicht ist es mir danach, in meinen Rancho zurückzugehen.
Denn in meinem Rancho ist es abstoßend,
So sehr abstoßend in meinem Rancho.
Und hier in wirikúta ist es so grün, so grün,
Und in Ruhe mag man essen.

Mitten unter den Blumen (Peyote), so wunderschön,
Nichts als Blumen hier,
Schöne Blumen mit leuchtenden Farben,
So wunderschön, so wunderschön
Und essen, daß man befriedigt ist mit allem.

Ein jeder hat genug hier, genug an Nahrung (Peyote).
Die Hügel waren gastlich zum Wandern,
Zum Jauchzen und zum Lachen,
So behaglich, wie man es sich nur wünscht,
Und zusammen zu sein mit all unseren Gefährten.

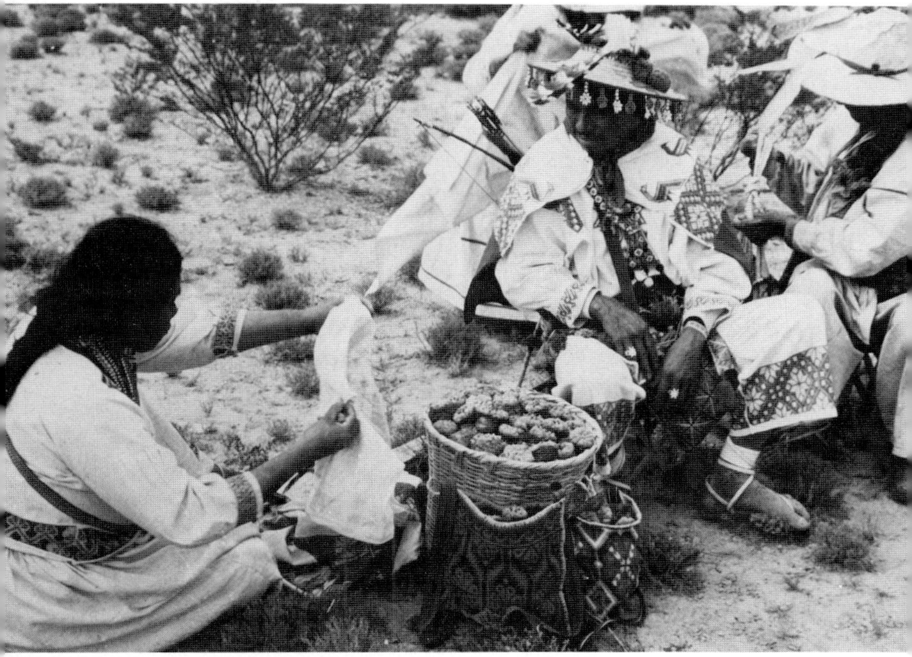

Peyotewallfahrt im Dezember 1968. Wallfahrer packen vorsichtig Peyote ein, um ihn in die fast fünfhundert Kilometer westlich der Peyotewüste gelegene Sierra de los Huicholes mitzunehmen.

Weint nicht ihr Brüder, weint nicht.
Denn wir kamen, um uns daran zu erfreuen,
Wir haben uns auf diese Wanderung gemacht,
Um unser Leben zu finden.

Denn wir sind alle,
Alle sind wir,
Wir sind alle die Kinder
Einer leuchtend farbigen Blume,
Einer flammenden Blume.
Und niemanden gibt es,
Niemand ist da,
Der bedauert, was wir sind.

Peyotegebrauch bei nordamerikanischen Indianern

WESTON LA BARRE

Der Peyotekult ist die Religion des bei weitem größten Teils der heutigen amerikanischen Indianer. Seine Anhängerschaft innerhalb einiger Dutzend Stämme der USA, Kanadas und Mexikos zählt vielleicht 300 000 Mitglieder, viele davon Anhänger der formierten «Native American Church, Incorporated».

Der Kult hat seinen Ursprung in einer Erstfruchtzeremonie der Einheimischen Mexikos und breitete sich von dort im frühen und mittleren 19. Jh. durch die Lipan Apachen und andere texanische Stämme bis in die Great Plains aus, über die Mescaleros zu den Kiowa und Comanchen, welche die Form des Rituals festlegten, die sich über einen großen Teil der westlichen Vereinigten Staaten, so weit westlich wie bis nach Kalifornien und so weit nördlich wie bis nach Saskatchewan in Kanada ausbreitete.

Ein umfassendes Literaturverzeichnis zum Peyotismus ist in der Bibliographie unter (56) La Barre zu finden.

Der Ausdruck *peyotl* stammt aus dem Aztekischen und wurde in Mexiko früher recht unbestimmt für verschiedene Kakteen und Nichtkakteenarten verwendet; «Peyote» im eigentlichen Sinn bezieht sich jedoch nur auf den *Lophophora williamsii* (Lemaire) Coulter. Es handelt sich nicht um *Mescal* – einen Schnaps, destilliert aus dem Nationalgetränk der mexikanischen Bauern, dem *Pulque*-Bier, welches aus dem gegorenen Saft der nicht zu den Kakteen gehörenden Sukkulenten *Agave americana* gewonnen wird; die Ausdrücke *mescal button* und *mescal bean* sind, soweit sie in bezug auf den Peyote verwendet werden, obgleich sehr geläufig, irreführend und fehlerhaft. Die *Mescal*bohne bezieht sich eigentlich auf die Rote Bohne oder *Sophora secundiflora*, die tatsächlich zur Bohnenfamilie gehört, aber der Name wird manchmal auch fälschlich für die *Erythrina flabelliformis* verwendet, eine Bohnenart, der die *Sophora*-Bohnen stark ähneln.

Anscheinend wurde die Rote Bohne bei einer begrenzten Zahl von Plains-Stämmen rituell gebraucht (Pawnee, Oto, Iova); vermutlich war sie von den Tonkawa, Caddo und Jumano aus Texas übernommen worden. Die Rote Bohne erscheint in rituellem Kontext in der texanischen Archäologie, aber die gefällige rote Bohne wurde in erster Linie bei der Ornamentik verwendet. Der Rote-Bohnen-*Mescal*-Kult hat allem Anschein nach den Peyote-Kult in ritueller Hinsicht nicht sonderlich beeinflußt, obgleich beide vielfach in derselben Region vorkommen und beide Riten von psychotropischen «Heil»-Pflanzen abhängig sind. Vermutlich wurde zuerst die giftigere Rote Bohne verwendet, dann aber vom Peyote verdrängt. Die unglückliche «Gleichsetzung» des aztekischen *teonanacatl* (Pilz) mit *peyotl* (Kaktus) durch den Botaniker Safford entbehrt jeder Grundlage. Daß *teonanacatl* sich auf eine Gruppe halluzinogener Basidiomycete-Pilze bezieht, wurde von den Ethnologen Weitlaner und Reko, dem Ethnobotaniker Schultes, dem Ethnomykologen Wasson, dem Botaniker Heim und dem Biochemiker Hofmann sicher bewiesen. Der *Psilocybe mexicana* ist der bedeutendste *teonanacatl*-Pilz, der immer noch in seinem ursprünglichen Gebrauch bei Heilritualen moderner mazatekischer Schamanen verwendet wird.

Peyote, *Lophophora williamsii,* ist ein kleiner, karottenförmiger, graugrüner, stachelloser Kaktus, dessen Hauptteil aus der verborgenen Wurzel besteht; jedoch bildet der nadelkissenartige, überirdische, quer abgeschnittene und getrocknete Teil den zäh-korkigen, krautig schmeckenden *peyote-button.* Die Spitze hat kreisförmige oder spiralige Vertiefungen oder unterteilt gewundene Rippen, auf deren Rücken sich Reihen grauer Haarbüschel wie winzige Malpinsel befinden. Die Blüte wächst aus einem innen gelegenen flaumigen Besatz heraus und entwickelt sich zu einer winzigen fleischigen Frucht. Peyote wird manchmal frisch gegessen, manchmal als Absud getrunken, aber meist als leicht gewichtiger *button* gekaut; in dieser Form wird er auch gehandelt. Peyote wächst südwestlich vom Rio Grande und nur in einigen wenigen texanischen Gebieten östlich des Flusses.

Die reife Pflanze enthält mehr als 30 Alkaloide, eine sogar für eine Kaktee ungewöhnliche Anzahl, weshalb sie als «wahre Chemikalienfabrik» bezeichnet wurde. Eine weitere Abart, die *Lophophora diffusa,* mit weniger Alkaloiden, die aber vermutlich älter als die *Lophophora williamsii* ist, wächst inmitten des eigentlichen größeren Peyotegebietes in einem begrenzteren Teil des Staates Querétaro. Das wichtigste Alkaloid des Peyote ist das Mescalin, welches Halluzinationen hervorruft – visuelle, auditive, geruchs- und tastempfindliche, geschmackliche, kinästhetische und synästhetische, die in der übernatürlichen «Medizin» indianischer Rituale wirksam werden. Vier bis zu einem Dutzend *buttons* sind ausreichend, um Visionen hervorzurufen, welche als Besuche aus der übernatürlichen Sphäre gedeutet werden. Der Peyote-Kult ist in der indianischen Visionensuche einheimischen Ursprungs, obgleich er während seiner weiteren Ausbreitung in späteren

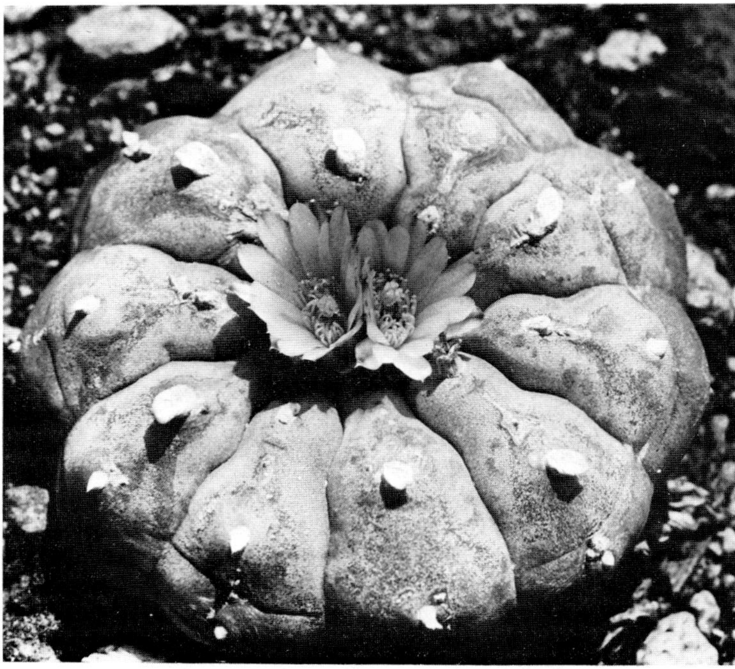

Der Peyote-Kaktus liefert ein hochwirksames Halluzinogen, das von 300 000 Indianern Nordamerikas, die in der *Native American Church* zusammengeschlossen sind, im Rahmen ihrer Feiern genossen wird. Sie sind die einzigen, denen der Verzehr von Peyote in Nordamerika gesetzlich erlaubt ist. Peyote wird mit hoher Erfolgsquote auch bei Heilungszeremonien gegen Alkoholismus eingesetzt. Weston La Barre, der sich sein Leben lang mit der Erforschung der kultischen Verwendung von Peyote und anderen Halluzinogenen befaßt hat, ist einer der kompetentesten Autoren zu diesem Thema.

mexikanischen und modernen «Peyote-Kirchen» oberflächlich zahlreiche christliche Elemente übernommen hat.

Eine typische Peyote-Versammlung beginnt bei Dämmerung, wenn die Teilnehmer (oft verschiedener Stämme) ein großes konisches Zelt herbeitragen und, während sie sich immer im Uhrzeigersinn in einem großen (manchmal zweireihigen) Kreis bewegen, sich an dessen Rand auf duftende Salbei (*Artemisia* sp.)-sitze setzen. In der Mitte des Tipis steht auf dem Boden ein großer, mondsichelförmiger, irdener Altar, dessen Spitzen der östlichen Tür gegenüber liegen. Eine Furche entlang der Sichelspitze stellt den Pfad von der Geburt zum Tod dar. Die

Versammlung wird durch einen ungewöhnlich großen, gutgeformten oder berühmten *peyotebutton*, den «Vater Peyote», den der amtierende Schamane oder «Straßenhäuptling» auf die Mitte der Linie setzt, eröffnet. Auf Anweisungen des Straßenhäuptlings streut ein neben ihm sitzender Assistent, der «Zedern-Häuptling», Zedernspäne auf das sich in der Mitte zwischen den Sichelspitzen des Altars befindliche Feuer, die Teilnehmer neigen sich dem Feuer zu und beweihräuchern sich mit Rauch, indem sie Glieder und Gelenke damit einreiben. Der Straßenhäuptling reicht länglich geschnittene, getrocknete Maisschalen- oder Schwarzeichenblätter herum, und die Andächtigen formen daraus Zigaretten mit *Bull Durham* Tabak, den er ebenfalls zur Verfügung stellt. Das Rauchen drückt ein Gebet an Vater Peyote aus, infolgedessen darf niemand zwischen einen Raucher und das Feuer treten. Das Feuer selbst wird mit Hilfe von Holzscheiten gebaut, die wie eine V-förmige ineinandergeflochtene Hand zusammengebunden sind, und der Feuer-Häuptling (der genau nördlich der Tür sitzt, so daß er beim Unterhalten des Feuers die Betenden nicht zu stören braucht) formt die Nacht über mit der Asche (gewöhnlich) die Kontur eines Donnervogels oder Wasservogels (Kormoran).

Der Straßenhäuptling eröffnet die eigentliche Versammlung mit dem festgelegten Eröffnungslied; er hält dabei den Schamanenstab und die perlenbesetzte Kürbisrassel und wird von dem neben ihm sitzenden Trommel-Häuptling unterstützt. Stab, Trommel und Rassel werden dann im Uhrzeigersinn im Tipi herumgereicht, worauf jeder Mann vier «Peyote-Lieder» singt, welche oft bei einer früheren Versammlung «gefangen» wurden. Um Mitternacht ruft der Straßenhäuptling nach der Rassel und dem Stab, wo immer sich diese auch gerade im Kreis befinden, singt das Mitternachtslied und zieht sich zu den Außentüren zurück, um auf einer Adlerknochenpfeife in die vier Himmelsrichtungen zu pfeifen, wonach eine kurze Unterbrechung stattfindet, in der die Teilnehmer das Tipi kurz verlassen können. Danach geht der periodische Gesang weiter bis zum lebhaften Morgenlied des Straßenhäuptlings bei Morgengrauen, zu dem das rituelle Peyote-Frühstück hereingebracht und in einer West-Ost Linie vom Feuer zur Tipitür angeordnet wird: Wasser, getrocknetes Korn in Zuckerwasser, Steinobst und knochenloses Fleisch. Jeder Teilnehmer nimmt, indem er genau südlich der Tür im Uhrzeigersinn fortschreitet, dann der Reihe nach an dem rituellen Essen teil, ißt mit den Fingern und trinkt aus gewöhnlichen Bechern. Nach dem Abschiedsgesang des vorsitzenden Schamanen ist die Versammlung zu Ende, und die Teilnehmer begeben sich im Uhrzeigersinn nach draußen. Anschließend sitzen sie zwanglos unter einer Baumwoll-*Ramada* oder einem Schirm beisammen und erzählen einander von den Visionen, die sie entweder bei der gerade abgeschlossenen oder früheren Versammlungen hatten und beraten einander über mögliche Deutungen. Um die Mittagszeit trägt die Frau des Straßenhäuptlings, die die Peyote-Frau der Ursprungslegende darstellte und die das rituelle Essen hereingebracht hatte, ein säkulares Essen für alle Teilnehmer auf. Die Kosten dieses Mahls, der Peyote, Tabak etc. werden gewöhnlich von demjenigen getragen, der die Versammlung geweiht (angekündigt und gefördert) hat, manchmal jedoch auch durch Freiwilligenspenden anderer Teilnehmer. Eine Versammlung wird gewöhnlich in Hoffnung auf Genesung von einer Krankheit, anläßlich einer Heimkehr, Hochzeit, Tod oder ähnlichem geweiht. Im breiten Spektrum des Peyote-Kultes variieren Altar und Details des Rituals manchmal leicht voneinander, je nach der «Eigenart» des individuellen Straßenhäuptlings, aber die vier standardisierten Rituallieder sind überall ähnlich und scheinen apachischer Herkunft zu sein.

Peyote macht erwiesenermaßen nicht süchtig und hat keinerlei Nachwirkungen außer denen, die nicht auch einer schlaflosen Nacht zugeschrieben werden könnten. Dennoch zielten Bundes- und Ländergesetzgebung häufig auf das Verbot von Peyote, und seit Jahrzehnten nun schon werden im Fall indianischer Kultisten ständig Ausnahmen gemacht, oft mit der Unterstützung unterrichteter Anthropologen, die eifrig darauf bedacht sind, daß die durch die Verfassung garantierte Religionsfreiheit auch auf die Ureinwohner Amerikas angewendet wird. Der Peyote-Kult breitet sich immer noch, obgleich jetzt langsamer, auf alle Gruppen mit Ausnahme der Pueblo-Stämme aus; es gehören jetzt auch die Taos Pueblo und Navaho, der größte Indianerstamm der Vereinigten Staaten, hinzu. Auch wenn er in keinerlei Hinsicht ernstlich anti-weiß ist, ist der Peyote-Kult doch stark proindianisch. Mit dem Verschwinden der meisten Stammeskulturen bleibt so der gemeinsame Nenner allgemein indianischer Kultur erhalten.

Der Peyotekult basiert psychologisch und ethnographisch auf diesem gemeinsamen Erbe, andererseits ist zu erwarten, daß der Peyotekult den Indianismus in vielen kommenden Jahren noch verstärkt.

Regionale Aspekte des Drogenkonsums Vorderer Orient und Afrika

Haschisch und Opium im Iran

SCHAMS ANWARI-ALHOSSEYNI

Sowohl für Haschisch als auch für Opium gibt es zahlreiche Termini in der persischen Sprache mit jeweils verschiedenen Nuancen, die aus der Literatur zu belegen sind. Der Aufsatz versucht, diese Termini unter folgenden Gesichtspunkten zu betrachten:

1. *Lexikalische Definitionen*
2. *Sachliche Angaben zu Haschisch und Opium in der Primärliteratur*
3. *Persönliche Beobachtungen und mündliche Mitteilungen; hierbei werden die beim Haschisch- und Opiumrauchen erforderlichen Utensilien beschrieben.*

In dieser Darstellung wird absichtlich abendländische Literatur ausgeklammert, weil man sich zu dieser leicht selber Zugang verschaffen kann. Ich möchte nur auf eine Arbeit ausdrücklich hinweisen.[1]

Lexikalische Begriffsbestimmungen von Haschisch und Opium

Haschischgattungen

bang, Sanskrit *bahang,* Avesta *ban(g)ha,* Pahlavi *mang,* arabisiert *bandsch* und *mandsch* nennt man Haschisch (*Cannabis indica*). Sowohl die Blätter als auch die Samenkörner (*tschars*) werden gehandelt. Die gemahlenen Körner von *bang* werden mit Milch vermischt und mit Butter geschlagen, daraus gewinnt man *bang*-Öl. Die Restflüssigkeit *bangāb* wird wie Tee getrunken.[2] *duq-e wahdat* (Buttermilch der göttlichen Einheit) ist eine *bang*-Mischung mit Zucker und Milch.[3]

bang ist ein klebriges Pulver, das durch Zerkleinerung der *schāhdāneh* (Kaiserkorn)-Blätter und -Blüten gewonnen wird. Da dieses Produkt giftig ist, wird es als Rausch- und Arzneimittel benutzt.[4] Diese berühmte Pflanze verursacht einen Rausch[5] und ist Schlafmittel und Narkotikum.[6]

bang ist ein grüner Stoff, der aus *kanab* gewonnen wird, aus dem *bangāb* gemacht wird. Derwische trinken dies als Rauschmittel. Aus dieser Substanz gewinnt man ein giftiges, klebriges, kaugummiähnliches Produkt, das *tschars* heißt und, mit Tabak vermischt, in der Pfeife oder Wasserpfeife geraucht wird.[7]

tschars ist *bang*-Pulver, das gepreßt, aufgerollt und in der Wasserpfeife als Genußmittel verwendet wird. Es erhöht den Appetit und die Ängste.[8]

tschars, gard-e bang (*bang*-Pulver), *haschisch, sabzeh* (Grünzeug), *waraq ol-chiyāl* (Fantasieblatt), *asrār* (Geheimnisse) und *zomorrod-e sudeh* (geschliffener Smaragd) ist etwas, was von Derwischen, Wanderderwischen (*qalandar-ān*) und Genießern (*arbābān-e keyf*) geraucht wird und in einen Zustand des Unbewußten (*ālam-e bichabari*) versetzt.

tscharsi (*tschars*-Nehmer) ist ein Mensch, der sich nicht konzentrieren kann und ständig eindöst.[9]

schāhdāneh, schāhdānedsch, tochm-e kanaw, kanawdān, kanawdāneh ist das Samenkorn von *bang*. Die Araber sagen dazu *schāhdānadsch, schāhdānaq* oder *schahdandsch*.[10]

schāhdāneh ist nicht, wie manche behaupten, mit *kanaf* identisch.[11] *kanab* (*Cannabis*) ist eine Pflanze, aus der man *bang* und *tschars* gewinnt. Die Körner heißen *schahdaneh*.[12] *kanaf* (*Hibiscus cannabinus*) ist eine Pflanze, aus der man Stoffe und Seile anfertigt und eine Art *bang* gewinnt.[13]

Opium

afyun, taryāk oder teryāk[14] ist der eingetrocknete Milchsaft der Mohnkapsel (*Papaver somniferum* L.), arabisch und persisch *chaschchāsch*. *afyun* ist nicht – wie manche behaupten – von dem griechischen *ὄπιον* dim. von *ὀπός* abgeleitet, sondern von dem Sanskritwort *ap(h)ena*, das Mohnextrakt bedeutet.[15]

Auf arabsich sagt man *laban alchaschchasch*.[16]

afyun ist die arabisierte Form von Opium.[17]

Dioscorides beschreibt, wie durch oberflächliche Einschnitte in die Mohnkapsel am darauffolgenden Tage der herausgedrungene und kompakt gewordene Saft gewonnen und zu kleinen Kuchen geknetet wird.[18]

schireh bedeutet Saft, Essenz, Extrakt und Präparat aus Opiumresten. *schireh,* auch *suchteh-taryāk* (Opiumansatz, -kruste) genannt, ist eine feste, dunkelbraune Masse, die aus der Kapsel (*hoqqeh*) der Opiumpfeife gekratzt und geraucht und von einigen Süchtigen sogar verzehrt wird.

Der *schirehi* (Opiomane) raucht den Opiumextrakt auf der Pfeife. Diese Opiomanen versammelten sich bis Anfang 1979 im *schirehkeschchāneh* oder *schirehchāneh* (Opiumhöhle) und rauchten gemeinsam.[19]

negāri ist ein Instrument, mit dem man *schireh* raucht. Es besteht aus einem langen Holzrohr, das zu einer eisernen Kapsel führt. Die Kapsel schaut wie der Kopf einer Gießkanne (brausekopfförmig) aus und

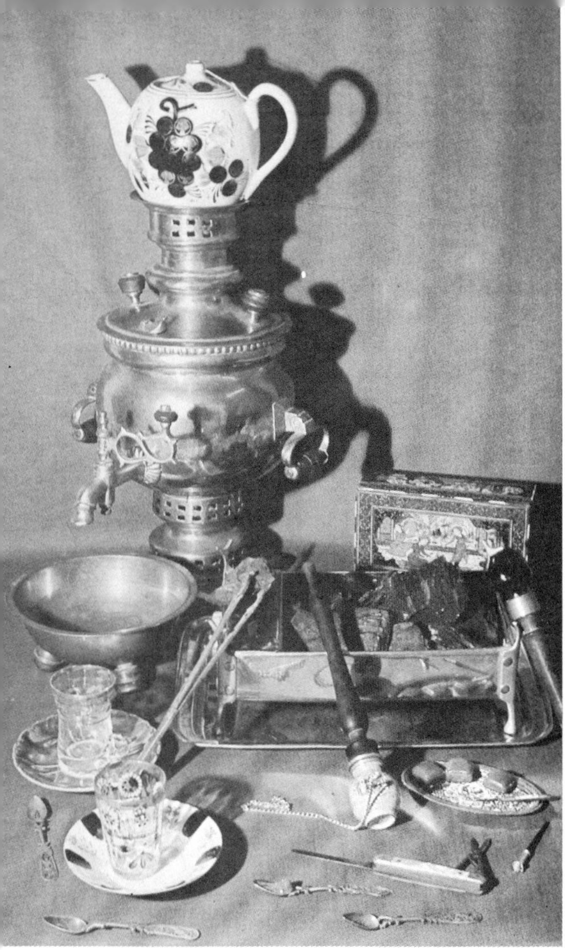

Alles, was zum Opiumritual unerläßlich ist, steht zusammen: der Samowar mit der Teekanne, die Teetassen sowie Süßigkeiten und natürlich die Opiumutensilien; die Pfeifen, das Kohlebecken mit der glühenden Kohle, die Feuerzange, Opiumnadel und -zange und ein Taschenmesser zum Zerschneiden des Opiums. In dem Einlegekästchen kann man sowohl Opium als auch Süßigkeiten aufbewahren.

heißt *tschelom.*[20] Man gibt *schireh* in *negāri* hinein, erhitzt es über der Öllampe (*tscherāq*) und raucht.

Haschisch und Opium in der Literatur

bang

Der Gebrauch von *bang* führt nach Auskunft der Dichtung allgemein zu Stumpfsinn, Besessenheit, Verrücktheit und Wahnsinn:

Wenn er ein Wort sagt,
Ist es so obszön, als ob er bang verzehrt hätte.

(Farrochi: Diwan)

Die Rhetoriker bleiben stumm vor dir,
Wie jemand, der bang mit Wein genommen hat.

(Farrochi: Diwan)

Solange bang und Mohn verrückt machen,
Möge dein Feind wahnsinnig werden ohne Mohn und bang.

(Suzani: Diwan)

Folge nicht den Bewußtlosen dieser Zeit,
Wenn du, wie sie, keinen bang genommen hast.

(Nāser-Chosrow: Diwan)

Wenn du bang verzehrst, wirst du stumm wie ein Stein;
Warum ißt du nicht gleich den Stein.

(Sa'di: Diwan)

Obayd-e Zākāni, der vielleicht einzige Satiriker im persischen Schrifttum, ein Zeitgenosse von Hāfez, «schützt» in mehreren Stellen *bang*-Konsumenten (*bangi-yān*):

Gib dem bang-Raucher Nahrung und halwā (Süßigkeit).

(Obayd-e Zākāni: Kolliyāt)

Ein Araber verzehrte bang und schlief in einer Moschee.
Der Muezzin hat falsch rezitiert:
Schlafen ist besser als Gebet.
Der Araber antwortete: Bei Gott, du sagst die Wahrheit tausendmal.

(Obeyd-e Zākāni: Kolliyāt)

Ebenfalls erzählt er von einem Mann aus Schiraz, der in einer Moschee *bang* kochte. Der Diener der Moschee, der häßlich, gelähmt, blind und kahlköpfig war, brüllte ihn deswegen an. Der *bang*-Süchtige sagte mild und leise zu ihm: *Warum bist du so fanatisch, was das Gotteshaus betrifft. Er (Gott) ist aber nicht sehr freundlich zu dir gewesen.*[21]

bang az kalleh-asch (oder *sar-asch*) *parid* ist ein Sprichwort und heißt: Der *bang* ist heraus aus seinem Kopf, was *er ist zur Besinnung gekommen* bedeutet.

Die Wirkung von *bang, tschars* und *haschisch* – die eins sind – ist identisch:

Er legt die Wirkung in die Hand von haschisch,
Damit er eine Weile das Bewußtsein verliert
(wörtl: *damit er sich von sich löst*).

(Mowlawi-ye Rumi: Masnawi)

Opium

Das Opium wird ebenfalls wie Haschisch geraucht, verzehrt und mit Wein verabreicht. Wein, vermischt mit Opium, war ein altes Mittel, einen Menschen bewußtlos zu machen oder die Wirkung des Weines zu steigern.[22]

Die Helden sind auf dem Schlachtfeld vor dem Emir
Untauglich wie Betrunkene, die Opium verzehrt haben.
(Farrochi: Diwan)

Die Tulpe ist wie ein Pokal: in ihm ein Stück Opium.
Als das Auge dies sah, schenkte es das flüssige Gold (Wein) ein.
(Chāqāni: Diwan)

Der Verstand verlor den Kopf über ihrer Schönheit.
Da sie mit der Lippe Opium in den Wein tat.
(D. h., ihr Kuß ist wirksam wie Opium.)
(Attār: Diwan)

Alle sind von dem Mondlicht benommen, als ob er ihnen Opium verabreicht hätte.
Alle sind zu Boden gesunken, als ob sie vom Schlaf betrunken seien.
(Die Wirkung des Mondlichtes wird hier als Rausch empfunden.)
(Nezāmi: Kolliyāt)

In der Deutung jedes Wortes der Botschaft
Ist er wie ein Opiumkonsument stecken geblieben.
(Nezāmi: Kolliyat)

Alle, die dich kennen, verlieren sich in dir.
Denn, wenn du sprichst, mischst du Opium mit dem Wein.
(Amir-Chosrow: Madschnun-o Leyli)

Die Weinschenkin schenkte in meine Schale den rosafarbenen Wein;
Sie tat Opium in unseren uralten Wein.
(Hāfez: Diwan)

taryāk als «Gift» und «Gegengift»

Gift als Heilmittel

taryāk war von altersher bekannt und hat in der Medizin eine große Rolle gespielt. Bereits Hippokrates kannte dieses Heilmittel. Die Griechen, Römer, Perser und Araber haben seine Heilkraft geschätzt.

Avicenna und Rāzi gehören zu den ersten Ärzten, die auf die therapeutische Bedeutung des *taryāk* aufmerksam machten und verschiedene Arzneimischungen (*ma'dschun*) herstellten.[23]

Der Wert des *taryāk* ist von seinem Morphingehalt abhängig, der von 7 % bis 12 % variiert (*izmir-taryāk* = 12 %).

Die chemische Zusammensetzung ist sehr kompliziert und besteht aus mindestens 18 Alkaloiden, deren Wirkungen zum Teil noch nicht erforscht sind:
Morphium 10 % bis 12 %
Narkotin 6 % bis 7 %
Thebain 5 % bis 15 %
Papaverin 1 %
Kodein 0,57 %
usw.

taryāk ist allgemein als schmerzlindernd, beruhigend und schlafför-dernd bekannt. Außerdem wird es als Hustenmittel und gegen Darmkrankheiten verwendet.[24] Auch von aphrodisischen Wirkungen wird häufig berichtet.[25]

taryāk als Antidot

taryāk, taryāq ist eine Mischung aus verschiedenen Gewürzen und Kräutern, die man gut zerreibt und mit Honig vermischt und zur Bekämpfung von tierischem und pflanzlichem Gift verwendet.[26] Alles, was gegen Gift wirkt, nennt man *taryāk*.[27] Die Alt-Iraner kannten diese Substanz unter den Namen *pādzahr* und *pāzahr,* und dies bedeutet im klassischen Sprachgebrauch «Gegengift».

Arzneimischung (*ma'dschun*)

Ebenfalls ist *taryāk* eine Arzneimischung aus Kräutern, Gewürzen und Opium oder Säften der Mohnpflanze.

Folgende *taryāk*-Sorten kommen vor:

1. *taryaq-e fāruq* (trennend), griechisch Mithridate, wird mit Vipernfleisch zubereitet. Andere Bezeichnungen: *taryāq al afā'i* (Vipern-Gegengift), *taryāq-e akbar, taryāq-e bozorg* (großes Gegengift).[28]
2. *taryāq-e kabir* (großes Gegengift), aus 70 Gewürzen zusammengestellt.[29]
3. *taryāq-e pārsi* (persisches Gegengift), gleich *pādzahr* oder *pāzahr,* das arabisiert (*bāzahr*) als «Bezoar-Stein» in Europa bekannt ist.[30]

Das griechische Wort *theriakos* soll mit dem europäischen *theriak,* dem lateinischen *theriaca,* dem altfranzösischen *tiriaque,* dem mittelhochdeutschen *tyriacke,* dem persischen *teryāk* sowie dem Giftmittel *traiko* aus dem Talmud identisch sein.[31]

taryāk in der Literatur

Die hohe Wertschätzung, die *taryāk* als physisches und psychisches Therapeutikum in der Wirkung eines Gegengiftes genießt, läßt sich mit zahlreichen Beispielen aus der Dichtung belegen:

Der Wein ist der Feind des Betrunkenen und der Freund der Nüchternen.
Wenig wirkt wie taryāq und viel wie Gift.

(Avicenna zugesprochen)

Dir hilft taryāq, da du von der Schlange gebissen bist.
Komm zu uns und denke nicht, daß wir Schlangen sind.

(Nāser-Chosrow: Diwan)

Wenn Recht und Unrecht entscheiden,
Ist Recht taryāq und Unrecht Gift.

(Nāser-Chosrow: Diwan)

Wenn das Gift es gut meint, ist es taryāq;
Und wenn süße (Worte) dich verletzen, dann ist es mein Stich.

(Chayyām: Robaiyāt)

Wo bleibt der Pokal von
Dschamschid, wo ist die gelbwangige (blasse, kranke) Geliebte?
Wo ist der Messias aller Schmerzen, der taryāq ist eingetroffen.

(Chāqāni: Diwan)

Das Gift deiner Liebe tötete Attār;
Es ist Zeit, von taryāq zu sprechen.

(Attār: Diwan)

Bis taryāq von Persien ankommt, ist der von der Schlange Gebissene tot.

(Sa'di: Golestān)

Jedes Leid ist mit einer Freude verbunden;
Ich fürchte aber, daß das Gift mich tötet, ehe taryāq ankommt.

(Sa'di: Kolliyāt)

Wer sah ein Gift und Gegengift zugleich wie in der Nay-Flöte,
Wer sah so eine Intimität und Leidenschaft wie in der Nay-Flöte.

(Mowlawi: Masnawi)

taryāq ist groß und heilt allen Gram;
Bei den Klugen ist er ein Beiname für Wein.

(Manutschehri: Diwan)

Er probierte am eigenen Leib das Gift,
Weil er Hunderte faruq-taryāq hatte.

(Attar: Diwan)

Warum willst du dich versöhnen?
Sieh zu, daß du einen taryāk gegen dieses Gift findest.

(Ferdowsi: Schāhnāmeh)

Weder wurde von dem Iradsch-Geschlecht die Erde rein,
Noch ist aus beißendem Gift jemals taryāk entstanden.

(Ferdowsi: Schāhnāmeh)

Obwohl ich für alle ein Dorn bin, bin ich für dich wie Datteln,
Obwohl ich für alle Gift bin, bin ich für dich taryāk.

(Suzani: Diwan)

Wenn du eine Wunde zufügst, ist es besser als Balsam,
Wenn du ein Gift gibst, ist es besser, als wenn die anderen mir taryāk geben.

(Hāfez: Diwan)

Unser Herz ist von der Schlange deiner Haare gebissen.
Die Heilung ist durch taryāk deiner Lippen möglich.

(Hāfez: Diwan)

Und schließlich *taryāk* als Vorbeugung gegen Unheil und Krankheit:

Um sich zu schützen, nahm er eine Prise taryāk zu sich.
Dann befestigte er sein Lasso am Sattel.

(Asadi: Garschāsb-Nāmeh)

Beobachtungen

Haschisch

Schon als Junge hatte ich das Glück, einmal wöchentlich an Wochenenden und Feiertagen in Begleitung meines Vaters an sogenannten Zusammenkünften (*dschalasāt*) teilzunehmen.

In diesen Veranstaltungen, in denen die sozialen Beziehungen gepflegt wurden, war mein Vater der einzige, der nicht rauchte und lediglich literarische Früchte ernten und seine Freunde treffen wollte. Dabei konnte ich auch Erfahrungen sammeln und manches lernen. Ich war an diese Treffen so gewöhnt, daß ich auch noch als junger Mann daran teilnahm und dabei Persönlichkeiten und große Literaten kennenlernte. Ich durfte sogar einige Male eigene Dichtung vortragen, wobei ich von allen väterlich betreut und verbessert wurde. Meine Beobachtungen beziehen sich auf diese Erlebnisse.

Utensilien

tschopoq (Pfeife) besteht aus einem ca. 30 cm langen Rohr mit einem Mundstück (*dasteh*) und dem Pfeifenkopf (*sartschopoq*), der in der Regel aus Ton gefertigt ist. Es gibt Pfeifen, deren Mundstücke aus kostbaren Hölzern hergestellt sind, zum Teil mit Gold und Silber eingelegt und manchmal sogar mit Edelsteinen besetzt; der Kopf ist aus entsprechend feinem Porzellan.

Extravagante Pfeifenraucher benutzten früher ein sehr langes Pfeifenrohr (bis zu zwei Meter lang) und benötigten einen Diener für das Anzünden. Der Tabak wird übrigens nicht wie in Europa im, sondern auf dem Pfeifenkopf geraucht, weil man den Kopf mit feiner Holzkohle bis zum Rand anfüllt, um einen Filtereffekt zu erzielen.

qalyān (Wasserpfeife) besteht aus dem Kopf (*sarqalyān*), dem Körper (*taneh*), dem vasenähnlichen Gefäß (*kuzeh*) und dem Schlauch oder dem Holzrohr als Leitung (*neyqalyān*). Der Kopf, der mit feuchtem Tabak angefüllt wird, steckt auf dem Pfeifenkörper, der mit dem Gefäß (zu zwei Drittel mit Wasser gefüllt) und andererseits mit dem Mundstück verbunden ist. Wenn man an dem Mundstück zieht, wird der Rauch von oben ins Wasser gesogen und gelangt dann abgekühlt durch die Leitung in den Mund.

Einnahme und Wirkung

Alle Haschischsorten werden entweder mit der *tschopoq*-Pfeife oder der Wasserpfeife mit Tabak geraucht. Auch wird Haschisch, um die Wirkung zu steigern, mit Süßigkeiten zu Speisen oder Getränken eingenommen (vgl. o.).

Die Wirkung von Haschisch, das «Aufblühen» (*golkardan*), führt zu einer veränderten Wahrnehmung von Zeit und Raum, die sowohl Gedächtnisschwäche als auch Angst und verzerrte Eindrücke hervorrufen kann.

So wußte einer unserer oben erwähnten Bekannten die folgende Geschichte zu erzählen: Auf der Kanzel einer Moschee habe ein als tüchtig bekannter Prediger sich enthusiastisch wiederholt, und schließlich habe er eine fast tänzerische Darbietung vorgeführt, was natürlich im Gotteshaus ungehörig ist. Man habe aber festgestellt, daß der Prediger in Feindschaft mit den Derwischen lebte und diese sich auf solche Weise gerächt hätten: Als Opfergabe hatten sie ihm stark mit Haschisch gemischtes *halwā* dargereicht. Der arme Prediger wurde daraufhin für geistesgestört und von Dämonen besessen erklärt. Einmal beobachtete ich einen Haschischraucher, der vor einem schmalen Wassergraben stand, sich aber nicht traute, über diesen zu springen, obwohl er mehrmals einen Anlauf machte. Seinen Worten nach hielt er dabei den Graben für ein Meer – sehr zur Belustigung der Leute.

Opium

Utensilien (*besāt*)
Die Opiumpfeife (*wāfur*) besteht aus dem Griff (*dasteh*) und dem Kopf (*hoqqeh*). Der Kopf ist ein kleines, bauchiges Gefäß mit einer kleinen Öffnung in der Seitenwand. Kopf und Griff werden durch ein Mittelstück ineinander verschraubt. Außerdem gehören Feuerzange (*anbor*), Kohlebecken (*manqal*), glühende Kohle (*ātasch*), Nadel (*sich*), Opiumzange (*taryākschekan*), Taschenmesser (*tschāqu*) und natürlich Opium dazu.

Zum Ritual sind ferner unerläßlich: Samowar (*samāwar*), Teekanne (*quri*), Teetassen (*estekān*) und Süßigkeiten. Alle angeführten Teile kommen natürlich oft in Luxusausführung vor, um das Ansehen des Opiumrauchers zu fördern.

Vorbereitung

Mindestens eine Stunde vor dem Rauchen sollte man sich seelisch darauf einstellen und mit den Vorbereitungen beginnen. Alle oben genannten Gegenstände sollten in einem sauberen Raum oder, bei mildem Wetter, unter freiem Himmel bereitgelegt sein. Der Raum wird mit Matratzen, Decken und Kissen ausgelegt, damit man sich beim Rauchen und danach entspannt zurücklegen kann. Um die Ruhe und Entspannung nicht zu beeinträchtigen, stellt man noch unter die Kohlebecken und Opiumpfeifen oft fein gearbeitete Tabletts, damit durch Funkenflug keine Brände entstehen können.

Rauchritual

Der Pfeifenkopf soll vorher über Holzkohle angewärmt werden, und die Öffnungen der Pfeife müssen frei sein. Dann nimmt man eine Opiumpille, klebt sie auf den Kopf neben die Öffnung und läßt sie vorsichtig am Feuer «brutzeln». Mit Hilfe der Feuerzange greift man dann ein Stück glühende Holzkohle, hält es ca. 1 cm über das Opium und zieht, bis die Pille aufgeraucht ist. Die Reste auf dem Kopf werden mit dem Taschenmesser abgekratzt, womit die Pfeife für eine neue Pille bereit ist.

Für das Gelingen des Rituals sind Stille, Reinlichkeit und Licht wesentlich. Es ist sehr wichtig, nicht allein zu rauchen, weil sonst böse Geister ihre Kräfte entfalten könnten. Ideal ist ein Freundeskreis, in dem die Raucher sich verstanden fühlen und seelisch aufeinander eingestimmt sind. Vornehm ist, wenn man aus eigener Pfeife raucht. Auch soll man schweigen, wenn der *taryāk* auf der Pfeife zischt; ich beobachtete, wie Opiumraucher auf dieses Zischen lauschten und dabei leise *al-modschir-al-modschir* flüsterten, was «der Beschützer» bedeutet und einer der sogenannten schönsten Gottesnamen ist. Das Geräusch des «Zischens» wird mit dem *zekr* (Erwähnung der göttlichen Namen) verglichen und soll den Raucher in eine Art mystische Ekstase versetzen.

Man soll drei bis vier erbsengroße Pillen in kurzen Abständen rauchen, tief einziehen und, nach langem Anhalten, den Rauch stoßweise durch die Nase ausatmen, darauf heißen Tee mit Süßigkeiten trinken, mit halbgeschlossenen Augen «wach träumen» und die Trunkenheit (*nasch'egi*) genießen.

In dieser Phase trägt man auch Gedichte vor und musiziert, oder man hört aufmerksam zu und drückt sein Gefallen durch leise Worte oder Gesten aus.

Opium kann auch verzehrt oder mit Wein eingenommen werden.

Schlußbemerkung

Im Orient – im weitesten Sinne – schützt das Ritual den Raucher von Opium und Haschisch vor Übermaß und Abhängigkeit. Erst der Wegfall der Tradition und der Einbettung in religiös-mystische Bezüge führt zu jenem Verfall an die Sucht, die den Raucher zum bloßen Konsumenten verkommen läßt, wie der Umgang mit Haschisch und Opium hier im Westen nur allzu deutlich zeigt.

Auch über die Beziehung zwischen Mystik und Opium- oder Haschischgenuß gibt es viele Mißverständnisse. Es ist nicht etwa so, daß das Rauchen aus einem Menschen einen Mystiker macht. Vielmehr gibt es unter den Mystikern solche, die den Genuß dieser Drogen ablehnen, und andere, die Opium und Haschisch als Mittel der Bewußtseinsveränderung einbeziehen.

Ein persisches Sprichwort scheint mir am treffendsten die Möglichkeiten und Gefahren beim Genuß von Opium und Haschisch zu beschreiben: *taryāk* ist das Heilmittel für alles – außer für sich selbst.

Anmerkungen

Alle literarischen Belege sind von mir aus dem Original übersetzt. Entsprechend der arabisch- persischen Schreibweise sind alle Begriffe auch in der Umschrift klein geschrieben. Die Transkription ist so wiedergegeben, daß der nicht fachkundige Leser beim Aussprechen der fremden Begriffe und Namen keine Schwierigkeiten haben dürfte. Die Lexika sind wegen des geringen Bekanntheitsgrades der Verfasser mit ihrem geläufigen Titel zitiert.

1 Gelpke 1975.
2 Borhān-e Qāte': (Mo'in).
3 Loquat-Nāmeh 1337H: 328; Farhang-e Mo'in 1963–68: 592.
4 a. a. O.: 592 f.
5 Ānandrādsch 1335H: 779.
6 Loqat-Nāmeh s. o.: 327 (vgl. Aqrab-ol-Mawāred).
7 Nāzem-ol-Atebbā' 1343H: 651.
8 Loqat-Nāmeh s. o.: 165 (vgl. Andschomanārā).
9 a. a. O.: 165 f.
10 Borhān-e Qāte' 1344H: 700.
11 Loqat-Nāmeh s. o.: 162 (vgl. Montahi-ol-Arab).
12 Nāzem-ol-Atebbā' s. o.: 2843.
13 Loquat-Nāmeh s. o.: 262.
14 Dschahāngiri: (Hekmat); Borhān-e Qāte' s. o.: 105, 307; Raschidi 1337H: 427.
15 Nāzem-ol-Atebbā' s. o.: 336–337.
16 Borhān-e Qāte' s. o.: 105 (vgl. Montahi-ol-Arab).
17 Farhang-e Mo'in s. o.: 132 und 320.
18 El 1913: 190.
19 Loqat-Nāmeh s. o.: 195.
20 Farhang-e Mo'in s. o.: 4804.
21 Obayd-e Zākāni 1336H: 246, 327 und 341.
22 Loqat-Nāmeh s. o.: 3148.
23 Loquat-Nāmeh s. o.: 643–644.
24 Darmān-Schenāsi 1337H: 75–101.
25 Loqat-Nāmeh s. o.: 645.
26 Qiyās-ol-Loqāt 1242H: (unter *taryāk*); Tabātabāi 1973: (unter *taryāq*); Keyhāni 1350H: 438.
27 Loqat-Nāmeh s. o.: 643 (vgl. Seydaneh).
28 Nāzem-ol-Atebbā' s. o.: 862–863; Ānandrādsch s. o.: 1087.
29 Loqat-Nāmeh s. o.: 644 (vgl. Qiyās-ol-Loqāt und Seydaneh); Ānandrādsch s. o.: 1087.
30 Borhān-e Qāte' s. o.: 307; Ānandrādsch s. o.: 1087 (vgl. Tohfeh).
31 Gelpke 1975: 247–248.

Alkohol und Haschisch im heutigen Orient

Ahmed Saleh

Der heutige Orient umfaßt zahlreiche Länder in Asien und Nordafrika, in denen der überwiegende Teil der Bevölkerung sich zum Islam bekennt. Diese Tatsache besagt aber nicht, daß alle islamischen Gebote und Verbote in allen Ländern des Orients gleichmäßig befolgt werden. Dieser Zustand ist vor allem auf das unterschiedliche Ausmaß der Anerkennung des islamischen Gesetzes «sharia» durch die verschiedenen dortigen Staaten zurückzuführen. Es ist deshalb unrichtig, den Orient in bezug auf die Verbreitung derjenigen Lebens- und Genußmittel, deren Konsum und somit Herstellung oder Verkauf vom Islam verboten oder verpönt wird, als homogene Einheit zu betrachten. Diese Wirklichkeit wird sehr deutlich, wenn man beobachtet, wie uneinheitlich das ausdrückliche islamische Verbot des Alkoholgenusses in den verschiedenen Ländern des heutigen Orients eingehalten wird.

Der Handel und die Einnahme von Haschisch, welches vom Islam nicht namentlich verboten wurde, ist inzwischen in allen Staaten des Orients gesetzlich untersagt. Sowohl Händler als auch Konsumenten werden bei Festnahme mehr oder weniger hart bestraft. Trotzdem ist der Genuß von Haschisch in vielen Ländern des Orients unter den verschiedenen Bevölkerungsschichten verbreitet. Besonders in den ärmeren Schichten ist die Quote der Haschischraucher außerordentlich hoch, was vor allem in den Entwicklungsländern im heutigen Orient ein fast unlösbares gesellschaftliches Problem darstellt.

Der heutige Orient

Der Begriff «Orient» wird außerhalb des deutschen Sprachraums oft auf den «Fernen Osten» beschränkt angewandt, trotzdem bietet er sich als Sammelbegriff an für die aus den arabischen Staaten, der Türkei und Iran (u. U. Afghanistan) gebildete Region.

Gleichwohl aber darf unter Orient nicht etwa nur die arabische oder die islamische Welt allein verstanden werden.

Der «alte Orient» ist die Bezeichnung für Vorderasien einschließlich Ägyptens in vorhellenischer Zeit und umschließt Iran, Mesopotamien, Armenien, Kleinasien, Syrien, Palästina und das Niltal (bis Khartum).

Als «heutiger Orient» werden im engeren Sinne der Raum der vorderasiatischen Hochkulturen (also alter Orient) und die islamischen Länder im Nahen Osten und in Nordafrika verstanden. Im weiteren Sinne umfaßt diese Bezeichnung auch den Mittleren Osten und den Fernen Osten. Im Rahmen dieser Betrachtung werden wir uns auf den Orient im engeren Sinne beschränken, d. h., nur den islamischen Teil in Betracht ziehen.

Der Islam als Gesetzgebung in Staaten des heutigen Orients

Zunächst ist klarzustellen, daß der Islam als eine typische Gesetzesreligion gilt. Das islamische kanonische Recht (*sharia*) gibt Aufklärung über sämtliche Lebensfragen und genaueste Anleitungen für das alltägliche Handeln des Moslems als Diener Allahs, in seiner Rolle als Mitglied von Familie und Gesellschaft und als Bürger eines islamischen Staates. Die *sharia* ist die entscheidendste Ausprägung islamischen Denkens, sie ist der Wesenskern des Islam überhaupt. So enthält der Koran als Hauptquelle des islamischen Rechts außer der verpflichtenden Regelung des religiösen Verhaltens eine Vielzahl moralischer wie rechtlicher Vorschriften. Er untersagt den Gläubigen beispielsweise den Genuß von Schweinefleisch und alkoholischen Getränken, den Wucher und Glücksspiele jedweder Art, er regelt Eheschließung und Scheidung, setzt Strafen für Vergehen fest u. a. m.

Nach den Weisen Kalifen (gemeint sind die vier Nachfolger des Propheten) haben die rechtlichen Teile der *sharia* ihre uneingeschränkte Gültigkeit eingebüßt. Seither gab es kein Staatswesen mehr, das den Ansprüchen einer islamischen Gemeinschaft im beschriebenen Sinne genügte. Das islamische Recht gilt heute in den islamisierten Gebieten nurmehr noch partiell, weil die gewandelten gesellschaftlichen Verhältnisse – teilweise bedingt durch die historischen Entwicklungen der vergangenen Dekaden, z. B. den Kolonialismus – die Einführung neuer Bestimmungen nach abendländischem Muster unvermeidlich machten. Diverse Rechtsgruppen wie das Handelsrecht sowie das Staats- und Strafrecht werden in den meisten islamischen Ländern sukzessive von der weltlichen Macht an sich gezogen und einer der modernen Lebensweise entsprechenden Gesetzgebung subsumiert. In diesen Ländern ist die *sharia* aus dem öffentlichen Leben weitgehend verdrängt und durch europäische Gesetzesnormen ersetzt. Daher erscheint es zweckmäßig, die Länder des heutigen Orients zunächst nach ihrem Staatsrecht zu unterscheiden.

Ein islamisches Land ist im weiteren Sinne lediglich ein Land, dessen überwiegender, maßgeblicher und politisch zu berücksichtigender Bevölkerungsteil aus Moslems besteht. Ein islamischer Staat hingegen ist ein islamisches Land, in welchem der Islam ausdrücklich oder implizit Staatsreligion ist und das islamische kanonische Gesetz absolut anerkannt wird. In den islamischen Ländern mit staatlichem Recht stehen Religion und Recht in einem Unabhängigkeitsverhältnis zueinander. Alle oder die meisten Staatsangehörigen dieser Länder bekennen sich wohl zum Islam, der u. U. die Staatsreligion darstellt, aber der Staat selber, der eigentliche Gesetzgeber, betrachtet das religiöse Verhalten der Gemeinschaftsmitglieder als Privatsache. Folglich verbietet es sich, den Orient als rechtliche wie ethnologisch-kulturelle Ganzheit aufzufassen. Man muß vielmehr von orientalischen Ländern, die sich auf Grund des erwähnten Kriteriums unterscheiden, ausgehen. So darf man z. B. nicht unterstellen – eine Generalisierung, die hierzulande gepflogen wird –, daß der Genuß von Alkohol im Orient bzw. in sämtlichen Ländern des Orients verboten ist.

Alkohol im heutigen Orient

Der Orient kennt vielerlei Sorten alkoholischer Getränke, als deren Sammelbegriff Wein (*khamr*) gilt. In einigen Ländern des Orients wird Wein aus Trauben (*nabith*), Rosinen (*zabib*) oder Datteln (*araq*) hergestellt. Auch Bier wird im Orient (z. B. in Ägypten) produziert. Die Herstellung und der Konsum von alkoholischen Getränken ist nur in jenen Ländern möglich, wo das Gesetz den Handel mit solchen Erzeugnissen nicht untersagt. In diese Länder werden auch außerarabische, «ausländische» Alkoholika, in erster Linie Whisky, weiterhin Cognac, Vermouth, Champagner usw. importiert. Jedoch hält der islamische Glaube den Handel mit Alkohol auch dort in Grenzen. Angeboten werden und verfügbar sind derart kostspielige Substanzen nur in den großen internationalen Hotels, in Nachtclubs und Spezialgeschäften. In den Lebensmittelläden wird normalerweise kein Alkohol verkauft.

Darüber hinaus ist zu beobachten, daß die Inhaber von Weingeschäften in der Regel keine Moslems sind (überwiegend Griechen). Ein frommer Moslem betrachtet den Handel mit Wein, auch wenn das Gesetz diesen erlaubt, als Sünde, da der Wein im Islam generell als unrein gilt. Jede Berührung mit ihm führt zur Verunreinigung, was wiederum mit den vorgeschriebenen alltäglichen religiösen Übungen, etwa dem Gebet, nicht vereinbar ist.

In den Ländern hingegen, die der islamischen Jurisdiktion allein unterstehen, wird das Alkoholverbot strikt eingehalten, was Herstellung wie Einfuhr von Alkohol unmöglich macht. So wird beispielsweise in Afghanistan kein Wein gekeltert, obwohl dort mehr als 30 Traubensorten im Anbau sind.

Die Ablehnung des Alkohols betrifft nicht nur alkoholhaltige Getränke, sondern überdies alle Lebens- und Genußmittel, bei deren Zubereitung Alkohol Verwendung findet. Als Beispiel genannt seien mit Weinbrand gefüllte Pralinen und Schokoladen.

Haschisch als Rauschmittel im heutigen Orient

Al-haschisch (arab. das Gras, das Kraut) ist der Sammelbegriff für eine weitverbreitete Droge, die aus der weiblichen indischen Hanfpflanze (*Cannabis indica*) gewonnen wird. Dabei ist zu unterscheiden zwischen *bang,* den zerschnittenen oder pulverisierten Blüten und Blättern, und dem eigentlichen Haschisch, dem Harz, das der obere Teil der Pflanze ausscheidet.

Hanf zur Gewinnung von Haschisch wird in Marokko, dem Libanon, der Türkei, Iran und Afghanistan auch zu Exportzwecken angebaut, während in den Anbauländern Syrien, Irak und Ägypten die Hanfprodukte dem Eigenbedarf dienen.

Bis Ende des 16. Jahrhunderts wurde Haschisch im Orient unter Speisen gemischt, es wurde gekocht, gekaut oder getrunken. Auch heute noch wird *bang* als beliebtes Getränk aus den getrockneten und reifen Blättern, Stengeln und Blüten der männlichen wie weiblichen Pflanze destilliert. Die Blatt- und Blütensubstanz wird zerstampft und mit Zucker und schwarzem Pfeffer in Wasser gemischt. Als Gewürzstoffe dienen Anis, Gewürznelken, Safran, Kardamon, Muskat, Rosenblätter, Kokosmilch und Pistazien. Die vielen Beigaben sollen unangenehmen Nebenwirkungen vorzubeugen helfen. *Charas,* eine andere Hanfzubereitung, wird aus gekochtem Haschisch gewonnen.

In Ägypten wird Haschisch mit Zucker, Gewürzen und Raki gemischt und getrunken, in anderen Gebieten des Orients wird Haschisch zuweilen aber auch mit Opium, Brechnuß und Stechapfel vermengt und gegessen. Die häufigste Art des Gebrauchs ist heute jedoch das Rauchen aus der Wasserpfeife, da sich beim Inhalieren die Wirkung rascher einstellt als bei oraler Einnahme. Dazu wird das Haschisch mit Tabak vermischt. Haschisch kann auch pur in kleinen Holz-, Glas- oder Metallpfeifchen geraucht werden. Hierbei wird die Droge angewärmt, zerkrümelt und schließlich im Pfeifenkopf auf ein perforiertes Stück Silberpapier gegeben und angezündet. Das Rauchen von Haschisch in Form von Zigaretten ist ebenfalls weit verbreitet. Für die Anfertigung einer Haschisch-Zigarette (*Joint*) genügt bereits ½ bis 1 Gramm Haschisch. Diese Haschischkrümel werden ebenfalls erwärmt, unter Zigarettentabak gemischt und in Zigarettenpapier eingedreht.

Obwohl Haschisch vom Islam nicht namentlich verboten wurde,

wird seine Einnahme sowie der Verbrauch von anderen Rauschmitteln von der islamischen Gelehrtenschaft (*olema*) als Sünde betrachtet. Maßgebend dafür ist die berauschende Wirkung, die schon zum Verbot von Alkoholika im Koran geführt hat. Unter den psychotropen Substanzen ist das Haschisch die relativ harmloseste, da es bei mäßigem Gebrauch nicht zur Sucht führt. Da aber die zunehmend exzessive Einnahme von Haschisch soziale Probleme mit sich brachte, wurden Handel und Konsum in allen Ländern des heutigen Orients nach und nach gesetzlich verboten. Die Strafzumessung wird von Fall zu Fall festgesetzt und reicht bis zu lebenslänglicher Haft und der Beschlagnahme des gesamten Vermögens des Rauschmittelhändlers. Dem Konsumenten drohen Geld- und Haftstrafen. Allerdings gilt Haschisch für viele Orientalen als von der Religion nicht verbotenes Genußmittel, und es wird trotz gesetzlicher Verbote und Strafen ohne jegliche religiöse Bedenken bzw. «Reue» eingenommen.

Konsum von Alkohol im heutigen Orient

Das bisher Gesagte hat gezeigt, daß man den Konsum von Alkohol im Orient nicht verallgemeinert, sondern differenziert sehen muß. In den orientalischen Ländern mit islamischem Gesetz (z. B. Saudi-Arabien, Kuweit, Arabische Emirate und Iran nach der islamischen Revolution) legen die Behörden Wert auf die Beachtung des Alkoholverbots. Dieses Verbot wird dort auch von den Bewohnern, mit wenigen Ausnahmen, strikt eingehalten. In einigen dieser Länder gibt es jedoch Sonderregelungen, nachdem Alkohol ausnahmsweise in internationalen Hotels, aber dann nur an nicht-islamische Gäste, verkauft werden darf. Dagegen existieren in den islamischen Ländern mit weltlich-modernisierten Gesetzbüchern keine Alkoholverbote; der Alkoholgenuß unterliegt nicht der Strafbarkeit. Jeder, der es sich gesellschaftlich, vor allem aber finanziell, leisten kann, hat die Möglichkeit, sich Alkohol in beliebiger Menge zu verschaffen. Jedoch wird diese Möglichkeit von der Mehrzahl der Einwohner dieser Länder, zur Hauptsache aus gesellschaftlichen Gründen, nicht wahrgenommen: Ein Trinker (nicht als «Alkoholiker» im westlichen Sinne mißzuverstehen) wird dort heute noch verachtet und als unzuverlässiger, wenn nicht gar als schlechter Mensch betrachtet. Dies gilt auch für den nichtmoslemischen Bevölkerungsteil (Kopten, integrierte Juden, Griechisch-Orthodoxe, frühchristliche Splittersekten etc.). Es wird deshalb nicht öffentlich getrunken, d. h. es werden in den Straßencafés keine Spirituosen serviert, auch bei Festlichkeiten, Feierlichkeiten u. ä. wird normalerweise kein Alkohol angeboten. Weine und andere geistige Getränke werden mehr oder weniger heimlich in wenigen Haushalten, zumeist beim Besuch Gleichgesinnter und aus besonderen Anlässen, getrunken. Außer in großen und exklusiven Hotels und Restaurants wird Alkohol auch in einigen wenigen Weinstuben angeboten und konsumiert. Diese Weinstuben werden im allgemeinen von Gewohnheitstrinkern besucht, die sich dort in der Regel betrinken und über längere Zeit aufhalten. Türen und Fenster sind normalerweise verhängt, die Spirituosen werden mit Beilagen wie Nüssen, Kichererbsen und verschiedenen Salaten zum Vertreiben des bitteren Nachgeschmacks serviert. Von Interesse ist, daß das Bier im Laufe der Zeit erheblich an Popularität gewonnen hat. In etlichen ägyptischen Lebensmittelläden und Restaurants z. B. wird Bier verkauft, dennoch aber wird es sich in einem islamischen Land des heutigen Orients nie zu einem nationalen Getränk, wie das etwa in Deutschland der Fall ist, entwickeln. Da die Preise der verschiedenen angebotenen Alkoholika, insbesondere der importierten, verhältnismäßig hoch sind, gelten sie für den Großteil der Bevölkerung als Luxus und werden dementsprechend nur von der bekanntlich an Zahl recht geringen Oberschicht dieser Länder konsumiert.

Konsum von Haschisch im heutigen Orient

Wie bereits erwähnt, wird Haschisch vom Islam nicht verboten, was dazu geführt hat, daß viele Menschen im heutigen Orient dieses Rauschmittel trotz legislativer Maßnahmen in vielerlei Gestalt und unter unterschiedlichen Bezeichnungen genießen. Ob die von der Religion gebotene Enthaltsamkeit gegenüber Wein und geistigen Getränken den Hang nach narkotischen Genüssen gefördert hat, sei dahingestellt. Die verstärkte Strafandrohung jedenfalls vermochte den Haschischkonsum nicht zu unterbinden; als einziger Effekt dieses Vorgehens läßt sich eine drastische Verteuerung der Droge konstatieren. Da der Gebrauch von Haschisch in fast allen Schichten der Bevölkerung verbreitet ist, werden nunmehr verschiedene Qualitäten auf den Markt gebracht, die sich im Preis ganz erheblich unterscheiden. Neben dem teuren, reinen Haschisch werden etliche Sorten minderwertiger Qualität, vermischt mit anderen – teils artfremden – Substanzen, hergestellt. Dieses Verfahren ist allerdings auch insofern notwendig, als die Hauptkonsumenten sich aus den untersten Schichten der Gesellschaft rekrutieren. Schon in den älteren literarischen Quellen des Islam wird Haschisch als *haschischat al-foqara* (Kraut der Armen) bezeichnet. Da der Tagesbedarf eines Rauchers nur wenige Gramm beträgt, kommt der Alkoholrausch, selbst wenn das Gesetz ihn gestattet, ungleich teurer zu stehen als ein illegaler Haschischrausch.

Mäßige Haschischraucher sind im Orient keinerlei sozialem oder moralischem Druck unterworfen. Einer – an europäischen Kriterien bemessen relativ milden – Stigmatisierung ausgesetzt sind die sog. «Haschischsüchtigen» (*mudmen*). Der Orientale gelangte schon recht früh zu der Erkenntnis, daß Haschisch, im Übermaß genossen, zu «Wahnsinn und Verblödung» führt, während es, in kleinen Dosen eingenommen, als «Hefe des Denkens» wirkt. Deshalb gilt dort noch heute das mäßige Rauchen als harmloser Genuß, durch den man eine gehobene Stimmung erlangt, der Mißbrauch dagegen als Laster. Und dies ungeachtet der umstrittenen Behauptung, daß der gelegentliche Haschischraucher sich der prinzipiellen Gefahr aussetzt, ein Dauerkonsument zu werden, da mit der zunehmenden euphorischen Wirkung eine psychische Abhängigkeit entstehen kann und diese Abhängigkeit dann in eine physiologische («Sucht») umschlägt. Längerfristiger Konsum hat hier einen sozialen Abstieg zur Folge. Die Arbeitsfähigkeit wird beeinträchtigt, der «Süchtige» bezweifelt die Notwendigkeit jeglicher Tätigkeit, das Interesse an der näheren Umgebung erlischt, familiäre und soziale Verpflichtungen werden vernachlässigt, und das Verantwortungsgefühl gegenüber sich selbst bzw. den erweiterten gemeinschaftlichen Bindungen verliert sich. Auch das Bedürfnis nach Reinlichkeit und Sauberkeit in Körperpflege und Kleidung schwindet. Diese Verwahrlosung als Folge des Haschischmißbrauchs darf durchaus als eine der Ursachen für die niedere soziale und wirtschaftliche Produktivität einer bedeutenden Bevölkerungsgruppe im Orient gesehen werden. Die jeweiligen Regierungen dort sollten sich mithin bei der Bekämpfung des Haschischgebrauchs und anderer Rauschmittel nicht mit verstärkter Strafandrohung begnügen. Sie sollten sich vielmehr bemühen, gesunde Sozialstrukturen zu schaffen: Die Bekämpfung von Armut und Analphabetentum, die Förderung der Familie und kultureller Einrichtungen, die Möglichkeit einer sinnvollen, menschlichen und würdigen Arbeit sowie anregende Formen der Freizeitbeschäftigung sind einige der wohl notwendigen Maßnahmen zur Eindämmung künftiger Suchtgefahren. Aber das dürfte wohl noch auf weite Sicht Utopie bleiben.

Abschließend bleiben einige Situationen zu erwähnen, in denen Haschisch im heutigen Orient verwendet wird. Die Menschen der ärmeren, sozial niederen Schichten, die bis heute noch im Elend als Folge der sozialen Ungerechtigkeit leben, benutzen Haschisch zur Flucht aus der Wirklichkeit in eine Traumwelt, um wenigstens für eine Weile der Welt der Armut zu entfliehen und alle drückenden Alltagsprobleme zu verdrängen.

Andere hinwiederum bedienen sich des Haschischs als Genußmittel und zur Pflege gesellschaftlicher Kontakte. Jugendliche, die den «Haschischrausch» erleben und das dadurch zu gewinnende Glücksgefühl erfahren wollen, greifen anfangs zur Haschischzigarette. So kann ein Zustand der Gewöhnung eintreten. Gruppen bilden sich, die mehr oder weniger regelmäßig Haschisch gemeinsam genießen. Die Haschischzigarette wird angezündet und im Kreise der Gleichgesinnten herumgereicht. Hier fungiert das Haschisch als Kontaktdroge.

Bei geselligen Treffen unter Freunden und Kameraden wird Haschisch auch aus der Wasserpfeife gemeinsam geraucht. Dadurch lockert sich die Atmosphäre, es werden Witze erzählt, man ist vergnügt und lacht über jede Kleinigkeit. Bei diesen «Sitzungen» ist es Brauch, daß jedesmal ein anderes Mitglied der Gruppe den Stoff spendiert. Das gleichzeitige Hören von Musik und Gesang unterstützt die Wirkung der Droge und intensiviert die Imagination. Ein Beispiel aus dem arabischen Raum mag diese Gewohnheit verdeutlichen. Von einer der wohl berühmtesten Sängerinnen Ägyptens (Om Kalthum, gestorben vor ca. 10 Jahren) wurde jeden ersten Donnerstagabend eines Monats eine Live-Sendung im Radio gebracht, die normalerweise bis 3 Uhr morgens dauerte. Die Lieder, die Melodien und die Stimme dieser Sängerin waren so beliebt, daß diese Sendungen ein besonderer Anlaß für die Haschischfreunde wurden, sich an diesen Abenden zu treffen und die Lieder bei Haschischgenuß zu hören. Die Folge war, daß an den ersten Donnerstagen eines jeden Monats die Nachfrage nach Haschisch stieg, die Ware wurde knapp und teurer.

Ein noch weitverbreiteter Brauch in vielen Ländern des Orients ist das gemeinsame Rauchen von Haschisch bei den Hochzeitsfeiern der untersten Schichten der Bevölkerung. Den männlichen Gästen, die getrennt von Frauen und Kindern zusammensitzen, wird u. a. Haschisch in der Wasserpfeife angeboten. Dadurch werden Fröhlichkeit, Geselligkeit und Heiterkeit gesteigert.

Neben dem Gemeinschaftsrauchen von Haschisch findet man im Orient zahlreiche Personen, die Cannabis aus unterschiedlichen Motiven heraus auch einzeln rauchen. So verwendet beispielsweise ein Schriftsteller oder ein Künstler das Haschisch als Anregungsmittel, um die Konzentrationsfähigkeit und Phantasie zu intensivieren und damit seine natürlichen Fähigkeiten zu aktivieren, zu entfalten und zu steigern. Nur darf man nicht dem Fehlschluß erliegen, daß der Hanf allein Künstler und Kunstwerke im Orient hervorgebracht hat, zumal jedes Rauschmittel nur wecken kann, was schon vorhanden ist.

Kaffee in Äthiopien

EIKE HABERLAND

Äthiopien ist aller Wahrscheinlichkeit nach die Urheimat des Kaffees, wenn auch das Wort Kaffee nicht von der südwestäthiopischen Region Kaffa abgeleitet ist. Seine heute überall auf der Welt gebräuchliche Zubereitungsart: Rösten, Stampfen (oder Mahlen) und Kochen der reifen Bohnen wurde erst gegen Ende des 15. Jahrhunderts im Jemen «entdeckt», wohin die Kaffeepflanze vermutlich von arabischen Kaufleuten aus Äthiopien gebracht worden war.

In Äthiopien blieb der Kaffee indes vielen Völkern bis in die jüngste Zeit unbekannt, obwohl er wild in ihren Wäldern wuchs. Manche ethnische Gruppen des äußersten Südwestens Äthiopiens kochten eine Art Tee aus den Blättern, die an der Südgrenze lebenden Borana-Oromo schmorten die getrockneten Kirschen mit den Bohnen in Butter, während in Harar und anderen Regionen Ost-Äthiopiens ein Aufguß aus dem getrockneten Fruchtfleisch bereitet wird. Für die Amhara und andere christliche Völker blieb Kaffee (ebenso wie Tabak) als Genußmittel der Muslims tabu. Erst seit dem Beginn dieses Jahrhunderts hat das Getränk einen festen Platz in ihrer Gesellschaft und auch ein Trinkritual erhalten. Kaffee wird seit über 50 Jahren in zunehmendem Maße in Äthiopien in kleinbäuerlichen Gärten angebaut. Er ist zum wichtigsten «cash-crop» und zum wichtigsten Exportgut Äthiopiens geworden.

Dieser Aufsatz beruht – soweit nicht anders angegeben – fast ausschließlich auf meist unveröffentlichten Ergebnissen von Forschungen des Autors in Äthiopien zwischen 1950 und 1974.

Einleitung

Einmal als richtig angenommene, in Wirklichkeit falsche Ansichten sind unausrottbar. Obwohl immer wieder behauptet wird, das Wort «Kaffee» sei vom Volk und Land der Kaffa in Südwest-Äthiopien abgeleitet, ist das nicht so. Zweifellos ist Kaffa wie überhaupt der kühltropische Südwesten des äthiopischen Hochlandes aller Wahrscheinlichkeit nach die Urheimat des Kaffee. Das Wort «Kaffee» aber ist vom Arabischen abgeleitet. *qahwa* bezeichnet das «Berauschende», ursprünglich auch den Wein, und wurde erst nachträglich auf das

Getränk aus der gebrannten Bohne des Kaffeestrauchs übertragen (vgl. Arendonk 1978: 449 f.). Merkwürdig ist auch, daß Kaffee in der heute weltweit verbreiteten Art der Zubereitung aus den gerösteten, gestampften (oder gemahlenen) und gekochten Bohnen erst gegen Ende des 15. Jahrhunderts im Jemen entdeckt wurde, wohin die Pflanze vermutlich mit arabischen Kaufleuten aus Äthiopien kam. In Nordost-Afrika wurde diese Zubereitungsart – nehmen wir die unter islamischem Einfluß stehenden Harari und Somali und eingewanderte arabische Händler aus – erst um die Jahrhundertwende heimisch. Sonst wurde Kaffee in völlig anderen Zubereitungsarten genossen, falls man ihn überhaupt nutzte. Vielen Völkern, in deren Wäldern er wild wuchs, blieb er unbekannt. Nach seiner «Entdeckung» durch die Äthiopier hat er einen Siegeszug angetreten und wird auf Jahr für Jahr vermehrter Anbaufläche in allen den Gebieten, deren Boden und Klima für ihn günstig sind, angepflanzt. Meist geschieht das in kleinen Bauerngärten, in reinem Familienbetrieb, unmittelbar neben den Gehöften. Kaffee ist zum wichtigsten *cash-crop* und zum wichtigsten Exportgut Äthiopiens geworden (vgl. Winid 1969).

Kaffee in Süd-Äthiopien

Es bleibt vorläufig in kulturhistorisches Rätsel, weshalb die von A. E. Jensen als «Altvölker» bezeichnete Kulturgruppe des äthiopischen Südwestens (Ari, Dime, Basketto, Dizi, Tschako, «Gimirra») schon seit langer Zeit die Nutzung von Kaffee kannte, während er den nördlich und westlich von ihnen lebenden Völkern wie den Mitgliedern der Gonga (Kaffa, Schekka), Djandjero und Ometo (Wolayta, Dauro, Gamu usw.) bis in die jüngste Zeit unbekannt blieb. Ungeachtet der sprachlichen Unterschiedlichkeit der «Altvölker» haben sie fast alle das gleiche Wort für Kaffee – *tuka* (auch *kyämu*) – während die meisten anderen äthiopischen Völker das arabische Wort *bunna* verwenden. Während man im übrigen Äthiopien bei der Zubereitung des Getränks aus gerösteten Bohnen Gerätschaften und Gefäße verwendet, die arabischen Ursprungs sind und arabische Namen haben, hatte man im südwestlichen Äthiopien eine eigene «Kaffee-Kultur» entwickelt.

Als wichtigsten Unterschied gilt es festzuhalten, daß das Getränk dort nicht aus den gerösteten Bohnen hergestellt wird. Straube (1963: 29) berichtet von den Tschako: «. . . die Zweige der Wildkaffeesträucher wurden abgeschlagen, die Blätter über dem Feuer geröstet und im Mörser zerstampft, um aus ihnen einen teeartigen Aufguß herzustellen, der mit Pfeffer gewürzt und heiß getrunken, eine außerordentlich erfrischende Wirkung hat. Zum Abgießen der zerstampften

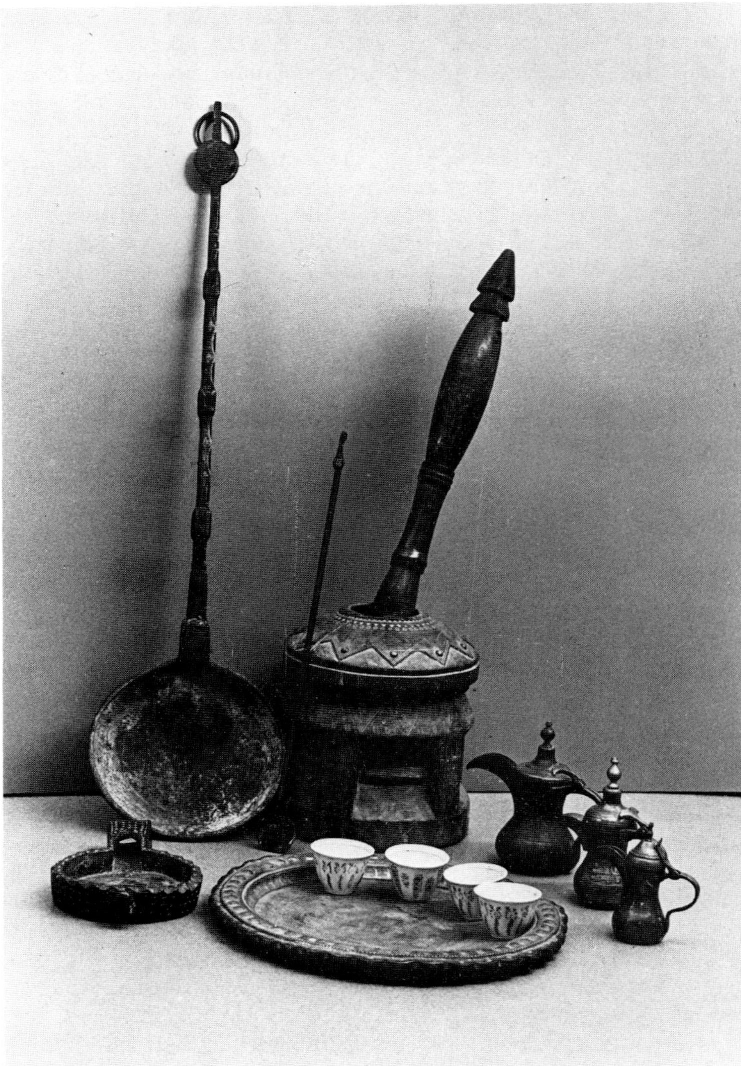

Arabisches Kaffeegeschirr, Syrien. Eisenpfanne mit langem Stiel zum Rösten, flaches Holzgefäß zum Auskühlen und Holzmörser zum Zerstampfen der frisch gerösteten Bohnen; Zuckerhammer; Tablett und Kannen aus Kupfer; importierte Porzellantassen. Koninklijk Institut voor de Tropen, Amsterdam.

Blätter bedient man sich eines kleinen, aus einer Kletterpflanze geflochtenen Trichters, der in keiner Hütte fehlt.»

Der Genuß dieses Getränks unterlag – wie bei fast allen Stimulantia in Äthiopien – einem strengen Ritual. Bei den den Tschako benachbarten Dizi war der Kaffee-Tee dem Adel vorbehalten. «Kleine Leute» wurden bestraft, wenn sie bei sich zu Hause Kaffee bereiteten. Sie durften nur bei Einladungen in den Häusern der Großen Kaffee mittrinken. Nie geschah das ohne die vorgeschriebene zeremonielle Form. Der fertige Kaffee wurde in eine halbierte Kalebasse gefüllt, die der Gastgeber in beide Hände nahm, einige Tropfen vor der Haustür als Trankopfer ausgoß, indem er Gott anrief: «Möge es dem Land gut gehen, Friede soll bleiben, die Menschen sollen gesund bleiben.»

Kaffee bei den Borana-Oromo

Die Borana, die auf beiden Seiten der Grenze zwischen Äthiopien und Kenya leben, sind reine Viehzüchter. Pflanzliche Nahrung (Getreide und Ensete) besorgen sie sich im Tausch gegen die Erzeugnisse ihrer Herden von ihren nördlichen Nachbarn. Wichtigste Stimulantia sind Tabak, der zusammen mit einem grauen Natronsalz gekaut wird, und Kaffee, den die Borana und ihre kulturverwandten Nachbarn auf eine sonst in Äthiopien nicht bekannte Weise bereiten. Man nennt dieses Gericht – von einem reinen Getränk kann man nicht sprechen – *bunna qalu,* «geschlachteter Kaffee».

Auch der Zubereitung dieser Speise haftet etwas außerordentlich Zeremonielles an, so daß man jede solche Mahlzeit ein Fest nennen könnte. Getrocknete Kaffeekirschen, in denen noch die Bohnen sind, wird die Spitze abgebissen, «als ob man ein Tier schlachtet». Nachdem alle Kirschen so angebissen wurden, wobei sich alle Gäste beteiligen, schüttet sie die Familienmutter in einen eisernen Topf mit siedender Butter, wo sie geschmort werden, bis sie schwarz sind. Dann löscht man die siedende Butter mit Milch und füllt das Gemisch – unten die Milch und oben die in flüssiger Butter schwimmenden schwarzen Kirschen – mit einem großen Holzlöffel in Holzbecher. Alles wartet, bis der Familienvater oder der älteste anwesende Mann, dem man als Ehrung dieses Recht überträgt, die Speise und die Anwesenden gesegnet und sich etwas Butter auf die Stirn und die Arme gerieben hat. Die mit Butter vollgesogenen Kirschen schiebt man sich wie Kautabak hinter die Zähne und saugt stundenlang daran (vgl. Haberland 1963: 99 f.).

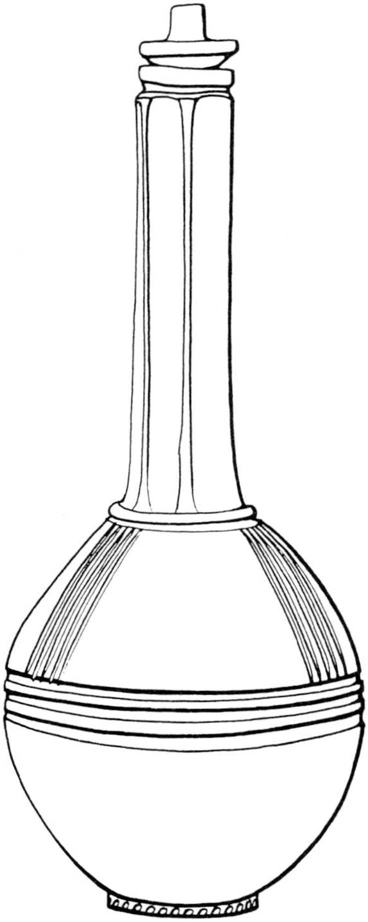

Oben: Kaffeekanne aus Ton. Dizi, Südwest-Äthiopien. Höhe 22 cm. Hier wurden aus Blättern und Kirschen verschiedene Getränke bereitet. Frobenius-Institut Frankfurt am Main. Zeichnung: Gisela Wittner.

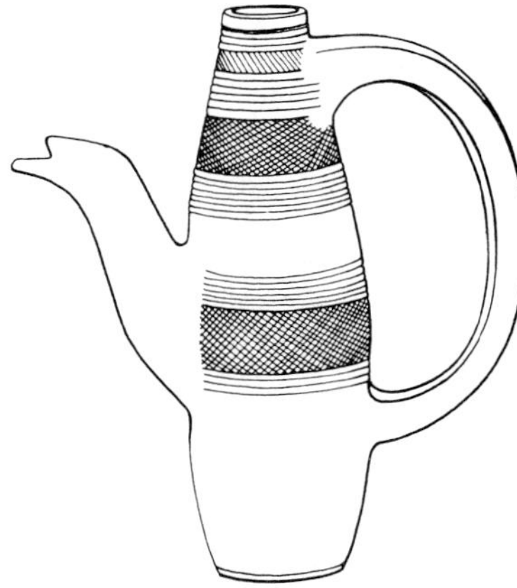

Oben und unten: Kaffeekannen aus Ton. Wolayta, Süd-Äthiopien. Nachahmung von arabischen Kaffeekannen. Obwohl Äthiopien die Urheimat des Kaffeestrauches ist, war die Kaffeezubereitung bis ins späte 19. Jahrhundert unbekannt. Allerdings bereitete man aus den Blättern und den frischen Kirschen verschiedene Getränke und Gerichte, jedoch ohne die Kerne der Kaffeekirschen zu rösten. Höhe: 29 und 45 cm. Frobenius-Institut Frankfurt. Zeichnung: Gisela Wittner.

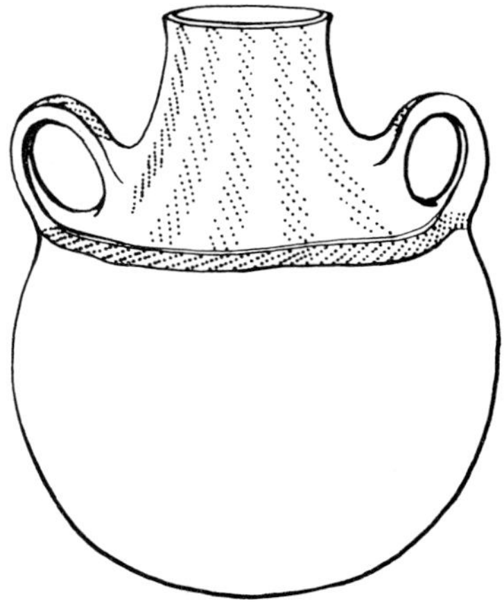

Kaffee in Ost-Äthiopien

Hier ist bereits eine Region, in der Kaffee schon seit langer Zeit nach arabischem Muster bereitet wurde – feingemahlen und mit Zucker und anderen Gewürzen versetzt. Hier haben sich auch andere, zum Teil ebenfalls aus dem Jemen stammende, zum Teil autochthone Kaffee-Getränke entwickelt. So genießt man einen aus gerösteten Blättern – wie in Südwest-Äthiopien! – bereiteten Aufguß, der mit Salz und Milch gewürzt und *hodja* genannt wird. Das beliebteste Volksgetränk ist ein Aufguß aus den getrockneten Kirschen, der ebenfalls mit Salz und Milch, gelegentlich auch mit Gewürzen und Butter vermengt wird. In Südarabien wird dies Getränk *qischr,* in Harar *qäschir* und von den östlichen Oromo *haschara* genannt. Obwohl es ein Alltagsgetränk ist, wird es auch gern in zeremonieller Weise – z. B. bei den Sitzungen der Frauen-Clubs in Harar (*afcdja*) – getrunken (vgl. auch Leslau 1965: 95 f.).

Kaffee bei den Amhara

Von allen Völkern Äthiopiens lernten die Amhara und die ihnen verwandten anderen christlichen Gruppen am spätesten den Kaffee kennen. Das heißt: Sie kannten ihn oft schon lange, lehnten ihn jedoch ab, da er ebenso wie der verhaßte Tabak, der nach Ansicht der Geistlichkeit aus dem Samen des Ketzers Arius entstanden war, als Genußmittel der Muslims galt. Umgekehrt verschmähten die Muslims die beiden Hauptgetränke der Christen, nämlich Getreide- und Honigbier. Warum ein Gesinnungswandel kurz vor der Jahrhundertwende eintrat und Kaffee zu einem ausgesprochenen Volksgetränk wurde – während Tabak noch bis in die sechziger Jahre für Christen als unstatthaft galt –, muß offen bleiben. Angeblich begann man während der großen Epidemien im letzten Jahrzehnt des vorigen Jahrhunderts, Kaffee als Medizin zu trinken – selbst die christlichen Priester taten das. Aber reicht das als Erklärung allein aus? Obwohl vieles bei der Kaffee-Zubereitung und auch der Art des Trinkens von arabisch-islamischen Vorbildern entlehnt wurde, hat man doch so viele selbständige Züge entwickelt, daß Kaffee völlig der amharischen Volkskultur integriert wurde.

Die tönernen Kaffeekannen (*djabana*) waren ursprünglich Kopien der arabisch-ostäthiopischen Vorbilder aus Messing, die die äthiopischen Schmiede nicht in Metall nachbilden konnten. Doch haben sich die äthiopischen Töpfer mit der Zeit durchaus von ihren Vorbildern entfernt und ganz selbständige Formen entwickelt. Die Kaffeetassen

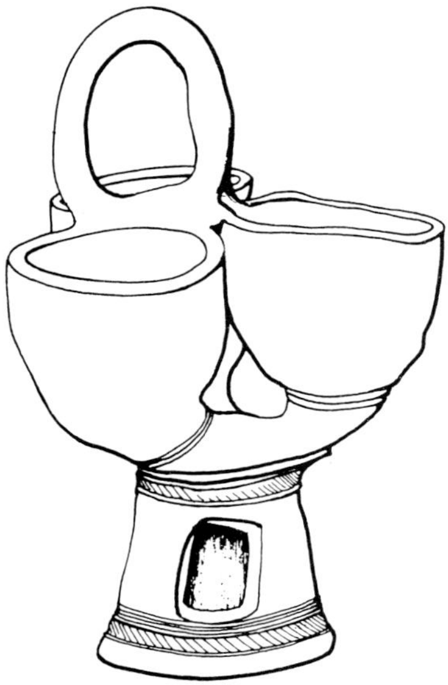

Dreischaliger Aufsatz aus Ton für Zukost zum Kaffee. Gamu, Süd-Äthiopien. Frobenius-Institut Frankfurt. Zeichnung: Gisela Wittner.

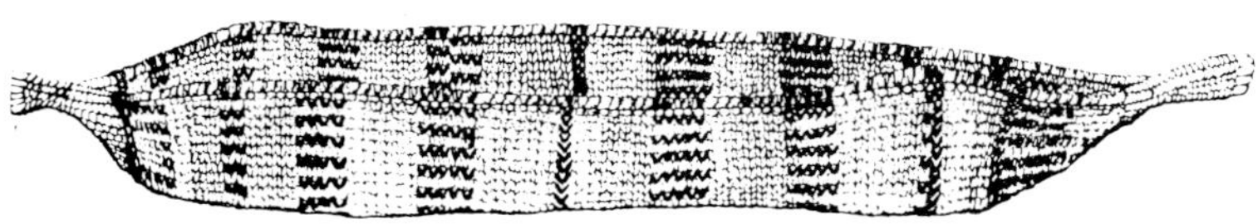

Erntekorb für Kaffee aus Pflanzenfasern. Anywak, Südwest-Äthiopien. Länge: 53 cm. Frobenius-Institut Frankfurt. Zeichnung: Gisela Wittner.

bestanden ursprünglich aus Ton oder Horn und wurden später durch bunt bemalte Porzellantäßchen aus Hongkong verdrängt.

Auch bei den Amhara und anderen Äthiopiern unterliegt das tägliche Kaffeetrinken – meist am späten Vormittag oder am Nachmittag – zeremoniellen Vorschriften. Kaffee wird grundsätzlich nicht allein getrunken, stets geschieht es in Form eines kleinen Gastmahls, an dem die Familienmitglieder und das Hausgesinde und eingeladene Nachbarn, vor allem arme Leute, teilnehmen. Stets gibt es dazu eine Kleinigkeit zu essen. Während eine Familie, die Honigbier bereitet, *ad hoc* eine Straußwirtschaft eröffnet und die Nachbarn, die etwas trinken wollen, bezahlen läßt, ist das bei Kaffee unmöglich. Das ist stets eine Einladung.

Beginnen wir mit der Beschreibung der Zubereitung des Kaffees. Die bereits enthülsten Bohnen, die man bei seßhaften arabischen Kleinhändlern oder bei herumziehenden Marktkaufleuten erstanden hat, werden zunächst auf dem gewölbten, runden Eisenblech, das für alle nur denkbaren Verrichtungen benutzt wird, gewaschen und anschließend auf dem gleichen, auf die drei Herdsteine über das Feuer gesetzten Blech ziemlich schwarz geröstet. Dann folgt das Zerstampfen in einem kleinen, eigens dazu hergestellten Mörser in sehr grobe Stücke. Inzwischen hat man eine irdene Kaffeekanne mit Wasser gefüllt und auf die Herdstelle gesetzt. Beginnt das Wasser zu kochen, so wird der Kaffee eingefüllt, zusammen mit einigen Stückchen Steinsalz (der äthiopische Kaffee muß sehr salzig schmecken!) und nach Belieben Ingwer, Kardamon oder Nelken. Nach etwa zehn Minuten ist das Getränk fertig. Die Hausfrau stellt ein winziges Bänkchen mit vier Füßen auf den Boden, auf dem zehn oder zwölf kleine Täßchen Platz haben. Der Kaffee wird in alle Täßchen gefüllt und dann dem Rang nach allen Anwesenden angeboten. Das gibt Genug Anlaß zu Protesten und höflichen Redensarten, wenn sich der eine nicht würdig genug fühlt und einem Nachbarn den Vortritt lassen möchte. Zum Kaffee muß es immer etwas Zukost geben, und wenn es nur einige Stückchen trockenen Brotes sind. Am beliebtesten sind geröstete Getreidekörner oder Hülsenfrüchte. Alle stellen nach dem Trinken die leeren Täßchen wieder auf die gleiche Stelle auf dem Brett. Die Hausfrau hat wieder Wasser eingefüllt und bereitet den zweiten Aufguß, vielleicht auch einen dritten. Bald verlassen die Gäste mit Danksagungen das Haus, und der Alltag geht weiter.

Qāt im Jemen

ARMIN SCHOPEN

Die von Äthiopien bis Südafrika als Baum oder Strauch wildwachsend vorkommende Catha edulis, 1763 erstmals beschrieben und als «Qāt» im Jemen bekannt, kam im 13. Jh. in kultivierter Form dorthin. Anfangs nur von Gelehrten oder in religiösem Zusammenhang verwendet, wurde ihr Gebrauch bei gleichzeitiger Qualitätsdifferenzierung allgemeiner. Verbreitung, Anbau, Ernte-, Verkaufs- und Gebrauchsmodalitäten des Qāt werden geschildert. Hinsichtlich der Wirkungsweise werden die drei Phasen der Wachheit, des Wohlbefindens und der seelischen Unruhe unterschieden – ebenso die vier Qualitätsgrade schwach, mäßig, stark und äußerst stark. Qualitätvolleres Qāt ist teurer, damit der Oberschicht vorbehalten und zugleich weniger schädlich; auch Art und Weise seines Genusses sind schichtspezifisch. Ausführlich wird der typische Ablauf des Qātkauens in einer Qātsitzung der Oberschicht dargestellt. Die soziale Bedeutung des gemeinsamen Qātkauens erweist sich vornehmlich in seiner integrierenden Funktion.

Ungleich Tabak oder Kaffee, Haschisch oder Betel gibt es Genußmittel, die nie ausgewandert sind, d. h., über einen bestimmten geographischen Raum, dem sie entstammen, nicht hinauskamen. Zu diesen gehört eine in Südost-Äthiopien und Jemen angebaute Pflanze, deren Blätter gekaut werden, wobei durch das Resorbieren des Saftes eine euphorisierende und erregende Wirkung eintritt. Es handelt sich um die *Catha edulis Forsk.* (*Celastraceae*), die man in Äthiopien cật, im Jemen qāt (gesprochen gāt) nennt.

Beschreibung

Die *Catha edulis,* erstmalig von Petrus Forskal im Jahre 1763 beschrieben, kommt als Baum oder Strauch vor, die Höhe schwankt zwischen ein und zehn Meter. Die Pflanze hat glänzende grüne oder weinrote Blätter, eine helle Rinde, eine kleine Krone und winzige Blüten, die in Bündeln stehen.

Geschichte

Qāt ist eine in Ostafrika heimische Pflanze, wildwachsend ist sie von Äthiopien bis Südafrika verbreitet, in kultivierter Form findet sie sich auf dem afrikanischen Kontinent nur in Äthiopien. Dort war sie, zumindest seit der Islamisierung des Hochlandes, bei den Muslimen in Gebrauch und in allen Bevölkerungsschichten geschätzt. Von dort gelangte die Pflanze in der ersten Hälfte des 13. Jh. über Sufis und fromme Gelehrte in den Jemen. Diese verspürten als erste die Wirkung des Qāt, da es ihnen zur Erleichterung der religiösen Pflichten diente. Mystische Erlebnisse wurden beschleunigt und intensiviert. Der Genuß der Blätter brachte die Nähe zu Gott, und damit wurde Qāt sakrosankt. Konsequenterweise ging der Gebrauch auf die religiöse Aristokratie über. Der Gebrauch war auf die soziale Gruppe beschränkt, entsprechend begrenzt waren Anbau und Nachfrage.

Auf dem wirtschaftlichen Höhepunkt im 17. Jh. dehnte sich der Gebrauch auf wohlhabend gewordene Kaufleute und Handwerker aus. Diese waren durch den zunehmenden Kaffee-Export, der im Jemen zum bedeutendsten ökonomischen Faktor geworden war, zu Reichtum gekommen.

Mit dem Niedergang des Kaffeeanbaus im 19. Jh. wird Qāt mehr und mehr allen Schichten zugänglich gemacht. Der Rückgang des Kaffeehandels ergab sich aus folgenden Gründen: 1. Anstelle des Jemen, der mit seiner begrenzten Anbaufläche der steigenden Nachfrage nicht gerecht werden konnte, traten leistungsfähigere Produzenten wie Brasilien, Ceylon oder die holländischen ostindischen Kolonien auf; 2. Die zweite türkische Okkupation von 1848–1914 unterstrich die wirtschaftliche Stagnation.

Da Kaffee und Qāt unter denselben klimatischen Bedingungen gedeihen, brachte der Rückgang des Kaffees den gleichzeitigen Anstieg von Qātanbau und -gebrauch. Imām und Grundbesitzer konnten so ihre Gewinnverluste ausgleichen. Von nun an gibt es zahlreiche Qātsorten, die sich in Qualität und Preis stark unterscheiden. Der Genuß von Qāt ist für die unteren Schichten möglich, jedoch bleiben die guten Sorten, und somit der eigentliche Genuß, den Begüterten vorbehalten. Die Mehrzahl der Bevölkerung kann sich nur die qualitativ minderen Sorten leisten, Qāt ist ihnen Antriebsmittel bei der Arbeit.

Verbreitung und Anbau

Qāt kommt im Jemen nicht wildwachsend vor. Es wird angebaut und nahm 1975 11 % der landwirtschaftlich genutzten Fläche ein (Schopen 1978: 62).

Güte und Ertrag eines Qātbaumes hängen ab von der Bodenbeschaffenheit, der Lage, dem Klima und der Bewässerung. Frische Blätter und junge Triebe beginnen zu sprießen, sobald dem Baum Wasser zugeführt wird, daher ist in Gebieten, in denen die Felder ganzjährig bewässert werden können, der Anbau besonders ertragreich. Qātpflanzungen finden sich in den klimatisch begünstigten Gebieten der subtropischen und gemäßigten Zone im Regenfeldanbau und in der Bewässerungslandwirtschaft in Höhen zwischen 1300 und 2500 m bei durchschnittlichen Jahrestemperaturen zwischen 16° und 22° C. Die geographische Verbreitung reicht vom südlichen Jemen bis 'Asīr im Norden, von den westlichen Gebirgshängen bis zu den östlichen Hochebenen.

Qātfelder haben eine maximale Größe von 50 mal 200 m. Die Anpflanzung erfolgt durch Stecklinge, die von älteren Bäumen genommen werden. Die Jungpflanzen werden bei beginnender Regenzeit gesetzt und erreichen je nach Bewässerungsart eine Höhe zwischen drei und zehn Meter. Neben der Baumform ist in einigen Gebieten *Catha edulis* als Strauch verbreitet.

Ernte

Qātbäume können zum erstenmal nach vier Jahren abgeerntet werden. Die Ernte erfolgt zweimal jährlich während der kleinen und großen Regenzeit. In der Trockenperiode, von Oktober bis Februar, erfolgt die Ernte nach der künstlichen Bewässerung. Ein Baum sollte nur zweimal jährlich abgeerntet werden, jedoch führt die steigende Nachfrage dazu, daß in zunehmendem Maße drei- bis viermal im Jahre geerntet wird. Die gepflückten Zweige werden zu Bündeln zusammengebunden. Man unterscheidet kurze Bündel von 10–25 cm Länge, mittellange von 45–60 cm, langstielige bis zu einem Meter. Der Umfang eines Bündels entspricht der Anzahl der Zweige, die mit einer Hand umfaßt werden können. Jedes Bündel wird durch ein Band zusammengehalten und je nach Größe mit Gräsern oder Tüchern zum Erhalt der Frische umwickelt.

Verkauf

Die Qātbündel werden von den Anbaugebieten zum Verkauf in die Städte und Dörfer gebracht. Das Angebot an Qātsorten ist in den

Frische Qātblätter sind eines der wenigen Genußmittel, die nie über ihren angestammten geographischen Raum hinaus bekannt geworden sind. Sie sollten nur zweimal jährlich geerntet werden. Steigende Nachfrage führt dazu, daß die Qātbäume in zunehmendem Maße drei- bis viermal im Jahr abgeerntet werden. ▷

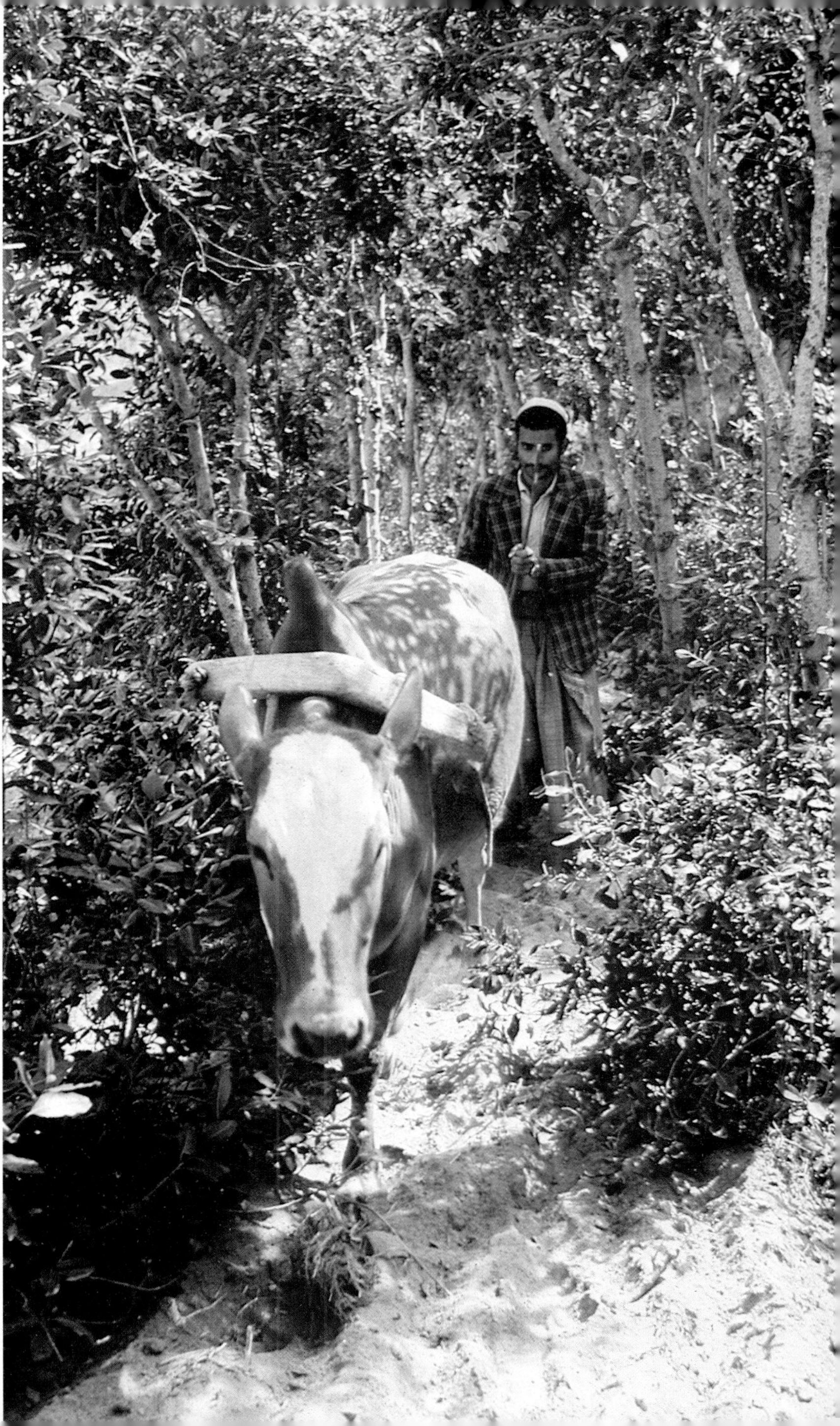

einzelnen Orten unterschiedlich und hängt von der geographischen Lage, den Verkehrsverhältnissen sowie der Einwohnerzahl ab. Der Verkauf erfolgt durch die Qāthändler, die ihre Ware direkt vom Produzenten, durch Agenten oder Zwischenhändler erhalten. Der Preis wird bestimmt durch Qualität, Steuer, Transportkosten, Gewinne der Händler, Zwischenhändler, Umfang des Angebotes, das im Winter geringer ist als im Sommer. Der Verkauf findet auf Qātmärkten statt, diese sind Teil des täglichen oder Wochenmarktes. Der Verkauf beginnt täglich am späten Vormittag und endet am frühen Nachmittag. Die Bündel werden vom Käufer auf ihre Frische und Qualität hin geprüft; die Preise stehen fest, es wird nicht gehandelt.

Gebrauch des Qāt

Ursprünglich bestand der Genuß des Qāt im Trinken eines aus den Blättern bereiteten Aufgusses. Heute ist Qātkauen bei Männern und Frauen gleichermaßen die gebräuchlichste Form des Genusses. Vorwiegend in Gemeinschaft werden frische Blätter und Zweigspitzen gekaut, der extrahierte Saft geschluckt. Das Residuum wird ausgespieen. Während des Kauens trinkt man Flüssigkeiten, die die Wirkstoffe freisetzen. Das mit dem Kauen verbundene Rauchen verstärkt die Wirkung des Qāt. Ältere Menschen, die nicht mehr in der Lage sind zu kauen, benutzen pulverisiertes Qāt, das aus getrockneten Blättern hergestellt wird. Dieses wird im Mund eingespeichelt und ausgesaugt.

Wirkungsweise

Das aktive Prinzip des Qāt ist *d-Norpseudoephedrin* (Cathin), die in der Literatur erwähnten Alkaloide Cathinin, Cathidin, Edulin und Ephedrin konnten bis jetzt nicht identifiziert werden.

Frische Blätter der *Catha edulis* enthalten zudem einen Wirkstoff, der eine labile Vorstufe des Cathins enthält und bei Lufttrocknung in *d-Norpseudoephedrin* übergeht. An weiteren Inhaltsstoffen finden sich: ätherisches Öl, Gerbsäure (Tannin) und Aminosäuren.

Qualität und Menge des Qāt bestimmen seine Wirkung. Diese reicht von Euphorie bis zu schwerem Rausch. Die körperlichen Auswirkungen reichen von Appetitlosigkeit und Verstopfung bis zu Störungen des Verdauungssystems, anhaltenden Obstipationen und Kreislauferkrankungen.

Qāt-Bäume können bis zu zwanzig Meter hoch werden. Obwohl es nur eine ▷ Sorte Qāt gibt, unterscheiden die Konsumenten der Qāt-Blätter mehrere Kategorien nach den Farben der Äste und Blätter. «Roten Typen» werden generell größere schädliche Nebenwirkungen nachgesagt als «weißen».

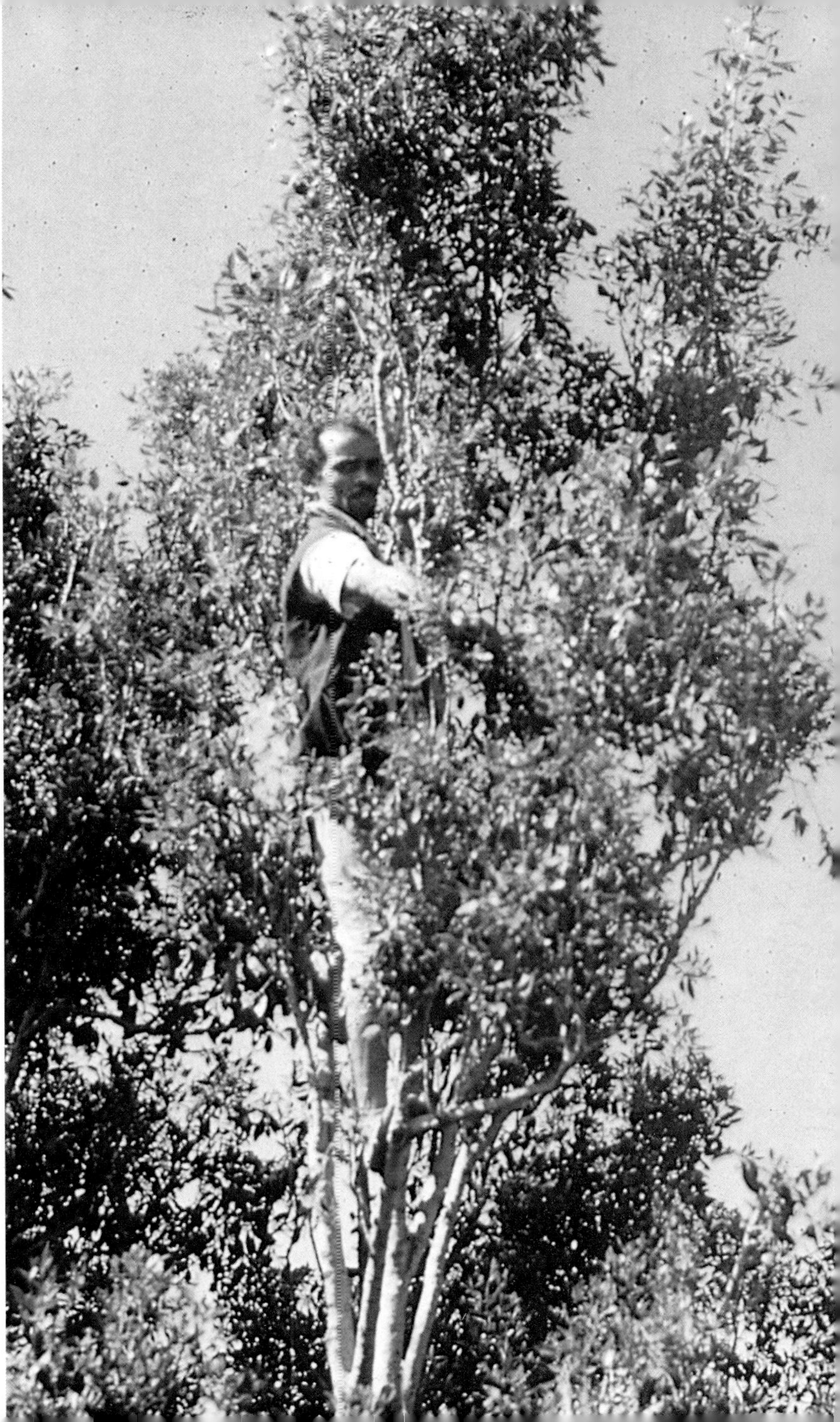

Im Jemen unterscheidet man nach der Einnahme des Qāt drei Wirkungsstufen: Die erste Phase wird mit *tanabbuh* (Wachheit) bezeichnet. Sie tritt kurz nach der Einnahme auf und ist charakterisiert durch geistige Regsamkeit und Tatkraft. Der Erregungszustand geht nach zwei Stunden in einen Rauschzustand über. Diese zweite Phase wird mit *kaif* (Wohlbefinden) bezeichnet. Sie ist gekennzeichnet durch Zufriedenheit und innere Gelassenheit. Die dritte Phase, ein temporärer depressiver Zustand, nennt man *qalaq nāfsāni* (seelische Unruhe). Charakteristisch dafür sind Niedergeschlagenheit und Geistesabwesenheit. Danach setzen die Nachwirkungen ein, die von unterschiedlicher Dauer und Intensität sind. Sie machen sich bemerkbar durch Mattigkeit, Schlaflosigkeit, Apathie, Grübelzwang und Wahn. Dieser Zustand kann durch den Genuß von Alkohol aufgehoben werden.

Phasenverlauf und Nachwirkungen sind variabel und werden von der Qualität des Qāt bestimmt. Im Jemen ist deshalb hinsichtlich der Wirkung auf den Körper das Qāt in vier Qualitätsgrade eingeteilt: schwach, mäßig, stark, äußerst stark. Die ersten beiden Kategorien werden als *qāt riǧālī* (männliches Qāt), die beiden letzteren als *qāt našwānī* (berauschendes Qāt) bezeichnet.

Qāt našwānī wirkt zunächst anregend, dann aber betäubend. Bewußtseinstrübungen sind nicht ausgeschlossen. Es gilt als libido- und potenzmindernd. Es zieht ferner eine Reihe schwerer körperlicher Leiden nach sich. Um die Nachwirkungen, die hier besonders gravierend sind, zu beseitigen, ist Alkohol notwendig, der auf dem schwarzen Markt zu hohen Preisen erstanden werden muß. Dieses Qāt ist im Vergleich zu *qāt riǧālī* billig und wird vornehmlich von den ärmeren Bevölkerungsteilen konsumiert und trägt in diesen Schichten zu weiterer Verelendung bei.

Im Gegensatz dazu ist *qāt riǧālī* anregend und nur leicht berauschend. Die Nachwirkungen sind gering, es hat kaum Einfluß auf die Sexualität sowie den allgemeinen gesundheitlichen Zustand. Das liegt zum einen daran, daß es sich hier um eine objektiv bessere Qualität handelt, zum anderen daran, daß die Konsumenten – die Angehörigen der Oberschicht – dieser teueren Sorten in der Lage sind, eine Nahrung zu sich zu nehmen, die die schädigenden Inhaltsstoffe, z. b. Tannin, herabmindert oder neutralisiert.

Das Qātkauen

Art und Weise des Qātgenusses sind verschiedenartig ausgeformt. Das tägliche Kauen findet in Qātsitzungen statt, bei denen der äußere Rahmen maßgeblich zum Wohlbefinden der Teilnehmer beiträgt. Die Sitzungen der Oberschicht finden in Privathäusern und in geselliger

Runde statt. Die Angehörigen der unteren sozialen Gruppen finden sich zu kurzen Sitzungen am Arbeitsplatz zusammen, um anschließend ihrer Arbeit weiter nachzugehen. Qāt wird in einem besonderen Raum eingenommen, den man *mafraǧ* nennt. Es handelt sich hier um einen Raum, der auf das oberste Stockwerk eines Hauses gebaut ist, er hat eine Länge von 10 m, eine Breite von 3 m und tief zum Boden reichende Fenster.

Neben dem Dach*mafraǧ* findet sich der Garten*mafraǧ,* ein einstöckiges, einräumiges Gebäude, dessen Vorderfront aus einer Flügeltür besteht. Dieses kleine Gebäude ist abseits des Wohnhauses in das Gartengelände gebaut. Von dem *mafraǧ,* wenn er hoch gelegen ist, geht der Blick der sich dort Befindenden weit über die Häuser in das Gebirge, oder er fällt bei ebenerdigen Räumen auf Wasserspiele und eine blühende Vegetation. Dieser Ausblick ist von Wichtigkeit, denn ein *mafraǧ* soll das Gefühl von Ruhe und Abgeschlossenheit vermitteln.

Qāträume haben einen halboffiziellen Charakter, d. h., sie sind von den übrigen Wohnräumen getrennt und durch einen separaten Eingang zugänglich.

Um die negativen Auswirkungen des Qātkauens zu mindern, geht der eigentlichen Sitzung das Mittagessen voraus, dessen wesentliche Bestandteile eine scharf gewürzte Gemüsesoße, Brotfladen, eine fette Fleischsuppe und Fleisch sind. Letzteres können sich jedoch nur die Wohlhabenden regelmäßig leisten.

Eine weitere Vorbereitung besteht darin, daß man am Vormittag einen langen Spaziergang macht, um das Durstgefühl zu erhöhen. Dieses wiederum ermöglicht dem Qātkauenden, während der Sitzung reichlich Wasser zu trinken (das aktive Prinzip Cathin ist wasserlöslich). Es heißt, daß das Vergnügen des Qātkauens von der Menge des getrunkenen Wassers abhängig ist.

Eine Qātsitzung ist keine geschlossene Veranstaltung, es gibt keine Einladungen, theoretisch kann ein jeder teilnehmen, jeder ist willkommen. In der Praxis sieht es jedoch so aus, daß eine Sitzung über informelle Regelungen abläuft und auf die einzelnen Schichten beschränkt ist. In der jeweiligen sozialen Gruppe weiß man, wann und bei wem eine Sitzung stattfindet. Die einzelnen Gruppen setzen sich zusammen aus den Mitgliedern einer Familie, Angehörigen befreundeter Familien, gelegentlichen Teilnehmern, Freunden und Bekannten von außerhalb. Die Anzahl der Teilnehmer an einer Sitzung schwankt zwischen fünf und dreißig Personen. Bei sozialen Ereignissen können bis zu 100 Menschen zusammenkommen. Während einer Qātsitzung hat jeder seinen festen Platz, dabei nimmt derjenige mit dem höchsten sozialen Status den Ehrenplatz ein, das ist ein Eckplatz mit einer guten Aussicht, und er ist am weitesten von der Eingangstür entfernt. Von diesem Platz aus orientieren sich die anderen Sitzgelegenheiten. Je weiter sich jemand dem unteren Ende des Raumes nähert, um so niedriger ist sein Status. Qātsitzungen beginnen nach dem Mittagessen, nach Waschung und Gebet, sie dauern bis zum Sonnenuntergang, können jedoch bei sozialen Ereignissen länger andauern. Während des Fastenmonats finden sie während der Nacht statt.

Nach der Begrüßung nimmt jeder Teilnehmer seinen Platz ein, dabei nimmt er eine Haltung ein, die eine Entkrampfung des Körpers bewirkt und zu einer entspannten Atmosphäre während der Sitzung beiträgt. Nachdem sich alle versammelt haben, werden die Wasserpfeifen gebracht, die kostbarsten Stücke stehen im oberen Teil des Raumes, die weniger wertvollen im unteren Teil. Sodann werden die Räuchergefäße gebracht, die von Teilnehmer zu Teilnehmer gereicht werden.

Das Qātkauen beginnt damit, daß aus dem geöffneten Bündel Zweige herausgenommen werden. Diese hält man mit der linken Hand, mit der rechten zupft man die Blätter und Zweigspitzen von unten nach oben ab. Das abgerissene Blatt wird zwischen Daumen und Zeigefinger gesäubert, das gereinigte Blatt in den Mund geschoben und in der linken Mundhälfte zwischen Kiefer und Backenwand gestaut. Dadurch erfährt die linke Backenhälfte während der Sitzung eine walnuß- bis taubeneiförmige Ausbuchtung.

Sobald einige Blätter zusammen sind, kaut man ein wenig auf ihnen und entzieht so den Saft. Der Saft wird geschluckt und löst in Verbindung mit dem getrunkenen Wasser durch seine Eigenschaften die verschiedenen Wirkungsphasen aus. Mit dem Kauen geht das Rauchen aus der Wasserpfeife (*madāʼa*) einher, das die Wirkung unterstreicht. Das Rauchen von Zigaretten ist besonders unter jungen Leuten verbreitet. Die ausgelaugten Blätter werden in Spucknäpfe gespieen.

Während der ersten Hälfte der Sitzung ist es Brauch, von dem mitgebrachten Qāt abzugeben und von anderen Qāt zu erhalten. Dieses Geben und Nehmen geschieht durch Zuwerfen ausgewählter Zweige. Den Anfang damit macht derjenige, der den Ehenplatz einnimmt.

Etwa nach zwanzig Minuten beginnt die erste Phase. Das gesteigerte Konzentrationsvermögen, die geschärfte Beobachtungsgabe bestimmen die einsetzenden geistigen Aktivitäten. Politische, historische, literarische oder gesellschaftliche Themen werden diskutiert. Es werden Konflikte geschlichtet, für die nicht unbedingt ein Gericht angerufen werden muß. Kurz, alle Aspekte des gesellschaftlichen Lebens werden behandelt. Diese Gespräche verlaufen heiter und freundlich, nicht aggressiv.

Im weiteren Verlauf der Sitzung entspannen sich die Anwesenden mehr und mehr; kauend, wassertrinkend und rauchend finden sie sich im vertraulichen Gespräch. Es herrscht eine Atmosphäre des Wohlbefindens und der Zufriedenheit, alle befinden sich im gegenseitigen Einverständnis, und das ist der Beginn der zweiten Phase. Das Reden läßt nach, Ruhe kehrt ein, jeder fühlt die Last irdischen Daseins von sich genommen, Gelassenheit herrscht vor. Eingebettet in das Wohlwollen der Freunde, entrückt die Realität, Raum und Zeit nehmen andere Dimensionen an. Glücksbilder tauchen auf, man fühlt sich dem Paradies sehr nahe. Dieser Zustand ist der Höhepunkt der Qātsitzung.

Mit nachlassender Wirkung kehrt die Realität zurück. Bangigkeit, Niedergeschlagenheit, Unsicherheit drücken sich auf den Gesichtern aus. Die dritte Phase hat eingesetzt, das Ende der Quātsitzung ist in Sicht. Bevor man auseinandergeht, trinkt man – vor allem um das Stimmungstief zu beseitigen – gemeinsam Tee. Anders geartet ist der Verlauf einer Qātsitzung am Arbeitsplatz. Es gibt dort keinen Qātraum mit Ausblick, sondern man sitzt entweder in einem Laden hinter Regalen, in der Ecke einer Werkstatt, im Flur eines Hotels, auf einer Baustelle im Schatten einer Mauer, etc. Qātkauen dient hier nicht der Entspannung, sondern die aufkommende Tatkraft während der ersten Phase dient zur Bewältigung der körperlichen Arbeit.

Die Bedeutung der Qātsitzung

Die Grundlagen einer Qātsitzung sind das gemeinsame Kauen, das Rauchen, das Wassertrinken, die Kommunikation. Dadurch werden zwischenmenschliche Beziehungen geknüpft, die die Anwesenden miteinander verbinden. Die Gruppe übt auf den einzelnen eine beruhigende Wirkung aus. Die Individuen werden zu einem Block zusammengeschweißt, so daß es dem einzelnen möglich wird, zu regredieren. Das bedeutet, daß der einzelne auf die Gruppe angewiesen ist, was wiederum bewirkt, daß diese Bande nicht einmaliger Art sind, sondern sich mit jeder Sitzung erneuern und festigen, um dabei zwangsläufig immer enger zu werden. Diese Feststellung und die Tatsache, daß die Teilnehmer der gleichen Schicht angehören, eine horizontale Mobilität innerhalb der Sitzungen vermieden wird, lassen bei der zugrunde liegenden Sozialstruktur den Schluß zu, daß neben dem eigentlichen Genuß und der Absicherung des Individuums Qātsitzungen die Funktion haben, die Oberschicht nach außen hin undurchlässig zu machen und abzusichern. Dies wird unterstrichen durch den äußeren Rahmen, in dem eine Qātsitzung verläuft, durch die Vorbereitung, die Lage und Ausstattung der Räume und durch das Qāt, welches gekaut wird. So läßt sich auch erklären, warum Qātabstinenz als antisoziales Verhalten eingestuft wird und nicht gebilligt werden kann.

Der Oberschicht dient die Qātsitzung dazu, die eigene Klasse abzusichern, zu stärken sowie dem einzelnen zur Entspannung zu verhelfen. Den unteren Schichten dient das Kauen primär dazu, die Arbeitskraft zu steigern und während des kurzen, schweren Rausches wirtschaftliche Armut und körperliche Not zu vergessen. Indem sie aber Verlauf und äußeren Rahmen der Qātsitzungen der Oberschicht als erstrebenswert betrachten und nachahmen, tragen sie ihrerseits zum Erhalt der sozialen Strukturen bei.

Erkenntnisse der medizinischen Qāt-Forschung

John G. Kennedy

Nach knapper Diskussion der vorliegenden Erkenntnisse zur Botanik, Chemie und Pharmakologie des Qāt (Catha edulis) werden die Auswirkungen seines Gebrauchs diskutiert. Auf Grund eigener ethno-soziologischer und medizinischer Feldforschungen kann Kennedy belegen, daß die bisherige Beurteilung des Qāt-Konsums nur mit Einschränkungen gültig ist. Zwar scheint der Qāt-Gebrauch tatsächlich negativen Einfluß auf die Gesundheit der Jemeniten zu haben, doch ist dieser Einfluß mit Sicherheit weniger gravierend als bisher angenommen. Tatsächlich weisen neueste Untersuchungen sogar auf günstige Effekte des Qāt auf Diabetiker hin.

Seit mindestens 500 Jahren haben Menschen südlich des Roten Meeres die Blätter der Qāt-Pflanze (*Catha edulis* Forskal) gekaut. Die meisterwähnte subjektive Wirkung des Qāt-Gebrauchs ist die Anregung der geistigen Fähigkeiten. Benutzer von Qāt haben immer wieder behauptet, daß Qāt ihnen Energie für ihre Arbeit und Erleichterung bei einer Anzahl von Krankheiten gebe. Qāt verstärke zudem ihr Wohlbefinden und mache sie kontaktfreudiger. Dennoch haben Ausländer einhellig Qāt als schädlich für das körperliche und wirtschaftliche Wohlbefinden der Jemeniten eingeschätzt.

In den islamischen Ländern der Arabischen Republik Jemen und Somalia sowie bei den moslemischen Minderheiten von Äthiopien und Kenia ist Qāt das gebräuchlichste Rauschmittel und ist im Gegensatz zu Alkohol legal erhältlich. Sein Gebrauch verletzt keine ausdrücklichen Vorschriften des Koran. Dennoch ist es aus religiösen Beweggründen in Saudi-Arabien und aus wirtschaftlichen Gründen in der Volksrepublik Jemen verboten. Die Bewertung des Qāt in der bisherigen Forschung ist widersprüchlich, aber neuere Studien versprechen neue Einsichten.

Botanische Aspekte

Fast in allen arabischen Ländern wird die Pflanze als Qāt bezeichnet. Das Gewächs hat viele andere Namen, unter anderem *chat* in Äthiopien und *miraa* oder *marongi* in Kenia. Der Baum wächst wild in Äthiopien, seinem vermutlichen Ursprungsland, und seine Verbreitung reicht bis weit ins südliche Afrika. Im Jemen wird Qāt zwischen einer Höhe von ca. 1000 und 2600 m kultiviert, während für Äthiopien Höhen von 1500 bis 2500 m angegeben werden (Getahun und Kirkorian 1973). In den meisten Teilen Jemens erreichen Qāt-Bäume Höhen von knapp zwei bis zehn Metern, und manche von ihnen sollen bis zu hundert Jahre alt sein. In den meisten Gebieten wird Qāt nicht vor dem dritten Jahr geerntet, aber in den südöstlichen Teilen des Landes machen es klimatische Bedingungen notwendig, die Pflanzen nur ein bis zwei Jahre wachsen zu lassen, d. h. bis zur Größe eines kleinen Strauches. Dann muß sie auf Bodenhöhe zurückgeschnitten werden. In Gebieten mit hohem Niederschlag, wie z. B. im äthiopischen Hochland und auf dem Mount Kenia, erreichen Qāt-Bäume durchschnittlich zehn Meter Höhe und können bis zu zwanzig Meter hoch werden.

Als Mitglied der Familie der *Celestraceae* hat *Catha edulis* einen geraden, schlanken Stamm mit einer hellgrünen, fast weißen Rinde. Die elliptischen, gezackten Blätter sind generell 5–10 cm lang und 1–4 cm breit. Die Pflanze hat kleine, weiße Blüten mit fünf Blütenblättern und Staubbeuteln in Hilfscymen von 1–8 cm Länge (Getahun und Kirkorian 1973: 56). Es gibt nur eine Spezies Qāt, aber auf lokaler Ebene werden die Pflanzen oft in mehrere Kategorien gemäß den Farben von Ästen und Blättern klassifiziert. «Rote» und «weiße» Typen werden oft auf diese Weise unterschieden, wobei den roten generell größere schädliche Nebeneffekte nachgesagt werden, wie beispielsweise Schlaflosigkeit, Appetitlosigkeit, sexuelle Impotenz und Verstopfung.

Im Jemen wird Qāt unter sehr unterschiedlichen Klimabedingungen und Bodentypen angepflanzt, wobei vermutlich mehr als 80 % der Anbaugebiete in regenreichen Regionen liegen. Weil es weniger Wasser als Sorghum (Hirse) und Kaffee benötigt, wird Qāt meist auf Terrassen oder auf den Sonnenseiten von Steilhängen gepflanzt. Von Außenstehenden wird oft behauptet, daß Qāt generell den berühmten Jemeni-Kaffee ersetze und damit die Kaffeewirtschaft schwerwiegend

Seit mindestens fünfhundert Jahren haben Menschen des heutigen Jemen Qātblätter gekaut. Im Gegensatz zu Alkohol ist Qāt legal erhältlich. Die oft behauptete These, das Qātkauen sei grundsätzlich ein Fluchtversuch vor dem problematischen Alltagsleben, ist nicht uneingeschränkt richtig, da z. B. auch die gemütliche Atmosphäre beim gemeinsamen Qātkauen zur Beliebtheit der Droge beiträgt. Neuere medizinische Untersuchungen zeigten, daß die negativen Auswirkungen auf die Gesundheit lange nicht so erheblich sind, wie bisher angenommen. ▷

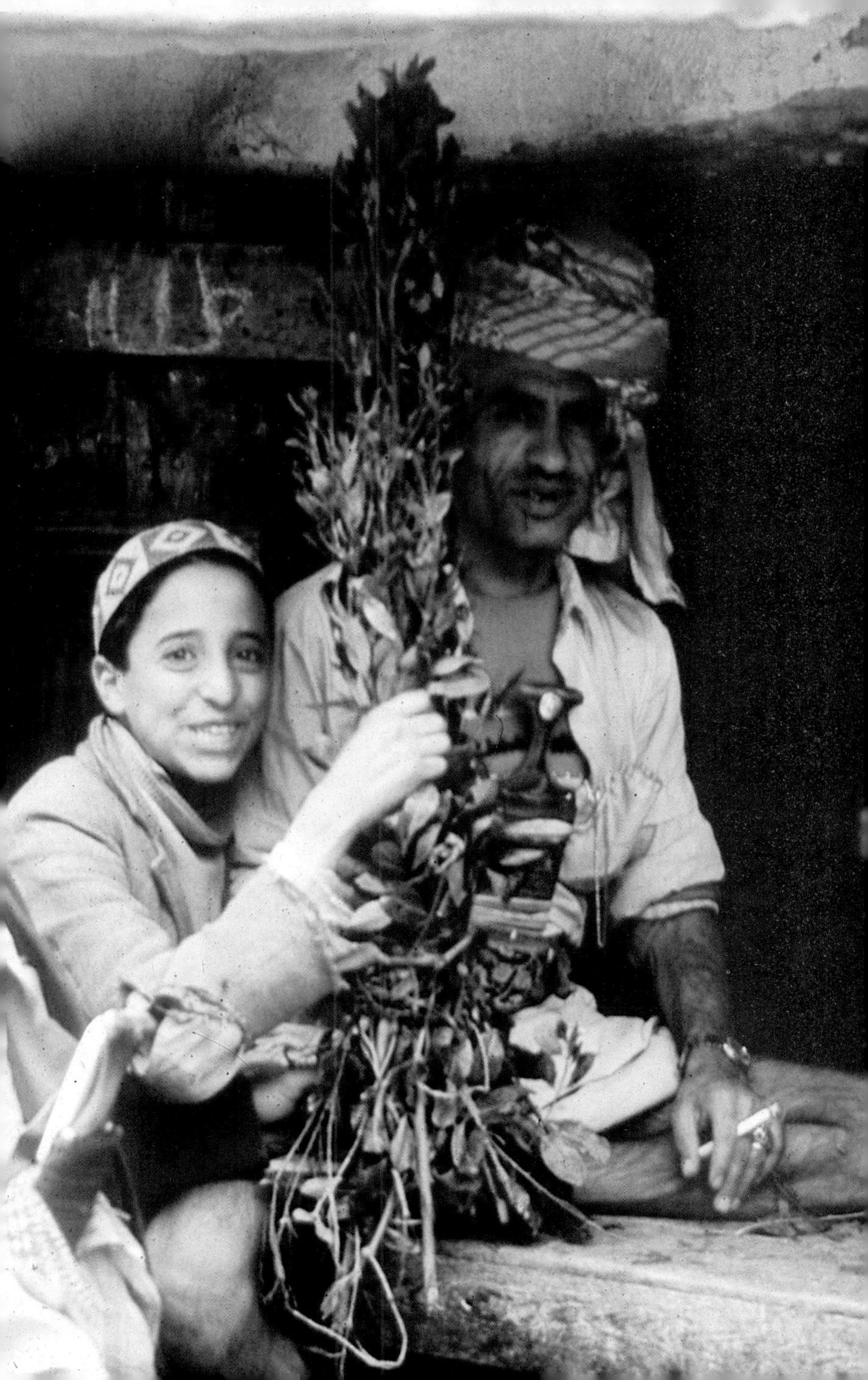

schädige. Dies entspricht jedoch nicht den Tatsachen. Der Anstieg der Qāt-Produktion wurde tatsächlich von sinkenden Erträgen in der Kaffeeproduktion der letzten zehn Jahre begleitet, aber dies hing mit einer langen Periode relativer Trockenheit zusammen, die mit einer Deflation der Weltkaffeepreise in der gleichen Zeit zusammenfiel. Das unempfindlichere und leichter kultivierbare Qāt, das hauptsächlich für den lokalen Verbrauch angebaut wurde, war nicht so hart getroffen wie der Kaffee. Die wenigen Gebiete, auf denen Qāt bewässert werden kann, wie das Wadi Dahr bei Sanaa sowie Teile des Djebel Sabr oberhalb von Taiz, produzieren nicht nur die populären Sorten von Qāt im Jemen, sondern diese Farmer können ihre Ernten besser kontrollieren als die Mehrheit der Farmer, die auf Regen angewiesen sind. In verschiedenen Mikroklimaten des Jemen werden drei Schnitte an jedem Baum während eines Jahreszyklus geerntet, und jede Ernte kann über eine Periode von mehr als zwei Monaten ausgedehnt werden. Der Markt kann bis zu einem gewissen Grade durch zeitversetztes Pflanzen kontrolliert werden, aber Gewinne reduzieren sich generell während der Ernte des beregneten Qāt, wenn die Preise niedriger sind.

Im Nordjemen sind Qāt-Anbaugebiete entlang der westlichen Hänge der Gebirge und der östlichen Hochgebirgsflächen verteilt. Qāt-Kauer bevorzugen möglichst frisch geschnittene Blätter und betrachten die Kraft und den Geschmack als verloren, wenn mehr als 24 bis 36 Stunden seit dem Pflücken vergangen sind. Diese Vergänglichkeit macht schnellen Transport zum Markt notwendig und ist gleichfalls ein Hauptgrund dafür, daß *Catha edulis* außerhalb ihres Ursprungsgebietes nie wirklich bekannt wurde, während ihre Schwesterpflanze, Kaffee, eine der populärsten Drogen der Welt wurde. Lastwagen und Motorräder machen es inzwischen möglich, die Blätter täglich über viele neue Straßen zu jedem Dorf oder jeder Stadt des Landes zu fahren. Die verschiedenen Mikroklimate und die langen Erntezeiten sowie die Kontrolle, die durch schnellen Transport, Bewässerung und Pflanzungstechniken ermöglicht werden, erlauben eine relativ konstante Drogenverfügbarkeit für die meisten Einwohner, obwohl es einige saisonale Preisunterschiede gibt. In den meisten Gebieten kann man sowohl teures als auch billiges Qāt erwerben.

Chemie und Pharmakologie

Seit den ausgehenden achtziger Jahren des vergangenen Jahrhunderts wurde eine Reihe von Versuchen unternommen, die Bestandteile der Qāt-Pflanze zu analysieren, aber frühe Studien wurden dadurch behindert, daß man mit getrockneten Blättern arbeiten mußte. Fortschritte waren gering, bis neue Methoden für feinkörnige chemische Extraktionen entwickelt wurden und Laboratorien finanzaufwendige Untersuchungen unternehmen konnten. In jüngster Zeit haben Flugreisen zum Roten Meer schnellen Transport von frischem und gefriergetrocknetem Qāt zu Forschern in anderen Teilen der Welt möglich gemacht.

Die frühesten Experimente – in Deutschland – isolierten ein Alkaloid, das «Katin» genannt wurde (Fluckiger und Gerock 1887). Im Jahre 1891 extrahierte der Italiener Mosso offenbar die gleiche Substanz, die er *celastrina* nannte. Sein Versuch war die erste pharmakologische Analyse. Mosso berichtete eine Anregung von Motorik und Atmung sowie eine Pupillenerweiterung bei Fröschen, denen der Extrakt injiziert worden war. Beitters Experimente im Jahre 1900 zeigten, daß die Qāt-Pflanze viele Tannine neben einigen ziemlich unreinen Alkaloiden enthält (Beitter 1901).

1912 und 1913 behauptete Stockman, zwei andere Alkaloide neben Katin entdeckt zu haben, die er «Kathanin» und «Kathidin» nannte. Wolfes war 1930 in der Lage, d-Norpsopseudoephedrin im Qāt zu identifizieren, welches er «Kathin» nannte, und seitdem wurde «Kathin» generell mit d-Norpsopseudoephedrin als dem wichtigsten aktiven Bestandteil gleichgesetzt. Dennoch stimmten die meisten Forscher mit Bruckes früher Vermutung überein, daß es möglicherweise einige andere sich verflüchtigende anregende Bestandteile gebe, die in den getrockneten Präparaten fehlten. Spätere Arbeiten von Paris und Moyse unterstützten dies durch ihre Erkenntnis, daß die gesamte Pflanze ein größeres Maß toxischer Effekte hat als die entnommenen Alkaloide allein (1958).

Im Jahre 1968 isolierten Elkey und andere neue Alkaloide zusätzlich zu d-Norpsopseudoephedrin, unter denen sich Ephedrin befand, sowie andere, die sie «Kathedin», «Kathanin» und «Edulin» nannten. Kirkorian und Getahun (1973: 387) haben diese Arbeit aus methodischen Gründen in Frage gestellt, aber sie stimmten mit der Schlußfolgerung überein, daß die Pflanze komplexer sei als ursprünglich vermutet. Schon in den frühen siebziger Jahren hatte die *World Health Organisation* mit detaillierten Arbeiten an gefriergetrocknetem Qāt begonnen, drei weitere Laboratorien waren mit der Forschung daran beschäftigt. Die wichtigsten Ergebnisse waren folgende:

1. Ein neuer isolierter Bestandteil namens «Kathinon» oder (–)-S Aminopropriophenom ist offensichtlich eine der sich bei der Trocknung von Qāt verflüchtigenden anderen aktiven Ingredienzien. Er weist Ähnlichkeiten mit (+)-Norpsopseudoephedrin sowie mit d-Amphetamin auf, hat aber einige andere Eigenschaften.
2. Qāt enthält mehr als 40 andere Alkaloide namens «Katheduline», von denen viele isoliert wurden (*U.S. Narcotics Laboratory Report* GE 79–10365 1979: 8–9; Braenden, 1979).

3. Kathinon bewirkt eine Stimulation der Funktionen des zentralen Nervensystems bei Ratten und Affen, die auf viele Weise ähnlich den Effekten von d-Amphetamin und Kokain ist, d. h., Herzschlag, Bewegungsaktivität und Sauerstoffverbrauch werden erhöht.
4. Affen, denen Kathinon injiziert wird, werden sich selbst in 24stündigen «Vergnügungs»-Perioden stimulieren, während bei kokaingewöhnten Affen Kathinon Nahrungsverstärkungszyklen auf wesentlich höheren Ebenen als bei Kokain oder d-Amphetamin herbeiführte (Schuster/Johanson 1979: 1–2).
5. Kathinon scheint nicht so zu wirken, daß es einen agonistischen Effekt auf Dopamin in den Gehirnneuronen hat, wie dies bei d-Amphetamin der Fall ist, und bei Primaten hat es weniger Verhaltensstörungen hervorgebracht als d-Amphetamin (Knoll 1979, Rosencrans et al. 1979, Yanagita 1979, Schuster und Johanson 1979). Diese interessanten Resultate unterstützen bisher generell Halbachs Schlußfolgerung, daß die klinischen Wirkungen von Qāt ähnlich denen des d-Amphetamins sind, allerdings sind die Wirkungen schwächer.

Andere biochemische gesundheitsbezogene Ergebnisse sind:
1. Es gibt eine Anzahl von Tanninen, die in Verbindung mit den Magenbeschwerden zu stehen scheinen, die oft im Zusammenhang mit dem Qāt-Gebrauch erwähnt werden.
2. Die Blätter enthalten bedeutende Mengen an Vitamin C (Mustard 1952: 34).
3. Studien am Blutzuckergehalt, die eine ägyptische Forschungsgruppe in Sanaa durchführte, ergaben, daß starker Qāt-Gebrauch einen temporären Hypoglykämie-Effekt bewirkt (Ramadan et al. 1979).

Würde dieses letztere Ergebnis bestätigt, könnte es einige wichtige Schlußfolgerungen in bezug auf die Behauptung haben, daß Qāt günstig für Diabetes sei.

Die Frage der Abhängigkeit

Weil allgemein angenommen wird, daß Qāt suchterzeugend sei, versuchte unsere Studie, den Grad der Drogenabhängigkeit von Nichtkauern, starken Kauern und leichten Kauern zu messen. Für unsere Untersuchungseinheiten errechneten wir die Einkommensanteile, die für Qāt ausgegeben wurden, und verglichen sie mit den Summen, die allgemein für Nahrung und für Fleisch ausgegeben wurden. Das Ergebnis ist in der folgenden Graphik erfaßt:

a männlich: $F = 99.76$, p 0.001; weiblich: $F = 19.23$, p 0.001;
b männlich: $F = 8.19$, p 0.001; weiblich: $F = 12.52$, p 0.001;
c männlich: $F = 9.96$, p 0.001; weiblich: $F = 4.40$, p 0.01;

d männlich: $F = 87.89$, p 0.001; weiblich: $F = 19.51$, p 0.001;
e männlich: $F = 15.51$, p 0.001; weiblich: $F = 5.33$, p 0.01;
f männlich: $F = 7.28$, p 0.001; weiblich: $F = 6.11$, p 0.01;

g männlich: $F = 27.20$, p 0.001; weiblich: $F = 17.87$, p 0.01;
h männlich: $F = 1.39$, n. s.; weiblich: $F = 0.52$, n. s.;
i männlich: $F = 0.66$, n. s.; weiblich: $F = 1.08$, n. s.;

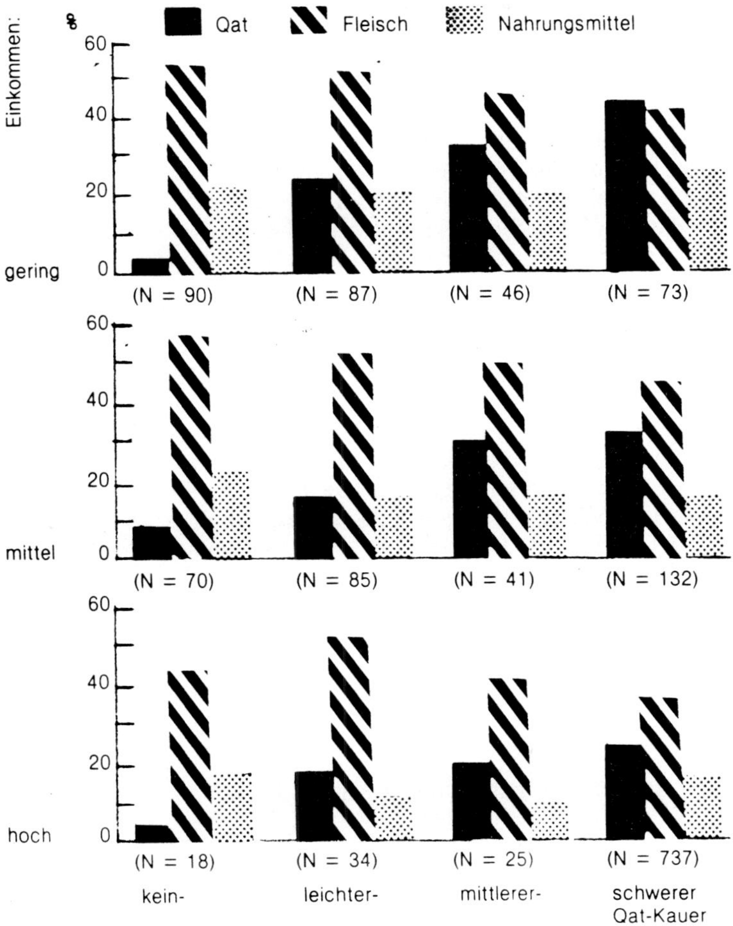

Abb. 1: Qāt-Kauer-Kategorien – Ausgaben für Qāt, Nahrungsmittel und Fleisch prozentual zum Gesamteinkommen.

Die Daten zeigen die extrem hohen Anteile des Familieneinkommens, die von den Jemeniten unserer Untersuchung für Qāt ausgegeben wurden. Starke Konsumenten, die arm sind, verbrauchen proportional mehr Geld für Qāt als für Nahrungsmittel, und auch die wohlhabenderen starken Kauer stellen einen wesentlichen Prozentsatz ihres Einkommens dafür bereit. Reiche Individuen brauchen mehr Geld für Qāt, aber geben einen geringeren Prozentanteil ihres Einkommens dafür aus; d. h., eine reichere Person wird vermutlich mehr kauen, kann aber ausreichend Geld für andere Ausgaben und Verwendungszwecke bereitlegen. Der arme Konsument opfert wesentliche Güter, um Qāt zu kauen.

Abbildung 1 zeigt außerdem einen Anstieg im Geldanteil, der für Fleisch ausgegeben wird, wenn der für Qāt verwendete Prozentsatz reduziert wird. Dies gilt allerdings nicht für die obere Einkommensstufe, in der die prozentualen Anteile für Fleisch ziemlich konstant bleiben. Unabhängig vom Einkommen gibt es ein anteilsmäßiges Absinken für Nahrungsausgaben, wenn der Qāt-Gebrauch ansteigt. Das zeigt, daß mit größerer Gewöhnung an die Droge die Bereitschaft wächst, für deren Beschaffung Opfer auf sich zu nehmen.

Diese Vergleiche offenbaren den hohen Wert, der dem Qāt von den Jemeniten zugesprochen wird, und sie ergeben, daß die Armen Geld dafür ausgeben, das besser für Nahrungsmittel verwendet würde.

Nach Einstellen des Qāt-Konsums erfahren leichte und mittlere Kauer keine Entzugssymptome. Sie verspüren jedoch für einige Tage leichte Müdigkeit, eine Reaktion, die ein einfacher «Pingpongeffekt» (*rebound*-Phänomen) zu sein scheint. Sie lassen ohne Schwierigkeiten ihre Gewohnheit fallen. Die Entzugserscheinungen bei starken Kauern (solche, die sechs bis sieben Tage in der Woche große Mengen kauen) sind paranoide Alpträume und Körperzittern über mehrere Tage hinweg, und dies scheinen nur leichte Entzugssymptome zu sein. Die Mehrzahl der Jemeniten, die Qāt regelmäßig konsumieren, gehören nicht zu den starken Kauern. Daher kann für die Mehrheit der Bevölkerung nicht von einer körperlichen Abhängigkeit gesprochen werden.

Forderung einer Neubeurteilung des Qāt-Konsums im Jemen

Eine Art gemeinsamer «analgesischer» Hypothese wird oft von Wissenschaftlern beschworen, die behaupten, daß die Jemeniten als Nation «abhängig» von Qāt seien. Sie behaupten, Qāt trüge nicht nur zur Entspannung bei Schmerzen, sondern auch zur Bewältigung von Problemen in ihren schwierigen Lebensbedingungen bei. Wir versuchten, diese Hypothese durch Interviewfragen zu testen. Obwohl Kauer mit hohem Konsum tatsächlich mehr schmerzstillende Wirkungen berichteten als moderate oder geringe Kauer, konsumieren reichere Menschen generell mehr Qāt als ärmere Menschen. Außerdem berichteten Kauer, die auf einer Krankheitsskala als «gesund» klassifiziert werden könnten, tatsächlich mehr über Wohltaten des Qāt als solche, die krank waren. Kauer, die an schmerzhaften Krankheiten litten, schätzten die schmerzstillende Wirkung des Qāt geringer ein als solche, die an keinerlei Schmerzen litten. Auf der anderen Seite tendierten starke Kauer dazu, mehr positive Gefühlswirkungen (*kayf*) zu berichten, als es leichte Kauer taten. Dies scheint ein Zeichen dafür zu sein, daß das Streben nach Wohlbehagen eine wichtige Motivation für das Kauen ist. Die Korrelation dieser Funde ergibt, daß die Institutionalisierung von Qāt-Kauen im Jemen nicht grundsätzlich ein Fluchtversuch vor dem problematischen Alltagsleben ist, sondern eher in der Fähigkeit der Droge begründet liegt, die Wahrnehmung zu steigern, kognitive Prozesse zu erhöhen und das Allgemeinbefinden zu verbessern. Diese Drogeneffekte wirken synergistisch zusammen mit der Tatsache, daß die Gruppengemeinschaft, die sich beim Qāt-Konsum ergibt, in sich lohnenswert erscheint. Diese Kombination von gegenseitigen Verstärkungen hat – da es keine alternativen Formen der Gruppeninteraktion gibt – zu der Entwicklung der Institution des Qāt-Gebrauchs geführt. Zum Verständnis der Institutionalisierung der Droge im Jemen ist es wichtig, die negativen Sanktionen, die mit der Nichtbeteiligung an ihrem Konsum einhergehen, einzubeziehen (Kennedy et al. 1980: 337–341). Nur dann ist eine Bewertung der kulturellen Dimension des Qāt-Gebrauchs möglich. In Anbetracht der allgemein zu beobachtenden Vitalität der jemenitischen Gesellschaft führen diese Überlegungen zu einer Neubeurteilung der körperlichen und geistigen Schäden, die angeblich mit dem Qāt-Gebrauch verknüpft sind. Halbach zum Beispiel faßt die vorherrschende medizinische Meinung zusammen: «Appetitlosigkeit ... ist ein wesentlicher Faktor im Teufelskreis Khat – Appetitlosigkeit – Unterernährung – Verdauungsstörungen – Hunger – seine Unterdrückung durch Khat» (1979: 39). Als negative Konsequenzen des Kauens zählt er Kopfschmerzen, Gehirnblutungen, Herzmuskelschwächen, Aderödeme, Spermatorrhöe, Zahnfleischentzündung, Gastritis, Anfälligkeit für Zwölffingerdarmgeschwüre und Darmverstopfung auf. Wenn diese Anschuldigungen tatsächlich stimmen, ist es weder zu verstehen, wie die jemenitische Gesellschaft in der Lage war, überhaupt zu existieren, noch zu begreifen, warum die Jemeniten mit der Drogeneinnahme fortfahren. Da die einheitlichen negativen Behauptungen der Literatur zum Qāt-Gebrauch erstaunlicherweise kaum durch medizinische Forschungen be-

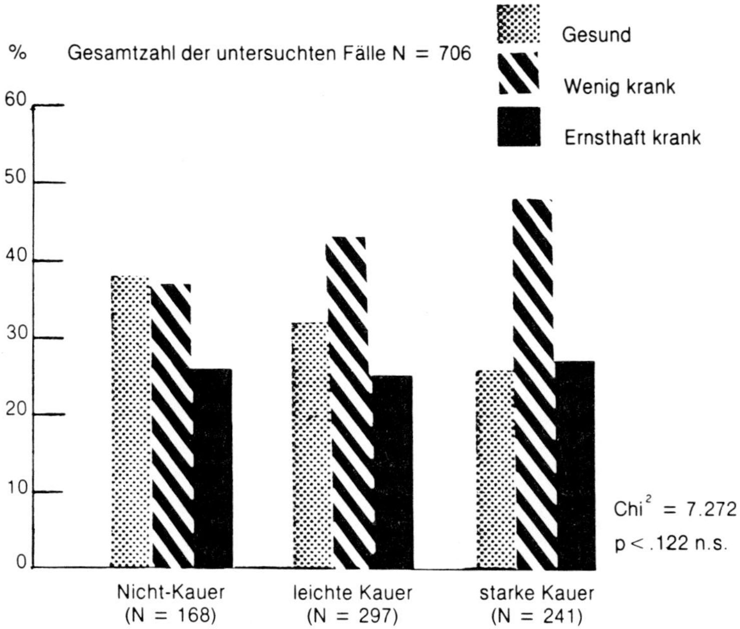

Abb. 2: End-Diagnose des Gebrauchs (beide Geschlechter)

legt sind, war es uns ein Anliegen, unsere Untersuchungen zum Qāt-Konsum medizinisch abzusichern.

Wir führten ausgiebige soziologische Interviews mit 803 Testpersonen in den drei Städten Sanaa, Hodeida und Taiz durch. Bei 706 dieser Personen führten wir zusätzliche medizinische Untersuchungen und Labortests durch. Zur Zeit sind wir noch dabei, diese Daten auszuwerten. Die folgende Graphik repräsentiert ein vorläufiges Bild der Beziehung zwischen Krankheit und Qāt-Gebrauch in unserer Untersuchungsgruppe.

Abbildung 2 zeigt, daß ein relativ hoher Anteil der Untersuchten als mittelschwer bis schwer krank diagnostiziert wurde und daß es eine Beziehung zwischen der Stärke des Qāt-Konsums und dem Grad der Krankheit gibt. Die Benutzer von sowohl leichten als auch starken Mengen zeigen einen höheren Anteil von «mäßigen» (nicht aktivitätsbehindernden) Krankheiten, aber für «schwere» (aktivitätsbehindernde) Krankheiten sind die Benutzerkategorien ungefähr die gleichen wie die der Nichtbenutzer.

Momentan analysieren wir die Daten in bezug auf Geschlecht,

Alter, geographische Verbreitung und ökonomische Faktoren. Nach dem bisherigen Stand der Auswertungen scheint der Qāt-Gebrauch einen negativen Einfluß auf die Gesundheit der Jemeniten zu haben. Dieser Einfluß scheint jedoch nicht generell den Umfang und die Ernsthaftigkeit zu haben, die die bisherigen medizinischen Berichterstattungen – man könnte sie Anekdoten nennen – erwarten ließen. Sicherlich kann dadurch der Qāt-Konsum nicht gerechtfertigt werden. Doch sollte man vorsichtiger mit umfassenden Urteilen zum Qāt-Gebrauch sein, als es bisher der Fall war. Dies gilt vor allem für Bewertungen zum Qāt-Konsum, die aus Ländern kommen, in denen der Gebrauch von Alkohol, Nikotin und Koffein genauso verbreitet ist wie der Gebrauch von Kathinon im Jemen.

Cannabis in Afrika

Brian M. du Toit

Cannabis ist eine «soziale» Pflanze, die normalerweise in Verbindung mit menschlichen Siedlungen auftritt. Grundsätzlich als bewußtseinsveränderndes Mittel angewendet, gebraucht man Cannabis sowohl säkular wie auch rituell. Die Verbreitung der Pflanze in Afrika entspricht dem Vordringen von Händlern und Siedlern aus den südlichen Teilen Indiens und Arabiens an die afrikanische Ostküste. Bantu-Wandervölker sicherten seine Verbreitung ins Innere Afrikas, wo wir nicht nur die Pflanzen, sondern auch terminologische Ähnlichkeiten finden. Die folgende Diskussion ist eine Abhandlung zum Thema der Verbreitung.

Cannabis ist die einzige allgemein gebrauchte Droge, die in Süd-Afrika wirklich heimisch ist. Sie wurde schon von den einheimischen San-, Khoi- und Bantu-Völkern vor der Ankunft weißer Siedler im Jahre 1652 verwendet.

Ihr Gebrauch wurde beeinflußt von den Arbeitern, die aus Süd-Indien zur Arbeit auf den Zuckerrohr-Plantagen von Natal importiert wurden, und im modernen Süd-Afrika hat sie eine spezielle Bedeutung durch weiße und farbige ethnische Gruppen erhalten. Dieser Bericht gehört zu einer genauen Analyse von Mustern des Cannabis-Konsums durch Mitglieder aller vier großen ethnischen Gruppen, die in Süd-Afrika gesetzlich anerkannt sind.

Logischer Ausgangspunkt für eine Diskussion über die Geschichte des Cannabis sind die frühen Handelskontakte und die Händler aus Indien und von dem arabischen Subkontinent. Diese Personen siedelten um das Horn von Afrika um das 1. Jh. n. Chr. und breiteten sich allmählich weiter südlich aus.

Im 11. und 12. Jh. war Cannabis von Indien und Persien in westliche Richtung nach Ägypten (Rosenthal 1971: 160) vorgedrungen, und Moslems fanden sich entlang der afrikanischen Ostküste bis nach Tansania im Süden. Neville Chittick berichtet, daß sich im 11. oder 12. Jh. moslemische Siedlungen auf Sansibar und Pemba sowie bei Kilwa befanden (1963). Derselbe Autor vermutet, daß «im frühen 10. Jh. n. Chr. (*al-Mas'ude*) Moslems in Qanbalu (Pemba?) waren und auch schon Bantu in diesem Gebiet siedelten. Mitte des 12. Jh.

(*al-Idrisi*) waren die meisten Einwohner Sansibars Moslems; es gab eine Anzahl von Städten auf dem Festland, von denen die meisten anscheinend heidnisch waren» (Chittick 1965).

Zur selben Zeit, als die ersten arabischen Siedlungen vor der ostafrikanischen Küste gegründet wurden und der Gold-Handel mit Sofala geregelt worden war, existierten schon Kontakte zwischen bantusprachigen Völkern und Arabern. Diese Bantu-Sprecher zogen allmählich in südliche Richtung, während sie ihr Territorium erweiterten oder ihre Viehherden weideten. Schon im 2. und 3. Jh. n. Chr. erreichten Handelsimporte Zentralafrika über einheimische Handelsstraßen (Fagan 1969: 10) oder gelangten weiter westwärts über ein ausgedehntes Netz von Handelsstraßen in das Kongo-Becken (Vansina 1962) bzw., was wahrscheinlicher ist, wurden durch swahili-sprachige Kaufleute in die Region der Großen Seen befördert.

In einer Diskussion um Ausgrabungsstätten am Kinsale-See im Norden Shabas datierte Jacques Nenguin diese auf das 7. bis 9. Jh. und stellte fest, daß «die durchbohrte Kauri-Muschel, die in der Grabstätte 54 gefunden wurde, möglicherweise von der Ost-Küste stammt» (1963: 236). Dies ist eine von vielen Vermutungen von Forschern in bezug auf frühzeitige Handelskontakte und, wichtiger, auf Handelsrouten von Ost nach West. Weiter südlich existiert Dokumentationsmaterial für ähnlichen einheimischen Handel, denn um 1835 «pflegten die Matabele beachtliche Kontakte mit den Amasili/Masarwa am Rande der Kalahari und tauschten Eisen, Dagga (sic!), Sperre, Hacken und Messer gegen Straußenei-Ketten, Elfenbein, Federn, Horn und Häute» (Sutherland/Harris 1970; Dornan 1925).

Archäologische Zeugnisse

Eines der frühesten Daten für das Vorhandensein von Cannabis in Afrika stammt von der Lalibela-Höhle in der Nähe des Tana-Sees, Äthiopien. Sowohl Datierung wie auch Art des Drogengebrauchs, nämlich das Rauchen, sind von Bedeutung. Daß die Droge geraucht wurde, geht aus dem Fund zweier Keramik-Pfeifenköpfe, datiert auf 1320 $\pm$ 80 n. Chr., hervor. Wichtiger jedoch ist die Tatsache, daß beide positive Testergebnisse hinsichtlich einer auf Cannabis aufgebauten Mischung ergaben (van der Merwe 1975).

Uns fehlen archäologische Belege für Ost-Afrika, aber in Zentralafrika existieren frühe Zeugnisse sowohl für das Vorhandensein von Pfeifen wie auch – zu einem etwas späteren Zeitpunkt – für Cannabis. Es ist ein gut dokumentiertes Faktum, daß die eisenzeitliche afrikanische Bevölkerung um das 2. oder 3. Jh. n. Chr. im Sambesi-Tal Bodenbau und Viehzucht betrieb. Tatsächlich zeigen verläßlich datierte archäologische Fundorte in Sambia und Simbabwe die Anwesenheit seßhafter Gruppen eisenzeitlicher Völker um 185 bis 300 n. Chr. (Inskeep 1969: 32). Es waren Dorfbewohner, die Schmiedetechniken und Töpferei kannten. Wir wissen auch, daß in Sambia Handelsgut von der Küste relativ häufig in archäologischen Fundstätten aus der Zeit des 6. und 7. Jh. vertreten sind (Fagan 1965: 93). Diese Stätten sind auch reich an Keramiken und in Stein gehauenen Objekten, die darauf hinweisen, daß die zum Rauchen von Cannabis erforderlichen Pfeifenköpfe aus einem dieser Materialien hergestellt werden konnten.

Etwa gleichzeitig mit dem Import von Cannabis nach Innerafrika zogen arabische Kaufleute den Sambesi aufwärts, um mit dem Rozwi-Reich Handel zu treiben. Fagan und Phillipson (1965: 261) beziehen sich auf eine Pfeife «mit einem männlichen Stiel», die bei Sebanzi in Sambia gefunden wurde. Sie datieren sie zurück «auf die Schicht von ca. 1200 n. Chr.». Phillipson vermutete, daß, da diese Pfeifen und besonders der älteste Pfeifenkopf (vgl. o.) dem Jahr 1492, d. h. der Einführung des Tabakrauchens von der Neuen in die Alte Welt, vorangehen, die betreffende Bevölkerung eine andere Tabaksorte oder *Cannabis sativa* geraucht habe (1965: 2).

Der Simbabwe-Komplex bietet vielleicht überzeugendere Belege. In einer Schicht mit der Datierung von 1450 n. Chr. fand Summers «einige Pfeifen zum Rauchen von *dagga* (indischem Hanf)» (1971: 164 und illustriert 226). Er gab weder die Tiefe des betreffenden Fundes in bezug auf die Schicht an, noch, ob die Asche in der Pfeife auf Bestandteile von Cannabis geprüft wurde. So bleiben uns die archäologischen Zeugnisse von Pfeifen und Cannabis in Süd-Afrika um die Mitte des 15. Jh., vielleicht schon zu früherer Zeit.

Weiter südlich wurden Rauchpfeifen im Brandberg, Namibia, in großen, freiliegenden Siedlungsstätten, die den Bergdama zugeschrieben werden, gefunden. Zwei dieser Fundstätten haben Datierungen von 1490 und 1730 n. Chr. (Leon Jacobsen, Gespräch 1975). Auf der Grundlage ethnographischen Materials können wir annehmen, daß die Bewohner tatsächlich Cannabis geraucht haben.

Ethnographische Zeugnisse

Ein Überblick über Reiseberichte, Ethnographika und anthropologische Studien des 17. und 18. Jh. präsentiert das Bild integrierter Cannabis-Raucher in den afrikanischen Gebieten südlich der Sahara (du Toit 1975: 1980). Dies trifft nicht nur auf die Khoi-Khoi-Hirten im Süden und ihre Nachbarn, die San, zu, sondern auch auf die mit ihnen in Kontakt stehenden bantu-sprachigen Gruppen. Es bezieht sich gleichermaßen auf die meisten Negervölker in Süd-, Ost- und Zentralafrika. Dieses gemeinsame kulturelle Muster des Gebrauchs und der Terme, welche die Pflanze bezeichnen (vgl. u.), lassen eine lange bestehende Aufnahme von Cannabis im größten Teil des südlich der Sahara gelegenen Afrika vermuten. Dieser Überblick muß wegen seines begrenzten Umfangs sehr kurz und daher notwendigerweise kursorisch sein. Wir werden nur auf die großen Gruppen eingehen, angefangen im nordöstlichen Gebiet Schwarzafrikas.

In bezug auf die Pygmäen stellt Torday fest, daß das Rauchen von Cannabis «in gewissem Umfang bei den Bangongo (einer Gruppe im heutigen Zaire) praktiziert wird, welche angeben, daß sie es von den Pygmäen, die seit undenklichen Zeiten davon abhängig sind, gelernt haben . . .» (1925: 240). Der Autor räumt sofort die plausiblere Erklärung einer Einführung von arabischer Seite ein, aber fährt mit der Feststellung fort, daß, «sollte es bewiesen sein, daß die Pygmäen für die Verbreitung von Hanf verantwortlich waren, er als das älteste den Afrikanern bekannte Narkotikum betrachtet werden müßte» (ibid.: 240). Wir wissen, daß die Mbuti Cannabis anbauen und vermutlich auch gebrauchen, aber die einzige Bemerkung in diese Richtung ist Turnbulls Hinweis auf «Hanf, der illegal angebaut wird» (1965: 20). Hinsichtlich der Efe (einer der Pygmäen-Gruppen) erklärt Schebesta, daß sie glauben, das Rauchen von *Bangi* gäbe ihnen die «Kraft, Elefanten zu töten» (1933: 299).

Die Kangeju, Jäger um den See Eyasi im Norden Tansanias, waren überzeugte Raucher. Bagshawe erklärt, daß sie wilden Tabak verwendeten, den sie von Nachbarvölkern erhandelt hatten und den sie «mit einer Pflanze mit den berauschenden Eigenschaften von *Cannabis indica* vermischten» (1924: 25). Wir wissen auch, daß die Sandawe Tabak und «eine Pflanze mit der gleichen Wirkung wie das *dagga* Süd-Afrikas anbauten» (ibid.: 226).

Im Hinblick auf den Osten erfahren wir, daß der Gebrauch von Cannabis bei den Nyamwezi im heutigen Tansania «1883 stark zunahm» (Wissman 1891: 308). Im Norden dieses Gebietes liegt die Region, die man generell als Ost-Afrika bezeichnet. Obwohl die Autoren keine genauen Lokalangaben machen, ist es diese Region, in der wir Hinweise auf *chamba* finden, das bei Müdigkeit und Mangel an Nahrung und Getränken geraucht oder getrunken wird, das aber, wie sie zugeben, «ihnen in die Beine fährt» (Werner 1906: 179). Roscoe stellt nachdrücklich fest, daß «die Basoga dem Rauchen Indischen Hanfs ergeben sind, und das macht sie stumpfsinnig und oft widerspenstig» (1911: 249).

Im Hochland um die Großen Seen wurde Cannabis ebenfalls konsumiert. Codere (1975) berichtet, daß die Twa im modernen Ruanda die Droge seit langer Zeit, aber nur zweimal täglich, morgens und abends, gebrauchen. Ihre Landsleute, die Hutu und Tutsi, verwenden es hauptsächlich medizinisch.

Zum Norden hin, d. h. entlang dem westlichen Teil des Kontinents, finden wir das Rauchen von Cannabis in Angola (Schachtzabel 1923: 88), wo von den Portugiesen der Gebrauch «durch einen Sklaven als Verbrechen betrachtet wurde» (Livingstone 1857: 541; vgl. auch Monteiro 1875: 257). Von dem Hochland von Angola steigt man hinab in das heutige Zaire, wo das Rauchen von Hanf als «der Fluch der Batetela in der Provinz Kasai» galt (Hilton-Simpson 1911: 256). Im Gebiet des heutigen Malawi beobachteten Johnston (1897: 427, 461) wie auch Livingstone (1865: 111), daß er angebaut und geraucht wurde. Hughes (1933: 70) legt dar, daß im Gebiet von Malawi-Sambia Cannabis geraucht wird. Dies ist auch bei den Ila der Fall (Smith/Dale 1920: 152).

Die Swasi praktizierten den Gebrauch der Cannabis-Pfeife ebenso wie die Methode, bei der ein Loch in den Boden gegraben und der Rauch durch ein Mundstück eingesogen wird. Die Pflanze scheint hier vorwiegend mit Wahrsagern in Verbindung gebracht werden zu können, die Pfeifen verwendeten (O'Neil 1921: 207–209). Sie wurde auch von jungen Kriegern als Stimulans verwendet, wie bei den Zulus, und von dem Lobsänger, der die Lobpreisungen auf den König oder sonstige prominente Personen anzustimmen hatte. Es ist von Einheimischen überliefert, daß die Droge den Geist stimuliert. «Wenn ein Mann mit einem außerordentlich komplizierten Problem konfrontiert ist, wird er sein *shawulo* (Pfeife) rauchen, sich auf das Problem konzentrieren, und die Lösung wird sich ihm ohne Schwierigkeit offenbaren» (Marwick 1940: 80).

Die Venda gebrauchten Cannabis nicht sehr ausgiebig (Stayt 1931: 51). Sie verwendeten jedoch die Wasserpfeife wie auch die Matabele von Simbabwe (Decle 1898: 24). Wir erfahren, daß es eine Zeit gab, als die Sotho Tabak nicht kannten, aber «Hanf zu rauchen pflegten» (Ellenberger/Macgregor 1912: 9).

Eine der ethnischen Gruppen, zu denen umfangreiche Informationen über einen langen Zeitraum hin vorliegen, sind die Zulu. Sie bewohnen den größten Teil Natals und sind, als Nguni, den Xhosa im Süden und den Swazi im Norden verwandt. John Bird spricht von «*sangu,* europäischem Hanf, der zum Rauchen angebaut wird» (1888: 306). Bryant berichtet, daß «der Hanf (*iNtsangu, Cannabis sativa*), den die Zulu rauchten, zu Hause in jedem Kraal angebaut wurde . . .», und die Blätter der besten Qualität wurden terminologisch von den schlechteren unterschieden (1949: 222–223).

Als weiße Siedler und Forscher von der Gründungssiedlung, später Cape Town genannt, ostwärts zogen, trafen sie auf Xhosa, Fingo und andere Gruppen der südlichen Nguni. Bei den Xhosa, so berichtet Alberti 1907, wurde von Männern und Frauen (wie auch heute noch üblich) geraucht, und Tabak wie auch Cannabis wurden hochgeschätzt (Alberti 1968: 25). Andrew Smith, der ein sehr eingehendes Wissen dieses Volkes gewann, erwähnt, daß «*dakka* seit undenklichen Zeiten den Kaffern bekannt war. Sie sind sehr eingenommen davon, es zu rauchen. Wer sowohl Tabak als auch *dakka* beschaffen kann, schnupft ersteres und raucht das andere. Sie rauchen es durch Wasser» (1939: 312). In etwa die gleiche Beschreibung gibt Baines (1964: 213). Andrew Smith erwähnt auch das Rauchen von Cannabis bei den Baralong und Bathlapin – beide sind Untergruppen der Tswana. Das Rauchen von Hanf bei den Bechuana, einer weiteren Tswana-Gruppe, wird auch von Conder angesprochen (1887: 82).

Linguistische Zeugnisse

In der Geschichte der Pflanze gibt es zwei wichtige Termini: im Sanskrit *bhanga,* welches in dem Hindu-Wort *bhang* aufging, und arabisch *kinnab,* ein Wort, das möglicherweise für die Übertragung durch den Botaniker Linnaeus auf die Untergruppe Cannabis verantwortlich war.

Die ersten arabischen Kaufleute führten das Wort *bang* nach Afrika ein, und es wird, in linguistisch varianten Formen, in ganz Ost- und Süd-Afrika angetroffen. So bezieht sich das von dem *Institut d'Ethnologie* (Paris 1939) erarbeitete Swahili-Französische Wörterbuch auf *bangi,* welches indischen Hanf oder Hanf-ähnliche getrocknete Pflanzenteile, die als Rauschmittel aufbereitet wurden, bezeichnet. Die Ursprünge des Terms werden aufgelistet: im Hindi: *bang,* arabisch: *banji* und persisch: *bandz* (*banj*).

Im Gebiet der ostafrikanischen Großen Seen, gerade südlich des Viktoria-Sees, wird Cannabis als *bhangi* (Kollmann 1899) bezeichnet – zweifellos als Folge früher Kontakte mit den Swahili.

Als der Forscher Speke in den 1850er Jahren von der Küste zu den Großen Seen vorstieß, fand er arabische Niederlassungen und den Gebrauch von Hanf. Der Gebrauch von *banghi* war üblich – und ist es noch heute – bei den Swahili entlang der Küste. Bezüglich der ethnisch komplexen Situation in Ruanda berichtet Helen Codere (1975) über die Verwendung von Cannabis bei der einheimischen Bevölkerung. Cannabis, «in Kingarawanda *injaga* genannt», ist mit den Twa – mit beiden Geschlechtern – und nur selten mit den Hutu und Tutsi in Verbindung zu bringen, letztere jedoch verwenden die Pflanze medizinisch.

Variationen von *bangi* findet man auch weiter südlich. So bezeichnen die Thonga im Tal des Sambesi Cannabis als *mbange,* während die rhodesischen Shona *mbanji* benutzen. Südlich des Limpopo, südwestlich der Thonga, leben die Venda, die es mit *mbanzhe* bezeichnen, und die Sotho-Sprecher nennen es *mmoana*. Eine geringfügige phonemische Variation erscheint bei den Swazi-Zulu-Sprechern, die den Terminus *nsangu* benutzen, und die Lamba im heutigen Zambia haben lange Zeit *uluwangula* verwendet (Doke 1931).

Dann finden wir einen geographischen Komplex entlang der Westküste und einige Meilen ins Inland reichend bzw. entlang dem Sambesi, wo einheimische Bantu-Sprecher nicht nur die Pflanze, sondern auch den Terminus *bang* übernommen haben.

Die Anwesenheit arabischer Kaufleute hatte vermutlich einigen Einfluß darauf, jedoch weisen die frühen Datierungen von Pfeifen darauf hin, daß Cannabis seinen arabischen Trägern im Prozeß der Diffusion vorangegangen sein mag.

Der Terminus *bang* und seine Bantu-Ableitungen sind nicht überall in Süd-Afrika anzutreffen. Im südlichsten Teil des Kontinents stoßen wir auf einen historischen Zufall, der in einer allgemeinen Nomenklatur resultierte, welche die geographische und historische Bedeutung dieses einen Terms schmälert. Dies liegt teilweise an einer fehlerhaften Anwendung des Terms und der darauf folgenden Verallgemeinerung.

Die früheste Verwendung des Terminus *dagga* erscheint im Tagebuch Jan van Riebeecks, des ersten Gouverneurs der neuen holländischen Niederlassung am Kap der Guten Hoffnung. Das Datum war 1658, und das Wort wurde *daccha* geschrieben. Es ist fast sicher, daß hier und in den zahlreichen folgenden Hinweisen nicht *Cannabis sativa,* sondern *Leonotis leonurus,* ein wohlbekannter blühender Strauch, der von den Khoikhoi benutzt wird, gemeint ist.

Eine der vollständigsten linguistischen Analysen des Terms *dagga* stammt von Nienaber, und zwar aus seinem Werk «Hottentotten» (1963). Zwei mögliche Quellen des Terminus vermutend, bezieht er sich auf die Werke einiger früherer Forscher: a) Nach Hahn und Lichtenstein ist es möglich, daß der holländische Term *tabak* (Tabak), der häufig als *twak* erscheint, zu *twaga,* später zu *toaga* und schließlich *dagga* korrumpiert wurde. Das scheint jedoch ein weit hergeholter Ursprung zu sein. b) Eine weit plausiblere Behauptung besteht darin, daß der Khoikhoi-Terminus *daXa-b* oder *baXa-b,* der sich unter anderem auf Tabak bezieht, die Wurzel ist, aus der *dagga* abgeleitet sein könnte. Speziell hinsichtlich *dagga* finden wir das näher bestimmende Wort *lamaXa-b,* nämlich «grüner Tabak» oder Cannabis.

Lichtenstein, Meinhof und Nienaber selbst bezweifeln, daß *dagga* ursprünglich ein Khoikhoi-Wort ist. Meinhof vermutet gar, daß *dagga* eigentlich eine Ableitung des arabischen Wortes *duXan* (*duXXan*) oder Tabak ist, «das mit den ersten Khoikhoi-Wandervölkern ins Land kam». Wir sollten sofort darauf hinweisen, daß keine andere Sprachengruppe Südafrikas jemals einen solchen oder ähnlichen Terminus verwendet hat.

Erste europäische Forscher in Süd-Afrika hatten gewöhnlich Schwierigkeiten, die Wörter, die sie von den einheimischen Völkern hörten, phonetisch zu notieren. Allmählich erschien in der Literatur eine Vielzahl von Schreibweisen für dieses allgemeine Khoikhoi-Wort. So finden wir *daccha* (1658), *dacha* (1660), *dackae* (1663), *dagha* (1686), *daggha* (1695), *dagga* (1708), *tagga* (1725), *dacka* (1775), und *daga* (1779) in den Aufzeichnungen der Pratiken, die im Zusammenhang mit der Pflanze auftreten (Nienaber 1963: 241–242; Raven-Hart 1971: 507). Wir müssen noch einmal betonen, daß sich nicht alle diese Autoren auf *Cannabis sativa* beziehen. Außerdem berichten nicht alle vom Rauchen des Mittels, von dem sie sprechen.

Da die ersten weißen Siedler durch Khoikhoi-Hirten mit dem Gebrauch von Cannabis bekannt wurden, war es nur natürlich, daß der Terminus *dagga* die allgemeine Bezeichnung wurde. Heute ist es der Standard-Term im formellen Englisch und Afrikaans: in Bezeichnungen sozialer, medizinischer und rechtlicher Art.

Insoweit haben wir in Afrika zwei terminologische Komplexe aufgefunden, nämlich Termini in Ableitung des Hindi-Wortes *bang* und den gebräuchlichen, jedoch begrenzt verbreiteten Terminus *dagga*. Es gibt jedoch noch einen dritten terminologischen Komplex, der sich über ein relativ weites Gebiet, Angola und Zaire, erstreckt. Hier begegnen uns die Termini *diamba, riamba, liamba* oder *chamba.* Als der betreffende Autor entdeckte, daß Cannabis in Brasilien unter diesen Bezeichnungen bekannt war, wurde angenommen, daß diese Wörter portugiesischen Ursprungs sein müßten. Es wurde außerdem argumentiert, daß entweder die Pflanze die afrikanische Südwest-Küste zur Zeit der Sklavendeportierung in die Neue Welt erreicht habe oder daß die Portugiesen für die Verbreitung des Terminus und möglicherweise der Pflanze verantwortlich waren.

Herbert Ward (1910: 265–266) berichtet, daß «das Rauchen wilden Hanfs (*liamba*) von einigen Eingeborenen praktiziert wird . . . Der Gebrauch ist jedoch nicht sehr verbreitet und scheint eine vergleichsweise junge Gewohnheit zu sein.» So zeigt sich, daß der Gebrauch von Cannabis weit verbreitet war, aber nicht notwendigerweise bei allen ethnisch-linguistischen Gruppen. Wir finden jedoch einen gemeinsamen Terminus in der Region des Kongo-Beckens. Nach José Pedro Machados *Dicionario Etimologico da Lingua Portuguesa* sind die Wörter *diamba* und *liamba* Ableitungen des Kimbundu-Wortes *riamba,* das die Cannabis-Pflanze bezeichnet. Auch in TchiLuba heißt die Pflanze *diamba,* und wie wir erfahren, ist sie in KiKongo als *mfanga* bekannt. Wir finden die Verwendung desselben Wort-Stammes im südlichen und östlichen Teil von Angola bei den Vangangella (Childs 1949: 189) und den Ovimbundu. Letztere bezeichnen Cannabis als *epangue,* und es wird ausschließlich von Männern angebaut und geraucht (Hambly 1934: 152).

So bleiben uns die hauptsächlichen terminologischen Unterscheidungen eines *-ang*-Komplexes, der von dem ursprünglich eingeführten Term abgeleitet wurde, und eines *-amb*-Komplexes, der angeblich Mbundu-Ursprungs ist. Hinsichtlich des ersteren Komplexes können wir die Verbreitung des Terms *bhang* folgendermaßen rekonstruieren:

bh(ang) (Hindi)
b(ang)hi (Swahili)
bh(ang)i (Great Lakes)

inj(ag)a (Rwanda)
mf(ang)a (Kongo)
ep(ang)ue (Ovimbundu)
ep(ang)we (Ovambo)

mb(ang)e (Thonga)
lub(ang)e (Ila)
uluw(ang)ula (Lamba)
mb(anj)i (Shona)
mb(anz)he (Venda)
ns(and)u (Zulu)
mmo(an)a (Sotho)

Westafrika

Wie steht es mit dem Gebiet von Westafrika? Falls die Pflanze von Ägypten aus nach Afrika kam, würde man sicher eine Verbreitung entlang der Karawanenstraßen durch die Sahara erwarten. Falls andererseits die hauptsächlichen Routen die von arabischen Händlern entlang der Ostküste waren, könnten wir fragen, in welcher Zeit sich Cannabis wohl von Osten nach Westen über den Kontinent ausgebreitet haben könnte, vorausgesetzt, daß die größeren Bevölkerungsbewegungen in südliche Richtung gingen und die Tatsache ökologischer Veränderungen berücksichtigt wird. Wenn wir Fachleuten glauben können, wurde Cannabis nicht nach Westafrika eingeführt oder aber auf Grund verschiedener Faktoren dort nicht aufgenommen. Asuni stellt fest, daß «*Cannabis sativa* in Nigeria nicht heimisch ist, und Belege weisen darauf hin, daß es in das Land und wahrscheinlich auch in andere Gebiete Afrikas während und nach dem Zweiten Weltkrieg durch aus dem Mittleren und Fernen Osten sowie aus Nordafrika zurückkehrende Soldaten und auch von Seeleuten eingeführt wurde» (1964: 18). Es gibt außerdem keine traditionelle Bezeichnung dafür, obwohl seither eine Anzahl lokaler Benennungen entstanden ist. Um 1965 wurde festgestellt, daß Nigeria *Cannabis sativa* für den lokalen Bedarf, «illegalen Handel zwischen Nachbarländern und im internationalen Handel» (Tella/Asuni et al. 1967: 40) zur Verfügung stellte. Daher ist es nicht verwunderlich, die Verwendung der Pflanze primär bei «marginalen» Afrikanern, jungen Wanderarbeitern, «organisierten politischen Ganoven» oder «in neuerer Zeit entstandenen Geheimgesellschaften mit kriminellen Zielen, wie die Odozi Obodo und die Leoparden-Männer-Gesellschaft von Nigeria» (Lambo 1965: 3, 6) zu finden. Im Gegensatz zu einigen Fällen in Ostafrika, wo Cannabis integriert ist und von Männern und Frauen gleichermaßen gebraucht wird, beobachten wir, daß es in dieser Region «fast ausschließlich auf das männliche Geschlecht beschränkt ist» (Boroffka 1966: 378).

Weiter westlich, in Ghana, bleibt dieser Eindruck fast unverändert. Die erste illegale Pflanzung von Cannabis in Ghana, wo die Pflanze *wee* genannt wird, was Sagoe als «Korrumpierung von *weed* (= Kraut) durch Seeleute» betrachtet (1966: 8), wurde 1960 von der Polizei gemeldet. Der Gebrauch der Droge geschieht einzig durch Rauchen, und zwar in Form der gerollten Zigarette. So stellt es sich uns als wirklich neuere Einführung ohne die normalerweise begleitenden Paraphernalia dar.

Zusammenfassung

Im Lichte des heute verfügbaren Belegmaterials möchten wir, lediglich in groben Zügen, die folgenden Hypothesen bezüglich der Verbreitungswege von Cannabis in Afrika (südlich der Sahara) anbieten. Wir haben aus den oben genannten Gründen angenommen, daß die Khoikhoi, welche den späteren negriden Einwanderern in südliche Richtung über das afrikanische Hochland und entlang der Ostküste vorangingen, die primären Träger von Cannabis waren.

Während der ersten Jahrhunderte nach Christus hatten arabische Kaufleute, die sich um das Horn und südlich von Mogadishu angesiedelt hatten, Cannabis bei der einheimischen Bevölkerung eingeführt. Es scheint, daß die Pflanze eher als ein Rauchmittel als in der Form von Haschisch, zum Essen wie in Ägypten, eingeführt worden war. Von diesem nördlichen Gebiet entlang der Siedlungen an der Küste vom heutigen Somalia und Kenia wurde Cannabis ins Inland gebracht und gehandelt, wo seine frühe Anwesenheit und Verwendung in Nordwest-Äthiopien dokumentiert worden sind.

Zur selben Zeit lebten bantu-sprachige Gruppen nicht nur auf dem ostafrikanischen Hochland, sondern hatten auch «gewaltsam den feuchtwarmen Küstenstreifen» bis zum Fluß Juba eingenommen (Oliver 1970). Dies liegt gerade südlich der Stadt Mogadishu in dem Gebiet der oben genannten Siedlungen.

Die am besten dokumentierten arabischen Niederlassungen dieser Periode jedoch lagen weiter südlich auf Pemba und Sansibar und auch auf dem Festland südlich bis nach Kilwa. Von hier aus führten Swahili (und arabische) Händler die Pflanze bei den Bantu ein. Letztere waren meist eisenzeitliche Völker, die ihre Bevölkerung ausdehnten und sich neue Gebiete eroberten einschließlich des größten Teils der trockeneren Inland-Gebiete Kenias und Tansanias und zweifellos Nord-Sambias und Shabas. Die Pflanze benötigte keinen Fürsprecher. Es ist vor allem eine «soziale» Pflanze, die in Verbindung mit menschlichen Siedlungen zu finden ist, und in dem warmen Klima Zentralafrikas konnte sie sich rasch ausbreiten.

Der Konsum von Cannabis in Süd-Afrika

Die ethnische Zusammensetzung Süd-Afrikas spiegelt die Geschichte des Landes wider und wird andererseits in den Mustern des Gebrauchs von Cannabis reflektiert. Rechtlich erkennt Süd-Afrika vier große ethnische Unterscheidungen oder «rassische Kategorien» an. Diese sind: die afrikanische – bestehend aus den einheimischen, meist bantusprachigen Völkern. Die weiße, die alle Personen umfaßt, die kaukasischen Ursprungs sind oder denen eine nicht-weiße Abstammung nicht nachgewiesen werden kann. Die asiatische, größtenteils bestehend aus den Nachkommen der indischen Kulis, die zur Arbeit auf den Zuckerrohr-Plantagen ins Land gebracht wurden, und anderer einreisender Inder, die ihre Reise selbst finanzierten. Schließlich gibt es noch die farbige Bevölkerung, die ursprünglich aus den Verbindungen erster weißer Siedler und Soldaten mit Angehörigen der Khoi, San und afrikanischer Gruppen hervorging. Später kamen asiatische Ahnen durch Vereinigungen mit Indern und Südostasiaten hinzu.

In dieser Analyse werden wir uns mit diesen vier ethnischen Gruppierungen befassen. Abgesehen von ihrer rechtlichen Fixierung repräsentieren sie verschiedene Traditionen des Gebrauchs von Cannabis.

Die ethnische Zusammensetzung

Afrikaner

Die afrikanische Bevölkerung, Viehzüchter und Hirtenvölker, kam vor vier Jahrhunderten in diese Region. Soweit wir es heute bestimmen können, verwendete sie schon Cannabis, einige Schnupfdrogen (die bald durch Tabak ersetzt werden sollten) und eine Art von gegorenem Getränk, ähnlich dem heute noch gebräuchlichen traditionellen Bier. Außer den Kräutertränken, die medizinisch oder für die rituelle Reinigung verwendet wurden, gebrauchten die Afrikaner keine anderen Stimulantia oder Produkte, um ihr Bewußtsein zu beeinflussen. Dies bezieht sich auf eine psychopharmakologische Bereitschaft, nicht auf Zustände der Bewußtseinsspaltung von Medien oder Wahrsagern. Tabak wurde ursprünglich geschnupft, aber zunehmend rauchte man ihn oder verwendete den Rauch medizinisch oder rituell. Allmählich, sowie man den Kontakt über soziale Barrieren hinweg intensivierte, begannen die Afrikaner, auch Bier, Wein und Branntwein aus der Brauerei zu konsumieren. Doch terminologisch unterscheiden die Afrikaner auch weiterhin zwischen traditionell gebrautem Bier, das die Zulu *tshwala* nennen, und *beer,* das kommerziell gebraut und auf Flaschen gezogen wird.

Cannabis wird von den Angehörigen der afrikanischen Bevölkerungsgruppe auf zwei Arten verwendet: Es wird entweder in einer Variante der alten Wasserpfeife bzw. heutzutage von jüngeren Leuten in Form der gerollten Zigarette geraucht. In einigen Fällen raucht man es wie Pfeifentabak in einer Pfeife. Cannabis wird kaum jemals gegessen, zu einem Getränk aufbereitet oder in einer anderen Form genossen. Unser afrikanisches Sample teilte sich in traditionellere ländliche Bewohner und städtische Einwohner, die im allgemeinen besser ausgebildet und jünger waren.

Farbige

Die Farbigen von Natal stellen nur einen geringen Prozentsatz der Farbigen von Süd-Afrika dar, deren überwiegende Mehrzahl in der Kap-Provinz lebt. Diese Leute bilden eine wirklich marginale Gruppe (Dickie-Clark 1966). Ethnisch und politisch stehen sie zwischen Weißen und Afrikanern, ihren hauptsächlichen Eltern-Gruppen, doch besitzen sie keine eigene Sprache, und ihre kulturelle Tradition ist grundsätzlich die der Weißen. Der größte Teil der Farbigen spricht Afrikaans und teilt mit dieser Gruppe ihr kulturelles Erbe, wird aber von ihnen nicht anerkannt oder akzeptiert. Es ist daher nicht verwunderlich, daß die Farbigen bezüglich ihrer Muster von Alkohol- und Drogen-Konsum eine Zwischenstellung einnehmen. Die am Kap, der Weinregion Südafrikas, lebenden Farbigen sprechen größtenteils Afrikaans. So trinken die afrikaans-sprechenden Farbigen mehr Wein und sind generell größere Trinker als die englisch-sprachigen Farbigen (Venter 1965: 87).

Die farbige Bevölkerung von Durban ist vorwiegend englischsprachig und umfaßt einen geringen islamischen Anteil. Wirtschaftlich geht es dieser Gruppe besser als derjenigen der Kap-Provinz. Sie leben untereinander weniger streng getrennt. Jedoch haben sie versucht, die denjenigen der Weißen ähnelnden Charakteristika zu betonen und die, welche denen der Inder oder Afrikaner ähneln, zu überspielen. Das Resultat ist, daß Pigmentierung, Mitgliedschaft in religiösen Gruppen und Lebensstil Hierarchien sozialer Klassen hervorbringen, die sich mit denen der anderen ethnischen Gruppen überlappen.

Inder

Die dritte große Bevölkerungsgruppe in der betreffenden Region bilden die Ostinder. Die ersten indischen Arbeiter trafen am 16. November 1860 an Bord der «Truro» in Durban ein, und in den folgenden Jahren wurden mehr als 6000 Personen für die Arbeit auf den Zuckerrohr-Plantagen von Natal importiert (Pachai 1971: 6). Länger als ein Jahrhundert blieben sie eine relativ homogene Gruppe, die von sprachlichen und religiösen Banden zusammengehalten wurde. Diese Leute waren auch durch den starken Verwandtschaftssinn und den formenden und leitenden Einfluß der Familie gekennzeichnet. Besonders dank der verbindenden Rolle von Religion und Familie erwies sich die indische Gemeinschaft als singulär durch das geringe Vorkommen von Scheidungen, Säkularismus, Problemen mit Jugendlichen, Alkoholismus und Drogengebrauch. Dies soll nicht heißen, daß diese Aspekte völlig fehlten, sondern daß sie außergewöhnlich selten waren oder sich innerhalb der Grenzen des Tolerierbaren befanden. Größere Veränderungen fanden innerhalb der letzten fünfzehn Jahre statt.

Die Verwendung von Alkohol z. B. wurde sowohl von der Religion als auch dem Gesetz eingeschränkt. Hinduismus ebenso wie der Islam verbieten den Genuß von Alkohol (Balkisson 1973: 6–7). Außerhalb von Natal wurden Inder auch durch den Absatz 95 des Gesetzes Nr. 30 (1928) am Kauf von alkoholischen Getränken gehindert. Diese Beschränkung wurde 1963 aufgehoben. Aber trotz Säkularisierung und Beseitigung gesetzlicher Beschränkungen rauchen oder trinken indische Frauen nur selten. Jedoch war der Konsum von Cannabis bei ihnen festzustellen, seit ihre Vorfahren nach Natal kamen. Das Gesetz Nr. 2 aus dem Jahre 1870, die sogenannte «Kuli-Gesetzesvereinigung», verbot unter anderem «das Rauchen, die Verwendung oder den Besitz von Hanf (*Cannabis sativa*) durch Kulis und den Verkauf oder das Schenken davon an Kulis; (es) autorisiert zur Vernichtung von Hanf, falls dieser sich im Gebrauch oder Besitz von Kulis findet und verhängt Strafen über Kulis, welche eine solche Pflanze zum Zweck des Rauchens verwenden, anbauen oder besitzen.»

Einige Jahre später, zwischen 1885 und 1887, überprüfte die Kommission für indische Einwanderer oder sogenannte *Wragg-Commission* (nach Walter Thomas Wragg, Richter am Obersten Gerichtshof) die Lebensbedingungen der indischen Bevölkerungsgruppe. In ihrem Bericht von 1887 wird festgestellt:

«Einige Einwanderer rauchen es fast noch in seinem grünen Stadium, nachdem es gepflückt wurde (Mai) und wenn sein wirksamer Bestandteil (Cannabis resin) und ätherisches Öl besonders intensiv und unangenehm für den Konsumenten sind. Einige rauchen lediglich getrocknete Blätter. Andere Inder konsumieren eine Mischung aus Tabak, Opium, Hanf und braunem Zucker . . .» (1887: 6).

Weiße

Im Unterschied zu der sonstigen weißen Bevölkerung Süd-Afrikas war die weiße Bevölkerungsgruppe von Natal, und zwar sowohl die städtische wie auch größtenteils die ländliche, für lange Jahre englischsprachig. Weiße besitzen eine lange Tradition im Konsum alkoholischer Getränke, besonders von Branntwein und Bier. Es gibt tatsächlich eine Biersorte mit der Angabe auf den Etiketten, dies sei «das Bier, das Natal berühmt gemacht habe». Trotz ihrer engen sozialen Kontakte gleichermaßen zu Indern und Afrikanern rauchten weiße Jugendliche doch sehr selten Cannabis. Das Stigma eines *dagga*-Rauchers wollten die meisten Weißen vermeiden, besonders in solch einer auf der Hautfarbe beruhenden Kastengesellschaft. Wenn überhaupt, so experimentierten weiße Jugendliche mit Tabak und Alkohol.

Auch hier haben die vergangenen fünfzehn Jahre bedeutende Veränderungen in Einstellungen und Verhalten mit sich gebracht. Teils dank einer aufgeklärteren Einstellung gegenüber den ethnischen Minoritäten, teils dank des Einflusses des weltweiten «Erwachens» der Jugend haben sich viele junge Leute Cannabis als einer leicht zugänglichen und preiswerten Drogen-Alternative bei ihren Versuchen, sich von ihren spezifischen Situationen loszulösen, zugewandt. Ein hohes Maß an internationaler Kommunikation und Mobilität machte auch Weiße mit anderen Arten des *turning on* und *dropping out* bekannt. Aber der kritischste Unterschied besteht meiner Meinung darin, daß die Weißen eine kulturelle Tradition besitzen, die den Konsum von Alkohol und eventuell einigen anderen Drogen gesellschaftlich einfügen und erklären kann, aber ihnen fehlt die historische Aufnahme und der Bedeutungsrahmen in bezug auf Cannabis.

Der Afrikaner von heute erklärt, das Cannabis-Blatt sei *ugwayi abadala* (der Rauch der Ahnen), während die Inder im Besitz familiärer und kultureller Traditionen sind, die den Gebrauch von Cannabis erklären – sei er voll sanktioniert oder nicht. Tatsächlich fand die Indische Kommission für Hanf-Drogen von 1893/94, daß in bestimmten Teilen Indiens die Cannabis-Pflanze ein Gegenstand der Anbetung, zumindest der Verehrung war (Kalant 1972: 82). Betrachtet man die vier großen Ethnien Süd-Afrikas, so fehlt diese Art historischer Tradition sowohl bei Weißen als auch Farbigen.

Bei Angehörigen dieser vier ethnischen Gruppen wurde die Untersuchung durchgeführt. Jedoch müssen die Mitglieder jeder Gruppe in erster Linie unter Berücksichtigung ihres eigenen kulturellen und historischen Hintergrundes und erst dann im Vergleich mit anderen Einwohnern Süd-Afrikas betrachtet werden. In der Vergangenheit wurden zu oft die Normen der Weißen summarisch auf alle ethnischen Gruppen übertragen, ohne die kulturell-historischen Faktoren in Betracht zu ziehen.

Muster des ersten Drogen-Gebrauchs

Die behandelte Droge ist Cannabis, und die meisten Personen unseres Samples begannen mit dem Gebrauch dieser Droge oder des Alkohols, falls sie später in die Phase des mehrfachen Drogengebrauchs übergingen. Viele, besonders Afrikaner, sind aber Konsumenten nur einer Droge.

Hinsichtlich des Alters, in dem Cannabis erstmalig konsumiert wird, ist es wichtig, die repräsentativen Bevölkerungsgruppen zu beachten. Wir sollten uns daran erinnern, daß die afrikanische Verwendung von Cannabis zu einer historischen Tradition gehört, in der Erwachsene oder ältere Männer einmal oder zweimal täglich rauchten, ganz ähnlich, wie ein Europäer «einen Drink» oder «einen Schlummertrunk» zu sich nimmt. Dann ist es verständlich, daß das durchschnittliche Alter für den ersten Gebrauch bei 17,9 Jahren für den städtischen Afrikaner und 18,7 Jahren für ländliche, traditionellere Afrikaner liegt. Man wird sich erinnern, daß bis in die jüngste Vergangenheit Weiße kein Cannabis konsumierten, da es in abträglicher Weise mit Angehörigen farbiger Ethnien in Verbindung gebracht wurde.

Wir finden hier ein durchschnittliches Alter von 17,2 Jahren für den Beginn des Drogengebrauchs, und relativ wenige Personen mittleren Alters dieser ethnischen Kategorie rauchen es.

Inder und auch Farbige haben Traditionen des säkularen Gebrauchs von Cannabis, und besonders die Farbigen verwenden die Droge für bewußtseinsverändernde Experimente. Es ist interessant, daß das durchschnittliche Alter für den ersten Gebrauch 16,7 Jahre (Inder) bzw. 15,4 Jahre (Farbige) beträgt. Hinsichtlich der letzteren Kategorie beginnen städtische Einwohner sogar in noch jüngerem Alter.

Ungeachtet der jeweils betrachteten ethnischen Gruppe erfolgten die ersten Versuche in der Überzahl der Fälle spontan in kleinen Gruppen. Diese setzten sich normalerweise aus weniger als fünf Personen, gewöhnlich Mitgliedern einer Gruppe von Jugendlichen, mitunter Verwandte einschließend, zusammen. Ein sehr geringer Anteil der Fälle ging von individuellen Experimenten aus. Diese Gruppe umfaßt auch Jungen, die einer älteren Person Cannabis stehlen oder Jungen vom Lande, die die Hornpfeifen des Großvaters reinigen sollen und sich entschließen, es auch einmal zu versuchen.

Der größte Prozentsatz dieser Personen rauchte Cannabis bei den ersten Versuchen in Form eines *zol,* d. h. einer gerollten Zigarette mit Deckblatt aus braunem Papier, Zeitungspapier oder – bei den Weißen – Reispapier. Dies traf auf mehr als die Hälfte aller afrikanischen und weißen Konsumenten zu. Die Farbigen favorisierten die normale Pfeife, während die Inder dem *chillum* oder der röhrenförmigen Tonpfeife den Vorzug gaben. Natürlich sind die Paraphernalia, die für den *zol* benötigt werden, geringfügig im Vergleich zu Pfeife oder *chillum* und besonders den verschiedenen Formen der Wasserpfeife. Diese Schlichtheit der Paraphernalia stimmt mit dem ungeübten ersten Umgang und der Spontaneität der Handlung überein.

Ungeachtet der Methode des Gebrauchs oder der verwendeten Paraphernalia raucht fast niemand Cannabis pur. Es existieren sehr spezifische Vorschriften für das Mischen von Cannabis mit Zigarettentabak oder bestimmten Sorten von Pfeifentabak. Auf Anfragen, warum Cannabis nicht in reiner Form gebraucht werde, erklärten afrikanische Informanten, der Konsument des reinen Produktes liefe Gefahr, «verrückt zu werden» oder aber an *imphehlwa* an den Fußsohlen zu erkranken. Das Zulu-Wörterbuch definiert dies als ein nagendes Geschwür. Interessanterweise berichten marokkanische Cannabis-Raucher ein verbreitetes Vorkommen von Arthritis (Sterne/Ducastaing 1960), das zum Teil das häufige Auftreten tropischer Fußgeschwüre bei chronischen Cannabis-Rauchern erklären mag. Das Vermeiden des reinen Cannabis, das den meisten Konsumenten in Süd-Afrika gemeinsam ist, findet man ebenso bei Anfängern wie auch langjährigen Rauchern.

Derzeitiger Gebrauch von Cannabis

Dauer des Konsums

Die Dauer des Gebrauchs durch Personen unserer Forschungs-Stichprobe erlaubt leider keinen inter-ethnischen Vergleich. Das liegt daran, daß unsere indischen und weißen Samples relativ jünger sind als das afrikanische (vgl. Tab. 1). Jedoch läßt die Tatsache, daß die Personen der Stichproben jünger sind, vermuten, daß sie die Droge erst seit

Tabelle 1: Samples zum Cannabis-Konsum nach ethnischer Zugehörigkeit, Alter und Geschlecht

Altersstufe	Afrikaner		Farbige		Inder		Weiße	
	männl.	weibl.	männl.	weibl.	männl.	weibl.	männl.	weibl.
10 - 14	1.0(14)	-	9.8(13)	-	-	-	-	-
15 - 19	14.6(211)	0.5(7)	35.6(47)	3.0(4)	17.7(11)	1.6(1)	10.1(12)	11.8(14)
20 - 24	26.3(381)	2.0(29)	22.7(30)	-	54.8(34)	8.1(5)	34.5(41)	25.2(30)
25 - 29	29.2(422)	0.4(6)	15.2(20)	-	8.1(5)	-	10.9(13)	1.7(2)
30 - 34	12.2(176)	0.3(4)	5.3(7)	-	6.5(4)	-	0.8(1)	-
35 - 39	4.4(64)	0.3(5)	5.3(7)	-	1.6(1)	-	3.4(4)	-
40 - 44	4.0(58)	0.2(3)	3.0(4)	-	1.6(1)	-	1.7(2)	-
45 - 49	2.2(32)	0.1(2)	-	-	-	-	-	-
50 - 54	0.5(7)	0.1(1)	-	-	-	-	-	-
55 - 59	0.2(3)	0.1(2)	-	-	-	-	-	-
60 - 64	0.4(6)	-	-	-	-	-	-	-
65 - 69	0.2(3)	-	-	-	-	-	-	-
70 - 74	-	0.1(1)	-	-	-	-	-	-
75 +	0.6(9)	-	-	-	-	-	-	-
insg.	95.8(1386)	4.1(60)	96.9(128)	3.0(4)	90.3(56)	9.7(6)	61.4(73)	38.7(46)
insg. Informanten	100.0 (1446)		100.0 (132)		100.0 (62)		100.0 (119)	

Tabelle 2: Häufigkeit des Cannabis-Konsums bei den vier großen ethnischen Gruppen
Häufigkeit des Gebrauchs pro Tag: prozentual und total

Anzahl der Tage pro Woche, an denen Cannabis geraucht wird	Afrikaner			Farbige			Inder			Weiße		
	1 – 2	3 – 4	5 +	1 – 2	3 – 4	5 +	1 – 2	3 – 4	5 +	1 – 2	3 – 4	5 +
weniger als 1	0.1(1)	0.1(1)	0.0(0)	0.0(0)	0.0(0)	0.0(0)	0.0(0)	0.0(0)	0.0(0)	0.9(1)	0.0(0)	0.0(0)
1 Tag	0.0(0)	0.1(1)	0.0(0)	4.6)5)	0.0(0)	0.0(0)	0.0(0)	0.0(0)	0.0(0)	4.6(5)	0.0(0)	0.0(0)
2 Tage	1.3(16)	0.4(5)	0.0(0)	6.4(7)	0.0(0)	0.0(0)	4.5(2)	0.0(0)	0.0(0)	16.7(18)	0.0(0)	0.9(1)
3 Tage	1.2(15)	0.1(1)	0.0(0)	5.5(6)	0.9(1)	0.0(0)	4.5(2)	0.0(0)	0.0(0)	31.5(34)	0.9(1)	0.0(0)
4 Tage	1.8(22)	0.2(3)	0.0(0)	6.4(7)	0.9(1)	0.0(0)	2.3(1)	0.0(0)	0.0(0)	21.3(23)	4.6(5)	0.0(0)
5 Tage	2.3(29)	0.2(2)	0.0(0)	4.6(5)	3.7(4)	0.0(0)	2.3(1)	2.3(1)	0.0(0)	6.5(7)	0.0(0)	0.0(0)
6 Tage	1.0(13)	0.3(4)	0.0(0)	0.9(1)	0.0(0)	0.0(0)	0.0(0)	0.0(0)	0.0(0)	2.8(3)	0.0(0)	0.0(0)
7 Tage	37.1(462)	44.7(557)	9.1(114)	18.3(20)	30.3(33)	17.4(19)	43.2(19)	20.5(9)	20.5(9)	2.8(3)	4.6(5)	1.9(2)
Insgesamt	44.8(558)	46.1(574)	9.1(114)	46.8(51)	35.8(39)	17.4(19)	56.8(25)	22.7(10)	20.5(9)	87.0(94)	10.2(11)	2.8(3)
Informanten insgesamt	100,0 (1246)			100,0 (109)			100,0 (44)			100,0 (108)		
keine Antwort	(200)			(23)			(18)			(11)		

Tabelle 3: Durchschnittlicher Cannabis-Konsum pro Tag und (in Anzahl der Tage) pro Woche

Geschlecht	Afrikaner		Farbige		Inder		Weiße	
	Tage pro Woche	Anzahl pro Tag	Tage pro Woche	Anzahl pro Tag	Tage pro Woche	Anzahl pro Tag	Tage pro Woche	Anzahl pro Tag
männl.	6.8 (1264)	2.9 (1291)	6.0 (126)	3.0 (105)	6.5 (53)	3.2 (41)	3.6 (73)	2.0 (68)
weibl.	5.5 (53)	2.0 (57)	4.3 (4)	1.8 (4)	3.4 (5)	1.0 (3)	3.6 (46)	1.5 (40)
Durchschnitt insg.	6.7 (1317)	2.8 (1348)	5.9 (130)	2.9 (109)	6.3 (58)	3.0 (44)	3.6 (119)	1.8 (108)
keine Antwort	(129)	(98)	(2)	(23)	(4)	(18)	(0)	(11)
t =	9.33**	5.14**	1.80	1.33	5.36**	1.58	0.22	2.43*

* Signifikant bei P = .05
** Signifikant bei P < .01

kürzester Zeit verwenden. Altersschichtung ist bei den Afrikanern sehr hoch entwickelt, und doch besitzen wir Informationen über ein weites Spektrum von Altersstufen.

Das afrikanische Sample umfaßt auch Personen, die angeblich schon seit 77 bzw. 82 Jahren Cannabis rauchen. Es sollte sofort darauf hingewiesen werden, daß diese Personen kein reines Cannabis rauchen und daß sie es einmal, höchstens zweimal pro Tag konsumieren. Es liegt auf der Hand, daß eine Person mit einer 50jährigen Erfahrung mit Cannabis bei täglich einmaligem Gebrauch, wobei die Pflanze mit Tabak gemischt und in der Wasserpfeife geraucht wird, der Wirkung der Droge weniger stark ausgesetzt ist als der jüngere Mensch, der mit 15 Jahren Cannabis raucht, und zwar fünfmal täglich und in Form von Zigaretten.

Häufigkeit des Gebrauchs

In dem ländlichen afrikanischen Sample finden wir, daß 48 % der Konsumenten einmal oder zweimal täglich, und zwar jeden Tag rauchen, während weitere 40,3 % die Droge drei- bis viermal täglich konsumieren. Tatsächlich stellen wir bei dem afrikanischen Sample als Ganzem fest (und dies schließt die jungen Leute in der Stadt, die wegen des «Nervenkitzels» rauchen, ein), daß 81,8 % der Konsumenten die Droge bis zu viermal täglich rauchen. Die entsprechenden Zahlen sind: 63,7 % für die Inder, 48,6 % für die Farbigen und nur 7,4 % für die Weißen (vgl. Tab. 2). Letztere jedoch sind typische Wochenend-Raucher, denn 75,9 % aller Weißen rauchen lediglich zwischen zwei und vier Tagen pro Woche.

Ein anderes Extrem stellt die Person dar, die regelmäßig und öfters am Tage raucht. Wir haben diese als Personen kategorisiert, die fünfmal und öfter täglich rauchen. Während nur drei Personen, d. h. 2,8 % des weißen Samples, und nur 9,1 % des gesamten afrikanischen Samples in diese Kategorie fallen, gestaltet sich das Bild für das farbige und das indische Sample ganz anders. Hier finden wir, daß jeweils 17,4 % bzw. 20,5 % der Cannabis-Konsumenten die Droge öfter als fünfmal täglich rauchen. Außerdem ist von Bedeutung, daß viele dieser Personen reines Cannabis verwenden.

Der Geschlechts-Unterschied

Wir haben bis jetzt die Faktoren der ethnischen Zugehörigkeit und des Alters sowie die Häufigkeit des Gebrauchs berücksichtigt. Der Geschlechts-Unterschied ist wichtig, obwohl wir von einem relativ kleinen Sample indischer und farbiger Frauen ausgehen.

Die allgemeine Feststellung, daß Frauen dazu neigen, weniger häufig als Männer zu rauchen, trifft auf alle Kategorien außer der der

Weißen zu (vgl. Tab. 3). Dies entspricht sicher kulturellen Mustern und geschlechtlich definierten Rollen. Normalerweise sind Männer und Frauen in verschiedenen Bereichen aktiv, führen auf das Geschlecht bezogene Tätigkeiten aus und gehen in ihrer Freizeit mit Geschlechtsgenossen/-genossinnen um. Dies ist bei den Afrikanern am deutlichsten ausgeprägt – bei ihnen herrschen noch traditionellere Werte – und in einem gewissen Umfang auch bei den Indern. Bei den letzteren jedoch «haben sich ältere Frauen des Bauern- und Arbeiterstandes das Recht genommen, das ihnen auch zugestanden wurde, zu rauchen und zu trinken wie westlich orientierte Frauen, die einen hohen beruflichen Status errungen haben. Beispielsweise fühlen sich Universitätsstudentinnen, die säkularisiert sind und eine berufliche Karriere anstreben, nicht gehindert, Alkohol und möglicherweise auch Cannabis zu gebrauchen» (du Toit 1977: 242).

Unter den weißen Cannabis-Konsumenten sind sicherlich Männer und Frauen, die zusammen auf «Parties» rauchen. Man wird sich erinnern, daß Weiße auch meist an Wochenenden rauchen, und die durchschnittliche Häufigkeit von 3,6mal pro Woche ist die niedrigste im Vergleich zwischen den vier ethnischen Gruppen, jedoch auch für weiße Männer und Frauen identisch.

Zusammenfassung

Der Vergleich von Mustern des Drogengebrauchs bei verschiedenen Personengruppen in Süd-Afrika weist besondere Signifikanz auf der Ebene der ethnischen Zugehörigkeit auf. Die Traditionen von Afrikanern und Indern werden deutlich in ihren Gebrauchsmustern, vertreten durch Geschlecht, Alter und Häufigkeit des Konsums, reflektiert. Dieselben Kriterien kontrastieren mit den farbigen und weißen Konsumenten, denen eine Tradition des Cannabis-Gebrauchs fehlt. Das Rauchen von Cannabis dient in den letzteren Fällen dem «Nervenkitzel».

Besonders bei Weißen gelten Cannabis-Raucher als Vertreter einer Subkultur, die mit negativen Aspekten wie Arbeitslosigkeit, gruppenweisem Zusammenleben, schlechter Schulbildung, Fehlen von Motivationen und häufig auch dem Gebrauch weiterer Drogen identifiziert wird.

Rauchinstrumente und Methoden des Cannabis-Konsums in Afrika

Der Prototyp

Die meisten Forscher, so Laufer (1930: 10), erkannten, daß die Wasserpfeife ursprünglich aus Persien stammt und sich von dort in südliche und östliche Richtung verbreitete. Archäologische Funde deuten darauf hin, daß Pfeifen und Cannabis in Süd-Afrika um die Mitte des 15. Jh. bekannt waren. Die Wasserpfeife benötigt nicht die ausgearbeiteten Bestandteile, die man heute mit diesem Instrument verbindet. Man weiß auch nicht, ob die frühen «persischen Pfeifen» metallene oder andersartige Wasserbehälter verwendeten. Ich möchte vermuten, daß die Afrikaner die persische Pfeife als Prototyp und Grundlage für die folgenden Entwicklungen benutzten.

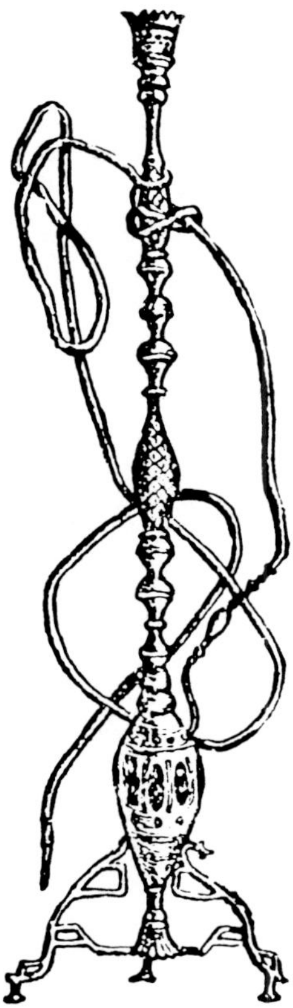

Persische Wasserpfeife

Wasserbehälter aus Horn

In Gebieten mit Vorkommen großer Antilopenarten, z. B. dem Kudu (*Strepsiceros strepsiceros*), und langgehörnten Rindern finden wir deren Hörner als Wasserbehälter. Der Pfeifenstiel (aus Rohr) wird in das Horn gesteckt, welches zur Hälfte mit Wasser gefüllt ist, und der Rauch wird durch das offene Ende des Horns eingesogen.

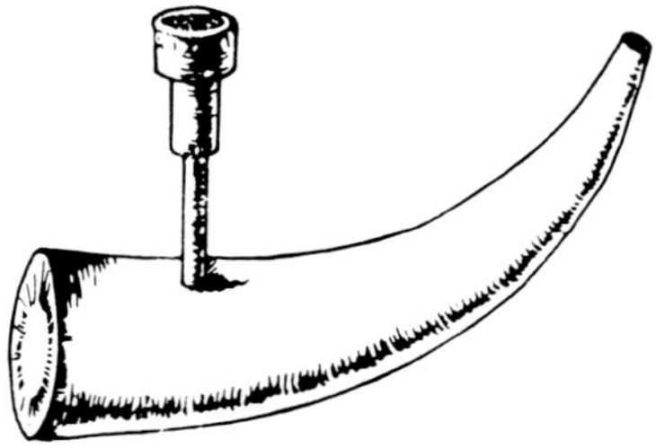

Wasserbehälter aus Horn, im Hochland von Angola verwendet. Das weite Ende wird mit Haut verschlossen, während die Spitze des Horns beseitigt worden ist (nach Schachtzabel 1923: 88).

Der Pfeifenstiel wird auf verschiedene Weisen mit dem Horn verbunden; entweder, wie bei den Zulu, Sotho, Tswana und Nguni, in einem schiefen Winkel oder vertikal, wie bei den Kap-Jägern. Die Swasi, Thonga und Venda benutzen ein längeres Rohr, das sie, statt ein Loch seitlich ins Horn zu schneiden, in die weite Öffnung des Horns einführten.

Funktionieren der Horn-Pfeife

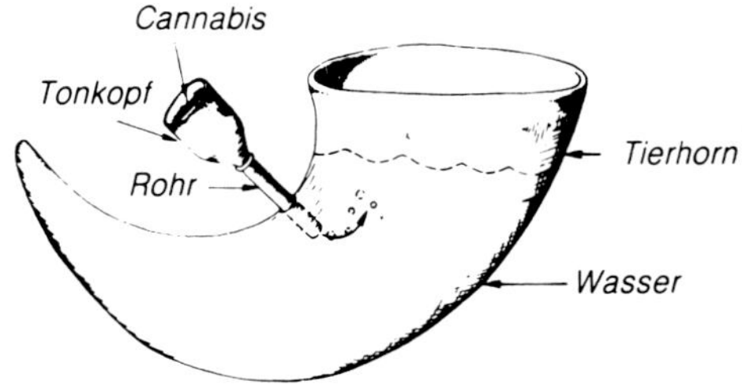

Die Erd-Pfeife

Diese Variante fand sich bei den Batlapin, in der östlichen Sambesi-Region sowie bei den Ngoni, Abkömmlingen der Zulu, die in das heutige Malawi einwanderten. Die Pfeife wurde in die und mit Erde gebaut, d. h., entweder in den Boden eingetieft oder auf diesen gebaut. Man sog den Rauch auf dem Boden liegend aus der einen der beiden Öffnungen.

Erdpfeifen

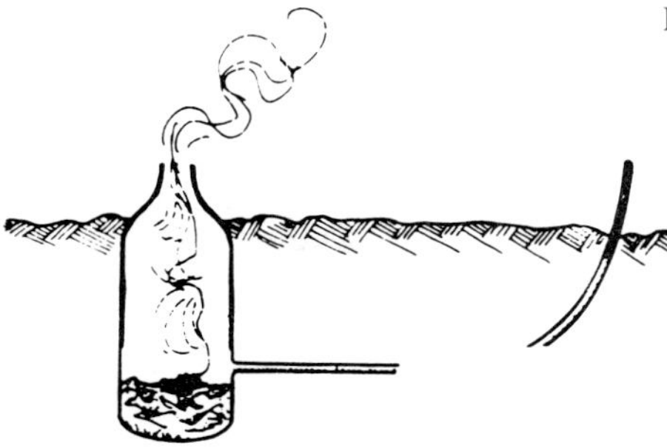

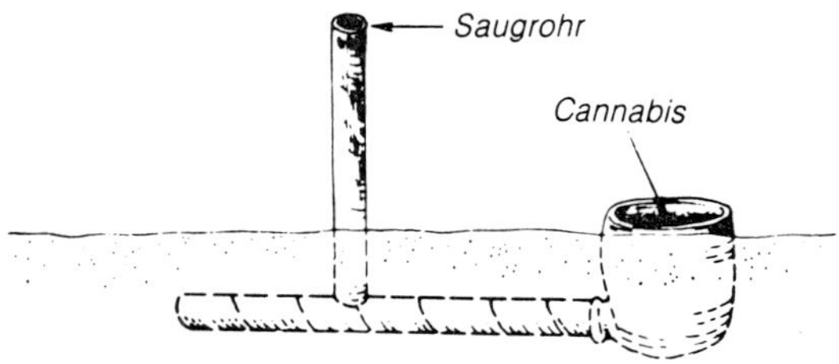

Wasserbehälter aus Kürbis

Diese Art von Wasserpfeife findet man bei den nördlichen, nordöstlichen und nordwestlichen Teilen Schwarzafrikas, ebenso bei den San von Angola, den 'Kung und Heikum der Kalahari und den Völkern entlang dem Sambesi.

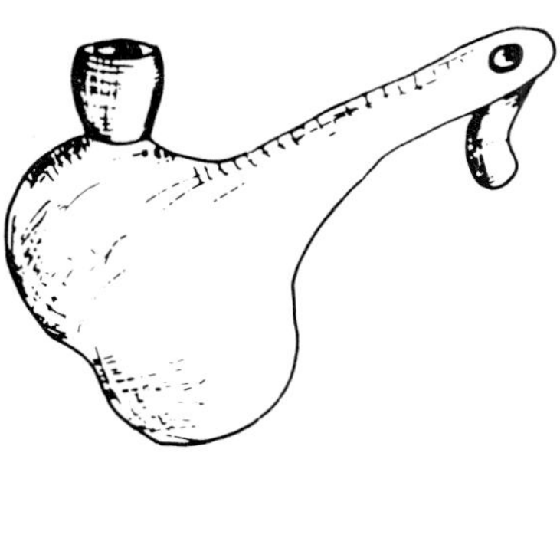

Wasserbehälter aus Kürbis, verwendet von den Jägergruppen im Ovamboland. An der Biegung des Halses ist eine Öffnung angebracht, während der Pfeifenkopf aus Holz unmittelbar in den Bauch der Kalebasse eingesetzt wurde (nach Shaw 1938: 294).

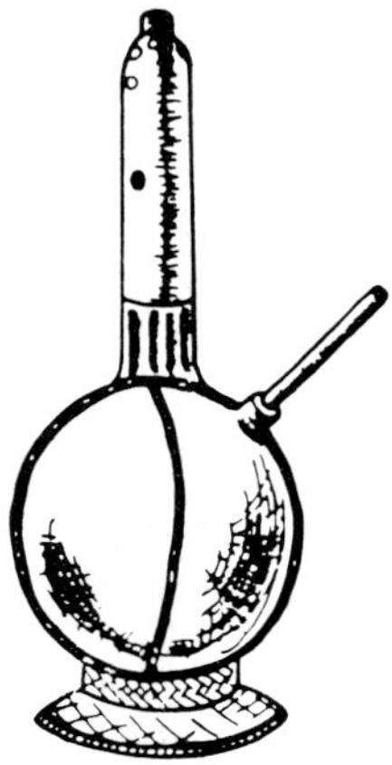

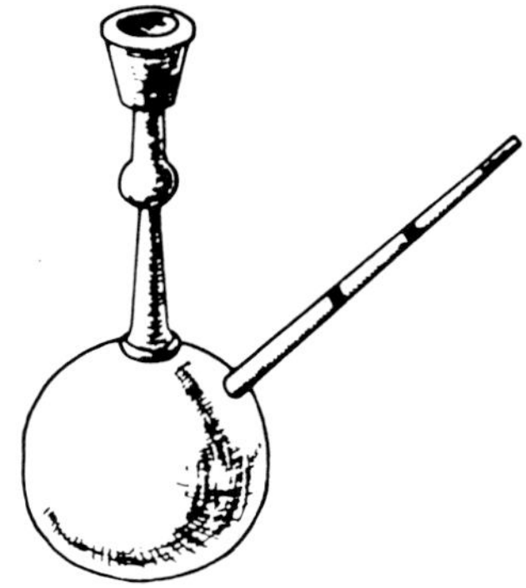

Wasserpfeifen der Washishi, Ost-Afrika (nach Laufer 1930).

Moderne Varianten der Wasserpfeife

In der jüngsten Zeit ist eine Serie interessanter Innovationen aufgetreten. So wurden bei einer Razzia in den Slums von Cape Town eine Wasserpfeife aus einem Einmachglas und eine aus einer Kokosnußschale sichergestellt.

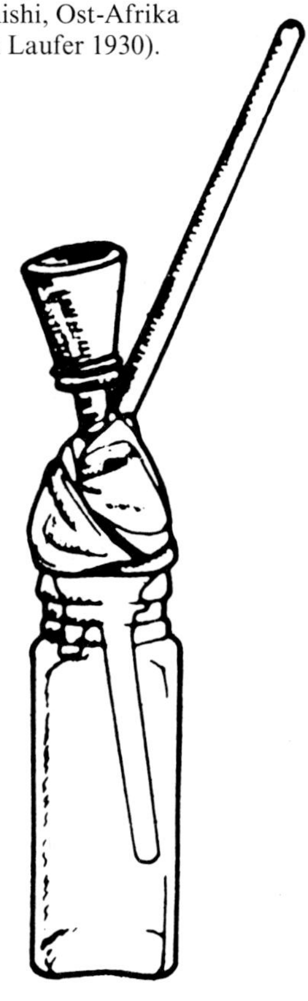

Bei diesem Beispiel aus dem berüchtigten Distrikt Six von Cape Town wurde ein Einmachglas als Wasserbehälter verwendet. Ein hölzerner Pfeifenkopf steckt auf einem Rohr, und das Mundstück wurde mit Lumpen an der Flasche befestigt (nach Shaw 1938: 295).

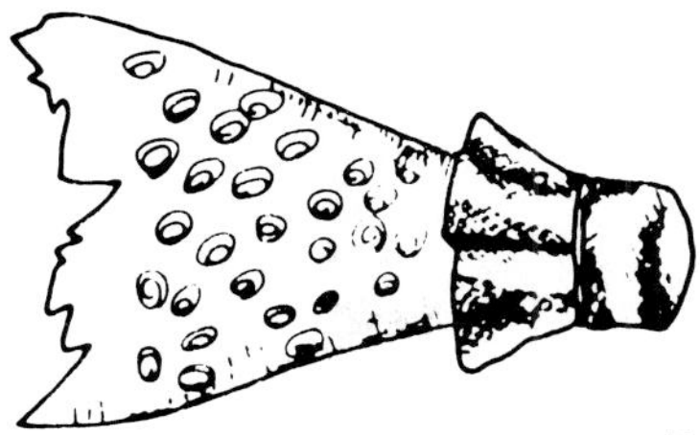

Eine Art von Pfeife, die zur Zeit von städtischen afrikanischen Jugendlichen benutzt wird. Ein Filter (gidinga) wird verwendet. Das Mundstück wird mit einem Tuchstück (saafi) bedeckt, was das Einsaugen von Asche verhindert.

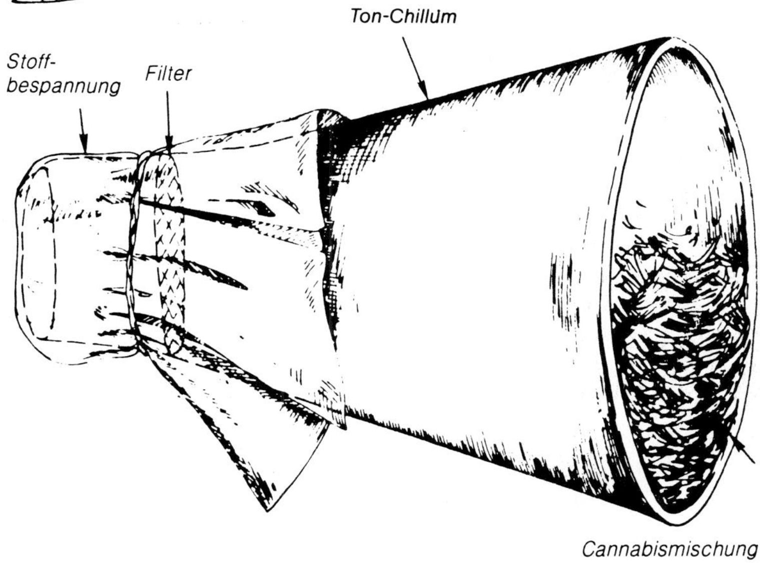

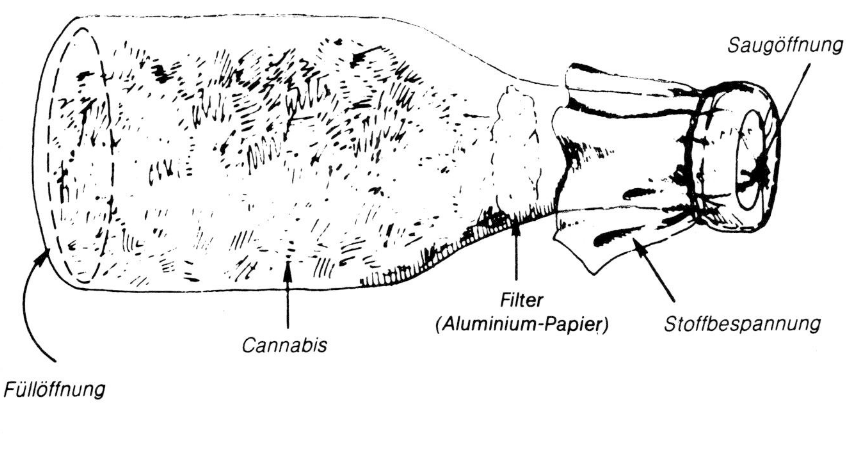

In der städtischen Umgebung finden wir heute zwei grundlegende Formen des Cannabis-Konsums. Einige Leute, meist ältere Männer, verwenden weiterhin die Pfeife, jedoch mit einem selbst hergestellten oder gekauften Keramikgefäß versehen. Die meisten jungen Leute, Männer wie Frauen, benutzten die Zigarren-Form und geben also das komplizierte Instrumentarium der Wasserpfeife auf.

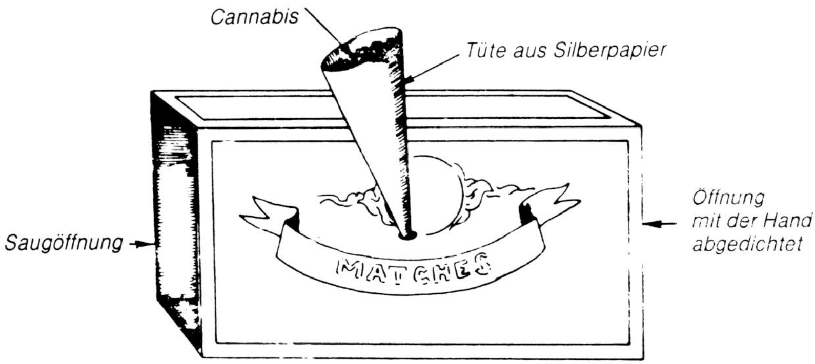

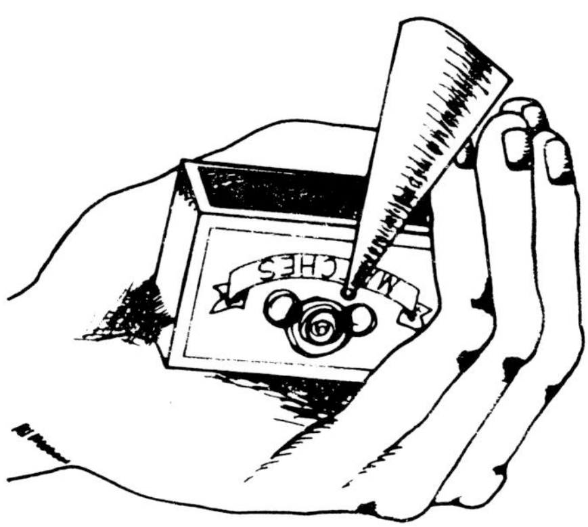

Eine «Pfeife», die in Gefängnissen bei jungen Afrikanern aus der Stadt gebräuchlich ist.

Die Zigarre

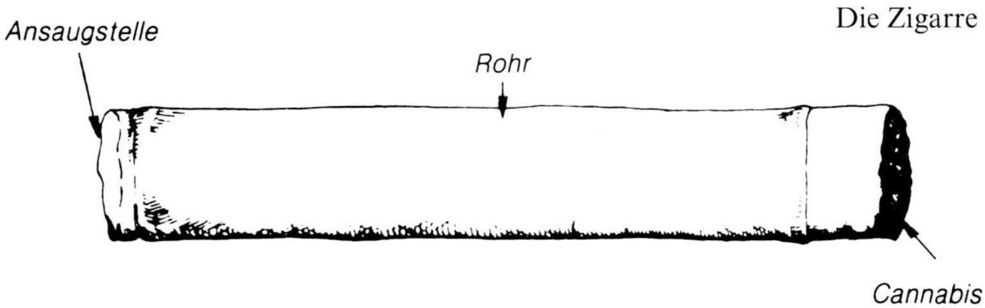

Probleme des Kola-Anbaus

Cornelis L. M. van Eijnatten

Kola-Nüsse haben eine große Bedeutung als Droge und als Teil lokaler Riten besonders in Westafrika, woher die Pflanze ursprünglich stammt. Heute ist sie auch in Zentral- und Südamerika verbreitet. Kola gedeiht in niedrig gelegenen Regenwaldgebieten mit einer relativ kurzen Trockenperiode und entwickelt sich zu stattlichen Bäumen. Der Baum pflanzt sich üblicherweise durch Samen fort, aber man hat auch die Vermehrung durch Ableger entwickelt, und sie verspricht, in der Zukunft große Bedeutung zu erlangen. Die Bäume werden im Abstand von sieben bis neun Metern gepflanzt, und sind sie erst groß, brauchen sie wenig Pflege. Die jungen Bäume hingegen müssen sorgfältig beschattet, gemulcht und von Unkraut freigehalten werden. Seuchen und Krankheiten haben großen Einfluß auf die Ernte. Der Ertrag ist mit ca. fünfhundert Kola-Nüssen pro Braum niedrig, aber es scheint, daß klonische Sorten fünfmal soviel Ertrag erbringen können. Weitere Selektion und Züchtung wird selbst dies noch verbessern.

Eine bedeutende traditionelle Droge in West-Afrika ist die Kola-Nuß, der fleischige Embryo des Kola-Samens. Dieser Embryo besteht aus zwei oder drei bis sechs großen Keimblättern, je nachdem, um welche botanische Spezies es sich handelt. Die Keimblätter sind durch eine winzige Keimpflanze verbunden. Die Kola-Nuß wird gekaut, dabei werden verschiedene Alkaloide absorbiert, hauptsächlich Koffein (2 bis 3 Prozent), etwas Betain und Theobromin. Diese Alkaloide sind für die berauschende Wirkung verantwortlich, sie erleichtern das Ertragen von physischem und psychischem Streß unter den harten klimatischen Bedingungen, die im heißen tropischen Tiefland vorherrschen, und zwar sowohl in Regenwaldgebieten als auch in trockenen Savannen. Der Genuß von Kola-Nüssen scheint nicht zur Abhängigkeit zu führen, auch kann man Kola-Nüsse nicht in solchen Mengen zu sich nehmen, daß der Konsument Schaden erleidet (van Eijnatten 1969).

Die Kola-Nuß nimmt bei vielen traditionellen Praktiken, die im Zusammenhang mit der Zahlung des Brautpreises, dem Vorhersagen der Zukunft und dem Ausdruck von Freundschaft stehen, einen hervorragenden Platz ein. Auf diese Art und Weise ist ihr Gebrauch untrennbar mit vielen Riten der Menschen in West-Afrika verbunden.

Es gibt zwei Arten von Kola-Nüssen. Die für die Wirtschaft bedeutendere, die *gbanja*-Kola-Nuß, hat zwei Keimblätter und kommt von der botanischen Spezies *Cola nitida* (Ventenat) Schott und Endlicher. Sie macht mehr als 90 % im Kola-Handel aus. Die zweite Art, die *abata*-Kola-Nuß, stammt von der *Cola acuminata* (Beauvoir) Schott und Endlicher. Diese Art hat 3 bis 6 Keimblätter. Wegen ihrer großen Bedeutung beziehen sich alle Angaben auf die *gbanja*-Kola-Nuß, wenn nicht anders angegeben.

Die Herkunft der Kola-Nuß

Beide Kola-Spezies, die hier behandelt werden, stammen aus Westafrika, und wenn sie nicht gerade Früchte tragen, sind sie leicht zu verwechseln. Daher hatten die ersten Afrika-Reisenden Schwierigkeiten, sie zu unterscheiden. Man hat heute herausgefunden, daß die *gbanja*-Kola (*Cola nitida*) aus dem Teil des westafrikanischen Regenwaldes stammt, der westlich der Küstensavannen von Togo und Benin liegt. Dieser Savannenstreifen trennte diese Spezies vollständig von der *abata*-Kola (*Cola acuminata*), die aus den Wäldern Nigerias, Kameruns, der Zentralafrikanischen Republik und Zaire stammt. Der Handel hat diese Verbreitung verändert, so daß Nigeria heute der Hauptproduzent von *gbanja*-Kola-Nüssen ist. Weiterhin wurden beide Arten durch den Sklavenhandel auf die karibischen Inseln (*gbanja*-Kola) und auf den südamerikanischen Kontinent, speziell nach Brasilien gebracht.

Taxonomie

Innerhalb der Ordnung der *Malvales* führte Ventenat 1804 die Familie der *Sterculiaceae* ein. Innerhalb dieser Familie bilden die *Sterculeae* einen Tribus (mit eingeschlechtigen Blüten ohne Blütenblätter), aus welchem die Gattung *Cola* in Westafrika von großer Bedeutung ist. Die Gattung wurde von Schott und Endlicher 1832 eingeführt, obwohl verschiedene Spezies *Cola* in die Gattung *Sterculia* eingeordnet worden waren. Zur Zeit sind etwa fünfzig Spezies *Cola* bekannt, diese sind in einige Untergattungen unterteilt worden (Hutchinson/Dalziel 1958; Keay/Onochie/Stansfield 1960; Schuman 1900; Chevalier/Perrot 1911; Bodard 1962). Genießbare Kola-Arten gibt es sieben, sie gehören alle zur Untergattung *Cola* A. Bodard (= *Eucola* A. Chevalier). Dies sind:

Cola acuminata (Beauv.) Schott und Endlicher
Cola ballayi Cornu

machten die Exporte aus Ghana 85 Prozent der gesamten Kola-Importe in Lagos aus, und diese Situation änderte sich bis zum Ende der zwanziger Jahre dieses Jahrhunderts nicht, wobei die Menge der Importe sogar noch bedeutsam erhöht wurde (Agiri 1975: 62). Außerdem wurde *Cola nitida* von Westafrika zunächst für pharmazeutische Zwecke und später für die Herstellung alkoholfreier Getränke nach Europa, England und in die Vereinigten Staaten exportiert. Etwa 56 Tonnen wurden 1860 von England importiert; die Gesamtzahl der afrikanischen Exporte nach Europa lag 1910 bei fast tausend Tonnen (Chevalier und Perrot 1910: 274–83, 433–35). Andererseits lagen die Exporte von *Cola acuminata* nach Brasilien 1869 bei 397 Frachtstücken und bei durchschnittlich 254 in den achtziger Jahren. In den neunziger Jahren schwankten die Exporte zwischen neun und achtzehn Tonnen pro Jahr (Agiri 1975: 60–61).

Mit der Ausweitung des Handels dehnte sich das Anbaugebiet von *Cola nitida* vom Kernland auf die umliegenden Gebiete Westafrikas aus; so erstreckte sich z. B. im 17. Jahrhundert das Anbaugebiet der *Cola nitida* bis zum Oberlauf des Niger, zu den Wäldern von Liberia und der Elfenbeinküste und im 18. Jahrhundert bis zum 9. Grad nördlicher Breite. Im Becken des Volta-Flusses veranlaßten in der Mitte des 18. Jahrhunderts die verstärkten Handelsaktivitäten die Aschanti-Könige, die Anbaugebiete der Kola zu erobern und den Handel mit dem Hausaland zu kontrollieren. Diese Kontrolle wurde jedoch 1874 nach dem Krieg zwischen den Engländern und den Aschanti gewaltsam aufgehoben, und der Anbau der Frucht dehnte sich schnell bis in die südlichen Gebiete des heutigen Ghana aus.

Umstrukturierung des Handels während der Kolonialzeit

Die Kolonialherrschaft und die Errichtung kolonialer Grenzen zerstörten die Landverbindungen von den Produzenten in den Wäldern zu den Konsumenten von *Cola nitida* in der Savanne. Da die Gonja-Hausaland-Route besonders stark betroffen war, wuchs die Bedeutung des Seehandels. Doch wegen der leichten Verderblichkeit der Ware, der hohen Frachtkosten und der Zollbestimmungen blieb die Kola ein Luxusartikel, der in erster Linie von der Oberschicht in Nordnigeria konsumiert wurde. Der Beginn des Anbaus bei den Yoruba im Südwesten Nigerias im späten 19. Jahrhundert markierte einen Wendepunkt in der Produktion und dem Handel von Kolanüssen in Westafrika. 1930 hatte die Inlandsproduktion in Nigeria die Importe aus anderen Teilen Westafrikas überschritten, und der Kola-Handel war vollständig in die Wirtschaft des Landes integriert.

Die französische Eroberung der Hauptanbaugebiete in Westafrika hatte nachteilige Folgen für den Handel mit dem Savannengebiet. Die französische Kolonialpolitik, die durch Zwangsarbeit die Migration der Bevölkerung verstärkte und die Kultivierung neuer Produkte erzwang, drängte die Kultivierung der Kola zurück. Jedoch bestand die alte Handelsstruktur zwischen dem Waldgürtel und der Savanne weiterhin. Allerdings konnte der Bedarf in den frankophonen Gebieten der Savanne nicht mehr durch die Produktion in eben diesem Kolonialterritorium gedeckt werden; sie mußte schon in den dreißiger Jahren des 20. Jahrhunderts durch Importe aus Nigeria ergänzt werden.

Kolaproduktion und -handel repräsentieren also einen Aspekt der traditionellen westafrikanischen Wirtschaft, die den europäischen Einfluß überdauert hat. Sie ist eine Familienwirtschaft bei den Produzenten: Der Ehemann oder Vater besitzt den Baum und erntet die Früchte; Frau und Kinder schälen die Nüsse und bringen sie zum Verkauf auf den Markt. Die Händler arbeiten auch in einem großen Familienverband, wobei sie die Erfahrung und das Wissen von der Familie übernehmen. Bis zum 20. Jahrhundert beherrschten Afrikaner den Handel. In den zwanziger Jahren wurden die Syrer die Hauptexporteure der *Cola nitida* von Sierra Leone nach Nigeria, wo sie in Kano ihre Agenten hatten. Der Erfolg der Inlandsproduktion von *Cola nitida* verringerte ihre Gewinne und verdrängte sie schließlich vom Markt.

Regionale Aspekte des Drogenkonsums Asien und Ozeanien

Schamanen und rauschinduzierende Mittel*

Ursula Knoll-Greiling

Der für diesen Nachdruck stark gekürzte Aufsatz der Autorin stellt zunächst die sozial-psychologische Funktion dar, die Schamanen für ihre Gruppe haben, um dann auf die Rauschzustände dieser häufig als «Medizinmänner» agierenden Personen einzugehen. Für die Herbeiführung der zur Wahrung ihrer Aufgaben oft wichtigen Rauschzustände verwenden Schamanen häufig Drogen. In Sibirien gebrauchen sie meist Alkohol, Fliegenpilz oder den Rauch von harzigen Baumrinden. In einem abschließenden Abschnitt vergleicht Knoll-Greiling experimentell hervorgerufene Visionen mit denen sibirischer Schamanen und stellt dabei die These von zwei psychologischen Schichten auf, die sich nach der Einnahme von Drogen einstellen.

Über die Funktionen von Schamanen[1]

Während in früheren Arbeiten über den Schamanismus bzw. die Medizinleute bei Naturvölkern die Rauschzustände (Trance, Ekstase) der Schamanen häufig als Absonderlichkeiten oder pathologische Zustände angesehen wurden (z. B. Ohlmarks 1939: 365; Zucker 1934: 707), neigt man neuerdings zu der Auffassung (Greiling 1944, 1950; Eliade 1956: 38 ff.; Metraux 1944: 201; Webster 1948: 180), daß diese einem Bewußtseinsverlust gleichkommenden Ausnahmezustände einen sozial wertvollen Beitrag für die psychische Stabilität des Stammeslebens darstellen. In diesem Sinne hatten eigene Untersuchungen über den psychologisch-sozialen Aspekt des Schamanentums schon vor längerer Zeit (1944) zu folgender Definition geführt: «Der Schamane ist ein Mensch, der dank seiner spezifischen Anlagen imstande ist, einen Ausnahmezustand (eine Ekstase) herbeizuführen, in Verbindung mit den transzendentalen Mächten Aussagen über Stammesangelegenheiten (Krankheiten, Jagd und Krieg) zu machen und auf seine «Gemeinde» eine religiös-therapeutische Wirksamkeit auszuüben, die an den jeweiligen kulturellen Rahmen seines Stammes gebunden ist und für diesen eine notwendige sozial-psychologische Funktion darstellt.» Diese Definition kann auch heute noch als gültig angesehen werden, und es ist das Ziel der vorliegenden Arbeit, einen

Beitrag über die individuelle und soziale Wirkung der zur Herbeiführung solcher Ausnahmezustände angewandten Mittel zu geben.

Neben der einfachen medizinischen Behandlung übt der Schamane auch eine psychotherapeutische Wirkung auf Kranke aus. In komplizierten Fällen unternimmt er während seiner durch Rauschmittel hervorgerufenen Ekstase die «Reise zu Geistern der Unterwelt», um den Grund der Krankheit zu erfahren. Der dabei stattfindenden Kommunikation des Kranken mit den «transzendentalen Mächten» kommt offenbar bei vielen Krankheiten eine große Heilwirkung zu.

Über diese psychotherapeutische Wirkung auf das Individuum hinaus besteht auch eine solche auf den ganzen Stamm. Bei ihrem vorübergehenden Ausfall erweist sich die zentrale Bedeutung der sozialpsychologischen Funktion des Schamanen, der hier auf das «kollektive Unbewußte»[2] des Stammes einzuwirken hat:

Wenn z. B. bei den Tungusen der Schamane seine Funktion nicht mehr ausübt oder gestorben ist, so treten «Massenpsychosen» verschiedener Art auf, die von «imitativer Manie» bis zu Zerstörungswut und gefährlichen Aggressionen gehen können. Es sieht also so aus, als sei die «seelische Struktur» des Stammes in Gefahr. Nach dem Glauben der Tungusen sind solche «Massenverrücktheiten» auf den schädigenden Einfluß clanfremder Geister zurückzuführen. Die sozialpsychologische Bedeutung des neuen Schamanen ergibt sich nun daraus, daß er imstande ist, diese «Geister» während einer öffentlichen Ekstase zu bändigen und damit die Massenpsychose zu beenden.[3]

Nicht immer gelingt es dem Schamanen, durch rein psychische Mittel völlig in Trance zu kommen. Oft wird einem «psychisch induzierten» Rauschzustand mit entsprechenden Drogen nachgeholfen, oder er wird überhaupt nur durch solche hervorgerufen.

Die Mittel, die der Schamane dabei zu sich nimmt, sind durchaus nicht immer harmlos. Sie sind oft so stark, daß er für einige Zeit völlig das Bewußtsein verliert. In diesem Trancezustand macht er stoßweise und unzusammenhängend Äußerungen über Wetter, Krankheit oder Jagd, die den Stamm angehen und meist in verschiedener Weise gedeutet werden können[4]. Auch unabhängig von dem objektiven Wahrheitsgehalt derartiger Aussagen sind solche Trancezustände, wie sich aus dem obengenannten Beispiel der Massenpsychosen ergibt, soziologisch wertvoll und wesentlich für das Wohlergehen des Stammes. Im Gegensatz zu dem Verschwinden des Ich während psychotischer Zustände beim Geisteskranken löst sich dabei das «Ich» des Schamanen im Rauschzustand nicht auf, da es funktionell in das kollektive Bewußtsein des Stammes einbezogen wird.

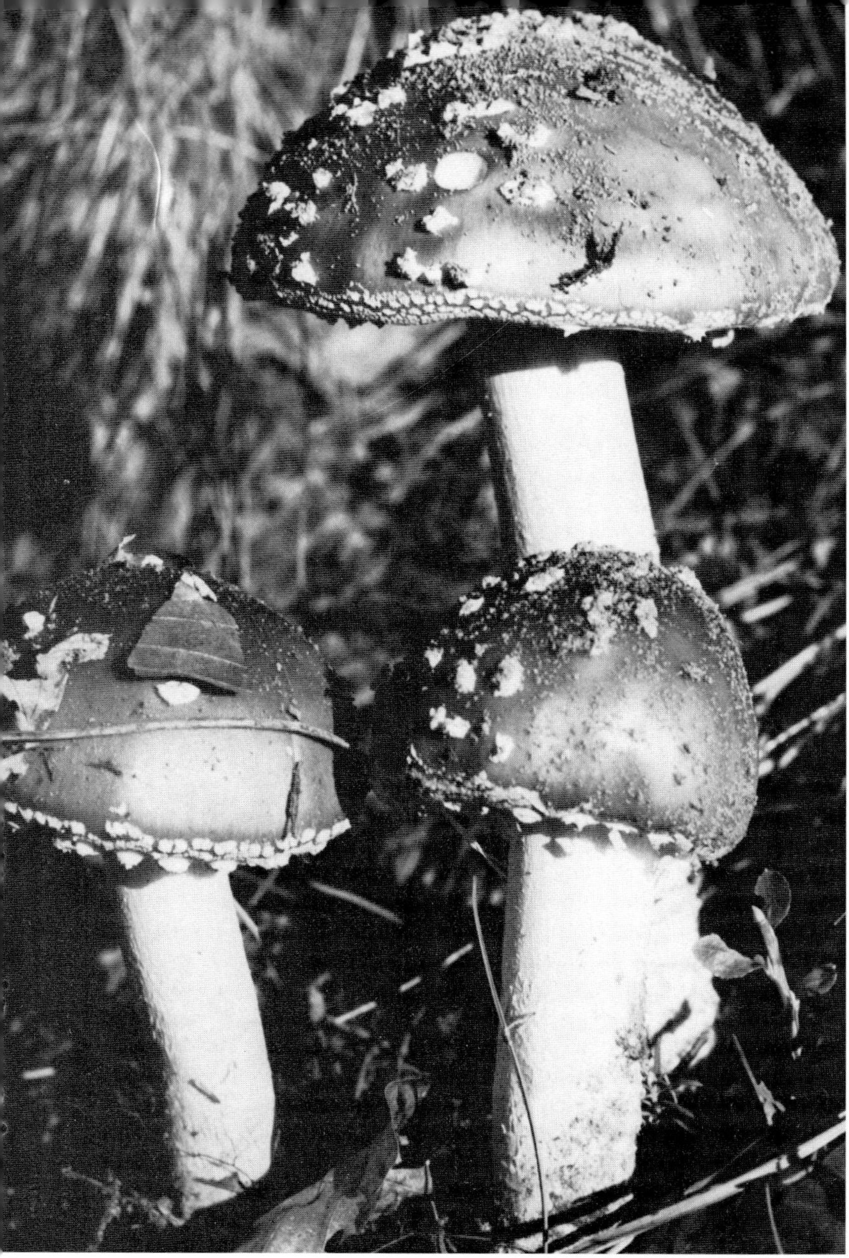

Fliegenpilze (Amanita muscaria) sind seit alters her bei Schamanen in Nordasien und Nordeuropa als Mittel benutzt worden, um in Ekstase zu geraten oder die Ekstase zu verstärken.

Alkohol, Fliegenpilz und Rauch als rauschinduzierende Mittel

Alle angewandten Mittel sind nur verschiedene Wege zu einem und demselben Ziel: in den Rauschzustand zu kommen, d. h., die «Tiefenperson» zu konstellieren. Die tagesbewußten Schichten schwinden und lassen die unbewußten Inhalte aufsteigen.

Nicht immer sind in den Berichten die die Ekstase einleitenden Mittel klar erkennbar; in manchen fehlen sie ganz. Sie sind entweder psychisch-suggestiver Art: stereotype, akustische Anregungen, wie Trommelschlagen, Gesang, Musik oder starke innere Konzentration[5]. Selbst die bloße Anwesenheit der zur schamanistischen Handlung herbeigeströmten Menschen und ihre Erwartung genügt bei dem Schamanen und seinen Zuhörern oft schon, um eine dem Rausch verwandte Bewußtseinslage zu schaffen, das «Kollektiv-Erlebnis», ein interessantes Phänomen, auf das an anderer Stelle näher eingegangen worden ist (Greiling 1944).

Andererseits kann der ekstatische Zustand auch auf physischem Wege[6] erreicht werden, z. B. durch Einnehmen rauscherzeugender Substanzen, körperliche Bewegungen wie Tanz, Kreisen des Oberkörpers oder durch Sauna, unterstützt durch geschlechtliche Enthaltsamkeit.

Einzelheiten über die verschiedenen physischen Mittel zur Induktion der Rauschzustände lassen sich aus den im folgenden wiedergegebenen typischen Berichten entnehmen:

In Sibirien wird beim Schamanisieren häufig Alkohol gebraucht. Der Alkohol gehört zu den ältesten verbreiteten Rauschmitteln; meist dient gegorener Zucker als Grundlage zur Bereitung des Getränkes, wie z. B. bei der Bereitung von Honigbier (vgl. Thurnwald 1914: 39). Analog wird bei den Sojoten Branntwein aus gegorener Stutenmilch (*kumys*) bereitet. Eine andere Methode zur Bereitung von Alkohol besteht aus der Umwandlung von stärkehaltigen Pflanzen in Dextrose (Thurnwald 1914: 39); so bereiten z. B. die Mongolen Branntwein aus Hirse.

Die Teleuten, Schoren und Ostjaken brauen Gersten- und Getreidebier (Radlov 1884: 50). Die Kamtschatka-Bewohner machen aus *Heracleum sphandilium* einen starken Alkohol, und die Korjäken benützen neben dem Fliegenpilz (*Amanita muscaria. L*) einen selbstgebrauten Alkohol aus *Vaccinium uliginosum* als Rauschmittel (Bogoraz 1904: 208).

Der Alkohol dient hier einem sozial wichtigen Zweck, und zwar dazu, den Schamanen leichter in die «Stimmung» zu bringen, in der er seine Aussagen machen kann. Der Alkoholiker, der für sich allein trinkt, ist z. B. nicht kollektiv gehalten, sondern steht in der unmittelbaren Gefahr, sein Bewußtsein ganz zu verlieren, das heißt, psychotisch zu werden. Dasselbe Mittel, das ein Schamane ohne Gefahr der Psychose nehmen kann, wird also oft auf einen «Zivilisierten» unserer Kultur psychoseerzeugend wirken. Hier liegt ein wesentlicher Unterschied zu den Alkoholsüchtigen unserer Zivilisation.

Der psychische Zustand des Schamanen ist also wegen seiner eigenen Verbundenheit mit dem Kollektivbewußtsein des Stammes im Bewußtseinsverlust viel weniger gefährdet als der eines «isolierten» Geisteskranken.

Nach Thurnwald werden als Phantastica solche Mittel bezeichnet, die Sinnestäuschungen, Halluzinationen und Visionen hervorrufen. Die bei uns heimischen Pflanzen wie Fliegenpilz, Stechapfel und Bilsenkraut gehören dazu. Die berühmte Berserkerwut der norwegischen Männer ist angeblich auf den Genuß des Fliegenpilzes zurückzuführen (Lowie 1924: 38).

Der Fliegenpilz (*Amanita muscaria*) wird von fast allen nordasiatischen und nordeuropäischen Völkern benutzt, um in Ekstase zu kommen. Er kommt am häufigsten in Kamtschatka vor. Händler bringen ihn von dort aus in die übrigen Teile von Nordostasien, zu den Samojeden, Ostjaken, Tungusen, Jukagiren, Tschuktschen, Korjäken und Kamtschadalen. Diese Völker schätzen den Fliegenpilz so sehr, daß manchmal ein einziger Pilz gegen ein Rentier getauscht wird.

Zur Herbeiführung der gewünschten Wirkung und für einen Tag reichen ein großer oder zwei bis drei kleinere Pilze aus, die an der Luft oder auch im Rauch getrocknet wurden. Es werden auch kalte oder warme, wäßrige oder milchige Auszüge aus dem Pilz (als solche oder vermischt mit dem Saft der Trunkelbeere oder des Weidenröschens) getrunken.

Bei den Korjäken scheint der Brauch sich so zu vollziehen, daß die Frauen den getrockneten Pilz zerkauen und die gekaute Masse in kleinen geformten Stückchen den Männern geben (Lewin 1924: 119).

Da der Fliegenpilz nicht immer in so reichlichem Maße wie gewünscht vorhanden ist, findet sich bei den Korjäken und den Kamtschadalen eine seltsame Art der Weitergabe des Giftes. Sie besteht darin, daß der Urin des fliegenpilzessenden Schamanen weitergegeben wird, in dem sich das Gift in seiner unveränderten Wirksamkeit erhalten hat. Bis zu vier oder fünf Personen können in dieser Weise nacheinander indirekter Teilhaber des vom ersten Schamanen genossenen Giftes werden.

Die Wirkung des Fliegenpilzes beginnt eine Stunde nach der Einnahme. Ziehen und Zittern in allen Gliedern leiten den Prozeß ein. Im Anfang ist das Bewußtsein in der Regel noch erhalten (Lewin 1924: 121): «Der Betreffende fühlt sich leicht auf den Beinen und hat

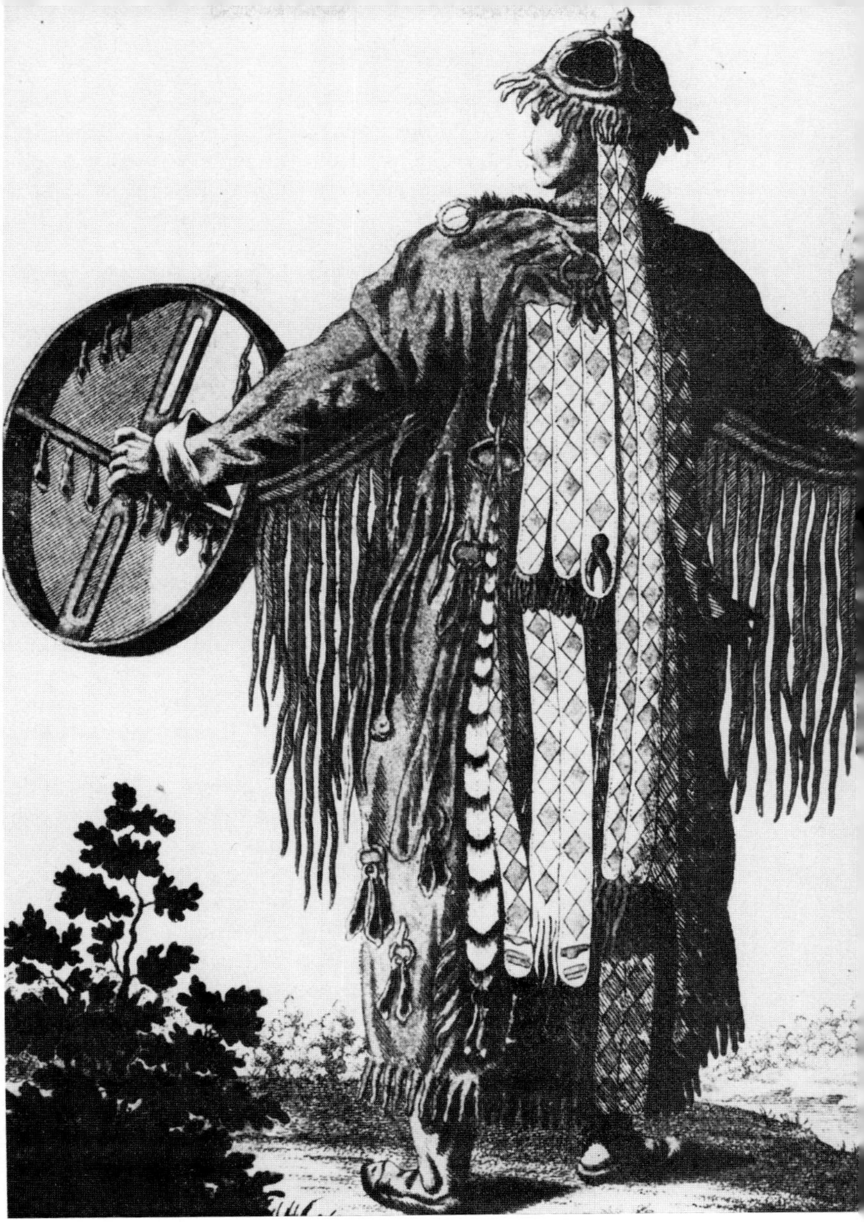

Schamanen haben – um ihre Würde und ihre besondere Funktion zu unterstreichen – oft prachtvolle Gewänder. Neben Fliegenpilzen verwenden sie rhythmische Körperbewegungen, Tänze oder auch monotones Trommeln zur Unterstützung oder Erlangung ihrer Ekstase.

das Gefühl inneren Glücks und seelischer Zufriedenheit. Halluzinationen und Illusionen setzen ein. Er unterhält sich mit Personen, die nicht anwesend sind, die er aber mit seinem inneren Seelenauge sieht, und erzählt diesen höchst befriedigt, welchen Reichtum er besäße und welche schönen Dinge er sähe.»

Eine sehr interessante Schilderung gibt Lehtisalo über die Jurak-Samojeden, die den Fliegenpilz zur Unterstützung der schamanistischen Seance benutzen. Lehtisalo (1924: 164 f.) berichtet die Visionen, die nach Einnahme des Pilzes erfolgen:

«Dem Zauberer zeigen sich ganz wie im Traume so viele menschenähnliche Wesen als er Pilze ißt; den halben (letzten) Pilz vertritt ein halber Mensch. Sie laufen schnell denselben Weg davon, den die Sonne geht, wenn sie abends untergegangen ist, um am Morgen wieder aufgehen zu können, und der Zauberer folgt ihnen. Er würde ihnen nicht auf den Hacken bleiben können, wenn nicht der halbe Geist langsam liefe und immer zurückschaute, als ob er seine andere Hälfte erwartete. Dort ist es finster und der Zauberer kann nichts sehen. Auf der Reise teilen ihm die Geister des Fliegenpilzes mit, was er wissen will, z. B. die Möglichkeiten zur Heilung eines Kranken. Kommen sie wieder ins Helle, so befindet sich an dem Platze, wo Gott die Fliegenpilze schuf, ein Pfahl mit sieben Löchern und Schnüren. Hat der Zauberer die Geister festgebunden, so weicht der Rausch von ihm, und er erwacht. Nunmehr setzt er sich nieder, nimmt das Symbol der Weltsäule in die Hand, den vierkantigen Stab, an dessen oberem Ende an jeder Seite sieben schiefe Kreuze geschnitzt sind, und er singt von dem, was er gesehen und gehört hat.»

Trotz des Zustandes kann der Schamane von den Anwesenden gefragt werden, und er antwortet sinnvoll auf ihre Fragen. Legt man dem Berauschten ein Stöckchen in den Weg, so nimmt er das als großes Hindernis und springt darüber (Vergrößert-Sehen, «Makropsie»).

Nach reichlichem Genuß des Fliegenpilzes können aber auch Tobsuchtsanfälle auftreten (Lewin 1924: 119).

Der schamanistische Bewußtseinsverlust wird oft verstärkt durch das Abbrennen und Räuchern von harzigen Baumrinden (Karjalainen 1927: 306). Bei den Tungusen atmet der Schamane den Rauch von *Ledum palustre* (Sumpfporst) oder von anderen Pflanzen mit angenehmem Geruch, z. B. Coniferen (Shirokogorov 1939: 364).

Sternberg (1905: 462) berichtet von einem giljakischen Schamanen, der sich mit dem Rauch von *Ledum palustre* betäubte, «um sich in Raserei zu versetzen». Er atmete den Rauch ein und kaute die widerliche, bittere Wurzel dieses Gewächses.

Nach Cubinov (1914) bringen sich die giljakischen Schamanen in eine Ekstase durch das Abbrennen von *Ledum palustre,* den sie auf glühende Kohlen legen. Manche reiben sich auch mit heißen Blättern dieser Pflanze die Knie ab. Cubinov berichtet:

«Bei den meisten höherstehenden Völkern Sibiriens werden zu den Schamanisierungen dreierlei Pflanzen gebraucht. Die Rinde der Weiß- oder Edeltanne (*Pinus picea L.*), Helfthymian (*Thymus serpyllum L.*) und Wachholderbeerbaum (*Juniperus sabina L.*). Bei den Burjäten, Sojoten und bei manchen anderen Stämmen gibt es für diese Räucherungen besondere Steine oder Geräte, auf die brennende Kohlen und Räucherwerk gelegt werden. Der Rauch und besonders der Duft jener Pflanzen wirken betäubend und erzielen, wie rauschartige Zustände überhaupt, eine Vereinheitlichung des Bewußtseins durch Verengung desselben.»

Wie oben erwähnt, kann die Einleitung der Ekstasen auch durch rhythmisch wiederholte Körperbewegungen erfolgen. Über den Verlauf eines derartigen ekstatisierenden Tanzes berichtet Goddard (1903) bei der Beschreibung der Ausbildung einer Anzahl von Novizen durch einen älteren Schamanen:

«Sie tanzen Tag und Nacht. Der Höhepunkt ist der Tanz, der eine Art Derwischtanz zu sein scheint. Sie sitzen alle im Kreise, schwingen hin und her und singen dabei. Wenn der Geist sie in Besitz nimmt, fallen sie nach vorne über und ‹gehen zu ihren Frauen und Müttern›, die sie dann in Empfang nehmen[7]. Der Beweis des Erfolges ist Blut im Mund; nur fünf oder sechs von zwanzig jungen Leuten bestehen diese Prüfung.»[8]

Visionen – Vergleich zwischen Experiment und Feldforschung

Auf die Frage, worin nun der «objektive» bzw. subjektiv gesehene Inhalt der Visionen besteht, welche die psychotherapeutische und soziale Wirkung hervorrufen, findet man nur wenig in der Literatur. Dies ist nicht verwunderlich, da naturgemäß keine wissenschaftlich zuverlässigen Schilderungen von Schamanen über ihre Erlebnisse im «bewußtlosen Zustand» existieren.

Anhaltspunkte geben uns Berichte von einzelnen Psychiatern, Ärzten und Dichtern, die die Wirkung der von Naturvölkern gebrauchten Rauschmittel experimentell studiert haben.

Bemerkenswert scheint hier der abstrakte Charakter der subjektiven Bilder.

Schilderungen haben Beringer (1927) und Michaux (1956) und Huxley (1955) gegeben; allen Berichten gemeinsam ist die Schwerelosigkeit und das Glücksgefühl, welche das Auftreten der Bilder begleiten.

Beim Studium des durch Drogen experimentell erhaltenen Bildmaterials findet man, daß ein Teil aus nicht gegenständlichen, abstrakten, teilweise ornamentalen Formen besteht (Kreisen, Spiralen, Schlangenlinien, Gittern, Linien usw.)[9], während der übrige Teil sich auf Gegenstände und Organismen bezieht (Häuser, Bäume, Tiere, Menschen).

Man könnte hier von zwei psychologischen Schichten sprechen, die sich nach der Einnahme von Drogen einstellen und die sich beziehen

1. auf (mehr oder weniger geometrische) abstrakte Formen («amorphe» Schicht nach J. H. Schultz 1921: 142);
2. auf Gegenstände und Organismen.

Bei der ersten Schicht handelt es sich um Muster, die in weiten Grenzen von bestimmten Kulturkreisen unabhängig zu sein scheinen. Im Gegensatz zu den «experimentellen» Befunden liegen darüber relativ wenig schamanistische Berichte vor.

Interessant ist, daß solche abstrakten Visionen bei Naturvölkern auch durch psychisch induzierte Rauschzustände ausgelöst werden können. So schreibt Rasmussen (1926: 73) über eine Schamanin, der sich eines Abends plötzlich eine leuchtende Feuerkugel am Himmel zeigte, welche zur Erde niedergefahren kam und sie traf. «Sogleich fühlte sie, daß ihr ganzes Innere leuchtend wurde; sie verlor das Bewußtsein und war von diesem Augenblick an ein großer Geisterbeschwörer. Der Geist der Feuerkugel hatte in ihr Wohnung genommen, und man erzählte, daß dieser Geist in zwei Teilen geschaffen war: Die eine Seite war wie ein Bär und die andere wie ein Mensch gebildet.»

Bei Berücksichtigung der übrigen bekannten, durchweg stark kulturgebundenen Schamanenvisionen möchte man annehmen, daß diese eher aus der «zweiten Schicht» stammen. Dies braucht aber keineswegs für alle subjektiven Bilder zuzutreffen. Denn abhängig von den Kulturkreisen ist auch das, was in die dann wie Rorschachbilder wirkenden abstrakten Muster der «ersten Schicht» hineinprojiziert wird. Der Schamane aus unserem obengenannten Beispiel, der den Fliegenpilz genommen hat, sieht z. B. häufig die «Pilzvision», die recht gut die Deutung eines abstrakten subjektiven Bildes sein kann, jedoch als Projektion einem bestimmten *pattern* seines Kulturkreises entspricht und so nur in Sibirien gesehen wird. Gleiches gilt für die obengenannte Vision von Rasmussens Schamanin.

Wir vermuten also, daß auch viele der (subjektiven) gegenständlichen Bilder, welcher der Schamane nach Einnehmen von Drogen erlebt, durch seine kulturgebundene Interpretation aus den von Lewin, Beringer und Michaux berichteten Formen der «ersten Schicht» entstehen können. Für diese Annahme spricht u. a. auch die berichtete Ähnlichkeit der subjektiv gesehenen Muster derselben Droge bei verschiedenen Völkern (z. B. das ornamentale und farbige Sehen bei Mescalin). Verschieden und dem Kulturkreis entsprechend wäre dann nur der Inhalt der durch solche Muster ausgelösten speziellen Projektionen.

Wie die mehrdeutigen Muster der Rorschachbilder können also die abstrakten Muster der «ersten Schicht» von verschiedenen Individuen je nach deren stammesgebundener psychischer Struktur völlig verschieden gedeutet werden[10]. Die «psychische Struktur» entspricht hier dem jeweiligen Kulturkreis und ist gerade beim Schamanen besonders stark durch seine Stammestradition bzw. die religiösen Vorstellungen seines Stammes bestimmt. Es besteht also sehr wohl die Möglichkeit, daß der Schamane auch in die ihm erscheinenden abstrakten oder kaleidoskopartigen Muster wesentliche Teile dieser Vorstellungswelt hineinprojiziert.

Zangwill (1937) hat darüber hinaus gezeigt, daß Tintenfleckmuster, wenn sie z. B. nacheinander innerhalb von zwei Serien verschiedener Bilder exponiert werden, sogar von demselben Individuum verschieden interpretiert werden können, wenn die Erwartung für die eine Bildserie von der für die zweite verschieden ist. Danach bleibt also noch ein genügend großer Spielraum für verschiedene Projektionen des Schamanen in dasselbe subjektive Muster, je nach der gegebenen Situation.

Da die durch die Rauschmittel erzeugten subjektiven Bilder beider Schichten, wie unsere Autoren berichten, mit einem unbeschreiblichen Gefühl des Glücks und der Verbundenheit mit der Natur und dem Kosmos erlebt werden, vollzieht sich diese «Offenbarung» in einer Atmosphäre höchster Numinosität, die sich auf den Kranken bzw. die Gemeinde überträgt, insbesondere wenn diese, wie dies manchmal geschieht, ebenfalls von dem Rauschmittel gegessen hat.

Der Gegensatz zum mescalinberauschten, nicht stammesgebundenen Individuum besteht also im wesentlichen in der Anwesenheit einer aktiv an den Erfahrungen des Schamanen teilnehmenden Gemeinde. Der Schamane ist gewissermaßen der Kopf eines Organismus, der ohne ihn nicht leben kann. Beim Tode oder bei einer Erkrankung geht der Stamm ein – wird kopflos und planlos. Im Rauschzustand sagt der Schamane dem Stamm Dinge, die für dessen soziale Existenz wesentlich sind. Wenn Stammesmitglieder gemeinsam mit dem Schamanen Rauschmittel einnehmen, werden häufig solche sozial wichtigen Wirkungen noch verstärkt.

Wie weit die experimentell gefundene und mit der des Peyote vergleichbare Wirkung des Mescalins auch für andere Drogen gilt, wie weit also die hier skizzierte Hypothese über die soziale Wirkung der Rauschmittel allgemein auf die von den Schamanen gebrauchten Mittel zutrifft, könnte nur aus genaueren Berichten über Einzelheiten der subjektiv von Schamanen gesehenen Bilder erschlossen werden.

Anmerkungen

* Stark gekürzter Nachdruck von «Rauschinduzierende Mittel bei Naturvölkern und ihre soziale Wirkung». In: Soziologus Bd. 9, 1959, 47–59.

1 Zwischentitel wurden durch die Herausgeber eingesetzt.

2 Wir gebrauchen diesen Begriff hier im Sinne von C. G. Jung, vgl. z. B. J. Jacobi (1951: 39 f.).

3 A. Lommel (1951: 198): «Der Medizinmann ist das Zentrum, das Gehirn und die Seele eines Organismus; er ist der Regulator und das Ventil der Gruppen- oder Stammesseele, und seine Funktion ist es, alle Mißstände, Schwankungen und Störungen innerhalb des Kollektivs auszugleichen, zu verhüten und zu heilen.»

4 Im Gegensatz zu der durch Dämpfe betäubten Pythia, deren Gestammel von den Apollopriestern gedeutet wird, bleibt hier die Deutung der Aussagen des Schamanen der Zuhörerschaft überlassen.

5 Hierher gehören auch die von J. Layard (1930: 525) beschriebenen, willentlich herbeigeführten Trancezustände epileptischer Schamanen auf Malekula.

6 Diese beiden Wege, in Ekstase zu kommen, sind uns auch aus dem europäischen Kulturkreis bekannt. So berichtet Leuba (1927: 45) von der Stigmatisation des hl. Franz v. Assisi, daß dieser sowohl durch innere Konzentration wie durch gleichzeitiges Fasten in Ekstase gekommen sei. Ähnliches ist von den Ekstasen der Mänaden des Dionysos-Kultes überliefert: Sie wurden teils durch das Kollektiverlebnis, teils durch Tanz, Wein und Musik ausgelöst.

7 Wie weit mit diesem Vorgang der bei der schamanistischen Handlung häufig wiederkehrende «Gang zur großen Mutter» (vgl. z. B. zur Göttin Sedna) symbolisiert werden soll, bleibe dahingestellt.

8 Ähnlich ekstatisierende Wirkungen von Tänzen, wobei wie bei den oben geschilderten das «Kollektiverlebnis» eine Rolle spielt, sind uns aus dem europäischen Mittelalter überliefert. Als im 14. Jh. die große Pest zu Ende ging, erschienen damals aller Orten die Veits- oder Johannistänzer. Sie bestanden aus Männern und Frauen, welche sich, wie Kinder zu tun pflegen, die Hände reichten und im Kreise tanzten, bis sie nach und nach in eine völlige Ekstase gerieten, in der sie nicht mehr sahen und hörten, was vor sich ging. Einige hatten Visionen, in denen sie den Himmel und die Mutter Gottes sahen; dann fielen sie bewußtlos und mit Schaum vor dem Mund nieder, und ihr Körper wurde von heftigen Zuckungen erschüttert (O. Stoll 1894: 378). Vgl. auch die neuere christliche Tanzsekte der «Heiligen Springer» (L. Leuba 1927: 13).

9 Das Auftreten solcher abstrakten, subjektiven Bildmuster ist in der Psychologie nicht nur als das Resultat des Einnehmens von Drogen bekannt, sondern auch als Folge psychologischer Induktion, z. B. durch Meditation. (K. W. Bash, H. Ahlenstiel u. R. Kaufmann 1954: 203).

10 Daß es sich dabei bei den Rorschachbildern um «objektiv gesehene» und bei den Bildern der «ersten Schicht» um subjektiv gesehene Muster handelt, spielt keine wesentliche Rolle.

Sozioritueller Gebrauch von Cannabis in Indien

Erika Moser-Schmitt

Cannabis, «ganjā» genannt, spielt sowohl im indischen Alltagsleben wie auch bei verschiedenen religiösen Ritualen eine Rolle. In unterschiedlichen Arten der Zubereitung wird ganjā bei unterschiedlichen sozialen Gelegenheiten gemeinsam genossen. Darüber hinaus spielt die Droge eine wichtige Rolle im Kult des Shiva und gilt als göttliches Geschenk. Auch in diversen tantrischen Ritualen hat sie eine religiöse Bedeutung und wird zuweilen sogar selbst als Gottheit verehrt.

Cannabis zählt zu den ältesten Kulturpflanzen mit sakralem Charakter. Es ist eine zweigeschlechtliche Mehrzweckpflanze. Je nachdem welcher Teil der Pflanze in welcher Aufbereitung verwendet wird, bestehen verschiedene Nutzungsmöglichkeiten: als Textilfaser für Gewebe und Seile, als Nahrungsmittel, gekocht als Suppe, Brei oder als Öl, als Gewürz, als Medizin mit antibiotischer sowie beruhigender und schmerzlindernder Wirkung und letztlich als Droge. Die psychoaktive Wirkung wird der chemischen Verbindung THC (Tetrahydrocannabinol) zugeschrieben (van der Merwe 1975: 78).

Die Urheimat der Pflanze wird im weiteren Bereich von Ural, Kaukasus, Zentralasien bis Ostasien vermutet. Die historisch ältesten Belege für Cannabisanbau glauben Archäologen ca. 4000–3000 v. Chr. an Hand gemalter oder aufgedrückter Texturen von Hanfschnüren und gewebten Hanfstoffen auf Tontöpfen der Yang-shao-Kultur in Nordchina erkennen zu können. Stein- und Toninstrumente für die Weberei sowie Spindeln und Knochennadeln wurden gefunden. Erstmals wird Cannabis als Heilmittel in einem Arzneibuch, das dem chinesischen Kaiser Shên-nung, ca. 2000 v. Chr., zugeschrieben wird und im 1. oder 2. Jh. n. Chr. kompiliert wurde, erwähnt. Es ist anzunehmen, daß zu jener Zeit auch schon die Drogenwirkung im schamanistischen Kultzusammenhang genutzt wurde (Hui-Lin-Li 1975).

Über zentralasiatische Nomadengruppen wurde der Gebrauch von Cannabis wahrscheinlich nach West- und Südasien verbreitet. Im 5. Jahrhundert v. Chr. erwähnt Herodot den Gebrauch von Cannabis im Totenkult der Skythen. Nach Westeuropa kam die Kulturpflanze wahrscheinlich mit dem Einfall der Mauren in Spanien im 8. Jahrhundert n. Chr. und im 16. Jahrhundert durch die Spanier nach Amerika, vor allem als Nutzpflanze zur Textilherstellung. Auch die medizinischen Qualitäten waren bekannt (Rubin 1975: 258).

Die Nutzung als Droge ist in Europa weit jüngeren Datums. Abgesehen von einer Spekulation, daß dem Tabakrauchen in Europa das Hanfrauchen vorausging (Benet 1975: 48), und der Annahme, daß Kreuzfahrer im 11.–13. Jahrhundert aus dem Osten und Soldaten der napoleonischen Kriege aus Ägypten vorübergehend den Haschisch-Gebrauch einführten, beginnt die Anwendung von Cannabis als Droge erst Mitte des 19. Jahrhunderts durch kleine Gruppen von Künstlern und Literaten, z. B. dem *Club des Hachichins* in Paris, und zu Beginn dieses Jahrhunderts im Südwesten der USA durch mexikanisch-amerikanische Arbeiter und Jazz-Musiker in New Orleans (Rubin 1975: 258).

Das sind die Vorläufer des modernen «Marihuana-Komplexes» (Rubin 1975: 4), der, in der zweiten Hälfte des 20. Jahrhunderts von Amerika ausgehend, weite Kreise von Intellektuellen und Jugendlichen aller Schichten im Westen und verwestlichte Kreise der Dritten Welt erfaßte und zu einer Art Gegenkultur zur leistungsorientierten materialistischen Zivilisation der Industrienationen wurde.

Dieses zeitgenössische Phänomen westlicher Drogenkultur, zusammengefaßt als «Marihuana-Komplex», unterscheidet sich wesentlich vom traditionellen kulturgebundenen Gebrauch.

Cannabis-Zubereitungen in Indien

Das bekannteste Land mit sowohl profaner als auch sakraler Tradition im Einnehmen von Cannabis als Droge ist Indien. Der weitverbreitete volkstümliche Gebrauch von Cannabis in Indien wurde erstmals 1894 beschrieben im *Report of the Indian Hemp Drugs Commission*. Seither erschienen zahlreiche historische und empirische Studien zu diesem Thema (Lit. bei Hasan 1975). Im Hinblick auf die große Bedeutung, die Cannabis als Droge im traditionellen Indien hat, wird seitens soziologischer Cannabis-Forschung empfohlen, die indische Sprachbezeichnung *ganjā* als *terminus technicus* für den traditionellen Volksgebrauch von Cannabis als Droge zu verwenden und von einem traditionellen «*ganjā*-Komplex» im Gegensatz zum modernen «Marihuana-Komplex» zu sprechen (Rubin 1975: 4).

In Indien ist der Gebrauch von Cannabis als Droge kulturell integriert und im Gegensatz zum Alkohol von der Priesterkaste der Brahmanen akzeptiert, jedoch nicht propagiert. Ob der in den altindischen vedischen Texten vielbesungene Göttertrank *sōma* ein Cannabisgetränk, Alkohol, Fliegenpilz oder sonstiges war, darüber gehen die

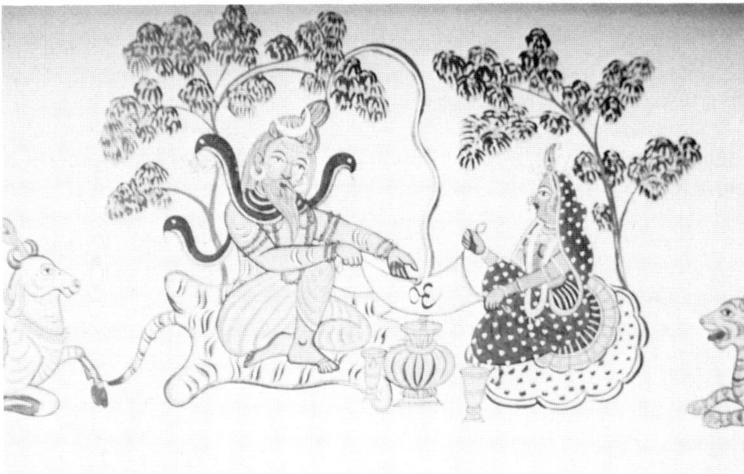

Aus einer Wandmalerei an einem Sitalamata-Tempel, Indien: Shiva, der zuweilen den Beinamen Aushadhīshvara (Herr der Drogen und Kräuter) trägt, bereitet zusammen mit seiner Frau Parvati «bhāng», d. h. ein Getränk aus Cannabis. «Bhāng» hat im indischen Shiva-Kult eine integrierte Funktion, jedoch wird nur mäßiger, kontrollierter Genuß der Droge richtig gefunden.

Meinungen auseinander. Erstmals wird Cannabis im Shatapatha-Brāhmana, ca. 800 v. Chr., unter dem Namen *vijayā* (= Sieg, Triumph) erwähnt (Bharati 1965: 250). Mit diesem Namen wird die Droge auch heute noch in tantrischen Riten, in denen Sanskritverse rezitiert werden, umschrieben. Auch im alltäglichen Gebrauch ist es üblich, die Droge zu umschreiben. Je nachdem in welcher Zubereitungsform sie konsumiert wird, spricht man von: *thandai* (Kühles), *mithai, majūm* (Süßspeise), *sherbet* (süßer Saft). Handelsübliche Bezeichnungen sind: *bhāng, ganjā, charas.* Mit diesen Bezeichnungen verbinden sich Qualitäts-, Zubereitungs- und Konsumunterschiede.

bhāng und *ganjā* kann man in vielen Gebieten Indiens, z. B. in Bihar, worauf sich die weiteren Ausführungen beziehen[1], öffentlich kaufen; am Betel- oder Tabakstand oder in Teebuden, wo vor allem *bhāng* als Getränk oder Süßspeise aufbereitet wird. In dieser Form ist es bei leichter Dosierung ein beliebtes Erfrischungsgetränk an heißen Sommerabenden.

Auch im Haus wird *bhāng* zubereitet. Häufig bereiten es die Frauen für die Männer. Den Frauen selbst ist der Konsum untersagt. Da sie jedoch bei der Zubereitung nicht kontrolliert werden, kommt es durchaus vor, daß sie ebenfalls *bhāng* genießen oder z. B. einer jungen Braut ohne deren Wissen eine Dosis zukommen lassen, damit die ersten Ehetage gelöster ablaufen (Bharathi 1978: 122). Auch beim Anbau der Pflanze im Hausgarten wissen viele Frauen sehr gut über die verschiedenen Arten und deren Güte Bescheid.

Es gibt viele unterschiedliche Arten, die sich durch Größenwuchs, Stengel- und Blattform und Blütenfarbe unterscheiden. Entsprechend unterschiedlich ist die Nutzung. Verschiedene Stengelarten – flach oder rund – werden für gröbere oder feinere Gewebe- und Seilherstellung verwendet (Grierson 1975: 247). Blätter, Blüten und Blütenharz der weiblichen Pflanze werden auch in unterschiedlicher Weise genutzt. Die ayurvedische Medizin verwendet Cannabis, verschieden dosiert und in Mischung mit anderen Zusätzen, als Mittel gegen Ruhr, Cholera, Tetanus, Rheumatismus, Schlaflosigkeit, Husten, als Verdauungshilfe und Appetitanreger (Fischer 1975: 251). Auch Tiere, vor allem Kühe, werden mit Cannabis behandelt.

Cannabis bei Festen

Als Droge wird Cannabis geraucht, gegessen oder getrunken. Die Funktion der Droge ist unterschiedlich, je nachdem von wem, zu welchem Zweck, zu welcher Zeit, an welchem Ort und in welcher sozialen Umwelt sie konsumiert wird. Es heißt, daß bestimmte Berufsgruppen, z. B. die Lastwagenfahrer, die sich auf langen Strecken konzentrieren und wachhalten müssen, die Droge zu sich nehmen, um sich bei der Arbeit besser konzentrieren zu können.

Eine wichtige Rolle spielt die Droge im sozialen Bereich zur Förderung zwischenmenschlicher Kommunikation. Beim Rauchen von *ganjā* wird der Tonpfeifenkopf, *chilam,* der indischen Wasserpfeife, *hukka,* verwendet. Dieser wechselt reihum von Mann zu Mann. Der Rauch wird durch die Hände aus dem Pfeifenkopf eingesogen. Die Gesprächsfreudigkeit steigt, die Reden werden in der Regel lauter und anhaltender. Das gleiche gilt für das Getränk *bhāng,* wenn es in Gemeinschaft in einem Haus oder auf einem öffentlichen Versammlungsplatz getrunken wird.

Anläßlich bestimmter Festtage, vor allem zum Frühlingsfest *hōlī,* ist es üblich, *bhāng* und andere Stimulansmittel zu konsumieren. An diesem Tage bespritzen sich die Menschen gegenseitig mit bunter Farbe. Die soziale Distanz zwischen den Kasten wird aufgehoben. Das Stimulanzmittel hilft dabei vor allem den niederen Kasten, die sozialen Hemmungen zu überwinden.

Nach dem Konsum von *bhāng* folgt in der Regel gemeinsames Essen, denn der Appetit wird stark angeregt, insbesondere der Appetit auf Süßigkeiten. Diese Wirkung des *bhāng* drückt sich auch in zahlreichen Sprichwörtern, Liedern und Redensarten aus, die es zum Thema *bhāng* und *ganjā* gibt. Es heißt, daß *rasgulā* (eine bestimmte Art Süßigkeit) nie so gut und schön sei wie nach dem Genuß von *bhāng*. Leider ist bei zunehmender wirtschaftlicher Verarmung das üppige Essen nach der Einnahme von *bhāng* oft nicht mehr möglich. Bei gewohnheitsmäßigem täglichem Genuß von *bhāng* oder sogar mehrfachem täglichem Genuß, der wiederum durch die wirtschaftliche Notlage motiviert sein kann, wird der Körper rasch geschwächt und ausgezehrt.

Im Gegensatz zu den meisten anderen Genußmitteln ist Cannabis in der Natur kostenlos erhältlich und kann leicht selbst zubereitet werden. Die Staude wächst am Straßenrand und in den Hausgärten fast wild. Das ist eine große Versuchung, die bei vielen Männern im dörflichen Bereich, insbesondere in der brahmanischen Kaste, zur Abhängigkeit geführt hat, die nur allzu leicht mit dem Argument des religiösen Gebrauchs entschuldigt werden kann. Die sozio-rituelle Tradition heißt jedoch nur den mäßigen, kontrollierten Genuß der Droge gut.

Angesichts der vielfältigen Nutzung der Pflanze in der traditionellen Gesellschaft ist es naheliegend, daß ihr auch Symbolbedeutung und Ritualfunktion zukommt. Die verschiedenen Pflanzenarten, die unterschiedliche Blütenfarben haben, werden symbolisch mit den sozialen Kategorien der indischen Kastengesellschaft identifiziert:

1. Cannabis mit weißer Blüte = *Brāhmana* (Brahmanen – Priester)
2. Cannabis mit roter Blüte = *Kshatriya* (Könige – Krieger – Aristokratie)
3. Cannabis mit gelber Blüte = *Vaishya* (Bauern, Händler)
4. Cannabis mit blauschwarzer Blüte = *Shūdra* (Dienstleistungsgruppen).

Cannabis im Shiva-Kult

Eine integrierte rituelle Funktion hat der Gebrauch von Cannabis im Shiva-Kult. Shiva gilt als der Gott des Rausches, der Drogen und Kräuter. Er trägt zuweilen den Beinamen *Aushadhīshvara* (= Herr der Drogen und Kräuter). Unter diesem Aspekt wird er – z. B. in Nepal – mit einer Kräuterschale in der rechten Hand dargestellt (Bharathi 1978: 179). Andere Abbildungen zeigen ihn beim Trinken eines Bechers *bhāng*, wie z. B. in einer Malerei einer Brahmanen-Frau aus Nordbihar zu sehen ist.

Shiva wird gefürchtet und verehrt. Als Repräsentant männlicher Fruchtbarkeit erflehen die Frauen von ihm Kindersegen. Während der Hochzeit wird der Bräutigam mit Shiva oder «Shankar» und die Braut mit der Gemahlin Shivas, «Pārvati» oder «Gauri» identifiziert. Es gibt viele religiöse Erzählungen oder Gesänge über das göttliche Ehepaar «Gauri-Shankar» oder «Shiva-Pārvati», wie das Götterpaar alternativ bezeichnet wird. Während der tagelang andauernden Hochzeitszeremonien werden derartige Gesänge vor allem von den Frauen vorgetragen. Dabei kommt auch immer wieder die Abneigung der göttlichen Braut zum Ausdruck, die sich beklagt, so einen unflätigen Mann wie «Shiva-Shankar» heiraten zu müssen, der nur mit einem Tigerfell bekleidet schwankenden Schritts und mit geröteten Augen daherkommt. Der schwankende Schritt und die Rötung der Augäpfel sind typische körperliche Merkmale, die sich nach reichem Konsum von *bhāng* einstellen. In einem Sprichwort heißt es: «Die Freude am *bhāng*-Trinken beginnt, wenn die Augen rot werden und das Herz klar.»

Von den Frauen wird die Droge nicht geschätzt und in der Regel nicht öffentlich konsumiert. Sie bereiten das Getränk jedoch häufig zu oder helfen bei der Zubereitung. Eine solche Szene ist auf einer Wandmalerei abgebildet, die Shiva und seine Frau Pārvati beim Filtern von *bhāng* durch ein Tuch in ein Gefäß zeigt (Abb.).

Interessant an dieser Darstellung ist, daß die *bhāng*-Flüssigkeit dem Haarknoten Shivas entspringt, was andeutet, daß es sich um ein göttliches Getränk handelt. Das ist eine Umdeutung der bekannten Ikonographie, die den Fluß Ganges aus Shivas Haarknoten fließen läßt, denn der Legende nach hat Shiva mit seinem Haar die vom Himmel stürzende *Gangā* (der Fluß wird als Göttin aufgefaßt) abgefangen und sanft zur Erde fließen lassen. Die Abbildung zeigt optisch die Doppeldeutigkeit und wechselseitige Identifikation der fließenden Ströme *gangā* und *bhānga,* die gleichzeitig weibliche Gottheiten und Konsorten Shivas sind. In einem volkstümlichen Versmaß in der Maithili-Sprache Nordbihars wird diese Auffassung in folgender Weise formuliert:

«Gangā und Bhānga sind zwei Schwestern.
Beide leben mit Gangadhāra (= Shiva der die Gangā herabläßt).
Gangā gibt dir Wissen, und Bhānga zeigt dir den Weg zum Himmel.»

Im Kultzusammenhang wird Cannabis unterschiedlich verwendet. Die Pflanze ist zusammen mit anderen Pflanzen – meist Nachtschattengewächsen – Shiva geweiht. Teile der Pflanze, vor allem die oberen Enden mit Blüten, spielen als Opfergaben bei der täglichen Verehrung im Shiva-Tempel oder auf Kultplätzen mit Shiva-Idolen eine Rolle.

Eine andere Form der Opfergabe an Shiva ist die eßbare und trink- oder inhalierbare Zubereitung von Cannabis. Zuerst wird eine solche Cannabiszubereitung der Gottheit symbolisch als Opfer dargebracht und danach vom Spender und anderen Beteiligten konsumiert. Die Droge dient in diesem Zusammenhang der religiösen Versenkung. Das ist ein stark traditionell strukturierter Vorgang der Meditation und

Vision, gelenkt durch standardisierte Ritualhandlungen und Gebetsformeln.

Auch die Anlässe und die Zeiten für die Shiva-Verehrung sind festgelegt. Im Jahresablauf ist *Shivarātri* das wichtigste Fest Shivas. Während der Woche ist es der Freitag, und im Tagesablauf ist es der Abend, der für den rituellen Konsum der Droge empfohlen wird. Eine Redensart sagt:
morgens = *kaka bhashi* (Zeit des Krähenkrächzens)
mittags = *satya nashi* (Ende des wahren Verdienstes)
abends = *bhog bilasi* (glücklicher Augenblick)
Mittags und morgens sind schlechte Zeiten. Abends ist die beste Zeit für die *Har-pūjā* (Shiva-Verehrung).

Cannabis bei tantrischen Ritualen

Abgesehen vom Shiva-Kult hat Cannabis, neben anderen Drogen, vor allem in tantrischen Ritualen eine religiöse Bedeutung. In bestimmten Riten wird die Droge selbst Gegenstand der Verehrung. Sie wird als weibliche Gottheit *vijayā* (Sieg) verehrt. Derjenige, der die Ritualhandlung vollzieht, gewinnt durch Einverleibung die «alles besiegende Kraft» dieser Gottheit. Ein solcher tantrischer Ritus der Zubereitung und Einnahme von *bhāng* wurde 1973 in einem Dorf in Nordbihar filmisch dokumentiert und in einem Begleittext beschrieben. Da diese Veröffentlichungen leicht zugänglich und in der Ausstellung zu sehen sind, kann auf eine Beschreibung an dieser Stelle verzichtet und statt dessen ein anderer Ritus zur Verehrung von «bhāng» angeführt werden, der von einem Priester nach tantrischen Ritualtexten wie folgt angegeben wurde:

1. Als Akt der Vorbereitung und rituellen Reinigung werden die Blätter der Cannabisstaude mit schwarzem Pfeffer angerieben, Wasser wird hinzugegeben, und die Mischung wird in einen Steinbehälter gefüllt.
2. Ein *yantra* (Ritualdiagramm) aus Kreis, Quadrat und Dreieck wird gezeichnet. Die weibliche Urkraft *ardhar shakti* wird in diesem Yantra verehrt.
   Quadrat = Erde
   Kreis = Himmel
   Dreieck = weibliche Energie
3. Der Behälter mit *bhāng* wird auf das *yantra* gestellt. Es folgen Meditation und Rezitation.
4. Mit einem *mantra* (eine Art Zauberformel) wird *vijayā* (Name der Göttin) in den *bhāng*-Behälter einberufen und willkommen geheißen.

5. Mit einem bestimmten *mantra* (Zauberformel) wird *bhāng* in *amrita* (ein Göttergetränk) verwandelt.
6. Mit einer rituellen Verehrungsgeste wird der Behälter voll *bhāng* an die Stirn gehoben, und eine Gebetsformel zu Ehren des *Guru* (religiöser Lehrer) wird gesprochen.
7. Einnahme der *bhāng*-Zubereitung. Die beschriebene Handlung wird von Rezitationen und Ritualgesten (*mudra*) begleitet.

Der Informant nannte einige tantrische Sanskrittexte, die den rituellen Gebrauch von Drogen beinhalten. Er selbst besaß keine Texte und machte reine Gedächtnisangaben. Außer einer Publikation (Avalon, A. [ed.]: *Kulārṇava-tantra. Tantric Texts V, with commentary by Tārānātha Vidyāratna, London* 1917) konnte ich nicht herausfinden, wo und wie diese Texte zugänglich sind. Es gibt leider nur wenige Indologen – z. B. Bharati 1965 –, die sich mit diesem Thema auseinandersetzen. Interessant wäre eine philologische und ethnologische Vergleichsforschung mit historischem und gegenwartsbezogenem Ansatz.

Anmerkung

1 Falls nicht anders angegeben, sind die folgenden Beispiele einer Feldstudie in Nordbihar im Madhubani-Distrikt entnommen, die von mir 1973/74 durchgeführt wurde.

Sozioritueller Gebrauch von Betel in Indien

Erika Moser-Schmitt

Betel als leichtes Stimulanzmittel hat eine wichtige Funktion für die zwischenmenschliche Kommunikation. Mit dem Geben und Nehmen von Betel werden soziale Kontakte geknüpft und gefestigt. Eine ähnliche Bedeutung kommt dem Betel-Nehmen und -Geben in Ritualhandlungen zu, in denen es um formalisierte Kommunikation zwischen Menschen und Göttern geht. Darüber hinaus hat Betel – sowohl das Blatt als auch die Arekanuß und beide gemeinsam – als Natur- und Kunstform eine komplexe Symbolbedeutung als Zeichen für Glück und Fruchtbarkeit. Zu den allgemeinen Angaben über Verbreitung, Geschichte, Arten und Wirkung von Betel siehe den Beitrag von W. Stöhr in diesem Band.

Betel im indischen Alltag

Der Genuß von Betel ist bereits im alten Indien belegt. Das entsprechende Sanskritwort heißt *tāṁbulā*. In einem Kommentar zur spätvedischen Literatur (*yajnavalkya*) werden die Betelverkäufer, *tāṁbulikā*, als eine Berufsgruppe, *sreni,* beschrieben (Patra 1965: 16 f.). Diese zu jener Zeit noch relativ offene Berufsgruppe hat sich später zur endogamen Kaste entwickelt, die noch heute in Nordostindien unter dem Namen *baraī* bekannt ist, mittleren bis hohen Status genießt und den Traditionsberuf des Betelanbaus und -verkaufs ausübt. Ein Teil der Mitglieder dieser Kaste haben durch den Betelhandel anscheinend so gut verdient, daß sie den Beruf aufgaben, um als Grundbesitzer und kleine Unternehmer zu einem höheren Prestigestatus aufzusteigen.[1]

Daß der Betelhandel ein lohnendes Geschäft sein kann, versteht man, wenn man weiß, welch große Rolle der Genuß von Betel in der traditionellen indischen Gesellschaft spielt. Es ist ein Genuß, der allen Schichten und beiden Geschlechtern zugänglich ist. Das reichliche Betelkauen wird als Zeichen des guten Geschmacks gesamtgesellschaftlich akzeptiert. In der klassischen Dichtung, z. B. in dem von einem Buddhisten namens Padmashrī verfaßten Text *nāgarasarvasva,* wird geschildert, wie ein wohlhabender Städter lebt: «In seiner Wohnung steht neben seinem Ruhebett ein Tischchen mit Blumen, Parfümen, Schminke und dem Betel, den er den ganzen Tag über zu kauen pflegt» (nach Glasenapp 1961: 189 f.). Im alten Indien hatten hochgestellte Persönlichkeiten einen Diener oder eine Dienerin, deren Aufgabe es war, dem Herrn oder der Herrin die Betelschachtel nachzutragen. Dies Amt hatte den Sanskritnamen *tāṁbūladhikāra* (Monier-Williams 1970: 443).

Zum Betelverkauf und Betelgenuß gehört ein ästhetisch attraktives Zubehör. Der traditionelle, anspruchsvolle mobile Betelverkaufsstand in Nordostindien ist ein ca. 1,50 m über den Boden erhobener Holzverschlag, verziert mit Schnitzereien und variablem kleinen Hängezierrat. Der Verkäufer sitzt darin im Yogasitz, umgeben von seiner Verkaufsware: Betelblätter verschiedener Qualität, Gewürze, Kalk, Tabak u. a. All dies stellt er gemäß dem Geschmack des Kunden nach Wahl zusammen. Der Betelstand ist ein informeller Treffpunkt. Typisch für den traditionellen Betelstand ist auch ein mittelgroßer Spiegel, der an der inneren Rückwand hängt. Die wenigsten haben einen solchen Spiegel zu Hause. Er ist eine Attraktion für die Eitelkeit und wendet gleichzeitig den bösen Blick vom Verkäufer, der in seinem schönen Verschlag quasi gefangen sitzt.

Für den individuellen Gebrauch im Haus oder unterwegs werden Schneidescheren für die Zerkleinerung der Arekanüsse, Behälter zur Aufbewahrung und Spucknäpfe benutzt. Diese Geräte sind meist aus ornamental bearbeitetem oder poliertem Metall, vor allem aus Messing hergestellt. Vasco da Gama beschreibt 1498 einen solchen Spucknapf für Betel, der aus purem Gold bestanden haben soll.[2]

In den frühen europäischen Reiseberichten gibt es zahlreiche Hinweise auf die indische Sitte des Betelkauens (Yule/Burnell 1979: 914 ff.). Bereits Marco Polo fiel 1298 auf, daß die Inder permanent Betel kauten (Yule/Burnell 1979: 89). Seit der britischen Kolonialherrschaft und mit zunehmender Verwestlichung machten jedoch die Teebuden dem Betelstand seine traditionelle Funktion als informeller öffentlicher Treffpunkt streitig. Den Tabak hat der Betelverkäufer bereits als Zugabe zum Betelgenuß in sein Verkaufsangebot aufgenommen. In Form von Zigaretten ersetzt der Tabak derzeit häufig das Betelkauen. Besonders die jüngere, stärker westlich orientierte Generation sieht im Betel-roten Mund kein Schönheitsideal mehr.

Vom Aussterben des Betelkauens kann jedoch noch lange keine Rede sein. Vor allem in stärker traditionellen Gebieten ist das Betelkauen nach wie vor beliebt, die Spucknäpfe stehen noch immer in vielen öffentlichen Gebäuden, und Straßenecken sind rot vom ausgespuckten Betel.

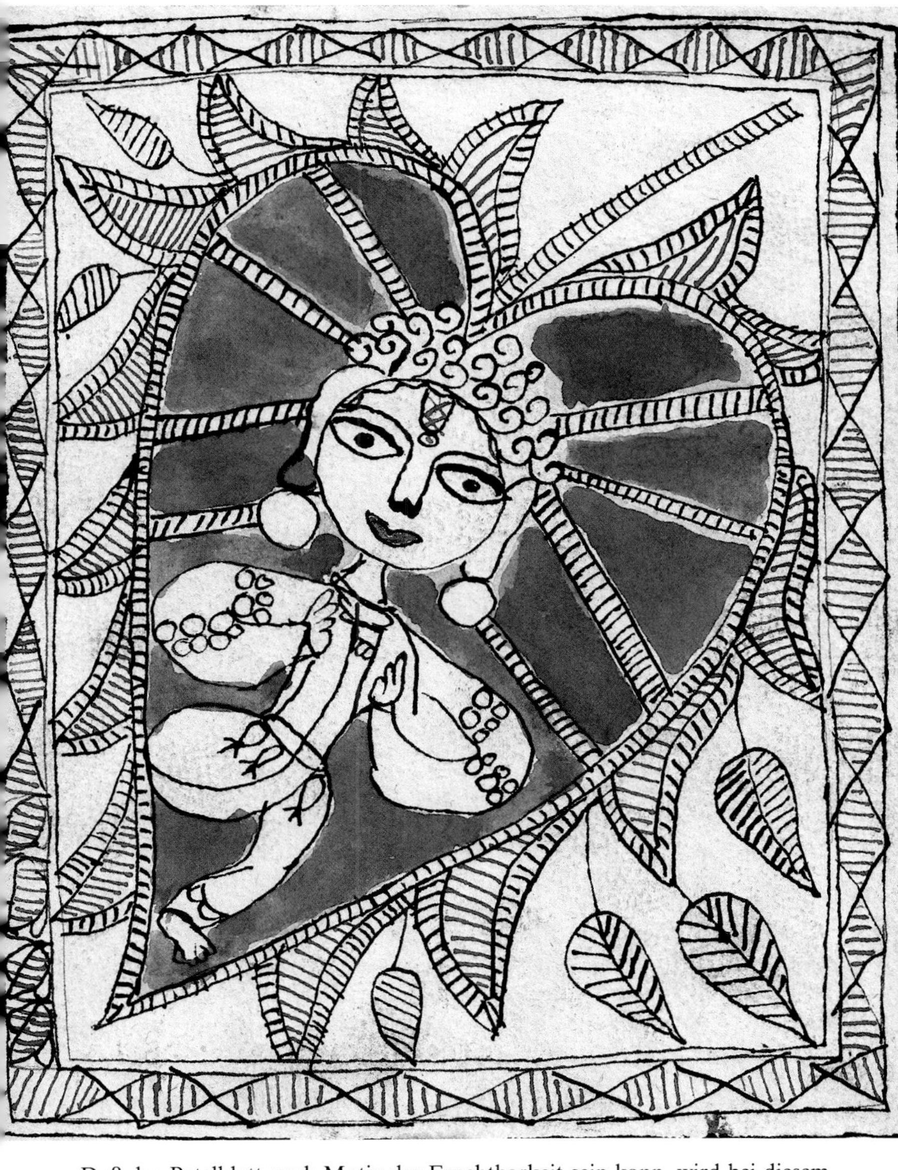

Daß das Betelblatt auch Motiv der Fruchtbarkeit sein kann, wird bei diesem einfachen Bild deutlich, das nach den Angaben der Malerin, einer Dorfbewohnerin aus Nord-Bihar, als Darstellung der Geburt Krischnas verstanden werden soll.

Verwendungsarten des Betel

Die Bezeichnung *betel* entstammt dem südindischen Sprachgebrauch. In nordindischen Sprachen, z. B. im Hindi, heißt das Betelblatt *pān* (= Blatt) und die Arekanuß *supārī*, abgeleitet von Sanskrit *supāriya* (= angenehm). *Pān* und *supārī* können getrennt voneinander gegessen werden oder zusammen mit weiteren Zutaten wie Kalk, Gewürzen und Tabak. Die traditionelle indische Betelzubereitung – wie sie in der klassischen Literatur beschrieben ist – kennt noch keinen Tabak. Es werden dreizehn Zutaten genannt, denen unterschiedliche medizinische und stimulierende Wirkungen zugeschrieben werden (Jain o. J.: 87).

Die Zutaten werden zum größten Teil in ein Betelblatt oder in mehrere größenmäßig zurechtgeschnittene und übereinandergelegte Blätter eingewickelt. Je nach Anlaß kann die Ausführungsform sich unterscheiden, z. B. einfaches Einrollen, Gestaltung flacher Taschen oder dreidimensionaler Tüten und Kuben. Diese Behälterformen werden zuweilen mit Gewürznelken zusammengehalten. Entsprechend unterschiedlich sind die zugeordneten Bezeichnungen, z. B. *gilauri, singhāra, biriya, kihilli* (Grierson 1979: 249).

Das Kauen von *pān* und *supārī* wird als angenehm leichter und nicht sehr kostspieliger Genuß empfunden. Durch reziprokes Geben und Nehmen und gemeinsames Kauen wird die zwischenmenschliche Kommunikation gefördert.

Es gilt als minimale freundliche Geste, einem Gast im Hause oder Bekannten auf der Straße Betel anzubieten. Eine spöttische Redensart in Bihar lautet: «Er kann seinem Gast nicht einmal ein Stückchen Betelnuß anbieten, doch geleitet er ihn mit pompösem Gehabe» (Grierson 1979: 249). Als Kommunikationsmittel und leichtes Aphrodisiakum spielt Betel auch eine Rolle im ritualisierten Liebesspiel (Jain o. J.: 86).

Es ist naheliegend, daß derart wichtige Genuß- und Kontaktmittel des Alltags auch eine Funktion im Ritus und symbolische Bedeutung bekommen haben. *Pān* und *supārī* sind Symbole für Angenehmes. In Natur- und Kunstform werden sie in bestimmtem Kontext als Glückszeichen mit magisch positiver Potenz aufgefaßt. Es bringt Glück, *pān-supārī* zu sehen, zu geben, zu bekommen.

Die Naturform ist auch Vorbild für Kunstformen. Aus verschiedenen Materialien werden Behälter in Betelblatt oder Arekanußform hergestellt. Holzgeschnitzte Druckmodeln in Betelblattform zur Verzierung von süßen Pfannkuchen werden der Brautaussteuer beigegeben. Auch als gezeichnetes oder gemaltes Motiv – häufig stark stilisiert – spielt das Betelblatt eine Rolle. Im Glücksspiel der Karten, Würfel

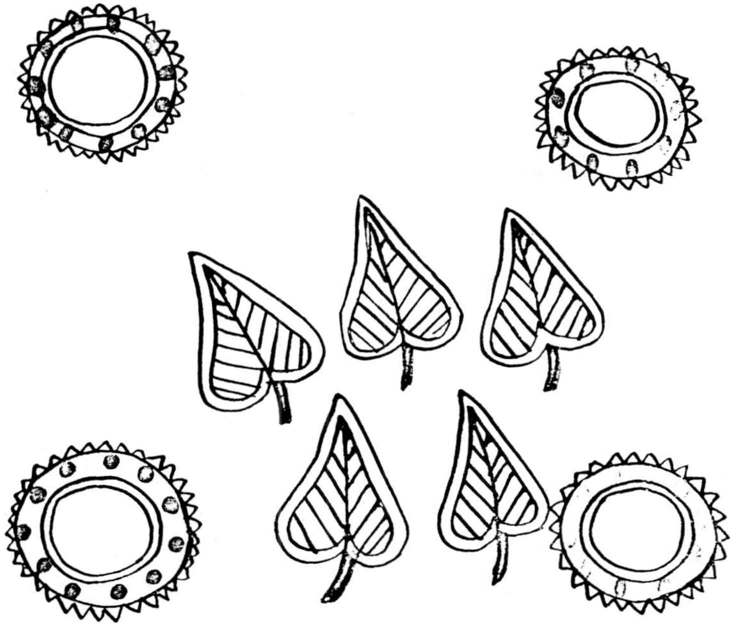

Bei Hochzeiten in Nord-Bihar werden mit Reismehlpaste rituelle Bodenzeichnungen ausgeführt, in denen angegeben wird, wo die Tabletts mit Opfergaben bzw. die zum Ritus gehörenden Betelblätter abgelegt werden sollen. Hier eine Zeichnung für die «pan bichab»-Zeremonie, in der die Braut den Bräutigam «erniedrigt», d. h., in der die Braut ihre Abneigung vor dem auf sie zukommenden Leben in Abhängigkeit von ihrem Mann ausdrückt.

oder Spielbretter und Spielteppiche wird die Herzform und zuweilen auch die «Pik»-Form der französischen Spielkarten als *pān* bezeichnet und mit dem Betelblatt identifiziert.

Die Fahrzeugnummern von Lastwagen und Fahrradrikshas sind zuweilen in Betelblattform ausgeschnitten oder umrandet. Vor allem auf den Fahrradrikshas in Patna in Bihar erscheinen häufig Betelblätter aufgemalt oder auf das Sonnenverdeck appliziert. Frauen der hohen Kasten malen sich z. B. in bestimmten astrologisch positiven Sommermonaten das Betelblattmotiv mit Henna auf die linke Handinnenfläche. In rituellen Bodenzeichnungen, die von den Frauen hoher Kasten für die häuslichen Riten des Lebens- und Kalenderzyklus und für sonstige Anlässe ausgeführt werden, spielt das Motiv ebenfalls eine gewisse funktionsgebundene Rolle.

Rituelle Verwendungen des Betel

Im folgenden soll die verschiedenartige Verwendung von *pān* und *supārī* in den Riten der Frauen brahmanischer Kasten in Nordbihar im Kulturgebiet von Mithila besprochen werden. Die Daten wurden 1973/74 in den zwei Dörfern Jitvarpur und Ranti im Madhubani-Distrikt gesammelt. Die illustrierenden Zeichnungen wurden von Frauen dieser Dörfer angefertigt.

Wie im sozialen Bereich so spielt Betel auch im Ritus eine Rolle als Kommunikationsmittel, um zwischenmenschliche Beziehungen oder die Beziehung zwischen Menschen und Übernatürlichem zu stimulieren und zu festigen. Im Gegensatz zum Alltagsverhalten ist jedoch die rituelle Form standardisiert, formalisiert und symbolisierend.

Der einfachste Gebrauch von Betel im Ritus ist der in Form einer Opfergabe an die Götter. Es heißt, daß die Götter in ihrem Himmel keinen Betel haben und die Menschen ihnen deshalb Betel anbieten, um sie günstig zu stimmen. Es gibt Riten, in denen nur Betel *pān-supārī* als Opfergabe verwendet und anschließend an die Beteiligten verteilt wird. Dabei werden zuweilen einige Kilo Betel benötigt. Häufiger und weniger kostspielig ist die symbolische Gabe von fünf Betel. Stellvertretend für die ganze Gruppe erhalten oft auch nur fünf Personen, z. B. fünf Brahmanen, Opferspeisen. Die ungerade Zahl fünf ist eine positive Zahl. Aus diesem Grund spielen fünf *pān-supārī* als Glückszeichen und Glückwunschgeschenke eine wichtige Rolle in Ritualhandlungen.

Zu bestimmten Anlässen – Initiationszeremonie, Hochzeit, Bruder-Schwester-Tag u. a. – werden in ritualisierter Form Glückwünsche ausgedrückt. Dieser Ritus heißt *chuman*. Die betroffene Person kauert in Hockstellung auf einem durch eine rituelle Bodenzeichnung geweihten Platz im Hof oder Haus, und einige verheiratete Frauen des Hauses schwenken mit Segenswunschgesängen ein großes Tablett mit glückbringenden Natursymbolen: Mango, Kokosnuß, Bananen, Reis usw. Fünf *pān-supārī* dürfen dabei nicht fehlen.

Bei einigen dieser Zeremonien gibt die Zeremonienleiterin dem Betroffenen fünf *pān-supārī* in die Hände, die in einem rituellen Empfangsgestus, *anjoor*, unten zusammengelegt und nach oben geöffnet sind.

In einem anderen Ritus, *bhar dutiya* – Bruder-Schwester-Zeremonie –, die lebenslang jährlich einmal zwischen Brüdern und Schwestern stattfindet, um deren konsanguine Solidarität zu festigen, spielt das rituelle Geben von Betel eine zentrale Rolle. Die Schwester gibt dem Bruder fünf *pān-supārī* in die wie oben beschriebenen halb gefalteten Hände, umschließt mit ihren Händen die Hände des Bruders und schwenkt sie dreimal mit Segenswünschen. In diesem Falle ist die soziorituelle Funktion des Betels besonders deutlich.

In einem anderen Ritus, der im Rahmen der Hochzeitszeremonien stattfindet, spielt ebenfalls das Geben und Nehmen von Betel eine zentrale Rolle. Diesesmal jedoch, um die Ablehnung des sozialen Kontaktes zum Ausdruck zu bringen. Der Ritus heißt *pān bichhab,* (= Betel aufheben). Die Braut erhält von ihrem Bruder fünf Betel, um sie dem Bräutigam zu geben. Die Braut wirft sie dem Bräutigam vor die Füße, und er muß sie auflesen. Dieses Ritual drückt die Ablehnung der Braut gegenüber dem Bräutigam aus, d. h., sie möchte den Mann, der in ihr bisheriges Leben eindringt, erniedrigen.

Eine solche Antipathiegeste wird verständlich, wenn man bedenkt, daß die Hindufrau mit der Ehe zu absolutem Gehorsam und unterwürfiger Dienstleistung gegenüber ihrem Gatten verpflichtet wird. Ihre Freiheiten als Kind im Elternhaus enden, und sie zieht um in das ihr fremde Haus des Mannes, beladen mit Pflichten und ohne nennenswerte Rechte. Bei diesem Ritus wird die Bedeutung des Betel auch als Motiv in der Bodenzeichnung zum Ausdruck gebracht. Fünf Betelblätter werden mit Reismehlpaste auf den Boden gezeichnet, wo sich der Ritus abspielt (vgl. Abb. 2).

Im Zusammenhang mit der Hochzeitszeremonie gibt es einen zweiten Ritus, in dem Betel eine Rolle spielt und Betelblattmotive auf den Boden gezeichnet werden. In diesem Falle handelt es sich jedoch um die positive Reziprozität des Betelgebens. Braut und Bräutigam geben sich wechselseitig ein Betel in den Mund und kauen gemeinsam als Zeichen ihrer gegenseitigen Sympathie. Dieser Ritus heißt *harīr pān* (= Betel-Nehmen). Nicht nur das Geben, Nehmen und gemeinsame Genießen kann in ritualisierter Form als Ausdruck wechselseitigen sozialen Kontaktes gelten, sondern auch die äußere Spur der Einnahme, der rote Mund, wird als positives Zeichen gewertet, denn daran ist zu erkennen, daß es der betroffenen Person gutgeht, daß sie als Gast gut behandelt wurde. Auch dies kommt in Sprichwörtern, Erzählungen und Liedern zum Ausdruck.

Wenn der jungverheiratete Mann nach vollzogener erster Hochzeitszeremonie, die im Hause der Braut stattfindet, in sein eigenes Elternhaus zurückkehrt, singen die Frauen folgenden Willkommensgesang: «Mein schöner Sohn kehrt zurück nach der Hochzeitszeremonie. Er ist nun noch schöner. Er hat *kājal* (schwarze Farbe) an den Augen, *chandan* (Sandelholzfarbe) auf der Stirn, und seine Lippen sind rot vom Betel. Wir sind glücklich. Wir entzünden das Öllämpchen und heißen ihn willkommen mit einem Tablett voll Reis, Betel (*pān-supārī*) . . .» In diesem Gesang werden im ersten Teil all die an ihm sichtbaren positiven Zeichen soziorituelller Kommunikation erwähnt,

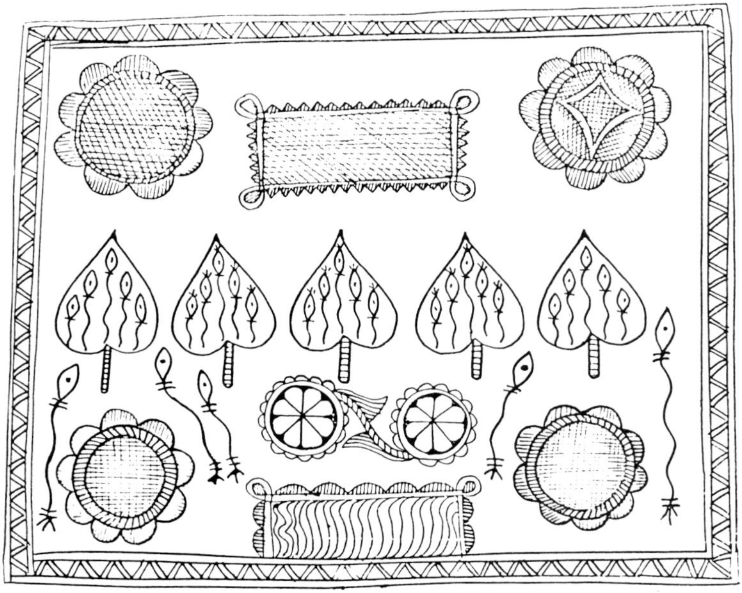

Die Reismehlzeichnungen, die meist von Frauen hoher Kasten ausgeführt werden, haben häufig die Funktion von Bodenaltären. So auch diese Zeichnung, die im Rahmen eines Rituals zu Ehren des Schlangenkönigs angefertigt wurde. Die runden Motive markieren die Stelle für die Behälter mit den Opfergaben, die rechteckigen die Sitzplätze der am Ritus beteiligten Frauen.

die er im Haus der Braut erhalten hat. Im zweiten Teil wird er verbal und konkret mit positiven Symbolen – einschließlich Betel – willkommen geheißen.

Bereits bei der Zubereitung des Betel kann Magie mit im Spiel sein. Gefürchtet ist der Liebeszauber seitens der Frauen, die häufig im Haus den Betel zubereiten, um ihn den Männern zu geben. Eine bengalische Ballade erzählt von einem solchen Liebeszauber mittels Betel: «Rangila holte Betel, färbte ihre Lippen rot. Sie war noch jung, jedoch in Zauberei erfahren. Den Betel konnte sie derart verzaubern, daß jeder, der ihn aß, sofort die eigne Frau verließ ...» (Zbavitel/Mode 1976: 265). Das führte zur Frage des Inhaltes des Betelpäckchens, der dem Auge nicht sichtbar ist und im Vertrauen auf das Wohlwollen des Gebers vom Empfänger unbesehen konsumiert wird. Auch *bhāng* (= Haschisch) – und früher Opium – kann in Betel verpackt werden.

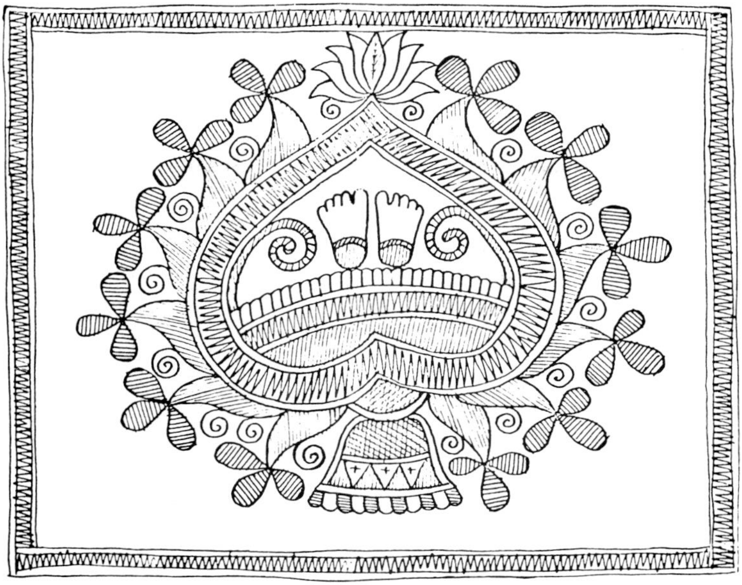

In den Reismehlzeichnungen kann das Betelblattmotiv auch ein heiliger Raum für die Gottheit sein, der die Kulthandlung gewidmet ist. Insbesondere für weibliche Gottheiten wird ein derartiges Motiv gerne verwendet. Hier ist die Anwesenheit der Hausgöttin durch Fußabdrücke symbolisiert.

Es ist vorstellbar, daß mit gezielter Absicht Aphrodisiaka zu bestimmten Zwecken beigemischt werden, ohne daß es der Empfänger weiß, und dieser sich danach «wie verzaubert» fühlt und sich zu Handlungen hinreißen läßt, die er im Normalzustand besser unter Kontrolle hat. Im angeführten Beispiel des Mädchens «Rangila» handelt es sich um eine Kurtisane. Es ist möglich, daß solcher «Liebeszauber» mittels Betel auf einem erprobten Mischungsrezept des Betelinhaltes beruht.

Betel als Vehikel zum Transport und Konsum anderer Substanzen, denen Magie zugesprochen wird, spielt auch im Hochzeitsritus eine Rolle, wie das folgende Beispiel belegt. In einer bestimmten Ritualhandlung sind Braut, Bräutigam und eine Frau der Barbierkaste beteiligt. Die Barbierfrau schneidet mit ihrem Nagelschneidemesser in den kleinen Finger der linken Hand der Braut, damit Blut herausläuft. Dieses Blut wird auf Betel dem Bräutigam in den Mund gegeben. In diesem Falle ist Betel die angenehme Verpackung für eine andere wichtige Sache, das Blut der Frau, mit der er durch diesen Ritus in eine fiktive Blutsverwandtschaft tritt.

Die wichtige Bedeutung des Betel kommt auch in einem rituellen Test zum Ausdruck, dem sich der Bräutigam während der Hochzeitszeremonien zu unterziehen hat. Von der Hausfrau wird ihm ein Tablett mit wichtigen Dingen vorgehalten, deren Namen er nennen soll. Betel und Arekanuß befinden sich darunter. Die Schwierigkeit der Aufgabe besteht darin, daß der Bräutigam verschlüsselte oder archaische Namen dieser Objekte nennen soll. Die Kenntnis der geheimen Doppelbedeutungen und tieferes Wissen wird getestet.

Als Kunstform kann Betel mehrere Bedeutungen haben. Betelblattmotive kommen häufig in rituellen Bodenzeichnungen vor. Diese Bodenzeichnungen werden mit in Wasser angerührter weißer Farbe aus Reismehl von den Frauen hoher Kasten ausgeführt und haben die Funktion von Bodenaltären, auf denen Ritualhandlungen ausgeführt werden. Im Rahmen solcher Bodenzeichnungen können Betelblattmotive unterschiedliche Funktionen haben.

Es können abbildende Vorzeichnungen für Naturblätter sein, welche in der Ritualhandlung auf diese Zeichnung gelegt oder von dieser aufgegriffen werden. Der oben beschriebene Ritus des Betel-Nehmens und -Gebens zwischen Braut und Bräutigam während der Hochzeit spielt auf einer derartigen Bodenzeichnung (Abb. 2). In der Regel werden fünf kleine Blätter abgebildet.

In einem anderen Ritus zu Ehren des Schlangenkönigs werden Blätter als Opfergabe auf entsprechende vorgezeichnete Blattmotive niedergelegt (Abb. 3).

In anderem Ritualkontext ist das Betelblattmotiv ein heiliger Raum im Sinne eines Tabernakels, in dem die Gottheit, der der Ritus gilt, während der Kulthandlung durch Invokation präsent ist und verehrt wird. In diesem Fall wird nur ein größeres Betelblatt aufgezeichnet und ornamental ausgestaltet. Das Motiv repräsentiert den heiligen Raum der Gottheit, die oft durch ihre Fußabdrücke symbolisch eingezeichnet wird (Abb. 4). Es sind vor allem weibliche Gottheiten und insbesondere weibliche Hausgottheiten, denen von einigen Frauen ein derartiges Betelblatt als Aufenthaltsort für die Ritualhandlung aufgezeichnet wird.

Fruchtbarkeitssymbolik des Betel

Wenn wir der Frage nachgehen, warum das Betelblatt mit einer weiblichen Gottheit in Verbindung gebracht wird, so müssen wir symbolisches Analogiedenken nachvollziehen. Das Blatt, das die Grundform eines Dreiecks hat, wird mit dem weiblichen Geschlechtsorgan der Vulva, *yōni,* identifiziert und ist somit repräsentativ für weibliche Fruchtbarkeit. Wie beim Lotusblatt, dessen archaischer Name *purain* auch für Plazenta gleichbedeutend benutzt wird und dessen Stiel als Nabelschnur, *nābi,* bezeichnet wird, so ist auch das Betelblatt mit Blattstiel – im Ritualkontext wird das Blatt immer mit Stil verwendet – Vulva und Plazenta vergleichbar. Die Arekanuß wird auch als *phal* (= Frucht) bezeichnet. Das zum Behälter gefaltete Betelblatt birgt in sich Teile der Arekanuß, d. h. die aus dem männlichen Samen reifende Frucht. Die gefüllte Beteltasche symbolisiert den befruchteten Mutterschoß, der sich öffnet, das Leben gebiert und die rote Farbe der Blutung hinterläßt. Diese Fruchtbarkeitssymbolik, die unausgesprochen und hintergründig ist, kann im Kontext erkannt werden. Ein kleines Bild, das von einer jungen Frau gemalt wurde, zeigt die Geburt Krischnas auf einem Betelblatt (Abb. 1).

Es handelt sich um ein bekanntes Motiv, das auch von Berufsmalern als Miniatur gemalt wurde. Die Dorffrau bezeichnet das Blatt als Betelblatt. Kunstgeschichtler identifizieren das von Berufsmalern gemalte Blatt als Pipalblatt. Eine solche Mehrdeutigkeit ähnlicher Formen ist in der indischen Kunst häufig. Die Naturbetelblätter haben je nach Art unterschiedliche Formen, die von herzförmig bis lanzettförmig reichen, groß und klein, heller und dunkler sein können. Die gezeichneten und gemalten Blätter sind häufig stark stilisiert und ähneln anderen vegetativen Formen, denen ähnliche Symbolbedeutung zukommt, z. B. Lotus, Pipal u. a. So kommt es zu Mehrdeutigkeit, Umdeutung und Austauschbarkeit, die für das dynamische Denken Indiens mit wechselseitigen Identifikationen bezeichnend sind.

Anmerkungen

1 Eine von mir 1969/70 in Südbihar im Dhanbad-Distrikt durchgeführte Untersuchung über Berufsmobilität traditioneller Berufsgruppen zeigte, daß die aus Nordbihar zugewanderten Barai den Betelverkauf weitgehend aufgegeben haben und zu relativ wohlhabenden Landbesitzern geworden sind.

2 Yule/Burnell 1979: 914. Eine ausführliche Beschreibung einer zum Rajan Dinkar Kelkar Museum in Indien gehörigen Sammlung der Sachkultur des Betel wie überhaupt spezielle Angaben über den kulturellen Gebrauch von Betel in Indien bei: Jain, J.: *The Culture of Tambula.* In: *Raja Dinkar Kelkar Museum. Treasures of Everyday Art. Marg Publications. Bombay* o. J., S. 85–92.

Betel in Südost- und Südasien

Waldemar Stöhr

Nach der kurzen Einführung und Nennung der wichtigsten Literatur folgt ein Abschnitt über den Betelpriem und seine Ingredienzen: Ausführlicher ist von der Dreiheit der Grundsubstanzen, dem Blatt des Betelpfeffers, der Areka- und Betelnuß und dem gelöschten Kalk die Rede, auch noch von der wichtigen gerbstoffhaltigen Beigabe, entweder Gambir oder Katechu, während die einzig den Geschmack beeinflussenden Zutaten wie Gewürznelke, Kardamon etc. nur aufgezählt werden. Der nächste Abschnitt gilt der Vielfalt der Betel-Utensilien und -Garnituren. Dann wird die Frage der Wirkung und der Folgen des Betelkauens angeschnitten, so unter anderem die Fragen der relativen Häufigkeit oraler Karzinome bei eifrigen Betelkauern, der nicht übersehbaren Zahnschäden etc. sowie auch der Stellung des Betels in der Volksmedizin. Im Abschnitt über Verbreitung und Alter des Betels sind nur einige grundlegende Fakten angeführt, vor allem der z. B. in Indonesien zu beobachtende Rückgang des Betelkonsums. Den größten Raum nimmt die Stellung des Betel im sozialen und religiösen Leben der Völker Südost- und Südasiens ein; es geht um die Rolle des Betels in der Gastlichkeit, Fragen der Etikette, die merkwürdige Verbindung von Betel und Sexualität, Betel als Opfer in den traditionellen Volksreligionen und die Deutung seines Ursprungs im Mythos. Da Indien auch an anderer Stelle berücksichtigt wurde, sind vornehmlich Beispiele aus der südostasiatischen Inselwelt aufgeführt.

Fast jedes Reisebuch über den Malaiischen Archipel, über Vorder- oder Hinterindien erwähnt auch das für die dortigen Völker so typische Betelkauen. Zumindest ist vermerkt, daß sich beim Priemen reichlich roter Speichel bildet, dessen Spuren nahezu allerorts anzutreffen sind. Dieses sicher auffälligste Moment des Betelkauens wird gewöhnlich mit unverhohlenem Widerwillen geschildert: «Häßlich ist die Angewohnheit, den roten Saft überallhin auszuspucken. Selbst im Hause benutzt man längst nicht immer den Spucknapf, sondern speit den Saft entweder in die Asche des Herdes, durch das Loch im Fußboden, oder einfach auf die Bretter desselben, an die Hauspfosten und Wände. Weiße Flächen üben eine besondere Anziehungskraft aus, frisch gestrichene Balken, Prellsteine an Brücken und dergleichen.»

(Winkler 1925: 32). Männer wie Frauen, so ist meist noch zu erfahren, ob jung oder alt, reich oder arm, fröhnen gleichermaßen dem Betelgenuß, der sowohl Anregung als auch Wohlbehagen verschaffen sowie auch das Hungergefühl stillen soll. Ethnographische Werke lassen uns darüber hinaus wissen, daß Betel auf vielfältige Weise mit sozialen und religiösen Erscheinungen verbunden ist. Tief verwurzelt im Leben der Völker Südost- und Südasiens ist Betel ein signifikantes Phänomen ihrer Kultur – auch heute noch, obwohl Betel inzwischen vom Tabak fast überall aus seiner Spitzenposition unter den Genußmitteln verdrängt worden ist.

Die Literatur über Betel

Eine Bibliographie aller ethnographischen Berichte mit wichtigen Angaben über die Rolle des Betels bei den einzelnen Völkern Südost- und Südasiens würde annähernd tausend Titel umfassen. Dagegen ist die Zahl der zusammenfassenden Darstellungen relativ klein. Grundlegend ist immer noch die Monographie «Über Areca Catechu, Chavica Betle und das Betelkauen» des Pharmakologen Louis Lewin (1889), der nicht nur mit großer Akribie das vorhandene Wissen erfaßte, sondern dieses auch durch Selbstversuche und pharmakologische Untersuchungen wesentlich erweiterte. Zuvor hatte schon E. von Bibra in seinem Werk über «Die narkotischen Genußmittel» (1855) dem Betel ein Kapitel gewidmet, und es waren regionale Abhandlungen z. B. von Schomburgk (1868) über Siam und Grabowsky (1888) über Java und Borneo erschienen. 1903 schrieb das Kolonial-Museum in Haarlem (Niederlande) eine Preisfrage über den Gebrauch von Betel im damaligen Niederländisch Ost-Indien (Indonesien) aus. Sieben prämiierte Schriften (Rookmaaker, Hartwich, Meerwaldt u. a.) wurden im «Bulletin» des Museums (105) veröffentlicht. Der sehr gründliche Beitrag von Carl Hartwich ist die Grundlage des umfangreichen Betel-Kapitels in seinem späteren Werk «Die menschlichen Genußmittel» (1911: 524–591). Schließlich erschien noch in der «Revue Ciba» (1945) bzw. der «Ciba-Zeitschrift» (1957) ein von W. Krenger verfaßtes Heft über Betel, das die wichtigsten Fakten in knapper und prägnanter Form wiedergibt.

Lewin, Hartwich und wohl auch Krenger waren Pharmakologen. Obwohl sie sich intensiv um die kulturgeschichtlichen und ethnographischen Fragen bemühen, stehen in ihren Texten doch die botanischen und pharmakologischen Fakten im Vordergrund. Von ganz anderer Art ist das Werk von Solange Thierry *Le Bétel: I. Inde et Asie du Sud-Est* (1969). Es ist ein Katalog der im *Musée de l'Homme* (Paris) vorhandenen Betel-Utensilien (Dosen, Scheren etc.). Das Schwergewicht liegt auf einer Sammlung aus Indien, die von J. Millot zusammengetragen und von ihm teilweise schon in seiner Studie *Inde et Bétel* (1965 und 1966) veröffentlicht wurde. Dem Katalog ist eine sich vorwiegend auf Krenger (1945) und Millot (1965) stützende Einführung vorangestellt sowie jedem Kapitel bzw. jedem Land ein kurzer Abriß der Bedeutung des Betels im Leben der dortigen Völker. Der sorgfältigen Bibliographie ist die später erschienene Studie von Charpentier (1977) über Betel in Ceylon beizufügen. Obwohl der Katalog über 300 Seiten und 342 Abbildungen umfaßt, erhebt die Autorin keinen Anspruch auf Vollständigkeit. Neben Indien sind auch Laos, Kambodscha und Vietnam recht gut vertreten, während man über Betel bei den Bergvölkern von Birma und Thailand kaum etwas findet. Ganz ausgeklammert ist die südostasiatische Inselwelt (Indonesien und Philippinen), die offenbar in einem zweiten Katalogband Berücksichtigung finden soll.

Der Betelpriem und seine Bestandteile

Betel hat im Unterschied zu anderen Genußmitteln mehrere wichtige Bestandteile. Grundlage eines Priems sind ein Blatt des Betelpfeffers, ein Stück der Arekanuß und ein wenig Kalk; die anderen Ingredienzen kommen wahlweise hinzu. Die folgenden Angaben stützen sich, wenn es nicht anders vermerkt ist, auf die Werke von Lewin (1889), Hartwich (1905 und 1911) und Krenger (1957).

Der (1) Betelpfeffer (*Piper betle* L. oder *Chavica betle* Miq.) ist eine Schlingpflanze aus der Familie der Piperazeen. Der Anbau dieser sehr witterungsempfindlichen Liane erfordert große Sorgfalt und bei Gefahr temporärer Trockenheit sogar Bewässerung. Um die erwünschten hellen, dünnen Blätter zu erzielen, muß der Betelpfeffer durch Schattenbäume, die oft auch als Stütze der Lianen dienen, vor starker Sonnenstrahlung geschützt sein. In manchen Teilen Indiens sind ganze Pflanzungen durch hohe Mattenwände aus geflochtenen Kokosblättern abgeschirmt (vgl. Millot 1965: Figur 3–4). Die Stütz- und Schattenbäume beeinflussen angeblich den Geschmack der Betelblätter; günstig sollen sich Kapokbäume und Kokospalmen auswirken. Nach etwa zwanzig Jahren Ertrag einer Pflanze verlieren die annähernd herzförmigen Blätter die gewünschte Größe (ca. 14 cm lang und 8 cm breit) und ihren gewürzhaft brennenden Geschmack. Man erntet ganze Zweige mit je fünfzehn bis zwanzig Blättern. Aus der Vielzahl einheimischer Namen ist vor allem die malaiische Bezeichnung *sirih* bekannt geworden. Als Surrogat für Betelpfeffer können Blätter anderer Piperazeen dienen. Dabei kommt vor allem in Teilen von Indonesien dem wilden Betelpfeffer oder *sirih utan* (Wald-*sirih*) eine größere Bedeutung zu (Lewin 1890: 64).

Die (2) Areka- oder Betelnuß (nach botanischen Begriffen eigentlich ein Same) ist das Produkt der Arekapalme (*Areca catechu* L.), häufig nicht ganz korrekt auch Betelnußpalme genannt, die vielen wegen des schlanken, hohen Wuchses als die schönste aller Palmenarten gilt. Die Arekapalme wird meist in Plantagen angebaut, doch gedeiht sie auch ohne Zutun des Menschen (z. B. in Indonesien) in der Nähe der Dörfer. Ihre orangefarbene, eiförmige Frucht (ca. 6 cm lang) birgt die meist konische, rund 2,5 cm lange Areka- oder Betelnuß, den wirksamsten Teil des Betelpriems, der durch das enthaltene Arekarot die so typische Rotfärbung des Speichels beim Betelkauen verursacht. Die Arekanuß kann sowohl in frischem, weichem als auch in getrocknetem, hartem Zustand genossen werden. Man erntet möglichst vor der völlige Reifung der Frucht, weil dann die wirksame Substanz der Nuß (oder des Samens) stärker sein soll. Der bekannteste unter den vielen einheimischen Namen ist das malaiische Wort *pinang*.

Der (3) Kalk ist keine nebensächliche Zutat, sondern ein unerläßlicher Bestandteil des Betelpriems. Gelöschter Kalk (Calciumhydroxyd) bringt die wichtigste Substanz der Arekanuß erst zur Wirkung. Auch soll er für den Geschmack und die Verträglichkeit des Betelpriems von Bedeutung sein. Gewonnen wird der Kalk vornehmlich aus Korallen, Schneckengehäusen, Muschel- und Austernschalen, doch auch aus Kalkgestein. Für die Qualität des Betelkalks ist seine Herkunft offenbar nicht unerheblich. Nach Scherzer (1867: 134) ließen sich reiche Malaien den Kalk sogar aus kleinen, unbrauchbaren Perlen herstellen. Der kohlensaure Kalk (Calciumcarbonat) des Ausgangsmaterials muß zunächst einmal gebrannt werden. Der technische Prozeß ist hier nicht von Interesse, doch ist zu erwähnen, daß für diese Kalzinierung hohe Temperaturen notwendig sind. Tillema (1938: 224) beobachtete z. B. bei den Dajak im Apo Kajan (Borneo), daß sie dafür den Blasebalg der Schmiede zu Hilfe nahmen. Der gebrannte Kalk oder Ätzkalk (Calciumoxyd) wird pulverisiert und dann mit Wasser versetzt. Der so entstandene gelöschte Kalk (Calciumhydroxyd) hat fast die Konsistenz einer Paste, das heißt, er wird dem Betelblatt eher aufgestrichen als aufgestreut. Eine Anzahl Quellen besagen aber, daß bei manchen altindonesischen Völkern ein Kalkpuder bzw. -pulver in Gebrauch sei (z. B. Adriani/Kruyt 1950/51 Bd. 3: 234; Vroklage 1952 Bd. 1: 211; Drabbe 1940: 70). Und manchen Angaben ist zu entnehmen, daß es sich bei dem Kalkpulver noch um ungelöschten Kalk (Calciumoxyd) handeln soll (z. B. Winkler 1925: 32; Lewin 1889: 58; Grabowsky 1888: 101). Wer je einmal Ätzkalk auf der Haut verspürt hat, wird daran Zweifel hegen. Nach Hartwich (1911: 537) schließlich handelt es sich bei dem Kalkpulver auch um gelöschten Kalk, doch sei diesem nur wenig Wasser zugesetzt worden.

Den drei Grundbestandteilen folgen ihrer Häufigkeit im Betelpriem nach das (4) Katechu und der (5) Gambir. Beide Substanzen sind reich an Gerbstoff und werden hauptsächlich wegen dessen adstringierender Wirkung genommen. Katechu dominiert in Indien und Hinterindien, Gambir hingegen auf den südostasiatischen Inseln. Das eine wird aus dem Kernholz einer Akazie (*Acacia catechu*) und das andere aus den Blättern eines zur Familie der Rubiazeen gehörenden Strauchs (*Unicaria gambir* oder *Ourouparia gambir*) gewonnen. Beide kommen als dunkelbraune Brocken oder Scheibchen in den Handel. Dort aber, wo der Gambirstrauch wächst (vor allem im westlichen Indonesien), nimmt man nach Meerwaldt (1905: 101–102) mit Vorliebe richtige Gambirblätter für den Priem. Und Winkler (1925: 33) teilt noch mit, daß viele Frauen der Batak an Stelle der Arekanuß nur Gambir nähmen, was man in etwa mit «koffeinfreiem Kaffee» vergleichen kann. Nun bleiben fast noch ein Dutzend Substanzen, die dem Priem wahlweise zur Verbesserung des Geschmacks beigefügt werden können. Es sind (6) Gewürznelken (sog. Nägelein), (7) Kardamon, (8) Kampfer, (9) Muskatnuß, (10) Zimt, (11) Kokosnuß, (12) Anis, (13) Ingwer, (14) Aloe und anderes mehr.

Feingeschnittener (15) Tabak fehlt nur selten in einem Betelpriem. Ist der Tabak wirklich ein Bestandteil des Betels, vergleichbar den anderen Ingredienzien, so muß man hier fragen, oder hat man es hier mit der Kombination zweier Genußmittel zu tun? Im Falle des Kokains, das nach Krenger (1957: 2722) in Indien häufig dem Priem zugesetzt wird, ist die Entscheidung einfach: Hier ist Betel nur das Vehikel für das viel stärkere und gefährlichere Narkotikum.

Die Zubereitung eines Betelpriems ist oft beschrieben worden. Es gibt darüber sogar einen kurzen Film des Instituts für den wissenschaftlichen Film in Göttingen (E 1283/1968), der 1965 bei dem Bergvolk der Schwarzen Lahu in Nord-Thailand gedreht wurde (vgl. Scholz 1977). Man nimmt durchweg zwei bis drei Blätter, trocknet sorgfältig das eventuell zur Frischhaltung verwendete Wasser ab, streicht eine kleine Menge Kalk auf, gibt das Stück Arekanuß und die anderen Ingredienzen hinzu und formt dann aus den Blättern ein «mundgerechtes» Päckchen. Das Auskauen bzw. mehr noch Aussaugen des Betelpriems dauert durchweg fünfzehn Minuten. Häufig entfernt man den Hauptnerv des Betelblatts und kneift sowohl den Stiel aus auch die Blattspitze ab. Wahrscheinlich stören diese Teile beim Kauen, doch gibt es dafür auch religiös-magische Begründungen (vgl. Grabowsky 1888: 190; Hartwich 1911: 549–550). In Burma z. B. findet sich nach Prunner (1966: 53) die Vorstellung, der Stiel sei von einem Dämon und die Spitze von einem göttlichen Wesen besessen.

Die Betel-Utensilien

Für ein so komplexes Genußmittel wie Betel braucht man natürlich eine Anzahl Utensilien, vornehmlich Gefäße für die einzelnen Ingredienzen. Notwendig vor allem ist ein dicht schließender Behälter für den stark hygroskopischen Kalk. Meist sind es Metallbüchsen, teils rund und flach mit Klappdeckel, teils zylindrisch oder flaschenförmig; die Vielfalt der Typen läßt sich hier nicht beschreiben. Manchmal hängt mit einem kleinen Kettchen daran auch ein kleiner Spatel oder Löffel; häufig entnimmt man den Kalk auch mit den Fingern. Besondere Erwähnung verdienen die Kalkbehälter, die es bei den altindonesischen Völkern im Innern von Sumatra, Borneo und Celebes sowie auf einigen abgelegenen Inseln gibt oder zumindest einmal gab: reizvoll verzierte Bambusköcher mit einem Holzdeckel, der sich fest eindrücken läßt, oder Kalebassen, deren Stöpsel zur Dichtung oft mit Stoffetzen umwickelt sind. Originell sind die langen, schmalen Bambusköcher der Bagobo auf Mindanao (Philippinen), die nach Schadenberg (1885: 24) in ihrer Öffnung eine durchbrochen geflochtene, elastische Rotangkugel haben. Kippt man diese Köcher, die nur zu einem geringen Teil gefüllt sind, mit der Öffnung nach unten, läßt die Kugel den Kalk nur in kleiner Menge auf einmal austreten.

Wohlhabende Familien haben für den Hausgebrauch eine ganze Betel-Garnitur, ein Service oder Besteck, wie immer man es nennen will, mit einem dazu passenden Spucknapf. Auch hier gibt es eine Fülle von Typen. Teils sind es Kästen aus Metall mit Klappdeckel oder solche aus Holz mit Stülpdeckel, teils sind es runde Tabletts oder Schalen, rechteckige Kästen aus Metall für die einzelnen Gefäße. Über die mehr oder minder prächtigen Garnituren aus Kupfer, Messing, Silber oder gar Gold darf man die reizvoll verzierten Deckelkörbe einiger altindonesischer Völker nicht vergessen. Sie haben unterteilte Einlegeböden, so daß dort alle Ingredienzen wie in einer «Menage» ihren festen Platz haben. Zum Betelkauen unterwegs hat man entweder eine Anzahl fertiger Prieme bei sich oder beschränkt sich auf den nötigsten Zubehör, der in kleinen Taschen und Dosen aus Flechtwerk mitgeführt wird. Fürsten und Vornehme allerdings ließen sich früher, wie auf alten Stichen zu sehen ist (vgl. Krenger 1957: 2733), das ganze Betelbesteck von der Dienerschaft nachtragen.

Zum gehobenen Bedarf gehören wohl auch die Betel-Scheren zum Zerkleinern der Arekanüsse. Korrekter wäre es, von einem Schneidegerät zu sprechen. Diese Scheren haben nämlich ihr Gelenk ähnlich unseren Nußknackern am oberen Ende. Der beim Schneiden nach oben gehaltene Hebelarm ist konvex gebogen und hat eine breite Schneide, während der untere, fast gerade Arm zur Auflage der Nuß dient. Solche Scheren können ornamental (z. B. Silber-Tauschierung) oder sogar figürlich gestaltet sein. Die größte Formenvielfalt findet man in Indien (Thierry 1969: 61–101). Man hat sie auch bei den größeren Völkern Hinterindiens und Indonesiens. Besonders schön sind die balinesischen Scheren, deren Vorderteile zu Pferde- oder Drachenköpfen ausgestaltet sind. Dann gibt es noch Betel-Mörser, in denen sich ältere, zahnlose Leute ihren Priem zerstampfen. Es sind meist kleine, handliche Röhren aus Messing und meißelartige Stößel mit rundem Knauf. Die Mörser haben unten einen Holzpfropf, der nach dem Zerstampfen entfernt wird, so daß man die Masse des Priems mit dem Meißel herausdrücken kann.

Form und Verzierung der Betel-Utensilien und -Garnituren stehen ganz im Rahmen und in der Tradition des regionalen Kunsthandwerks. In Burma z. B. mit seiner reichen Lackkunst findet man natürlich häufig runde Lackdosen (Prunner 1966). Die ganze Vielfalt regionaler Unterschiede vermittelt der schon erwähnte Katalog von Solange Thierry (1969), der aber nur die Länder des indischen Subkontinents und Hinterindiens erfaßt. Für die südostasiatische Inselwelt fehlt noch ein solch zusammenfassendes Werk. Javanische und malaiische Betel-Garnituren aus Metall sind in den Arbeiten von Grabowsky (1888) und Huyser (1916/17) wiedergegeben. Zahlreiche Abbildungen enthält das große Werk über das indonesische Kunsthandwerk von Jasper und Pirngadie (1912/30), doch sind hier die Betel-Utensilien und -Garnituren nach der Technik ihrer Fertigung in den Bänden über Flechtwerk, Edelmetalle und Nicht-Edelmetalle verstreut.

Wirkungen und Folgen des Betelkauens

Die Hauptdroge im Betelpriem stammt aus der Arekanuß. Nach übereinstimmender Auskunft pharmakologischer Handbücher ist es ein Alkaloid namens Arecolin; als Nebenalkaloide werden Arecaidin, Guvacolin und Guvacin genannt. Der zugesetzte Kalk, so ist zu erfahren, setzt diese Alkaloide der Arekanuß erst richtig frei. Nach Steinbrecher und Solms (1975: IV/40) wird das ziemlich giftige Arecolin durch den Kalk in Arecaidin verwandelt, dessen Wirkung daher dominierend ist: «Die angestrebte euphorisierend-stimulierende Wirkung des Aracaidin tritt wegen des noch erforderlichen oben genannten Umwandlungsprozesses meist erst nach einem den Anfänger mit Schwindel, Brechreiz und Schweißausbruch heimsuchenden Stadium relativer Vergiftungserscheinungen ein, die einer Nikotinvergiftung ähneln. Gewohnheitsmäßige Betelkauer erreichen Euphorie, wohliges Angeregtsein, Verminderung innerer Unruhe und Spannung bei erhaltenem Bewußtsein indes ohne das genannte Vorstadium der Vagotonie.» Offenbar also ist die Wirkung der genannten Alkaloide der Arekanuß der des Nikotins nicht unähnlich.

Über die Wirkung des Betelpfeffers ist nur wenig in den einschlägigen Werken zu finden. In seinen Blättern ist ein winziger Prozentsatz des ätherischen Betelöls, dessen aktive Substanz das Betelphenol ist. Das Betelöl verschafft den von allen Betelkauern so geschätzten gewürzhaft scharfen, aromatisch erfrischenden Geschmack. Die Toba-Batak bezeichnen nach Winkler (1925: 34) den Betelpriem deswegen *daon bari,* das heißt Heilmittel gegen den faulen Geschmack und den üblen Geruch aus dem Munde, der sie vor allem des Morgens belästige. Nach Krenger (1957: 2735) ist das Betelöl «wohl neben einigen harzartigen Stoffen auch an der erregenden Wirkung des Betelbissens beteiligt». Auch Lewin (1889: 76–79) kam nach einigen Versuchen zu einer ähnlichen Auffassung, doch findet man in neueren Werken keine konkrete Bestätigung. Nach Winkler (1925: 32) bewirkt das Betelblatt, das einen an Terpentin erinnernden Geruch haben soll, den starken Speichelfluß und stillt dadurch das Hunger- und Durstgefühl.

Alle anderen Betel-Ingredienzen haben, wenn man von dem häufig beigegebenen Tabak absieht, dessen Wirkung vielleicht sogar stärker ist als die der Arekanuß, vornehmlich einen geschmacklichen Wert. Von besonderer Bedeutung ist der in Gambir und Katechu enthaltene Gerbstoff, der übrigens auch reichlich in der Arekanuß vorkommt. Seine adstringierende bzw. zusammenziehende Wirkung auf das Mundfleisch hat, wie noch zu zeigen sein wird, teils positive, teils negative Folgen. Grabowsky (1888: 189) macht Gambir und Katechu für die schwärzliche Farbe der Zähne bei eifrigen Betelkauern verantwortlich, doch geht dies nach allgemeiner Ansicht auf das in der Arekanuß enthaltene und durch den Kalk freigesetzte Arekarot zurück. Bleibt noch zu erwähnen, daß Betel auch als ein Aphrodisiakum angesehen wird, doch scheint hier, da man der Arekanuß in etwa eine phallische Form zubilligen kann, die Analogie maßgebend zu sein.

Was die schädlichen Folgen des Betelkauens angeht, so sprechen die meisten Autoren in schöner Übereinstimmung immer nur vom «Übermaß». Was ist aber Übermaß? Nach Krenger (1957: 2730) verbraucht ein starker Betelkauer täglich bis zu zwölf Arekanüsse und bis zu 36 Betelblätter und mehr. Bei solchen Mengen müssen wohl Gewöhnung und Sucht eintreten. Häufig zitiert wird ein Satz von Antonio Pigafetta (1906: 129), der als Reisegefährte des Magellan 1521 auf der Insel Messana (Philippinen) das Betelkauen beobachtete und anschaulich beschrieb: «Alle Menschen in diesem Teil brauchen Betel, weil er ihr Herz erfrischt, und würden sie damit aufhören, sie würden sterben.» Dies dürfte wohl etwas übertrieben sein, doch wird verschiedentlich berichtet (z. B. Rookmaaker 1905: 18), daß die javanischen Kinderfrauen und Hausangestellten, die mit niederländischen Familien nach Europa kamen, in der fremden, kalten Umgebung am stärksten unter dem Mangel an *sirih,* dem Betelpriem also, gelitten haben.

Unter den möglichen Gesundheitsschäden hat die in verschiedenen Regionen festgestellte relative Häufigkeit oraler Karzinome bei starken Betelkauern sicher das größte Gewicht. Die medizinischen Untersuchungen neueren Datums, die mir in Computer-Auszügen dankenswerterweise zugänglich gemacht wurden, lassen sich von einem Nicht-Mediziner kaum verwerten. Man kann sich allerdings des Eindrucks nicht erwehren, daß man über das, was z. B. Krenger (1957: 2739–2740) zum Thema «Betelkauen und Krebsdisposition» zu sagen weiß, nicht sehr viel hinausgekommen ist. Ähnliches gilt auch für die Frage möglicher Schäden im Magen- und Darmtrakt. Sichere Aussagen sind nur hinsichtlich der Zähne und des Zahnfleisches gegeben. Von den vielen Zeugnissen sei hier nur das des Missionsarztes J. Winkler (1925: 33–34) erwähnt. Winkler fand bei den Batak, daß die an sich positive adstringierende und desinfizierende Wirkung des Gerbstoffs, der das Zahnfleisch strafft und die Zähne konserviert, bei übertriebenem Gebrauch ins Gegenteil umschlüge. Das Zahnfleisch schrumpfe so stark, daß selbst die noch gesunden Zähne nur noch locker darin hängen würden.

Nur kurz sei hier erwähnt, daß Betel in der Volksmedizin Südost- und Südasiens eine bedeutende Rolle spielt. Nach der Aufzählung des Javanen Sastro Winangoen (1905) erscheint Betel fast wie ein Universalheilmittel, das sowohl bei Kopf- und Bauchschmerzen als auch bei Geschlechtskrankheiten hilft. Dabei ist zu unterscheiden, ob frische Betelblätter oder ein schon durchkauter Priem zur Anwendung kommt. Nach Winkler (1925: 33–34) schreiben die Batak einem auf die Haut applizierten Betelpriem bei Fieber und Leibschmerzen, Muskel- und Gelenkschmerzen infolge von Rheumatismus oder Übermüdung, bei Hautjucken und Insektenstichen eine kühlende und schmerzstillende Wirkung zu. Und er bestätigt aus eigener Anschauung die blutstillende und antiseptische Wirkung des Betelpriems bei Verwundungen (vgl. Kreemer 1915: 15) sowie vor allem die schmerzstillende Wirkung im Mund, das heißt, trotz vieler Zahnkrankheiten und der früher aus kultischen Gründen durchgeführten Zahnmutilation (Zahnfeilung etc.) seien Zahnschmerzen äußerst selten. Wenn aber, so fügt Winkler hinzu, dem Batak der Betelpriem nicht mehr schmecke, habe man wohl Grund, um seine Gesundheit besorgt zu sein.

Verbreitung und Alter des Betelkauens

Die Blätter des Betelpfeffers für die Hülle des Betelpriems müssen für den Genuß einigermaßen frisch sein. Die Verbreitung des Betelkauens ist daher weitgehend an das Vorkommen des Betelpfeffers gebunden. Schon Lewin (1889: 4–8) umriß sehr genau das Verbreitungsgebiet, und Krenger (1957: 2715) brachte eine übersichtliche Karte. Der Malaiische Archipel, Hinterindien und der indische Subkontinent, also ganz Südost- und Südasien, bilden dem Raum und der Menschenzahl nach die Kernzone. Nach Osten hin ist Betel über das westliche Mikronesien und fast ganz Melanesien hin verbreitet; über die Erscheinungsform des Betels in Melanesien berichtet S. Seyfarth in diesem Band. Nach Norden hin erstreckt sich das Betelkauen über das südliche China und nach Westen hin über Madagaskar und einen Küstenstreifen Ost-Afrikas. Betel erfaßt somit einen Raum, der kulturgeschichtlich einen deutlichen Zusammenhang aufweist.

Lewin (1889: 8) vermutete mit hoher Wahrscheinlichkeit, daß mindestens die Hälfte der damals etwa 400 Millionen Menschen in dem oben umrissenen Raum, also 200 Millionen, eifrige Betelkauer wären. Heute liegt die Bevölkerungszahl weit über einer Milliarde, doch wie viele Betelkauer es gibt, wird wohl niemand zu schätzen wagen. Schon zu der Zeit, als Lewin sein Werk schrieb, war Betel quantitativ vom Tabak längst aus seiner Spitzenposition unter den Genußmitteln Südost- und Südasiens verdrängt worden. Dies war selbst bei einer so isoliert lebenden Gruppe wie den östlichen Toradja auf Zentral-Celebes bereits vor der Jahrhundertwende der Fall (vgl. Adriani/Kruyt 1950/51: 229–230). Auf einer Studienreise habe ich 1969 auf Java, Sumatra und Nias nur einige alte Frauen getroffen, die gerade einen Betelpriem genossen, obwohl ich bewußt nach Betelkauern Ausschau hielt; selten allerdings sah ich einen Mann ohne Zigarette. Mehrere Kenner Indonesiens bestätigten mir meine Beobachtungen. Eine Ethnologin, die ein halbes Jahr an einer indonesischen Universität gearbeitet hat, versicherte mir, niemals einen betelkauenden Studenten gesehen zu haben. Um noch ein gedrucktes Zeugnis zu nennen, sei auf Funke (1958/62: 1/155) verwiesen: Er fand 1953 bei den Abung auf Süd-Sumatra, daß die Betel-Utensilien bei bestimmten Festen eine große Rolle spielen, stellt dann aber fest: «Tatsächlich wird der *sirih* heute selbst von alten Leuten nicht mehr gekaut.» So genau, wie es diese apodiktische Behauptung ausdrückt, wird man es wohl nie kontrollieren können, doch darf man daraus entnehmen, daß Betelkauen auf Süd-Sumatra sehr selten geworden ist.

Selbstverständlich darf man die in Indonesien gemachten Beobachtungen nicht verallgemeinern und kritiklos auf andere Länder übertragen. Doch scheint der Betelgenuß – von regionalen Ausnahmen abgesehen – in ganz Südost- und Südasien eine rückläufige Tendenz aufzuweisen. Dafür gibt es sicherlich mehrere Gründe. Da ist einmal die im Vergleich zum raschen Griff zur Zigarette so umständliche Fertigung des Betelpriems. Schwerwiegender dürfte aber der Wandel des Schönheitsideals sein. Früher empfand man den roten Betelmund und die schwärzlichen Zähne als normal und schön; dafür gibt es genügend Zeugnisse in der indonesischen Poesie (vgl. Rookmaaker 1905: 41–46). Weiße Zähne waren hingegen «Hundezähne» oder, wie Covarrubis (1937: 135) aus Bali mitteilt, gar «Dämonenzähne». Dabei spielt auch die früher in Indonesien weit verbreitete Sitte der Zahnmutilation und bewußten Zahnschwärzung eine Rolle. Inzwischen dürfte sich aber das westliche Ideal blendend weißer Zähne, denen übrigens ein gelegentlicher Betelgenuß nicht schadet, durch die allgemeine Schulbildung und die Medien bis in die abgelegenen Dörfer durchgesetzt haben.

Allein die Tatsache, daß ein so kompliziertes Genußmittel beinahe im ganzen Verbreitungsgebiet die gleiche Erscheinungsform hat, läßt auf ein hohes Alter des Betelkauens schließen. Europäische Reisende bis hin zu Marco Polo bestätigen seine Existenz schon vor Jahrhunderten; indische, arabische und chinesische Quellen führen diese bis fast zur Zeitenwende zurück.

Die historischen Fakten finden sich vor allem bei Krenger (1957: 2714–2720) hervorragend zusammengestellt. Seit kurzem hat sich der Zeithorizont bis weit in die prähistorischen Epochen Südost-Asiens verschoben. So fand man bei den Ausgrabungen in den *Spirit Caves* in Nordwest-Thailand auch Reste von Arekanüssen, die aus etwa 10 000 Jahre alten Schichten stammen, und solche Funde, die man auf Timor machte, sind offenbar nicht viel jünger (vgl. Bellwood 1978: 71 und 76). Ob das, was man mit den prähistorischen Arekanüssen machte, schon als Betelkauen bezeichnet werden kann, läßt sich nicht sagen; bestimmt aber haben die Nüsse nicht als Nahrungsmittel gedient. Bei dem offenbar hohen Alter des Betelkauens ist es merkwürdig, daß in einigen kleineren Regionen Betel unbekannt war. Dazu gehören z. B. die Mentawai- und Engano-Inseln südwestlich von Sumatra, obwohl auf Sumatra und der benachbarten Insel Nias Betel eine so wichtige Rolle spielte. Die Dajak-Stämme in Zentral-Borneo sollen nach Nieuwenhuis (1904: 1/158) den Tabak noch vor dem Betel kennengelernt haben.

Auch manchen Bergstämmen Hinterindiens war Betel offenbar unbekannt. Und von den Stämmen der Naga in Assam wird berichtet, daß die einen Betel brauchen, die anderen aber nicht (Thierry 1969: 155). Das schwerwiegendste kulturgeschichtliche Problem sind aber die Ähnlichkeiten zwischen Betel und dem Kauen von Cocablättern in Südamerika (z. B. der Kalkzusatz in beiden Fällen). Ein direkter Zusammenhang wird teils entschieden bejaht (z. B. Gräbner 1927), teils ebenso entschieden abgelehnt (z. B. Miner 1939). Bei dieser Auseinandersetzung geht es weniger um Betel und Coca als um die Frage der kulturgeschichtlichen Beziehungen zwischen Asien und Amerika.

Betel im sozialen und religiösen Leben

Betel ist unter sozialem Aspekt geradezu ein Synonym für Gastlichkeit und Kommunikation. Bei jeder freundschaftlichen Begegnung im Hause, auf der Straße, auf dem Markt, bei Beratungen und Festen wird oder wurde einmal der Betelpriem gekaut. Besser als in allen ethnographischen Beobachtungen kommt die Wertschätzung, die man dem Betel entgegenbringt, in einem von Sundermann (1905) aufgezeichneten und übersetzten Kultgesang der Niasser zum Ausdruck. Wiedergegeben ist hier der Auftakt zu einer langen Hymne für das Dorfhaupt, der ein großes Fest gibt; es ist gewissermaßen der «Chor der Gäste» (1905: 36–37); die niassischen Gesänge bestehen aus Doppelversen, der zweite Vers wiederholt variierend den Inhalt des ersten:

Froh ist uns das Herz, es lacht,
Froh ist uns das Herz, ganz erfreut,
Weil wir erhalten haben zu kauen,
Weil wir erhalten haben Sirih. (1)
Das Geschenk aus der Hand der Liebe,
Das Geschenk der Hand gibt sie,
Von unserer Mutter Tuho barasi, (2)
Von unserer Mutter Tuho nomo.
Sie macht zurecht, sie zerschneidet zum Kauen,
Sie macht zurecht, sie zerschneidet den Sirih, (3)
Unter den Ahnenbildern des Bezirkes,
Unter den Ahnenbildern, denen man opfert.
Daß sie schält die Betelnuß und ein Nackenstück macht, (4)
Daß sie zerreißt das Betelblatt und ein Bauchstück macht,
Wohlgeruch hat sie gegeben an das eine Ende,
Afoa hat sie in die Betelnuß getan. (5)
Gleich wie mit Goldglanz versehene Ohrgehänge,
Gleich wie ein mit Goldglanz versehenes Stirnband.
Und wenn man gekaut hat das zum Kauen,
Und wenn man gekaut hat diesen Sirih:
Ein ganzes Jahr nicht verlangt man nach Essen,
Ein rundes Jahr hat man keinen Hunger.
Alle kleinen Kinder werden rund,

Und alle mageren Kinder werden dick. (6)
Es werden stark alle, die nicht gehen können,
Es werden stark alle, die nicht zur Arbeit können.
Weil wir gekaut haben die Frucht zum Kauen,
Weil wir gekaut haben die Früchte des Sirih.
Den Inhalt des verzierten Beutels,
Den Inhalt des umränderten Beutels.
Den Inhalt des goldenen Sirih-Gefäßes
Den Inhalt des Sirih-Gefäßes von Mehl. (7)

(1. *Sirih* = Betel; 2. Offenbar schmeichelnde Beinamen für die Frau des Dorfhauptes; 3. hier ist wohl *pinang* = Arekanuß gemeint; 4. Anspielung auf das Zerlegen eines Schweines, wichtigstes Opfertier der Niasser; 5. *Afoa* ist ein wohlriechendes Holz; 6. anscheinend, weil die Eltern so viel Speise übrig lassen; 7. Mehl ist ein Synonym für Gold bzw. Goldstaub.)

In diesem Kultgesang folgen noch weitere Lobpreisungen des Betels, teilweise sind es sogar Vergleiche mit mythischen Phänomenen. Nur zwei Doppelverse gelten dem Tabak, obwohl er zur Zeit der Aufnahme des Gesangs auch auf Nias schon wichtiger als Betel geworden sein dürfte. Und zum Abschluß wird verkündet, daß der Betel die Gäste im Hause springen und tanzen mache.

Da diesem Handbuch ein besonderer Beitrag zum sozio-rituellen Gebrauch des Betels in Indien beigegeben ist und die betreffenden Erscheinungen in Indien und Hinterindien auch in dem Werk von Solange Thierry (1969) ausführlich berücksichtigt werden, beschränke ich mich im folgenden auf Beispiele aus dem mir vertrauteren Indonesien.

Verbunden mit dem Anbieten eines Betelpriems ist eine strenge Etikette. Das Verhältnis von Ranghöherem und Rangniederem, von Gastgeber und Gast ist zu beachten, weiterhin der rechte Zeitpunkt, wann bei einem Fest Betel gereicht werden muß, und vieles mehr. Besonders peinlich muß die Etikette beachtet werden, wenn Frauen beteiligt sind. Marschall (1976: 111–112) ist eine sehr anschauliche Schilderung über das Anbieten eines *afo* bzw. Betelpriems auf Nias zu verdanken: «Frauen hingegen können nicht nur für andere Frauen und für ihren eigenen Mann *afo* zubereiten, sie können dies auch für andere Männer, und wenn sie dies tun, so ist es die höchste Ehrenbezeugung gegenüber diesem Mann. Besonders dicht liegen hier Ehrbezeugung und Bekundung enger Beziehungen beieinander: Eigentlich bereitet die Frau Betel für ihren Mann. Wenn sie dies nun für einen anderen Mann tut, so bedeutet dies beinahe die Gleichstellung des anderen mit dem eigenen Mann. Darin ist die Gefahr enthalten, daß diese Gleichstellung in der erwiesenen Ehre auch als Gleichstellung in der engen, besonders der sexuellen Bindung verstanden werden könnte. Nicht der leiseste Verdacht auf eine solche Interpretation darf aufkommen, und um dies zu erreichen, bietet die Frau den *afo* so demonstrativ wie möglich an, und der Mann, wenn er nicht andere Absichten hat, wird den *afo* so annehmen, daß die sexuelle Komponente des Betelbereitens und Betelüberreichens nicht erscheint. Die Frau faßt daher den Betelpriem mit drei Fingern von oben und legt ihn in die ausgestreckte Hand des Mannes, wobei unter allen Umständen vermieden werden muß, daß Frau und Mann sich mit den Händen berühren.»

Diese Schilderung zeigt, wie eng Betel mit dem Komplex der Liebe, Sexualität und Hochzeit verbunden ist. Zu diesem Thema ließen sich viele Seiten füllen. Schon Wilken (1912, vgl. Register unter *sirih*) sammelte und veröffentlichte dazu zahlreiche Beispiele. Daß sich junge Männer und Frauen quasi in einer Symbolsprache mit der Art und Weise des Zusammenfügens der Betelblätter zum Priem Zeichen geben und Zuneigung ausdrücken können (Rookmaaker 1905: 33–35), gehört eher zu den harmloseren Erscheinungen. Anders ist es schon, wenn man bei Marschall (1976: 112) liest: «Wie eng Sexualität und Betelreichen zusammenliegen, geht deutlich daraus hervor, daß ein Mann nur zu seiner Frau sagen kann, sie solle ihm *afo* holen. Sagt dies ein Mann zu seiner Schwiegertochter, bedeutet dies eindeutig, daß der Mann mit seiner Schwiegertochter ein sexuelles Verhältnis eingehen möchte.» Auch bei den Ngadju-Dajak auf Borneo (Baier 1977: 2/247) und anderen Gruppen heißt das Überreichen eines Betelpriems durch eine Frau, daß diese zu einer sexuellen Verbindung bereit ist. Das oft nur wenig appetitliche Kapitel des Liebeszaubers mit Hilfe eines Betelpriems soll hier erst gar nicht angeschnitten werden. Doch sei noch erwähnt, daß bei den meisten Völkern Indonesiens dem Überreichen eines Priems durch die Braut an den Bräutigam während der Hochzeitszeremonie eine wichtige Bedeutung zukommt (vgl. Lucardie 1905: 168–169).

Über die Gründe dieser bemerkenswerten Bindung von Betel und Sexualität läßt sich nur mutmaßen. Vielleicht spielen die angeblich aphrodisische Wirkung des Betels und die mehr oder minder phallische Form der Arekanuß eine Rolle. Wahrscheinlicher ist aber, daß der Verbindung eine stärker verborgene Symbolik zugrunde liegt. Bei den Toba-Batak und anderen altindonesischen Völkern haben z. B. Gewebe bzw. Tücher einen ausgesprochen weiblichen, Dolche und Lanzen hingegen einen männlichen Symbolwert, was besonders deutlich beim Geschenkaustausch zwischen den «brautgebenden» und «brautnehmenden» Verwandtschaftsgruppen zum Ausdruck kommt

(Jager Gerlings 1952: 82–85). Anscheinend wird in gleicher Weise dem «umhüllenden» Betelblatt ein weiblicher und der «eingehüllten» Arekanuß ein männlicher Charakter zugesprochen. So deutliche Belege, wie sie im Beitrag von Erika Moser-Schmitt in diesem Band für Indien genannt werden, lassen sich in Südost-Asien nicht nachweisen. In etwa paßt eine von Scott (1964: 355–357) und ähnlich auch von Krenger (1957: 2740) veröffentlichte Mythe aus Vietnam hierher: Zwei Brüder lieben dieselbe Frau, was schließlich mit dem Tod aus Liebeskummer der drei Beteiligten endet. Die Götter verwandeln den jüngeren Bruder in einen Kalkfelsen und den älteren, der mit der Frau verheiratet war, in eine Arekapalme, die Frau hingegen in eine Betelpfefferliane. So entstand der Betel. Arekanuß und Kalk sind also männlichen, das Betelblatt aber eindeutig weiblichen Ursprungs.

Der soziale Prestigewert prunkvoller Betel-Garnituren ist ein anderes Kapitel. Er ist sicher weit höher anzusetzen als der unseres Tafelsilbers. Dafür liefern die Ngadju-Dajak (Borneo) mit ihren Kultzeichnungen (vgl. Stöhr 1968) ein anschauliches Beispiel. Geisterschiffen obliegt nach Vorstellung der Ngadju die Verbindung der irdischen Welt mit der prächtigen Oberwelt der Götter und Geister; sie bringen z. B. auch die Totenseelen ins Jenseits. Auf den Zeichnungen erscheinen auch die göttlichen Wesen, die solche Geisterschiffe befehligen. Um ihren hohen Rang zu bezeugen, sind sie mit allerlei Wertobjekten ausgestattet (z. B. alte Schwerter, Feuerwaffen, europäische Möbel). Niemals fehlt ihnen ein prunkvolles Betel-Service; besonders groß und deutlich ist die schöne Betel-Schere hervorgehoben. Prunkvolle Betel-Utensilien gehören zu den *pusaka* genannten, ererbten Wertgegenständen, deren Besitz Heil und Segen bringen soll. *Pusaka* sind z. B. die Insignien und Kleinodien der Fürstentümer, zu denen meist auch goldene Betel-Utensilien gehören (Kruyt 1906: 224–225; Thomsen 1980: 179). Doch gibt es solche *pusaka*-Objekte auch im dörflichen Bereich, zumal bei den altindonesischen Völkern. Und sie bedeuten dort für die Familien und Verwandtschaftsgruppen mindestens so viel wie die Staatskleinodien für die Fürstentümer (Stöhr 1976: 118; Duyvendak 1946: 134–135; Kruyt 1906: 224–229). Bei den Karo-Batak auf Nord-Sumatra traf ich 1969 auf eine alte, würdige Frau, die gerade Betel kaute und einen anscheinend massiv silbernen, wohl vor Generationen schon aus Atjeh importierten Betel-Mörser in Händen hielt. Auf meine Frage, ob sie dieses prachtvolle Stück vielleicht verkaufen würde, gab sie zu verstehen, daß sie das niemals tun werde, denn das brächte ihr und ihrer Familie Unheil: Sie habe den Mörser von ihrer Mutter geerbt, und diese ihn von ihrer Mutter, und eines Tages solle der silberne Mörser ihrer ältesten Tochter gehören.

Mit den *pusaka*-Objekten ist die Grenze zum religiösen Bereich fast schon überschritten. Im offiziellen Islam, Hinduismus und Buddhismus spielt Betel kaum eine Rolle, wohl aber im Volksglauben und in den traditionellen, noch stammesgebundenen Religionen der altindonesischen Völker und der Bergstämme Hinterindiens. Betelblätter, Arekanüsse und ganze Betelprieme sind die einfachsten und jederzeit bereiten Opfer, heute allerdings oft durch (meist schon angerauchte) Zigaretten ersetzt. Laura W. Benedict (1916: 80, 104–113) berichtet, daß für die Bagobo auf Mindanao keine Zeremonie vollendet sei, ohne daß nicht ein Betel-Opfer an die Götter, Geister und Ahnen dargebracht worden sei; und es gibt sogar aufwendige Kulthandlungen, in deren Mittelpunkt das Betel-Opfer steht. Es wäre müßig, hier weitere Beispiele zu nennen, sie gehen in die Hunderte. Interessant ist eine Überlegung von Vroklage (1952: 1/211), der am Beispiel der Belu auf Timor feststellt, daß beim Betel-Opfer die Rollen vertauscht sind: Der Nachkomme als der Rangniedere bietet dem Vorfahren als dem Ranghöheren einen Betelpriem an, was im sozialen Leben der Belu jeglicher Etikette widersprechen würde. Doch um das Problem zu klären, bedarf es einer ganzen Theorie des Opfers.

Betel ist aber nicht nur im Ritus von Bedeutung, sondern ist auch ein wichtiges Thema im Mythos. Vornehmlich geht es um den Ursprung und die Entstehung des Betels. Die Ngadju-Dajak (Borneo) überliefern dazu zwei Versionen. Einmal ist Betel wie alle anderen Erscheinungen dieser Welt aus den Trümmern des von den Gottheiten im Streit zerstörten, primordialen Welten- und Lebensbaums entstanden (Schärer 1946: 31–43 und 1963: 27–38). Nach der anderen Version gründet sich die Entstehung des Betels und anderer Nutzpflanzen auf den gewaltsamen Tod zweier göttlicher Wesen der Urzeit (Schärer 1966: 30–32). Mango Amat und seine Frau Njai Djaja, die eine große Priesterin war, werden durch eine ihnen verbotene Nahrung vergiftet. Die höchste Gottheit in Gestalt des prächtigen, die vier Windrichtungen beherrschenden Nashornvogels eilt herbei, haucht ihnen aber kein neues Leben ein, sondern verwandelt die Körper der Getöteten in Nutzpflanzen: Aus den Haaren wird Rotang, aus den Köpfen die Kokospalme, aus den Augen Arekanüsse bzw. die Arekapalme, aus den Ohren Blätter bzw. der Betelpfeffer, aus der Zunge das Gambirblatt bzw. der Gambirstrauch, aus den anderen Körperteilen weitere Pflanzen, doch aus dem Gehirn wird Kalk. Die Ingredienzen des Betels stehen ohne Zweifel im Vordergrund des Schöpfungsakts, der im Grunde besagt, daß jeder Genuß eines Betelpriems zugleich eine *communio* mit den beiden göttlichen Wesen der Urzeit ist.

In einem kürzlich veröffentlichten Kultgesang der Niasser, aufgezeichnet und übersetzt von dem Missionsarzt M. Thomsen (1979), der über drei Jahrzehnte auf der Insel Nias arbeitete und ein intimer

Kenner der niassischen Sprache war, erscheint Betel unter den neun für die Menschen wichtigsten Gütern. Sie alle haben ihren Ursprung im Welten- und Lebensbaum und wuchsen dort in neun Fruchtständen, die nacheinander aufbrechen (Thomsen 1979: 231–235): Zuerst kam Gold, dem die Niasser einen fast göttlichen Charakter zusprechen, dann Schweine, die wichtigsten Haus- und Opfertiere, dann der Reis, die Ölpalme, Hahn und Henne, die Süßkartoffeln, die Arekapalme, der Betelpfeffer und schließlich noch der Tabak. Betel ist unter den Gütern sogar zweimal vertreten, und es kann möglich sein, daß der Kalk, bevor sich der Tabak in den Mythos einschlich, die neunte Gabe des Baumes war. Das Beispiel des Tabaks zeigt, daß die Nennung im Mythos nicht unbedingt ein hohes kulturgeschichtliches Alter beweist. Auch neue Dinge und Errungenschaften können, wenn sie einmal fest etabliert sind, in den Mythos erhoben werden, so daß ihre Existenz auf den göttlichen Schöpfungsprozeß in der Urzeit zurückgeht. Der Mythos läßt aber doch irgendwie spüren, daß der Tabak im Vergleich zum Betel ein Parvenü ist.

Die Gottheiten im großen Schöpfungsmythos der Ngadju-Dajak, der von dem Missionar und Ethnologen H. Schärer aufgezeichnet und übersetzt wurde (1946), sind schon im Besitz von Betel, übrigens auch von Tabak, noch bevor sie irgend etwas erschaffen haben. Nach Auskunft der Mythen scheinen die Götter und Geister dem Betelkauen noch leidenschaftlicher als die Menschen zugetan zu sein. Betel ist die einzige Nahrung der altindonesischen Götter, eine wahre «Götterspeise» also, oder vollständig ausgedrückt: Lebenswasser, das Unsterblichkeit verschafft, ist der Götter Nektar, doch Betel ihr Ambrosia.

Betelkauen in Melanesien

SIEGFRIED SEYFARTH

Bis vor rund hundert Jahren bildeten Melanesien, die Salomonen und die Santa-Cruz-Inseln die östliche Ausdehnungsgrenze des sich westlich bis Madagaskar und Ostafrika erstreckenden Verbreitungsgebiets des Betelkauens. Der Autor verfolgt näher Aus- und Weiterverbreitung im melanesischen Inselgebiet, unterscheidet Regionen der Zu- und Abnahme des Betelkonsums und sondert geographisch Vorkommen der Arekapalme und Nutzungsbereich der Arekanuß. Als Grundbestandteile der Betel-Mixtur werden die Nuß der Arekapalme, Betelpfeffer und gelöschter Kalk skizziert, Gerätschaften werden beschrieben und in ihrer Gebrauchweise erläutert. Physiologische Folgen des Konsums des gewöhnlich als vergleichsweise harmlos angesehenen Stimulans erfahren Erwähnung, wobei als eine längerfristige Folgeerscheinung die Abhängigkeit des Konsumenten in Form von Gewohnheit, Sucht und schließlich Betelnuß-Psychose hervorgehoben wird. Wenn auch der Anteil der Gewohnheitskauer an der Gesamtbevölkerung kaum quantifizierbar ist, so kann man doch die Betel-Mixtur als Genußmittel des Alltags bezeichnen, das zugleich kontextabhängig soziale, symbolische und magisch-rituelle Funktion bekommen kann.

Verbreitung

«Von den polynesischen Inseln des Ostpazifik auf der einen Seite und von den asiatischen Inseln auf der anderen Seite», schrieb Robert Henry Codrington 1891, «haben sich zwei Einflußströme nach Melanesien ergossen, von denen die Kawa-Wurzel und die Betelnuß getragen wurden» (Codrington 1891: 1). Und William Halse R. Rivers dreiundzwanzig Jahre später: «Nichts fällt in der Verbreitung von Objekten über ganz Melanesien mehr ins Auge als das jeweils spezifische Vorkommen der zwei Substanzen Kawa und Betel» (Rivers 1914: 2/250). Zwei Stimulanzien also (zu denen als weitere in ganz Melanesien nur noch Tabak und in Teilen West-Neuguineas Palmwein treten) und ihr Gebrauch in voneinander abgehobenen Regionen waren für die beiden Klassiker der historischen und völkerkundlichen Erforschung Südost-Melanesiens so signifikante Merkmale, daß diese in ihnen geradezu die «Leitfossilien» zweier als hypothetisch angenommener Immigrantengruppen sahen. Rivers nannte sie entsprechend Kawa-Leute und Betel-Leute. Nach seiner Meinung besiedelten die Kawa-Leute Süd-Melanesien und Polynesien, die Betel-Leute den Nordwesten Melanesiens bis zu den Salomonen und den Santa-Cruz-Inseln.

Dort oder nur wenig darüber hinaus hat oder hatte jedenfalls bis vor rund hundert Jahren das riesenhafte Verbreitungsgebiet des Betelkauens, das im Westen in Ostafrika und Madagaskar beginnt, den Indo-Pakistanischen Subkontinent, Tibet, Südchina, Festland- wie Insel-Südostasien, Mikronesien bis zu den Karolinen und eben den Großteil Melanesiens unter Einschluß Neuguineas umfaßt, seine östliche Ausdehnungsgrenze. Erst gegen Ende des vergangenen Jahrhunderts wurde der Brauch auch auf den Viti- (Fischi-)Inseln heimisch, nachdem die Arekanuß zur Versorgung von Arbeitern aus den Salomonen Eingang gefunden hatte und die Palmen dort gut gediehen. Südlich des Santa-Cruz-Archipels wird die Betel-Mixtur, wie Rivers die zusammen genossenen Bestandteile genannt hat, noch aus dem polynesischen «Outlier» Tikopia und wohl stellenweise – hier gibt es unterschiedliche Angaben – auf den Banks-Inseln gekaut. Auf den Torres-Inseln soll es nach Codrington eine Varietät der Arekapalme geben, und die Bewohner sollen, um den Hunger zu stillen, gelegentlich die Nüsse kauen (Codrington 1891: 351); als eigentliches Betelkauen kann diese Notmaßnahme indes kaum angesprochen werden. Gänzlich unbekannt ist der Brauch dann aber auf den Neuen Hebriden, obschon Arekapalmen auch dort wachsen, auf Neu-Kaledonien und den Loyalty-Inseln und ebenso auf den zwischen Neuguinea und Australien liegenden Inseln der Torres-Straße, ausgenommen vielleicht auf den Neuguinea am nächsten gelegenen.

Auf den übrigen melanesischen Inseln und Inselgruppen zwischen Tikopia bis zum Westen Neuguineas ist das Betelkauen weitgehend, wenn auch nicht durchweg üblich. Ein Blick auf Neuguinea zeigt besonders deutlich, wie fleckenhaft sich sein Verbreitungsgebiet präsentieren kann. Einmal ist hier – wenigstens vorläufig noch – der Brauch im Zentralen Hochland viel eingeschränkter als in den Tieflandgebieten längs der Küste, aber selbst da keineswegs so universell, wie gelegentlich behauptet. So fehlt er offensichtlich völlig, wenn Forschungslücken die tatsächlichen Gegebenheiten nicht verfälschen, in zusammenhängenden Gebieten an der Nord- und Südwestküste des Vogelkopfes, also gerade in den Indonesien am nächsten gelegenen Küstenstrichen, und ebenso an der langen Südwestküste der Insel von der Etna-Bai bis über den Eilanden-Fluß hinaus. Eindrücklicher noch zeigt sich in anderen Regionen das Mosaikhafte der Verbreitung: Von

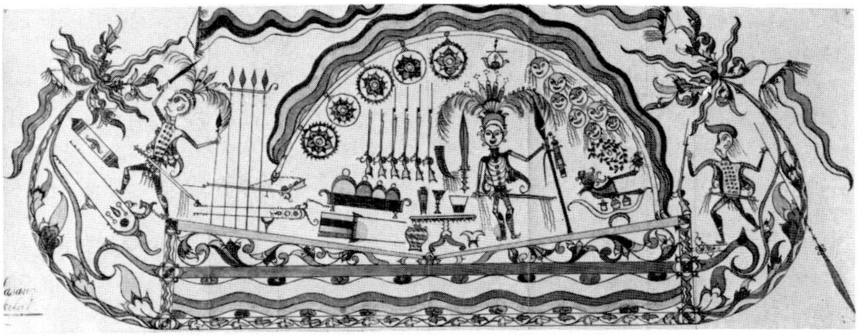

Betel-Garnitur auf der Kultzeichnung eines Geisterschiffs der Ngadju-Dajak in Zentral-Kalimantan (Borneo); Ende 19. Jh. (Rautenstrauch-Joest-Museum). Nach der Vorstellung der Ngadju verbinden solche Geisterschiffe die Oberwelt der Götter und Geister mit dem Jenseits. Mit ihnen reisen die Seelen der Verstorbenen ins Jenseits. Um den hohen Rang der göttlichen Schiffsführer zu bezeugen, sind die Fahrzeuge mit Wertobjekten und Statussymbolen reich beladen (z. B. erbeutete Köpfe, Feuerwaffen, alte Schwerter und Lanzen, Möbel europäischen Ursprungs usw.). Niemals fehlt dabei eine prunkvolle Betel-Garnitur (rechts neben dem Schiffsführer). Besonders groß und deutlich ist die schöne Betelnuß-Schere hervorgehoben. Darüber ist ein Zweig mit Betel-Blättern und ein Bündel Areka- oder Betel-Nüsse zu erkennen.

eng aneinandergrenzenden Gruppen kann die eine dem Betelgenuß leidenschaftlich ergeben sein, während er bei der zweiten überhaupt nicht üblich ist, bei der dritten mäßig geschätzt wird. Viele Beispiele können dafür stehen, wenn wir nicht mit der Möglichkeit rechnen müßten, daß sich seit der Zeit der Berichterstattung die Verhältnisse geändert haben könnten. Denn wie einerseits das Betelkauen durch missionarischen Eifer oder besseren Zugang zu westlichen Genußmitteln wie Alkohol und Zigaretten im Rückgang begriffen oder sogar gänzlich aufgegeben worden ist, ist es andererseits auch noch in der Zeit intensivierter europäischer Kontakte weiter im Vordringen. Wir sahen das im Fall der Viti-Inseln und können auf Grund datierter Belege annehmen, daß sich die Sitte auch im Mündungsgebiet des Fly River im Süden Neuguineas erst um die Jahrhundertwende weiter ausgebreitet hat. Aber selbst bis zur Gegenwart ist sein Vordringen im östlichen Hochland deutlich erkennbar. Schrieb noch 1933 der Verwaltungsbeamte J. L. Taylor vom Mount-Hagen-Gebiet: «Die Betelnuß wird in jeder Form als giftig betrachtet und deshalb gemieden» (Taylor 1933: 45), so nimmt seitdem ihre Verbreitung immer weiter nach Westen hin zu, seit sich durch den Bau der Hochlandstraße die Verkehrsverhältnisse einschneidend verbessert haben und von der

Küste importierte Arekanüsse in allen Marktorten gekauft werden können.

Wenn das Betelkauen hier vorher nicht praktiziert wurde, so jedenfalls sicher nicht deshalb, weil die Arekapalme, an sich schon ein Gewächs des bis etwa 1000–1500 m Höhe aufsteigenden tropischen Regenwaldes, in der Höhe der Mount-Hagen-Region von um die 2000 und mehr Meter Höhe nicht mehr gedeihen könne. Läßt sich das Gegenteil vielleicht schon aus der Bemerkung von Taylor ablesen, so wissen wir durch eine Notiz des Missionars W. Ross tatsächlich, daß in dieser Region eine wilde Areka-Varietät wächst und gleichfalls wilder (Betel-)Pfeffer (Ross 1936: 351). Daß die Palme in so großen Höhen in Neuguinea existieren kann, bestätigt auch eine Angabe von P. Bridges vom ebenfalls etwa 2500 m hoch liegenden Yodda-River-Gebiet in der Owen Stanley Range in der Ostspitze der Insel (Bridges 1923: 50). Nach Louis Lewin gedeiht sie in Burma sogar noch bis in 3000 m Höhe, wenn Klima und Bodenbeschaffenheit ihr zuträglich sind. In niederen Küstenstrichen gelangt sie freilich zur größeren Entfaltung (Lewin 1889: 41).

Interessanter als die Frage nach der Höhenverträglichkeit der Arekapalme ist der im Befund aus dem Mount-Hagen-Gebiet und aus den Neuen Hebriden bereits angeklungene Hinweis darauf, daß sich das Verbreitungsgebiet der Palme einerseits und das der Nutzung der Nuß beim Betelkauen andererseits nicht überall decken, daß das Betelkauen unbekannt sein kann, obwohl Arekapalmen wachsen. Das ist auch das eigentlich greifbare Ergebnis einer Untersuchung von Alphonse Riesenfeld (1947), in der er sich als letzter ausführlicher mit der Frage nach den «Betel-Leuten», diesen von Rivers geprägten Begriff wieder aufgreifend, und nach der Ausbreitung des Betelkauens nach und in Melanesien beschäftigt hat. Hauptsächlich gestützt auf einen Vergleich der Wörter für die zum Kauen notwendigen Hauptingredienzen, war auch er überzeugt, in den Betel-Leuten Melanesier (im linguistischen Sinn) erkennen zu können, die den bereits bis zu einer bestimmten Form entwickelten Betel-Komplex von Indonesien her weiter in den westpazifischen Raum getragen hätten (nur für Gebiete im äußersten Westen Neuguineas dachte er an rezenteren indonesischen Einfluß). Ob die ursprüngliche Weiterverbreitung freilich durch die Wanderung der Melanesier oder eher durch intertribale Kontakte, wie sich das für die jüngere Zeit erkennen läßt, erfolgt ist, konnte er verständlicherweise so wenig klären wie einen ungefähren Zeitpunkt festlegen, wann der Brauch nach Melanesien gelangte. Sicher ist vorerst nur, daß das wohl sehr lange vor 1568 gewesen sein muß, dem Jahr, in dem Alvaro de Mandaña die Solomonen-Gruppe entdeckte und als erster Europäer diesen Brauch aus dem melanesischen Raum erwähnte.

C. A. Schmitz hat (1960) die Frage nach der kulturhistorischen Zuordnung des Betelkauens noch einmal kurz gestreift. Auf Grund der jeweiligen Gebrauchsgepflogenheiten und der Einbettung bestimmter dazugehörender Gerätschaften in den kulturellen Gesamtrahmen bei verschiedenen Bevölkerungsgruppen der Huon-Halbinsel sah er es – anders als Riesenfeld – als Element einer (wieder im linguistischen Sinn) nicht-melanesischen (voraustronesischen) Kulturschicht (Schmitz 1960: 88). Seither ist dieser mit ethnologischen Mitteln sicher nicht lösbare Aspekt des Betelkauens in Melanesien nicht mehr weiterverfolgt worden. Es muß abgewartet werden, ob zukünftige archäologische Forschung zur Klärung der Altersstellung des Betelkauens auf den westpazifischen Inseln beitragen wird. In Südostasien scheint sie jedenfalls in dieser Beziehung im wahrsten Sinn des Wortes bereits erste Früchte getragen zu haben. Die Ausgrabung bei der in Nordwest-Thailand liegenden freilich sehr trockenen «Spirit Cave» durch Chester F. Gorman hat nämlich auch Fragmente von Arekasamen- und Flaschenkürbisschalen (auch Spuren von Pfeffer) erbracht, und Gorman selbst wie auch Douglas Yen, der das botanische Fundmaterial mituntersucht hat, halten es für möglich, daß diese fragmentarischen Belege auf Betelkauen hindeuten. Die Richtigkeit ihrer Annahme unterstellt, wäre dies das bisher älteste nachgewiesene Vorkommen, denn die Funde entstammen Schichten, die mit Hilfe von Radiokarbon-Messungen auf ein Alter zwischen etwa 12 000 und 7500 Jahren datiert werden konnten (Gormann 1972: passim; Yen 1977: 574).

Der folgende Überblick über das Betelkauen im melanesischen Inselgebiet kann nur den Rahmen abstecken, innerhalb dessen die einzelnen Züge des Betel-Komplexes: Ingredienzen, Gerätschaften, Kaugewohnheiten und -häufigkeit, soziale, magische oder mythische Bezüge angesiedelt sind. Keineswegs sollte aus den mehr beispielhaften Angaben auf deren Allgemeinverbindlichkeit geschlossen werden. Zu gering und vor allen Dingen zu ungleich sind in den uns vorliegenden Belegen die einzelnen Aspekte behandelt, als daß sich in Kürze ein schärferes Bild zeichnen ließe.

Die Ingredienzen

Die Ingredienzen der Betel-Mixtur sind auch in Melanesien grundsätzlich die, die Hartwich Bestandteile erster Ordnung genannt hat, nämlich die Nuß (dieses Wort wird hier wegen seines allgemeinen Gebrauchs beibehalten, obwohl es botanisch richtig heißen müßte «der Samen») der Arekapalme, Teile des hemiparasitären, rankenden Betelpfeffers und gebrannter oder gelöschter Kalk. Zeitweiliger Mangel oder gänzliches Fehlen der einen oder anderen Substanz läßt die

Gewohnheitskauer allerdings auch auf verfügbare Surrogate zurückgreifen, die zudem die drei Grundbestandteile noch ergänzen können. Vorwiegend sind das aromatische Rinden, Wurzeln, Früchte oder Blätter verschiedener botanisch meist nicht bestimmter Bäume oder sonstiger Pflanzen, gelegentlich auch Ingwer, Kokosschale oder junge Sagoblätter.

Unter den Zusätzen findet sich aber in Melanesien so gut wie nie die im asiatischen Raum als Zugabe zum Betelbissen so geschätzten gerbstoffreichen, aus eingedickten Extrakten von *Uncarica gambir* bzw. *Acacia catechu* gewonnenen Substanzen Gambir und Catechu sowie Tabak, möglicherweise – hinsichtlich Tabak wohl sicher –, weil sie bei der Ausbreitung des Betelkauens in den westpazifischen Raum noch nicht zu den Bestandteilen gehörten. Wo Gambir oder Tabak in Melanesien mitgekaut werden – beide zusammen an einigen Plätzen in West-Neuguinea, Tabak allein z. B. bei den Marind-anim in Süd-Neuguinea und bei den Bogadjim an der Astrolabe-Bai in Nordost-Neuguinea – geschieht dies erst seit jüngerer Zeit.

Bei den Arekapalmen unterscheiden die Melanesier (auch verbal) etwa nach Größe und Form der Nüsse oder auch nach anderen Kriterien voneinander abweichende «Arten». Ob es sich dabei wirklich um verschiedene Areka-Spezies (aus Neuguinea wird noch die Wildart *Areca macrocalyx* Zipp. genannt) oder vielmehr nur um Varietäten von Areka handelt, ist allerdings fraglich. Sie werden am Haus, auf den Dorfplätzen, um die Siedlungen herum oder in nahen Waldlichtungen angebaut und gelten dann häufig, selbst wenn sie auf klaneigenem Land gepflanzt wurden, als persönliches Eigentum des Pflanzers.

Vielfach liefern aber auch wildwachsende Palmen entweder zusätzlich, manchmal sogar ausschließlich die begehrten Nüsse. Andere Bevölkerungsgruppen – nicht nur die im östlichen Hochland von Neuguinea, die den Brauch erst jüngst angenommen haben – sind teilweise oder ganz auf den Import von Nüssen angewiesen. Es gibt also nicht nur Regionen mit Areka-Vorkommen, in denen die Nuß nicht als Stimulans verwendet wird, sondern eben auch solche, wo man dem Genuß ergeben ist, ohne eigene Ressourcen zu haben – ein Hinweis auf die Verbreitung des Betelkauens durch Kontakte.

Die Arekanuß ist zwar die eigentlich zu «kauende» Komponente der Mixtur. Den Namen dafür hat sie dagegen von ihrem zweiten Hauptbestandteil, dem Betelpfeffer, und das Wort «Betel» hat sich im allgemeinen Sprachgebrauch sogar soweit durchgesetzt, daß selbst die Arekanuß in der Literatur meist zur Betelnuß gemacht wurde. Ihren Bedarf an Betelpfeffer (*Piper betle* L. oder Varietäten davon) scheinen die Melanesier in stärkerem Maße noch als bei der Arekapalme aus kultivierten Beständen zu decken, die im Siedlungsbereich an Stützbäumen gezogen werden. Bisweilen wird aber auch auf im Busch wildwachsende Betelpflanzen direkt zurückgegriffen, oder man pflanzt solche in die Dörfer um. Bevorzugt werden vom Betelpfeffer die Blätter, vielleicht mehr noch die Fruchtstände genommen, aber auch die Ranken, gelegentlich das Stamminnere und unter Umständen selbst die Wurzeln.

Nach Riesenfelds Überzeugung verursacht erst die Mitverwendung von Betelpfeffer beim Kauen, genauer gesagt, die Wirkung des Kalks auf dessen ölhaltigen Saft die Rotfärbung des Speichels (Riesenfeld 1947: 159) und als Folge davon die Schwärzung der Zähne von Gewohnheitskauern. Während Krenger in diesem Punkt ganz anderer Ansicht ist – für ihn wird dieses Ergebnis durch die Verbindung von Kalk und dem «Arekarot», dem roten Farbstoff der Arekanuß, hervorgerufen (Krenger 1942: 2943) – hat Riesenfeld eine mythische Erzählung von den nördlichen Salomonen auf seiner Seite. Darin heißt es: «Ein Mann ging zur Schweinejagd. Er setzte sich unter einen Baum, an dem eine Betelpfefferpflanze wuchs. Er biß ihren Stamm durch, um ihn als Strick zu verwenden. Zufällig hatte er gerade eine Betelnuß und Kalk im Mund und sah erstaunt, wie sein Speichel rot wurde. Er erkannte, daß diese Farbe durch die Pfefferpflanze beim Mischen mit der Nuß und dem Kalk erzeugt wurde. Er fand auch, daß die Mixtur jetzt besser schmeckte und ihr die beißende Schärfe genommen war. Aber der Stamm war sehr zäh, da entdeckte er die Frucht des Betelpfeffers. Er versuchte sie und bemerkte, daß sie denselben Effekt hervorrief, aber viel besser zu essen war» (Blackwood 1935: 297).

Die dritte Ingredienz zum Betelkauen, Kalk, wird in Melanesien weitgehend durch Brennen von Konchylien oder mineralischem Kalkstein erzeugt. Küstenanwohnern bieten sich dafür als Rohstoffe natürlich Meeresmuscheln und Korallenarten an, Inlandgruppen verwerten, wenn vorhanden, vor allem Kalkstein und – dafür geben die Yimar im südlichen Sepikbereich ein Beispiel ab – Flußmuscheln. Sie kochen die Muscheln zunächst, bis sich die Schalen leicht öffnen lassen und das Muschelfleisch herausgelöst werden kann. Dann werden die Schalen an der Luft getrocknet, in Sagoblätter gewickelt, mit Rotang verschnürt und gebrannt. Die gebrannten Schalen zerkrümelt man mit der Hand und löscht sie mit Wasser ab, wickelt das grobe Kalkpulver zum Trocknen erneut in Blätter ein, bis es schließlich in den Kalkbehälter abgefüllt wird (Haberland/Seyfarth 1974: 85).

Andere Gruppen gewinnen den Kalk aus Schneckenschalen oder auch in langwierigen Prozessen aus Baumrinde oder verwenden, wie z. B. die Akur im Toricelli-Gebiet in Nordost-Neuguinea, nur eine – vielleicht kalkhaltige – Erde als Betelzusatz. Wo Ausgangsstoffe in der näheren Umgebung fehlen oder wo die Eigenproduktion von Kalk aufgegeben worden ist, holt man sich die Rohmaterialien entweder aus weiter entfernten Gebieten oder handelt fertig aufbereiteten Kalk ein. Von bemerkenswerten Abhängigkeiten in dieser Hinsicht wissen wir aus dem Gebiet am östlichen Papua-Golf. Dort verkauften die an der Küste lebenden Roro die ihnen in reichem Maße zur Verfügung stehenden Muscheln an die tiefer im Inland siedelnden Mekeo, die das Muschelfleisch aßen und den aus den Schalen von ihnen gebrannten Kalk wieder an die Roro zurückverkauften (Murray 1912: 162). In ähnlicher Weise verfuhren Koiari und Motu miteinander, nur daß die Koiari die Muscheln selbst von der Küste holten, sie zwanzig Meilen landein in ihr Wohngebiet transportierten, dort die Schalen brannten und den gewonnenen Kalk wieder an die Motu verhandelten (Turner 1878: 493).

Die zum Betelkauen gehörenden Gerätschaften

Verglichen mit den aus Indonesien und den übrigen Betelkaugebieten Asiens bekannten metallenen oder hölzernen, kasten- oder dosenartigen Behältern für die Betelbissen oder deren Einzelbestandteile, den eisernen oder bronzenen Scheren und Messern zum Zerkleinern der Nüsse, nehmen sich die im in voreuropäischer Zeit weitestgehend metallosen Melanesien üblichen Geräte zur Aufbewahrung, zum Transport oder zur Einnahme der Ingredienzen – obwohl es darunter künstlerisch hervorragende Erzeugnisse gibt – recht bescheiden aus. Manche fehlen, wenigstens in der asiatischen Gestaltung der Formen, ganz.

Sofern nicht heutzutage bereits Blechdosen oder ähnliche westliche Industrieerzeugnisse an ihre Stelle getreten sind, trägt der Betelkauer in Melanesien seinen vorgesehenen Bedarf an Arekanüssen und Pfefferpflanzenteilen, dazu vielleicht etwas Rauchtabak und andere unentbehrliche Kleinigkeiten in aus Sago-, Kokospalm- oder Pandanusblättern geflochtenen Täschchen oder Körbchen in der Hand, unter dem Arm oder auch in Schnurverschlingungs-Techniken gearbeiteten Netzbeuteln um den Hals. Reicht die Größe dieser Behälter aus, lassen sich auch noch Kalkdose und -spatel darin verstauen, die man sonst, den Spatel oft in der Dose steckend, zwischen Arm und Oberkörper eingeklemmt mit sich führt oder mittels einer Trageschnur umhängt.

Zwei Rohmaterialien sind es vor allem, aus denen die Kalkdosen – anscheinend nicht selten in besonderen Herstellungszentren – gefertigt sind: zum einen Bambus, zum anderen runde, birnen-, gurken-, wurst- oder durch Einschnürung während des Wachstums achtförmig gebildete Flaschenkürbisse (Lagenarien). Daneben treten andere Ausgangsstoffe, unter denen am ehesten noch Kokosnußschalen genannt werden können, auffällig zurück. Nur in ganz seltenen Fällen scheinen da, wo Betel gekaut wird, dauerhafte Behältnisse für Kalk überhaupt zu fehlen, so am Mount Chapman im östlichen Hochland von Neuguinea: Hier wird der Kalk einfach in Blätter eingewickelt (Chinnery 1922: 25).

Unter den beiden Haupttypen, Bambus- und Kürbisdosen, die bei manchen Gruppen nebeneinander vorkommen, während in anderen Regionen ihre jeweilige Verbreitung mehr oder minder deutlich gegeneinander abgesetzt sein kann, gibt es völlig unornamentierte Exemplare. Häufiger aber sind sie oder waren sie jedenfalls wie so viele Dinge selbst des alltäglichen Gebrauchs, besonders in den Kunstzentren Melanesiens entsprechend den Fähigkeiten ihrer Hersteller und den spezifischen ornamentalen Traditionen, nachlässiger oder gekonnter, stellenweise oder vollflächig mit Kombinationen von Bändern und geometrischen Mustern, zuweilen auch mit Darstellungen von Gesichtern, Menschen und Tieren oder Himmelskörpern dekoriert. Brandmalerei und mit Tierzähnen, Steinsplittern, Muschelschalen oder sonstigen scharfkantigen Instrumenten, in jüngerer Zeit auch mit Messern europäischer Provenienz ausgeführte Gravuren überwiegen dabei unter den angewendeten Techniken. Die eingeritzten oder eingeschnittenen Linien werden teils zusätzlich mit Ruß, Harz oder Kalk ausgefüllt, teils färben sie sich selbst durch die ständige Benutzung. Eine weitere Verzierungsmöglichkeit ist durch das Bekleben der Kalebassen mit Kauri- und Nassaschneckenschalen gegeben.

Der Dose entnommen wird der Kalk meist mit Hilfe des «Spatels», dessen Unterteil etwa in der Form eines lanzettförmigen, flachen Blattes oder auch als Rundstab von bisweilen enormer Länge – am Sepik bis zu über einem Meter – ausgebildet sein kann. Das Verfahren ist einfach und weitgehend gleich: Der Betelkauer befeuchtet das untere Spatelende im Mund, steckt es in die Dose und streift anschließend den anhaftenden Kalk im Mund ab. Nur wo man Kalkspatel nicht kennt, stippt man die Nuß oder auch die zusammengedrehten Betelblätter direkt in den Kalk. Die Spatel sind entweder aus Holz, Bambus oder Knochen von Kasuaren oder anderen Vögeln und Schweinen, auf den Trobriand-Inseln auch aus Arm- oder Beinknochen verstorbener Angehöriger gearbeitet. Im Unterteil der Stäbe quergerillte Spatel sind bei nicht wenigen Gruppen Neuguineas Männern von Rang, wie es heißt, vorbehalten, aber meist bleibt ungesagt, wodurch der Rang erworben wurde. Von den Iatmul am Sepik-Mittellauf und von den Yimar wissen wir indes, daß es ursprünglich das Vorrecht erfolgreicher Töter war, die am Schaft umlaufend gerillten Kalkspatel zu benutzen (Haberland/Seyfarth 1974: 90). In den Händen dieser Männer wurden Spatel und Kalkbehälter durch rasches Reiben des einen in der Öffnung des anderen zu einem Schallgerät, mit dem sich Emotionen ausdrücken, Reden unterstreichen oder Tänze rhythmisch begleiten ließen.

Die Variationsbreite der Ausgestaltung der Kalkspatel reicht von völlig schmucklosen bis zu am Oberteil oder selbst noch auf dem Blatt ornamental oder figürlich gestalteten Exemplaren. Eindrucksvolle Beispiele ozeanischer Kleinkunst treten uns ganz besonders in den Spateln vom mittleren Sepik, vom Massim-Gebiet im Osten Neuguineas und von den Admiralitätsinseln entgegen. Vom Sepik sind es neben hölzernen besonders aus Kasuarknochen hergestellte, deren breite Gelenkhöcker zu Vogelköpfen, vollständigen bis zu 12 cm langen Vögeln oder zu anthropomorphen Gestalten in seltsam bizarren Haltungen geformt sind. Lange, aus Pflanzenmaterialien geflochtene Anhänger zeigen die Zahl der vom Besitzer des Spatels getöteten Feinde an. Die in Durchbruchstechnik geschnitzten Griffe der Massim-Spatel wuchern geradezu in Kombinationen von flachen, stilisiert dargestellten, auf der Oberfläche kurvenlinienbedeckten Menschen-, Vogel- oder Schlangenfiguren aus. Die Spatel der Admiralitätsinseln enden am Oberteil häufig in naturalistisch skulptierten Menschengestalten, Krokodilköpfen, Fischen oder Fischschwänzen, als Einzelmotive oder in Beziehung zueinander gesetzt.

Das Öffnen der fasrigen Hülle der Arekafrucht wird in Melanesien gewöhnlich ebenso mit den Zähnen besorgt wie das Zerkleinern der Nuß selbst. Nur in Ausnahmefällen erfahren wir von der Verwendung eigens zu diesem Zweck oder sonst als Kokosnußschaber benutzten Muschelschalen, mit Hilfe deren Schneiden die Früchte enthülst werden.

Zum Zerkleinern der Nüsse oder überhaupt sämtlicher Betelingredienzen mittels Stößeln aus Stein, Muscheln, Hartholzstücken, in jüngerer Zeit auch geeigneten Eisenteilen dienen gebietsweise, aber keineswegs durchgängig in Melanesien verbreitete kleine hölzerne Mörser. Es gibt sie auf den südlichen Salomonen und den Trobriand-Inseln, in Süd-Neuguinea bei den Marind-anim, längs des Papua-Golfes und im Norden der Insel an der Küstenstrecke von westlich der Sepik-Mündung bis zum Huon-Golf. Hier, auf den Tami-Inseln, haben sie wohl auch ihre künstlerisch schönste Ausgestaltung erfahren: Der eigentliche Mörserteil ist dabei als Kopfaufsatz hockender menschengestaltiger Figuren ausgebildet.

Diese Mörser werden gewöhnlich als Geräte alter, zahnloser Menschen hingestellt, die darin den Kauprozeß gewissermaßen vorvollziehen. Schmitz dagegen hat diese auch ihm gegebene Erklärung als Scherz abgetan, weil nach seinen (im Huon-Halbinsel-Gebiet) angestellten Beobachtungen Betelmörser immer nur im Besitz der Linien-Ältesten gewesen sein sollen. Er sah sie deshalb in der Funktion von

Rangabzeichen (Schmitz 1960: 90). Damit wird fraglich, ob derartige oder ähnliche funktionelle Anbindungen von den zahlreichen anderen Feldforschern einfach nur übersehen worden sind, ob es sie woanders nie gegeben hat oder ob sie überall dort sich vielleicht erst im Laufe einer möglichen Rückentwicklung von einer mehr zeremoniellen Bedeutung des Betelkauens zur Alltagsgewohnheit gelöst haben.

Auf den geschätzten Betelgenuß braucht jedoch auch in den Gesellschaften ohne Betelmörser ein kaubehindertes Mitglied nicht zu verzichten. Mitfühlende Mitmenschen kauen dem Zahnlosen die Mixtur vor und spucken ihm den Brei auf seine Hand oder auch sich auf die eigene und schieben ihm den in den Mund.

Folgen und Ausmaß des Betelkauens

Die Betelmixtur mit ihrem Hauptwirkstoff, dem in der Arekanuß enthaltenen, das Zentralnervensystem beeinflussende Alkaloid Arekolin, wird allgemein als verhältnismäßig harmloses Stimulans von leicht berauschender Wirkung angesehen, das allerdings – kurzzeitig in großen Mengen genossen – durchaus zu schweren Rauschzuständen führen kann. Es steigert zudem die Sekretion von Schweiß, Speichel und Tränen und bewirkt, wie dies wieder die Versuche des Arztes Horst Jüptner auf den Trobriand-Inseln ergeben haben, eine Abnahme der Pulsfrequenz und der Blutdruckwerte (Jüptner 1968: 256; 1969: 372). Der Verdacht auf die mit Abstand schrecklichste denkbare Folge des Betelkauens, auslösender oder verstärkender Faktor von Mundkarzinomen zu sein, hat sich dagegen bislang noch nicht definitiv bestätigen, aber auch nicht ausräumen lassen. Gestützt wurde er wieder durch die von Atkinson und anderen durchgeführten Untersuchungen, die freilich auf eher zufällig in den Jahren 1958–1963 in Neuguinea bekanntgewordenen Fällen basieren. Danach war Mundkrebsbefall bei Tieflandbewohnern mehrfach häufiger als bei Hochländern, bei denen das Betelkauen damals noch kaum Brauch war. Atkinson und seine Mitarbeiter – wie andere vor ihnen – rechnen dabei mit der Möglichkeit, daß der Kalkanteil an der Betel-Mixtur die karzinogene Rolle spielen könnte (Atkinson 1964: 1298).

Jedenfalls eine längerfristige und viel weiter ausgreifende Folgeerscheinung des einmal begonnenen und kontinuierlich fortgeführten Betelkauens ist die einsetzende Abhängigkeit davon. Je nach ihrem Grad und ihren Merkmalen hat B. G. Burton-Bradley mit Blick auf Neuguinea drei mit dieser Praktik verbundene Syndrome unterschieden: Gewohnheit, Sucht und Betelnuß-Psychose (Burton-Bradley 1966: 745). Die wahrscheinlich nur sehr selten vorkommende und heilbare Psychose äußert sich ihm zufolge in auditiven Halluzinationen und Verfolgungswahn und soll besonders bei prädisponierten Personen, die eine Zeitlang nicht gekaut haben und das – etwa aus sozialem Anlaß – plötzlich und im Übermaß wieder tun, auftreten. Auch wirkliche Betel-Sucht, die rücksichtslos nach ständiger Zufuhr des Reizmittels drängt und die dazu neigen ließe, durch Schlucken des Speichels mehr Arekolin aufzunehmen, sei, wie Burton-Bradley meint, nicht häufig. Die große Mehrheit der Betelkauer sieht er, gewiß zu Recht, in denjenigen, die in der Weise an dieses Stimulans gewöhnt sind, daß sich bei ihnen mit dem Kauen ein Gefühl des Wohlbefindens im Körper verbreitet und – eine schon lange bekannte Wirkung – daß bei ihnen Hungergefühl, Müdigkeit und Reizbarkeit schwinden.

Der Anteil der in diesem Grade gewohnheitsmäßigen Betelkauer an der jeweiligen Gesamtbevölkerung kann aber bei den Bevölkerungsgruppen, bei denen der Brauch überhaupt heimisch ist, durchaus unterschiedlich sein, abhängig etwa von individuellen Neigungen oder von der Verfügbarkeit der Ingredienzen, mitunter vielleicht auch davon, daß die Sitte erst jung übernommen worden ist. Eine außerordentlich, aber für bestimmte Gebiete Melanesiens keineswegs untypisch starke Hingabe an den Betelgenuß spricht aus den drastischen Worten des Missionars Geurtjens über die Marind-anim: «Alles, was zur Gattung Mensch gehört, priemt; . . . mit dem Priem in der Hand wird der Mensch hier geboren und begraben» (Geurtjens o. J.: 150). Und gewissermaßen als Gegensatz dazu liest sich die Bemerkung von Le Roux über die Dèm im Bergland von West-Neuguinea, zu denen der Brauch anscheinend erst später gefunden hat, daß bei ihnen nur ältere Männer und Frauen ab und zu in Abwechslung mit Rauchen Betel kauen (Le Roux 1948: 277). Über derartige oder noch knappere Pauschalangaben freilich geht kaum ein Bericht hinaus, so daß uns Aufschlüsse über eine wenigstens annähernde Quote der Kauer innerhalb einer Gruppe oder über die ungefähre Menge, die ein durchschnittlicher Kauer einer bestimmten Gruppe im Laufe eines normalen Alltags bewältigt, so gut wie ganz fehlen.

Frauen sind bei vielen Ethnien dem Betel in gleichem Maße wie die Männer ergeben, in anderen Fällen wiederum sind offensichtlich jüngere Frauen jedenfalls Ausnahmeerscheinungen unter den Kauern. Im ganzen gesehen dürfte ihr Betelkonsum unter dem der Männer liegen, schon weil sie von den sozialen und kultischen Zusammenkünften der Männerwelt, bei denen dem Betel in besonders hohem Maße gefrönt wird, ausgeschlossen sind. Aber nicht nur Erwachsene kauen. In vielen Gesellschaften werden die Heranwachsenden spätestens im Pubertätsalter mit dem Stimulans vertraut gemacht – und es ist nicht auszuschließen, daß das früher häufiger Bestandteil der Initiations-Unterweisungen war. Bei anderen Gruppen ermuntern Väter oder

Mütter ihre Kinder aber sogar schon ab dem zweiten oder dritten Lebensjahr, sich an das Betelkauen zu gewöhnen, indem sie ihnen anfänglich den bereits vorgekauten Betelbrei in den Mund stopfen.

Soziale und magisch-rituelle Aspekte

Die Betel-Mixtur ist auch in Melanesien, auf den ersten Blick jedenfalls und zumindest in jüngerer Zeit, ein ohne besondere rituelle Förmlichkeiten genommenes Genußmittel des Alltags, ihre Einnahme keineswegs auf große Anlässe beschränkt. Wie bei uns der Raucher zur Zigarette, greift der Gewohnheitskauer zu Arekanuß, Betelpfeffer und Kalk, wann immer es ihn danach gelüstet (verstärkt anscheinend nach dem Essen, bei überdurchschnittlichen Anstrengungen und gesellschaftlichen Ereignissen) und wenn sein oder seiner Freunde Vorrat es ihm erlaubt. In besonderen Fällen kann allerdings das Kauen der Mixtur oder einzelner Bestandteile davon für bestimmte Personen zeitweilig durch Tabuvorschriften eingeschränkt oder verboten sein.

Soweit sich der einzelne in seinem Individualbereich dem Betelgenuß ungebunden ergeben darf, so erfordert es andererseits gewöhnlich der Sittenkodex, die Ingredienzen, vorab die Nüsse, auch ganze Fruchtdolden, im sozialen Umfeld freigiebig anzubieten. Wer hat, teilt mit dem anderen (und erwartet bei nächster passender Gelegenheit von ihm dasselbe), ein Festausrichter reicht sie den Geladenen, ein Gastgeber zeigt damit, daß der Gast willkommen ist. Anbieten und gemeinschaftliches Kauen von Betel können Partnerschaften festigen, Verhandlungen abschließen, Konflikte beenden und sind nicht selten fester Bestandteil von Friedensschlüssen nach Fehden und Kriegen. Die Arekanuß ist geradezu das Symbol für Freundschaft und Frieden.

Auch in der Liebe der Geschlechter zueinander hat sie symbolhaften Charakter. Zumindest für den Südostteil des Betelverbreitungsgebietes in Melanesien finden sich gehäuft Belege für die Mittlerrolle der Arekanuß in der Liebeswerbung. Es kann das junge Mädchen sein, das dem von ihm als Liebhaber auserwählten Mann als Zeichen dafür eine Arekanuß überreicht, ihn dadurch zur sexuellen Vereinigung drängt oder auch dem um es werbenden Mann mit der Übergabe einer Nuß anzeigt, daß es seinem Heiratsantrag zustimmt. Ebenso kann der Versuch, durch die Arekanuß, über die Beschwörungsformeln gesprochen sein können, Zuneigung und sexuelle Bereitschaft herauszufordern, vom Mann ausgehen. Auf der Salomonen-Insel Buin ist die Verbindung zwischen Betel und Sexualität so eng, daß, wie Richard Thurnwald berichtet, dem Begriff «Betelkauen» stets auch eine sexuell bezogene Nebenbedeutung anhaftet (Thurnwald 1912: 270).

«Liebeszauber» ist nur ein Sektor im Wirkungsbereich magischer

Rituale und Praktiken, in denen die Arekanuß oder die Betel-Mixtur eine Rolle spielen: So soll z. B. die Betel-Mixtur – häufig allerdings unter Zusatz weiterer pflanzlicher Substanzen –, auf Pfeil und Bogen gestrichen, bessere Zielgenauigkeit bewirken, auf die Fischleinen gerieben, höhere Fänge erbringen, auf hölzerne Jagd- und Kopfjagddämonen geschmiert, die darin Aufenthalt nehmenden Dämonen aktiv und hilfreich werden lassen. Auf den Leib einer Schwangeren gesprüht, soll die Mixtur den Geburtsvorgang beschleunigen, auf Nutzpflanzen gespieen oder gestrichen, das Gedeihen fördern, gegen den Wind gespuckt, Regen und Gewitter vertreiben. Hunden gibt man Betelbrei oder mit Betelbrei übersprühte andere Pflanzenteile zu fressen, damit sie gute Jagdhunde werden, und aus dem Fließen von Betelspeichel, auf die Hand oder ein Blatt gespuckt, läßt sich für die mit diesem Orakel Vertrauten etwa erkennen, ob ein Kriegszug ratsam erscheint oder wann eine größere Unternehmung begonnen werden sollte.

Arekanüsse sind vielfach anscheinend nicht schon an sich magische Substanz, sondern werden erst durch von Kundigen über sie gesprochene Formeln zu Kraftträgern und damit wirksam, den durch das magische Ritual von Geistwesen erbetenen Nutzen, Heilung von Krankheit, Schutz vor Gefahren oder Jagderfolg oder, andersherum, persönlichen Feinden Schaden, Krankheit und Tod zu bringen. Besonders verständlich wird die magische Praktik der Marind-anim, Arekanüsse zu besprechen, um Erfolg beim Krokodilfang sicherzustellen, durch die von der Mythe beglaubigte enge Beziehung zwischen Arekapalme und Krokodil: Beide stammen vom selben Urzeitwesen, dem Dema Manga oder Mongumér-anim ab. In der Erzählung der Marind-anim über dessen letztliches Schicksal begegnen wir dabei zugleich einer Variante des aus Melanesien bekanntesten Mythologems von der Entstehung der Arekapalme: «Nach einigen Tagen sollte ein großes Fest stattfinden. Von nah und fern kamen die Leute zum Fest. Mongumér-anim sollte das Schwein töten, aber in der Nacht vor dem Fest verführte Mana Mongumér-anims Frau. Daher fürchtete er sich vor Mongumér-anim und ließ seine Keule nicht aus den Händen. Nachts . . . als der Gesang in vollem Gange war, benützte Mana die Gelegenheit, um Mongumér-anim zu töten. Mit einer Keule versetzte er ihm einen Schlag auf den Kopf und floh darauf . . . Man betrauerte Mongumér-anim. Seine Nakari (unverheiratete Mädchen seiner Totemgruppe) . . . wickelten ihn in Eukalyptusrinde und legten ihn ins Grab. Am andern Morgen war auf dem Grab eine Arekapalme gewachsen, ein schöner schlanker Baum, der bereits reife Früchte trug und der ehedem unbekannt war. Alle Leute kamen herbei, bewunderten den Baum und probierten von den Nüssen . . . Das Betelkauen war auf einmal zur allgemeinen Gewohnheit geworden.» (Wirz 1922: 1.2/126)

Kawa in Polynesien

Gerd Koch

Die Kawa ist aus der Wurzel des nahe den Siedlungen gepflanzten Piperazeen-Strauches «Piper methysticum Forster f.» zu bereiten. Das Getränk entstand (bzw. entsteht) durch Zerkauen (bzw. Zerreiben) der zerkleinerten Wurzel und Verrühren und Verkneten dieser Substanz mit kaltem Wasser. Bereitung und Austeilung der in Gemeinschaft zu trinkenden Kawa geschahen in Polynesien seit jeher unter streng geregelter Etikette. Das Kawa-Zeremoniell bestimmte weitgehend das gesellschaftliche Leben. Der Kawa-Trank bewirkt ein Gefühl der Behaglichkeit und Zufriedenheit, führt zu muskulärer und emotionaler Entspannung ohne Bewußtseinsstörung oder Verminderung der Selbstkontrolle und ohne negative Nachwirkungen, sofern nicht zu reichlich genossen. Die Kawa hat keine narkotische Wirkung und ist nur bedingt berauschend. Sie wurde schon früh auch zum Kurieren von Krankheiten genutzt.

Die Kawa ist das traditionelle «Nationalgetränk» der Polynesier. Sie ist gleichviel Genußmittel und Zeremonialtrank. In voreuropäischer Zeit war kein anderes Genußmittel in Polynesien bekannt. Je nach den lokalen Dialekten in dieser mehr als 50 Millionen Quadratkilometer weiten Region Ozeaniens sprach man von *'ava, 'awa* oder *kava,* im benachbarten Viti (Fidschi) von *yaqona* (*yanggona*). Als Adjektiv haben diese Wörter insgesamt die Bedeutung von bitter, scharf und unangenehm. Die Europäer glaubten «Rauschpfeffer» und «Taumelpfeffer» zu erkennen, indessen auch eine «übermächtige Pflanze, von der die Menschen ergriffen sind» (Sterly 1970: 154). Zweifellos prägte der Kawa-Genuß weithin in Polynesien das Gesellschaftsleben, die Kawa-Zeremonie ist vielenorts gewissermaßen sein «Leitmotiv».

Die Kawa-Pflanze

Zur Bereitung des Kawa-Trankes wird *Piper methysticum* Forster f. gebraucht, also ein «Pfeffergewächs, das trunken macht». Dieser Strauch aus der Familie der ca. 1400 Piperazeen wächst in mehr als 15 Sorten (mit herzförmigen Blättern) auf den tropischen Inseln des

Pazifik. Er gedeiht bis auf etwa 300 m oberhalb der Meeresfläche und wird 1,5–3 m hoch, unter besonders günstigen Wachstumsbedingungen auch bis zu 6 m. Sein Stämmchen ist etwa 3 cm dick und hat eine kräftig ausgebildete, auch knotige Wurzel. Dieses 7–12 cm dicke, gelblich-graue, holzige bis leicht schwammige Rhizom mit den basalen Sproßteilen ist der in Polynesien allein begehrte Teil der Pflanze zum Bereiten eines Extraktes, des Kawa-Getränks.

Verbreitung

James Cook sah während seiner ersten Weltumseglung (1768–1771), mit Joseph Banks und dem Botaniker Daniel Carl Solander, erstmals die Kawa-Pflanze (Hawkesworth II 1773: 200). Johann Georg Forster, mit seinem Vater als Begleiter Cooks auf dessen zweiter Reise, benannte und veröffentlichte als erster diese neu aufgefundene ozeanische Piper-Art (Forster 1786: 76 f.). Damals wurde Kawa getrunken von Tonga bis Hawaii im Norden und bis Mangareva im Osten. Auf fast allen Inseln Polynesiens pflanzte man seit vielen Jahrhunderten Kawa, mit Ausnahme vor allem von Neuseeland und der Oster-Insel.

Geschichte

Die ursprüngliche Heimat der Kawa-Pflanze ist nicht bekannt, gleichfalls der Beginn ihrer Nutzung nicht zu lokalisieren. Auf den Neuen Hebriden mag – hypothetisch – ein sehr altes Kawa-Zentrum vermutet werden. In Melanesien ist der Kawa-Trank außerhalb der Neuen Hebriden auch in der Torres- und Banks-Gruppe und auf einigen Manus-Inseln sowie im Südwesten von Neuguinea und an dessen Nordküste sporadisch bekannt. Hier werden bei der Bereitung außer den Wurzeln der Pflanze auch deren Stengel und Blätter zerkaut. In Mikronesien hat man nur auf Ponape und auf Kusae Kawa getrunken.

Gewiß wurde die Kawa-Pflanze von den Einwanderern in die weiten Inselregionen Ozeaniens eingeführt. Auf den Viti-Inseln, in diesem melanesisch-polynesischen Grenzgebiet, ist die Nutzung des *Piper methysticum* uralt (als Entlehnung von den Neuen Hebriden??). Die primitivste Weise war, den Kawa-Trank in einem mit Blättern ausgelegten Erdloch zu bereiten und dann durch eine Farnblätter-Abdeckung liegend einzunehmen (Lester 1941/42: 111 ff.). Später bereitete man den Trank individuell in flachen Holzschalen, während danach und bis heutzutage das Aufgießen und Säubern der *yaqona* in einer Tonschale zur anschließenden zeremoniellen Verteilung aus einer größeren Holzschale als typisches Ritual zu verstehen ist.

Vielleicht wurde der Kawa-Trank in Tonga erst von Viti her, etwa

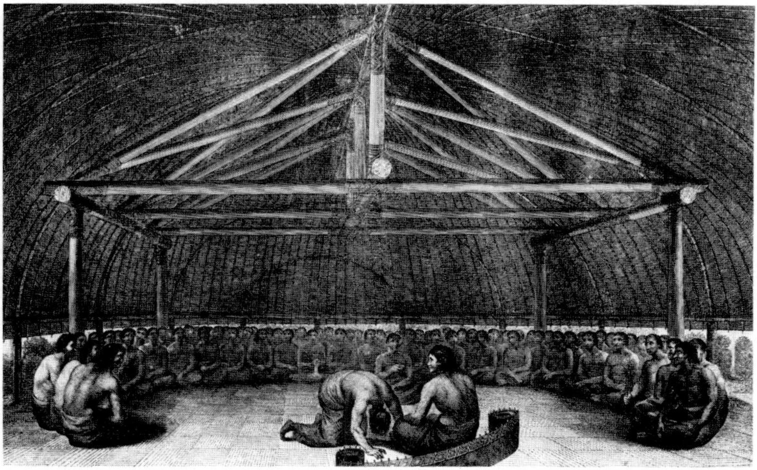

Kawa-Runde des Tu'i Tonga, 1777. Kein öffentliches religiöses Ritual, keine profane Feier oder auch Versammlung verlief ohne eine Kawa-Zeremonie. Dabei mußten strenge Regeln der Zubereitung, Austeilung, ja der Sitzordnung auf das genaueste eingehalten werden.

gegen Ende des 12. Jahrhunderts, eingeführt (Gifford 1929: 156; Lester 1941/42: 119).

Heute sind der Tonga-Archipel, Samoa und die Viti-Inseln das «Kawa-Zentrum» Ozeaniens. In Tonga wurde und wird am meisten Kawa konsumiert. Schon früh hat die französische Regierung z. B. auf Tahiti und auf den Marquesas solchen Genuß verboten, wie er auch unter angelsächsischem Missionseinfluß z. B. in Hawaii und auf den Cook-Inseln aufgegeben wurde.

Kawa-Anbau

Wildwachsende Kawa ist in Polynesien nicht genutzt worden. Seit altersher pflanzte man den *Piper methysticum* gern in der Nähe der Wohnhäuser oder direkt bei diesen, um Wurzeln stets zur Hand zu haben (Cook 1784: 318; Krämer I 1902: 20; Lester 1941/42: 99; Pétard 1939: 240). Zur vegetativen Vermehrung sind Sproßstecklinge in den Boden zu setzen, einfach «Stengelstücke» mit Knoten in das Erdreich zu stecken. Nach 2–3 Jahren kann die Wurzel geerntet werden. Die Pflanze ist indessen nach sechs Jahren voll entwickelt, und ihre Wurzel soll dann eine stärkere Wirkung spenden. Das Rhizom wiegt, je nach Entwicklung und Alter der Pflanze, etwa 500–5000 g. Man kann diese

Wurzel sowohl frisch als auch getrocknet (ohne besonderen Wirkungsverlust) verwenden. Sie wird im allgemeinen im Gewicht von etwa 1–2 kg verbraucht.

Die Kawa-Zeremonie

Während die (sporadische) Nutzung der Kawa in Melanesien eher eine Angelegenheit des Individuums ist, genießt man den Trank in Polynesien seit altersher nur in Gemeinschaft, in «Kawa-Runden». Dieses geschieht zudem immer zeremoniell. Die Kawa-Runde gehört zu jeder wesentlichen Handlung. Der Trank wird unter streng geregelter Etikette bereitet, jedes Stadium hat sein Ritual. Die recht einfachen Mittel erfordern ein großes Maß von Geschicklichkeit, und alle Details der Zubereitung bis zum anschließenden Verbrauch werden von allen Beteiligten recht kritisch beobachtet.

Besonders hölzerne Schalen, in gediegener Handwerksarbeit künstlerisch geformt, dienen zur Bereitung und Austeilung des Kawa-Trankes. Man gebraucht sie zu keinem anderen Zweck. Die aus einem Hartholzblock gearbeiteten runden Schalen im Viti-Tonga-Samoa-Bereich sind relativ flach, mit einem oberen Durchmesser bis etwa 1 m. Sie sind traditionell mit vier Beinen (heutzutage mit bis zu 24 Beinen) geschnitzt. In Viti und auf Hawaii z. B. entstanden auch Schalen mannigfacher Formen (Schildkrötengestalt, Bootsform usw.). Kleinere Schalen nehmen etwa drei Liter, größere sieben Liter und mehr Flüssigkeit auf. Polierte Kokosnußschalenhälften werden als Trinkbecher benutzt, gewöhnlich mit etwa ¼ l Inhalt (besonders große für ca. ⅓ l). Alte, oft gebrauchte Schalen und Becher zeigen einen graugelben Belag, den «Kawa-Spiegel», vom harzigen Kawain (Steinmetz 1960: 22).

Die Kawa hatte (und hat zum größten Teil noch immer) einen hohen Symbolwert in Polynesien. Ihre Nutzung bestimmte das gesellschaftliche Leben weitgehend, zumal sie im Zeremoniell alltäglich aufs neue dazu diente, die Struktur der Gesellschaft zu bestätigen und öffentlich zu fixieren.

Das gemeinschaftliche Trinken von Kawa war und ist in Samoa ein «Weiheakt bei großen Anlässen, wie z. B. der Wahl von Titelhäuptlingen» (Krämer I 1902: 20), zudem jedwedes wichtige Ereignis im alltäglichen Leben sanktionierend. Gleichermaßen galt die Kawa als ein ganz besonderer heiliger Trank in vielen Phasen des Lebens im alten Hawaii, und sie war eine wichtige Opfergabe an die Götter (Titcomb 1948: 106, 142 ff.) sowie von hoher Symbolbedeutung für Festlichkeiten und Gastfreundschaft. Häuptlinge genossen Kawa zudem vor ihren Mahlzeiten, und die Pflanzer und Fischer erfrischten und ent-

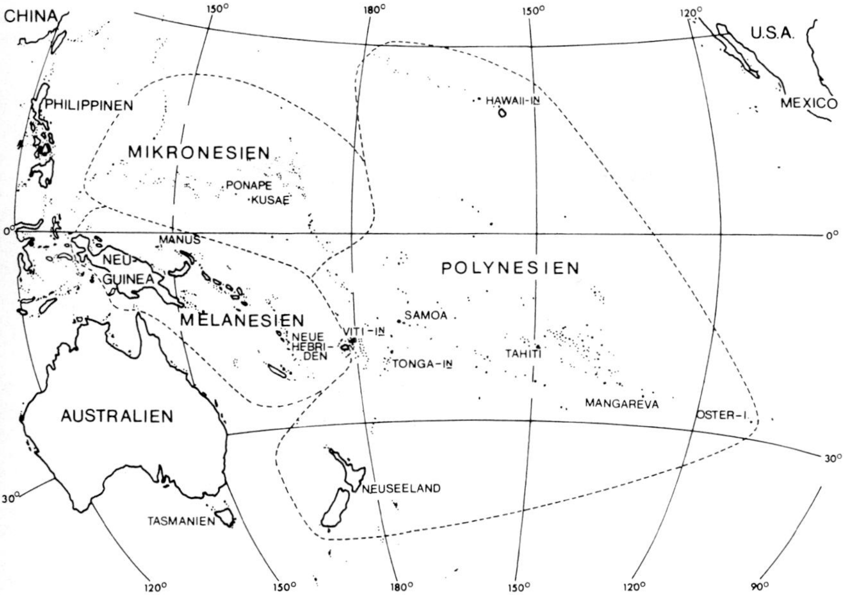

Kartenskizze zu den im Text genannten Inseln.

spannten sich mit solchem Trunk – sofern sie die begehrte Wurzel erhalten konnten.

Noch weit förmlicher ging es im alten Tonga zu (Martin II 1817: 183 ff.). Kein öffentliches religiöses Ritual geschah ohne eine Kawa-Zeremonie, ebenso keine profane Feier oder nur eine Versammlung. Dabei waren die Regeln der Zubereitung und der Austeilung des Trankes, alle Bewegungen vorschreibend, exakt gleichartig und der Schichtung der altpolynesischen Gesellschaft entsprechend: Der ranghöchste Häuptling hatte den Vorsitz, rechts und links neben ihm saßen die leitenden *matapule* (offizielle Helfer und Ratgeber), welche die Bereitung des Trankes mit ihren Weisungen arrangierten. Ihnen folgten in der Sitzordnung links und rechts die nächsthohen Häuptlinge, und so formte sich die Gesellschaft mit abnehmendem Rang zur Kreisform. Genau gegenüber dem Vorsitzenden saß der Mann, der in der hölzernen Schale die Kawa bereitete. Dieser war ein Gemeiner oder ein Sklave, zuweilen auch ein niederer Häuptling. Zur Inauguration der Herrscher wie zur Amtseinsetzung geringerer Würdenträger, zur Hochzeit wie zur Bestattung, zu jedwedem Ereignis (wie auch z. B. zum Hausbau) war – und ist überwiegend auch heute noch – ein

Kawa-Zeremoniell unerläßlich (s. a. Gifford 1929: 156 f.). Infolge einer gewissen Demokratisierung der tonganischen Gesellschaft wird heute noch mehr Kawa getrunken als in der Vergangenheit, da diese nun allem Volke zugänglich ist und die Missionare hier keinen besonders negativen Einfluß auf solchen Genuß gehabt haben. Die Förmlichkeit wird dabei indessen auch bei einer alltäglichen Gesellschaft weiterhin sorgsam gewahrt. Die Kawa-Schale ist das wesentlichste Besitzstück eines jeden Haushalts. Wenn man Kawa trinken will, dann geht man mit einigen Wurzelstücken in ein Haus des Dorfes, das man gerade dafür geeignet hält und bittet darum, Kawa zu bereiten. Sind gerade Freunde im eigenen Haus anwesend, so läßt man ein junges Mädchen die Zeremonie beginnen. Alle zum Trunk versammelten Männer gruppieren sich so, daß sie einen Kreis bilden. Die wichtigste der versammelten Personen führt den Vorsitz. Zu ihren beiden Seiten sitzen, wie ehedem, *matapule,* von denen einer die Bereitung in ihren einzelnen Stadien anordnet und überwacht und anschließend die Austeilung lenkt. Bei dieser erhalten – unter Ausrufung der jeweiligen Titel wie in alten Zeiten – erst der andere *matapule,* dann ein weiterer Anwesender und als Dritter die vorsitzende Persönlichkeit einen gefüllten Becher (Koch 1955: 99 ff.), wie im alten Tonga dem vorsitzenden Häuptling der dritte Becher dargeboten wurde (Martin I 1817: 410).

Auch die melanide, von den Polynesiern kulturell stark beeinflußte Bevölkerung des benachbarten Viti-Archipels schätzt den Symbolwert der Kawa sowie das Zeremoniell der Kawa-Runde sehr hoch, zumal man den Kawa-Trank vermutlich hier schon viel früher kannte (vgl. o.). So wurde Kawa (*yaqona*) dem Kriegsgott, dem Gott der Ernten, dem Gott der Beschneidung wie auch dem Haigeist dargebracht, und in langer Geschichte wurde das religiöse Kawa-Ritual zu einem politischen, dabei zu einem höchst komplizierten Zeremoniell entwickelt (Lester 1941/42: 232, 254).

Insgesamt ist der gemeinsame Genuß von Kawa ein zeremonielles Ritual, kaum ein Zechgelage. Indessen, so unangenehm, leicht bitter, seifig und adstringierend die Kawa «mundet» (vgl. o. die negativen Wortinhalte; Polynesier schätzen mehr deren «Wohlgeruch», d. h. den aromatischen Duft) – man gewöhnt sich daran, zumal im Mund ein Gefühl der Frische und des leicht gelöschten Durstes entsteht (vgl. Steinmetz 1960: 19). So haben auch viele Weiße in Polynesien den Kawa-Trunk schätzen gelernt.

Zubereitung

In der Technik der Zerkleinerung der Kawa-Wurzel und damit wohl auch in ihrer Wirkung sind historisch und regional wesentliche Unterschiede zu vermerken. In alter Zeit wurde das Rhizom in Viti mit Reibsteinen zerrieben, später, anscheinend unter tonganischem Einfluß, für den Aufguß zerkaut, und heute wird es mit steinernem Stößel zerkleinert, wie auch in Tonga und Samoa, wo die Missionare diese Methode zum Ersatz des «unhygienischen» Zerbeißens veranlaßten. So war das Zerkauen in Samoa um 1900 längst nicht mehr üblich (Krämer I 1902: 21).

Die typische altpolynesische Kawa-Bereitung geschah folgendermaßen: Man säuberte (schabte) die Wurzel des *Piper methysticum* und teilte sie (z. B. mit kleinem Steinbeil) in Stücke. Diese mußten von jungen Leuten mit guten Zähnen dann zerkaut werden. Das wurde von Jünglingen wie auch von Mädchen getan. Diese säuberten zuvor sorgsam die Mundhöhle. Übereinstimmend wurde berichtet, daß gute Kawa-Kauer dafür eine Technik entwickelt hatten, der Kawa möglichst wenig Speichel beizumengen (Krämer I 1902: 21; Martin II 1817: 190; Titcomb 1948: 113), so daß die gekaute Masse (nach wenigen Minuten) dann in Form einer Kugel relativ trocken zur weiteren Bearbeitung abgegeben, mit der übrigen zerbissenen Substanz in der Kawa-Schale gesammelt werden konnte. Hier schüttete man kaltes Wasser zu und verrührte und durchknetete alles kräftig mit den Händen (Kawa-Bereitung war Sache eines Mannes, verschiedentlich auch einer Frau, z. B. der «Dorfjungfrau», der *taupou,* in Samoa). Mit einem Seiher, einem Bündel von Bastfasern des *Hibiscus tiliaceus,* war dann die Kawa zu säubern, d. h., es wurden mit traditionell bestimmten, geschickten Bewegungen alle Wurzelpartikelchen damit sorgfältigst aus der trübgrauen (bzw. graubraunen) Flüssigkeit herausgezogen. Dieses dauerte etwa 10–20 Minuten. War dann die Kawa von dem die Zubereitung Leitenden als sauber erklärt, so geschah die zeremonielle Austeilung (vgl. o.), wobei der Trank mit dem (zuvor ausgeschüttelten) Seiher aus der Schale gehoben wurde, um ihn in die jeweils bereitgehaltenen Kokosnußschalen-Becher laufen zu lassen. Denn die Kawa muß unmittelbar nach der Zubereitung getrunken werden; sie wird bald schal. – Von dieser Standard-Bereitung gab es verschiedene Ausnahmen. So wurde die Kawa-Wurzel z. B. auf Mangareva auch in alter Zeit nicht gekaut, sondern zerrieben (wie es zunächst auch in Viti geschah).

Wirkung

Die schon langwährende Diskussion, ob der Kawa-Trank vollkommen harmlos oder gar berauschend sei, ist wohl mit dem Ergebnis der jeweiligen Zubereitungsmethode zu entscheiden.

In neuerer Zeit in Polynesien bereitete Kawa (d. h. aus der zerstampften bzw. zermahlenen Wurzel) wird eindeutig als «nicht berauschend» klassifiziert. So fand schon Augustin Krämer (1902: 19) «keinerlei berauschende, sondern höchstens lähmende Eigenschaften auf die Unterextremitäten, die ich übrigens zu kontrollieren nie in der Lage war», und er nennt, immerhin als Arzt, das Getränk «ein prächtiges Erfrischungsmittel» (vgl. Grattan 1948: 39). Solche Kawa gilt allgemein als durstlöschend, appetitanregend und beruhigend. Müdigkeit verschwindet, und Muskeln entspannen sich bei vermehrter Leistungsfähigkeit. Ängste schwinden bis zur Sorglosigkeit, ohne daß

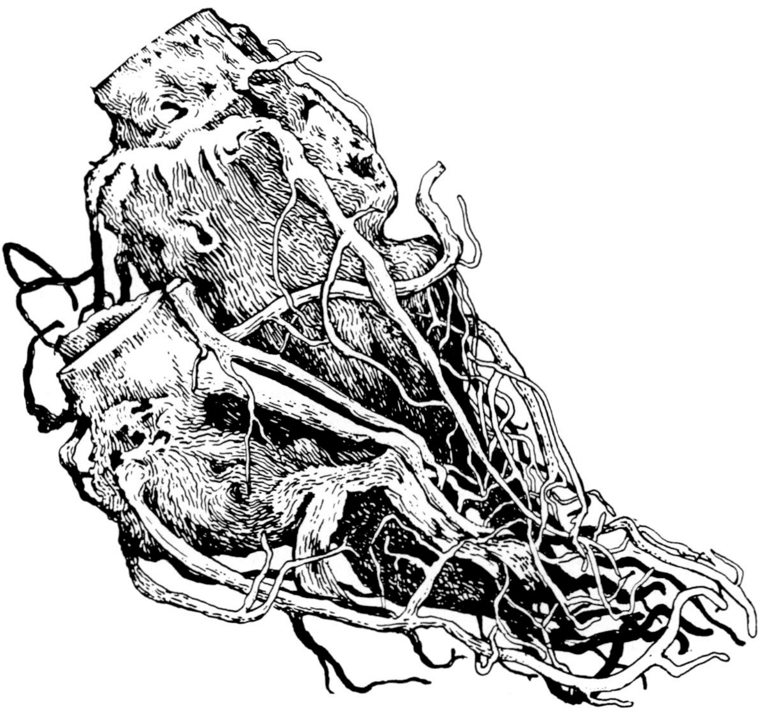

Nur die Kawa-Wurzel (Rhizom des *Piper methysticum*), die bis zu 5000 g wiegt, wird für die Zubereitung des Kawa-Getränkes verwertet.

aber die Willenskraft beeinflußt oder das Bewußtsein vermindert wird. Ein permanentes Gefühl der Behaglichkeit und Zufriedenheit ist die Folge. Ich habe seinerzeit in Tonga fast täglich an Kawa-Zeremonien teilgenommen, zuweilen auch über zwölf Stunden (von Sonnenuntergang bis Sonnenaufgang) in geselliger Runde Kawa getrunken, ohne einen anderen Effekt zu bemerken. Nach gutem, tiefem Schlaf im Anschluß an den Kawa-Genuß erwacht man zudem recht erquickt ohne negative Nachwirkungen. Nicht unangenehme Begleitwirkungen können eine vermehrte Transpiration und Urinausscheidung sowie eine Belebung des Verdauungsvorganges sein.

Eine narkotische Wirkung, etwa 20–30 Minuten nach dem Genuß beginnend, wurde indessen verschiedentlich dem aus gekauter Kawa bereiteten Trank zugesprochen (vgl. Steinmetz 1960: 19; vgl. Forster 1786: 77). Allerdings erwähnte Mariner, der immerhin vier Jahre unter den Tonganern lebte und die altübliche Zubereitung wie das Zeremoniell mit Akribie beschrieb (Martin I 1817: 183–207), nichts davon, und auch James Cook hatte in Tonga keinerlei unmittelbare Wirkung auf die einheimischen Kawa-Trinker bemerkt, glaubte aber an einen berauschenden Effekt auf seine Seeleute (Cook 1784: 318). Bei der in ihrer Wirkung allgemein wohl auch kräftigeren Neuguinea-Kawa ist es unter den Kanŭmírebe (Süd-Neuguinea) angeblich zu Kawa-«Vergiftungen» mit Todesfolge gekommen, wenn größere Knaben solche nach der Initiation zum erstenmal getrunken hatten (Nevermann 1938: 184).

Eine stärkere, etwa berauschende Wirkung der zerkauten Kawa-Wurzel wäre nicht auf eine fermentative Wirkung des Speichels zurückzuführen. Diese ist chemisch nicht möglich. Man glaubt, die Wirkung des Speichels sei vielmehr «physikalischer Art, indem die Muzine wie Emulgatoren wirken und die praktisch wasserunlöslichen Wirkstoffe im Wasser so fein verteilen, daß sie vom Magen-Darm-Kanal resorbiert werden können» (Hänsel 1964: 462). Das ist indessen bisher noch nicht im Experiment mit anschließenden Analysen nachgewiesen worden.

Die Beantwortung der Frage, ob der Kawa-Genuß zu einem «Rausch» führen kann, hängt von dessen Begriffsbestimmung ab. Wenn wir den «Rausch» nur als ein gesteigertes Gefühl des Wohlbefindens, als einen beglückend erlebten emotionalen Zustand, als eine Euphorie begreifen, dann dürfte man hier von einem Rausch sprechen. Zählen wir aber zur Definition des Rausches auch Bewußtseinsstörungen, Einschränkung oder gar Verlust der Selbstkontrolle und nach Abklingen der Einwirkung Unlustgefühle bis zur Niedergeschlagenheit, dann ist die Kawa nicht berauschend. Sie gehört jedenfalls nicht zu den Psychedelika.

Chemische Analysen

Schon relativ früh begannen chemische Untersuchungen der Kawa-Wurzel (Cuzent 1861; Gobley 1860; Lewin 1886). Die Forschungen von W. Borsche währten über zwanzig Jahre (1913–1933). In der Gegenwart haben vor allem Ch. Chuang (1979), R. Hänsel (1959, 1964, 1966, 1968, 1974), W. Kretschmer (1970, 1974), R. Kretzschmar (1974), H. J. Meyer (1962, 1964, 1965, 1966) u. a. nach grundlegenden Arbeiten von A. G. van Veen (1938) die Kawa-Inhaltsstoffe weiterhin analysiert, so daß diese Droge heute als recht gut untersucht gelten kann. Allgemein galt die Forschung den charakteristischen Inhaltsbestandteilen der Wurzel, den Kawalaktonen, die zu den im Pflanzenreich anscheinend wenig verbreiteten Substanzen gehören (Hänsel 1964: 463).

Nach W. Kretschmer (1970: 155) sind die aus der Kawa-Wurzel isolierten pharmakologisch wirksamen Verbindungen «stickstofffreie, aromatisch substituierte sechsgliedrige Laktone, die sogenannten Kava-Pyrone. Als wichtigste Verbindungen gelten Kavain, Dihydrokavain, Methysticin, Dihydromethysticin und Yangonin».

Das Dihydrokawain (Marindinin) ist der Hauptwirkstoff der Kawa-Droge (DHK). Diesem wird eine psychostabilisierende Wirkung zugesprochen. Es führt zu emotionaler und muskulärer Entspannung, regt zum Denken und zur Handlungsbereitschaft an (Kretschmer 1970: 157). Zudem erkannte man ein «schlafmachendes Prinzip» (Hänsel/Beiersdorff 1959: 583), wie ja auch ein sehr reichlicher Kawagenuß auf den Inseln gewöhnlich ein Schlafbedürfnis bewirkt.

Dem Dihydromethysticin (DHM) wurden sowohl sedative und antikonvulsive als auch lokalanaesthetische sowie spasmolytische Wir-

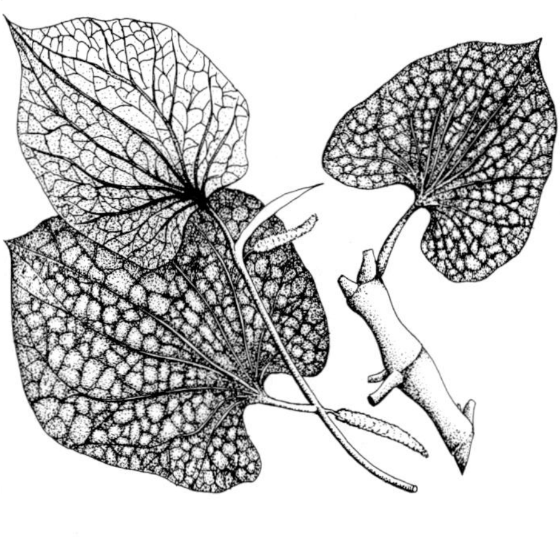

Die Kawa-Pflanze (*Piper methysticum* Forster f.), «ein Pfeffergewächs, das trunken macht», wurde auf der zweiten Weltumseglung James Cook's von Johann Georg Forster benannt und später in seinen Reisebeschreibungen veröffentlicht.

kungen, zudem Hemmung der Spontanaktivität und relaxierende Einflüsse nachgewiesen (Meyer 1965: 449, 451, 464). Das DHM wirkt langsamer, aber länger als das vorgenannte DHK.

Die Wirkungsweise der Kawa ist demnach nicht einer Substanz zuzuschreiben, sondern einer «Mischung» von Bestandteilen (Steinmetz 1960: 38).

Die wichtigsten pharmakologischen Einflüsse der Pyronverbindungen sind «zentrale Muskelrelaxation, Sedation und Tranquilisation sowie eine antikonvulsive Wirksamkeit. Damit zeigen die Inhaltsstoffe des Kavarhizoms das Wirkungsbild moderner Tranquilizer» (Kretzschmar/Teschendorf 1974: 24).

Eine echte narkotische Wirkung wird ausgeschlossen (Kretschmer 1970: 155). L. Lewin ordnete schon im Jahre 1927 die Kawa unter die «Hypnotica» ein (Lewin 1927: 284 ff.).

Im Doppelblindversuch an Alkoholkranken hat übrigens der «Wirkstoff Kavain» «in keinem Fall süchtiges Verhalten und Verlangen nach höherer Dosierung hervorgerufen» (Kryspin-Exner 1974: 1560).

Offensichtlich enthält die Droge antimikrobielle Prinzipien, und es wurde eine bemerkenswerte fungistatische Aktivität festgestellt (Hänsel 1966: 2, 8).

Kawa als Heilmittel

Sehr hoffnungsvoll widmete sich die pharmazeutische Industrie in der Gegenwart der Produktion synthetisch dargestellter Kawa-Präparate als «Südseedroge gegen den Leistungsknick» und als «Grüne Medizin gegen das Altern» (Braunschweig 1968: 5; Graupner 1966: 220; Schwoerbel 1966: 458).

Abgesehen von der Hauptwirkung des Kawains als einem zentralen Muskelrelaxans ist dessen allgemeines Wirkungsprofil «außergewöhnlich vielgestaltig: Kawain wirkt analgetisch, anästhetisch, antiarrhythmisch, entzündungswidrig und spasmolytisch» (Hänsel 1974: 1061).

Schon seit altersher wurde die Kawa in Polynesien nicht nur als erfrischender, belebender und zugleich entspannender Trank, sondern gerade auch als ein Mittel zum Kurieren von Krankheiten geschätzt. Man empfand sie als günstig wirkend auf die Verdauungsorgane, auf Niere und Blase. Man nutzte sie als Laxativum und Diureticum und gleichfalls gegen die Diarrhöe. Sie galt als lindernd bei Erkrankungen der Atemwege, bei Lungenleiden (auch Asthma) und als Mittel gegen Rheumatismus (vgl. Zepernick 1972: 106).

Auswirkungen von Mißbrauch

Es ist seit langem bekannt und kann auch heute noch in Westpolynesien beobachtet werden, daß allzu reichlicher Kawa-Genuß Haut und Augen angreifen kann. Dann erscheint die Haut trocken und schuppig, und die Augen sind rot entzündet. Zeitweilig mögen dann auch Arme und Beine als «außer Kontrolle» erscheinen (z. B. «Beinrausch»), eine Folge der bei hohen Dosen wohl ausgeprägteren «Erschlaffung bis Lähmung der Skelettmuskulatur» (Hänsel 1964: 462). «Hemmungslosigkeit» im Kawa-Trinken über längere Zeiten kann auch zu Einschränkungen des Sehvermögens führen (Grattan 1948: 39). Gewiß entsteht beim regulären täglichen Kawa-Genuß eine gewisse «Annehmlichkeitsgewöhnung». Eine «schwer beherrschbare Abhängigkeit, wie etwa beim Zigarettenrauchen» ist indessen kaum zu erwarten (Kretschmer 1970: 156) und bisher nicht beobachtet worden.

«Opiumfarmen» auf Java in der Kolonialzeit

JAMES R. RUSH

In dem von den Holländern kolonisierten Java wurden mit Hilfe einer Pacht oder einer «Revenue-Farm» indirekt Einkünfte aus dem Verkauf von Opium an die lokale Bevölkerung bezogen. Auf Wettbewerbsbasis erhielten «Opiumfarmer» chinesischen Ursprungs Einzelkonzessionen, um Opium in fast allen Residenzen oder Provinzen Javas zu verkaufen. Die Holländer gaben dieses Farmsystem gegen Ende des 19. Jh. zugunsten eines staatlichen Opiumhandels, der «Opium-Regie» auf. Dies schloß die Chinesen vom Opiumgeschäft in Java aus und ermöglichte den Holländern, allmählich einen gewissen Druck auf den Gesamtopiumverbrauch in der Kolonie auszuüben. Unter der Regie wurde der Nachschub an Opium systematisch reduziert. Gegen Ende der dreißiger Jahre führten Regierungspolitik und veränderte soziale Gewohnheiten der Indonesier zu einem drastischen Rückgang des Opiumgebrauchs. Das «Opiumfarmsystem» war in ganz Niederländisch-Indien in Gebrauch. Auf den äußeren Inseln wurde es jedoch viel langsamer aufgegeben als in Java, und es scheint, daß auch der Opiumgenuß auf den äußeren Inseln langsamer zurückging als auf Java.

Hintergrund

Die frühen europäischen Händler fanden auf den südostasiatischen Inseln einen aufnahmefähigen Markt für Opium. Im 17. Jh. wetteiferten sowohl Holländer und Engländer als auch andere – wie z. B. Dänen –, türkisches und indisches Opium in diese Region zu schaffen, wo sein Gebrauch in Gegenden wie Bantam, Zentra-Java, Süd-Borneo und Bali wohletabliert gewesen scheint. Als die Holländische Ostindien-Kompanie (*VOC*) ihre Handelskonkurrenten nach und nach an Bedeutung überrundete, erhob sie den Opiumhandel sehr bald zu ihrem Monopol. In dem bedeutsamen Vertrag von 1677 zwischen der Holländischen Kompanie und dem Sultan von Mataram heißt es zum Beispiel ausdrücklich, daß Opium und Textilien ausschließlich von den Holländern gehandelt werden dürfen.

In den folgenden Jahren war die *VOC* an mehreren lokalen Intrigen im Königreich Mataram beteiligt und entwickelte sich sowohl territorial als auch wirtschaftlich zu einem Machtfaktor in Java. Die Kompanie sicherte dabei ihre Kontrolle über den Opiumhandel, indem sie den Import monopolisierte und den internen Vertrieb in Gebieten unter *VOC*-Herrschaft durch die Vergabe von Handelslizenzen an reiche chinesische Händler am Ort kontrollierte. Dies alles geschah auf einer *adhoc*-Basis während des ganzen 18. Jh. bis zur Auflösung der *VOC*. Im frühen 19. Jh. führte der Abgesandte Napoleons in Java, Regierungsgeneral Hermann Daendels, ein Kontrollsystem für die Verteilung und den Verkauf von Opiumprodukten auf der ganzen Insel ein. Dies war mit manchen Veränderungen bis gegen Ende des Jahrhunderts in Gebrauch. Es handelt sich um die Java-Opiumfarm, die im Grunde die Systematisierung der vorangegangenen Praxis darstellte.

Das Opiumfarmsystem

Das «Opiumfarmsystem» auf Java funktionierte wie folgt: Die Holländer monopolisierten weiterhin den Opiumimport nach Java. Ihre Agenten kauften Opium in der Levante, auf den Opiumauktionen in Britisch-Bengalen und auf dem freien Markt in Singapur und verschifften es unter Regierungsaufsicht nach Java. Einmal im Jahr verkaufte die Kolonialregierung das Opium zu festen Preisen an die reichen Händler, die im Besitz von Verteilerlizenzen waren, die sie durch Höchstangebote auf öffentlichen Versteigerungen erhalten hatten. Diese regionalen Verteiler, fast ausschließlich ortsansässige Chinesen, waren die «Opiumfarmer» der Kolonie. Normalerweise hatten die Farmen die gleiche Größe wie die neunzehn Verwaltungsprovinzen Holländisch-Javas. Sie wurden gewöhnlich als Residenzen bezeichnet, nach dem Titel des ältesten holländischen Beamten am Ort. (Es gab auch zwei Prinzipalitäten von der Größe der Residenzen in Zentral-Java, welche beide «Opiumfarmen» beherbergten.) Es kam jedoch oft vor, daß ein «Opiumfarmer» und das Syndikat der Geldgeber, das er leitete, die «Opiumfarmen» mehrerer Residenzen kontrollierten. Im 19. Jh. kontrollierte manchmal ein Farmer den Opiumhandel eines Drittels der ganzen Insel.

Obwohl die regionalen «Opiumfarmer» weitgehende Freiheit in der Handhabung ihrer Lizenzen genossen, waren sie doch legal den Bestimmungen der Hauptstadt der Kolonie, Batavia, unterworfen – Bestimmungen, die mit jedem Jahrzehnt genauer wurden. Sie regelten die Anzahl der öffentlichen Opiumgeschäfte, die in einem Farmgebiet unterhalten werden durften, bestimmten Öffnungszeiten und beschränkten die Opiummenge, die eine Einzelperson pro Tag kaufen konnte.

Glücksspiel und Prostitution in den Opiumläden wurden ebenfalls

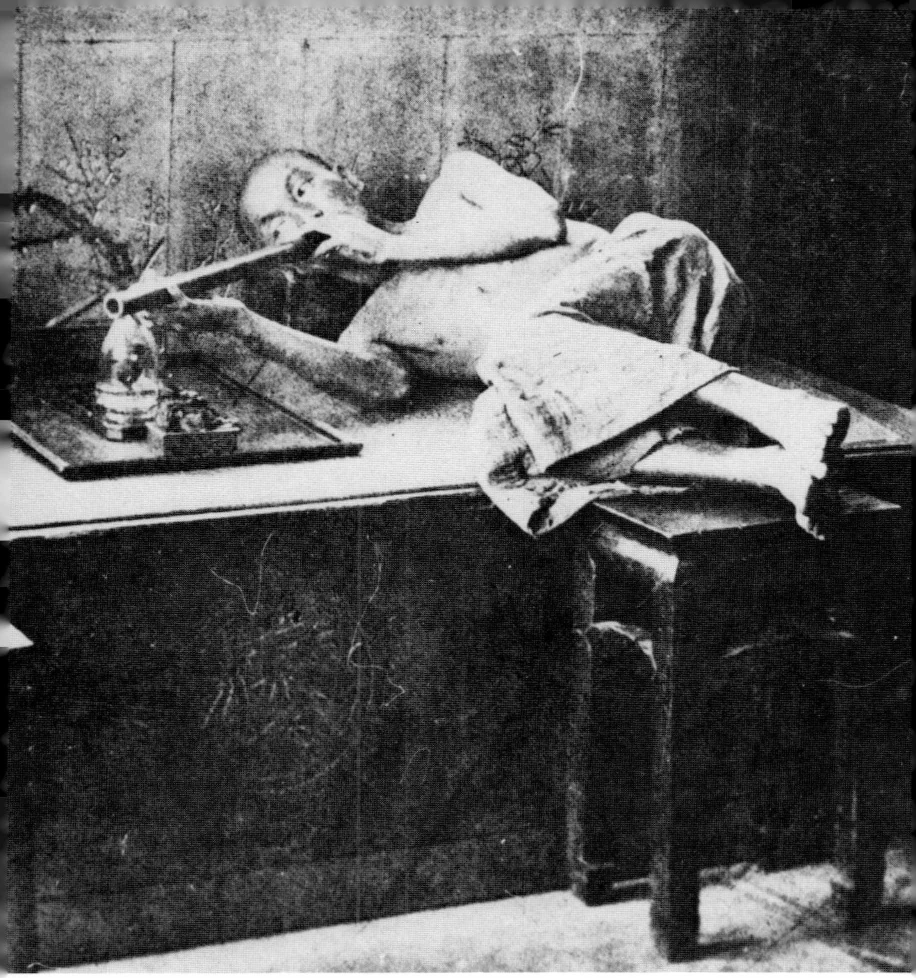

15 % des Einkommens aus der Kolonie Java erwirtschafteten die Holländer durch Gewinne im Opiumhandel. Beteiligt am Opiumgeschäft waren chinesische Opiumhändler, die zur Elite der chinesischen Bevölkerung Javas gehörten – reiche, führende Respektspersonen, von denen viele hohe öffentliche Posten als Regierungsbeamte innehatten. Auch unter der chinesischen Bevölkerung Javas gab es viele Opiumraucher. Allerdings machten die Chinesen nur 1 % der Gesamtbevölkerung aus.

untersagt. Die wichtigste Vorschrift war, daß die Opiumhändler von niemand anderem als von der Regierung Opium kaufen durften. Einige wenige Gebiete, wie Bantam und Priangan, waren offiziell als «opiumfrei» deklariert worden, hier gab es keine «Opiumfarmen». Die

Bestimmungen wurden nicht immer genau befolgt. Aus verschiedenen Gründen konnten oder wollten die Holländer sie nicht streng durchsetzen. Sie geben zumindest in Umrissen die Entwicklung des Systems an.

Sowohl die Holländer als auch die reichen chinesischen Opiumhändler auf Java profitierten vom Opium. Unter dem «Opiumfarmsystem» wurde die offene Kollaboration zwischen beiden ein fester Brauch. Die staatliche Kontrolle über den Opiumverkauf auf Java erbrachte den Holländern bis zu 15 % des jährlichen kolonialen Einkommens; und bei der chinesischen Händlerklasse begründeten sich fast alle großen Vermögen des 19. Jh. auf den Opiumhandel. Die «Opiumfarmer» waren die Elite der chinesischen Bevölkerung Javas – reiche, führende Respektspersonen, von denen viele hohe öffentliche Posten als Regierungsbeamte innehatten. Auf eine weniger direkte Weise war auch Javas andere Elitegruppe, die javanische Aristokratie (*pryayi*), an dieser Kollaboration beteiligt. Als lokale Machthalter für das holländische System waren sie in der Lage, dem Monopol der Farmer weitgehenden Schutz zu gewährleisten. Die «Opiumfarmer» bezahlten sie dafür regelmäßig, da eine «Opiumfarm» immer die Konkurrenz der Schwarzhändler fürchten mußte.

Die «Opiumfarmer» selbst kümmerten sich wenig um die täglichen Transaktionen. Normalerweise beschäftigten sie professionelle Manager für die Abwicklung der Geschäfte der «Farm». Das beinhaltete: die Herstellung von Opiumprodukten, von Präparaten mit hohem Morphingehalt für die Reichen bis zu stark verunreinigten Opium-Tabakprodukten, die für wenige Pfennige verkauft wurden; die Verteilung dieser Produkte an die etwa fünfzig öffentlichen Läden, was meist durch einen dazwischengeschalteten regionalen Manager geschah, der zehn oder zwölf solcher Läden betreute; und das Einsammeln und Ausstellen von Opiumrezepten, die ihren Weg von den Tausenden von Kunden durch die Organisation bis hinauf zur Spitze gingen. In einer «Opiumfarm» waren normalerweise mehrere hundert Angestellte, von Bürogehilfen und Kulis in den örtlichen Läden bis zu Köchen und Chemikern in den Herstellungsbetrieben, beschäftigt. Der persönliche Einfluß der «Opiumfarmer» gründete sich aber nicht nur auf ihren Reichtum, sondern auch auf ihre Protektion. So fanden frisch angekommene chinesische Immigranten oft eine Arbeit, die direkt oder indirekt mit der örtlichen Farm verbunden war. Obwohl beachtliche Unterschiede in ihren internen Strukturen bestanden, waren die «Opiumfarmen» gewöhnlich bedeutende Geschäftsunternehmen.

Der Opiumhandel beschränkte sich natürlich nicht auf die offiziellen Läden der «Opiumfarmen». Diese waren eigentlich Verteilungszentren, in denen lokale Händler Opiumprodukte erstanden, die sie dann an kleinere Läden, «inoffizielle» Opiumhöhlen und von Tür zu Tür in den Dörfern weiterverkauften.

Der Opiummarkt auf Java war offensichtlich gewinnträchtig. Unter der chinesischen Bevölkerung Javas gab es viele Opiumraucher. Im ganzen lag ihr Bevölkerungsanteil aber nur bei einem Prozent. Den wirklichen Markt stellten die Javaner dar. Obwohl sich das ethische Empfinden der Javaner gegen das Opiumrauchen auflehnte, war Opium bei den *pryayi* beliebt. In einigen Gegenden war es üblich, Gästen Opium als Zeichen nobler Gastfreundschaft anzubieten. Aristokratische Javaner folgten dem chinesischen Beispiel, teure Opiumpräparate, die eigens für Pfeifen hergestellt wurden, zu kaufen. Im Volke wurde Opium in mehr oder minder verunreinigter Form genossen, wobei Kostengründe ausschlaggebend waren. Dorfleute und umherziehende Arbeiter, Schauspieler und Vagabunden nahmen ihr Opium zusammen mit Tabak und anderen Blättern zu sich, wobei der Morphingehalt verschwindend gering wurde. Die Javaner waren der Ansicht, daß Opium nach harter Arbeit die Kräfte regeneriere. Außerdem fanden sie heraus, daß Opium das Wachbleiben bei nächtelangen Arbeiten, wie beim Spielen im Gamelan-Orchester oder beim Bewachen des Dorfes, erleichterte. Sie gebrauchten es als Aphrodisiakum – entgegen dem Gesetz waren Bordelle, Opiumläden und -höhlen fast immer miteinander verbunden – und als Heilmittel für viele Leiden und Krankheiten, besonders für Cholera. (Die Holländer verwendeten Opium zu den gleichen Zwecken, wenn auch in anderer Form.) Bei denen, die sich Opium nur in kleinsten und schwächsten Mengen leisten konnten, und das waren die meisten, scheint Opium als Allheilmittel gegen Schmerzen, harte Arbeit, Unterernährung und schlechte Gesundheit eingenommen worden zu sein. Man wußte allerdings auch, daß Opium süchtig macht, und daß unkontrollierter Genuß zum Ruin führt. Orthodoxe muslimische Lehrer predigten dagegen, und ganze Dörfer lehnten Opiumgenuß geschlossen ab. Zum größten Teil scheinen die Javaner Opium als unheilvollen Freund betrachtet zu haben.

1886 gab es laut Bericht der «Opiumfarmer» an die Holländer fast eine Million Opiumraucher, das war praktisch jeder zwanzigste. Es gibt Gründe, diese Zahlen noch für untertrieben zu halten.

Das Opiumgeschäft florierte bis etwa 1880, obwohl es gelegentlich von Reformern attackiert wurde und bürokratischen Auflagen unterworfen war, von denen die meisten allerdings nur auf dem Papier existierten. Danach entwickelte sich jedoch in Holland und in Niederländisch-Indien eine Bestrebung, die langjährige Zusammenarbeit zwischen der holländischen Regierung und den «Opiumfarmern» zu beenden. Ausschlaggebend war zum Teil die Abscheu vor dem Gebaren der Holländer, aus der Opiumsucht Profit zu schlagen, über die man jetzt in Europa langsam aufgeklärt wurde und dementsprechend beunruhigt war. Zum anderen hatte die Gegenbewegung auch antichinesische Regungen zur Ursache. In einer Serie von Büchern und Artikeln, einige davon mit Bildern von Skeletten abgemagerter Opiumsüchtiger, stellten die Kritiker des Opiumfarmsystems und die chinesischen Opiumfarmer auf Java und ihre Agenten als profitgierige, skrupellose Bösewichte dar, die Javaner zum Nutzen der Holländer zerstörten. Die «Opiumfarmen» hätten diesem Reformansturm wahrscheinlich standgehalten, wenn nicht gleichzeitig eine schwere wirtschaftliche Depression in Java eingesetzt hätte. Der Opiummarkt und die anderen damit verbundenen Märkte, die alle von denselben chinesischen Handelsinteressen kontrolliert wurden, brachen zusammen. Zwischen 1886 und 1890 erlebten fast alle javanischen «Opiumfarmer» den Bankrott. Sie konnten ihren finanziellen Verpflichtungen gegenüber der Regierung nicht mehr nachkommen. Dadurch entfiel für die holländischen Verteidiger des Farmsystems die letzte Begründung, nämlich die Gewinnträchtigkeit.

Die «Opiumregie»

Anfang 1891 begannen die Holländer das «Opiumfarmsystem» aufzugeben und es durch eine staatliche Einrichtung zu ersetzen, welche nach einer ähnlichen Organisation in Französisch-Chochin-China die «Opiumregie» genannt wurde. Eine der bedeutsamsten Maßnahmen der «Opiumregie» in den frühen Jahren war die Entfernung der Chinesen aus dem Opiumgeschäft; es überrascht nicht, daß das Ende der «Opiumfarmen» eine fundamentale Umstrukturierung der chinesischen Wirtschaft auf Java bewirkte. Ebenso hatte dies Auswirkungen auf die lokale chinesische Sozialstruktur. Unter der «Regie» wurde Opium immer noch auf Java verkauft. Tatsächlich war es jetzt weiter verbreitet als zuvor, da die Holländer ihre alte Taktik, die «opiumfreien» Gebiete zu beschützen, aufgaben. In Batavia wurde bald eine neue moderne Opiumfabrik gebaut. Von dort wurden Opiumprodukte in Standardgröße, -form und -qualität in ganz Niederländisch-Indien verteilt und von nicht-chinesischen staatlichen Angestellten in speziellen Läden verkauft. Holländische Chemiker fügten dem offiziellen Opium einen besonderen Stoff zu, so daß Schwarzmarkterzeugnisse leicht identifiziert werden konnten. Von Batavia aus lenkte die Spitze der «Opiumregie» eine landesweite Kampagne gegen den Opiumschmuggel.

In den ersten Jahren scheinen sich die niederländisch-indischen Beamten über die Ziele der «Opiumregie» nicht besonders im klaren gewesen zu sein. Während der ersten Dekade der «Regie» stiegen die staatlichen Einkünfte, hauptsächlich wegen der engagierten Bemühungen der Beamten, die Einkünfte der «Regie» zu vergrößern. Für viele Reformisten war dies jedoch alarmierend, besonders im Hinblick auf den damaligen Trend zur Ethik in der holländischen Kolonialpolitik. Die «Regie» war hauptsächlich deshalb eingerichtet worden, um eine strikte Kontrolle über die Opiumverteilung in der Kolonie auszuüben und den Schwarzmarkt lahmzulegen. Dadurch sollte es den Holländern ermöglicht werden, Einfluß auf die von der Bevölkerung konsumierte Opiummenge auszuüben und sie nach und nach zu senken. Ethisches Ziel der «Regie» war demnach, den Opiumgebrauch in der Kolonie zu eliminieren. Unter dieser Richtlinie unternahm die «Opiumregie» schließlich mehrere Schritte, den Opiumgebrauch einzuschränken. Als Wichtigstes wurden die Opiumkonsumenten registriert, und später wurde Opium nur noch an Linzenzinhaber verkauft; am Ende sollte gar nichts mehr erhältlich sein.

Die Maßnahmen der Kolonialregierung trafen mit Bewegungen einheimischer und lokaler chinesischer Organisationen zusammen, die es sich zum Ziel gesetzt hatten, der Popularität des Opiums ein Ende zu bereiten; die meisten Bürgergruppierungen, Reformorganisationen und politischen Parteien sprachen sich öffentlich dagegen aus. Die Holländer schlossen sich nach und nach ebenfalls diesen Bemühungen an und begannen die Anti-Opium-Gesellschaften der Kolonie und die Programme gegen den Drogenmißbrauch der Krankenhäuser zu unterstützen. In den Schulen wurde ein Aufklärungsunterricht über die gefährlichen Wirkungen des Opiumgebrauchs eingeführt, und ähnliche Botschaften wurden in der einheimischen Presse und im Radio verbreitet. Bei der nach Höherem strebenden Jugend kam Opium aus der Mode, u. a., weil es ein gewichtiges Hindernis für eine Bürolaufbahn darstellte. Opiumkonsumenten wurden weder von der Regierung noch von anderen westlichen Firmen angestellt. Während die Regierung Schritte unternahm, Opium unzugänglich zu machen, begannen soziale Kräfte, den Anreiz des Gebrauchs zu unterminieren. Auch die bedeutenden Verbesserungen in Hygiene, öffentlichem Gesundheitswesen und Erziehung mögen zum Rückgang des Opiumgebrauchs beigetragen haben.

In den dreißiger Jahren dieses Jahrhunderts war der Opiumverbrauch in Java bedeutend zurückgegangen. Trotz der Tatsache, daß es immer noch vierhundert offizielle Opiumläden gab, verkaufte die «Opiumregie» 1938 nur noch ein Viertel der Menge von 1914 (9170 kg gegenüber 35 416 kg); und in Java und Madura mit einer Gesamtbevölkerung von etwas über 41 000 000, gab es bloß 33 833 lizenzierte Opiumraucher, d. h. einer auf je 1200. Obwohl diese Zahlen den tatsächlichen Verbrauch sicher nicht richtig wiedergeben – noch immer gab es einen Schwarzmarkt für Opium –, weisen sie doch auf eine entscheidende Entwicklung hin. Im großen und ganzen stellte Opium im Jahre 1942, als die Japaner der holländischen Herrschaft auf Java ein Ende bereiteten, in Java kein besonderes soziales Phänomen mehr dar.

Einfluß des Tourismus auf den Drogengebrauch in Kuta, Bali

Samuel Wälty

Untersucht wird der Einfluß des Tourismus auf den Drogengebrauch in der Fremdenverkehrsgemeinde Kuta. Diese gilt als Hauptschauplatz illegalen Cannabis- und Opiatkonsums in Bali. Befragungsergebnisse zeigen, daß der tolerierte Konsum von halluzinogenen Pilzen unter den ausländischen Kuta-Urlaubern weiter verbreitet ist als der Gebrauch von Cannabisprodukten. Die wenigen balinesischen Konsumenten illegaler Drogen sind gesellschaftliche Außenseiter. Der traditionelle Drogengebrauch in Bali wird von der modernen Drogenszene Kutas kaum beeinflußt. In Kuta hat die besondere Touristenstruktur zur Entstehung der Drogenszene geführt. In Bali ist der Fremdenverkehr weder einziger Einfluß der Modernisierung noch alleinige Ursache des modernen Drogengebrauchs. Die Diffusion illegalen Drogenkonsums kann vor allem als Aspekt eines durch wirtschaftliche Entwicklung ausgelösten soziokulturellen Wandels bezeichnet werden.

Einleitung

Gemäß den Zielsetzungen der nationalen Entwicklungsplanung soll die touristische Erschließung Balis sowohl das regionalwirtschaftliche Wachstum dieser kleinsten indonesischen Provinz (5600 qkm) als auch den landesweiten Ausbau des Fremdenverkehrssektors entscheidend beschleunigen.[1] Vor allem mit Infrastrukturinvestitionen fördert deshalb die Zentralregierung den balinesischen Fremdenverkehr.

Seit der Eröffnung des internationalen Flughafens in der Nähe der Provinzhauptstadt Denpasar hat sich die Zahl der ausländischen Balibesucher von 20 000 im Jahr 1969 auf 240 000 im Jahr 1979 erhöht. Die bedeutendsten Fremdenverkehrsorte Sanur, Kuta und Denpasar liegen räumlich nahe beieinander, so daß der Großteil der zweieinhalb Millionen Balinesen (1979) vom Ferntourismus nur am Rande berührt wird. In Denpasar steigen vorwiegend indonesische, in Kuta und Sanur hauptsächlich ausländische Reisende ab. In Sanur übernachten vor allem Erstklasstouristen. Sie verbringen meist nur wenige Tage in Bali und reisen häufig in organisierten Gruppen. Die ausländischen Besucher Kutas, 35 000 im Jahr 1979, halten sich im Durchschnitt einen Monat in Bali auf. Sie reisen kaum in organisierten Gruppen und ziehen die einfacheren Unterkünfte und den direkteren Kontakt mit der Bevölkerung in Kuta der abschirmenden Atmosphäre im neubalinesischen Stil erbauter Hotels in Sanur vor (Noronha 1979: 82 f.).

Unter den negativen Folgeerscheinungen touristischer Erschließung wird der Drogengebrauch ausländischer Touristen und dessen Nachahmung durch jugendliche Balinesen als besonders unerwünscht bezeichnet (Panteri 1978: 2) und von Regierungsbeamten an vorderer Stelle aufgeführt. Übereinstimmend und zu Recht nennen verschiedene balinesische Autoren Kuta als hauptsächlichen oder einzigen Schauplatz illegalen Cannabis- und Opiatkonsums in Bali (Bagus 1975: 37; Panteri 1978: 2; Universitas Udayana 1975: 78). Den tolerierten Verkauf von Pilzgerichten in einigen Restaurants dieser Fremdenverkehrsgemeinde lassen sie hingegen unerwähnt. Daran wäre nichts Besonderes, handelte es sich bei den verwendeten Pilzen nicht um *Copelandia cyanescens*. In *C. cyanescens* wurde der höchste in Pilzen bekannte Gehalt an Psilocybin und Psilocin nachgewiesen (Schultes/Hofmann 1980: 68 f.). Diese beiden psychoaktiven Wirkstoffe werden von der WHO zusammen mit etwa LSD und Meskalin der Gruppe der in den meisten Ländern illegalen Halluzinogene zugeteilt (Kramer/Cameron 1975: 14).

Ohne auf die Art und Intensität der Wirkung verschiedener Drogen im einzelnen einzugehen (vgl. dazu z. B. Schmidbauer/v. Scheidt 1976), wird der in Bali, d. h. vor allem in Kuta, im Verlauf des letzten Jahrzehnts verstärkt oder überhaupt erst aufgekommene Konsum von Cannabisprodukten (Marihuana, Haschisch), psilocybinhaltigen Pilzen und Opiaten (u. a. Heroin und Morphium) hier als moderner Drogengebrauch bezeichnet. Dieser ist mit einer Ausnahme (Panteri 1978) in Bali noch kaum untersucht worden. Im folgenden wird zuerst der Drogenkonsum ausländischer Kuta-Urlauber behandelt und anhand des Pilz- und Cannabisgebrauchs geprüft, ob Drogenkonsum, lange Aufenthaltsdauer und niedrige Ausgaben in Beziehung stehende Merkmale ausländischer Touristen sind (Lansing 1974: 40). Diese Merkmale werden in Bali den «hippies» zugeschrieben – allerdings wird dieser oft benützte Ausdruck in unterschiedlichen Bedeutungen verwendet, vielfach aber mit den Besuchern Kutas in Verbindung gebracht (Geriya 1976: 129; Lansing 1974: 40). Weiter wird der traditionelle Drogengebrauch vorgestellt. Ausgehend von den Ergebnissen einer balinesischen Studie über inländische Opiatabhängige wird schließlich der Stellenwert der Drogenszene Kutas in Bali und die Rolle der ausländischen Drogenkonsumenten und/oder «hippies» bei der Diffusion des modernen Drogengebrauchs untersucht.

Erhebungsmethoden waren eine standardisierte Befragung ausländischer Touristen sowie unstrukturierte Gespräche mit Drogenverkäufern und -konsumenten, Bewohnern Kutas, Lehrern und Regierungsbeamten. Der illegale Charakter des Untersuchungsgegenstandes erschwerte bisweilen den Informationsfluß und verunmöglichte in der zur Verfügung stehenden Zeitspanne die Erfassung weiterer Elemente der Drogenszene, so daß die eher am Rand der Szene stehenden inländischen Cannabiskonsumenten, die wenigen ausländischen Opiatabhängigen sowie die Beziehung zwischen Suchtkrankheit und Kriminalität im folgenden weitgehend vernachlässigt werden (vgl. dazu z. B. Weppner 1977: 22 ff.; Soloway/Walters 1977: 163 f.).

Drogengebrauch ausländischer Touristen in Kuta

Noch heute sind in Kuta die Ruinen der ersten erfolgreichen europäischen Handelsniederlassung in Südbali zu sehen. Dort trieb ein Däne Mitte des letzten Jahrhunderts regen Handel mit Reis, Waffen und – Opium (Hanna 1976: 55). Die moderne Drogenszene spielt sich also vor historischer Kulisse ab.

Der Strand ist beliebtester Treffpunkt der Kuta-Urlauber. In der Betriebsamkeit des Strandlebens bieten auch etliche Drogenverkäufer den Touristen ihre Waren an. Gehandelt werden Marihuana aus Sumatra und Thailand, in «sticks» zu einigen Gramm, Haschisch aus Nepal sowie Heroin und Morphium aus Thailand. Die Kleinhandelspreise lagen 1979 bei sechs bis zehn Mark pro Gramm Haschisch bzw. pro Marihuana-«stick» und bei sechzig bis hundertzwanzig Mark pro Gramm Heroin. Durchschnittliche Monatsgehälter von hundert bis zweihundert Mark für Grundstufenlehrer und etwa vierzig Mark für untere Hotelangestellte (Leemann 1978: 21) verdeutlichen, daß der Kauf dieser Drogen für indonesische Normalverdiener nicht im Bereich des Möglichen liegt.

Vergleichsweise billig hingegen sind die mit Pilzen der Art. *C. cyanescens* zubereiteten Suppen und Pfannkuchen. Diese werden in ein paar wenigen Restaurants angeboten und fast ausschließlich von Aus-

Tabelle 1: Pilz- und Cannabis-Konsum ausländischer Touristen in Kuta

		Pilz-Konsum		
		ja	nein	Total
Cannabis-Konsum	ja	22	4	26
	nein	36	108	144
	Total	58	112	170

ländern konsumiert. Der öffentliche Verkauf dieser Pilze ist in Bali auf Kuta beschränkt. Die Pilze kommen lokal vor, wachsen zumeist auf Kuhmist und werden auch etwa «magic mushrooms» genannt. Diese Bezeichnung weist auf die etliche Stunden andauernde, als außergewöhnlich oder eben magisch empfundene Bewußtseinsveränderung hin, welche der Einnahme der Pilze folgt.

Die nachstehenden Ausführungen stützen sich auf Ergebnisse einer Befragung ausländischer Touristen[2], welche im Sommer 1979 in Kuta durchgeführt wurde (Wälty, in Vorbereitung). Das Ausmaß der Verbreitung des Cannabis- und Pilzkonsums, dargestellt in Tab. 1, wurde mit zwei (von insgesamt 130 Fragen) ermittelt.

Mehr als ein Drittel aller Befragten, 62 von 170, haben im Verlauf ihres Baliaufenthaltes Pilze und/oder Cannabis konsumiert. Unter den Cannabiskonsumenten sind Frauen und Europäer untervertreten. Die Drogenkonsumenten sind im Durchschnitt 26jährig, drei Jahre jünger als die übrigen Befragten.

Reisedauer sowie Aufenthaltsdauer und Ausgaben der Befragten in Bali werden in Tab. 2 als von Pilz- und/oder Cannabiskonsum abhängige Variabeln dargestellt. Die vier ausschließlichen Cannabisraucher werden im folgenden vernachlässigt.

Die Unterschiede im Reiseverhalten von Pilz- und/oder Cannabiskonsumenten (Spalte 3) einerseits und den übrigen Befragten (Spalte 2) andererseits scheinen weitgehend mit dem Cannabiskonsum in Beziehung zu stehen. Von den Nichtdrogenkonsumenten (Spalte 2) unterscheiden sich die ausschließlichen Pilzesser (Spalte 4) vor allem durch ausgeprägt niedrigere Auslagen für Unterkunft, die Cannabis- als auch Pilzkonsumenten hingegen durch deutlich niedrigere Unterkunfts- und Tagesausgaben und längere Aufenthaltsdauer. Letztere halten sich auch um einiges länger in Bali auf als die ausschließlichen Pilzesser und lassen sich diesen Aufenthalt am meisten kosten. Tendenziell entsprechen die Reisedauer- ungefähr den Aufenthaltsdauermittelwerten der untersuchten Gruppen.

Die These, daß ein Zusammenhang zwischen Drogenkonsum, langer Aufenthaltsdauer und niedrigen Tagesausgaben – nicht aber den Gesamtausgaben – besteht, trifft in dieser leicht abgeänderten Form auf diejenigen Touristen zu, welche während ihres Baliaufenthaltes sowohl Cannabis als auch Pilze konsumieren, nicht aber auf die ausschließlichen Pilzesser.

Der Cannabiskonsum ist in den Herkunftsländern der befragten Touristen viel weiter verbreitet als der Gebrauch von Psilocybin oder diesem vergleichbarer psychoaktiver Wirkstoffe wie etwa LSD (vgl. dazu z. B. Green 1977: 19 ff.; Johnson 1973: 219). Unter den ausländischen Kuta-Urlaubern hingegen erfreuen sich die in ihrer Wirkung

Tabelle 2: Reiseverhalten ausländischer Touristen in Kuta nach Pilz- und Cannabis-Konsum

Drogenkonsum	Total	kein Drogen-konsum	Pilz und/oder Cannabis		
			Total	nur Pilz	Pilz und Cannabis
	(1)	(2)	(3)	(4)	(5)
Reiseverhalten (Mittelwerte)	165	107	58	36	22
Reisedauer in Tagen	91	80	113	103	128
Aufenthaltsdauer in Bali in Tagen	29	27	33	27	42*
Ausg. pro Übernachtung in DM	6,50	8	4*	4*	4*
Tagesausgaben in DM[1]	33	36	27*	29	25*
Gesamtausgaben in Bali in DM	817	813	826	711	1013

* Mit Stern gekennzeichnete Mittelwerte weichen signifikant vom entspr. Wert der Nichtdrogenkonsumenten ab (t-Test, p 0,05). Da keine Zufallsstichproben gezogen wurden, ist diese Aussage nur tendenziell gültig.

1 Diese Werte sind nicht nach der Aufenthaltsdauer der Befragten gewichtet und können deshalb nicht zur Berechnung der Gesamtausgaben verwendet werden.

um ein Vielfaches intensiveren Pilze, welche auch etwa den starken Halluzinogenen zugerechnet werden (Leuß 1980: 85), weitaus größerer Beliebtheit als die schwachen Halluzinogene Marihuana und Haschisch (vgl. Tab. 1).

Dieser bemerkenswerte Unterschied im Drogenkonsumverhalten kann teilweise durch den Sachverhalt erklärt werden, daß der Verkauf der Pilze in Kuta, nicht aber in den Herkunftsgebieten der Touristen toleriert wird. Weiter mag von einer gewissen Bedeutung sein, daß gerade die ausschließlichen Pilzesser das Reisemotiv «einmal etwas anderes erleben wollen» häufiger als alle anderen angeben. Diese Erlebnisbereitschaft scheint ebenfalls zur weiten Verbreitung des Pilzkonsums unter den ausländischen Touristen in Kuta beizutragen. Daß die Konsumenten der schwachen, aber illegalen Halluzinogene Marihuana und Haschisch sich länger in Bali aufhalten und pro Tag weniger ausgeben als die übrigen Befragten, mag als Hinweis dafür gelten, daß nicht so sehr der Drogenkonsum an sich oder die Wirkungsintensität der eingenommenen Substanz, als vielmehr der illegale Charakter der Handlung Cannabiskonsum zum von der Norm abweichenden Reiseverhalten in Beziehung zu stehen scheint.

Traditioneller Drogengebrauch in Bali

Die rituelle und rekreative Verwendung von Alkohol (vgl. Covarrubias 1977: 109; Berthier/Sweeney 1976: 77; Schaareman in diesem Handbuch) und Betel (vgl. Belo 1960: 20) ist in Bali traditionell verankert. Als kulturimmanente, nicht durch die Einnahme psychoaktiver Wirkstoffe ausgelöste veränderte Bewußtseinszustände (vgl. Bourguignon 1977) können die Trancezustände bei Heilungen, Tempelfeiern und sakralen Tänzen bezeichnet werden. Sie gelten als integrierte und wesentliche Bestandteile des religiösen Lebens und werden von zahlreichen Balinesen erfahren (vgl. Belo 1960). Hingegen spielen die Pilze im Leben der Balinesen – nach Schultes/Hofmann (1980: 40) nehmen die Inselbewohner *C. cyanescens* bei ihren Festlichkeiten ein – wenn überhaupt, nicht mehr als eine bescheidene Rolle. Auch ist das noch zu Beginn dieses Jahrhunderts in Bali verbreitete Opiumrauchen (vgl. Lekkerkerker 1923: 175 ff.; Hanna 1976: 98 ff.) heute verschwunden. Daß die traditionelle Verwendung von Alkohol und Betel sowie die kulturimmanenten Trancezustände durch den modernen Drogengebrauch kaum beeinflußt werden, zeigt der Stellenwert der Drogenszene Kutas und der Status der daran beteiligten Balinesen.

Stellenwert der Drogenszene

In der psychiatrischen Klinik Denpasar wurde erstmals 1975 ein indonesischer Heroinabhängiger behandelt. Von Januar 1977 bis September 1978 meldeten sich dort schon 20 männliche und meist in Denpasar wohnhafte Suchtkranke zu einem freiwilligen Entzug; 17 von ihnen waren 19–24jährig, 16 balinesischer Herkunft, 14 arbeitslos (Panteri 1978). Ihren Weg zur Sucht beschreibt Panteri zusammengefaßt so: Leicht beeinflußbare Jugendliche, welche sich den Vorschriften des Gewohnheitsrechts (*adat*) nicht zu unterziehen vermögen, kein Interesse an den traditionellen gemeinschaftlichen Aktivitäten zeigen und familiärem Streß entfliehen, verkehren in Kuta mit «hippies», nehmen deren Verhaltensweisen an, rauchen Marihuana und gehen, daran gewöhnt, auf von den «hippies» erhältliches Heroin und Morphium über. Diese stark auf die Umsteigetheorie gestützte Erklärung des

Ausbreitungsprozesses illegalen Drogenkonsums aus balinesischer Sicht bedarf einiger auf die Rahmenbedingungen der Drogenszene Kutas hinweisender Kommentare.

Religion und Gewohnheitsrecht sowie Zugehörigkeit zur Dorfgemeinschaft, zur patrilinearen Verwandtschaftsgruppe, zur Bewässerungsgenossenschaft etc. binden (auf Indonesisch *terikat*) die Balinesen (Lansing 1974: 33 ff.). Konventionen bestimmen das tägliche Leben und regeln die sozialen Beziehungen in hohem Maße (Geertz 1973: 401; Leemann 1979: 80). Als *bebas,* frei, wild oder eben ungebunden, gelten hingegen Kuta und die Kuta-Urlauber. Mit dem Ausbau des Tourismus ist in Kuta ein gegenüber anderen balinesischen Gemeinden (das städtische Denpasar bildet eine Ausnahme) großer Freiraum entstanden, welcher neue Formen des Erwerbs, der Kreation sowie des Verhaltens ermöglicht und diejenigen anzieht, welche sich aus traditionellen Bindungen lösen und/oder deren Stellung innerhalb der bestehenden Sozialstruktur marginal ist. Dazu gehören – unter vielen anderen – die grob geschätzt 100–200 in Kuta verkehrenden inländischen Opiatabhängigen: Balinesen aus Denpasar und aus ländlichen Gemeinden sowie andere Indonesier, darunter vor allem Großstadtjugendliche aus Java, Wirtschafts- und Bevölkerungszentrum Indonesiens und Nachbarinsel Balis. Viele Süchtige finanzieren ihren täglichen Bedarf mit Einnahmen aus Opiat- und Cannabisverkauf. Andererseits sind nicht alle Drogenhändler opiatabhängig. Am Drogenverkauf beteiligen sich Ausländer, Balinesen, Javanen, aber beispielsweise auch Batak aus Sumatra und Papua aus Irian Jaya.

In der Drogenszene Kutas sind kaum aus der Gemeinde stammende, dafür um so mehr ortsfremde Jugendliche vertreten. Dies bestätigt m. E. zum einen die Ansicht, daß in Kuta trotz Tourismus und Akkulturierungserscheinungen die Träger und Institutionen der dörflichen Sozialordnung im wesentlichen intakt und die tradierten Werte und Normen weitgehend unverändert geblieben sind (Universitas Udayana 1975: 90 ff., 1978: 64), und zum anderen, daß auch in Bali in der Regel eine normative Entfremdung und die Bereitschaft zum Konsum illegaler Drogen dem tatsächlichen Beginn des Konsums vorausgehen (Reuband 1976: 33 f.).

Die räumlich eng begrenzte Drogenszene ist in Bali eine marginale, aber nicht bedeutungslose Erscheinung. Drogenkonsumenten im allgemeinen, Drogenverkäufer und Heroinabhängige im speziellen sind entweder Fremde oder gehören zur kleinen Gruppe (Panteri 1978: 6) der balinesischen Drop-outs. In Kuta nehmen wenige den Konsum von Opiaten und Cannabis, in Bali viele die negative Bewertung dieser Handlung an. Übernommen wird nicht nur der Drogengebrauch, sondern auch dessen polizeiliche Kontrolle, die pharmazeutische Therapie der Süchtigen, die Drogenszene als Gegenstand der Berichterstattung in den Massenmedien: Übernommen wird das soziale Problem illegaler Drogenkonsum – allerdings ohne Pilzverbot. Als wesentlichste Ursache nicht nur dieses Problems nennen balinesische Autoren den schlechten Einfluß des Tourismus im allgemeinen und der «hippies» im speziellen (Panteri 1978: 2; vgl. Francillon 1975: 18–21). Angesichts der Problematik, soziokulturelle Auswirkungen des Tourismus eindeutig zu bestimmen und von den Folgen anderer Faktoren der Modernisierung zu isolieren (vgl. Noronha 1977: 48 ff.), bedarf diese Aussage einiger Ergänzungen.

Einfluß des Tourismus auf die Diffusion modernen Drogengebrauchs

Die Bedeutung der Drogenszene Kutas wird im nationalen Vergleich relativiert. Die Ausbreitung illegalen Drogenkonsums in javanischen Großstädten wurde in den indonesischen Medien diskutiert, noch bevor der erste Fall eines balinesischen Heroinsüchtigen bekannt geworden ist (Daldjoeni 1974: 38). Auch gilt die Rehabilitierung drogenabhängiger Jugendlicher schon seit ein paar Jahren als einer der Schwerpunkte staatlicher Sozialpolitik (Kötter/Roeder/Junghans 1979: 332 f.).

In Bali stellt der Fremdenverkehr neben technologischem Fortschritt, zentralstaatlicher Administration, Schulbildung und Massenmedien (u. a. Kino und Fernsehen) nur einen der Einflüsse der Modernisierung dar. Dies wird in Bali auch zunehmend anerkannt (vgl. Universitas Udayana 1978), die Modernisierung aber nicht grundsätzlich in Frage gestellt.

In Kuta hat die Anwesenheit fremder Drogenkonsumenten – ausländische Touristen und javanische Zuwanderer – die Ausbreitung des illegalen Drogenkonsums unter den zum Konsum bereiten Balinesen ermöglicht.

Moderner Drogengebrauch ist in Indonesien nicht an die touristischen Zentren gebunden und kommt in Bali, wo die touristische Erschließung als wichtigstes Mittel der regionalen Entwicklung gilt, nur in Kuta vor. In Kuta hat die besondere Touristenstruktur zur Entstehung der Drogenszene geführt. Der Fremdenverkehr ist aber weder der einzige Einfluß der Modernisierung noch die alleinige Ursache der Ausbreitung illegalen Drogenkonsums. Die Diffusion modernen Drogengebrauchs kann vor allem als ein Aspekt eines durch wirtschaftliche Entwicklung ausgelösten soziokulturellen Wandels (Hoselitz/Merrill 1969: 567) bezeichnet werden.

Anmerkungen

1 Angaben zum Tourismus in Bali sind zum größten Teil einer noch nicht abgeschlossenen Untersuchung über touristisches Verhalten in Kuta, Bali, entnommen (Wälty, in Vorbereitung).

2 Interviewt wurden 170 Touristen aus Westeuropa, Nordamerika, Australien und Neuseeland, den Herkunftsgebieten von 93 % der 35 000 ausländischen Kuta-Urlauber des Jahres 1979. Die Touristen wurden frühestens am achten Tag ihres Baliaufenthaltes befragt – im statistischen Durchschnitt am achtzehnten von neunundzwanzig Aufenthaltstagen. Die Befragung wurde am Strand durchgeführt. Die ungezwungene und auch anonyme Atmosphäre des Strandlebens half, die Verweigerungsquote niedrig zu halten.

Die Teezeremonie in Japan

GERHARD STAUFENBIEL

Der Verfasser untersucht den für Japan ganz eigentümlichen Stellenwert der Teezeremonie. Einer stimmungsvollen Beschreibung folgen Darlegungen zur im Laufe der Geschichte erfolgten Relativierung der Drogenfunktion von Tee durch Einbindung der Zeremonie in zenbuddhistische Praxis der Selbstbesinnung, die – ausgehend von China – zu einem klassischen japanischen Weg wurde, vermittelt über die Institution der Teegesellschaft, dabei soziale Umgangsformen modifizierend.

Wabi – Einfachheit – und Sabi – Reife – werden als Zentralbegriffe des Teewegs aufgewiesen, der in die Modi der Harmonie, Ehrfurcht, Reinheit und Stille sich zerlegt, die wiederum als bestimmende Prinzipien symbolischen Ausdruck in der Art des Verhaltens im Teeraum und seiner Gestaltung gewinnen.

Übersicht

Tee erfreute sich in Japan einer unvergleichlichen Wertschätzung. So ließ etwa der *Shogun* Tokugawa Jetsuna (1651–1680) besondere Vorkehrungen beim Transport des Tees von den Teegärten in Uji zur Hauptstadt Edo treffen; der Tee wurde wie ein Staatsschatz behandelt, sogar die Straßen wurden abgesperrt.

Der Tee als Getränk hat zwar die ganze Welt erobert, nirgendwo ist aber wie in Japan eine Teezeremonie – *cha-no-yu* – entstanden, die nahezu alle Lebensbereiche durchdrungen hat und derart zur Ausformung der japanischen Kultur beitrug, daß man sie das Herz der japanischen Kunst nennen konnte. Die Teezeremonie als Kunstform hat die Keramik, die Architektur, Dichtung, Malerei, Kalligraphie, die Gartenkunst und sogar die Küche durch wichtige Impulse bereichert. Sie veränderte auch die sozialen Umgangsformen. Seit dem wohl einflußreichsten Teemeister, Sen-no-Rikyu (1521–1591), werden im Teeweg die Menschen als gleich angesehen und soziale Schranken überwunden. Bereits vom Ursprung her ist die Teezeremonie untrennbar mit dem Zen-Buddhismus verbunden. Der Tee gelangte durch buddhistische Mönche nach Japan. Der eigentliche Anstoß zu seiner Verbreitung stammte von dem Zen-Meister Eisai (1131–1215), der

Setzlinge in seinem Tempelgarten anpflanzte und dessen Werk *Kissayojoki* den Anbau der Teepflanze, die Zubereitung des Tees und dessen Verwendung als Heilmittel schildert. Im Verlauf der Geschichte hat sich die Teezeremonie zu einem der klassischen japanischen Wege, ähnlich dem Bogenweg oder dem Schwertweg, entwickelt. Hier wurde der Schüler zur zentralen Erfahrung des Zen geführt, so daß Sen-Sotan, der Enkel Rikyus, formulieren konnte: «Der wahre Sinn der Teelehre ist der wahre Sinn der Zen-Lehre. Wer den Sinn der Zen-Lehre beiseite setzt, der findet daneben keinen Sinn einer Teelehre. Wer den Geschmack am Zen nicht kennt, der kennt auch nicht den Geschmack am Tee» (aus dem *Chazen-doitsumi,* 1818 unter dem Titel *Zencharoku* veröffentlicht).

Der Ablauf einer Teezeremonie

Die Bereitung des Tees während einer Teegesellschaft erscheint dem Europäer wie eine stark ritualisierte Zeremonie, was aber nicht dem japanischen Empfinden entspricht. Bereits die Bezeichnung *cha-no-yu,* wörtlich «Tee und heißes Wasser», zeigt dies. Rikyu formulierte: «Des Tee-weges Urgrund: Wasser sieden lassen, Tee schlagen und ihn trinken – nicht mehr!» Dennoch dauert dieses einfache «Wasser sieden und Tee trinken» mit drei Gästen etwa vier Stunden.

Die Teezeremonie variiert sehr stark nach Jahreszeit, ausgewähltem Gerät oder besonderer Gelegenheit. Die kurze Schilderung einer typischen Sommerzeremonie soll einen Einblick geben. Nachdem sich die Gäste in einem kleinen Warteraum versammelt haben, fordert sie der Gastgeber auf, den Teeraum zu betreten. Ein verwinkelter Pfad führt die Gäste zu einem moosbewachsenen Steinbecken mit klarem, reinem Wasser. Der frisch gesprengte Gartenweg, auf dem die Wassertropfen wie Morgentau glänzen, soll den Eindruck eines einsamen Gebirgspfades erwecken. Die Gäste lassen auf diesem Pfad die Welt des Alltags hinter sich und betreten eine eigene, in sich abgeschlossene Welt voller Frieden und Harmonie. Der letzte Staub des Alltags wird symbolisch am Wasserbecken abgewaschen, und die Gäste betreten den winzigen Teeraum. Dieser Raum ist von einer kunstvollen Einfachheit und Leere. Keine laute Farbe stört die Harmonie der einfachen Natürlichkeit, sogar die Blumen sind sparsam und zurückhaltend arrangiert. Den ruhigen Farben entspricht die Stille im Raum. Lediglich das Wasser im Kessel siedet, und das Geräusch erinnert an das sanfte Rauschen des Windes in den Pinien. Die Gäste betrachten die wenigen Geräte im Raum, die die Patina eines hohen Alters und des häufigen Gebrauchs zeigen. Zuerst reicht der Gastgeber eine kleine, aber kunstvoll zusammengestellte Mahlzeit, *kaiseki. Kaiseki,* wörtlich: «heißer

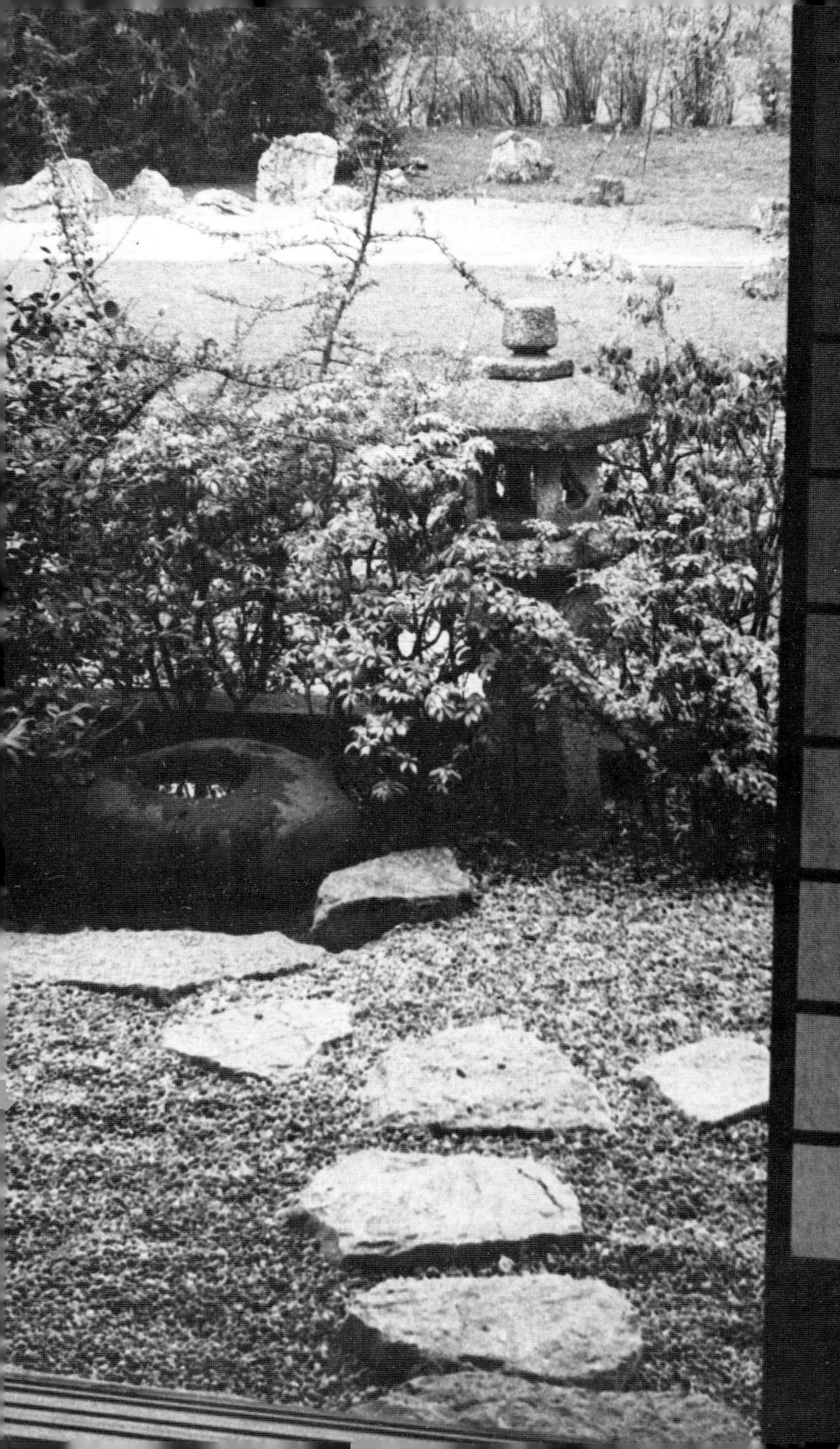

Stein in der Brusttasche», erinnert daran, daß sich die Zen-Mönche bei der Wintermeditation zum Schutz vor der schlimmsten Kälte einen erwärmten Stein in die Brusttasche legten. So soll dieses Mahl nicht üppig sättigen, sondern eben vor dem Hunger schützen, damit man sich ganz dem Tee widmen kann. Nun erneuert der Gastgeber das Holzkohlenfeuer unter dem Wasserkessel und entläßt die Gäste zu einer Pause in den Garten. In dieser Pause ordnet er den Raum neu. Die Blumen werden durch eine Hängerolle mit einer Zen-Kalligraphie ersetzt und das ohnehin schon gedämpfte Licht durch Bambusrouleaus vor den Papierfenstern weiter verringert. Ein Gong ruft die Gäste in den Teeraum zurück, in dem nun in äußerster Konzentration und Stille auf meditative Weise der Tee bereitet wird. Zunächst trägt der Gastgeber das Teegerät in den Raum, um es dann mit genau vorgeschriebenen Bewegungen zu reinigen. Er bereitet nun für alle Gäste zusammen eine einzige Schale Tee, die sie nacheinander austrinken, um so ihre Zusammengehörigkeit zu zeigen. Das Teegerät wird erneut gereinigt, und die Gäste haben Gelegenheit, die einzelnen Stücke zu betrachten, bevor alles wieder hinausgetragen wird. Eine zweite, weniger strenge Zeremonie, bei der jedem Gast einzeln, wenn auch in einer einzigen Schale, der Tee bereitet wird, schließt die Zusammenkunft ab.

Der Gebrauch des Tees als Droge in China

Eine alte zen-buddhistische Legende schildert, wie der Tee entstand: Eines Tages fielen Bodhidharma, jenem Inder, der nach der Tradition den Zen nach China brachte, nach endlos langer Meditation vor Müdigkeit die Augenlider zu Boden. Als sie die Erde berührten, wurden sie zu Teeblättern. Seit dieser Zeit dienen sie dazu, die Müdigkeit bei der Meditation zu vertreiben. Diese kleine Legende zeigt die innige Verbindung des Tees mit dem Zen, aber auch, wozu die Droge benutzt wurde: Sie vertreibt die Müdigkeit, hält die Aufmerksamkeit wach und läßt den Geist rein und klar werden. Lo-Tung, ein chinesischer Dichter aus der T'ang-Zeit (618–906), schildert die Wirkung des Tees mit geradezu euphorischen Worten:

◁ Ein verwinkelter Pfad führt die Gäste einer japanischen Teezeremonie zu einem moosbewachsenen Steinbecken mit klarem, reinem Wasser, wo sie den Staub des Alltags symbolisch abwaschen. Der frisch gesprengte Gartenweg, auf dem die Wassertropfen wie Morgentau glänzen, soll den Eindruck eines einsamen Gebirgspfades erwecken. Die Gäste lassen auf diesem Pfad die Welt des Alltags hinter sich und betreten die eigene, in sich abgeschlossene, kunstvoll einfache Welt des Teeraums.

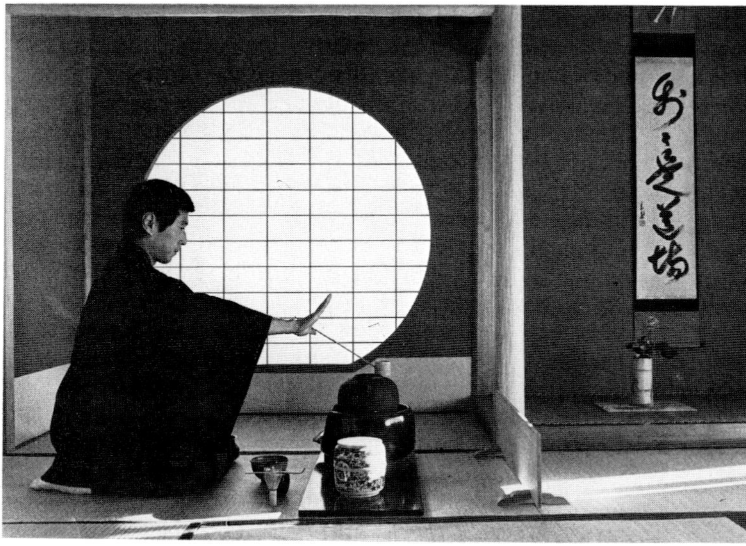

Der Tee als Getränk hat zwar die ganze Welt erobert, nirgendwo ist aber wie in Japan eine Teezeremonie entstanden, die nahezu alle Lebensbereiche durchdringt. Sie hat derartig zur Ausformung der japanischen Kultur beigetragen, daß man sie auch das Herz der japanischen Kunst nennt. – Nachdem heißes Wasser für den Tee in die Teeschale gegeben wurde, hält der Teemeister die Schöpfkelle beim Ablegen auf den Wasserkessel so, wie der Samurai den Pfeil hält, bevor dieser vom Bogen abschnellt. Für alle Gäste wird nur eine einzige Schale Tee bereitet, die sie nacheinander gemeinsam austrinken, um so ihre Zusammengehörigkeit zu zeigen.

«Die erste Tasse netzt mir Lippen und Kehle. Die zweite verscheucht meine Einsamkeit, die dritte durchdringt mein unfruchtbares Inneres. Die vierte Tasse erregt einen leichten Schweiß – alles Schlechte des Lebens schwindet durch meine Poren dahin. Bei der fünften Tasse bin ich geläutert; die sechste ruft mich in das Reich des Unvergänglichen. Die siebte Tasse . . ., aber ich kann nicht mehr weitertrinken. Ich fühle nur den kühlen Windhauch, der sich in meinen Ärmeln fängt. Der Horisan (das Elysium), wo liegt er? Laßt mich mit diesem lieblichen Windhauch segeln und dorthin schweben!» Diese Schilderung, die an die Wirkung von Rauschdrogen erinnert, ist wohl nicht nur eine poetische Übertreibung. Der Tee wurde in der T'ang-Zeit in weitaus stärkerer Konzentration zubereitet, als dies beim heutigen Blätteraufguß möglich ist. Luh-Yü, ebenfalls ein Dichter dieser Zeit, schildert in seinem Ch'a-king, der heiligen Schrift vom Tee, wie der gepreßte

Ziegeltee zunächst am Feuer geröstet, zwischen Papierblättern pulverisiert und schließlich mit wenig kochendem Wasser übergossen wurde. In der folgenden Sung-Dynastie kam eine Zubereitungsart in Gebrauch, die sich bis heute in der japanischen Teezeremonie erhalten hat. Die getrockneten Teeblätter wurden zu feinem grünen Pulver gemahlen, mit wenig heißem Wasser übergossen und mit einem aus Bambus geschnittenen, feinen Besen geschlagen, damit sich das Pulver innig mit dem Wasser verbindet. Dieser Tee erreicht die Konsistenz eines sämigen Breis, der gerade noch aus der Schale getrunken werden kann. Tee, in dieser Konzentration genossen, kann durchaus zu der von Lo-Tung geschilderten berauschenden Wirkung führen.

Aber bereits mit der Einführung des gepulverten grünen Tees wurde diese Wirkung durch eine starke Ritualisierung der Teezubereitung abgefangen. Der Buddhismus gewann zu dieser Zeit in China stark an Einfluß, vor allem, weil die südliche Schule des Zen taoistische Elemente in ihre Lehre und Praxis aufnahm. Man verlor sich nicht in wirklichkeitsferne und rauschhafte Spekulationen, sondern strebte danach, sich durch Übungen und Meditation selbst zu vervollkommnen, selbst «Buddha zu werden». So wurde auch das Teezeremoniell zu einem Weg der Selbstbesinnung und der Übung. Neben die belebende unmittelbare Drogenwirkung des Tees trat gleichberechtigt das komplizierte Zeremoniell, dessen genaue Einhaltung eine starke Schulung der Aufmerksamkeit darstellte.

Diese ersten Ansätze, die in China verlorengingen, wurden von Eisai 1191 nach Japan gebracht und führten zur japanischen Teezeremonie.

Die Entwicklung der Teezeremonie in Japan

Zunächst blieb die Ausübung der Teezeremonie den Zen-Klöstern vorbehalten, aber schon bald fand die Adelsklasse Geschmack an dem neuen Getränk. Vom 14. bis zum 16. Jahrhundert veranstaltete der Adel Teegesellschaften mit Wettstreiten, bei denen die Herkunft verschiedener Teesorten bestimmt werden mußte. Für diese Gesellschaften wurden eigene, meist zweistöckige Gebäude errichtet. Berühmte Beispiele sind der Goldene und der Silberne Pavillon (Kinkakuji und Ginkakuji) in Kyoto. Diese Teegesellschaften, bei denen man sich gegenseitig durch immer größere Prachtentfaltung zu überbieten suchte, wurden bald von der *Samurai*-Kaste durch ein System von Verhaltensvorschriften und Regeln gebändigt. Das zwölfbändige Werk der Ogasawara-Sippe, der einflußreiche Kodex der Samurai, der unter dem starken Einfluß des Zen-Meisters Dôgen steht, regelte ausführlich auch die Etikette und das Zeremoniell des Teetrinkens. Viele dieser Regeln gingen in die Teezeremonie ein, und eine Reihe von

Bewegungen, vom Gehen bis hin zur Handhabung der Schöpfkelle oder des Bambusteelöffels, gehen auf diesen Kodex zurück. Die entscheidende Wende in der Geschichte des Tees in Japan brachten zwei Gestalten, der *Shogun* Toyotomi Hideyoshi, der die Teezeremonie ungemein förderte, vor allem aber dessen Teemeister Senno-Rikyu (1521–1591).

Zwar hatte Rikyu bedeutende Vorgänger in der Entwicklung der Teezeremonie zu einem «Weg», so den Zen-Meister Shuko (1423 bis 1502) und besonders Rikyus unmittelbaren Lehrer Jôô (1502–1555), aber Rikyus Einfluß auf die Teezeremonie war derartig stark, daß man *cha-no-yu* mit seinem Namen gleichsetzen kann. Noch heute werden die großen Schulen von Rikyus leiblichen Nachkommen geleitet, und sie befinden sich immer noch auf dem Gelände, das Rikyu von Hideyoshi erhalten hatte – so etwa die Urasenke-Schule, die von Sen-no-Soshisu geleitet wird, einem Nachfahren Rikyus in der 15. Generation. Rikyu galt schon im Alter von 15 Jahren als Teemeister; er selbst betrachtete aber ein späteres Ereignis als Wende in seinem Leben und in der Teezeremonie: die große Teegesellschaft von Kitano.

Die Kitano-Gesellschaft

1587 lud Hideoyshi zu einer Teegesellschaft, der *dai kitano chakai* ein, deren Dauer auf 10 Tage geplant war, die aber wegen kriegerischer Ereignisse schon nach dem ersten Tag abgebrochen werden mußte. Die Durchführung und Organisation dieses Ereignisses lag bei Rikyu. Kitano, heute ein lebhafter Bezirk in Kyoto voller Tempel, Schreine und Läden, war damals ein Kiefernwäldchen. Jedermann war gehalten, zwei Binsen oder Reisstrohmatten mitzubringen, auf denen unter freiem Himmel die Teezeremonie durchgeführt werden sollte. Anschläge im ganzen Land kündigten das Ereignis an. Ausdrücklich war jedermann eingeladen, und es wurde darauf hingewiesen, daß weder die Zugehörigkeit zu einer sozialen Klasse oder einer bestimmten Nation noch der materielle Besitzstand für die Beteiligung ausschlaggebend seien. So hieß es: «Wenn einer Liebe zur Teezeremonie besitzt – ganz gleich, ob er ein junger Diener ist oder Kaufmann oder Bauer – so soll er einen Wasserkessel, einen Schöpfeimer, ein Wassergefäß und etwas zum Trinken mitbringen. Wer kein Teepulver besitzt, bei dem wird auch gebrannte Gerste nicht beanstandet.»

Die Unbemittelten, die bisher schon wegen der Kostbarkeit des Teegerätes von der Ausübung der Teezeremonie ausgeschlossen waren, sollten sogar besonders geehrt werden. «Wenn einer besonders unbemittelt ist ..., wird er von des Fürsten Hideyoshi eigener Hand Tee angeboten erhalten.»

Bedenkt man die Kostbarkeit der bisher verwendeten Geräte – teure Importware aus China –, so läßt sich der Umbruch ermessen, der sich hier ankündigte. Der Bauer konnte und sollte sein einfaches, bäuerliches Gerät mitbringen, dem der Glanz der chinesischen Ware fehlte. Es gab in Japan keine Porzellanproduktion, und die Keramik war, weil die Erde grob und mit kleinen Steinchen durchsetzt war, nur schwer und unvollkommen auf langsam laufender Scheibe zu drehen. Dadurch wies sie Rillen und Unregelmäßigkeiten auf und erreichte niemals die Eleganz der chinesischen Ware.

Wabi und Sabi als Zentralbegriffe im Teeweg

Gerade diese Art der Keramik war es, die künftig ausschlaggebend für den Geschmack wurde, mit dem Rikyu Teegeräte auswählte. Zu diesem Geschmack am Einfachen – *wabi* – gehörte auch die Wertschätzung des «natürlichen», unverfälschten Lebens, das nicht aus Not, sondern aus Selbstbeschränkung erwächst.

Wabi, fortan ein Zentralbegriff im Teeweg, bedeutet ursprünglich das Gefühl der Einsamkeit und Verlorenheit, bezeichnet aber jetzt die Freude an der herben Schönheit des Einsam-Stillen und der reinen Selbstgenügsamkeit angesichts der Vergänglichkeit alles Seienden. Ein berühmtes *heiku*-Gedicht von Basho (1643–1694) gilt als Beispiel für *wabi:*

Auf dem Zweig eines ausgedörrten Baumes
Sitzt ein Rabe –
An diesem Herbstabend.

Nicht nur die Sparsamkeit der Mittel, die aufs äußerste reduziert sind, sondern auch die Stimmung zeigt *wabi.* «Es liegt ein großes Jenseits in der einsamen Krähe, die auf dem dürren Baumzweig kauert. Alle Dinge sind aus dem unbekannten Abgrund des Geheimnisses hervorgekommen (und sie gehen dorthin zurück, und durch jedes von ihnen können wir einen Blick in den Abgrund tun)» (Suzuki 79).

Zusammen mit *sabi* – alt sein, Patina zeigen, die vollkommene Schlichtheit und Reife besitzen – bezeichnet *wabi* die Ehrfurcht vor der einzigartigen Hoheit, die sich im Unscheinbaren und Natürlichen verbirgt. Damit sind *wabi* und *sabi* weit mehr als ein besonderer künstlerischer Geschmack, mit dem Teegerät ausgewählt wird. Sie bezeichnen eine Lebenshaltung, die noch heute vom Teeweg angestrebt wird. Jôô schrieb an seinen Schüler Rikyu: «Das Wort *wabi* haben die Dichter der vergangenen Zeit in vielen ihrer Gedichte verwendet, jedoch in der gegenwärtigen Zeit bedeutet es, sich in aller Aufrichtigkeit unter strenger Selbstkontrolle halten und in aller Bescheidenheit leben.» Die Teezeremonie hatte sich also vom Gebrauch

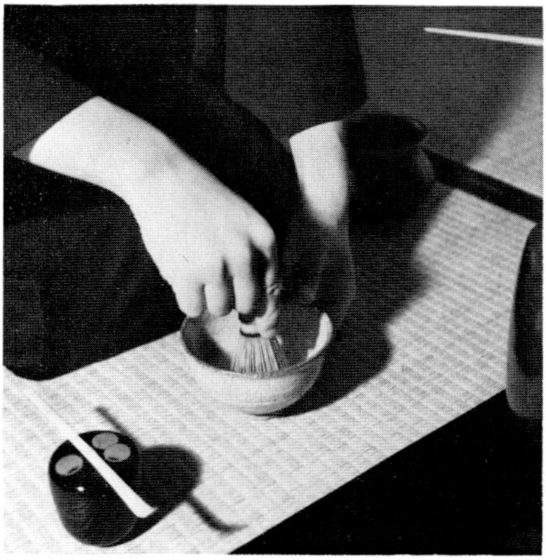

Zu Beginn wird der Tee geschlagen. Zum Abschluß der Zeremonie wird das Wassergefäß mit frischem Wasser aufgefüllt, das von draußen geholt wurde. Dies ist eine Erinnerung daran, daß das «heilige» Wasser draußen vor dem Haus in der Natur entsprungen ist.

der Droge Tee fortentwickelt zu einer Schulung des Charakters, der durch das stetige Üben der Zeremonie geprägt werden soll. Deshalb konnte beim *kitano-chakai* auch der Tee durch Gerste ersetzt werden, da seine unmittelbare Drogenwirkung bereits in den Hintergrund getreten war.

Der Teeweg als Übung.
Harmonie, Ehrfurcht, Reinheit und Stille

Die Teezeremonie als Weg, der dazu dient, die Lebenshaltung des *wabi* zu üben und die Reife – *sabi* – zu erlangen, läßt sich – modern gesprochen – als «Verhaltenstherapie» bzw. Verhaltensschulung verstehen. Wichtig ist dabei, daß sich das im Teehaus geübte Verhalten als Lebenshaltung in allen Bereichen des Lebens durchsetzt. Die kleine Welt des Teeraumes, der als Abbild des Kosmos verstanden wird, läßt sich dabei – anders als die Welt draußen – so einrichten, daß neben *wabi* die vier weiteren Prinzipien verwirklicht sind, die für die Philosophie des Teeweges wichtig sind. Diese Prinzipien sind: *wa* – die Harmonie, *kei* – die Ehrfurcht, *sei* – die Reinheit und *jaku* – die Stille. Durch bestimmte Maßnahmen wird dafür gesorgt, daß diese Prinzipien äußerlich im Teeraum verwirklicht sind, das Ausüben der Zeremonie soll sie zu einer inneren Erfahrung und zur Lebenshaltung werden lassen.

Dies zeigt sich bereits bei *wa,* der Harmonie zwischen den Dingen, den Menschen und der Atmosphäre im Teeraum, die im Einklang

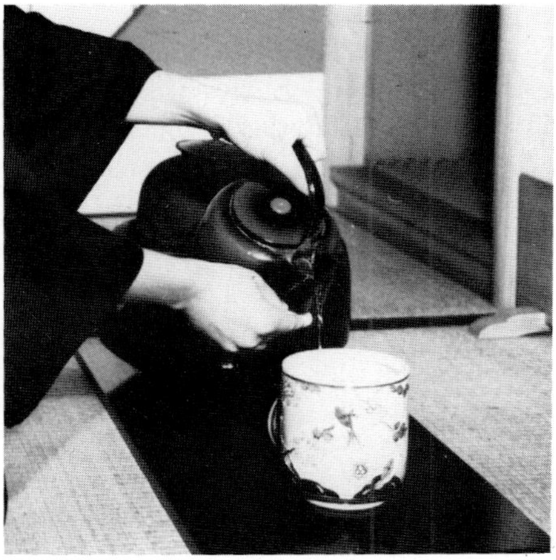

stehen soll mit der Natur und ihren Jahreszeiten. An einem heißen, schwülen Sommertag etwa wählt man eine flache Teeschale, vielleicht mit einer kühl-grauen Glasur, die an treibende Eisschollen erinnert und deren Anblick den aufmerksamen Gast erfrischt. Im Winter dagegen hält eine dickwandige, hohe Teeschale den Tee lange warm, sie wärmt aber auch wohltuend die Hände des Gastes, wenn er den Tee trinkt. Auch der genau geregelte Bewegungsablauf trägt dazu bei, daß die Harmonie als tiefe innere Empfindung erlebt wird. Der Ablauf sorgt nicht nur dafür, daß alles Gerät in harmonischer Weise gehandhabt wird, er harmonisiert auch die Atmung, so daß alle Hektik allmählich schwindet und der Empfindung der Harmonie Platz macht.

Die Harmonie steht in enger Verbindung zu *kei* – der Ehrfrucht vor allem, was ist. Rein äußerlich zeigt sich die Ehrfurcht bereits beim Betreten des Teeraumes, der für den Gast nur durch einen niedrigen Kriecheingang zu erreichen ist. Dieser Eingang zwingt den Gast dazu, den Raum auf den Knien und mit gebeugtem Oberkörper zu betreten. Rikyu hatte einst einen Teeraum gebaut, bei dem die Bildnische mit der Zen-Kalligraphie direkt dem Eingang gegenüber lag: Mit dem Eintreten mußte sich der stolze *Samurai* vor der Bilderrolle ehrfürchtig verbeugen. Außerdem war dieser Eingang derart niedrig, daß er sein Schwert, das Abzeichen seiner weltlichen Würde, vor der Tür lassen mußte: Hier im Teeraum sind alle Menschen gleich würdig, auch ohne Abzeichen ihres Ranges. Am deutlichsten zeigt sich die Entsprechung von Außen und Innen bei der Reinheit – *sei*. Dieser Begriff ist sehr vielschichtig. Selbstverständlich herrscht im Teehaus eine makellose

Reinheit, die freilich nicht mit aseptischer Sauberkeit zu verwechseln ist. Rein ist z. B. der geharkte Gartenweg, auf dem ein paar Blätter Herbstlaub liegen, die an die Jahreszeit erinnern: Rein ist der alte, rostige Eisenkessel, der ehrfürchtig niemals mit den Händen berührt wird, weil sich so eine wunderbare Alterspatina – *sabi* – bildet, die an die Reife, aber auch die Vergänglichkeit aller Dinge erinnert. Zur Reinheit gehört für den Japaner auch die äußerste Schlichtheit, das Weglassen alles Überflüssigen und das Vermeiden alles Prunkvollen und Auffälligen, so daß alles so ist, wie «die Natur selbst». Diese Schlichtheit zeigt sich auch im völlig leeren Teeraum, seinen lehmfarbenen Wänden und den einfachen Strohmatten auf dem Boden.

Die Teearchitektur ist derart schlicht, daß sie den Europäern, die diese Schlichtheit für Primitivität gehalten hatten, lange entgangen ist. Diese Schlichtheit atmet aber eine ungeheure Ruhe und Gelassenheit, die sich dem Gast über alle Sinne vermittelt, wenn er die einfachen Räume sieht, den Duft der Strohmatten riecht, das stille Sieden des Wassers hört, die Rauheit der Tonschale spürt und das Bittere des Tees schmeckt. Rein ist vor allem aber auch das Herz, das in voller Aufrichtigkeit wie ein Spiegel die Dinge so zeigt, wie sie von sich aus sind, so wie der Spiegel ohne Eigennutz alle Dinge widerspiegelt, ohne etwas hinzuzufügen oder für sich zu behalten. Sorgen, Nöte, Wünsche, Habgier oder Angst würden das Herz veranlassen, die Wirklichkeit verändert zu zeigen. Deshalb ist es verboten, im Teeraum über etwas anderes zu sprechen als über das, was jetzt gerade geschieht.

Alle Handlungen im Teeraum, auch alle Reinigungen des Teegerätes, dienen dazu, das Herz zu reinigen. Durch die äußerste Konzentration auf die Handlung sollen alle Gedanken zurücksinken und das Herz so gereinigt werden, wie man einen beschlagenen Spiegel reinigt. Sen-Sotan, der Rikyu-Enkel, schreibt: «Ein Herz zu besitzen, das auch nicht einem Etwas verhaftet ist, und so das Teegerät handhaben, das ist der Sinn der Versenkung. Selbst wenn es sich nur um das Handhaben des Teelöffels handelt, gebe man sein Herz ohne Einschränkung diesem Teelöffel hin und denke an gar nichts anderes; das ist die rechte Handhabung von Anfang bis zu Ende. Auch wenn man den Teelöffel beiseite legt, so tut man es mit der gleichen tiefen Hingabe des Herzens wie vorher.» Hat der Mensch diese Reinheit des Herzens erreicht, so braucht er nach japanischer Auffassung keinerlei Vorschriften und Gesetze, keine Sittenlehre und kein Dogma, da er in der Lage ist, unverfälscht das zu tun, was die Zeit von ihm fordert und es so zu tun, wie es die Harmonie des Ganzen erfordert. Ziel des Teeweges ist also die völlige Freiheit des Menschen in Harmonie mit seiner Umwelt. Aus diesem Grund verwendet man als Wandschmuck gern den Spruch: «Totsu totsu», frei übersetzt etwa «Gewaltiger Unsinn»: Wozu dieser ganze Aufwand an Vorschriften, das Sichbinden an das unentwegte Üben, wenn es um die Freiheit geht? Gerade das Üben aber ist der Weg zu dieser Freiheit, die freilich keine Beliebigkeit ist, denn der Mensch, der frei ist, soll gerade auch die Harmonie und die Ehrfurcht leben.

Alle diese Elemente gipfeln in *jaku* – der Stille, die zunächst die äußere Stille im Teeraum ist, die noch durch die wenigen Geräusche, dem Sieden des Wassers, dem Geräusch beim Eingießen des Wassers in die Teeschale oder auch dem Geräusch des Regens auf dem Dach, vertieft wird. Das japanische Schriftzeichen für *jaku* bezeichnet die Einsamkeit und Abgeschiedenheit, die immer wieder in der Poesie beschrieben wurde: «Schlichte Hütten am Meeresstrand im Dämmerlicht eines stillen Herbsttages.» Dieses Bild der einsamen Hütte vermittelt aber nicht das Gefühl der Verlassenheit und Verlorenheit, sondern die Sammlung und Ruhe des schwindenden Jahres und des still rauschenden Meeres, die das Herz mit einer wehmütigen Freude erfüllt. So ist die Stille, die im Teeweg angestrebt wird, die Gelassenheit und herbe Freude angesichts der Vergänglichkeit in einer Welt des Leidens. Diese Stille ist das völlige Frei-sein von aller kleinlichen Angst, von jedem Verhaftetsein an Nichtiges. Dem Teeweg geht es, so gesehen, um das Einfachste schlechthin, nämlich zu lernen, als Mensch zu leben und zu sterben, oder wie es Rikyu sagte: «Wasser sieden lassen, Tee zu schlagen und ihn zu trinken – nicht mehr.» Dieses Einfachste ist aber zugleich das höchste Ziel des Zen-Buddhismus. Der Teemeister Takuan schildert den Teeweg folgendermaßen: «... man lege Holzkohle auf, hänge einen Kessel darüber, ordne Blumen an und bereite das Teegerät vor ... Wir erfreuen uns an den Landschaften der Jahreszeiten, des Schnees, des Mondes und der Blumen, erleben die Zeiten des Blühens und Verwelkens an den Gräsern und den Bäumen und lassen, unsere Gäste begrüßend, Ehrfurcht walten. Wir lauschen dem Wasser im Kessel, vergessen die Sorgen und Kümmernisse der Welt ... und spülen allen Staub von unsrem Herzen. So wohl ist hier wahrhaftig das Gefild heiliger Einsiedler unter den Menschen ... Somit erfreue man sich an der natürlichen Harmonie von Himmel und Erde. Man schöpfe aus dem Quell von Himmel und Erde und verspüre im Munde den Geschmack des Windes. Ist das nicht gewaltig! Die Freude an dem Geist der Harmonie von Himmel und Erde, das ist der Weg des *chanoyu*.»